表の項目について

❶食品番号 → P.3

はじめの2けたは食品群，次の3けたは小分類または細分を示す。

❷索引番号 → P.3

食品の検索を容易にするために，通し番号を付している。

❸食品名 → P.3

原材料的食品については，学術名または慣用名，加工食品については，一般に用いられている名称や食品規格基準等において公的に定められている名称を採用した。また，広く用いられている「別名」を備考欄に記載した。

❹可食部100g当たり (図1) → P.3

可食部とは，通常の食習慣において廃棄される部分（廃棄部位：魚の骨，野菜の皮や根，しんなど）を除いた食べられる部分をいい，本成分表の成分値は，可食部100g当たりの数値で示されている。廃棄部位は備考欄に記載。

❺廃棄率 → P.3

通常の食習慣において，廃棄される部分を食品全体あるいは購入形態に対する質量の割合（%）で示したもの。

❻エネルギー → P.3

原則として，FAO/INFOODSの推奨する方法に準じて，可食部100g当たりのアミノ酸組成によるたんぱく質，脂肪酸のトリアシルグリセロール当量，利用可能炭水化物（単糖当量），糖アルコール，食物繊維総量，有機酸及びアルコールの量（g）に各成分のエネルギー換算係数を乗じて，100g当たりのkJ（キロジュール）及びkcal（キロカロリー）を算出し，収載値とした。

❼水分 → P.3

食品の性状を表す基本的な成分の一つ。食品の構造の維持に寄与する。

❽たんぱく質 → P.3

アミノ酸の重合体で，人体の水分を除いた重量の2分の1以上を占める。
[栄養価計算]「アミノ酸組成によるたんぱく質」の数値を使用。数値がない場合は「たんぱく質」の数値を使用。

❾脂質 → P.4

食品中の有機溶媒に溶ける有機化合物の総称で，総重量で示す。
[栄養価計算]「トリアシルグリセロール当量」の数値を使用。数値がない場合は「脂質」の数値を使用。

❿炭水化物 → P.4

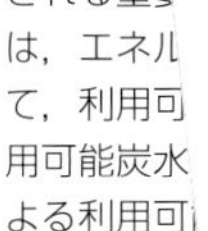

生体内で主… される重要… は，エネル… て，利用可… 用可能炭水… よる利用可… …総量，糖アルコール，炭水化物に細分化した。
[栄養価計算]利用可能炭水化物を使用。単糖当量に＊がついている場合は「質量計」，差引き法に＊がついている場合（単糖当量・質量計の数値がない場合）は「差引き法」の数値を使用。

⓫有機酸 → P.4

全ての有機酸をエネルギー産生成分として扱う観点から，炭水化物とは別に収載している。

⓬灰分（かいぶん） → P.4

一定条件下で灰化して得られる残分であり，食品中の無機質の総量を反映していると考えられている。

⓭無機質（ミネラル） → P.4

すべてヒトにおいて必須性が認められた13の成分項目を収載した。

⓮ビタミン → P.4

脂性ビタミン，水溶性ビタミンに分け，22の成分項目を収載した。

⓯食塩相当量 → P.4

無機質のナトリウム量から換算した数値。ナトリウム（mg）×2.54÷1000＝食塩相当量（g）で求められる。

【成分表中の記号】

− ：未測定のもの。
0：食品成分表の最小記載量の1/10（ヨウ素，セレン，クロム，モリブデン及びビオチンにあっては3/10。以下同じ）未満又は検出さ…なかったもの。
… 最小記載量の1/10以上…ているが5/10未満のも…だし，食塩相当量の0は…が最小記載量（0.1g）の…満であることを示す…aceの略）。
… 推定値。文献等により含まれていないと推定される成分については測定をしていない場合が多い。しかし，何らかの数値を示して欲しいとの要望も強いことから，推定値として表示した。
(Tr)：微量に含まれていると推定されるもの。
( )付き数値：諸外国の食品成分表の収載値，原材料配合割合（レシピ），類似食品の収載値を基に類推や計算により求めたもの。

【単位】
mg：ミリグラム
＝1000分の1グラム
μg：マイクログラム
＝100万分の1グラム

⓰備考 → P.5

食品の内容と各成分値等に関連の深い重要な事項について記載している。①食品の別名，性状，廃棄部位等，②硝酸イオン，酢酸，カフェイン，ポリフェノール，タンニン，テオブロミン等。

アルコール → P.5

し好飲料，調味料，調理済み流通食品に限り，含まれるエチルアルコールの量を収載した。

図1 可食部100g当たり

●そらまめ（さや入り500g）

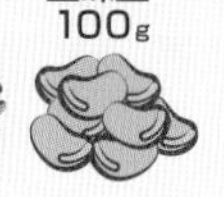

廃棄率 80%
廃棄量 400g
種皮
正味量 100g

たとえば，さや入りの「そらまめ，未熟豆，生（食品番号06124/索引番号598）」500gの場合，備考欄に，廃棄率は「80%」，廃棄部位は「種皮」と記されており，成分表には，これらの部位を除いた正味量100g（可食部100g）当たりの成分値が収載されています。なお，ゆでたそら豆を食べる場合は，「そらまめ，未熟豆，ゆで（食品番号06125/索引番号599）」の成分値を利用しましょう。p.71のコラム「野菜の廃棄率」も参考にしてください。

無機質							ビタミン（脂溶性）												ビタミン（水溶性）										⓯食塩相当量	⓰備考
亜鉛	銅	マンガン	ヨウ素	セレン	クロム	モリブデン	A レチノール	A カロテン α	A カロテン β	A β-クリプトキサンチン	A β-カロテン当量	A レチノール活性当量	D	E トコフェロール α	E トコフェロール β	E トコフェロール γ	E トコフェロール δ	K	B_1	B_2	ナイアシン	ナイアシン当量	B_6	B_{12}	葉酸	パントテン酸	ビオチン	C		備考
mg	mg	mg	μg	μg	μg	μg	μg	μg	μg	μg	μg	μg	μg	mg	mg	mg	mg	μg	mg	mg	mg	mg	mg	μg	μg	mg	μg	mg	g	
0.7	0.11	0.32	3	3	2	5	(0)	0	4200	34	4200	**350**	(0)	2.1	0	0.2	0	270	0.11	0.20	0.6	1.3	0.14	(0)	210	0.20	2.9	**35**	0	廃棄部位：株元　硝酸イオン：0.2g
0.7	0.11	0.33	1	3	1	4	(0)	0	5400	45	5400	**450**	(0)	2.6	0.2	0.3	0	320	0.05	0.11	0.3	1.2	0.08	(0)	110	0.13	3.2	**19**	0	廃棄部位：株元　ゆでた後水冷し，手搾りしたもの　硝酸イオン：0.2g
0.8	0.15	0.20	−	−	−	−	(0)	10	7600	65	7600	**630**	(0)	4.8	Tr	2.9	0.1	510	0.08	0.16	0.5	(1.7)	0.09	(0)	140	0.20	−	**21**	0	株元を除いたもの　植物油（なたね油）調理による脂質の増減：本書p.315表2参照　硝酸イオン：0.2g
0.7	0.11	0.32	3	3	2	5	(0)	0	4200	34	4200	**350**	(0)	2.1	0	0.2	0	270	0.11	0.20	0.6	(1.3)	0.14	(0)	210	0.20	2.9	**20**	0	廃棄部位：株元　硝酸イオン：0.2g
0.7	0.11	0.33	1	3	1	4	(0)	0	5400	45	5400	**450**	(0)	2.6	0.2	0.3	0	320	0.05	0.11	0.3	(1.2)	0.08	(0)	110	0.13	3.2	**10**	0	廃棄部位：株元　ゆでた後水冷し，手搾りしたもの　硝酸イオン：0.2g
0.7	0.11	0.32	3	3	2	5	(0)	0	4200	34	4200	**350**	(0)	2.1	0	0.2	0	270	0.11	0.20	0.6	(1.3)	0.14	(0)	210	0.20	2.9	**60**	0	廃棄部位：株元　硝酸イオン：0.2g
0.7	0.11	0.33	1	3	1	4	(0)	0	5400	45	5400	**450**	(0)	2.6	0.2	0.3	0	320	0.05	0.11	0.3	(1.2)	0.08	(0)	110	0.13	3.2	**30**	0	廃棄部位：株元　ゆでた後水冷し，手搾りしたもの　硝酸イオン：0.2g
0.5	0.10	0.80	1	Tr	7	15	(0)	6	5300	21	5300	**440**	(0)	2.7	Tr	0.2	0	300	0.06	0.13	0.4	1.4	0.10	0	120	0.15	2.7	**19**	0.3	硝酸イオン：0.1g
0.5	0.14	0.95	1	0	6	4	(0)	9	8600	36	8600	**720**	(0)	4.4	0.1	0.2	0	480	−	0.06	0.2	1.4	0.05	0	57	0.03	3.2	**5**	0.1	ゆでた後水冷し，手搾りしたもの　硝酸イオン：Tr
0.6	0.12	0.90	2	1	7	13	(0)	7	7200	28	7200	**600**	(0)	4.6	0.1	2.2	0.1	370	−	0.18	0.6	1.8	0.12	0	150	0.19	3.4	**16**	0.4	植物油（なたね油）　調理による脂質の増減：本書p.315表2参照　硝酸イオン：0.2g

食事バランスガイド
～「何を」「どれだけ」食べたらよいか～

2005年6月，厚生労働省・農林水産省から「食事バランスガイド」が発表された。食生活指針（口絵5参照）を具体的な行動に結びつけるものとして，食事の望ましい組み合わせやおおよその量をイラストでわかりやすく示したものである。食品単品の組み合わせではなく，具体的な料理をもとに1日分の摂取量をイラストで表現しているのが特徴。肉などの主菜を控え，野菜料理などの副菜，ご飯などの主食を中心とした食事をすすめている。

■内容

●食事バランスガイドの区分　主食，主菜，副菜，くだもの，牛乳・乳製品の5つの料理区分を基本とした。

●各料理区分の量的な基準および数えかた

- 料理区分ごとに，1日に摂る料理の組み合わせとおおよその量を表した。
- 基本形は「成人向け」（想定エネルギー量はおおよそ2,200±200kcal）とし，区分ごとに1日に摂るおおよその量を表した。
- 単位は，「1つ（SV）」と表記することとした。SVとはサービングの略であり，各料理について1回当たりの標準的な量を大まかに示すものである。なお，表記に当たっては，使用する場面に応じて，「1つ」あるいは「1SV」のみでもよいこととする。

各料理区分の基準等は，以下のとおりである。

【主食】（ご飯，パン，めん）
炭水化物の供給源としての位置づけを考慮し，ご飯，パン，めんなどの主材料に由来する炭水化物がおおよそ40gであることを，本区分の量的な基準（＝「1つ（SV）」）に設定した。市販のおにぎり1個分がこの「1つ分」に当たる。1日に摂る量としては，5～7つ（SV）としたが，これはご飯（中盛り）（＝約1.5つ分）であれば4杯程度に相当する。

【副菜】（野菜，きのこ，いも，海藻料理）
各種ビタミン，ミネラルおよび食物繊維の供給源となる野菜などに関して，主材料の重量がおおよそ70gであることを，本区分における「1つ（SV）」に設定した。野菜サラダや野菜の小鉢がこの「1つ分」に当たる。1日に摂る量としては，5～6つ（SV）とした。

【主菜】（肉・魚・卵・大豆料理）
たんぱく質の供給源としての位置づけを考慮し，肉，魚，卵，大豆などの主材料に由来するたんぱく質がおおよそ6gであることを，本区分の「1つ（SV）」に設定した。1日に摂る量としては，3～5つ（SV）とした。なお，主菜として脂質を多く含む料理を選択する場合は，脂質やエネルギーの過剰摂取を避ける意味から，上記のめやすよりも少なめに選択する必要がある。

【牛乳・乳製品】
カルシウムの供給源としての位置づけを考慮し，主材料に由来するカルシウムがおおよそ100mgであることを，本区分の「1つ（SV）」に設定した。牛乳コップ半分がこの「1つ分」に当たる。1日に摂る量としては，2つ（SV）とした。

【くだもの】
主材料の重量がおおよそ100gであることを，本区分における「1つ（SV）」に設定した。みかん1個がこの「1つ分」に当たる。1日に摂る量としては2つ（SV）とした。

●数量の整理のしかた

- 数量の整理のしかたは，日常生活の中でわかりやすく，また料理を提供し，表示を行う側にとっても簡便であることが求められる。そのようなことから，基本的なルールとしては，各料理区分における主材料の量的な基準に対して3分の2から1.5未満の範囲で含むものを，「1つ（SV）」とすることを原則に，日常的に把握しやすい単位（ご飯ならお茶わん1杯，パンなら1枚など）で表すこととした。
- カレーライス，カツ丼など，主食と主菜の複合的な料理については，両方の区分における量的な基準に従い，数量の整理を行うこととした。
- これらの量的な整理は，主として料理を提供する側が行うものであり，一般の生活者にとっては，栄養素量や食品重量といった数値を意識しなくとも，「1つ」，「2つ」といった指折り数えることができる数量で，1日の食事バランスを考えることができることになる。

■活用法

以下に，食事バランスガイドの活用例を示す。

【主食】（ご飯・パン・めんなど）　5～7つ（SV）
毎食，主食は欠かせない。主菜，副菜との組み合わせで，適宜，ご飯，パン，めんを組み合わせる。

【副菜】（野菜・いも・豆・海藻など）　5～6つ（SV）
日常の食生活の中で，どうしても主菜に偏りがちになることが多い。したがって，できるだけ意識的に主菜の倍程度（毎食1～2品）をめやすに十分な摂取を心がける。

【主菜】（肉・魚・卵料理・大豆食品など）　3～5つ（SV）
多くならないように注意する。特に油を多く使った料理では，脂質およびエネルギーの摂取が過剰に傾きやすくなる。

【牛乳・乳製品】　2つ（SV）
毎日，コップ1杯の牛乳をめやすに摂取する。

【くだもの】　2つ（SV）
毎日，適量を欠かさず摂るように心がける。

食事バランスガイド～あなたの食事は大丈夫？～

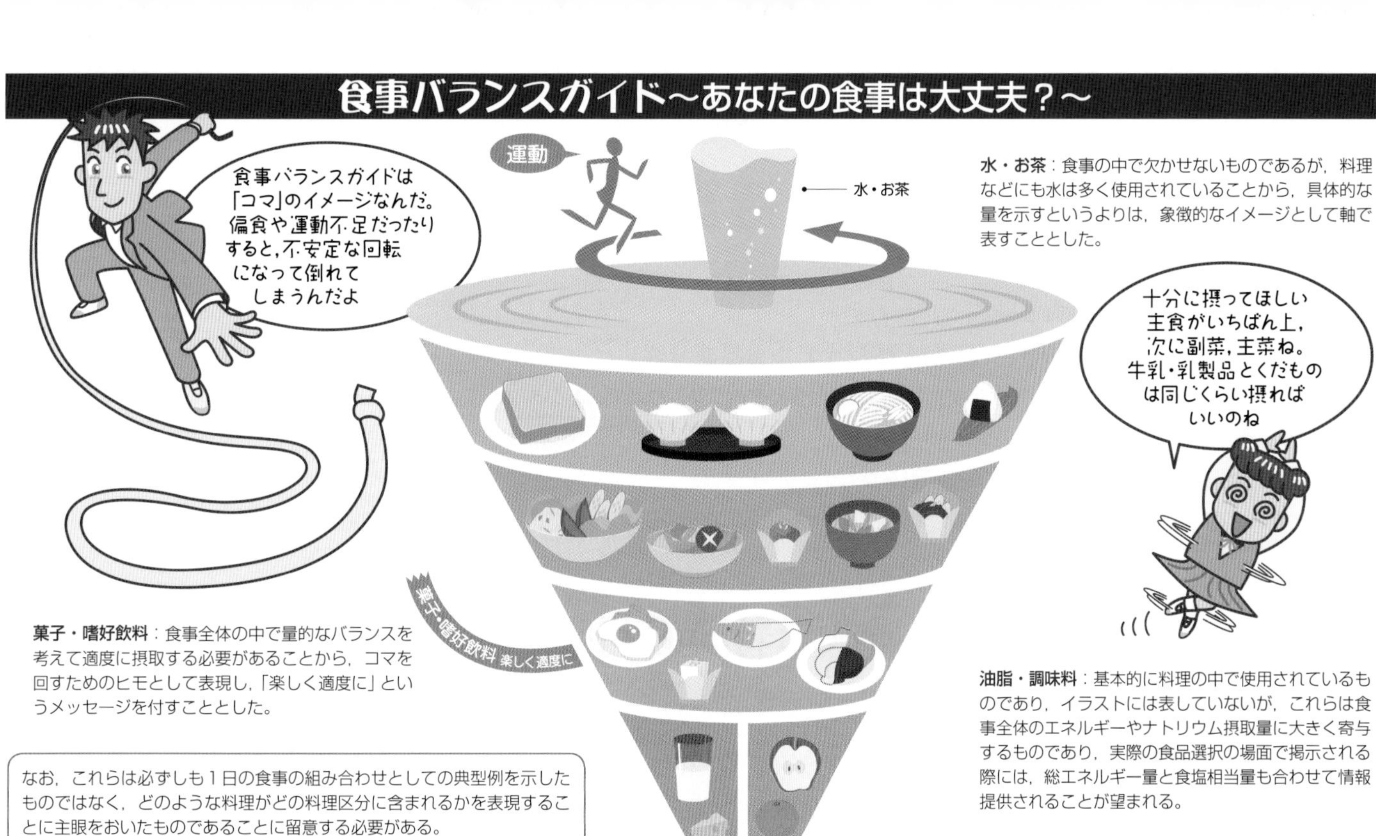

水・お茶：食事の中で欠かせないものであるが，料理などにも水は多く使用されていることから，具体的な量を示すというよりは，象徴的なイメージとして軸で表すこととした。

菓子・嗜好飲料：食事全体の中で量的なバランスを考えて適度に摂取する必要があることから，コマを回すためのヒモとして表現し，「楽しく適度に」というメッセージを付すこととした。

油脂・調味料：基本的に料理の中で使用されているものであり，イラストには表していないが，これらは食事全体のエネルギーやナトリウム摂取量に大きく寄与するものであり，実際の食品選択の場面で掲示される際には，総エネルギー量と食塩相当量も合わせて情報提供されることが望まれる。

なお，これらは必ずしも１日の食事の組み合わせとしての典型例を示したものではなく，どのような料理がどの料理区分に含まれるかを表現することに主眼をおいたものであることに留意する必要がある。

厚生労働省・農林水産省決定

１日分 / 料理例

5～7つ(SV) 主食（ご飯，パン，めん）
ご飯（中盛り）だったら4杯程度

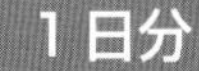

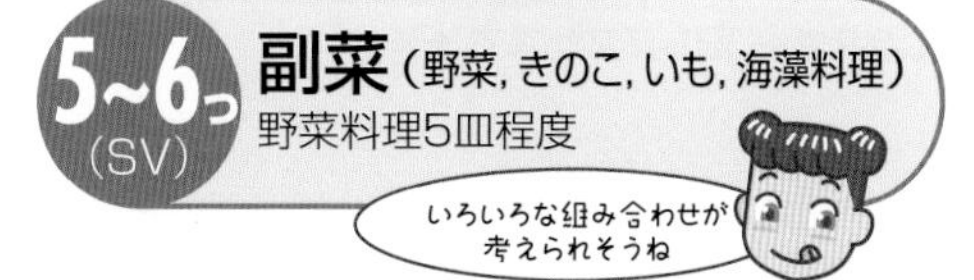

5～6つ(SV) 副菜（野菜，きのこ，いも，海藻料理）
野菜料理5皿程度

3～5つ(SV) 主菜（肉・魚・卵・大豆料理）
肉・魚・卵・大豆料理から3皿程度

2つ(SV) 牛乳・乳製品
牛乳だったら1本程度

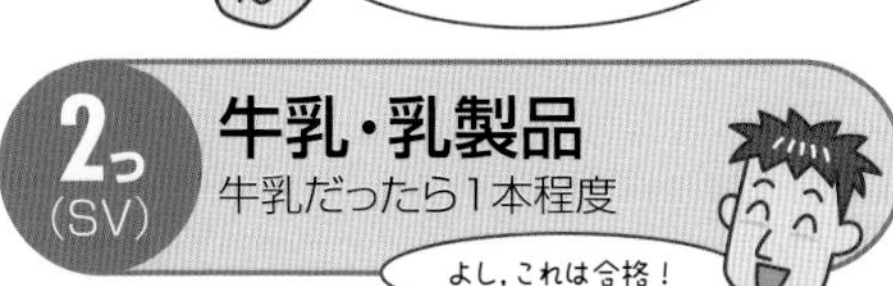

2つ(SV) くだもの
みかんだったら2個程度

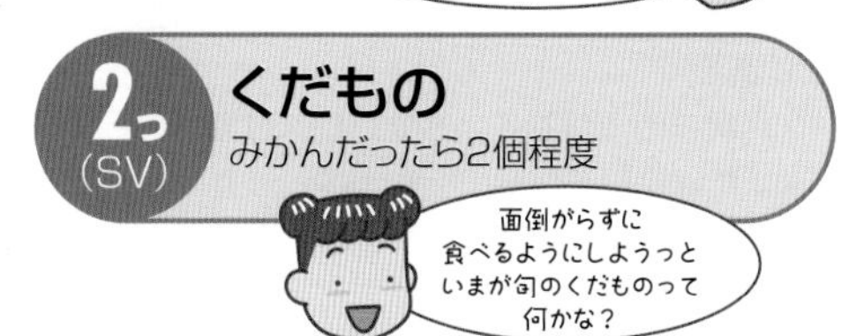

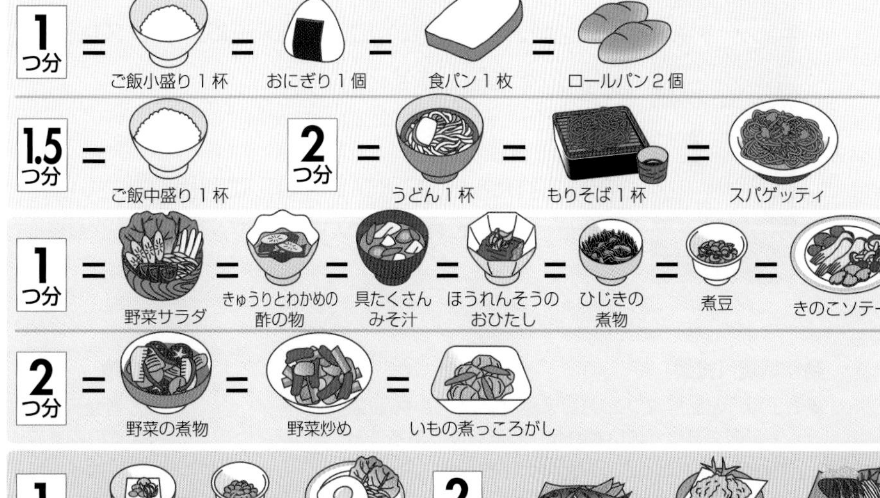

主食：
- 1つ分 ＝ ご飯小盛り１杯 ＝ おにぎり１個 ＝ 食パン１枚 ＝ ロールパン２個
- 1.5つ分 ＝ ご飯中盛り１杯
- 2つ分 ＝ うどん１杯 ＝ もりそば１杯 ＝ スパゲッティ

副菜：
- 1つ分 ＝ 野菜サラダ ＝ きゅうりとわかめの酢の物 ＝ 具たくさんみそ汁 ＝ ほうれんそうのおひたし ＝ ひじきの煮物 ＝ 煮豆 ＝ きのこソテー
- 2つ分 ＝ 野菜の煮物 ＝ 野菜炒め ＝ いもの煮っころがし

主菜：
- 1つ分 ＝ 冷ややっこ ＝ 納豆 ＝ 目玉焼き１皿
- 2つ分 ＝ 焼き魚 ＝ 魚の天ぷら ＝ まぐろとイカのさしみ
- 3つ分 ＝ ハンバーグステーキ ＝ 豚肉のしょうが焼き ＝ 鶏肉のから揚げ

牛乳・乳製品：
- 1つ分 ＝ 牛乳コップ半分 ＝ チーズ１かけ ＝ スライスチーズ１枚 ＝ ヨーグルト１パック
- 2つ分 ＝ 牛乳びん１本分

くだもの：
- 1つ分 ＝ みかん１個 ＝ りんご半分 ＝ かき１個 ＝ なし半分 ＝ ぶどう半房 ＝ もも１個

＊SVとはサービング（食事の摂取量の単位）の略

食品解説つき **八訂準拠 ビジュアル食品成分表**

購入者特典のご案内

本書には，購入者特典として，

● **電子版「食品解説つき 八訂準拠 ビジュアル食品成分表」**（パソコン・スマートフォン・タブレット対応）

書籍版「食品解説つき 八訂準拠 ビジュアル食品成分表」をパソコンやスマートフォン，タブレットでいつでも閲覧できるサービス

●**栄養価計算ツール**（パソコンのみ対応）

食品を選択し分量を入力すれば，栄養価計算ができるサービス

がついています。以下の利用方法，動作環境，注意事項をお読みいただき，本書とともにご活用ください。

購入者特典の利用方法

購入者特典の利用には，登録が必要です。下記の手順にしたがってご登録ください。

手順 1

購入者特典利用登録ページにアクセスします。

https://www.taishukan.co.jp/visual_food8/

＊スマートフォンまたは携帯電話のメールアドレス（@ezweb.ne.jp，@softbank.ne.jp，@doocomo.ne.jp 等）では登録できません。

手順 2

表示された登録フォームにご入力，ご登録ください。

弊社より，ご登録いただいたメールアドレスに，各特典が利用できる URL を記載したメールを送信します。

手順 3

記載された URL にアクセスし，ご利用ください。

＊送信された URL を「お気に入り」や「ブックマーク」に登録しておくとスムーズにアクセスできます。

動作環境（推奨）

●電子版「食品解説つき 八訂準拠 ビジュアル食品成分表」

＊下記のブラウザのいずれかが利用可能であること

Google Chrome ／ Microsoft Edge ／ Safari

●栄養価計算ツール

＊ Windows10 または Mac OS 搭載のパソコン

＊下記のブラウザのいずれかが利用可能であること

Google Chrome ／ Microsoft Edge ／ Safari

※スマートフォン・タブレットには対応していません。

注意事項

※購入者特典の公開は 2023 年 10 月を予定しておりますが，予告なく日程を変更する場合があります。

※利用にはインターネット環境が必要です。

※通信にかかる費用はお客様のご負担となります。

※各特典の使い方についての説明は各特典内でご覧いただけます。

利用可能期間・ライセンス

※書籍購入 1 部につき，「電子版」はパソコン 1 台／スマートフォン・タブレット 1 台の計 2 台で利用する権利を，「栄養価計算」はパソコン 1 台で利用する権利を得るものとなります（端末は同一人所有の機器に限ります）。

※本記載は，2023 年 10 月現在の情報です。本サービスは事前の予告なく，内容等の一部または全部を変更，追加，削除，またサービス自体を終了する可能性があります。あらかじめご了承ください。

食品解説つき

八訂準拠

ビジュアル食品成分表 2023

文部科学省 科学技術・学術審議会 資源調査分科会 報告

「日本食品標準成分表(八訂)増補2023年」準拠

もくじ

大修館書店

本書をお使いいただくに当たって

本書の特色

1 「日本食品標準成分表（八訂）増補2023年」（文部科学省 科学技術・学術審議会資源調査分科会 報告，2023年4月）（以下「増補2023年」）の全2,538食品について，すべての成分項目の可食部100g当たりの成分値を収載しています。

※「増補2023年」は「日本食品標準成分表2020年版（八訂）」のデータの一部を更新・追記した更新版です。

2 日常の食生活に関係の深い食品について，食品解説とともに実物写真を掲載し，食品のガイドブックとして広く活用できるようにしました。

3 本文内容をさらに発展させる「コラム」，科学的な観点から食品についての素朴な疑問に答える「Q & A」，雑学としても役立つ食品の豆知識「なるほど！」を入れていますので，食に関する幅広い情報や知識が得られます。

4 口絵では，本書のページを一部抜すい・拡大し，「食品成分表の見方」についてわかりやすく解説しています。また，「食」に関するトピックスを取り上げています。

5 p.5から「調理による重量変化率」，p.254から「市販食品」の成分表，p.314〜315に「揚げ物等における衣の割合及び脂質量の増減，炒め物における脂質量の増減」を掲載しています。

6 p.264からの付録では，イラストを用いて，「体のしくみと栄養素」「調理の基本」「食品の衛生・安全と選択」についてわかりやすく解説しています。また，p.296から「アミノ酸成分表」「日本人の食事摂取基準」「健康づくりのための指針」「食品群の種類・特徴と摂取量のめやす」も掲載していますので，食品・栄養・調理および食生活と健康の総合的な資料としてお使いいただけます。

7 p.316からの「食品名別さくいん」には，食品成分表中の食品名のほか，別名，市販通称名なども入れています。

●太字で表示した5つの成分項目

各食品群ごとに，収載されている食品にほぼ共通してみられる特徴的な成分項目を5つ取り上げ，成分表の数値を太字で表示しました。

食品群	5つの成分項目
1 穀類	たんぱく質，炭水化物，食物繊維，リン，ビタミンB_1
2 いも及びでん粉類	たんぱく質，炭水化物，食物繊維，カリウム，ビタミンC
3 砂糖及び甘味類	炭水化物，カリウム，カルシウム，鉄，ビタミンB_2
4 豆類	たんぱく質，脂質，炭水化物，食物繊維，ビタミンB_1
5 種実類	たんぱく質，脂質，炭水化物，カリウム，マグネシウム
6 野菜類	食物繊維，カリウム，カルシウム，ビタミンA，ビタミンC
7 果実類	脂質，炭水化物，食物繊維，カリウム，ビタミンC
8 きのこ類	炭水化物，食物繊維，カリウム，ビタミンD，ビタミンB_2
10 魚介類〈魚類〉 〈魚類以外〉	たんぱく質，脂質，カルシウム，ビタミンD，ビタミンE たんぱく質，脂質，カルシウム，鉄，ビタミンB_2
11 肉類	たんぱく質，脂肪酸，脂質，ビタミンA，ビタミンB_1
12 卵類	たんぱく質，脂質，鉄，ビタミンA，ビタミンB_2
13 乳類	たんぱく質，脂質，カルシウム，ビタミンA，ビタミンB_2
14 油脂類	たんぱく質，脂肪酸，脂質，ビタミンA，ビタミンE
15 菓子類	たんぱく質，脂質，炭水化物，カルシウム，食塩相当量
18 調理済み流通食品類	たんぱく質，脂質，炭水化物，カルシウム，食塩相当量
9 藻類 16 し好飲料類 17 調味料及び香辛料類	これらの食品群については，各食品に共通する特徴的な成分項目が見当たらないこと，1回当たりの使用量が成分表で示す100g当たりとかけ離れていることなどから太字の表示はおこなっていない。

日本食品標準成分表2020年版（八訂），増補2023年の概要（報告書より）

※「増補2023年」においても「2020年版（八訂）」の目的・性格，収載成分項目，エネルギー計算方法などは同一である。　文中「本成分表」は「報告書」をさす

2020年版（八訂）の特徴

食品成分表は，2000（平成12）年以降においては，5年おきに全面改訂を重ねてきている。今回の改訂においては，従来，食品のエネルギーの算出基礎としてきた，エネルギー産生成分のたんぱく質，脂質及び炭水化物を，原則として，それぞれ，アミノ酸組成によるたんぱく質，脂肪酸のトリアシルグリセロール当量で表した脂質，利用可能炭水化物等の組成に基づく成分（以下「組成成分」という）に変更することとした。この見直しの基礎となる組成成分の充実については，複数次の改訂において推進してきたものである。

2020年版（八訂）の特徴は次のとおりとなる。

①食品成分表2015年版に七訂追補等で新たに収載又は成分値を変更した食品の成分値をすべて反映するとともに，食品成分表2015年版において，他の食品からの計算等により成分値を推計していた食品の成分値について，七訂追補等での原材料となる食品の成分値の変更等を踏まえた変更を行い，全体の整合を図った。

②食品成分表2015年版以降の主要な一般成分に対する組成に基づく成分値の充実を踏まえ，これまで食品毎に修正Atwater係数等の種々のエネルギー換算係数を乗じて算出していたエネルギーについて，FAO/INFOODSが推奨する組成成分を用いる計

算方法を導入して，エネルギー値の科学的推計の改善を図った。
③このほか，調理後の食品に対する栄養推計の一助とするため，調理の概要と質量変化の記録及び18群に収載する調理済み流通食品の成分値等の情報の充実を図った。

たんぱく質，脂質及び炭水化物（利用可能炭水化物，糖アルコール，食物繊維，有機酸）の組成については，別冊として，日本食品標準成分表2020年版（八訂）アミノ酸成分表編（以下「アミノ酸成分表2020年版」という），同脂肪酸成分表編（以下「脂肪酸成分表 2020年版」という）及び同炭水化物成分表編（以下「炭水化物成分表2020年版」という）の3冊を同時に作成した。

※上記３冊についてもそれぞれ「…(八訂) 増補2023年」として更新されている。

増補2023年の概要

①**食品番号**：食品番号は5桁とし，初めの2桁は食品群にあて，次の3桁を小分類又は細分にあてた。なお，食品番号は，五訂成分表（2000年）編集時に収載順に付番したものを基礎としており，その後に新たに追加された食品に対しては，食品群ごとに，下3桁の連番を付している。

②**索引番号（通し番号）**：食品の検索を容易にするために各食品に索引番号を付している。本成分表には2,538食品を収載しているが，索引番号の最大は2,481である。これは，「アミノ酸成分表（八訂）増補2023年」のみに収載されている食品があるためであり，本成分表の索引番号に欠落があるのではない。

③**食品名**：原材料的食品の名称は学術名又は慣用名を採用し，加工食品の名称は一般に用いられている名称や食品規格基準等において公的に定められている名称を勘案して採用した。また，広く用いられている別名を備考欄に記載した。

④**収載成分項目等－食品成分表2015年版からの変更点**：エネルギーは，原則として，組成成分値にエネルギー換算係数を乗じて算出する方法に見直したことに伴い，従来のたんぱく質とアミノ酸組成によるたんぱく質，脂質と脂肪酸のトリアシルグリセロール当量で表した脂質，炭水化物と利用可能炭水化物（単糖当量）の表頭項目の配列を見直し，エネルギー計算の基礎となる成分がより左側になるよう配置するとともに，従来は炭水化物に含まれていた成分のうち，新たにエネルギー産生成分とした糖アルコール，食物繊維総量，有機酸についても表頭項目として配置した。

⑤**項目の配列**：廃棄率，エネルギー，水分，成分項目群「たんぱく質」に属する成分，成分項目群「脂質」に属する成分，成分項目群「炭水化物」に属する成分，有機酸，灰分，無機質，ビタミン，その他（食塩相当量及びアルコール），備考の順とした。

⑥**廃棄率及び可食部**：廃棄率は，原則として，通常の食習慣において廃棄される部分を食品全体あるいは購入形態に対する質量の割合(%)で示し，廃棄部位を備考欄に記載した。可食部は，食品全体あるいは購入形態から廃棄部位を除いたものである。本食品成分表の各成分値は，可食部100g当たりの数値で示した。

⑦**エネルギー**：原則として，FAO/INFOODSの推奨する方法に準じて，可食部100g当たりのアミノ酸組成によるたんぱく質，脂肪酸のトリアシルグリセロール当量，利用可能炭水化物（単糖当量），糖アルコール，食物繊維総量，有機酸及びアルコールの量（g）に各成分のエネルギー換算係数を乗じて，100g当たりのkJ（キロジュール）及びkcal（キロカロリー）を算出し，収載値とした。従来は，kcal単位のエネルギーに換算係数4.184を乗じてkJ単位のエネルギーを算出していた。しかし，FAO/INFOODSでは，kJ単位あるいはkcal単位のエネルギーの算出は，それぞれに適用されるエネルギー換算係数を用いて行うことを推奨していることから，その方法を採用した。

⑧**水分**：食品の性状を表す最も基本的な成分の一つであり，食品の構造の維持に寄与している。人体は，その約60%を水で構成され，1日に約2リットルの水を摂取し，排泄している。この収支バランスを保つことにより，体の細胞や組織は正常な機能を営んでいる。通常，ヒトは水分の約2分の1を食品から摂取している。

⑨**たんぱく質**：アミノ酸の重合体であり，人体の水分を除いた質量の2分の1以上を占める。体組織，酵素，ホルモン等の材料，栄養素運搬物質，エネルギー源等として重要である。

本成分表には，アミノ酸組成によるたんぱく質とともに，基準窒素量に窒素-たんぱく質換算係数を乗じて計算したたんぱく質を収載した。アミノ酸組成によるたんぱく質とたんぱく質の収載値がある食品のエネルギー計算には，アミノ酸組成によるたんぱく質の収載値を用いた。

⑩**脂質**：食品中の有機溶媒に溶ける有機化合物の総称であり，中性脂肪のほかに，リン脂質，ステロイド，ワックスエステル，脂溶性ビタミン等も含んでいる。生体内ではエネルギー源，細胞構成成分等として重要な物質である。成分値は脂質の総質量で示してある。多くの食品では，脂質の大部分を中性脂肪が占める。中性脂肪のうち，自然界に最も多く存在するのは，トリ

食品成分表の沿革

名称	公表年	食品数	成分項目数
日本食品標準成分表	昭和25年（1950年）	538	14
改訂日本食品標準成分表	昭和29年（1954年）	695	15
三訂日本食品標準成分表	昭和38年（1963年）	878	19
四訂日本食品標準成分表	昭和57年（1982年）	1,621	19
五訂日本食品標準成分表	平成12年（2000年）	1,882	36
五訂増補日本食品標準成分表	平成17年（2005年）	1,878	43
日本食品標準成分表2010	平成22年（2010年）	1,878	50
日本食品標準成分表2015年版（七訂）	平成27年（2015年）	2,191	52
同 追補2016年	平成28年（2016年）	2,222	53
同 追補2017年	平成29年（2017年）	2,236	53
同 追補2018年	平成30年（2018年）	2,294	54
同 データ更新2019年	令和元年（2019年）	2,375	54
日本食品標準成分表2020年版（八訂）	令和2年（2020年）	2,478	54
日本食品標準成分表（八訂）増補2023年	令和5年（2023年）	2,538	54

（注）食品成分表の策定に当たっては，初版から今回改訂に至るまでのそれぞれの時点において最適な分析方法を用いている。したがって，この間の技術の進歩等により，分析方法等に違いがある。また，分析に用いた試料についても，それぞれの時点において一般に入手できるものを選定しているため，同一のものではなく，品種等の違いもある。このため，食品名が同一であっても，各版の間における成分値の比較は適当ではないことがある。

アシルグリセロールである。

本表には，各脂肪酸をトリアシルグリセロールに換算して合計した脂肪酸のトリアシルグリセロール当量，コレステロール及び有機溶媒可溶物を分析で求めた脂質とともに「脂肪酸成分表2020年版」から飽和脂肪酸，一価及び多価不飽和脂肪酸，n-3系及びn-6系多価不飽和脂肪酸を収載した。ただし，「脂肪酸成分表2020年版」に収載されていない食品については，空欄となっている。なお，脂肪酸のトリアシルグリセロール当量と脂質の収載値がある食品のエネルギー計算には，脂肪酸のトリアシルグリセロール当量の収載値を用いた。

⑪**炭水化物**：生体内で主にエネルギー源として利用される重要な成分である。本成分表では，エネルギーとしての利用性に応じて炭水化物を細分化した。

a）**利用可能炭水化物（単糖当量）**：エネルギー計算に用いるため，でん粉，ぶどう糖，果糖，ガラクトース，しょ糖，麦芽糖，乳糖，トレハロース，イソマルトース，80%エタノールに可溶性のマルトデキストリン及びマルトトリオース等のオリゴ糖類等を直接分析又は推計した利用可能炭水化物（単糖当量）を収載した。それぞれの成分にそれぞれのエネルギー換算係数を乗じて，単糖の質量に換算してから合計した値（g）にエネルギー換算係数16kJ/g（3.75kcal/g）を乗じて算出する。本成分項目の収載値をエネルギーの計算に用いた食品は，その収載値の右上に「*」を記している。

b）**利用可能炭水化物（質量計）**：単糖当量と同様に，でん粉，ぶどう糖，果糖，ガラクトース，しょ糖，麦芽糖，乳糖，トレハロース，イソマルトース，80%エタノールに可溶性のマルトデキストリン及びマルトトリオース等のオリゴ糖類等を直接分析又は推計した値で，これらの質量の合計である。この値はでん粉，単糖類，二糖類，80%エタノールに可溶性のマルトデキストリン及びマルトトリオース等のオリゴ糖類の実際の摂取量となる。なお，利用可能炭水化物（質量計）は，利用可能炭水化物の摂取量の算出に用いる。

c）**差引き法による利用可能炭水化物**：100gから，水分，アミノ酸組成によるたんぱく質（この収載値がない場合には，たんぱく質），脂肪酸のトリアシルグリセロール当量（この収載値がない場合には，脂質），食物繊維総量，有機酸，灰分，アルコール，硝酸イオン，ポリフェノール（タンニンを含む），カフェイン，テオブロミン，加熱により発生する二酸化炭素等の合計（g）を差し引いて求める。本成分項目は，利用可能炭水化物に由来するエネルギーを計算するために用いる。その場合のエネルギー換算係数は17kJ/g（4kcal/g）である。本成分項目の収載値をエネルギーの計算に用いた食品は，その収載値の右上に「*」を記している。

d）**食物繊維総量**：エネルギー計算に関する成分として，食物繊維総量を成分項目群「炭水化物」に併記した。AOAC 2011.25法による収載値とプロスキー変法（あるいはプロスキー法）による収載値がある食品の場合には，本表にはAOAC 2011.25法によるものを収載した。食物繊維総量由来のエネルギーは，この成分値（g）にエネルギー換算係数8kJ/g（2kcal/g）を乗じて算出する。従来の「プロスキー変法」や「プロスキー法」による成分値及びAOAC 2011.25法による成分値，更に，水溶性食物繊維，不溶性食物繊維等の食物繊維総量の内訳については，「炭水化物成分表2020年版」別表1に収載することとした。

e）**糖アルコール**：新たに，エネルギー産生成分として糖アルコールを収載した。糖アルコールについては，従来の炭水化物に含まれる成分であるが，利用可能炭水化物との関係ではその外数となる。糖アルコール由来のエネルギーは，それぞれ成分値（g）にそれぞれのエネルギー換算係数を乗じて算出したエネルギーの合計である。

f）**炭水化物**：従来同様いわゆる「差引き法による炭水化物」，すなわち，水分，たんぱく質，脂質，灰分等の合計（g）を100gから差し引いた値で示した。ただし，魚介類，肉類及び卵類のうち原材料的食品については，一般的に，炭水化物が微量であることから，原則として全糖の分析値に基づいた成分値とした。

⑫**有機酸**：本成分表では，既知の有機酸をエネルギー産生成分とし，炭水化物とは別に収載することとした。なお，この有機酸には，従来の酢酸の成分値も含まれる。有機酸由来のエネルギーは，それぞれ成分値（g）にそれぞれのエネルギー換算係数を乗じて算出したエネルギーの合計である。

⑬**灰分**：一定条件下で灰化して得られる残分であり，食品中の無機質の総量を反映していると考えられている。また，水分とともにエネルギー産生に関与しない一般成分である。

⑭**無機質**：全てヒトにおいて必須性が認められたものである。収載項目のうち，成人の一日の摂取量が概ね100mg以上となる無機質は，ナトリウム，カリウム，カルシウム，マグネシウム及びリン，100mgに満たない無機質は，鉄，亜鉛，銅，マンガン，ヨウ素，セレン，クロム及びモリブデンである。

⑮**ビタミン**：脂溶性ビタミンとして，ビタミンA（レチノール，α-及びβ-カロテン，β-クリプトキサンチン，β-カロテン当量及びレチノール活性当量），ビタミンD，ビタミンE（α-，β-，γ-及びδ-トコフェロール）及びビタミンK，水溶性ビタミンとして，ビタミンB_1，ビタミンB_2，ナイアシン，ナイアシン当量，ビタミンB_6，ビタミンB_{12}，葉酸，パントテン酸，ビオチン及びビタミンCを収載した。

⑯**食塩相当量**：ナトリウム量に2.54を乗じて算出した値を示した。ナトリウム量には食塩に由来するもののほか，原材料となる生物に含まれるナトリウムなども含まれる。

⑰**アルコール**：し好飲料，調味料及び調理済み流通食品に含まれるエチルアルコールの量を収載した。

⑱**備考欄**：食品の内容と各成分値等に関連の深い重要な事項について，次の内容をこの欄に記載した。①食品の別名，性状，廃棄部位，あるいは加工食品の材料名，主原材料の配合割合，添加物等，②硝酸イオン，酢酸，カフェイン，ポリフェノール，タンニン，テオブロミン，しょ糖，調理油等の含量。

数値の表示方法（一般成分）

項　目	単位	最小表示の位	数値の丸め方等
廃棄率	%	1の位	10未満は小数第1位を四捨五入。10以上は元の数値を2倍し，10の単位に四捨五入で丸め，その結果を2で除する。
エネルギー	kJ kcal	1の位	小数第1位を四捨五入。
水分	g	小数第1位	小数第2位を四捨五入。
たんぱく質			
アミノ酸組成によるたんぱく質			
たんぱく質			
脂質			
トリアシルグリセロール当量			
脂質			
飽和脂肪酸	g	小数第2位	小数第3位を四捨五入。
一価不飽和脂肪酸			
多価不飽和脂肪酸			
n-3系多価不飽和脂肪酸			
n-6系多価不飽和脂肪酸			
炭水化物	g	小数第1位	小数第2位を四捨五入。
利用可能炭水化物（単糖当量）			
利用可能炭水化物（質量計）			
差引き法による利用可能炭水化物			
食物繊維総量			
糖アルコール			
炭水化物			
有機酸			
灰分			

数値の表示方法（無機質，ビタミン等）

項　目			単位	最小表示の位	数値の丸め方等
無機質		ナトリウム	mg	1の位	整数表示では，大きい位から3桁目を四捨五入して有効数字2桁。ただし，10未満は小数第1位を四捨五入。小数表示では，最小表示の位の一つ下の位を四捨五入。
		カリウム			
		カルシウム			
		マグネシウム			
		リン			
		鉄	mg	小数第1位	
		亜鉛			
		銅		小数第2位	
		マンガン			
		ヨウ素	μg	1の位	
		セレン			
		クロム			
		モリブデン			
ビタミン（脂溶性）	A	レチノール	μg	1の位	整数表示では，大きい位から3桁目を四捨五入して有効数字2桁。ただし，10未満は小数第1位を四捨五入。小数表示では，最小表示の位の一つ下の位を四捨五入。
		α-カロテン			
		β-カロテン			
		β-クリプトキサンチン			
		β-カロテン当量			
		レチノール活性当量			
	D			小数第1位	
	E	α-トコフェロール	mg	小数第1位	
		β-トコフェロール			
		γ-トコフェロール			
		δ-トコフェロール			
	K		μg	1の位	
ビタミン（水溶性）	B_1		mg	小数第2位	
	B_2				
	ナイアシン			小数第1位	
	ナイアシン当量				
	B_6			小数第2位	
	B_{12}		μg	小数第1位	
	葉酸			1の位	
	パントテン酸		mg	小数第2位	
	ビオチン		μg	小数第1位	
	C		mg	1の位	
アルコール			g	小数第1位	小数第2位を四捨五入。
食塩相当量					
備考欄					

増補2023年の本書での対応

食品成分表は，2000年以降においては，5年おきに全面改訂を重ねてきているが，今回公表された「増補2023年」（2023年4月28日）は，2020年版（八訂）のデータの一部を更新・追記したものである。

このように，今後は，利用者の便宜を考え，食品の成分に関する情報を速やかに公開することとあわせて，科学的知見により正確性を増している産生成分を用いた成分表の活用や食品間の比較が可能となるよう，原則，毎年4月末をめどに「増補20○○年」の名称で，文部科学省のウェブサイトで公表されることとなった。なお，本書では，八訂に既収された既収載食品についての追加・改訂情報は本体に反映し，八訂までに収載されたことのない新規食品については，巻末に示した。

調理による重量変化率

本成分表における，調理による水さらしや加熱による食品中の成分の溶出や変化および調理に用いる水や油の吸着による各食品の重量の増減割合を示したものである。天ぷら，フライなど油と衣を使った調理の重量変化率については，（　）で示した。

食品番号	食品名	重量変化率（%）
1	穀類	
01170	●押し麦　めし	280
01009	●大麦めん　ゆで	260
01172	●プレミックス粉　天ぷら用，バッター，揚げ	85
01174	●食パン　焼き	92
01039	●うどん　ゆで	180
01042	●干しうどん　ゆで	240
01044	●そうめん・ひやむぎ　ゆで	270
01046	●手延そうめん・手延ひやむぎ　ゆで	290
01048	●中華めん　ゆで	190
01051	●干し中華めん　ゆで	250
01053	●沖縄そば　ゆで	170
01055	●干し沖縄そば　ゆで	230
01064	●マカロニ・スパゲッティ　ゆで	220
01173	●マカロニ・スパゲッティ　ソテー	100
01180	●春巻きの皮　揚げ	115
	[水稲めし]	
01085	●玄米	210
01086	●半つき米	210
01087	●七分つき米	210
01088	●精白米，うるち米	210
01154	●精白米，もち米	180
01168	●精白米，インディカ米	200
01089	●はいが精米	210

食品番号	食品名	重量変化率(%)
01155	●発芽玄米	210
01183	●赤米	232
01184	●黒米	231
	[水稲全かゆ]	
01090	●玄米	500
01091	●半つき米	500
01092	●七分つき米	500
01093	●精白米	500
	[水稲五分かゆ]	
01094	●玄米	1000
01095	●半つき米	1000
01096	●七分つき米	1000
01097	●精白米	1000
	[陸稲めし]	
01106	●玄米	210
01107	●半つき米	210
01108	●七分つき米	210
01109	●精白米	210
01128	●そば ゆで	190
01130	●干しそば ゆで	260

2 いも及びでん粉類

食品番号	食品名	重量変化率(%)
02069	●アメリカほどいも 塊根，ゆで	98
02041	●きくいも 塊根，水煮	92
02044	●凍みこんにゃく ゆで	430
02046	●さつまいも 塊根，皮つき，蒸し	99
02047	塊根，皮つき，天ぷら	98(83)
02007	塊根，皮なし，蒸し	98
02049	●むらさきいも 塊根，皮なし，蒸し	99
02011	●さといも 球茎，水煮	95
02051	●セレベス 球茎，水煮	100
02053	●たけのこいも 球茎，水煮	100
02014	●みずいも 球茎，水煮	97
02016	●やつがしら 球茎，水煮	110
	●じゃがいも	
02064	塊茎，皮つき，電子レンジ調理	99
02065	塊茎，皮つき，フライドポテト（生を揚げたもの）	71
02019	塊茎，皮なし，水煮	97
02018	塊茎，皮なし，蒸し	93
02066	塊茎，皮なし，電子レンジ調理	93
02067	塊茎，皮なし，フライドポテト（生を揚げたもの）	71
02020	塊茎，皮なし，フライドポテト（市販冷凍食品を揚げたもの）	52
02055	●ヤーコン 塊根，水煮	94
02024	●ながいも 塊根，水煮	81
02037	●くずきり ゆで	250
02057	●タピオカパール ゆで	410
02060	●でん粉めん 乾，ゆで	440
02061	●緑豆はるさめ ゆで	440
02062	●普通はるさめ ゆで	410

4 豆類

食品番号	食品名	重量変化率(%)
04002	●あずき 全粒，ゆで	230
04008	●いんげんまめ 全粒，ゆで	220
04013	●えんどう 全粒 青えんどう，ゆで	220
04075	全粒 赤えんどう，ゆで	220
04018	●ささげ 全粒，ゆで	230
	●だいず	
04105	全粒，国産，青大豆，ゆで	217
04024	全粒 国産，黄大豆，ゆで	220
04106	全粒，国産，黒大豆，ゆで	223
04084	●油揚げ 油抜き，油揚げ	140
04086	油抜き，ゆで	210
04085	油抜き，焼き	99
04087	●凍り豆腐 水煮	430
04091	●湯葉 干し，湯戻し	320
04092	●つるあずき 全粒，ゆで	210
04066	●ひよこまめ 全粒，ゆで	220
04069	●べにばないんげん 全粒，ゆで	260
04093	●らいまめ 全粒，ゆで	210
04072	●りょくとう 全粒，ゆで	240
04094	●レンズまめ 全粒，ゆで	200

5 種実類

食品番号	食品名	重量変化率(%)
05040	●アーモンド いり，無塩	96
05009	●ぎんなん ゆで	99
05011	●日本ぐり ゆで	97
05043	●はす 成熟，ゆで	230
05048	●とうびし ゆで	89

6 野菜類

食品番号	食品名	重量変化率(%)
06002	●アーティチョーク 花らい，ゆで	110
06004	●あさつき 葉，ゆで	96
06006	●あしたば 茎葉，ゆで	100
06008	●アスパラガス 若茎，ゆで	96
06327	若茎，油いため	90
	●いんげんまめ	
06011	さやいんげん 若ざや，ゆで	94
06013	●うど 茎，水さらし	100
06016	●えだまめ ゆで	96
06330	●トウミョウ 芽ばえ，ゆで	65
06331	芽ばえ，油いため	72
06021	●さやえんどう 若ざや，ゆで	98
06024	●グリンピース ゆで	88
06374	冷凍，ゆで	92
06375	冷凍，油いため	94
06028	●おおさかしろな 葉，ゆで	81
06029	塩漬	59
06031	●おかひじき 茎葉，ゆで	93
06033	●オクラ 果実，ゆで	97
06035	●かぶ 葉，ゆで	93
06037	根，皮つき，ゆで	87
06039	根，皮なし，ゆで	89
06040	漬物 塩漬 葉	82
06041	根，皮つき	80
06042	根，皮なし	70
06043	漬物 ぬかみそ漬 葉	74
06044	根，皮つき	77
06045	根，皮なし	71
06047	●日本かぼちゃ 果実，ゆで	94
06049	●西洋かぼちゃ 果実，ゆで	98
06332	果実，焼き	79
06053	●からしな 塩漬	76
06055	●カリフラワー 花序，ゆで	99
06057	●かんぴょう ゆで	530
06059	●きく 花びら，ゆで	96
06062	●キャベツ 結球葉，ゆで	89
06333	結球葉，油いため	80
06066	●きゅうり 漬物 塩漬	85
06068	漬物 ぬかみそ漬	83
06076	●キンサイ 茎葉，ゆで	84
06079	●くわい 塊茎，ゆで	97
06082	●コールラビ 球茎，ゆで	86
06085	●ごぼう 根，ゆで	91
06087	●こまつな 葉，ゆで	88
06090	●さんとうさい 葉，ゆで	75
06091	塩漬	63
06094	●ししとう 果実，油いため	99
06098	●じゅうろくささげ 若ざや，ゆで	96
06100	●しゅんぎく 葉，ゆで	79
	●しょうが	
06365	根茎，皮なし，生，おろし	24
06366	根茎，皮なし，生，おろし汁	76
06107	●しろうり 漬物 塩漬	76
06110	●ずいき 生ずいき，ゆで	60
06112	干しずいき，ゆで	760
06118	●せり 茎葉，ゆで	92
06121	●生ぜんまい 若芽，ゆで	100
06123	●干しぜんまい 干し若芽，ゆで	630
06125	●そらまめ 未熟豆，ゆで	100
06127	●タアサイ 葉，ゆで	90
06131	●だいこん 葉，ゆで	79
06133	根，皮つき，ゆで	86
06135	根，皮なし，ゆで	86
06367	根，皮なし，生，おろし	18
06368	根，皮なし，生，おろし汁	82
06369	根，皮なし，生，おろし水洗い	20
06334	切干しだいこん ゆで	560
06335	油いため	350
06137	漬物 ぬかみそ漬	73
06146	●たいさい 塩漬	68
06150	●たけのこ 若茎，ゆで	90
06152	めんま，塩蔵，塩抜き	140
06154	●たまねぎ りん茎，水さらし	100
06155	ゆで	89
06336	油いため	70
06389	油いため（あめ色たまねぎ）	31
06158	●たらのめ 若芽，ゆで	96
06377	●ちぢみゆきな 葉，ゆで	75
06161	●チンゲンサイ 葉，ゆで	71
06338	葉，油いため	87
06163	●つくし 胞子茎，ゆで	86
06166	●つるむらさき 茎葉，ゆで	73
06168	●つわぶき 葉柄，ゆで	99
06170	●とうがらし 葉・果実，油いため	91
06174	●とうがん 果実，ゆで	91
	●スイートコーン	
06176	未熟種子，ゆで	110
06339	未熟種子，電子レンジ調理	88
06378	未熟種子，カーネル，冷凍，ゆで	97
06379	未熟種子，カーネル，冷凍，油いため	98
06190	●ながさきはくさい 葉，ゆで	78
06192	●なす 果実，ゆで	100
06342	果実，油いため	76
06343	果実，天ぷら	110(79)
06194	べいなす 果実，素揚げ	93
06195	漬物 塩漬	82
06196	漬物 ぬかみそ漬	84
06202	●和種なばな 花らい・茎，ゆで	98
06204	●洋種なばな 茎葉，ゆで	96
06206	●にがうり 果実，油いため	91
06208	●にら 葉，ゆで	63
06344	葉，油いため	83
06213	●にんじん 根，皮つき，ゆで	90
06215	根，皮なし，ゆで	87
06345	根，皮なし，油いため	69
06346	根，皮なし，素揚げ	72
06348	グラッセ	86
06380	冷凍，ゆで	90
06381	冷凍，油いため	87
06219	●きんとき 根，皮つき，ゆで	88
06221	根，皮なし，ゆで	88
06349	●にんにく りん茎，油いため	83
06225	●茎にんにく 花茎，ゆで	99
06350	●根深ねぎ 葉，軟白，ゆで	100
06351	油いため	94
06352	●葉ねぎ 葉，油いため	84
06234	●はくさい 結球葉，ゆで	72
06235	漬物 塩漬	73
06242	●はやとうり 果実，白色種，塩漬	89
06244	●ビーツ 根，ゆで	94
06246	●青ピーマン 果実，油いため	96
06248	●赤ピーマン 果実，油いため	96
06394	●オレンジピーマン 果実，油いため	85
06250	●黄ピーマン 果実，油いため	96
06257	●ふき 葉柄，ゆで	98
06259	●ふきのとう 花序，ゆで	140
06262	●ふだんそう 葉，ゆで	77
06264	●ブロッコリー 花序，ゆで	111
06395	花序，電子レンジ調理	91
06396	花序，焼き	55
06397	花序，油いため	76
06266	●へちま 果実，ゆで	54
06268	●ほうれんそう 葉，通年平均，ゆで	70
06357	葉，夏採り，ゆで	70
06358	葉，冬採り，ゆで	70
06359	葉，通年平均，油いため	58
06372	葉，冷凍，ゆで	66
06373	葉，冷凍，油いため	80
06073	●みずな 葉，ゆで	83
06074	塩漬	85
06275	●切りみつば 葉，ゆで	81
06277	●根みつば 葉，ゆで	82
06279	●糸みつば 葉，ゆで	72
06284	●めキャベツ 結球葉，ゆで	100
06288	●だいずもやし ゆで	85
06290	●ブラックマッペもやし ゆで	83
06398	油いため	93
06292	●りょくとうもやし ゆで	84
06294	●モロヘイヤ 茎葉，ゆで	150
06297	●ゆりね りん茎，ゆで	96
06299	●ようさい 茎葉，ゆで	91
06302	●よもぎ 葉，ゆで	89
06304	●らっかせい 未熟豆，ゆで	97
06309	●リーキ りん茎葉，ゆで	98
06311	●ルバーブ 葉柄，ゆで	78
06318	●れんこん 根茎，ゆで	91
06321	●わけぎ 葉，ゆで	91
06325	●わらび 生わらび，ゆで	110

7 果実類

食品番号	食品名	重量変化率(%)
07117	●パインアップル 焼き	72
07180	●りんご 皮つき，焼き	67

8 きのこ類

食品番号	食品名	重量変化率(%)
08002	●えのきたけ ゆで	86
08037	油いため	90
08005	●あらげきくらげ ゆで	490
08038	油いため	290
08007	●きくらげ ゆで	1000
08009	●しろきくらげ ゆで	1500
08040	●生しいたけ 菌床栽培，ゆで	110
08041	菌床栽培，油いため	92
08057	菌床栽培，天ぷら	150(90)
08043	原木栽培，ゆで	110
08044	原木栽培，油いため	84
08014	●乾しいたけ ゆで	570
08045	●はたけしめじ ゆで	77
08017	●ぶなしめじ ゆで	88
08046	油いため	90
08055	素揚げ	63
08056	天ぷら	191(83)
08047	●ほんしめじ ゆで	69

食品番号	食品名	重量変化率（%）
08021	●なめこ 株採り，ゆで	100
08048	●エリンギ ゆで	76
08049	焼き	65
08050	油いため	89
08027	●ひらたけ ゆで	94
08029	●まいたけ ゆで	86
08051	油いため	73
08032	●マッシュルーム ゆで	69
08052	油いため	79

9 藻類

食品番号	食品名	重量変化率（%）
09056	●まこんぶ 素干し，水煮	350
	●ほしひじき	
09051	ステンレス釜 ゆで	990
09052	ステンレス釜 油いため	870
09054	鉄釜 ゆで	990
09055	鉄釜 油いため	870
09041	●乾燥わかめ 素干し，水戻し	590
09058	●カットわかめ 水煮（沸騰水で短時間加熱したもの）	1173
09057	●湯通し塩蔵わかめ 塩抜き，ゆで	250

10 魚介類

食品番号	食品名	重量変化率（%）
10004	●まあじ 皮つき，水煮	87
10005	皮つき，焼き	72
10390	皮つき，フライ	116(94)
10007	開き干し，焼き	80
10392	小型，骨付き，から揚げ	79(76)
10394	●まるあじ 焼き	72
10009	●にしまあじ 水煮	90
10010	焼き	78
10012	●むろあじ 焼き	73
10016	●あなご 蒸し	87
10019	●あまだい 水煮	80
10020	焼き	74
10022	●あゆ 天然，焼き	67
10024	天然，内臓，焼き	73
10026	養殖，焼き	71
10028	養殖，内臓，焼き	76
10048	●まいわし 水煮	81
10049	焼き	75
10395	フライ	118(92)
10054	●めざし 焼き	75
10081	●かじか 水煮	83
10398	●めかじき 焼き	65
10099	●かます 焼き	78
10101	●まがれい 水煮	91
10102	焼き	81
10399	●まこがれい 焼き	61
10105	●子持ちがれい 水煮	83
10400	●きす 天ぷら	105(79)
10401	●ぎんだら 水煮	81
10118	●ぐち 焼き	77
10120	●こい 養殖，水煮	90

食品番号	食品名	重量変化率（%）
10127	●からふとます 焼き	76
10131	●ぎんざけ 養殖，焼き	78
10133	●さくらます 焼き	71
10135	●しろさけ 水煮	83
10136	焼き	75
10138	新巻き，焼き	79
	●たいせいようさけ	
10433	養殖，皮つき，水煮	86
10434	養殖，皮つき，蒸し	84
10435	養殖，皮つき，電子レンジ調理	91
10145	養殖，皮つき，焼き	78
10436	養殖，皮つき，ソテー	79
10437	養殖，皮つき，天ぷら	102(84)
10439	養殖，皮なし，水煮	77
10440	養殖，皮なし，蒸し	78
10441	養殖，皮なし，電子レンジ調理	83
10442	養殖，皮なし，焼き	75
10443	養殖，皮なし，ソテー	68
10444	養殖，皮なし，天ぷら	96(78)
	●にじます	
10147	海面養殖，皮つき，焼き	74
10150	●べにざけ 焼き	78
10153	●ますのすけ 焼き	73
10155	●まさば 水煮	84
10156	焼き	77
10403	フライ	112(96)
10405	●ごまさば 水煮	88
10406	焼き	73
10159	●たいせいようさば 水煮	90
10160	焼き	77
10172	●さわら 焼き	79
10174	●さんま 皮つき，焼き	78
10181	●ししゃも 生干し，焼き	81
10183	●からふとししゃも 生干し，焼き	81
10194	●まだい 養殖，皮つき，水煮	85
10195	養殖，皮つき，焼き	82
10409	●すけとうだら フライ	105(89)
10203	たらこ 焼き	86
10206	●まだら 焼き	65
10214	●どじょう 水煮	90
10239	●ふな 水煮	83
10242	●ぶり 成魚 焼き	82
10412	●ほっけ 開き干し，焼き	89
	●くろまぐろ	
10451	養殖，赤身，水煮	87
10452	養殖，赤身，蒸し	84
10453	養殖，赤身，電子レンジ調理	78
10454	養殖，赤身，焼き	82
10455	養殖，赤身，ソテー	86
10456	養殖，赤身，天ぷら	97(83)
10269	●むつ 水煮	77
10293	●かき 養殖，水煮	64

食品番号	食品名	重量変化率（%）
10430	養殖，フライ	119(84)
10296	●さざえ 焼き	88
10413	●しじみ 水煮	78
10307	●はまぐり 水煮	64
10308	焼き	65
10312	●ほたてがい 水煮	82
10414	貝柱，焼き	66
10322	●くるまえび 養殖，ゆで	95
10323	養殖，焼き	73
10416	●バナメイえび 養殖，天ぷら	102(77)
10334	●毛がに ゆで	82
10336	●ずわいがに ゆで	74
10339	●たらばがに ゆで	74
10346	●するめいか 水煮	76
10347	焼き	70
10419	胴，皮なし，天ぷら	119(93)
10349	●ほたるいか ゆで	46
10362	●まだこ ゆで	81

11 肉類

食品番号	食品名	重量変化率（%）
	＜畜肉類＞うし［和牛肉］	
11249	●リブロース 脂身つき，ゆで	79
11248	脂身つき，焼き	78
11251	●もも 皮下脂肪なし，ゆで	65
11250	皮下脂肪なし，焼き	66
	［乳用肥育牛肉］	
11301	●かた 赤肉，ゆで	70
11302	赤肉，焼き	76
11039	●リブロース 脂身つき，ゆで	78
11038	脂身つき，焼き	70
11252	●ばら 脂身つき，焼き	81
11050	●もも 皮下脂肪なし，ゆで	66
11049	皮下脂肪なし，焼き	71
11253	●ヒレ 赤肉，焼き	71
	［交雑牛肉］	
11256	●リブロース 脂身つき，ゆで	78
11255	脂身つき，焼き	79
11264	●もも 皮下脂肪なし，ゆで	66
11263	皮下脂肪なし，焼き	72
	［輸入牛肉］	
11269	●リブロース 脂身つき，ゆで	66
11268	脂身つき，焼き	72
11271	●もも 皮下脂肪なし，ゆで	58
11270	皮下脂肪なし，焼き	67
	［ひき肉］	
11272	●焼き	65
	［副生物］	
11296	●横隔膜 ゆで	65
11297	焼き	69
11273	●舌 焼き	71
	＜畜肉類＞ぶた［大型種肉］	
11125	●ロース 脂身つき，ゆで	77
11124	脂身つき，焼き	72
11276	脂身つき，とんかつ	91(75)
11277	●ばら 脂身つき，焼き	74
11132	●もも 皮下脂肪なし，焼き	71
11133	皮下脂肪なし，ゆで	71
11278	●ヒレ 赤肉，焼き	58
11279	赤肉，とんかつ	97(75)
	［ひき肉］	
11280	●焼き	69
	＜ハム類・ソーセージ類＞	
11303	●ロースハム ゆで	86
11304	焼き	79
11305	フライ	132(87)
11306	●ウインナーソーセージ ゆで	98
11307	焼き	93
11308	フライ	102(95)
	＜畜肉類＞めんよう［マトン］	
11281	●ロース 脂身つき，焼き	67
	［ラム］	
11282	●ロース 脂身つき，焼き	73
11283	●もも 脂身つき，焼き	66
	＜鳥肉類＞にわとり［若どり・副品目］	
11287	●むね 皮つき，焼き	62
11288	皮なし，焼き	61
11223	●もも 皮つき，ゆで	70
11222	皮つき，焼き	61
11289	皮つき，から揚げ	75(65)
11226	皮なし，ゆで	70
11225	皮なし，焼き	72
11290	皮なし，から揚げ	82(70)
11229	●ささみ ゆで	76
11228	焼き	73
11298	ソテー	64
11299	天ぷら	92(74)
11300	フライ	91(79)
	［ひき肉］	
11291	●焼き	62

12 卵類

食品番号	食品名	重量変化率（%）
	鶏卵	
12005	●全卵 ゆで	99.7
12006	ポーチドエッグ	95
12021	目玉焼き	86
12022	いり	95
12023	素揚げ	88
12017	●たまご豆腐	99
12018	●たまご焼 厚焼きたまご	80
12019	だし巻きたまご	86

18 調理済み流通食品類

食品番号	食品名	重量変化率（%）
	和風料理	
18024	●青菜の白和え	94
18025	●いんげんのごま和え	95
18026	●わかめとねぎの酢みそ和え	83
18027	●紅白なます	100
18028	●豚汁	94
18029	●卯の花いり	103
18030	●親子丼の具	89
18031	●牛飯の具	92
18032	●切り干し大根の煮物	207
18033	●きんぴらごぼう	92
18034	●ぜんまいのいため煮	105
18035	●筑前煮	92
18036	●肉じゃが	89
18037	●ひじきのいため煮	240
18038	●アジの南蛮漬け	93
	洋風料理	
18040	●チキンカレー	89
18001	●ビーフカレー	94
18041	●ポークカレー	90
18043	●カニクリームコロッケ	99
18044	●コーンクリームコロッケ	102
18018	●ポテトコロッケ	96
18045	●チキンシチュー	91
18011	●ビーフシチュー	90
18015	●ミートボール	86
18042	●かぼちゃのクリームスープ	97
18005	●コーンクリームスープ	99
18050	●合いびきハンバーグ	79
18051	●チキンハンバーグ	78
18052	●豆腐ハンバーグ	78
18019	●いかフライ	66
18020	●えびフライ	94
18022	●メンチカツ	97
18003	●えびグラタン	100
18014	●えびピラフ	98
	中国料理	
18002	●ぎょうざ	88
18012	●しゅうまい	87
18046	●中華ちまき	93
18047	●酢豚	91
18048	●八宝菜	82
18049	●麻婆豆腐	95
	韓国料理	
18039	●もやしのナムル	87

＊18群「調理済み流通食品類」の重量変化率は，調理後の栄養価計算重量÷調理前の栄養価計算重量×100により算出した推計値である。

1 穀類

CEREALS

種子を食用とするイネ科の植物およびタデ科のソバなどを総称して穀類という。エネルギーの供給源として人類にとって何より重要な食物である。世界各地でそれぞれの気候や風土に合った穀類がつくられており，日本では，古くから米，麦，あわ，きび，大豆の五穀を主食として食べ続けてきた。でんぷんを多く含み，食味が淡白で常食に適すること，比較的簡単に栽培でき，収穫量が安定していること，長期保存に適していることなどの特徴がある。

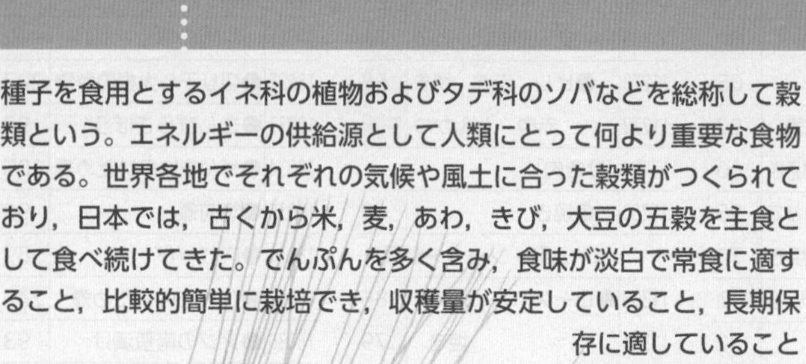

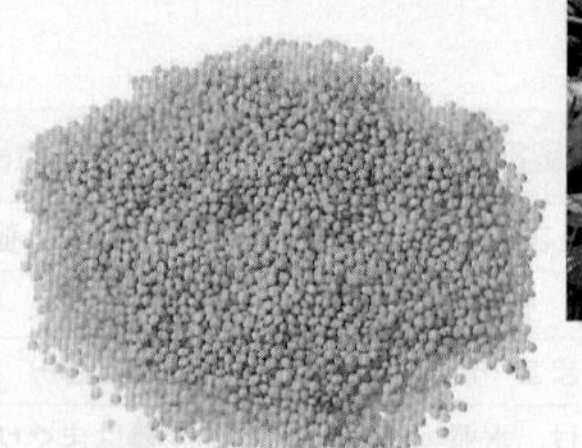

アマランサス

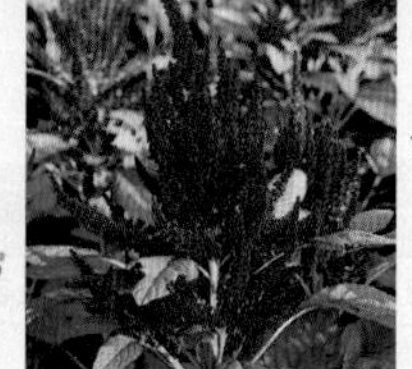

アマランサスの種

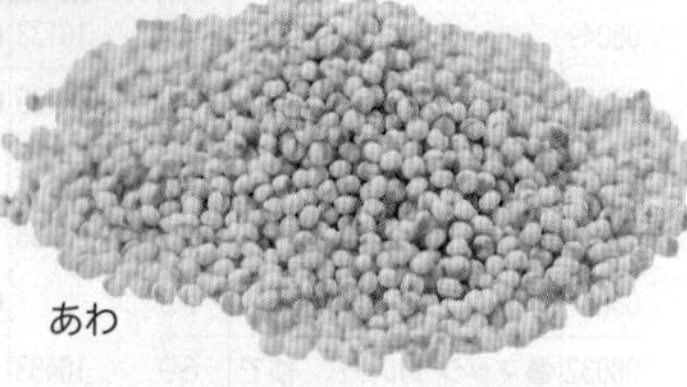

あわ

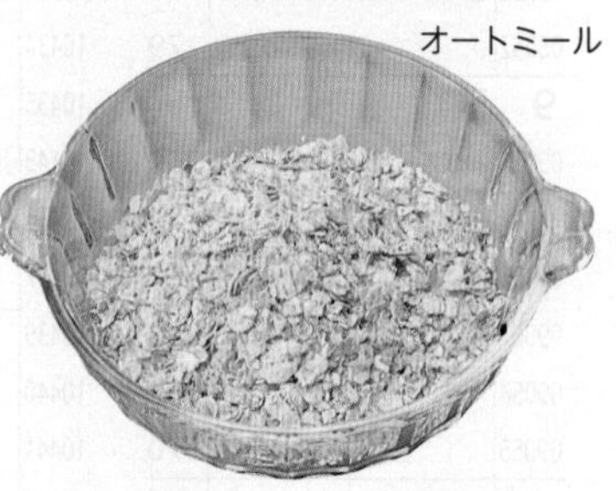

オートミール

アマランサス

Amaranth 大1＝10g

江戸時代に観賞用として伝来したヒユ科の作物。種子を雑穀として，若葉を野菜として食用にする。穀粒は直径1～1.5mmの扁平レンズ状で，多くはもち種である。鉄，カルシウム，食物繊維を豊富に含む。

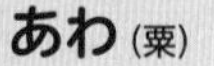

産地：国内ではおもに東北地方。

用い方：米に混ぜて炊いたり，粉にしてパン，めん，菓子類などに用いる。米，麦などの食物アレルギー用の代替食品としても利用されている。

あわ（粟）

Foxtail millet 1C＝150g

粟はそのでんぷんの性質からうるち種，もち種に分けられる。ほのかな香りと歯ごたえがあり，消化もよい。現在出回っているのは，ほとんどがもち種で，初冬から冬にかけて収穫される。生育期間が短く，やせ地にもよく育つ。昔から備蓄作物の一つとして重要な穀物であり，飼料としても利用されている。ビタミンB_1，食物繊維が豊富である。

用い方：もち種は粟ぜんざい，粟ご飯，粟もち，粟がゆに，うるち種はこはだやあじの粟漬けに用いられるほか，飼料に利用される。

えんばく（燕麦）

Common oats オートミール1C＝80g

麦の一種で，からす麦ともいう。大麦などの畑の雑草であったが，作物として栽培されるようになった。明治時代，飼料用として日本に輸入された。

産地：主産地はロシアなど。日本では，おもに北海道で栽培されている。

用い方：オートミールに加工されるほか，ウイスキーやみその原料になる。

●オートミール：朝食用シリアル食品として知られている。ひきわりのえんばく，またはそれをかゆ状に煮たもので，砂糖と牛乳をかけて食べる。たんぱく質，食物繊維が豊富である。

可食部100g当たり▶

食品番号	索引番号	食品名	廃棄率	エネルギー	エネルギー	水分	たんぱく質: アミノ酸組成によるたんぱく質	たんぱく質: たんぱく質	脂質: 脂肪酸のトリアシルグリセロール当量	脂質: コレステロール	脂質: 脂質	脂肪酸: 飽和	脂肪酸: 一価不飽和	脂肪酸: 多価不飽和	脂肪酸: n-3系多価不飽和	脂肪酸: n-6系多価不飽和	炭水化物: 利用可能炭水化物 単糖当量	炭水化物: 利用可能炭水化物 質量計	炭水化物: 差引き法による	炭水化物: 総食物繊維量	炭水化物: 糖アルコール	炭水化物: 炭水化物	有機酸	灰分	無機質: ナトリウム	無機質: カリウム	無機質: カルシウム	無機質: マグネシウム	無機質: リン	無機質: 鉄
			%	kJ	kcal	g	g	g	g	mg	g	g	g	g	g	g	g	g	g	g	g	g	g	g	mg	mg	mg	mg	mg	mg
01001	1	アマランサス●玄穀	0	1452	343	13.5	(11.3)	**12.7**	5.0	(0)	6.0	1.18	1.48	2.10	0.04	2.06	63.5*	57.8	59.9	**7.4**	–	**64.9**	–	2.9	1	600	160	270	**540**	9.4
		あわ																												
01002	2	●精白粒	0	1466	346	13.3	10.2	**11.2**	4.1	(0)	4.4	0.67	0.52	2.75	0.12	2.63	69.6*	63.3	67.6	**3.3**	0	**69.7**	–	1.4	1	300	14	110	**280**	4.8
01003	3	●あわもち	0	890	210	48.0	(4.5)	**5.1**	(1.2)	0	1.3	(0.22)	(0.19)	(0.73)	(0.03)	(0.70)	(44.5)	(40.5)	44.6*	**1.5**	–	**45.3**	–	0.3	0	62	5	12	**39**	0.7
01004	4	えんばく●オートミール	0	1479	350	10.0	12.2	**13.7**	(5.1)	(0)	5.7	(1.01)	(1.80)	(2.09)	(0.09)	(2.00)	63.1*	57.4	61.8	**9.4**	–	**69.1**	–	1.5	3	260	47	100	**370**	3.9
		おおむぎ																												
01005	5	●七分つき押麦	0	1454	343	14.0	(9.7)	**10.9**	1.8	(0)	2.1	0.58	0.20	0.91	0.05	0.86	(71.3)*	(64.9)	63.3	**10.3**	–	**72.1**	–	0.9	2	220	23	46	**180**	1.3
01006	6	●押麦 ●乾	0	1395	329	12.7	5.9	**6.7**	1.2	(0)	1.5	0.43	0.13	0.62	0.03	0.59	72.4*	65.8	67.2	**12.2**	–	**78.3**	–	0.7	2	210	21	40	**160**	1.1
● 01170	7	●めし	0	500	118	68.6	2.0	**2.2**	0.4	(0)	0.5	0.14	0.04	0.20	0.01	0.19	24.2	22.0	24.6*	**4.2**	–	**28.5**	–	0.2	Tr	38	6	10	**46**	0.4
01007	8	●米粒麦	0	1407	333	14.0	(6.2)	**7.0**	(1.8)	(0)	2.1	(0.58)	(0.20)	(0.91)	(0.05)	(0.86)	68.8	62.5	68.6*	**8.7**	–	**76.2**	–	0.7	2	170	17	25	**140**	1.2
01008	9	●大麦めん ●乾	0	1457	343	14.0	(11.7)	**12.9**	(1.4)	(0)	1.7	(0.43)	(0.15)	(0.78)	(0.04)	(0.74)	(72.2)*	(65.7)	63.2	**6.3**	–	**68.0**	–	3.4	1100	240	27	63	**200**	2.1
01009	10	●ゆで	0	516	121	70.0	(4.4)	**4.8**	(0.5)	(0)	0.6	(0.15)	(0.05)	(0.27)	(0.01)	(0.26)	(25.2)*	(22.9)	22.3	**2.5**	–	**24.3**	–	0.3	64	10	12	18	**61**	0.9
01010	11	●麦こがし	0	1553	368	3.5	(11.1)	**12.5**	(4.2)	(0)	5.0	(1.39)	(0.47)	(2.17)	(0.13)	(2.04)	(80.1)	(72.8)	63.8*	**15.5**	–	**77.1**	–	1.9	2	490	43	130	**340**	3.1
● 01167	12	キヌア●玄穀	0	1455	344	12.2	9.7	**13.4**	2.7	0	3.2	0.33	0.77	1.52	0.19	1.34	60.7	55.4	67.1*	**6.2**	–	**69.0**	–	2.2	35	580	46	180	**410**	4.3
01011	13	きび●精白粒	0	1496	353	13.8	10.0	**11.3**	2.9	(0)	3.3	0.44	0.56	1.78	0.04	1.74	71.5	65.0	70.9*	**1.6**	0.1	**70.9**	–	0.7	2	200	9	84	**160**	2.1
		こむぎ［玄穀］																												
01012	14	●国産 ●普通	0	1391	329	12.5	9.5	**10.8**	2.5	(0)	3.1	0.55	0.35	1.52	0.10	1.42	64.3*	58.5	59.8	**14.0**	–	**72.1**	–	1.6	2	440	26	82	**350**	3.2
01013	15	●輸入 ●軟質	0	1457	344	10.0	–	**10.1**	2.7	(0)	3.3	0.60	0.38	1.63	0.11	1.53	68.4*	62.2	64.6	**11.2**	–	**75.2**	–	1.4	2	390	36	110	**290**	2.9
01014	16	●硬質	0	1406	332	13.0	–	**13.0**	2.5	(0)	3.0	0.54	0.34	1.49	0.10	1.39	62.6*	57.0	58.5	**11.4**	–	**69.4**	–	1.6	2	340	26	140	**320**	3.2

なるほど! **小麦文化は外国だのみ**…めん類，パンなどに用いられる原料小麦のほとんどは外国からの輸入。国内生産量は全消費量の約1割強です。

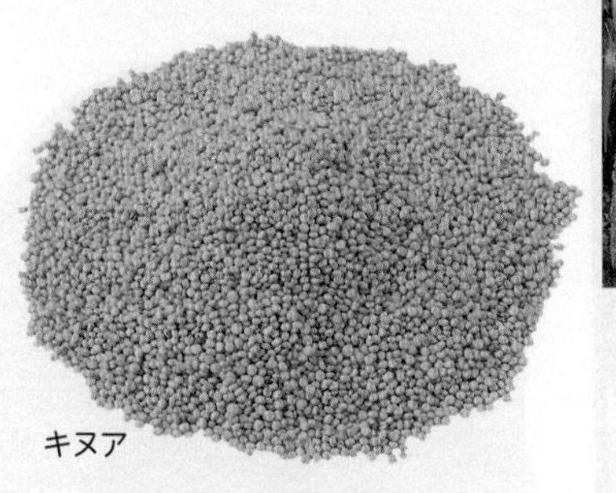
キヌア

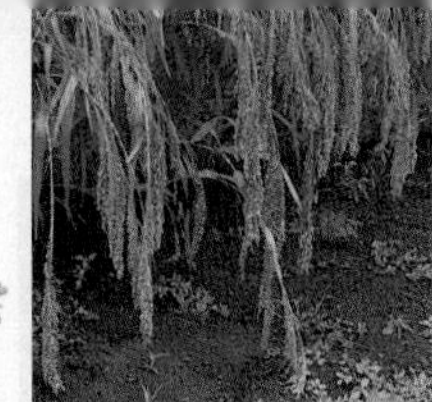
きび畑

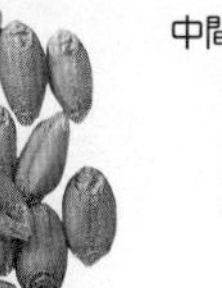
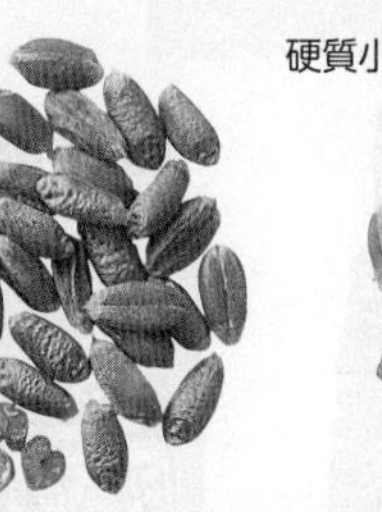
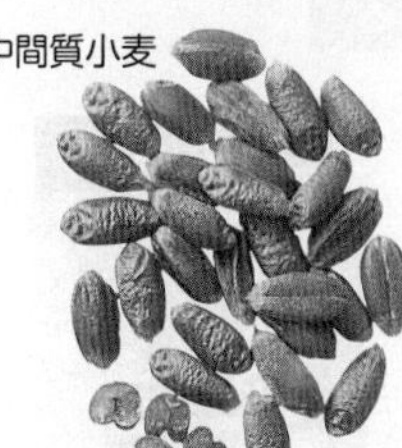
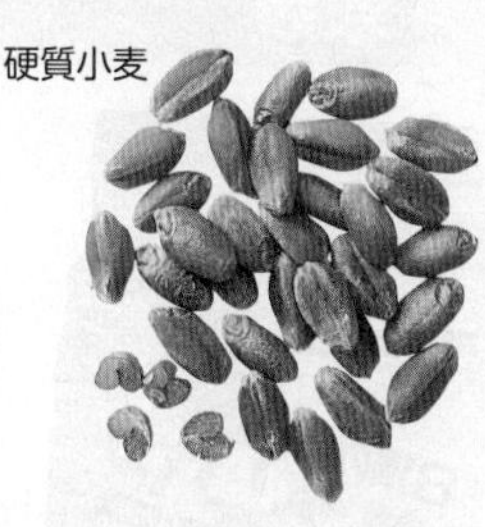
軟質小麦　中間質小麦　硬質小麦

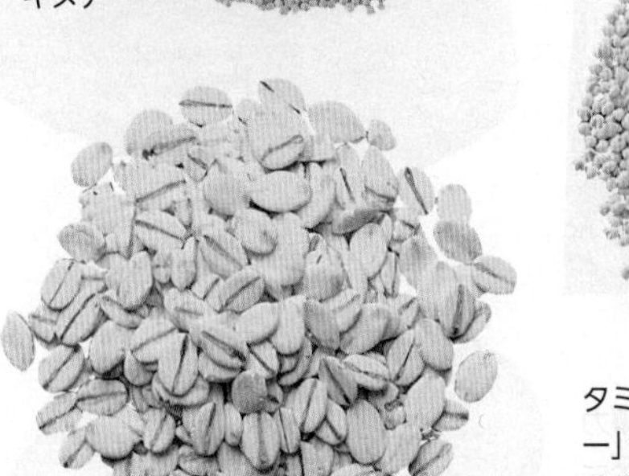
押麦

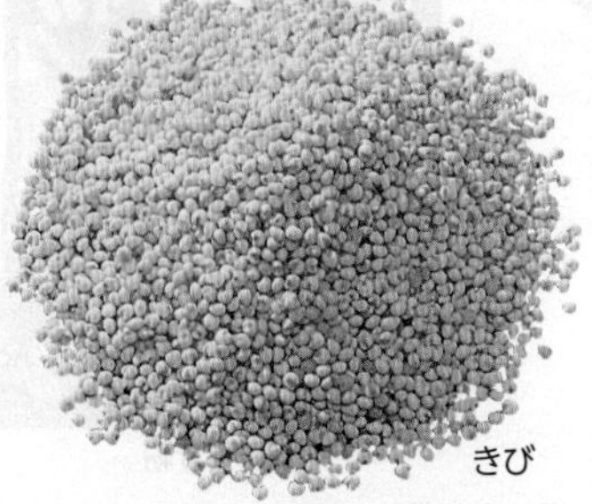
きび

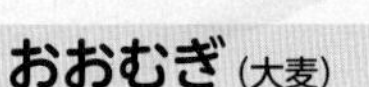

おおむぎ（大麦）

Barley　押麦1C＝120g

米に次ぐ主食として古くから重要な穀物であったが，現在は，加工品の原料として利用される。穂の形により六条種，二条種などに分けられる。

産地：ロシアやヨーロッパなど。日本でも栽培されている。

用い方：六条種は麦みそ，麦茶，麦こがし（こうせん，はったい粉），麦焼酎（しょうちゅう）に，二条種の麦芽はビールの原料に利用される。

●**押麦**：大麦を精白，加熱後ローラーで平たく圧したもので，消化をよくするために考えられた加工法である。ビタミンB_1を強化した製品「ビタバァレー」も出回る。麦ご飯は，白米に30％前後の押し麦を混ぜて炊くことが多い。大麦は白米よりも多く吸水するので，炊きあがり量がやや増える。

キヌア

Quinoa　大1＝10g

南米アンデス地方の降雨量の少ない地域原産。アカザ科植物の種子。品種によって白，黄，赤，黒などさまざまな色がある。イネ科の穀物と比べるとたんぱく質，脂質，ビタミン，無機質の含量が高く，栄養価の高い雑穀として近年注目されている。

産地：ボリビア，ペルーからの輸入がほとんどだが，山梨など国内での生産も試みられている。

調理法：ほかの雑穀類と同様に，炊いて主食としたり，スープやサラダに混ぜて食べたりする。

きび（黍）

Proso millet　1C＝160g

きびの実はきれいな黄色をしている。古くから栽培されている五穀の一つで，やせ地にもよく育つ。比較的たんぱく質が多いことから，米の代用としても用いられてきた。粟と同様イネ科に属し，うるち種ともち種がある。

用い方：もち種は粉にして餅，だんごに利用する。うるち種は，精白して米に混ぜて炊くほか，アルコール製造の原料，小鳥の餌などに用いる。

こむぎ（小麦）

Common wheat　1C＝160g

小麦を主食とする国が多いため，全世界で栽培されている。粒のかたさによって，軟質小麦，中間質小麦，硬質小麦に分けられる。粒がかたいほどたんぱく質が多く，粉にしたときの粘りも強い。

産地：中国，インド，アメリカ，ロシアなど。

用い方：玄穀はしょうゆ，みその原料に利用されるが，ほとんどの用途は小麦粉である。粒のやわらかい軟質小麦からは，製菓用に適する薄力粉が，粒のかたい硬質小麦からは，製パンに適する強力粉が，これらの中間の性質をもつ中間質小麦からは，めん用に適する中力粉がつくられる。製粉時に除かれる皮と胚芽は，ふすまとして製パンや製菓に用いるほか，飼料に利用する。

豆知識　大麦でつくる飲料，麦茶

香ばしい香りが人気の麦茶は，大麦を煎って熱湯で煮出した飲み物。麦湯ともいい，熱いまま飲むこともある。

麦類は煎ると大変よい香りがするので，それを飲料にすることは古くからあり，江戸時代の文化文政のころには，江戸に麦湯店ができ，町のあちこちで麦茶を飲む姿が見られたという。

家庭で煎り麦を買って麦茶をつくるようになったのは明治の半ばからである。今では麦茶のペットボトルがすっかり定着したほか，家庭でも，麦茶のパックを水に入れておくだけで，手軽につくれるようになっている（p.232参照）。

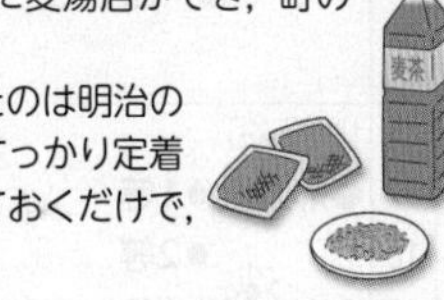

無機質 亜鉛 mg	銅 mg	マンガン mg	ヨウ素 μg	セレン μg	クロム μg	モリブデン μg	ビタミン（脂溶性） A レチノール μg	A カロテン α μg	A カロテン β μg	A β-クリプトキサンチン μg	A β-カロテン当量 μg	A レチノール活性当量 μg	D μg	E トコフェロール α mg	E トコフェロール β mg	E トコフェロール γ mg	E トコフェロール δ mg	K μg	ビタミン（水溶性） B_1 mg	B_2 mg	ナイアシン mg	ナイアシン当量 mg	B_6 mg	B_{12} μg	葉酸 μg	パントテン酸 mg	ビオチン μg	C mg	食塩相当量 g	備考
5.8	0.92	6.14	1	13	7	59	(0)	0	2	0	2	Tr	(0)	1.3	2.3	0.2	0.7	(0)	**0.04**	0.14	1.0	(3.8)	0.58	(0)	130	1.69	16.0	(0)	0	
2.5	0.49	0.88	0	2	1	22	(0)	(0)	(0)	(0)	(0)	(0)	(0)	0.6	0	2.2	0	(0)	**0.56**	0.07	2.9	6.4	0.18	(0)	29	1.83	14.0	0	0	うるち，もちを含む 歩留り：70～80%
1.1	0.20	0.46	0	1	0	40	0	0	0	0	0	0	0	0.1	0	1.2	0	0	**0.08**	0.01	0.3	(1.7)	0.03	0	7	0.61	3.4	0	0	原材料配合割合：もちあわ50，もち米50
2.1	0.28	–	0	18	0	110	(0)	–	–	–	(0)	(0)	(0)	0.6	0.1	0	0	(0)	**0.20**	0.08	1.1	4.5	0.11	(0)	30	1.29	22.0	(0)	0	別名：オート，オーツ
1.4	0.32	0.85	–	–	–	–	(0)	–	–	–	(0)	(0)	(0)	0.2	Tr	0.1	0	(0)	**0.22**	0.07	3.2	(5.8)	0.14	(0)	17	0.43	–	(0)	0	歩留り：玄皮麦60～65%，玄裸麦65～70%
1.1	0.22	0.86	0	1	0	11	(0)	–	–	–	(0)	(0)	(0)	0.1	0	0	0	(0)	**0.11**	0.03	3.4	5.0	0.13	(0)	10	0.40	2.7	(0)	0	歩留り：玄皮麦45～55%，玄裸麦55～65% 食物繊維：AOAC2011.25法
0.4	0.08	0.24	(0)	Tr	(0)	3	(0)	–	–	–	(0)	(0)	(0)	Tr	(0)	(0)	(0)	(0)	**0.02**	Tr	0.8	1.3	0.03	(0)	3	0.13	0.8	(0)	0	乾35g相当量を含む 食物繊維：AOAC2011.25法
1.2	0.37	–	Tr	1	Tr	9	(0)	–	–	–	(0)	(0)	(0)	0.1	0	0	0	(0)	**0.19**	0.05	2.3	(4.0)	0.19	(0)	10	0.64	3.5	(0)	0	別名：切断麦　白麦を含む 歩留り：玄皮麦40～50%，玄裸麦50～60%
1.5	0.33	0.90	–	–	–	–	(0)	–	–	–	(0)	(0)	(0)	Tr	Tr	0	0	(0)	**0.21**	0.04	3.5	(6.3)	0.09	(0)	19	0.64	–	(0)	2.8	原材料配合割合：大麦粉50，小麦粉50
0.6	0.13	0.27	–	–	–	–	(0)	–	–	–	(0)	(0)	(0)	Tr	Tr	0	0	(0)	**0.04**	0.01	1.0	(2.0)	0.01	(0)	5	0.26	–	(0)	0.2	原材料配合割合：大麦粉50，小麦粉50
3.8	0.41	1.81	–	–	–	–	(0)	–	–	–	(0)	(0)	(0)	0.5	0.1	0.2	0	(0)	**0.09**	0.10	7.6	(11.0)	0.09	(0)	24	0.28	–	(0)	0	別名：こうせん，はったい粉
2.8	0.47	2.45	2	3	3	23	0	0	11	1	12	1	(0)	2.6	0.1	4.0	0.1	Tr	**0.45**	0.24	1.2	4.0	0.39	Tr	190	0.95	23.0	0	0.1	
2.7	0.38	–	0	2	1	16	(0)	(0)	(0)	(0)	(0)	(0)	(0)	Tr	Tr	0.5	0.3	(0)	**0.34**	0.09	3.7	6.2	0.20	(0)	13	0.95	7.9	0	0	うるち，もちを含む 歩留り：70～80%
2.6	0.38	3.90	1	3	1	29	(0)	–	–	–	(0)	(0)	(0)	1.2	0.6	0	0	(0)	**0.41**	0.09	6.3	8.9	0.35	(0)	38	1.03	7.5	(0)	0	食物繊維：AOAC2011.25法
1.7	0.32	3.79	0	5	1	19	(0)	–	–	–	(0)	(0)	(0)	1.2	0.6	0	0	(0)	**0.49**	0.09	5.0	6.7	0.34	(0)	40	1.07	9.6	(0)	0	
3.1	0.43	4.09	0	54	1	47	(0)	–	–	–	(0)	(0)	(0)	1.2	0.6	0	0	(0)	**0.35**	0.09	5.8	8.0	0.34	(0)	49	1.29	11.0	(0)	0	

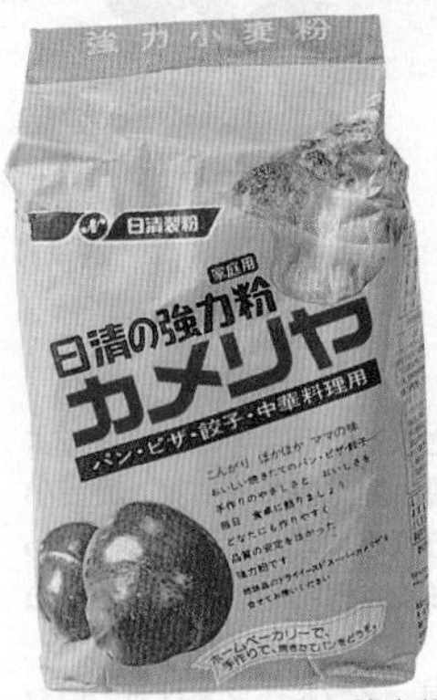

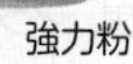

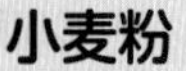

強力粉

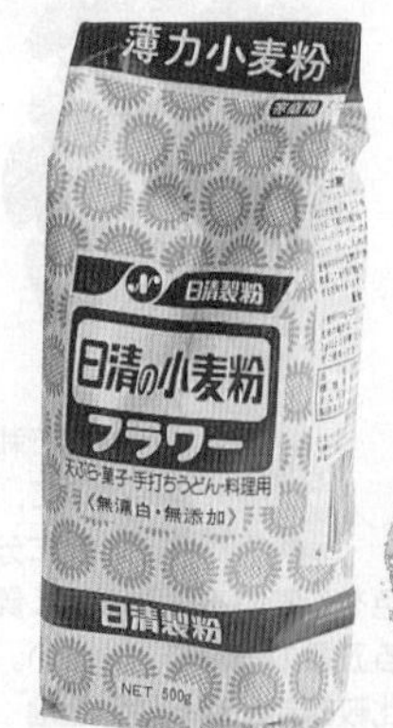

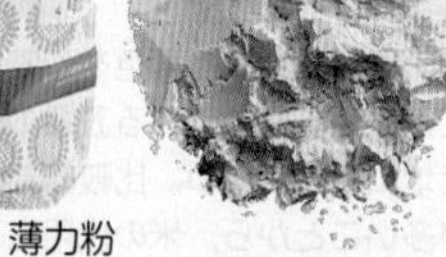

薄力粉

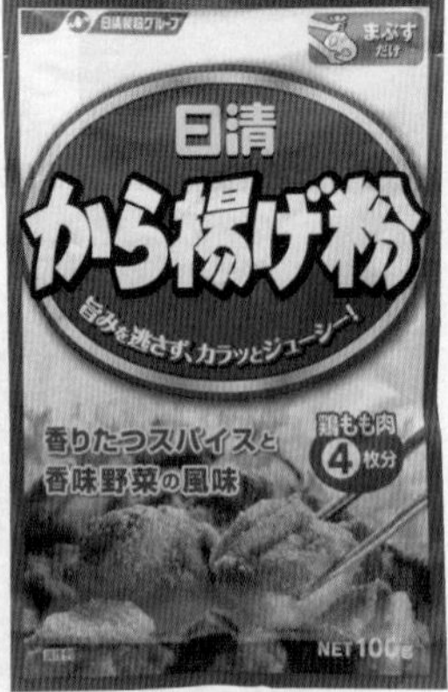

から揚げ粉

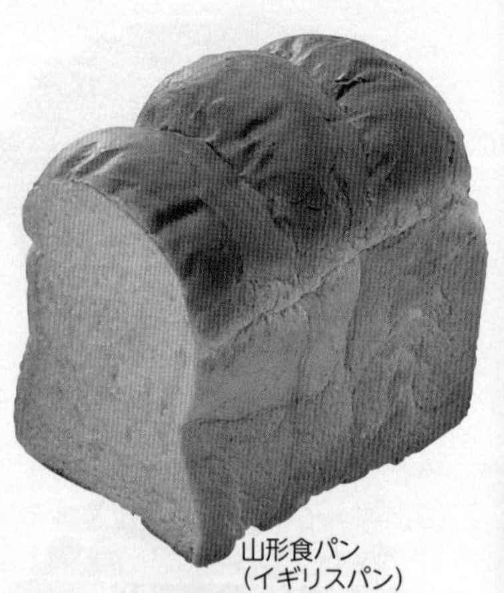

山形食パン
(イギリスパン)

ライ麦パン
1切れ＝30g

小麦粉

Flour 1C＝110g

小麦の胚乳を粉にしたもの。うどん粉，メリケン粉ともいう。パンやめん類などの原料として重要だが，そのほとんどは輸入である。小麦粉中のたんぱく質(グリアジンとグルテニン)が水と結びついたとき形成されるグルテンは，パンをふんわりさせ，めんに独特の食感を与える働きがある。

種類：含まれるたんぱく質の量とグルテンの質によって薄力粉，中力粉，強力粉，含まれる灰分の量によって，1等粉，2等粉，全粒粉の分類がある。

●**薄力粉**：軟質小麦からつくる。グルテンが弱いため，粘りが出にくい性質を利用して菓子類，天ぷらの衣などに使われる。

●**中力粉**：のびがよい中間質小麦からつくる。うどん，ひやむぎ，そうめんなどに向く。

●**強力粉(きょうりきこ)**：たんぱく質を多く含む硬質小麦からつくる。グルテンが強いことから，おもにパン，中華めんに使われる。

●**プレミックス粉(から揚げ用)**：薄力粉にかたくり粉，ベーキングパウダー，油脂，糖類，粉乳，食塩，調味料，香辛料などを加えたから揚げ用の粉。すでに調味されており，調理時間が短縮できる。素材にそのまままぶすタイプと水に溶いて衣にするタイプがある。

パン類

Bread 角型食パン1きん＝360g

小麦粉などの原料にさまざまな材料を加え，生地を焼き上げたもの。材料，製法などにより多くの種類がある。パン類は必須アミノ酸の一つであるリシンが不足しがちなので，リシンを豊富

食品番号	索引番号	食品名 (可食部100g当たり)	廃棄率	エネルギー		水分	たんぱく質		脂質			脂肪酸					炭水化物						有機酸	灰分	無機質					
							アミノ酸組成によるたんぱく質	たんぱく質	脂肪酸のトリアシルグリセロール当量	コレステロール	脂質	飽和	一価不飽和	多価不飽和	n-3系多価不飽和	n-6系多価不飽和	利用可能炭水化物 単糖当量	利用可能炭水化物 質量計	差引き法による利用可能炭水化物	食物繊維総量	糖アルコール	炭水化物			ナトリウム	カリウム	カルシウム	マグネシウム	リン	鉄
			%	kJ	kcal	g	g	g	g	mg	g	g	g	g	g	g	g	g	g	g	g	g	g	g	mg	mg	mg	mg	mg	mg
		[小麦粉]																												
01015	17	●薄力粉 ●1等	0	1485	349	14.0	7.7	**8.3**	1.3	(0)	1.5	0.34	0.13	0.75	0.04	0.72	80.3*	73.1	74.1	**2.5**	–	**75.8**	–	0.4	Tr	110	20	12	**60**	0.5
01016	18	●2等	0	1467	345	14.0	8.3	**9.3**	(1.6)	(0)	1.9	(0.43)	(0.17)	(0.96)	(0.05)	(0.91)	77.7*	70.7	72.9	**2.6**	–	**74.3**	–	0.5	Tr	130	23	30	**77**	0.9
01018	19	●中力粉 ●1等	0	1435	337	14.0	8.3	**9.0**	1.4	(0)	1.6	0.36	0.14	0.80	0.04	0.75	76.4*	69.5	73.2	**2.8**	–	**75.1**	–	0.4	1	100	17	18	**64**	0.5
01019	20	●2等	0	1466	346	14.0	8.9	**9.7**	(1.6)	(0)	1.8	(0.41)	(0.16)	(0.91)	(0.05)	(0.86)	73.1	66.5	73.0*	**2.1**	–	**74.0**	–	0.5	1	110	24	26	**80**	1.1
01020	21	●強力粉 ●1等	0	1432	337	14.5	11.0	**11.8**	1.3	(0)	1.5	0.35	0.14	0.77	0.04	0.73	73.5*	66.8	70.1	**2.7**	–	**71.7**	–	0.4	Tr	89	17	23	**64**	0.9
01021	22	●2等	0	1455	343	14.5	11.9	**12.6**	(1.5)	(0)	1.7	(0.39)	(0.15)	(0.87)	(0.04)	(0.83)	70.0	63.6	69.5*	**2.1**	–	**70.6**	–	0.5	Tr	86	21	36	**86**	1.0
01023	23	●全粒粉	0	1356	320	14.5	(11.7)	**12.8**	(2.4)	(0)	2.9	(0.53)	(0.33)	(1.44)	(0.09)	(1.34)	(61.2)*	(55.6)	58.6	**11.2**	–	**68.2**	–	1.6	2	330	26	140	**310**	3.1
01146	24	●プレミックス粉 ●お好み焼き用	0	1426	335	9.8	9.0	**10.1**	1.8	1	1.9	0.42	0.32	0.93	0.07	0.86	74.1*	67.6	72.7	**2.8**	–	**73.6**	–	3.9	1400	210	64	31	**320**	1.0
01024	25	●ホットケーキ用	0	1529	360	11.1	(7.1)	**7.8**	(3.6)	31	4.0	(1.54)	(1.07)	(0.86)	(0.04)	(0.82)	(78.6)*	(72.4)	74.2	**1.8**	–	**74.4**	Tr	2.1	390	230	100	12	**170**	0.5
01147	26	●から揚げ用	0	1325	311	8.3	9.2	**10.2**	1.0	0	1.2	0.33	0.16	0.47	0.03	0.44	69.4*	63.4	68.6	**2.6**	–	**70.0**	–	10.3	3800	280	110	39	**130**	1.2
01025	27	●天ぷら用	0	1434	337	12.4	8.2	**8.8**	1.1	3	1.3	0.32	0.14	0.58	0.03	0.55	77.1*	70.1	74.6	**2.5**	–	**76.1**	–	1.2	210	160	140	19	**120**	0.6
● 01171	28	●天ぷら用，バッター	0	563	132	65.5	(3.0)	**3.3**	(0.4)	1	0.5	(0.13)	(0.06)	(0.24)	(0.01)	(0.22)	(30.3)*	(27.6)	28.7	**1.9**	–	**30.2**	–	0.4	64	67	84	6	**51**	0.2
● 01172	29	●天ぷら用，バッター，揚げ	0	2439	588	10.2	(3.9)	**4.3**	–	2	47.7						–	–	34.3*	**3.3**	–	**37.0**	–	0.6	79	93	100	8	**63**	0.3
		[パン類]																												
01026	30	●角形食パン ●食パン	0	1050	248	39.2	7.4	**8.9**	3.7	0	4.1	1.50	1.24	0.82	0.05	0.77	48.2*	44.2	44.1	**4.2**	0	**46.4**	–	1.4	470	86	22	18	**67**	0.5
● 01174	31	●焼き	0	1138	269	33.6	8.3	**9.7**	4.0	–	4.5	1.63	1.33	0.90	0.06	0.84	52.1*	47.8	47.9	**4.6**	–	**50.6**	–	1.6	520	93	26	20	**77**	0.5
● 01175	32	●耳を除いたもの	45	955	226	44.2	6.9	**8.2**	3.4	–	3.7	1.37	1.12	0.74	0.05	0.69	43.9*	40.2	40.4	**3.8**	–	**42.6**	–	1.3	400	78	20	16	**61**	0.4
● 01176	33	●耳	55	1152	273	(33.5)	–	**(9.7)**	–	–	(4.5)						–	–	(46.1)*	**(4.7)**	–	**(50.8)**	–	(1.5)	(510)	(92)	(23)	(18)	**(73)**	(0.5)
● 01206	34	●食パン ●リーンタイプ	0	1045	246	(39.2)	(7.4)	**(8.0)**	(3.5)	(Tr)	(3.7)						(48.5)*	(44.1)	(46.4)	**(2.0)**	–	**(47.5)**	(0)	(1.6)	(520)	(67)	(12)	(16)	**(46)**	(0.6)
● 01207	35	●リッチタイプ	0	1085	256	(39.2)	(7.2)	**(7.8)**	(5.5)	(32)	(6.0)						(46.6)*	(42.7)	(44.9)	**(1.7)**	–	**(45.6)**	(Tr)	(1.5)	(400)	(88)	(25)	(15)	**(62)**	(0.6)
● 01205	36	●山形食パン ●食パン	0	1043	246	(39.2)	(7.2)	**(7.8)**	(3.3)	(Tr)	(3.5)						(49.0)*	(44.7)	(46.8)	**(1.8)**	–	**(47.9)**	(Tr)	(1.6)	(490)	(76)	(18)	(16)	**(51)**	(0.6)
01028	37	●コッペパン	0	1155	273	30.6	8.2	**9.2**	(3.6)	(Tr)	3.8	(1.64)	(1.00)	(0.75)	(0.04)	(0.71)	53.9*	49.6	(52.1)	**3.9**	Tr	**54.7**	(Tr)	1.7	410	91	22	22	**74**	0.5
01030	38	●乾パン	0	1639	386	5.5	(8.7)	**9.5**	(4.0)	(Tr)	4.4	(1.70)	(1.01)	(1.15)	(0.06)	(1.09)	(82.2)*	(74.9)	76.8	**3.1**	0	**78.8**	Tr	1.8	490	160	30	27	**95**	1.2
01031	39	●フランスパン	0	1231	289	30.0	8.6	**9.4**	(1.1)	(0)	1.3	(0.29)	(0.14)	(0.63)	(0.03)	(0.60)	63.9*	58.2	55.8	**2.7**	–	**57.5**	–	1.8	620	110	16	22	**72**	0.9
01032	40	●ライ麦パン	0	1066	252	35.0	6.7	**8.4**	(2.0)	(0)	2.2	(0.90)	(0.57)	(0.44)	(0.03)	(0.41)	–	–	49.0*	**5.6**	–	**52.7**	–	1.7	470	190	16	40	**130**	1.4
● 01208	41	●全粒粉パン	0	1059	251	39.2	7.2	**7.9**	5.4	Tr	5.7						43.7*	39.9	41.9	**4.5**	–	**45.5**	0	1.7	410	140	14	51	**120**	1.3
01033	42	●ぶどうパン	0	1113	263	35.7	(7.4)	**8.2**	(3.3)	(Tr)	3.5	(1.57)	(0.97)	(0.58)	(0.03)	(0.56)	–	–	49.9*	**2.2**	–	**51.1**	–	1.5	400	210	32	23	**86**	0.9

なるほど! フランスパンの「バゲット」ってどういう意味？…バゲットはフランス語で「棒,杖」のこと。かたいパンだから本当に棒のようですよね。

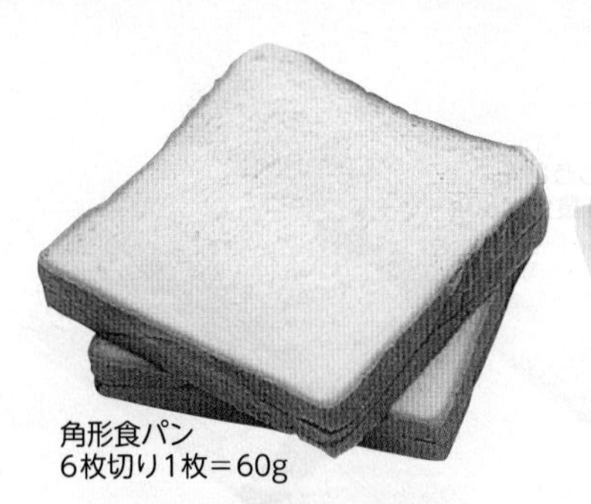
角形食パン
6枚切り1枚＝60g

食パンの耳を除いたもの
6枚切り
1枚＝33g

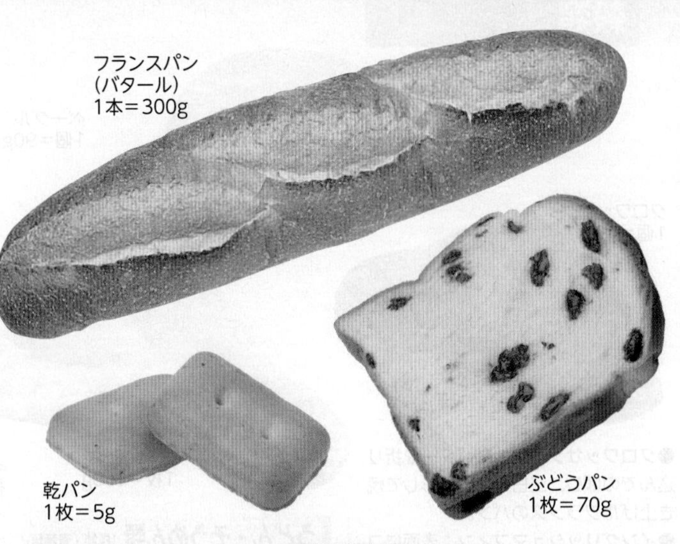
フランスパン
（バタール）
1本＝300g

乾パン
1枚＝5g

ぶどうパン
1枚＝70g

に含む魚や大豆製品などと組み合わせて食べる工夫が必要である（アミノ酸の補足効果）。

選び方：持ったときに適度に軽く感じるもの，ふっくらとして表面に焼きむらのないものがよい。

保存法：パンは時間がたつと乾いてかたくなる。これをβ化というが，トーストすることによっておいしさがやや回復する。冷凍できるものは冷凍保存するとよい。

●**食パン**：強力粉に塩，砂糖，イースト，水を加えてこねた生地を箱型に入れ焼くパン。ふたをして焼いたものがアメリカ系の角形，ふたをせずに焼いたものがイギリス系の山形である。

●**乾パン**：小さくかたく焼いたビスケット用のパン。保存期間が長く，おもに非常用備蓄食料として利用される。

●**フランスパン**：中力粉，または強力粉と塩，イースト，水だけでつくるパン。中はしっとりとやわらかく，外皮はパリッとかたい。

●**ライ麦パン**：ライ麦粉と強力粉を合わせて焼いたドイツ系のパン。ライ麦はグルテンを形成しないため，ずっしりとした重みのあるパンとなる。材料にサワー種を使用することで，保存性を向上させ，独特の酸味が加わる。

●**ぶどうパン**：生地に洋酒入りのシロップに漬けた干しぶどうを練り込んで焼き上げるパン。テーブルロールのような丸いものから，型に入れて焼き上げるものまで，さまざまな形がある。

Q&A

リーン（lean）なパンとリッチ（rich）なパン

リーンとは，英語で「簡素な」「脂肪のない」という意味で，一方，リッチとは「豊富な」「コクのある」という意味で使われる。

リーンなパンは，粉，水，塩，イーストを主原料とし，こんがりと焼けた香りや発酵による風味を十分に引き出したもの。代表的なパンに食パンやフランスパンがあり，パン粉としても利用される。リッチなパンは，リーンな生地にバター，砂糖，卵，乳製品などを加えてつくる。クロワッサンなど味のついたやわらかいパンをいい，糖分が多いため，パン粉にはむかない。

無機質 亜鉛	銅	マンガン	ヨウ素	セレン	クロム	モリブデン	ビタミン（脂溶性） A レチノール	カロテン α	β	β-クリプトキサンチン	β-カロテン当量	レチノール活性当量	D	E トコフェロール α	β	γ	δ	K	ビタミン（水溶性） B1	B2	ナイアシン	ナイアシン当量	B6	B12	葉酸	パントテン酸	ビオチン	C	食塩相当量	備考
mg	mg	mg	μg	μg	μg	μg	μg	μg	μg	μg	μg	μg	μg	mg	mg	mg	mg	μg	mg	mg	mg	mg	mg	μg	μg	mg	μg	mg	g	
0.3	0.08	0.43	Tr	4	2	12	0	–	–	–	(0)	(0)	0	0.3	0.2	0	0	(0)	**0.11**	0.03	0.6	2.4	0.03	0	9	0.53	1.2	(0)	0	(100g：182mL，100mL：55g)
0.7	0.18	0.77	0	3	2	14	0	–	–	–	(0)	(0)	0	1.0	0.5	0	0	(0)	**0.21**	0.04	1.0	2.9	0.09	0	14	0.62	2.5	(0)	0	(100g：182mL，100mL：55g)
0.5	0.11	0.43	0	7	Tr	9	0	–	–	–	(0)	(0)	0	0.3	0.2	0	0	(0)	**0.10**	0.03	0.6	2.4	0.05	0	8	0.47	1.5	(0)	0	(100g：182mL，100mL：55g)
0.6	0.14	0.77	0	7	2	10	0	–	–	–	(0)	(0)	0	0.8	0.4	0	0	(0)	**0.22**	0.04	1.2	3.1	0.07	0	12	0.66	2.6	(0)	0	(100g：182mL，100mL：55g)
0.8	0.15	0.32	0	39	1	26	0	–	–	–	(0)	(0)	0	0.3	0.2	0	0	(0)	**0.09**	0.04	0.8	3.1	0.06	0	16	0.77	1.7	(0)	0	(100g：182mL，100mL：55g)
1.0	0.19	0.58	0	49	1	30	0	–	–	–	(0)	(0)	0	0.5	0.2	0	0	(0)	**0.13**	0.04	1.1	3.6	0.08	0	18	0.93	2.6	(0)	0	(100g：182mL，100mL：55g)
3.0	0.42	4.02	0	47	3	44	(0)	–	–	–	(0)	(0)	(0)	1.0	0.5	0	0	(0)	**0.34**	0.09	5.7	(8.5)	0.33	(0)	48	1.27	11.0	(0)	0	(100g：182mL，100mL：55g)
0.7	0.13	0.92	1400	8	3	15	0	Tr	7	1	8	1	0.1	0.6	0.3	0.2	Tr	1	**0.21**	0.03	1.5	3.3	0.07	0.1	17	0.41	2.4	Tr	3.7	加熱によりベーキングパウダーから発生する二酸化炭素等：0.6g (100g：182mL，100mL：55g)
0.3	0.07	–	0	3	5	11	9	–	–	–	3	9	0.1	0.5	0.1	0.3	0.1	1	**0.10**	0.08	0.5	(2.2)	0.04	0.1	10	0.48	1.5	0	1.0	加熱によりベーキングパウダーから発生する二酸化炭素等：0.6g (100g：182mL，100mL：55g)
0.7	0.10	0.96	1	6	6	23	0	2	39	31	56	5	0	0.3	0.2	0.1	0	2	**0.15**	0.07	1.3	2.8	0.12	Tr	26	0.33	4.3	0	9.7	加熱によりベーキングパウダーから発生する二酸化炭素等：0.1g β-カロテン：着色料として添加 (100g：182mL，100mL：55g)
0.5	0.12	0.62	1	3	2	10	Tr	Tr	3	2	4	1	0	0.3	0.2	0	0	0	**0.12**	0.99	0.9	2.7	0.06	0	12	0.35	1.3	0	0.5	β-カロテン及びビタミンB2無添加のもの 加熱によりベーキングパウダーから発生する二酸化炭素等：0.2g (100g：182mL，100mL：55g)
0.1	0.04	0.20	1	1	1	3	0	0	39	0	39	3	(0)	0.1	0.1	(0)	(0)	(0)	**0.04**	0.16	0.4	(1.0)	0.02	(0)	3	0.19	0.5	(0)	0.2	天ぷら粉39，水61 加熱によりベーキングパウダーから発生する二酸化炭素等：0.1g 食物繊維：AOAC2011.25法
0.1	0.04	0.26	0	1	2	4	0	0	1	0	1	0	–	7.6	0.1	17.0	0.5	81	**0.05**	0.14	0.5	(1.3)	0.03	(0)	4	0.21	0.7	(0)	0.2	別名：揚げ玉，天かす 植物油（なたね油）調理による脂質の増減：本書p.314～315表1参照 加熱によりベーキングパウダーから発生する二酸化炭素等：0.2g 食物繊維：AOAC2011.25法
0.5	0.09	0.25	1	22	1	15	0	0	4	0	4	0	0	0.4	0.1	0.3	0.1	0	**0.07**	0.05	1.1	2.6	0.03	Tr	30	0.42	2.3	0	1.2	食物繊維：AOAC2011.25法
0.6	0.10	0.28	1	25	1	17	–	–	–	–	–	–	–	0.4	0.1	0.3	0.1	–	**0.07**	0.05	1.2	2.9	0.03	–	30	0.45	2.2	0	1.3	食物繊維：AOAC2011.25法
0.4	0.08	0.23	1	20	1	12	–	1	4	–	5	Tr	–	0.3	Tr	0.3	0.1	–	**0.06**	0.05	1.1	2.5	0.04	–	17	0.30	2.2	0	1.1	※耳の割合：45%，耳以外の割合:55% 別名：サンドイッチ用食パン 食物繊維：AOAC2011.25法
(0.6)	(0.10)	(0.27)	(1)	(22)	(1)	(14)	–	(1)	(6)	–	(7)	(1)	–	(0.4)	(0.1)	(0.3)	(0.1)	–	(0.06)	(0.06)	(1.1)	(2.7)	(0.05)	–	(27)	(0.37)	(2.2)	(Tr)	(1.3)	※耳の割合：45%，耳以外の割合:55% 食物繊維：AOAC2011.25法
(0.6)	(0.10)	(0.21)	(0)	(25)	(1)	(17)	(0)	(0)	(0)	(0)	(0)	(0)	(0.3)	(0.4)	(0.1)	(0.3)	(0.1)	(0)	(0.10)	(0.05)	(0.6)	(1.9)	(0.04)	(0)	(28)	(0.54)	(2.5)	(0)	(1.3)	
(0.7)	(0.09)	(0.18)	(3)	(23)	(1)	(15)	(54)	(0)	(10)	(1)	(11)	(55)	(0.3)	(0.3)	(0.1)	(Tr)	(0)	(2)	(0.09)	(0.09)	(0.8)	(2.4)	(0.05)	(0.1)	(42)	(0.58)	(4.1)	(0)	(1.0)	
(0.6)	(0.10)	(0.21)	(1)	(24)	(1)	(16)	(0)	(0)	(0)	(0)	(0)	(0)	(Tr)	(0.4)	(0.1)	(0.3)	(0.1)	(0)	(0.08)	(0.06)	(0.8)	(2.1)	(0.05)	(Tr)	(34)	(0.54)	(2.4)	(0)	(1.3)	別名：イギリスパン
0.7	0.11	0.35	2	19	1	14	(0)	1	7	Tr	8	1	(0)	0.6	0.1	0.7	0.1	2	**0.08**	0.07	1.2	2.8	0.05	0.1	36	0.47	3.3	0	1.0	食物繊維：AOAC2011.25法
0.6	0.18	0.82	–	–	–	–	(0)	–	–	–	(0)	(0)	(0)	1.1	0.3	0.7	0.1	(Tr)	**0.14**	0.06	0.9	(2.8)	0.06	(0)	20	0.41	–	(0)	1.2	
0.8	0.14	0.39	Tr	29	1	20	(0)	0	0	0	0	(0)	(0)	0.1	0.1	0.1	Tr	(0)	**0.08**	0.05	1.1	2.9	0.04	(0)	33	0.45	1.9	(0)	1.6	
1.3	0.18	0.87	–	–	–	–	(0)	0	0	0	0	(0)	Tr	0.3	0.1	0.2	0.1	(0)	**0.16**	0.06	1.3	2.7	0.09	(0)	34	0.46	–	(0)	1.2	主原料配合：ライ麦粉50%
0.4	0.18	1.35	0	27	1	22	0	0	0	0	0	0	Tr	0.8	0.2	0.5	0.2	0	**0.17**	0.07	2.4	3.7	0.13	0	49	0.67	5.4	0	1.0	
0.6	0.15	0.32	–	–	–	–	Tr	0	1	0	1	Tr	Tr	0.4	0.1	0.4	0.2	(Tr)	**0.11**	0.05	1.2	(2.8)	0.07	(Tr)	33	0.42	–	(Tr)	1.0	

イングリッシュ
マフィン
1個＝55g

ベーグル
1個＝90g

干しうどん
乾1食分＝80g

クロワッサン
1個＝40g

そうめん
乾1食分＝80g

ナン
1枚＝100g

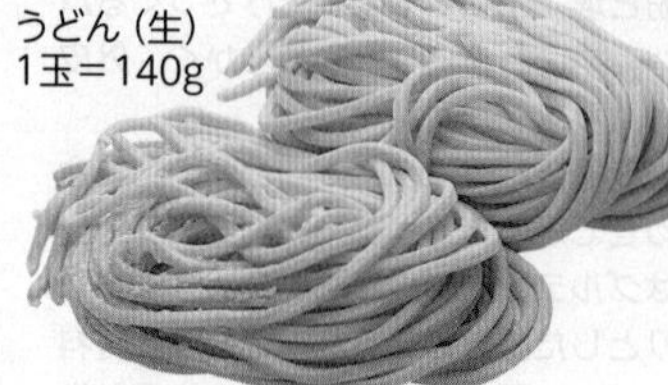

うどん（生）
1玉＝140g

●クロワッサン：生地にバターを折り込んでのばし，三日月形に成形して焼き上げたフランスのパン。

●イングリッシュマフィン：表面にコーンミールをまぶして専用の型に入れて焼いたパン。横半分に割ってトーストし，バターを塗って具材をはさむ。

●ナン：強力粉に塩，砂糖，イーストを加えて発酵させた生地をつぼ型のかまどの内側面に張りつけて焼くパン。

●ベーグル：強力粉に水，塩を加えて練り合わせ，イースト発酵させた生地を成形し，ゆでてから焼き上げたパン。

うどん・そうめん類（饂飩・素麺類）

Udon, Somen and Hiyamugi

乾1食分＝80g

小麦粉に食塩水を加えてこね，薄くのばしてめん状にしたもの。中力粉を使用することが多い。めんの幅の太いほうからひもかわ（きしめん），うどん，ひやむぎ，そうめんに分けられる。

製法による分類：●生めん：生地をめん状に切り出したもので食味がよい。

●半生めん：乾めんと生めんの中間の水分状態のもの。

●ゆでめん：生めんをゆでて加熱殺菌し，玉にして袋詰めしたもの。さっと湯通しするだけで食べることができる。

●乾めん：生めんを乾燥させたもので，保存性にすぐれている。

<うどん>秋田の稲庭，名古屋のきしめん，香川の讃岐（さぬき）などが有名。うどんの持ち味自体は淡白なので，汁の味つけや具の種類を工夫することによって，さまざまな食べ方がある。

<そうめん>現在は機械を使って製めんすることが多いが，昔ながらの手延べめんも健在である。

食品番号	索引番号	食品名（可食部100g当たり）	廃棄率	エネルギー		水分	たんぱく質		脂質			脂肪酸					炭水化物						有機酸	灰分	無機質					
							アミノ酸組成によるたんぱく質	たんぱく質	脂肪酸のトリアシルグリセロール当量	コレステロール	脂質	飽和	一価不飽和	多価不飽和	n-3系多価不飽和	n-6系多価不飽和	利用可能炭水化物（単糖当量）	利用可能炭水化物（質量計）	差引き法による利用可能炭水化物	食物繊維総量	糖アルコール	炭水化物			ナトリウム	カリウム	カルシウム	マグネシウム	リン	鉄
			%	kJ	kcal	g	g	g	g	mg	g	g	g	g	g	g	g	g	g	g	g	g	g	g	mg	mg	mg	mg	mg	mg
01034	43	●ロールパン	0	1304	309	30.7	8.5	10.1	8.5	(Tr)	9.0	4.02	2.86	1.26	0.12	1.14	49.7	45.7	48.6*	2.0	Tr	48.6	–	1.6	490	110	44	22	97	0.7
● 01209	44	●クロワッサン ●レギュラータイプ	0	1702	406	(20.0)	(5.9)	(6.5)	(19.3)	(20)	(20.4)						(52.3)	(47.9)	(51.2)*	(1.9)	–	(51.5)	(Tr)	(1.6)	(530)	(110)	(27)	(14)	(65)	(0.4)
01035	45	●リッチタイプ	0	1828	438	20.0	(7.3)	7.9	(25.4)	(35)	26.8	(12.16)	(8.94)	(3.15)	(0.22)	(2.93)	–	–	44.1*	1.8	–	43.9	–	1.4	470	90	21	17	67	0.6
● 01210	46	●くるみパン	0	1225	292	(39.2)	(7.5)	(8.2)	(12.5)	(12)	(12.6)						(38.4)*	(34.8)	(37.0)	(2.4)	–	(38.7)	(Tr)	(1.3)	(310)	(150)	(35)	(33)	(88)	(0.8)
01036	47	●イングリッシュマフィン	0	946	224	46.0	(7.4)	8.1	(3.2)	(Tr)	3.6	(1.21)	(0.70)	(1.19)	(0.06)	(1.13)	(40.1)	(36.7)	40.6*	1.2	–	40.8	–	1.5	480	84	53	19	96	0.9
01037	48	●ナン	0	1086	257	37.2	(9.3)	10.3	3.1	(0)	3.4	0.53	1.45	1.00	0.19	0.81	(45.6)	(41.6)	46.9*	2.0	–	47.6	–	1.5	530	97	11	22	77	0.8
01148	49	●ベーグル	0	1142	270	32.3	8.2	9.6	1.9	–	2.0	0.71	0.48	0.63	0.04	0.59	50.3	46.0	53.6*	2.5	Tr	54.6	–	1.4	460	97	24	24	81	1.3
		[うどん・そうめん類]																												
01038	50	●うどん ●生	0	1058	249	33.5	5.2	6.1	(0.5)	(0)	0.6	(0.14)	(0.05)	(0.31)	(0.02)	(0.29)	55.0	50.1	54.2*	3.6	Tr	56.8	–	3.0	1000	90	18	13	49	0.3
01039	51	●ゆで	0	402	95	75.0	2.3	2.6	(0.3)	(0)	0.4	(0.09)	(0.04)	(0.20)	(0.01)	(0.19)	21.4*	19.5	20.7	1.3	0	21.6	–	0.4	120	9	6	6	18	0.2
● 01186	52	●半生うどん	0	1257	296	23.8	(6.6)	(7.8)	(2.9)	(0)	(3.4)	(0.78)	(0.30)	(1.71)	(0.09)	(1.63)	(63.0)*	(57.4)	(60.0)	4.1	(0.1)	(62.5)	–	(2.5)	(1200)	(98)	(22)	(15)	(64)	(0.6)
01041	53	●干しうどん ●乾	0	1420	333	13.5	8.0	8.5	(1.0)	(0)	1.1	(0.25)	(0.10)	(0.56)	(0.03)	(0.53)	(76.8)*	(69.9)	70.2	2.4	–	71.9	–	5.0	1700	130	17	19	70	0.6
01042	54	●ゆで	0	498	117	70.0	(2.9)	3.1	(0.4)	(0)	0.5	(0.11)	(0.04)	(0.25)	(0.01)	(0.24)	(26.7)*	(24.2)	25.4	0.7	–	25.8	–	0.6	210	14	7	4	24	0.2
01043	55	●そうめん・ひやむぎ ●乾	0	1413	333	12.5	8.8	9.5	(1.0)	(0)	1.1	(0.25)	(0.10)	(0.56)	(0.03)	(0.53)	71.5	65.1	71.0*	2.5	0	72.7	–	4.2	1500	120	17	22	70	0.6
01044	56	●ゆで	0	487	114	70.0	(3.3)	3.5	(0.3)	(0)	0.4	(0.09)	(0.04)	(0.20)	(0.01)	(0.19)	25.6*	23.3	25.1	0.9	0	25.8	–	0.3	85	5	6	5	24	0.2
01045	57	●手延そうめん・手延ひやむぎ ●乾	0	1329	312	14.0	8.6	9.3	1.4	(0)	1.5	0.38	0.23	0.75	0.03	0.73	69.7*	63.5	67.9	1.8	–	68.9	–	6.3	2300	110	20	23	70	0.6
01046	58	●ゆで	0	506	119	70.0	(3.2)	3.5	(0.6)	(0)	0.6	(0.15)	(0.09)	(0.30)	(0.01)	(0.29)	(24.3)	(22.2)	24.8*	1.0	–	25.5	–	0.4	130	5	6	4	23	0.2
		[中華めん類]																												
01047	59	●中華めん ●生	0	1057	249	33.0	8.5	8.6	(1.0)	(0)	1.2	(0.28)	(0.11)	(0.61)	(0.03)	(0.58)	52.2*	47.6	50.4	5.4	0.1	55.7	–	1.5	410	350	21	13	66	0.5
01048	60	●ゆで	0	564	133	65.0	(4.8)	4.9	(0.5)	(0)	0.6	(0.14)	(0.05)	(0.31)	(0.02)	(0.29)	27.7*	25.2	26.5	2.8	Tr	29.2	–	0.3	70	60	20	7	29	0.3
● 01187	61	●半生中華めん	0	1293	305	23.7	(9.8)	(9.9)	(3.5)	(0)	(4.0)	(0.91)	(0.38)	(2.07)	(0.10)	(1.97)	(59.5)*	(54.2)	(55.4)	6.2	(0.2)	(61.2)	–	(1.3)	(470)	(430)	(21)	(15)	(72)	(0.7)
01049	62	●蒸し中華めん ●蒸し中華めん	0	686	162	57.4	4.7	4.9	(1.5)	Tr	1.7	(0.38)	(0.16)	(0.85)	(0.04)	(0.81)	33.6*	30.6	32.6	3.1	0.2	35.6	–	0.5	110	80	10	9	40	0.4
● 01188	63	●ソテー	0	893	211	50.4	(5.1)	5.2	(4.3)	1	4.9	(0.53)	(2.02)	(1.52)	(0.27)	(1.25)	39.4*	35.9	35.8	3.6	0.2	38.9	–	0.6	130	87	10	10	43	0.4
01050	64	●干し中華めん ●乾	0	1433	337	14.7	(11.5)	11.7	(1.4)	(0)	1.6	(0.36)	(0.15)	(0.82)	(0.04)	(0.78)	71.4*	65.0	64.5	6.0	0.1	70.2	–	1.9	410	300	21	23	82	1.1
01051	65	●ゆで	0	558	131	66.8	(4.8)	4.9	(0.4)	(0)	0.5	(0.12)	(0.05)	(0.26)	(0.01)	(0.25)	28.0*	25.4	25.1	2.6	0	27.5	–	0.3	66	42	13	10	29	0.4
01052	66	●沖縄そば ●生	0	1128	266	32.3	(9.1)	9.2	(1.7)	(0)	2.0	(0.46)	(0.18)	(1.02)	(0.05)	(0.97)	(52.8)	(48.1)	52.5*	2.1	–	54.2	–	2.3	810	340	11	50	65	0.7
01053	67	●ゆで	0	561	131	65.5	(5.1)	5.2	(0.7)	(0)	0.8	(0.18)	(0.07)	(0.41)	(0.02)	(0.39)	(27.3)*	(24.8)	26.7	1.5	–	28.0	–	0.5	170	80	9	28	28	0.4
01054	68	●干し沖縄そば ●乾	0	1349	317	13.7	(11.9)	12.0	(1.5)	(0)	1.7	(0.39)	(0.15)	(0.86)	(0.04)	(0.82)	(67.3)*	(61.3)	66.1	2.1	–	67.8	–	4.8	1700	130	23	22	100	1.5
01055	69	●ゆで	0	561	132	65.0	(5.1)	5.2	(0.5)	(0)	0.6	(0.14)	(0.05)	(0.31)	(0.02)	(0.29)	(27.7)*	(25.2)	27.2	1.5	–	28.6	–	0.6	200	10	11	8	36	0.5

なるほど! めん類は最後にゆでる…めん類は，つゆ，薬味，器などの用意ができたところで最後にゆでます。時間をおくと，めんがのびてしまうため。

手延べそうめん
ひやむぎ
中華めん（生）
蒸し中華めん
1玉＝170g
干し中華めん
1個＝85g
沖縄そば（生）
1玉＝120g

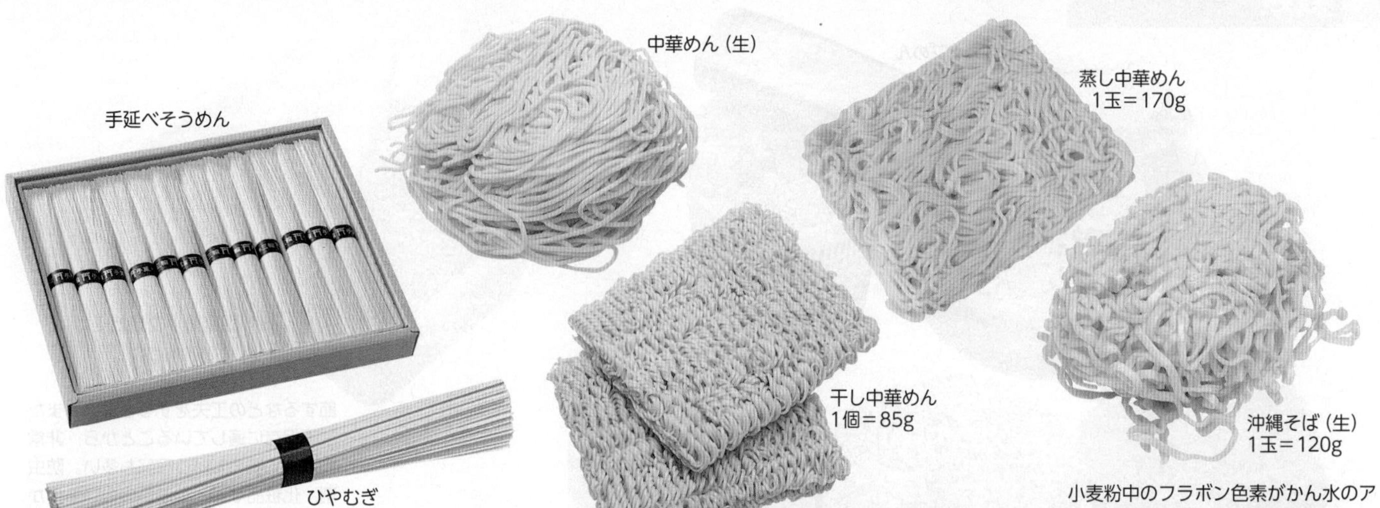

製法：手延べは生地の熟成に時間をかけ，ねかしとのばしの工程を繰り返す。この手間暇をかけた作業は寒い時期に行われ，製品は梅雨を過ぎるまで倉庫に保管される。これによって小麦粉に含まれる酵素が働いてでんぷんやたんぱく質に影響を与え，コシのある舌ざわりのよいそうめんとなる。

産地：奈良の三輪，長崎の島原，香川の小豆島などが有名。

食べ方：冷やして食べるのが一般的だが，温かくして食べるにゅうめんもある。また，吸い物の種にも使う。

<ひやむぎ>乾めんの一種。うどんと同じ材料からつくり，その違いは太さだけである。食べ方はそうめんと同じ。

中華めん類（中華麺類）

Chinese noodles　中華めん生1玉＝120g

強力粉，中力粉などにかん水を加えてこね，製めんしたもの。かん水とは，カリウム，ナトリウムの炭酸塩とリン酸塩の原料のうち，1種または2種以上の混合物のこと。めん独特の風味と弾力を与える。中華めんが黄色いのは小麦粉中のフラボン色素がかん水のアルカリ性に反応するためである。

種類：生めん，乾めんのほか，揚げたり，焼きそばにするときに使う蒸しめんがある。インスタントめんも多く出回っている。

●**沖縄そば**：沖縄特有のめんで中華めんに分類される。だしは，おもに豚骨やかつお節を使ってつくられ，豚ばら肉の煮込み，青ねぎ，しょうがなどをのせて食べる。

無機質							ビタミン（脂溶性）												ビタミン（水溶性）										食塩相当量	備考
亜鉛 mg	銅 mg	マンガン mg	ヨウ素 µg	セレン µg	クロム µg	モリブデン µg	A レチノール µg	A カロテン α µg	A カロテン β µg	A β-クリプトキサンチン µg	A β-カロテン当量 µg	A レチノール活性当量 µg	D µg	E トコフェロール α mg	E トコフェロール β mg	E トコフェロール γ mg	E トコフェロール δ mg	K µg	B_1 mg	B_2 mg	ナイアシン mg	ナイアシン当量 mg	B_6 mg	B_{12} µg	葉酸 µg	パントテン酸 mg	ビオチン µg	C mg	g	
0.8	0.12	0.29	–	–	–	–	(0)	0	15	0	15	1	0.1	0.5	0.1	0.7	0.2	(Tr)	**0.10**	0.06	1.3	3.1	0.03	(Tr)	38	0.61	–	(0)	1.2	
(0.5)	(0.08)	(0.26)	(3)	(5)	(Tr)	(6)	(34)	0	(38)	(Tr)	(38)	(37)	(1.4)	(2.6)	(0.2)	(4.8)	(1.0)	(7)	(0.11)	(0.09)	(0.9)	(2.2)	(0.05)	(0.1)	(46)	(0.42)	(3.9)	0	(1.4)	
0.6	0.10	0.29	–	–	–	–	(0)	5	66	0	69	6	0.1	1.9	0.2	5.3	1.2	(Tr)	**0.08**	0.03	1.0	(2.6)	0.03	(Tr)	33	0.44	–	(0)	1.2	
(0.9)	(0.23)	(0.61)	(2)	(18)	(1)	(12)	(15)	0	(3)	(Tr)	(6)	(16)	(0.1)	(0.4)	(0.1)	(3.3)	(0.4)	(2)	(0.11)	(0.09)	(0.8)	(2.5)	(0.11)	(Tr)	(45)	(0.55)	(2.9)	0	(0.8)	
0.8	0.12	0.28	–	–	–	–	(0)	Tr	1	0	1	Tr	(0)	0.3	0.1	0.3	0.1	(Tr)	**0.15**	0.08	1.2	(2.8)	0.05	(0)	23	0.32	–	(0)	1.2	
0.7	0.11	0.30	–	–	–	–	(0)	0	0	0	0	(0)	(0)	0.6	0.1	0.7	0	(0)	**0.13**	0.06	1.3	(3.4)	0.05	(0)	36	0.55	–	(0)	1.3	
0.7	0.11	0.45	–	–	–	–	–	–	–	–	–	–	–	0.2	0.1	Tr	0	–	**0.19**	0.08	2.0	3.7	0.06	–	47	0.28	–	–	1.2	
0.3	0.08	0.39	2	6	2	7	(0)	0	0	0	0	(0)	(0)	0.2	0.2	0	0	–	**0.09**	0.03	0.6	1.7	0.03	(0)	5	0.36	0.8	(0)	2.5	きしめん，ひもかわを含む 食物繊維：AOAC2011.25法
0.1	0.04	0.12	Tr	2	1	2	(0)	0	0	0	0	(0)	(0)	0.1	0.1	0	0	–	**0.02**	0.01	0.2	0.7	0.01	(0)	2	0.13	0.3	(0)	0.3	きしめん，ひもかわを含む 食物繊維：AOAC2011.25法
(0.3)	(0.09)	(0.45)	(2)	(6)	(2)	(8)	0	0	0	0	0	(0)	(0)	(0.2)	(0.2)	0	0	–	(0.10)	(0.03)	(0.7)	(2.1)	(0.03)	(0)	(6)	(0.41)	(0.9)	(0)	(3.0)	食物繊維：AOAC2011.25法
0.4	0.11	0.50	0	10	1	12	(0)	0	0	0	0	(0)	(0)	0.3	0.2	0	0	(0)	**0.08**	0.02	0.9	2.5	0.04	(0)	9	0.45	1.3	(0)	4.3	
0.1	0.04	0.14	–	–	–	–	(0)	0	0	0	0	(0)	(0)	0.1	0.1	0	0	(0)	**0.02**	0.01	0.2	(0.8)	0.01	(0)	2	0.14	–	(0)	0.5	
0.4	0.12	0.44	0	16	1	14	(0)	0	0	0	0	(0)	(0)	0.3	0.2	0	0	(0)	**0.08**	0.02	0.9	2.8	0.03	(0)	8	0.70	1.3	(0)	3.8	
0.2	0.05	0.12	0	6	1	3	(0)	0	0	0	0	(0)	(0)	0.1	0.1	0	0	(0)	**0.02**	0.01	0.2	(0.9)	Tr	(0)	2	0.25	0.4	(0)	0.2	
0.4	0.14	0.43	1	22	1	16	(0)	0	0	0	0	(0)	(0)	0.1	0.1	0.1	0	(0)	**0.06**	0.02	0.9	2.7	0.03	(0)	10	0.52	1.1	(0)	5.8	
0.1	0.05	0.12	–	–	–	–	(0)	0	0	0	0	(0)	(0)	Tr	Tr	0	0	(0)	**0.03**	0.01	0.2	(0.9)	0	(0)	2	0.16	–	(0)	0.3	
0.4	0.09	0.35	Tr	33	1	20	(0)	0	0	0	0	(0)	(0)	0.2	0.1	0	0	–	**0.02**	0.02	0.6	2.3	0.02	(0)	8	0.55	1.0	(0)	1.0	食物繊維：AOAC2011.25法
0.2	0.05	0.18	0	17	Tr	5	(0)	0	0	0	0	(0)	(0)	0.1	0.1	0	0	–	**0.01**	0.01	0.2	(1.2)	0	Tr	3	0.25	0.5	(0)	0.2	食物繊維：AOAC2011.25法
(0.4)	(0.10)	(0.40)	(1)	(35)	(1)	(23)	0	0	0	0	0	(0)	(0)	(Tr)	(Tr)	(0.7)	–	–	(0.07)	(0.03)	(0.7)	(2.6)	(0.02)	(0)	(9)	(0.63)	(1.3)	(0)	(1.2)	食物繊維：AOAC2011.25法
0.2	0.06	0.23	Tr	9	1	6	(0)	0	0	0	0	(0)	(0)	0.1	0.1	0	0	–	**0**	0.16	0.3	1.4	0.02	(0)	4	0.19	0.7	(0)	0.3	食物繊維：AOAC2011.25法
0.2	0.06	0.25	0	10	1	7	(0)	0	0	0	0	0	(0)	0.1	0.1	0	0	–	**0**	0	0.3	(1.5)	0.02	Tr	4	0.21	0.8	(0)	0.3	食物繊維：AOAC2011.25法
0.5	0.15	0.44	0	24	1	18	(0)	0	0	0	0	(0)	(0)	0.2	0.1	0	0	–	**0.02**	0.03	0.8	(3.1)	0.05	(0)	11	0.76	1.4	(0)	1.0	食物繊維：AOAC2011.25法
0.2	0.05	0.18	0	9	Tr	4	(0)	0	0	0	0	(0)	(0)	Tr	Tr	0	0	–	**0**	0	0.1	(1.1)	0.01	Tr	3	0.25	0.5	(0)	0.2	食物繊維：AOAC2011.25法
1.1	0.18	0.69	–	–	–	–	(0)	–	–	–	(0)	(0)	(0)	0.3	0.2	0	0	(0)	**0.02**	0.04	0.8	(2.6)	0.11	(0)	15	0.63	–	(0)	2.1	別名：沖縄めん
0.6	0.10	0.37	–	–	–	–	(0)	–	–	–	(0)	(0)	(0)	0.2	0.1	0	0	(0)	**0.01**	0.02	0.2	(1.2)	0.03	(0)	6	0.23	–	(0)	0.4	別名：沖縄めん
0.4	0.11	0.38	–	–	–	–	(0)	–	–	–	(0)	(0)	(0)	0.1	0.1	0	0	(0)	**0.12**	0.05	1.1	(3.5)	0.05	(0)	8	0.49	–	(0)	4.3	別名：沖縄めん
0.1	0.05	0.16	–	–	–	–	(0)	–	–	–	(0)	(0)	(0)	Tr	Tr	0	0	(0)	**0.02**	0.02	0.2	(1.2)	0.01	(0)	3	0.18	–	(0)	0.5	別名：沖縄めん

即席カップめん

即席カップ焼きそば

即席中華めん　1袋＝90g

即席めん類 (即席麺類)

Instant noodles

加熱したり，湯をそそぐだけで食べられる加工めんのこと。1958(昭和33)年に世界初の味つき油揚げめんが発売され，3年後にはスープ別添えの即席めんが登場，即席めんの主流となった。1971 (昭和46) 年に市販されたカップめんは，食器を兼ねた形状の即席めん。現在では，和洋中さまざまな即席めんが開発されており，おもに袋めん，カップめんなどがある。

即席めんは，高エネルギーで塩分を多く含み，ビタミンCが少ないので，調理時に野菜を加えたり，スープ量を調節するなどの工夫をするとよい。また，長期保存に適していることから，非常食として備えている家庭も多い。防虫剤，化粧品など，においの強いものからの「移り香」に注意し，冷暗所に保管するとよい。

製法：めんを高温で蒸すことによって，でんぷんを加熱し，乾燥させる。乾燥には，油で揚げる，マイクロ波で加熱する，熱風を当てるなどの方法がある。乾燥によって，湯でめんがもどりやすくなり，スープもからみやすくなる。また，でんぷんのβ化が防止されるため，保存性が高まる。

食品番号	索引番号	食品名（可食部100g当たり）	廃棄率	エネルギー		水分	たんぱく質		脂質			脂肪酸					炭水化物						有機酸	灰分	無機質					
							アミノ酸組成によるたんぱく質	たんぱく質	脂肪酸のトリアシルグリセロール当量	コレステロール	脂質	飽和	一価不飽和	多価不飽和	n-3系多価不飽和	n-6系多価不飽和	利用可能炭水化物（単糖当量）	利用可能炭水化物（質量計）	差引き法による利用可能炭水化物	総食物繊維量	糖アルコール	炭水化物			ナトリウム	カリウム	カルシウム	マグネシウム	リン	鉄
			%	kJ	kcal	g	g	g	g	mg	g	g	g	g	g	g	g	g	g	g	g	g	g	g	mg	mg	mg	mg	mg	mg
		[即席めん類]																												
01056	70	●即席中華めん ●油揚げ味付け	0	1785	424	2.0	9.0	10.1	16.3	7	16.7	7.31	6.02	2.25	0.06	2.19	63.0*	57.3	62.5	2.5	0.1	63.5	–	7.7	2500	260	430	29	110	1.0
01057	71	●油揚げ，乾（添付調味料等を含むもの）	0	1847	439	3.0	–	10.1	18.6	3	19.1	8.46	7.15	2.20	0.09	2.11	(60.4)*	(54.9)	59.5	2.4	–	61.4	–	6.4	2200	150	230	25	110	0.9
●01198	72	●油揚げ，調理後全体（添付調味料等を含むもの）	0	421	100	(78.5)	–	(2.3)	(4.4)	(1)	(4.4)	(2.03)	(1.64)	(0.51)	(0.01)	(0.49)	(13.4)*	(12.2)	(12.8)	(0.5)	(0.1)	(13.4)	–	(1.3)	(430)	(33)	(28)	(6)	(20)	(0.2)
●01189	73	●油揚げ，ゆで（添付調味料等を含まないもの）	0	793	189	59.8	3.5	3.9	7.1	2	7.7	3.19	2.75	0.82	0.03	0.80	28.7*	26.1	26.4	2.6	0	27.9	–	0.7	150	34	95	8	40	0.2
●01144	74	●油揚げ，乾（添付調味料等を含まないもの）	0	1902	453	3.7	8.2	8.9	18.6	4	19.6	8.43	7.21	2.16	0.07	2.09	65.2*	59.3	61.7	5.5	0	65.5	–	2.3	580	150	220	20	97	0.6
01058	75	●非油揚げ，乾（添付調味料等を含むもの）	0	1426	336	10.0	–	10.3	4.9	2	5.2	1.26	1.86	1.55	0.10	1.45	(65.7)	(59.8)	65.1	2.3	–	67.1	–	7.4	2700	260	110	25	110	0.8
●01199	76	●非油揚げ，調理後全体（添付調味料等を含むもの）	0	392	93	(76.2)	–	(3.0)	(0.8)	(1)	(0.8)	(0.20)	(0.28)	(0.25)	(0.01)	(0.23)	(17.4)	(15.8)	(18.0)*	(0.6)	(0.1)	(18.7)	–	(1.2)	(430)	(68)	(6)	(6)	(26)	(0.2)
●01190	77	●非油揚げ，ゆで（添付調味料等を含まないもの）	0	588	139	63.9	3.3	3.4	0.6	1	0.8	0.31	0.06	0.24	0.01	0.23	29.2	26.6	28.7*	2.7	0	31.0	–	0.9	230	64	94	8	46	0.2
●01145	78	●非油揚げ，乾（添付調味料等を含まないもの）	0	1419	334	10.7	7.9	8.5	1.5	1	1.9	0.71	0.15	0.60	0.03	0.57	74.4*	67.7	69.7	6.5	0	75.2	–	3.7	1200	310	230	21	130	0.6
●01193	79	●中華スタイル即席カップめん ●油揚げ，塩味，乾（添付調味料等を含むもの）	0	1772	422	5.3	9.5	10.9	17.7	17	18.5	8.21	6.62	2.12	0.07	2.05	57.0*	52.1	54.7	5.8	0.2	58.6	–	6.7	2300	190	190	25	110	0.7
●01201	80	●油揚げ，塩味，調理後全体（添付調味料等を含むもの）	0	386	92	(79.8)	(2.1)	(2.5)	(4.0)	(4)	(4.2)	(1.85)	(1.49)	(0.48)	(0.02)	(0.46)	(3.8)	(3.5)	(11.2)*	(1.3)	(Tr)	(13.2)	–	(1.5)	(520)	(43)	(43)	(6)	(24)	(0.2)
●01194	81	●油揚げ，塩味，調理後のめん（スープを残したもの）	0	735	175	62.0	3.3	3.8	7.2	1	7.7	3.38	2.71	0.83	0.02	0.81	24.9*	22.7	24.0	2.2	0	25.2	–	1.3	440	37	76	7	34	0.3
●01191	82	●油揚げ，しょうゆ味，乾（添付調味料等を含むもの）	0	1748	417	9.7	8.3	10.0	18.6	10	19.1	8.27	7.21	2.30	0.08	2.21	54.7*	49.8	50.5	6.1	0.2	54.6	–	6.6	2500	180	200	26	110	0.8
●01200	83	●油揚げ，しょうゆ味，調理後全体（添付調味料等を含むもの）	0	374	90	(80.8)	(2.0)	(2.3)	(4.4)	(2)	(4.5)	(1.95)	(1.70)	(0.54)	(0.02)	(0.52)	(6.6)	(6.0)	(9.8)*	(1.4)	(Tr)	(12.9)	–	(1.6)	(590)	(43)	(46)	(6)	(27)	(0.2)
●01192	84	●油揚げ，しょうゆ味，調理後のめん（スープを残したもの）	0	596	142	69.1	2.6	3.0	5.6	1	5.8	2.58	2.12	0.66	0.02	0.64	18.3	16.7	19.4*	1.9	0	20.7	–	1.4	450	33	74	6	28	0.2
01060	85	●油揚げ，焼きそば，乾（添付調味料等を含むもの）	0	1757	418	11.1	6.9	8.2	17.5	2	18.6	7.15	7.02	2.58	0.12	2.47	59.4*	54.5	54.2	5.7	0	57.5	–	4.5	1500	180	180	27	89	1.0
●01202	86	●油揚げ，焼きそば，調理後全体（添付調味料等を含むもの）	0	929	222	(53.6)	(4.2)	(5.0)	(10.6)	(3)	(11.3)	(4.31)	(4.24)	(1.56)	(0.07)	(1.49)	(14.7)	(13.5)	(25.8)*	(3.3)	(Tr)	(34.2)	–	(2.5)	(910)	(100)	(94)	(14)	(54)	(0.4)
01061	87	●非油揚げ，乾（添付調味料等を含むもの）	0	1326	314	15.2	7.7	9.2	5.4	6	5.8	1.55	2.35	1.31	0.10	1.21	59.5*	54.3	58.0	6.4	0	62.6	–	7.2	2800	250	48	26	100	1.2
●01203	88	●非油揚げ，調理後全体（添付調味料等を含むもの）	0	277	66	(83.5)	(2.1)	(2.5)	(2.0)	(2)	(2.1)	(0.56)	(0.85)	(0.47)	(0.04)	(0.44)	(13.3)	(12.2)	(9.2)*	(1.5)	(Tr)	(10.2)	–	(1.7)	(560)	(77)	(44)	(7)	(34)	(0.2)
●01195	89	●非油揚げ，調理後のめん（スープを残したもの）	0	514	121	68.8	2.9	3.4	1.1	1	1.3	0.36	0.37	0.32	0.02	0.30	25.7*	23.4	23.5	2.5	0	25.3	–	1.2	380	53	76	7	42	0.3
01062	90	●和風スタイル即席カップめん ●油揚げ，乾（添付調味料等を含むもの）	0	1835	437	6.2	9.6	10.9	18.9	3	19.8	8.66	6.99	2.36	0.10	2.25	58.1*	53.0	52.1	6.0	0.3	56.1	–	7.0	2600	150	170	26	160	1.3
●01204	91	●油揚げ，調理後全体（添付調味料等を含むもの）	0	382	91	(80.5)	(1.9)	(2.2)	(4.4)	(1)	(4.7)	(2.04)	(1.64)	(0.55)	(0.02)	(0.53)	(7.3)	(6.7)	(10.3)*	(1.4)	(Tr)	(11.2)	–	(1.5)	(550)	(34)	(41)	(6)	(38)	(0.2)
●01196	92	●油揚げ，調理後のめん（スープを残したもの）	0	683	163	64.4	2.4	2.7	7.0	2	7.2	3.29	2.60	0.76	0.02	0.74	23.3*	21.2	22.6	2.4	0	24.4	–	1.2	420	26	78	6	48	0.2
		[マカロニ・スパゲッティ類]																												
01063	93	●マカロニ・スパゲッティ ●乾	0	1476	347	11.3	12.0	12.9	1.5	(0)	1.8	0.39	0.20	0.87	0.05	0.82	73.4*	66.9	68.9	5.4	–	73.1	–	0.8	1	200	18	55	130	1.4
01064	94	●ゆで	0	636	150	60.0	5.3	5.8	0.7	(0)	0.9	0.19	0.10	0.41	0.02	0.38	31.3*	28.5	29.7	3.0	–	32.2	–	1.2	460	14	8	20	53	0.7
●01173	95	●ソテー	0	785	186	(57.0)	(5.1)	(5.5)	(5.6)	(Tr)	(5.8)						(29.7)*	(27.0)	(28.3)	(2.9)	–	(30.5)	–	(1.2)	(440)	(13)	(8)	(19)	(50)	(0.7)
01149	96	●生パスタ ●生	0	982	232	42.0	7.5	7.8	1.7	(0)	1.9	0.40	0.44	0.76	0.04	0.72	46.1	42.2	45.9*	1.5	0	46.9	–	1.4	470	76	12	18	73	0.5

なるほど! マカロニの穴はなんのため？…よく乾燥させて保存性を高める，ゆで時間を短くする，そしてソースがよくからむように。

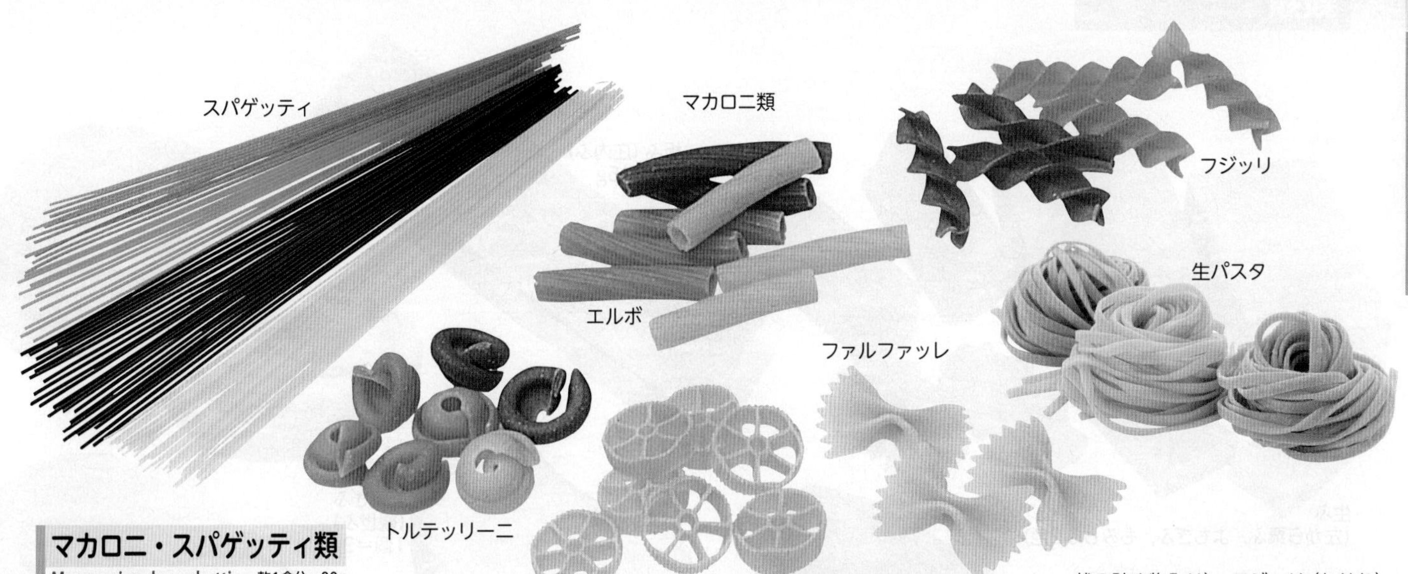

マカロニ・スパゲッティ類

Macaroni and spaghetti　乾1食分＝80g

イタリアでは，小麦粉からつくる製品を総称してパスタといい，その種類は300種以上にも及ぶ。マカロニ（ショートパスタ），スパゲッティ（ロングパスタ）に分けられる。

製法：こねると強いコシが出る硬質小麦（デュラム小麦）からとった小麦粉（セモリナ粉）を使う。これに水，ものによっては卵，野菜を加えてこねた生地を高圧で押し出し，成型したもので，生と乾燥がある。長さや太さ，形状の異なるさまざまな種類がある。

調理法：たっぷりの湯に塩を入れてゆでる。中心部に芯がやや残るアルデンテでざるにとるのがコツである。すぐにソースをからめて熱いうちに食べるのがよい。すぐに食べないときは粗熱をとり，少量の油をからめておく。

●マカロニ：ルオーテ（車輪），ファルファッレ（蝶），トルテッリーニ（指輪状の詰め物入り），フジッリ（ねじれ），エルボ（トマトなどの野菜で色をつけたもの）など，長い製品をカットしたもの，型でつくったものなどがある。

●スパゲッティ：規格上は太さが1.2mm以上2.5mm未満のものをいう。これより細めのものをバーミセリー，きしめん状のものをヌードルという。

無機質							ビタミン（脂溶性）												ビタミン（水溶性）										食塩相当量	備考
							A							E																
								カロテン						トコフェロール																
亜鉛	銅	マンガン	ヨウ素	セレン	クロム	モリブデン	レチノール	α	β	β-クリプトキサンチン	β-カロテン当量	レチノール活性当量	D	α	β	γ	δ	K	B_1	B_2	ナイアシン	ナイアシン当量	B_6	B_{12}	葉酸	パントテン酸	ビオチン	C		
mg	mg	mg	µg	µg	µg	µg	µg	µg	µg	µg	µg	µg	µg	mg	mg	mg	mg	µg	mg	mg	mg	mg	mg	µg	µg	mg	µg	mg	g	
0.5	0.13	0.82	–	–	–	–	0	0	0	0	0	0	0	3.1	0.3	3.1	2.5	1	**1.46**	1.67	1.0	2.5	0.06	0	12	0.41	–	0	6.4	別名：インスタントラーメン 添付調味料等を含む
0.5	0.16	0.53	2	16	7	16	0	0	13	1	14	1	0	2.2	0.3	2.3	2.5	3	**0.55**	0.83	0.9	2.6	0.05	Tr	10	0.44	1.8	Tr	5.6	別名：インスタントラーメン 調理前のもの，添付調味料等を含む
(0.1)	(0.03)	(0.12)	(Tr)	(4)	(2)	(4)	0	0	(3)	0	(3)	0	0	(0.5)	(Tr)	(0.5)	(0.6)	(1)	(0.02)	(0.13)	(0.2)	(0.6)	(0.01)	0	(2)	(0.10)	(0.4)	0	(1.1)	添付調味料等を含む 01057即席中華めん，油揚げ，乾より推計
0.2	0.05	0.17	1	9	2	6	0	0	1	0	1	0	0	0.8	0.1	1.9	0.9	0	**0.05**	0.06	0.3	1.1	0.01	Tr	3	0.11	0.7	0	0.4	添付調味料等を含まない 食物繊維：AOAC2011.25法
0.4	0.09	0.42	1	24	5	18	0	0	1	0	1	0	0	2.2	0.4	5.8	3.0	1	**0.16**	0.19	1.1	2.8	0.05	Tr	9	0.26	1.6	0	1.5	調理前のもの，添付調味料等を除く 食物繊維：AOAC2011.25法
0.4	0.11	0.66	13	8	3	16	Tr	0	5	0	5	1	0	1.3	0.3	3.8	2.2	3	**0.21**	0.04	1.0	2.7	0.05	Tr	14	0.37	2.2	0	6.9	別名：インスタントラーメン 調理前のもの，添付調味料等を含む
(0.1)	(0.03)	(0.17)	(4)	(2)	(1)	(4)	0	0	(2)	0	(2)	0	0	(0.2)	(0.1)	(0.9)	(0.7)	(1)	(0.01)	(0.01)	(0.2)	(0.7)	(0.01)	0	(4)	(0.10)	(0.6)	0	(1.1)	添付調味料等を含む 01058即席中華めん，非油揚げ，乾より推計
0.2	0.04	0.17	1	5	2	4	0	10	27	0	31	3	0	0.7	0.2	3.9	1.7	0	**Tr**	Tr	0.4	1.1	0.01	0	3	0.12	0.6	0	0.6	添付調味料等を含まない 食物繊維：AOAC2011.25法
0.4	0.08	0.50	3	14	6	15	0	19	53	0	62	5	0	1.7	0.4	9.4	4.0	Tr	**0.01**	0.01	1.1	2.8	0.05	Tr	8	0.34	1.5	0	3.0	調理前のもの，添付調味料等を除く 食物繊維：AOAC2011.25法
0.5	0.09	0.41	5	22	9	15	2	49	260	7	290	26	0.2	3.1	0.4	7.5	4.0	17	**0.90**	0.61	1.2	2.9	0.07	0.1	16	0.30	2.3	2	5.8	調理前のもの，添付調味料等を含む 食物繊維：AOAC2011.25法
(0.1)	(0.02)	(0.09)	(1)	(5)	(2)	(3)	(Tr)	(11)	(59)	(1)	(65)	(6)	(Tr)	(0.7)	(0.1)	(1.7)	(0.9)	(4)	(0.20)	(0.14)	(0.3)	(0.7)	(0.02)	(Tr)	(4)	(0.07)	(0.5)	(1)	(1.3)	添付調味料等を含む 01193中華スタイル即席カップめん，油揚げ，塩味，乾より推計 食物繊維：AOAC2011.25法
0.2	0.04	0.14	1	9	3	5	0	12	59	0	65	6	0	1.2	0.2	3.2	1.7	1	**0.19**	0.14	0.3	0.9	0.02	Tr	4	0.10	0.6	0	1.1	添付調味料等を含む 食物繊維：AOAC2011.25法
0.5	0.07	0.40	12	19	7	17	1	25	120	0	130	12	0	2.7	0.4	7.9	4.3	10	**0.61**	0.52	1.2	2.7	0.06	0.1	14	0.20	2.4	2	6.3	調理前のもの，添付調味料等を含む 食物繊維：AOAC2011.25法
(0.1)	(0.02)	(0.09)	(3)	(4)	(2)	(4)	0	(6)	(28)	0	(31)	(3)	0	(0.6)	(0.1)	(1.9)	(1.0)	(2)	(0.14)	(0.12)	(0.3)	(0.6)	(0.01)	(Tr)	(3)	(0.05)	(0.6)	(1)	(1.5)	添付調味料等を含む 01191中華スタイル即席カップめん，油揚げ，しょうゆ味，乾より推計 食物繊維：AOAC2011.25法
0.1	0.04	0.13	3	7	2	4	0	3	8	0	9	1	0	0.9	0.1	2.3	1.3	1	**0.15**	0.14	0.3	0.8	0.01	Tr	3	0.07	0.6	0	1.1	添付調味料等を含む 食物繊維：AOAC2011.25法
0.4	0.12	0.56	6	16	4	15	0	1	50	1	51	4	0	3.1	0.5	4.4	3.2	14	**0.48**	0.66	0.8	2.1	0.06	Tr	13	0.38	1.9	1	3.8	別名：カップ焼きそば　調理前のもの，添付調味料等を含む　食物繊維：AOAC2011.25法
(0.3)	(0.06)	(0.30)	(3)	(9)	(3)	(9)	0	(1)	(18)	(1)	(19)	(2)	0	(1.8)	(0.3)	(4.9)	(2.5)	(11)	(0.28)	(0.30)	(0.6)	(1.4)	(0.04)	(Tr)	(9)	(0.15)	(1.1)	(2)	(2.3)	添付調味料等を含む 01060中華スタイル即席カップめん，油揚げ，焼きそば，乾より推計 食物繊維：AOAC2011.25法
0.4	0.10	0.66	58	14	7	18	Tr	14	130	9	140	12	0	1.1	0.1	3.5	1.7	9	**0.16**	0.13	0.8	2.2	0.07	Tr	21	0.35	2.9	1	7.1	別名：カップラーメン　調理前のもの，添付調味料等を含む　食物繊維：AOAC2011.25法
(0.1)	(0.02)	(0.12)	(14)	(3)	(2)	(4)	0	(2)	(27)	(3)	(30)	(3)	(Tr)	(0.3)	(Tr)	(0.9)	(0.4)	(3)	(0.10)	(0.10)	(0.4)	(0.7)	(0.02)	(Tr)	(4)	(0.08)	(0.7)	(2)	(1.4)	添付調味料等を含む 01061中華スタイル即席カップめん，非油揚げ，乾より推計 食物繊維：AOAC2011.25法
0.1	0.03	0.17	10	5	2	3	0	0	4	1	5	Tr	0	0.3	0.1	0.9	0.4	1	**0.05**	0.06	0.3	0.8	0.01	0	3	0.07	0.6	0	1.0	添付調味料等を含む 食物繊維：AOAC2011.25法
0.5	0.11	0.54	430	13	5	19	0	0	52	2	53	4	0	2.6	0.3	5.4	2.8	5	**0.11**	0.05	1.0	2.9	0.05	0.2	12	0.25	2.0	1	6.7	別名：カップうどん　調理前のもの，添付調味料等を含む　食物繊維：AOAC2011.25法
(0.1)	(0.02)	(0.10)	(99)	(3)	(1)	(4)	0	(1)	(5)	(1)	(6)	(Tr)	0	(0.6)	(0.1)	(1.5)	(0.9)	(1)	(0.19)	(0.08)	(0.3)	(0.6)	(0.01)	(Tr)	(2)	(0.06)	(0.5)	(2)	(1.4)	添付調味料等を含む 01062和風スタイル即席カップめん，油揚げ，乾より推計 食物繊維：AOAC2011.25法
0.1	0.02	0.13	77	4	2	3	0	0	1	0	1	0	0	1.0	0.1	2.3	1.3	1	**0.15**	0.06	0.3	0.7	0.01	Tr	3	0.07	0.4	1	1.1	添付調味料等を含む 食物繊維：AOAC2011.25法
1.5	0.28	0.82	0	63	1	53	(0)	–	–	–	9	1	(0)	0.3	0.2	0	0	(0)	**0.19**	0.06	2.3	4.9	0.11	(0)	13	0.65	4.0	(0)	0	食物繊維：AOAC2011.25法
0.7	0.14	0.35	0	32	1	13	(0)	–	–	–	(0)	(0)	(0)	0.1	0.1	0	0	(0)	**0.06**	0.03	0.6	1.7	0.02	(0)	4	0.28	1.6	(0)	1.2	1.5％食塩水でゆでた場合 食物繊維：AOAC2011.25法
(0.7)	(0.13)	(0.33)	0	(31)	(1)	(12)	0	0	0	0	0	0	0	(0.9)	(0.1)	(1.6)	(0.1)	(6)	(0.06)	(0.03)	(0.6)	(1.7)	(0.02)	0	(4)	(0.27)	(1.5)	0	(1.1)	原材料配合割合：マカロニ・スパゲッティゆで95，なたね油5　食物繊維：AOAC2011.25法
0.5	0.12	0.32	–	–	–	–	(0)	(0)	(0)	(0)	(0)	(0)	–	0.1	Tr	0.2	Tr	(0)	**0.05**	0.04	1.1	2.6	0.05	(0)	9	0.27	–	(0)	1.2	デュラム小麦100％以外のものも含む ビタミンB_2無添加のもの

板ふ（庄内ふ）
1枚＝15g
車ふ
1個＝5g
生ふ
（左から粟ふ，よもぎふ，もみじふ2色）
釜焼きふ
（観世ふ）
1個＝3g
油ふ
1個＝5g
かやきせんべい
1枚＝7g

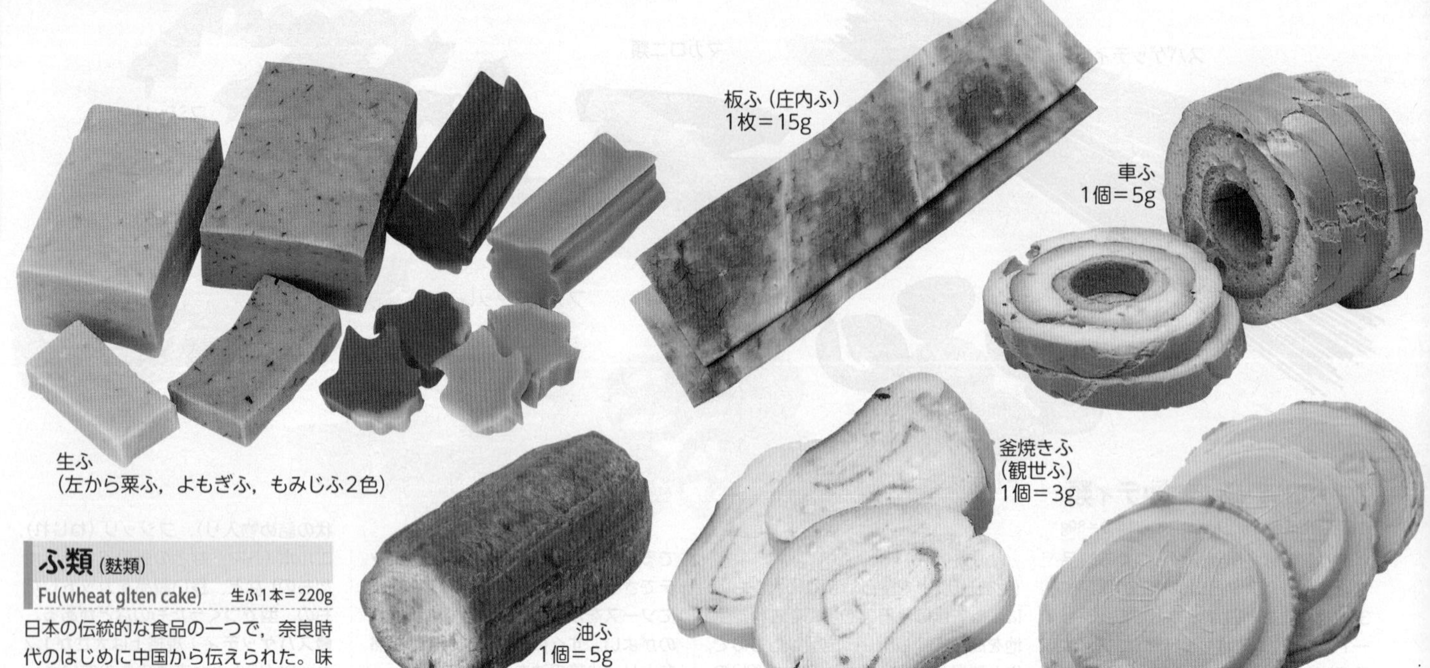

ふ類（麩類）

Fu(wheat glten cake)　生ふ1本＝220g

日本の伝統的な食品の一つで，奈良時代のはじめに中国から伝えられた。味が淡白で汁の吸収性が高い。消化がよいため，病人食やダイエット食にも利用される。

製法：小麦粉と食塩水を練って生地をつくり，袋に入れて水中でもみ，でんぷんを洗い流して残ったグルテンを主原料としたもの。

●**生ふ**：グルテンに餅粉を加えて蒸したもので，餅のような食感がある。加える副材料によってさまざまな生ふができるが，日持ちしないので早く食べきるようにする。

●**焼きふ**：グルテンに強力粉，膨張剤を加えて焼き上げたもので保存性がよい。釜焼きふ，板ふ，車ふなどの種類がある。

●**油ふ**：グルテンを練り上げて棒状にし，食用油で揚げたもの。

産地：おもな産地は石川，岐阜，山形など。油ふは宮城，秋田など東北地方の一部地域で古くからつくられている。

用い方：生ふは季節感を演出する日本料理の煮物，椀だねのほか，ふまんじゅうなどの菓子に使われる。油ふは，もどさずにそのまま煮物やみそ汁の具，丼の具に使う。焼きふは煮物，鍋物，汁物などに用いられる。

かやきせんべい

1枚＝7g

青森の郷土料理「せんべい汁」に使われる南部せんべいのこと。この料理専用に，煮くずれしにくいものがつくられる。おつゆせんべいとも呼ばれる。

食品番号	索引番号	食品名（可食部100g当たり）	廃棄率	エネルギー		水分	たんぱく質		脂質			脂肪酸					炭水化物						有機酸	灰分	無機質					
							アミノ酸組成によるたんぱく質	たんぱく質	脂肪酸のトリアシルグリセロール当量	コレステロール	脂質	飽和	一価不飽和	多価不飽和	n-3系多価不飽和	n-6系多価不飽和	利用可能炭水化物（単糖当量）	利用可能炭水化物（質量計）	差引き法による利用可能炭水化物	食物繊維総量	糖アルコール	炭水化物			ナトリウム	カリウム	カルシウム	マグネシウム	リン	鉄
			%	kJ	kcal	g	g	g	g	mg	g	g	g	g	g	g	g	g	g	g	g	g	g	g	mg	mg	mg	mg	mg	mg
		[ふ類]																												
01065	97	●生ふ	0	684	161	60.0	(11.7)	12.7	(0.7)	(0)	0.8	(0.18)	(0.07)	(0.41)	(0.02)	(0.39)	–	–	26.8*	0.5	–	26.2	–	0.3	7	30	13	18	60	1.3
01066	98	●焼きふ ●釜焼きふ	0	1511	357	11.3	26.8	28.5	(2.3)	(0)	2.7	(0.62)	(0.24)	(1.37)	(0.07)	(1.30)	–	–	55.2*	3.7	–	56.9	–	0.6	6	120	33	43	130	3.3
01067	99	●板ふ	0	1488	351	12.5	(23.6)	25.6	(2.9)	(0)	3.3	(0.76)	(0.29)	(1.68)	(0.09)	(1.59)	–	–	55.9*	3.8	–	57.3	–	1.3	190	220	31	90	220	4.9
01068	100	●車ふ	0	1528	361	11.4	(27.8)	30.2	(2.9)	(0)	3.4	(0.78)	(0.30)	(1.73)	(0.09)	(1.64)	–	–	54.4*	2.6	–	54.2	–	0.8	110	130	25	53	130	4.2
● 01177	101	●油ふ	0	2279	547	7.1	–	22.7	–	1	35.3						–	–	34.4*	–	–	34.4	–	0.4	22	71	19	28	95	1.7
		[その他]																												
01070	102	●小麦はいが	0	1642	391	3.6	26.5	32.0	10.4	(0)	11.6	1.84	1.65	6.50	0.75	5.75	29.6	27.5	40.7*	14.3	–	48.3	–	4.5	3	1100	42	310	1100	9.4
01071	103	●小麦たんぱく ●粉末状	0	1682	398	6.5	71.2	72.0	(6.7)	(0)	9.7	(1.43)	(0.82)	(4.25)	(0.25)	(4.00)	–	–	12.0*	2.4	–	10.6	–	1.2	60	90	75	75	180	6.6
01072	104	●粒状	0	429	101	76.0	(19.4)	20.0	(1.4)	(0)	2.0	(0.29)	(0.17)	(0.88)	(0.05)	(0.82)	–	–	2.6*	0.4	–	1.8	–	0.2	36	3	14	16	54	1.8
01073	105	●ペースト状	0	613	145	66.0	(24.2)	25.0	(2.8)	(0)	4.1	(0.60)	(0.35)	(1.80)	(0.11)	(1.69)	–	–	5.5*	0.5	–	3.9	–	1.0	230	39	30	54	160	3.0
● 01178	106	●かやきせんべい	0	1525	359	9.8	–	10.6	–	–	1.9						–	–	75.1*	–	–	75.1	–	2.7	970	150	19	27	110	0.8
01074	107	●ぎょうざの皮 ●生	0	1172	275	32.0	(8.4)	9.3	(1.2)	0	1.4	(0.32)	(0.13)	(0.71)	(0.04)	(0.68)	(60.4*)	(54.9)	55.9	2.2	–	57.0	–	0.3	2	64	16	18	60	0.8
01075	108	●しゅうまいの皮 ●生	0	1169	275	31.1	(7.5)	8.3	(1.2)	(0)	1.4	(0.32)	(0.13)	(0.71)	(0.04)	(0.68)	(61.2*)	(55.7)	57.7	2.2	–	58.9	–	0.3	2	72	16	17	60	0.6
● 01179	109	●春巻きの皮 ●生	0	1218	288	26.7	–	8.3	–	Tr	1.6						–	–	57.7*	4.5	–	62.2	–	1.2	440	77	13	13	54	0.3
● 01180	110	●揚げ	0	2135	512	7.3	–	7.2	–	1	30.7						–	–	49.5*	4.2	–	53.7	–	1.0	370	66	11	11	48	0.3
01076	111	●ピザ生地	0	1124	265	35.3	–	9.1	2.7	(0)	3.0	0.49	0.70	1.37	0.13	1.24	(53.2*)	(48.5)	49.1	2.3	–	51.1	–	1.5	510	91	13	22	77	0.8
01069	112	●ちくわぶ	0	677	160	60.4	(6.5)	7.1	(1.0)	(0)	1.2	(0.28)	(0.11)	(0.61)	(0.03)	(0.58)	–	–	30.3*	1.5	–	31.1	–	0.2	1	3	8	6	31	0.5
01077	113	●パン粉 ●生	0	1173	277	35.0	(9.1)	11.0	(4.6)	(0)	5.1	(1.85)	(1.53)	(1.01)	(0.06)	(0.95)	(51.5*)	(47.2)	47.0	3.0	–	47.6	–	1.3	350	110	25	29	97	1.1
01078	114	●半生	0	1336	315	26.0	(10.4)	12.5	(5.2)	(0)	5.8	(2.11)	(1.74)	(1.15)	(0.07)	(1.07)	(58.6*)	(53.8)	53.5	3.5	–	54.3	–	1.4	400	130	28	34	110	1.2
01079	115	●乾燥	0	1479	349	11.9	(12.4)	14.9	(3.7)	(0)	4.1	(1.48)	(1.22)	(0.80)	(0.05)	(0.75)	68.6*	62.5	(63.8)	6.5	0	67.4	–	1.8	570	160	25	36	120	1.1
01150	116	●冷めん ●生	0	1058	249	36.4	3.4	3.9	0.6	(0)	0.7	0.18	0.09	0.25	0.01	0.24	57.6	52.4	57.1*	1.1	Tr	57.6	–	1.4	530	59	11	12	57	0.3

なるほど! **グルテンの役割**…小麦粉中のたんぱく質（グルテニンとグリアジン）は，水を加えてこねるとグルテンを形成し，生ふなどの生地に伸びや弾力，粘りを与えます。

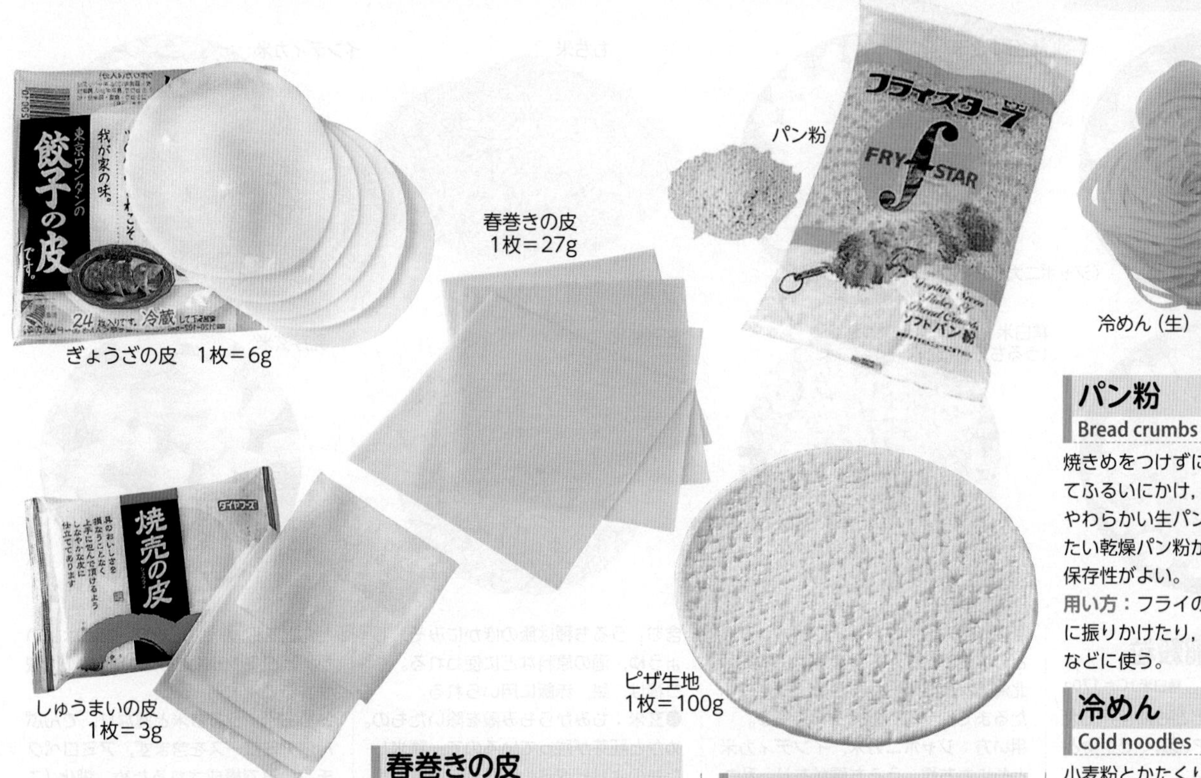

ぎょうざの皮　1枚＝6g

しゅうまいの皮
1枚＝3g

春巻きの皮
1枚＝27g

パン粉

ピザ生地
1枚＝100g

冷めん（生）

ぎょうざ・しゅうまいの皮
Wheat dough of Jiaozi and Shumai

小麦粉を水でこね，ぎょうざ用は丸く，しゅうまい用は四角に薄くのばしたもの。この皮に好みの材料でつくったあんを包み，焼いたり蒸したりする。

春巻きの皮
1枚＝27g

手づくりの皮は小麦粉，水，食塩を加えて練り，加熱したフライパンなどに塗りつけて軽く焼く。市販品ではでんぷん，油脂などを加え，はがしやすくつくられるものが多い。どちらも具を包み，植物油で色づくまで揚げる。

ピザ生地
Pizza crust　1枚＝100g

ピザクラストともいう。パン生地を薄く円形にのばしたもの。これにソース，チーズと好みの具をのせ，焼いたものがピザで，イタリアのナポリが発祥の地である。

パン粉
Bread crumbs　1C＝40g

焼きめをつけずに焼いたパンを粉砕してふるいにかけ，粒子をそろえたもの。やわらかい生パン粉，半生パン粉，かたい乾燥パン粉がある。乾燥パン粉は保存性がよい。

用い方：フライの衣のほか，グラタンに振りかけたり，ハンバーグのつなぎなどに使う。

冷めん
Cold noodles　生1玉＝120g

小麦粉とかたくり粉を塩，水で練り合わせ，生地を高圧で押し出してつくるコシの強いめん。スープにキムチなどの辛みを添えるのが特徴。おもに焼き肉店で供される。盛岡（岩手）と別府（大分）の冷めんが有名。なお，関西地方では，冷やし中華を冷めんと呼ぶことがある。

無機質 亜鉛	銅	マンガン	ヨウ素	セレン	クロム	モリブデン	ビタミン（脂溶性） A レチノール	カロテン α	カロテン β	β-クリプトキサンチン	β-カロテン当量	レチノール活性当量	D	E トコフェロール α	β	γ	δ	K	ビタミン（水溶性） B1	B2	ナイアシン	ナイアシン当量	B6	B12	葉酸	パントテン酸	ビオチン	C	食塩相当量	備考
mg	mg	mg	µg	µg	µg	µg	µg	µg	µg	µg	µg	µg	µg	mg	mg	mg	mg	µg	mg	mg	mg	mg	mg	µg	µg	mg	µg	mg	g	
1.8	0.25	1.04	–	–	–	–	(0)	–	–	–	(0)	(0)	(0)	Tr	0.1	Tr	Tr	(0)	**0.08**	0.03	0.5	(2.9)	0.02	(0)	7	0.12	–	(0)	0	
2.2	0.32	–	–	–	–	–	(0)	–	–	–	(0)	(0)	(0)	0.5	0.4	2.6	2.3	(0)	**0.16**	0.07	3.5	9.0	0.08	(0)	16	0.58	–	(0)	0	平釜焼きふ（小町ふ，切りふ，おつゆふ等）及び型釜焼きふ（花ふ等）
2.9	0.49	1.54	–	–	–	–	(0)	–	–	–	(0)	(0)	(0)	0.6	0.5	0.6	0.6	(0)	**0.20**	0.08	3.6	(8.5)	0.16	(0)	22	0.79	–	(0)	0.5	
2.7	0.42	1.23	–	–	–	–	(0)	–	–	–	(0)	(0)	(0)	0.4	0.4	0	0	(0)	**0.12**	0.07	2.9	(8.7)	0.07	(0)	11	0.47	–	(0)	0.3	
1.4	0.21	0.94	Tr	38	3	19	–	0	1	0	1	0	0	3.9	0.6	13.0	5.8	65	**0.07**	0.03	1.8	5.6	0.06	0.1	17	0.22	4.6	–	0.1	
16.0	0.89	–	–	–	–	–	(0)	0	61	4	63	5	(0)	28.0	11.0	0	0	2	**1.82**	0.71	4.2	10	1.24	(0)	390	1.34	–	(0)	0	試料：焙焼品
5.0	0.75	2.67	–	–	–	–	(0)	–	–	–	12	1	(0)	1.1	1.1	0	0	(0)	**0.03**	0.12	3.5	17.0	0.10	(0)	34	0.61	–	0	0.2	
1.4	0.22	0.62	–	–	–	–	(0)	0	0	0	0	(0)	(0)	0.5	0.5	0	0	(0)	**0.02**	0.01	1.2	(4.8)	0.01	(0)	5	0	–	(0)	0.1	試料：冷凍品
2.4	0.36	1.57	–	–	–	–	(0)	0	6	0	6	1	(0)	1.7	1.1	0.4	0.1	(0)	**0.20**	0.03	2.7	(7.2)	0.04	(0)	17	0.45	–	(0)	0.6	試料：冷凍品
0.6	0.15	0.76	1	5	1	15	–	0	1	0	1	0	0	0.3	0.2	0	0	0	**0.17**	0.02	1.2	3.0	0.09	0	16	0.39	2.3	–	2.5	別名：おつゆせんべい
0.6	0.12	0.28	–	–	–	–	(0)	–	–	–	(0)	(0)	(0)	0.2	0.2	0	0	0	**0.08**	0.04	0.7	(2.5)	0.06	(0)	12	0.61	–	0	0	
0.5	0.10	0.28	–	–	–	–	(0)	–	–	–	(0)	(0)	(0)	0.2	0.1	0	0	(0)	**0.09**	0.04	0.6	(2.2)	0.05	(0)	9	0.50	–	0	0	
0.3	0.09	0.23	1	18	1	12	–	0	Tr	0	Tr	0	0	Tr	Tr	Tr	0	1	**0.03**	0.01	0.7	2.0	0.03	Tr	9	0.18	0.9	–	1.1	食物繊維：AOAC2011.25法
0.3	0.09	0.20	Tr	16	1	11	–	–	0	–	0	0	0	4.9	0.1	11.0	0.3	47	**0.02**	0.01	0.6	1.8	0.02	Tr	8	0.18	0.8	–	0.9	植物油（なたね油）　調理による脂質の増減：本書p.314～315表1参照　食物繊維：AOAC2011.25法
0.6	0.09	0.50	–	–	–	–	(0)	0	0	0	0	(0)	(0)	0.3	0.2	0.4	0.2	(0)	**0.15**	0.11	1.0	2.5	0.05	(0)	20	0.54	–	(0)	1.3	別名：ピザクラスト
0.2	0.07	0.08	–	–	–	–	(0)	–	–	–	(0)	(0)	(0)	Tr	Tr	0	0	(0)	**0.01**	0.02	0.3	(1.7)	0.01	(0)	4	0.25	–	(0)	0	
0.7	0.15	0.47	–	–	–	–	(0)	0	3	0	3	Tr	(0)	0.3	0.2	0.4	0.3	(Tr)	**0.11**	0.02	1.2	(3.1)	0.05	(0)	40	0.41	–	(0)	0.9	(100g：621mL，100mL：16.1g)
0.8	0.17	0.53	–	–	–	–	(0)	0	4	0	4	Tr	(0)	0.4	0.2	0.4	0.3	(Tr)	**0.13**	0.03	1.4	(3.5)	0.06	(0)	46	0.47	–	(0)	1.0	
0.9	0.16	0.62	1	46	1	25	(0)	Tr	1	0	1	Tr	(0)	0.4	0.2	0.1	0	1	**0.16**	0.05	2.0	(4.5)	0.10	Tr	24	0.46	4.1	Tr	1.4	(100g：498mL，100mL：16g)　食物繊維：AOAC2011.25法
0.2	0.05	0.21	–	–	–	–	(0)	(0)	(0)	(0)	(0)	(0)	–	0	0	Tr	0	(0)	**0.04**	Tr	0.4	1.2	0.02	(0)	4	0.11	–	(0)	1.3	

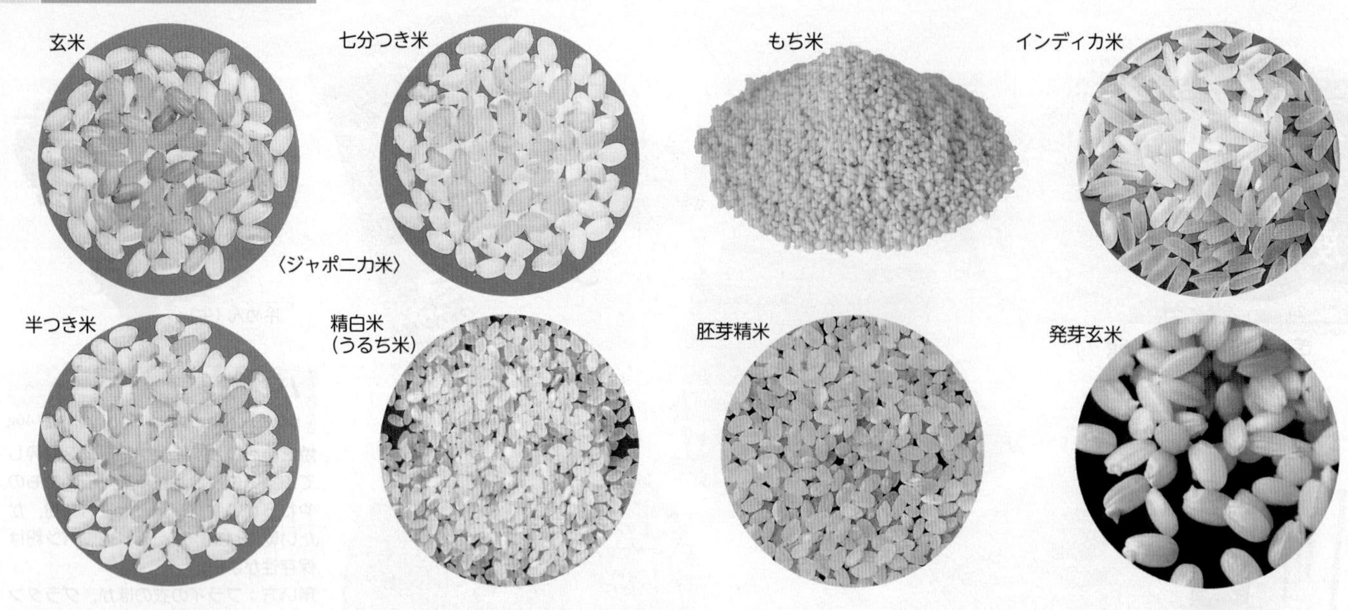

こめ(米)・水稲穀粒

Rice,Paddy rice　　精白米1C＝170g

小麦，とうもろこしとともに世界三大穀物の一つで，アジアの国々で主食としているところが多い。

種類：粒が丸型で粘性のあるジャポニカ米のほか，インディカ米がある。日本で栽培されている米はほとんどがジャポニカ米である。産地では，生産技術の向上などにより，各地域の気候風土に適したおいしい米の開発・競争が盛んである。

産地：中国，インド，インドネシアなどのアジア諸国が一大産地。日本では，北海道，東北地方から四国，九州にいたるまで，全国でつくられている。

用い方：ジャポニカ米，インディカ米ともにもち種，うるち種があり，私たちがふだん飯として食べているのはジャポニカ米のうるち種で，もち種とは，含まれるでんぷんの性質に違いがある。でんぷんにはアミロースとアミロペクチンがあり，アミロペクチンが多いほど粘りが出る。うるち種は20％のアミロースと80％のアミロペクチンを含む。うるち種は飯のほかにみそ，しょうゆ，酒の原料などに使われる。もち種は，餅，赤飯に用いられる。

●玄米：もみからもみ殻を除いたもの。ぬかと胚芽が残っているので，精米したものよりビタミンB群や無機質，食物繊維が多いが，消化吸収率は低い。表皮がかたいので浸漬に時間がかかる。

●半つき米：精米の段階で，玄米からぬかと胚芽の50％を搗精（とうせい）したもの。消化吸収率はやや低いが，ビタミンB_1が多い。

●精白米(うるち米)：ぬかと胚芽のほとんどを取り除いたもの。食味はよいが，ビタミンB_1は玄米の5分の1に減少する。

●もち米：うるち米と異なり，でんぷんにアミロースを含まず，アミロペクチンのみで構成されるため，糊化（こか）温度が低く，粘りが強い。また冷めてもかたくなりにくい。おこわ，赤飯，餅，あられなどの原料として用いられる。

●インディカ米：粒が細長く，粘りが少ない。アミロース含量が多いので，糊化温度が高く，かたくて，パラパラ

食品番号	索引番号	食品名（可食部100g当たり）	廃棄率 %	エネルギー kJ	エネルギー kcal	水分 g	たんぱく質: アミノ酸組成によるたんぱく質 g	たんぱく質: たんぱく質 g	脂質: 脂肪酸のトリアシルグリセロール当量 g	脂質: コレステロール mg	脂質: 脂質 g	脂肪酸: 飽和 g	脂肪酸: 一価不飽和 g	脂肪酸: 多価不飽和 g	脂肪酸: n-3系多価不飽和 g	脂肪酸: n-6系多価不飽和 g	炭水化物: 利用可能炭水化物 単糖当量 g	炭水化物: 利用可能炭水化物 質量計 g	炭水化物: 差引き法による利用可能炭水化物 g	炭水化物: 食物繊維総量 g	炭水化物: 糖アルコール g	炭水化物: 炭水化物 g	有機酸 g	灰分 g	無機質: ナトリウム mg	無機質: カリウム mg	無機質: カルシウム mg	無機質: マグネシウム mg	無機質: リン mg	無機質: 鉄 mg
		こめ[水稲穀粒]																												
01080	117	●玄米	0	1472	346	14.9	6.0	**6.8**	2.5	(0)	2.7	0.62	0.83	0.90	0.03	0.87	78.4*	71.3	72.4	**3.0**	–	**74.3**	–	1.2	1	230	9	110	**290**	2.1
01081	118	●半つき米	0	1470	345	14.9	(5.6)	**6.5**	(1.7)	(0)	1.8	(0.45)	(0.52)	(0.61)	(0.02)	(0.59)	81.5*	74.1	75.7	**1.4**	–	**75.9**	–	0.8	1	150	7	64	**210**	1.5
01082	119	●七分つき米	0	1483	348	14.9	(5.4)	**6.3**	(1.4)	(0)	1.5	(0.40)	(0.41)	(0.51)	(0.02)	(0.49)	83.3*	75.8	76.8	**0.9**	–	**76.6**	–	0.6	1	120	6	45	**180**	1.3
01083	120	●精白米 ●うるち米	0	1455	342	14.9	5.3	**6.1**	0.8	(0)	0.9	0.29	0.21	0.31	0.01	0.30	83.1*	75.6	78.1	**0.5**	–	**77.6**	–	0.4	1	89	5	23	**95**	0.8
01151	121	●もち米	0	1455	343	14.9	5.8	**6.4**	1.0	(0)	1.2	0.29	0.28	0.37	0.01	0.36	77.6	70.5	77.4*	**(0.5)**	0	**77.2**	–	0.4	Tr	97	5	33	**100**	0.2
01152	122	●インディカ米	0	1472	347	13.7	6.4	**7.4**	0.7	(0)	0.9	0.30	0.15	0.26	0.01	0.25	80.3	73.0	78.3*	**0.5**	–	**77.7**	–	0.4	1	68	5	18	**90**	0.5
01084	123	●はいが精米	0	1460	343	14.9	–	**6.5**	1.9	(0)	2.0	0.55	0.52	0.70	0.02	0.67	79.4*	72.2	74.7	**1.3**	–	**75.8**	–	0.7	1	150	7	51	**150**	0.9
01153	124	●発芽玄米	0	1440	339	14.9	5.5	**6.5**	2.8	(0)	3.3	0.70	1.01	0.95	0.03	0.92	76.2*	69.3	72.6	**3.1**	–	**74.3**	–	1.1	3	160	13	120	**280**	1.0
● 01181	125	●赤米	0	1460	344	14.6	–	**8.5**	–	–	3.3						71.6*	65.2	65.4	**6.5**	0	**71.9**	–	1.4	2	290	12	130	**350**	1.2
● 01182	126	●黒米	0	1447	341	15.2	–	**7.8**	–	–	3.2						72.3*	65.7	66.4	**5.6**	0	**72.0**	–	1.4	1	270	15	110	**310**	0.9
		[水稲めし]																												
01085	127	●玄米	0	647	152	60.0	2.4	**2.8**	(0.9)	(0)	1.0	(0.23)	(0.30)	(0.33)	(0.01)	(0.32)	35.1*	32.0	34.7	**1.4**	–	**35.6**	–	0.6	1	95	7	49	**130**	0.6
01086	128	●半つき米	0	654	154	60.0	(2.2)	**2.7**	(0.5)	(0)	0.6	(0.15)	(0.17)	(0.20)	(0.01)	(0.19)	36.8*	33.5	36.1	**0.8**	–	**36.4**	–	0.3	1	43	4	22	**53**	0.2
01087	129	●七分つき米	0	681	160	60.0	(2.1)	**2.6**	(0.5)	(0)	0.5	(0.13)	(0.14)	(0.17)	(0.01)	(0.16)	36.8	33.5	36.7*	**0.5**	–	**36.7**	–	0.2	1	35	4	13	**44**	0.2
● 01168	130	●精白米 ●インディカ米	0	781	184	54.0	3.2	**3.8**	0.3	(0)	0.4	0.14	0.03	0.12	Tr	0.12	41.0	37.3	41.9*	**0.4**	–	**41.5**	–	0.2	0	31	2	8	**41**	0.2
01088	131	●うるち米	0	663	156	60.0	2.0	**2.5**	0.2	(0)	0.3	0.10	0.05	0.08	Tr	0.08	38.1*	34.6	36.1	**1.5**	–	**37.1**	–	0.1	1	29	3	7	**34**	0.1
01154	132	●もち米	0	801	188	52.1	3.1	**3.5**	0.4	(0)	0.5	0.15	0.09	0.15	Tr	0.15	45.6*	41.5	43.9	**(0.4)**	0	**43.9**	–	0.1	0	28	2	5	**19**	0.1
01089	133	●はいが精米	0	679	159	60.0	–	**2.7**	(0.6)	(0)	0.6	(0.16)	(0.15)	(0.21)	(0.01)	(0.20)	37.9*	34.5	35.6	**0.8**	–	**36.4**	–	0.3	1	51	5	24	**68**	0.2
01155	134	●発芽玄米	0	680	161	60.0	2.7	**3.0**	1.3	(0)	1.4	0.26	0.51	0.43	0.01	0.41	33.2	30.2	33.7*	**1.8**	–	**35.0**	–	0.5	1	68	6	53	**130**	0.4
● 01183	135	●赤米	0	636	150	61.3	–	**3.8**	–	–	1.3						31.0*	28.2	29.3	**3.4**	0	**32.7**	–	0.6	1	120	5	55	**150**	0.5
● 01184	136	●黒米	0	634	150	62.0	–	**3.6**	–	–	1.4						30.9*	28.2	28.9	**3.3**	–	**32.2**	–	0.6	Tr	130	7	55	**150**	0.4

なるほど! **新米入荷しました**…こんな看板を目にしたら，購入してみてはいかが。味，香りともに抜群の新米は，夏～初秋に出回ります。

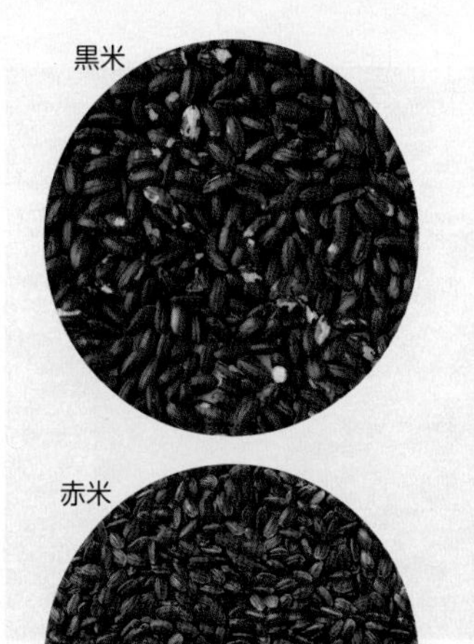
黒米

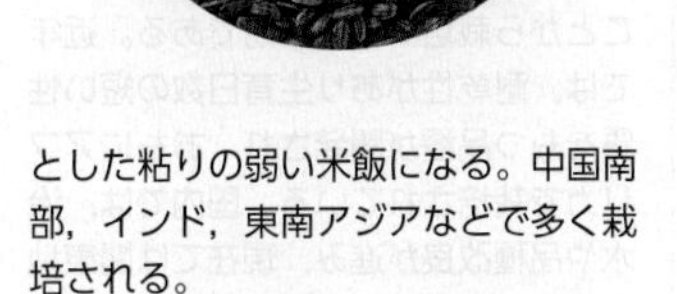
赤米

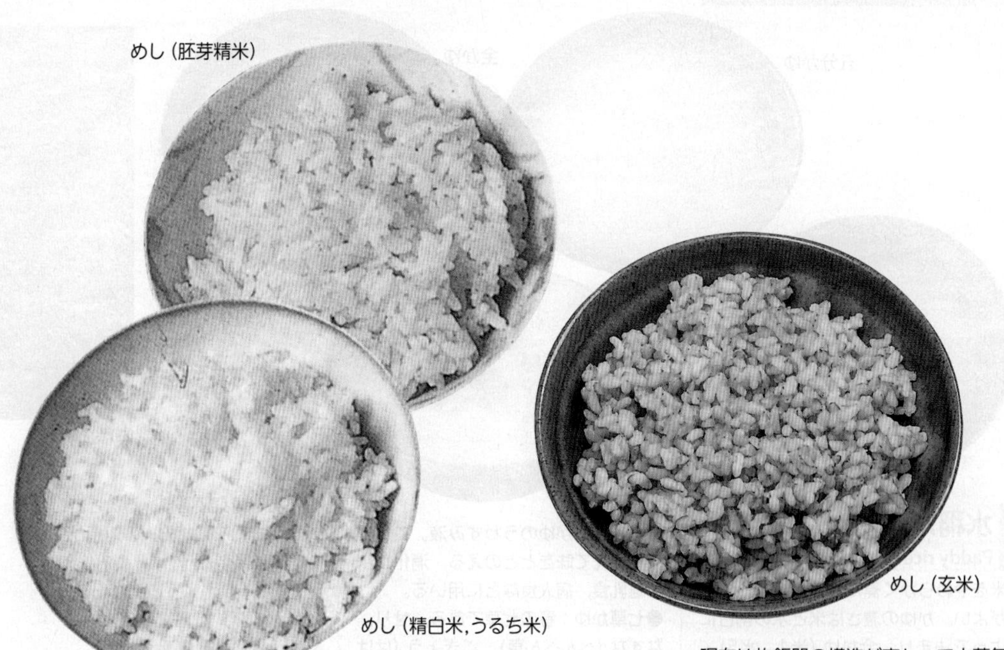
めし（胚芽精米）

めし（精白米,うるち米）

めし（玄米）

とした粘りの弱い米飯になる。中国南部，インド，東南アジアなどで多く栽培される。

●はいが（胚芽）精米：特殊な精米法によって胚芽の残存率を80％以上にした米をいう。味は精白米に近いが，ビタミンB_1・Eの含有量が多い。浸漬，炊飯時間を精白米より長めにして炊く。

●発芽玄米：玄米を水または温湯につけ，わずかに発芽させたあとに加熱殺菌したもの。発芽の過程で玄米よりやわらかくなり，γ-アミノ酪酸が増えるなど，健康によい米として注目されている。精白米に混ぜるなどしてふつうに炊飯することができる。

●赤米：タンニン系の赤色色素を含むため，炊きあがりが赤く仕上がる。縄文期に伝来したとされ，赤飯の起源はこの赤米ともいわれる。うるち種ともち種がある。

●黒米：ポリフェノールなど紫黒色系色素を含んだ米。白米に混ぜて炊くと全体が鮮やかな紫色になる。

水稲めし（飯）

Meshi(cooked paddy rice)　1杯＝150g

米の容積の1.0～1.2倍くらいの水で炊いたご飯のことをいう。味が淡白なのでほかの食品ともよく合うのが特徴である。日本の食事形式は「ご飯とおかず」の組み合わせで成り立っており，主食としてご飯が果たす役割は大きい。なお，ご飯の水分値は，炊飯直後にご飯を密封して冷却し測定した値だが，現在は炊飯器の構造が変わって水蒸気を逃がすようになっていること，食べやすく味もよい品種が増えているため，炊飯時の吸水量が減ったことから，「四訂日本食品標準成分表」公表時（1982年）より小さくなっている。

●もち米：おこわや赤飯をつくるときは，ふつうの炊飯器で炊くとやわらかくなりすぎるので，蒸し器やせいろで蒸すことが多い。しかし，近年，これらを炊飯器で炊ける商品が登場し，家庭で利用されている。

無機質 亜鉛	無機質 銅	無機質 マンガン	無機質 ヨウ素	無機質 セレン	無機質 クロム	無機質 モリブデン	ビタミン（脂溶性） A レチノール	A カロテン α	A カロテン β	A β-クリプトキサンチン	A β-カロテン当量	A レチノール活性当量	D	E トコフェロール α	E トコフェロール β	E トコフェロール γ	E トコフェロール δ	K	ビタミン（水溶性） B_1	B_2	ナイアシン	ナイアシン当量	B_6	B_{12}	葉酸	パントテン酸	ビオチン	C	食塩相当量	備考
mg	mg	mg	µg	µg	µg	µg	µg	µg	µg	µg	µg	µg	µg	mg	mg	mg	mg	µg	mg	mg	mg	mg	mg	µg	µg	mg	µg	mg	g	
1.8	0.27	2.06	Tr	3	0	65	(0)	0	1	0	1	Tr	(0)	1.2	0.1	0.1	0	(0)	**0.41**	0.04	6.3	8.0	0.45	(0)	27	1.37	6.0	(0)	0	うるち米 (100g：120mL，100mL：83g)
1.6	0.24	1.40	Tr	2	0	76	(0)	(0)	(0)	(0)	(0)	(0)	(0)	0.8	Tr	0.1	0	(0)	**0.30**	0.03	3.5	(5.1)	0.28	(0)	18	1.00	3.5	(0)	0	うるち米　歩留り：95～96% (100g：120mL，100mL：83g)
1.5	0.23	1.05	0	2	Tr	73	(0)	(0)	(0)	(0)	(0)	(0)	(0)	0.4	Tr	0	0	(0)	**0.24**	0.03	1.7	(3.2)	0.20	(0)	15	0.84	2.9	(0)	0	うるち米　歩留り：92～94% (100g：120mL，100mL：83g)
1.4	0.22	0.81	0	2	0	69	(0)	0	0	0	0	(0)	(0)	0.1	Tr	0	0	0	**0.08**	0.02	1.2	2.6	0.12	(0)	12	0.66	1.4	(0)	0	うるち米　歩留り：90～91% (100g：120mL，100mL：83g)
1.5	0.22	1.30	0	2	0	79	(0)	(0)	(0)	(0)	(0)	(0)	(0)	(0.2)	0	(0)	(0)	(0)	**0.12**	0.02	1.6	3.1	(0.12)	(0)	(12)	(0.67)	(1.4)	(0)	0	歩留り：90～91% (100g：120mL，100mL：83g)
1.6	0.20	0.88	0	7	2	62	(0)	0	0	0	0	(0)	(0)	Tr	0	0	0	(0)	**0.06**	0.02	1.1	2.9	0.08	(0)	16	0.61	2.0	(0)	0	うるち米　歩留り：90～91% (100g：120mL，100mL：83g)
1.6	0.22	1.54	0	2	Tr	57	(0)	(0)	(0)	(0)	(0)	(0)	(0)	0.9	Tr	0.1	0	(0)	**0.23**	0.03	3.1	4.2	0.22	(0)	18	1.00	3.3	(0)	0	うるち米　歩留り：91～93% (100g：120mL，100mL：83g)
1.9	0.23	2.07	–	–	–	–	(0)	(0)	(0)	(0)	(0)	(0)	(0)	1.2	0.1	0.2	0	0	**0.35**	0.02	4.9	6.4	0.34	(0)	18	0.75	–	(0)	0	うるち米　試料：ビタミンB_1強化品含む (100g：120mL，100mL：83g)
2.4	0.27	2.50	Tr	3	1	55	–	0	3	0	3	0	0	1.5	0.1	0.2	Tr	–	**0.38**	0.05	5.5	6.9	0.50	–	30	1.17	5.6	–	0	ポリフェノール：0.4 g 食物繊維：AOAC2011.25法
1.9	0.22	4.28	0	3	3	72	–	0	31	Tr	32	3	0	1.3	0.1	0.3	Tr	–	**0.39**	0.10	6.9	8.2	0.49	–	49	0.83	5.8	–	0	ポリフェノール：0.5 g 食物繊維：AOAC2011.25法
0.8	0.12	1.04	0	1	0	34	(0)	0	0	0	0	(0)	(0)	0.5	Tr	0.1	0	(0)	**0.16**	0.02	2.9	3.6	0.21	(0)	10	0.65	2.5	(0)	0	うるち米 玄米47g相当量を含む
0.7	0.11	0.60	0	1	0	34	(0)	(0)	(0)	(0)	(0)	(0)	(0)	0.2	Tr	0	0	(0)	**0.08**	0.01	1.6	(2.2)	0.07	(0)	6	0.35	1.2	(0)	0	うるち米 半つき米47g相当量を含む
0.7	0.11	0.46	0	1	0	35	(0)	(0)	(0)	(0)	(0)	(0)	(0)	0.1	0	0	0	(0)	**0.06**	0.01	0.8	(1.4)	0.03	(0)	5	0.26	0.9	(0)	0	うるち米 七分つき米47g相当量を含む
0.8	0.10	0.42	0	3	1	32	(0)	(0)	(0)	(0)	(0)	(0)	(0)	0	0	0	0	(0)	**0.02**	Tr	0.3	1.3	0.02	(0)	6	0.24	0.5	(0)	0	精白米51g相当量を含む
0.6	0.10	0.35	0	1	0	30	(0)	0	0	0	0	(0)	(0)	Tr	Tr	0	0	(0)	**0.02**	0.01	0.2	0.8	0.02	(0)	3	0.25	0.5	(0)	0	精白米47g相当量を含む 食物繊維：AOAC2011.25法
0.8	0.11	0.50	0	1	0	48	(0)	(0)	(0)	(0)	(0)	(0)	(0)	(Tr)	(0)	(0)	(0)	(0)	**0.03**	0.01	0.2	1.0	(0.02)	(0)	(4)	(0.30)	(0.5)	(0)	0	精白米55g相当量を含む
0.7	0.10	0.68	0	1	1	28	(0)	(0)	(0)	(0)	(0)	(0)	(0)	0.4	Tr	Tr	0	(0)	**0.08**	0.01	0.8	1.3	0.09	(0)	6	0.44	1.0	(0)	0	うるち米 はいが精白米47g相当量を含む
0.9	0.11	0.93	–	–	–	–	(0)	(0)	(0)	(0)	(0)	(0)	(0)	0.3	0	0.1	0	0	**0.13**	0.01	2.0	2.8	0.13	(0)	6	0.36	–	(0)	0	うるち米　発芽玄米47g相当量を含む 試料：ビタミンB_1強化品含む
1.0	0.12	1.00	–	1	Tr	24	–	–	1	–	1	0	–	0.6	Tr	0.1	–	–	**0.15**	0.02	2.8	3.4	0.19	–	9	0.47	2.8	–	0	ポリフェノール：(0.2) g 食物繊維：AOAC2011.25法
0.9	0.11	1.95	–	2	1	33	–	–	8	–	8	1	–	0.3	0	0.1	–	–	**0.14**	0.04	3.0	3.6	0.18	–	19	0.40	2.7	–	0	ポリフェノール：(0.2) g 食物繊維：AOAC2011.25法

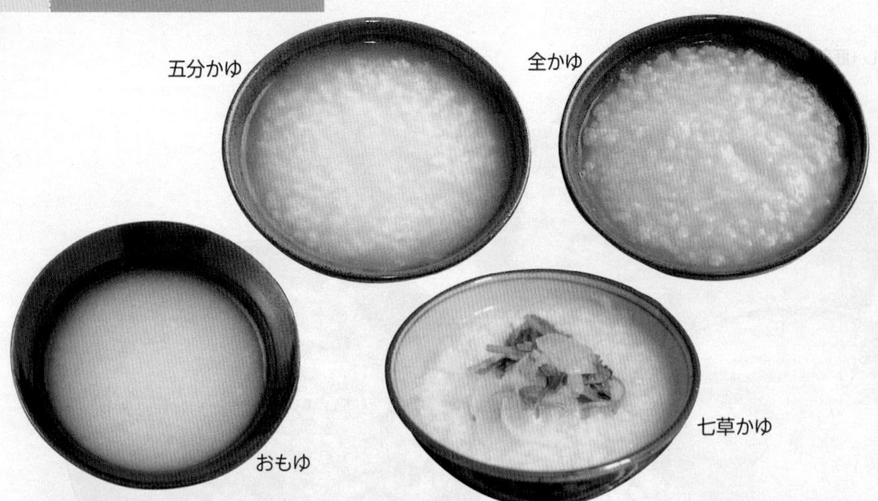

五分かゆ　全かゆ　おもゆ　七草かゆ

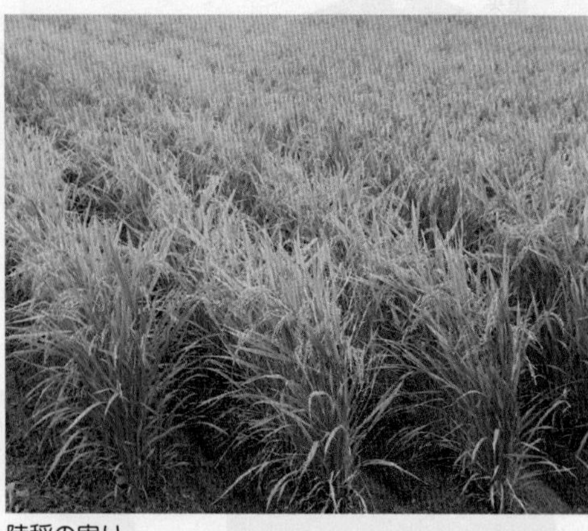

陸稲の実り

水稲かゆ（粥）

Paddy rice gruels　1杯＝200g

米をやわらかく煮た半流動食で，消化がよい。かゆの濃さは米と水の割合によって決まり，全かゆ（米1，水5），五分かゆ（米1，水10）などがある。白かゆのほか，七草かゆ，あずきかゆなどが行事食としてなじみが深い。水稲軟めしは，離乳食，病院食や介護食として利用され，めしと全かゆの中間の水分量をもつものである。

●おもゆ：かゆのうわずみ液。こして塩を加えて味をととのえる。消化がよく離乳食，病人食などに用いる。

●七草かゆ：春の七草である，せり，なずな（ぺんぺん草），ごぎょう（ははこ草），はこべら（はこべ），ほとけのざ（たびらこ），すずな（かぶ），すずしろ（大根）を入れて炊いたかゆをいう。1月7日，正月にごちそうを食べて疲れ気味の胃腸をいたわり，また，緑黄色野菜が不足しがちな冬の時期に，身近にある青菜類を食べることでビタミン類の補給をした先人の知恵が生きる料理である。

こめ（米）・陸稲穀粒

Rice, Upland rice

陸稲（りくとう・おかぼ）は，植物の分類上は水稲（すいとう）と同じ仲間。水に対する適応性から水稲との分化が進んだと考えられ，水田に苗を植える水稲（すいとう）栽培に対し，畑に種をまいて栽培するイネのつくりかたを陸稲栽培という。水稲に比べ収穫量や食味は落ちるが，水田をつくる必要がないことから栽培はやや容易である。近年では，耐乾性があり生育日数の短い性質をもつ品種が開発され，おもにアフリカで栽培されている。国内では，治水や品種改良が進み，現在では関東地方の一部を除き，ほとんどが水稲栽培に移行している。

用い方：栽培されている陸稲のほとんどはもち種で，おもにおかき，あられなどの米菓に用いられる。

食品番号	索引番号	食品名（可食部100g当たり）	廃棄率	エネルギー	エネルギー	水分	たんぱく質：アミノ酸組成によるたんぱく質	たんぱく質：たんぱく質	脂質：脂肪酸のトリアシルグリセロール当量	脂質：コレステロール	脂質：脂質	脂肪酸：飽和	脂肪酸：一価不飽和	脂肪酸：多価不飽和	脂肪酸：n-3系多価不飽和	脂肪酸：n-6系多価不飽和	炭水化物：利用可能炭水化物（単糖当量）	炭水化物：利用可能炭水化物（質量計）	炭水化物：差引き法による利用可能炭水化物	炭水化物：食物繊維総量	炭水化物：糖アルコール	炭水化物：炭水化物	有機酸	灰分	無機質：ナトリウム	無機質：カリウム	無機質：カルシウム	無機質：マグネシウム	無機質：リン	無機質：鉄
			%	kJ	kcal	g	g	g	g	mg	g	g	g	g	g	g	g	g	g	g	g	g	g	g	mg	mg	mg	mg	mg	mg
		[水稲軟めし]																												
● 01185	137	●精白米	0	482	113	(71.5)	–	(1.8)	–	0	(0.3)						(27.1)*	(24.7)	(25.2)	(1.1)	–	(26.4)	–	(0.1)	(1)	(20)	(3)	(5)	(24)	(0.1)
		[水稲全かゆ]																												
01090	138	●玄米	0	274	64	(83.0)	(1.0)	(1.2)	(0.4)	(0)	(0.4)	(0.09)	(0.12)	(0.13)	(Tr)	(0.13)	(14.9)*	(13.6)	(14.8)	(0.6)	–	(15.2)	–	(0.2)	(1)	(41)	(3)	(21)	(55)	(0.2)
01091	139	●半つき米	0	278	65	(83.0)	(0.9)	(1.1)	(0.3)	(0)	(0.3)	(0.08)	(0.09)	(0.10)	(Tr)	(0.10)	(15.7)*	(14.2)	(15.4)	(0.3)	–	(15.5)	–	(0.1)	(Tr)	(18)	(2)	(9)	(23)	(0.1)
01092	140	●七分つき米	0	289	68	(83.0)	(0.9)	(1.1)	(0.2)	(0)	(0.2)	(0.05)	(0.05)	(0.07)	(Tr)	(0.07)	(15.6)	(14.2)	(15.6)*	(0.2)	–	(15.6)	–	(0.1)	(Tr)	(15)	(2)	(6)	(19)	(0.1)
01093	141	●精白米	0	278	65	(83.0)	(0.9)	(1.1)	(0.1)	(0)	(0.1)	(0.03)	(0.02)	(0.03)	(Tr)	(0.03)	(16.2)*	(14.7)	(15.8)	(0.1)	–	(15.7)	–	(0.1)	(Tr)	(12)	(1)	(3)	(14)	(Tr)
		[水稲五分かゆ]																												
01094	142	●玄米	0	137	32	(91.5)	(0.5)	(0.6)	(0.2)	(0)	(0.2)	(0.05)	(0.06)	(0.07)	(Tr)	(0.06)	(7.5)*	(6.8)	(7.4)	(0.3)	–	(7.6)	–	(0.1)	(Tr)	(20)	(1)	(10)	(28)	(0.1)
01095	143	●半つき米	0	138	32	(91.5)	(0.5)	(0.6)	(0.1)	(0)	(0.1)	(0.03)	(0.03)	(0.03)	(Tr)	(0.03)	(7.8)*	(7.1)	(7.7)	(0.1)	–	(7.7)	–	(0.1)	(Tr)	(9)	(1)	(5)	(11)	(Tr)
01096	144	●七分つき米	0	138	32	(91.5)	(0.5)	(0.6)	(0.1)	(0)	(0.1)	(0.03)	(0.03)	(0.03)	(Tr)	(0.03)	(7.8)*	(7.1)	(7.7)	(0.1)	–	(7.7)	–	(0.1)	(Tr)	(8)	(1)	(3)	(9)	(Tr)
01097	145	●精白米	0	141	33	(91.5)	(0.4)	(0.5)	(0.1)	(0)	(0.1)	(0.03)	(0.02)	(0.03)	(Tr)	(0.03)	(8.1)*	(7.4)	(7.9)	(0.1)	–	(7.9)	–	0	(Tr)	(6)	(1)	(1)	(7)	(Tr)
		[水稲おもゆ]																												
01098	146	●玄米	0	81	19	(95.0)	(0.3)	(0.4)	(0.1)	(0)	(0.1)	(0.02)	(0.03)	(0.03)	(Tr)	(0.03)	(4.4)*	(4.0)	(4.3)	(0.2)	–	(4.4)	–	(0.1)	(Tr)	(12)	(1)	(6)	(16)	(0.1)
01099	147	●半つき米	0	82	19	(95.0)	(0.2)	(0.3)	(0.1)	(0)	(0.1)	(0.03)	(0.03)	(0.03)	(Tr)	(0.03)	(4.6)*	(4.2)	(4.6)	(0.1)	–	(4.6)	–	0	(Tr)	(5)	(1)	(3)	(7)	(Tr)
01100	148	●七分つき米	0	87	20	(95.0)	(0.2)	(0.3)	(0.1)	(0)	(0.1)	(0.03)	(0.03)	(0.03)	(Tr)	(0.03)	(4.6)	(4.2)	(4.7)*	(Tr)	–	(4.6)	–	0	(Tr)	(4)	(1)	(2)	(5)	(Tr)
01101	149	●精白米	0	80	19	(95.0)	(0.2)	(0.3)	(0)	(0)	0	(0)	(0)	(0)	(0)	(0)	(4.8)*	(4.3)	(4.8)	(Tr)	–	(4.7)	–	0	(Tr)	(4)	(Tr)	(1)	(4)	(Tr)
		[陸稲穀粒]																												
01102	150	●玄米	0	1517	357	14.9	(8.7)	10.1	(2.5)	(0)	2.7	(0.62)	(0.83)	(0.90)	(0.03)	(0.87)	(78.4)*	(71.3)	69.7	3.0	–	71.1	–	1.2	1	230	9	110	290	2.1
01103	151	●半つき米	0	1514	356	14.9	(8.1)	9.6	(1.7)	(0)	1.8	(0.45)	(0.52)	(0.61)	(0.02)	(0.59)	(81.5)*	(74.1)	73.1	1.4	–	72.9	–	0.8	1	150	7	64	210	1.5
01104	152	●七分つき米	0	1528	359	14.9	(8.0)	9.5	(1.4)	(0)	1.5	(0.40)	(0.41)	(0.51)	(0.02)	(0.49)	(83.3)*	(75.8)	74.1	0.9	–	73.4	–	0.7	1	120	6	45	180	[illegible]
01105	153	●精白米	0	1409	331	14.9	(7.8)	9.3	(0.8)	(0)	0.9	(0.29)	(0.21)	(0.31)	(0.01)	(0.30)	(77.6)*	(70.5)	75.6	0.5	–	74.5	–	0.4	1	89	5	23	95	0.8
		[陸稲めし]																												
01106	154	●玄米	0	665	156	60.0	(3.5)	4.1	(0.9)	(0)	1.0	(0.23)	(0.30)	(0.33)	(0.01)	(0.32)	(35.1)*	(32.0)	33.6	1.4	–	34.3	–	0.6	1	95	7	49	130	0.6
01107	155	●半つき米	0	669	157	60.0	(3.1)	3.8	(0.5)	(0)	0.6	(0.15)	(0.17)	(0.20)	(0.01)	(0.19)	(36.8)*	(33.5)	35.2	0.8	–	35.3	–	0.3	1	43	4	22	53	0.2
01108	156	●七分つき米	0	660	155	60.0	(2.9)	3.6	(0.5)	(0)	0.5	(0.13)	(0.14)	(0.17)	(0.01)	(0.16)	(36.8)*	(33.5)	35.9	0.5	–	35.7	–	0.2	1	35	4	13	44	0.2
01109	157	●精白米	0	670	157	60.0	(2.8)	3.5	(0.3)	(0)	0.3	(0.10)	(0.07)	(0.10)	(Tr)	(0.10)	(38.1)*	(34.6)	36.5	0.3	–	36.1	–	0.1	1	29	3	7	34	[illegible]

なるほど！ **米寿の祝い**…米という字は八十八と書くところから，この年齢まで元気で長生きしたことを祝って，八十八歳を米寿（べいじゅ）というのです。

日本のおもなお米マップ（米穀安定供給確保支援機構HPより，2020年）

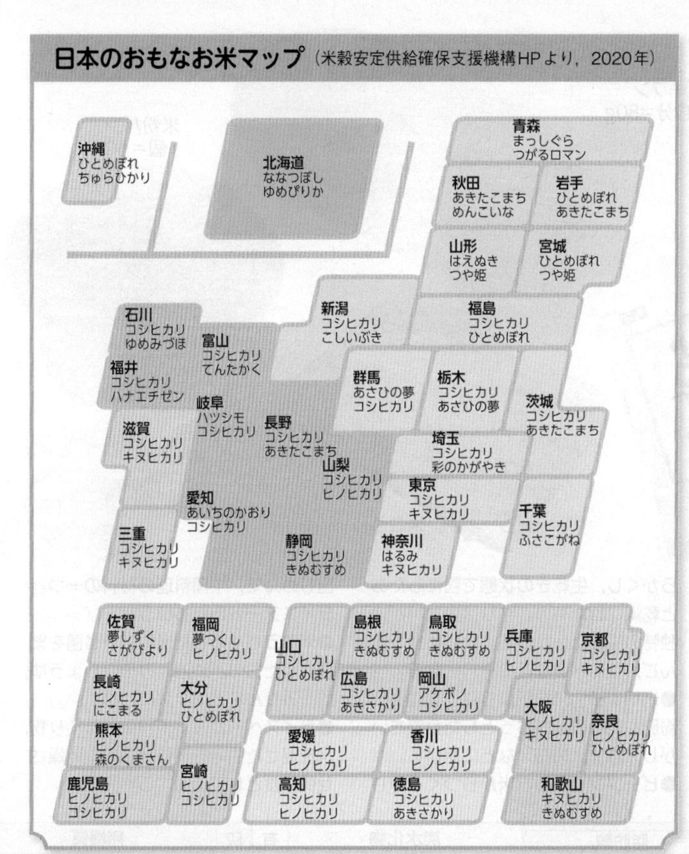

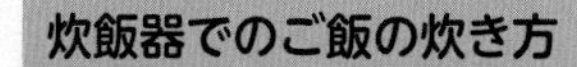

炊飯器でのご飯の炊き方

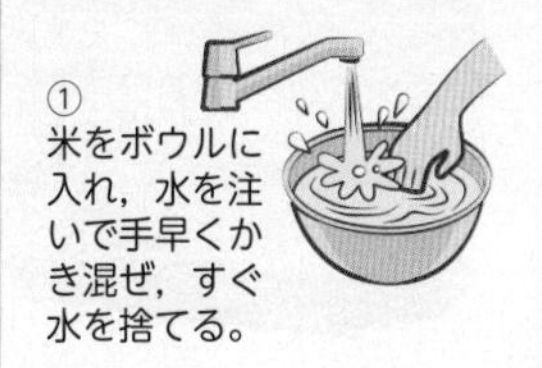

① 米をボウルに入れ，水を注いで手早くかき混ぜ，すぐ水を捨てる。

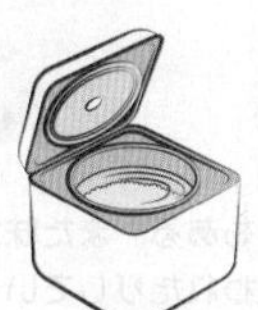

② 手のひらで米をよくとぎ，水を注いでぬかを洗い流す。3～4回繰り返し，ざるにとって水けをきる。

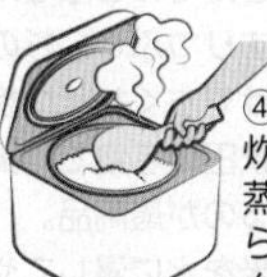

③ 内釜に米を移し，定量の水を入れ，30～60分ほど吸水させ，スイッチを入れて炊く。

④ 炊き上がって蒸らし終えたら，全体をふんわりと混ぜる。

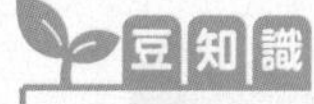

豆知識

αでんぷんとβでんぷん

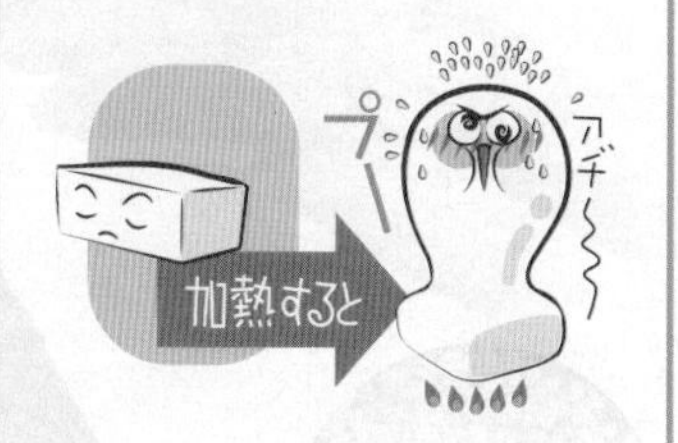

米や小麦粉，いもなどのでんぷん質の食品は，生では消化が悪く，食べることができない。生の状態のでんぷん分子は規則正しく並んでいてかたく，この状態をβでんぷんという。

βでんぷんを加熱すると，でんぷんはやわらかくふくらみ，糊（のり）状に変化する。この状態のでんぷんをαでんぷんという。このように，βでんぷんからαでんぷんに変化することをα化，または糊化（こか）という。αでんぷんは風味もよく，消化性も高まる。

しかし，α化したでんぷんもそのまま放置しておくと，また，分子がβでんぷんに近い配列にもどってしまい，かたくなる。冷えたご飯がかたくなるのはこうしたでんぷんの変化によるもので，この変化をβ化，または老化という。

無機質							ビタミン（脂溶性）												ビタミン（水溶性）											食塩相当量	備考
							A							E																	
								カロテン						トコフェロール																	
亜鉛	銅	マンガン	ヨウ素	セレン	クロム	モリブデン	レチノール	α	β	β-クリプトキサンチン	β-カロテン当量	レチノール活性当量	D	α	β	γ	δ	K	B_1	B_2	ナイアシン	ナイアシン当量	B_6	B_{12}	葉酸	パントテン酸	ビオチン	C		
mg	mg	mg	µg	µg	µg	µg	µg	µg	µg	µg	µg	µg	µg	mg	mg	mg	mg	µg	mg	mg	mg	mg	mg	µg	µg	mg	µg	mg	g	
(0.4)	(0.08)	(0.25)	0	(1)	0	(21)	0	0	0	0	0	0	0	(Tr)	0	0	0	0	(0.02)	(0.01)	(0.1)	(0.4)	(0.01)	0	(2)	(0.18)	(0.3)	0	0	別名：なんはん，なんばん，やわらかめし うるち米　食物繊維：AOAC2011.25法
(0.3)	(0.05)	(0.44)	−	−	−	−	(0)	0	0	0	0	(0)	(0)	0	0	0	0	(0)	**(0.07)**	(0.01)	(1.2)	(1.5)	(0.09)	(0)	(4)	(0.28)	−	(0)	0	うるち米　5倍かゆ 玄米20g相当量を含む
(0.3)	(0.05)	(0.26)	−	−	−	−	(0)	(0)	(0)	(0)	(0)	(0)	(0)	0	0	0	0	0	**(0.03)**	(Tr)	(0.7)	(1.0)	(0.03)	(0)	(2)	(0.15)	−	(0)	0	うるち米　5倍かゆ 半つき米20g相当量を含む
(0.3)	(0.04)	(0.19)	−	−	−	−	(0)	(0)	(0)	(0)	(0)	(0)	(0)	(Tr)	(Tr)	(Tr)	0	0	**(0.03)**	(Tr)	(0.3)	(0.6)	(0.01)	(0)	(2)	(0.11)	−	(0)	0	うるち米　5倍かゆ 七分つき米20g相当量を含む
(0.3)	(0.04)	(0.15)	0	0	0	13	(0)	0	0	0	0	(0)	(0)	(Tr)	(Tr)	0	0	0	**(0.01)**	(Tr)	(0.1)	(0.4)	(0.01)	(0)	(1)	(0.11)	0.3	(0)	0	うるち米　5倍かゆ 精白米20g相当量を含む
(0.2)	(0.03)	(0.22)	−	−	−	−	(0)	0	0	0	0	(0)	(0)	0	0	0	0	0	**(0.03)**	(Tr)	(0.6)	(0.7)	(0.05)	(0)	(2)	(0.14)	−	(0)	0	うるち米　10倍かゆ 玄米10g相当量を含む
(0.2)	(0.02)	(0.13)	−	−	−	−	(0)	(0)	(0)	(0)	(0)	(0)	(0)	(Tr)	(Tr)	(Tr)	0	0	**(0.02)**	(Tr)	(0.3)	(0.4)	(0.01)	(0)	(1)	(0.07)	−	(0)	0	うるち米　10倍かゆ 半つき米10g相当量を含む
(0.1)	(0.02)	(0.10)	−	−	−	−	(0)	(0)	(0)	(0)	(0)	(0)	(0)	(Tr)	(Tr)	0	0	0	**(0.01)**	(Tr)	(0.2)	(0.3)	(0.01)	(0)	(1)	(0.05)	−	(0)	0	うるち米　10倍かゆ 七分つき米10g相当量を含む
(0.1)	(0.02)	(0.08)	0	Tr	0	7	(0)	0	0	0	0	(0)	(0)	(Tr)	0	0	0	0	**(Tr)**	(Tr)	(Tr)	(0.1)	(Tr)	(0)	(1)	(0.05)	0.1	(0)	0	うるち米　10倍かゆ 精白米10g相当量を含む
(0.1)	(0.01)	(0.13)	−	−	−	−	(0)	0	0	0	0	(0)	(0)	0	0	0	0	0	**(0.02)**	(Tr)	(0.4)	(0.5)	(0.03)	(0)	(1)	(0.08)	−	(0)	0	うるち米　弱火で加熱，ガーゼでこしたもの　玄米6g相当量を含む
(0.1)	(0.01)	(0.08)	−	−	−	−	(0)	(0)	(0)	(0)	(0)	(0)	(0)	(Tr)	(Tr)	(Tr)	0	0	**(0.01)**	(Tr)	(0.2)	(0.3)	(0.01)	(0)	(1)	(0.04)	−	(0)	0	うるち米　弱火で加熱，ガーゼでこしたもの　半つき米6g相当量を含む
(0.1)	(0.01)	(0.06)	−	−	−	−	(0)	(0)	(0)	(0)	(0)	(0)	(0)	(Tr)	(Tr)	0	0	0	**(0.01)**	(Tr)	(0.1)	(0.2)	(Tr)	(0)	(1)	(0.03)	−	(0)	0	うるち米　弱火で加熱，ガーゼでこしたもの　七分つき米6g相当量を含む
(0.1)	(0.01)	(0.04)	0	1	0	8	(0)	0	0	0	0	(0)	(0)	(Tr)	0	0	0	0	**(Tr)**	(Tr)	(Tr)	(0.1)	(Tr)	(0)	(Tr)	(0.03)	0.1	(0)	0	うるち米　弱火で加熱，ガーゼでこしたもの　精白米6g相当量を含む
1.8	0.27	1.53	−	−	−	−	(0)	0	1	0	1	Tr	(0)	1.2	0.1	0.1	0	(0)	**0.41**	0.04	6.3	(8.8)	0.45	(0)	27	1.37	−	(0)	0	うるち，もちを含む
1.6	0.24	1.04	−	−	−	−	(0)	0	0	0	0	(0)	(0)	0.8	Tr	0.1	0	(0)	**0.30**	0.03	4.9	(7.2)	0.28	(0)	18	1.00	−	(0)	0	うるち，もちを含む 歩留り：95～96%
1.5	0.23	0.78	−	−	−	−	(0)	0	0	0	0	(0)	(0)	0.4	Tr	0	0	(0)	**0.24**	0.03	3.4	(5.6)	0.20	(0)	15	0.84	−	(0)	0	うるち，もちを含む 歩留り：93～94%
1.4	0.22	0.59	−	−	−	−	(0)	0	0	0	0	(0)	(0)	0.1	Tr	0	0	(0)	**0.08**	0.02	1.2	(3.3)	0.12	(0)	12	0.66	−	(0)	0	うるち，もちを含む 歩留り：90～92%
0.8	0.12	0.77	−	−	−	−	(0)	0	0	0	0	(0)	(0)	0.5	Tr	0.1	0	(0)	**0.16**	0.02	2.9	(3.9)	0.21	(0)	10	0.65	−	(0)	0	うるち，もちを含む 玄米47g相当量を含む
0.7	0.11	0.45	−	−	−	−	(0)	0	0	0	0	(0)	(0)	0.2	Tr	0	0	(0)	**0.08**	0.01	1.6	(2.5)	0.07	(0)	6	0.35	−	(0)	0	うるち，もちを含む 半つき米47g相当量を含む
0.7	0.11	0.34	−	−	−	−	(0)	0	0	0	0	(0)	(0)	0.1	0	0	0	(0)	**0.06**	0.01	0.8	(1.7)	0.03	(0)	5	0.26	−	(0)	0	うるち，もちを含む 七分つき米47g相当量を含む
0.6	0.10	0.26	−	−	−	−	(0)	0	0	0	0	(0)	(0)	Tr	Tr	0	0	(0)	**0.02**	0.01	0.2	(1.0)	0.02	(0)	3	0.25	−	(0)	0	うるち，もちを含む 精白米47g相当量を含む

きりたんぽ
1本＝60g

ビーフン
1食分＝80g

ライスペーパー

米粉パン
1個＝50g

上新粉
1C=130g

アルファ化米

おにぎり　1個＝120g

米こうじ

米粉

うるち米製品 (粳米製品)

Non-glutinous rice products

●**アルファ化米**：炊いたご飯を熱風で急速乾燥したもの。長期保存が可能。非常用備蓄食料としても利用される。
●**おにぎり**：炊いたご飯を丸，三角，俵などの形に握ったもの。梅干し，さけやたらこといった定番の具のほかに，ツナや豚キムチなどもある。また味つけにマヨネーズが使われたりしている。
●**きりたんぽ**：炊きたてのご飯を米粒が少し残る程度にすりつぶし，杉の串や細い竹に握りつけてちくわ状に焼いたもの。米どころ秋田の名物で，鍋にする。新米でつくるのが最高品。
●**上新粉**：うるち米を水に浸してやわらかくし，生乾きの状態で粉にしたあと乾燥させたもの。粘りは少ないが，独特の歯ごたえがある。かしわ餅，だんご，せんべいなどの材料になる。
●**米粉**：精白米を圧偏して乾燥させ，粉砕したもの。もちっとした食感をいかし，パン，めん類などに用いる。
●**ビーフン**：うるち米からつくる押し出しめんで，中国料理の材料の一つ。ライスヌードルともいう。
●**米こうじ**：蒸した米にこうじ菌を繁殖させたもの。清酒，みそ，しょうゆ，酢，みりんなどの発酵に用いる。
●**ライスペーパー**：米粉にかたくり粉，水を混ぜた生地を蒸したもの。乾燥させ保存食として流通する。

食品番号	索引番号	食品名 (可食部100g当たり)	廃棄率	エネルギー	エネルギー	水分	たんぱく質: アミノ酸組成によるたんぱく質	たんぱく質: たんぱく質	脂質: 脂肪酸のトリアシルグリセロール当量	脂質: コレステロール	脂質: 脂質	脂肪酸: 飽和	脂肪酸: 一価不飽和	脂肪酸: 多価不飽和	脂肪酸: n-3系多価不飽和	脂肪酸: n-6系多価不飽和	炭水化物: 利用可能炭水化物(単糖当量)	炭水化物: 利用可能炭水化物(質量計)	炭水化物: 差引き法による利用可能炭水化物	炭水化物: 食物繊維総量	炭水化物: 糖アルコール	炭水化物: 炭水化物	有機酸	灰分	無機質: ナトリウム	無機質: カリウム	無機質: カルシウム	無機質: マグネシウム	無機質: リン	無機質: 鉄
			%	kJ	kcal	g	g	g	g	mg	g	g	g	g	g	g	g	g	g	g	g	g	g	g	mg	mg	mg	mg	mg	mg
		[うるち米製品]																												
01110	158	●アルファ化米 ●一般用	0	1527	358	7.9	5.0	**6.0**	0.8	(0)	1.0	0.31	0.19	0.28	0.01	0.27	87.6*	79.6	84.7	**1.2**	–	**84.8**	–	0.3	5	37	7	14	**71**	0.1
01156	159	●学校給食用強化品	0	1527	358	7.9	(5.0)	**6.0**	0.8	(0)	1.0						(87.6)*	(79.6)	84.7	**1.2**	–	**84.8**	–	0.3	5	37	7	14	**71**	0.1
01111	160	●おにぎり	0	723	170	57.0	2.4	**2.7**	(0.3)	(0)	0.3	(0.10)	(0.07)	(0.10)	(Tr)	(0.10)	39.7	36.1	39.3*	**0.4**	–	**39.4**	–	0.6	200	31	3	7	**37**	0.1
01112	161	●焼きおにぎり	0	709	166	56.0	(2.7)	**3.1**	(0.3)	0	0.3	(0.10)	(0.07)	(0.10)	(Tr)	(0.10)	(40.6)*	(36.9)	39.5	**0.4**	–	**39.5**	–	1.1	380	56	5	11	**46**	0.2
01113	162	●きりたんぽ	0	850	200	50.0	(2.8)	**3.2**	(0.4)	0	0.4	(0.13)	(0.09)	(0.14)	(Tr)	(0.13)	(46.1)	(41.9)	46.2*	**0.4**	–	**46.2**	–	0.2	1	36	4	9	**43**	0.1
01114	163	●上新粉	0	1464	343	14.0	5.4	**6.2**	(0.8)	(0)	0.9	(0.29)	(0.21)	(0.31)	(0.01)	(0.30)	83.5*	75.9	78.8	**0.6**	–	**78.5**	–	0.4	2	89	5	23	**96**	0.8
01157	164	●玄米粉	0	1572	370	4.6	5.4	**7.1**	2.5	(0)	2.9	0.67	0.91	0.85	0.03	0.82	84.8*	77.1	82.6	**3.5**	–	**84.1**	–	1.3	3	230	12	110	**290**	1.4
01158	165	●米粉	0	1512	356	11.1	5.1	**6.0**	0.6	(0)	0.7	0.25	0.12	0.20	0.01	0.20	81.7	74.3	82.2*	**0.6**	–	**81.9**	–	0.3	1	45	6	11	**62**	0.1
● 01211	166	●米粉パン ●食パン	0	1043	247	(41.2)	(10.2)	**(10.7)**	(4.6)	(Tr)	(5.1)						(38.3)	(35.0)	(40.9)*	**(0.7)**	0	(41.6)	(Tr)	(1.4)	(420)	(57)	(22)	(14)	**(61)**	(0.8)
● 01212	167	●ロールパン	0	1081	256	(41.2)	(8.2)	**(8.8)**	(6.2)	(18)	(6.7)						(39.4)	(36.1)	(41.5)*	**(0.6)**	0	(42.0)	(Tr)	(1.3)	(370)	(66)	(26)	(12)	**(65)**	(0.6)
01159	168	●小麦グルテン不使用のもの	0	1048	247	41.2	2.8	**3.4**	2.8	–	3.1	0.43	1.71	0.57	0.13	0.44	55.6*	50.8	51.3	**0.9**	0	**51.3**	–	1.0	340	92	4	11	**46**	0.2
01160	169	●米粉めん	0	1069	252	37.0	3.2	**3.6**	0.6	(0)	0.7	0.24	0.16	0.20	0.01	0.20	56.6	51.5	57.9*	**0.9**	0.2	**58.4**	–	0.3	48	43	5	11	**56**	0.1
01115	170	●ビーフン	0	1526	360	11.1	5.8	**7.0**	(1.5)	(0)	1.6	(0.51)	(0.37)	(0.55)	(0.02)	(0.53)	(79.9)	(72.7)	80.3*	**0.9**	–	**79.9**	–	0.4	2	33	14	13	**59**	0.7
● 01169	171	●ライスペーパー	0	1442	339	13.2	0.4	**0.5**	0.2	0	0.3	0.09	0.05	0.03	Tr	0.03	85.7	77.9	83.7*	**0.8**	–	**84.3**	–	1.7	670	22	21	21	**12**	1.2
01116	172	●米こうじ	0	1106	260	33.0	4.6	**5.8**	1.4	(0)	1.7	0.49	0.33	0.50	0.01	0.49	60.3*	55.9	59.3	**1.4**	–	**59.2**	–	0.3	3	61	5	16	**83**	0.3
		[もち米製品]																												
01117	173	●もち	0	947	223	44.5	3.6	**4.0**	(0.5)	(0)	0.6	(0.17)	(0.11)	(0.18)	(Tr)	(0.17)	50.0	45.5	50.8*	**0.5**	–	**50.8**	–	0.1	0	32	3	6	**22**	0.1
01118	174	●赤飯	0	790	186	53.0	(3.6)	**4.3**	(0.5)	0	0.6	(0.14)	(0.12)	(0.18)	(0.02)	(0.16)	(41.0)	(37.3)	41.1*	**1.6**	–	**41.9**	–	0.2	0	71	6	11	**34**	0.4
01119	175	●あくまき	0	555	131	69.5	(2.0)	**2.3**	(1.5)	(0)	1.8	(0.53)	(0.33)	(0.55)	(0.01)	(0.54)	(29.0)*	(26.4)	26.1	**0.2**	–	**25.7**	–	0.7	16	300	6	6	**10**	0.1
01120	176	●白玉粉	0	1477	347	12.5	5.5	**6.3**	(0.8)	(0)	1.0	(0.25)	(0.24)	(0.32)	(0.01)	(0.31)	84.2*	76.5	80.4	**0.5**	–	**80.0**	–	0.2	2	3	5	6	**45**	1.1
01121	177	●道明寺粉	0	1489	349	11.6	(6.1)	**7.1**	0.5	(0)	0.7	0.22	0.12	0.15	Tr	0.15	(85.1)*	(77.3)	80.9	**0.7**	–	**80.4**	–	0.2	4	45	6	9	**41**	0.4
		[その他]																												
01161	178	●米ぬか	0	1556	374	10.3	10.9	**13.4**	17.5	(0)	19.6	3.45	7.37	5.90	0.22	5.68	27.5	25.3	32.9*	**20.5**	–	**48.8**	–	7.9	7	1500	35	850	**2000**	7.6
		そば																												
01122	179	●そば粉 ●全層粉	0	1438	339	13.5	10.2	**12.0**	2.9	(0)	3.1	0.60	1.11	1.02	0.06	0.96	70.2*	63.9	67.3	**4.3**	–	**69.6**	–	1.8	2	410	17	190	**400**	2.8
01123	180	●内層粉	0	1455	342	14.0	(5.1)	**6.0**	(1.5)	(0)	1.6	(0.31)	(0.57)	(0.53)	(0.03)	(0.50)	81.2*	73.8	76.8	**1.8**	–	**77.6**	–	0.8	1	190	10	83	**130**	1.7
01124	181	●中層粉	0	1417	334	13.5	(8.7)	**10.2**	(2.5)	(0)	2.7	(0.53)	(0.97)	(0.89)	(0.05)	(0.84)	71.3*	64.9	68.9	**4.4**	–	**71.6**	–	2.0	2	470	19	220	**390**	3.0
01125	182	●表層粉	0	1425	337	13.0	(12.8)	**15.0**	(3.3)	(0)	3.6	(0.70)	(1.29)	(1.19)	(0.07)	(1.12)	45.5	41.5	60.5*	**7.1**	–	**65.1**	–	3.3	2	750	32	340	**700**	4.2

なるほど! **餅を焼くコツ**…焦げやすい餅のでんぷんを上手にα化（糊化）させるには，全体をまんべんなく加熱することが大事。こまめに返すことがポイントなんです。

餅（切り餅）
1個＝50g

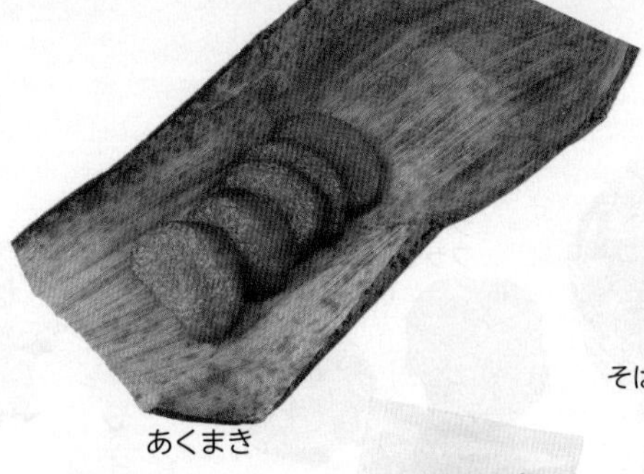
あくまき

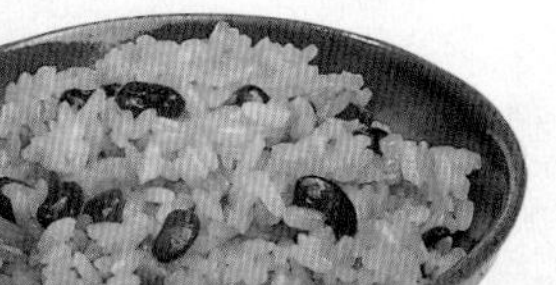
赤飯
1杯＝150g

白玉粉
1C=120g

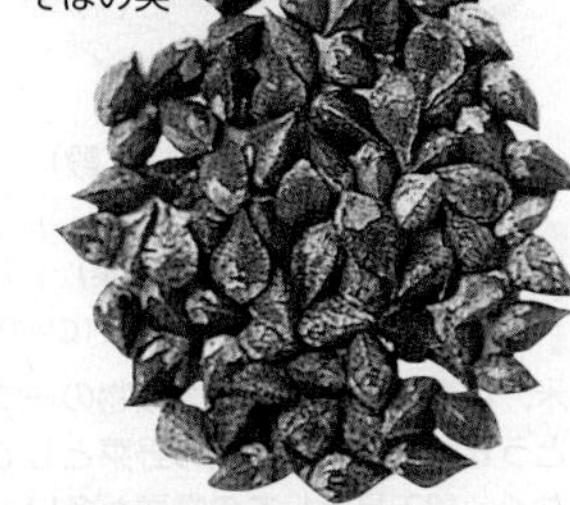
そばの実

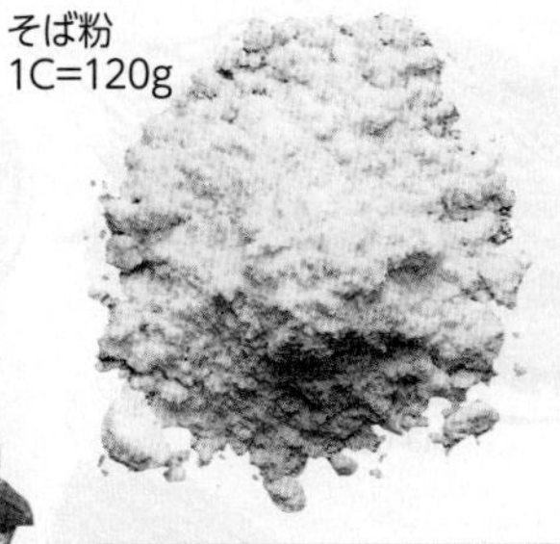
そば粉
1C=120g

もち米製品（糯米製品）
Glutinous rice products

●**餅**：蒸したもち米を杵と臼でついたもの。現在は機械づきでビニールパックした商品が多く出回っている。
種類：供え用の鏡餅，雑煮用のほか，あわ餅，よもぎ餅など，全国にその種類は多い。雑煮用の餅は関東では四角，関西では丸が主である。
食べ方：つきたては小さくちぎり，あんや大根おろし，きな粉などいろいろなものをまぶして食べる。切り餅や丸餅は焼いてしょうゆをつけ，のりで包んだり（磯辺巻き），雑煮として食べる。

●**赤飯**：もち米に，あずき（またはささげ）を混ぜ，蒸したり炊いたりした祝儀用のご飯。
●**あくまき**：もち米を灰汁（あく）に漬け込み，竹の皮に包んで蒸した南九州の郷土菓子。
●**白玉粉**：もち米を水に浸してやわらかくし，すりつぶして乾燥させたもの。寒ざらし粉ともいう。粒が細かく舌ざわりがなめらかで，消化もよい。

そば（蕎麦）
Buckwheat　生1玉＝130g

生育期間が短く，やせた土地でもよく育つので，飢饉に備える作物として古くから利用されてきた。夏に白い花が咲き，秋に三角すい形の実をつける。
産地：北海道，長野など。
旬：収穫時期により夏そば，秋そばがあり，収量，味，香り，色ともに秋そばのほうがよい。ふつう新そばという場合，秋そばのことをさす。
●**そば粉**：種実を脱穀した丸抜きを製粉したもので，独特の香りがある。製粉の段階によって一番粉から四番粉までとることができる。

無機質 亜鉛	銅	マンガン	ヨウ素	セレン	クロム	モリブデン	ビタミン（脂溶性） A レチノール	カロテン α	カロテン β	β-クリプトキサンチン	β-カロテン当量	レチノール活性当量	D	E トコフェロール α	β	γ	δ	K	ビタミン（水溶性） B1	B2	ナイアシン	ナイアシン当量	B6	B12	葉酸	パントテン酸	ビオチン	C	食塩相当量	備考
mg	mg	mg	µg	µg	µg	µg	µg	µg	µg	µg	µg	µg	µg	mg	mg	mg	mg	µg	mg	mg	mg	mg	mg	µg	µg	mg	µg	mg	g	
1.6	0.22	0.60	0	2	1	69	(0)	0	0	0	0	(0)	(0)	0.1	0	0	0	0	**0.04**	Tr	0.5	1.9	0.04	(0)	7	0.19	1.0	(0)	0	
1.6	0.22	0.60	0	2	1	69	(0)	0	0	0	0	(0)	(0)	0.1	0	0	0	0	**0.41**	Tr	0.5	(1.9)	0.04	(0)	7	0.19	1.0	(0)	0	
0.6	0.10	0.38	–	–	–	–	(0)	0	0	0	0	(0)	(0)	Tr	Tr	0	0	0	**0.02**	0.01	0.2	0.9	0.02	(0)	3	0.27	–	0	0.5	塩むすび（のり，具材なし）食塩0.5gを含む
0.7	0.10	0.37	25	4	1	43	(0)	0	0	0	0	(0)	(0)	Tr	Tr	0	0	0	**0.03**	0.02	0.3	(1.1)	0.03	0	5	0.29	1.1	0	1.0	こいくちしょうゆ6.5gを含む
0.7	0.12	0.40	–	–	–	–	(0)	0	0	0	0	(0)	(0)	Tr	Tr	0	0	0	**0.03**	0.01	0.3	(1.1)	0.02	(0)	4	0.31	–	0	0	
1.0	0.19	0.75	1	4	1	77	(0)	–	–	–	(0)	(0)	(0)	0.2	0	0	0	(0)	**0.09**	0.02	1.3	2.7	0.12	(0)	12	0.67	1.1	(0)	0	(100g：154mL，100mL：65g)
2.4	0.30	2.49	1	2	6	120	(0)	(0)	(0)	(0)	(0)	(0)	–	1.2	Tr	0.1	0	(0)	**0**	0.03	4.6	6.1	0.08	(0)	9	0.12	5.1	(0)	0	焙煎あり
1.5	0.23	0.60	–	–	–	–	(0)	(0)	(0)	(0)	(0)	(0)	–	0	0	0	0	(0)	**0.03**	0.01	0.3	1.7	0.04	(0)	9	0.20	–	(0)	0	(100g：169mL，100mL：59g)
(1.3)	(0.18)	(0.54)	(1)	(Tr)	0	(Tr)	–	0	0	0	–	–	–	(0.5)	(0.1)	(0.5)	(0.2)	–	(0.05)	(0.06)	(0.8)	(2.6)	(0.04)	(Tr)	(32)	(0.22)	(1.5)	0	(1.1)	
(1.2)	(0.16)	(0.43)	(3)	(2)	0	(1)	–	0	(8)	(1)	–	–	(0.5)	(0.8)	(0.1)	(1.4)	(0.3)	–	(0.05)	(0.08)	(0.7)	(2.2)	(0.04)	(0.1)	(35)	(0.27)	(2.8)	0	(0.9)	
0.9	0.12	0.38	–	–	–	–	–	–	–	–	–	–	–	0.5	0	0.5	0	–	**0.05**	0.03	0.7	1.5	0.04	–	30	0.23	–	–	0.9	試料：小麦アレルギー対応食品（米粉100%）
1.1	0.15	0.48	–	–	–	–	(0)	(0)	(0)	(0)	(0)	(0)	–	Tr	0	0	0	(0)	**0.03**	Tr	0.5	1.4	0.05	(0)	4	0.31	–	(0)	0.1	試料：小麦アレルギー対応食品（米粉100%）
0.6	0.06	0.33	5	3	4	25	(0)	–	–	–	(0)	(0)	(0)	0	0	0	0	(0)	**0.06**	0.02	0.6	2.4	0	(0)	4	0.09	0.6	(0)	0	
0.1	0.03	0.14	6	Tr	18	3	0	0	0	0	0	0	0	0	0	0	0	0	**0.01**	0	0.1	0.2	0.01	0.3	3	0.02	0.2	0	1.7	別名：生春巻きの皮
0.9	0.16	0.74	0	2	0	48	(0)	–	–	–	(0)	(0)	(0)	0.2	0	0	0	(0)	**0.11**	0.13	1.5	2.8	0.11	(0)	71	0.42	4.2	(0)	0	
0.9	0.13	0.58	0	2	0	56	(0)	0	0	0	0	(0)	(0)	Tr	0	0	0	0	**0.03**	0.01	0.2	1.2	0.03	(0)	4	0.34	0.6	(0)	0	
0.9	0.13	0.45	0	2	0	61	(0)	0	1	0	1	0	(0)	Tr	0	0.3	0.5	1	**0.05**	0.01	0.2	(1.2)	0.03	(0)	9	0.30	1.0	0	0	別名：おこわ，こわめし 原材料配合割合：もち米100，ささげ10
0.7	0.05	0.39	–	–	–	–	(0)	–	–	–	(0)	(0)	(0)	Tr	0	0	0	(0)	**Tr**	Tr	Tr	(0.6)	0.01	(0)	1	0	–	(0)	0	
1.2	0.17	0.55	3	3	1	56	(0)	–	–	–	(0)	(0)	(0)	0	0	0	0	(0)	**0.03**	0.01	0.4	1.8	0.01	(0)	14	0	1.0	(0)	0	別名：寒晒し粉（かんざらし）
1.5	0.22	0.90	–	–	–	–	(0)	0	0	0	0	(0)	(0)	Tr	0	0	0	(0)	**0.04**	0.01	0.4	(2.0)	0.04	(0)	6	0.22	–	(0)	0	(100g：125mL，100mL：80g)
5.9	0.48	15.00	3	5	5	65	(0)	(0)	(0)	(0)	(0)	(0)	–	10.0	0.5	1.2	0.1	(0)	**3.12**	0.21	35.0	38.0	3.27	(0)	180	4.43	38.0	(0)	0	
2.4	0.54	1.09	1	7	4	47	(0)	–	–	–	(0)	(0)	(0)	0.2	0	6.8	0.3	0	**0.46**	0.11	4.5	7.7	0.30	(0)	51	1.56	17.0	(0)	0	表層粉の一部を除いたもの 別名：挽きぐるみ
0.9	0.37	0.49	0	7	2	12	(0)	–	–	–	(0)	(0)	(0)	0.1	0	2.7	0.2	(0)	**0.16**	0.07	2.2	(3.8)	0.20	(0)	30	0.72	4.7	(0)	0	別名：さらしな粉，ごぜん粉
2.2	0.58	1.17	0	13	3	43	(0)	–	–	–	(0)	(0)	(0)	0.2	0	7.2	0.4	(0)	**0.35**	0.10	4.1	(6.8)	0.44	(0)	44	1.54	18.0	(0)	0	
4.6	0.91	2.42	2	16	6	77	(0)	–	–	–	(0)	(0)	(0)	0.4	Tr	11.0	0.7	(0)	**0.50**	0.14	7.1	(11.0)	0.76	(0)	84	2.60	38.0	(0)	0	

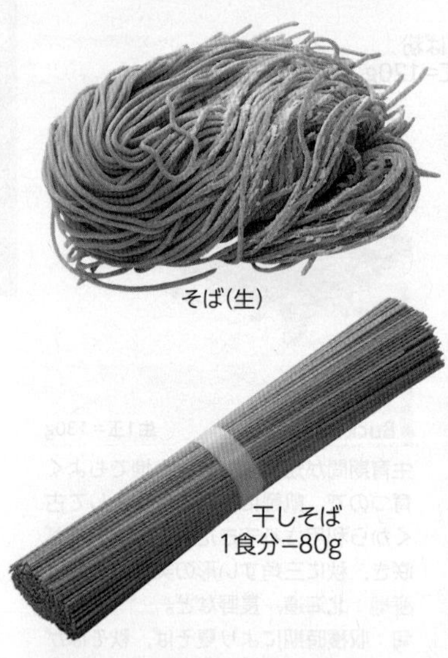

そば(生)

干しそば
1食分=80g

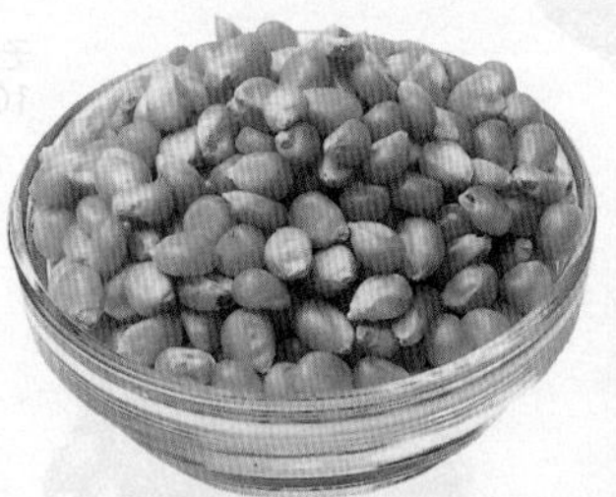

とうもろこし黄色種(玄穀)

ポップコーン
1袋=60g

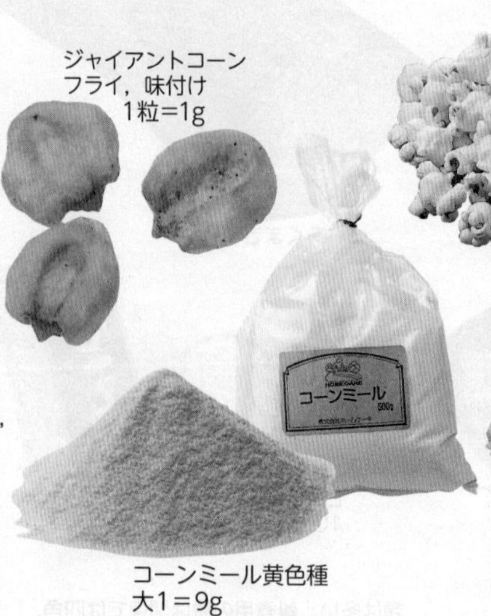

ジャイアントコーン
フライ，味付け
1粒=1g

コーンミール黄色種
大1=9g

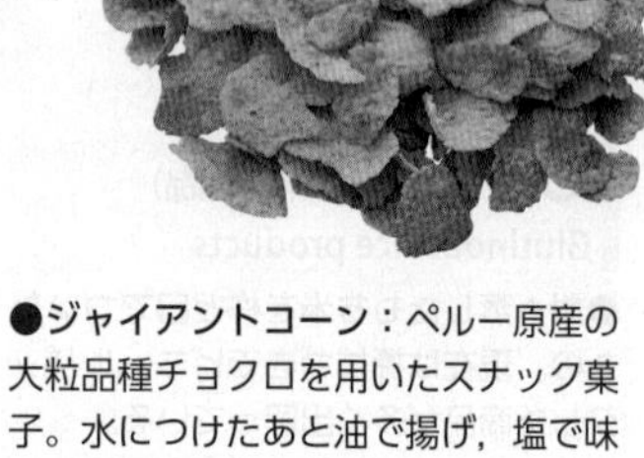

コーンフレーク
1C=20g

●そば：そば粉をこねて薄くのばし，細く切ったもの。この工程を「そばを打つ」という。そば粉は，小麦粉のようにグルテンを形成しないため粘りがない。このため，つなぎとして小麦粉，卵，山いもなどを加える場合が多い。ちなみに「二八そば」とは，小麦粉2割，そば粉8割で打ったそばという意味である。また，そば粉を熱湯で練ったものをそばがきという。

とうもろこし（玉蜀黍）

Corn 玄穀1C=150g

米，小麦と並ぶ世界三大穀物の一つで，とうきびともいう。生の野菜としてでなく，加工品としての需要が多い。

種類：デントコーン種は，世界でも生産量が多く，飼料やでんぷんなどの工業用になる。このほか，食用として利用されるスイートコーン種，粉にしてスナック菓子の原料にするフリントコーン種，ポップコーンにする爆裂（ポップコーン）種などがある。加工用とうもろこしは，完熟の実を収穫してよく乾燥させたものである。

産地：アメリカ，中国など。

用い方：多くは加工用，飼料用に使われる。バーボンウイスキーはとうもろこしからつくるお酒である。

●コーンミール：とうもろこしの玄穀粒の胚芽を除き，粉砕したもの。かゆ状に煮たり，小麦粉と混ぜてパンの原料にする。コーングリッツは，玄穀粒を粗砕し，表皮と胚芽を除いて粉砕したもので，コーンミールよりも粒が粗い。コーンフラワーはそのうちの胚乳の粉質部で，粒がもっともこまかい。それぞれ製菓，スナック食品に使う。

●ジャイアントコーン：ペルー原産の大粒品種チョクロを用いたスナック菓子。水につけたあと油で揚げ，塩で味つけする。

●ポップコーン：菓子としてよく知られているが，本来はとうもろこしの品種の一つ。高温で炒めると爆裂する性質を利用したスナック菓子である。

可食部100g当たり▶

食品番号	索引番号	食品名	廃棄率 %	エネルギー kJ	エネルギー kcal	水分 g	たんぱく質 アミノ酸組成によるたんぱく質 g	たんぱく質 g	脂質 脂肪酸のトリアシルグリセロール当量 g	コレステロール mg	脂質 g	脂肪酸 飽和 g	一価不飽和 g	多価不飽和 g	n-3系 多価不飽和 g	n-6系 多価不飽和 g	利用可能炭水化物 単糖当量 g	利用可能炭水化物 質量計 g	差引き法による利用可能炭水化物 g	食物繊維総量 g	糖アルコール g	炭水化物 g	有機酸 g	灰分 g	ナトリウム mg	カリウム mg	カルシウム mg	マグネシウム mg	リン mg	鉄 mg
01126	183	●そば米	0	1471	347	12.8	(8.0)	**9.6**	(2.3)	(0)	2.5	(0.49)	(0.89)	(0.82)	(0.05)	(0.77)	(70.8)	(64.4)	71.8*	**3.7**	–	**73.7**	–	1.4	1	390	12	150	**260**	1.6
01127	184	●そば ●生	0	1149	271	33.0	8.2	**9.8**	(1.7)	(0)	1.9	(0.40)	(0.42)	(0.80)	(0.04)	(0.76)	(56.4)*	(51.3)	50.3	**6.0**	–	**54.5**	–	0.8	1	160	18	65	**170**	1.4
01128	185	●ゆで	0	552	130	68.0	(3.9)	**4.8**	(0.9)	(0)	1.0	(0.21)	(0.22)	(0.42)	(0.02)	(0.40)	(27.0)*	(24.5)	24.1	**2.9**	–	**26.0**	–	0.2	2	34	9	27	**80**	0.8
● 01197	186	●そば ●半生そば	0	1378	325	23.0	(8.7)	(10.5)	–	(0)	(3.8)						(64.9)*	(59.0)	(56.5)	**6.9**	(0.1)	(61.8)	–	(0.9)	(3)	(190)	(20)	(74)	(180)	(1.3)
01129	187	●干しそば ●乾	0	1463	344	14.0	11.7	**14.0**	(2.1)	(0)	2.3	(0.49)	(0.50)	(0.97)	(0.05)	(0.92)	(72.4)*	(65.9)	65.6	**3.7**	–	**66.7**	–	3.0	850	260	24	100	**230**	2.6
01130	188	●ゆで	0	479	113	72.0	(3.9)	**4.8**	(0.6)	(0)	0.7	(0.15)	(0.15)	(0.30)	(0.02)	(0.28)	(23.6)*	(21.5)	21.6	**1.5**	–	**22.1**	–	0.4	50	13	12	33	**72**	0.9
		とうもろこし																												
01131	189	●玄穀 ●黄色種	0	1441	341	14.5	(7.4)	**8.6**	(4.5)	(0)	5.0	(1.01)	(1.07)	(2.24)	(0.09)	(2.15)	71.2	64.8	63.3*	**9.0**	–	**70.6**	–	1.3	3	290	5	75	**270**	1.9
01162	190	●白色種	0	1441	341	14.5	(7.4)	**8.6**	4.5	(0)	5.0						(71.2)	(64.8)	63.3*	**9.0**	–	**70.6**	–	1.3	3	290	5	75	**270**	1.9
01132	191	●コーンミール ●黄色種	0	1591	375	14.0	(7.0)	**8.3**	(3.6)	(0)	4.0	(0.80)	(0.85)	(1.79)	(0.07)	(1.72)	(79.7)*	(72.5)	66.1	**8.0**	–	**72.4**	–	1.3	2	220	5	99	**130**	1.5
01163	192	●白色種	0	1591	375	14.0	(7.0)	**8.3**	3.6	(0)	4.0						(79.7)*	(72.5)	66.1	**8.0**	–	**72.4**	–	1.3	2	220	5	99	**130**	1.5
01133	193	●コーングリッツ ●黄色種	0	1498	352	14.0	7.6	**8.2**	0.9	(0)	1.0	0.20	0.21	0.45	0.02	0.43	82.3*	74.8	74.7	**2.4**	–	**76.4**	–	0.4	1	160	2	21	**50**	0.3
01164	194	●白色種	0	1498	352	14.0	(7.6)	**8.2**	0.9	(0)	1.0						(82.3)*	(74.8)	74.7	**2.4**	–	**76.4**	–	0.4	1	160	2	21	**50**	0.3
01134	195	●コーンフラワー ●黄色種	0	1478	347	14.0	(5.7)	**6.6**	(2.5)	(0)	2.8	(0.56)	(0.60)	(1.26)	(0.05)	(1.20)	(79.7)*	(72.5)	75.6	**1.7**	–	**76.1**	–	0.5	1	200	3	31	**90**	0.6
01165	196	●白色種	0	1478	347	14.0	(5.7)	**6.6**	2.5	(0)	2.8						(79.7)*	(72.5)	75.6	**1.7**	–	**76.1**	–	0.5	1	200	3	31	**90**	0.6
01135	197	●ジャイアントコーン ●フライ，味付け	0	1718	409	4.3	(5.2)	**5.7**	10.6	(0)	11.8	3.37	3.74	3.05	0.06	2.99	–	–	67.8*	**10.5**	–	**76.6**	–	1.6	430	110	8	88	**180**	1.3
01136	198	●ポップコーン	0	1979	472	4.0	(8.7)	**10.2**	(21.7)	(0)	22.8	(6.30)	(6.76)	(7.73)	(0.18)	(7.55)	(59.5)*	(54.1)	52.8	**9.3**	–	**59.6**	–	3.4	570	300	7	95	**290**	4.3
01137	199	●コーンフレーク	0	1618	380	4.5	6.8	**7.8**	(1.2)	(0)	1.7	(0.42)	(0.20)	(0.55)	(0.03)	(0.52)	(89.9)*	(82.2)	82.7	**2.4**	–	**83.6**	–	2.4	830	95	1	14	**45**	0.9
01138	200	はとむぎ●精白粒	0	1496	353	13.0	12.5	**13.3**	–	(0)	1.3						–	–	72.4*	**0.6**	–	**72.2**	–	0.2	1	85	6	12	**20**	0.4
01139	201	ひえ●精白粒	0	1534	361	12.9	8.4	**9.4**	3.0	(0)	3.3	0.56	0.66	1.65	0.04	1.61	77.9*	70.8	70.2	**4.3**	–	**73.2**	–	1.3	6	240	7	58	**280**	1.6
		もろこし																												
01140	202	●玄穀	0	1454	344	12.0	(9.0)	**10.3**	(4.7)	(0)	4.7	(0.83)	(1.54)	(2.12)	(0.09)	(2.03)	65.6*	59.7	62.7	**9.7**	–	**71.1**	–	1.9	2	590	16	160	**430**	3.3
01141	203	●精白粒	0	1473	348	12.5	(8.0)	**9.5**	(2.3)	(0)	2.6	(0.41)	(0.73)	(1.09)	(0.05)	(1.04)	72.0	65.4	71.5*	**4.4**	–	**74.1**	–	1.3	2	410	14	110	**290**	2.4
		ライむぎ																												
01142	204	●全粒粉	0	1342	317	12.5	10.8	**12.7**	(2.0)	(0)	2.7	(0.40)	(0.31)	(1.19)	(0.15)	(1.04)	61.2*	55.7	60.0	**13.3**	–	**70.7**	–	1.4	1	400	31	100	**290**	3.5
01143	205	●ライ麦粉	0	1368	324	13.5	7.8	**8.5**	1.2	(0)	1.6	0.24	0.19	0.70	0.09	0.62	64.4	58.6	64.0*	**12.9**	–	**75.8**	–	0.6	1	140	25	30	**140**	1.5

なるほど! はとむぎでお肌つるつる…はとむぎは，古くから肌のツヤをよくすることで有名。これを使った漢方薬は美肌，健胃に効果があるとされています。

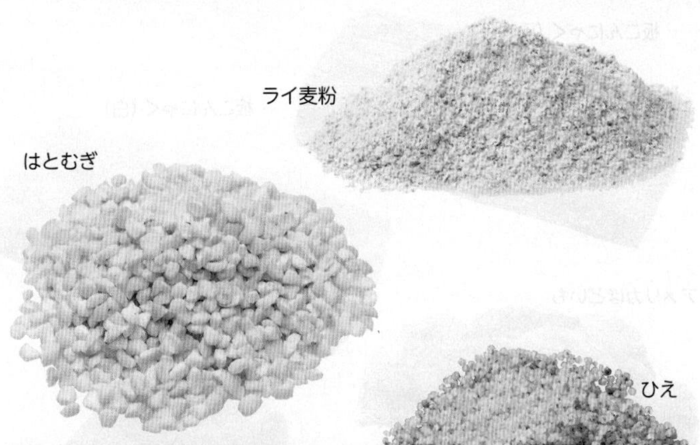

●コーンフレーク：粗くひいたとうもろこしの粉に麦芽，砂糖などを混ぜ，加熱したものを加圧して焼き上げたもの。そのまま食べられることから，朝食用シリアルとしての需要が高い。牛乳や砂糖などをかけて食べる。離乳食，幼児食にも適している。

はとむぎ（鳩麦，薏苡）

Job's tears 精白粒1C＝130g

ジュズダマの変種。やせた土地でもよく育ち，肥料もいらないので，救荒作物として利用されてきた。現在ははとむぎ茶の原料にするほか，薬用に利用される。古くから肌をきれいにするほか，利尿作用に効果があるとされる。

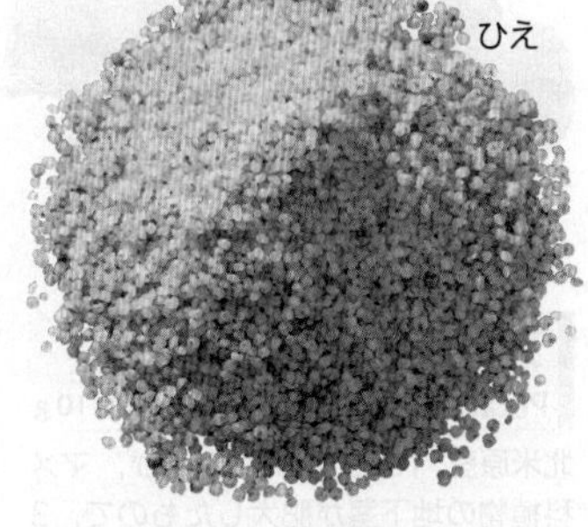

ひえ（稗）

Japanese barnyard millet 精白粒1C＝130g

水田が開けない山間部などで栽培され，寒冷地ややせ地でも栽培できるため，あわと同様，備蓄作物の一つとして栽培されてきた。米との混炊に利用したり，飼料に用いる。

豆知識 やわらかい食品と噛む力

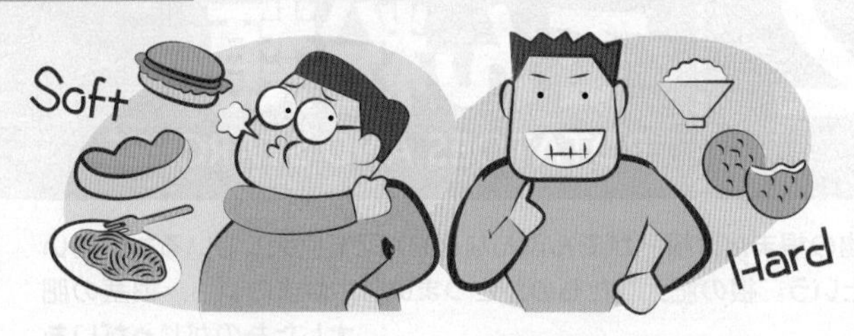

現代の多様化した食生活の特徴の一つに，やわらかい形態の食品が増えたことがあげられる。主食を例にとると，パンやパスタなどの小麦粉製品は粒中のでんぷんが壊れやすくなっているために，よく噛まなくてもおいしく食べることができる。

咀嚼（そしゃく）をあまりしなくなったことは，人の成長や健康に少しずつ悪影響となってあらわれてきており，歯並びや噛み合わせが悪くなる，歯肉炎，虫歯などの口腔への障害が目立ってきた。丸飲みや早食いも増長され，それが大食を招き，ひいては肥満へと進むことになる。

また，肩こりや視力低下などの全身症状への影響も出てきており，この状況は年ごとに増加の傾向にあると考えられる。

よく噛まなくてもおいしく食べられるということは，当然味つけが濃く，塩分や糖分の摂取が多くなる。

固型のかたいものをよく噛んで食べることの重要性は，私たちの健康を左右する大きなカギといってもよいだろう。

ライむぎ（ライ麦）

Rye ライ麦粉1C＝110g

小麦や大麦が栽培できない寒冷地などでつくられてきた。別名黒麦。ライ麦からつくるライ麦粉は，小麦粉と異なり，グルテンを形成しないため，ずっしりとした重みのあるパンになる。

産地：ドイツ，ポーランド，ロシア。

用い方：黒パンやウイスキー，ウオッカの原料になる。

無機質							ビタミン（脂溶性）												ビタミン（水溶性）										食塩相当量	備考
亜鉛	銅	マンガン	ヨウ素	セレン	クロム	モリブデン	A レチノール	A カロテン α	A カロテン β	A β-クリプトキサンチン	A β-カロテン当量	A レチノール活性当量	D	E トコフェロール α	E トコフェロール β	E トコフェロール γ	E トコフェロール δ	K	B₁	B₂	ナイアシン	ナイアシン当量	B₆	B₁₂	葉酸	パントテン酸	ビオチン	C		
mg	mg	mg	µg	µg	µg	µg	µg	µg	µg	µg	µg	µg	µg	mg	mg	mg	mg	µg	mg	mg	mg	mg	mg	µg	µg	mg	µg	mg	g	
1.4	0.38	0.76	–	–	–	–	(0)	–	–	–	(0)	(0)	(0)	0.1	0	1.9	0.1	(0)	**0.42**	0.10	4.3	(6.9)	0.35	(0)	23	1.53	–	0	0	別名：そばごめ，むきそば
1.0	0.21	0.86	4	24	3	25	(0)	–	–	–	(0)	(0)	(0)	0.2	0.1	1.9	0.1	–	**0.19**	0.09	3.4	5.4	0.15	(0)	19	1.09	5.5	(0)	0	別名：そば切り 小麦製品を原材料に含む 原材料配合割合：小麦粉65，そば粉35 食物繊維：AOAC2011.25法
0.4	0.10	0.38	Tr	12	2	11	(0)	–	–	–	(0)	(0)	(0)	0.1	Tr	0.8	Tr	–	**0.05**	0.02	0.5	(1.5)	0.04	(0)	8	0.33	2.7	(0)	0	別名：そば切り 原材料配合割合：小麦粉65，そば粉35 食物繊維：AOAC2011.25法
(1.2)	(0.24)	(0.99)	(4)	(27)	(4)	(28)	0	0	0	0	0	0	(0)	(0.2)	(0.1)	(2.2)	(0.1)	–	(0.22)	(0.10)	(2.3)	(4.5)	(0.16)	(0)	(22)	(1.25)	(6.3)	(0)	0	食物繊維：AOAC2011.25法
1.5	0.34	1.11	–	–	–	–	(0)	–	–	–	(0)	(0)	(0)	0.3	0.2	1.3	0.1	(0)	**0.37**	0.08	3.2	6.1	0.24	(0)	25	1.15	–	(0)	2.2	原材料配合割合：小麦粉65，そば粉35
0.4	0.10	0.33	–	–	–	–	(0)	–	–	–	(0)	(0)	(0)	0.1	0.1	0.5	0	(0)	**0.08**	0.02	0.6	(1.6)	0.05	(0)	5	0.22	–	(0)	0.1	
																														別名：とうきび
1.7	0.18	–	0	6	Tr	20	(0)	11	99	100	150	13	(0)	1.0	0.1	3.9	0.1	(0)	**0.30**	0.10	2.0	(3.0)	0.39	(0)	28	0.57	8.3	(0)	0	
1.7	0.18	–	0	6	Tr	20	(0)	–	–	–	Tr	(0)	(0)	1.0	0.1	3.9	0.1	(0)	**0.30**	0.10	2.0	(3.0)	0.39	(0)	28	0.57	8.3	(0)	0	
1.4	0.16	0.38	–	–	–	–	(0)	11	100	100	160	13	(0)	1.1	0.1	4.1	0.2	(0)	**0.15**	0.08	0.9	(1.6)	0.43	(0)	28	0.57	–	(0)	0	歩留り：75～80%
1.4	0.16	0.38	–	–	–	–	(0)	–	–	–	Tr	(0)	(0)	1.1	0.1	4.1	0.2	(0)	**0.15**	0.08	0.9	(1.6)	0.43	(0)	28	0.57	–	(0)	0	歩留り：75～80%
0.4	0.07	–	Tr	6	0	10	(0)	15	110	130	180	15	(0)	0.2	Tr	0.5	0	(0)	**0.06**	0.05	0.7	1.4	0.11	(0)	8	0.32	3.1	(0)	0	歩留り：44～55%
0.4	0.07	–	Tr	6	0	10	(0)	–	–	–	Tr	(0)	(0)	0.2	Tr	0.5	0	(0)	**0.06**	0.05	0.7	(1.4)	0.11	(0)	8	0.32	3.1	(0)	0	歩留り：44～55%
0.6	0.08	0.13	–	–	–	–	(0)	14	69	100	130	11	(0)	0.2	Tr	0.8	0	(0)	**0.14**	0.06	1.3	(2.1)	0.20	(0)	9	0.37	–	(0)	0	歩留り：4～12%
0.6	0.08	0.13	–	–	–	–	(0)	–	–	–	Tr	(0)	(0)	0.2	Tr	0.8	0	(0)	**0.14**	0.06	1.3	(2.1)	0.20	(0)	9	0.37	–	(0)	0	歩留り：4～12%
1.6	0.07	0.30	–	–	–	–	(0)	0	0	–	0	(0)	(0)	1.4	0.1	2.4	0.3	1	**0.08**	0.02	1.9	(2.4)	0.11	(0)	12	0.12	–	(0)	1.1	
2.4	0.20	–	–	–	–	–	(0)	3	91	170	180	15	(0)	3.0	0.1	8.3	0.4	–	**0.13**	0.08	2.0	(3.2)	0.27	(0)	22	0.46	–	(0)	1.4	
0.2	0.07	–	Tr	5	3	15	(0)	10	72	80	120	10	(0)	0.3	0.1	3.1	2.0	(0)	**0.03**	0.02	0.3	1.0	0.04	(0)	6	0.22	1.6	(0)	2.1	
0.4	0.11	0.81	–	–	–	–	(0)	–	–	–	0	(0)	(0)	0	0	0.1	0	(0)	**0.02**	0.05	0.5	1.7	0.07	(0)	16	0.16	–	(0)	0	歩留り：42～45%
2.2	0.15	1.37	0	4	2	10	(0)	(0)	(0)	(0)	(0)	(0)	(0)	0.1	0	1.2	0	(0)	**0.25**	0.02	0.4	2.3	0.17	(0)	14	1.50	3.6	0	0	歩留り：55～60%
																														別名：こうりゃん，ソルガム，たかきび，マイロ
2.7	0.44	1.63	1	1	1	34	(0)	–	–	–	(0)	(0)	(0)	0.5	0	2.3	0	(0)	**0.35**	0.10	6.0	(8.0)	0.31	(0)	54	1.42	15.0	(0)	0	
1.3	0.21	1.12	–	–	–	–	(0)	–	–	–	(0)	(0)	(0)	0.2	0	1.5	0	(0)	**0.10**	0.03	3.0	(5.0)	0.24	(0)	29	0.66	–	(0)	0	歩留り：70～80%
																														別名：黒麦（くろむぎ）
3.5	0.44	2.15	0	2	1	65	(0)	–	–	–	(0)	(0)	(0)	1.0	0.3	0	0	(0)	**0.47**	0.20	1.7	4.2	0.22	(0)	65	0.87	9.5	0	0	01143ライ麦粉から推計
0.7	0.11	–	–	–	–	–	(0)	–	–	–	(0)	(0)	(0)	0.7	0.3	0	0	(0)	**0.15**	0.07	0.9	2.6	0.10	(0)	34	0.63	–	(0)	0	歩留り：65～75%

2 いも及び でん粉類

POTATOES AND STARCHES

植物の根または根茎がでんぷんなどを蓄えて肥大しているものをいもという。根の肥大したものがさつまいも，やまのいも，根茎の肥大したものがじゃがいも，さといもなどである。

いもは，世界的にみて，現在も主食やそれに準ずる食物として重要な地位を占めるほか，でんぷんの原料や飼料として広く利用されている。

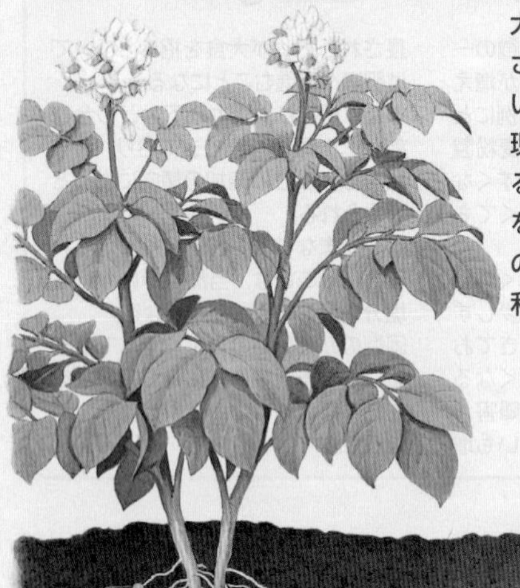

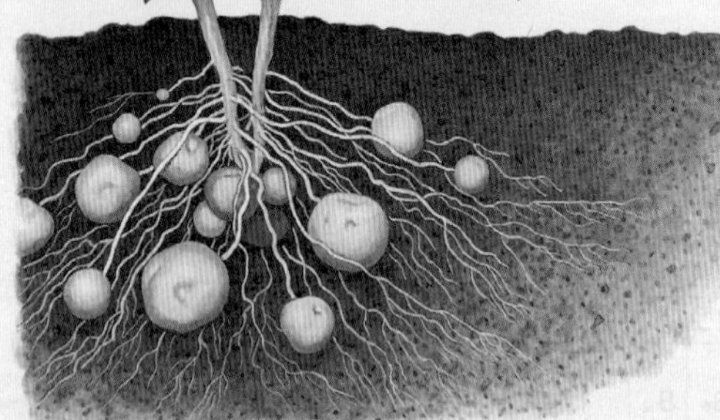

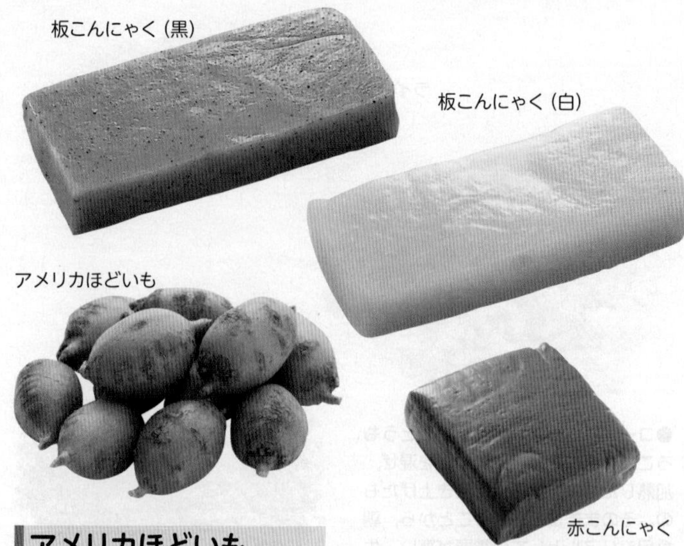

アメリカほどいも

Potato bean 1個＝10 g

北米原産。「いも」と呼ばれるが，マメ科植物の地下茎が肥大したもので，3～6cm程度の小型のいもとして利用される。明治期にリンゴの苗木をアメリカから輸入した際に土に混じって入り込み，それが青森県内で定着したものといわれる。日本で自生していた「ほどいも」とは別の植物。じゃがいもと自然薯を足したような食感と味わいをもつ。日本ではアピオスという名で広まっている。

産地：青森，千葉，秋田など。

調理法：ゆでる，焼く，蒸すなど，加熱していも類と同様の食べ方ができる。

こんにゃく（蒟蒻）

Konjac 板こんにゃく1枚＝250g

さといもの仲間であるこんにゃくいもを原料とした加工品。こんにゃくいもの主成分グルコマンナンが，石灰などのアルカリ性物質によって固まる性質を利用してつくる。独特の歯ざわりがある。マンナンは水溶性食物繊維であるが，加工品のこんにゃくは不溶性食物繊維である。いずれも消化されにくく整腸作用がある。

種類：板状に固めたものを板こんにゃく，玉状のものを玉こんにゃくという。また，熱湯中に細く絞り出して固めた

食品番号	索引番号	食品名（可食部100g当たり）	廃棄率	エネルギー		水分	たんぱく質：アミノ酸組成によるたんぱく質	たんぱく質	脂質：脂肪酸のトリアシルグリセロール当量	コレステロール	脂質	脂肪酸：飽和	一価不飽和	多価不飽和	n-3系多価不飽和	n-6系多価不飽和	炭水化物：利用可能炭水化物（単糖当量）	利用可能炭水化物（質量計）	差引き法による利用可能炭水化物	食物繊維総量	糖アルコール	炭水化物	有機酸	灰分	ナトリウム	カリウム	カルシウム	マグネシウム	リン	鉄
			%	kJ	kcal	g	g	g	g	mg	g	g	g	g	g	g	g	g	g	g	g	g	g	g	mg	mg	mg	mg	mg	mg
		<いも類>																												
		アメリカほどいも																												
02068	206	●塊根，生	20	616	146	56.5	3.5	5.9	0.2	–	0.6	0.08	0.02	0.12	0.01	0.11	33.3	30.5	26.8*	11.1	–	35.6	0.4	1.5	5	650	73	39	120	1.1
02069	207	●塊根，ゆで	15	609	144	57.1	3.7	6.0	0.3	–	0.8	0.10	0.02	0.19	0.02	0.17	30.4*	27.9	28.5	8.4	–	34.5	0.4	1.5	5	650	78	42	120	1.0
		きくいも																												
02001	208	●塊茎，生	20	278	66	81.7	–	1.9	–	(0)	0.4						(2.8)	(2.7)	12.2*	1.9	–	14.7	0.5	1.3	1	610	14	16	66	0.3
02041	209	●塊茎，水煮	0	215	51	85.4	–	1.6	–	(0)	0.5						(2.2)	(2.1)	8.7*	2.1	–	11.3	0.4	1.2	1	470	13	13	56	0.3
		こんにゃく																												
02002	210	●精粉	0	786	194	6.0	–	3.0	–	(0)	0.1						–	–	5.4*	79.9	–	85.3	–	5.6	18	3000	57	70	160	2.1
02003	211	●板こんにゃく ●精粉こんにゃく	0	21	5	97.3	–	0.1	–	(0)	Tr						–	–	0.1*	2.2	–	2.3	–	0.3	10	33	43	2	5	0.4
02004	212	●生いもこんにゃく	0	35	8	96.2	–	0.1	–	(0)	0.1						–	–	0.3*	3.0	–	3.3	–	0.3	2	44	68	5	7	0.6
02042	213	●赤こんにゃく	0	24	6	97.1	–	0.1	–	(0)	Tr						–	–	0.2*	2.3	–	2.5	–	0.3	11	48	46	3	5	78.0
02043	214	●凍みこんにゃく ●乾	0	777	192	12.0	–	3.3	–	(0)	1.4						–	–	5.8*	71.3	–	77.1	–	6.2	52	950	1600	110	150	12.0
02044	215	●ゆで	0	169	42	80.8	–	0.7	–	(0)	0.3						–	–	1.3*	15.5	–	16.8	–	1.4	11	210	340	23	32	2.7
02005	216	●しらたき	0	28	7	96.5	–	0.2	–	(0)	Tr						–	–	0.1*	2.9	–	3.0	–	0.3	10	12	75	4	10	0.5
		（さつまいも類）																												
02045	217	●さつまいも ●塊根，皮つき，生	2	539	127	64.6	0.8	0.9	0.1	(0)	0.5	0.06	Tr	0.05	0.01	0.04	31.0*	28.4	30.5	2.8	–	33.1	0.4	0.9	23	380	40	24	46	0.5
02046	218	●塊根，皮つき，蒸し	4	548	129	64.2	0.7	0.9	0.1	(0)	0.2	0.03	Tr	0.05	0.01	0.04	31.1*	28.9	29.7	3.8	–	33.7	0.5	1.0	22	390	40	23	47	0.5
02047	219	●塊根，皮つき，天ぷら	0	866	205	52.4	1.2	1.4	6.3	–	6.8	0.48	3.92	1.68	0.49	1.18	36.3*	33.5	35.6	3.1	–	38.4	0.5	1.0	36	380	51	25	57	0.5
02006	220	●塊根，皮なし，生	9	536	126	65.6	1.0	1.2	0.1	(0)	0.2	0.03	Tr	0.02	Tr	0.02	30.9*	28.3	29.7	2.2	–	31.9	0.4	1.0	11	480	36	24	47	0.6
02007	221	●塊根，皮なし，蒸し	5	559	131	65.6	1.0	1.2	(0.1)	(0)	0.2	(0.03)	(Tr)	(0.02)	(Tr)	(0.02)	32.6*	30.3	30.0	2.3	–	31.9	–	1.0	11	480	36	24	47	0.6
02008	222	●塊根，皮なし，焼き	10	642	151	58.1	1.2	1.4	(0.1)	(0)	0.2	(0.03)	(Tr)	(0.03)	(Tr)	(0.02)	36.7*	34.4	(34.5)	4.5	–	39.0	0.4	1.3	18	500	23	21	78	0.9

なるほど！ 胃腸のそうじ役…こんにゃくに含まれる食物繊維グルコマンナンは消化されにくく，水を含むと膨らみます。このため腸の動きを活発にして腸内環境を整えます。

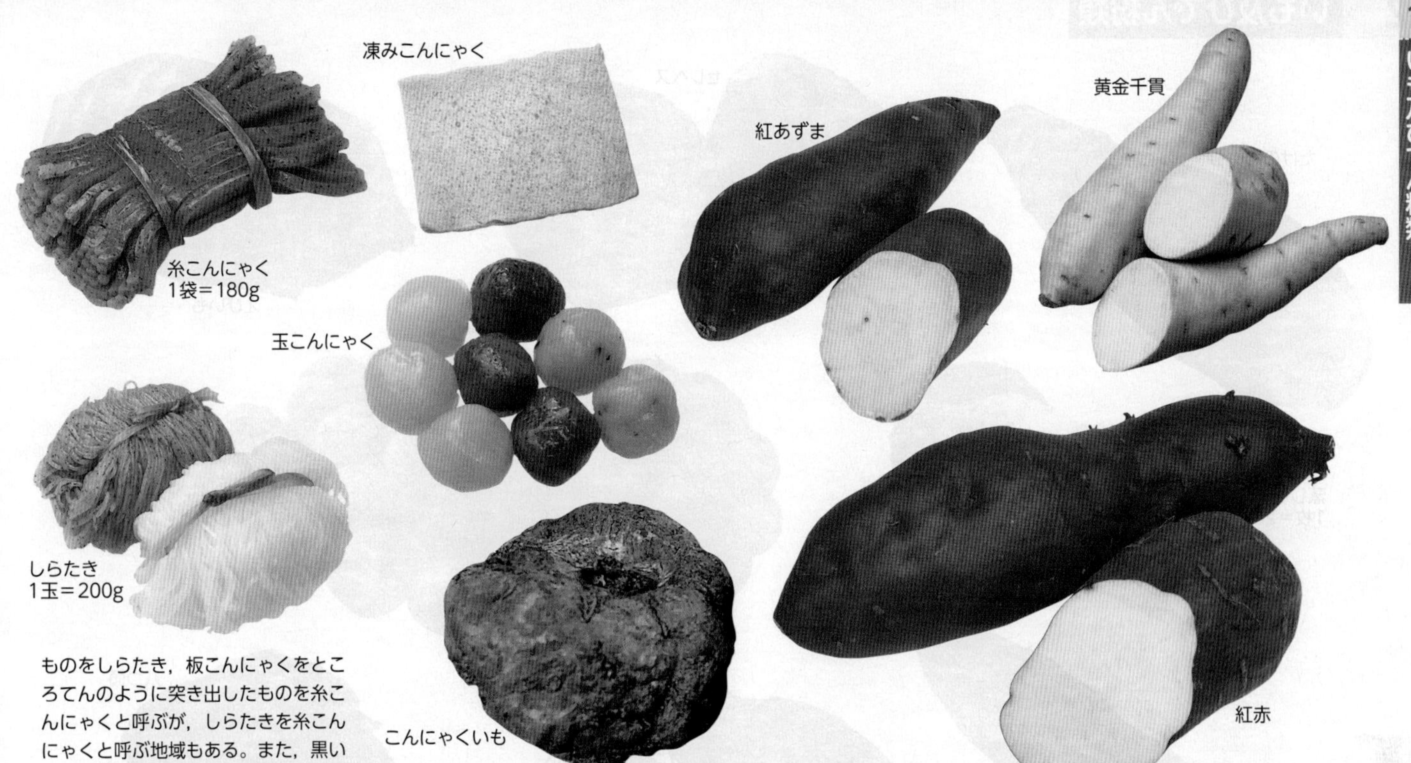

ものをしらたき，板こんにゃくをところてんのように突き出したものを糸こんにゃくと呼ぶが，しらたきを糸こんにゃくと呼ぶ地域もある。また，黒いこんにゃくは海藻の粉やひじきを，赤いこんにゃくは鉄分を混ぜたものである。赤こんにゃくは滋賀・近江八幡の名産。このほか，生いもこんにゃくを凍結させたのち解凍し，さらに乾燥させた凍み(しみ)こんにゃく，生食できるさしみこんにゃく，おやつ用のこんにゃくゼリーなどがある。

産地：群馬，栃木など。

さつまいも類 (薩摩芋類)

Sweet potato 中1本＝200g

台風，干ばつなど気象の変化に強く，安定して収穫できることから，救荒作物として重視されてきた。いもの中では糖分含量が多く，甘みが強い。昔，焼きいも屋には「栗 (九里) より (四里) うまい十三里」の看板があったものである。食物繊維，カリウム，ビタミンCを多く含む。甘薯(かんしょ)，唐芋(からいも) ともいう。

種類：江戸時代から盛んに品種改良が行われ，種類が非常に多い。代表的なものに，紅赤，紅あずま，黄金千貫，紅隼人(はやと)，安納いも，紫いもの アヤムラサキなどがある。

産地：鹿児島，茨城，千葉など。

選び方：全体にふっくらとして，持ったときにずっしりと重みを感じるもの。

用い方：焼きいも，ふかしいも，天ぷら，煮物，菓子類などにするほか，でんぷん，焼酎などの原料，飼料になる。

無機質							ビタミン(脂溶性)												ビタミン(水溶性)										食塩相当量	備考
							A							E																
								カロテン						トコフェロール																
亜鉛	銅	マンガン	ヨウ素	セレン	クロム	モリブデン	レチノール	α	β	β-クリプトキサンチン	β-カロテン当量	レチノール活性当量	D	α	β	γ	δ	K	B1	B2	ナイアシン	ナイアシン当量	B6	B12	葉酸	パントテン酸	ビオチン	C		
mg	mg	mg	µg	µg	µg	µg	µg	µg	µg	µg	µg	µg	µg	mg	mg	mg	mg	µg	mg	mg	mg	mg	mg	µg	µg	mg	µg	mg	g	
																														別名：アピオス
0.6	0.13	0.26	0	Tr	0	54	–	0	3	Tr	3	0	–	0.8	0	Tr	0	3	0.12	0.03	1.4	2.9	0.16	–	47	0.69	3.1	15	0	廃棄部位：表層及び両端 食物繊維：AOAC2011.25法
0.7	0.14	0.34	0	1	0	46	–	0	3	Tr	3	0	–	0.9	0	0.1	0	–	0.15	0.03	1.6	3.1	0.15	–	49	0.75	3.2	9	0	廃棄部位：表皮，剥皮の際に表皮に付着する表層及び両端 食物繊維：AOAC2011.25法
0.3	0.17	0.08	1	Tr	Tr	2	(0)	0	0	0	0	0	(0)	0.2	Tr	0	0	(0)	0.08	0.04	1.6	1.9	0.09	(0)	20	0.37	3.7	10	0	廃棄部位：表層
0.3	0.14	0.07	–	–	–	–	(0)	0	0	0	0	0	(0)	0.2	0	0	0	(0)	0.06	0.03	1.2	1.5	0.06	(0)	19	0.29	–	6	0	
2.2	0.27	0.41	4	1	5	44	(0)	–	–	–	(0)	(0)	(0)	0.2	0	0	0	(0)	(0)	(0)	(0)	(0.5)	1.20	(0)	65	1.52	4.5	(0)	0	こんにゃく製品の原料
0.1	0.02	0.02	–	–	–	–	(0)	–	–	–	(0)	(0)	(0)	0	0	0	0	(0)	(0)	(0)	(0)	(Tr)	0.02	(0)	1	0	–	(0)	0	突きこんにゃく，玉こんにゃくを含む
0.2	0.04	0.05	93	0	1	1	(0)	0	0	0	0	(0)	(0)	Tr	0	0	0	(0)	0	0	Tr	Tr	0.02	(0)	2	0	0.1	0	0	突きこんにゃく，玉こんにゃくを含む
0.1	0.03	0.02	–	–	–	–	(0)	(0)	(0)	(0)	(0)	(0)	(0)	0	0	0	0	(0)	0	(0)	(0)	(Tr)	0.02	(0)	1	0	–	(0)	0	三酸化二鉄を加え，赤色に着色したもの
4.4	0.86	1.22	–	(0)	–	–	(0)	0	0	0	0	(0)	(0)	0.4	0	0	0	(0)	0	0	0.3	0.9	0.48	(0)	61	0	–	0	0.1	
1.0	0.19	0.27	–	(0)	–	–	(0)	0	0	0	0	(0)	(0)	0.1	0	0	0	(0)	0	0	0.1	0.2	0.10	(0)	13	0	–	0	0	水戻し後，ゆでたもの
0.1	0.02	0.03	–	–	–	–	(0)	–	–	–	(0)	(0)	(0)	0	0	0	0	(0)	(0)	(0)	(0)	(Tr)	0.01	(0)	0	0	–	(0)	0	別名：糸こんにゃく
																														別名：かんしょ(甘藷)
0.2	0.13	0.37	1	0	0	5	(0)	0	40	0	40	3	(0)	1.0	0	Tr	0	(0)	0.10	0.02	0.6	0.8	0.20	(0)	49	0.48	4.8	25	0.1	廃棄部位：両端
0.2	0.13	0.39	1	Tr	0	4	(0)	0	45	0	45	4	(0)	1.4	0	Tr	0	(0)	0.10	0.02	0.7	0.9	0.20	(0)	54	0.56	4.9	20	0.1	廃棄部位：両端
0.2	0.14	0.63	1	Tr	0	5	(0)	0	58	0	58	5	(0)	2.6	Tr	2.7	0	11	0.11	0.04	0.7	1.0	0.20	0	57	0.60	5.3	21	0.1	調理による脂質の増減：本書p.314～315表1参照
0.2	0.17	0.41	1	0	1	4	(0)	0	28	0	28	2	(0)	1.5	Tr	Tr	0	(0)	0.11	0.04	0.8	1.1	0.26	(0)	49	0.90	4.1	29	0	廃棄部位：表層及び両端 (表皮の割合：2%)
0.2	0.17	0.41	1	Tr	Tr	4	(0)	0	29	1	29	2	(0)	1.5	Tr	Tr	0	(0)	0.11	0.04	0.8	1.1	0.27	(0)	50	0.90	5.0	29	0	廃棄部位：表皮及び両端
0.2	0.21	0.29	1	1	Tr	5	(0)	Tr	35	–	35	3	(0)	1.4	Tr	0	0	(0)	0.13	0.06	0.7	1.0	0.33	(0)	52	1.40	7.2	13	0	別名：石焼き芋 廃棄部位：表層 食物繊維：AOAC2011.25法

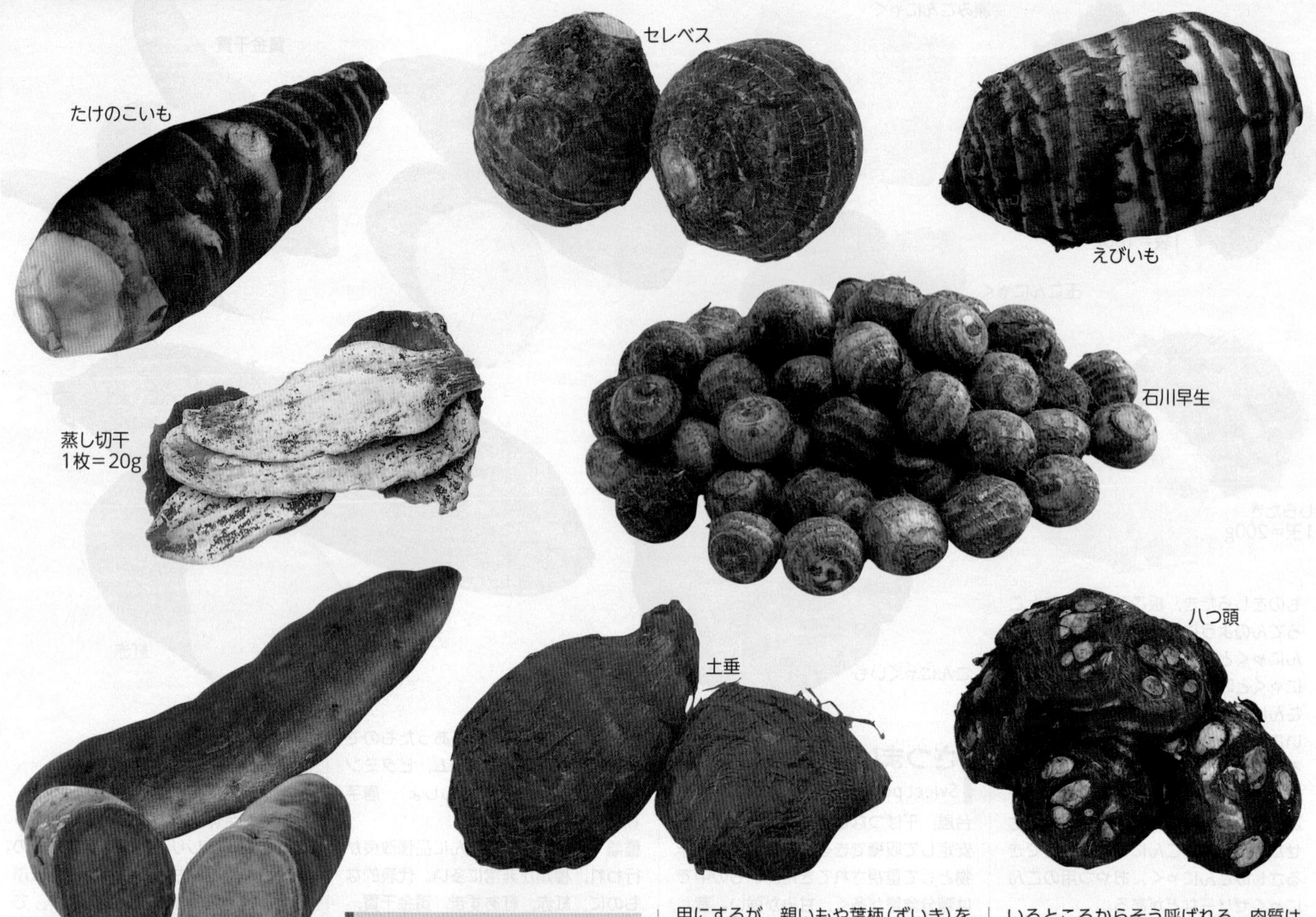

●蒸し切干：蒸したさつまいもを一定の厚さに切って乾燥させた干しいも。表面をおおう白い粉は麦芽糖で，これが甘みのもとになる。保存に適した加工品である。

さといも類（里芋類）

Taro 中1個＝50g

根茎が肥大したものを食用にする。肉質は白く，粘性がある。ねっとりとした食感が持ち味。

種類：株の中央に親いもがあり，その周りにたくさんの子いもができる。ふつうこの子いもをさといもといい，食用にするが，親いもや葉柄（ずいき）を食用とする種類もある。

●子いも種：代表的なものに，土垂（どだれ），石川早生がある。やわらかく粘りがあり，一般的にさといもとして流通しているもの。

●親いも種：代表的なものに，たけのこいもがある。いもの半分以上が地上に出ており，その姿がたけのこに似ているところからそう呼ばれる。肉質は粉質で煮物用に向く。

●親子兼用種：セレベス，えびいも，八つ頭などがある。いずれもほっくりとした粉質で，特有の味わいがある。八つ頭は親いもに子いもがくっついた状態で流通し，葉柄はえぐみが少なく，ずいきやいもがらとして利用される。

産地：千葉，宮崎，埼玉など。

食品番号	索引番号	食品名（可食部100g当たり）	廃棄率	エネルギー		水分	たんぱく質		脂質			脂肪酸					炭水化物						有機酸	灰分	無機質					
							アミノ酸組成によるたんぱく質	たんぱく質	脂肪酸のトリアシルグリセロール当量	コレステロール	脂質	飽和	一価不飽和	多価不飽和	n-3系多価不飽和	n-6系多価不飽和	利用可能炭水化物（単糖当量）	利用可能炭水化物（質量計）	差引き法による利用可能炭水化物	総食物繊維量	糖アルコール	炭水化物			ナトリウム	カリウム	カルシウム	マグネシウム	リン	鉄
			%	kJ	kcal	g	g	g	g	mg	g	g	g	g	g	g	g	g	g	g	g	g	g	g	mg	mg	mg	mg	mg	mg
02009	223	●さつまいも ●蒸し切干	0	1179	277	22.2	2.7	3.1	0.2	(0)	0.6	0.06	0.01	0.12	0.01	0.10	66.5*	62.5	63.8	8.2	–	71.9	0.7	2.2	18	980	53	22	93	2.1
02048	224	●むらさきいも ●塊根，皮なし，生	15	522	123	66.0	0.9	1.2	0.1	(0)	0.3	0.05	Tr	0.04	Tr	0.04	29.9*	27.5	29.2	2.5	–	31.7	0.4	0.8	30	370	24	26	56	0.6
02049	225	●塊根，皮なし，蒸し	6	519	122	66.2	1.0	1.2	0.1	(0)	0.3	0.06	Tr	0.08	0.01	0.07	29.2*	27.2	28.3	3.0	–	31.4	0.5	0.9	28	420	34	26	55	0.6
		（さといも類）																												
02010	226	●さといも ●球茎，生	15	227	53	84.1	1.2	1.5	0.1	(0)	0.1	0.01	Tr	0.03	Tr	0.03	11.2*	10.3	10.5	2.3	–	13.1	0.6	1.2	Tr	640	10	19	55	0.5
02011	227	●球茎，水煮	0	221	52	84.0	1.3	1.5	(0.1)	(0)	0.1	(0.01)	(Tr)	(0.03)	(Tr)	(0.03)	11.1*	10.2	11.3	2.4	–	13.4	–	1.0	1	560	14	17	47	0.4
02012	228	●球茎，冷凍	0	233	56	80.9	1.8	2.2	0.1	(0)	0.1	0.02	0.01	0.03	Tr	0.03	13.7	12.5	7.4*	8.7	–	16.0	0.4	0.7	3	340	20	20	53	0.6
02050	229	●セレベス ●球茎，生	25	338	80	76.4	1.7	2.2	0.2	(0)	0.3	0.07	0.02	0.11	0.01	0.09	17.1*	15.6	17.3	2.3	–	19.8	0.8	1.3	0	660	18	29	97	0.6
02051	230	●球茎，水煮	0	326	77	77.5	1.7	2.1	0.2	(0)	0.3	0.06	0.02	0.08	0.01	0.08	16.6*	15.2	16.8	2.2	–	19.1	0.6	1.0	0	510	17	24	82	0.6
02052	231	●たけのこいも ●球茎，生	10	411	97	73.4	1.3	1.7	0.2	(0)	0.4	0.08	0.03	0.10	0.01	0.09	20.4	18.6	20.6*	2.8	–	23.5	0.6	1.0	1	520	39	32	70	0.5
02053	232	●球茎，水煮	0	363	86	75.4	1.3	1.6	0.2	(0)	0.4	0.08	0.03	0.12	0.02	0.10	19.2*	17.6	19.3	2.4	–	21.8	0.5	0.8	1	410	37	28	63	0.5
02013	233	●みずいも ●球茎，生	15	470	111	70.5	0.5	0.7	0.2	(0)	0.4	0.08	0.05	0.10	0.01	0.09	25.3	23.1	25.3*	2.2	–	27.6	0.5	0.8	6	290	46	23	35	1.0
02014	234	●球茎，水煮	0	428	101	72.0	0.5	0.7	0.2	(0)	0.4	0.07	0.05	0.10	0.01	0.09	24.1*	22.0	23.5	2.5	–	26.1	0.4	0.8	5	270	79	23	35	1.0
02015	235	●やつがしら ●球茎，生	20	398	94	74.5	2.5	3.0	0.3	(0)	0.7	0.11	0.03	0.15	0.02	0.13	20.2*	18.4	18.6	2.8	–	20.5	–	1.3	1	630	39	42	72	0.7
02016	236	●球茎，水煮	0	392	92	75.6	2.3	2.7	0.3	(0)	0.6	0.10	0.02	0.19	0.03	0.16	19.9*	18.2	17.9	2.8	–	20.0	–	1.1	1	520	34	39	56	0.6

なるほど! 「衣かつぎ」と呼ばれるいもは…里芋です。皮のままゆでて中身を押し出すと，皮がスルッとむける様子が「衣被き（きぬかづき）」という平安時代の衣装に似ているからだとか。

Q&A

電子レンジで加熱したさつまいもが甘くないのはなぜ?

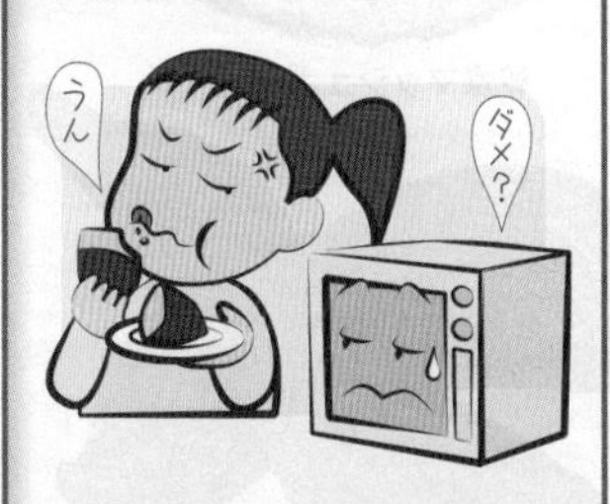

蒸したり焼いたりしたさつまいもは大変甘みがあるのに，電子レンジで加熱したものはそれほど甘くありません。

さつまいもには，でんぷんを分解して麦芽糖にする酵素・アミラーゼが多く含まれています。アミラーゼは70℃前後で徐々に加熱すると甘みが出る性質がありますが，電子レンジでは急速に加熱が進むため，アミラーゼの働きが悪く，甘みが引き出されないままやわらかくなってしまうのです。

旬：8〜12月。
選び方：泥つきで，表面がしっとりして傷がないもの。ふっくらと丸みがあるもの。
調理法：特有のぬめりはガラクタンの性質によるが，皮をむいたあと塩もみをしてから下ゆでするとよい。ぬめりを取らないと，煮汁に粘度が出て味がしみ込みにくく，吹きこぼれやすくなる。煮物，田楽，汁物などに使う。

豆知識　朝食をしっかり食べよう

●朝食で体を目覚めさせる
寝ている間もエネルギーは消費され，朝起きたときにはストックしておいたエネルギーの倉庫は空っぽになる。朝食でエネルギー補給をしてやらないと，脳の働きも鈍く，空腹感のイライラから集中力もなくなってしまう。朝食をとることで，体温が上昇し，脳にも血液が行きわたり，本当の意味で体が目覚めるというわけである。
朝食をきちんと食べることは，とても大事なことである。

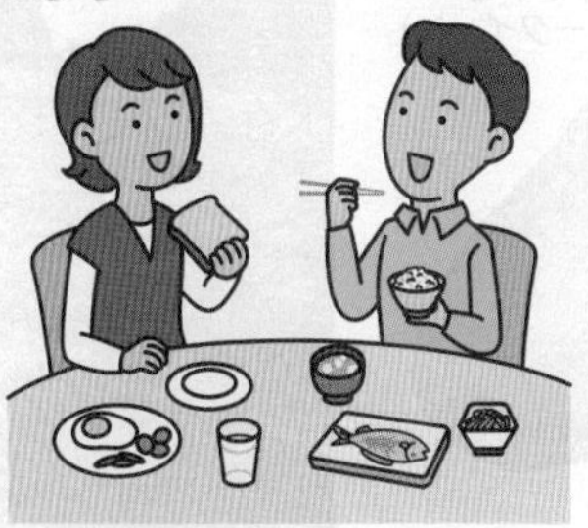

栄養学的にみても，朝食を抜いた2食で1日の必要量を満たすことは困難。たとえスナック菓子などで空腹は満たせても，結果的には栄養不足ということになりかねない。

●朝食にはたんぱく質を
朝食の内容は体温の上昇効果が大きいたんぱく質をたっぷりとることがまず一番。ご飯やパンの主食に加え，牛乳，ヨーグルト，卵，チーズ，ハム，豆腐，納豆，魚など，たんぱく質の多い食品で朝食メニューを構成するのがよい。
朝食をしっかりとって，健やかな体と精神を保ち続けよう。

豆知識　食卓の名言

●腹いっぱいのときには，いとも簡単に断食の話ができる。（聖ヒエロニムス）

●才人でありながら，食事のときに何も噛（か）まずに，ごちゃ混ぜに飲み込む人がいる。これは，体の栄養分を摂るには当たり前のことではあるが，このような才人は大理屈家であり，また才知にすぐれているかもしれないが，高尚なし好の持ち主ではない。（サント・ブーヴ）

●幸福は胃の腑（ふ）がつくってくれる。（ヴォルテール）

●食事は愚かな人に知力を与え，臆病な人に気力を与える。（ローラン・テラード）

●三度炊く，飯さえ硬し柔らかし，思うままにならぬ世の中。（魯山人）

●食べ物のダイエットは，我々に肉体の健康を与えてくれる。人間関係のダイエットは魂の静けさをもたらす。（ベルナルダン・ドゥ・サンピエール）

●腹がへっては利口になれない。（ジョージ・エリオット）

●消化は，人体のあらゆる機能の中で，個人の精神状態に，いちばん影響する働きである。（ブリア・サヴァラン）

●笑いは消化を助ける。胃酸よりはるかによく効く。（カント）

●人格も，才能も，人徳も，すべてみんな，牛肉や，マトンやパイ皮や，こってりとしたポタージュなどによって，大きく影響されていることを確信する。（シドニー・スミス）

●腹のことを考えない人は頭のことも考えない。（サミュエル・ジョンソン）

●美しく，優雅でありなさい。そのためには美食することです。身だしなみにとやかくいう気持ちを，食べ物にももち込むことです。あなたの夕食が，あなたのドレスと同じように，一つの詩でありますように。（モンスレー）

無機質							ビタミン（脂溶性）												ビタミン（水溶性）											食塩相当量	備考
亜鉛	銅	マンガン	ヨウ素	セレン	クロム	モリブデン	A レチノール	A カロテン α	A カロテン β	A β-クリプトキサンチン	A β-カロテン当量	A レチノール活性当量	D	E トコフェロール α	E トコフェロール β	E トコフェロール γ	E トコフェロール δ	K	B1	B2	ナイアシン	ナイアシン当量	B6	B12	葉酸	パントテン酸	ビオチン	C		
mg	mg	mg	µg	µg	µg	µg	µg	µg	µg	µg	µg	µg	µg	mg	mg	mg	mg	µg	mg	mg	mg	mg	mg	µg	µg	mg	µg	mg	g	
0.2	0.30	0.40	1	1	Tr	6	(0)	Tr	2	–	2	Tr	(0)	1.3	Tr	0	0	(0)	0.19	0.08	1.6	2.4	0.41	(0)	13	1.35	10.4	10	0	別名：乾燥いも，干しいも 食物繊維：AOAC2011.25法
0.2	0.21	0.50	1	0	0	2	(0)	0	4	0	4	Tr	(0)	1.3	0	Tr	0	(0)	0.12	0.02	1.3	1.5	0.18	(0)	22	0.54	6.1	29	0.1	廃棄部位：表層及び両端
0.3	0.22	0.44	Tr	0	0	2	(0)	0	5	0	5	Tr	(0)	1.9	0	Tr	0	(0)	0.13	0.03	1.5	1.8	0.16	(0)	24	0.61	6.0	24	0.1	廃棄部位：表皮及び両端
0.3	0.15	0.19	Tr	1	0	8	(0)	0	5	0	5	Tr	(0)	0.6	0	0	0	(0)	0.07	0.02	1.0	1.5	0.15	(0)	30	0.48	3.1	6	0	廃棄部位：表層
0.3	0.13	0.17	0	Tr	0	7	(0)	0	4	0	4	Tr	(0)	0.5	0	0	0	(0)	0.06	0.02	0.8	1.4	0.14	(0)	28	0.42	2.8	5	0	
0.4	0.13	0.57	Tr	Tr	1	6	(0)	0	4	0	4	Tr	(0)	0.7	0	0	0	(0)	0.07	0.01	0.7	1.5	0.14	(0)	23	0.32	4.7	5	0	食物繊維：AOAC2011.25法
0.7	0.15	0.32	1	0	Tr	24	(0)	0	14	2	15	1	(0)	0.6	0	0	0	(0)	0.10	0.03	1.7	2.4	0.21	(0)	28	0.48	3.0	6	0	別名：あかめいも 廃棄部位：表層
0.8	0.12	0.31	Tr	0	0	20	(0)	0	12	3	13	1	(0)	0.6	0	0	0	(0)	0.08	0.02	1.5	2.1	0.16	(0)	23	0.38	2.7	4	0	
1.5	0.11	0.55	Tr	Tr	0	10	(0)	0	12	3	13	1	(0)	0.8	0	0	0	(0)	0.05	0.03	0.7	1.2	0.21	(0)	41	0.31	3.3	6	0	別名：京いも 廃棄部位：表層
1.5	0.09	0.53	Tr	Tr	0	10	(0)	0	11	3	12	1	(0)	0.7	0	0	0	(0)	0.05	0.02	0.6	1.0	0.14	(0)	39	0.23	2.8	4	0	
0.2	0.05	0.56	9	1	0	1	(0)	–	–	–	9	1	(0)	0.6	0	0	0	(0)	0.16	0.02	0.6	0.8	0.21	(0)	27	0.20	2.4	7	0	別名：田芋 廃棄部位：表層及び両端
0.2	0.05	0.47	6	1	0	1	(0)	–	–	–	Tr	(0)	(0)	0.6	0	0	0	(0)	0.16	0.02	0.6	0.8	0.17	(0)	27	0.14	2.1	4	0	
1.4	0.23	1.30	1	0	1	1	(0)	–	–	–	7	1	(0)	1.0	0	0	0	(0)	0.13	0.06	0.7	1.6	0.22	(0)	39	0.50	3.1	7	0	廃棄部位：表層
1.3	0.21	1.25	Tr	0	0	1	(0)	–	–	–	Tr	(0)	(0)	1.1	0	0	0	(0)	0.11	0.04	0.5	1.3	0.17	(0)	30	0.49	2.6	5	0	

じゃがいも
(メークイーン)

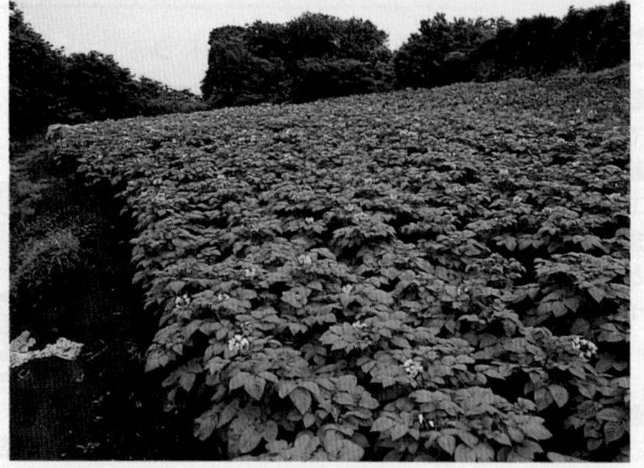
じゃがいもの花

乾燥マッシュポテト

ヤーコン

じゃがいも (男爵)

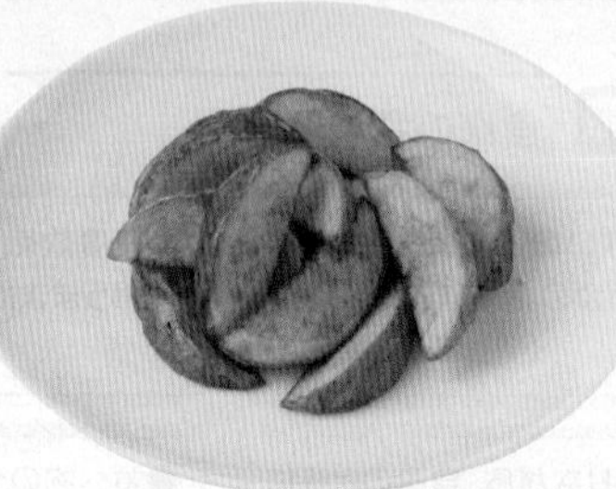
フライドポテト

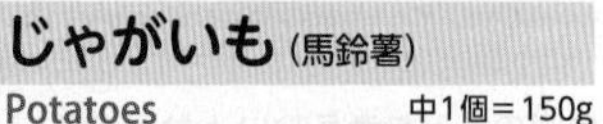

じゃがいも (馬鈴薯)

Potatoes 中1個＝150g

冷涼な気候での栽培に適する。安定して収穫でき，貯蔵性が高いので，世界的にも重要な食物である。味が淡白で肉類に合うことから主食としても常用されている。日本へは1598 (慶長3) 年に長崎にジャワ経由で入ったので，「ジャガタラいも」といわれた。いもの中ではビタミンCが豊富で，加熱による損失も少ない。

種類：代表的な品種は，男爵 (だんしゃく)，メークイーン。男爵は球形で芽の部分がくぼみ，ほくほくした味わいがある。メークイーンは楕円形でつるりとしており，煮くずれしにくい。

産地：北海道，長崎など。

旬：新じゃがいもは3～6月。

選び方：芽が出ていないもの，斑点や傷がないもの。

用い方：でんぷんの原料，飼料，加工食品などに用いるほか，家庭でも広く使われる。ふかす，ゆでる，煮る，焼く，揚げるなど幅広い調理法がある。代表的な料理は，肉じゃが，コロッケ，フライドポテトなど。芽にはソラニンという毒性物質があるので，調理の際にはきれいに取り除くこと。

●**乾燥マッシュポテト**：じゃがいもを薄切りして加熱し，裏ごしして乾燥させたもの。湯，バターを加えてもどし，サラダ，つけ合わせなどに用いる。

●**フライドポテト**：じゃがいもを油で揚げ，塩で味つけしたもの。拍子木切りや細切り，皮ごとくし形切りにしたものなどがある。マヨネーズやケチャップなどをつけて食べる。

食品番号	索引番号	食品名 (可食部100g当たり)	廃棄率 %	エネルギー kJ	エネルギー kcal	水分 g	たんぱく質: アミノ酸組成によるたんぱく質 g	たんぱく質: たんぱく質 g	脂質: 脂肪酸のトリアシルグリセロール当量 g	脂質: コレステロール mg	脂質: 脂質 g	脂肪酸: 飽和 g	脂肪酸: 一価不飽和 g	脂肪酸: 多価不飽和 g	脂肪酸: n-3系多価不飽和 g	脂肪酸: n-6系多価不飽和 g	炭水化物: 利用可能炭水化物(単糖当量) g	炭水化物: 利用可能炭水化物(質量計) g	炭水化物: 差引き法による利用可能炭水化物 g	炭水化物: 食物繊維総量 g	炭水化物: 糖アルコール g	炭水化物: 炭水化物 g	有機酸 g	灰分 g	無機質: ナトリウム mg	無機質: カリウム mg	無機質: カルシウム mg	無機質: マグネシウム mg	無機質: リン mg	無機質: 鉄 mg
		じゃがいも																												
● 02063	237	●塊茎，皮つき，生	1	213	51	81.1	1.4	**1.8**	Tr	(0)	0.1	0.02	0	0.01	Tr	0.01	15.5	14.2	6.2*	**9.8**	0	**15.9**	0.5	1.0	1	**420**	4	19	46	1.0
● 02064	238	●塊茎，皮つき，電子レンジ調理	0	331	78	77.6	1.6	**2.1**	Tr	(0)	0.2	0.01	0	0.01	Tr	0.01	17.1*	15.6	15.5	**3.9**	0	**19.2**	0.5	0.9	Tr	**430**	4	23	58	0.9
● 02065	239	●塊茎，皮つき，フライドポテト (生を揚げたもの)	0	641	153	65.2	2.1	**2.7**	5.3	1	5.6	0.40	3.21	1.50	0.48	1.03	23.6*	21.6	21.4	**4.3**	0	**25.4**	0.7	1.1	1	**580**	6	29	78	1.6
02017	240	●塊茎，皮なし，生	10	245	59	79.8	1.3	**1.8**	Tr	(0)	0.1	0.02	0	0.02	0.01	0.02	17.0	15.5	8.5*	**8.9**	0	**17.3**	0.5	1.0	1	**410**	4	19	47	0.4
02019	241	●塊茎，皮なし，水煮	0	301	71	80.6	1.4	**1.7**	(Tr)	(0)	0.1	(0.01)	(0)	(0.03)	(0.01)	(0.02)	16.0*	14.6	13.9	**3.1**	0	**16.9**	0.4	0.7	1	**340**	4	16	32	0.6
02018	242	●塊茎，皮なし，蒸し	5	322	76	78.8	1.5	**1.9**	(0.1)	(0)	0.3	(0.04)	(Tr)	(0.06)	(0.02)	(0.04)	16.6*	15.1	14.7	**3.5**	0	**18.1**	0.5	0.9	1	**420**	5	24	38	0.6
● 02066	243	●塊茎，皮なし，電子レンジ調理	6	329	78	78.0	1.5	**1.9**	Tr	(0)	0.1	Tr	0	0.01	Tr	0.01	17.4*	15.9	15.5	**3.5**	0	**19.0**	0.5	1.0	1	**430**	4	20	47	0.4
● 02067	244	●塊茎，皮なし，フライドポテト (生を揚げたもの)	0	668	159	64.2	2.1	**2.7**	5.5	1	5.9	0.41	3.33	1.55	0.49	1.06	25.1*	23.0	22.6	**3.9**	0	**26.2**	0.6	1.0	1	**570**	5	29	78	0.5
02020	245	●塊茎，皮なし，フライドポテト (市販冷凍食品を揚げたもの)	0	958	229	52.9	(2.3)	**2.9**	(10.3)	Tr	10.6	(0.83)	(6.28)	(2.74)	(0.79)	(1.95)	(27.5)	(25.0)	30.2*	**3.1**	–	**32.4**	–	1.2	2	**660**	4	35	48	0.8
02021	246	●乾燥マッシュポテト	0	1470	347	7.5	5.3	**6.6**	0.5	(0)	0.6	0.30	0.10	0.07	0.01	0.05	73.5	67.1	76.1*	**6.6**	0	**82.8**	1.5	2.5	75	**1200**	24	71	150	3.1
		ヤーコン																												
02054	247	●塊根，生	15	221	52	86.3	–	**0.6**	–	0	0.3						0.5	0.5	11.3*	**1.1**	–	**12.4**	–	0.4	0	**240**	11	8	31	0.2
02055	248	●塊根，水煮	0	177	42	88.8	–	**0.6**	–	0	0.3						–	–	8.7*	**1.2**	–	**9.9**	–	0.4	0	**190**	11	7	26	0.2
		(やまのいも類)																												
		ながいも																												
02022	249	●いちょういも ●塊根，生	15	458	108	71.1	3.1	**4.5**	0.3	(0)	0.5	0.11	0.03	0.13	0.01	0.12	23.6*	21.5	22.2	**1.4**	–	**22.6**	0.7	1.3	5	**590**	12	19	65	0.6
02023	250	●ながいも ●塊根，生	10	273	64	82.6	1.5	**2.2**	0.1	(0)	0.3	0.04	0.02	0.08	0.01	0.07	14.1	12.9	13.8*	**1.0**	–	**13.9**	–	1.0	3	**430**	17	17	27	0.4
02024	251	●塊根，水煮	0	247	58	84.2	1.4	**2.0**	(0.1)	(0)	0.3	(0.04)	(0.02)	(0.08)	(0.01)	(0.07)	12.9*	11.8	11.9	**1.4**	–	**12.6**	–	0.9	3	**430**	15	16	26	0.4
02025	252	●やまといも ●塊根，生	10	504	119	66.7	2.9	**4.5**	0.1	(0)	0.2	0.03	0.02	0.07	0.01	0.06	26.9*	24.5	26.3	**2.5**	–	**27.1**	–	1.5	12	**590**	16	28	72	0.5
02026	253	じねんじょ●塊根，生	20	498	118	68.8	1.8	**2.8**	0.3	(0)	0.7	0.11	0.04	0.11	0.02	0.10	25.7	23.4	25.7*	**2.0**	–	**26.7**	0.4	1.0	6	**550**	10	21	31	0.8
02027	254	だいじょ●塊根，生	15	434	102	71.2	1.8	**2.6**	Tr	(0)	0.1	0.02	Tr	0.02	Tr	0.02	23.7*	21.6	23.1	**2.2**	–	**25.0**	0.5	1.1	20	**490**	14	18	57	0.7

なるほど! **じゃがいもの芽は取り除こう**…芽にはソラニンという毒性物質があります。りんごといっしょに保存すると，りんごに含まれるエチレンが発芽を抑える働きをします。

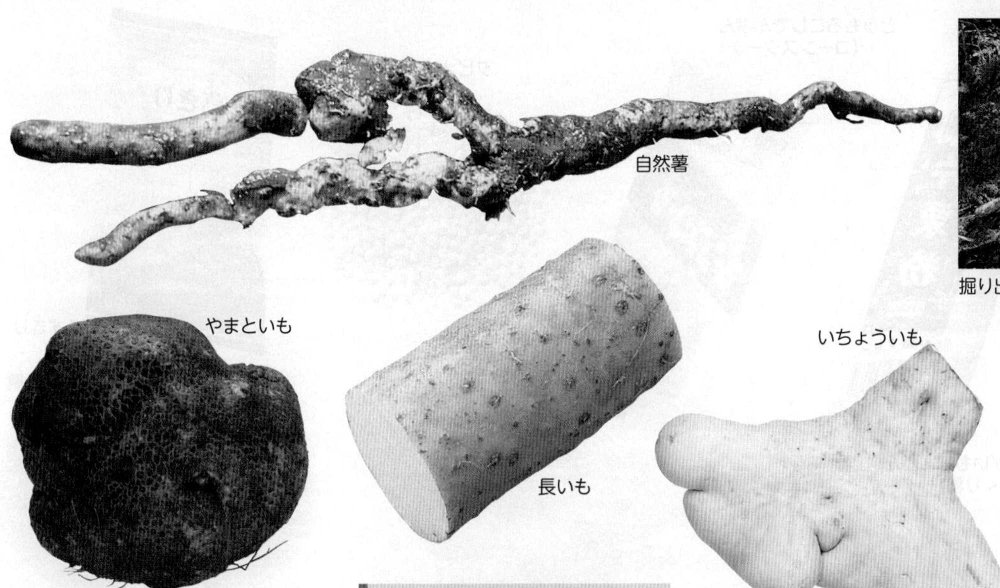

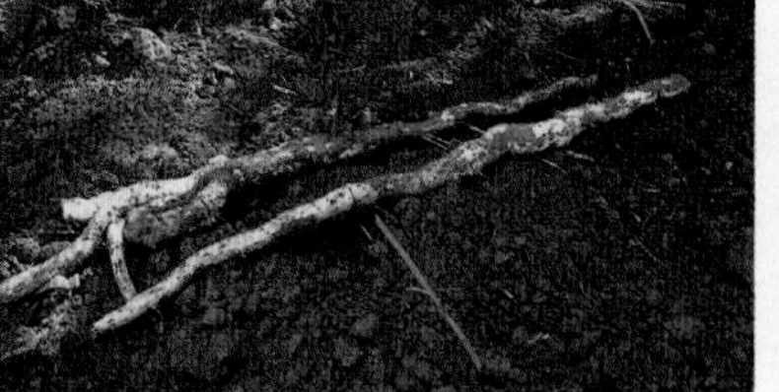
掘り出されたばかりの自然薯

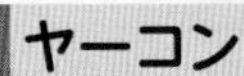

ヤーコン

Yacon 中1本＝200g

アンデス原産のキク科の植物。形はさつまいもによく似ているが，食感は果実の日本なしに近く，生で食べることができる。1980年代，日本に導入されたころは定着しなかった。近年，エネルギー源になりにくいオリゴ糖を豊富に含むことが知られ，ダイエット食品として注目されるようになった。

用い方：せん切りにして生のままサラダなどに用いるほか，炒め物，揚げ物などにもする。葉はお茶に利用される。

やまのいも類（薯蕷類）

Yam 1食分＝60g

ヤーコンと同様，生食できるいもである。地域によってさまざまな呼び名がある。たとえばやまといもは，関東ではいちょういもを，関西ではつくねいもをさす。

用い方：すりおろしてとろろ汁にしたり，刻んで生のまま食べる。煮物，酢の物にも用いる。このほか，そばのつなぎ，和菓子の材料などとしても利用される。

●長いも：水分が多いので，粘りが少ない。やまのいもの中では栽培量が多い。おもな産地は北海道。

●いちょういも：扇型。長いもよりやや粘りがある。おもに関東地方で栽培される。

●やまといも：黒皮と白皮の種類がある。粘りが非常に強く濃厚である。おもに近畿地方で栽培されるが，生産量は少ない。

●自然薯：以前は自生したものしかなかったが，近年，栽培方法が開発され，市場にも出回るようになった。非常に粘りがあり，アクも強い。

Q&A

じゃがいもを切ってすぐ水につけるのはなぜ?

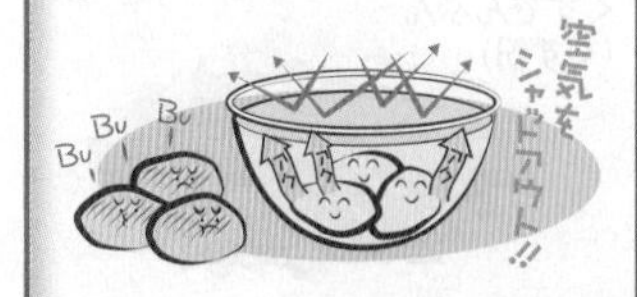

じゃがいもは切ってそのままにしておくと茶色くなります。これはじゃがいもの中のチロシンという物質が，空気にふれるとチロシナーゼという酵素で酸化し，メラニンという褐色の物質に変わるためです。

切り口を水につけることで，チロシナーゼを水中に溶かしたり，空気を遮断できるので，酵素の働きがストップします。水につけることによってアクもいっしょに抜け，まさに一挙両得です。

無機質 亜鉛	銅	マンガン	ヨウ素	セレン	クロム	モリブデン	ビタミン(脂溶性) A レチノール	カロテン α	カロテン β	β-クリプトキサンチン	β-カロテン当量	レチノール活性当量	D	E トコフェロール α	β	γ	δ	K	ビタミン(水溶性) B₁	B₂	ナイアシン	ナイアシン当量	B₆	B₁₂	葉酸	パントテン酸	ビオチン	C	食塩相当量	備考
mg	mg	mg	µg	µg	µg	µg	µg	µg	µg	µg	µg	µg	µg	mg	mg	mg	mg	µg	mg	mg	mg	mg	mg	µg	µg	mg	µg	mg	g	
																														別名：ばれいしょ（馬鈴薯）
0.2	0.09	0.42	1	0	1	3	(0)	0	2	0	2	0	(0)	Tr	0	0	0	1	0.08	0.03	1.6	1.9	0.20	(0)	20	0.49	0.5	28	0	廃棄部位：損傷部及び芽 食物繊維：AOAC2011.25法
0.3	0.12	0.45	1	Tr	1	3	(0)	1	6	Tr	7	1	(0)	0.1	0	0	0	1	0.07	0.02	1.7	2.1	0.19	(0)	15	0.33	0.6	13	0	損傷部及び芽を除いたもの 食物繊維：AOAC2011.25法
0.4	0.14	0.55	2	0	2	4	(0)	1	15	1	16	1	(0)	1.1	0	2.2	0.1	11	0.09	0.03	2.3	2.7	0.22	(0)	26	0.45	0.8	16	0	損傷部及び芽を除いたもの 植物油（なたね油） 調理による脂質の増減：本書p.314～315表1参照 食物繊維：AOAC2011.25法
0.2	0.09	0.37	1	0	4	3	(0)	Tr	2	0	3	0	(0)	Tr	0	0	0	1	0.09	0.03	1.5	1.8	0.20	(0)	20	0.50	0.4	28	0	廃棄部位：表層 食物繊維：AOAC2011.25法
0.2	0.10	0.10	0	0	2	3	(0)	Tr	2	Tr	3	0	(0)	0.1	Tr	Tr	Tr	(0)	0.07	0.03	1.0	1.3	0.18	(0)	18	0.41	0.3	18	0	表層を除いたもの 食物繊維：AOAC2011.25法
0.3	0.08	0.12	Tr	Tr	1	4	(0)	1	4	1	5	Tr	(0)	0.1	0	0	0	(0)	0.08	0.03	1.0	1.3	0.22	(0)	21	0.50	0.4	11	0	廃棄部位：表皮 食物繊維：AOAC2011.25法
0.3	0.10	0.40	1	0	Tr	3	(0)	0	2	0	2	0	(0)	Tr	0	0	0	1	0.09	0.03	1.4	1.7	0.20	(0)	17	0.47	0.4	23	0	廃棄部位：表皮 食物繊維：AOAC2011.25法
0.4	0.14	0.48	1	0	Tr	4	(0)	1	13	1	14	1	(0)	1.2	0	2.3	0.1	11	0.10	0.02	2.2	2.6	0.24	(0)	24	0.50	0.7	16	0	表層を除いたもの 植物油（なたね油） 調理による脂質の増減：本書p.314～315表1参照 食物繊維：AOAC2011.25法
0.4	0.15	0.19	–	–	–	–	(0)	–	–	–	Tr	(0)	(0)	1.5	0.1	5.9	1.1	18	0.12	0.06	1.5	(2.1)	0.35	(0)	35	0.71	–	40	0	
0.9	0.35	0.51	–	–	–	–	(0)	–	–	–	0	(0)	(0)	0.2	Tr	Tr	Tr	(0)	0.25	0.05	2.0	3.4	1.01	(0)	100	0.47	–	5	0.2	酸化防止用としてビタミンC添加品あり
0.1	0.07	0.07	–	–	–	–	(0)	0	22	0	22	2	(0)	0.2	0	0	0	(0)	0.04	0.01	1.0	1.1	0.08	(0)	25	0.02	–	3	0	廃棄部位：表層及び両端
0.1	0.06	0.07	–	–	–	–	(0)	Tr	27	1	27	2	(0)	0.2	0	0	0	(0)	0.03	0.01	0.7	0.8	0.06	(0)	28	0.01	–	2	0	
																														別名：やまいも
0.4	0.20	0.05	1	1	0	3	(0)	–	–	–	5	Tr	(0)	0.3	0	0	0	(0)	0.15	0.05	0.4	1.5	0.11	(0)	13	0.85	2.6	7	0	別名：手いも 廃棄部位：表層
0.3	0.10	0.03	1	1	Tr	2	(0)	–	–	–	Tr	(0)	(0)	0.2	0	0	0	(0)	0.10	0.02	0.4	0.9	0.09	(0)	8	0.61	2.2	6	0	廃棄部位：表層，ひげ根及び切り口
0.3	0.09	0.03	1	0	0	1	(0)	–	–	–	(0)	(0)	(0)	0.2	Tr	0	0	(0)	0.08	0.02	0.3	0.8	0.08	(0)	6	0.50	1.6	4	0	
0.6	0.16	0.27	1	1	0	4	(0)	Tr	6	–	6	1	(0)	0.2	0.1	Tr	Tr	(0)	0.13	0.02	0.5	1.5	0.14	(0)	6	0.54	4.0	5	0	別名：伊勢いも，丹波いもを含む 廃棄部位：表層及びひげ根
0.7	0.21	0.12	Tr	Tr	0	1	(0)	–	–	–	5	Tr	(0)	4.1	0	0	0	(0)	0.11	0.04	0.6	1.3	0.18	(0)	29	0.67	2.4	15	0	廃棄部位：表層及びひげ根
0.3	0.24	0.03	Tr	1	Tr	4	(0)	0	3	0	3	Tr	(0)	0.4	0	0	0	(0)	0.10	0.02	0.4	1.0	0.28	(0)	24	0.45	3.0	17	0.1	別名：だいしょ 廃棄部位：表層

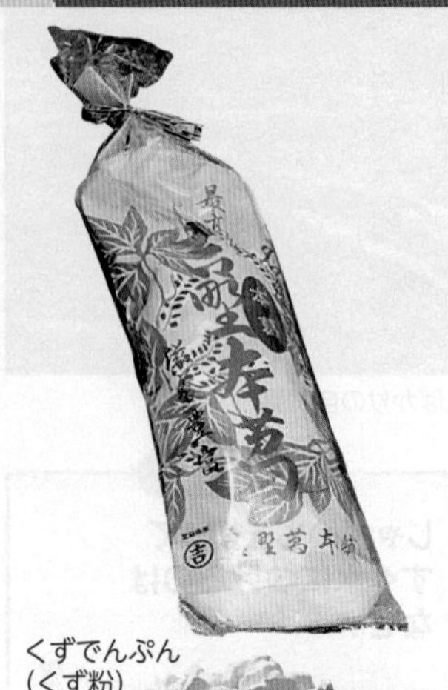

くずでん粉（くず粉）

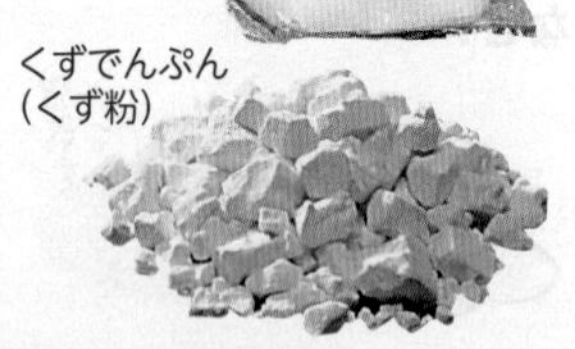

じゃがいもでん粉（かたくり粉）

とうもろこしでん粉（コーンスターチ）

小麦でん粉（浮粉）大1＝8g

タピオカパール

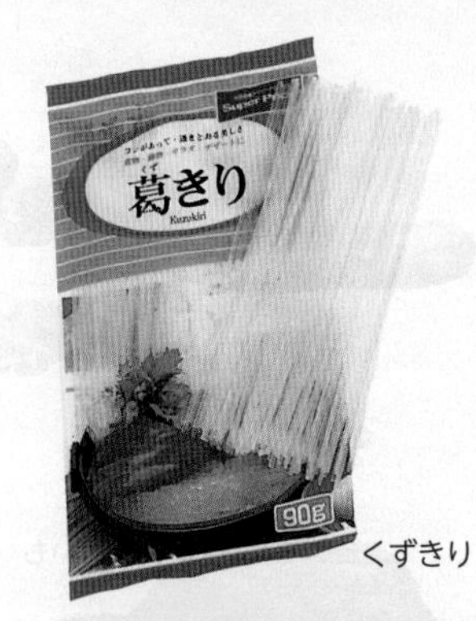

くずきり

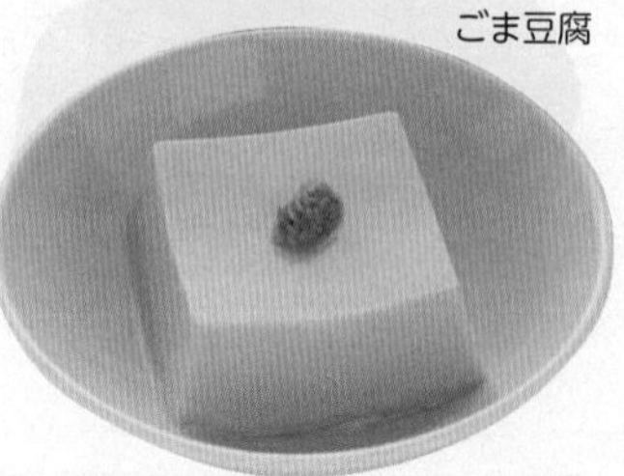

ごま豆腐

でん粉類（澱粉類）

Starch かたくり粉大1＝9g

根や根茎，種実に蓄えられたでんぷんを取り出し，乾燥させたもの。原料により性質が異なり，用途も違う。

●キャッサバでん粉：東南アジア，南米などで栽培されるキャッサバの塊根からつくられるでんぷん。タピオカ，マニオカでんぷんとも呼ばれる。めんのつなぎ，増粘用に利用される。

●くずでん粉：くずの根からつくられるでんぷん。高級和菓子，くずもち，くずきりなどに用いる。

●小麦でん粉：小麦粉のグルテンからでんぷんを取り出したもの。一般には浮粉（うきこ）と呼ばれる。和菓子や水産練り製品，畜肉加工品に使われる。

●じゃがいもでん粉：ばれいしょでんぷんとも呼ばれ，かたくり粉として市販されている。かたくり粉は本来，野山に自生する「かたくり」の地下茎からつくられるものだが，採取が困難なためにじゃがいものでんぷんを代用するようになった。料理にとろみをつけたり，揚げ物の衣，菓子の材料として用いられる。

●とうもろこしでん粉：コーンスターチと呼ばれるもの。製菓用，揚げ物の衣に使うほか，ベビーフードの副原料，増粘剤，ビールの副原料，水産練り製品などに幅広く利用される。

でん粉製品（澱粉製品）

Starch products

各種のでんぷんを原料にしてつくった製品。

●くずきり：水繊（すいせん）とも呼ばれ，くずでんぷんでつくっためんである。じゃがいもでんぷんなどを混ぜ合わせてつくっている場合が多い。ゆでて冷やし，蜜をかけて食べたり，鍋物に入れたりする。

食品番号	索引番号	食品名（可食部100g当たり）	廃棄率	エネルギー	エネルギー	水分	アミノ酸組成によるたんぱく質	たんぱく質	脂肪酸のトリアシルグリセロール当量	コレステロール	脂質	飽和	一価不飽和	多価不飽和	n-3系多価不飽和	n-6系多価不飽和	利用可能炭水化物（単糖当量）	利用可能炭水化物（質量計）	差引き法による利用可能炭水化物	食物繊維総量	糖アルコール	炭水化物	有機酸	灰分	ナトリウム	カリウム	カルシウム	マグネシウム	リン	鉄
			%	kJ	kcal	g	g	g	g	mg	g	g	g	g	g	g	g	g	g	g	g	g	g	g	mg	mg	mg	mg	mg	mg
		<でん粉・でん粉製品>																												
		（でん粉類）																												
● 02070	255	●おおうばゆりでん粉	0	1396	327	16.2	–	0.1	–	–	0.1						88.3*	80.2	82.8	0.8	–	83.6	0	Tr	1	1	5	1	6	0.1
02028	256	●キャッサバでん粉	0	1510	354	14.2	–	0.1	–	(0)	0.2						(93.8)*	(85.3)	85.3	(0)	–	85.3	–	0.2	1	48	28	5	6	0.3
02029	257	●くずでん粉	0	1517	356	13.9	–	0.2	–	(0)	0.2						(94.2)*	(85.6)	85.6	(0)	–	85.6	–	0.1	2	2	18	3	12	2.0
02030	258	●米でん粉	0	1601	375	9.7	–	0.2	–	(0)	0.7						(98.2)*	(89.3)	89.3	(0)	–	89.3	–	0.1	11	2	29	8	20	1.5
02031	259	●小麦でん粉	0	1536	360	13.1	–	0.2	–	(0)	0.5						(94.6)*	(86.0)	86.0	(0)	–	86.0	–	0.2	3	8	14	5	33	0.6
02032	260	●サゴでん粉	0	1524	357	13.4	–	0.1	–	(0)	0.2						(94.7)*	(86.1)	86.1	(0)	–	86.1	–	0.2	7	1	7	3	9	1.8
02033	261	●さつまいもでん粉	0	1452	340	17.5	–	0.1	–	(0)	0.2						(90.2)*	(82.0)	82.0	(0)	–	82.0	–	0.2	1	4	50	4	8	2.8
02034	262	●じゃがいもでん粉	0	1442	338	18.0	–	0.1	–	(0)	0.1						(89.8)*	(81.6)	81.6	(0)	–	81.6	–	0.2	2	34	10	6	40	0.6
02035	263	●とうもろこしでん粉	0	1548	363	12.8	–	0.1	(0.7)	(0)	0.7	(0.13)	(0.22)	(0.35)	(0)	(0.35)	(94.9)*	(86.3)	86.3	(0)	–	86.3	–	0.1	1	5	3	4	13	0.3
		（でん粉製品）																												
02036	264	●くずきり ●乾	0	1452	341	11.8	–	0.2	–	(0)	0.2						89.6*	81.5	86.8	0.9	–	87.7	–	0.1	4	3	19	4	18	1.4
02037	265	●ゆで	0	564	133	66.5	–	0.1	–	(0)	0.1						32.4	29.4	32.5*	0.8	–	33.3	–	Tr	2	Tr	5	1	5	0.4
02056	266	●ごま豆腐	0	315	75	84.8	(1.5)	1.5	(3.5)	0	4.3	(0.50)	(1.28)	(1.58)	(0.01)	(1.56)	(7.8)	(7.2)	8.9*	1.0	–	9.1	–	0.2	Tr	32	6	27	69	0.6
02038	267	●タピオカパール ●乾	0	1494	352	11.9	–	0	–	(0)	0.2						–	–	87.4*	0.5	–	87.8	–	0.1	5	12	24	3	8	0.5
02057	268	●ゆで	0	260	61	84.6	–	0	–	(0)	Tr						–	–	15.1*	0.2	–	15.4	–	Tr	Tr	1	4	0	1	0.1
02058	269	●でん粉めん ●生	0	548	129	67.4	–	0.1	–	(0)	0.2						–	–	31.4*	0.8	–	32.2	–	0.2	8	3	1	0	31	0.[illegible]
02059	270	●乾	0	1473	347	12.6	–	0.2	–	(0)	0.3						–	–	84.9*	1.8	–	86.7	–	0.2	32	38	6	5	48	0.2
02060	271	●乾，ゆで	0	350	83	79.2	–	0	–	(0)	0.2						–	–	20.0*	0.6	–	20.6	–	Tr	5	7	1	1	11	0.[illegible]
02039	272	●はるさめ ●緑豆はるさめ，乾	0	1466	344	11.8	–	0.2	–	(0)	0.4						88.5*	80.4	83.4	4.1	–	87.5	–	0.1	14	13	20	3	10	0.5
02061	273	ゆで	0	331	78	79.3	–	Tr	–	(0)	0.1						19.8*	18.0	19.1	1.5	–	20.6	–	Tr	0	0	3	Tr	3	0.[illegible]
02040	274	●普通はるさめ，乾	0	1468	346	12.9	–	0	–	(0)	0.2						86.1	78.2	85.4*	1.2	–	86.6	–	0.3	7	14	41	5	46	0.4
02062	275	ゆで	0	323	76	80.0	–	0	–	(0)	Tr						19.7*	17.9	19.1	0.8	–	19.9	–	0.1	1	2	10	1	10	0.[illegible]

なるほど！ 吉野くず…奈良県吉野地方の特産。くず粉100%使用を「吉野本くず」，さつまいもでんぷんを混ぜたもので，くず粉を50%以上使用しているものを「吉野くず」といいます。

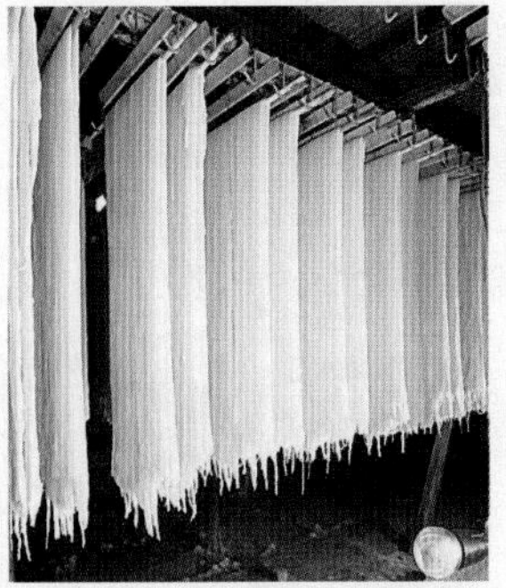

工場内の冷凍庫で
凍結中のはるさめ

●ごま豆腐：精進料理の一つ。すりつぶしたごまにくず粉と水を加え，加熱して練り，冷やして豆腐のように固めたもので，濃厚な味わいがある。奈良，和歌山の郷土料理。

●タピオカパール：キャッサバでんぷんを原料にした球形の製品で輸入品。ゆでてスープの浮き実，タピオカプディングなどにしたり，ココナッツミルクに入れたりする。

●緑豆(りょくとう)はるさめ：普通はるさめの原形となったもので，中国はるさめとも呼ばれる。緑豆のでんぷんを原料としてつくる。普通はるさめが水分を吸いやすくすぐやわらかくなるのに比べ，弾力があり，熱湯に入れてもコシがある。

●普通はるさめ：一般にはるさめと呼んでいるもので，日本で昭和10年代に開発・製造された。じゃがいもでんぷんとさつまいもでんぷんを糊化させて小さな穴から熱湯に押し出し，これを，凍結，水戻し，乾燥させてつくる。細く長い形が春の雨を思わせるところからこの名がある。酢の物，炒め物，鍋物，サラダなどに使う。

Q&A

鍋物用のはるさめって特別なの?

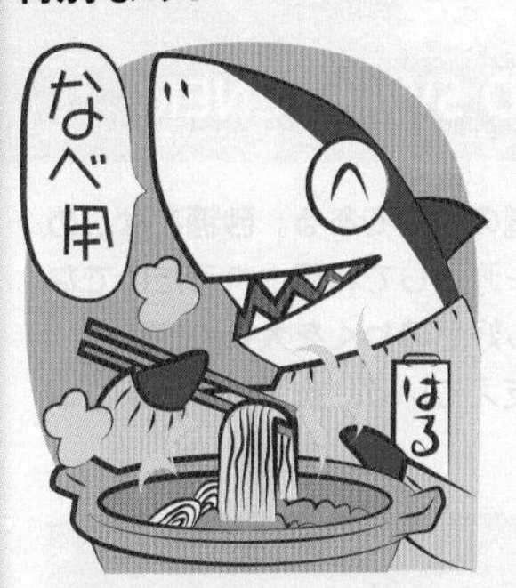

はるさめの一般的な製法は，熱湯でこねたでんぷんをトンピョウ(底に小さな穴が無数にあいている容器)に入れ，湯の中に押し出してめん状にします。

普通はるさめは，じゃがいもとさつまいものでんぷんを使うので，鍋で長く煮るとのびてしまいます。

鍋物用として市販されているものは，一般に「マロニー」の商品名で呼ばれているもので，じゃがいもとうもろこしのでんぷんを使い，シート状にのばしてめんのように細く切ってつくったものです。普通はるさめに比べて弾力があり，煮くずれしにくいのが特徴です。

豆知識

わらびの根からもとれるでんぷん

わらびは山菜として親しまれているが，この根からは大変良質な「わらび粉」と呼ばれるでんぷんがとれる。生産量がごく少ないのと用途が特殊なため，ほとんどが料理屋や業務用として用いられる。わらびの地下茎を掘り出し，水洗いしたあと，臼でよくつき細かく砕く。これを水にさらして沈澱(ちんでん)させてでんぷんをつくる。このわらび粉でつくったのがわらび餅である。写真は，わらび粉を薄く流して固めた板わらびをあしらった椀。

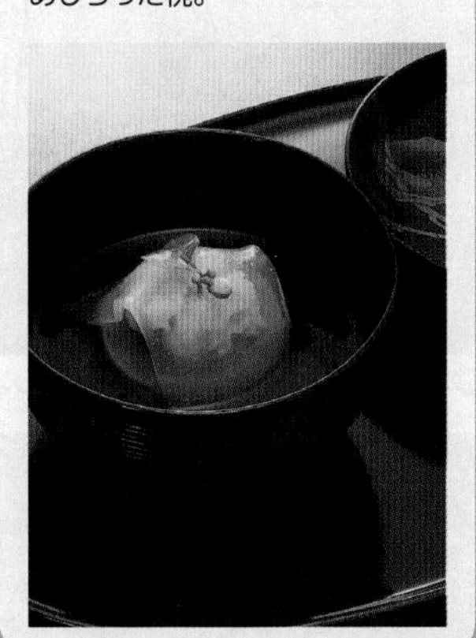

無機質							ビタミン(脂溶性)												ビタミン(水溶性)											食塩相当量	備考
亜鉛	銅	マンガン	ヨウ素	セレン	クロム	モリブデン	A レチノール	A カロテン α	A カロテン β	A β-クリプトキサンチン	A β-カロテン当量	A レチノール活性当量	D	E トコフェロール α	E トコフェロール β	E トコフェロール γ	E トコフェロール δ	K	B1	B2	ナイアシン	ナイアシン当量	B6	B12	葉酸	パントテン酸	ビオチン	C		
mg	mg	mg	µg	µg	µg	µg	µg	µg	µg	µg	µg	µg	µg	mg	mg	mg	mg	µg	mg	mg	mg	mg	mg	µg	µg	mg	µg	mg	g	
Tr	0.01	0.02	0	0	0	0	–	0	0	0	0	0	–	0	0	0	0	0	0	0	0	Tr	0	–	Tr	0.01	0	0	0	試料：1番粉　食物繊維：分析時に加熱処理有り，AOAC2011.25法
Tr	0.03	0.09	–	–	–	–	0	–	–	–	0	0	(0)	–	–	–	–	(0)	0	0	0	Tr	(0)	(0)	(0)	(0)	–	0	0	別名：タピオカ
Tr	0.02	0.02	–	–	–	–	(0)	–	–	–	(0)	(0)	(0)	–	–	–	–	(0)	(0)	(0)	(0)	(Tr)	(0)	(0)	(0)	(0)	–	(0)	0	別名：くず粉
0.1	0.06	–	–	–	–	–	0	–	–	–	0	0	(0)	–	–	–	–	(0)	0	0	0	Tr	(0)	(0)	(0)	(0)	–	0	0	
0.1	0.02	0.06	–	–	–	–	0	–	–	–	0	0	(0)	–	–	–	–	(0)	0	0	0	Tr	(0)	(0)	(0)	(0)	–	0	0	
Tr	Tr	0.37	–	–	–	–	(0)	–	–	–	(0)	(0)	(0)	–	–	–	–	(0)	(0)	(0)	(0)	(Tr)	(0)	(0)	(0)	(0)	–	(0)	0	
0.1	0.02	–	–	–	–	–	0	–	–	–	0	0	(0)	–	–	–	–	(0)	0	0	0	Tr	(0)	(0)	(0)	(0)	–	0	0	別名：かんしょ(甘藷)でん粉
Tr	0.03	–	0	0	6	0	0	(0)	(0)	(0)	0	0	(0)	–	–	–	–	(0)	0	0	0	Tr	(0)	(0)	(0)	(0)	0	0	0	別名：ばれいしょ(馬鈴薯)でん粉，かたくり粉(100g：154mL，100mL：65g)
0.1	0.04	–	1	Tr	1	2	0	–	–	–	0	0	(0)	–	–	–	–	(0)	0	0	0	Tr	(0)	(0)	(0)	(0)	0.1	0	0	別名：コーンスターチ(100g：200mL，100mL：50g)
0.1	0.03	0.05	–	–	–	–	(0)	–	–	–	(0)	(0)	(0)	–	–	–	–	(0)	(0)	(0)	(0)	(Tr)	(0)	(0)	(0)	(0)	–	(0)	0	
Tr	0.01	0.01	–	–	–	–	(0)	–	–	–	(0)	(0)	(0)	–	–	–	–	(0)	(0)	(0)	(0)	(Tr)	(0)	(0)	(0)	(0)	–	(0)	0	
0.4	0.12	0.10	–	–	–	–	0	0	0	0	0	0	0	0	0	2.5	Tr	0	0.10	0.01	0.4	(0.9)	0.03	0	6	0.03	–	0	0	
0.1	0.01	0.13	–	–	–	–	(0)	(0)	(0)	(0)	(0)	(0)	(0)	(0)	(0)	(0)	(0)	(0)	(0)	(0)	(0)	0	(0)	(0)	(0)	(0)	–	(0)	0	
0	0	0.01	–	–	–	–	(0)	(0)	(0)	(0)	(0)	(0)	(0)	(0)	(0)	(0)	(0)	(0)	(0)	(0)	(0)	0	(0)	(0)	(0)	(0)	–	(0)	0	
0	0	0	–	–	–	–	(0)	(0)	(0)	(0)	(0)	(0)	(0)	(0)	(0)	(0)	(0)	(0)	(0)	(0)	(0)	(Tr)	(0)	(0)	(0)	(0)	–	(0)	0	
Tr	0	0.02	–	–	–	–	(0)	(0)	(0)	(0)	(0)	(0)	(0)	(0)	(0)	(0)	(0)	(0)	(0)	(0)	(0)	(Tr)	(0)	(0)	(0)	(0)	–	(0)	0.1	
0	0	0	–	–	–	–	(0)	(0)	(0)	(0)	(0)	(0)	(0)	(0)	(0)	(0)	(0)	(0)	(0)	(0)	(0)	0	(0)	(0)	(0)	(0)	–	(0)	0	
0.1	0.01	0.02	2	1	5	1	(0)	(0)	(0)	(0)	(0)	(0)	(0)	(0)	(0)	(0)	(0)	(0)	(0)	(0)	(0)	(Tr)	(0)	(0)	(0)	(0)	–	(0)	0	主原料：緑豆でん粉
Tr	0	0	0	0	1	0	(0)	(0)	(0)	(0)	(0)	(0)	(0)	(0)	(0)	(0)	(0)	(0)	(0)	(0)	(0)	0	(0)	(0)	(0)	(0)	–	(0)	0	
Tr	0.01	0.05	0	0	4	0	(0)	(0)	(0)	(0)	(0)	(0)	(0)	(0)	(0)	(0)	(0)	(0)	(0)	(0)	(0)	0	(0)	(0)	(0)	(0)	–	(0)	0	主原料：じゃがいもでん粉，さつまいもでん粉
0	0	0.01	0	0	1	0	(0)	(0)	(0)	(0)	(0)	(0)	(0)	(0)	(0)	(0)	(0)	(0)	(0)	(0)	(0)	0	(0)	(0)	(0)	(0)	–	(0)	0	

3 砂糖及び甘味類

SUGARS AND SWEETENERS

甘味は，人の味覚の中で特に重要な味覚の一つである。砂糖をはじめとするさまざまな甘味類は，エネルギー源として利用されるだけでなく，さまざまな料理をはじめ，菓子やし好品のわくを大きく広げ，現代のバラエティに富んだ食事を一端で支えている。食生活にうまく取り入れていくことが望ましい。

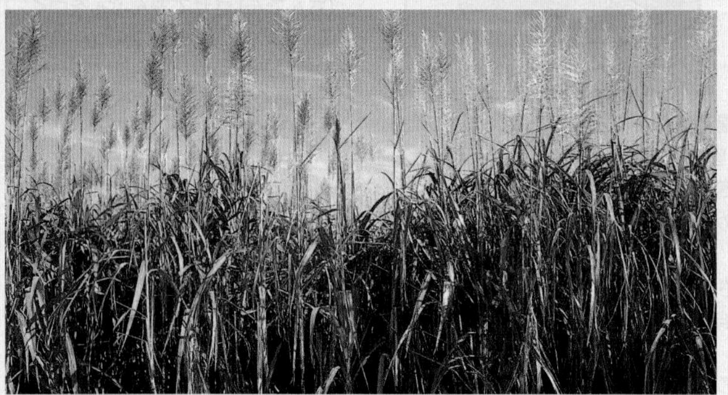

砂糖の原料となるさとうきび（かんしょ）：沖縄県

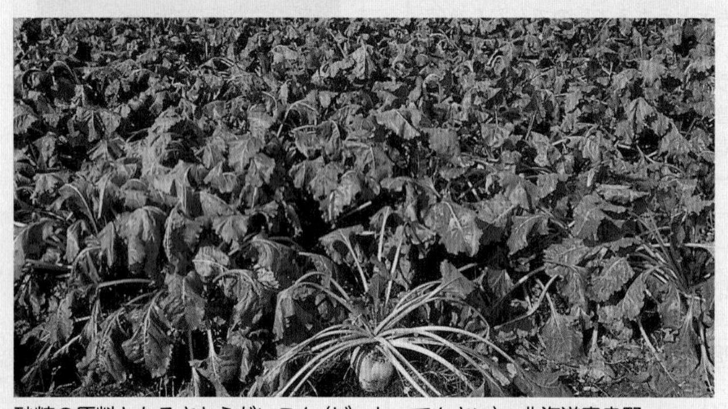

砂糖の原料となるさとうだいこん（ビート・てんさい）：北海道富良野

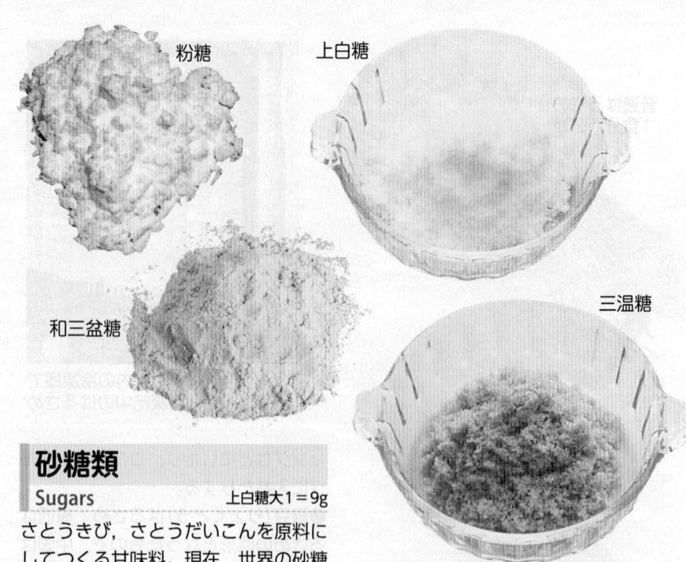

砂糖類

Sugars　上白糖大1＝9g

さとうきび，さとうだいこんを原料にしてつくる甘味料。現在，世界の砂糖生産量の約8割はさとうきびを原料としたかんしょ糖である。

製法：●**かんしょ糖**：高温多湿の熱帯に育つさとうきびを原料にする。日本では，沖縄，鹿児島がおもな産地である。茎を絞って糖液を取り出し，これを精製して砂糖にする。

●**ビート糖**：温帯の中でも比較的冷涼な地域で栽培されるさとうだいこん（ビート）を原料にする。日本では北海道のみで栽培される。根を薄切りしてぬるま湯に浸し，糖分を浸出させる。これを精製して砂糖にする。

産地：さとうきびは，ブラジル，インド，中国など。さとうだいこんはロシア，ヨーロッパ北部，アメリカ北部など。日本は原料の多くをこれらの国から輸入している。

保存法：砂糖は長く保存しても変質しないので，湿気で溶けたり，変色していないかぎり何年でも使える。密閉容器で保存するとよい。

●**黒砂糖**：さとうきびからとった糖液を直接加熱したもの。黒糖とも呼ばれる。無機質とわずかながらビタミンを含み，独特の風味がある。煮物のほか，かりん糖，ようかんに利用される。

●**てんさい含蜜糖**：さとうだいこん（てんさい）から糖蜜を結晶と分離せずにつくる砂糖。こはく色で無機質を含み，まろやかな甘さとコクのある風味が特徴。

●**和三盆糖**：香川と徳島の一部において，伝統的な手法でつくられており，それぞれ讃岐（さぬき）和三盆糖，阿波（あわ）和三盆糖と呼ばれる。淡い卵色で粒が細かく，口当たりがよい。高級和菓子に用いられる。

●**車糖（くるまとう）**：水分がやや多く，結晶が小さいので溶けやすい。ソフトシュガーとも呼ばれる。調理に適しており，日本では消費の約半分を占める。精製の純度によって，上白糖，三温糖に分かれる。

食品番号	索引番号	食品名（可食部100g当たり）	廃棄率	エネルギー		水分	たんぱく質		脂質			脂肪酸					炭水化物						有機酸	灰分	無機質					
							アミノ酸組成によるたんぱく質	たんぱく質	脂肪酸のトリアシルグリセロール当量	コレステロール	脂質	飽和	一価不飽和	多価不飽和	n-3系多価不飽和	n-6系多価不飽和	利用可能炭水化物（単糖当量）	利用可能炭水化物（質量計）	差引き法による利用可能炭水化物	総食物繊維量	糖アルコール	炭水化物			ナトリウム	カリウム	カルシウム	マグネシウム	リン	鉄
			%	kJ	kcal	g	g	g	g	mg	g	g	g	g	g	g	g	g	g	g	g	g	g	g	mg	mg	mg	mg	mg	mg
		（砂糖類）																												
03001	276	●黒砂糖	0	1504	352	4.4	0.7	1.7	–	(0)	Tr						93.2*	88.9	91.3	(0)	–	**90.3**	–	3.6	27	**1100**	**240**	31	31	4.
● 03030	277	●てんさい含蜜糖	0	1517	357	2.0	–	0.9	–	–	Tr						89.7*	85.4	88.7	8.3	0	**96.9**	–	0.1	48	**27**	**Tr**	0	1	0.
03002	278	●和三盆糖	0	1675	393	0.3	–	0.2	–	(0)	Tr						(104.5)*	(99.6)	99.0	(0)	–	**99.0**	–	0.5	1	**140**	**27**	17	13	0.
03003	279	●車糖 ●上白糖	0	1667	391	0.7	–	(0)	–	(0)	(0)						104.2*	99.3	99.3	(0)	–	**99.3**	–	0	1	**2**	**1**	Tr	Tr	[illegible]
03004	280	●三温糖	0	1662	390	0.9	–	Tr	–	(0)	(0)						103.9*	99.0	99.0	(0)	–	**99.0**	–	0.1	7	**13**	**6**	2	Tr	0.
03005	281	●ざらめ糖 ●グラニュー糖	0	1679	394	Tr	–	(0)	–	(0)	(0)						(104.9)*	(99.9)	100	(0)	0	**100**	–	0	Tr	**Tr**	**Tr**	0	(0)	[illegible]
03006	282	●白ざら糖	0	1678	393	Tr	–	(0)	–	(0)	(0)						(104.9)*	(99.9)	100	(0)	–	**100**	–	0	Tr	**Tr**	**0**	0	(0)	[illegible]
03007	283	●中ざら糖	0	1677	393	Tr	–	(0)	–	(0)	(0)						(104.8)*	(99.9)	100	(0)	–	**100**	–	Tr	2	**1**	**Tr**	Tr	Tr	0.
03008	284	●加工糖 ●角砂糖	0	1679	394	Tr	–	(0)	–	(0)	(0)						(104.9)*	(99.9)	100	(0)	–	**100**	–	0	Tr	**Tr**	**Tr**	0	(0)	0.
03009	285	●氷砂糖	0	1679	394	Tr	–	(0)	–	(0)	(0)						(104.9)*	(99.9)	100	(0)	–	**100**	–	0	Tr	**Tr**	**Tr**	Tr	(0)	0.
03010	286	●コーヒーシュガー	0	1680	394	0.1	–	0.1	–	(0)	(0)						104.9*	99.9	99.8	(0)	–	**99.8**	–	Tr	2	**Tr**	**1**	Tr	Tr	0.
03011	287	●粉糖	0	1675	393	0.3	–	(0)	–	(0)	(0)						(104.7)*	(99.7)	99.7	(0)	–	**99.7**	–	0	1	**1**	**Tr**	Tr	0	0.
03012	288	●液糖 ●しょ糖型液糖	0	1141	267	32.1	–	(0)	–	(0)	(0)						(71.3)*	(67.9)	67.9	(0)	–	**67.9**	–	Tr	Tr	**Tr**	**Tr**	Tr	0	[illegible]
03013	289	●転化型液糖	0	1256	294	23.4	–	(0)	–	(0)	(0)						(78.5)*	(76.6)	76.6	(0)	–	**76.6**	–	Tr	4	**Tr**	**Tr**	Tr	Tr	[illegible]
03014	290	●氷糖みつ	0	1163	274	31.5	–	0.2	–	(0)	(0)						–	–	68.2*	(0)	–	**68.2**	–	0.1	10	**Tr**	**Tr**	Tr	Tr	0.

なるほど! **梅酒と氷砂糖**…梅酒をつくるときに使うことが多い氷砂糖は，ゆっくり溶けるので，梅のエキスをじっくり引き出すのにちょうどいいのです。

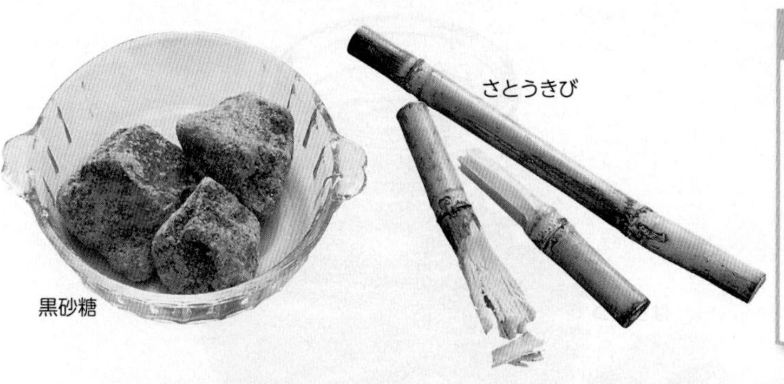

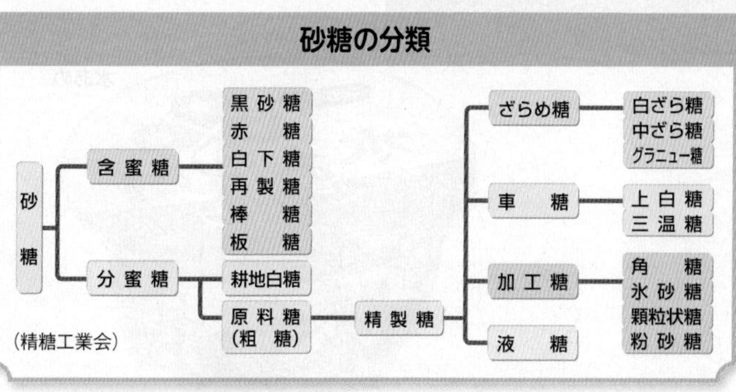

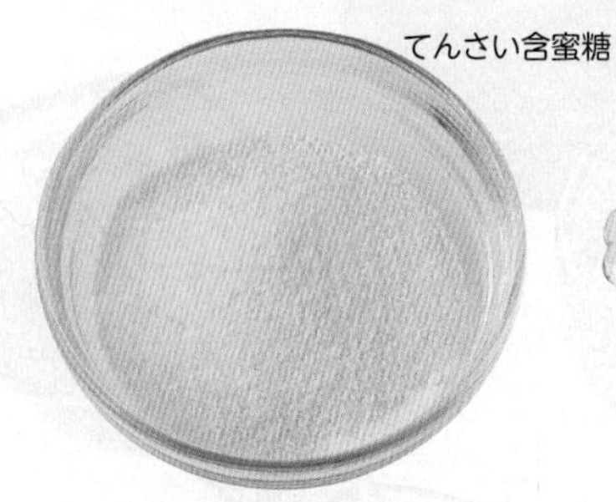
てんさい含蜜糖

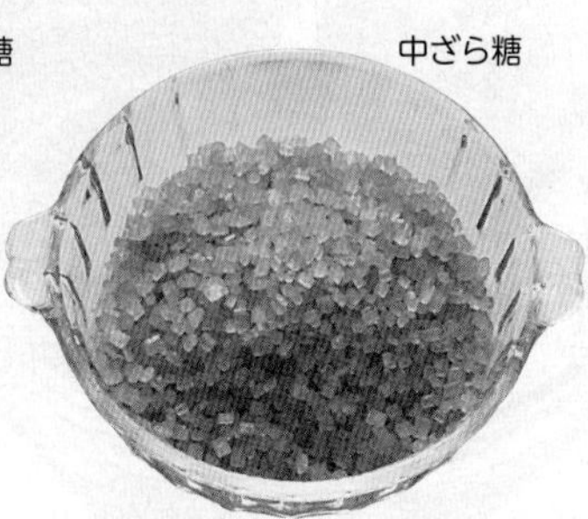
中ざら糖

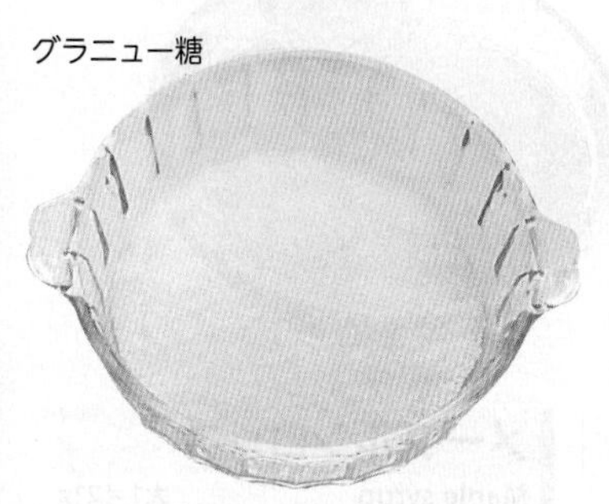
グラニュー糖

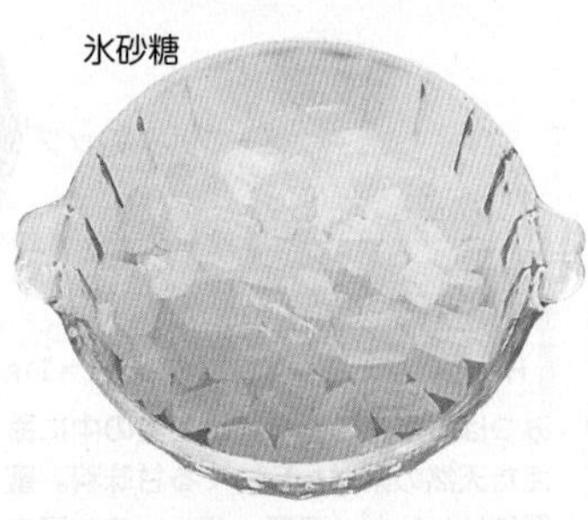
氷砂糖

●ざらめ糖：車糖より水分含量が少なく結晶が大きい。ハードシュガーともいわれる。くせのない淡白な甘さがあり，飲料，菓子などに利用される。グラニュー糖，白ざら糖，中ざら糖に分かれる。

●加工糖：氷砂糖は純度の高い砂糖を原料に，時間をかけて大きな結晶にしたもの。そのまま食べることができ，果実酒をつくるのにも適する。粉糖はざらめ糖を粉砕したもので，洋菓子に用いる。

新しい甘味料

名称			甘味度（砂糖100に対して）	エネルギー源	むし歯発生
糖質甘味料	ソルビトール		60〜70	×	×
	マルチトール		80〜90	×	×
	キシリトール		60	×	×
	カップリングシュガー		50〜60	○	○
	各種オリゴ糖類		30〜60	×	×
非糖質甘味料	天然甘味料	ステビア	10,000〜15,000	×	×
		グリチルリチン	5,000〜10,000	×	×
	合成甘味料	アスパルテーム	10,000〜20,000	×	×

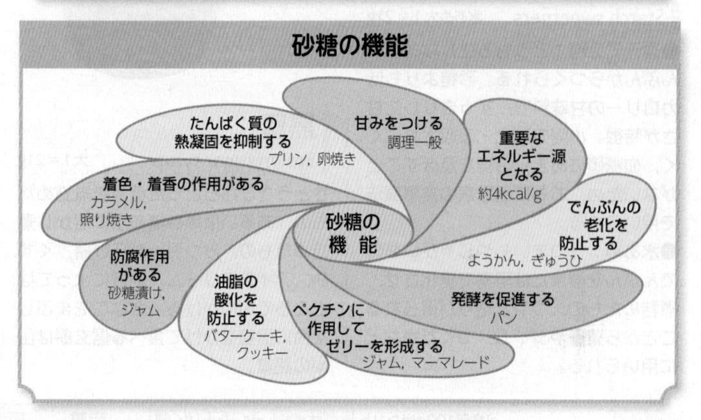

無機質 亜鉛 mg	銅 mg	マンガン mg	ヨウ素 µg	セレン µg	クロム µg	モリブデン µg	ビタミン（脂溶性） A レチノール µg	カロテン α µg	カロテン β µg	β-クリプトキサンチン µg	β-カロテン当量 µg	レチノール活性当量 µg	D µg	E トコフェロール α mg	β mg	γ mg	δ mg	K µg	ビタミン（水溶性） B₁ mg	B₂ mg	ナイアシン mg	ナイアシン当量 mg	B₆ mg	B₁₂ µg	葉酸 µg	パントテン酸 mg	ビオチン µg	C mg	食塩相当量 g	備考
0.5	0.24	0.93	15	4	13	9	(0)	0	13	0	13	1	(0)	(0)	(0)	(0)	(0)	(0)	0.05	0.07	0.8	0.9	0.72	(0)	10	1.39	34.0	(0)	0.1	別名：黒糖
Tr	Tr	Tr	0	0	0	0	–	–	–	–	–	–	–	–	–	–	–	–	0	0	0.2	0.3	0.01	–	1	0	Tr	–	0.1	食物繊維：AOAC2011.25法
0.2	0.07	0.30	0	0	2	Tr	(0)	0	Tr	0	Tr	0	(0)	(0)	(0)	(0)	(0)	(0)	0.01	0.03	Tr	Tr	0.08	(0)	2	0.37	0.9	(0)	0	
0	0.01	0	0	0	0	0	(0)	–	–	–	(0)	(0)	(0)	(0)	(0)	(0)	(0)	(0)	(0)	(0)	(0)	0	(0)	(0)	(0)	(0)	0.1	(0)	0	車糖の別名：ソフトシュガー（100g：154mL，100mL：65g）
Tr	0.07	0.01	0	0	Tr	0	(0)	–	–	–	(0)	(0)	(0)	(0)	(0)	(0)	(0)	(0)	Tr	0.01	Tr	0	(0)	(0)	(0)	(0)	0.3	(0)	0	(100g：159mL，100mL：63g)
Tr	0	0	0	0	0	0	(0)	–	–	–	(0)	(0)	(0)	(0)	(0)	(0)	(0)	(0)	(0)	(0)	(0)	0	(0)	(0)	(0)	(0)	0.1	(0)	0	ざらめ糖の別名：ハードシュガー（100g：111mL，100mL：90g）
0	0	–	–	–	–	–	(0)	–	–	–	(0)	(0)	(0)	(0)	(0)	(0)	(0)	(0)	(0)	(0)	(0)	0	(0)	(0)	(0)	(0)	–	(0)	0	別名：上ざら糖（100g：100mL，100mL：100g）
Tr	0.02	–	–	–	–	–	(0)	–	–	–	(0)	(0)	(0)	(0)	(0)	(0)	(0)	(0)	(0)	(0)	(0)	0	(0)	(0)	(0)	(0)	–	(0)	0	別名：黄ざら糖
0	0.01	–	–	–	–	–	(0)	–	–	–	(0)	(0)	(0)	(0)	(0)	(0)	(0)	(0)	(0)	(0)	(0)	0	(0)	(0)	(0)	(0)	–	(0)	0	
Tr	0	–	–	–	–	–	(0)	–	–	–	(0)	(0)	(0)	(0)	(0)	(0)	(0)	(0)	(0)	(0)	(0)	0	(0)	(0)	(0)	(0)	–	(0)	0	別名：氷糖
1.2	0.01	–	–	–	–	–	(0)	–	–	–	(0)	(0)	(0)	(0)	(0)	(0)	(0)	(0)	(0)	(0)	(0)	(Tr)	(0)	(0)	(0)	(0)	–	(0)	0	
0	0	–	–	–	–	–	(0)	–	–	–	(0)	(0)	(0)	(0)	(0)	(0)	(0)	(0)	(0)	(0)	(0)	0	(0)	(0)	(0)	(0)	–	(0)	0	別名：粉砂糖　か（顆）粒糖を含む（100g：257mL，100mL：39g）
0	0.01	–	–	–	–	–	(0)	–	–	–	(0)	(0)	(0)	(0)	(0)	(0)	(0)	(0)	(0)	(0)	(0)	0	(0)	(0)	(0)	(0)	–	(0)	0	しょ糖：67.8g
0	Tr	–	–	–	–	–	(0)	–	–	–	(0)	(0)	(0)	(0)	(0)	(0)	(0)	(0)	(0)	(0)	(0)	0	(0)	(0)	(0)	(0)	–	(0)	0	しょ糖：38.6g
0.1	0	–	–	–	–	–	(0)	–	–	–	(0)	(0)	(0)	(0)	(0)	(0)	(0)	(0)	0.01	0.02	0.1	0.1	(0)	(0)	(0)	(0)	–	(0)	0	しょ糖：63.3g

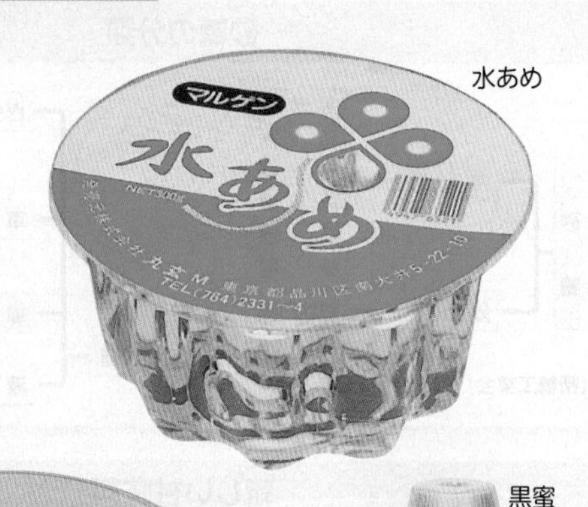

水あめ

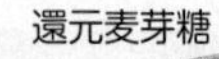

はちみつ

還元麦芽糖

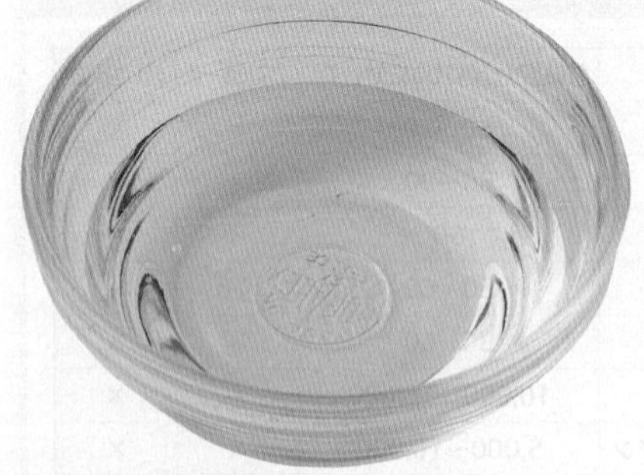

黒蜜

メープルシロップ

でん粉糖類

Starch sweetners 水あめ大1＝21g

●還元麦芽糖：とうもろこしなどのでんぷんからつくられる。砂糖よりも低カロリーの甘味料で，すっきりした甘さが特徴。小腸で消化・吸収されにくく，血糖値にあまり影響を及ぼすことがないため，おもに糖尿病の食事療法で用いられる。

●水あめ：さつまいもやじゃがいものでんぷんを酸または酵素で糖化させ，煮詰めたもの。つやと粘りが得られることから菓子やジャム，つくだ煮などに用いられる。

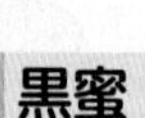

黒蜜

Brown sugar syrup 大1＝21g

さとうきびからとった糖液を煮詰めたもの，あるいは黒砂糖を水に溶かし煮詰めたもの。みつ豆，わらび餅，くず餅，アイスクリーム，地域によってはところてんにかける。きなこをまぶした餅に黒蜜をかけて食べる信玄餅は山梨の銘菓。

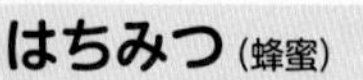

はちみつ（蜂蜜）

Honey 大1＝21g

みつばちが花の蜜を集めて巣の中に蓄えた天然の素材からつくる甘味料。蜜源にはレンゲ，クローバー，ニセアカシア，ソバなどがあり，それぞれ色，香り，成分に特徴がある。

産地：長野，北海道など。

用い方：温度により甘みが変わる。おもにシロップ，製菓などに用いられる。

メープルシロップ

Maple syrup 大1＝21g

カナダなどでとれるサトウカエデ（メープル）の樹液を煮詰めたもの。かえで糖ともいう。独特の風味があり，ホットケーキのシロップ，菓子などに用いる。

食品番号	索引番号	食品名（可食部100g当たり▶）	廃棄率 %	エネルギー kJ	エネルギー kcal	水分 g	たんぱく質：アミノ酸組成によるたんぱく質 g	たんぱく質：たんぱく質 g	脂質：脂肪酸のトリアシルグリセロール当量 g	脂質：コレステロール mg	脂質：脂質 g	脂肪酸：飽和 g	脂肪酸：一価不飽和 g	脂肪酸：多価不飽和 g	脂肪酸：n-3系多価不飽和 g	脂肪酸：n-6系多価不飽和 g	炭水化物：利用可能炭水化物（単糖当量） g	炭水化物：利用可能炭水化物（質量計） g	炭水化物：差引き法による利用可能炭水化物 g	炭水化物：総食物繊維量 g	炭水化物：糖アルコール g	炭水化物：炭水化物 g	有機酸 g	灰分 g	無機質：ナトリウム mg	無機質：カリウム mg	無機質：カルシウム mg	無機質：マグネシウム mg	無機質：リン mg	無機質：鉄 mg
		（でん粉糖類）																												
● 03031	291	●還元麦芽糖	0	873	208	0	–	0	–	–	Tr						(0)*	(0)	0.7	0.3	98.9	100	0	0	0	Tr	Tr	0	0	T
● 03032	292	●還元水あめ	0	882	210	30.1	–	0	–	–	Tr						20.3†	18.5†	–	14.0†	(69.9)	69.9	0	0	0	Tr	Tr	0	1	0
03015	293	●粉あめ	0	1694	397	3.0	–	(0)	–	(0)	(0)						105.9*	97.0	97.0	(0)	–	97.0	–	0	Tr	Tr	Tr	0	1	0.1
03024	294	●水あめ ●酵素糖化	0	1461	342	15.0	–	(0)	–	(0)	(0)						91.3*	85.0	85.0	(0)	–	85.0	–	Tr	Tr	0	Tr	0	1	0.1
03025	295	●酸糖化	0	1456	341	15.0	–	(0)	–	(0)	(0)						91.0*	85.0	85.0	(0)	–	85.0	–	Tr	Tr	0	Tr	0	1	0.1
03017	296	●ぶどう糖 ●全糖	0	1460	342	9.0	–	(0)	–	(0)	(0)						(91.3)*	(91.0)	91.0	(0)	–	91.0	–	0	Tr	Tr	Tr	0	1	0.1
03018	297	●含水結晶	0	1461	342	8.7	–	(0)	–	(0)	(0)						(91.3)*	(91.3)	91.3	(0)	–	91.3	–	0	Tr	Tr	Tr	0	Tr	0.1
03019	298	●無水結晶	0	1595	374	0.3	–	(0)	–	(0)	(0)						(99.7)*	(99.7)	99.7	(0)	–	99.7	–	0	Tr	Tr	Tr	0	Tr	0.1
03020	299	●果糖	0	1598	375	0.1	–	(0)	–	(0)	(0)						(99.9)*	(99.9)	99.9	(0)	–	99.9	–	0	Tr	Tr	Tr	Tr	0	T
03026	300	●異性化液糖 ●ぶどう糖果糖液糖	0	1208	283	25.0	–	0	–	(0)	0						75.5*	75.0	75.0	(0)	–	75.0	–	Tr	Tr	Tr	Tr	0	1	0.1
03027	301	●果糖ぶどう糖液糖	0	1208	283	25.0	–	0	–	(0)	0						75.5*	75.0	75.0	(0)	–	75.0	–	Tr	Tr	Tr	Tr	0	1	0.1
03028	302	●高果糖液糖	0	1205	282	25.0	–	0	–	(0)	0						75.3*	75.0	75.0	(0)	–	75.0	–	Tr	Tr	Tr	Tr	0	1	0.1
		（その他）																												
03029	303	●黒蜜	0	851	199	46.5	–	1.0	–	0	0						(52.2)*	(49.7)	50.5	0	–	50.5	–	2.0	15	620	140	17	17	2.
03022	304	●はちみつ	0	1397	329	17.6	(0.2)	0.3	–	(0)	Tr						75.3	75.2	81.7*	(0)	–	81.9	0.3	0.1	2	65	4	2	5	0.
03023	305	●メープルシロップ	0	1129	266	33.0	–	0.1	–	(0)	0						–	–	66.3*	(0)	–	66.3	–	0.6	1	230	75	18	1	0.

 なるほど! 砂糖の防腐効果…砂糖は水分をよく吸収し，糖度が高いほど腐敗菌の繁殖を抑えます。ジャムや砂糖漬けなどは，この性質を利用したものです。

砂糖のマジック

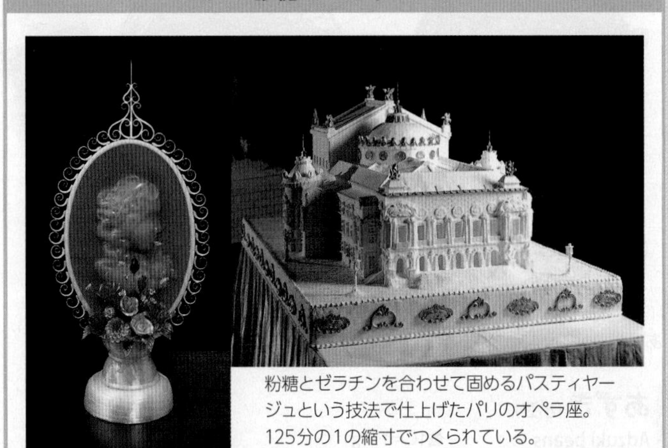

あめでつくったレリーフと花。

粉糖とゼラチンを合わせて固めるパスティヤージュという技法で仕上げたパリのオペラ座。125分の1の縮寸でつくられている。

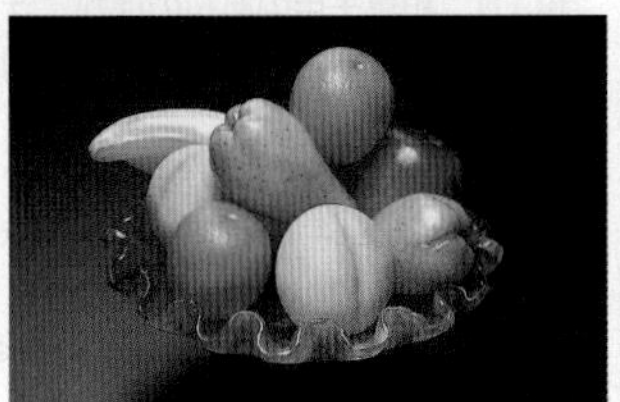

あめを吹いてふくらませてつくったフルーツ。盛り皿はあめをのばして形をつくったもの。

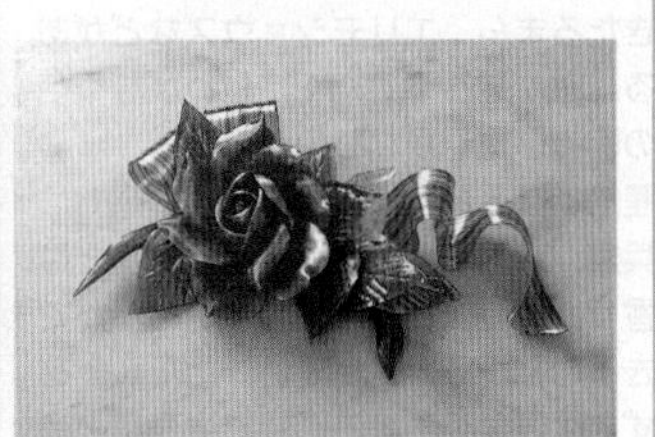

あめをのばしてつくったバラとリボン。

砂糖の煮詰め方と温度による変化

べっこうあめ(165℃以上)
ドロップ(145℃)
カラメル(190℃以上)
タフィー(140℃)
ソフトキャンデー(115～121℃)
フォンダンができる(107～115℃)
蜜(シロップ)になる(103～105℃)
100 110 120 130 140 150 160 170 180 190

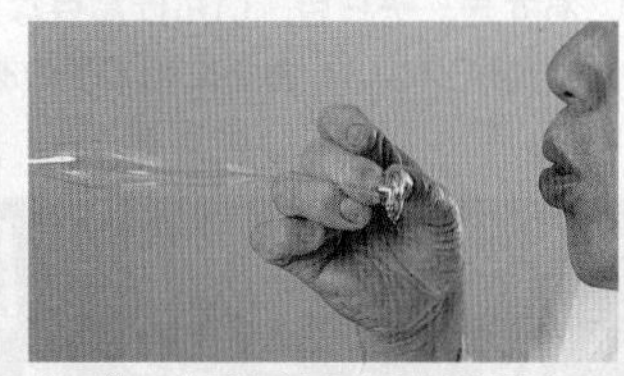

煮詰まってきたシロップ

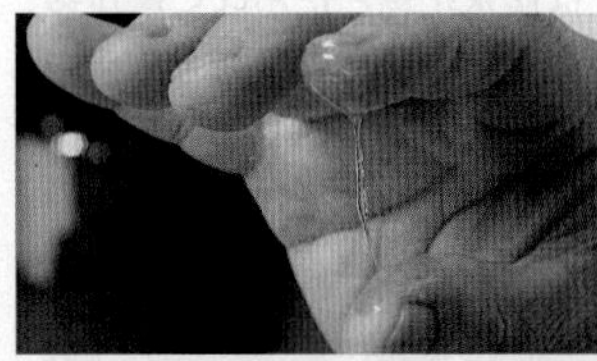

指ではさんで離すと長く糸を引く(106℃)

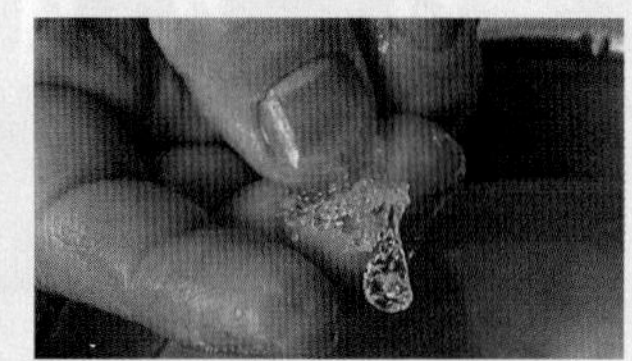

リングにつけて吹くとふくらむ(110℃)

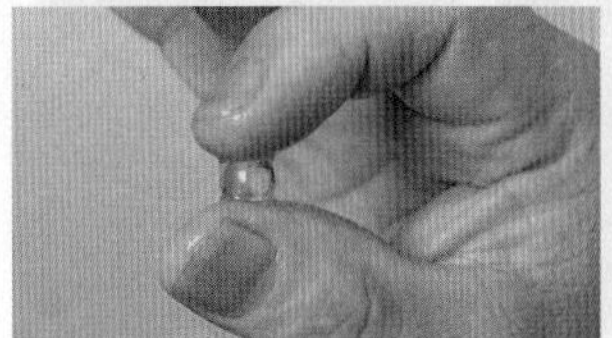

水にたらして丸めると玉になる(115℃)

水につけると固まり，押すと割れる(125℃)

＊煮詰めた砂糖は，かなりの高温になるので，注意が必要です。

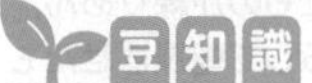

豆知識 脳が喜ぶ「ぶどう糖」

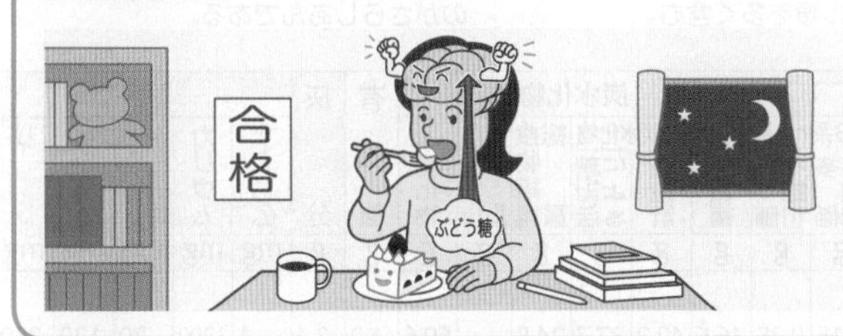

試験勉強中，甘いものを食べたら集中力が回復して頑張れたという経験はないだろうか。これはエネルギーを消費し，疲れ気味だった脳が，ぶどう糖を供給されて正常に働き始めた証拠である。

脳は，私たちの体の中でもっとも多くのエネルギーを必要とする臓器で，エネルギー源となるのは唯一ぶどう糖だけである。そのぶどう糖を効率よく摂るには，砂糖，または糖分を含む甘い菓子などを食べるとよい。

砂糖は，ご飯やパンなどに含まれるでんぷんに比べ分子構造が簡単なので，体内に入ると，ぶどう糖と果糖に分解・吸収されるのが早く，即エネルギー源になる。ただし，過剰に摂り過ぎると体脂肪として蓄積されるため，適量を摂るように心がけたい。

無機質							ビタミン(脂溶性)												ビタミン(水溶性)										食塩相当量	備考
							A							E																
								カロテン						トコフェロール																
亜鉛	銅	マンガン	ヨウ素	セレン	クロム	モリブデン	レチノール	α	β	β-クリプトキサンチン	β-カロテン当量	レチノール活性当量	D	α	β	γ	δ	K	B1	B2	ナイアシン	ナイアシン当量	B6	B12	葉酸	パントテン酸	ビオチン	C		
mg	mg	mg	μg	μg	μg	μg	μg	μg	μg	μg	μg	μg	μg	mg	mg	mg	mg	μg	mg	mg	mg	mg	mg	μg	μg	mg	μg	mg	g	
0	Tr	0	0	0	0	0	–	–	–	–	–	–	–	–	–	–	–	–	0	**0**	0	0	0	–	Tr	Tr	0	–	0	別名：マルチトール 食物繊維：AOAC2011.25法
0	Tr	0	0	0	0	0	–	–	–	–	–	–	–	–	–	–	–	–	0	**0**	0	0	0	–	0	0	0	–	0	食物繊維：AOAC2011.25法 †は規定法による測定値
0	Tr	0	–	–	–	–	(0)	–	–	–	(0)	(0)	(0)	(0)	(0)	(0)	(0)	(0)	(0)	**(0)**	(0)	0	(0)	(0)	(0)	(0)	–	(0)	0	
0	Tr	0.01	0	0	0	0	(0)	(0)	(0)	(0)	(0)	(0)	(0)	(0)	(0)	(0)	(0)	(0)	(0)	**(0)**	(0)	0	(0)	(0)	(0)	(0)	0	(0)	0	(100g：71mL，100mL：140g)
0	Tr	0.01	0	0	0	0	(0)	(0)	(0)	(0)	(0)	(0)	(0)	(0)	(0)	(0)	(0)	(0)	(0)	**(0)**	(0)	0	(0)	(0)	(0)	(0)	0	(0)	0	(100g：71mL，100mL：140g)
0	Tr	0	–	–	–	–	(0)	–	–	–	(0)	(0)	(0)	(0)	(0)	(0)	(0)	(0)	(0)	**(0)**	(0)	0	(0)	(0)	(0)	(0)	–	(0)	0	
Tr	0.01	0	–	–	–	–	(0)	–	–	–	(0)	(0)	(0)	(0)	(0)	(0)	(0)	(0)	(0)	**(0)**	(0)	0	(0)	(0)	(0)	(0)	–	(0)	0	
0	Tr	0	–	–	–	–	(0)	–	–	–	(0)	(0)	(0)	(0)	(0)	(0)	(0)	(0)	(0)	**(0)**	(0)	0	(0)	(0)	(0)	(0)	–	(0)	0	
0	Tr	0	–	–	–	–	(0)	–	–	–	(0)	(0)	(0)	(0)	(0)	(0)	(0)	(0)	(0)	**(0)**	(0)	0	(0)	(0)	(0)	(0)	–	(0)	0	
0	Tr	0	0	0	0	0	0	(0)	(0)	(0)	(0)	(0)	(0)	(0)	(0)	(0)	(0)	(0)	0	**0**	0	0	(0)	(0)	(0)	(0)	0	0	0	果糖含有率50%未満のもの
0	Tr	0	0	0	0	0	0	(0)	(0)	(0)	(0)	(0)	(0)	(0)	(0)	(0)	(0)	(0)	0	**0**	0	0	(0)	(0)	(0)	(0)	0	0	0	果糖含有率50%以上90%未満のもの
0	Tr	0	0	0	0	0	0	(0)	(0)	(0)	(0)	(0)	(0)	(0)	(0)	(0)	(0)	(0)	0	**0**	0	0	(0)	(0)	(0)	(0)	0	0	0	果糖含有率90%以上のもの
0.3	0.14	–	8	2	7	5	0	–	–	–	0	0	0	0	0	0	0	0	0.03	**0.04**	0.5	0.6	0.41	0	6	0.78	19.0	0	0	(100g：73mL，100mL：138g)
0.1	0.04	0.21	Tr	0	1	0	(0)	0	1	0	1	0	(0)	0	0	0	0	0	Tr	**0.01**	0.3	(0.4)	0.02	0	7	0.12	0.4	0	0	(100g：71mL，100mL：140g)
1.5	0.01	2.01	4	0	5	2	(0)	0	0	0	0	(0)	(0)	(0)	(0)	(0)	(0)	(0)	Tr	**0.02**	Tr	Tr	Tr	(0)	1	0.13	0.1	(0)	0	別名：かえで糖 (100g：76mL，100mL：132g)

4 豆類

PULSES

豆類の種子は，穀類と同様貯蔵性にすぐれ，また栽培が容易なことから古くから重要な食物として位置づけられてきた。脂質とたんぱく質を多く含む大豆は，豆腐や納豆，みそなどに加工されることによってその不消化性を克服し，世界に誇る独自の食品を生み出している。一方，あずき，そら豆，いんげん豆などは炭水化物とたんぱく質が多く，脂質が少ない。おもに和菓子のあんやサラダ，炒め物などに用いられる。

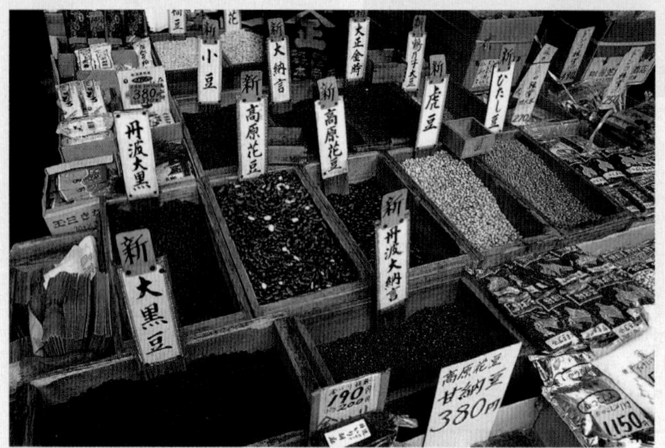

築地（つきじ）の豆専門店（東京都）

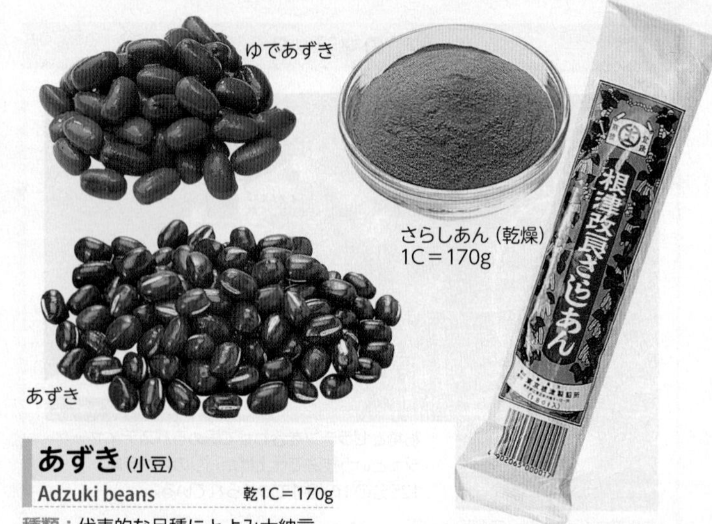

あずき（小豆）

Adzuki beans　乾1C＝170g

種類：代表的な品種にとよみ大納言，きたろまん，エリモショウズなどがある。粒がそろって丸く，しわがなく色の明るい鮮やかなものがよい。

産地：ほとんどが北海道産。本州では兵庫，京都など。北海道産のあずきは，香り，色，味ともに質のよいあんができることから人気が高い。ただし，あずきは気象条件等の影響で生産量と価格が変動するため，年間消費量の半分程度が輸入されている。また，中国で製造された加糖あんの輸入も多い。外皮には，腸を刺激し便秘予防に役立つサポニンのほか，抗酸化作用のあるポリフェノール類を多く含む。

用い方：和菓子用のあんのほか，汁粉，ようかん，甘納豆，赤飯などにも利用される。

●**あん**：でんぷん含量の多い豆類からつくるあんは，豆の種類により，赤あん（あずき），白あん（白いんげん），うぐいすあん（青えんどう）などがある。

製法：原料豆をやわらかくゆでたものを生あんといい，皮とあん粒を残したものがつぶしあん，布などで裏ごしし，皮を取り除いたものがこしあん，これに砂糖を加え練ったものが練りあん，こしあんを水でさらして乾燥させたものがさらしあんである。

食品番号	索引番号	食品名（可食部100g当たり）	廃棄率	エネルギー	エネルギー	水分	たんぱく質：アミノ酸組成によるたんぱく質	たんぱく質：たんぱく質	脂質：脂肪酸のトリアシルグリセロール当量	脂質：コレステロール	脂質：脂質	脂肪酸：飽和	脂肪酸：一価不飽和	脂肪酸：多価不飽和	脂肪酸：n-3系多価不飽和	脂肪酸：n-6系多価不飽和	炭水化物：利用可能炭水化物（単糖当量）	炭水化物：利用可能炭水化物（質量計）	炭水化物：差引き法による利用可能炭水化物	炭水化物：食物繊維総量	炭水化物：糖アルコール	炭水化物：炭水化物	有機酸	灰分	無機質：ナトリウム	無機質：カリウム	無機質：カルシウム	無機質：マグネシウム	無機質：リン	無機質：鉄
			%	kJ	kcal	g	g	g	g	mg	g	g	g	g	g	g	g	g	g	g	g	g	g	g	mg	mg	mg	mg	mg	mg
		あずき																												
04001	306	●全粒，乾	0	1279	304	14.2	17.8	**20.8**	0.8	0	**2.0**	0.24	0.06	0.50	0.15	0.35	46.5*	42.3	37.7	**24.8**	–	**59.6**	1.2	3.4	1	1300	70	130	350	5.5
04002	307	●全粒，ゆで	0	523	124	63.9	7.4	**8.6**	(0.3)	(0)	**0.8**	(0.10)	(0.02)	(0.21)	(0.06)	(0.14)	18.2	16.5	18.3*	**8.7**	–	**25.6**	0.3	1.0	1	430	27	43	95	1.6
04003	308	●ゆで小豆缶詰	0	860	202	45.3	3.6	**4.4**	0.2	(0)	**0.4**	0.07	0.01	0.14	0.04	0.09	47.7*	44.9	46.8	**3.4**	–	**49.2**	–	0.7	90	160	13	36	80	1.3
04004	309	●あん ●こし生あん	0	624	147	62.0	8.5	**9.8**	(0.3)	(0)	**0.6**	(0.07)	(0.02)	(0.15)	(0.05)	(0.10)	26.0*	23.6	22.0	**6.8**	–	**27.1**	–	0.5	3	60	73	30	85	2.8
04005	310	●さらしあん（乾燥あん）	0	1413	335	7.8	20.2	**23.5**	(0.4)	(0)	**1.0**	(0.12)	(0.03)	(0.24)	(0.07)	(0.17)	52.4*	47.7	43.8	**26.8**	–	**66.8**	–	1.0	11	170	58	83	210	7.2
● 04101	311	●こし練りあん（並あん）	0	1085	255	(35.0)	(4.9)	**(5.6)**	(0.1)	(0)	**(0.3)**						(60.4)*	(56.8)	55.8	**(3.9)**	–	**(58.8)**	–	(0.3)	(2)	(35)	(42)	(17)	(49)	(1.6)
● 04102	312	●こし練りあん（中割りあん）	0	1115	262	(33.2)	(4.4)	**(5.1)**	(0.1)	(0)	**(0.3)**						(63.0)*	(59.3)	58.5	**(3.5)**	–	**(61.1)**	–	(0.3)	(2)	(32)	(38)	(16)	(44)	(1.5)
● 04103	313	●こし練りあん（もなかあん）	0	1241	292	(25.7)	(4.4)	**(5.1)**	(0.1)	(0)	**(0.3)**						(70.9)*	(66.9)	(66.0)	**(3.5)**	–	**(68.6)**	–	(0.3)	(2)	(32)	(38)	(16)	(44)	(1.5)
04006	314	●つぶし練りあん	0	1014	239	39.3	4.9	**5.6**	0.3	0	**0.6**	0.09	0.02	0.16	0.05	0.11	54.7*	51.6	49.4	**5.7**	–	**54.0**	–	0.5	56	160	19	23	73	1.5
		いんげんまめ																												
04007	315	●全粒，乾	0	1180	280	15.3	17.7	**22.1**	1.5	(0)	**2.5**	0.28	0.21	0.91	0.59	0.32	41.8*	38.1	42.3	**19.6**	–	**56.4**	–	3.7	Tr	1400	140	150	370	5.9
04008	316	●全粒，ゆで	0	535	127	63.6	(7.3)	**9.3**	(0.7)	(0)	**1.2**	(0.13)	(0.10)	(0.42)	(0.27)	(0.15)	17.3*	15.8	13.5	**13.6**	–	**24.5**	–	1.4	Tr	410	62	46	140	2.0
04009	317	●うずら豆	0	908	214	41.4	6.1	**6.7**	0.6	(0)	**1.3**	0.11	0.06	0.40	0.25	0.15	45.9*	43.2	45.0	**5.9**	–	**49.6**	–	1.0	110	230	41	25	100	2.3
04010	318	●こし生あん	0	568	135	62.3	(7.4)	**9.4**	(0.5)	(0)	**0.9**	(0.10)	(0.08)	(0.32)	(0.21)	(0.11)	–	–	20.9*	**8.5**	–	**27.0**	–	0.4	9	55	60	45	75	2.7
04011	319	●豆きんとん	0	1010	238	37.8	(3.8)	**4.9**	(0.3)	(0)	**0.5**	(0.06)	(0.04)	(0.18)	(0.12)	(0.06)	–	–	52.7*	**4.8**	–	**56.2**	–	0.6	100	120	28	23	83	1.0
		えんどう																												
04012	320	●全粒，青えんどう，乾	0	1307	310	13.4	17.8	**21.7**	1.5	(0)	**2.3**	0.27	0.44	0.68	0.09	0.60	42.7	38.9	47.8*	**17.4**	–	**60.4**	–	2.2	1	870	65	120	360	5.0
04013	321	●全粒，青えんどう，ゆで	0	545	129	63.8	(7.4)	**9.2**	(0.6)	(0)	**1.0**	(0.12)	(0.19)	(0.30)	(0.04)	(0.26)	18.8	17.2	19.7*	**7.7**	–	**25.2**	–	0.8	1	260	28	40	65	2.2
04074	322	●全粒，赤えんどう，乾	0	1307	310	13.4	(17.8)	**21.7**	1.5	(0)	**2.3**						(42.7)	(38.9)	47.8*	**17.4**	–	**60.4**	–	2.2	1	870	65	120	360	5.0
04075	323	●全粒，赤えんどう，ゆで	0	545	129	63.8	(7.4)	**9.2**	0.6	(0)	**1.0**						(18.8)	(17.2)	19.7*	**7.7**	–	**25.2**	–	0.8	1	260	28	40	65	2.2
04014	324	●グリンピース（揚げ豆）	0	1570	375	5.6	(16.6)	**20.8**	9.8	(0)	**11.6**	0.86	5.28	3.23	0.76	2.47	–	–	45.2*	**19.6**	–	**58.8**	–	3.2	350	850	88	110	450	5.4
04015	325	●塩豆	0	1355	321	6.3	(18.6)	**23.3**	1.7	(0)	**2.4**	0.30	0.55	0.78	0.10	0.68	–	–	49.0*	**17.9**	–	**61.5**	–	6.5	610	970	1300	120	360	5.6
04016	326	●うぐいす豆	0	965	228	39.7	(4.5)	**5.6**	0.3	(0)	**0.7**	0.06	0.11	0.15	0.02	0.13	–	–	49.1*	**5.3**	–	**52.9**	–	1.1	150	100	18	26	130	2.5

なるほど！ **あずきの粒**…あずきは相場取引されますが，取引の基準の一つとなるのが粒の大きさ。粒長4.8㎜以上が大納言，4.8㎜未満4.2㎜以上が普通小豆です。

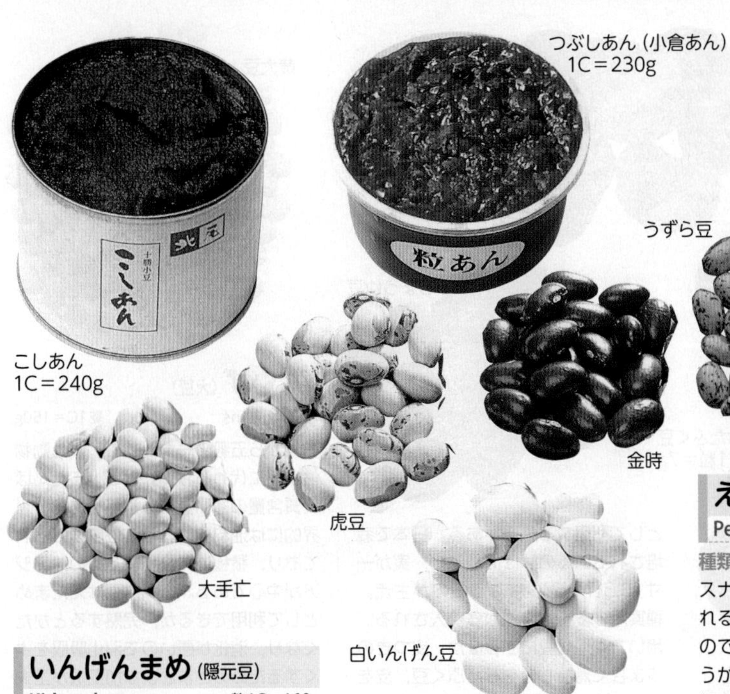

つぶしあん（小倉あん）
1C＝230g

こしあん
1C＝240g

大手亡

虎豆

金時

白いんげん豆

赤えんどう豆（乾）

うずら豆

グリンピース
（揚げ豆）
10粒＝5g

いんげんまめ（隠元豆）

Kidney beans 乾1C＝160g

世界中で食べられている大変ポピュラーな豆。野菜として未熟なさやを食べるさやいんげんと，完熟を乾燥させる種実用に大別できる。

種類：金時，大手亡（てぼう）類，うずら豆，虎豆などがある。いんげん豆の自給率は30％前後と低く，おもにあん，煮豆，菓子などに利用される。日本では，ほぼ北海道で生産される。

調理法：豆の容量の3倍の水に一晩つけ，十分に吸水させてから煮る。表皮がやわらかくなるので煮豆に適するだけでなく，白あんなど和菓子の材料として用いられる。また，洋風料理では豚肉やベーコンと煮込んだり，スープやサラダなどにも用いられる。

えんどう（豌豆）

Peas 乾1C＝170g

種類：さやえんどう，グリンピース，スナップえんどうなどは野菜に分類される。種実用は完熟豆を乾燥させたもので，おもに，赤えんどうと青えんどうがある。えんどうの自給率は低く，加工原料のほとんどはカナダ，イギリス，中国などから輸入される。

用い方：赤えんどうはゆで豆，らくがん，みつ豆に，青えんどうは煮豆やあん，煎り豆，ポタージュなどにする。つまみやスナック菓子として食べるグリンピース（揚げ豆）は，青えんどうを水に浸して油で揚げ，塩味をつけたものである。

Q&A

あずきが祝い事に使われるのはなぜ？

大昔，米を蒸して強飯（こわめし）として食べていた時代，あずきを混ぜて赤色に染めるのは，事あるときの習わしでした。今は祝い事には赤飯を炊きますが，これは凶を吉に転じるという縁起直しからきたものといわれています。関東では，あずきは「腹が割れる＝切腹」を連想させるとして，あずきの代わりにささげを入れて赤飯をつくる風習があります。

無機質							ビタミン（脂溶性）												ビタミン（水溶性）										食塩相当量	備考
亜鉛	銅	マンガン	ヨウ素	セレン	クロム	モリブデン	A レチノール	A カロテン α	A カロテン β	A β-クリプトキサンチン	A β-カロテン当量	A レチノール活性当量	D	E トコフェロール α	E トコフェロール β	E トコフェロール γ	E トコフェロール δ	K	B1	B2	ナイアシン	ナイアシン当量	B6	B12	葉酸	パントテン酸	ビオチン	C		
mg	mg	mg	µg	µg	µg	µg	µg	µg	µg	µg	µg	µg	µg	mg	mg	mg	mg	µg	mg	mg	mg	mg	mg	µg	µg	mg	µg	mg	g	
2.4	0.68	1.09	0	1	2	210	(0)	2	8	1	9	1	(0)	0.1	0.2	3.0	11.0	8	0.46	0.16	2.2	6.2	0.40	(0)	130	1.02	9.6	2	0	食物繊維：AOAC2011.25法（100g：122mL，100mL：82g）
0.9	0.30	0.44	0	Tr	1	90	(0)	Tr	4	Tr	4	Tr	(0)	0.1	0.1	1.3	4.2	3	0.15	0.04	0.5	2.2	0.11	(0)	23	0.43	3.3	Tr	0	食物繊維：AOAC2011.25法
0.4	0.12	0.28	–	–	–	–	(0)	–	–	–	0	(0)	(0)	0	0	0.8	2.0	4	0.02	0.04	0.3	1.1	0.05	(0)	13	0.14	–	Tr	0.2	液汁を含む（100g：81mL，100mL：124g）
1.1	0.23	0.74	Tr	1	1	59	(0)	–	–	–	0	(0)	(0)	0	0	1.4	3.8	7	0.02	0.05	0.1	1.8	0	(0)	2	0.07	2.5	Tr	0	
2.3	0.40	1.33	2	1	13	150	(0)	–	–	–	(0)	(0)	(0)	0.1	0	3.4	3.9	5	0.01	0.03	0.8	5.1	0.03	(0)	2	0.10	7.2	Tr	0	
(0.6)	(0.14)	(0.42)	0	0	(1)	(34)	(0)	0	0	0	0	(0)	(0)	0	0	(0.8)	(2.2)	(4)	(0.01)	(0.03)	(0.1)	(1.1)	0	(0)	(1)	(0.04)	(1.4)	0	0	加糖あん　配合割合：こし生あん100，上白糖70，水あめ7
(0.6)	(0.12)	(0.38)	0	0	(1)	(31)	(0)	0	0	0	0	(0)	(0)	0	0	(0.7)	(2.0)	(4)	(0.01)	(0.03)	(0.1)	(1.0)	0	(0)	(1)	(0.04)	(1.3)	0	0	加糖あん　配合割合：こし生あん100，上白糖85，水あめ7
(0.6)	(0.12)	(0.38)	0	0	(1)	(31)	(0)	0	0	0	0	(0)	(0)	0	0	(0.7)	(2.0)	(4)	(0.01)	(0.03)	(0.1)	(1.0)	0	(0)	(1)	(0.04)	(1.3)	0	0	加糖あん　配合割合：こし生あん100，上白糖100，水あめ7
0.7	0.20	0.40	0	Tr	1	49	(0)	0	0	0	0	(0)	(0)	0.1	Tr	0.9	1.9	6	0.02	0.03	0.1	1.1	0.03	0	8	0.18	1.7	Tr	0.1	別名：小倉あん　加糖あん
																														金時類，白金時類，手亡類，鶉類，大福，虎豆を含む
2.5	0.77	1.93	0	1	3	110	(0)	Tr	6	0	6	Tr	(0)	0.1	0	2.0	0.1	8	0.64	0.16	2.0	6.1	0.37	(0)	87	0.65	9.5	Tr	0	(100g：130mL，100mL：77g)
1.0	0.32	0.84	0	Tr	Tr	27	(0)	0	3	0	3	0	(0)	0	0	1.3	0.1	3	0.22	0.07	0.6	(2.3)	0.08	(0)	32	0.15	3.7	Tr	0	
0.6	0.14	–	–	–	–	–	(0)	–	–	–	(0)	(0)	(0)	0	0	0.6	0	3	0.03	0.01	0.3	1.7	0.04	(0)	23	0.14	–	Tr	0.3	試料（原材料）：金時類　煮豆
0.8	0.09	0.73	0	5	Tr	6	(0)	–	–	–	(0)	(0)	(0)	0	0	1.5	0.1	3	0.01	0.02	0	(1.7)	0	(0)	14	0.07	2.8	Tr	0	
0.5	0.09	0.50	–	–	–	–	(0)	Tr	Tr	–	Tr	(0)	(0)	0	Tr	1.3	0.1	1	0.01	0.01	0.1	(1.0)	0.03	(0)	15	0.07	–	Tr	0.3	
4.1	0.49	–	1	11	2	280	(0)	0	89	6	92	8	(0)	0.1	0	6.7	0.2	16	0.72	0.15	2.5	5.8	0.29	(0)	24	1.74	16.0	Tr	0	(100g：136mL，100 mL：74g)
1.4	0.21	–	0	5	1	63	(0)	0	43	2	44	4	(0)	0	0	2.3	0.1	7	0.27	0.06	0.8	(2.2)	Tr	(0)	5	0.39	5.7	Tr	0	
4.1	0.49	–	1	11	2	280	(0)	0	16	4	18	1	(0)	0.1	0	6.7	0.2	16	0.72	0.15	2.5	(5.8)	0.29	(0)	24	1.74	16.0	Tr	0	(100g：136mL，100 mL：74g)
1.4	0.21	–	0	5	1	63	(0)	0	6	1	7	1	(0)	0	0	2.3	0.1	7	0.27	0.06	0.8	(2.2)	Tr	(0)	5	0.39	5.7	Tr	0	
3.5	0.62	0.90	–	–	–	–	(0)	–	–	–	26	2	(0)	1.1	0.5	5.2	0.4	24	0.52	0.16	1.9	(5.1)	0.17	0	8	0.44	–	Tr	0.9	
3.6	0.57	1.03	–	–	–	–	(0)	0	68	2	69	6	(0)	0.1	0	3.7	0.1	16	0.20	0.10	2.2	(5.7)	0.15	(0)	17	1.25	–	Tr	1.5	炭酸カルシウム使用
0.8	0.15	–	–	–	–	–	(0)	–	–	–	6	Tr	(0)	0	0	2.2	0.1	8	0.02	0.01	0.3	(1.2)	0.04	(0)	4	0.24	–	Tr	0.4	煮豆

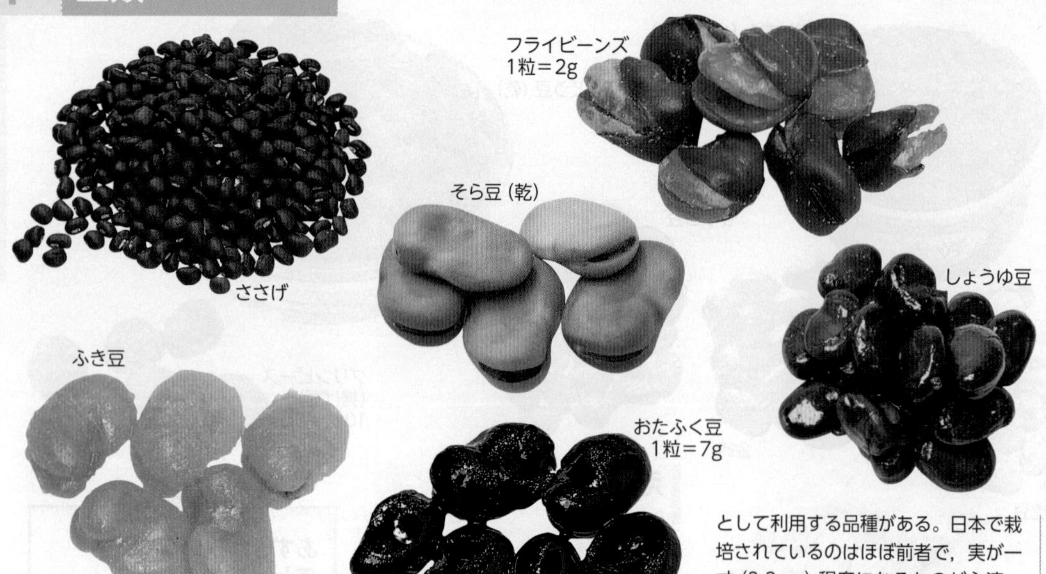

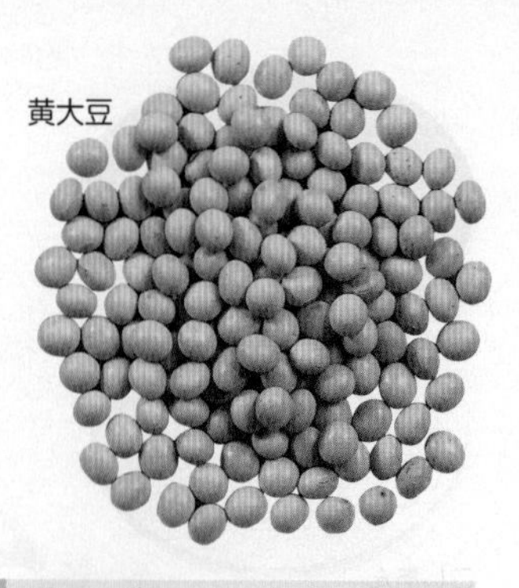

ささげ（豇豆，大角豆）

Cowpeas 乾1C＝170g

さやが上に向かってつき，物を捧げる手つきに似ていることからこの名がある。外見はあずきによく似ているが，あずきが長く円筒状なのに対し，ささげはだ円形で中央部がへこんでいるのが特徴である。あずきに比べ，ゆでたときに皮が破れにくい。

用い方：赤飯，菓子，あんに用いる。

そらまめ（蚕豆・空豆）

Broad beans 乾1C＝120g

古くから栽培されていた作物で，世界中で食べられている。日本に伝来したのは奈良時代という説もあるが，記録として残るのは江戸時代の「多識篇」に「蚕豆」として登場するのが最初である。

種類：未成熟な豆を野菜として食べる品種と，成熟した豆を乾燥させ種実として利用する品種がある。日本で栽培されているのはほぼ前者で，実が一寸（3.3cm）程度になるものが主流。種実用の多くは中国から輸入される。

用い方：煎り豆にするほか，皮つきのまま甘く煮たものをおたふく豆，皮を取り除いて煮たものをふき（富貴）豆という。香川の讃岐（さぬき）の郷土料理しょうゆ豆は，煎った豆をしょうゆ，砂糖，唐辛子などを合わせた調味液につけたものである。また油で揚げて塩味をつけたものがフライビーンズである。中国料理の豆板醤（トウバンジャン）は，そらまめとみそ，唐辛子を合わせてつくられる。

だいず（大豆）

Soybeans 乾1C＝150g

古くから五穀の一つとして，また動物性食品に代わる「畑の肉」としてたんぱく質含量の多い重要な食品である。世界的には油料作物として位置づけられており，積極的に食用にするのはアジアが中心である。未熟な豆はえだまめとして利用できるが，完熟するとかたくなり，消化が悪いので消化吸収をよくするためのさまざまな加工法が工夫されてきた。

種類：粒の大小，産地などによってさまざまな品種があるが，種皮の色によって黄大豆，黒大豆，青大豆に分けられる。

産地：油料用大豆を含めると全消費量の9割以上を輸入大豆が占める（食用大豆に限ると8割）。輸入大豆の7割がアメリカ産，ついでブラジル，カナ

食品番号	索引番号	食品名（可食部100g当たり）	廃棄率 %	エネルギー kJ	エネルギー kcal	水分 g	たんぱく質 アミノ酸組成によるたんぱく質 g	たんぱく質 たんぱく質 g	脂質 脂肪酸のトリアシルグリセロール当量 g	脂質 コレステロール mg	脂質 脂質 g	脂肪酸 飽和 g	脂肪酸 一価不飽和 g	脂肪酸 多価不飽和 g	脂肪酸 n-3系多価不飽和 g	脂肪酸 n-6系多価不飽和 g	炭水化物 利用可能炭水化物 単糖当量 g	炭水化物 利用可能炭水化物 質量計 g	炭水化物 利用可能炭水化物 差引き法による g	炭水化物 食物繊維総量 g	炭水化物 糖アルコール g	炭水化物 炭水化物 g	有機酸 g	灰分 g	無機質 ナトリウム mg	無機質 カリウム mg	無機質 カルシウム mg	無機質 マグネシウム mg	無機質 リン mg	無機質 鉄 mg
		ささげ																												
04017	327	●全粒，乾	0	1182	280	15.5	19.6	**23.9**	1.3	(0)	**2.0**	0.43	0.12	0.73	0.27	0.46	40.7*	37.1	41.5	**18.4**	–	**55.0**	–	3.6	1	1400	75	170	400	5.6
04018	328	●全粒，ゆで	0	547	130	63.9	(8.2)	**10.2**	(0.6)	(0)	**0.9**	(0.19)	(0.05)	(0.33)	(0.12)	(0.21)	18.7*	17.0	15.4	**10.7**	–	**23.8**	–	1.2	Tr	400	32	55	150	2.6
		そらまめ																												
04019	329	●全粒，乾	0	1368	323	13.3	20.5	**26.0**	1.3	(0)	**2.0**	0.24	0.33	0.65	0.04	0.61	37.6	34.3	52.8*	**9.3**	–	**55.9**	–	2.8	1	1100	100	120	440	5.7
04020	330	●フライビーンズ	0	1820	436	4.0	(19.0)	**24.7**	(19.6)	–	**20.8**	(1.53)	(11.64)	(5.55)	(1.46)	(4.10)	–	–	38.4*	**14.9**	–	**46.4**	–	4.1	690	710	90	87	440	7.5
04021	331	●おたふく豆	0	1002	237	37.2	(6.1)	**7.9**	0.6	(0)	**1.2**	0.11	0.18	0.33	0.02	0.31	–	–	48.7*	**5.9**	–	**52.2**	–	1.5	160	110	54	27	140	5.3
04022	332	●ふき豆	0	1065	251	34.5	(7.4)	**9.6**	1.1	(0)	**1.6**	0.18	0.33	0.56	0.03	0.53	–	–	50.7*	**4.5**	–	**52.5**	–	1.8	320	110	39	20	150	2.7
04076	333	●しょうゆ豆	0	731	173	50.2	–	**9.8**	(0.5)	(0)	**0.9**	(0.09)	(0.14)	(0.26)	(0.02)	(0.24)	–	–	27.4*	**10.1**	–	**37.1**	–	2.0	460	280	39	38	130	1.9
		だいず［全粒・全粒製品］																												
● 04104	334	●全粒 ●青大豆，国産，乾	0	1473	354	12.5	31.4	**33.5**	16.9	Tr	**19.3**	2.49	3.59	10.11	1.51	8.60	8.5*	8.1	12.9	**20.1**	–	**30.1**	1.6	4.6	3	1700	160	200	600	6.5
● 04105	335	●青大豆，国産，ゆで	0	605	145	65.5	13.8	**15.0**	7.5	–	**8.2**	1.13	1.61	4.42	0.66	3.76	1.6*	1.5	3.5	**8.0**	–	**9.9**	0.3	1.4	1	440	69	66	230	1.8
04023	336	●全粒 ●黄大豆，国産，乾	0	1548	372	12.4	32.9	**33.8**	18.6	Tr	**19.7**	2.59	4.80	10.39	1.54	8.84	7.0*	6.7	8.3	**21.5**	–	**29.5**	1.7	4.7	1	1900	180	220	490	6.8
04024	337	●黄大豆，国産，ゆで	0	679	163	65.4	14.1	**14.8**	(9.2)	(Tr)	**9.8**	(1.28)	(2.38)	(5.15)	(0.77)	(4.39)	1.6*	1.5	0.8	**8.5**	–	**8.4**	0.4	1.6	1	530	79	100	190	2.2
04025	338	●黄大豆，米国産，乾	0	1674	402	11.7	31.0	**33.0**	(19.9)	Tr	**21.7**	(3.13)	(4.19)	(11.71)	(1.66)	(10.05)	7.0	6.6	16.7*	**15.9**	–	**28.8**	–	4.8	1	1800	230	230	480	8.6
04026	339	●黄大豆，中国産，乾	0	1630	391	12.5	31.2	**32.8**	(17.9)	Tr	**19.5**	(2.63)	(3.38)	(11.09)	(1.96)	(9.12)	7.7	7.3	18.4*	**15.6**	–	**30.8**	–	4.4	1	1800	170	220	460	8.9
04027	340	●黄大豆，ブラジル産，乾	0	1725	414	8.3	(30.9)	**33.6**	20.2	(Tr)	**22.6**	3.14	5.02	11.13	1.20	9.93	5.2	5.0	18.6*	**17.3**	–	**30.7**	–	4.8	2	1800	250	250	580	9.0
04077	341	●黒大豆，国産，乾	0	1452	349	12.7	31.5	**33.9**	16.5	Tr	**18.8**	2.42	3.77	9.62	1.59	8.03	7.7*	7.3	11.3	**20.6**	–	**28.9**	1.6	4.6	1	1800	140	200	620	6.8
● 04106	342	●黒大豆，国産，ゆで	0	642	155	65.1	13.8	**14.7**	8.5	–	**8.6**	1.24	1.97	4.93	0.83	4.11	1.7*	1.6	2.6	**7.9**	–	**9.8**	0.3	1.4	Tr	480	55	64	220	2.6
04080	343	●いり大豆 ●青大豆	0	1774	425	2.7	35.6	**37.7**	19.1	(Tr)	**20.7**	2.84	4.02	11.39	1.81	9.58	9.5	9.0	17.5*	**18.4**	–	**33.9**	1.8	5.0	4	2000	160	250	650	6.7
04078	344	●黄大豆	0	1788	429	2.5	35.0	**37.5**	20.2	(Tr)	**21.6**	2.81	5.16	11.37	1.65	9.72	7.5	7.2	15.9*	**19.4**	–	**33.3**	1.8	5.1	5	2000	160	240	710	7.6
04079	345	●黒大豆	0	1796	431	2.4	33.6	**36.4**	20.3	(Tr)	**22.0**	2.83	5.87	10.67	1.70	8.97	8.8	8.3	17.9*	**19.2**	–	**34.3**	1.6	5.0	4	2100	120	220	640	7.2
04028	346	●水煮缶詰 ●黄大豆	0	514	124	71.7	12.5	**12.9**	(6.3)	(Tr)	**6.7**	(0.88)	(1.63)	(3.53)	(0.52)	(3.00)	0.9*	0.8	1.7	**6.8**	–	**7.7**	–	1.0	210	250	100	55	170	1.8
04081	347	●蒸し大豆 ●黄大豆	0	772	186	57.4	(15.8)	**16.6**	(9.2)	0	**9.8**	(1.28)	(2.38)	(5.15)	(0.77)	(4.38)	–	–	4.5*	**10.6**	–	**13.8**	–	2.4	230	810	75	110	290	2.8

なるほど! **黒豆と鉄**…黒豆の色素は煮ると煮汁に溶け出してしまいます。これを止めるのが鉄。鉄くぎを入れたり，鉄鍋で煮ると色素が安定して黒く仕上がります。

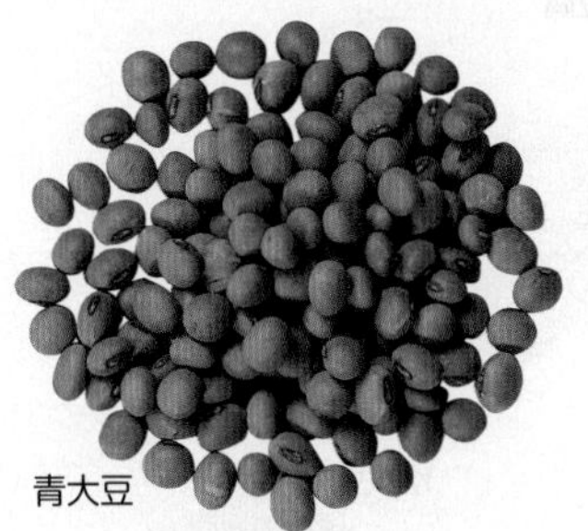
青大豆

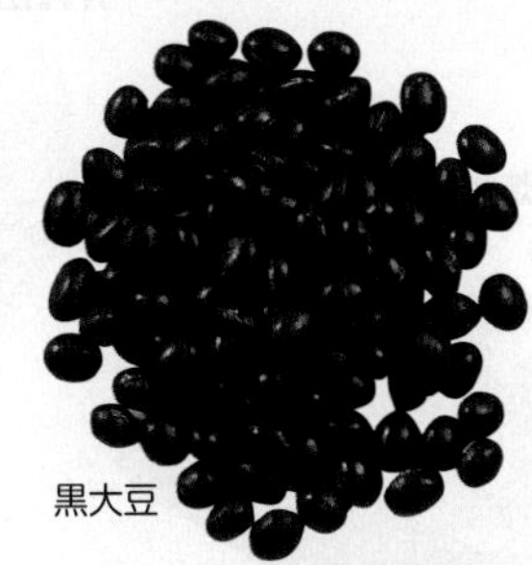
黒大豆

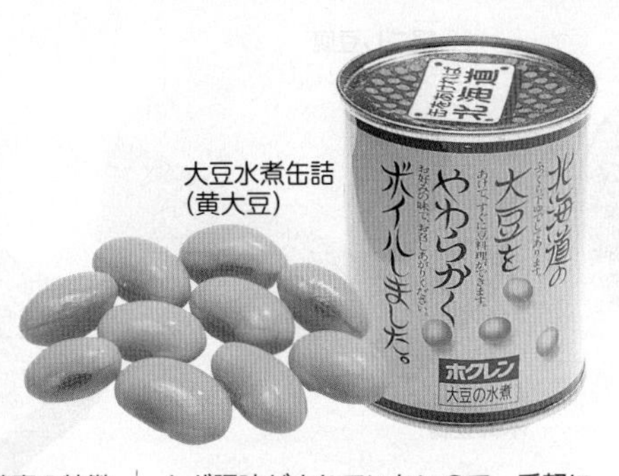

大豆水煮缶詰(黄大豆)

ダ，中国などから輸入されている。アメリカ産やブラジル産は脂質量が多く，中国産・国産はたんぱく質が多く炭水化物や脂質の含量が適度である。国産大豆のおもな産地は北海道・宮城・秋田・佐賀など。国産大豆は品質や味のよさが評価されており，ほぼ全量が豆腐や納豆，煮豆などの食品向けに用いられる。

加工品：大豆に含まれる栄養素の特徴を生かし，豆腐，油揚げ，納豆，みそ，しょうゆ，豆乳，油脂など，さまざまな加工品がある。

調理法：大豆の3～4倍量の水に一晩つけ，大豆のしわがすっかりのびて楕円(だえん)形になったらゆでる。大豆をゆでて缶詰にした水煮缶詰や蒸した大豆を包装したドライパックは，ほとんど調味がされていないので，手軽に利用できる。料理に幅広く利用できるのは黄大豆で，ゆでたものを煮豆，五目豆，呉汁(ごじる)，サラダ，鶏肉との炒め煮に使う。青大豆はひたし豆，うぐいすきな粉に，黒大豆はおせち料理の黒豆として欠かせない。栃木では，正月の塩鮭と節分の大豆を酒かすで煮た「しもつかれ」が名物。

豆・豆製品の吸水による重量変化

	水の量と浸す時間
大豆	大豆の3～4倍の水に一晩 吸水後重量 2.5倍
あずき	豆の3倍の水に12～16時間 2.3倍
いんげん豆	豆の3倍の水に12～16時間 2.2倍
えんどう豆	豆の3倍の水に12～16時間 2.2倍
凍り豆腐	60℃の湯1Lに浸して25分 6倍

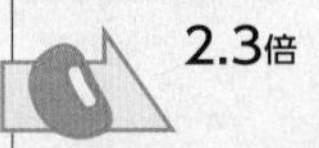

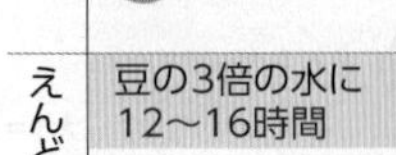

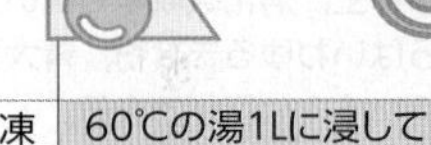

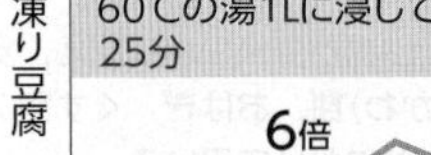

Q&A

大豆が「畑の肉」といわれるのはなぜ?

日本人は穀物中心で動物性食品の少ない食事を摂取してきました。そのような中で，大豆はたんぱく質，脂質ともにその含有量が多いことから，動物性食品に代わるものとして「畑の肉」と呼ばれてきました。大豆たんぱく質にはコレステロール低下作用があること，また大豆油中には血中コレステロールを下げるリノール酸が多く含まれることなどが，動物性食品と大きく異なるところです。

日本人の主食である米に不足しているアミノ酸のリシンを大豆は多く含んでいます。このことから，米と大豆を一緒に食べることは，たんぱく質の栄養価を高めるよい組み合わせといえます。

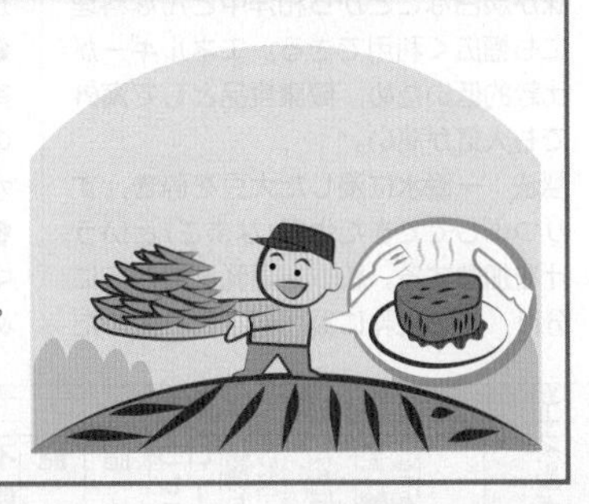

亜鉛	銅	マンガン	ヨウ素	セレン	クロム	モリブデン	レチノール	α-カロテン	β-カロテン	β-クリプトキサンチン	β-カロテン当量	レチノール活性当量	D	トコフェロール α	トコフェロール β	トコフェロール γ	トコフェロール δ	K	B1	B2	ナイアシン	ナイアシン当量	B6	B12	葉酸	パントテン酸	ビオチン	C	食塩相当量	備考
無機質							ビタミン(脂溶性) A							ビタミン(脂溶性) E					ビタミン(水溶性)											
mg	mg	mg	µg	µg	µg	µg	µg	µg	µg	µg	µg	µg	µg	mg	mg	mg	mg	µg	mg	mg	mg	mg	mg	µg	µg	mg	µg	mg	g	
4.9	0.71	–	0	6	6	380	(0)	0	18	1	19	2	(0)	Tr	0	6.2	9.7	14	**0.50**	0.10	2.5	7.2	0.24	(0)	300	1.30	11.0	Tr	0	
1.5	0.23	–	0	2	2	150	(0)	0	8	0	8	1	(0)	0	0	2.3	4.7	6	**0.20**	0.05	0.6	(2.6)	0.06	(0)	48	0.27	4.8	Tr	0	
4.6	1.20	–	0	3	1	260	(0)	0	5	0	5	Tr	(0)	0.7	0	5.0	0.1	13	**0.50**	0.20	2.5	6.2	0.41	(0)	260	0.48	13.0	Tr	0	
2.6	0.77	–	–	–	–	–	(0)	–	–	–	18	2	(0)	3.3	0	8.4	0.3	38	**0.10**	0.05	1.0	(4.5)	0.36	(0)	120	0.26	–	Tr	1.8	別名：いかり豆 種皮付き
0.8	0.32	–	–	–	–	–	(0)	–	–	–	Tr	(0)	(0)	0.2	0	1.1	0	6	**0.01**	0.01	0.2	(1.3)	0.06	(0)	30	0.14	–	Tr	0.4	煮豆
0.9	0.38	–	–	–	–	–	(0)	–	–	–	Tr	(0)	(0)	0.3	0	1.4	0	3	**0.02**	0.01	0.2	(1.6)	0.07	(0)	36	0.20	–	Tr	0.8	煮豆
1.1	0.33	0.43	–	–	–	–	(0)	(0)	4	(0)	4	Tr	(0)	0.4	0	1.6	0	9	**0.06**	0.09	0.7	2.3	0.08	(0)	45	0.11	–	0	1.2	煮豆　調味液を除いたもの
3.9	0.96	2.11	Tr	9	1	450	0	1	8	1	9	1	0	2.3	0.8	12.0	7.0	36	**0.74**	0.24	2.4	11.0	0.55	0	260	0.83	24.0	2	0	食物繊維：AOAC2011.25法 (100g：155mL，100mL：64g)
1.5	0.39	0.93	0	3	0	85	–	1	4	1	5	Tr	–	1.5	0.4	7.1	3.6	18	**0.13**	0.05	0.4	4.0	0.12	–	36	0.08	9.9	0	0	食物繊維：AOAC2011.25法
3.1	1.07	2.27	0	5	3	350	(0)	0	7	1	7	1	(0)	2.3	0.9	13.0	8.6	18	**0.71**	0.26	2.0	10.0	0.51	(0)	260	1.36	28.0	3	0	食物繊維：AOAC2011.25法 (100g：155mL，100mL：64g)
1.9	0.23	1.01	0	2	Tr	77	(0)	0	3	0	3	0	(0)	1.6	0.8	4.2	3.2	7	**0.17**	0.08	0.4	4.0	0.10	(0)	41	0.26	9.8	Tr	0	食物繊維：AOAC2011.25法
4.5	0.97	–	2	28	1	300	(0)	0	7	0	7	1	(0)	1.7	0.4	15.0	5.6	34	**0.88**	0.30	2.1	10.0	0.46	(0)	220	1.49	34.0	Tr	0	(100g：155mL，100mL：64g)
3.9	1.01	–	0	2	1	41	(0)	0	9	0	9	1	(0)	2.1	0.7	19.0	8.1	34	**0.84**	0.30	2.2	10.0	0.59	(0)	260	1.64	33.0	Tr	0	(100g：155mL，100mL：64g)
3.5	1.11	2.54	0	1	1	660	(0)	0	15	0	15	1	(0)	4.8	0.7	20.0	6.4	36	**0.77**	0.29	2.2	(11.0)	0.45	(0)	220	1.68	33.0	Tr	0	(100g：155mL，100mL：64g)
3.7	0.96	2.24	0	3	2	570	0	1	24	3	26	2	0	3.1	1.7	14.0	10.0	36	**0.73**	0.23	2.5	11.0	0.50	0	350	0.98	26.0	3	0	食物繊維：AOAC2011.25法　ポリフェノール1.1 g (100g：155mL，100mL：64g)
1.4	0.33	0.98	0	1	0	170	–	Tr	11	1	11	1	–	1.8	0.8	7.2	4.8	15	**0.14**	0.05	0.4	4.0	0.12	–	43	0.17	9.3	Tr	0	食物繊維：AOAC2011.25法 ポリフェノール0.4 g
4.2	1.29	2.90	1	5	2	800	(0)	1	9	2	10	1	(0)	1.3	0.5	17.0	11.0	38	**0.15**	0.27	2.2	11.0	0.45	(0)	250	0.57	25.0	1	0	
4.2	1.31	3.24	1	5	5	290	(0)	1	5	2	7	1	(0)	2.2	1.1	14.0	9.8	38	**0.14**	0.26	2.7	12.0	0.39	(0)	260	0.71	27.0	1	0	
3.7	1.06	2.37	1	3	12	240	(0)	2	12	3	14	1	(0)	3.1	1.3	16.0	11.0	32	**0.12**	0.27	2.5	11.0	0.41	(0)	280	0.68	27.0	1	0	
1.1	0.28	0.84	–	–	–	–	(0)	0	0	0	0	(0)	(0)	0.5	0.3	6.2	5.6	5	**0.01**	0.02	0.1	3.3	0.01	(0)	11	0	–	Tr	0.5	液汁を除いたもの
1.8	0.51	1.33	–	–	–	–	0	0	2	1	3	0	0	0.8	0.3	8.0	5.3	11	**0.15**	0.10	0.9	(4.9)	0.18	0	96	0.34	–	0	0.6	試料：レトルト製品 食物繊維：AOAC2011.25法

うぐいすきな粉
(青大豆)

きな粉(黄大豆)

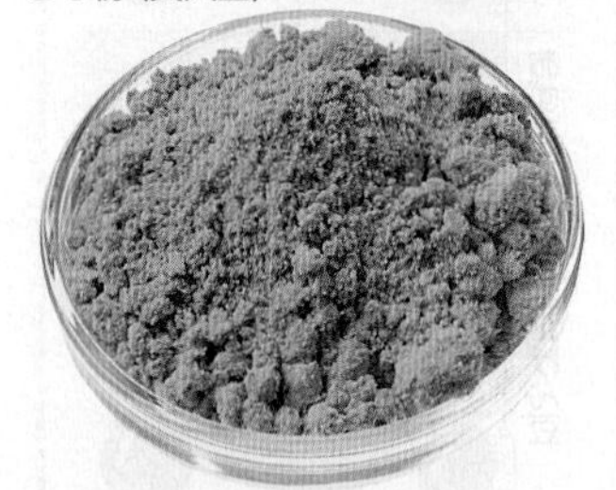

絹ごし豆腐

木綿豆腐

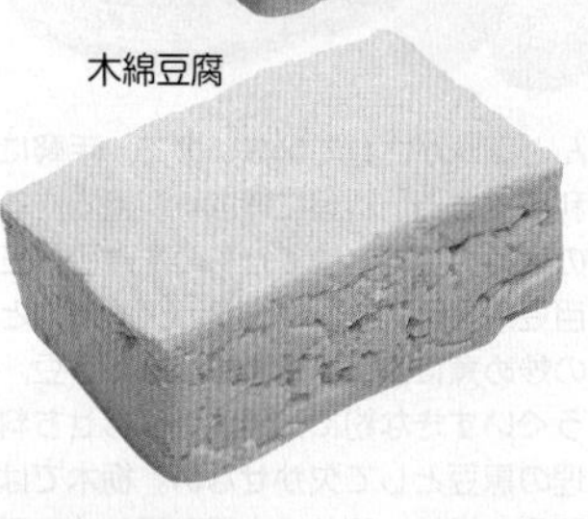

焼き豆腐

充てん豆腐

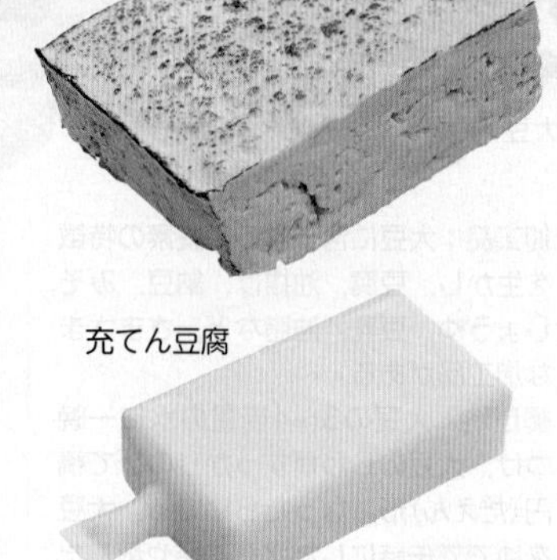

沖縄豆腐

ゆし豆腐

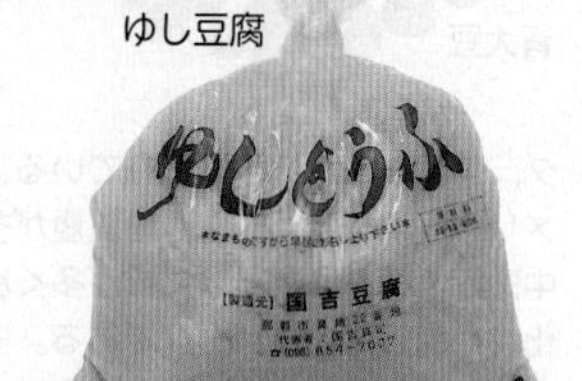

きな粉 (黄な粉)

Kinako　大1＝5g

煎った大豆を粉砕したもの。香ばしくて味がよい上，消化吸収率も高い。黄大豆からはいわゆるきな粉，青大豆からはうぐいすきな粉ができる。

用い方：砂糖と少量の塩を加え，安倍川(あべかわ)餅，おはぎ，くず餅，わらび餅などにかけて用いる。

豆腐類

Tofu　1丁＝300g

味が淡白なことから和洋中どんな料理にも幅広く利用できる。エネルギーが比較的低いため，健康食品として海外でも人気が高い。

製法：一晩水に浸した大豆を砕き，すりつぶしてできた生呉(なまご)という汁を加熱する。絞って豆乳とおからに分け，この豆乳に凝固剤を入れ固めたものである。つくり方によっていくつかの種類がある。

●木綿豆腐：豆乳ににがりなどの凝固剤を加え，凝固したものをくずし，孔のあいた型箱に布を敷いて流し込み，水分を切って成型する。ややかため。

●絹ごし豆腐：豆乳と凝固剤を型箱の中で混ぜ，固めたもの。舌ざわりがなめらかでやわらかい。

●凝固剤(塩化マグネシウム)：にがりの主成分で，大豆の甘みを引き出す。水に溶けやすく，豆乳の凝固反応が速いので，製造に技術を要する。

●凝固剤(硫酸カルシウム)：澄まし粉ともいう。保水力が高く，なめらかな豆腐ができる。水に溶けにくく，豆乳の凝固反応が遅いので，扱いやすい。

●ソフト豆腐：木綿豆腐の工程と同じだが，あまりくずさず，型箱での水切りを弱めにしたもの。木綿と絹ごしの中間の食感となる。

可食部100g当たり▶

食品番号	索引番号	食品名	廃棄率	エネルギー	エネルギー	水分	たんぱく質: アミノ酸組成によるたんぱく質	たんぱく質: たんぱく質	脂質: 脂肪酸のトリアシルグリセロール当量	脂質: コレステロール	脂質: 脂質	脂肪酸: 飽和	脂肪酸: 一価不飽和	脂肪酸: 多価不飽和	脂肪酸: n-3系多価不飽和	脂肪酸: n-6系多価不飽和	炭水化物: 利用可能炭水化物(単糖当量)	炭水化物: 利用可能炭水化物(質量計)	炭水化物: 差引き法による利用可能炭水化物	炭水化物: 食物繊維総量	炭水化物: 糖アルコール	炭水化物: 炭水化物	有機酸	灰分	無機質: ナトリウム	無機質: カリウム	無機質: カルシウム	無機質: マグネシウム	無機質: リン	無機質: 鉄
			%	kJ	kcal	g	g	g	g	mg	g	g	g	g	g	g	g	g	g	g	g	g	g	g	mg	mg	mg	mg	mg	mg
04082	348	●きな粉 ●青大豆，全粒大豆	0	1769	424	5.9	34.9	**37.0**	20.9	(Tr)	**22.8**	3.21	4.17	12.59	2.00	10.59	8.7	8.2	14.7*	**16.9**	–	**29.3**	1.8	5.0	1	2000	160	240	690	7.9
● 04096	349	●青大豆，脱皮大豆	0	1736	418	5.2	34.6	**36.6**	23.0	1	**24.6**	3.29	5.43	13.32	1.88	11.44	6.8*	6.5	9.2	**20.8**	–	**28.3**	1.9	5.3	1	2100	190	220	700	6.7
04029	350	●黄大豆，全粒大豆	0	1877	451	4.0	34.3	**36.7**	24.7	(Tr)	**25.7**	3.59	5.92	14.08	2.02	12.05	7.1	6.8	13.9*	**18.1**	–	**28.5**	–	5.1	1	2000	190	260	660	8.0
04030	351	●黄大豆，脱皮大豆	0	1901	456	2.6	34.6	**37.5**	23.7	(Tr)	**25.1**	3.43	5.61	13.61	1.96	11.65	6.8	6.5	18.4*	**15.3**	–	**29.5**	–	5.4	2	2000	180	250	680	6.2
● 04109	352	●きな粉(砂糖入り) ●青きな粉	0	1654	392	(3.3)	(17.5)	**(18.5)**	(10.4)	0	**(11.4)**						(56.4)*	(53.8)	(57.9)	**(8.4)**	–	**(64.3)**	–	(2.5)	(1)	(980)	(80)	(120)	(340)	(3.9)
● 04110	353	●きな粉	0	1711	406	(2.3)	(17.2)	**(18.3)**	(12.3)	0	**(12.9)**						(55.7)*	(51.4)	(56.6)	**(9.0)**	–	**(63.9)**	–	(2.6)	(1)	(1000)	(97)	(130)	(330)	(4.0)
04083	354	●大豆はいが	0	1689	404	3.9	–	**37.8**	–	(0)	**14.7**						–	–	20.7*	**18.8**	–	**39.5**	–	4.1	0	1400	100	200	720	12.0
04031	355	●ぶどう豆	0	1113	265	36.0	13.5	**14.1**	(8.9)	(Tr)	**9.4**	(1.23)	(2.29)	(4.95)	(0.74)	(4.21)	31.5*	30.0	31.8	**6.3**	–	**37.0**	–	3.5	620	330	80	60	200	4.2
		[豆腐・油揚げ類]																												
04032	356	●木綿豆腐	0	304	73	85.9	6.7	**7.0**	4.5	0	**4.9**	0.79	0.92	2.60	0.31	2.29	0.8*	0.8	0.9	**1.1**	–	**1.5**	0.2	0.7	9	110	93	57	88	1.5
● 04097	357	●木綿豆腐(凝固剤：塩化マグネシウム)	0	304	73	85.9	6.7	**7.0**	4.5	0	**4.9**	0.79	0.92	2.60	0.31	2.29	0.8*	0.8	0.9	**1.1**	–	**1.5**	0.2	0.7	21	110	40	76	88	1.5
● 04098	358	●木綿豆腐(凝固剤：硫酸カルシウム)	0	304	73	85.9	6.7	**7.0**	4.5	0	**4.9**	0.79	0.92	2.60	0.31	2.29	0.8*	0.8	0.9	**1.1**	–	**1.5**	0.2	0.7	3	110	150	34	88	1.5
04033	359	●絹ごし豆腐	0	235	56	88.5	5.3	**5.3**	(3.2)	(0)	**3.5**	(0.57)	(0.66)	(1.86)	(0.22)	(1.63)	1.0*	0.9	1.1	**0.9**	–	**2.0**	0.2	0.7	11	150	75	50	68	1.2
● 04099	360	●絹ごし豆腐(凝固剤：塩化マグネシウム)	0	235	56	88.5	5.3	**5.3**	3.2	(0)	**3.5**						1.0*	0.9	1.1	**0.9**	–	**2.0**	0.2	0.7	19	150	30	63	68	1.2
● 04100	361	●絹ごし豆腐(凝固剤：硫酸カルシウム)	0	235	56	88.5	5.3	**5.3**	3.2	(0)	**3.5**						1.0*	0.9	1.1	**0.9**	–	**2.0**	0.2	0.7	7	150	120	33	68	1.2
04034	362	●ソフト豆腐	0	234	56	88.9	5.0	**5.1**	(3.0)	(0)	**3.3**	(0.53)	(0.61)	(1.74)	(0.21)	(1.53)	0.4	0.3	1.9*	**0.4**	–	**2.0**	–	0.7	7	150	91	32	82	0.7
04035	363	●充てん豆腐	0	234	56	88.6	5.1	**5.0**	(2.8)	(0)	**3.1**	(0.50)	(0.58)	(1.63)	(0.20)	(1.44)	0.8	0.8	2.4*	**0.3**	–	**2.5**	–	0.8	10	200	31	68	83	0.8
04036	364	●沖縄豆腐	0	413	99	81.8	(8.8)	**9.1**	(6.6)	(0)	**7.2**	(1.16)	(1.34)	(3.80)	(0.45)	(3.34)	(1.0)*	(1.0)	1.1	**0.5**	–	**0.7**	–	1.2	170	180	120	66	130	1.7
04037	365	●ゆし豆腐	0	198	47	90.0	(4.1)	**4.3**	(2.6)	(0)	**2.8**	(0.45)	(0.52)	(1.48)	(0.18)	(1.30)	(0.6)	(0.5)	1.8*	**0.3**	–	**1.7**	–	1.2	240	210	36	43	71	0.7
04038	366	●焼き豆腐	0	341	82	84.8	7.8	**7.8**	(5.2)	(0)	**5.7**	(0.92)	(1.06)	(3.00)	(0.36)	(2.64)	0.7*	0.6	1.0	**0.5**	–	**1.0**	–	0.7	4	90	150	37	110	1.6
04039	367	●生揚げ	0	595	143	75.9	10.3	**10.7**	(10.7)	Tr	**11.3**	(1.61)	(3.07)	(5.51)	(0.79)	(4.72)	1.2*	1.1	(1.1)	**0.8**	–	**0.9**	–	1.2	3	120	240	51	150	2.6
04040	368	●油揚げ ●生	0	1564	377	39.9	23.0	**23.4**	31.2	(Tr)	**34.4**	3.89	12.44	13.56	2.26	11.30	0.5*	0.5	2.8	**1.3**	–	**0.4**	–	1.9	4	86	310	150	350	3.2
04084	369	●油抜き，生	0	1105	266	56.9	17.9	**18.2**	21.3	(Tr)	**23.4**	2.74	8.07	9.60	1.56	8.04	0.3*	0.3	1.6	**0.9**	–	**Tr**	–	1.4	2	51	230	110	280	2.5
04086	370	●油抜き，ゆで	0	680	164	72.6	12.3	**12.4**	12.5	(Tr)	**13.8**	1.68	4.34	5.98	0.94	5.05	0.1*	0.1	1.1	**0.6**	–	**0.3**	–	0.9	Tr	12	140	59	180	1.6
04085	371	●油抜き，焼き	0	1499	361	40.2	24.6	**24.9**	28.8	(Tr)	**32.2**	3.73	10.77	13.01	2.08	10.93	0.4*	0.4	3.2	**1.2**	–	**0.7**	–	2.0	4	74	320	150	380	3.4
● 04095	372	●甘煮	0	967	231	54.9	10.4	**11.2**	11.8	0	**13.0**	1.60	4.11	5.56	0.75	4.82	17.7	17.2	20.5*	**0.5**	–	**19.1**	0.1	1.7	460	61	120	51	150	1.5
04041	373	●がんもどき	0	925	223	63.5	15.2	**15.3**	(16.8)	Tr	**17.8**	(2.49)	(5.02)	(8.52)	(1.24)	(7.28)	2.2*	2.0	1.3	**1.4**	–	**1.6**	–	1.8	190	80	270	98	200	3.6

なるほど! **寄せ豆腐って?**…木綿豆腐を型に入れず，「寄せた状態」を器に入れたもの。おぼろ豆腐ともいい，ふわっとなめらかで，大豆の風味が豊かな豆腐です。

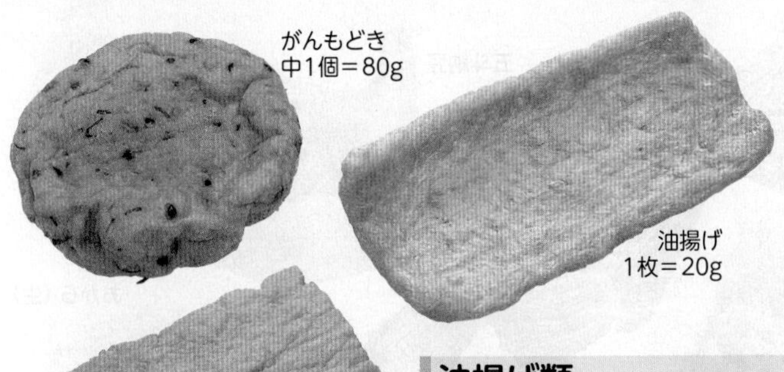

●充てん豆腐：濃い豆乳を冷やしたあと，凝固剤を混ぜて包装容器に注入し，加熱して固める。ほかの豆腐に比べ保存性がよい。

●沖縄豆腐：沖縄特有の豆腐。島豆腐ともいう。水分量が少なく，かたくてくずれにくい。沖縄の郷土料理であるチャンプルーに欠かせない。

●ゆし豆腐：沖縄独特の豆腐で，成型をしていないやわらかいもの。

●焼き豆腐：固めにつくった木綿豆腐を水切りし，表面をバーナーで焼いたもの。

油揚げ類

Nama-age, Abura-age and Ganmodoki

生揚げ1枚＝200g

●生揚げ：厚めに切った豆腐（ふつうは木綿豆腐）を水切りし，油で揚げたもの。地域によっては厚揚げといい，長方形，正方形，三角形などがある。

●油揚げ：薄く切った豆腐を水切りし，二度揚げしたもの。薄揚げともいう。

●がんもどき：木綿豆腐をくずし，じゅうぶんに水けを切ったものに野菜，ごま，こんぶなどを混ぜ，平たい丸形にして揚げたもの。

調理法：湯通しするなどして油抜きをして使うと味がしみやすい。煮物，焼き物，汁の実などに，油の風味とコクを加える食材として応用範囲が広い。脂質が多くいたみやすいので，早めに使いきるとよい。

豆腐は大豆からできている

大豆は，良質なたんぱく質を豊富に含む一方，組織がかたく，消化が悪いことが難点。そのため，日本では大豆を豆腐，納豆，みそ，しょうゆなどに加工することによって，世界に誇る独自の食品を生み出してきた。特に豆腐はヘルシーな食材として，世界でも人気が高い。

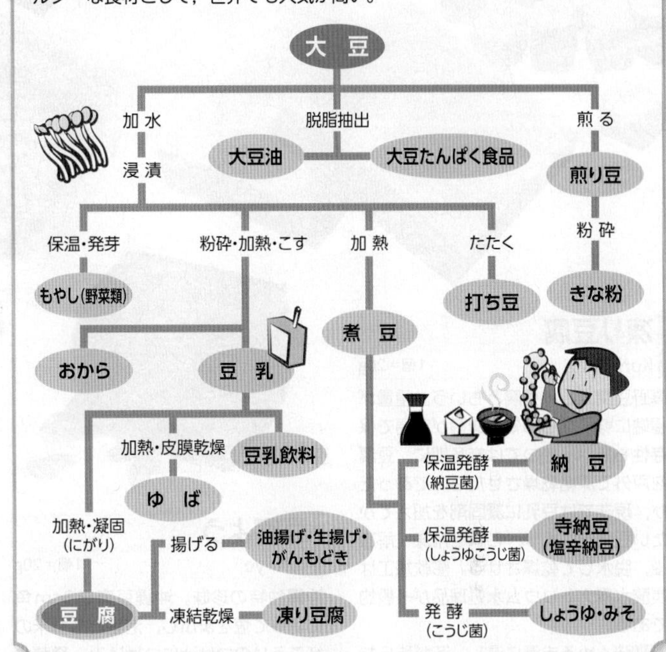

亜鉛	銅	マンガン	ヨウ素	セレン	クロム	モリブデン	レチノール	カロテン α	カロテン β	β-クリプトキサンチン	β-カロテン当量	レチノール活性当量	D	トコフェロール α	トコフェロール β	トコフェロール γ	トコフェロール δ	K	B1	B2	ナイアシン	ナイアシン当量	B6	B12	葉酸	パントテン酸	ビオチン	C	食塩相当量	備考
無機質							ビタミン（脂溶性）A						ビタミン（脂溶性）D	ビタミン（脂溶性）E				ビタミン（脂溶性）K	ビタミン（水溶性）											
mg	mg	mg	µg	µg	µg	µg	µg	µg	µg	µg	µg	µg	µg	mg	mg	mg	mg	µg	mg	mg	mg	mg	mg	µg	µg	mg	µg	mg	g	
4.5	1.32	2.76	1	3	5	450	(0)	4	50	3	53	4	(0)	2.4	0.7	15.0	9.0	57	**0.29**	0.29	2.2	11.0	0.51	(0)	250	0.91	29.0	1	0	(100g：292mL，100mL：34g)
4.1	1.19	2.63	Tr	7	3	380	(0)	9	66	1	71	6	(0)	7.5	1.4	19.0	6.1	81	**0.48**	0.27	2.1	11.0	0.56	(0)	210	0.93	31.0	0	0	別名：青大豆きな粉，うぐいす色きな粉あるいはうぐいすきな粉　食物繊維：AOAC2011.25法(100g：292mL，100mL：34g)
4.1	1.12	2.75	Tr	5	12	380	(0)	0	3	1	4	Tr	(0)	1.7	1.2	11.0	8.6	27	**0.07**	0.24	2.2	11.0	0.52	(0)	220	1.01	31.0	1	0	(100g：292mL，100mL：34g)
4.0	1.23	2.32	Tr	5	7	370	(0)	0	6	1	6	1	(0)	1.9	0.8	15.0	8.6	42	**0.07**	0.22	2.1	11.0	0.30	(0)	250	0.74	33.0	0	0	(100g：292mL，100mL：34g)
(2.3)	(0.67)	(1.38)	0	(2)	(2)	(230)	0	(2)	(25)	(1)	(27)	(2)	0	(1.2)	(0.3)	(7.7)	(4.5)	(28)	**(0.14)**	(0.14)	(1.1)	(4.2)	(0.26)	0	(130)	(0.46)	(15.0)	(Tr)	0	原材料配合割合：青きな粉1，上白糖1
(2.0)	(0.57)	(1.38)	0	(2)	(6)	(190)	0	0	(2)	(Tr)	(2)	0	0	(0.9)	(0.6)	(5.7)	(4.3)	(13)	**(0.04)**	(0.12)	(1.1)	(4.2)	(0.26)	0	(110)	(0.51)	(16.0)	0	0	原材料配合割合：きな粉1，上白糖1
6.0	1.13	2.86	–	–	–	–	(0)	(0)	19	(0)	19	2	(0)	19.0	1.3	10.0	1.6	190	**0.03**	0.73	3.4	9.7	0.56	(0)	460	0.59	–	0	0	
1.1	0.39	–	–	–	–	–	(0)	–	–	–	(0)	(0)	(0)	2.4	1.4	6.3	4.2	10	**0.09**	0.05	0.4	3.8	0.07	(0)	48	0.28	–	Tr	1.6	煮豆
0.6	0.16	0.41	6	4	4	44	(0)	0	0	0	0	0	(0)	0.2	Tr	2.9	1.3	6	**0.09**	0.04	0.2	1.9	0.05	(0)	12	0.02	4.1	0	0	凝固剤の種類は問わないもの　食物繊維：AOAC2011.25法
0.6	0.16	0.41	6	4	4	44	(0)	0	0	0	0	0	(0)	0.2	Tr	2.9	1.3	6	**0.09**	0.04	0.2	1.9	0.05	(0)	12	0.02	4.1	0	0.1	食物繊維：AOAC2011.25法
0.6	0.16	0.41	6	4	4	44	(0)	0	0	0	0	0	(0)	0.2	Tr	2.9	1.3	6	**0.09**	0.04	0.2	1.9	0.05	(0)	12	0.02	4.1	0	0	食物繊維：AOAC2011.25法
0.5	0.16	0.34	1	1	1	69	(0)	0	0	0	0	0	(0)	0.1	Tr	2.3	1.0	9	**0.11**	0.04	0.2	1.6	0.06	(0)	12	0.09	3.5	0	0	凝固剤の種類は問わないもの　食物繊維：AOAC2011.25法
0.5	0.16	0.34	1	1	1	69	(0)	0	0	0	0	0	(0)	0.1	Tr	2.3	1.0	9	**0.11**	0.04	0.2	1.6	0.06	(0)	12	0.09	3.5	0	0	食物繊維：AOAC2011.25法
0.5	0.16	0.34	1	1	1	69	(0)	0	0	0	0	0	(0)	0.1	Tr	2.3	1.0	9	**0.11**	0.04	0.2	1.6	0.06	(0)	12	0.09	3.5	0	0	食物繊維：AOAC2011.25法
0.5	0.16	0.33	–	–	–	–	(0)	–	–	–	(0)	(0)	(0)	0.1	0.1	2.2	1.0	10	**0.07**	0.03	0.1	1.4	0.07	(0)	10	0.10	–	Tr	0	
0.6	0.18	0.43	–	–	–	–	(0)	–	–	–	0	(0)	(0)	0.3	0.1	2.4	0.8	11	**0.15**	0.05	0.3	1.6	0.09	(0)	23	0.12	–	Tr	0	
1.0	0.19	0.93	–	–	–	–	(0)	–	–	–	(0)	(0)	(0)	0.4	0.1	4.8	1.8	16	**0.10**	0.04	0.2	(2.5)	0.06	(0)	14	Tr	–	Tr	0.4	別名：島豆腐
0.5	0.14	0.30	–	–	–	–	(0)	–	–	–	0	(0)	(0)	0.1	0.1	2.0	1.2	9	**0.10**	0.04	0.2	(1.3)	0.07	0	13	0.20	–	Tr	0.6	
0.8	0.16	0.60	–	–	–	–	(0)	–	–	–	(0)	(0)	(0)	0.2	0.1	3.5	1.5	14	**0.07**	0.03	0.1	2.2	0.05	(0)	12	0.06	–	Tr	0	
1.1	0.23	0.78	1	2	2	87	(0)	Tr	2	Tr	2	Tr	(0)	0.8	0.1	5.6	2.0	26	**0.07**	0.03	0.1	2.8	0.08	(0)	28	0.15	5.5	0	0	別名：厚揚げ　食物繊維：AOAC2011.25法
2.5	0.22	1.55	1	8	5	97	(0)	–	–	–	(0)	(0)	(0)	1.3	0.2	12.0	5.6	67	**0.06**	0.04	0.2	6.2	0.07	(0)	18	0.07	7.1	0	0	
2.1	0.16	1.22	Tr	6	4	68	(0)	–	–	–	(0)	(0)	(0)	0.9	0.2	9.6	4.5	48	**0.04**	0.02	0.1	4.8	0.04	(0)	12	0.04	4.8	0	0	
1.4	0.07	0.73	0	4	3	22	(0)	–	–	–	(0)	(0)	(0)	0.5	0.1	5.0	2.4	26	**0.01**	0.01	0	3.2	0.01	(0)	3	0.02	3.3	0	0	
2.7	0.22	1.65	Tr	8	6	92	(0)	–	–	–	(0)	(0)	(0)	1.1	0.3	12.0	5.8	65	**0.04**	0.03	0.2	6.6	0.06	(0)	14	0.04	6.8	0	0	
1.1	0.08	0.16	Tr	3	3	25	0	0	2	0	2	0	(0)	0.6	0.1	5.4	2.2	22	**0.01**	0.02	0.1	2.6	0.02	0	3	0.03	3.7	0	1.2	
1.6	0.22	1.30	32	4	8	60	(0)	–	–	–	(0)	(0)	(0)	1.5	0.2	8.1	2.5	43	**0.03**	0.04	0.2	4.0	0.08	(0)	21	0.20	7.6	Tr	0.5	

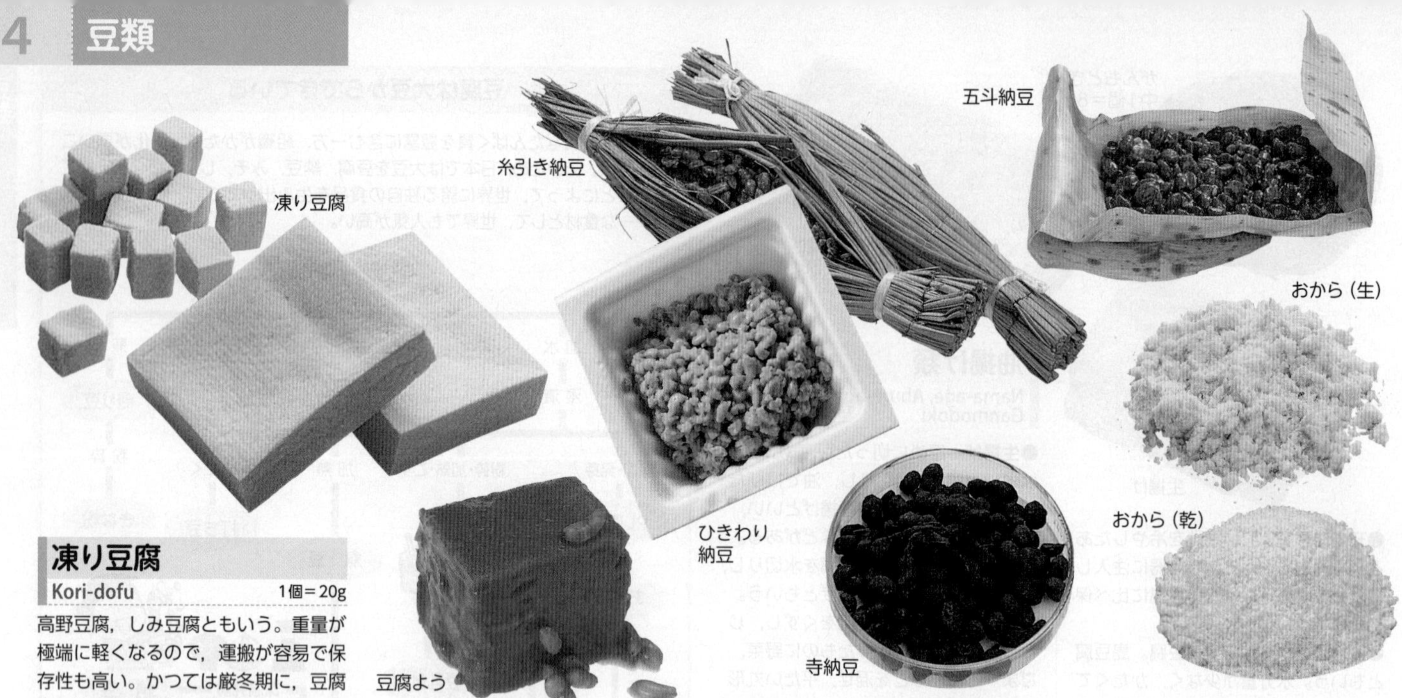

凍り豆腐

Kori-dofu　1個＝20g

高野豆腐，しみ豆腐ともいう。重量が極端に軽くなるので，運搬が容易で保存性も高い。かつては厳冬期に，豆腐を戸外で凍結乾燥させたものであったが，現在では豆乳に凝固剤を加えてかたい豆腐をつくり，これを冷凍・解凍後，脱水して乾燥させる。膨軟加工は炭酸水素ナトリウム水処理品が一般的である。

調理法：ぬるま湯に浸し，芯が残らないよう均一にもどす。よく水気を切って含め煮，五目飯の具などに用いる。

豆腐よう

Tofu-yo　1個＝20g

沖縄独特の珍味。沖縄豆腐を3cm角に切って塩をまぶし，泡盛ともち米の紅こうじのつけ汁につけ込み，発酵させたもの。チーズに似た独特の風味がある。

納豆類

Natto　1食分＝90g

蒸し大豆に納豆菌をつけ発酵させた食品である。発酵によって，消化吸収がよくなり，独特のねばりと風味が生まれる。骨形成作用をもつビタミンK_2が豊富である。

種類：ふつう納豆といえば，丸大豆からつくる糸引き納豆をさす。一方，割砕大豆でつくるのがひきわり納豆で，ねばり・香りともに濃厚である。また，糸引き納豆にこうじと食塩を加えて発酵させたものが五斗納豆，塩水を加えて熟成させたものが寺納豆である。

調理法：ねぎなどの薬味としょうゆを入れ，よくかき混ぜてご飯にかけたり，納豆汁にする。

食品番号	索引番号	食品名（可食部100g当たり）	廃棄率	エネルギー		水分	たんぱく質		脂質			脂肪酸					炭水化物						有機酸	灰分	無機質					
							アミノ酸組成によるたんぱく質	たんぱく質	脂肪酸のトリアシルグリセロール当量	コレステロール	脂質	飽和	一価不飽和	多価不飽和	n-3系多価不飽和	n-6系多価不飽和	利用可能炭水化物（単糖当量）	利用可能炭水化物（質量計）	差引き法による利用可能炭水化物	食物繊維総量	糖アルコール	炭水化物			ナトリウム	カリウム	カルシウム	マグネシウム	リン	鉄
			%	kJ	kcal	g	g	g	g	mg	g	g	g	g	g	g	g	g	g	g	g	g	g	g	mg	mg	mg	mg	mg	mg
04042	374	●凍り豆腐 ●乾	0	2064	496	7.2	49.7	50.5	32.3	(0)	34.1	5.22	7.38	18.32	2.49	15.83	0.2*	0.2	4.3	2.5	–	4.2	–	4.0	440	34	630	140	820	7.5
04087	375	●水煮	0	435	104	79.6	10.8	10.7	6.7	(0)	7.3	1.07	1.53	3.76	0.51	3.25	0.1*	0.1	1.1	0.5	–	1.1	–	1.3	260	3	150	29	180	1.7
04043	376	●豆腐よう	0	770	183	60.6	(9.0)	9.5	7.5	(0)	8.3	1.17	1.59	4.39	0.55	3.84	–	–	19.6*	0.8	–	19.1	–	2.5	760	38	160	52	190	1.7
04044	377	●豆腐竹輪 ●蒸し	0	508	121	71.6	(13.6)	14.9	3.7	12	4.4	0.62	0.73	2.17	0.35	1.83	–	–	7.9*	0.8	–	6.7	–	2.4	740	140	70	65	150	2.0
04045	378	●焼き	0	560	133	68.8	(14.4)	16.1	4.1	13	4.9	0.69	0.82	2.39	0.38	2.01	–	–	9.3*	0.7	–	7.5	–	2.7	900	150	100	73	170	2.3
04088	379	●ろくじょう豆腐	0	1384	332	26.5	(33.5)	34.7	(19.6)	(0)	21.5	(3.46)	(4.00)	(11.33)	(1.36)	(9.97)	–	–	3.7*	3.2	–	3.8	–	13.5	4300	430	660	110	590	6.1
		[納豆類]																												
04046	380	●糸引き納豆	0	765	184	59.5	14.5	16.5	(9.7)	Tr	10.0	(1.45)	(2.21)	(5.65)	(0.67)	(4.98)	0.3	0.3	(4.8)*	9.5	–	12.1	–	1.9	1	690	91	100	220	3.3
04047	381	●挽きわり納豆	0	772	185	60.9	15.1	16.6	(9.7)	(0)	10.0	(1.45)	(2.21)	(5.65)	(0.67)	(4.98)	0.2	0.2	6.4*	5.9	–	10.5	–	2.0	2	700	59	88	250	2.6
04048	382	●五斗納豆	0	900	214	45.8	–	15.3	6.9	(0)	8.1	1.13	1.22	4.26	0.70	3.55	–	–	20.3*	4.9	–	24.0	–	6.8	2300	430	49	61	190	2.2
04049	383	●寺納豆	0	1043	248	24.4	–	18.6	6.1	(0)	8.1	1.01	1.10	3.70	0.60	3.10	–	–	25.9*	7.6	–	31.5	–	17.4	5600	1000	110	140	330	5.9
		[その他]																												
04051	384	●おから ●生	0	363	88	75.5	5.4	6.1	(3.4)	(0)	3.6	(0.51)	(0.67)	(2.03)	(0.28)	(1.75)	0.6	0.5	3.2*	11.5	–	13.8	–	1.0	5	350	81	40	99	1.3
04089	385	●乾燥	0	1377	333	7.1	(20.2)	23.1	(12.7)	(0)	13.6	(1.94)	(2.55)	(7.68)	(1.07)	(6.62)	(2.2)	(2.1)	12.6*	43.6	–	52.3	–	3.8	19	1300	310	150	380	4.9
04052	386	●豆乳 ●豆乳	0	178	43	90.8	3.4	3.6	2.6	(0)	2.8	0.39	0.53	1.55	0.20	1.34	1.0*	0.9	1.6	0.9	–	2.3	0.2	0.5	2	190	15	25	49	1.2
04053	387	●調製豆乳	0	253	61	87.9	3.1	3.2	3.4	(0)	3.6	0.50	0.75	1.99	0.20	1.79	1.9	1.8	3.7*	1.1	–	4.8	0.2	0.5	50	170	31	19	44	1.2
04054	388	●豆乳飲料・麦芽コーヒー	0	238	57	87.4	2.1	2.2	2.1	0	2.2	0.33	0.44	1.20	0.11	1.08	4.3	4.1	6.9*	1.0	–	7.8	0.2	0.4	42	110	20	13	36	0.3
04055	389	●大豆たんぱく ●粒状大豆たんぱく	0	1340	318	7.8	(44.1)	46.3	1.9	(0)	3.0	0.38	0.29	1.16	0.14	1.01	–	–	22.2*	17.8	–	36.7	–	6.2	3	2400	270	290	730	7.7
04056	390	●濃縮大豆たんぱく	0	1319	313	6.8	(55.4)	58.2	0.7	(0)	1.7	0.21	0.09	0.39	0.04	0.35	–	–	10.8*	20.9	–	27.9	–	5.4	550	1300	280	220	750	9.2
04057	391	●分離大豆たんぱく，塩分無調整タイプ	0	1422	335	5.9	77.1	79.1	1.6	(0)	3.0	0.41	0.19	0.96	0.09	0.87	1.1*	1.0	6.7	4.2	–	7.5	–	4.5	1300	190	57	58	840	9.4
04090	392	塩分調整タイプ	0	1422	335	5.9	(77.1)	79.1	1.6	(0)	3.0						(1.1)*	(1.0)	6.7	4.2	–	7.5	–	4.5	640	260	890	58	840	9.4
04058	393	●繊維状大豆たんぱく	0	1544	365	5.8	(56.5)	59.3	3.6	(0)	5.0	0.72	0.69	2.07	0.21	1.86	–	–	23.8*	5.6	–	25.2	–	4.7	1400	270	70	55	630	8.2
04059	394	●湯葉 ●生	0	912	218	59.1	21.4	21.8	12.3	(0)	13.7	1.90	2.80	7.06	0.91	6.15	1.1	1.0	5.1*	0.8	–	4.1	–	1.3	4	290	90	80	250	3.6
04060	395	●干し，乾	0	2024	485	6.9	49.7	50.4	30.0	(0)	32.1	4.98	7.50	16.26	2.18	14.08	2.7*	2.6	7.0	3.0	–	7.2	–	3.3	12	840	210	220	600	8.3
04091	396	●干し，湯戻し	0	631	151	72.8	15.3	15.7	9.6	(0)	10.6	1.60	2.37	5.22	0.70	4.52	0.4*	0.4	0.3	1.2	–	0.1	–	0.9	2	140	66	60	170	2.6

なるほど！ **豆乳は牛乳代わりになる？**…牛乳に比べるとカルシウムが格段に少なく，鉄をやや多く含みます。牛乳と豆乳は含まれる栄養成分がまったく異なる食品です。

おから（御殻，雪花菜）
Okara 1C＝70g

豆腐をつくる過程でできる豆乳のしぼりかす。うのはな，きらずともいう。食物繊維を多く含み，しかも低エネルギーである。乾燥品も市販されている。

調理法：おから自体には味がないので，他の野菜類と合わせ，油，だし，調味料などで味つけする。

豆乳
Soy milk 1C＝210g

豆腐をつくる過程でできるおからを除いたあとの乳状の液体。骨粗しょう症や更年期障害の予防効果が期待できるイソフラボンやコレステロールを低下させる作用をもつグリシニンなどを含む。健康飲料として，いろいろな種類のものが出ている。

- **豆乳**：大豆固形分が8％以上のもの。
- **調製豆乳**：豆乳に植物油脂，砂糖，塩などの調味料を加え，調整したもので，大豆固形分が6％以上のもの。
- **豆乳飲料**：調製豆乳に果汁，野菜のしぼり汁，乳または乳製品，穀類の粉末などを加えたもの。大豆固形分が4％以上のものなどをいう。

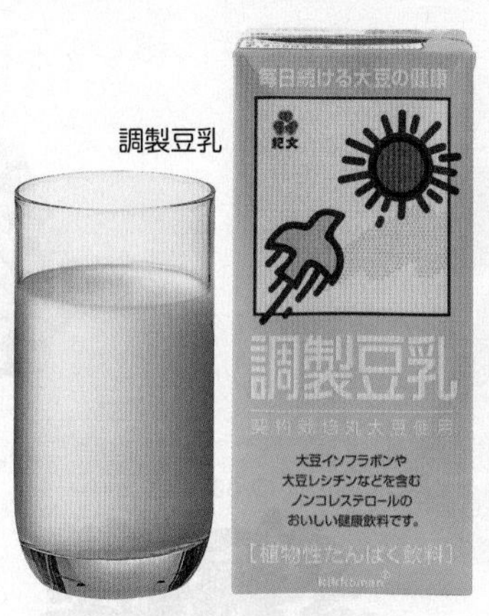

調製豆乳

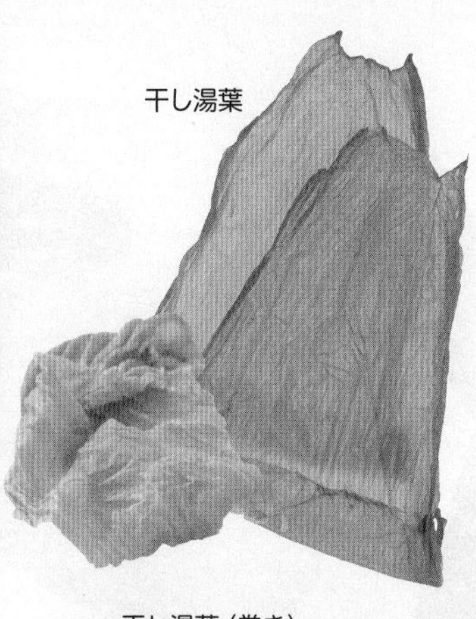
干し湯葉

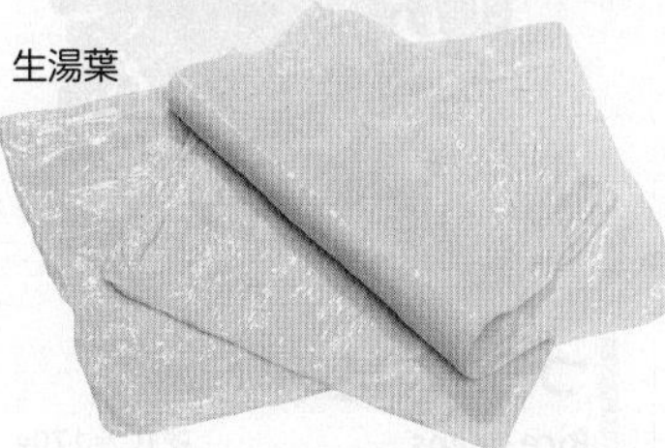
生湯葉

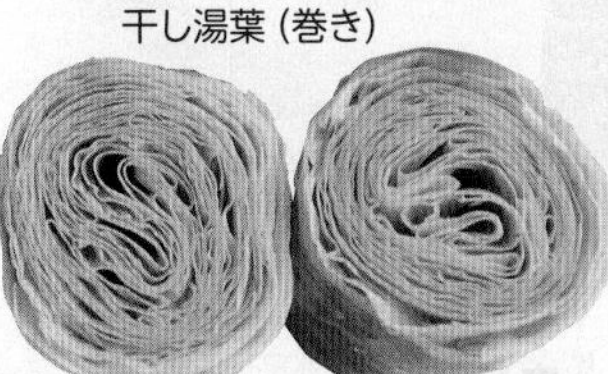
干し湯葉（巻き）

湯葉
Yuba 生1枚＝30g

豆乳を加熱して表面にできる薄い膜をすくい上げ製品にしたもの。昔から精進料理などに用いられてきた。低エネルギー・高たんぱく質の食品である。

種類：生湯葉のほか，乾燥させた干し湯葉がある。1回で5～6枚の膜をとることができるが，最初の湯葉ほど脂質が多く含まれ，良品である。干し湯葉は板状，巻き，結びなどの形がある。

産地：京都，日光（栃木）など。

調理法：生湯葉はそのまま，干し湯葉はもどしてから，煮物，椀（わん）だねに使う。くずれやすいので注意が必要である。

豆知識
骨と納豆と高齢社会の意外な関係

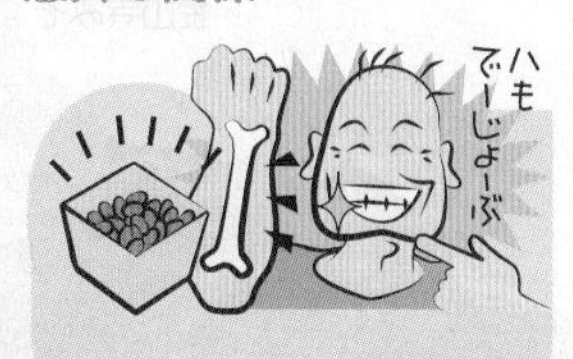

近年の研究では，納豆に含まれるビタミンK，特にビタミンK_2が骨粗しょう症の予防，治療に有効なことがわかっている。骨粗しょう症の人はビタミンK_2が不足しており，それを改善したところ，骨量が増加した例が広く知られる。また，大豆にはカルシウムが多く含まれ，カルシウム摂取量が不足しがちな日本人にとって，納豆は貴重な供給源となる。高齢社会の日本では，骨粗しょう症を予防することが高齢期の大きな課題になっている。納豆は骨を丈夫にするためにおすすめできる食品の一つである。また，チーズもビタミンK_2を多く含む食品である。

無機質							ビタミン（脂溶性）												ビタミン（水溶性）										食塩相当量	備考
亜鉛	銅	マンガン	ヨウ素	セレン	クロム	モリブデン	A レチノール	A カロテン α	A カロテン β	A β-クリプトキサンチン	A β-カロテン当量	A レチノール活性当量	D	E トコフェロール α	E トコフェロール β	E トコフェロール γ	E トコフェロール δ	K	B_1	B_2	ナイアシン	ナイアシン当量	B_6	B_{12}	葉酸	パントテン酸	ビオチン	C		
mg	mg	mg	μg	μg	μg	μg	μg	μg	μg	μg	μg	μg	μg	mg	mg	mg	mg	μg	mg	mg	mg	mg	mg	μg	μg	mg	μg	mg	g	
5.2	0.57	4.32	1	19	5	67	(0)	1	7	3	9	1	(0)	1.9	0.8	20.0	11.0	60	**0.02**	0.02	Tr	13.0	0.02	0.1	6	0.10	21.0	0	1.1	別名：高野豆腐 試料：炭酸水素ナトリウム処理製品
1.2	0.09	1.02	Tr	5	1	3	(0)	0	1	1	2	0	(0)	0.3	0.2	4.0	2.2	13	**0**	0	0	2.7	0	(0)	0	0.02	3.1	0	0.7	湯戻し後，煮たもの
1.7	0.22	1.70	1	4	3	45	(0)	–	–	–	2	Tr	(0)	0.6	0.2	7.0	3.1	18	**0.02**	0.07	0.5	(2.8)	0.05	Tr	7	0.40	4.2	Tr	1.9	
1.0	0.13	0.58	63	14	4	43	3	–	–	–	(0)	3	(0)	0.4	0.1	2.8	0.5	12	**0.12**	0.08	0.5	(3.7)	0.04	0.6	11	0.17	4.2	Tr	1.9	原材料配合割合：豆腐2，すり身1
1.0	0.14	0.61	–	–	–	–	(0)	–	–	–	(0)	(0)	(0)	0.4	0.1	3.0	0.6	10	**0.13**	0.08	0.5	(3.8)	0.04	0.8	17	0.21	–	Tr	2.3	原材料配合割合：豆腐2，すり身1
4.6	0.73	3.83	–	–	–	–	(0)	(0)	3	(0)	3	0	(0)	2.5	0.5	15.0	5.1	41	**0.10**	0.06	0.5	(9.1)	0.11	(0)	23	0.14	–	0	11.0	
1.9	0.60	1.39	Tr	16	1	290	(0)	Tr	4	1	4	Tr	(0)	0.5	0.2	5.9	3.3	870	**0.13**	0.30	0.6	4.6	0.24	Tr	130	3.63	18.2	3	0	ビタミンK：メナキノン-7を含む 食物繊維：AOAC2011.25法
1.3	0.43	1.00	–	–	–	–	(0)	0	0	0	0	(0)	(0)	0.8	0.3	9.0	5.4	930	**0.14**	0.36	0.9	5.0	0.29	0	110	4.28	–	Tr	0	ビタミンK：メナキノン-7を含む
1.1	0.31	0.75	1	8	2	75	(0)	–	–	–	(0)	(0)	(0)	0.6	0.2	6.2	1.7	590	**0.08**	0.35	1.1	3.7	0.19	–	110	2.90	15.0	Tr	5.8	別名：こうじ納豆 ビタミンK：メナキノン-7を含む
3.8	0.80	1.70	1	14	2	110	(0)	–	–	–	(0)	(0)	(0)	0.9	0.3	7.6	2.6	190	**0.04**	0.35	4.1	7.2	0.17	–	39	0.81	19.0	Tr	14.2	別名：塩辛納豆，浜納豆 ビタミンK：メナキノン-7を含む
0.6	0.14	0.40	1	1	1	45	(0)	0	0	0	0	(0)	(0)	0.4	0.1	2.8	0.4	8	**0.11**	0.03	0.2	1.6	0.06	(0)	14	0.31	4.1	Tr	0	
2.3	0.53	1.52	4	4	4	170	(0)	0	0	0	0	(0)	(0)	1.5	0.4	11.0	1.5	30	**0.42**	0.11	0.8	(5.9)	0.23	(0)	53	1.18	16.0	Tr	0	
0.3	0.12	0.23	Tr	1	0	54	(0)	0	1	0	1	0	(0)	0.1	Tr	2.0	1.0	4	**0.03**	0.02	0.5	1.4	0.06	(0)	28	0.28	3.8	Tr	0	食物繊維：AOAC2011.25法
0.4	0.12	0.23	Tr	1	Tr	32	(0)	0	1	0	1	0	(0)	2.2	0.1	3.1	0.5	6	**0.07**	0.02	0.2	1.0	0.05	(0)	31	0.24	3.6	Tr	0.1	食物繊維：AOAC2011.25法
0.2	0.07	0.13	0	1	1	31	0	0	0	0	0	0	0	0.3	Tr	1.8	0.6	3	**0.02**	0.02	0.4	0.9	0.03	0	15	0.12	–	Tr	0.1	食物繊維：AOAC2011.25法
4.5	1.41	2.61	–	–	–	–	(0)	0	0	0	0	(0)	(0)	0	0	0.5	0.3	1	**0.67**	0.30	2.2	(13.0)	0.64	(0)	370	1.89	–	Tr	0	
3.1	0.99	2.00	–	–	–	–	(0)	0	0	0	0	(0)	(0)	0	0	0.1	0.1	0	**0.37**	0.11	0.6	(15.0)	0.16	(0)	210	0.40	–	Tr	1.4	
2.9	1.51	0.89	–	–	–	–	(0)	0	0	0	0	(0)	(0)	0	0	0.3	0.2	Tr	**0.11**	0.14	0.4	20.0	0.06	(0)	270	0.37	–	Tr	3.3	
2.9	1.51	0.89	–	–	–	–	(0)	0	0	0	0	(0)	(0)	0	0	0.3	0.2	Tr	**0.11**	0.14	0.4	(20.0)	0.06	(0)	270	0.37	–	Tr	1.6	
2.4	1.13	1.02	–	–	–	–	(0)	0	0	0	0	(0)	(0)	0.3	0.1	1.5	0.6	2	**0.62**	0.16	0.5	(15.0)	0.08	(0)	170	0.34	–	Tr	3.6	
2.2	0.70	–	1	3	1	100	(0)	–	–	–	10	1	(0)	0.9	0.1	4.0	0.3	22	**0.17**	0.09	0.3	5.4	0.13	(0)	25	0.34	14.0	Tr	0	
4.9	3.27	3.43	3	7	4	270	(0)	1	7	2	8	1	(0)	2.4	0.6	12.0	5.2	55	**0.35**	0.12	1.4	13.0	0.32	(0)	38	0.55	37.0	0	0	
1.6	0.57	1.09	0	2	1	14	(0)	0	2	Tr	3	0	(0)	0.7	0.2	3.7	1.6	16	**0.05**	0.01	0.1	3.7	0.03	(0)	3	0.12	11.0	0	0	

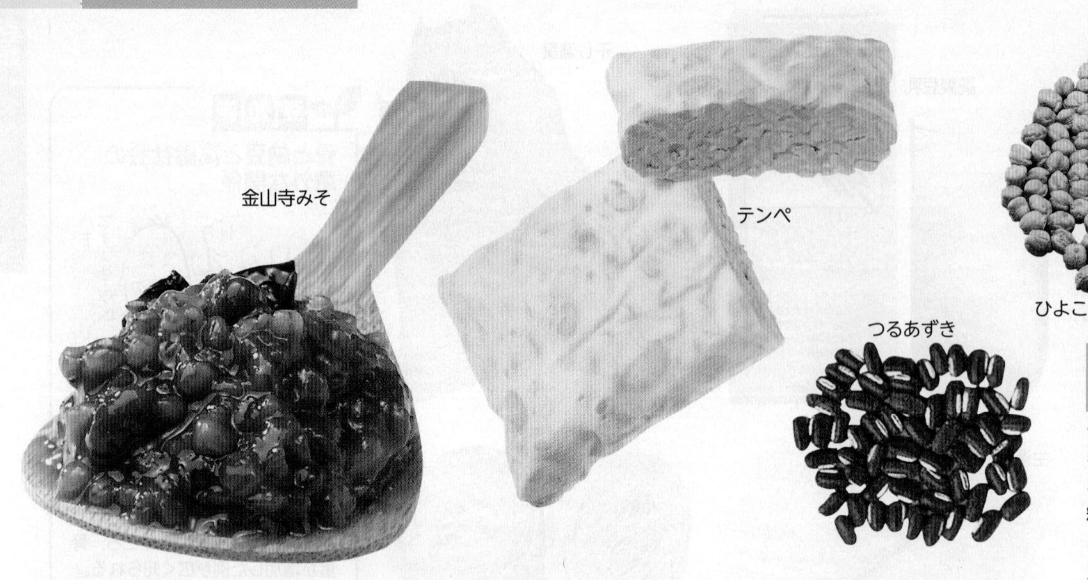

金山寺みそ (味噌)

Kinzanji-miso 大1＝20g

みそに似た発酵食品。調味料ではなく，なめみその一種である。鎌倉時代に中国から製法が伝わり，紀州（現在の和歌山県）で広まったとされる。大豆と麦のこうじに塩を加え，刻んだなすやうりを加えて熟成させる。仕上げに水あめや砂糖で調味する。そのまま少量を酒の肴（さかな）にしたり，ご飯やお茶漬けに添えたりする。

テンペ

Tempeh 1食分＝20g

インドネシアの伝統的な発酵食品。日本の納豆にも似て消化吸収がよく，栄養価が高い。

製法：吸水させた大豆をゆでて皮を除き，やや酸性下でテンペ菌を加えて発酵させると，大豆は菌糸でブロック状に固まる。発酵菌はクモノスカビ。

用い方：薄く切って炒めたり，揚げたりするほか，肉の代用として煮込み料理に利用する。

つるあずき (蔓小豆)

Rice beans 乾1C＝170g

アジアの熱帯地域などで栽培，もしくは自生する豆で，あずきによく似ている。つるあずきは植物分類上の呼び方で，流通上はたけあずきという。蟹眼（かにめ）ともいう。種皮の色は，黄・赤・黒などがあり，タイ，ミャンマー，中国などから輸入している。

用い方：中国などの産地では，ふつう米のように煮て食べるが，日本では，赤色のものをあんの原料としている。

ひよこまめ (雛豆，鶏児豆)

Chickpeas 乾1C＝170g

チックピー，ガルバンゾーとも呼ばれる。種子の突起がひよこの頭に似ていることが名前の由来とされている。大粒品種と小粒品種がある。肉質はかたく，やや土臭い。おもにメキシコ，アメリカ，カナダなどから輸入している。

用い方：乾燥品は一晩水につけてからゆでて使う。水煮のものはそのまま使用でき，スープやカレー，サラダに用いられることが多い。また，煎り豆，粉，発酵食品としても利用される。大粒種を揚げて塩味をつけたスナックもある。

べにばないんげん (紅花隠元)

Scarlet runner beans ゆで10粒＝25g

花豆，花ささげともいい，インゲン属であるが，いんげん豆とは別種である。

種類：種皮が白い白花豆と，淡い紫色

食品番号	索引番号	食品名（可食部100g当たり）	廃棄率	エネルギー	エネルギー	水分	たんぱく質：アミノ酸組成によるたんぱく質	たんぱく質：たんぱく質	脂質：脂肪酸のトリアシルグリセロール当量	脂質：コレステロール	脂質：脂質	脂肪酸：飽和	脂肪酸：一価不飽和	脂肪酸：多価不飽和	脂肪酸：n-3系多価不飽和	脂肪酸：n-6系多価不飽和	炭水化物：利用可能炭水化物（単糖当量）	炭水化物：利用可能炭水化物（質量計）	炭水化物：差引き法による利用可能炭水化物	炭水化物：総食物繊維量	炭水化物：糖アルコール	炭水化物：炭水化物	有機酸	灰分	無機質：ナトリウム	無機質：カリウム	無機質：カルシウム	無機質：マグネシウム	無機質：リン	無機質：鉄
			%	kJ	kcal	g	g	g	g	mg	g	g	g	g	g	g	g	g	g	g	g	g	g	g	mg	mg	mg	mg	mg	mg
04061	397	●金山寺みそ	0	1046	247	34.3	(5.8)	6.9	2.6	(0)	3.2	0.54	0.47	1.51	0.17	1.35	–	–	48.5*	3.2	–	50.0	–	5.6	2000	190	33	54	130	1.7
04062	398	●ひしおみそ	0	836	198	46.3	(5.4)	6.5	2.2	(0)	2.7	0.36	0.51	1.27	0.16	1.12	–	–	37.5*	2.8	–	38.8	–	5.7	1900	340	56	56	120	1.9
04063	399	●テンペ	0	748	180	57.8	(11.9)	15.8	7.8	(0)	9.0	1.20	1.61	4.69	0.72	3.97	–	–	10.2*	10.2	–	15.4	–	2.0	2	730	70	95	250	2.4
		つるあずき																												
04064	400	●全粒，乾	0	1252	297	12.0	(17.8)	20.8	1.0	(0)	1.6	0.32	0.10	0.55	0.18	0.37	39.6	36.1	43.3*	22.0	–	61.8	–	3.9	1	1400	280	230	320	11.0
04092	401	●全粒，ゆで	0	556	132	60.5	(8.4)	9.7	(0.6)	(0)	1.0	(0.19)	(0.06)	(0.33)	(0.11)	(0.22)	(17.8)*	(16.2)	15.8	13.4	–	27.5	–	1.3	0	370	130	77	120	3.3
		ひよこまめ																												
04065	402	●全粒，乾	0	1413	336	10.4	(16.7)	20.0	4.3	(0)	5.2	0.56	1.48	2.04	0.08	1.96	41.3	37.7	49.4*	16.3	–	61.5	–	2.9	17	1200	100	140	270	2.6
04066	403	●全粒，ゆで	0	624	149	59.6	(7.9)	9.5	2.1	(0)	2.5	0.28	0.72	1.00	0.04	0.96	20.0*	18.2	17.8	11.6	–	27.4	–	1.0	5	350	45	51	120	1.2
04067	404	●全粒，フライ，味付け	0	1533	366	4.6	(15.7)	18.8	8.1	(0)	10.4	1.24	3.19	3.28	0.25	3.03	–	–	47.0*	21.0	–	62.6	–	3.6	700	690	73	110	370	4.2
		べにばないんげん																												
04068	405	●全粒，乾	0	1146	273	15.4	(13.8)	17.2	1.2	(0)	1.7	0.21	0.11	0.85	0.35	0.50	36.2	33.1	38.4*	26.7	–	61.2	–	4.5	1	1700	78	190	430	5.4
04069	406	●全粒，ゆで	0	435	103	69.7	(5.0)	6.2	0.4	(0)	0.6	0.08	0.04	0.29	0.12	0.17	13.3	12.1	16.1*	7.6	–	22.3	–	1.2	1	440	28	50	140	1.6
● 04108	407	やぶまめ●乾	0	1614	383	13.1	–	23.4	–	–	10.1						–	–	49.5*	–	–	49.5	–	3.9	5	1700	55	63	230	2.4
		らいまめ																												
04070	408	●全粒，乾	0	1287	306	11.7	(18.8)	21.9	1.3	(0)	1.8	0.42	0.10	0.75	0.20	0.55	37.2	33.8	44.8*	19.6	–	60.8	–	3.8	Tr	1800	78	170	250	6.2
04093	409	●全粒，ゆで	0	514	122	62.3	(8.3)	9.6	(0.7)	(0)	0.9	(0.21)	(0.05)	(0.38)	(0.10)	(0.28)	(16.4)*	(14.9)	16.7	10.9	–	26.0	–	1.1	0	490	27	52	95	2.3
		りょくとう																												
04071	410	●全粒，乾	0	1346	319	10.8	20.7	25.1	1.0	(0)	1.5	0.34	0.04	0.61	0.17	0.44	45.4	41.4	49.4*	14.6	–	59.1	–	3.5	0	1300	100	150	320	5.9
04072	411	●全粒，ゆで	0	528	125	66.0	(8.2)	10.2	(0.4)	(0)	0.6	(0.13)	(0.01)	(0.24)	(0.07)	(0.18)	17.7	16.1	19.5*	5.2	–	22.5	–	0.7	1	320	32	39	75	2.2
		レンズまめ																												
04073	412	●全粒，乾	0	1319	313	12.0	(19.7)	23.2	1.0	(0)	1.5	0.17	0.30	0.48	0.09	0.39	45.2	41.1	47.9*	16.7	–	60.7	–	2.7	Tr	1000	57	100	430	9.0
04094	413	●全粒，ゆで	0	629	149	57.9	(9.5)	11.2	(0.5)	(0)	0.8	(0.09)	(0.16)	(0.25)	(0.05)	(0.20)	(23.3)*	(21.2)	21.7	9.4	–	29.1	–	1.1	0	330	27	44	190	4.3

なるほど! **緑豆は解熱剤**…中国では，緑豆のおかゆは解熱の効果があるとされています。熱いのをフウフウしながら食べるところがいいんでしょうね。

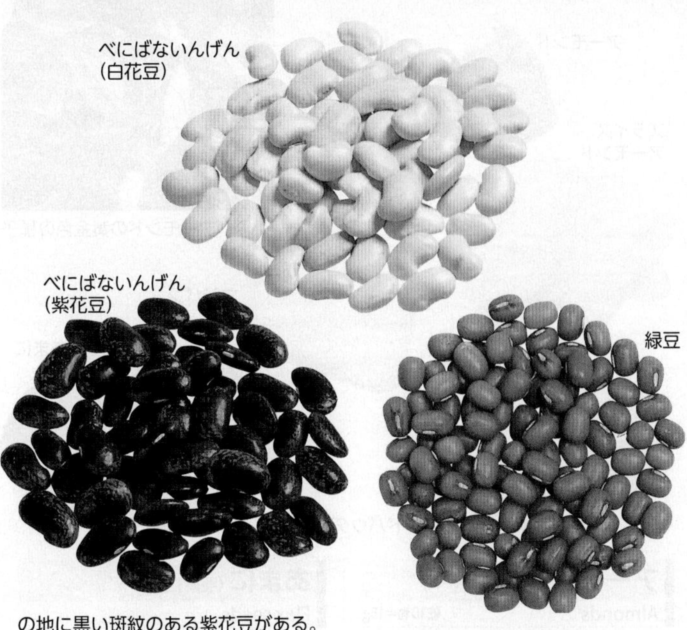

の地に黒い斑紋のある紫花豆がある。粒の大きさは豆類の中でも最大で，食べごたえがある。需要が多く高値で取り引きされる白花豆が，栽培の主流を占めている。

産地： 北海道，東北地方。長野，群馬などの冷涼な地域。また，中国，南アフリカ，アルゼンチン，イギリスなどから輸入もされている。

用い方： おもに煮豆，白あんに使われる。白花豆は大粒甘納豆の原料として人気が高い。また，花が美しいので，観賞用としても栽培が盛んである。

りょくとう (緑豆)

Mung beans 乾1C＝160g

あずきの近縁種で，やえなり，ぶんどう，りょくずともいう。未熟なうちは鮮やかな緑色だが，成熟するにつれて黄色，黒褐色になる。日本での生産量はごくわずかで，そのほとんどは輸入品である。

用い方： 日本では，そのまま食べることは少なく，もやし，はるさめの原料として使われることが多い。

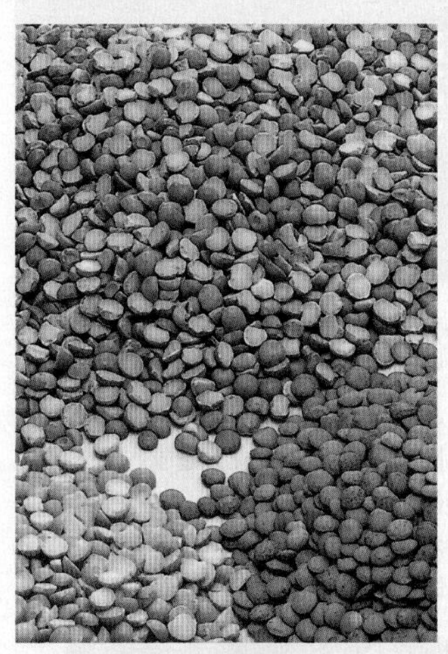

レンズ豆

レンズまめ (扁豆)

Lentils 乾1C＝160g

別名ひら豆ともいう。その歴史は古く，西南アジアから地中海沿岸地域で，4000年以上も前から栽培されていたことが記されている。

種類： 黄，緑，赤茶色の3種類がある。インド，トルコ，カナダなど，多くの国で栽培される。

調理法： 一晩水につけてもどしてから使う。一般的にはひきわりや粉にしたものをスープやケーキなどに用いる。ヨーロッパでは肉の煮込みやスープ，サラダなどに，産地のインドでは，あらゆる料理に利用する。

こしあんのつくり方

①あずき250gはやわらかく煮，ざるにあける。下にボウルを置き，水をかけながらすりこぎでつぶす。

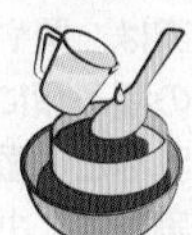
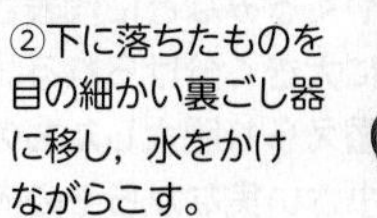

②下に落ちたものを目の細かい裏ごし器に移し，水をかけながらこす。

③汁に水をたっぷり注いで置き，上澄みを捨てる。にごりがなくなるまでこれを繰り返す。

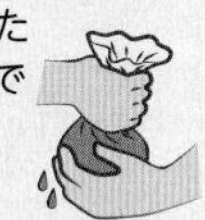

④ぬれぶきんを敷いたざるにあけ，ふきんで包み，かたく絞る。これが生あん。

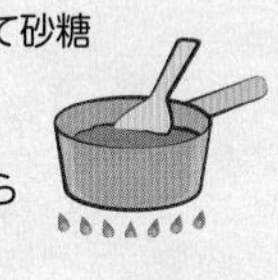

⑤鍋に④を入れて砂糖240gを加え，中火にかける。たえず混ぜながら煮詰める。

⑥しゃもじで持ち上げて角が立つくらいのかたさになったら塩少々を混ぜ，バットに移して冷ます。

無機質 亜鉛	銅	マンガン	ヨウ素	セレン	クロム	モリブデン	ビタミン(脂溶性) A レチノール	A カロテン α	A カロテン β	A β-クリプトキサンチン	A β-カロテン当量	A レチノール活性当量	D	E トコフェロール α	E トコフェロール β	E トコフェロール γ	E トコフェロール δ	K	ビタミン(水溶性) B1	B2	ナイアシン	ナイアシン当量	B6	B12	葉酸	パントテン酸	ビオチン	C	食塩相当量	備考
mg	mg	mg	µg	µg	µg	µg	µg	µg	µg	µg	µg	µg	µg	mg	mg	mg	mg	µg	mg	mg	mg	mg	mg	µg	µg	mg	µg	mg	g	
0.7	0.16	0.96	1	1	1	34	(0)	–	–	–	(0)	(0)	(0)	0	0	0.9	0.2	16	**0.12**	0.18	2.3	(3.2)	0.10	(0)	34	0.74	8.1	Tr	5.1	ビタミンK：メナキノン-7を含む
0.9	0.32	0.52	1	2	4	37	(0)	–	–	–	(0)	(0)	(0)	0.6	0	0.6	1.9	17	**0.11**	0.27	2.6	(3.4)	0.08	(0)	12	0.36	7.1	Tr	4.8	ビタミンK：メナキノン-7を含む
1.7	0.52	0.80	1	3	1	76	(0)	–	–	–	1	Tr	(0)	0.8	0.2	8.5	4.0	11	**0.07**	0.09	2.4	(4.9)	0.23	0	49	1.08	20.0	Tr	0	丸大豆製品
																														別名：たけあずき
3.1	0.73	2.92	0	3	4	220	(0)	1	20	3	22	2	(0)	0.1	0.1	5.4	8.1	50	**0.50**	0.13	2.0	(5.9)	0.28	(0)	210	0.75	9.7	3	0	
1.2	0.30	0.57	–	–	–	–	(0)	1	9	1	10	1	(0)	0.1	Tr	2.5	3.7	24	**0.16**	0.04	0.5	(2.3)	0.06	(0)	48	0.14	–	Tr	0	04064つるあずき乾から推計
																														別名：チックピー，ガルバンゾー
3.2	0.84	–	1	11	1	150	(0)	0	17	3	19	2	(0)	2.5	0.1	7.7	0.6	9	**0.37**	0.15	1.5	(4.8)	0.64	(0)	350	1.77	21.0	Tr	0	
1.8	0.29	1.10	Tr	5	1	56	(0)	–	–	–	17	1	(0)	1.7	0	6.5	0.2	6	**0.16**	0.07	0.4	(1.9)	0.18	(0)	110	0.48	8.9	Tr	0	
2.7	0.78	2.20	–	–	–	–	(0)	0	4	–	4	Tr	(0)	1.9	0.1	9.2	1.1	23	**0.21**	0.10	0.7	(3.8)	0.50	(0)	100	0.35	–	Tr	1.8	
																														別名：はなまめ
3.4	0.74	1.50	0	1	2	41	(0)	–	–	–	4	Tr	(0)	0.1	0.1	3.2	0.2	8	**0.67**	0.15	2.5	(5.7)	0.51	0	140	0.81	8.4	Tr	0	
0.8	0.17	0.58	0	Tr	1	21	(0)	–	–	–	1	Tr	(0)	Tr	Tr	1.9	0.1	3	**0.14**	0.05	0.4	(1.6)	0.11	Tr	23	0.18	3.0	Tr	0	
1.4	0.31	1.03	0	1	0	460	–	–	–	–	–	–	–	–	–	–	–	–	–	–	–	3.9	–	–	–	–	–	–	0	
																														別名：ライマビーン，バタービーン
2.9	0.70	1.85	Tr	17	3	380	(0)	0	5	3	6	Tr	(0)	0.1	0	4.8	0.2	6	**0.47**	0.16	1.9	(5.7)	0.40	(0)	120	1.05	9.2	0	0	
1.1	0.25	0.73	–	–	–	–	(0)	0	2	1	3	0	(0)	Tr	0	2.3	0.1	3	**0.10**	0.04	0.5	(2.2)	0.08	(0)	25	0.23	–	0	0	
																														別名：やえなり
4.0	0.91	–	0	2	3	410	(0)	0	150	2	150	13	(0)	0.3	0	6.4	0.6	36	**0.70**	0.22	2.1	6.2	0.52	(0)	460	1.66	11.0	Tr	0	
0.8	0.21	0.31	0	1	1	140	(0)	–	–	–	85	7	(0)	0.2	0.2	4.4	0.3	16	**0.19**	0.06	0.4	(2.1)	0.05	(0)	80	0.34	3.3	Tr	0	
																														別名：ひらまめ
4.8	0.95	1.57	0	54	2	180	(0)	0	29	2	30	3	(0)	0.8	0.1	5.2	Tr	17	**0.52**	0.17	2.5	(5.3)	0.55	0	77	1.58	23.0	1	0	(100g：126mL，100mL：80g)
2.5	0.44	0.81	–	–	–	–	(0)	(0)	14	1	15	1	(0)	0.4	0.1	2.6	0	9	**0.20**	0.06	0.7	(2.1)	0.16	(0)	22	0.57	–	0	0	

5 種実類

NUTS AND SEEDS

種実は，栗やくるみなどに代表されるナッツ類と，ごま，はすの実などの種子類に大きく分けられる。ナッツ類は，種子内の栄養分が胚や胚乳などに蓄えられ肥大したもので，おもにこの部分を食用にする。種実類は，小さい実ながらその内部には発芽に必要な成分をすべて備えているため，他の食品に比べ，栄養価の高いものが多い。また，保存性もよいことから古くから食用とされてきた。近年，世界各国からさまざまな種実類が輸入され，需要は年々増加している。

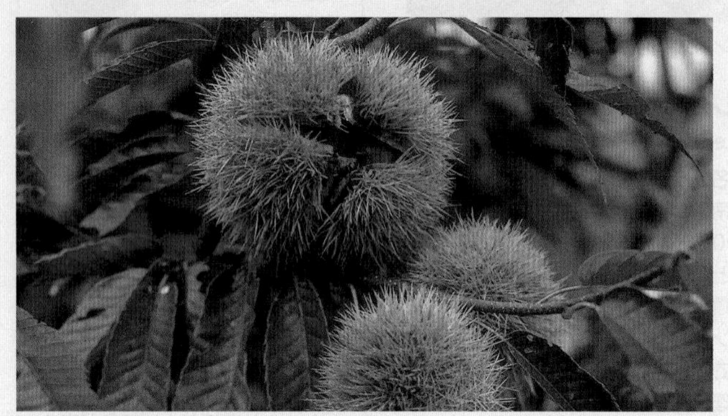

栗

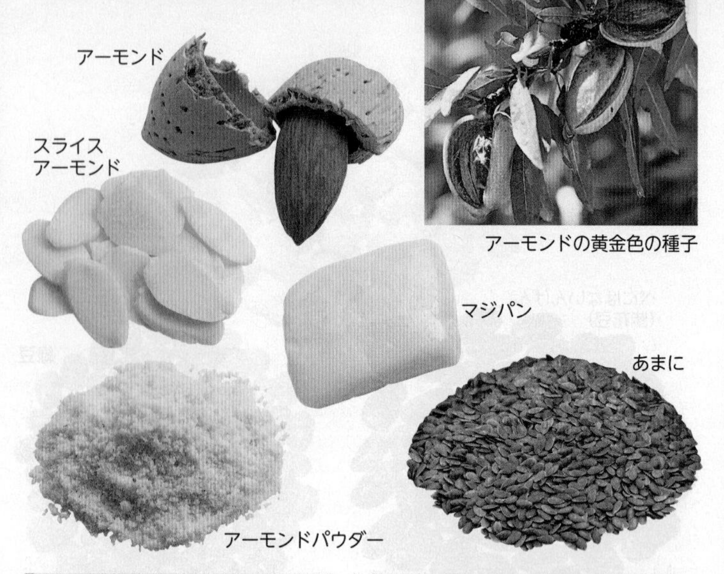

アーモンドの黄金色の種子

アーモンド

Almonds 乾10粒=15g

高さ7～8mにもなるバラ科の落葉樹。食用にするスイート種と製油として用いるビター種がある。

産地：アメリカのカリフォルニア州。

用い方：煎っておつまみにしたり，スライスしたものは菓子や料理の飾りに使う。粉末，またはそれに砂糖を加えて練ったマジパンはそれぞれ菓子の材料として利用する。

あまに（亜麻仁）

Flax seeds

アマ科アマの種子。茎から上質な繊維がとれることから，繊維用として栽培されてきたが，化学繊維が登場してからは，園芸種として親しまれている。近年，その種子に食物繊維やポリフェノールの一種リグナン，また，種子からとれる亜麻仁油にα-リノレン酸が豊富に含まれることが知られ，注目されている。

食品番号	索引番号	食品名（可食部100g当たり）	廃棄率	エネルギー		水分	たんぱく質: アミノ酸組成によるたんぱく質	たんぱく質: たんぱく質	脂質: 脂肪酸のトリアシルグリセロール当量	脂質: コレステロール	脂質: 脂質	脂肪酸: 飽和	脂肪酸: 一価不飽和	脂肪酸: 多価不飽和	脂肪酸: n-3系多価不飽和	脂肪酸: n-6系多価不飽和	炭水化物: 利用可能炭水化物 単糖当量	炭水化物: 利用可能炭水化物 質量計	炭水化物: 利用可能炭水化物 差引き法による	炭水化物: 総食物繊維量	炭水化物: 糖アルコール	炭水化物: 炭水化物	有機酸	灰分	無機質: ナトリウム	無機質: カリウム	無機質: カルシウム	無機質: マグネシウム	無機質: リン	無機質: 鉄
			%	kJ	kcal	g	g	g	g	mg	g	g	g	g	g	g	g	g	g	g	g	g	g	g	mg	mg	mg	mg	mg	mg
		アーモンド																												
05001	414	●乾	0	2516	609	4.7	18.7	19.6	51.9	–	51.8	3.95	33.61	12.12	0.01	12.11	5.5	5.2	11.5*	10.1	–	20.9	–	3.0	1	760	250	290	460	3.6
05002	415	●フライ，味付け	0	2587	626	1.8	21.1	21.3	53.2	0	55.7	4.34	34.80	11.72	0.03	11.69	4.9	4.6	10.6*	10.1	–	17.9	–	3.2	100	760	240	270	490	3.5
05040	416	●いり，無塩	0	2513	608	1.8	(19.0)	20.3	(54.2)	–	54.1	(4.13)	(35.09)	(12.65)	(0.01)	(12.64)	(5.9)*	(5.6)	10.9	11.0	–	20.7	–	3.1	Tr	740	260	310	480	3.7
05003	417	あさ●乾	0	1867	450	4.6	25.7	29.9	27.3	(0)	28.3	2.95	3.50	19.62	4.74	14.89	2.6	2.5	14.0*	23.0	–	31.7	–	5.5	2	340	130	400	1100	13.0
05041	418	あまに●いり	0	2230	540	0.8	20.3	21.8	41.1	2	43.3	3.62	6.55	29.13	23.50	5.63	1.2	1.2	10.2*	23.8	–	30.4	–	3.7	70	760	210	410	710	9.0
05004	419	えごま●乾	0	2162	523	5.6	16.9	17.7	40.6	(0)	43.4	3.34	6.61	28.83	23.70	5.12	2.5	2.4	12.2*	20.8	–	29.4	–	3.9	2	590	390	230	550	16.0
05005	420	カシューナッツ●フライ，味付け	0	2452	591	3.2	19.3	19.8	47.9	(0)	47.6	9.97	27.74	8.08	0.08	8.00	(18.6)*	(17.2)	20.2	6.7	–	26.7	–	2.7	220	590	38	240	490	4.8
05006	421	かぼちゃ●いり，味付け	35	2445	590	4.5	(25.3)	26.5	(48.7)	(0)	51.8	(9.03)	(16.62)	(20.98)	(0.12)	(20.81)	(2.1)	(2.0)	9.0*	7.3	–	12.0	–	5.2	47	840	44	530	1100	6.5
05007	422	かや●いり	0	2595	629	1.2	–	8.7	56.2	(0)	64.9	6.06	19.44	28.25	0.26	27.99	–	–	13.1*	18.2	–	22.6	–	2.6	6	470	58	200	300	3.3
		ぎんなん																												
05008	423	●生	25	710	168	57.4	4.2	4.7	1.3	(0)	1.6	0.16	0.48	0.60	0.04	0.57	33.4	30.4	33.9*	1.6	–	34.8	–	1.5	Tr	710	5	48	120	1.0
05009	424	●ゆで	0	715	169	56.9	(4.0)	4.6	(1.2)	(0)	1.5	(0.15)	(0.45)	(0.56)	(0.03)	(0.53)	33.6	30.6	34.3*	2.4	–	35.8	–	1.2	1	580	5	45	96	1.2
		(くり類)																												
05010	425	●日本ぐり ●生	30	625	147	58.8	2.4	2.8	(0.4)	(0)	0.5	(0.09)	(0.05)	(0.25)	(0.05)	(0.20)	33.5*	30.6	33.2	4.2	–	36.9	–	1.0	1	420	23	40	70	0.8
05011	426	●ゆで	20	646	152	58.4	(2.9)	3.5	0.5	(0)	0.6	0.11	0.06	0.30	0.06	0.25	32.8*	30.0	30.8	6.6	–	36.7	–	0.8	1	460	23	45	72	0.7
05012	427	●甘露煮	0	984	232	40.8	(1.5)	1.8	(0.3)	(0)	0.4	(0.07)	(0.04)	(0.20)	(0.04)	(0.16)	–	–	54.4*	2.8	–	56.8	–	0.2	7	75	8	8	25	0.6
05013	428	●中国ぐり ●甘ぐり	20	875	207	44.4	(4.3)	4.9	(0.9)	(0)	0.9	(0.13)	(0.47)	(0.23)	(0.02)	(0.21)	(43.9)*	(40.2)	40.6	8.5	–	48.5	–	1.3	2	560	30	71	110	2.0
05014	429	くるみ●いり	0	2940	713	3.1	13.4	14.6	70.5	(0)	68.8	6.87	10.26	50.28	8.96	41.32	2.8*	2.6	3.7	7.5	–	11.7	–	1.8	4	540	85	150	280	2.6
05015	430	けし●乾	0	2291	555	3.0	(20.2)	19.3	47.6	(0)	49.1	5.44	7.32	32.78	0.28	32.50	3.3*	3.2	5.8	16.5	–	21.8	–	6.8	4	700	1700	350	820	23.0
05016	431	ココナッツ●ココナッツパウダー	0	2785	676	2.5	(5.6)	6.1	(64.3)	(0)	65.8	(55.25)	(4.34)	(1.01)	(0)	(1.01)	(6.4)	(2.7)	11.5*	14.1	–	23.7	–	1.9	10	820	15	110	140	2.8
		ごま																												
05017	432	●乾	0	2494	604	4.7	19.3	19.8	53.0	(0)	53.8	7.80	19.63	23.26	0.15	23.11	1.0	0.9	7.0*	10.8	–	16.5	–	5.2	2	400	1200	370	540	9.6
05018	433	●いり	0	2499	605	1.6	19.6	20.3	51.6	(0)	54.2	7.58	19.12	22.64	0.19	22.44	0.8	0.7	9.3*	12.6	–	18.5	–	5.4	2	410	1200	360	560	9.9
05019	434	●むき	0	2360	570	4.1	19.0	19.3	44.8	(0)	54.9	6.42	16.33	20.11	0.15	19.96	0.6	0.5	16.2*	13.0	–	18.8	–	2.9	2	400	62	340	870	6.0
05042	435	●ねり	0	2667	646	0.5	(18.3)	19.0	57.1	(0)	61.0	8.49	21.36	24.77	0.21	24.56	(0.8)	(0.8)	9.0*	11.2	–	15.6	–	3.8	6	480	590	340	670	5.8

なるほど! ごますり…ごまの外皮はかたいため，「する」ことによって消化吸収率が高まります。一方で酸化が進むので，なるべく早く使いきるように。

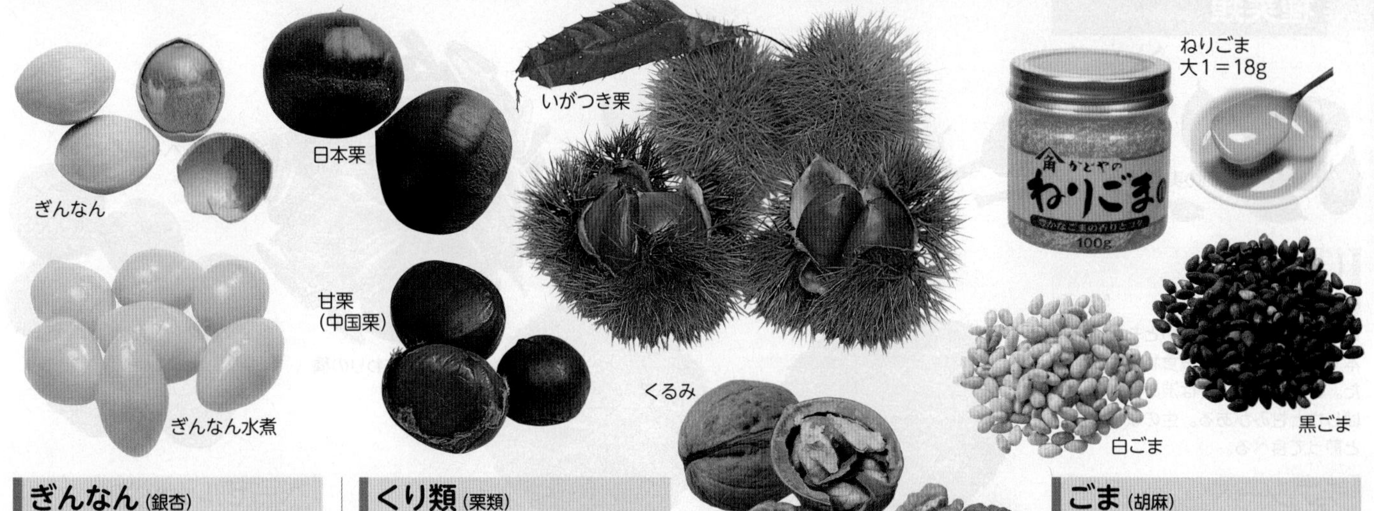

ぎんなん（銀杏）

Ginkgo nuts 生10粒=20g

イチョウの種子。雌雄異株で，実がなるのは雌株のみ。秋に熟すと自然落下するが，外側の皮はイチョウ酸を含み，強い臭気を放ってかぶれやすいので，素手でさわらないようにする。採取後，土中に埋めて表面を腐らせると，中から白い殻があらわれる。流通しているのはこの形態のものであるが，水煮缶詰も多く出回っている。

調理法：煎ってそのまま食べたり，茶碗蒸し，土瓶蒸しなどに入れその風味を味わう。

くり類（栗類）

Chestnuts 日本栗生中1個=20g

世界の温帯地方に広く分布する秋の味覚の代表である。日本で栽培しているのは，野性種から改良された日本栗で，渋皮離れは悪いが粒の大きいのが特徴である。

選び方：皮につやがあり重いもの。

用い方：甘みがあるので，そのままゆでたり，焼いたりして食べるほか，栗ご飯，甘露煮，栗きんとんなどに用いる。中国栗は小粒で渋皮離れがよく甘栗に，ヨーロッパ栗はマロングラッセや焼き栗に向く。

くるみ（胡桃）

Walnuts むき身1個=4g

食用として栽培されるのは，シナノグルミなど殻が薄く，仁（種子）が多い種類である。風味や食感をいかしてあえ物，菓子材料などに用いる。おもな産地は長野。

ごま（胡麻）

Sesame seeds 大1=6g

古くからの栽培植物。各栄養素を豊富に含む。色によって白ごま，黄ごま，黒ごま，金ごま，茶ごまなどに大別される。国内での生産はごくわずかで，ほとんどが輸入品である。

産地：中国，インドなど。

用い方：製油（ごま油）の原料として用いられるほか，その香りを生かし，幅広い料理の風味づけなどに利用される。市販品には，いりごま，むきごま，すりごま，洗いごま，ねりごま（ペースト）などがある。

無機質							ビタミン（脂溶性）												ビタミン（水溶性）										食塩相当量	備考
							A						D	E				K												
								カロテン						トコフェロール																
亜鉛	銅	マンガン	ヨウ素	セレン	クロム	モリブデン	レチノール	α	β	β-クリプトキサンチン	β-カロテン当量	レチノール活性当量		α	β	γ	δ		B_1	B_2	ナイアシン	ナイアシン当量	B_6	B_{12}	葉酸	パントテン酸	ビオチン	C		
mg	mg	mg	µg	µg	µg	µg	µg	µg	µg	µg	µg	µg	µg	mg	mg	mg	mg	µg	mg	mg	mg	mg	mg	µg	µg	mg	µg	mg	g	
3.6	1.17	2.45	–	–	–	–	(0)	0	10	3	11	1	(0)	30.0	0.3	0.8	0	0	0.20	1.06	3.6	7.2	0.09	(0)	65	0.49	–	0	0	
3.1	0.87	2.24	0	1	6	32	0	0	7	1	7	1	0	22.0	0.2	0.8	0.1	0	0.05	1.07	4.4	8.0	0.10	0	49	0.50	60.0	0	0.3	
3.7	1.19	2.46	–	–	–	–	(0)	0	7	2	9	1	(0)	29.0	0.3	0.7	0	0	0.03	1.04	3.9	(7.5)	0.08	(0)	48	0.26	–	0	0	
6.1	1.32	9.97	0	4	9	45	(0)	1	25	0	25	2	(0)	1.8	0.1	22.0	1.1	51	0.35	0.19	2.3	8.2	0.40	(0)	82	0.57	28.0	Tr	0	
6.1	1.26	2.97	0	3	25	13	0	0	14	2	16	1	0	0.4	0	10.0	0.2	7	0.01	0.17	2.6	9.4	0.40	Tr	45	0.24	33.0	0	0.2	
3.8	1.93	3.09	Tr	3	2	48	(0)	Tr	23	1	24	2	(0)	1.3	0.3	24.0	0.5	1	0.54	0.29	7.6	12.0	0.55	(0)	59	1.65	35.0	Tr	0	別名：あぶらえ
5.4	1.89	–	0	27	1	30	(0)	–	–	–	10	1	(0)	0.6	Tr	5.4	0.6	28	0.54	0.18	0.9	7.0	0.36	(0)	63	1.32	19.0	0	0.6	
7.7	1.26	4.39	Tr	5	13	42	(0)	2	29	2	31	3	(0)	0.6	0.1	15.0	0.5	2	0.21	0.19	4.4	(13.0)	0.16	(0)	79	0.65	13.0	Tr	0.1	廃棄部位：種皮
3.7	0.92	2.62	–	–	–	–	(0)	–	–	–	75	6	(0)	8.5	68.0	1.1	0.8	3	0.02	0.04	1.5	3.0	0.17	(0)	55	0.62	–	2	0	廃棄率：殻つきの場合35%
0.4	0.25	0.26	2	0	0	3	(0)	–	–	–	290	24	(0)	2.5	0.1	0.6	0	3	0.28	0.08	1.2	2.5	0.07	(0)	45	1.27	6.2	23	0	廃棄部位：殻及び薄皮
0.4	0.23	0.25	Tr	1	5	Tr	(0)	–	–	–	290	24	(0)	1.6	0.1	0.3	0	3	0.26	0.07	1.0	(2.3)	0.02	(0)	38	1.02	2.8	23	0	薄皮を除いたもの
0.5	0.32	3.27	0	3	0	2	(0)	26	24	0	37	3	(0)	0	0	3.0	0	1	0.21	0.07	1.0	1.6	0.27	(0)	74	1.04	3.9	33	0	廃棄部位：殻(鬼皮)及び渋皮(包丁むき)
0.6	0.37	1.07	–	–	–	–	(0)	26	24	0	37	3	(0)	0	0	3.3	0	0	0.17	0.08	1.0	(1.7)	0.26	(0)	76	1.06	–	26	0	廃棄部位：殻（鬼皮）及び渋皮
0.1	0.15	0.75	–	–	–	–	(0)	15	24	0	32	3	(0)	0	0	1.8	0	Tr	0.07	0.03	0.3	(0.7)	0.03	(0)	8	0.18	–	0	0	液汁を除いたもの
0.9	0.51	1.59	0	1	0	1	(0)	33	52	0	68	6	(0)	0.1	Tr	12.0	0.2	0	0.20	0.18	1.3	(2.2)	0.37	(0)	100	0.57	6.0	2	0	別名：あまぐり 廃棄部位：殻（鬼皮）及び渋皮
2.6	1.21	3.44	–	–	–	–	(0)	–	–	–	23	2	(0)	1.2	0.1	24.0	2.6	7	0.26	0.15	1.0	4.4	0.49	(0)	91	0.67	–	0	0	廃棄率：殻つきの場合55%
5.1	1.48	6.88	0	8	7	120	(0)	0	6	0	6	Tr	(0)	1.5	Tr	9.4	0.1	Tr	1.61	0.20	1.0	(4.3)	0.45	(0)	180	0.81	47.0	0	0	別名：ポピーシード
1.4	0.80	1.41	–	–	–	–	(0)	–	–	–	(0)	(0)	(0)	0	0	0	0	0	0.03	0.03	1.0	(1.9)	0.09	(0)	10	0.25	–	0	0	
5.5	1.66	2.24	Tr	10	4	92	(0)	0	8	1	9	1	(0)	0.1	0.2	22.0	0.3	7	0.95	0.25	5.1	11.0	0.60	(0)	93	0.56	12.0	Tr	0	試料：洗いごま
5.9	1.68	2.52	Tr	27	4	110	(0)	0	7	1	7	1	(0)	0.1	0.2	23.0	0.4	12	0.49	0.23	5.3	11.0	0.64	(0)	150	0.51	15.0	Tr	0	(100g：154mL，100mL：65g)
5.5	1.53	1.23	1	43	1	120	(0)	Tr	2	1	2	0	(0)	0.1	Tr	32.0	0.5	1	1.25	0.14	5.3	11.0	0.44	(0)	83	0.39	11.0	(0)	0	
5.3	1.50	1.80	Tr	22	5	150	(0)	0	7	1	8	1	(0)	0.1	0	29.0	0.4	0	0.32	0.15	6.8	(12.0)	0.51	(0)	99	0.24	13.0	0	0	(100g：95mL，100mL：105g)

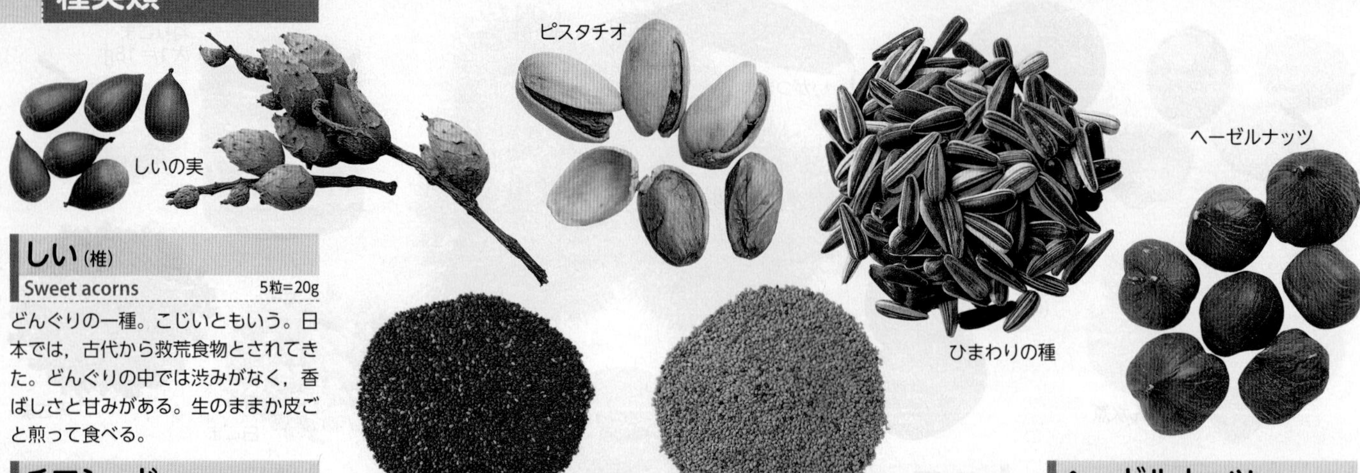

しい（椎）

Sweet acorns　5粒=20g

どんぐりの一種。こじいともいう。日本では，古代から救荒食物とされてきた。どんぐりの中では渋みがなく，香ばしさと甘みがある。生のままか皮ごと煎って食べる。

チアシード

Chia seed　大さじ1=10g

シソ科の植物で，サルビアに属する草本。1m程度の高さに育ち，1～2mm程度の楕円形の種子を形成する。この種子を水に漬けると吸水してゲル化し，とろみをもつ独特の食感を呈する。

産地：メキシコ，グアテマラ，ボリビア，ペルーなどの中南米。

調理法：10倍量程度の水に漬けてゲル化させ，ヨーグルトやフルーツに混ぜて食べる。

ピスタチオ

Pistachio nuts　10粒=10g

味はややアーモンドに似ており，香ばしい風味とあっさりした甘みがある。かたい殻を除き，中の緑色の胚乳部分を食用にする。

産地：イラン，アメリカ，トルコなど。

食べ方：さっと煎って，そのまま食べる。味つきで煎ったものが多く出回る。

ひまわり（向日葵）

Sunflower seeds　大1=9g

キク科のヒマワリの種子。油の原料となる品種，チョコレート用油脂など菓子に用いられる品種に大別される。欧米では食用としての歴史が長い。市販されているスナック菓子は，むき身を煎って塩で味つけしたものである。

産地：ウクライナ，ロシアなど。

ヘーゼルナッツ

Hazel nuts　1粒=5g

丸い実の中の白い胚乳を食用にする。ほとんどが輸入品だが，日本では，東北地方に分布する野性種「はしばみ」がある。

産地：トルコなど。

用い方：イギリスでは，デザートとして生食するが，つまみやおやつとして煎って食べるのが一般的である。また刻んでケーキの飾りにしたり，粉を生地に混ぜて使う。

食品番号	索引番号	食品名（可食部100g当たり）	廃棄率	エネルギー	エネルギー	水分	たんぱく質: アミノ酸組成によるたんぱく質	たんぱく質: たんぱく質	脂質: 脂肪酸のトリアシルグリセロール当量	脂質: コレステロール	脂質: 脂質	脂肪酸: 飽和	脂肪酸: 一価不飽和	脂肪酸: 多価不飽和	脂肪酸: n-3系多価不飽和	脂肪酸: n-6系多価不飽和	炭水化物: 利用可能炭水化物（単糖当量）	炭水化物: 利用可能炭水化物（質量計）	炭水化物: 差引き法による利用可能炭水化物	炭水化物: 食物繊維総量	炭水化物: 糖アルコール	炭水化物: 炭水化物	有機酸	灰分	無機質: ナトリウム	無機質: カリウム	無機質: カルシウム	無機質: マグネシウム	無機質: リン	無機質: 鉄
			%	kJ	kcal	g	g	g	g	mg	g	g	g	g	g	g	g	g	g	g	g	g	g	g	mg	mg	mg	mg	mg	mg
05020	436	しい●生	35	1033	244	37.3	(2.6)	**3.2**	(0.8)	(0)	**0.8**	(0.10)	(0.51)	(0.15)	(0)	(0.15)	–	–	54.9*	3.3	–	**57.6**	–	1.1	1	**390**	62	**82**	76	0.9
05021	437	すいか●いり，味付け	60	2193	528	5.9	(28.7)	**29.6**	36.9	(0)	**46.4**	6.24	4.01	25.01	0.08	24.91	2.3	2.2	16.7*	7.1	–	**13.4**	–	4.7	580	**640**	70	**410**	620	5.3
● 05046	438	チアシード●乾	0	1837	446	6.5	18.0	**19.4**	32.7	1	**33.9**	3.51	2.26	25.52	19.43	6.08	0.9*	0.9	0	36.9	–	**34.5**	0.8	4.7	0	**760**	570	**360**	820	7.6
05022	439	とち●蒸し	0	621	148	58.0	(1.5)	**1.7**	–	(0)	**1.9**						–	–	27.8*	6.6	–	**34.2**	–	4.2	250	**1900**	180	**17**	27	0.4
		はす																												
05023	440	●未熟，生	55	344	81	77.5	(5.8)	**5.9**	0.4	(0)	**0.5**	0.10	0.03	0.21	0.02	0.18	(13.2)*	(12.0)	12.5	2.6	–	**14.9**	–	1.2	2	**410**	53	**57**	190	0.6
05024	441	●成熟，乾	0	1383	327	11.2	(18.0)	**18.3**	1.6	(0)	**2.3**	0.46	0.20	0.91	0.07	0.83	52.1	47.4	54.9*	10.3	–	**64.3**	–	3.9	6	**1300**	110	**200**	690	2.9
05043	442	●成熟，ゆで	0	501	118	66.1	(7.2)	**7.3**	(0.5)	(0)	**0.8**	(0.15)	(0.07)	(0.30)	(0.02)	(0.28)	(19.9)*	(18.1)	20.3	5.0	–	**25.0**	–	0.9	1	**240**	42	**67**	190	1.1
		（ひし類）																												
05025	443	●ひし ●生	50	776	183	51.8	(5.5)	**5.8**	0.3	(0)	**0.5**	0.06	0.03	0.16	0.02	0.14	15.6	14.3	38.3*	2.9	–	**40.6**	–	1.3	5	**430**	45	**84**	150	1.1
● 05047	444	●とうびし ●生	50	513	122	64.3	2.6	**2.7**	0.2	–	**0.4**	0.06	0.03	0.05	0.01	0.05	30.5	27.8	23.2*	8.2	–	**31.4**	0.4	1.1	13	**470**	27	**49**	140	0.7
● 05048	445	●ゆで	45	510	120	65.5	2.5	**2.7**	0.1	–	**0.3**	0.05	0.02	0.04	0.01	0.04	28.2*	25.7	25.4	5.1	–	**30.5**	0.4	1.0	12	**410**	25	**45**	130	0.5
05026	446	ピスタチオ●いり，味付け	45	2549	617	2.2	16.2	**17.4**	55.9	(0)	**56.1**	6.15	30.92	16.42	0.20	16.22	(8.2)*	(7.7)	13.1	9.2	–	**20.9**	–	3.4	270	**970**	120	**120**	440	3.0
05027	447	ひまわり●フライ，味付け	0	2499	603	2.6	19.2	**20.1**	49.0	(0)	**56.3**	5.68	12.87	28.31	0.09	28.22	2.4	2.3	17.4*	7.9	–	**17.2**	0.2	3.8	250	**750**	81	**390**	830	3.6
05028	449	ブラジルナッツ●フライ，味付け	0	2896	703	2.8	(14.1)	**14.9**	68.9	(0)	**69.1**	15.81	21.04	29.02	0.06	28.96	(3.1)*	(2.9)	3.4	7.2	–	**9.6**	–	3.6	78	**620**	200	**370**	680	2.6
05029	450	ヘーゼルナッツ●フライ，味付け	0	2888	701	1.0	(11.0)	**13.6**	69.3	(0)	**69.3**	6.21	54.74	5.31	0.07	5.24	(4.9)*	(4.6)	9.1	7.4	–	**13.9**	–	2.2	35	**610**	130	**160**	320	3.0
05030	452	ペカン●フライ，味付け	0	2948	716	1.9	(8.0)	**9.6**	71.9	(0)	**73.4**	7.40	37.33	24.06	0.99	23.07	(5.9)*	(5.6)	9.3	7.1	–	**13.3**	–	1.8	140	**370**	60	**120**	270	2.7
05031	453	マカダミアナッツ●いり，味付け	0	3093	751	1.3	7.7	**8.3**	76.6	(0)	**76.7**	12.46	59.23	1.56	0.09	1.47	(4.8)*	(4.5)	6.7	6.2	–	**12.2**	–	1.5	190	**300**	47	**94**	140	1.3
		まつ																												
05032	454	●生	0	2811	681	2.5	(14.5)	**15.8**	66.7	(0)	**68.2**	5.09	17.70	41.01	0.13	29.72	(4.0)*	(3.8)	9.3	4.1	–	**10.6**	–	2.9	2	**730**	14	**290**	680	5.6
05033	455	●いり	0	2986	724	1.9	13.7	**14.6**	70.6	(0)	**72.5**	5.80	20.26	41.48	0.18	31.36	5.4*	5.1	4.0	6.9	–	**8.1**	–	2.9	4	**620**	15	**250**	550	6.2
		らっかせい																												
05034	456	●大粒種，乾	30	2368	572	6.0	24.0	**25.2**	46.4	(0)	**47.0**	8.25	22.57	13.59	0.09	13.50	10.7*	10.0	12.4	8.5	–	**19.4**	0.3	2.3	2	**740**	49	**170**	380	1.6
05035	457	●大粒種，いり	30	2537	613	1.7	23.6	**25.0**	50.5	(0)	**49.6**	9.00	24.54	14.83	0.10	14.73	10.8*	10.1	10.1	11.4	–	**21.3**	0.4	2.4	2	**760**	50	**200**	390	1.3
05044	458	●小粒種，乾	30	2376	573	6.0	(24.2)	**25.4**	46.9	(0)	**47.5**	10.02	19.15	15.66	0.09	15.57	(10.7)*	(10.0)	13.2	7.4	–	**18.8**	–	2.3	2	**740**	50	**170**	380	1.6
05045	459	●小粒種，いり	30	2515	607	2.1	(25.0)	**26.5**	(50.3)	(0)	**49.4**	(10.76)	(20.57)	(16.82)	(0.10)	(16.72)	(10.7)*	(10.0)	13.0	7.2	–	**19.6**	–	2.4	2	**770**	50	**200**	390	1.3
05036	460	●バターピーナッツ	0	2521	609	2.4	22.6	**23.3**	51.8	(0)	**53.2**	10.27	23.55	15.72	0.05	15.67	8.9*	8.3	10.6	9.5	–	**18.3**	0.3	2.8	120	**700**	50	**190**	380	2.0
05037	461	●ピーナッツバター	0	2484	599	1.2	19.7	**20.6**	47.8	(0)	**50.4**	11.28	19.88	14.62	0.05	14.56	19.8*	18.6	20.5	7.6	–	**24.9**	0.3	2.9	350	**650**	47	**180**	370	1.6

なるほど! **風味を保つには**…ナッツ類に含まれる油脂は酸化しやすいので，早めに食べきることが大切。密閉容器に入れて，3カ月をめやすに冷凍保存もできます。

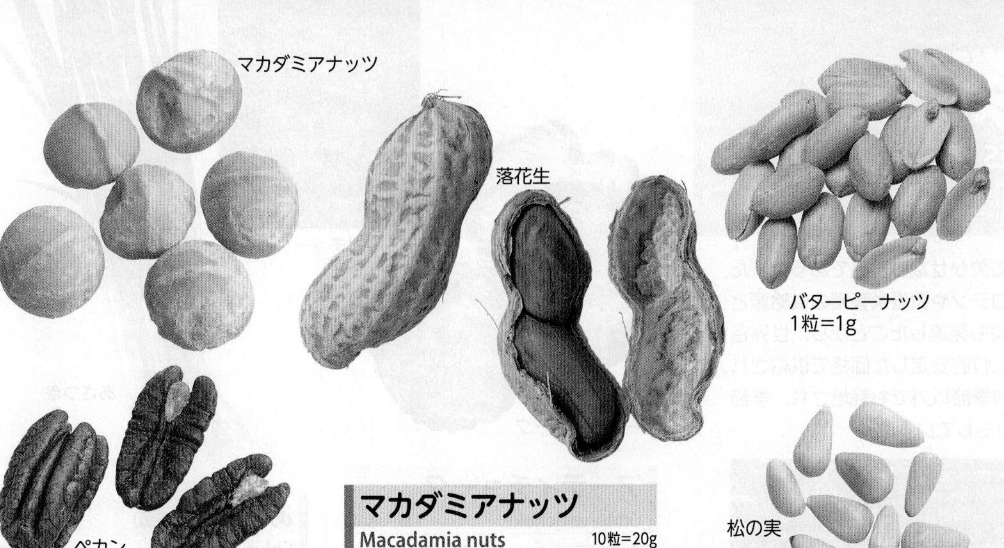

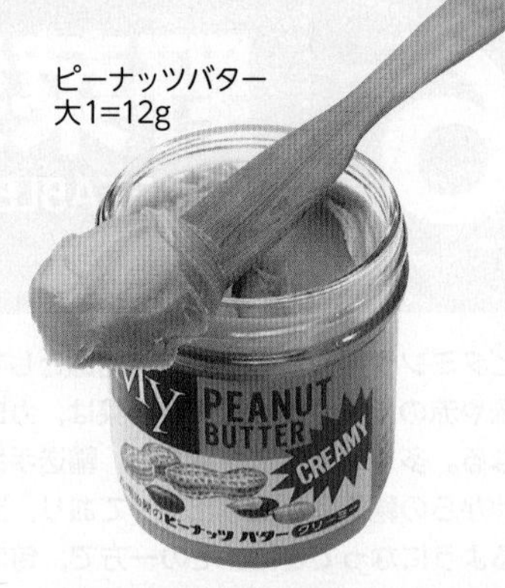

ペカン
Pecan nuts 10粒=30g

ピーカンとも呼ぶ。ナッツの中でも特に脂肪を多く含むため，バターの木ともいわれる。くるみをより甘く，風味を増したような味である。酸化しやすいので冷凍庫などで保存するとよい。

産地：アメリカなど。

マカダミアナッツ
Macadamia nuts 10粒=20g

別名クィーンズナッツともいい，かたい種皮の中の丸い仁を食用にする。さくっとした歯ごたえと甘く香ばしい味が特徴である。

産地：オーストラリア，アメリカ。

用い方：つまみやおやつとしてそのまま食べるほか，菓子の材料として用いる。マカダミアナッツ入りチョコレートは，アメリカ・ハワイのみやげ物として有名。

まつ（松）
Pine nuts 煎り大1=10g

かさの中の種子が落ちたもので1cmほどの涙形をしている。中国や韓国では，古くから「仙人の霊薬」といわれ，料理や菓子に用いられてきた。日本では，つまみやサラダ，炒め物に使う。

らっかせい（落花生）
Peanuts 乾1C=120g

ピーナッツ，南京（なんきん）豆ともいい，ナッツ類でもポピュラーな種実の一つ。花が落ちると子房の基部が地中にもぐって成長し，結実することから落花生の名がある。殻のまま，または殻をむいて煎ったものが出回っている。千葉産が有名。

用い方：そのまま食用にするほか，菓子類の材料やあえ物などに用いられる。加工品としては，ショートニングと合わせてペースト状にしたピーナッツバター，落花生油がある。

無機質 亜鉛	銅	マンガン	ヨウ素	セレン	クロム	モリブデン	ビタミン（脂溶性） A レチノール	カロテン α	カロテン β	β-クリプトキサンチン	β-カロテン当量	レチノール活性当量	D	E トコフェロール α	β	γ	δ	K	ビタミン（水溶性） B1	B2	ナイアシン	ナイアシン当量	B6	B12	葉酸	パントテン酸	ビオチン	C	食塩相当量	備考
mg	mg	mg	μg	μg	μg	μg	μg	μg	μg	μg	μg	μg	μg	mg	mg	mg	mg	μg	mg	mg	mg	mg	mg	μg	μg	mg	μg	mg	g	
0.1	0.36	2.72	–	–	–	–	(0)	–	–	–	7	1	(0)	0.1	0	8.7	0.1	16	0.28	0.09	1.3	(1.9)	0.19	(0)	8	0.59	–	110	0	別名：こじい 廃棄部位：殻及び渋皮
3.9	1.49	1.43	24	11	1	90	(0)	0	9	1	9	1	(0)	0.6	0.1	20.0	0.6	1	0.10	0.16	0.8	(7.6)	0.71	(0)	120	1.04	9.1	Tr	1.5	廃棄部位：種皮
5.9	1.79	4.80	0	11	8	44	(0)	0	3	0	3	0	(0)	0.3	0	14.0	0.5	1	0.97	0.25	9.8	15.0	0.42	(0)	84	0.53	24.0	1	0	ポリフェノール：0.4g 食物繊維：AOAC2011.25法
0.5	0.44	1.46	–	–	–	–	(0)	0	0	0	0	(0)	(0)	0	0	1.5	0	1	Tr	0	0.1	(0.4)	Tr	(0)	1	0	–	0	0.6	試料：あく抜き冷凍品
0.8	0.22	1.33	–	–	–	–	(0)	0	5	0	5	Tr	(0)	0.6	0	1.2	0	1	0.18	0.09	1.4	(2.8)	0.16	(0)	230	0.85	–	27	0	廃棄部位：殻及び薄皮
2.8	1.12	8.25	10	8	Tr	14	(0)	0	6	Tr	6	1	(0)	1.0	0	2.9	0	0	0.44	0.11	4.2	(8.6)	0.60	(0)	200	2.58	27.0	1	0	殻，薄皮及び幼芽を除いたもの
0.2	0.30	2.92	–	–	–	–	(0)	(0)	3	Tr	3	0	(0)	0.4	0	1.3	0	0	0.08	0.02	0.7	(2.4)	0.12	(0)	36	0.32	–	0	0	幼芽を除いたもの
1.3	0.06	0.60	Tr	Tr	0	2	(0)	–	–	–	7	1	(0)	1.6	Tr	8.1	0.2	2	0.42	0.08	1.2	(3.1)	0.32	(0)	430	0.71	11.0	12	0	廃棄部位：果皮
0.9	0.07	0.35	Tr	1	0	2	–	0	3	1	3	0	–	1.4	0.1	8.5	0.4	1	0.25	0.03	2.2	3.0	0.18	–	110	0.36	8.7	7	0	廃棄部位：皮 食物繊維：AOAC2011.25法
0.8	0.05	0.27	Tr	1	0	1	–	–	2	1	3	0	–	1.2	Tr	8.7	0.5	–	0.19	0.03	1.9	2.7	0.12	–	71	0.37	7.3	5	0	廃棄部位：皮 食物繊維：AOAC2011.25法
2.5	1.15	–	–	–	–	–	(0)	0	120	0	120	10	(0)	1.4	Tr	26.0	0.6	29	0.43	0.24	1.0	5.5	1.22	(0)	59	1.06	–	(0)	0.7	廃棄部位：殻
5.0	1.81	2.33	0	95	1	28	(0)	Tr	9	1	10	1	(0)	12.0	1.4	0.4	0.1	0	1.72	0.25	6.7	11.7	1.18	(0)	280	1.66	80.1	0	0.6	食物繊維：AOAC2011.25法
4.0	1.95	1.29	–	–	–	–	(0)	–	–	–	12	1	(0)	4.1	Tr	16.0	0.3	Tr	0.88	0.26	1.5	(3.8)	0.25	(0)	1	0.23	–	0	0.2	
2.0	1.64	5.24	0	1	1	6	(0)	–	–	–	Tr	(0)	(0)	18.0	0.7	9.4	0.4	4	0.26	0.28	1.0	(4.2)	0.39	(0)	54	1.07	82.0	0	0.1	別名：ヘイゼルナッツ，西洋はしばみ， フィルバート　薄皮を除いたもの
3.6	0.84	4.37	–	–	–	–	(0)	0	36	17	45	4	(0)	1.7	0.8	25.0	0.6	4	0.19	0.19	0.8	(2.4)	0.19	(0)	43	1.49	–	0	0.4	
0.7	0.33	–	0	13	2	5	(0)	–	–	–	Tr	(0)	(0)	Tr	0	0	0	5	0.21	0.09	2.1	3.7	0.21	(0)	16	0.50	6.5	(0)	0.5	
6.9	1.44	9.78	–	–	–	–	(0)	0	0	0	0	(0)	(0)	11.0	0.6	4.4	0	1	0.63	0.13	3.6	(6.3)	0.17	(0)	79	0.59	–	Tr	0	
6.0	1.30	–	–	–	–	–	(0)	–	–	–	0	(0)	(0)	12.0	Tr	12.0	0.6	27	0.61	0.21	3.6	6.1	0.10	(0)	73	0.42	–	(0)	0	廃棄率：殻つきの場合40%
																														別名：なんきんまめ，ピーナッツ
2.3	0.59	1.56	1	20	4	88	0	0	6	3	8	1	0	11.0	0.3	7.1	0.3	0	0.41	0.10	20.0	24.0	0.49	(0)	76	2.56	92.0	0	0	廃棄率：殻26%及び種皮4% 食物繊維：AOAC2011.25法
3.0	0.69	2.15	1	2	0	96	(0)	0	5	3	6	1	(0)	10.0	0.3	7.0	0.3	Tr	0.24	0.13	23.0	28.0	0.46	(0)	58	2.20	110.0	0	0	廃棄率：殻27%及び種皮3% 食物繊維：AOAC2011.25法
2.3	0.59	1.56	1	20	4	88	(0)	–	–	–	6	1	(0)	10.0	0.4	6.0	0.3	Tr	0.85	0.10	17.0	(22.0)	0.46	(0)	76	2.56	92.0	(0)	0	廃棄率：殻27%及び種皮3%
3.0	0.69	–	–	–	–	–	(0)	–	–	–	7	1	(0)	11.0	0.3	7.1	0.3	Tr	0.23	0.10	17.0	(22.0)	0.46	(0)	57	2.19	–	(0)	0	廃棄率：殻27%及び種皮3%
3.1	0.64	2.81	1	5	1	68	(0)	0	4	2	5	Tr	(0)	1.9	0.2	3.3	0.4	Tr	0.20	0.10	17.0	21.0	0.48	(0)	98	2.42	96.0	0	0.3	食物繊維：AOAC2011.25法
2.7	0.65	1.45	1	5	3	92	(0)	0	3	2	4	Tr	(0)	4.8	0.3	7.1	0.5	0	0.10	0.09	16.0	20.0	0.36	(0)	86	1.87	79.0	(0)	0.9	食物繊維：AOAC2011.25法

6 野菜類

VEGETABLES

ビタミンや無機質の主要な供給源として欠かせない食品である。また，緑や赤の色鮮やかな緑黄色野菜は，カロテンや微量栄養素の供給源となる。多くの栽培法が確立し，輸送手段も発達したことから，世界各地からの輸入品が周年出回っており，比較的安定した価格で供給されるようになってきた。その一方で，旬の季節以外でも栽培され，季節感が薄れたり，主産地が変わってきたりもしている。

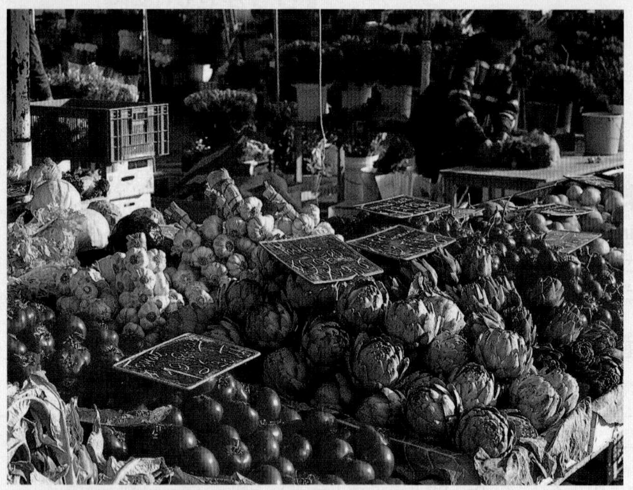

ニースの朝市（フランス）

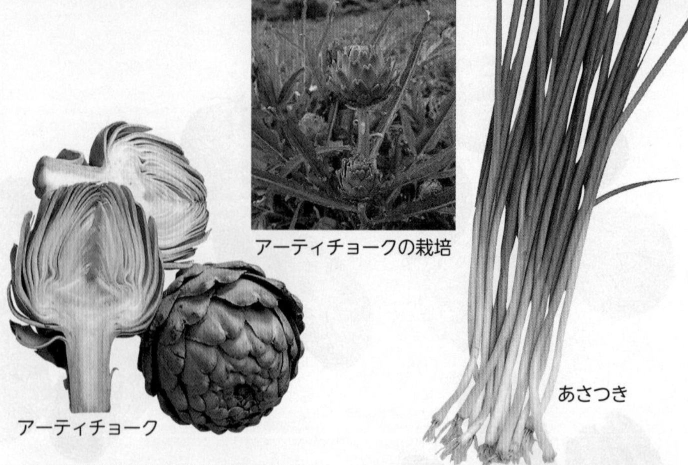

アーティチョークの栽培

アーティチョーク

あさつき

アーティチョーク

Globe artichoke 1個＝400g

朝鮮あざみともいう。夏に花が咲く直前のつぼみ（花らい）を食用にする。つぼみは直径7～8cmで，緑色または紫色である。

生産国：おもにイタリア，フランス、アメリカなどから輸入している。水煮の缶詰もある。

調理法：アクが強いので，塩と酢を少し入れた熱湯で30分ほどゆでる。がくを1枚ずつはがしてソースをつけて食べ，つけ根の肉質部分は歯でしごいて食べる。ソースはマヨネーズにマスタードやレモン汁を混ぜたものが合う。花芯を除いた部分に詰め物をしてオーブンで焼いたり，フライ，煮込みなどにも使う。

あさつき（浅葱）

Chive,Asatsuki 5本＝15g

ねぎの一種で，葉と茎を食用にする。細長い棒状の葉はねぎより細く，わけぎによく似ている。糸ねぎ，えぞねぎとも呼ぶ。

特徴：独特の香りとわずかな辛みがある。葉がやわらかく，辛みはわけぎより強い。元は山野に自生していたものだが，流通しているのは栽培もの。

旬：3～5月。市場には一年中出回っている。

調理法：薬味として刻んでみそ汁やスープ，ソースに入れたり，そのものを味わうために天ぷら，油炒めにするほか，さっとゆでておひたしやぬたにして食べる。

食品番号	索引番号	食品名（可食部100g当たり）	廃棄率	エネルギー		水分	たんぱく質		脂質			脂肪酸					炭水化物						有機酸	灰分	無機質					
							アミノ酸組成によるたんぱく質	たんぱく質	脂肪酸のトリアシルグリセロール当量	コレステロール	脂質	飽和	一価不飽和	多価不飽和	n-3系多価不飽和	n-6系多価不飽和	利用可能炭水化物 単糖当量	利用可能炭水化物 質量計	利用可能炭水化物 差引き法による	総食物繊維量	糖アルコール	炭水化物			ナトリウム	カリウム	カルシウム	マグネシウム	リン	鉄
			%	kJ	kcal	g	g	g	g	mg	g	g	g	g	g	g	g	g	g	g	g	g	g	g	mg	mg	mg	mg	mg	mg
		アーティチョーク																												
06001	462	●花らい，生	75	159	39	85.1	(1.9)	2.3	(0.1)	(0)	0.2	(0.05)	(0.01)	(0.09)	(0.02)	(0.06)	(1.0)	(0.9)	3.1*	**8.7**	–	11.3	–	1.1	21	**430**	**52**	50	61	0.
06002	463	●花らい，ゆで	80	145	35	85.9	(1.7)	2.1	(0.1)	(0)	0.1	(0.02)	(Tr)	(0.04)	(0.01)	(0.03)	(0.9)	(0.9)	2.6*	**8.6**	–	10.8	–	1.1	12	**380**	**47**	46	55	0.
		あさつき																												
緑 06003	464	●葉，生	0	145	34	89.0	(2.9)	4.2	(0.1)	(0)	0.3	(0.04)	(0.01)	(0.08)	(0.04)	(0.04)	–	–	3.8*	**3.3**	–	5.6	–	0.9	4	**330**	**20**	16	86	0.
06004	465	●葉，ゆで	0	173	41	87.3	(2.9)	4.2	(0.1)	(0)	0.3	(0.04)	(0.01)	(0.08)	(0.04)	(0.04)	–	–	5.4*	**3.4**	–	7.3	–	0.9	4	**330**	**21**	17	85	0.
		あしたば																												
緑 06005	466	●茎葉，生	2	123	30	88.6	(2.4)	3.3	–	(0)	0.1						–	–	2.0*	**5.6**	–	6.7	–	1.3	60	**540**	**65**	26	65	1.
06006	467	●茎葉，ゆで	0	118	28	89.5	(2.1)	2.9	–	(0)	0.1						–	–	2.1*	**5.3**	–	6.6	–	0.9	43	**390**	**58**	20	51	0.
		アスパラガス																												
緑 06007	468	●若茎，生	20	87	21	92.6	1.8	2.6	(0.2)	Tr	0.2	(0.07)	(0)	(0.08)	(0.02)	(0.07)	2.1*	2.1	2.7	**1.8**	–	3.9	0.2	0.7	2	**270**	**19**	9	60	0.
06008	469	●若茎，ゆで	0	107	25	92.0	(1.8)	2.6	(0.1)	Tr	0.1	(0.02)	(0)	(0.05)	(0.01)	(0.03)	(2.3)	(2.3)	3.3*	**2.1**	–	4.6	–	0.7	2	**260**	**19**	12	61	0.
06327	470	●若茎，油いため	0	225	54	88.3	(2.0)	2.9	(3.7)	(Tr)	3.9	(0.31)	(2.19)	(1.06)	(0.30)	(0.75)	(2.3*)	(2.3)	3.1	**2.1**	–	4.1	–	0.8	3	**310**	**21**	10	66	0.
06009	471	●水煮缶詰	0	102	24	91.9	(1.6)	2.4	(0.1)	(0)	0.1	(0.02)	(Tr)	(0.04)	(Tr)	(0.04)	(2.3)	(2.3)	3.4*	**1.7**	–	4.3	–	1.3	350	**170**	**21**	7	41	0.
06328	472	アロエ●葉，生	30	11	3	99.0	–	0	–	(0)	0.1						–	–	0.3*	**0.4**	–	0.7	–	0.3	8	**43**	**56**	4	2	
		いんげんまめ																												
緑 06010	473	●さやいんげん ●若ざや，生	3	97	23	92.2	1.3	1.8	(0.1)	Tr	0.1	(0.02)	(Tr)	(0.05)	(0.03)	(0.02)	2.2	2.2	3.0*	**2.4**	–	5.1	0.3	0.8	1	**260**	**50**	23	41	0.
06011	474	●若ざや，ゆで	0	98	24	91.7	(1.2)	1.8	(0.2)	Tr	0.2	(0.05)	(0.01)	(0.10)	(0.06)	(0.04)	(2.4*)	(2.3)	(2.0)	**3.9**	–	5.5	0.3	0.8	1	**270**	**53**	22	43	0.
		（うど類）																												
06012	475	●うど ●茎，生	35	78	19	94.4	(0.8)	0.8	–	(0)	0.1						–	–	2.9*	**1.4**	–	4.3	–	0.4	Tr	**220**	**7**	9	25	0.
06013	476	●茎，水さらし	0	54	13	95.7	(0.6)	0.6	–	(0)	0						–	–	1.8*	**1.6**	–	3.4	–	0.3	Tr	**200**	**6**	8	23	0.
06014	477	●やまうど ●茎，生	35	79	19	93.9	(1.0)	1.1	–	(0)	0.1						–	–	2.6*	**1.8**	–	4.3	–	0.6	1	**270**	**11**	13	31	0.
● 06363	478	うるい●葉，生	4	78	19	92.8	1.5	1.9	0.2	(0)	0.4	0.06	0.01	0.14	0.07	0.08	1.2*	1.1	1.4	**3.3**	–	4.0	–	0.9	1	**390**	**40**	14	52	0.

なるほど！ アスパラガスはなぜ高値？…種をまいてから収穫まで3年もかかり連作ができないこと，鮮度が落ちやすく輸送コストがかかるから，なんです。

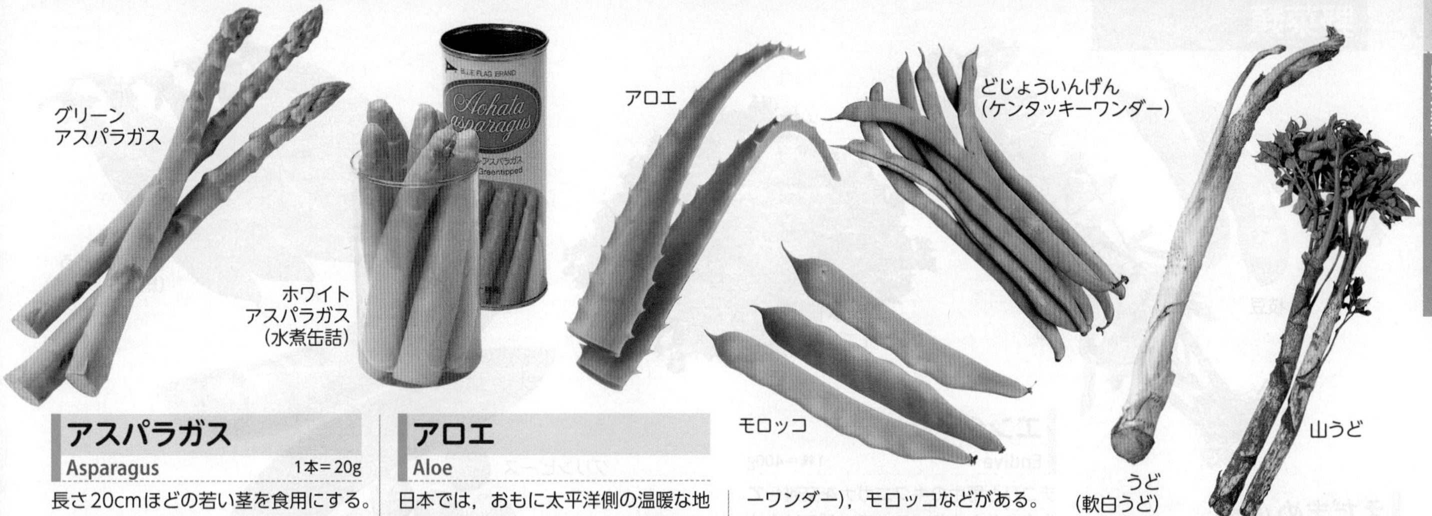

アスパラガス
Asparagus 1本＝20g

長さ20cmほどの若い茎を食用にする。アスパラギン酸が多いところからこの名がある。

種類：地上で太陽を浴びて育った緑色のものをグリーンアスパラガス，芽に土をかぶせ太陽を当てずに土中で育てたものをホワイトアスパラガスと呼ぶ。風味と香りはグリーンのほうが強い。

産地：北海道，長野など。

旬：5～6月。秋冬にはオーストラリアなどからの輸入ものが出回る。

調理法：グリーンアスパラガスは，根元の皮をむき，熱湯に少し塩を加えてゆで，サラダや炒め物，グラタン，天ぷらなどにする。ホワイトアスパラガスは，多くは水煮缶詰にされ，サラダなどに使われる。缶の底より開封すると穂先をくずすことなく取り出せる。

アロエ
Aloe

日本では，おもに太平洋側の温暖な地域で栽培され，自生もする。世界には約400種があるといわれる。肉厚の葉がさしみなどの食用や民間薬として利用されてきた。代表的な種類はキダチアロエ。ほかに，ジュースなどの加工に利用されるアロエベラがある。

いんげんまめ (隠元豆)
Kidney beans 1本＝8g

夏に白または淡紅色の花をつけ，細長いさやになる。この若いさやをさやいんげんという。年に3回も収穫できるところから，三度豆とも呼ぶ。

種類：大小長短いろいろあるが，さやの長さは10～30cm，筋（すじ）のあるものとないものがある。代表的なものに，どじょういんげん（ケンタッキーワンダー），モロッコなどがある。

旬：6～9月。流通量が多いのは7～8月。冬場には鹿児島産などが出回る。

調理法：筋がある場合は取って塩を少量加えてゆで，ごまあえやサラダにするほか，煮物，天ぷら，炒め物，つけ合わせなどにする。

保存法：袋にいたんだものが混じっていると，ほかに移りやすいので取り除く。また風に当たるとしなびるので，ポリ袋に入れて冷蔵庫で保存する。

うど類 (独活類)
Japanese spikenard,Udo 中1本＝300g

種類：山野に自生している山うどと，太陽に当てずに地下の室（むろ）などで根株を太らせ栽培した軟白うどがある。純白でシャキシャキした歯ざわりと特有の香りがある。軟白うどは，山うどに比べるとアクが少なく繊維もやわらかい。「うどの大木」とは体ばかり大きくて役に立たないことのたとえ。成長が速いことからつけられた。

旬：軟白うどは3～4月。山うどの天然ものは5～6月。栽培ものは3～5月で，東京の特産品。

調理法：厚く皮をむき，酢水につけてアク抜きし，生のまま酢みそあえ，ごまあえ，酢の物，サラダなどにするほか，汁の実，天ぷら，煮物などに使う。皮はきんぴらに利用できる。ゆでるときに酢を加えると白く仕上がる。空気にふれると黒くなるので，切ったらすぐに水にさらすとよい。

無機質							ビタミン(脂溶性)												ビタミン(水溶性)										食塩相当量	備考
							A						D	E				K												
								カロテン						トコフェロール																
亜鉛	銅	マンガン	ヨウ素	セレン	クロム	モリブデン	レチノール	α	β	β-クリプトキサンチン	β-カロテン当量	レチノール活性当量	D	α	β	γ	δ	K	B1	B2	ナイアシン	ナイアシン当量	B6	B12	葉酸	パントテン酸	ビオチン	C	食塩相当量	備考
mg	mg	mg	µg	µg	µg	µg	µg	µg	µg	µg	µg	µg	µg	mg	mg	mg	mg	µg	mg	mg	mg	mg	mg	µg	µg	mg	µg	mg	g	
																														別名：ちょうせんあざみ
0.2	0.05	0.19	–	–	–	–	(0)	0	6	0	6	**1**	(0)	0.4	0	0	0	2	0.08	0.10	1.2	(1.9)	0.08	(0)	81	0.51	–	**15**	0.1	廃棄部位：花床の基部及び総包の一部 硝酸イオン：Tr
0.2	0.05	0.15	–	–	–	–	(0)	0	5	0	5	**Tr**	(0)	0.4	0	0	0	2	0.07	0.08	1.1	(1.7)	0.06	(0)	76	0.51	–	**11**	0	廃棄部位：花床の基部及び総包の一部 硝酸イオン：Tr
0.8	0.09	0.40	–	–	–	–	(0)	0	740	12	750	**62**	(0)	0.9	Tr	1.6	0	50	0.15	0.16	0.8	(1.8)	0.36	(0)	210	0.62	–	**26**	0	硝酸イオン：0g
0.8	0.09	0.43	–	–	–	–	(0)	0	710	11	720	**60**	(0)	0.9	Tr	1.6	0	43	0.17	0.15	0.7	(1.7)	0.27	(0)	200	0.55	–	**27**	0	硝酸イオン：0g
																														別名：あしたぐさ，はちじょうそう
0.6	0.16	1.05	–	–	–	–	(0)	0	5300	0	5300	**440**	(0)	2.6	0.2	1.4	0.1	500	0.10	0.24	1.4	(2.2)	0.16	(0)	100	0.92	–	**41**	0.2	廃棄部位：基部　硝酸イオン：Tr
0.3	0.13	0.92	–	–	–	–	(0)	0	5200	0	5200	**440**	(0)	2.7	Tr	1.4	0	380	0.07	0.16	0.8	(1.5)	0.10	(0)	75	0.45	–	**23**	0.1	基部を除いたもの　ゆでた後水冷し，手搾りしたもの　硝酸イオン：Tr
0.5	0.10	0.19	1	0	0	2	(0)	5	370	9	380	**31**	(0)	1.5	Tr	0.2	0	43	0.14	0.15	1.0	1.4	0.12	(0)	190	0.59	1.8	**15**	0	試料：グリーンアスパラガス 廃棄部位：株元　硝酸イオン：Tr
0.6	0.13	0.23	–	–	–	–	(0)	2	360	8	370	**30**	(0)	1.6	0	0.1	0	46	0.14	0.14	1.1	(1.5)	0.08	(0)	180	0.54	–	**16**	0	試料：グリーンアスパラガス 株元を除いたもの　硝酸イオン：Tr
0.5	0.11	0.22	–	–	–	–	(0)	4	370	11	380	**31**	(0)	2.0	Tr	1.3	0	48	0.15	0.17	1.2	(1.7)	0.11	(0)	220	0.58	–	**14**	0	試料：グリーンアスパラガス　株元を除いたもの　植物油（なたね油）　調理による脂質の増減：本書p.315表2参照　硝酸イオン：0g
0.3	0.07	0.05	–	–	–	–	(0)	0	7	0	7	**1**	(0)	0.4	0	0	0	4	0.07	0.06	1.2	(1.6)	0.02	(0)	15	0.12	–	**11**	0.9	試料：ホワイトアスパラガス 液汁を除いたもの
0	Tr	0.02	–	–	–	–	(0)	0	1	0	1	**0**	(0)	0	0	0	0	0	0	0	0	0	0.01	(0)	4	0.06	–	**1**	0	試料：アロエベラ及びキダチアロエ 廃棄部位：皮　硝酸イオン：0g
																														別名：さいとう（菜豆），さんどまめ
0.3	0.06	0.33	Tr	0	0	18	(0)	140	520	0	590	**49**	(0)	0.2	0	0.4	0	60	0.06	0.11	0.6	0.9	0.07	(0)	50	0.17	4.5	**8**	0	廃棄部位：すじ及び両端 硝酸イオン：Tr
0.3	0.06	0.34	Tr	0	0	20	(0)	150	500	0	580	**48**	(0)	0.2	0	0.4	0	51	0.06	0.10	0.5	(0.8)	0.07	(0)	53	0.16	4.2	**6**	0	すじ及び両端を除いたもの　硝酸イオン：Tr　食物繊維：AOAC2011.25法
0.1	0.05	0.04	Tr	0	0	0	(0)	0	0	0	0	**(0)**	(0)	0.2	0	0	0	2	0.02	0.01	0.5	(0.7)	0.04	(0)	19	0.12	0.5	**4**	0	軟白栽培品　廃棄部位：株元，葉及び表皮　硝酸イオン：Tr
0.1	0.04	0.03	–	–	–	–	(0)	0	0	0	0	**(0)**	(0)	0.1	0	0	0	2	0.01	0.02	0.5	(0.6)	0.03	(0)	19	0.08	–	**3**	0	軟白栽培品　株元，葉及び表皮を除いたもの　硝酸イオン：Tr
0.2	0.06	0.09	–	–	–	–	(0)	0	2	0	2	**Tr**	(0)	0.2	0	0	0	3	0.03	0.02	0.5	(0.8)	0.05	(0)	20	0.13	–	**5**	0	廃棄部位：株元，葉及び表皮 硝酸イオン：Tr
0.5	0.09	0.79	1	1	0	4	(0)	58	1900	13	1900	**160**	(0)	1.3	Tr	0.4	0	160	0.09	0.12	0.5	1.0	0.10	(0)	120	0.31	3.1	**50**	0	別名：ウリッパ，アマナ，ギンボ等 廃棄部位：株元　硝酸イオン：0g

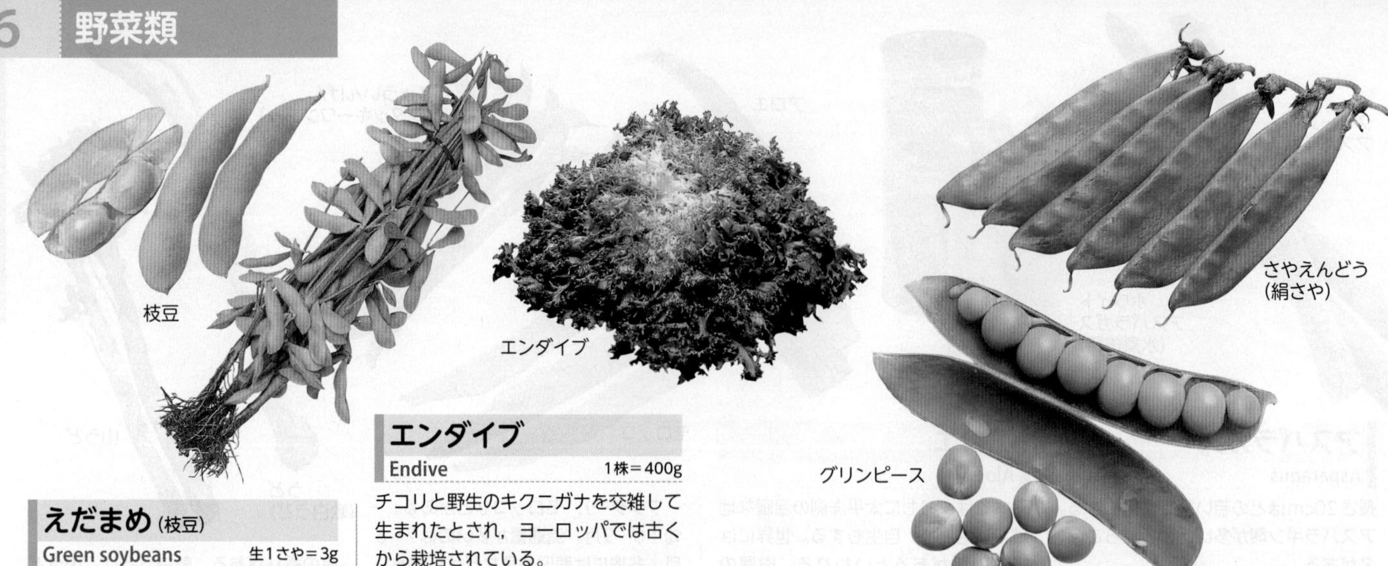

えだまめ（枝豆）

Green soybeans　生1さや＝3g

大豆を完熟前に収穫した未熟豆で，あぜ豆，さや豆ともいう。鮮度が重視される。たんぱく質が豊富で，大豆にはないビタミンCを含む。

産地：新潟の黒崎茶豆，山形のだだちゃ豆が有名。冷凍品は，台湾などから輸入している。

旬：夏。

調理法：塩ゆでし，そのまま食べる。枝豆をあんにして餅にからめた「ずんだ餅」は東北地方の郷土菓子として有名。

エンダイブ

Endive　1株＝400g

チコリと野生のキクニガナを交雑して生まれたとされ，ヨーロッパでは古くから栽培されている。

種類：丸い広葉（ひろは）と縮れ葉があり，いずれも結球はしない。生長したら外葉を束ね，内部を軟白させて収穫する。そのため外葉は濃緑色だが，内部の芯に近くなるほど白い。サラダ菜のような歯ざわりで，苦みがある。

産地：長野など。

旬：収穫期は11～4月。市場には一年中出回る。

調理法：外葉は蒸し煮か，ゆでてホットサラダに，内側の葉はレタス同様に使う。

えんどう類（豌豆類）

Peas　さやえんどう1さや＝2g

地中海沿岸，中東が原産地。石器時代から食用にしていたといわれる。日本へは中国経由で伝わった。

種類：さやの大きさにより，小型種，大型種，中間種に分けられる。

●さやえんどう：えんどうの中で若いさやごと食べる品種をいう。

<絹さや>小型種の代表。さやの長さは5～6cmで薄く，中の豆がごく小さい。おもな産地は鹿児島など。

<オランダさや>大型種の代表。さやの長さが10cm以上で，幅も広い。特に関西地方で多く出回る。

旬：4～5月。

調理法：筋を取り，ゆでるときはたっぷりの湯に塩をひとつまみ加えて，鍋のふたをしないでさっとゆで，冷水に浸す。野菜の煮物や吸い物の彩り，卵とじにするほか，炒めて肉料理のつけ

食品番号	索引番号	食品名 (可食部100g当たり)	廃棄率	エネルギー	エネルギー	水分	たんぱく質: アミノ酸組成によるたんぱく質	たんぱく質: たんぱく質	脂質: 脂肪酸のトリアシルグリセロール当量	脂質: コレステロール	脂質: 脂質	脂肪酸: 飽和	脂肪酸: 一価不飽和	脂肪酸: 多価不飽和	脂肪酸: n-3系多価不飽和	脂肪酸: n-6系多価不飽和	炭水化物: 利用可能炭水化物 単糖当量	炭水化物: 利用可能炭水化物 質量計	炭水化物: 差引き法による	炭水化物: 食物繊維総量	炭水化物: 糖アルコール	炭水化物: 炭水化物	有機酸	灰分	無機質: ナトリウム	無機質: カリウム	無機質: カルシウム	無機質: マグネシウム	無機質: リン	無機質: 鉄
			%	kJ	kcal	g	g	g	g	mg	g	g	g	g	g	g	g	g	g	g	g	g	g	g	mg	mg	mg	mg	mg	mg
		えだまめ																												
06015	479	●生	45	524	125	71.7	10.3	11.7	5.7	(0)	6.2	0.84	1.88	2.77	0.52	2.25	4.7	4.3	5.7*	5.0	–	8.8	–	1.6	1	590	58	62	170	2.7
06016	480	●ゆで	50	494	118	72.1	(9.8)	11.5	5.8	(0)	6.1	0.86	1.91	2.82	0.54	2.28	(4.6)*	(4.3)	6.2	4.6	–	8.9	–	1.4	2	490	76	72	170	2.5
06017	481	●冷凍	50	597	143	67.1	(11.1)	13.0	7.2	(0)	7.6	0.95	2.58	3.34	0.50	2.85	5.3*	4.9	5.6	7.3	–	10.6	–	1.7	5	650	76	76	190	2.5
緑 06018	482	エンダイブ●葉，生	15	56	14	94.6	(0.9)	1.2	(0.1)	(0)	0.2	(0.05)	(Tr)	(0.09)	(0.01)	(0.08)	–	–	1.1*	2.2	–	2.9	–	0.9	35	270	51	19	30	0.6
		(えんどう類)																												
緑 06019	483	●トウミョウ ●茎葉，生	0	117	28	90.9	(2.2)	3.8	–	(0)	0.4						–	–	2.3*	3.3	–	4.0	–	1.0	7	350	34	22	61	1.0
06329	484	●芽ばえ，生	0	113	27	92.2	(2.2)	3.8	–	(0)	0.4						–	–	2.6*	2.2	–	3.2	–	0.4	1	130	7	13	47	0.8
06330	485	●芽ばえ，ゆで	0	116	28	91.7	(2.1)	3.6	–	(0)	0.6						–	–	1.8*	3.5	–	3.8	–	0.3	1	73	8	13	41	0.9
06331	486	●芽ばえ，油いため	0	350	84	84.3	(2.9)	5.0	–	(Tr)	5.9						–	–	3.4*	3.0	–	4.3	–	0.5	2	170	8	17	62	1.0
緑 06020	487	●さやえんどう ●若ざや，生	9	160	38	88.6	1.8	3.1	(0.2)	0	0.2	(0.04)	(0.02)	(0.09)	(0.01)	(0.08)	4.2	4.1	5.8*	3.0	–	7.5	–	0.6	1	200	35	24	63	0.9
06021	488	●若ざや，ゆで	0	152	36	89.1	(1.8)	3.2	(0.2)	(0)	0.2	(0.04)	(0.02)	(0.09)	(0.01)	(0.08)	(4.0)	(3.9)	5.3*	3.1	–	7.0	–	0.5	1	160	36	23	61	0.8
06022	489	●スナップえんどう ●若ざや，生	5	198	47	86.6	(1.6)	2.9	(0.1)	(0)	0.1	(0.02)	(0.01)	(0.04)	(0.01)	(0.04)	(5.9)	(5.7)	8.7*	2.5	–	9.9	–	0.5	1	160	32	21	62	0.6
06023	490	●グリンピース ●生	0	317	76	76.5	5.0	6.9	0.2	0	0.4	0.05	0.03	0.08	0.01	0.07	12.8	11.8	9.5*	7.7	–	15.3	0.2	0.9	1	340	23	37	120	1.7
06024	491	●ゆで	0	417	99	72.2	(5.9)	8.3	(0.1)	0	0.2	(0.02)	(0.02)	(0.04)	(0.01)	(0.03)	(15.2)*	(13.9)	12.2	8.6	–	18.5	0.2	0.8	3	340	32	39	80	2.2
06025	492	●冷凍	0	334	80	75.7	4.5	5.8	0.5	(0)	0.7	0.11	0.09	0.25	0.04	0.21	11.4*	10.5	9.0	9.3	–	17.1	0.2	0.8	9	240	27	31	110	1.6
● 06374	493	●冷凍，ゆで	0	344	82	74.6	4.8	6.2	0.5	(0)	0.7	0.12	0.09	0.26	0.04	0.22	11.6*	10.7	8.8	10.3	–	17.8	0.2	0.7	8	210	29	32	110	1.7
● 06375	494	●冷凍，油いため	0	474	114	70.1	4.8	6.3	4.0	Tr	4.6	0.37	2.29	1.19	0.33	0.87	11.8*	10.9	10.7	9.3	–	18.2	0.2	0.8	10	260	28	33	110	1.7
06026	495	●水煮缶詰	0	344	82	74.9	(2.6)	3.6	(0.2)	(0)	0.4	(0.06)	(0.04)	(0.13)	(0.02)	(0.11)	(11.8)	(10.9)	13.8*	6.9	–	19.7	0.2	1.4	330	37	33	18	82	1.8
		おおさかしろな																												
緑 06027	496	●葉，生	6	50	12	94.9	(1.1)	1.4	(0.1)	(0)	0.2	(0.02)	(0.01)	(0.05)	(0.05)	(0.01)	–	–	0.9*	1.8	–	2.2	–	1.0	22	400	150	21	52	1.2
06028	497	●葉，ゆで	6	68	16	94.0	(1.2)	1.6	(0.1)	(0)	0.3	(0.03)	(0.01)	(0.08)	(0.07)	(0.01)	–	–	1.5*	2.2	–	3.1	–	0.8	20	240	140	15	46	1.0
06029	498	●塩漬	9	78	19	91.0	(1.0)	1.3	(0.1)	(0)	0.3	(0.03)	(0.01)	(0.08)	(0.07)	(0.01)	–	–	1.9*	3.1	–	4.5	–	2.6	620	380	130	21	52	0.7
		おかひじき																												
緑 06030	499	●茎葉，生	6	67	16	92.5	–	1.4	–	(0)	0.2						–	–	0.9*	2.5	–	3.4	–	2.0	56	680	150	51	40	1.3
06031	500	●茎葉，ゆで	0	64	16	92.9	–	1.2	–	(0)	0.1						–	–	1.1*	2.7	–	3.8	–	1.6	66	510	150	48	34	0.9

なるほど! いいとこ取り…スナップえんどうは，若ざやを食べるさやえんどうと，実を食べるグリンピースの両方の性質を併せもったタイプの豆です。

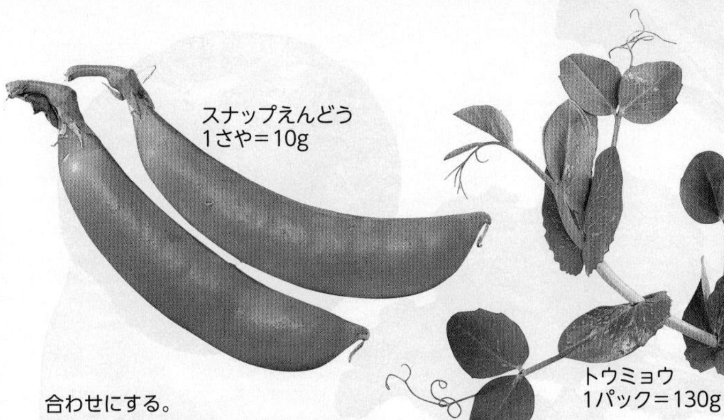

スナップえんどう
1さや＝10g

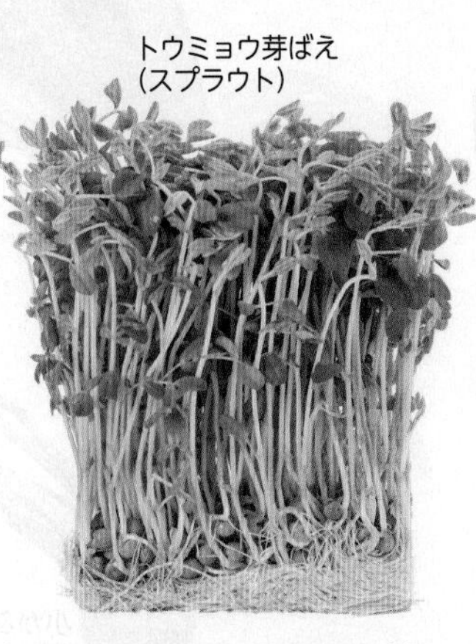

トウミョウ
1パック＝130g

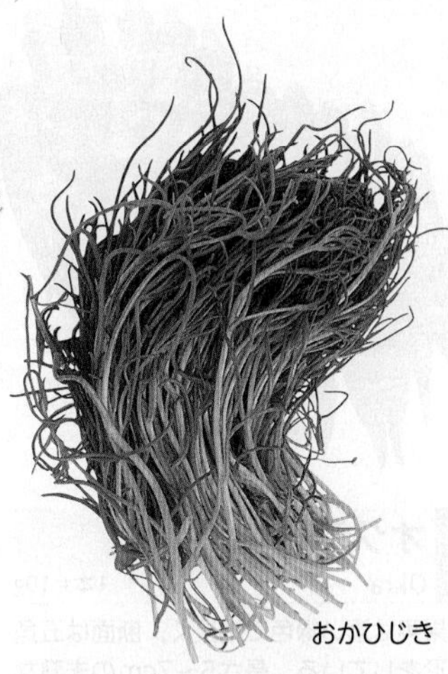

トウミョウ芽ばえ
(スプラウト)

おかひじき

合わせにする。

●グリンピース：えんどう豆の未熟な豆で，さやの中から緑色の種子を出したものを食用とする。青豆，青えんどう，むきえんどうともいう。青々とした色とさわやかな香り，独特のほのかな甘みが特徴で，季節感を味わえる野菜の一つである。生は旬の時期にしか出回らないが，ゆでたものの冷凍品やびん詰，缶詰がある。

旬：晩春～夏。

調理法：さやから豆を取り出し，米と炊いて炊き込みご飯にしたり，塩ゆでして煮物や炒め物，シチューなどの彩り，つけ合わせにする。また，裏ごししてスープにする。

●スナップえんどう：中間種の代表でスナックえんどうともいう。さやと豆の両方を食用とする。アメリカで改良されたもので，さやの長さは7～8cm。厚みがあってやわらかく，中の豆はグリンピースほどの大きさである。同種のものに，甘みがあって豆も大きいさとうざやがある。

旬：4～5月。

調理法：さやえんどうと同様にゆでて，サラダや野菜の煮物，吸い物の彩り，卵とじにするほか，炒めて肉料理のつけ合わせにする。

●トウミョウ（豆苗）：1980年ごろ導入された，中国野菜の一つである。中国では，収穫に手間がかかり，また収量も少ないため高価である。日本では，絹さやなどを水耕栽培し，発芽したての根がついたものの若芽，いわゆるスプラウトとして出回る。ほのかな甘みとえんどう特有の香りが特徴。工場で栽培されるため，生産・価格は安定している。

旬：市場には一年中出回る。

調理法：炒め物，あんかけ，スープなどに使う。

おかひじき（陸鹿尾菜）

Japanese saltwort　1パック＝100g

葉が海藻のひじきに似ていることからこの名がある。みるな，みる葉ともいう。やわらかい葉と茎を食用にする。くせのない淡白な味わいで，歯ごたえがよい。全国的に海岸の砂地に自生する山菜だが，内陸部で栽培も行われている。

産地：山形，秋田を中心とした東北各地，長野など。栽培ものは，一年中出回る。

調理法：若葉をさっとゆでて，からし酢みそ，ごまやくるみであえ物にしたり，マヨネーズやドレッシングであえ，サラダにする。汁の実，おひたしのほか，さしみのつまにも利用される。加熱しすぎると，緑色があせるので注意する。

無機質 亜鉛	銅	マンガン	ヨウ素	セレン	クロム	モリブデン	ビタミン(脂溶性) A レチノール	カロテン α	カロテン β	β-クリプトキサンチン	β-カロテン当量	レチノール活性当量	D	E トコフェロール α	β	γ	δ	K	ビタミン(水溶性) B1	B2	ナイアシン	ナイアシン当量	B6	B12	葉酸	パントテン酸	ビオチン	C	食塩相当量	備考
mg	mg	mg	µg	µg	µg	µg	µg	µg	µg	µg	µg	µg	µg	mg	mg	mg	mg	µg	mg	mg	mg	mg	mg	µg	µg	mg	µg	mg	g	
1.4	0.41	0.71	0	1	1	240	(0)	42	240	7	260	**22**	(0)	0.8	0.1	6.5	2.5	30	0.31	0.15	1.6	4.2	0.15	(0)	320	0.53	11.0	**27**	0	廃棄部位：さや　廃棄率：茎つきの場合60％　硝酸イオン：0g
1.3	0.36	0.74	–	–	–	–	(0)	48	260	8	290	**24**	(0)	0.6	0.1	5.8	2.1	33	0.24	0.13	1.0	(3.5)	0.08	(0)	260	0.45	–	**15**	0	廃棄部位：さや　硝酸イオン：0g
1.4	0.42	1.12	2	2	0	190	(0)	22	170	4	180	**15**	(0)	1.2	0.2	8.2	3.8	28	0.28	0.13	1.6	(4.5)	0.14	(0)	310	0.51	9.2	**27**	0	廃棄部位：さや　硝酸イオン：0g
0.4	0.05	1.10	–	–	–	–	(0)	0	1700	0	1700	**140**	(0)	0.8	Tr	0.5	0	120	0.06	0.08	0.3	(0.4)	0.08	(0)	90	0.16	–	**7**	0.1	別名：きくちしゃ，にがちしゃ，シコレ　廃棄部位：株元　硝酸イオン：0.2g
0.4	0.08	1.11	–	–	–	–	(0)	0	4100	0	4100	**340**	(0)	3.3	Tr	0.2	0	280	0.24	0.27	1.1	(1.6)	0.19	(0)	91	0.80	–	**79**	0	硝酸イオン：Tr
0.5	0.10	0.23	–	–	–	–	(0)	2	3000	17	3100	**250**	(0)	1.6	0	Tr	0	210	0.17	0.21	0.8	(1.3)	0.15	(0)	120	0.39	–	**43**	0	硝酸イオン：0g
0.3	0.09	0.25	–	–	–	–	(0)	2	4800	23	4800	**400**	(0)	3.2	0	0.1	0	300	0.10	0.08	0.3	(0.8)	0.07	(0)	51	0.27	–	**14**	0	ゆでた後水冷し，手搾りしたもの　硝酸イオン：0g
0.6	0.13	0.29	–	–	–	–	(0)	2	4400	23	4400	**370**	(0)	3.7	0	2.9	0.1	300	0.21	0.26	1.1	(1.8)	0.18	(0)	180	0.60	–	**30**	0	植物油(なたね油)　調理による脂質の増減：本書p.315表2参照　硝酸イオン：0g
0.6	0.10	0.40	Tr	0	0	24	(0)	0	560	4	560	**47**	(0)	0.7	0	0.2	0	47	0.15	0.11	0.8	1.2	0.08	(0)	73	0.56	5.1	**60**	0	別名：きぬさやえんどう　廃棄部位：すじ及び両端　硝酸イオン：Tr
0.6	0.09	0.39	–	–	–	–	(0)	0	580	4	580	**48**	(0)	0.7	0	0.2	0	40	0.14	0.10	0.6	(1.0)	0.06	(0)	56	0.47	–	**44**	0	すじ及び両端を除いたもの　硝酸イオン：Tr
0.4	0.08	0.22	–	–	–	–	(0)	2	400	4	400	**34**	(0)	0.4	0	0.1	0	33	0.13	0.09	0.7	(1.1)	0.09	(0)	53	0.22	–	**43**	0	別名：スナックえんどう　廃棄部位：すじ及び両端　硝酸イオン：0g
1.2	0.19	0.48	0	1	0	65	(0)	11	410	6	420	**35**	(0)	0.1	0	2.6	0	27	0.39	0.16	2.7	3.7	0.15	(0)	76	0.63	6.3	**19**	0	別名：みえんどう　さやを除いたもの(さやつきの場合　廃棄率：55%)　硝酸イオン：0g
1.2	0.19	0.68	–	–	–	–	(0)	7	430	6	440	**36**	(0)	0.1	0	3.1	0	31	0.29	0.14	2.2	(3.3)	0.09	(0)	70	0.54	–	**16**	0	さやを除いたもの　硝酸イオン：(0) g
1.0	0.17	0.38	0	1	1	77	(0)	18	430	1	440	**36**	(0)	Tr	0	1.6	Tr	27	0.29	0.11	2.1	3.0	0.09	0	77	0.39	5.3	**20**	0	硝酸イオン：0g　食物繊維：AOAC2011.25法
1.0	0.16	0.39	0	1	1	60	(0)	18	490	2	500	**41**	(0)	Tr	0	1.7	0	29	0.27	0.09	2.0	2.9	0.08	0	68	0.36	5.2	**13**	0	硝酸イオン：0g　食物繊維：AOAC2011.25法
1.0	0.18	0.41	0	1	1	74	(0)	18	460	2	470	**39**	(0)	0.8	0	3.1	Tr	34	0.31	0.12	2.1	3.1	0.09	0	81	0.48	5.8	**16**	0	植物油(なたね油)　調理による脂質の増減：本書p.315表2参照　硝酸イオン：0g　食物繊維：AOAC2011.25法
0.6	0.15	0.30	–	–	–	–	(0)	0	200	0	200	**17**	(0)	0	0	2.0	0	19	0.04	0.04	1.2	(1.7)	0.02	(0)	10	0.69	–	**0**	0.8	液汁を除いたもの　硝酸イオン：(0) g
0.5	0.06	0.29	–	–	–	–	(0)	0	1300	0	1300	**110**	(0)	1.2	Tr	0	0	190	0.06	0.18	0.7	(0.9)	0.13	(0)	150	0.24	–	**28**	0.1	廃棄部位：株元　硝酸イオン：0.3g
0.5	0.05	0.29	–	–	–	–	(0)	0	1500	0	1500	**130**	(0)	1.9	0	0.1	0	240	0.03	0.09	0.3	(0.6)	0.07	(0)	86	0.12	–	**24**	0.1	廃棄部位：株元　ゆでた後水冷し，手搾りしたもの　硝酸イオン：0.2g
0.6	0.06	0.26	–	–	–	–	(0)	0	1300	0	1300	**110**	(0)	1.6	0	0.1	0	340	0.06	0.15	0.7	(0.9)	0.16	(0)	88	0.23	–	**38**	1.6	廃棄部位：株元　水洗いし，手搾りしたもの　硝酸イオン：0.3g
																														別名：みるな
0.6	0.10	0.66	–	–	–	–	(0)	0	3300	0	3300	**280**	(0)	1.0	Tr	0	0	310	0.06	0.13	0.5	0.7	0.04	(0)	93	0.22	–	**21**	0.1	廃棄部位：茎基部　硝酸イオン：0.5g
0.6	0.10	0.59	–	–	–	–	(0)	0	3200	0	3200	**260**	(0)	1.0	Tr	0	0	360	0.04	0.10	0.4	0.6	0.03	(0)	85	0.22	–	**15**	0.2	茎基部を除いたもの　硝酸イオン：0.4g

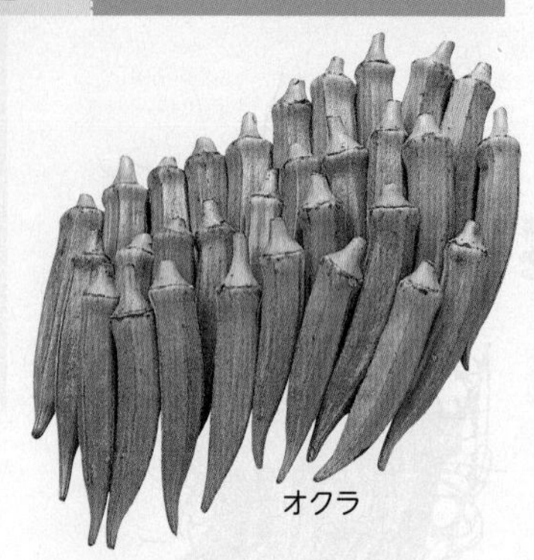
オクラ

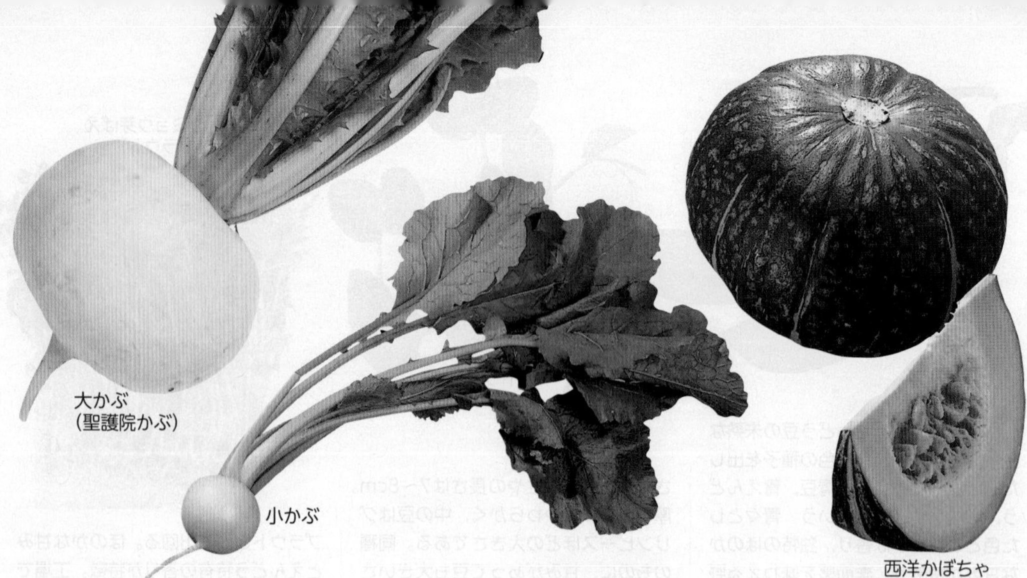
大かぶ（聖護院かぶ）
小かぶ
西洋かぼちゃ

オクラ
Okra 1本＝10g

果実は濃い緑色で細長く，断面は五角形をしている。長さ5～7cmの未熟なものを食べる。切ると若いさやの切り口がネバネバして糸を引くことから，青納豆とも呼ぶ。アフリカが原産。

産地：鹿児島，高知。

旬：夏。それ以外の時期には，ハウス栽培もの，輸入ものが出回る。

調理法：さやのうぶ毛は塩でもんでとる。生のまま刻んで二杯酢やわさびじょうゆ，またはさっとゆでてマヨネーズで食べる。天ぷら，シチュー，サラダなどにも使う。

かぶ（蕪）
Turnip 小かぶ根1個＝80g

かぶら，すずなともいい，春の七草の一つに数えられる。根の形は球形で，肉質は大根より緻密である。ほとんどが水分だが，生のものはでんぷん分解酵素のアミラーゼを含む。

種類：根の大きさから大かぶ，中かぶ，小かぶに分けられる。また，色から白かぶ，赤かぶなどに分類できる。産地が名前になっているものが多い。代表的なものは，大かぶでは京都の聖護院（しょうごいん）かぶ。直径15～30cmほど。中かぶは大阪の天王寺（てんのうじ）かぶで直径10cmほど。小かぶは東京の金町（かなまち）小かぶがある。直径4～5cmである。

旬：秋～冬。市場には一年中出回っている。

調理法：赤かぶは漬け物に，白かぶは漬け物やかぶら蒸し，椀（わん）だねなどに用いる。根はアクが少ないので下ゆでで不要で使える。煮くずれしやすいので，加熱し過ぎないように注意する。すりおろした聖護院かぶや天王寺かぶに具を入れて蒸し，あんをかけた「かぶら蒸し」は関西の冬の代表的な料理。そのほか，含め煮，みそ汁，ポトフ，スープなどにも使う。

食品番号	索引番号	食品名（可食部100g当たり▶）	廃棄率	エネルギー		水分	たんぱく質		脂質			脂肪酸					炭水化物						有機酸	灰分	無機質					
							アミノ酸組成によるたんぱく質	たんぱく質	脂肪酸のトリアシルグリセロール当量	コレステロール	脂質	飽和	一価不飽和	多価不飽和	n-3系多価不飽和	n-6系多価不飽和	利用可能炭水化物（単糖当量）	利用可能炭水化物（質量計）	差引き法による利用可能炭水化物	総食物繊維量	糖アルコール	炭水化物			ナトリウム	カリウム	カルシウム	マグネシウム	リン	鉄
			%	kJ	kcal	g	g	g	g	mg	g	g	g	g	g	g	g	g	g	g	g	g	g	g	mg	mg	mg	mg	mg	mg
		オクラ																												
緑 06032	501	●果実，生	15	107	26	90.2	1.5	2.1	(0.1)	Tr	0.2	(0.03)	(0.02)	(0.03)	(Tr)	(0.03)	1.9	1.9	2.2*	**5.0**	–	6.6	0.1	0.9	4	**280**	**92**	51	58	0.5
06033	502	●果実，ゆで	15	105	25	89.4	(1.5)	2.1	(0.1)	Tr	0.1	(0.02)	(0.01)	(0.02)	(0)	(0.02)	(2.1*)	(2.1)	(2.8)	**5.4**	–	7.6	0.1	0.8	4	**280**	**90**	51	56	0.5
		かぶ																												
緑 06034	503	●葉，生	30	82	20	92.3	(2.0)	2.3	(0.1)	(0)	0.1	(0.01)	(Tr)	(0.04)	(0.03)	(Tr)	–	–	1.4*	**2.9**	–	3.9	–	1.4	24	**330**	**250**	25	42	2.1
06035	504	●葉，ゆで	30	83	20	92.2	(2.0)	2.3	(0.1)	(0)	0.1	(0.01)	(Tr)	(0.04)	(0.03)	(Tr)	–	–	1.1*	**3.7**	–	4.4	–	0.9	18	**180**	**190**	14	47	1.5
06036	505	●根，皮つき，生	9	74	18	93.9	0.6	0.7	(0.1)	(0)	0.1	(0.01)	(0.01)	(0.05)	(0.04)	(0.01)	3.0*	3.0	3.1	**1.5**	–	4.6	0.1	0.6	5	**280**	**24**	8	28	0.3
06037	506	●根，皮つき，ゆで	0	77	18	93.8	(0.6)	0.7	(0.1)	(0)	0.1	(0.01)	(0.01)	(0.05)	(0.04)	(0.01)	(3.1*)	(3.1)	2.9	**1.8**	–	4.7	0.2	0.6	6	**310**	**28**	10	32	0.3
06038	507	●根，皮なし，生	15	78	19	93.9	0.5	0.6	(0.1)	(0)	0.1	(0.01)	(0.01)	(0.05)	(0.04)	(0.01)	3.5*	3.5	3.5	**1.4**	–	4.8	0	0.5	5	**250**	**24**	8	25	0.2
06039	508	●根，皮なし，ゆで	0	82	20	93.7	(0.5)	0.6	(0.1)	(0)	0.1	(0.01)	(0.01)	(0.05)	(0.04)	(0.01)	(3.6*)	(3.6)	3.4	**1.7**	–	5.0	0	0.5	4	**250**	**28**	9	26	0.2
06040	509	●漬物 ●塩漬，葉	20	114	27	87.9	(2.0)	2.3	(0.1)	(0)	0.2	(0.02)	(Tr)	(0.08)	(0.06)	(0.01)	–	–	2.8*	**3.6**	–	6.0	–	3.6	910	**290**	**240**	32	46	2.6
06041	510	根，皮つき	0	90	21	90.5	(0.8)	1.0	(0.1)	(0)	0.2	(0.02)	(0.01)	(0.11)	(0.08)	(0.02)	–	–	3.2*	**1.9**	–	4.9	–	3.4	1100	**310**	**48**	11	36	0.3
06042	511	根，皮なし	0	79	19	89.4	(0.7)	0.8	(0.1)	(0)	0.1	(0.01)	(0.01)	(0.05)	(0.04)	(0.01)	–	–	2.9*	**2.0**	–	4.7	–	4.8	1700	**400**	**33**	14	38	0.3
06043	512	●ぬかみそ漬，葉	20	145	35	83.5	–	3.3	–	(0)	0.1						–	–	3.1*	**4.0**	–	7.1	–	6.0	1500	**540**	**280**	65	81	2.2
06044	513	根，皮つき	0	112	27	89.5	–	1.5	–	(0)	0.1						–	–	3.9*	**2.0**	–	5.9	–	3.0	860	**500**	**57**	29	44	0.3
06045	514	根，皮なし	0	129	31	83.5	–	1.4	–	(0)	0.1						–	–	5.1*	**1.8**	–	6.9	–	7.9	2700	**740**	**26**	68	76	0.3
		（かぼちゃ類）																												
緑 06046	515	●日本かぼちゃ ●果実，生	9	175	41	86.7	1.1	1.6	Tr	0	0.1	0.01	Tr	0.03	0.02	0.01	8.3*	7.8	8.6	**2.8**	–	10.9	–	0.7	1	**420**	**20**	15	55	0.5
06047	516	●果実，ゆで	0	234	55	84.0	(1.3)	1.9	(Tr)	0	0.1	(0.01)	(Tr)	(0.03)	(0.02)	(0.01)	(9.9)	(9.4)	(10.9*)	**3.0**	–	13.3	–	0.7	1	**350**	**18**	15	45	0.5
緑 06048	517	●西洋かぼちゃ ●果実，生	10	331	78	76.2	1.2	1.9	0.2	0	0.3	0.04	0.06	0.06	0.02	0.04	17.0*	15.9	17.6	**3.5**	–	20.6	0.4	1.0	1	**430**	**22**	25	48	0.4
06049	518	●果実，ゆで	0	338	80	75.7	(1.0)	1.6	(0.2)	(0)	0.3	(0.04)	(0.06)	(0.06)	(0.02)	(0.04)	(17.4*)	(16.2)	17.6	**4.1**	–	21.3	0.4	1.1	1	**340**	**22**	24	37	0.3
06332	519	●果実，焼き	0	445	105	68.2	(1.5)	2.5	(0.2)	(0)	0.4	(0.05)	(0.07)	(0.07)	(0.03)	(0.05)	(22.8*)	(21.3)	23.1	**5.3**	–	27.7	0.5	1.2	0	**570**	**19**	31	55	0.6
06050	520	●果実，冷凍	0	317	75	78.1	(1.3)	2.2	(0.2)	(0)	0.3	(0.04)	(0.06)	(0.06)	(0.02)	(0.04)	(15.7*)	(14.6)	14.9	**4.2**	–	18.5	0.4	0.9	3	**430**	**25**	26	46	0.5
06051	521	●そうめんかぼちゃ ●果実，生	30	105	25	92.4	(0.5)	0.7	(0.1)	(0)	0.1	(0.02)	(0.01)	(0.04)	(0.03)	(0.02)	–	–	4.9*	**1.5**	–	6.1	–	0.6	1	**260**	**27**	16	35	0.3
		からしな																												
緑 06052	522	●葉，生	0	106	26	90.3	2.8	3.3	–	(0)	0.1						–	–	1.5*	**3.7**	–	4.7	–	1.3	60	**620**	**140**	21	72	2.2
06053	523	●塩漬	0	149	36	84.5	(3.3)	4.0	–	(0)	0.1						–	–	2.9*	**5.0**	–	7.2	–	3.8	970	**530**	**150**	23	71	1.8

なるほど！ レディースフィンガー…アメリカでは丸さやのオクラのことをこうも呼びます。長くほっそりした形が女性の指を思わせるところから。おしゃれな呼び名ですね。

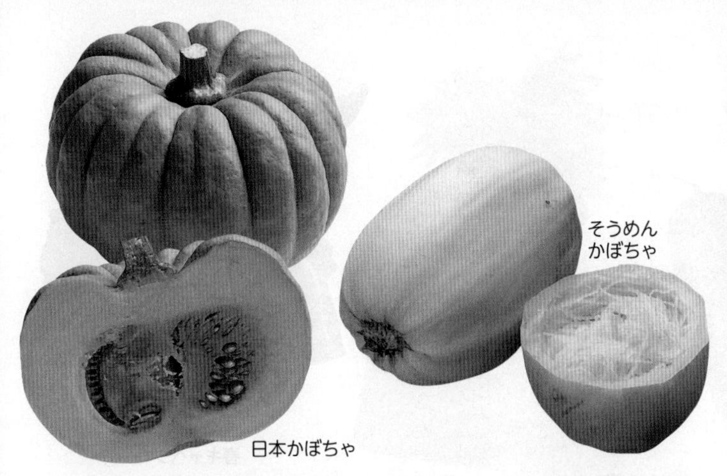

かぼちゃ類（南瓜類）

Pumpkin and squash　1/4個＝300g

カンボジアから渡来したのでこの名があるが，原産はアンデス。種類が多く，品種によって形や色がさまざまである。いずれも保存性がよく，口当たりがやわらかい。カロテンが多く，緑黄色野菜の不足する冬には，カロテンのよい供給源となる。

種類：凹凸の多い日本かぼちゃと溝のないつるりとした西洋かぼちゃ，さまざまな形状のペポかぼちゃに大別できる。市場に流通するものの多くは，西洋かぼちゃ。ホクホクして栗のような味わいなので，栗かぼちゃとも呼ぶ。ペポかぼちゃには，ズッキーニやそうめんかぼちゃなどがある。

産地：北海道など。

旬：夏。5月ごろから出回り，ピークは8～10月。これ以外の時期には，輸入ものが出回る。

調理法：種を除いて適当な大きさに切り，煮物，天ぷら，みそ汁などにするほか，裏ごししてスープに使う。そうめんかぼちゃは，輪切りにしてゆで，そうめん状の果肉を二杯酢などで食べる。

日本のかぶは多種多彩

かぶの品種は，愛知－岐阜－福井を結ぶラインで品種が分かれている。東の欧州系は寒さに強い品種が多く，西の東洋系は気温に敏感でとう立ちしやすい品種が多い。

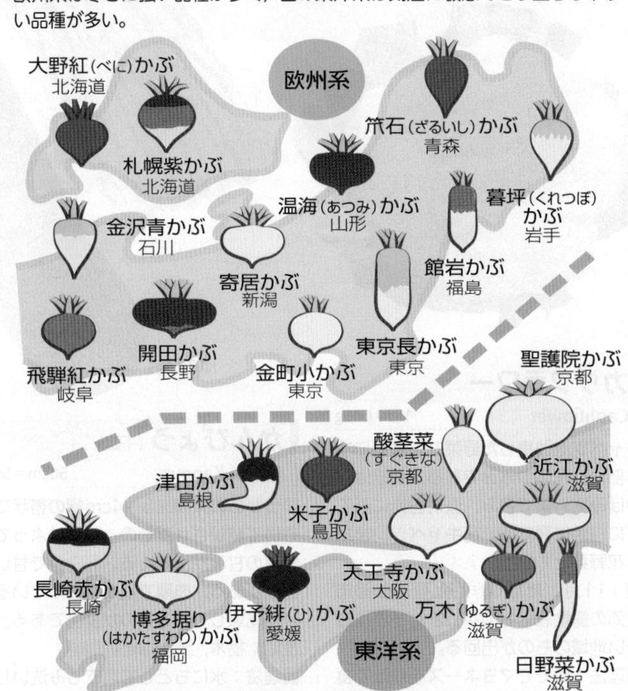

無機質							ビタミン（脂溶性）											ビタミン（水溶性）											食塩相当量	備考
							A							E																
								カロテン						トコフェロール																
亜鉛	銅	マンガン	ヨウ素	セレン	クロム	モリブデン	レチノール	α	β	β-クリプトキサンチン	β-カロテン当量	レチノール活性当量	D	α	β	γ	δ	K	B1	B2	ナイアシン	ナイアシン当量	B6	B12	葉酸	パントテン酸	ビオチン	C		
mg	mg	mg	µg	µg	µg	µg	µg	µg	µg	µg	µg	µg	µg	mg	mg	mg	mg	µg	mg	mg	mg	mg	mg	µg	µg	mg	µg	mg	g	
0.6	0.13	0.48	Tr	0	0	6	(0)	2	520	1	520	**44**	(0)	1.2	0	0.2	0	66	0.09	0.09	0.8	1.2	0.10	(0)	110	0.42	6.6	**11**	0	廃棄部位：へた　硝酸イオン：Tr
0.5	0.11	0.48	0	0	0	8	(0)	0	530	0	530	**44**	(0)	1.2	0	0.1	0	66	0.09	0.09	0.8	(1.2)	0.08	(0)	110	0.42	6.5	**7**	0	廃棄部位：へた　硝酸イオン：0g　食物繊維：AOAC2011.25法
																														別名：かぶら，すずな
0.3	0.10	0.64	6	3	2	16	(0)	0	2800	41	2800	**230**	(0)	3.1	0.1	0.1	0	340	0.08	0.16	0.9	(1.7)	0.16	(0)	110	0.36	2.7	**82**	0.1	廃棄部位：葉柄基部　硝酸イオン：Tr
0.2	0.08	0.41	–	–	–	–	(0)	0	3200	46	3200	**270**	(0)	3.3	0.1	0.1	0	370	0.02	0.05	0.2	(1.0)	0.14	(0)	66	0.24	–	**47**	0	廃棄部位：葉柄基部　ゆでた後水冷し，手搾りしたもの　硝酸イオン：0.1g
0.1	0.03	0.06	–	–	–	–	(0)	0	0	0	0	**(0)**	(0)	0	0	0	0	0	0.03	0.03	0.6	0.8	0.08	(0)	48	0.25	–	**19**	0	廃棄部位：根端及び葉柄基部　廃棄率：葉つきの場合 35%　硝酸イオン：0.1g
0.1	0.03	0.07	–	–	–	–	(0)	0	(0)	0	(0)	**(0)**	(0)	0	0	0	0	0	0.03	0.03	0.6	(0.8)	0.05	(0)	49	0.22	–	**16**	0	根端及び葉柄基部を除いたもの　硝酸イオン：0.1g
0.1	0.03	0.05	0	0	0	1	(0)	0	0	0	0	**(0)**	(0)	0	0	0	0	0	0.03	0.03	0.6	0.7	0.07	(0)	49	0.23	1.0	**18**	0	廃棄部位：根端，葉柄基部及び皮　廃棄率：葉つきの場合 40%　硝酸イオン：0.1g
0.1	0.02	–	–	–	–	–	(0)	0	0	0	0	**(0)**	(0)	0	0	0	0	0	0.03	0.03	0.5	(0.6)	0.06	(0)	56	0.21	–	**16**	0	根端，葉柄基部及び皮を除いたもの　硝酸イオン：0.1g
0.3	0.06	0.33	–	–	–	–	(0)	0	1200	38	1200	**100**	(0)	2.9	0.1	0.1	0	360	0.07	0.19	1.0	(1.8)	1.10	(0)	78	0.49	–	**44**	2.3	廃棄部位：葉柄基部　水洗いし，手搾りしたもの
0.1	0.03	0.05	–	–	–	–	(0)	0	0	0	0	**(0)**	(0)	0	0	0	0	0	0.02	0.03	0.7	(0.9)	0.08	(0)	48	0.39	–	**19**	2.8	水洗いし，手搾りしたもの
0.2	0.04	0.05	–	–	–	–	(0)	0	0	0	0	**(0)**	(0)	0	0	0	0	0	0.04	0.03	0.1	(0.3)	0.10	(0)	58	0.25	–	**21**	4.3	水洗いし，手搾りしたもの　硝酸イオン：0.2g
0.4	0.09	0.40	–	–	–	–	(0)	0	1600	37	1600	**140**	(0)	4.0	0.1	0.1	0	260	0.31	0.24	4.8	5.4	0.36	(0)	81	0.73	–	**49**	3.8	廃棄部位：葉柄基部　水洗いし，手搾りしたもの
0.2	0.04	0.09	–	–	–	–	(0)	0	0	0	0	**(0)**	(0)	0	0	0	0	Tr	0.25	0.04	2.8	3.1	0.19	(0)	74	0.46	–	**28**	2.2	水洗いし，水切りしたもの
0.2	0.04	–	–	–	–	–	(0)	0	0	0	0	**(0)**	(0)	0	0	0	0	0	0.45	0.05	3.2	3.4	0.42	(0)	70	1.11	–	**20**	6.9	水洗いし，水切りしたもの　硝酸イオン：0.2g
0.3	0.08	0.08	Tr	0	0	1	0	49	1400	3	1400	**120**	(0)	2.2	0	2.9	0.1	26	0.08	0.05	0.9	1.2	0.15	(0)	80	0.50	1.9	**16**	0	別名：とうなす，ぼうぶら，なんきん　廃棄部位：わた，種子及び両端　硝酸イオン：Tr
0.2	0.07	0.08	0	0	–	1	(0)	45	1100	2	1100	**92**	(0)	2.1	0	2.1	0.1	27	0.06	0.03	0.7	(1.1)	0.12	(0)	75	0.50	1.7	**16**	0	わた，種子及び両端を除いたもの　硝酸イオン：(Tr)　食物繊維：AOAC2011.25法
0.3	0.07	0.07	Tr	0	0	5	(0)	17	2500	90	2600	**210**	(0)	3.9	0.1	1.2	0	37	0.07	0.08	1.4	1.7	0.23	(0)	42	0.62	1.9	**43**	0	別名：くりかぼちゃ　廃棄部位：わた，種子及び両端　硝酸イオン：Tr
0.3	0.07	0.07	Tr	0	–	6	(0)	18	2500	90	2500	**210**	(0)	3.4	0.1	1.2	0	31	0.04	0.06	1.1	(1.4)	0.18	(0)	38	0.62	1.5	**32**	0	わた，種子及び両端を除いたもの　硝酸イオン：0g
0.4	0.08	0.17	–	–	–	–	(0)	26	5400	130	5500	**450**	(0)	6.9	0.1	1.8	0	0	0.09	0.12	2.1	(2.5)	0.22	(0)	58	0.77	–	**44**	0	わた，種子及び両端を除いたもの　硝酸イオン：0g
0.6	0.05	0.14	–	–	–	–	(0)	0	3700	57	3800	**310**	(0)	4.2	0.1	1.1	0	17	0.06	0.09	1.3	(1.7)	0.19	(0)	48	0.44	–	**34**	0	硝酸イオン：Tr
0.2	0.05	0.09	–	–	–	–	(0)	0	49	0	49	**4**	(0)	0.2	0	Tr	0	Tr	0.05	0.01	0.5	(0.7)	0.10	(0)	25	0.36	–	**11**	0	別名：ぺぽかぼちゃ，きんしうり，そうめんうり，いとかぼちゃ　廃棄部位：わた，種子，皮及び両端　硝酸イオン：0.1g
																														別名：葉がらし，菜がらし
0.9	0.08	1.02	–	–	–	–	0	0	2800	0	2800	**230**	(0)	3.0	0.1	0.1	0	260	0.12	0.27	1.2	2.2	0.25	(0)	310	0.32	–	**64**	0.2	株元を除いたもの　硝酸イオン：0.3g
1.1	0.10	0.76	–	–	–	–	(0)	0	3000	0	3000	**250**	(0)	3.1	0.1	0.1	0	270	0.08	0.28	0.6	(1.8)	0.27	(0)	210	0.37	–	**80**	2.5	株元を除いたもの　水洗いし，手搾りしたもの　硝酸イオン：0.4g

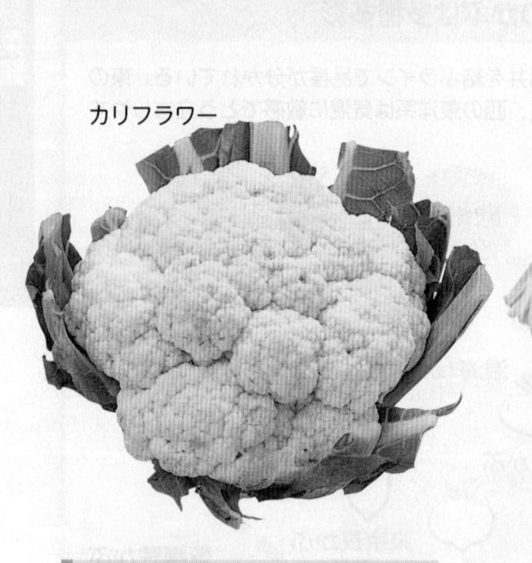

カリフラワー

かんぴょう

ゆうがお

菊

菊のり
1枚＝15g

春キャベツ

カリフラワー
Cauliflower　1個＝600g

キャベツを改良した野菜で，食用にする部分は花のつぼみである。栽培は，つぼみを外葉で包み，直射日光に当てずに白色に育てる。花キャベツ，または花野菜ともいう。

旬：11月。ただし，春と夏には都市近郊の露地栽培ものが，また冬場は暖かい地域のものが出回る。

調理法：ゆでてマヨネーズをかけて食べたり，グラタンやシチューなどに使う。ゆでるときに小麦粉を入れると白くゆで上がる。

かんぴょう（干瓢）
Gourd,Kanpyo　50cm＝5g

ゆうがおの果肉を3～4cm幅の帯状にむいて乾燥させたもの。乾燥によって特有の甘みが出てくる。乳白色で甘い香りがある，肉厚で幅がそろっている，よく乾燥しているものが良品である。

産地：栃木，茨城など。

調理法：水にもどして塩でもみ洗いしてから用いる。甘辛く味つけし，巻き寿司の具にしたり，昆布巻き，煮物に使う。

きく（菊）
Chrysanthemum　1個＝10g

食用に栽培された菊の花。原産は中国。料理菊，甘菊とも呼ぶ。花の色，味，香り，歯ざわりを楽しむ。加工品として，花弁をまとめて板状に干した菊のりがある。

産地：東北地方など冷涼地で栽培される。山形の「もってのほか」が有名。

旬：9～12月。市場には一年中出回っている。

調理法：さっとゆでて酢の物，あえ物などにする。

キャベツ類
Cabbage　葉1枚＝50g

日常的によく用いられるヨーロッパ南部原産の洋野菜の代表。アブラナ科の植物。生のシャキシャキした歯ごたえと加熱したときに出る甘みが特徴。抗潰瘍（かいよう）成分が含まれている。

種類：●春キャベツ：晩春から初夏に出回る。新キャベツともいう。巻きがゆるやかで葉がやわらかく，適度に歯ごたえがある。味もよいので，生食に向く。

●冬キャベツ：キャベツの代表種。葉がかためで巻きがしっかりしている。甘みと独特の風味があるので，煮込み

食品番号	索引番号	食品名（可食部100g当たり）	廃棄率	エネルギー		水分	たんぱく質		脂質			脂肪酸					炭水化物						有機酸	灰分	無機質					
							アミノ酸組成によるたんぱく質	たんぱく質	脂肪酸のトリアシルグリセロール当量	コレステロール	脂質	飽和	一価不飽和	多価不飽和	n-3系多価不飽和	n-6系多価不飽和	利用可能炭水化物（単糖当量）	利用可能炭水化物（質量計）	差引き法による利用可能炭水化物	食物繊維総量	糖アルコール	炭水化物			ナトリウム	カリウム	カルシウム	マグネシウム	リン	鉄
			%	kJ	kcal	g	g	g	g	mg	g	g	g	g	g	g	g	g	g	g	g	g	g	g	mg	mg	mg	mg	mg	mg
		カリフラワー																												
06054	524	●花序，生	50	117	28	90.8	2.1	3.0	(0.1)	0	0.1	(0.05)	(0.01)	(0.01)	(0.01)	(Tr)	3.2*	3.2	2.9	**2.9**	–	5.2	0.3	0.9	8	**410**	**24**	18	68	0.6
06055	525	●花序，ゆで	0	111	26	91.5	(1.9)	2.7	(0.1)	(0)	0.1	(0.05)	(0.01)	(0.01)	(0.01)	(Tr)	(3.0)*	(2.9)	2.4	**3.2**	–	5.1	0.3	0.6	8	**220**	**23**	13	37	0.7
		かんぴょう																												
06056	526	●乾	0	1002	239	19.8	4.4	6.3	–	(0)	0.2						33.3	33.2	40.0*	**30.1**	–	68.1	–	5.0	3	**1800**	**250**	110	140	2.9
06057	527	●ゆで	0	87	21	91.6	(0.5)	0.7	–	(0)	0						(3.5)	(3.5)	2.1*	**5.3**	–	7.2	–	0.4	1	**100**	**34**	10	16	0.3
● 06364	528	●甘煮	0	619	146	57.6	2.0	2.3	–	(0)	0.2						26.7	25.5	31.4*	**5.5**	–	36.5	–	3.4	1200	**90**	**44**	21	34	0.5
		きく																												
06058	529	●花びら，生	15	104	25	91.5	(1.2)	1.4	–	(0)	0						–	–	3.3*	**3.4**	–	6.5	–	0.6	2	**280**	**22**	12	28	0.7
06059	530	●花びら，ゆで	0	88	21	92.9	(0.8)	1.0	–	(0)	0						–	–	3.0*	**2.9**	–	5.7	–	0.4	1	**140**	**16**	9	20	0.5
06060	531	●菊のり	0	1188	283	9.5	(9.5)	11.6	–	(0)	0.2						–	–	46.0*	**29.6**	–	73.5	–	5.2	14	**2500**	**160**	140	250	11.0
		（キャベツ類）																												
06061	532	●キャベツ ●結球葉，生	15	95	23	92.9	0.8	1.2	Tr	(0)	0.1	0.02	0.01	0.02	0.01	0.01	3.9*	3.9	3.7	**1.8**	–	5.2	0.1	0.5	5	**190**	**42**	14	26	0.3
06062	533	●結球葉，ゆで	0	79	19	93.9	(0.6)	0.9	(0.1)	(0)	0.2	(0.02)	(0.01)	(0.02)	(0.01)	(0.01)	1.9	1.9	2.9*	**2.0**	–	4.6	0.1	0.3	3	**92**	**40**	9	20	0.2
06333	534	●結球葉，油いため	0	324	78	85.7	(1.1)	1.6	(5.7)	(Tr)	6.0	(0.44)	(3.49)	(1.54)	(0.45)	(1.09)	(2.7)	(2.7)	4.3*	**2.2**	–	5.9	0.2	0.6	6	**250**	**53**	17	33	0.4
06063	535	●グリーンボール ●結球葉，生	15	83	20	93.4	(1.0)	1.4	(Tr)	(0)	0.1	(0.01)	(Tr)	(0.01)	(Tr)	(0.01)	(3.2)*	(3.2)	3.0	**1.6**	–	4.3	0.1	0.7	4	**270**	**58**	17	41	0.4
06064	536	●レッドキャベツ ●結球葉，生	10	125	30	90.4	(1.3)	2.0	Tr	(0)	0.1	0.01	Tr	0.01	0.01	0.01	(3.5)	(3.5)	4.7*	**2.8**	–	6.7	–	0.8	4	**310**	**40**	13	43	0.5
		きゅうり																												
06065	537	●果実，生	2	55	13	95.4	0.7	1.0	Tr	0	0.1	0.01	Tr	0.01	0.01	Tr	2.0*	1.9	2.0	**1.1**	–	3.0	0.3	0.5	1	**200**	**26**	15	36	0.3
06066	538	●漬物 ●塩漬	2	70	17	92.1	(0.7)	1.0	(Tr)	(0)	0.1	(0.01)	(Tr)	(0.01)	(0.01)	(Tr)	–	–	2.8*	**1.3**	–	3.7	–	3.1	1000	**220**	**26**	15	38	0.2
06067	539	●しょうゆ漬	0	216	51	81.0	–	3.2	(0.1)	(0)	0.4	(0.05)	(Tr)	(0.05)	(0.03)	(0.02)	–	–	7.7*	**3.4**	–	10.8	–	4.6	1600	**79**	**39**	21	29	1.3
06068	540	●ぬかみそ漬	2	120	28	85.6	–	1.5	(Tr)	(0)	0.1	(0.01)	(Tr)	(0.01)	(0.01)	(Tr)	–	–	4.8*	**1.5**	–	6.2	–	6.6	2100	**610**	**22**	48	88	0.3
06069	541	●ピクルス，スイート型	0	297	70	80.0	(0.2)	0.3	(Tr)	(0)	0.1	(0.02)	(0)	(0.03)	(0.01)	(0.01)	(17.4)*	(17.0)	16.7	**1.7**	–	18.3	–	1.3	440	**18**	**25**	6	16	0.3
06070	542	サワー型	0	54	13	93.4	(1.0)	1.4	–	(0)	Tr						–	–	1.5*	**1.4**	–	2.5	–	2.7	1000	**11**	**23**	24	5	1.2
(緑) 06071	543	ぎょうじゃにんにく ●葉，生	10	147	35	88.8	(2.4)	3.5	(0.1)	(0)	0.2	(0.02)	(0.01)	(0.05)	(0.03)	(0.03)	–	–	4.5*	**3.3**	–	6.6	–	0.9	2	**340**	**29**	22	30	1.4

なるほど! **人の褌（ふんどし）で相撲をとる**…ハウス栽培のきゅうりは，病気に強く丈夫なかぼちゃの茎に，きゅうりの茎を接ぎ木して育てます。

冬キャベツ
レッドキャベツ
1個＝600g
ピクルス
（サワー型）
1本＝40g
グリーンボール
1個＝800g
きゅうり
ぎょうじゃ
にんにく
1本＝10g

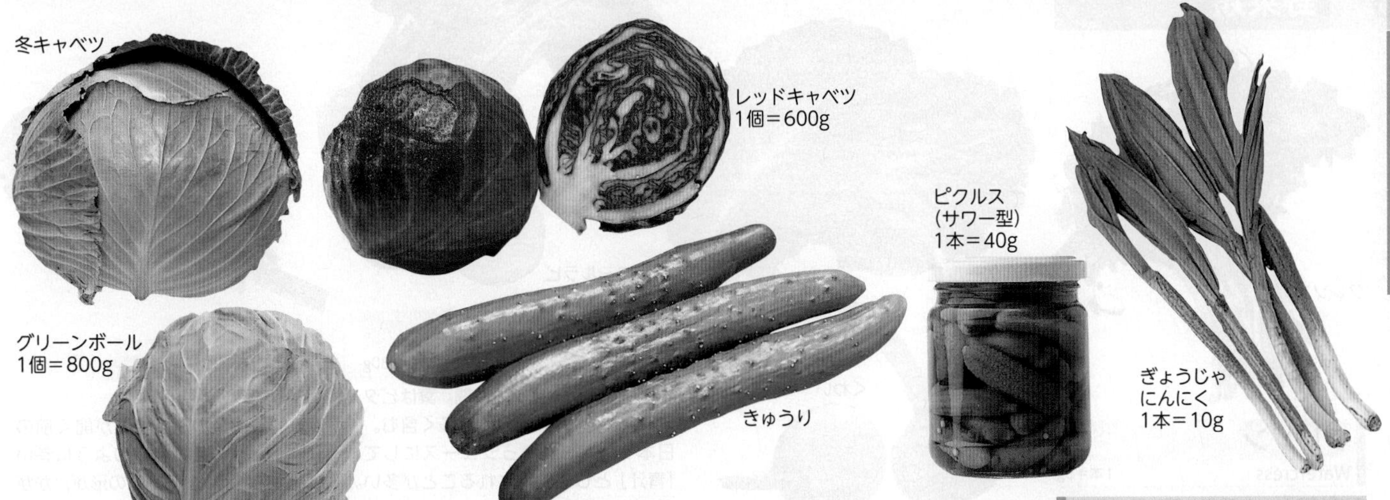

に向く。

産地：冬は愛知，群馬など。

旬：市場には一年中出回る。

調理法：せん切りにしてつけ合わせやサラダに使うほか，野菜炒めやぎょうざの具，焼きそば，お好み焼き，ポトフ，ロールキャベツなど，幅広い料理に用いる。

●グリーンボール：早生（わせ）で鮮やかな緑色の小型のキャベツ。葉がやわらかいので生食に適している。

●レッドキャベツ：赤キャベツ，紫キャベツとも呼ばれ，葉が赤紫色のもの。

きゅうり（胡瓜）
Cucumber　1本＝100g

さわやかな香りと歯ざわりが特徴で，生で食べられることから常備野菜の一つとされる。カッパの好物ともいわれるところから，寿司屋ではかっぱともいわれる。

旬：夏。ただし，ハウス栽培も多く，一年中出回っている。

種類：ふつうのきゅうりのほか，もろきゅうと呼ばれる若いうちに収穫したミニきゅうりや，ピクルス用の小さいものもある。

きゅうりの表面には，ブルームと呼ばれる白い粉状のものがみられるが，見栄えがよくないという理由から，接（つ）ぎ木によってブルームの形成されないブルームレスが普及している。

調理法：生で使うときは，まな板の上に塩をふり，きゅうりを軽くこする（板ずり）か，熱湯にさっとくぐらせてすぐ冷水に浸すと，色や味がよくなる。スライスしてサラダ，きゅうりもみ，酢の物にしたり，丸のまま漬け物にする。小型のきゅうりの酢漬け（ピクルス）は，カレーの薬味，サンドイッチやオードブルに添える。

ぎょうじゃにんにく（行者大蒜）
Japanese victory onion

アイヌねぎ，やまびるともいう。日本，朝鮮半島の原産。強いにんにく風味が特徴で，若葉，つぼみ，りん茎を食べる。奈良以北から北海道にかけて広く分布する。近年は，北海道などで栽培され，出回る量も増えている。

調理法：4～5月ごろの若葉，りん茎を，塩を加えた湯でかためにゆでて，酢みそあえ，おひたし，酢の物，炒め物や卵とじ，サラダなどにする。生のままを天ぷらや油炒め，塩漬けにしてもよい。

無機質							ビタミン（脂溶性）												ビタミン（水溶性）										食塩相当量	備考
亜鉛	銅	マンガン	ヨウ素	セレン	クロム	モリブデン	A レチノール	A カロテン α	A カロテン β	A β-クリプトキサンチン	A β-カロテン当量	A レチノール活性当量	D	E トコフェロール α	E トコフェロール β	E トコフェロール γ	E トコフェロール δ	K	B1	B2	ナイアシン	ナイアシン当量	B6	B12	葉酸	パントテン酸	ビオチン	C		
mg	mg	mg	μg	μg	μg	μg	μg	μg	μg	μg	μg	μg	μg	mg	mg	mg	mg	μg	mg	mg	mg	mg	mg	μg	μg	mg	μg	mg	g	
																														別名：はなやさい
0.6	0.05	0.22	0	0	0	4	(0)	0	18	0	18	**2**	(0)	0.2	0	0.4	0	17	0.06	0.11	0.7	1.3	0.23	(0)	94	1.30	8.5	**81**	0	廃棄部位：茎葉　硝酸イオン：Tr
0.4	0.03	0.17	–	–	–	–	(0)	0	16	0	16	**1**	(0)	0.2	0	0.4	0	31	0.05	0.05	0.2	(0.7)	0.13	(0)	88	0.84	–	**53**	0	茎葉を除いたもの　硝酸イオン：(Tr)
1.8	0.62	1.60	2	2	5	13	(0)	0	0	0	0	**(0)**	(0)	0.4	Tr	0	0	Tr	0	0.04	2.7	3.2	0.04	(0)	99	1.75	8.0	**0**	0	硝酸イオン：0.5g
0.2	0.08	0.14	–	–	–	–	(0)	0	0	0	0	**(0)**	(0)	0.1	0	0	0	0	0	0	0.3	(0.4)	0	(0)	7	0	–	**0**	0	硝酸イオン：0.1g
0.3	0.05	0.31	8	2	2	8	(0)	(0)	(0)	(0)	(0)	**(0)**	0	Tr	0	0	0	0	0.01	–	0.3	0.4	0.03	Tr	10	0.07	1.9	**0**	3.1	硝酸イオン：0g
																														別名：食用ぎく，料理ぎく
0.3	0.04	0.36	–	–	–	–	(0)	0	67	0	67	**6**	(0)	4.6	0.1	0.3	0	11	0.10	0.11	0.5	(0.9)	0.08	(0)	73	0.20	–	**11**	0	廃棄部位：花床　硝酸イオン：Tr
0.2	0.04	0.24	–	–	–	–	(0)	0	61	0	61	**5**	(0)	4.1	0.1	0.3	0	10	0.06	0.07	0.2	(0.5)	0.04	(0)	40	0.15	–	**5**	0	花床を除いたもの　ゆでた後水冷し，手搾りしたもの　硝酸イオン：Tr
2.2	0.62	1.34	–	–	–	–	(0)	0	180	0	180	**15**	(0)	25.0	0.5	0.6	0.1	62	0.73	0.89	3.8	(7.2)	0.69	(0)	370	1.50	–	**10**	0	別名：乾燥食用ぎく　硝酸イオン：Tr
0.1	0.02	0.13	0	0	0	2	0	0	24	Tr	24	**2**	(0)	0.1	0	0	0	79	0.04	0.03	0.2	0.4	0.10	(0)	66	0.19	1.5	**38**	0	別名：かんらん，たまな　廃棄部位：しん　硝酸イオン：0.1g　食物繊維：AOAC2011.25法
0.1	0.02	0.14	0	Tr	0	3	(0)	0	57	2	58	**5**	(0)	0.1	0	0	0	76	0.02	0.01	0.1	(0.2)	0.05	(0)	48	0.11	1.2	**17**	0	しんを除いたもの　硝酸イオン：0.1g
0.2	0.03	0.19	–	–	–	–	(0)	0	77	2	78	**7**	(0)	1.1	0	1.8	0.1	120	0.05	0.04	0.2	(0.5)	0.15	(0)	130	0.30	–	**47**	0	しんを除いたもの　植物油（なたね油）　調理による脂質の増減：本書p.315表2参照　硝酸イオン：0.1g
0.2	0.03	0.18	–	–	–	–	(0)	0	110	0	110	**9**	(0)	0.2	0	0	0	79	0.05	0.04	0.4	(0.6)	0.13	(0)	53	0.31	–	**47**	0	廃棄部位：しん　硝酸イオン：0.1g
0.3	0.04	0.20	–	–	–	–	(0)	0	36	0	36	**3**	(0)	0.1	0	0	0	29	0.07	0.03	0.3	(0.6)	0.19	(0)	58	0.35	–	**68**	0	別名：赤キャベツ，紫キャベツ　廃棄部位：しん　硝酸イオン：Tr
0.2	0.11	0.07	1	1	1	4	(0)	1	330	0	330	**28**	(0)	0.3	0	0	0	34	0.03	0.03	0.2	0.4	0.05	(0)	25	0.33	1.4	**14**	0	廃棄部位：両端　硝酸イオン：Tr
0.2	0.07	0.07	–	–	–	–	(0)	4	210	2	210	**18**	(0)	0.3	Tr	0.1	0	46	0.02	0.03	0.2	(0.4)	0.06	(0)	28	0.34	–	**11**	2.5	廃棄部位：両端　水洗いし，水切りしたもの　硝酸イオン：Tr
0.2	0.08	0.16	–	–	–	–	(0)	12	570	0	580	**48**	(0)	0.5	0.1	0.1	0	83	0.03	0.02	0.1	0.6	0.01	(0)	5	0.12	–	**8**	4.1	硝酸イオン：Tr
0.2	0.11	0.14	1	1	1	7	(0)	4	210	0	210	**18**	(0)	0.2	Tr	0	0	110	0.26	0.05	1.6	1.9	0.20	0	22	0.93	1.2	**22**	5.3	廃棄部位：両端　水洗いし，水切りしたもの　硝酸イオン：Tr
0.1	0.04	0	–	–	–	–	(0)	0	53	0	53	**4**	(0)	0.1	Tr	0	0	32	Tr	0.01	0.1	(0.2)	0.04	(0)	2	0	–	**0**	1.1	酢漬けしたもの　硝酸イオン：(Tr)
0.1	0.04	0.20	–	–	–	–	(0)	0	14	0	14	**1**	(0)	Tr	0	0	0	15	0.02	0.06	0.1	(0.3)	0	(0)	1	0	–	**0**	2.5	乳酸発酵したもの　硝酸イオン：(Tr)
0.4	0.16	–	–	–	–	–	(0)	0	2000	–	2000	**170**	0	0.4	0.1	0.4	0	320	0.10	0.16	0.8	(1.7)	0.15	(0)	85	0.39	–	**59**	0	別名：アイヌねぎ，ヒトビロ，やまびる　廃棄部位：底盤部及び萌芽葉　硝酸イオン：Tr

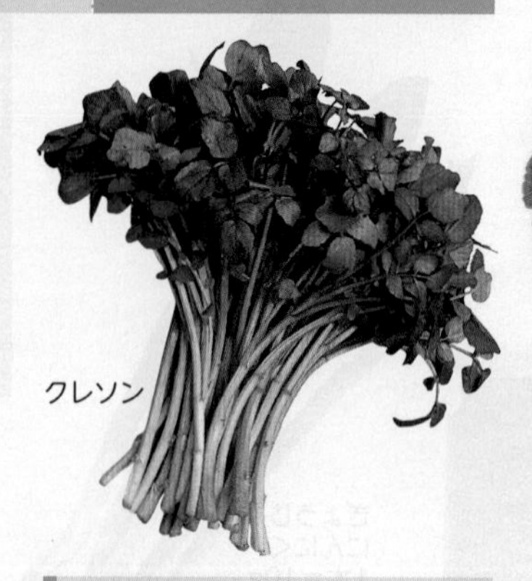

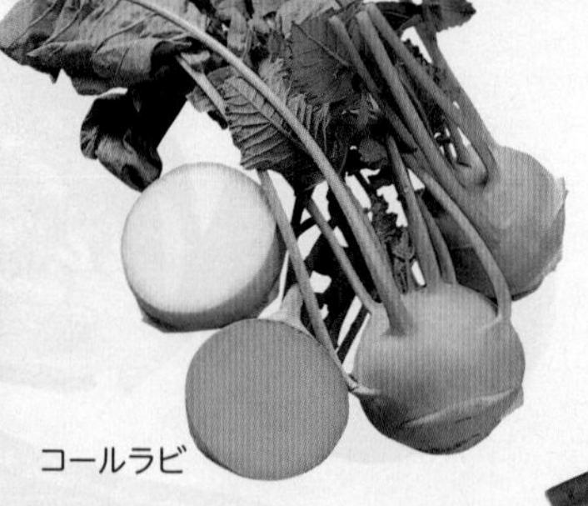

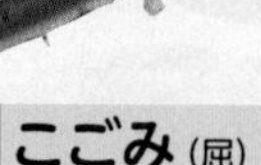

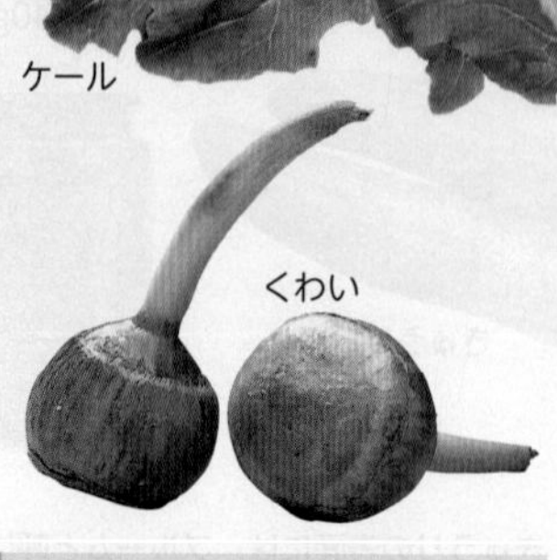

クレソン

Watercress 1本＝5g

みずがらしとも呼ぶ。若い茎・葉を食用にする。葉は濃い緑色で小さな卵形。香りがよく，少し辛みがある。山地の浅い清流に自生するが，栽培もされている。カロテンを多く含む。

旬：春。春先のものは霜に当たるため赤黒い葉が混じるが，味はよい。栽培ものは一年中出回る。

調理法：肉料理のつけ合わせに使うほか，サラダ，サンドイッチ，おひたし，あえ物，炒め物，天ぷらなどにする。また，裏ごししてバターやクリームと合わせ，スープやソースに用いる。

保存法：コップにさして毎日水をかえ，切り口を少しずつ切ると，約1週間新鮮さが保てる。

くわい (慈姑)

Arrowhead 1個＝20g

大きな芽がのびることから，「出世を願う」縁起物として正月料理に用いられる。味はゆり根に似ていて，ゆでるとホクホクした味わいになる。水田で栽培される。

産地：広島など。

旬：11月下旬～12月。

調理法：外皮をむき，芽を半分くらい切り落とし，水にさらす。酢を加えた湯などで下ゆでしてから，含め煮にする。また，生をすりおろして小麦粉と混ぜ，揚げ衣に使ったりもする。

ケール

Kale 1枚＝180g

結球しないキャベツの仲間。葉はビタミンA・C，カルシウムを多く含む。日本では，もっぱらジュースにして「青汁」として飲用されることが多い。冬に甘みが増す。

コールラビ

Kohlrabi 1個＝200g

キャベツの仲間で，肥大して球状になった茎を食用にする。かぶに似た球の直径は約10cm。上部に葉柄がついている。中身は薄緑色で，水分が多く，味はあっさりしてシャリッとした歯ざわりがある。

旬：秋～冬。市場には，ヨーロッパからの輸入ものが一年中出回る。

調理法：皮をむき，薄切りか細切りにし，塩をしてから，酢の物やサラダなどにする。ほかに，煮物，スープ，炒め物などに使う。

こごみ (屈)

Ostrich-feather fern

代表的な山菜の一種。葉が開く前の10～15cmのぜんまいのように巻いた若芽を食用にする。その形が，かがんだ姿に似ているところからこの名がある。くさそてつともいう。わらびよりやわらかく，くせやアクが少ない。

産地：東北，長野など。

旬：4～5月。

調理法：さっとゆでてから，おひたし，ごまあえ，マヨネーズあえなどにする。天ぷら，ソテーにもよい。

ごぼう (牛蒡)

Edible burdock 1本＝200g

特有の歯ごたえと香りがある。食物繊維を多く含むので，腸内環境をよくし，便秘予防に役立つ。初夏に出回る新ごぼうは，アクが少なくやわらかい。

種類：滝野川群 (長根種)，大浦群 (短

食品番号	索引番号	食品名 (可食部100g当たり)	廃棄率 %	エネルギー kJ	エネルギー kcal	水分 g	たんぱく質: アミノ酸組成によるたんぱく質 g	たんぱく質: たんぱく質 g	脂質: 脂肪酸のトリアシルグリセロール当量 g	脂質: コレステロール mg	脂質: 脂質 g	脂肪酸: 飽和 g	脂肪酸: 一価不飽和 g	脂肪酸: 多価不飽和 g	脂肪酸: n-3系多価不飽和 g	脂肪酸: n-6系多価不飽和 g	炭水化物: 利用可能炭水化物 単糖当量 g	炭水化物: 利用可能炭水化物 質量計 g	炭水化物: 差引き法による利用可能炭水化物 g	炭水化物: 総食物繊維量 g	炭水化物: 糖アルコール g	炭水化物: 炭水化物 g	有機酸 g	灰分 g	無機質: ナトリウム mg	無機質: カリウム mg	無機質: カルシウム mg	無機質: マグネシウム mg	無機質: リン mg	無機質: 鉄 mg
		キンサイ																												
緑 06075	544	●茎葉，生	8	67	16	93.5	(0.9)	1.1	(0.2)	(0)	0.4	(0.06)	(0.01)	(0.13)	(0.02)	(0.11)	–	–	*1.4	2.5	–	3.5	–	1.2	27	360	140	26	56	0.5
06076	545	●茎葉，ゆで	0	63	15	93.6	(0.9)	1.1	(0.2)	(0)	0.4	(0.06)	(0.01)	(0.13)	(0.02)	(0.11)	–	–	*1.0	2.9	–	3.5	–	1.0	27	320	140	24	56	0.5
緑 06077	546	クレソン●茎葉，生	15	56	13	94.1	(1.5)	2.1	(0.1)	(0)	0.1	(0.03)	(0.01)	(0.04)	(0.02)	(0.01)	*(0.5)	(0.5)	0.7	2.5	–	2.5	–	1.1	23	330	110	13	57	1.1
		くわい																												
06078	547	●塊茎，生	20	541	128	65.5	–	6.3	–	(0)	0.1						–	–	*24.2	2.4	–	26.6	–	1.5	3	600	5	34	150	0.8
06079	548	●塊茎，ゆで	0	546	129	65.0	–	6.2	–	(0)	0.1						–	–	*24.4	2.8	–	27.2	–	1.5	3	550	5	32	140	0.8
緑 06080	549	ケール●葉，生	3	107	26	90.2	(1.6)	2.1	0.1	(0)	0.4	0.03	0.01	0.07	0.04	0.02	(1.2)	(1.2)	*2.7	3.7	–	5.6	–	1.5	9	420	220	44	45	0.8
		コールラビ																												
06081	550	●球茎，生	7	87	21	93.2	(0.6)	1.0	–	(0)	0						(2.2)	(2.2)	*3.6	1.9	–	5.1	–	0.6	7	240	29	15	29	0.2
06082	551	●球茎，ゆで	0	85	20	93.1	(0.6)	1.0	–	(0)	Tr						(2.2)	(2.2)	*3.3	2.3	–	5.2	–	0.6	7	210	27	14	28	0.2
緑 06083	552	こごみ●若芽，生	0	102	25	90.7	(2.2)	3.0	–	(0)	0.2						–	–	*0.9	5.2	–	5.3	–	0.8	1	350	26	31	69	0.6
		(ごぼう類)																												
06084	553	●ごぼう ●根，生	10	244	58	81.7	1.1	1.8	(0.1)	(0)	0.1	(0.02)	(0.02)	(0.04)	(Tr)	(0.04)	1.1	1.0	*10.4	5.7	–	15.4	–	0.9	18	320	46	54	62	0.7
06085	554	●根，ゆで	0	210	50	83.9	(0.9)	1.5	(0.2)	(0)	0.2	(0.03)	(0.05)	(0.08)	(Tr)	(0.07)	(0.9)	(0.9)	*8.2	6.1	–	13.7	–	0.6	11	210	48	40	46	0.7
		こまつな																												
緑 06086	555	●葉，生	15	55	13	94.1	1.3	1.5	0.1	(0)	0.2	0.02	Tr	0.08	0.06	0.01	0.3	0.3	*0.8	1.9	–	2.4	–	1.3	15	500	170	12	45	2.8
06087	556	●葉，ゆで	9	59	14	94.0	(1.4)	1.6	(0.1)	(0)	0.1	(0.01)	(Tr)	(0.04)	(0.03)	(Tr)	(0.3)	(0.3)	*0.9	2.4	–	3.0	–	1.0	14	140	150	14	46	2.1
● 06385	557	コリアンダー●葉，生	10	75	18	92.4	–	1.4	–	–	0.4						–	–	*0.1	4.2	–	4.6	–	1.2	4	590	84	16	59	1.4
06088	558	ザーサイ●漬物	0	83	20	77.6	(2.0)	2.5	–	(0)	0.1						–	–	*0.5	4.6	–	4.6	–	15.0	5400	680	140	19	67	2.9
		さんとうさい																												
緑 06089	559	●葉，生	6	48	12	94.7	(0.8)	1.0	(0.1)	(0)	0.2	(0.02)	(0.01)	(0.05)	(0.05)	(0.01)	–	–	*0.9	2.2	–	2.7	–	1.1	9	360	140	14	27	0.7
06090	560	●葉，ゆで	5	58	14	94.3	(1.1)	1.4	(0.1)	(0)	0.3	(0.03)	(0.01)	(0.08)	(0.07)	(0.01)	–	–	*0.9	2.5	–	2.9	–	0.9	9	240	130	13	30	0.6
06091	561	●塩漬	6	74	18	90.3	(1.1)	1.5	(0.1)	(0)	0.3	(0.03)	(0.01)	(0.08)	(0.07)	(0.01)	–	–	*1.5	3.0	–	4.0	–	3.6	910	420	190	17	35	0.6

なるほど! **ザーサイは調味料**…中国ではそのまま食べることはなく，塩漬けしたものの塩分と酸味を調味料として利用します。スープや炒め物，めん類に細かく切って入れます。

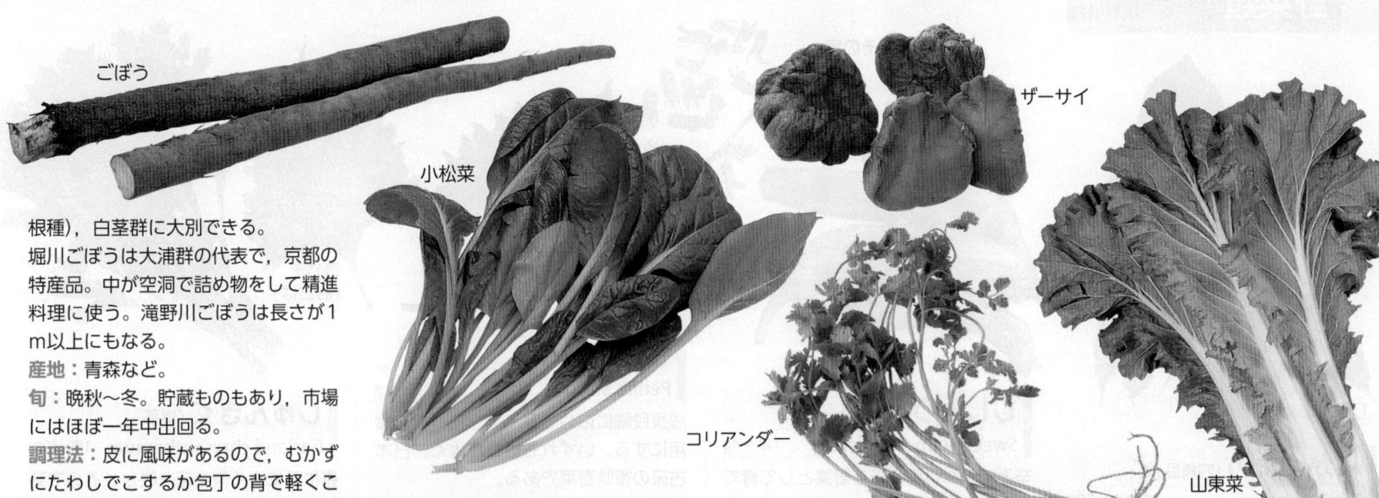

根種），白茎群に大別できる。
堀川ごぼうは大浦群の代表で，京都の特産品。中が空洞で詰め物をして精進料理に使う。滝野川ごぼうは長さが1m以上にもなる。
産地：青森など。
旬：晩秋〜冬。貯蔵ものもあり，市場にはほぼ一年中出回る。
調理法：皮に風味があるので，むかずにたわしでこするか包丁の背で軽くこそげる程度にする。切ったらすぐ酢水につけるとよい。きんぴら，たたきごぼう，柳川（やながわ）鍋，煮物，豚汁などにする。細切りにしてゆで，マヨネーズであえたサラダにも合う。

こまつな（小松菜）

Spinach mustard, Komatsuna　1束＝250g

東京の小松川（江戸川区）が特産地だったことから，この名がついた。冬菜，雪菜とも呼ばれる。
旬：正月前後。ハウス栽培が多く，市場には一年中出回る。
調理法：根を切ってよく洗う。くせがないので，おひたしやあえ物，煮びたし，みそ汁，鍋物などにする。油で調理するとカロテンの吸収がよくなる。
東京には，ゆでて正月の雑煮に入れる風習がある。菜類を上にのせるので「名を上げる」にかけたものである。

コリアンダー

Coriander　1束＝80g

中国では「香菜」，タイでは「パクチー」と呼ばれ，日本でも近年人気の出たハーブの一種である。せりのように伸ばした葉茎を刻み，薬味のように使用する。葉には独特の香気が含まれる。なお，カレーの香辛料として使用されるコリアンダーシードは，コリアンダーの種子である。またタイやベトナムなどの東南アジアでは，根も漬すなどして料理に利用される。
産地：国内では福岡，静岡，茨城。輸入はおもにタイ。

ザーサイ（搾菜）

Stem mustard　1個＝80g

からし菜の一種。こぶしのような形に肥大した葉柄基部をさんしょう，ういきょうなどで風味をつけ，唐辛子を入れて塩漬けする。中国・四川（しせん）省の特産。かすかな酸味がある。
利用法：塩出しし，薄切りにしてご飯にのせたり，刻んで炒め物，蒸し物，スープなどに入れる。塩味が強いので，調味するときは塩を控える。

さんとうさい（山東菜）

Non-heading Chinese cabbage, Santosai　葉1枚＝100g

形や色は白菜に似ているが，結球しない種類である山東白菜の変種といわれる。生育が早く，耐暑・耐寒性にすぐれているが，繊維がかたく，料理に利用しにくいので，生産量は多くない。
産地：埼玉など。**旬**：冬。
調理法：なるべく繊維のやわらかいものを選ぶとよい。おもに漬け物に利用するほか，鍋物，煮物，みそ汁にする。

無機質							ビタミン（脂溶性）												ビタミン（水溶性）											食塩相当量	備考
							A						D	E				K													
							レチノール	カロテン		β-クリプトキサンチン	β-カロテン当量	レチノール活性当量		トコフェロール																	
亜鉛	銅	マンガン	ヨウ素	セレン	クロム	モリブデン		α	β					α	β	γ	δ		B_1	B_2	ナイアシン	ナイアシン当量	B_6	B_{12}	葉酸	パントテン酸	ビオチン	C		
mg	mg	mg	μg	μg	μg	μg	μg	μg	μg	μg	μg	μg	μg	mg	mg	mg	mg	μg	mg	mg	mg	mg	mg	μg	μg	mg	μg	mg	g	
																														別名：中国セロリ，スープセロリ，リーフセロリ
0.5	0.02	0.52	–	–	–	–	(0)	0	1800	23	1800	**150**	(0)	1.2	0	0	0	180	0.05	0.11	0.6	(0.8)	0.08	(0)	47	0.35	–	**15**	0.1	廃棄部位：株元　硝酸イオン：0.3g
0.5	0.02	0.42	–	–	–	–	(0)	0	1500	19	1500	**130**	(0)	1.2	0	0	0	210	0.03	0.06	0.4	(0.6)	0.05	(0)	31	0.34	–	**7**	0.1	株元を除いたもの　硝酸イオン：0.4g
0.2	0.05	–	2	2	1	20	(0)	0	2700	0	2700	**230**	(0)	1.6	0	0	0	190	0.10	0.20	0.5	(1.0)	0.13	(0)	150	0.30	4.0	**26**	0.1	別名：オランダがらし，オランダみずがらし　廃棄部位：株元　硝酸イオン：0.1g
2.2	0.71	0.13	1	1	Tr	4	(0)	0	0	0	0	**(0)**	(0)	3.0	Tr	0	0	1	0.12	0.07	1.9	3.0	0.34	(0)	140	0.78	7.2	**2**	0	廃棄部位：皮及び芽
2.1	0.59	0.12	–	–	–	–	(0)	0	0	0	0	**(0)**	(0)	3.1	Tr	0	0	1	0.10	0.06	1.6	2.6	0.30	(0)	120	0.75	–	**0**	0	皮及び芽を除いたもの
0.3	0.05	0.55	1	4	1	38	(0)	0	2900	13	2900	**240**	(0)	2.4	Tr	0.2	0	210	0.06	0.15	0.9	(1.3)	0.16	(0)	120	0.31	4.0	**81**	0	別名：葉キャベツ，はごろもかんらん　廃棄部位：葉柄基部　硝酸イオン：0.2g
																														別名：球茎かんらん，かぶかんらん
0.1	0.02	0.07	–	–	–	–	(0)	0	0	23	12	**1**	(0)	0	0	0	0	7	0.04	0.05	0.2	(0.3)	0.09	(0)	73	0.20	–	**45**	0	廃棄部位：根元及び葉柄基部　硝酸イオン：0.1g
0.1	0.02	0.07	–	–	–	–	(0)	0	15	0	15	**1**	(0)	0	0	0	0	8	0.03	0.05	0.2	(0.3)	0.06	(0)	71	0.20	–	**37**	0	根元及び葉柄基部を除いたもの　硝酸イオン：0.1g
0.7	0.26	0.33	–	–	–	–	(0)	200	1100	29	1200	**100**	(0)	1.7	0.2	0.1	0.1	120	0	0.12	2.9	(3.5)	0.03	(0)	150	0.60	–	**27**	0	別名：くさそてつ，こごめ　硝酸イオン：Tr
0.8	0.21	0.18	2	1	1	1	(0)	0	1	0	1	**Tr**	(0)	0.6	0	0	0	Tr	0.05	0.04	0.4	0.6	0.10	(0)	68	0.23	1.3	**3**	0	廃棄部位：皮，葉柄基部及び先端　硝酸イオン：0.1g
0.7	0.16	0.16	–	–	–	–	(0)	0	0	0	0	**(0)**	(0)	0.6	0	0	0	Tr	0.03	0.02	0.2	(0.4)	0.09	(0)	61	0.19	–	**1**	0	皮，葉柄基部及び先端を除いたもの　硝酸イオン：0.1g
0.2	0.06	0.13	2	1	2	10	(0)	0	3100	28	3100	**260**	(0)	0.9	0	0.1	0	210	0.09	0.13	1.0	1.6	0.12	(0)	110	0.32	2.9	**39**	0	廃棄部位：株元　硝酸イオン：0.5g
0.3	0.07	0.17	–	–	–	–	(0)	0	3100	28	3100	**260**	(0)	1.5	Tr	0.1	0	320	0.04	0.06	0.3	(0.9)	0.06	(0)	86	0.23	–	**21**	0	廃棄部位：株元　ゆでた後水冷し，手搾りしたもの　硝酸イオン：0.3g
0.4	0.09	0.39	2	Tr	2	23	–	5	1700	34	1700	**150**	0	1.9	0	0.2	0	190	0.09	0.11	1.3	1.5	0.11	–	69	0.52	6.2	**40**	0	別名：香菜（シャンツァイ），パクチー　廃棄部位：根　食物繊維：AOAC2011.25法　硝酸イオン：0.3g
0.4	0.10	0.34	–	–	–	–	(0)	–	–	–	11	**1**	(0)	0.2	0	0.1	0	24	0.04	0.07	0.4	(1.1)	0.09	(0)	14	0.35	–	**0**	13.7	別名：ダイシンサイ　硝酸イオン：0.2g
																														別名：さんとうな
0.3	0.04	0.16	–	–	–	–	(0)	0	1200	0	1200	**96**	(0)	0.8	Tr	0	0	100	0.03	0.07	0.5	(0.7)	0.08	(0)	130	0.17	–	**35**	0	別名：べが菜　廃棄部位：根及び株元　硝酸イオン：0.3g
0.4	0.04	0.20	–	–	–	–	(0)	0	1500	0	1500	**130**	(0)	0.9	Tr	0	0	140	0.02	0.05	0.3	(0.5)	0.05	(0)	74	0.12	–	**22**	0	別名：べが菜　根を除いたもの　ゆでた後水冷し，手搾りしたもの　廃棄部位：株元　硝酸イオン：0.2g
0.4	0.06	0.16	–	–	–	–	(0)	0	1700	0	1700	**140**	(0)	1.0	Tr	0	0	150	0.04	0.12	0.6	(0.9)	0.10	(0)	98	0.21	–	**44**	2.3	廃棄部位：株元　水洗いし，手搾りしたもの　硝酸イオン：0.3g

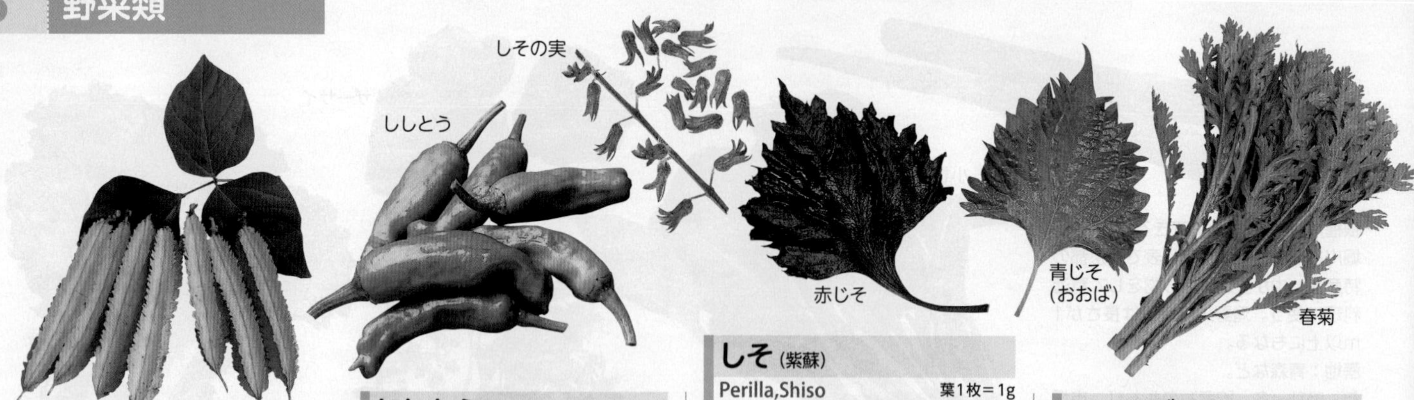

しかくまめ（四角豆）

Winged beans　1さや＝20g

さやの断面が四角形であることからこの名がある。未熟な若いさやと葉を食用にする。色は緑色のほか，桃色，紫色，濃い紫色を帯びたものなどがある。葉やさやはくせのない味で，たんぱく質が比較的多い。インド，東南アジアなどで広く栽培され，日本には近年，アメリカから導入された。

産地：西日本の暖かい地域の一部で栽培されている。

調理法：若ざやは軽くゆでてサラダやおひたし，天ぷら，シチューなどに利用する。

ししとう（獅子唐）

Sweet peppers,Shishito　1本＝4g

辛みの少ない唐辛子を野菜として育てたもの。青とう，青唐辛子，ししとうがらしともいう。長さ5～6cm，内側にはピーマンに似た白くてやわらかい種子がある。

産地：高知など。

旬：夏～秋。ハウス栽培もおこなわれ，市場には一年中出回る。

選び方：へたの部分がしなびているのは，古くかたいので避ける。

調理法：そのまま熱を加えると破裂するので，油を使う調理のときは，包丁で切り込みを入れておくか，串で穴を開けるとよい。串揚げ，天ぷら，油炒め，みそ焼き，塩焼きなどにする。

しそ（紫蘇）

Perilla,Shiso　葉1枚＝1g

成長段階に応じて芽，葉，花，実を食用にする。いずれも香りがよく，日本古来の香味野菜である。

旬：夏。

種類：葉の色には緑と赤紫がある。緑色のものは青じそ・大葉（おおば）といい，香りが強い。赤紫色のものは赤じそ，縮れているものはちりめんじそと呼ぶ。

利用法：大葉は薬味や料理のあしらいなどに，赤じそは梅干しや漬け物の色づけに使う。また梅漬けにした葉を乾燥させて刻み，「ゆかり」にしてご飯にかけたりする。芽は芽じそ，花のつぼみは花穂，実が未熟なものは穂じそといい，さしみのつまに使う。実は塩漬けやつくだ煮，しそ油に加工される。

しゅんぎく（春菊）

Garland chrysanthemum　1束＝200g

春に菊によく似た花を咲かせるので菊菜とも呼ぶ。西洋ではもっぱら観賞用で食用にはしない。春先に出回るものは，特に葉がやわらかい。栽培しやすいので，家庭菜園にも向く。

栄養成分：各成分をまんべんなく含む緑黄色野菜で，特にカロテン，カルシウム（牛乳とほぼ同じ）を多く含む。

旬：晩秋～春先。ハウス栽培が多く，市場には一年中出回る。

調理法：若くやわらかい葉は生食できる。さっとゆでておひたし，ごまあえなどにするほか，みそ汁，天ぷら，すき焼きやちり鍋などの鍋物に使う。茎がかたいときは葉だけをつむとよい。

食品番号	索引番号	食品名（可食部100g当たり）	廃棄率 %	エネルギー kJ	エネルギー kcal	水分 g	たんぱく質：アミノ酸組成によるたんぱく質 g	たんぱく質 g	脂質：脂肪酸のトリアシルグリセロール当量 g	コレステロール mg	脂質 g	脂肪酸：飽和 g	一価不飽和 g	多価不飽和 g	n-3系多価不飽和 g	n-6系多価不飽和 g	炭水化物：利用可能炭水化物（単糖当量） g	利用可能炭水化物（質量計） g	差引き法による利用可能炭水化物 g	食物繊維総量 g	糖アルコール g	炭水化物 g	有機酸 g	灰分 g	ナトリウム mg	カリウム mg	カルシウム mg	マグネシウム mg	リン mg	鉄 mg
06092	562	しかくまめ●若ざや，生	5	80	19	92.8	(2.0)	2.4	–	(0)	0.1						–	–	1.0*	3.2	–	3.8	–	0.8	1	270	80	38	48	0.7
		（ししとう類）																												
緑 06093	563	●ししとう ●果実，生	10	102	24	91.4	1.3	1.9	(0.1)	(0)	0.3	(0.03)	(Tr)	(0.07)	(0.02)	(0.05)	1.2	1.2	2.6*	3.6	–	5.7	0.3	0.7	1	340	11	21	34	0.5
06094	564	●果実，油いため	0	210	51	88.3	(1.3)	1.9	(2.9)	(0)	3.2	(0.24)	(1.75)	(0.82)	(0.23)	(0.59)	(1.2)	(1.2)	2.8*	3.6	–	5.8	0.3	0.8	Tr	380	15	21	39	0.6
		しそ																												
緑 06095	565	●葉，生	0	130	32	86.7	3.1	3.9	Tr	(0)	0.1	0.01	Tr	0.01	0.01	0.01	–	–	1.0*	7.3	–	7.5	–	1.7	1	500	230	70	70	1.7
緑 06096	566	●実，生	0	132	32	85.7	(2.7)	3.4	0.1	(0)	0.1	0.01	0.01	0.05	0.03	0.01	–	–	0.7*	8.9	–	8.9	–	1.9	1	300	100	71	85	1.2
		じゅうろくささげ																												
緑 06097	567	●若ざや，生	3	90	22	91.9	(1.8)	2.5	–	(0)	0.1						–	–	1.3*	4.2	–	4.8	–	0.7	1	200	31	36	54	0.5
06098	568	●若ざや，ゆで	0	116	28	90.2	(2.0)	2.8	–	(0)	0.1						–	–	2.5*	4.5	–	6.2	–	0.7	1	180	33	32	56	0.5
		しゅんぎく																												
緑 06099	569	●葉，生	1	84	20	91.8	1.9	2.3	0.1	(0)	0.3	0.02	0.01	0.10	0.07	0.03	0.4	0.4	1.3*	3.2	–	3.9	–	1.4	73	460	120	26	44	1.7
06100	570	●葉，ゆで	0	102	25	91.1	(2.2)	2.7	(0.2)	(0)	0.5	(0.04)	(0.01)	(0.17)	(0.12)	(0.05)	(0.4)	(0.4)	1.6*	3.7	–	4.5	–	1.0	42	270	120	24	44	1.2
06101	571	じゅんさい●若葉，水煮びん詰	0	15	4	98.6	–	0.4	–	(0)	0						–	–	0*	1.0	–	1.0	–	Tr	2	2	4	2	5	0
		（しょうが類）																												
06102	572	●葉しょうが ●根茎，生	40	36	9	96.3	(0.4)	0.5	(0.1)	(0)	0.2	(0.05)	(0.04)	(0.04)	(0.01)	(0.03)	–	–	0.7*	1.6	–	2.1	–	0.7	5	310	15	21	21	0.4
06103	573	●しょうが ●根茎，皮なし，生	20	117	28	91.4	0.7	0.9	(0.2)	(0)	0.3	(0.08)	(0.06)	(0.06)	(0.01)	(0.05)	4.2	4.0	4.6*	2.1	–	6.6	0.1	0.7	6	270	12	27	25	0.5
● 06365	574	●根茎，皮なし，生，おろし	0	240	58	81.6	(0.5)	0.7	0.5	(0)	0.8						–	–	8.9*	7.4	–	16.0	–	0.9	4	380	39	27	24	0.8
● 06366	575	●根茎，皮なし，生，おろし汁	0	72	17	95.1	(0.4)	0.4	0.2	(0)	0.3						–	–	3.3*	0.3	–	3.5	–	0.7	3	300	2	19	24	0.2
06104	576	●漬物，酢漬	0	62	15	89.2	(0.3)	0.3	(0.1)	(0)	0.2	(0.06)	(0.04)	(0.04)	(0.01)	(0.03)	0	–	1.2*	2.2	0	3.9	1.2	5.9	2200	25	22	6	5	0.2
06105	577	甘酢漬	0	187	44	86.0	(0.2)	0.2	(0.3)	(0)	0.4	(0.10)	(0.08)	(0.08)	(0.02)	(0.06)	0	–	8.6*	1.8	0	10.7	1.0	2.1	800	13	39	4	3	0.3
● 06386	578	●新しょうが ●根茎，生	10	42	10	96.0	(0.2)	0.3	–	–	0.3						0.8*	0.8	0.7	1.9	–	2.7	–	0.8	3	350	11	15	23	0.5
		しろうり																												
06106	579	●果実，生	25	63	15	95.3	(0.6)	0.9	(Tr)	(0)	0.1	(0.01)	(Tr)	(0.01)	(0.01)	(Tr)	–	–	2.5*	1.2	–	3.3	–	0.4	1	220	35	12	20	0.2
06107	580	●漬物 ●塩漬	1	62	15	92.8	(0.7)	1.0	(Tr)	(0)	0.1	(0.01)	(Tr)	(0.01)	(0.01)	(Tr)	–	–	1.9*	2.2	–	3.7	–	2.4	790	220	26	13	24	0.2
06108	581	●奈良漬	0	911	216	44.0	–	4.6	–	(0)	0.2						0	–	37.2*	2.6	0	40.0	0.2	5.3	1900	97	25	12	79	0.4

なるほど！ **しょうがに乾燥は禁物**…しょうがは，芽も葉も根もすべてみずみずしさが命。保存するときは霧を吹いて湿らせ，新聞紙に包むのがベストです。

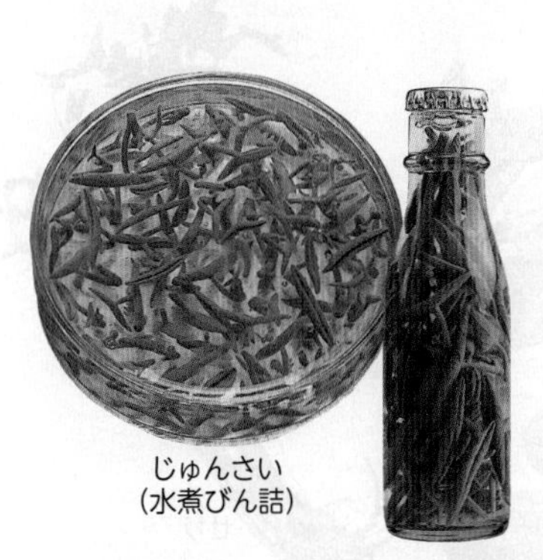

じゅんさい
(水煮びん詰)

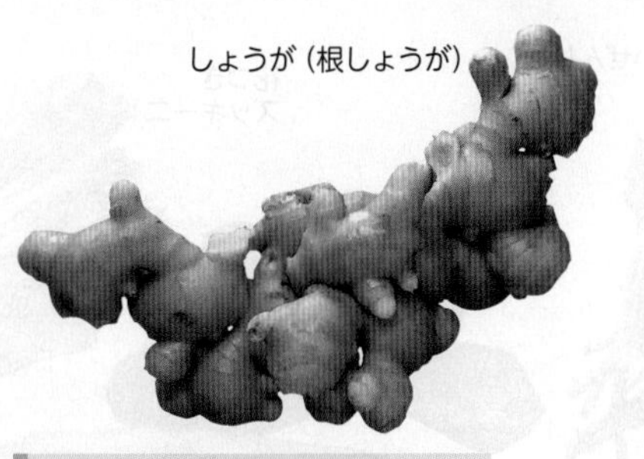

しょうが（根しょうが）

葉しょうが

新しょうが

奈良漬
1食分=30g

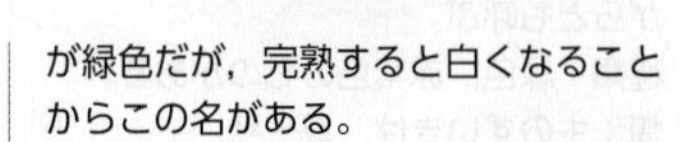

しろうり

じゅんさい（蓴菜）

Water shield 大1＝15g

水中に育つ水草の一種で，日本では古くから若い芽と茎，つぼみを食用にしている。水質が弱酸性の池や湖沼に自生する。水中の若い芽を春から初夏につみ取る。葉は巻いた形で，ヌルヌルした半透明のゼリー状の粘膜に包まれており，独特の食感がある。水田や池で栽培も行われている。秋田産が有名。

旬：4～6月。

調理法：軽く湯通しして冷水にさらし，わさびじょうゆあえ，酢の物，すまし汁などに使う。また，とろみをつけたスープに加えたり，あんかけにも利用する。

しょうが類（生姜類）

Ginger 1かけ＝20g

肥大してかたまり状になった地下茎を食用，香辛料にする。はじかみとも呼ぶ。香りと辛みが強い。根しょうがは成熟した地下茎，芽しょうがは新芽を軟化栽培したもの，葉しょうがは種茎から新茎が肥大したものを葉つきで収穫したものをいう。品種としては谷中（やなか）が有名。

旬：葉しょうがは5～8月。根・芽しょうがは一年中出回る。

利用法：辛み成分に殺菌作用があり，寿司，さしみなど生ものの薬味として使う。料理でおもに使うのは根しょうが。すりおろして肉や魚の臭み消しや風味づけ，めん類や冷ややっこ，鍋物などの薬味，甘酢漬けを薄切りにして寿司に添える。

●**新しょうが：**一般的に皮の色が薄く，茎の付け根が紅色のものをさす。初夏に出回るが，秋に収穫されてすぐに出荷される根しょうがも新しょうがと呼ばれる。みずみずしく，おだやかな辛みが特徴。

しろうり（白瓜）

Oriental pickling melon 1本＝200g

まくわうりの類縁種。日本へは中国から伝わり，古くから食用にされてきた。果実は長円筒形で，20～30cmになる。肉質は緻密でかたい。熟すまでは表皮が緑色だが，完熟すると白くなることからこの名がある。

旬：夏。市場には4～9月まで出回り，未熟なものと完熟ものを使い分ける。

調理法：生食より，おもに漬け物の材料として利用される。ぬか漬け，一夜漬けなどには未熟なもの，奈良漬け，みそ漬けなどの保存漬けには成熟したものを使う。どれもパリパリと歯切れがよい。

無機質 亜鉛	銅	マンガン	ヨウ素	セレン	クロム	モリブデン	ビタミン（脂溶性） A レチノール	カロテン α	カロテン β	β-クリプトキサンチン	β-カロテン当量	レチノール活性当量	D	E トコフェロール α	β	γ	δ	K	ビタミン（水溶性） B1	B2	ナイアシン	ナイアシン当量	B6	B12	葉酸	パントテン酸	ビオチン	C	食塩相当量	備考
mg	mg	mg	μg	μg	μg	μg	μg	μg	μg	μg	μg	μg	μg	mg	mg	mg	mg	μg	mg	mg	mg	mg	mg	μg	μg	mg	μg	mg	g	
0.3	0.09	0.54	–	–	–	–	(0)	18	430	0	440	**36**	(0)	0.4	0	1.6	Tr	63	0.09	0.09	0.8	(1.8)	0.10	(0)	29	0.36	–	**16**	0	廃棄部位：さやの両端 硝酸イオン：0.1g
																														別名：ししとうがらし
0.3	0.10	0.18	0	4	1	4	(0)	0	530	0	530	**44**	(0)	1.3	0	0	0	51	0.07	0.07	1.4	1.8	0.39	(0)	33	0.35	4.2	**57**	0	廃棄部位：へた 硝酸イオン：0g
0.3	0.10	0.18	0	4	1	4	(0)	0	540	0	540	**45**	(0)	1.3	0	0	0	52	0.07	0.07	1.5	(1.9)	0.40	(0)	34	0.36	3.7	**49**	0	へたを除いたもの 植物油（調合油） 硝酸イオン：0g
1.3	0.20	2.01	6	1	2	30	(0)	0	11000	0	11000	**880**	(0)	3.9	0	0	0	690	0.13	0.34	1.0	2.4	0.19	(0)	110	1.00	5.1	**26**	0	試料：青じそ（別名：大葉） 廃棄率：小枝つきの場合40% 硝酸イオン：0.1g
1.0	0.52	1.35	–	–	–	–	(0)	44	2600	0	2600	**220**	(0)	3.8	0.1	0.7	0.2	190	0.09	0.16	1.8	(3.0)	0.12	(0)	72	0.80	–	**5**	0	試料：青じそ 廃棄率：穂じその場合35% 硝酸イオン：Tr
																														別名：長ささげ，三尺ささげ
0.7	0.12	0.66	1	1	Tr	74	(0)	40	1100	0	1200	**96**	(0)	0.5	0	1.8	0.3	120	0.08	0.09	1.0	(1.5)	0.11	(0)	150	0.43	9.7	**25**	0	廃棄部位：へた 硝酸イオン：Tr
0.6	0.11	0.63	Tr	1	0	67	(0)	28	1100	0	1100	**93**	(0)	0.3	0	1.3	0.1	130	0.09	0.09	0.9	(1.4)	0.07	(0)	150	0.39	9.0	**16**	0	へたを除いたもの 硝酸イオン：Tr
																														別名：きくな
0.2	0.10	0.40	5	2	2	12	(0)	0	4500	0	4500	**380**	(0)	1.7	0	0.1	0	250	0.10	0.16	0.8	1.5	0.13	(0)	190	0.23	3.5	**19**	0.2	廃棄部位：基部 廃棄率：根つきの場合15% 硝酸イオン：0.3g
0.2	0.12	0.49	–	–	–	–	(0)	0	5300	0	5300	**440**	(0)	2.0	0	0.1	0	460	0.05	0.08	0.4	(1.2)	0.06	(0)	100	0.13	–	**5**	0.1	ゆでた後水冷し，手搾りしたもの 硝酸イオン：0.2g
0.2	0.02	0.02	–	–	–	–	(0)	0	29	0	29	**2**	(0)	0.1	0	0	0	16	0	0.02	0	0.1	0	(0)	3	0	–	**0**	0	液汁を除いたもの
0.4	0.05	4.73	–	–	–	–	(0)	0	4	0	4	**Tr**	(0)	0.1	0	0.4	0	Tr	0.02	0.03	0.3	(0.4)	0.08	(0)	14	0.07	–	**3**	0	別名：盆しょうが，はじかみ 廃棄部位：葉及び茎 硝酸イオン：0.2g
0.1	0.06	5.01	0	1	1	6	(0)	1	4	0	5	**Tr**	(0)	0.1	Tr	0.8	0	0	0.03	0.02	0.6	0.8	0.13	(0)	8	0.21	0.7	**2**	0	別名：ひねしょうが 廃棄部位：皮 硝酸イオン：0.1g
0.2	0.05	5.12	(0)	Tr	1	12	(0)	2	13	(0)	14	**1**	(0)	0.3	0	1.8	(0)	(0)	0.02	0.02	0.5	(0.6)	0.12	(0)	5	0.07	0.5	**1**	0	全体に対する割合24% 硝酸イオン：Tr
0.2	0.04	3.16	(0)	0	Tr	6	(0)	1	4	(0)	5	**Tr**	(0)	0.1	0	0.6	(0)	(0)	0.02	0.01	0.5	(0.6)	0.12	(0)	6	0.04	0.6	**1**	0	全体に対する割合76% 硝酸イオン：Tr
Tr	0.02	0.41	0	0	2	0	(0)	0	5	Tr	5	**0**	(0)	0.1	0	0.4	0	0	0	0.01	0.1	(0.1)	0	0	1	0	0.2	**0**	5.6	別名：紅しょうが 原材料：ひねしょうが 液汁を除いたもの 硝酸イオン：0g
Tr	0.01	0.37	1	3	2	0	(0)	0	3	0	4	**0**	(0)	0.1	0	0.3	0	0	0.63	0	0	(0.1)	0	0	1	0	0.2	**0**	2.0	別名：ガリ 原材料：新しょうが 液汁を除いたもの 硝酸イオン：0g
0.4	0.04	7.65	Tr	0	1	3	–	1	6	0	6	**Tr**	–	0.1	0	0.7	0	Tr	0.01	0.01	0.2	(0.3)	0.05	–	10	0.05	0.5	**2**	0	廃棄部位：皮及び茎 食物繊維：AOAC2011.25法 硝酸イオン：0.1g
																														別名：あさうり，つけうり
0.2	0.03	0.05	5	0	0	2	(0)	0	65	9	70	**6**	(0)	0.2	0	0.1	0	29	0.03	0.03	0.2	(0.4)	0.04	(0)	39	0.30	1.3	**8**	0	廃棄部位：わた及び両端
0.2	0.04	0.05	–	–	–	–	(0)	0	66	15	74	**6**	(0)	0.2	0	0.1	0	44	0.03	0.03	Tr	(0.2)	0.07	(0)	43	0.30	–	**10**	2.0	廃棄部位：両端 水洗いし，手搾りしたもの
0.8	0.07	0.51	1	1	1	81	(0)	0	23	9	27	**2**	(0)	0.1	0	0.1	0	6	0.03	0.11	0.7	1.4	0.39	0.1	52	0.57	1.0	**0**	4.8	硝酸イオン：Tr

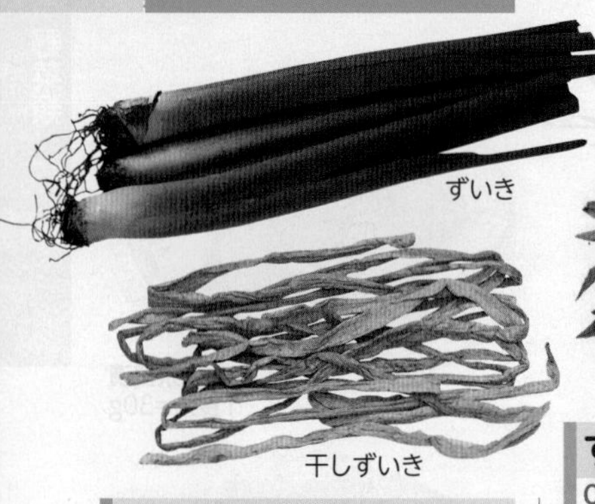

すいぜんじな

ズッキーニ
(緑・黄)

花つき
ズッキーニ

せり

ずいき (芋茎)

Taro,petiole 干しずいき1本＝6g

さといも類の葉柄のこと。またはさといもの葉柄専用品種の葉柄のことをいう。水分が多く，歯切れがよい。これを乾燥させたものを干しずいき，いもがらとも呼ぶ。

種類：緑色，赤紫色のものがある。

旬：生のずいきは，夏～秋。

選び方：生のものは，みずみずしく，太くて長いものがよい。乾燥品は，よく乾いたものがよい。

調理法：生はアクが強いため，皮を根から葉の方向にむきながら水によくさらし，酢水でゆでてから調理する。干しずいきは水でもどし，5～10分ゆで，水にさらしてから調理する。とうがらしを1～2本入れてゆでるとえぐみが抜ける。酢の物，あえ物，煮物，汁物，五目飯の具などに使う。

すいぜんじな

Okinawan spinach 1束＝200g

キク科の植物で，日本，中国，台湾などの東アジアを中心とした広い地域で伝統野菜として古くから食されてきた。葉の表面は緑色，裏面は赤紫色の特徴的な色彩をもつ。ゆでると適度なぬめりけが出るが，くせはない。地域によってさまざまな呼び名があり，石川県では，裏面の色が金時豆のようにみえることから「金時草(きんじそう)」，沖縄地方では「ハンダマ」，愛知県では「式部草」などと呼ばれ，伝統野菜として利用されている。

産地：石川，熊本，沖縄など。

調理法：ゆでておひたし，酢の物にするほか，天ぷらにしてもよい。

ズッキーニ

Zucchini 1本＝200g

形がきゅうりに似ているが，ペポかぼちゃの一種。成熟果は1mにもなり，直径3～4cm・長さ20cmくらいの未熟果を食用にする。くせがなく淡白な味わいで，煮込むとうまみを吸ってなめらかな舌ざわりになる。原産地は北アメリカ南部からメキシコ。ヨーロッパで定着し，アメリカに逆輸入された。

品種：緑色と黄色がある。花つきズッキーニは，ズッキーニを花つきのまま早どりしたもので，花にはほのかな苦みがある。

旬：露地ものは夏。冬の一時期だけアメリカ，ニュージーランドなどからの輸入ものが出回る。

調理法：くせがないので，どんな料理にも使え，特にトマトや肉とよく合う。煮込み，炒め物，ソテー，フライ，ゆでてサラダにしたり，天ぷらなど和風料理にも用いる。イタリアでは，花に詰め物をしてつけ合わせに使う。

せり (芹)

Water dropwort 1束＝100g

早春の水辺に生える山菜で，根，茎，葉を食用にする。春の七草にも数えられる。独特の香りと歯ざわり，アクが特徴である。

種類：小川などの水中で育つ水ぜり，田のあぜで育つ野ぜり，水田で栽培される田ぜりなどがある。茎と葉の色は緑から赤褐色まであるが，栽培ものは緑色になる。

産地：茨城など。栽培品は10～4月に出回る。

調理法：ゆでて水にさらし，おひたし，ごまあえ，みそ汁の実，天ぷらに使うほか，秋田の名物「きりたんぽ鍋」や京都のすき焼きには欠かせない。

食品番号	索引番号	食品名 (可食部100g当たり)	廃棄率 %	エネルギー kJ	エネルギー kcal	水分 g	たんぱく質: アミノ酸組成によるたんぱく質 g	たんぱく質: たんぱく質 g	脂質: 脂肪酸のトリアシルグリセロール当量 g	脂質: コレステロール mg	脂質: 脂質 g	脂肪酸: 飽和 g	脂肪酸: 一価不飽和 g	脂肪酸: 多価不飽和 g	脂肪酸: n-3系多価不飽和 g	脂肪酸: n-6系多価不飽和 g	炭水化物: 利用可能炭水化物 単糖当量 g	炭水化物: 利用可能炭水化物 質量計 g	炭水化物: 差引き法による利用可能炭水化物 g	炭水化物: 食物繊維総量 g	炭水化物: 糖アルコール g	炭水化物: 炭水化物 g	有機酸 g	灰分 g	無機質: ナトリウム mg	無機質: カリウム mg	無機質: カルシウム mg	無機質: マグネシウム mg	無機質: リン mg	無機質: 鉄 mg
		ずいき																												
06109	582	●生ずいき，生	30	64	15	94.5	(0.2)	0.5	–	(0)	0						–	–	2.8*	1.6	–	4.1	–	0.9	1	390	80	6	13	0.1
06110	583	●生ずいき，ゆで	0	41	10	96.1	(0.2)	0.4	–	(0)	0						–	–	1.2*	2.1	–	3.1	–	0.4	1	76	95	7	9	0.1
06111	584	●干しずいき，乾	0	972	232	9.9	(2.6)	6.6	(0.3)	(0)	0.4	(0.08)	(0.03)	(0.17)	(0.05)	(0.12)	–	–	41.8*	25.8	–	63.5	–	18.2	6	10000	1200	120	210	9.0
06112	585	●干しずいき，ゆで	0	38	9	95.5	(0.2)	0.5	–	(0)	0						–	–	0.6*	3.1	–	3.4	–	0.6	2	160	130	8	5	0.7
● 06387	586	すいぜんじな●葉，生	35	65	16	93.1	–	0.6	–	–	0.6						–	–	0*	4.0	–	3.4	–	1.4	1	530	140	42	42	0.5
		すぐきな																												
緑 06113	587	●葉，生	25	94	23	90.5	(1.7)	1.9	(0.1)	(0)	0.2	(0.05)	(0.01)	(0.08)	(0.06)	(0.02)	–	–	1.7*	4.0	–	5.4	–	1.8	32	680	150	18	58	2.6
06114	588	●根，生	8	78	19	93.7	(0.5)	0.6	(0.1)	(0)	0.1	(0.01)	(0.01)	(0.05)	(0.04)	(0.01)	–	–	3.1*	1.7	–	4.7	–	0.7	26	310	26	8	35	0.1
06115	589	●すぐき漬	0	123	30	87.4	(2.1)	2.6	(0.5)	(0)	0.7	(0.08)	(0.04)	(0.37)	(0.28)	(0.08)	–	–	1.6*	5.2	–	6.1	–	3.2	870	390	130	25	76	0.9
06116	590	ズッキーニ●果実，生	4	66	16	94.9	(0.9)	1.3	(0.1)	(0)	0.1	(0.03)	(Tr)	(0.03)	(0.02)	(0.01)	(2.3)*	(2.3)	1.9	1.3	–	2.8	–	0.8	1	320	24	25	37	0.5
		せり																												
緑 06117	591	●茎葉，生	30	70	17	93.4	(1.9)	2.0	(0.1)	(0)	0.1	(0.02)	(Tr)	(0.03)	(Tr)	(0.03)	–	–	1.0*	2.5	–	3.3	–	1.2	19	410	34	24	51	1.6
06118	592	●茎葉，ゆで	15	71	17	93.6	(1.9)	2.1	(0.1)	(0)	0.1	(0.02)	(Tr)	(0.03)	(Tr)	(0.03)	–	–	0.8*	2.8	–	3.4	–	0.8	8	190	38	19	40	1.3
06119	593	セロリ●葉柄，生	35	49	12	94.7	0.4	0.4	0.1	(0)	0.1	0.02	Tr	0.03	Tr	0.03	1.4*	1.3	1.1	1.5	1.0	3.6	Tr	1.0	28	410	39	9	39	0.2
		ぜんまい																												
06120	594	●生ぜんまい ●若芽，生	15	111	27	90.9	(1.3)	1.7	–	(0)	0.1						–	–	3.2*	3.8	–	6.6	–	0.7	2	340	10	17	37	0.6
06121	595	●若芽，ゆで	0	72	17	94.2	(0.8)	1.1	–	(0)	0.4						–	–	0.9*	3.5	–	4.1	–	0.2	2	38	19	9	20	0.3
06122	596	●干しぜんまい ●干し若芽，乾	0	1161	277	8.5	(10.8)	14.6	–	(0)	0.6						–	–	39.8*	34.8	–	70.8	–	5.5	25	2200	150	140	200	7.7
06123	597	●干し若芽，ゆで	0	101	25	91.2	(1.3)	1.7	–	(0)	0.1						–	–	2.0*	5.2	–	6.8	–	0.2	2	19	20	9	16	0.4
		そらまめ																												
06124	598	●未熟豆，生	25	431	102	72.3	8.3	10.9	0.1	(0)	0.2	0.03	0.01	0.05	Tr	0.05	13.2	12.1	15.6*	2.6	–	15.5	–	1.1	1	440	22	36	220	2.3
06125	599	●未熟豆，ゆで	25	435	103	71.3	(7.8)	10.5	(0.1)	(0)	0.2	(0.03)	(0.01)	(0.05)	(Tr)	(0.05)	(13.7)	(12.5)	15.7*	4.0	–	16.9	–	1.1	4	390	22	38	230	2.[illegible]

 なるほど! **上を向いてなるそら豆**…豆類のさやはふつう下向きにつきますが，そら豆だけは上向きにつきます。だから漢字で「空豆」って書くんです。

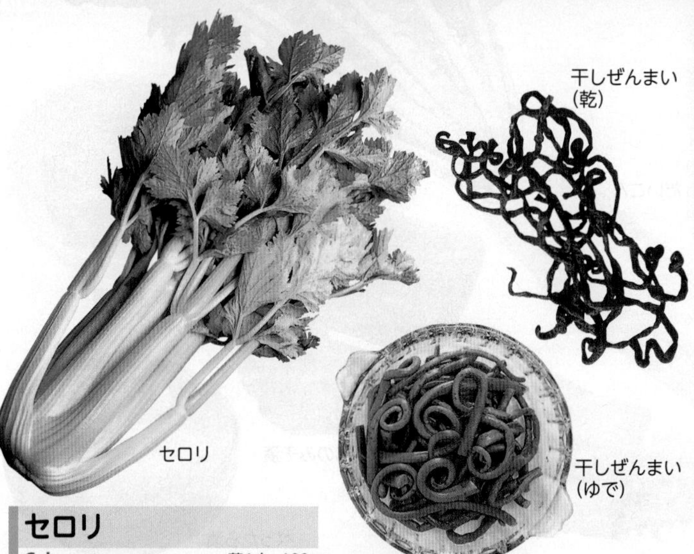
セロリ

干しぜんまい（乾）

干しぜんまい（ゆで）

セロリ

Celery　茎1本=100g

特有の強い香りとシャキシャキした歯ざわりをもつ。この香りは加熱しても薄れない。味がよいのは冬である。

歴史：原産地ヨーロッパでは，古くから香草および薬草として栽培され，利用されてきた。

種類：茎が白っぽい白茎種と濃い緑色の緑茎種，これらの中間種の三種類がある。欧米では緑茎種が主流だが，日本で栽培されているものはほとんどが中間種である。

産地：長野と静岡が二大産地。11～5月は静岡産，5～11月は長野産が出回る。

選び方：葉が生き生きとして，茎が太く丸みがあり，筋（すじ）がはっきりしているものがよい。

調理法：肉類のにおいを消して料理の風味をよくする効果がある。茎は筋をとり，生のまま細切りにしてサラダやスティックに，薄切りにして漬け物や甘酢漬けにする。そのほか，ベーコンと蒸し煮，グラタン，煮込み，スープ，炒め物などに使う。葉はブーケガルニの材料，つくだ煮，天ぷらに利用する。

ぜんまい（薇）

Japanese royal fern　干しぜんまい1C=20g

全国の山野に自生する山菜。春先につんだ若芽を食べる。わらびに似ているが，わらびよりかたい。ほろ苦くぬめりがある。生，乾燥品，水漬けがある。アクが強いので，灰汁や重曹などを用い十分なアク抜きが必要である。ゆでて乾燥させた干しぜんまいを使うのが一般的である。

調理法：油との相性がよいので，油揚げとの煮物や炒め物にするほか，あえ物，汁物，天ぷら，漬け物などにする。

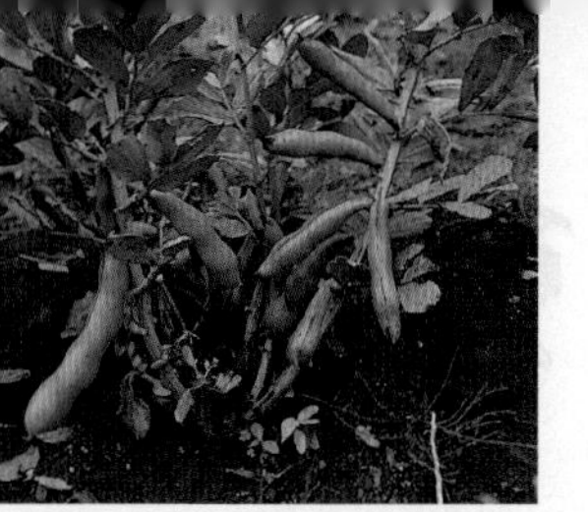
そら豆の畑

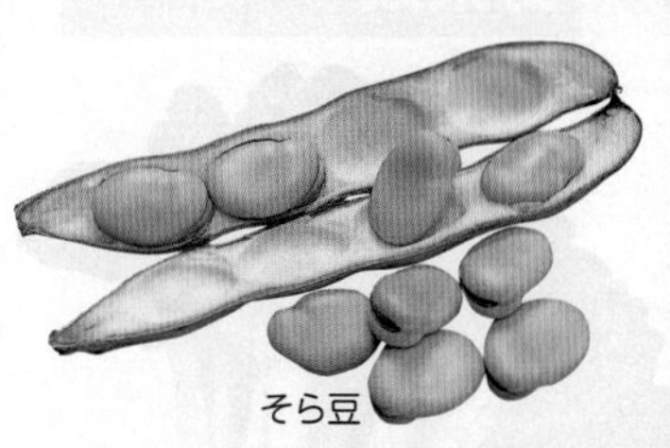
そら豆

そらまめ（空豆，蚕豆）

Broad beans　1粒=5g

代表的な春野菜。未熟な豆（若ざや）を食用にする。おいしいのは収穫して3日間だけといわれるほど，時間がたつと味が落ちる。さやの緑色が鮮やかでつやのあるものを選ぶとよい。

産地：鹿児島，千葉など。

旬：春。ハウス栽培され，市場にはほぼ一年中出回る。

調理法：さや入りのものはさやから豆を出し，塩ゆでして食べる。また，含め煮や炒め物，混ぜご飯，バターソテー，裏ごししてポタージュ，あんなどに使う。加工品に豆板醤（トウバンジャン）がある。

豆知識　春の七草

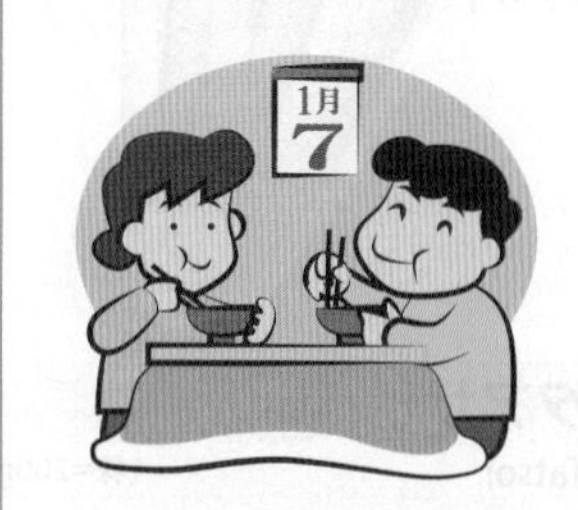

せり，なずな（ぺんぺん草），ごぎょう（ははこ草），はこべら（はこべ），ほとけのざ（たびらこ），すずな（かぶ），すずしろ（大根）の7種が春の七草である。かぶと大根は古くから栽培されてきたが，あとの5種はいずれも野生の草。

門松のとれる1月7日には，その年の健康を祈って七草かゆを食べる習わしがある。大陸から伝えられた風習で，日本では平安時代から宮中で行われていたという。

無機質 亜鉛	銅	マンガン	ヨウ素	セレン	クロム	モリブデン	ビタミン（脂溶性） A レチノール	カロテン α	カロテン β	β-クリプトキサンチン	β-カロテン当量	レチノール活性当量	D	E トコフェロール α	β	γ	δ	K	ビタミン（水溶性） B1	B2	ナイアシン	ナイアシン当量	B6	B12	葉酸	パントテン酸	ビオチン	C	食塩相当量	備考
mg	mg	mg	μg	μg	μg	μg	μg	μg	μg	μg	μg	μg	μg	mg	mg	mg	mg	μg	mg	mg	mg	mg	mg	μg	μg	mg	μg	mg	g	
1.0	0.03	2.24	–	–	–	–	(0)	0	110	0	110	**9**	(0)	0.4	0	0.1	0	9	0.01	0.02	0.2	(0.3)	0.03	(0)	14	0.28	–	**5**	0	廃棄部位：株元及び表皮 硝酸イオン：Tr
0.9	0.02	1.69	–	–	–	–	(0)	3	110	0	110	**9**	(0)	0.3	0	0.1	0	14	0	0	0	(0.1)	0.01	(0)	10	0.10	–	**1**	0	株元及び表皮を除いたもの ゆでた後水冷し，手搾りしたもの 硝酸イオン：0g
5.4	0.55	25.00	–	–	–	–	(0)	(0)	15	(0)	15	**1**	(0)	0.4	0	0.2	0	19	0.15	0.30	2.5	(3.6)	0.07	(0)	30	2.00	–	**0**	0	別名：いもがら 硝酸イオン：1.4g
0.3	0.05	2.35	–	–	–	–	(0)	(0)	0	(0)	(0)	**(0)**	(0)	0.1	0	0	0	3	0	0.01	0	(0.1)	0	(0)	1	0.06	–	**0**	0	ゆでた後水冷し，手搾りしたもの 硝酸イオン：Tr
0.5	0.07	2.11	3	Tr	1	8	–	11	4200	8	4300	**350**	–	3.8	0.3	Tr	0	270	0.06	0.12	0.5	0.6	0.08	–	66	0.03	4.7	**17**	0	別名：金時草，式部草 廃棄部位：葉柄基部 食物繊維：AOAC2011.25法 硝酸イオン：0.3g
																														別名：かもな
0.3	0.06	0.30	–	–	–	–	(0)	0	2000	30	2000	**170**	(0)	3.8	0.1	0.1	0	280	0.08	0.13	1.1	(1.6)	0.05	(0)	200	0.35	–	**73**	0.1	廃棄部位：葉柄基部 硝酸イオン：0.2g
0.1	0.03	0.05	–	–	–	–	(0)	0	(0)	(0)	(0)	**(0)**	(0)	0	0	0	0	0	0.03	0.03	0.7	(0.8)	0.01	(0)	50	0.26	–	**13**	0.1	廃棄部位：根端及び葉柄基部 硝酸イオン：0.2g
0.4	0.08	0.09	–	–	–	–	(0)	0	3000	0	3000	**250**	(0)	2.2	0	0	0	270	0.12	0.11	1.3	(1.9)	0.13	(0)	110	0.24	–	**35**	2.2	水洗いし，手搾りしたもの
0.4	0.07	0.15	Tr	Tr	1	6	(0)	0	310	10	320	**27**	(0)	0.4	0	0.4	0	35	0.05	0.05	0.4	(0.6)	0.09	(0)	36	0.22	2.7	**20**	0	別名：つるなしかぼちゃ 廃棄部位：両端 硝酸イオン：0.1g
																														別名：かわな
0.3	0.15	1.24	–	–	–	–	(0)	0	1900	20	1900	**160**	(0)	0.7	0.1	0.8	0	160	0.04	0.13	1.2	(1.7)	0.11	(0)	110	0.42	–	**20**	0	廃棄部位：根及び株元 硝酸イオン：0g
0.2	0.10	1.30	–	–	–	–	(0)	0	1700	19	1700	**150**	(0)	0.6	0.1	1.0	0	160	0.02	0.06	0.6	(1.1)	0.07	(0)	61	0.32	–	**10**	0	根を除いたもの 廃棄部位：株元 ゆでた後水冷し，手搾りしたもの 硝酸イオン：0g
0.2	0.03	0.11	1	0	0	2	(0)	0	44	0	44	**4**	(0)	0.2	0	0	0	10	0.03	0.03	Tr	0.1	0.08	(0)	29	0.26	1.2	**7**	0.1	別名：セロリー，セルリー，オランダみつば 廃棄部位：株元，葉身及び表皮 硝酸イオン：0.2g
0.5	0.15	0.40	–	–	–	–	(0)	42	500	14	530	**44**	(0)	0.6	Tr	0.1	0	34	0.02	0.09	1.4	(1.8)	0.05	(0)	210	0.64	–	**24**	0	廃棄部位：株元及び裸葉 硝酸イオン：0g
0.4	0.10	0.22	–	–	–	–	(0)	21	420	9	430	**36**	(0)	0.5	0	0.1	0	34	0.01	0.05	0.7	(0.9)	0	(0)	59	0.12	–	**2**	0	株元及び裸葉を除いたもの ゆでた後水冷し，水切りしたもの 硝酸イオン：0g
4.6	1.20	3.34	–	–	–	–	(0)	29	680	37	710	**59**	(0)	1.4	Tr	0.4	0	120	0.10	0.41	8.0	(11.0)	0.02	(0)	99	3.10	–	**0**	0.1	硝酸イオン：0g
0.3	0.14	0.20	–	–	–	–	(0)	(0)	15	(0)	15	**1**	(0)	0.2	0	0	0	20	0	0.01	0	(0.4)	0	(0)	1	0	–	**0**	0	硝酸イオン：0g
1.4	0.39	0.21	0	Tr	0	150	(0)	2	240	0	240	**20**	(0)	Tr	0	1.3	0	18	0.30	0.20	1.5	2.9	0.17	(0)	120	0.46	6.9	**23**	0	廃棄部位：種皮 廃棄率：さや入りの場合 80% 硝酸イオン：0g
1.9	0.33	0.38	–	–	–	–	(0)	0	210	0	210	**18**	(0)	Tr	0	1.2	0	19	0.22	0.18	1.2	(2.5)	0.13	(0)	120	0.39	–	**18**	0	廃棄部位：種皮 廃棄率：さや入りの場合 80% 硝酸イオン：(0)g

タアサイ

かいわれだいこん
1パック=50g

だいこん

福神漬

だいこんのみそ漬

たくあん漬

べったら漬

タアサイ（塌菜）

Tatsoi 1株=200g

一株に葉と茎が菊の花のように集まった中国原産の野菜。漬け菜の一種で代表的な冬野菜である。2月に味がよいため，如月（きさらぎ）菜ともいう。葉はへら形でやや厚く，つやがあり，繊維質が少なくやわらかい。

産地：冬場は静岡，茨城。夏場は北海道など。

旬：2〜3月。

調理法：おもに中国料理の炒め物や煮物，スープ，鍋物に使う。

だいこん類（大根類）

Japanese radishes, Daikon 中1本=1000g

肥大した根と葉を食用にする。すずしろとも呼び，春の七草の一つ。生では辛みがあるが，淡白な味わいで幅広い料理に利用される。

栄養成分：根はビタミンCとでんぷん分解酵素のアミラーゼを多く含む。またナトリウムの排出を助けるカリウムが多く含まれる。これは水に溶け出すため，みそ汁で食べるのは理にかなっている。葉にはカロテン，ビタミンC，カルシウムなどが多い。

種類：代表的な在来品種として，春だいこんは二年子（にねんご），夏だいこんは美濃早生（みのわせ），秋冬だいこんは宮重（みやしげ），三浦，亀戸（かめいど），聖護院（しょうごいん）などがある。また葉を食用とする専用種もある。現在は「耐病総太りだいこん」に代表される青首だいこんが9割以上を占める。

調理法：生のままをだいこんおろし，サラダ，なますにしたり，ゆでて，煮物やふろふきだいこん，おでん，みそ汁などにする。肉や魚と一緒に煮込むと，肉や魚の臭みをやわらげる。ゆでるとき，米のとぎ汁でゆでるとだいこん臭や苦みがとれ，甘みが増すといわれる。そのほか，たくあん漬け，みそ漬け，甘酒につけたべったら漬けなどの漬け物に加工する。

●かいわれだいこん：だいこんの種子から発芽して双葉が開いたころにつんだもの。水耕栽培されたものが一年中出回る。辛みがあり，料理やサラダに使う。

食品番号	索引番号	食品名（可食部100g当たり）	廃棄率 %	エネルギー kJ	エネルギー kcal	水分 g	たんぱく質：アミノ酸組成によるたんぱく質 g	たんぱく質：たんぱく質 g	脂質：脂肪酸のトリアシルグリセロール当量 g	脂質：コレステロール mg	脂質：脂質 g	脂肪酸：飽和 g	脂肪酸：一価不飽和 g	脂肪酸：多価不飽和 g	脂肪酸：n-3系多価不飽和 g	脂肪酸：n-6系多価不飽和 g	炭水化物：利用可能炭水化物（単糖当量） g	炭水化物：利用可能炭水化物（質量計） g	炭水化物：差引き法による利用可能炭水化物 g	炭水化物：食物繊維総量 g	炭水化物：糖アルコール g	炭水化物：炭水化物 g	有機酸 g	灰分 g	無機質：ナトリウム mg	無機質：カリウム mg	無機質：カルシウム mg	無機質：マグネシウム mg	無機質：リン mg	無機質：鉄 mg
		タアサイ																												
緑 06126	600	●葉，生	6	48	12	94.3	(1.1)	1.3	(0.1)	(0)	0.2	(0.02)	(Tr)	(0.08)	(0.06)	(0.01)	–	–	0.6*	**1.9**	–	2.2	–	1.3	29	**430**	**120**	23	46	0.7
06127	601	●葉，ゆで	6	44	11	95.0	(0.9)	1.1	(0.1)	(0)	0.2	(0.02)	(Tr)	(0.08)	(0.06)	(0.01)	–	–	0.5*	**2.1**	–	2.3	–	0.9	23	**320**	**110**	18	43	0.6
		（だいこん類）																												
緑 06128	602	●かいわれだいこん ●芽ばえ，生	0	88	21	93.4	(1.8)	2.1	(0.2)	(0)	0.5	(0.05)	(0.02)	(0.15)	(0.11)	(0.02)	–	–	2.0*	**1.9**	–	3.3	–	0.6	5	**99**	**54**	33	61	0.5
緑 06129	603	●葉だいこん ●葉，生	20	71	17	92.6	(1.7)	2.0	(0.1)	(0)	0.2	(0.02)	(0.01)	(0.06)	(0.04)	(0.01)	(1.1)*	(1.1)	1.1	**2.6**	–	3.3	–	1.5	41	**340**	**170**	25	43	1.4
緑 06130	604	●だいこん ●葉，生	10	94	23	90.6	1.9	2.2	Tr	(0)	0.1	0.01	Tr	0.03	0.02	Tr	1.4	1.4	1.6*	**4.0**	–	5.3	–	1.6	48	**400**	**260**	22	52	3.1
06131	605	●葉，ゆで	0	99	24	91.3	(1.9)	2.2	(Tr)	(0)	0.1	(0.01)	(Tr)	(0.03)	(0.02)	(Tr)	(1.3)	(1.3)	2.2*	**3.6**	–	5.4	–	0.9	28	**180**	**220**	22	62	2.2
06132	606	●根，皮つき，生	10	62	15	94.6	0.4	0.5	Tr	0	0.1	0.01	Tr	0.02	0.02	0.01	2.7*	2.6	2.9	**1.4**	–	4.1	–	0.6	19	**230**	**24**	10	18	0.2
06133	607	●根，皮つき，ゆで	0	62	15	94.4	(0.3)	0.4	–	(0)	Tr						(2.8)*	(2.7)	3.0	**1.6**	–	4.5	–	0.5	14	**210**	**24**	9	18	0.2
06134	608	●根，皮なし，生	15	63	15	94.6	0.3	0.4	(Tr)	0	0.1	(0.01)	(Tr)	(0.02)	(0.02)	(0.01)	2.9*	2.8	3.0	**1.3**	–	4.1	–	0.6	17	**230**	**23**	10	17	0.2
● 06367	609	●根，皮なし，生，おろし	0	106	25	90.5	(0.5)	0.6	–	(0)	0.2						–	–	3.0*	**5.1**	–	8.0	–	0.6	30	**190**	**63**	23	19	0.3
● 06368	610	●根，皮なし，生，おろし汁	0	51	12	96.5	(0.2)	0.3	–	(0)	Tr						–	–	2.7*	**0.1**	–	2.7	–	0.4	21	**140**	**14**	9	13	0.1
● 06369	611	●根，皮なし，生，おろし水洗い	0	94	23	91.4	(0.4)	0.6	–	(0)	0.1						–	–	2.6*	**4.7**	–	7.2	–	0.6	25	**170**	**57**	21	16	0.2
06135	612	●根，皮なし，ゆで	0	62	15	94.8	(0.4)	0.5	(Tr)	(0)	0.1	(0.01)	(Tr)	(0.02)	(0.02)	(0.01)	2.5*	2.5	2.5	**1.7**	–	4.0	–	0.5	12	**210**	**25**	10	14	0.2
06136	613	●切干しだいこん ●乾	0	1178	280	8.4	(7.3)	9.7	(0.3)	(0)	0.8	(0.10)	(0.03)	(0.19)	(0.14)	(0.04)	–	–	51.3*	**21.3**	–	69.7	–	8.5	210	**3500**	**500**	160	220	3.1
06334	614	●ゆで	0	54	13	94.6	(0.7)	0.9	(Tr)	(0)	0.1	(0.01)	(Tr)	(0.03)	(0.02)	(0.01)	–	–	0.7*	**3.7**	–	4.1	–	0.3	4	**62**	**60**	14	10	0.4
06335	615	●油いため	0	320	78	84.5	(1.1)	1.5	(5.7)	(Tr)	6.0	(0.44)	(3.48)	(1.56)	(0.48)	(1.09)	–	–	2.6*	**5.6**	–	7.6	–	0.4	8	**110**	**91**	22	18	0.7
● 06388	616	●漬物 ●いぶりがっこ	0	317	76	73.8	(0.8)	1.1	–	–	0.3						–	–	13.9*	**7.1**	–	21.0	–	3.9	1400	**350**	**42**	31	77	0.4
06137	617	●ぬかみそ漬	0	124	29	87.1	(1.0)	1.3	–	(0)	0.1						–	–	5.2*	**1.8**	–	6.7	–	4.8	1500	**480**	**44**	40	44	0.3
06138	618	●たくあん漬，塩押しだいこん漬	0	182	43	85.0	(0.5)	0.6	–	(0)	0.3						0	–	8.5*	**2.3**	0	10.8	0.2	3.3	1300	**56**	**16**	5	12	0.2
06139	619	干しだいこん漬	0	96	23	88.8	(1.4)	1.9	–	(0)	0.1						–	–	2.3*	**3.7**	–	5.5	–	3.7	970	**500**	**76**	80	150	1.0
06140	620	●守口漬	0	821	194	46.2	–	5.3	–	(0)	0.2						–	–	41.0*	**3.3**	–	44.3	–	4.0	1400	**100**	**26**	9	72	0.2
06141	621	●べったら漬	0	223	53	83.1	(0.3)	0.4	–	(0)	0.2						0	–	11.5*	**1.6**	0	13.1	0.2	3.1	1100	**190**	**15**	6	24	0.2
06142	622	●みそ漬	0	218	52	79.0	–	2.1	–	0	0.3						0	–	9.0*	**2.1**	0	11.4	0.3	7.3	2800	**80**	**18**	12	42	0.3
06143	623	●福神漬	0	581	137	58.6	–	2.7	–	(0)	0.1						–	–	29.4*	**3.9**	–	33.3	–	5.3	2000	**100**	**36**	13	29	1.3

なるほど! おろし方でも味をコントロール…だいこんおろしは，やさしく円を描くようにおろすと甘くなり，繊維を壊すように直線におろすと辛くなります。

切り干し
だいこん

いぶりがっこ

●だいこんおろし：おろしがねを使ってだいこんを生のまますりおろしたもの。すりおろすことにより，辛み成分が生成されるが，これは揮発性のため，おろしてから20分ほどおくことで辛みがなじむ。葉に近い部分は甘みがあり，先端部分は辛みが強くなるなど，すりおろす部位によって辛みの程度が変わる。

●切り干しだいこん：切り干しともいう。秋冬だいこんを細長く切ってすのこに広げ，天日で干してつくる。天日でよく乾燥させることによって甘みと風味が加わる。食物繊維が豊富である。長期保存でき，購入するときは色の薄いものを選ぶとよい。

調理法：よくもみ洗いしてもどし，水けをきってから調理する。だしでやわらかく煮てから，油揚げ，ひじきなどと一緒に煮上げる。また，ほかの野菜と一緒にしょうゆにつけて福神漬け，甘酢につけてはりはり漬けにする。

●いぶりがっこ：だいこんを囲炉裏の上につるしてナラなどの木を燃やした煙でいぶし，米ぬかで漬け込んだ秋田の伝統的な漬物。独特の燻製の風味がする。秋田の方言で漬け物を「がっこ」と呼ぶことから名前がつけられた。

Q&A

ビタミンCを破壊する酵素って何？

野菜，特に生野菜は貴重なビタミンCの供給源ですが，このビタミンCを破壊する酵素が同じ野菜の中に含まれています。アスコルビナーゼという酵素がその正体。にんじん，きゅうり，かぼちゃなどに含まれていて，これらの野菜を切ったりすりおろしたりすると組織が壊れ，内部の酵素が働き出します。

たとえば，だいこんとにんじんのすりおろしを混ぜてもみじおろしをつくると，だいこんのビタミンCは大きく破壊されます。ただし，この酵素は熱や酸により作用しなくなりますので，もみじおろしにもレモン汁や酢を加えることでだいこんのビタミンCを守ることができます。

豆知識

だいこん一本を食べつくそう

最近では，だいこん一本を真ん中から切って売っている店も多い。だいこんは部位によって，甘みや辛み，食感が違うので，それぞれの持ち味をいかした使い方をすることで，おいしく食べることができる。

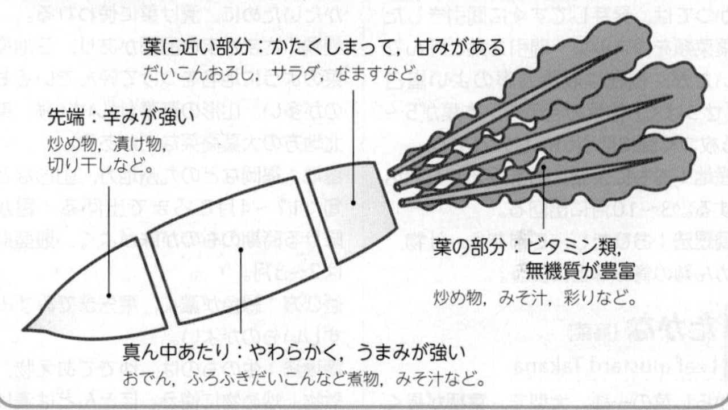

無機質 亜鉛 mg	銅 mg	マンガン mg	ヨウ素 µg	セレン µg	クロム µg	モリブデン µg	ビタミン(脂溶性) A レチノール µg	カロテン α µg	カロテン β µg	β-クリプトキサンチン µg	β-カロテン当量 µg	レチノール活性当量 µg	D µg	E トコフェロール α mg	β mg	γ mg	δ mg	K µg	ビタミン(水溶性) B1 mg	B2 mg	ナイアシン mg	ナイアシン当量 mg	B6 mg	B12 µg	葉酸 µg	パントテン酸 mg	ビオチン µg	C mg	食塩相当量 g	備考
																														別名：ひさごな，ゆきな，タァサイ，ターサイ，ターツァイ，きさらぎな
0.5	0.05	0.38	–	–	–	–	(0)	0	2200	27	2200	**180**	(0)	1.5	0	Tr	0	220	0.05	0.09	0.9	(1.4)	0.12	(0)	65	0.19	–	**31**	0.1	廃棄部位：株元　硝酸イオン：0.7g
0.4	0.04	0.32	–	–	–	–	(0)	0	2400	32	2400	**200**	(0)	1.7	Tr	Tr	0	230	0.02	0.03	0.4	(0.8)	0.05	(0)	42	0.09	–	**14**	0.1	廃棄部位：株元　ゆでた後水冷し，手搾りしたもの　硝酸イオン：0.5g
0.3	0.03	0.35	12	0	0	6	(0)	0	1900	0	1900	**160**	(0)	2.1	0.1	0.5	0	200	0.08	0.13	1.3	(2.0)	0.23	(0)	96	0.29	5.6	**47**	0	別名：かいわれ　茎基部約1cmを除去したもの　硝酸イオン：0.1g
0.4	0.05	0.23	–	–	–	–	(0)	0	2300	15	2300	**190**	(0)	1.5	Tr	0	0	220	0.07	0.15	0.5	(1.2)	0.22	(0)	130	0.39	–	**49**	0.1	試料：水耕栽培品　廃棄部位：株元及び根　硝酸イオン：0.4g
0.3	0.04	0.27	–	–	–	–	(0)	0	3900	0	3900	**330**	(0)	3.8	0	0.1	0	270	0.09	0.16	0.5	1.3	0.18	(0)	140	0.26	–	**53**	0.1	廃棄部位：葉柄基部　硝酸イオン：0.2g
0.2	0.03	0.25	–	–	–	–	(0)	0	4400	0	4400	**370**	(0)	4.9	0	0	0	340	0.01	0.06	0.1	(0.9)	0.10	(0)	54	0.11	–	**21**	0.1	葉柄基部を除いたもの　ゆでた後水冷し，手搾りしたもの　硝酸イオン：0.1g
0.2	0.02	0.04	3	1	0	3	(0)	0	0	0	0	**(0)**	(0)	0	0	0	0	Tr	0.02	0.01	0.3	0.4	0.04	(0)	34	0.12	0.3	**12**	0	廃棄部位：根端及び葉柄基部　硝酸イオン：0.1g
0.2	0.02	0.05	–	–	–	–	(0)	0	0	0	0	**(0)**	(0)	0	0	0	0	0	0.02	0.01	0.2	(0.3)	0.03	(0)	38	0.10	–	**9**	0	根端及び葉柄基部を除いたもの　硝酸イオン：0.2g
0.1	0.02	0.04	3	1	0	2	(0)	0	0	0	0	**(0)**	(0)	0	0	0	0	Tr	0.02	0.01	0.2	0.3	0.05	(0)	33	0.11	0.3	**11**	0	廃棄部位：根端，葉柄基部及び皮　硝酸イオン：0.2g
0.3	0.02	0.06	1	Tr	(0)	2	(0)	(0)	(0)	(0)	(0)	**(0)**	(0)	(0)	(0)	(0)	(0)	0	0.02	0.01	0.2	(0.3)	0.04	(0)	23	0.07	0.4	**7**	0.1	全体に対する割合18 %　硝酸イオン：0.2g
0.1	0.01	0.01	3	0	(0)	1	(0)	(0)	(0)	(0)	(0)	**(0)**	(0)	(0)	(0)	(0)	(0)	0	0.02	0.01	0.1	(0.2)	0.03	(0)	21	0.07	0.2	**7**	0.1	全体に対する割合82 %　硝酸イオン：0.2g
0.2	0.01	0.06	1	Tr	(0)	2	(0)	(0)	(0)	(0)	(0)	**(0)**	(0)	(0)	(0)	(0)	(0)	0	0.02	0.01	0.1	(0.2)	0.03	(0)	19	0.05	0.4	**6**	0.1	全体に対する割合20 %　硝酸イオン：0.2g
0.1	0.01	0.05	3	1	0	2	(0)	0	0	0	0	**(0)**	(0)	0	0	0	0	0	0.02	0.01	0.2	(0.3)	0.04	(0)	33	0.08	0.3	**9**	0	根端，葉柄基部及び皮を除いたもの　硝酸イオン：0.1g
2.1	0.13	0.74	20	2	3	29	(0)	0	2	0	2	**0**	(0)	0	0	0	0	Tr	0.35	0.20	4.6	(6.1)	0.29	(0)	210	1.24	5.9	**28**	0.5	硝酸イオン：2.9g
0.2	0.02	0.08	–	–	–	–	(0)	0	0	0	0	**0**	(0)	0	0	0	0	0	0.01	Tr	0.1	(0.2)	0.01	(0)	7	0.04	–	**0**	0	水もどし後，ゆでた後湯切りしたもの　硝酸イオン：Tr
0.3	0.03	0.14	–	–	–	–	(0)	0	1	0	1	**0**	(0)	0.9	0	1.8	0.1	7	0.02	0.02	0.2	(0.4)	0.02	(0)	12	0.07	–	**0**	0	水もどし後，油いため　植物油（なたね油）　調理による脂質の増減：本書p.315表2参照　硝酸イオン：Tr
0.3	0.03	0.47	2	1	0	6	–	0	1	0	1	**0**	–	Tr	0	0	0	0	0.08	0.02	0.8	(1.0)	0.12	–	10	0.22	0.5	**0**	3.5	食物繊維：AOAC2011.25法　硝酸イオン：0.2g
0.1	0.02	0.13	–	–	–	–	(0)	(0)	0	(0)	(0)	**(0)**	(0)	0	0	0	0	1	0.33	0.04	2.7	(2.9)	0.22	0	98	0.43	–	**15**	3.8	根，皮つき　水洗いし，水切りしたもの
0.1	0.03	0.06	2	0	1	3	(0)	0	1	0	1	**(0)**	(0)	Tr	0	0	0	0	0.01	0.01	0.1	(0.2)	0.01	0	10	0.03	0.2	**40**	3.3	別名：新漬たくあん，早漬たくあん　ビタミンC：酸化防止用として添加　硝酸イオン：Tr
0.8	0.05	0.89	–	–	–	–	(0)	0	0	0	0	**(0)**	(0)	0	0	0	0	0	0.21	0.03	1.6	(1.9)	0.22	(0)	47	0.66	–	**12**	2.5	別名：本たくあん　硝酸イオン：Tr
0.8	0.12	0.69	–	–	–	–	(0)	(0)	0	(0)	(0)	**(0)**	(0)	0	0	0	0	0	0.05	0.17	0.7	1.6	0.32	(0)	45	0.19	–	**0**	3.6	
0.1	0.02	0.03	1	0	Tr	3	(0)	0	0	0	0	**(0)**	(0)	Tr	0	0	0	0	Tr	0.11	Tr	(0.1)	0	12.0	0	0.07	–	**49**	2.8	ビタミンC：酸化防止用として添加　硝酸イオン：0.1g
0.2	0.03	0.13	1	1	6	7	0	0	0	0	0	**0**	0	Tr	0	Tr	0	0	3.70	0.01	0.1	0.5	0.01	Tr	9	0.04	0.8	**0**	7.2	硝酸イオン：Tr
0.1	0.05	0.15	5	3	2	12	(0)	0	100	0	100	**8**	(0)	0.1	0	0	0	7	0.02	0.10	0	0.5	0	(0)	3	0	1.1	**0**	5.1	原材料：だいこん，なす，なたまめ，れんこん，しょうが等　市販品の調味液を除去したもの

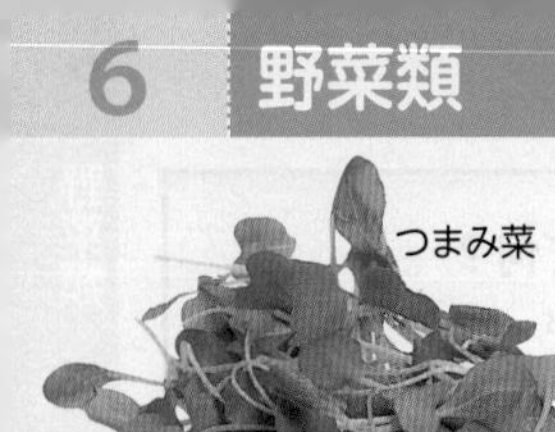
つまみ菜

高菜

根曲がり竹

たけのこ水煮

めんま
(しなちく)

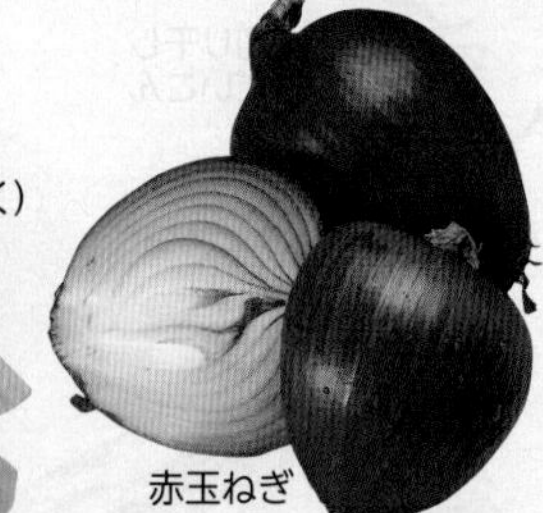
赤玉ねぎ

高菜漬
1食分＝30g

孟宗竹

たいさい類 (体菜類)
Chinese mustard,Taisai

●つまみな：だいこん，白菜，漬け菜，かぶなどの菜類の若苗のことをいう。やわらかく，くせがないが，いたみやすいので買った日に使いきる。
かつては，発芽してすぐに間引きした葉菜類をつまみ菜，間引き菜と呼んでいたが，現在は収穫効率のよい雪白(せっぱく)体菜の若苗を，本葉が5～6枚つく間に間引いたものである。
産地：おもに茨城。都市近郊でも栽培する。3～10月に出回る。
調理法：おひたし，ごまあえ，汁物，めん類の青みなどに使う。

たかな (高菜)
Leaf mustard,Takana

からし菜の一種。大型で，葉柄が長く60～80cmになる。大がらし，葉がらしともいう。葉は，品種により緑色や紫がかった緑色で，ちりめん状のものが多い。特有の辛みがあり，繊維がかたいために，漬け菜に使われる。
種類：さまざまな品種があり，三池高菜のように地名をつけて呼んでいるものが多い。山形の青菜(せいさい)，東北地方の大葉高菜などがある。
産地：福岡などの九州地方，山形など。
旬：11～4月ごろまで出回る。霜が降りる時期のものが味がよく，最盛期は2～3月。
選び方：緑色が濃く，葉先までみずみずしいものがよい。
調理法：生のものは，ゆでてあえ物，煮物，炒め物に使う。ほとんどは漬け物にする。古漬けを炒め物にしてもよい。塩漬けにすると長期保存が可能。

たけのこ (筍)
Bamboo shoots　生中1本＝800g

孟宗竹(もうそうちく)などの竹の地下茎から出た幼い茎を食用にする。掘りたては，やわらかくてえぐみも少ないので，生で食べられ独特のうまみがある。しかし，時間がたつにつれえぐみが増す。「筍」の字は1旬(10日間)ほどで大きくなることから名づけられた。
種類：●孟宗竹：食用たけのこの代表種。3～5月下旬に出回る。えぐみが少なくてやわらかく，特有の甘みがある。
●淡竹(はちく)：孟宗竹に次いで出回る。えぐみが少なく淡白。
●真竹(まだけ)：5～6月に出回る。アクが強く味わいも劣る。
●根曲がり竹：笹たけともいう。東北地方や北海道に多い。5～6月に出回る。親指ほどの太さで，香りがよい。
産地：出荷される順に，鹿児島，熊本，福岡，徳島，京都，静岡，千葉，茨城，石川など。
調理法：生は皮に切り込みを入れてから，ぬかと赤唐辛子を入れた湯で下ゆでして水洗いする。
若竹汁，木の芽あえ，酢の物のほか，煮物，炒め物にしたり，たけのこ飯，天ぷら，すまし汁などに使う。
加工品：台湾産の麻竹(まちく)をゆでて発酵・乾燥させたものに「めんま」がある。ラーメンの具に用いる。

食品番号	索引番号	食品名 (可食部100g当たり)	廃棄率 %	エネルギー kJ	エネルギー kcal	水分 g	たんぱく質: アミノ酸組成によるたんぱく質 g	たんぱく質 g	脂質: 脂肪酸のトリアシルグリセロール当量 g	コレステロール mg	脂質 g	脂肪酸: 飽和 g	一価不飽和 g	多価不飽和 g	n-3系多価不飽和 g	n-6系多価不飽和 g	炭水化物: 利用可能炭水化物(単糖当量) g	利用可能炭水化物(質量計) g	差引き法による利用可能炭水化物 g	食物繊維総量 g	糖アルコール g	炭水化物 g	有機酸 g	灰分 g	ナトリウム mg	カリウム mg	カルシウム mg	マグネシウム mg	リン mg	鉄 mg
		(たいさい類)																												
緑 06144	624	●つまみな ●葉，生	0	80	19	92.3	(1.7)	1.9	0.1	(0)	0.3	0.03	0.01	0.08	0.06	0.01	–	–	1.7*	**2.3**	–	3.6	–	1.6	22	**450**	**210**	30	55	3.3
緑 06145	625	●たいさい ●葉，生	0	63	15	93.7	(0.8)	0.9	(Tr)	(0)	0.1	(0.01)	(Tr)	(0.03)	(0.02)	(Tr)	–	–	2.1*	**1.6**	–	3.5	–	1.2	38	**340**	**79**	22	49	1.1
06146	626	●塩漬	0	80	19	90.9	(1.4)	1.6	(Tr)	(0)	0.1	(0.01)	(Tr)	(0.03)	(0.02)	(Tr)	–	–	2.1*	**2.5**	–	4.3	–	3.1	700	**330**	**78**	22	45	1.3
		たかな																												
緑 06147	627	●葉，生	8	87	21	92.7	(1.5)	1.8	–	(0)	0.2						–	–	2.0*	**2.5**	–	4.2	–	0.9	43	**300**	**87**	16	35	1.7
06148	628	●たかな漬	0	123	30	87.2	(1.5)	1.9	–	(0)	0.6						0	–	2.1*	**4.0**	0	6.2	0.5	4.0	1600	**110**	**51**	13	24	1.5
		たけのこ																												
06149	629	●若茎，生	50	114	27	90.8	2.5	3.6	(0.1)	(0)	0.2	(0.05)	(Tr)	(0.09)	(0.01)	(0.08)	1.4	1.4	2.5*	**2.8**	–	4.3	0.1	1.1	Tr	**520**	**16**	13	62	0.4
06150	630	●若茎，ゆで	0	129	31	89.9	(2.4)	3.5	(0.1)	0	0.2	(0.05)	(Tr)	(0.09)	(0.01)	(0.08)	(1.6)	(1.5)	3.2*	**3.3**	–	5.5	0.1	0.9	1	**470**	**17**	11	60	0.4
06151	631	●水煮缶詰	0	91	22	92.8	(1.9)	2.7	(0.1)	(0)	0.2	(0.05)	(Tr)	(0.09)	(0.01)	(0.08)	(2.3*)	(2.2)	2.6	**2.3**	–	4.0	–	0.3	3	**77**	**19**	4	38	0.3
06152	632	●めんま，塩蔵，塩抜き	0	62	15	93.9	(0.7)	1.0	(0.4)	(0)	0.5	(0.12)	(0.01)	(0.22)	(0.03)	(0.19)	–	–	0.6*	**3.5**	–	3.6	–	1.0	360	**6**	**18**	3	11	0.2
		(たまねぎ類)																												
06153	633	●たまねぎ ●りん茎，生	6	139	33	90.1	0.7	1.0	Tr	1	0.1	0.01	Tr	0.02	Tr	0.02	7.0*	6.9	7.1	**1.5**	–	8.4	0.2	0.4	2	**150**	**17**	9	31	0.3
06154	634	●りん茎，水さらし	0	103	24	93.0	(0.4)	0.6	(Tr)	(0)	0.1	(0.01)	(Tr)	(0.03)	(Tr)	(0.02)	(4.0)	(3.9)	4.9*	**1.5**	–	6.1	–	0.2	4	**88**	**18**	7	20	0.2
06155	635	●りん茎，ゆで	0	125	30	91.5	(0.5)	0.8	(Tr)	(0)	0.1	(0.01)	(Tr)	(0.03)	(Tr)	(0.02)	4.8	4.7	5.9*	**1.7**	–	7.3	–	0.3	3	**110**	**18**	7	25	0.2
06336	636	●りん茎，油いため	0	418	100	80.1	(0.9)	1.4	(5.7)	(Tr)	5.9	(0.42)	(3.48)	(1.55)	(0.44)	(1.11)	(8.0)	(7.9)	10.1*	**2.7**	–	12.0	–	0.6	3	**210**	**24**	11	47	0.2
● 06389	637	●りん茎，油いため(あめ色たまねぎ)	0	876	208	54.7	(2.1)	3.2	6.4	–	6.8						–	–	35.5	**–**	–	34.1	–	1.3	7	**490**	**47**	28	98	0.9
06156	638	●赤たまねぎ ●りん茎，生	8	145	34	89.6	(0.6)	0.9	(Tr)	(0)	0.1	(0.01)	(Tr)	(0.03)	(Tr)	(0.02)	(7.3*)	(7.2)	7.4	**1.7**	–	9.0	0.3	0.4	2	**150**	**19**	9	34	0.3
緑 06337	639	●葉たまねぎ ●りん茎及び葉，生	1	140	33	89.5	(1.2)	1.8	–	(0)	0.4						(5.1*)	(5.1)	5.2	**3.0**	–	7.6	–	0.7	3	**290**	**67**	14	45	0.6
		たらのめ																												
緑 06157	640	●若芽，生	30	114	27	90.2	–	4.2	–	(0)	0.2						–	–	0.1*	**4.2**	–	4.3	–	1.1	1	**460**	**16**	33	120	0.9
06158	641	●若芽，ゆで	0	113	27	90.8	–	4.0	–	(0)	0.2						–	–	0.5*	**3.6**	–	4.1	–	0.9	1	**260**	**19**	28	92	0.9
06159	642	チコリ ●若芽，生	15	73	17	94.7	(0.8)	1.0	–	(0)	Tr						(0.8)	(0.8)	3.0*	**1.1**	–	3.9	–	0.4	3	**170**	**24**	9	25	0.2

なるほど! **たけのこ前線**…毎年桜前線のあとを追うように，10日遅れでやってくるのがたけのこ前線。2月の鹿児島から始まり4月末には北限である東北南部へと北上します。

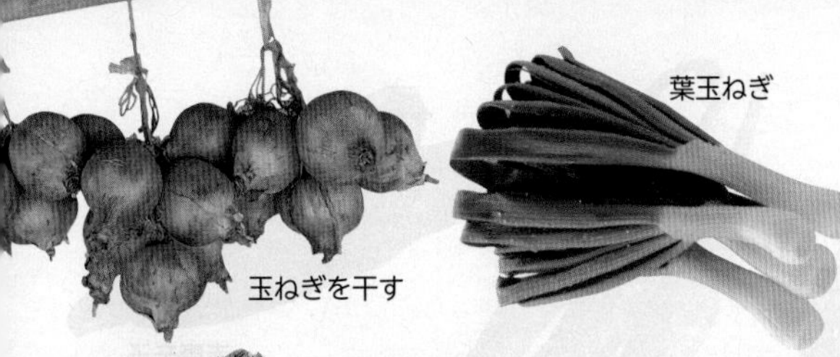

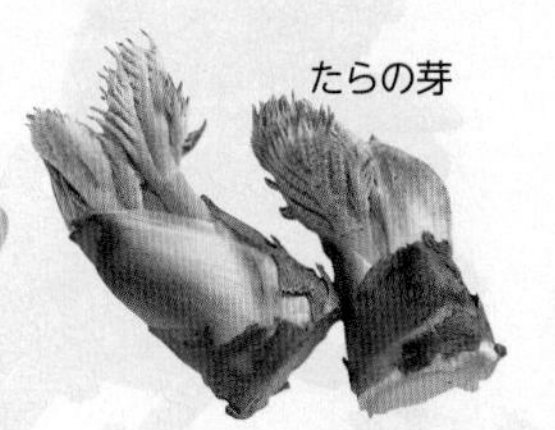

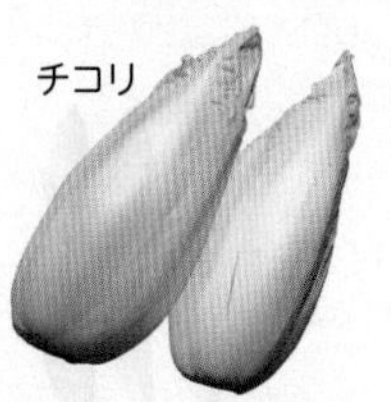

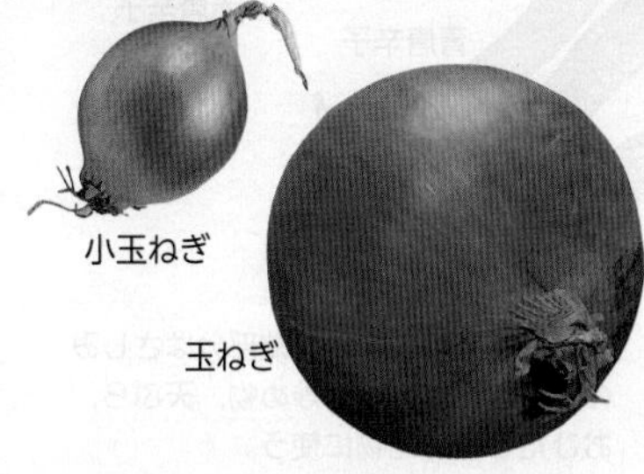

たまねぎ類（玉葱類）

Onions 中1個＝200g

りん茎が肥大して球状になったところを食べる代表的な香味野菜。貯蔵性にすぐれ，料理の応用範囲も広い。世界的にも重要な作物とされる。

種類：一般には黄色種のものをさす。春に出る辛みの少ない新玉ねぎは，これを早どりしたもので乾燥させずに出荷する。葉玉ねぎは，玉の部分がふくらみ始めた早い時期に葉つきのまま収穫したもの。玉の部分は新玉ねぎと同様に，葉の部分は青ねぎと同様に利用できる。ほかには，紫玉ねぎともいう赤色種の赤玉ねぎ，直径2〜3cmの小玉ねぎ（プチオニオン）がある。

産地：北海道など。

旬：4月と10月の2回。貯蔵ものもあるので，一年中出回る。

輸入先：中国，アメリカ，ニュージーランドなどから入荷する。輸入は1〜4月に行われる。

調理法：生食のときは，切って水にさらすと辛みがやわらぐ。また加熱すると硫化アリルが揮発・分解するため，糖質の甘みが感じられる。サラダ，炒め物，煮物，スパゲッティ，シチュー，カレー，ハンバーグなどに入れる。

●あめ色たまねぎ：みじん切りや薄切りにしたたまねぎをコハク色になるまで炒めたもの。水分と辛み成分がとび，コクと甘みが引き立つ。ハンバーグやカレー，スープ，ソースなどさまざまな西洋料理に用いられる。

たらのめ（楤の芽）

Japanese angelica-tree 1本＝10g

各地の山野に自生するたらの木の若芽。4〜5月に出る第一芽をつんで食用にする春の山菜の代表。若芽の長さは5〜10cmほどで，ずんぐり太い。先端は葉が縮まっており，細かい褐色の毛がある。味にくせがなく，香りと舌ざわりがよい。

産地：山形，宮城など。ハウス栽培ものは3〜4月に出回る。

調理法：根元に切り込みを入れると，火の通りがよい。天ぷら，汁物のほか，さっとゆでておひたし，ごまあえ，マヨネーズあえ，煮物などにする。

チコリ

Chicory 1個＝80g

形は白菜に似た紡錘形。根株を掘り出して軟白栽培し，若芽を収穫したもので葉を食用にする。サクサクした歯ざわりで，ほろ苦くほのかな芳香がある。料理の世界では，フランス語名称のアンディーブと呼ぶ。冬場は国内産が，それ以外はベルギー，オランダ，アメリカなどから輸入される。

調理法：葉を1枚ずつはがしてサラダやオードブルなどに用い，生食することが多い。またブイヨンで蒸し煮にしたり，バターソテーなどにする。

Q&A

玉ねぎを切ると涙が出るのはなぜ？

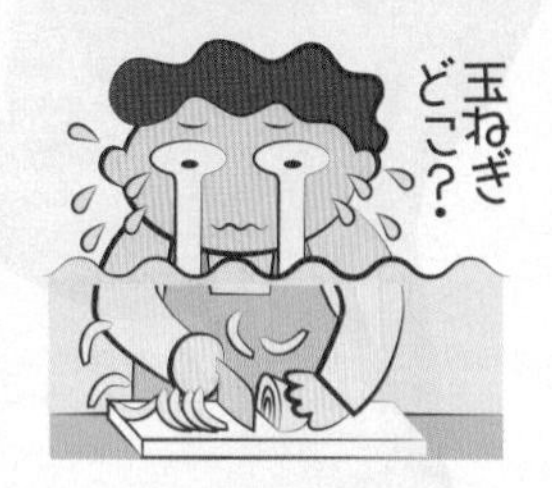

玉ねぎには辛みや香りの成分がいくつか含まれ，そのなかの硫化アリルという成分が，揮発性の催涙物質であることがわかっています。

玉ねぎを切ると切り口の細胞がつぶれ，そこから硫化アリルが揮発して，目の粘膜を刺激するのです。

硫化アリルは水に溶けやすいので，皮をむくときに水にひたしたり，水けのあるうちに切ったりすると防げます。玉ねぎを冷蔵庫で冷やしておき，よく切れる包丁で手早く切るのも一つの方法です。また，揮発性なので，換気をよくするなどの方法で少しは楽になります。

ただ，この硫化アリルには，殺菌作用，血液をサラサラにする働きもあり，そう目のかたきにすることもないのかもしれません。

無機質 亜鉛	銅	マンガン	ヨウ素	セレン	クロム	モリブデン	ビタミン（脂溶性） A レチノール	カロテン α	カロテン β	β-クリプトキサンチン	β-カロテン当量	レチノール活性当量	D	E トコフェロール α	β	γ	δ	K	ビタミン（水溶性） B₁	B₂	ナイアシン	ナイアシン当量	B₆	B₁₂	葉酸	パントテン酸	ビオチン	C	食塩相当量	備考
mg	mg	mg	µg	µg	µg	µg	µg	µg	µg	µg	µg	µg	µg	mg	mg	mg	mg	µg	mg	mg	mg	mg	mg	µg	µg	mg	µg	mg	g	
0.4	0.07	0.22	–	–	–	–	(0)	0	1900	–	1900	**160**	(0)	1.4	0.1	0.1	0	270	0.06	0.14	1.0	(1.7)	0.10	(0)	65	0.33	–	**47**	0.1	試料：若採りせっぱくたいさい（雪白体菜） 硝酸イオン：0.3g
0.7	0.03	0.76	–	–	–	–	(0)	0	1500	17	1500	**130**	(0)	0.9	Tr	0	0	110	0.07	0.07	0.5	(0.8)	0.08	(0)	120	0.14	–	**45**	0.1	別名：しゃくしな 硝酸イオン：0.6g
1.0	0.05	0.73	–	–	–	–	(0)	0	2100	29	2100	**180**	(0)	1.1	0	0	0	140	0.03	0.07	0.5	(1.1)	0.10	(0)	120	0.19	–	**41**	1.8	水洗いし，手搾りしたもの
0.3	0.04	0.24	2	Tr	4	4	(0)	0	2300	0	2300	**190**	(0)	0.8	0	0.1	0	120	0.06	0.10	0.4	(0.9)	0.16	(0)	180	0.27	2.1	**69**	0.1	廃棄部位：株元 硝酸イオン：0.2g
0.2	0.06	0.09	1	Tr	2	16	(0)	5	2400	52	2400	**200**	(0)	1.6	Tr	0.1	0	300	0.01	0.03	0.2	(0.8)	0.03	0.1	23	0.08	0.6	**Tr**	4.0	硝酸イオン：Tr
1.3	0.13	0.68	4	1	0	2	(0)	0	11	0	11	**1**	(0)	0.7	0	0.3	0	2	0.05	0.11	0.7	1.2	0.13	(0)	63	0.63	0.8	**10**	0	廃棄部位：竹皮及び基部 廃棄率：はちく，まだけ等の小型の場合 60％ 硝酸イオン：Tr
1.2	0.13	0.55	–	–	–	–	(0)	0	12	0	12	**1**	0	1.0	0	0.6	0	2	0.04	0.09	0.6	(1.1)	0.06	(0)	63	0.63	–	**8**	0	竹皮及び基部を除いたもの 硝酸イオン：(Tr)
0.4	0.04	0.68	0	0	1	0	(0)	0	0	0	0	**(0)**	(0)	1.0	0	0.8	0	1	0.01	0.04	0.1	(0.5)	0.02	(0)	36	0.10	0.8	**0**	0	液汁を除いたもの 硝酸イオン：0g
Tr	0.02	0.03	–	–	–	–	(0)	0	0	0	0	**(0)**	(0)	Tr	Tr	0	0	Tr	0	0	0	(0.1)	0	(0)	1	0	–	**0**	0.9	別名：しなちく 硝酸イオン：(Tr)
0.2	0.05	0.15	1	1	0	1	0	0	1	0	1	**0**	0	Tr	0	0	0	0	0.04	0.01	0.1	0.3	0.14	0	15	0.17	0.6	**7**	0	廃棄部位：皮（保護葉），底盤部及び頭部 硝酸イオン：0g
0.1	0.04	0.10	–	–	–	–	(0)	0	1	0	1	**Tr**	(0)	Tr	0	0	0	Tr	0.03	0.01	0.1	(0.2)	0.09	(0)	11	0.14	–	**5**	0	皮（保護葉），底盤部及び頭部を除いたもの 硝酸イオン：Tr
0.1	0.05	0.12	0	0	1	1	(0)	0	1	0	1	**Tr**	(0)	0	0	0	0	Tr	0.03	0.01	0.1	(0.2)	0.11	(0)	11	0.15	0.5	**5**	0	皮（保護葉），底盤部及び頭部を除いたもの 硝酸イオン：Tr
0.3	0.08	0.18	–	–	–	–	(0)	0	2	0	2	**0**	(0)	0.9	0	1.8	0.1	7	0.04	0.02	0.1	(0.4)	0.22	(0)	21	0.29	–	**9**	0	皮（保護葉），底盤部及び頭部を除いたもの 植物油（なたね油） 調理による脂質の増減：本書p.315表2参照 硝酸イオン：Tr
0.5	0.13	0.44	4	Tr	Tr	4	–	0	5	0	5	**Tr**	–	4.5	Tr	6.3	0.1	0	0.12	0.03	0.4	(1.0)	0.45	–	33	0.62	2.0	**0**	0	皮（保護葉），底盤部及び頭部を除いたもの 植物油（なたね油） 調理による脂質の増減：本書p.315表2参照 硝酸イオン：0g
0.2	0.04	0.14	–	–	–	–	(0)	0	0	0	0	**(0)**	(0)	0.1	0	0	0	Tr	0.03	0.02	0.1	(0.3)	0.13	(0)	23	0.15	–	**7**	0	別名：レッドオニオン，紫たまねぎ 廃棄部位：皮（保護葉），底盤部及び頭部 硝酸イオン：Tr
0.3	0.03	0.35	–	–	–	–	0	2	1500	17	1500	**120**	(0)	1.1	0	0.3	0	92	0.06	0.11	0.6	(0.9)	0.16	(0)	120	0.13	–	**32**	0	廃棄部位：底盤部 硝酸イオン：0g
0.8	0.35	0.47	0	1	0	1	(0)	0	570	0	570	**48**	(0)	2.4	0.1	1.6	0.2	99	0.15	0.20	2.5	3.2	0.22	(0)	160	0.53	6.7	**7**	0	廃棄部位：木質部及びりん片 硝酸イオン：0g
0.7	0.30	0.44	–	–	–	–	(0)	0	600	6	600	**50**	(0)	2.0	0.1	1.2	0.1	97	0.07	0.11	1.3	2.0	0.11	(0)	83	0.23	–	**3**	0	木質部及びりん片を除いたもの ゆでた後水冷し，手搾りしたもの 硝酸イオン：0g
0.2	0.05	0.07	1	0	1	1	(0)	0	11	0	11	**1**	(0)	0.2	0	0.1	0	8	0.06	0.02	0.2	(0.4)	0.03	(0)	41	0.14	1.1	**2**	0	別名：きくにがな，アンディーブ，チコリー 廃棄部位：株元及びしん 硝酸イオン：Tr

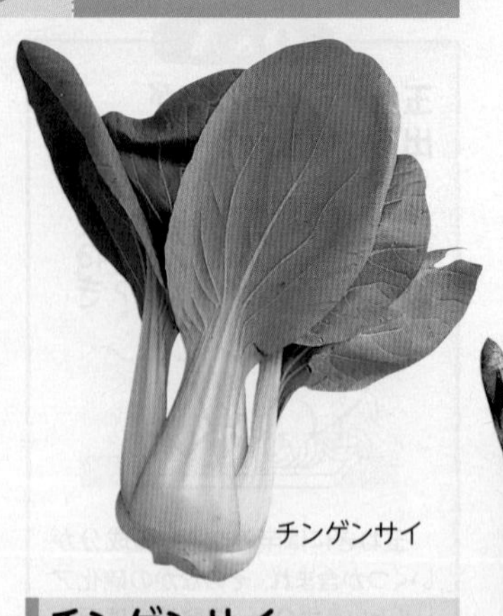

つくし

つるむらさき

青唐辛子

赤唐辛子

チンゲンサイ（青梗菜）

Green bok choy 1株＝100g

中国野菜の一つ。結球しない。葉は緑色でつやがあり，軸の部分は淡い緑色をしている。肉厚だが歯切れがよくてやわらかく，味にくせがないのが特徴である。

旬：1～3月。市場には一年中出回る。

調理法：すぐに火が通るので，炒め過ぎ，ゆで過ぎに注意する。根元をよく洗い，大きめに切るとうまみが味わえる。ベーコン，油揚げともよく合う。炒め物，炒め煮，あんかけ，蒸し物，スープ，鍋物，チャーハンの青みなど，利用範囲が広い。

つくし（土筆）

Field horsetail 1本＝2g

早春の山野に自生する山菜の一種で，未熟な頭部と茎を食べる。ほろ苦く，独特な春の味わいがある。穂がかたく，茎がずんぐりして太いものがよいとされる。栽培も行われている。

調理法：茎の部分のはかまを取り除き，さっとゆでて水にさらし，アクを抜いてから調理する。辛子あえ，煮物，卵とじ，混ぜご飯，ちらし寿司，天ぷら，汁物などにする。ゆですぎないようにし，薄味に仕上げるとよい。

つるむらさき（蔓紫，落葵）

Malabar nightshade 1束＝200g

若葉，茎，花軸を食用にする。熱帯アジア原産のつる草で，分枝力が強く，1～4mにのびる。葉，茎は特に肉厚で光沢があり，ぬめりと独特の土臭さがある。

栄養成分：カロテンが多く，ほかにカルシウム，ビタミンCも多く含まれる。

種類：食用の青茎種と，観賞用の赤茎種がある。また，葉だけをかき取る収穫法と，葉と若い茎を収穫する方法がある。

産地：福島など。

旬：夏。6～8月に出回る。

調理法：花のついた先端部分はさしみのつまなどに，葉は炒め物，天ぷら，おひたし，あえ物に使う。

とうがらし（唐辛子）

Hot peppers 生1個＝5g

実は野菜または香辛料として，葉は野菜として食用にする。

種類：甘み種と辛み種がある。

●**甘み種**：ピーマン，しし唐辛子や香辛料のパプリカなどがある。

●**辛み種**：一般に唐辛子と呼ばれているもの。50cmほどの草丈につく実は，若いときは深緑色で（青唐辛子），熟すと多くは赤くなる（赤唐辛子）。よく知られている品種は，特に辛みの強い鷹（たか）の爪。長さ3～4cmで，外皮は

食品番号	索引番号	食品名（可食部100g当たり）	廃棄率	エネルギー	エネルギー	水分	たんぱく質：アミノ酸組成によるたんぱく質	たんぱく質：たんぱく質	脂質：脂肪酸のトリアシルグリセロール当量	脂質：コレステロール	脂質：脂質	脂肪酸：飽和	脂肪酸：一価不飽和	脂肪酸：多価不飽和	脂肪酸：n-3系多価不飽和	脂肪酸：n-6系多価不飽和	炭水化物：利用可能炭水化物（単糖当量）	炭水化物：利用可能炭水化物（質量計）	炭水化物：差引き法による利用可能炭水化物	炭水化物：食物繊維総量	炭水化物：糖アルコール	炭水化物：炭水化物	有機酸	灰分	無機質：ナトリウム	無機質：カリウム	無機質：カルシウム	無機質：マグネシウム	無機質：リン	無機質：鉄
			%	kJ	kcal	g	g	g	g	mg	g	g	g	g	g	g	g	g	g	g	g	g	g	g	mg	mg	mg	mg	mg	mg
		ちぢみゆきな																												
● 06376	643	●葉，生	15	147	35	88.1	(3.2)	3.6	–	(0)	0.6						–	–	2.2*	3.9	–	5.7	0	1.7	18	570	180	30	88	3.0
● 06377	644	●葉，ゆで	15	141	34	89.1	(3.3)	3.8	–	(0)	0.7						–	–	1.4*	4.3	–	5.2	0	1.0	15	320	130	21	82	1.4
		チンゲンサイ																												
緑 06160	645	●葉，生	15	36	9	96.0	0.7	0.6	(0.1)	(0)	0.1	(0.01)	(0.01)	(0.05)	(0.03)	(0.02)	0.4	0.4	0.7*	1.2	–	2.0	0.1	0.8	32	260	100	16	27	1.1
06161	646	●葉，ゆで	20	45	11	95.3	(1.0)	0.9	(0.1)	(0)	0.1	(0.01)	(0.01)	(0.05)	(0.03)	(0.02)	(0.5)	(0.5)	0.7*	1.5	–	2.4	0.1	0.8	28	250	120	17	27	0.7
06338	647	●葉，油いため	0	149	36	92.6	(0.8)	0.8	(3.1)	0	3.2	(0.24)	(1.88)	(0.87)	(0.27)	(0.60)	(0.5)*	(0.5)	0.7	1.4	–	2.2	0.1	0.7	31	230	92	16	27	0.9
		つくし																												
緑 06162	648	●胞子茎，生	15	128	31	86.9	–	3.5	–	(0)	0.1						–	–	0*	8.1	–	8.1	–	1.4	6	640	50	33	94	2.1
06163	649	●胞子茎，ゆで	0	115	28	88.9	–	3.4	–	(0)	0.1						–	–	0*	6.7	–	6.7	–	0.9	4	340	58	26	82	1.1
緑 06164	650	つるな●茎葉，生	0	61	15	93.8	–	1.8	–	(0)	0.1						–	–	0.5*	2.3	–	2.8	–	1.3	5	300	48	35	75	3.0
● 06390	651	つるにんじん●根，生	0	225	55	77.7	–	1.0	–	–	0.7						–	–	2.7*	17.1	–	19.8	–	0.8	2	190	61	33	75	5.9
		つるむらさき																												
緑 06165	652	●茎葉，生	0	44	11	95.1	(0.5)	0.7	–	(0)	0.2						–	–	0.6*	2.2	–	2.6	–	1.1	9	210	150	67	28	0.5
06166	653	●茎葉，ゆで	0	49	12	94.5	(0.7)	0.9	–	(0)	0.2						–	–	0.3*	3.1	–	3.2	–	0.9	7	150	180	41	24	0.4
		つわぶき																												
06167	654	●葉柄，生	0	80	19	93.3	–	0.4	–	(0)	0						–	–	3.1†	2.5	–	5.6	–	0.7	100	410	38	15	11	0.2
06168	655	●葉柄，ゆで	0	59	14	95.0	–	0.3	–	(0)	0						–	–	2.1†	2.3	–	4.4	–	0.3	42	160	31	8	33	0.1
		とうがらし																												
緑 06169	656	●葉・果実，生	60	131	32	86.7	(2.5)	3.4	(Tr)	(0)	0.1	(0.01)	(Tr)	(0.02)	(0.01)	(0.02)	–	–	2.5*	5.7	–	7.2	–	2.2	3	650	490	79	65	2.2
06170	657	●葉・果実，油いため	0	333	81	79.5	(2.9)	4.0	(4.7)	(0)	4.9	(0.35)	(2.89)	(1.28)	(0.37)	(0.91)	–	–	3.4*	6.3	–	8.5	–	2.6	2	690	550	87	76	2.8
緑 06171	658	●果実，生	9	301	72	75.0	(2.9)	3.9	(1.3)	(0)	3.4	(0.39)	(0.04)	(0.77)	(0.19)	(0.58)	(7.7)*	(7.7)	9.2	10.3	–	16.3	–	1.4	6	760	20	42	71	2.0
06172	659	●果実，乾	0	1117	270	8.8	(10.8)	14.7	(4.4)	(0)	12.0	(1.37)	(0.14)	(2.72)	(0.68)	(2.04)	–	–	23.5*	46.4	–	58.4	–	6.1	17	2800	74	190	260	6.8
		とうがん																												
06173	660	●果実，生	30	65	15	95.2	(0.3)	0.5	(0.1)	(0)	0.1	(0.01)	(0.02)	(0.04)	(0)	(0.04)	–	–	2.7*	1.3	–	3.8	–	0.4	1	200	19	7	18	0.2
06174	661	●果実，ゆで	0	63	15	95.3	(0.4)	0.6	(0.1)	(0)	0.1	(0.01)	(0.02)	(0.04)	(0)	(0.04)	–	–	2.4*	1.5	–	3.7	–	0.3	1	200	22	7	19	0.3

なるほど！ **唐辛子のカプサイシン効果**…血行をよくし発汗を促すので，蓄積された脂肪を燃やす効果があります。保温効果を期待した肌着にも活用されています。

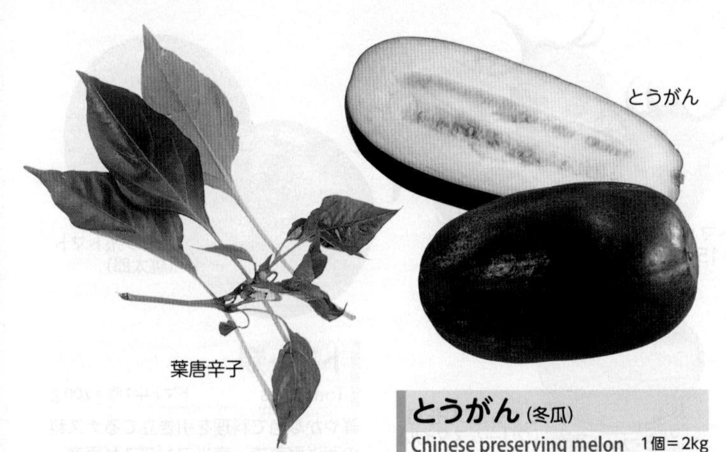

深赤色。乾燥して香辛料に加工される。香辛料として使う品種には，ほかに外国産のチリやカイエンペッパー，タバスコソース専用品種のタバスコがある。また，葉唐辛子は辛み種を葉食用に栽培したものである。炒め煮やつくだ煮に利用する。

利用法：薬味，香辛料として使う。一般に料理では種を使うと辛くなりすぎるので，種は除く。炒め物のときは，最初に入れて油に辛みを移すと全体に香りがつきやすい。

そのほか，漬け物を漬けるときに入れて味を引き締めたり，たけのこをゆでるときに入れるなどする。

とうがん (冬瓜)

Chinese preserving melon　1個＝2kg

うりの仲間。球形または長円筒形で4～5kgと大きくなるものもある。外皮は深緑色か薄緑色，内部の果肉は白くてやわらかい。味はあっさりしている。インド原産の作物で，利尿作用がある。

産地：沖縄，愛知など。

旬：7～9月。貯蔵がきくので，冬場にも利用できるところから，この名がある。

調理法：皮を厚めにむいて，中の種とわたを除き，大きめに切って下ゆでしてから使う。とうがん自体には味がないので，だしをきかせたり，味の出る材料と一緒に使う。煮物，あんかけ，酢の物，スープや汁物などにする。

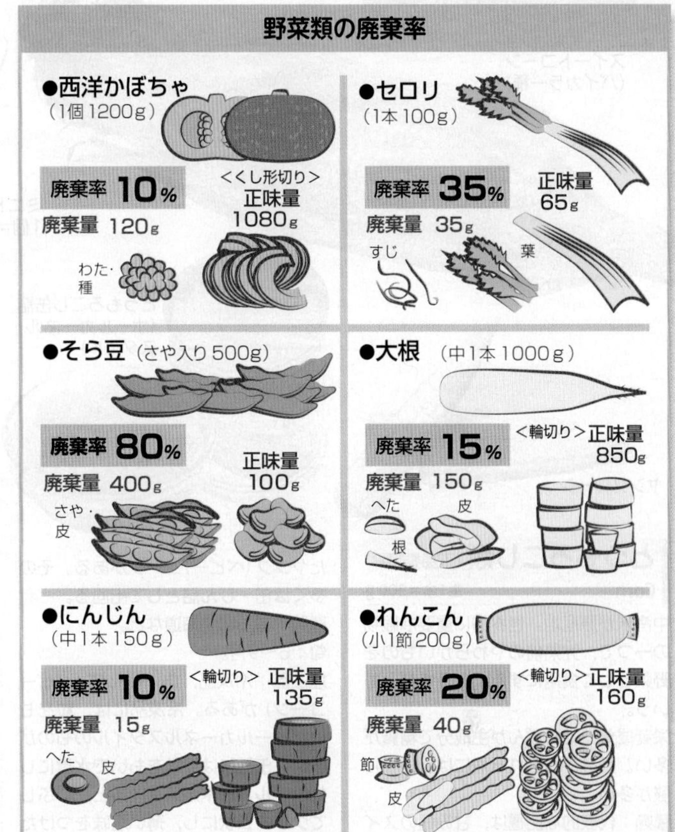

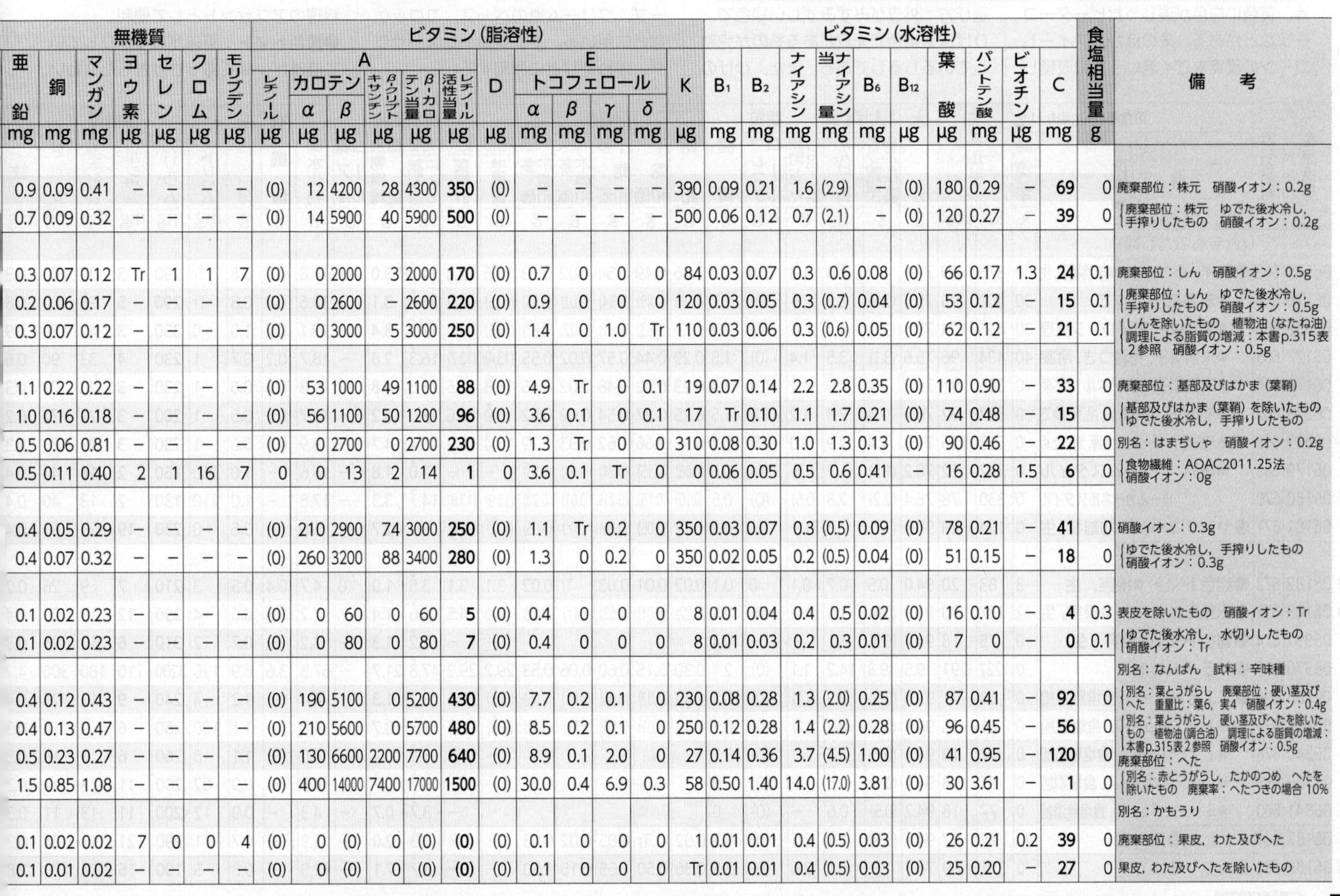

亜鉛	銅	マンガン	ヨウ素	セレン	クロム	モリブデン	A レチノール	A カロテン α	A カロテン β	A β-クリプトキサンチン	A β-カロテン当量	A レチノール活性当量	D	E トコフェロール α	E トコフェロール β	E トコフェロール γ	E トコフェロール δ	K	B1	B2	ナイアシン	ナイアシン当量	B6	B12	葉酸	パントテン酸	ビオチン	C	食塩相当量	備考
mg	mg	mg	μg	μg	μg	μg	μg	μg	μg	μg	μg	μg	μg	mg	mg	mg	mg	μg	mg	mg	mg	mg	mg	μg	μg	mg	μg	mg	g	
0.9	0.09	0.41	–	–	–	–	(0)	12	4200	28	4300	**350**	(0)	–	–	–	–	390	0.09	0.21	1.6	(2.9)	–	(0)	180	0.29	–	**69**	0	廃棄部位：株元　硝酸イオン：0.2g
0.7	0.09	0.32	–	–	–	–	(0)	14	5900	40	5900	**500**	(0)	–	–	–	–	500	0.06	0.12	0.7	(2.1)	–	(0)	120	0.27	–	**39**	0	廃棄部位：株元　ゆでた後水冷し，手搾りしたもの　硝酸イオン：0.2g
0.3	0.07	0.12	Tr	1	1	7	(0)	0	2000	3	2000	**170**	(0)	0.7	0	0	0	84	0.03	0.07	0.3	0.6	0.08	(0)	66	0.17	1.3	**24**	0.1	廃棄部位：しん　硝酸イオン：0.5g
0.2	0.06	0.17	–	–	–	–	(0)	0	2600	–	2600	**220**	(0)	0.9	0	0	0	120	0.03	0.05	0.3	(0.7)	0.04	(0)	53	0.12	–	**15**	0.1	廃棄部位：しん　ゆでた後水冷し，手搾りしたもの　硝酸イオン：0.5g
0.3	0.07	0.12	–	–	–	–	(0)	0	3000	5	3000	**250**	(0)	1.4	0	1.0	Tr	110	0.03	0.06	0.3	(0.6)	0.05	(0)	62	0.12	–	**21**	0.1	しんを除いたもの　植物油（なたね油）調理による脂質の増減：本書p.315表2参照　硝酸イオン：0.5g
1.1	0.22	0.22	–	–	–	–	(0)	53	1000	49	1100	**88**	(0)	4.9	Tr	0	0.1	19	0.07	0.14	2.2	2.8	0.35	(0)	110	0.90	–	**33**	0	廃棄部位：基部及びはかま（葉鞘）
1.0	0.16	0.18	–	–	–	–	(0)	56	1100	50	1200	**96**	(0)	3.6	0.1	0	0.1	17	Tr	0.10	1.1	1.7	0.21	(0)	74	0.48	–	**15**	0	基部及びはかま（葉鞘）を除いたもの　ゆでた後水冷し，手搾りしたもの
0.5	0.06	0.81	–	–	–	–	(0)	0	2700	0	2700	**230**	(0)	1.3	Tr	0	0	310	0.08	0.30	1.0	1.3	0.13	(0)	90	0.46	–	**22**	0	別名：はまぢしゃ　硝酸イオン：0.2g
0.5	0.11	0.40	2	1	16	7	0	0	13	2	14	**1**	0	3.6	0.1	Tr	0	0	0.06	0.05	0.5	0.6	0.41	–	16	0.28	1.5	**6**	0	食物繊維：AOAC2011.25法　硝酸イオン：0g
0.4	0.05	0.29	–	–	–	–	(0)	210	2900	74	3000	**250**	(0)	1.1	Tr	0.2	0	350	0.03	0.07	0.3	(0.5)	0.09	(0)	78	0.21	–	**41**	0	硝酸イオン：0.3g
0.4	0.07	0.32	–	–	–	–	(0)	260	3200	88	3400	**280**	(0)	1.3	0	0.2	0	350	0.02	0.05	0.2	(0.5)	0.04	(0)	51	0.15	–	**18**	0	ゆでた後水冷し，手搾りしたもの　硝酸イオン：0.3g
0.1	0.02	0.23	–	–	–	–	(0)	0	60	0	60	**5**	(0)	0.4	0	0	0	8	0.01	0.04	0.4	0.5	0.02	(0)	16	0.10	–	**4**	0.3	表皮を除いたもの　硝酸イオン：Tr
0.1	0.02	0.23	–	–	–	–	(0)	0	80	0	80	**7**	(0)	0.4	0	0	0	8	0.01	0.03	0.2	0.3	0.01	(0)	7	0	–	**0**	0.1	ゆでた後水冷し，水切りしたもの　硝酸イオン：Tr
																														別名：なんばん　試料：辛味種
0.4	0.12	0.43	–	–	–	–	(0)	190	5100	0	5200	**430**	(0)	7.7	0.2	0.1	0	230	0.08	0.28	1.3	(2.0)	0.25	(0)	87	0.41	–	**92**	0	別名：葉とうがらし　廃棄部位：硬い茎及びへた　重量比：葉6，実4　硝酸イオン：0.4g
0.4	0.13	0.47	–	–	–	–	(0)	210	5600	0	5700	**480**	(0)	8.5	0.2	0.1	0	250	0.12	0.28	1.4	(2.2)	0.28	(0)	96	0.45	–	**56**	0	別名：葉とうがらし　硬い茎及びへたを除いたもの　植物油（調合油）調理による脂質の増減：本書p.315表2参照　硝酸イオン：0.5g
0.5	0.23	0.27	–	–	–	–	(0)	130	6600	2200	7700	**640**	(0)	8.9	0.1	2.0	0	27	0.14	0.36	3.7	(4.5)	1.00	(0)	41	0.95	–	**120**	0	廃棄部位：へた
1.5	0.85	1.08	–	–	–	–	(0)	400	14000	7400	17000	**1500**	(0)	30.0	0.4	6.9	0.3	58	0.50	1.40	14.0	(17.0)	3.81	(0)	30	3.61	–	**1**	0	別名：赤とうがらし，たかのつめ　へたを除いたもの　廃棄率：へたつきの場合 10%
																														別名：かもうり
0.1	0.02	0.02	7	0	0	4	(0)	0	(0)	0	(0)	**(0)**	(0)	0.1	0	0	0	1	0.01	0.01	0.4	(0.5)	0.03	(0)	26	0.21	0.2	**39**	0	廃棄部位：果皮，わた及びへた
0.1	0.01	0.02	–	–	–	–	(0)	0	(0)	0	(0)	**(0)**	(0)	0.1	0	0	0	Tr	0.01	0.01	0.4	(0.5)	0.03	(0)	25	0.20	–	**27**	0	果皮，わた及びへたを除いたもの

無機質 / ビタミン（脂溶性）/ ビタミン（水溶性）

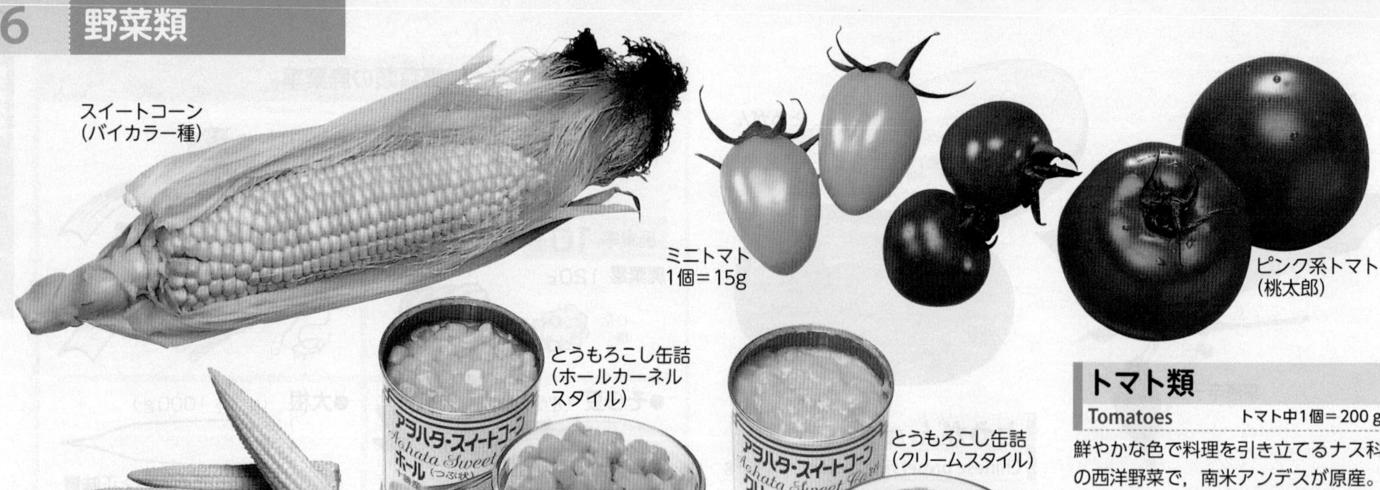

とうもろこし類(玉蜀黍類)

Corn 生1本＝300 g

中南米が原産地。世界的に重要な穀物の一つで，完熟前のやわらかいものを野菜として食用にする。とうきびともいう。

栄養成分：でんぷんが主成分で糖質が多い。胚芽からとれる油にはリノール酸が多い。

種類：代表的な品種は，甘み種のスイートコーンで，黄色のゴールドラッシュ，黄色に白色が混じったピーターコーンなどがある。そのほか，スイートコーンの種実をごく若いうちに収穫したヤング(ベビー)コーンがある。その多くは缶・びん詰として出回る。

産地：おもに北海道など。

旬：6〜9月。

加工品：冷凍品，缶・びん詰(ベビーコーン)がある。冷凍品には，粒をもいだホールカーネルスタイルのものが多い。缶詰には，粒をもいで水煮にしたホールカーネルスタイルと，つぶしてクリーム状にし，薄い塩味をつけたクリームスタイルがある。

選び方：外皮がみずみずしい緑色で，ひげは茶褐色で光沢があるものが完熟しているしるしである。また，ひげの数だけ実が詰まっているので，ひげが多くてふさふさしたものがよい。

調理法：生の軸つきのものはゆでる，焼く，蒸すなどして，好みでしょうゆ，バターを塗って食べてもおいしい。

粒をもいでゆでたもの，冷凍や缶詰の粒状のものは，ソテーにしたり，コロッケ，サラダ，スープ，ラーメンの具などに使う。クリーム状のものは，スープ，クリーム煮のベース，コロッケなどに用いる。ヤングコーンは，サラダ，炒め物などに利用する。

トマト類

Tomatoes トマト中1個＝200 g

鮮やかな色で料理を引き立てるナス科の西洋野菜で，南米アンデスが原産。日本では生で食べることが多く，使用頻度が高い。

種類：**●ピンク系**：代表品種の桃太郎は完熟トマトとも呼ばれ，赤くて実がしまっており，甘みがある。

産地：東北地方や各地の高原。

旬：7〜8月。

●ファースト系：甘みと酸味のバランスがよく，肉質がしっかりしているハウス栽培もの。現在では生産量が減少したが，「昔の味のトマト」として愛知などで根強い人気がある。

●ミニトマト：小粒で，甘みが強く多汁質。ほどよい酸味もある。赤のほか，黄，オレンジ色もある。一口サイズで，料理のアクセントとして便利。

●黄色トマト：果肉がしっかりしていて酸味が少なくあっさりとした味わい。

食品番号	索引番号	食品名 (可食部100g当たり)	廃棄率 %	エネルギー kJ	エネルギー kcal	水分 g	たんぱく質: アミノ酸組成によるたんぱく質 g	たんぱく質: たんぱく質 g	脂質: 脂肪酸のトリアシルグリセロール当量 g	脂質: コレステロール mg	脂質: 脂質 g	脂肪酸: 飽和 g	脂肪酸: 一価不飽和 g	脂肪酸: 多価不飽和 g	脂肪酸: n-3系多価不飽和 g	脂肪酸: n-6系多価不飽和 g	炭水化物: 利用可能炭水化物(単糖当量) g	炭水化物: 利用可能炭水化物(質量計) g	炭水化物: 差引き法による利用可能炭水化物 g	炭水化物: 総食物繊維量 g	炭水化物: 糖アルコール g	炭水化物: 炭水化物 g	有機酸 g	灰分 g	無機質: ナトリウム mg	無機質: カリウム mg	無機質: カルシウム mg	無機質: マグネシウム mg	無機質: リン mg	無機質: 鉄 mg
		(とうもろこし類)																												
06175	662	●スイートコーン ●未熟種子，生	50	375	89	77.1	2.7	3.6	1.3	0	1.7	0.26	0.49	0.54	0.02	0.53	12.5	12.0	14.8*	**3.0**	–	16.8	0.2	0.8	Tr	**290**	**3**	37	100	0.8
06176	663	●未熟種子，ゆで	30	402	95	75.4	(2.6)	3.5	(1.3)	(0)	1.7	(0.26)	(0.49)	(0.54)	(0.02)	(0.53)	(13.5)	(12.8)	16.6*	**3.1**	–	18.6	0.2	0.8	Tr	**290**	**5**	38	100	0.8
06339	664	●未熟種子，電子レンジ調理	30	436	104	73.5	(3.1)	4.2	(1.7)	(0)	2.2	(0.33)	(0.63)	(0.69)	(0.02)	(0.67)	(14.5)	(13.8)	17.1*	**3.4**	–	19.1	0.2	1.0	0	**330**	**3**	42	120	0.9
06177	665	●未熟種子，穂軸つき，冷凍	40	404	96	75.6	(3.1)	3.5	1.4	(0)	1.5	0.29	0.44	0.57	0.02	0.55	(13.4)	(12.7)	16.3*	**2.8**	–	18.7	0.2	0.7	1	**230**	**4**	33	90	0.6
06178	666	●未熟種子，カーネル，冷凍	0	386	91	75.5	2.4	2.9	1.1	(0)	1.3	0.23	0.32	0.48	0.02	0.46	16.8*	15.5	15.6	**4.8**	–	19.8	0.1	0.6	1	**230**	**3**	23	79	0.3
● 06378	667	●未熟種子，カーネル，冷凍，ゆで	0	387	92	76.5	2.4	2.8	1.2	(0)	1.5	0.25	0.37	0.54	0.02	0.52	15.9*	14.6	13.0	**6.2**	–	18.7	0.1	0.5	1	**200**	**3**	22	72	0.2
● 06379	668	●未熟種子，カーネル，冷凍，油いため	0	523	125	71.8	2.4	2.9	5.0	Tr	5.8	0.52	2.66	1.62	0.33	1.29	16.4*	15.2	15.4	**4.7**	–	18.9	0.1	0.6	1	**230**	**3**	23	78	0.3
06179	669	●缶詰，クリームスタイル	0	347	82	78.2	(1.5)	1.7	(0.5)	(0)	0.5	(0.08)	(0.15)	(0.24)	(0.01)	(0.23)	–	–	17.0*	**1.8**	–	18.6	–	1.0	260	**150**	**2**	18	46	0.4
06180	670	ホールカーネルスタイル	0	330	78	78.4	(2.2)	2.3	(0.5)	(0)	0.5	(0.10)	(0.15)	(0.21)	(0.01)	(0.20)	(13.9)	(13.0)	14.7*	**3.3**	–	17.8	–	1.0	210	**130**	**2**	13	40	0.4
06181	671	●ヤングコーン ●幼雌穂，生	0	124	29	90.9	(1.7)	2.3	(0.2)	(0)	0.2	(0.03)	(0.06)	(0.06)	(Tr)	(0.06)	(4.2*)	(4.1)	3.9	**2.7**	–	6.0	–	0.6	0	**230**	**19**	25	63	0.4
		(トマト類)																												
(緑) 06182	672	●赤色トマト ●果実，生	3	83	20	94.0	0.5	0.7	0.1	0	0.1	0.02	0.01	0.03	Tr	0.02	3.1	3.1	3.5*	**1.0**	0	4.7	0.4	0.5	3	**210**	**7**	9	26	0.2
(緑) 06183	673	●赤色ミニトマト ●果実，生	2	127	30	91.0	(0.8)	1.1	(0.1)	(0)	0.1	(0.02)	(0.01)	(0.03)	(Tr)	(0.02)	4.6	4.5	5.6*	**1.4**	–	7.2	0.6	0.6	4	**290**	**12**	13	29	0.4
● 06391	674	●黄色トマト●果実，生	0	75	18	94.7	(0.8)	1.1	–	–	0.4						–	–	2.2*	**1.3**	–	3.2	–	0.7	2	**310**	**6**	10	35	0.3
● 06370	675	●ドライトマト	0	1222	291	9.5	9.3	14.2	1.1	(0)	2.1	0.30	0.15	0.60	0.06	0.53	29.2	29.2	47.8*	**21.7**	–	67.3	3.6	6.9	120	**3200**	**110**	180	300	4.2
06184	676	●加工品 ●ホール，食塩無添加	0	88	21	93.3	(0.9)	0.9	(0.1)	(0)	0.2	(0.03)	(0.02)	(0.06)	(0.01)	(0.05)	(3.6*)	(3.6)	3.2	**1.3**	–	4.4	–	1.2	4	**240**	**9**	13	26	0.4
06185	677	●トマトジュース，食塩添加	0	66	15	94.1	(0.7)	0.7	(0.1)	(0)	0.1	(0.02)	(0.01)	(0.03)	(Tr)	(0.02)	(2.9*)	(2.9)	3.3	**0.7**	–	4.0	–	1.1	120	**260**	**6**	9	18	0.3
06340	678	●トマトジュース，食塩無添加	0	77	18	94.1	(0.7)	0.7	–	(0)	0.1						–	–	3.3*	**0.7**	–	4.0	–	1.1	8	**260**	**6**	9	18	0.3
06186	679	●ミックスジュース，食塩添加	0	77	18	94.2	(0.5)	0.6	–	(0)	0						–	–	3.7*	**0.7**	–	4.3	–	0.9	82	**200**	**11**	13	11	0.3
06341	680	●ミックスジュース，食塩無添加	0	77	18	94.2	(0.5)	0.6	–	(0)	0						–	–	3.7*	**0.7**	–	4.3	–	0.9	12	**200**	**11**	13	11	0.3
06187	681	トレビス●葉，生	20	72	17	94.1	(0.9)	1.1	0.1	(0)	0.2	0.02	Tr	0.05	0.02	0.03	–	–	2.3*	**2.0**	–	3.9	–	0.7	11	**290**	**21**	11	34	0.3
(緑) 06188	682	とんぶり●ゆで	0	371	89	76.7	–	6.1	2.6	(0)	3.5	0.36	0.50	1.65	0.15	1.50	–	–	6.7*	**7.1**	–	12.9	–	0.8	5	**190**	**15**	74	170	2.8

なるほど! トマトはりんご？…ヨーロッパでは，昔値打ちの高い野菜をりんごと呼ぶ習慣があったため，トマトは，フランスでは愛のリンゴ，イタリアでは黄金のリンゴと呼ばれています。

ファースト系
トマト
トマト
ジュース
トマト缶詰
（ホール）
とんぶり
トレビス

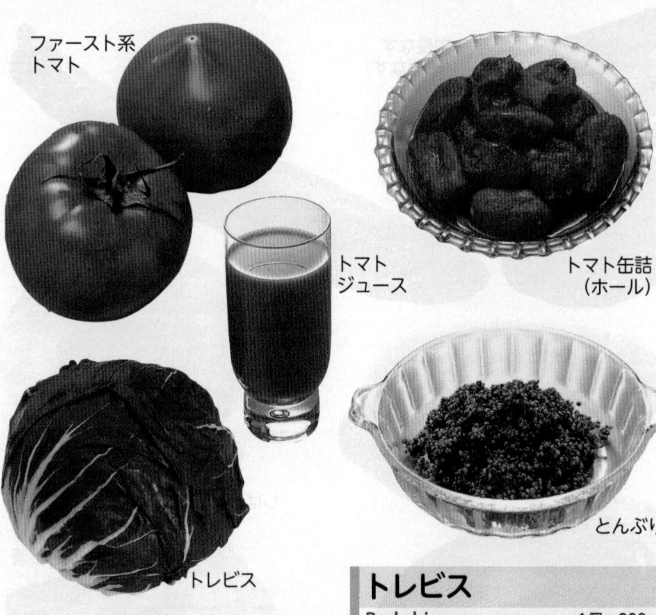

生食用としてサラダなどに用いるほか，ジャムやソースにも用いられる。

●ドライトマト：完熟トマトの乾燥品。乾燥により，甘みやうま味成分のグルタミン酸やグアニル酸が増す。

加工品：肉質が緻密で多汁なレッド系がジュースやホールトマトに加工される。なお，ジュースには食塩添加品と無添加品がある。

調理法：生のままをサラダなどにするほか，加熱料理ではトマト煮，スープやシチューの味つけ，ピザのトッピング，スパゲッティのソースなどに使う。

トレビス

Red chicory　1個＝200 g

チコリの近縁種。白いチコリ形のものと，レッドキャベツの形のようなものの2種がある。

調理法：生のままをサラダにしたり，料理のつけ合わせにする。

とんぶり

Summer cypress　大1＝10 g

ほうきぐさの種子を加工し，食用にしたもの。光沢のある黒緑色でビーズのような形をしている。プチプチした歯ざわりで，淡白な味わいがある。外見がキャビアに似ているところから，和製キャビア，畑のキャビアなどとも呼ばれる。秋に収穫して乾燥貯蔵し，出荷のつど，ゆでて果皮を除いたものが市販されている。秋田の名産品。

豆知識
野菜料理のポイント
ふっとう
水
アクのあるものは下ゆでしたり，
水にさらしてアク抜きする
ゆでるときは根の野菜は水から，
葉ものは湯が沸騰してから入れる
形くずれしやすい
いも類などは面取りする
煮込んだり
炒めたり
炒め物や煮物などには，火の通りが
均一になるように，大きさをそろえて切る
切り方によって味が違ってくるので，
料理に合った切り方をする

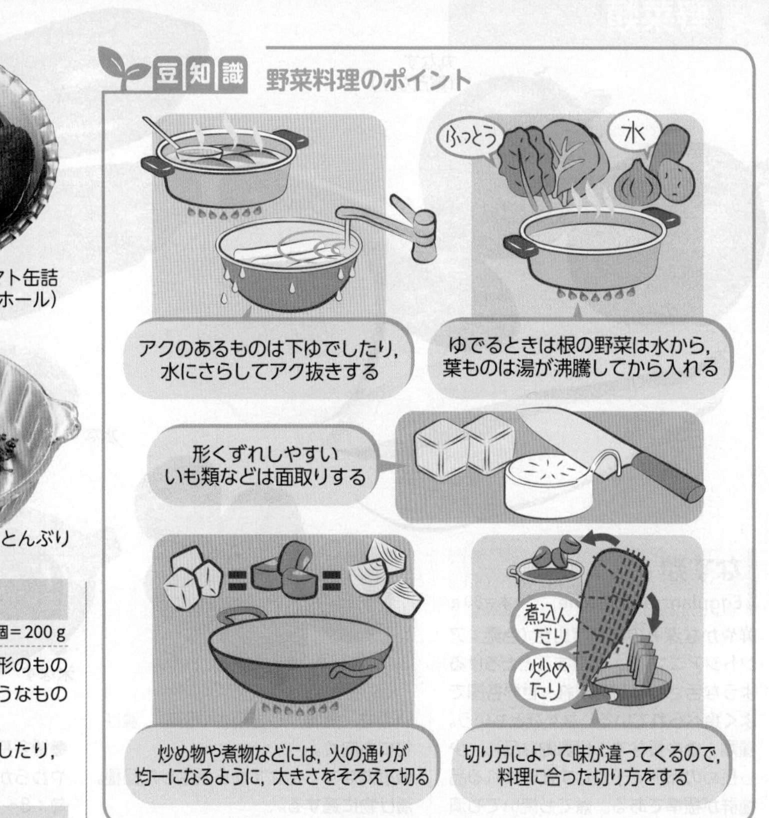

旬：9月の上旬～中旬。水煮したものは一年中出回る。

調理法：酢の物，酢みそあえなどにする。納豆やなめこなどとからめると食べやすい。

亜鉛	銅	マンガン	ヨウ素	セレン	クロム	モリブデン	A レチノール	A カロテン α	A カロテン β	A β-クリプトキサンチン	A β-カロテン当量	A レチノール活性当量	D	E トコフェロール α	E トコフェロール β	E トコフェロール γ	E トコフェロール δ	K	B1	B2	ナイアシン	ナイアシン当量	B6	B12	葉酸	パントテン酸	ビオチン	C	食塩相当量	備考
mg	mg	mg	µg	µg	µg	µg	µg	µg	µg	µg	µg	µg	µg	mg	mg	mg	mg	µg	mg	mg	mg	mg	mg	µg	µg	mg	µg	mg	g	
1.0	0.10	0.32	0	Tr	1	6	0	9	22	54	53	**4**	(0)	0.3	Tr	1.0	Tr	1	0.15	0.10	2.3	2.8	0.14	(0)	95	0.58	5.4	**8**	0	廃棄部位：包葉，めしべ及び穂軸　硝酸イオン：0g
1.0	0.10	0.31	–	–	–	–	0	7	20	53	49	**4**	(0)	0.3	0	0.9	0.1	0	0.12	0.10	2.2	(2.7)	0.12	(0)	86	0.51	–	**6**	0	包葉及びめしべを除いたもの　廃棄部位：穂軸　硝酸イオン：0g
1.1	0.10	0.32	–	–	–	–	(0)	11	23	63	59	**5**	(0)	0.3	0	1.2	0	0	0.16	0.11	2.4	(3.0)	0.14	(0)	97	0.67	–	**6**	0	廃棄部位：穂軸　硝酸イオン：0g
1.0	0.08	0.22	–	–	–	–	(0)	31	36	60	82	**7**	(0)	0.1	0	0.6	0	Tr	0.12	0.09	2.2	(2.6)	0.10	(0)	77	0.49	–	**6**	0	廃棄部位：穂軸　硝酸イオン：0g
0.5	0.04	0.10	0	1	Tr	5	(0)	24	39	48	75	**6**	(0)	0.1	0	0.4	0	0	0.10	0.07	1.8	2.2	0.09	0	57	0.41	3.1	**4**	0	穂軸を除いた実（尖帽を除いた種子）のみ　硝酸イオン：0g　食物繊維：AOAC2011.25法
0.4	0.03	0.10	0	1	0	4	(0)	22	36	46	70	**6**	(0)	0.1	0	0.4	0	0	0.08	0.06	1.6	2.0	0.08	0	48	0.33	2.9	**2**	0	穂軸を除いた実（尖帽を除いた種子）のみ　硝酸イオン：0g　食物繊維：AOAC2011.25法
0.5	0.04	0.10	0	1	Tr	5	(0)	24	38	47	74	**6**	(0)	0.8	Tr	1.5	Tr	6	0.10	0.07	1.9	2.3	0.09	0	56	0.37	3.3	**3**	0	穂軸を除いた実（尖帽を除いた種子）のみ　植物油（なたね油）　調理による脂質の増減：本書p.315表2参照　硝酸イオン：0g　食物繊維：AOAC2011.25法
0.4	0.04	0.07	–	–	–	–	(0)	19	14	52	50	**4**	(0)	0.1	0	0.3	0	0	0.02	0.05	0.8	(1.0)	0.03	(0)	19	0.34	–	**3**	0.7	硝酸イオン：(0)g
0.6	0.04	0.06	–	–	–	–	(0)	19	19	67	62	**5**	(0)	0.1	0	0.2	0	Tr	0.03	0.05	0.8	(1.2)	0.05	(0)	18	0.19	–	**2**	0.5	液汁を除いたもの　硝酸イオン：(0)g
0.8	0.09	0.60	–	–	–	–	(0)	0	33	4	35	**3**	(0)	0.4	0	0.4	0	1	0.09	0.11	0.9	(1.2)	0.16	(0)	110	0.40	–	**9**	0	別名：ベビーコーン，ミニコーン　穂軸基部を除いたもの　廃棄率：穂軸基部つきの場合10%　硝酸イオン：0g
0.1	0.04	0.08	Tr	1	Tr	2	(0)	4	540	0	540	**45**	(0)	0.9	Tr	0.2	0	4	0.05	0.02	0.7	0.8	0.08	(0)	22	0.17	2.3	**15**	0	廃棄部位：へた　硝酸イオン：0g
0.2	0.06	0.10	4	Tr	0	4	(0)	4	960	0	960	**80**	(0)	0.9	Tr	0.5	0	7	0.07	0.05	0.8	(0.9)	0.11	(0)	35	0.17	3.6	**32**	0	別名：プチトマト，チェリートマト　廃棄部位：へた　硝酸イオン：0g
0.2	0.04	0.10	2	0	0	7	–	3	110	0	110	**9**	–	1.2	Tr	0.6	Tr	7	0.08	0.03	1.0	(1.1)	0.07	–	29	0.14	3.1	**28**	0	廃棄部位：へた　硝酸イオン：0g　食物繊維：AOAC2011.25法
1.9	0.82	1.22	4	16	11	29	(0)	17	2600	0	2600	**220**	(0)	18.0	0.4	1.8	Tr	31	0.68	0.30	13.0	14.0	0.95	(0)	120	1.08	43.0	**15**	0.3	硝酸イオン：0g
0.1	0.08	0.09	–	–	–	–	(0)	0	570	0	570	**47**	(0)	1.2	0	0.2	0	5	0.06	0.03	0.6	(0.8)	0.10	(0)	21	0.22	–	**10**	0	別名：トマト水煮缶詰　液汁を除いたもの　硝酸イオン：(0) g
0.1	0.06	0.05	4	Tr	1	4	(0)	0	310	0	310	**26**	(0)	0.7	0	0.1	0	2	0.04	0.04	0.7	(0.8)	0.09	(0)	17	0.18	4.2	**6**	0.3	果汁100%　硝酸イオン：(0) g　(100g：97mL，100mL：103g)
0.1	0.06	0.05	4	Tr	1	4	(0)	0	310	0	310	**26**	(0)	0.7	0	0.1	0	2	0.04	0.04	0.7	(0.8)	0.09	(0)	17	0.18	4.2	**6**	0	果汁100%　硝酸イオン：(0) g　(100g：97mL，100mL：103g)
0.1	0.08	0.07	–	–	–	–	(0)	66	350	0	390	**32**	(0)	0.8	0	0.1	0	6	0.03	0.03	0.4	(0.5)	0.06	(0)	10	0.20	–	**3**	0.2	原材料：トマト，にんじん，セロリ等　(100g：97mL，100mL：103g)
0.1	0.08	0.07	–	–	–	–	(0)	66	350	0	390	**32**	(0)	0.8	0	0.1	0	6	0.03	0.03	0.4	(0.5)	0.06	(0)	10	0.20	–	**3**	0	原材料：トマト，にんじん，セロリ等　(100g：97mL，100mL：103g)
0.2	0.06	0.15	–	–	–	–	(0)	0	14	–	14	**1**	(0)	0.1	0.2	0.1	0	13	0.04	0.04	0.2	(0.4)	0.03	(0)	41	0.24	–	**6**	0	別名：トレビッツ，あかめチコリ，レッドチコリ　廃棄部位：しん　硝酸イオン：Tr
1.4	0.25	0.78	–	–	–	–	(0)	1	800	–	800	**67**	(0)	4.6	0.1	1.1	0	120	0.11	0.17	0.3	1.3	0.16	(0)	100	0.48	–	**1**	0	ほうきぎ（ほうきぐさ）の種子　別名：ずぶし，ねんどう　硝酸イオン：Tr

丸なす（賀茂なす）
中長なす（千両なす）
博多長なす
長なす
水なす
しば漬
小丸なす
米なす
からし漬

なす類 (茄子類)

Eggplants,Aubergine 1本＝80 g

鮮やかな深みのある紫紺色（色素：アントシアニン）と，加熱するととろけるような舌ざわりが好まれ，世界各国でよく食べられている。なすびともいう。

種類：●中長なす：代表的な品種。少し長めの卵形で千両なすと呼ばれる品種群が標準である。煮ても焼いても漬け物にしてもよく，さまざまな料理に向く。

●丸なす：京都の賀茂なす，新潟の巾着（きんちゃく）なすなどがある。肉質は緻密でやわらかく，煮くずれしにくいので，煮物，しぎ焼きや田楽，漬け物にも向く。

●小丸なす：丸なすから派生した品種。漬け物に適する。

●水なす：卵形なすの一種。水分が多くアクが少ない。生食できる。

●米(べい)なす：へたが緑色で大型の丸なす。アメリカから導入された品種。肉質が緻密で，油を使った料理に向く。

●博多長なす：長なすの一種。肉質がやわらかく，焼きなすに向く。

旬：8～9月。促成栽培が盛んに行われており，市場には一年中出回る。

調理法：なすは変色するので，切ったらすぐに水につけてアク抜きし，水けをよくとってから使う。

また油を通すと色も味もよくなるので，油にさっと通してから煮物，炒め物，グラタン，スパゲッティ，カレーなどに用いるとよい。ほかに，天ぷら，煮物，田楽，焼きなす，サラダ，酢の物，みそ汁，漬け物などに広く利用する。漬け物にするとき，鉄くぎや焼きミョ

食品番号	索引番号	食品名（可食部100g当たり）	廃棄率	エネルギー		水分	たんぱく質: アミノ酸組成によるたんぱく質	たんぱく質: たんぱく質	脂質: 脂肪酸のトリアシルグリセロール当量	脂質: コレステロール	脂質: 脂質	脂肪酸: 飽和	脂肪酸: 一価不飽和	脂肪酸: 多価不飽和	脂肪酸: n-3系多価不飽和	脂肪酸: n-6系多価不飽和	炭水化物: 利用可能炭水化物(単糖当量)	炭水化物: 利用可能炭水化物(質量計)	炭水化物: 差引き法による利用可能炭水化物	炭水化物: 食物繊維総量	炭水化物: 糖アルコール	炭水化物: 炭水化物	有機酸	灰分	無機質: ナトリウム	無機質: カリウム	無機質: カルシウム	無機質: マグネシウム	無機質: リン	無機質: 鉄
			%	kJ	kcal	g	g	g	g	mg	g	g	g	g	g	g	g	g	g	g	g	g	g	g	mg	mg	mg	mg	mg	mg
		ながさきはくさい																												
緑 06189	683	●葉，生	3	49	12	93.9	(1.0)	1.3	(Tr)	(0)	0.1	(0.01)	(Tr)	(0.03)	(0.02)	(Tr)	–	–	0.8*	2.2	–	2.6	–	1.8	21	300	140	27	37	2.3
06190	684	●葉，ゆで	5	76	18	93.2	(1.7)	2.2	(Tr)	(0)	0.1	(0.01)	(Tr)	(0.03)	(0.02)	(Tr)	–	–	1.6*	2.4	–	3.4	–	0.8	12	120	120	24	48	1.6
		(なす類)																												
06191	685	●なす ●果実，生	10	77	18	93.2	0.7	1.1	Tr	1	0.1	0.03	Tr	Tr	0	Tr	2.6*	2.6	3.0	2.2	–	5.1	0.4	0.5	Tr	220	18	17	30	0.3
06192	686	●果実，ゆで	0	69	17	94.0	(0.7)	1.0	(Tr)	Tr	0.1	(0.03)	(Tr)	(Tr)	(0)	(Tr)	(2.3)*	(2.3)	2.5	2.1	–	4.5	0.3	0.4	1	180	20	16	27	0.3
06342	687	●果実，油いため	0	300	73	85.8	(1.0)	1.5	(5.5)	(Tr)	5.8	(0.43)	(3.39)	(1.48)	(0.42)	(1.05)	(3.3)*	(3.2)	3.9	2.6	–	6.3	0.5	0.6	Tr	290	22	21	40	0.4
06343	688	●果実，天ぷら	0	683	165	71.9	(1.1)	1.6	13.1	1	14.0	0.97	8.13	3.39	1.03	2.36	10.4*	9.7	11.5	1.9	–	12.0	–	0.5	21	200	31	14	41	0.2
06193	689	●べいなす ●果実，生	30	83	20	93.0	(0.9)	1.1	(Tr)	(0)	0.1	(0.03)	(Tr)	(Tr)	(0)	(Tr)	(2.7)*	(2.6)	2.8	2.4	–	5.3	0.4	0.5	1	220	10	14	26	0.4
06194	690	●果実，素揚げ	35	731	177	74.8	(0.8)	1.0	(16.5)	(0)	17.0	(1.22)	(10.16)	(4.42)	(1.27)	(3.14)	(3.2)	(3.1)	5.1*	1.8	–	6.7	0.5	0.5	1	220	10	14	26	0.4
06195	691	●漬物 ●塩漬	0	90	22	90.4	(0.9)	1.4	(Tr)	(0)	0.1	(0.03)	(Tr)	(Tr)	(0)	(Tr)	–	–	3.1*	2.7	–	5.2	–	2.9	880	260	18	18	33	0.6
06196	692	●ぬかみそ漬	0	112	27	88.7	–	1.7	–	(0)	0.1						–	–	3.4*	2.7	–	6.1	–	3.4	990	430	21	33	44	0.5
06197	693	●こうじ漬	0	369	87	69.1	–	5.5	–	(0)	0.1						–	–	14.0*	4.2	–	18.2	–	7.1	2600	210	65	22	65	1.4
06198	694	●からし漬	0	536	127	61.2	–	2.6	–	(0)	0.2						–	–	26.5*	4.2	–	30.7	–	5.3	1900	72	71	36	55	1.5
06199	695	●しば漬	0	111	27	86.4	–	1.4	–	(0)	0.2						–	–	2.6*	4.4	–	7.0	–	4.9	1600	50	30	16	27	1.7
緑 06200	696	なずな ●葉，生	5	147	35	86.8	–	4.3	–	(0)	0.1						–	–	1.6*	5.4	–	7.0	–	1.7	3	440	290	34	92	2.4
		(なばな類)																												
緑 06201	697	●和種なばな ●花らい・茎，生	0	141	34	88.4	(3.6)	4.4	(0.1)	(0)	0.2	(0.02)	(Tr)	(0.08)	(0.06)	(0.01)	–	–	2.5*	4.2	–	5.8	–	1.2	16	390	160	29	86	2.9
06202	698	●花らい・茎，ゆで	0	117	28	90.2	(3.8)	4.7	(0.1)	(0)	0.1	(0.01)	(Tr)	(0.04)	(0.03)	(Tr)	–	–	0.9*	4.3	–	4.3	–	0.7	7	170	140	19	86	1.7
緑 06203	699	●洋種なばな ●茎葉，生	0	149	36	88.3	(3.3)	4.1	(0.2)	(0)	0.4	(0.04)	(0.01)	(0.15)	(0.11)	(0.02)	–	–	3.3*	3.7	–	6.0	–	1.1	12	410	97	28	78	0.9
06204	700	●茎葉，ゆで	0	125	30	90.0	(2.9)	3.6	(0.2)	(0)	0.4	(0.04)	(0.01)	(0.15)	(0.11)	(0.02)	–	–	2.1*	4.1	–	5.3	–	0.7	10	210	95	19	71	0.7
		にがうり																												
06205	701	●果実，生	15	63	15	94.4	0.7	1.0	(0.1)	(0)	0.1	(0.01)	(0.02)	(0.04)	(0)	(0.04)	0.3	0.3	1.6*	2.6	–	3.9	Tr	0.6	1	260	14	14	31	0.4
06206	702	●果実，油いため	0	193	47	90.3	(0.8)	1.2	(3.2)	(0)	3.3	(0.23)	(1.94)	(0.88)	(0.24)	(0.64)	(0.4)	(0.4)	2.3*	2.8	–	4.6	Tr	0.6	1	260	14	15	33	0.5

なるほど！ 食べる直前に…サラダにかけるドレッシングは，食卓に出して食べるときにあえるくらいのタイミングがベスト。早くからあえると，水分が出て歯ごたえがなくなります。

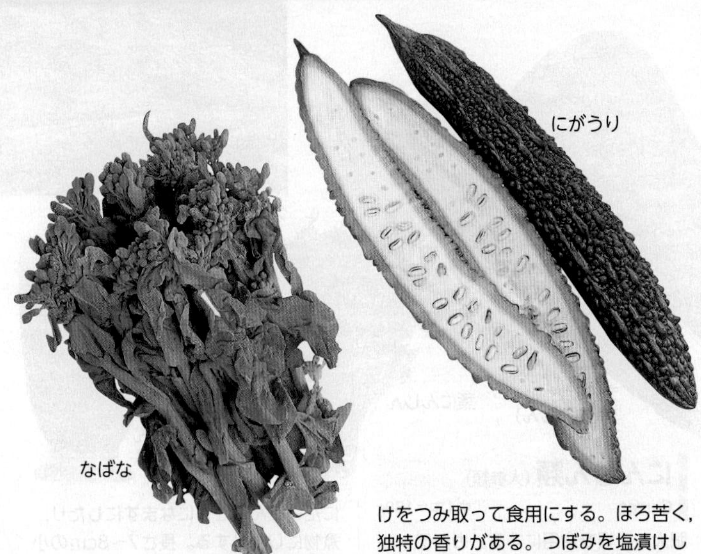
にがうり
なばな

ウバンを入れると，なすの色素が安定して色が鮮やかになる。
保存法：高温を好む野菜なので，常温で保存して2～3日で使いきるのがよい。保存適温は7～10℃。冷蔵庫に入れると日持ちするが，皮・果肉・種子がかたくなり，風味が落ちる。

なばな類（菜花類）

Rapes 1束＝200g

菜の花とも呼ぶ。あぶら菜の若いつぼみ（花らい）や葉，茎，花など，穂先だけをつみ取って食用にする。ほろ苦く，独特の香りがある。つぼみを塩漬けしたものに京都特産の菜の花漬けがある。
産地：関東では群馬，関西では三重。
旬：春先。ハウス栽培されているので，市場には一年中出回る。
調理法：おひたし，あえ物にしたり，煮物，汁物，塩漬けなどにする。

にがうり（苦瓜）

Bitter melon 1本＝250g

ゴーヤともいう。つるれいし，れいしの未熟果を食用にする。
果実は長い紡錘形で，表皮に無数のこぶがある。果肉には独特の強い苦みがあり，ビタミンCを多く含む。果皮の緑色が薄く，こぶが大きいものほど苦みは少ない。
産地：沖縄，宮崎など。
旬：6～8月。ただし2～10月にも出回る。
調理法：種とわたをとり，炒め物，揚げ物，煮物，酢の物，あえ物，漬け物などにする。沖縄の郷土料理に豆腐と炒めたゴーヤチャンプルーがある。苦みをやわらげるには，種のまわりの白い綿をかきとってから，塩水につけるとよい。ジュースにすることもある。

豆知識 野菜の保存のポイント

野菜は収穫後も生成を続けているので，時間がたつにつれ，しなびたり，栄養分が失われたりして鮮度が低下していく。野菜に合った方法で保存できるようになろう。

●湿らせた新聞紙で包む
・葉もの野菜には水分が必要。
ほうれんそう，水菜，小松菜など

●新聞紙で包む

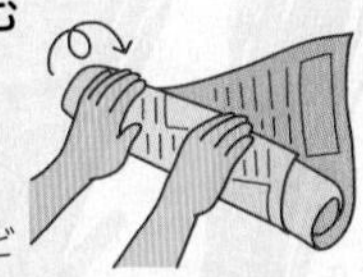

・冷気や乾燥から守る。
いも類，大根，白菜，ねぎなど

●根と葉は分ける
・根の水分と栄養が葉に奪われるのを防ぐ。
大根，にんじん，セロリなど

●ラップで包む，ポリ袋に入れる

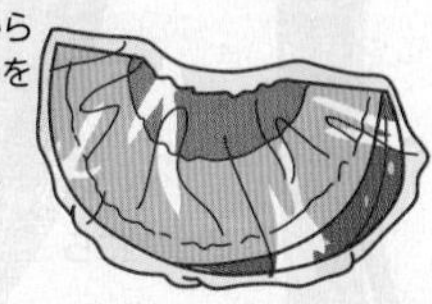

・切り口からいたむのを防ぐ。
使いかけの野菜すべて

●立てて，あるいは根元を下にする

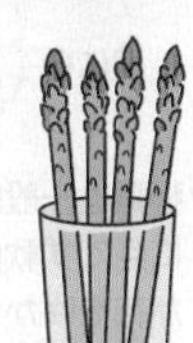

・畑になっている状態で保存すると，エネルギーを消耗せず，鮮度が落ちにくい。
アスパラガス，きゅうり，菜の花など

●常温で保存する

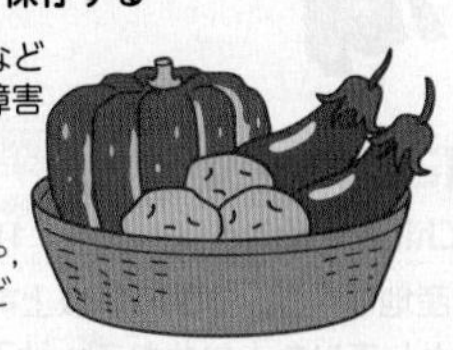

・黒ずむなどの低温障害を防ぐ。
いも類，かぼちゃ，なすなど

無機質 亜鉛	銅	マンガン	ヨウ素	セレン	クロム	モリブデン	ビタミン（脂溶性） A レチノール	カロテン α	カロテン β	β-クリプトキサンチン	β-カロテン当量	レチノール活性当量	D	E トコフェロール α	β	γ	δ	K	ビタミン（水溶性） B1	B2	ナイアシン	ナイアシン当量	B6	B12	葉酸	パントテン酸	ビオチン	C	食塩相当量	備考
mg	mg	mg	μg	μg	μg	μg	μg	μg	μg	μg	μg	μg	μg	mg	mg	mg	mg	μg	mg	mg	mg	mg	mg	μg	μg	mg	μg	mg	g	
																														別名：とうな，とうじんな，ちりめんはくさい
0.3	0.05	0.21	–	–	–	–	(0)	0	1900	0	1900	**160**	(0)	1.3	Tr	0	0	130	0.05	0.13	0.7	(0.9)	0.14	(0)	150	0.28	–	**88**	0.1	廃棄部位：株元　硝酸イオン：0.3g
0.2	0.04	0.20	–	–	–	–	(0)	0	2600	0	2600	**220**	(0)	1.3	Tr	0	0	150	0.02	0.07	0.3	(0.7)	0.06	(0)	69	0.11	–	**23**	0	廃棄部位：株元　ゆでた後水冷し，手搾りしたもの　硝酸イオン：0.3g
0.2	0.06	0.16	0	0	0	10	(0)	0	100	1	100	**8**	(0)	0.3	0	0	0	10	0.05	0.05	0.5	0.7	0.05	(0)	32	0.33	2.3	**4**	0	廃棄部位：へた　硝酸イオン：Tr
0.2	0.05	0.15	–	–	–	–	(0)	0	98	1	98	**8**	(0)	0.3	0	0	0	10	0.04	0.04	0.4	(0.6)	0.03	(0)	22	0.29	–	**1**	0	へたを除いたもの　硝酸イオン：Tr
0.2	0.07	0.20	–	–	–	–	(0)	1	190	3	190	**16**	(0)	1.4	0	1.8	0.1	11	0.06	0.07	0.7	(1.0)	0.06	(0)	36	0.40	–	**2**	0	へたを除いたもの　植物油（なたね油）　調理による脂質の増減：本書p.315表2参照　硝酸イオン：Tr
0.2	0.07	0.16	–	–	–	7	–	Tr	110	3	110	**9**	–	2.6	0	5.5	0.1	22	0.05	0.07	0.6	(0.8)	0.04	0	28	0.16	2.3	**2**	0.1	へたを除いたもの　硝酸イオン：Tr　調理による脂質の増減：本書p.314～315表1参照
0.2	0.08	0.13	–	–	–	–	(0)	0	45	0	45	**4**	(0)	0.3	0	0	0	9	0.04	0.04	0.6	(0.8)	0.06	(0)	19	0.30	–	**6**	0	別名：洋なす　廃棄部位：へた及び果皮　硝酸イオン：Tr
0.2	0.09	0.13	–	–	–	–	(0)	0	20	0	20	**2**	(0)	2.5	0.2	7.5	1.5	31	0.05	0.04	0.6	(0.8)	0.05	(0)	12	0.30	–	**2**	0	廃棄部位：へた及び果皮　植物油（調合油）　硝酸イオン：0g
0.2	0.09	0.18	–	–	–	–	(0)	0	44	0	44	**4**	(0)	0.3	0	0	0	10	0.03	0.04	0.4	(0.6)	0.07	(0)	32	0.41	–	**7**	2.2	水洗いし，水切りしたもの　硝酸イオン：(Tr)
0.2	0.09	0.19	–	–	–	–	(0)	0	26	0	26	**2**	(0)	0.3	0	0	0	12	0.10	0.04	1.0	1.3	0.15	Tr	43	0.67	–	**8**	2.5	水洗いし，水切りしたもの　廃棄率：へたつきの場合10%　硝酸イオン：(Tr)
0.4	0.17	0.40	–	–	–	–	(0)	0	5	0	5	**Tr**	(0)	0.5	Tr	0	0	27	0.03	0.05	0.3	1.2	0.03	(0)	9	0.13	–	**0**	6.6	硝酸イオン：(Tr)
0.4	0.13	0.32	–	–	–	–	(0)	0	76	0	76	**6**	(0)	0.2	Tr	0	0	24	0.06	0.04	0.6	1.0	0.09	(0)	18	0.08	–	**87**	4.8	硝酸イオン：0g
0.2	0.12	0.29	–	–	–	–	(0)	8	570	5	580	**48**	(0)	0.7	Tr	0.1	0	72	0	0.02	0.1	0.3	0.03	(0)	9	0.13	–	**0**	4.1	硝酸イオン：0.1g　市販品の液汁を除去したもの
0.7	0.16	1.00	–	–	–	–	(0)	0	5200	0	5200	**430**	(0)	2.5	Tr	0.1	0	330	0.15	0.27	0.5	1.2	0.32	(0)	180	1.10	–	**110**	0	別名：ぺんぺんぐさ，三味線草　廃棄部位：株元　硝酸イオン：0.1g
																														別名：なのはな，しんつみな，かぶれな
0.7	0.09	0.32	1	1	1	6	(0)	0	2200	21	2200	**180**	(0)	2.9	Tr	0.6	0	250	0.16	0.28	1.3	(2.6)	0.26	(0)	340	0.73	12.0	**130**	0	硝酸イオン：Tr
0.4	0.07	0.25	–	–	–	–	(0)	0	2400	20	2400	**200**	(0)	2.8	Tr	0.6	0	250	0.07	0.14	0.5	(1.9)	0.11	(0)	190	0.30	–	**44**	0	ゆでた後水冷し，手搾りしたもの　硝酸イオン：Tr
0.6	0.09	0.67	–	–	–	–	(0)	0	2600	24	2600	**220**	(0)	1.7	Tr	0.1	0	260	0.11	0.24	1.3	(2.5)	0.22	(0)	240	0.80	–	**110**	0	硝酸イオン：0.1g
0.4	0.07	0.61	–	–	–	–	(0)	0	2700	24	2700	**230**	(0)	1.6	Tr	0.1	0	270	0.06	0.13	0.6	(1.7)	0.11	(0)	240	0.47	–	**55**	0	ゆでた後水冷し，手搾りしたもの　硝酸イオン：Tr
																														別名：つるれいし，ゴーヤ
0.2	0.05	0.10	1	0	1	7	(0)	93	160	3	210	**17**	(0)	0.8	0.1	0.1	0	41	0.05	0.07	0.3	(0.5)	0.06	(0)	72	0.37	0.5	**76**	0	廃棄部位：両端，わた及び種子　硝酸イオン：Tr
0.2	0.05	0.11	1	Tr	1	8	0	100	180	4	230	**19**	(0)	0.9	0.1	0.1	0	45	0.05	0.08	0.3	(0.6)	0.07	(0)	79	0.41	0.5	**75**	0	両端，わた及び種子を除いたもの　植物油（調合油）　調理による脂質の増減：本書p.315表2参照　硝酸イオン：(Tr)

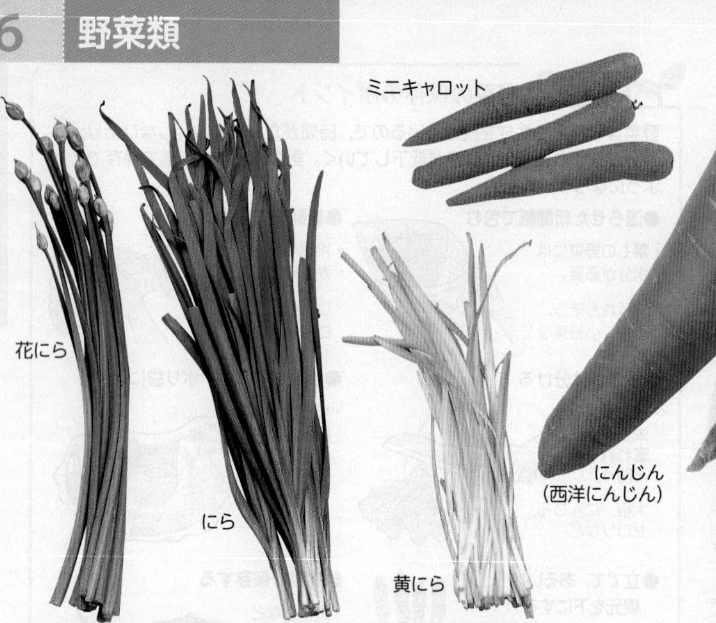

きんとき
(京にんじん)

葉にんじん

グラッセ

にんじん
ジュース

にら類 (韮類)

Chinese chive 1束＝100g

原産地は中国，3000年以上前から食用としていたといわれる。地下部のりん茎からのびた多数の葉を食用にする。のびが速いので，一株から何回も収穫できる。独特の香りには，殺菌作用や消化吸収を助ける働きがあり，また肉の臭みを消すのにも役立つ。暑さや寒さに強く，庭先などでも栽培しやすい。

種類：一般的な大葉にらのほか，日光に当てず軟白栽培した黄にら，つぼみが花を咲かせないうちに茎とともに食用にする花にらがある。

産地：都市近郊。

旬：3～4月。

調理法：刻んで，卵とじ，にらたま，にらレバー炒め，ぎょうざ，春巻，ぞうすい，スープなどに幅広く使う。加熱しすぎないことがたいせつで，炒めるときは強火で手早くする。

にんじん類 (人参類)

Carrot 中1本＝150g

肥大した根を食用にする。カロテンが特に多く，緑黄色野菜の代表である。貯蔵がきくため家庭の常備野菜の一つとして欠かせない。肉質が緻密で甘みがある。

種類：品種により，根の長短，色などさまざまである。日本で栽培しているものの多くは，太めの円錐(えんすい)形で，長さ15～20cmの五寸にんじん(西洋にんじん)である。時期をずらして全国で栽培されているので，一年中出回るが，11～3月に収穫したものが味がよい。ほかに，東洋種のきんときにんじん(京にんじん)があり，正月にだいこんとともになますにしたり，煮物にしたりする。長さ7～8cmの小型のミニキャロット(ベビーキャロット)もある。生食が主。

選び方：色が鮮やかで，表面がなめらかなもの，大きすぎないものがよい。赤みが強いものほどカロテンが多い。また芯が小さいものほど甘い。

調理法：皮付近にカロテンが多いので，皮は薄くむくとよい。サラダやなます，きんぴら，精進揚げ，グラッセ(バター煮)，炒め物，シチュー，スープ，カレー，すりおろしてケーキに入れるなど用途が広い。ジュースとしてもよく使われる。

食品番号	索引番号	食品名 (可食部100g当たり)	廃棄率	エネルギー	エネルギー	水分	たんぱく質: アミノ酸組成によるたんぱく質	たんぱく質: たんぱく質	脂質: 脂肪酸のトリアシルグリセロール当量	脂質: コレステロール	脂質: 脂質	脂肪酸: 飽和	脂肪酸: 一価不飽和	脂肪酸: 多価不飽和	脂肪酸: n-3系多価不飽和	脂肪酸: n-6系多価不飽和	炭水化物: 利用可能炭水化物(単糖当量)	炭水化物: 利用可能炭水化物(質量計)	炭水化物: 差引き法による利用可能炭水化物	炭水化物: 総食物繊維量	炭水化物: 糖アルコール	炭水化物: 炭水化物	有機酸	灰分	無機質: ナトリウム	無機質: カリウム	無機質: カルシウム	無機質: マグネシウム	無機質: リン	無機質: 鉄
			%	kJ	kcal	g	g	g	g	mg	g	g	g	g	g	g	g	g	g	g	g	g	g	g	mg	mg	mg	mg	mg	mg
		(にら類)																												
緑 06207	703	●にら ●葉，生	5	75	18	92.6	1.3	1.7	(0.1)	Tr	0.3	(0.04)	(0.01)	(0.08)	(0.04)	(0.04)	1.7*	1.7	1.9	**2.7**	–	4.0	–	1.1	1	**510**	**48**	18	31	0.7
06208	704	●葉，ゆで	0	112	27	89.8	(1.9)	2.6	(0.2)	Tr	0.5	(0.06)	(0.01)	(0.14)	(0.07)	(0.07)	(2.3)*	(2.3)	2.4	**4.3**	–	5.7	–	1.1	1	**400**	**51**	20	26	0.7
06344	705	●葉，油いため	0	283	69	85.8	(1.4)	1.9	(5.4)	(Tr)	5.7	(0.42)	(3.24)	(1.50)	(0.46)	(1.05)	(2.0)*	(2.0)	2.2	**3.5**	–	4.9	–	1.3	Tr	**600**	**48**	22	38	0.8
緑 06209	706	●花にら ●花茎・花らい，生	5	113	27	91.4	(1.4)	1.9	(0.1)	(0)	0.2	(0.02)	(0.01)	(0.05)	(0.03)	(0.03)	–	–	3.7*	**2.8**	–	5.9	–	0.6	1	**250**	**22**	15	41	0.5
06210	707	●黄にら ●葉，生	0	76	18	94.0	(1.5)	2.1	(Tr)	(0)	0.1	(0.01)	(Tr)	(0.03)	(0.01)	(0.01)	–	–	1.9*	**2.0**	–	3.3	–	0.5	Tr	**180**	**15**	11	35	0.7
		(にんじん類)																												
緑 06211	708	●葉にんじん ●葉，生	15	65	16	93.5	–	1.1	–	(0)	0.2						–	–	1.0*	**2.7**	–	3.7	–	1.1	31	**510**	**92**	27	52	0.9
緑 06212	709	●にんじん ●根，皮つき，生	3	149	35	89.1	0.5	0.7	0.1	(0)	0.2	0.02	Tr	0.06	0.01	0.05	5.9	5.8	6.8*	**2.8**	–	9.3	–	0.8	28	**300**	**28**	10	26	0.2
06213	710	●根，皮つき，ゆで	0	120	29	90.2	(0.4)	0.6	(0.1)	(0)	0.2	(0.03)	(Tr)	(0.08)	(0.01)	(0.07)	(5.3)*	(5.2)	5.7	**3.0**	–	8.4	–	0.6	23	**270**	**32**	12	29	0.3
06214	711	●根，皮なし，生	10	134	32	89.6	0.5	0.7	0.1	(0)	0.2	0.03	Tr	0.06	Tr	0.06	6.0*	5.9	6.0	**2.8**	–	8.8	0.3	0.7	24	**300**	**24**	9	28	0.2
06215	712	●根，皮なし，ゆで	0	119	28	90.0	(0.5)	0.7	(0.1)	(0)	0.1	(0.01)	(Tr)	(0.04)	(Tr)	(0.04)	5.1*	5.0	5.6	**2.8**	–	8.5	0.3	0.7	27	**240**	**29**	9	26	0.2
06345	713	●根，皮なし，油いため	0	429	103	79.1	(0.8)	1.1	(6.1)	(Tr)	6.4	(0.46)	(3.75)	(1.68)	(0.47)	(1.21)	(7.5)	(7.4)	9.3*	**3.1**	–	12.4	0.5	1.1	48	**400**	**35**	13	37	0.3
06346	714	●根，皮なし，素揚げ	0	365	87	80.6	(0.7)	1.0	3.3	0	3.5	0.26	1.97	0.89	0.26	0.63	(8.2)	(8.1)	12.9*	**1.1**	–	13.9	0.5	1.0	39	**380**	**36**	13	35	0.3
06347	715	●根，皮，生	0	108	26	90.4	(0.5)	0.7	–	(0)	0.2						–	–	3.7*	**3.8**	–	7.3	–	1.5	16	**630**	**45**	20	43	0.3
06216	716	●根，冷凍	0	126	30	90.2	0.7	0.8	0.1	(0)	0.2	0.03	Tr	0.08	0.01	0.08	4.7*	4.5	4.1	**4.1**	–	8.2	0.3	0.6	57	**200**	**30**	9	31	0.3
● 06380	717	●根，冷凍，ゆで	0	101	24	91.7	0.6	0.7	0.1	(0)	0.2	0.03	0.01	0.09	0.01	0.09	3.5*	3.3	3.5	**3.5**	–	7.0	0.2	0.4	40	**130**	**31**	8	26	0.3
● 06381	718	●根，冷凍，油いため	0	271	65	85.2	0.7	0.9	3.8	Tr	4.0	0.29	2.19	1.12	0.32	0.81	5.1*	4.9	5.2	**4.2**	–	9.3	0.3	0.6	60	**210**	**33**	9	33	0.3
06348	719	●グラッセ	0	224	53	83.8	(0.5)	0.7	1.1	5	1.4	0.71	0.27	0.10	0.01	0.09	9.4*	9.1	10.3	**2.6**	0	12.7	0.2	1.4	390	**240**	**26**	10	27	0.2
06217	720	●ジュース，缶詰	0	125	29	92.0	(0.4)	0.6	(Tr)	(0)	0.1	(0.01)	(Tr)	(0.03)	(Tr)	(0.03)	(5.9)	(5.7)	6.7*	**0.2**	–	6.7	–	0.6	19	**280**	**10**	7	20	0.2
緑 06218	721	●きんとき ●根，皮つき，生	15	163	39	87.3	(1.3)	1.8	0.1	(0)	0.2	0.01	Tr	0.04	Tr	0.03	–	–	6.3*	**3.9**	–	9.6	–	1.1	11	**540**	**37**	11	64	0.4
06219	722	●根，皮つき，ゆで	0	155	37	87.7	(1.4)	1.9	0.1	(0)	0.2	0.02	Tr	0.05	0.01	0.05	–	–	5.5*	**4.3**	–	9.2	–	1.0	10	**470**	**39**	10	66	0.5
06220	723	●根，皮なし，生	20	170	40	87.1	(1.3)	1.8	0.1	(0)	0.3	0.02	Tr	0.06	0.01	0.05	–	–	6.8*	**3.6**	–	9.7	–	1.1	12	**520**	**34**	10	67	0.4
06221	724	●根，皮なし，ゆで	0	168	40	87.1	(1.4)	1.9	0.1	(0)	0.4	0.02	Tr	0.08	0.01	0.07	–	–	6.3*	**4.1**	–	9.6	–	1.0	9	**480**	**38**	9	72	0.4
緑 06222	725	●ミニキャロット ●根，生	1	109	26	90.9	(0.5)	0.7	(0.1)	(0)	0.2	(0.02)	(Tr)	(0.07)	(0.01)	(0.06)	(4.7)*	(4.6)	5.1	**2.7**	–	7.5	–	0.7	15	**340**	**30**	8	22	0.3

なるほど! 若い葉は姿勢がいい…にらは1株から何回もとれますが，若いにらほどやわらかくピンとしています。持ってみてダラッとたれるものは古株でかたいんです。

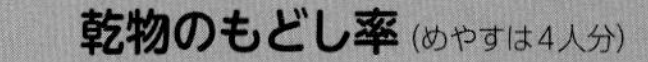

淡色野菜と緑黄色野菜のカロテン，ビタミンCの比較

（可食部100g当たり）

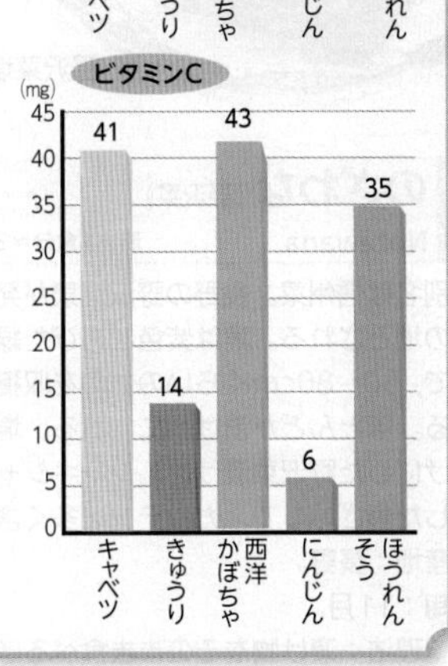

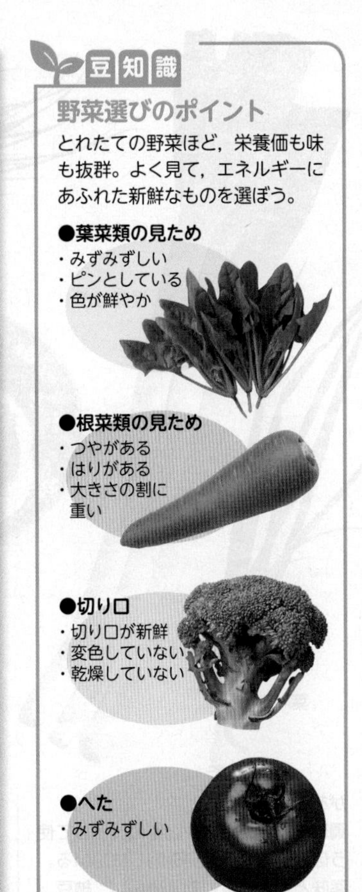

豆知識

野菜選びのポイント

とれたての野菜ほど，栄養価も味も抜群。よく見て，エネルギーにあふれた新鮮なものを選ぼう。

●葉菜類の見ため
- みずみずしい
- ピンとしている
- 色が鮮やか

●根菜類の見ため
- つやがある
- はりがある
- 大きさの割に重い

●切り口
- 切り口が新鮮
- 変色していない
- 乾燥していない

●へた
- みずみずしい

乾物のもどし率（めやすは4人分）

●切り干し大根（50g）

さっと洗ってごみを除き，水1Lに15分浸す。

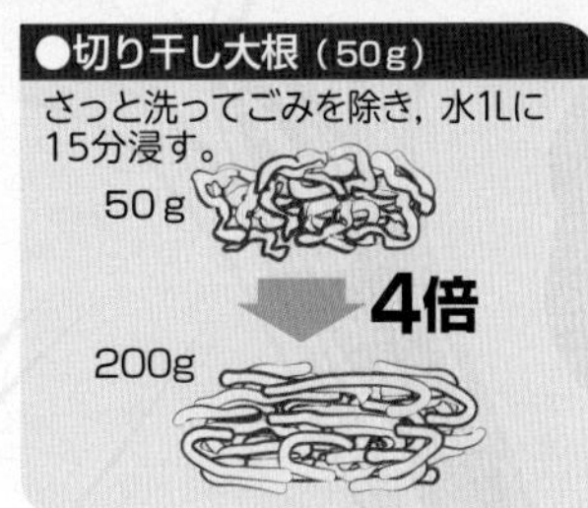

●かんぴょう（15g）

水洗いし，湯1Lに入れ，爪で切れるくらいまでゆでる。

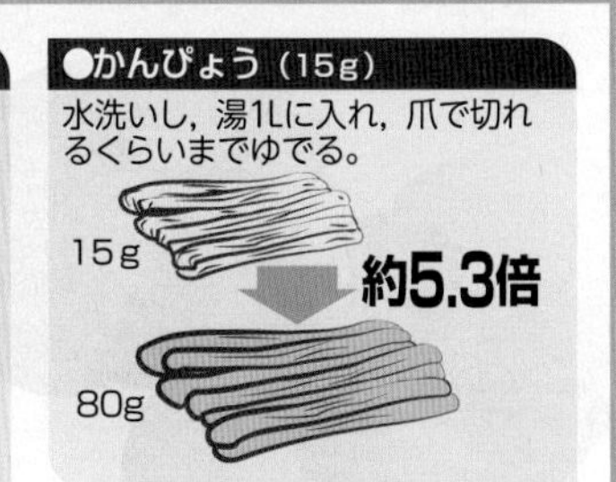

●ぜんまい（30g）

水3Cに一晩浸し，沸騰した湯1Lに入れ20分ゆでる。

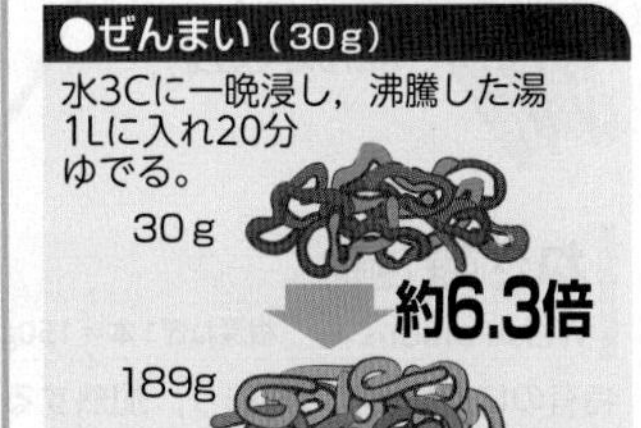

●ずいき（20g）

水3Cに10分浸し，そのまま火にかけ，沸騰後5分ゆでて，流水に20分さらす。

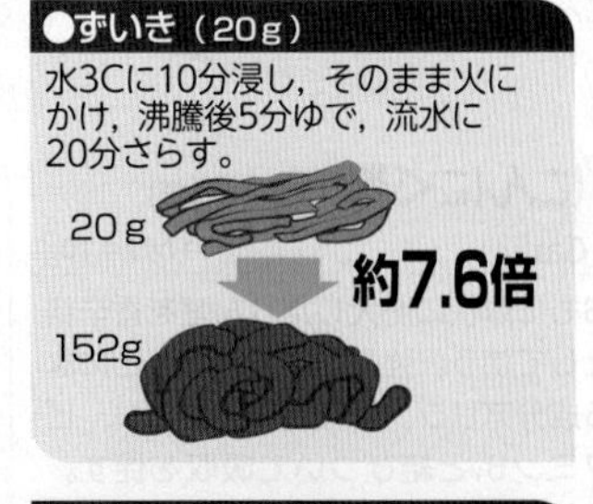

●菊のり（1/4枚＝3g）

熱湯1 1/2Cに酢小さじ1/2を加えてさっとゆで，水に5分さらす。

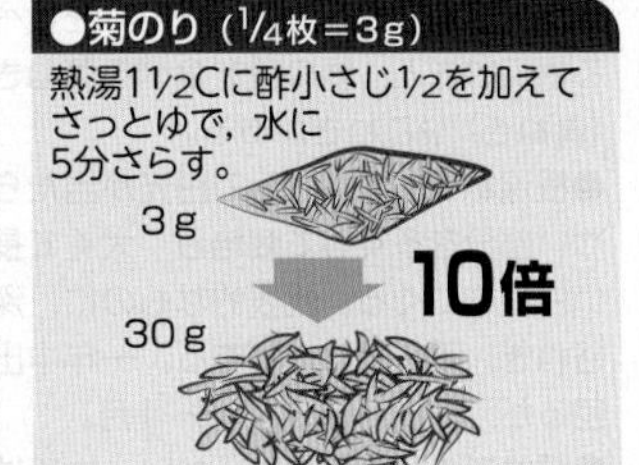

●しいたけ（どんこ4個＝30g）

さっと洗ってひたひたの水に一晩浸す。

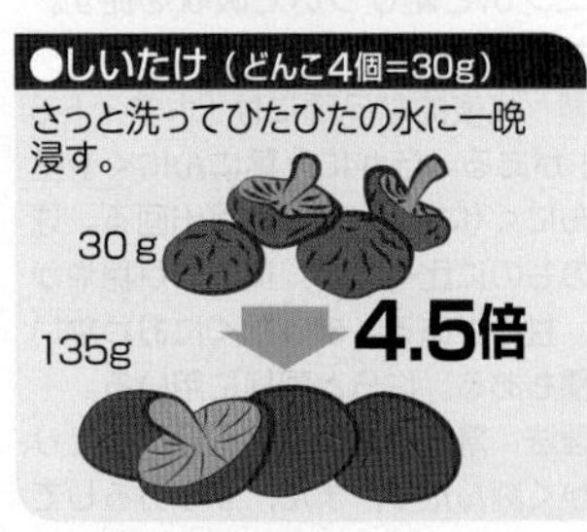

無機質 亜鉛 mg	銅 mg	マンガン mg	ヨウ素 μg	セレン μg	クロム μg	モリブデン μg	ビタミン(脂溶性) A レチノール μg	カロテン α μg	カロテン β μg	β-クリプトキサンチン μg	β-カロテン当量 μg	レチノール活性当量 μg	D μg	E トコフェロール α mg	β mg	γ mg	δ mg	K μg	ビタミン(水溶性) B1 mg	B2 mg	ナイアシン mg	ナイアシン当量 mg	B6 mg	B12 μg	葉酸 μg	パントテン酸 mg	ビオチン μg	C mg	食塩相当量 g	備考
0.3	0.07	0.39	1	1	1	15	(0)	0	3500	32	3500	**290**	(0)	2.5	0	0.5	0	180	0.06	0.13	0.6	1.1	0.16	(0)	100	0.50	2.1	**19**	0	廃棄部位：株元 硝酸イオン：0.3g
0.3	0.09	0.49	–	–	–	–	(0)	0	4400	30	4400	**370**	(0)	3.1	0.1	0.7	0	330	0.04	0.12	0.3	(1.1)	0.13	(0)	77	0.39	–	**11**	0	株元を除いたもの ゆでた後水冷し，手搾りしたもの 硝酸イオン：0.3g
0.4	0.08	0.46	–	–	–	–	(0)	2	4500	49	4600	**380**	(0)	4.1	0	3.3	0.1	220	0.06	0.16	0.8	(1.3)	0.20	(0)	140	0.59	–	**21**	0	株元を除いたもの 植物油（なたね油） 調理による脂質の増減：本書p.315表2参照 硝酸イオン：0.4g
0.3	0.08	0.20	–	–	–	–	(0)	0	1100	0	1100	**91**	(0)	1.0	0	0.1	0	100	0.07	0.08	0.6	(1.2)	0.17	(0)	120	0.42	–	**23**	0	廃棄部位：花茎基部 硝酸イオン：Tr
0.2	0.07	0.18	–	–	–	–	(0)	0	59	0	59	**5**	(0)	0.3	0	0	0	29	0.05	0.08	0.7	(1.3)	0.12	(0)	76	0.38	–	**15**	0	硝酸イオン：Tr
0.3	0.04	0.26	–	–	–	–	(0)	780	1300	0	1700	**140**	(0)	1.1	0	0.1	0	160	0.06	0.12	1.1	1.3	0.15	(0)	73	0.43	–	**22**	0.1	試料：水耕栽培品 別名：にんじんな 廃棄部位：株元 硝酸イオン：0.4g
0.2	0.05	0.12	–	–	–	–	(0)	3300	6900	0	8600	**720**	(0)	0.4	Tr	0	0	17	0.07	0.06	0.8	1.0	0.10	(0)	21	0.37	–	**6**	0.1	廃棄部位：根端及び葉柄基部 硝酸イオン：0g
0.3	0.05	0.16	–	–	–	–	(0)	3200	6900	0	8500	**710**	(0)	0.4	0	0	0	15	0.06	0.05	0.7	(0.9)	0.09	(0)	17	0.42	–	**4**	0.1	根端及び葉柄基部を除いたもの 硝酸イオン：0g
0.2	0.04	0.11	Tr	Tr	0	Tr	0	2600	6300	0	7600	**630**	(0)	0.5	0	0	0	4	0.04	0.03	0.7	0.8	0.09	(0)	23	0.27	2.5	**4**	0.1	廃棄部位：根端，葉柄基部及び皮 硝酸イオン：0g 食物繊維：AOAC2011.25法
0.2	0.05	0.17	0	1	0	1	(0)	3100	7200	0	8700	**730**	(0)	0.4	Tr	0	0	18	0.06	0.05	0.6	(0.7)	0.10	(0)	19	0.25	2.5	**4**	0.1	根端，葉柄基部及び皮を除いたもの 硝酸イオン：0g
0.3	0.08	0.14	–	–	–	–	(0)	4500	9900	0	12000	**1000**	(0)	1.7	0	2.0	0.1	22	0.11	0.08	1.1	(1.3)	0.14	(0)	31	0.45	–	**5**	0.1	根端，葉柄基部及び皮を除いたもの 植物油（なたね油） 調理による脂質の増減：本書p.315表2参照 硝酸イオン：0g
0.3	0.05	0.14	1	0	0	1	(0)	1400	3200	0	3900	**330**	(0)	1.6	Tr	1.1	Tr	34	0.10	0.07	0.9	(1.1)	0.15	(0)	28	0.50	3.7	**6**	0.1	別名：フライドキャロット 根端，葉柄基部及び皮を除いたもの 植物油（なたね油） 硝酸イオン：0g
0.2	0.08	0.13	1	0	1	1	(0)	3800	6700	0	8600	**720**	(0)	0.5	0	0	0	12	0.05	0.05	1.1	(1.2)	0.12	(0)	46	0.31	6.4	**4**	0	硝酸イオン:0g
0.2	0.05	0.14	Tr	0	1	1	0	3900	9100	0	11000	**920**	(0)	0.8	Tr	0	0	6	0.04	0.02	0.5	0.6	0.09	Tr	21	0.25	2.1	**4**	0.1	硝酸イオン：Tr 食物繊維：AOAC2011.25法
0.2	0.04	0.14	0	0	Tr	1	(0)	4200	10000	(0)	12000	**1000**	(0)	0.9	Tr	0	0	6	0.03	0.02	0.3	0.5	0.06	0	18	0.20	1.6	**1**	0.1	硝酸イオン：Tr 食物繊維：AOAC2011.25法
0.2	0.06	0.17	1	0	1	1	(0)	4400	11000	(0)	13000	**1100**	(0)	1.5	Tr	1.5	Tr	11	0.04	0.03	0.5	0.7	0.09	0	24	0.30	2.3	**2**	0.2	植物油（なたね油） 調理による脂質の増減：本書p.315表2参照 硝酸イオン：Tr 食物繊維：AOAC2011.25法
0.1	0.03	0.16	1	0	0	1	25	3300	8600	0	10000	**880**	0	0.7	0	0	0	7	0.03	0.03	0.4	(0.6)	0.09	0	17	0.14	2.6	**2**	1.0	硝酸イオン:Tr
0.1	0.04	0.07	–	–	–	–	(0)	1300	3800	0	4500	**370**	(0)	0.2	0	0	0	2	0.03	0.04	0.6	(0.7)	0.08	(0)	13	0.27	–	**1**	0	硝酸イオン：(Tr)
0.9	0.09	0.15	–	–	–	–	(0)	250	4800	0	5000	**410**	(0)	0.5	0	0	0	2	0.07	0.05	1.0	(1.4)	0.12	(0)	110	0.32	–	**8**	0	別名：きょうにんじん 廃棄部位：根端及び葉柄基部 硝酸イオン：Tr
1.0	0.08	0.13	–	–	–	–	(0)	220	4900	0	5000	**410**	(0)	0.5	0	0	0	2	0.07	0.05	0.9	(1.3)	0.12	(0)	98	0.33	–	**6**	0	根端及び葉柄基部を除いたもの 硝酸イオン：Tr
0.9	0.08	0.16	–	–	–	–	(0)	250	4400	0	4500	**380**	(0)	0.5	0	0	0	2	0.07	0.05	1.0	(1.3)	0.13	(0)	100	0.33	–	**8**	0	廃棄部位：根端，葉柄基部及び皮 硝酸イオン：Tr
1.0	0.08	0.12	–	–	–	–	(0)	230	4700	0	4800	**400**	(0)	0.5	0	0	0	2	0.06	0.06	0.8	(1.2)	0.14	(0)	100	0.28	–	**8**	0	根端，葉柄基部及び皮を除いたもの 硝酸イオン：Tr
0.2	0.05	0.12	–	–	–	–	(0)	2200	4900	0	6000	**500**	(0)	0.6	0	0	0	13	0.04	0.03	0.6	(0.7)	0.10	(0)	32	0.41	–	**4**	0	廃棄部位：根端及び葉柄基部 硝酸イオン：Tr

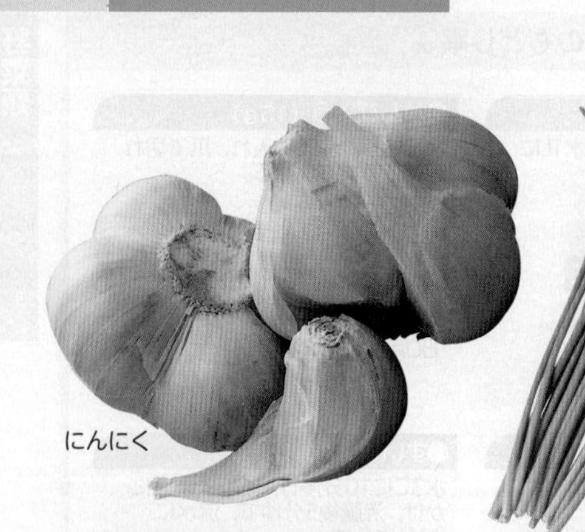
にんにく

茎にんにく
(にんにくの芽)

にんにく類 (大蒜，葫類)

Garlic　1かけ＝10g

おもに球状に肥大したりん茎を香辛料として使う。強烈なにおいのもとになる成分アリシンは強壮作用があり，ビタミンB_1と結びついて吸収を促す。おもな産地は青森。

種類：代表的な品種には「ホワイト6片」がある。ほかに，葉にんにくや茎にんにく(にんにくの芽)が出回る。球状のものに比べると，においが穏やかで，甘みがある。まったくにおわない品種もある。にらと同様に用いる。

調理法：薄皮をむいて薄切りにしたり，細かく刻んだり，また，すりおろして使う。肉や魚の臭み消しや香りづけにしたり，うまみを引き出すのに広く利用する。ほかに，酢漬けやしょうゆ漬け，にんにく酒にもする。

ねぎ類 (葱類)

Welsh onions　根深ねぎ1本＝150g

特有のにおいと辛みがあり，加熱すると甘みが出る。においの成分はアリシンでビタミンB_1の吸収を高める。

種類：白い部分(白根＝しろね)を食べる根深ねぎと，緑の葉を食べる葉ねぎ(青ねぎ) やこねぎがある。

●根深ねぎ：土寄せして日光が当たらない部分を多くして栽培し，太くて長い白根をつくる。代表的なものに，深谷ねぎ，下仁田ねぎがある。一年中出回るが，味がよいのは12～1月。

●葉ねぎ：細くてやわらかい。生では香りが強く辛みがあるが，熱を加えると甘みが出る。代表的なものに，京都の九条 (くじょう) ねぎ，福岡の鴨頭(こうとう)ねぎ，博多の万能ねぎなどがある。

調理法：すき焼きや鍋物の具として使うほか，肉や魚の臭み消しに用いる。薬味としても重要で，めん類，納豆，鍋物，汁物などに小口切りにしたものを用いる。また，ぬた，ねぎとまぐろを煮たねぎま，スープやみそ汁，焼きとり，網焼きなどに使う。

葉ねぎ

根深ねぎ

こねぎ（万能ねぎ）

野沢菜塩漬

のざわな (野沢菜)

Nozawana　漬物1食分＝30g

別名は信州菜。長野の野沢温泉が発祥の地とされる。葉は紫色を帯びた緑色で，50～80cmくらいのものを収穫する。ほとんどが漬け物にされる。塩漬けにした野沢菜漬けは，シャキシャキした歯ざわりで，カロテンを多く含む。

産地：長野。

旬：11月。

調理法：漬け物をそのまま食べるほか，みじん切りにして炒めたり，チャーハンに入れたり，おにぎりを包んだりするのに用いる。

食品番号	索引番号	食品名 (可食部100g当たり▶)	廃棄率	エネルギー	エネルギー	水分	たんぱく質: アミノ酸組成によるたんぱく質	たんぱく質: たんぱく質	脂質: 脂肪酸のトリアシルグリセロール当量	脂質: コレステロール	脂質: 脂質	脂肪酸: 飽和	脂肪酸: 一価不飽和	脂肪酸: 多価不飽和	脂肪酸: n-3系多価不飽和	脂肪酸: n-6系多価不飽和	炭水化物: 利用可能炭水化物(単糖当量)	炭水化物: 利用可能炭水化物(質量計)	炭水化物: 差引き法による利用可能炭水化物	炭水化物: 総食物繊維量	炭水化物: 糖アルコール	炭水化物: 炭水化物	有機酸	灰分	無機質: ナトリウム	無機質: カリウム	無機質: カルシウム	無機質: マグネシウム	無機質: リン	無機質: 鉄
			%	kJ	kcal	g	g	g	g	mg	g	g	g	g	g	g	g	g	g	g	g	g	g	g	mg	mg	mg	mg	mg	mg
		(にんにく類)																												
06223	726	●にんにく ●りん茎，生	9	544	129	63.9	4.0	6.4	0.5	(0)	0.9	0.13	0.03	0.29	0.03	0.26	1.1	1.0	24.1*	6.2	–	27.5	0	1.4	8	510	14	24	160	0.8
06349	727	●りん茎，油いため	0	803	191	53.7	(5.0)	8.2	(5.2)	(0)	5.9	(0.49)	(2.92)	(1.60)	(0.40)	(1.20)	(1.2)	(1.2)	27.6*	6.8	–	30.6	0	1.6	16	610	18	29	200	1.2
緑 06224	728	●茎にんにく ●花茎，生	0	186	44	86.7	(1.4)	1.9	(0.1)	(0)	0.3	(0.04)	(0.01)	(0.08)	(0.04)	(0.04)	–	–	7.5*	3.8	–	10.6	–	0.5	9	160	45	15	33	0.5
06225	729	●花茎，ゆで	0	182	43	86.9	(1.2)	1.7	(0.1)	(0)	0.2	(0.02)	(0.01)	(0.05)	(0.03)	(0.03)	–	–	7.5*	3.8	–	10.7	–	0.5	6	160	40	15	33	0.5
		(ねぎ類)																												
06226	730	●根深ねぎ ●葉，軟白，生	40	146	35	89.6	1.0	1.4	Tr	2	0.1	0.02	Tr	0.02	Tr	0.01	3.6	3.6	6.4*	2.5	–	8.3	–	0.5	Tr	200	36	13	27	0.3
06350	731	●葉，軟白，ゆで	0	118	28	91.4	(0.8)	1.3	(Tr)	–	0.1	(0.01)	(Tr)	(0.01)	(0)	(0.01)	(3.0)	(3.0)	4.8*	2.5	–	6.8	–	0.4	0	150	28	10	22	0.3
06351	732	●葉，軟白，油いため	0	321	77	83.9	(1.1)	1.6	(4.1)	–	4.4	(0.32)	(2.48)	(1.10)	(0.31)	(0.79)	(4.1)	(4.1)	7.7*	2.7	–	9.5	–	0.5	0	220	35	14	28	0.3
緑 06227	733	●葉ねぎ ●葉，生	7	121	29	90.5	1.3	1.9	0.1	(0)	0.3	0.03	0.01	0.07	0.04	0.04	0	0	4.0*	3.2	–	6.5	–	0.7	1	260	80	19	40	1.0
06352	734	●葉，油いため	0	321	77	83.9	(1.5)	2.1	(4.9)	(0)	5.2	(0.38)	(2.95)	(1.37)	(0.41)	(0.95)	(0)	(0)	4.9*	3.9	–	7.9	–	0.9	2	310	95	22	49	1.2
緑 06228	735	●こねぎ ●葉，生	10	111	26	91.3	(1.4)	2.0	(0.1)	(0)	0.3	(0.04)	(0.01)	(0.08)	(0.04)	(0.04)	–	–	3.7*	2.5	–	5.4	–	0.9	1	320	100	17	36	1.0
		のざわな																												
緑 06229	736	●葉，生	3	60	14	94.0	(0.8)	0.9	(0.1)	(0)	0.1	(0.01)	(Tr)	(0.04)	(0.03)	(Tr)	–	–	1.7*	2.0	–	3.5	–	1.1	24	390	130	19	40	0.6
06230	737	●漬物 ●塩漬	5	70	17	91.8	(1.0)	1.2	(0.1)	(0)	0.1	(0.01)	(Tr)	(0.04)	(0.03)	(Tr)	–	–	1.8*	2.5	–	4.1	–	2.4	610	300	130	21	39	0.4
06231	738	●調味漬	3	93	22	89.5	–	1.7	–	(0)	0						–	–	2.3*	3.1	–	5.4	–	3.2	960	360	94	21	36	0.7
緑 06232	739	のびる ●りん茎葉，生	20	262	63	80.2	–	3.2	(0.1)	(0)	0.2	(0.03)	(0.03)	(0.08)	(Tr)	(0.07)	–	–	8.7*	6.9	–	15.5	–	0.9	2	590	100	21	96	2.6
		はくさい																												
06233	740	●結球葉，生	6	54	13	95.2	0.6	0.8	Tr	(0)	0.1	0.01	Tr	0.03	0.02	Tr	2.0*	2.0	2.1	1.3	–	3.2	–	0.6	6	220	43	10	33	0.3
06234	741	●結球葉，ゆで	10	54	13	95.4	(0.7)	0.9	(Tr)	(0)	0.1	(0.01)	(Tr)	(0.03)	(0.02)	(Tr)	(1.9)*	(1.9)	1.8	1.4	–	2.9	–	0.5	5	160	43	9	33	0.[illegible]
06235	742	●漬物 ●塩漬	4	70	17	92.1	(1.1)	1.5	(Tr)	(0)	0.1	(0.01)	(Tr)	(0.03)	(0.02)	(Tr)	0	–	1.8*	1.8	0	3.3	0.3	2.8	820	240	39	12	41	0.4
06236	743	●キムチ	0	112	27	88.4	–	2.3	–	(0)	0.1						0	–	2.7*	2.2	0	5.4	0.3	3.6	1100	290	50	11	48	0.5

なるほど! 空を飛ぶブランドねぎ…「万能ねぎ」は九条ねぎを若どりした福岡産の葉ねぎ。生産者団体が航空会社とタイアップして売り出したブランドねぎです。

はくさい

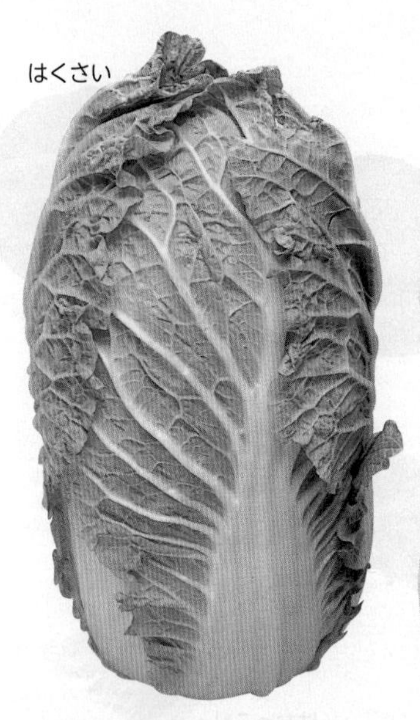

はくさい塩漬

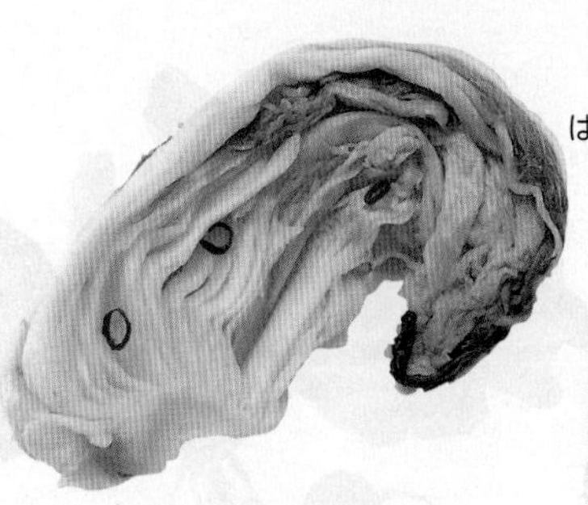

キムチ

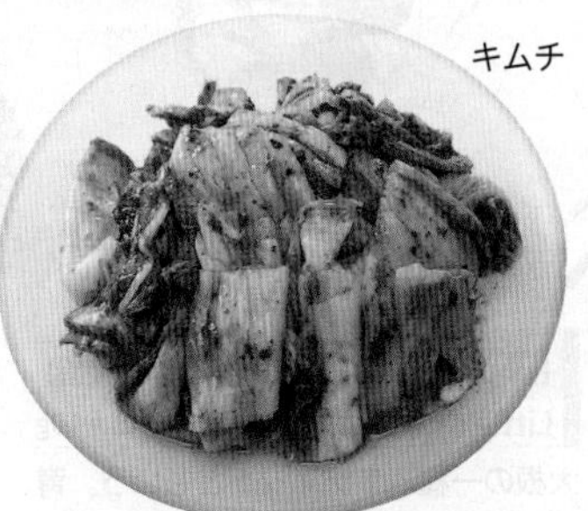

はくさい (白菜)

Chinese cabbage 中1個＝1～2kg

原産地は中国北部。冬野菜の代表。葉，茎ともやわらかく，やや甘みがあり，歯切れがよい。

種類：結球型のほか，半結球型や不結球型もある。

産地：茨城，長野など。

旬：出荷のピークは12月で，味がよい。収穫は3～5月と10～12月。1～2月は貯蔵もの，夏は北海道，東北，高原産が出荷され，一年中市場に出回っている。

調理法：味にくせがなく，どんな材料とも合うので，料理の応用範囲が広い。鍋物，煮物のほか，あえ物，みそ汁，八宝菜，炒め物，スープ煮やクリーム煮，サラダなどに使う。漬け物としては，塩漬けの白菜漬けや，韓国料理のキムチが代表的である。

保存法：丸ごとの場合は，新聞紙で包み，冷暗所に葉を上にして立てておく。横にすると，重みで下のほうがいたみやすい。切ってあるものは，ラップに包んで冷蔵庫の野菜室に入れる。

Q&A

漬け物の塩と重石（おもし）の役目は?

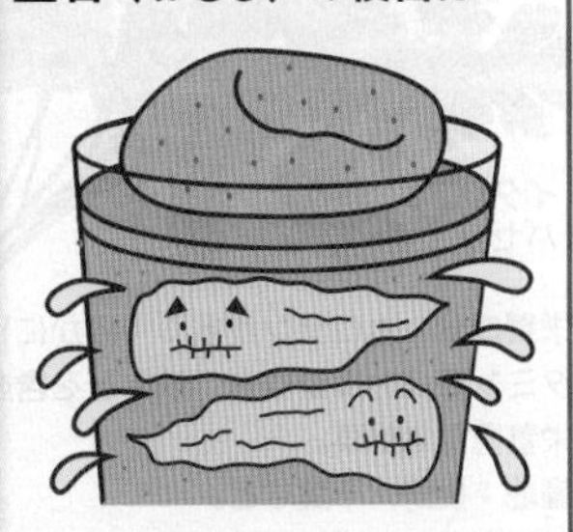

漬け物の味は塩かげんと重石の重さに左右されます。

塩は材料の水分を引き出して味をしみ込みやすくし，さらに微生物の発育を抑えて腐敗を防ぐ役割をします。

ここへ重石をかけると，材料が押さえつけられることによって，水分がより早く引き出され，また，出てきた水分に材料が沈み，空気にふれる面積がぐんと少なくなるという効果があります。

保存期間が長い漬け物ほど塩を多く，重石も重くします。

全国の代表的な漬け物

都道府県	名称
北海道	松前漬け
秋田	いぶりがっこ
山形	小なすのからし漬け
岩手	金婚漬け
宮城	仙台長なす漬け
福島	にしんの山椒(さんしょう)漬け
千葉	鉄砲漬け
東京	べったら漬け
静岡	わさび漬け
愛知	守口漬け
長野	野沢菜漬け
石川	かぶらずし
福井	小だいの笹(ささ)漬け
岐阜	赤かぶのしな漬け
滋賀	日野菜漬け
京都	千枚漬け
奈良	奈良漬け
和歌山	梅干し
広島	広島菜漬け
愛媛	緋(ひ)のかぶら漬け
島根	津田かぶ漬け
福岡	高菜漬け
佐賀	松浦漬け
鹿児島	山川漬け

無機質							ビタミン(脂溶性)												ビタミン(水溶性)										食塩相当量	備考
							A							E																
								カロテン						トコフェロール																
亜鉛	銅	マンガン	ヨウ素	セレン	クロム	モリブデン	レチノール	α	β	β-クリプトキサンチン	β-カロテン当量	レチノール活性当量	D	α	β	γ	δ	K	B_1	B_2	ナイアシン	ナイアシン当量	B_6	B_{12}	葉酸	パントテン酸	ビオチン	C		
mg	mg	mg	µg	µg	µg	µg	µg	µg	µg	µg	µg	µg	µg	mg	mg	mg	mg	µg	mg	mg	mg	mg	mg	µg	µg	mg	µg	mg	g	
0.8	0.16	0.28	0	1	0	16	(0)	0	2	0	2	**0**	(0)	0.5	0	0	0	0	0.19	0.07	0.7	1.8	1.53	(0)	93	0.55	2.0	**12**	0	廃棄部位：茎，りん皮及び根盤部 硝酸イオン：0g
1.0	0.21	0.36	–	–	–	–	(0)	0	2	0	2	**0**	(0)	1.5	0	1.5	Tr	3	0.23	0.09	0.8	(2.3)	1.80	(0)	120	0.68	–	**10**	0	茎，りん皮及び根盤部を除いたもの 植物油(なたね油) 調理による脂質の増減：本書p.315表2参照 硝酸イオン：0g
0.3	0.06	0.35	–	–	–	–	(0)	0	710	7	710	**60**	(0)	0.8	Tr	0.1	0	54	0.11	0.10	0.3	(0.9)	0.31	(0)	120	0.29	–	**45**	0	別名：にんにくの芽 硝酸イオン：Tr
0.3	0.06	0.32	–	–	–	–	(0)	0	670	8	680	**56**	(0)	0.8	Tr	Tr	0	51	0.10	0.07	0.3	(0.8)	0.28	(0)	120	0.31	–	**39**	0	ゆでた後水冷し，水切りしたもの 硝酸イオン：Tr
0.3	0.04	0.12	0	Tr	0	2	(0)	0	82	1	83	**7**	(0)	0.2	0	0	0	8	0.05	0.04	0.4	0.6	0.12	(0)	72	0.17	1.0	**14**	0	別名：長ねぎ 廃棄部位：株元及び緑葉部 硝酸イオン：Tr
0.3	0.05	0.09	–	–	–	–	(0)	0	69	Tr	69	**6**	(0)	0.1	0	0	0	8	0.04	0.03	0.3	(0.5)	0.09	(0)	53	0.17	–	**10**	0	株元及び緑葉部を除いたもの 硝酸イオン：Tr
0.3	0.06	0.11	–	–	–	–	(0)	0	72	1	73	**6**	(0)	0.9	Tr	1.4	Tr	8	0.06	0.05	0.4	(0.7)	0.14	(0)	72	0.17	–	**15**	0	株元及び緑葉部を除いたもの 植物油(なたね油) 調理による脂質の増減：本書p.315表2参照 硝酸イオン：Tr
0.3	0.05	0.18	1	1	2	1	(0)	Tr	1500	17	1500	**120**	(0)	0.9	Tr	0	0	110	0.06	0.11	0.5	0.9	0.13	(0)	100	0.23	1.7	**32**	0	別名：青ねぎ 廃棄部位：株元 硝酸イオン：0.1g
0.4	0.06	0.21	–	–	–	–	(0)	Tr	1800	20	1800	**150**	(0)	2.1	0	1.6	0	150	0.07	0.12	0.5	(1.1)	0.16	(0)	120	0.29	–	**43**	0	株元を除いたもの 植物油(なたね油) 調理による脂質の増減：本書p.315表2参照 硝酸イオン：0.1g
0.3	0.03	0.18	–	–	–	–	(0)	0	2200	13	2200	**190**	(0)	1.3	0	0	0	120	0.08	0.14	0.6	(1.1)	0.13	(0)	120	0.20	–	**44**	0	万能ねぎ等を含む 廃棄部位：株元 硝酸イオン：0.1g
0.3	0.05	0.23	1	1	2	10	(0)	0	1200	0	1200	**100**	(0)	0.5	Tr	0	0	100	0.06	0.10	0.7	(1.0)	0.11	(0)	110	0.17	1.4	**41**	0.1	廃棄部位：株元 硝酸イオン：0.4g
0.3	0.05	0.13	–	–	–	–	(0)	0	1600	0	1600	**130**	(0)	0.7	Tr	0	0	110	0.05	0.11	0.5	(0.9)	0.06	(0)	64	0.13	–	**27**	1.5	廃棄部位：株元 水洗いし，手搾りしたもの 硝酸イオン：0.4g
0.3	0.08	0.15	–	–	–	–	(0)	0	2400	0	2400	**200**	(0)	1.3	0	0	0	200	0.03	0.11	0.5	0.8	0.08	(0)	35	0.17	–	**26**	2.4	廃棄部位：株元 硝酸イオン：0.2g
1.0	0.06	0.41	–	–	–	–	(0)	0	800	12	810	**67**	(0)	1.3	0	0.2	0	160	0.08	0.22	1.1	1.6	0.16	(0)	110	0.29	–	**60**	0	廃棄部位：根 硝酸イオン：Tr
0.2	0.03	0.11	1	Tr	0	6	(0)	0	92	13	99	**8**	(0)	0.2	0	0	0	59	0.03	0.03	0.6	0.7	0.09	(0)	61	0.25	1.4	**19**	0	廃棄部位：株元 硝酸イオン：0.1g
0.2	0.03	0.12	–	–	–	–	(0)	0	130	0	130	**11**	(0)	0.1	0	0	0	87	0.01	0.01	0.3	(0.5)	0.04	(0)	42	0.25	–	**10**	0	廃棄部位：株元 ゆでた後水冷し，手搾りしたもの 硝酸イオン：0.2g
0.2	0.04	0.06	4	0	Tr	8	(0)	0	14	Tr	14	**1**	(0)	0.2	0	0	0	61	0.04	0.03	0.4	(0.6)	0.08	Tr	59	0.11	0.5	**29**	2.1	廃棄部位：株元 液汁を除いたもの 硝酸イオン：0.1g
0.2	0.04	0.10	14	1	1	6	(0)	22	110	110	170	**15**	(0)	0.5	Tr	0.1	Tr	42	0.04	0.06	0.6	1.0	0.13	Tr	22	0.24	0.8	**15**	2.9	硝酸イオン：0.2g

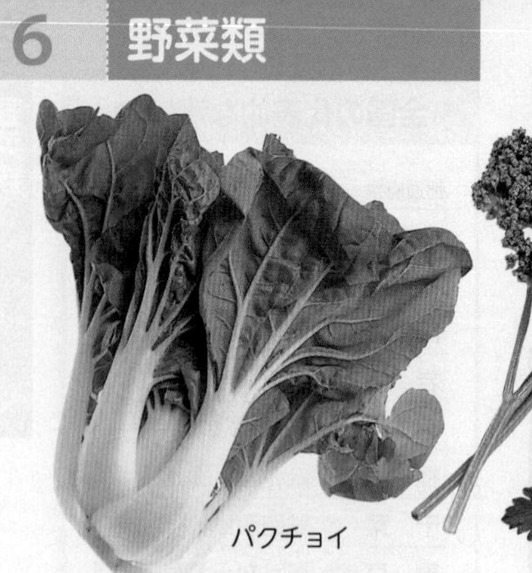

パセリ

イタリアンパセリ

はつかだいこん

ビーツ

はなっこりー

パクチョイ (白菜)

Bok choy　1株＝200g

アブラナ科の中国野菜の一つ。体菜（たいさい）の近縁種で，広東（カントン）白菜，パイゲンサイともいう。葉は濃緑色でやわらかく，葉柄は白色で肉厚。株元から上に向かって葉が開く。チンゲンサイ（青梗菜）も同じ仲間。

調理法：チンゲンサイと同様に油を使った料理に向く。肉類との炒め物や煮物，鍋物，あえ物，漬け物に用いる。

パセリ

Parsley　1本＝5g

葉や茎を利用する香味野菜。オランダぜりとも呼ばれる。

種類：葉が縮れたちりめん種（パラマウント）と広がった平葉種（イタリアン）があり，日本で栽培しているのはほとんどがちりめん種である。

栄養成分：カロテンが多く，ほかにビタミンC，カルシウム，鉄などを含む。栄養豊富な野菜。

産地：長野，千葉など。

旬：早春。ほぼ一年中出回る。

調理法：色や香りがよいのでつけ合わせにするほか，サラダや揚げ物，みじん切りにしてスパゲッティやスープに入れるなど，おもに西洋料理に使う。茎はブーケガルニの素材としてシチューやスープの香りづけに利用する。

保存法：ぬらした紙か綿で根元を包んでポリ袋に入れ，冷蔵庫で保存するとよい。また，みじん切りにしたものを密閉容器に入れて冷凍庫で保存すれば，やや香りは落ちるが必要なときにすぐ使える。香りを生かすには，切ったあと水にさらさないほうがよい。凍結乾燥後，粉砕したものもある。

はつかだいこん (二十日大根)

Little radish　1個＝10g

大根の一種。ラディシュともいう。育ちが速いことからこの名がある。直径2cmほどの小形の大根で，品種によって形も色もさまざまであるが，球形で赤色のものが一般的である。サクッとした歯ざわりと淡い辛みが特徴である。

旬：一年中出回るが，10〜3月が収穫量も多く，品質もよい。

調理法：赤色は長く水につけると溶け出すが，酢水につけると赤色が安定して，より鮮やかになる。スライスして冷水に放し，パリッとさせてサラダ，酢の物に使う。また，飾り切りにして料理に添えたりする。

はなっこりー

Hanaccoli　1袋＝200g

山口県の農業試験場で，ブロッコリーと中国野菜のサイシンをかけ合わせて育種された新野菜。サイシンの茎のコリコリ感をもちつつ，先端にブロッコリーのような花蕾（からい）がつく。ゆでるときに房に分ける手間があるブロッコリーと違い，そのままゆでられ，食べやすいことが特徴。ブロッコリー同様にクセがなく甘みがあり，塩ゆでするだけで食べられる。

可食部100g当たり

食品番号	索引番号	食品名	廃棄率	エネルギー	エネルギー	水分	たんぱく質: アミノ酸組成によるたんぱく質	たんぱく質: たんぱく質	脂質: 脂肪酸のトリアシルグリセロール当量	脂質: コレステロール	脂質: 脂質	脂肪酸: 飽和	脂肪酸: 一価不飽和	脂肪酸: 多価不飽和	脂肪酸: n-3系多価不飽和	脂肪酸: n-6系多価不飽和	炭水化物: 利用可能炭水化物 単糖当量	炭水化物: 利用可能炭水化物 質量計	炭水化物: 差引き法による利用可能炭水化物	炭水化物: 食物繊維総量	炭水化物: 糖アルコール	炭水化物: 炭水化物	有機酸	灰分	無機質: ナトリウム	無機質: カリウム	無機質: カルシウム	無機質: マグネシウム	無機質: リン	無機質: 鉄
			%	kJ	kcal	g	g	g	g	mg	g	g	g	g	g	g	g	g	g	g	g	g	g	g	mg	mg	mg	mg	mg	mg
緑 06237	744	パクチョイ●葉，生	10	63	15	94.0	–	1.6	(0.1)	(0)	0.2	(0.03)	(0.02)	(0.10)	(0.06)	(0.04)	(2.2)	(2.1)	1.0*	**1.8**	–	2.7	–	1.1	12	**450**	**100**	27	39	0.8
緑 06238	745	バジル●葉，生	20	86	21	91.5	(1.2)	2.0	(0.5)	(0)	0.6	(0.04)	(0.08)	(0.36)	(0.30)	(0.07)	(0.3)	(0.3)	0.9*	**4.0**	–	4.0	–	1.5	1	**420**	**240**	69	41	1.5
緑 06239	746	パセリ●葉，生	10	142	34	84.7	3.2	4.0	(0.5)	(0)	0.7	(0.12)	(0.26)	(0.11)	(0.01)	(0.10)	0.9*	0.9	1.9	**6.8**	–	7.8	–	2.7	9	**1000**	**290**	42	61	7.5
06240	747	はつかだいこん●根，生	25	56	13	95.3	0.7	0.8	(0.1)	(0)	0.1	(0.03)	(0.02)	(0.05)	(0.03)	(0.02)	(1.9)*	(1.9)	1.7*	**1.2**	–	3.1	–	0.7	8	**220**	**21**	11	46	0.3
● 06392	748	はなっこりー●生	0	144	34	89.5	–	3.6	–	–	0.5						–	–	2.2*	**3.1**	–	5.4	–	1.0	5	**380**	**51**	22	79	0.5
		はやとうり																												
06241	749	●果実，白色種，生	2	86	20	94.0	(0.4)	0.6	(0.1)	(0)	0.1	(0.02)	(0.01)	(0.04)	(0.03)	(0.02)	–	–	4.0*	**1.2**	–	4.9	–	0.4	Tr	**170**	**12**	10	21	0.3
06242	750	●果実，白色種，塩漬	0	71	17	91.0	(0.4)	0.6	–	(0)	Tr						–	–	3.0*	**1.6**	–	4.4	–	4.0	1400	**110**	**8**	10	14	0.2
06353	751	●果実，緑色種，生	2	86	21	94.0	–	0.6	–	(0)	0.1						–	–	3.7*	**1.2**	–	4.9	–	0.4	Tr	**170**	**12**	10	21	0.3
		ビーツ																												
06243	752	●根，生	10	159	38	87.6	(1.0)	1.6	(0.1)	(0)	0.1	(0.02)	(0.02)	(0.04)	(Tr)	(0.03)	(7.3)*	(6.9)	7.2	**2.7**	–	9.3	–	1.1	30	**460**	**12**	18	23	0.4
06244	753	●根，ゆで	3	176	42	86.9	(1.0)	1.5	(0.1)	(0)	0.1	(0.02)	(0.02)	(0.04)	(Tr)	(0.03)	(10.3)	(9.8)	7.8*	**2.9**	–	10.2	–	1.0	38	**420**	**15**	22	29	0.4
		（ピーマン類）																												
緑 06245	754	●青ピーマン●果実，生	15	85	20	93.4	0.7	0.9	0.1	0	0.2	0.02	Tr	0.05	0.01	0.03	2.3	2.3	3.0*	**2.3**	–	5.1	0.2	0.4	1	**190**	**11**	11	22	0.4
06246	755	●果実，油いため	0	221	54	89.0	(0.7)	0.9	(4.1)	0	4.3	(0.31)	(2.47)	(1.12)	(0.32)	(0.80)	(2.4)*	(2.4)	3.3	**2.4**	–	5.4	0.2	0.4	1	**200**	**11**	11	24	0.7
緑 06247	756	●赤ピーマン●果実，生	10	117	28	91.1	(0.8)	1.0	(0.2)	(0)	0.2	(0.04)	(Tr)	(0.10)	(0.04)	(0.07)	(5.3)*	(5.3)	5.8	**1.6**	–	7.2	–	0.5	Tr	**210**	**7**	10	22	0.4
06248	757	●果実，油いため	0	286	69	86.6	(0.8)	1.0	(4.1)	(0)	4.3	(0.31)	(2.47)	(1.12)	(0.32)	(0.79)	(4.6)	(4.5)	6.4*	**1.6**	–	7.6	–	0.5	Tr	**220**	**7**	10	24	0.7
● 06393	758	●オレンジピーマン●果実，生	9	81	19	94.2	0.7	0.9	0.1	–	0.3	0.04	0.01	0.08	0.03	0.05	3.1*	3.1	2.8	**1.8**	–	4.2	–	0.4	0	**230**	**5**	10	26	0.3
● 06394	759	●果実，油いため	0	337	81	85.8	(0.8)	1.1	–	–	5.1						3.8	3.8	7.8*	**–**	–	7.6	–	0.4	Tr	**270**	**5**	11	30	0.4
06249	760	●黄ピーマン●果実，生	10	119	28	92.0	(0.6)	0.8	(0.1)	(0)	0.2	(0.02)	(Tr)	(0.05)	(0.01)	(0.03)	(4.9)	(4.9)	5.7*	**1.3**	–	6.6	–	0.4	Tr	**200**	**8**	10	21	0.3
06250	761	●果実，油いため	0	252	61	87.6	(0.6)	0.8	(4.1)	(0)	4.3	(0.31)	(2.47)	(1.12)	(0.32)	(0.80)	(5.1)*	(5.1)	6.1	**1.3**	–	6.9	–	0.4	Tr	**210**	**8**	10	23	0.5
緑 06251	762	●トマピー●果実，生	15	138	33	90.9	(0.8)	1.0	–	(0)	0.2						–	–	6.1*	**1.6**	–	7.5	–	0.4	Tr	**210**	**8**	8	29	0.4

なるほど! **完熟すると赤くなる**…ピーマンが緑色なのは未熟だから。完熟すると赤や黄色，オレンジ色になり，苦みが消えてあまーくなります。

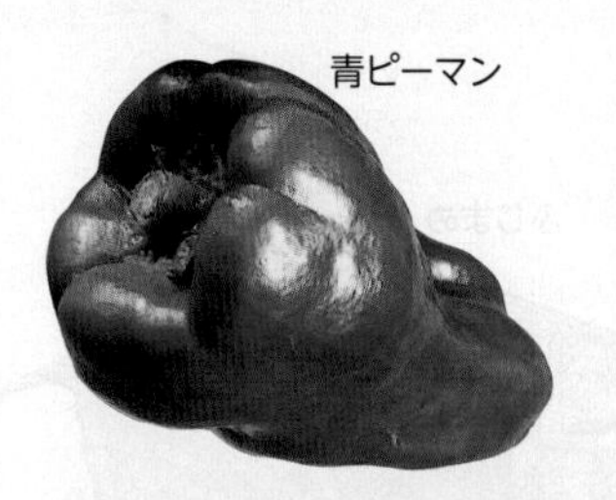

青ピーマン

赤ピーマン

黄ピーマン

オランダパプリカ
1個=150g

ビーツ

Red beet 1個＝200g

ビートともいう。球形や紡錘形で根を食用にする。外皮は灰紫色，内部は濃赤色で輪紋がある。また白と赤の縞模様の品種や，オレンジ色の品種もある。貯蔵がきくので，一年中出回る。水煮や缶詰・びん詰に加工もされる。

調理法：色は水に溶けるが，酢を使うと安定する。ゆでるときは，たっぷりの水に塩と酢を加え，茎を少しつけて皮つきのまま水から入れる。細切りにしてサラダやマリネにしたり，またシチュー，スープに使う。ロシア料理のボルシチには欠かせない。

ピーマン類

Sweet peppers 青ピーマン1個＝30g

唐辛子の甘み種の一種で，カロテン，ビタミンCを豊富に含む。

ピーマンは完熟するにつれて，緑から黄，赤色に変化していく。ピーマンに含まれるビタミンCの量は，成熟の度合いにともなって増えていく。またピーマンのビタミンCは加熱してもあまり損失しないので，ビタミンCの補給源として期待でき，油とともに調理するとカロテンの吸収がよくなる。

種類：ふつうのピーマンと，ベル群と呼ばれる大型で多彩な肉厚のピーマンがある。ベル群には赤，黄，赤紫，橙色などがあり，またオランダなどから輸入されている大きなオランダパプリカがある。

流通：生育には適度な湿気と27～30℃の日中気温が必要なので，雨の日が3日続くと10日後には値上がりするといわれてきた。しかし現在では，栽培がシステム化し，値段は安定している。

産地：夏・秋は茨城など，冬・春は宮崎，高知など。市場には通年出回る。

調理法：生のまま細かく切ってサラダ，あえ物などにするほか，煮たり焼いたり揚げるなど加熱して使うことが多い。ひき肉を詰めたピーマン肉詰めや細切りにして牛肉とともに炒めた青椒肉絲(チンジャオロースー)が代表的な料理。また，フライや天ぷら，網焼き，輪切りにしてピザのトッピングにしたり，みじん切りにしてチャーハンに入れたりもする。加熱しすぎると香りと歯切れのよさが損なわれるので，強火で手早くする。

保存法：ラップをして冷蔵庫に入れる。保存性がよく，栄養素の損失は少ない。

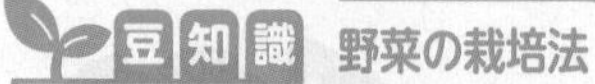

豆知識 野菜の栽培法

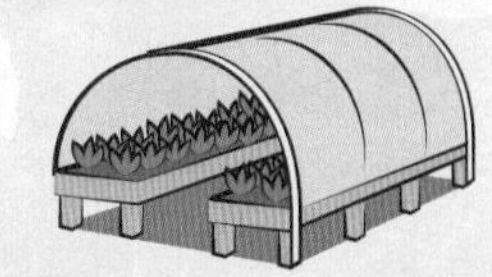

●ハウス栽培
パイプでつくった骨組みをプラスチックフィルムでおおい，その中で野菜を栽培する。霜よけ，雨よけ，保湿，保温などの効果があり，その規模は多様である。

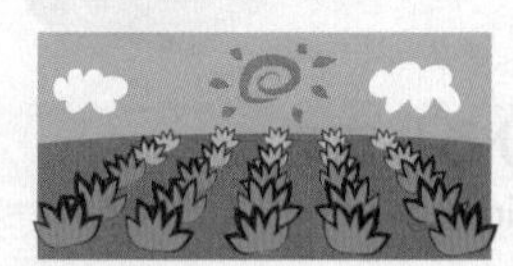

●露地栽培
昔ながらの方法で，自然条件のもとで，じかに日光に当てて栽培する。ハウス栽培などに比べ，日照，降雨，風，霜などの自然の影響を直接受ける。

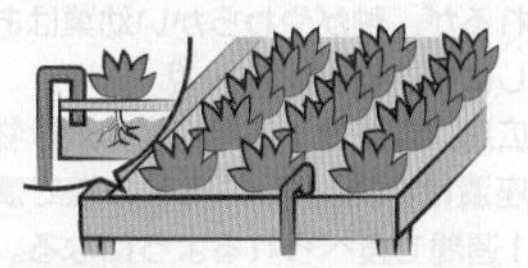

●水耕栽培
土を用いず，必要な養分を溶かした養液で栽培する。みつば，かいわれ大根などのほか，トマト，きゅうり，レタスなどの栽培に用いられる。

無機質							ビタミン(脂溶性)												ビタミン(水溶性)										食塩相当量	備考
亜鉛	銅	マンガン	ヨウ素	セレン	クロム	モリブデン	A レチノール	A カロテン α	A カロテン β	A β-クリプトキサンチン	A β-カロテン当量	A レチノール活性当量	D	E トコフェロール α	E トコフェロール β	E トコフェロール γ	E トコフェロール δ	K	B1	B2	ナイアシン	ナイアシン当量	B6	B12	葉酸	パントテン酸	ビオチン	C		
mg	mg	mg	μg	μg	μg	μg	μg	μg	μg	μg	μg	μg	μg	mg	mg	mg	mg	μg	mg	mg	mg	mg	mg	μg	μg	mg	μg	mg	g	
0.3	0.04	0.25	1	1	1	6	(0)	0	1800	17	1800	**150**	(0)	0.9	Tr	Tr	0	190	0.07	0.12	0.8	1.1	0.11	(0)	140	0.34	2.6	**45**	0	別名：パイゲンサイ 廃棄部位：株元 硝酸イオン：0.4g
0.6	0.20	1.91	–	–	–	–	(0)	0	6300	0	6300	**520**	(0)	3.5	0	0.4	0	440	0.08	0.19	0.6	(1.0)	0.11	(0)	69	0.29	–	**16**	0	別名：バジリコ，スイートバジル 廃棄部位：茎及び穂 硝酸イオン：0.4g
1.0	0.16	1.05	7	3	4	39	(0)	0	7400	83	7400	**620**	(0)	3.3	0	0.9	0	850	0.12	0.24	1.2	2.7	0.27	(0)	220	0.48	4.1	**120**	0	別名：オランダぜり 廃棄部位：茎 硝酸イオン：0.2g
0.1	0.02	0.05	–	–	–	–	(0)	0	(0)	0	(0)	**(0)**	(0)	0	0	0	0	1	0.02	0.02	0.1	0.3	0.07	(0)	53	0.18	–	**19**	0	別名：ラディッシュ 試料：赤色球形種 廃棄部位：根端，葉及び葉柄基部 硝酸イオン：0.3g
0.5	0.06	0.28	Tr	1	0	3	–	4	1200	9	1200	**97**	–	1.3	–	0.1	–	140	0.09	0.15	1.0	1.6	0.23	–	220	0.50	8.5	**90**	0	食物繊維：AOAC2011.25法 硝酸イオン：Tr
																														別名：せんなりうり
0.1	0.03	0.15	–	–	–	–	(0)	(0)	0	0	(0)	**(0)**	(0)	0.2	0	0	0	9	0.02	0.03	0.3	(0.4)	0.04	(0)	44	0.46	–	**11**	0	廃棄部位：種子 硝酸イオン：Tr
0.1	0.04	0.17	–	–	–	–	(0)	0	0	0	0	**(0)**	(0)	0.1	0	0	0	11	0.02	0.04	0.3	(0.4)	0.04	(0)	25	0.47	–	**9**	3.6	水洗いし，水切りしたもの 硝酸イオン：Tr
0.1	0.03	0.15	–	–	–	–	(0)	–	–	–	27	**2**	(0)	0.2	0	0	0	9	0.02	0.03	0.3	0.4	0.04	(0)	44	0.46	–	**11**	0	廃棄部位：種子 硝酸イオン：Tr
																														別名：ビート，ビートルート，レッドビート，テーブルビート，かえんさい
0.3	0.09	0.15	–	–	–	–	(0)	(0)	(0)	(0)	(0)	**(0)**	(0)	0.1	0	0	0	0	0.05	0.05	0.3	(0.6)	0.07	(0)	110	0.31	–	**5**	0.1	廃棄部位：根端，皮及び葉柄基部 硝酸イオン：0.3g
0.3	0.09	0.17	–	–	–	–	(0)	(0)	(0)	(0)	(0)	**(0)**	(0)	0.1	0	0	0	0	0.04	0.04	0.2	(0.5)	0.05	(0)	110	0.31	–	**3**	0.1	根端及び葉柄基部を除いたもの 廃棄部位：皮 硝酸イオン：0.3g
0.2	0.06	0.10	Tr	0	1	3	(0)	6	400	3	400	**33**	(0)	0.8	0	0	0	20	0.03	0.03	0.6	0.8	0.19	(0)	26	0.30	1.6	**76**	0	廃棄部位：へた，しん及び種子 硝酸イオン：Tr
0.2	0.06	0.10	Tr	0	0	4	(0)	6	410	3	420	**35**	(0)	0.9	0	0	0	21	0.03	0.03	0.6	(0.8)	0.20	(0)	27	0.31	1.9	**79**	0	へた，しん及び種子を除いたもの 植物油(調合油) 調理による脂質の増減：本書p.315表2参照 硝酸イオン：(Tr)
0.2	0.03	0.13	–	–	–	–	(0)	0	940	230	1100	**88**	(0)	4.3	0.2	0.2	Tr	7	0.06	0.14	1.2	(1.4)	0.37	(0)	68	0.28	–	**170**	0	別名：パプリカ 廃棄部位：へた，しん及び種子 硝酸イオン：0g
0.2	0.03	0.14	–	–	–	–	(0)	0	980	240	1100	**92**	(0)	4.4	0.2	0.2	Tr	7	0.06	0.16	1.2	(1.4)	0.39	(0)	71	0.29	–	**180**	0	へた，しん及び種子を除いたもの 植物油(調合油) 調理による脂質の増減：本書p.315表2参照 硝酸イオン：(0) g
0.2	0.04	0.10	Tr	0	0	6	–	150	420	290	630	**53**	–	3.1	0.1	Tr	0	4	0.04	0.03	1.3	1.4	0.32	–	53	0.21	2.3	**150**	0	別名：パプリカ 廃棄部位：へた，しん及び種子 食物繊維：AOAC2011.25法 硝酸イオン：0 g
0.2	0.05	0.11	0	0	0	7	–	150	480	320	720	**60**	–	5.2	0.1	2.5	0.1	11	0.05	0.04	1.4	(1.6)	0.34	–	57	0.26	2.6	**170**	0	へた，しん及び種子を除いたもの 植物油(なたね油) 調理による脂質の増減：本書p.315表2参照 硝酸イオン：0 g
0.2	0.04	0.15	–	–	–	–	(0)	71	160	27	200	**17**	(0)	2.4	0.1	Tr	0	3	0.04	0.03	1.0	(1.2)	0.26	(0)	54	0.25	–	**150**	0	別名：パプリカ，キングベル 廃棄部位：へた，しん及び種子 硝酸イオン：0g
0.2	0.04	0.16	–	–	–	–	(0)	74	160	28	210	**18**	(0)	2.5	0.1	Tr	0	3	0.04	0.03	1.0	(1.2)	0.27	(0)	56	0.26	–	**160**	0	へた，しん及び種子を除いたもの 植物油(調合油)：4.1g 調理による脂質の増減：本書p.315表2参照 硝酸イオン：(0) g
0.3	0.07	0.12	–	–	–	–	(0)	33	1700	500	1900	**160**	(0)	4.3	0.1	0.1	0	4	0.05	0.09	1.2	(1.4)	0.56	(0)	45	0.33	–	**200**	0	別名：ミニパプリカ 廃棄部位：へた，しん及び種子 硝酸イオン：0g

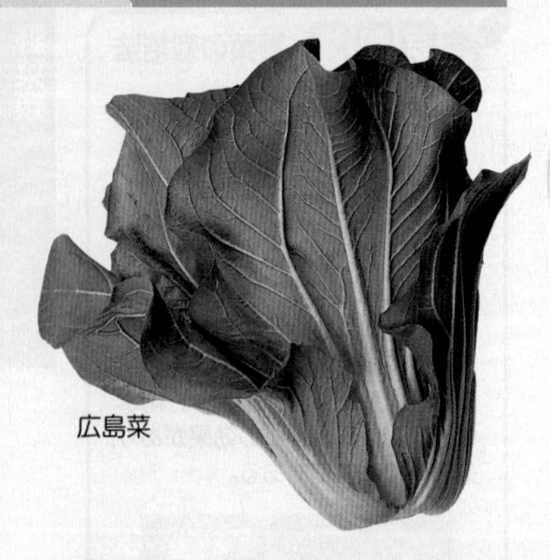

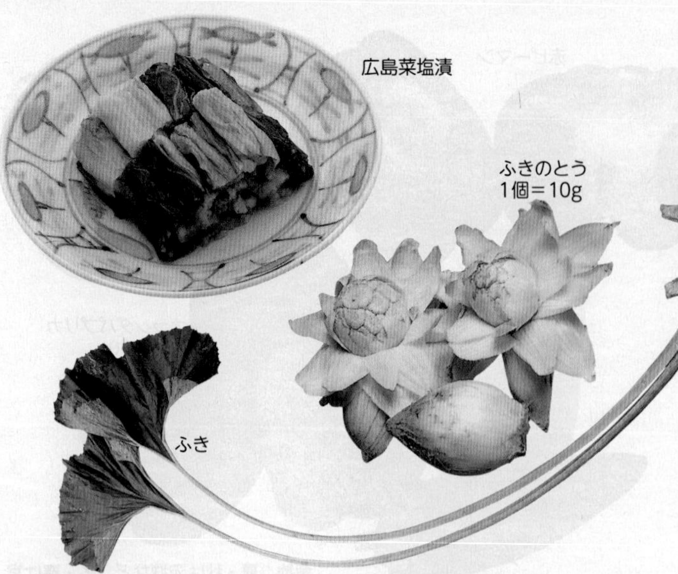

ふじまめ

ひろしまな（広島菜）

Hiroshimana 塩漬1食分=30g

高菜に似た漬け菜の一種。広島特産で，安芸（あき）菜ともいう。葉を食用にする。葉は濃い緑色で，肉質がやわらかく，カリウムやカルシウムを多く含む。

旬：11～12月。

調理法：ほとんどが漬け物として加工されるが，軸がやわらかい幼葉はおひたしにもする。

●広島菜塩漬け：広島特産の漬け物。当座漬けは重量の4～5％の塩で漬け，約1週間で食べられるようになる。保存漬けは下漬けしてから，塩，米こうじ，唐辛子，昆布などを加えて本漬け（約10日間）する。

ふき類（蕗類）

Japanese butterbur ふき1本=80g

葉，葉柄，つぼみを食用にする。春の山菜の一つ。全国の山野に自生するが，市場に出回るのは栽培ものである。早春に出るつぼみがふきのとう。ほろ苦い味で春を感じさせる。葉柄は長さ30cmにもなり，晩春には大きな丸形の葉をつける。

産地：愛知など。

旬：ふきのとうは2～3月。ふきは4月中旬～6月。主流はハウス栽培もので一年中出回る。

調理法：ふきのとうは，すまし汁，天ぷら，ふきみそ，酢の物などにする。葉柄は，塩でもんでゆで，冷水にとってアクを抜き，皮をむいてから，煮物，きゃらぶきなどにする。葉は，苦みが強いので，塩ゆでして水にさらし，当座漬けなどにする。

加工品：きゃらぶき，みそ漬け，酒かす漬け，砂糖漬け，水煮びん詰や缶詰がある。

ふじまめ（藤豆）

Hyacinth beans 1さや=3g

若ざやを食用にする。藤の花房をさかさにした形の赤紫または白色の花が咲くところから，この名がある。せんごく豆ともいう。関西地方ではいんげん豆と呼ぶ。

歴史：原産地はアジア，アフリカの熱帯地方。日本には1654年に隠元禅師によって中国から伝えられた。

産地：西日本，北陸地方で多く栽培され，関東以北では少ない。

旬：7～10月。

調理法：おひたし，ごまあえ，みそあえ，汁物，天ぷら，煮物の彩りにする。油揚げと煮たり，油炒めなどにする。ほかに，漬け物にもする。

食品番号	索引番号	食品名（可食部100g当たり）	廃棄率	エネルギー	エネルギー	水分	たんぱく質：アミノ酸組成によるたんぱく質	たんぱく質：たんぱく質	脂質：脂肪酸のトリアシルグリセロール当量	脂質：コレステロール	脂質：脂質	脂肪酸：飽和	脂肪酸：一価不飽和	脂肪酸：多価不飽和	脂肪酸：n-3系多価不飽和	脂肪酸：n-6系多価不飽和	炭水化物：利用可能炭水化物（単糖当量）	炭水化物：利用可能炭水化物（質量計）	炭水化物：差引き法による利用可能炭水化物	炭水化物：食物繊維総量	炭水化物：糖アルコール	炭水化物：炭水化物	有機酸	灰分	無機質：ナトリウム	無機質：カリウム	無機質：カルシウム	無機質：マグネシウム	無機質：リン	無機質：鉄
			%	kJ	kcal	g	g	g	g	mg	g	g	g	g	g	g	g	g	g	g	g	g	g	g	mg	mg	mg	mg	mg	mg
		ひのな																												
緑 06252	763	●根・茎葉，生	4	70	17	92.5	(0.8)	1.0	–	(0)	Tr						–	–	1.9*	3.0	–	4.7	–	1.3	10	480	130	21	51	0.8
06253	764	●根・茎葉，甘酢漬	0	294	70	76.4	(1.1)	1.4	–	(0)	0.5						–	–	12.9*	4.7	–	17.3	–	3.9	1100	550	130	22	40	0.9
		ひろしまな																												
緑 06254	765	●葉，生	4	80	19	92.7	(1.1)	1.5	(0.1)	(0)	0.2	(0.02)	(0.01)	(0.05)	(0.05)	(0.01)	–	–	2.3*	2.4	–	4.2	–	1.1	28	550	200	32	55	0.8
06255	766	●塩漬	5	62	15	92.7	(0.9)	1.2	(0.2)	(0)	0.2	(0.02)	(0.08)	(0.08)	(0.01)	(0.07)	–	–	1.2*	2.4	–	3.3	–	2.5	840	120	74	13	17	0.8
		（ふき類）																												
06256	767	●ふき ●葉柄，生	40	44	11	95.8	–	0.3	–	(0)	0						–	–	1.7*	1.3	–	3.0	–	0.7	35	330	40	6	18	0.1
06257	768	●葉柄，ゆで	10	27	7	97.4	–	0.3	–	(0)	0						–	–	0.8*	1.1	–	1.9	–	0.4	22	230	34	5	15	0.1
06258	769	●ふきのとう ●花序，生	2	159	38	85.5	–	2.5	–	(0)	0.1						–	–	3.6*	6.4	–	10.0	–	1.9	4	740	61	49	89	1.3
06259	770	●花序，ゆで	0	127	31	89.2	–	2.5	–	(0)	0.1						–	–	2.8*	4.2	–	7.0	–	1.2	3	440	46	33	54	0.7
06260	771	ふじまめ●若ざや，生	6	132	32	89.2	–	2.5	(0.1)	(0)	0.1	(0.04)	(0.05)	(Tr)	(Tr)	(0)	–	–	3.0*	4.4	–	7.4	–	0.8	Tr	300	43	33	63	0.8
		ふだんそう																												
緑 06261	772	●葉，生	0	70	17	92.2	–	2.0	(0.1)	(0)	0.1	(0.02)	(0.02)	(0.04)	(Tr)	(0.03)	–	–	0.4*	3.3	–	3.7	–	1.9	71	1200	75	74	33	3.6
06262	773	●葉，ゆで	0	108	26	90.4	–	2.8	(0.1)	(0)	0.1	(0.02)	(0.02)	(0.04)	(Tr)	(0.03)	–	–	1.6*	3.8	–	5.4	–	1.2	61	760	130	79	34	2.[illegible]
		ブロッコリー																												
緑 06263	774	●花序，生	35	156	37	86.2	3.8	5.4	0.3	0	0.6	0.07	0.06	0.11	0.08	0.03	2.4*	2.3	3.1	5.1	–	6.6	0.3	1.2	7	460	50	29	110	1.3
06264	775	●花序，ゆで	0	126	30	89.9	(2.6)	3.9	(0.2)	0	0.4	(0.05)	(0.05)	(0.08)	(0.06)	(0.03)	1.3	1.3	2.3*	4.3	–	5.2	–	0.6	5	210	41	17	74	0.9
● 06395	776	●花序，電子レンジ調理	0	239	56	85.3	(4.0)	5.7	–	–	0.7						2.4	2.4	8.4*	–	–	7.0	0.4	1.3	8	500	54	32	120	1.4
● 06396	777	●花序，焼き	0	353	83	78.5	(6.9)	9.9	–	–	1.2						4.3	4.3	11.3*	–	–	8.4	–	2.1	13	820	90	53	200	2.[illegible]
● 06397	778	●花序，油いため	0	454	109	79.2	(4.8)	6.9	–	–	6.3						3.2	3.2	8.2*	–	–	6.1	–	1.5	9	590	64	37	140	1.[illegible]
06354	779	●芽ばえ，生	0	75	18	94.3	(1.3)	1.9	(0.3)	(0)	0.6	(0.08)	(0.07)	(0.12)	(0.08)	(0.04)	(1.0)	(1.0)	1.6*	1.8	–	2.6	0.1	0.5	4	100	57	32	60	0.[illegible]
		へちま																												
06265	780	●果実，生	20	72	17	94.9	(0.5)	0.8	(0.1)	(0)	0.1	(0.01)	(0.02)	(0.04)	(0)	(0.04)	–	–	3.1*	1.0	–	3.8	–	0.4	1	150	12	12	25	0.[illegible]
06266	781	●果実，ゆで	0	80	19	94.2	(1.1)	1.6	(0.1)	(0)	0.1	(0.01)	(0.02)	(0.04)	(0)	(0.04)	–	–	2.7*	1.5	–	3.7	–	0.4	1	140	24	13	34	0.[illegible]

なるほど！ コロボックル…アイヌの伝説に出てくるコロボックルは，アイヌ語で「ふきの葉の下の小人」という意味。1枚の葉の下に10人も集まるんだって。

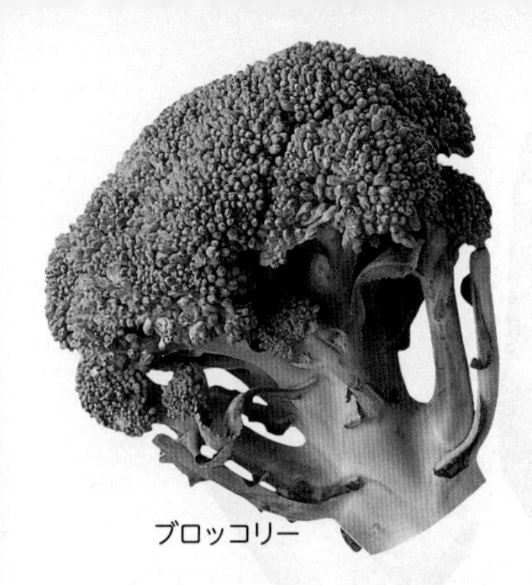
ブロッコリー

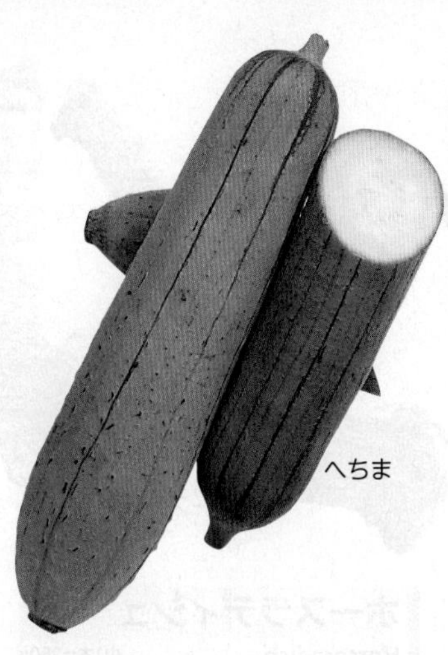
へちま

ブロッコリー

Broccoli 1個=300g

野生のキャベツの変種で，つぼみを食用にする。これはがくや花弁が分化してできた花らいの集合体。紫緑色で，枝分かれし，半球形状にかたまっている。カロテン，ビタミンCなどを豊富に含む。

産地：11～3月には愛知，千葉，静岡など，夏には長野や北海道のものが出回る。ほかに，アメリカなどからの輸入ものもある。

調理法：小房に分け，塩少々を入れた多量の湯で手早くゆで，冷ます。あえ物，サラダやつけ合わせにする。ほかに，グラタン，チーズ焼き，シチュー，炒め物にも使う。茎は薄切りにしてゆでたり，炒め物などに使う。

へちま（糸瓜）

Sponge gourd 1個=200g

夏から秋にかけて黄色い花を咲かせたあと，10日ほどたった未熟な果実をつんで食べる。やわらかくほのかな香りと甘みがある。いとうり，ナーベナ（ナーベラー）とも呼ぶ。

調理法：やや厚めに皮をむいて，ゆでて酢みそあえにしたり，煮物，汁物，あんかけ，炒め物，天ぷらなどにする。ほかに，塩漬け，ぬか漬けなどにも使う。漬け物にすると，独特の風味が出る。インドやスリランカでは，カレー料理に入れる。

有色野菜と緑黄色野菜

●**有色野菜**……四訂成分表では，「野菜類のうち生の状態で可食部100g当たりカロテン含量が600μg以上のもの」を有色野菜と定義した。

●**緑黄色野菜**……これまで上記の有色野菜に，「可食部100g当たりカロテン含量が600μg未満であっても，摂取量や食べる頻度が多く，実際に有効なカロテン源となっているもの」（❁で示す）を追加し，栄養指導上緑黄色野菜としてきた。従来緑黄色野菜としてきたものに，七訂成分表中，可食部100g当たりカロテン含量が600μg以上のものを追加して「緑黄色野菜」として取り扱う。本書では食品番号左部に(緑)と示す。

（ここでいうカロテンとは，七訂成分表のβ-カロテン当量をさす）

緑黄色野菜

●あさつき
●あしたば
●アスパラガス❁
●いんげんまめ（さやいんげん）❁
●エンダイブ
（えんどう類）
●トウミョウ
●さやえんどう❁
●おおさかしろな
●おかひじき
●オクラ
●かぶ（葉）
（かぼちゃ類）
●日本かぼちゃ
●西洋かぼちゃ
●からしな
●ぎょうじゃにんにく
●キンサイ
●クレソン
●ケール
●こごみ
●こまつな
●さんとうさい
●ししとう❁
●しそ（葉・実）
●じゅうろくささげ
●しゅんぎく
●すぐきな
●せり
●タアサイ
（だいこん類）
●かいわれだいこん
●葉だいこん
●だいこん（葉）
（たいさい類）
●つまみな
●たいさい
●たかな
（たまねぎ類）
●葉たまねぎ
●たらのめ❁
●チンゲンサイ
●つくし
●つるな
●つるむらさき
●とうがらし（葉・果実）
（トマト類）
●赤色トマト❁
●赤色ミニトマト
●とんぶり
●ながさきはくさい
●なずな
（なばな類）
●和種なばな
●洋種なばな
（にら類）
●にら
●花にら
（にんじん類）
●葉にんじん
●にんじん
●きんとき
●ミニキャロット
●茎にんにく
（ねぎ類）
●葉ねぎ
●こねぎ
●のざわな
●のびる
●パクチョイ
●バジル
●パセリ
（ピーマン類）
●青ピーマン❁
●赤ピーマン
●トマピー
●ひのな
●ひろしまな
●ぶだんそう
●ブロッコリー
●ほうれんそう
●みずかけな
●みずな
（みつば類）
●切りみつば
●根みつば
●糸みつば
●みぶな
●めキャベツ
●めたで
●モロヘイヤ
●ようさい
●よめな
●よもぎ
●ルッコラ
（レタス類）
●レタス（水耕栽培）
●サラダな
●リーフレタス
●サニーレタス
●サンチュ
●わけぎ

注）食品名は八訂成分表に統一。（健健発0330第3号平成28年3月30日「日本食品標準成分表2015年版(七訂)」の取扱いについて）

無機質 亜鉛	無機質 銅	無機質 マンガン	無機質 ヨウ素	無機質 セレン	無機質 クロム	無機質 モリブデン	ビタミン（脂溶性） A レチノール	A カロテン α	A カロテン β	A β-クリプトキサンチン	A β-カロテン当量	A レチノール活性当量	D	E トコフェロール α	E トコフェロール β	E トコフェロール γ	E トコフェロール δ	K	ビタミン（水溶性） B1	B2	ナイアシン	ナイアシン当量	B6	B12	葉酸	パントテン酸	ビオチン	C	食塩相当量	備考
mg	mg	mg	μg	μg	μg	μg	μg	μg	μg	μg	μg	μg	μg	mg	mg	mg	mg	μg	mg	mg	mg	mg	mg	μg	μg	mg	μg	mg	g	
																														別名：えびな
0.2	0.04	0.17	–	–	–	–	(0)	0	1200	11	1200	98	(0)	0.7	0.1	0	0	93	0.05	0.13	0.7	(0.9)	0.14	(0)	92	0.18	–	52	0	廃棄部位：根端　硝酸イオン：0.5g
0.3	0.08	0.12	–	–	–	–	(0)	0	2000	0	2000	170	(0)	1.4	0	0	0	120	0.04	0.08	0.7	(1.0)	0.12	(0)	69	0.20	–	39	2.8	硝酸イオン：0.5g
																														別名：ひらぐきな，ひらぐき
0.3	0.04	0.54	1	1	3	15	(0)	0	1900	0	1900	160	(0)	1.3	Tr	0	0	160	0.06	0.15	0.7	(1.0)	0.10	(0)	120	0.47	2.2	49	0.1	廃棄部位：株元　硝酸イオン：0.3g
0.3	0.06	0.12	–	–	–	–	(0)	0	2100	0	2100	170	(0)	0.6	Tr	0	0	210	0.02	0.07	0.2	(0.4)	0.04	(0)	15	0.07	–	15	2.1	廃棄部位：株元　ビタミンC：酸化防止用として添加品あり　硝酸イオン：0.1g　市販品の液汁を除去したもの
0.2	0.05	0.36	Tr	0	0	2	0	0	49	0	49	4	(0)	0.2	0	0	0	6	Tr	0.02	0.1	0.2	0.01	(0)	12	0.07	0.2	2	0.1	廃棄部位：葉，表皮及び葉柄基部　硝酸イオン：0.2g
0.2	0.05	0.37	–	–	–	–	(0)	0	60	0	60	5	(0)	0.2	0	0	0	5	Tr	0.01	0.1	0.2	0.08	(0)	9	0	–	0	0.1	葉及び葉柄基部を除いたもの　ゆでた後水冷し，水切りしたもの　廃棄部位：表皮　硝酸イオン：Tr
0.8	0.36	0.23	–	–	–	–	(0)	0	390	7	390	33	(0)	3.2	0.1	0.7	0	92	0.10	0.17	0.9	1.3	0.18	(0)	160	0.45	–	14	0	廃棄部位：花茎　硝酸イオン：0g
0.5	0.20	0.17	–	–	–	–	(0)	0	260	4	260	22	(0)	2.4	0	0	0	69	0.06	0.08	0.5	0.9	0.07	(0)	83	0.24	–	3	0	花茎を除いたもの　硝酸イオン：0g
0.4	0.07	0.33	–	–	–	–	(0)	79	200	6	240	20	(0)	0.1	Tr	0.8	0	29	0.08	0.10	0.9	1.3	0.08	(0)	120	0.35	–	13	0	別名：いんげんまめ（関西），せんごくまめ，あじまめ　廃棄部位：すじ及び両端　硝酸イオン：Tr
																														別名：唐ぢしゃ
0.3	0.06	3.60	–	–	–	–	(0)	0	3700	0	3700	310	(0)	1.7	Tr	0	0	180	0.07	0.23	0.4	0.7	0.25	(0)	120	0.53	–	19	0.2	硝酸イオン：0.1g
0.4	0.06	4.85	–	–	–	–	(0)	0	3800	0	3800	320	(0)	1.7	Tr	0	0	220	0.03	0.11	0.1	0.6	0.14	(0)	92	0.44	–	7	0.2	ゆでた後水冷し，手搾りしたもの　硝酸イオン：0.1g
0.8	0.10	0.28	0	2	0	11	0	0	900	7	900	75	0	3.0	Tr	0.4	0	210	0.17	0.23	1.0	2.0	0.30	0	220	1.42	13.0	140	0	廃棄部位：茎葉　硝酸イオン：Tr
0.4	0.06	0.20	–	1	0	4	0	0	830	6	830	69	0	2.7	Tr	0.4	0	190	0.06	0.09	0.4	(1.1)	0.14	0	120	0.74	7.1	55	0	茎葉を除いたもの　硝酸イオン：Tr
0.9	0.11	0.30	–	2	Tr	13	–	0	990	9	1000	83	–	3.4	–	0.5	–	220	0.18	0.25	1.2	(2.2)	0.41	–	160	1.31	14.0	140	0	茎葉を除いたもの　硝酸イオン：Tr
1.5	0.17	0.50	–	4	Tr	21	–	0	1700	20	1700	140	–	6.0	–	0.9	–	380	0.27	0.40	1.7	(3.5)	0.67	–	450	1.99	23.0	150	0	茎葉を除いたもの　硝酸イオン：Tr
1.1	0.11	0.35	0	3	Tr	15	–	0	1200	13	1200	97	–	5.8	–	3.5	–	270	0.20	0.28	1.3	(2.5)	0.52	–	340	1.47	17.0	130	0	茎葉を除いたもの　植物油（なたね油）　調理による脂質の増減：本書p.315表2参照　硝酸イオン：Tr
0.4	0.03	0.37	–	–	–	–	(0)	3	1400	27	1400	120	(0)	1.9	Tr	1.3	0	150	0.08	0.11	1.3	(1.6)	0.20	(0)	74	0.52	–	64	0	別名：ブロッコリースプラウト　硝酸イオン：0.1g
																														別名：いとうり，ナーベーラー，ナビャーラ，ナベーラ，ナーベナ
0.2	0.06	0.07	–	–	–	–	(0)	0	44	0	44	4	(0)	0.3	Tr	0.1	0	12	0.03	0.04	0.2	(0.3)	0.07	(0)	92	0.30	–	5	0	廃棄部位：両端及び皮　硝酸イオン：Tr
0.2	0.07	0.09	–	–	–	–	(0)	0	35	0	35	3	(0)	0.4	Tr	0.1	0	11	0.03	0.06	0.2	(0.3)	0.05	(0)	91	0.39	–	3	0	両端及び皮を除いたもの　硝酸イオン：0g

ほうれんそう（西洋種）

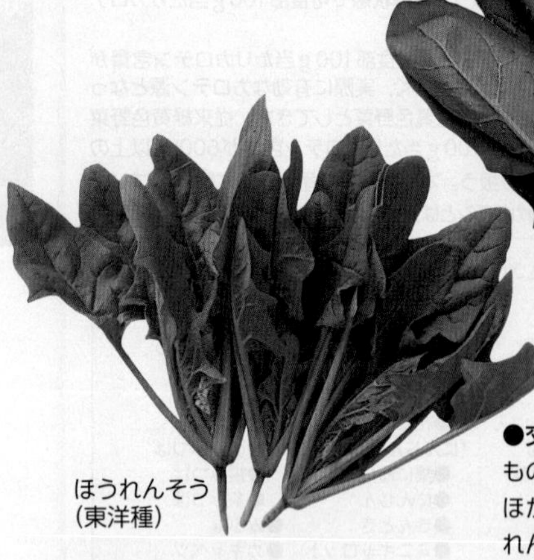

ホースラディシュ

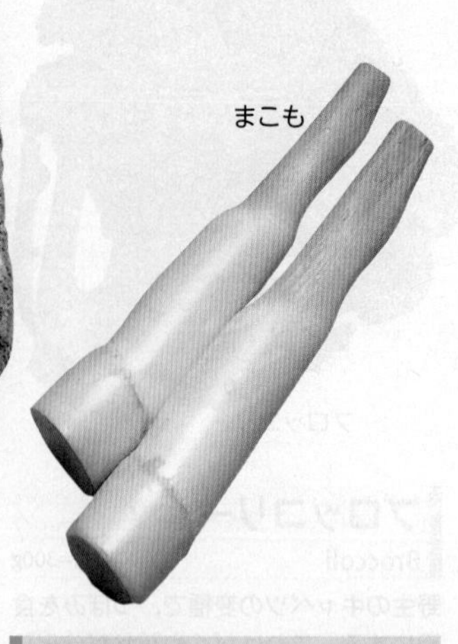

ほうれんそう（菠薐草）

Spinach　1束=200g

緑黄色野菜の代表。ビタミン類，鉄，カルシウムなどを豊富に含む。

種類：●西洋種：葉の切れ込みが浅く，厚い。アクが強い。栽培しやすく日持ちする。

●東洋種：昔から栽培され，葉の切れ込みが深く，葉柄が短く根が鮮紅色。アクが少なく甘みがある。

●交配種：西洋種と東洋種を交配したものでアクが少なく食べやすい。このほか，生食用に改良されたサラダほうれんそうがある。

産地：埼玉，千葉など。夏場は岩手，青森，北海道などのものが出回る。

旬：2月。市場には周年出回る。

調理法：市場に出回っているほうれんそうはアクが少ないので，アク抜きのための下ゆでは不要（昔はシュウ酸が含まれていた）。油で炒めてもビタミンCの損失が少なく，カロテンの吸収もよくなる。ゆでておひたし，あえ物，スープやみそ汁などにする。また，鍋物，ソテー，炒め物などに使う。

ホースラディシュ

Horseradish　中1本=250g

西洋わさび，わさび大根，陸（おか）わさびとも呼ぶ。香辛料として利用する。わさびに似た香りをもつが，辛みも香りもわさびよりマイルドである。日本では，粉わさび用に栽培されている。

産地：国産のほとんどは北海道。フランスやベルギーからも輸入される。

調理法：香りが飛びやすいので，必要なだけ切って使う。皮をむいてすりおろし，ステーキなど肉料理に添えたり，クリームソースやマヨネーズに加えたりする。

まこも（真菰）

Manchurian wild rice　1本=80g

肥大した茎を食べる中国野菜。アジアでは古くから食用や薬用にする。日本でも全国の水辺に群生する。ほのかな甘みがあり，姿・歯ざわりはたけのこ，味はアスパラガスに似ている。中国などから輸入されるほか，近年，三重県をはじめ各地で栽培されている。

調理法：くせがなく，油炒め，煮込み，あんかけ，スープなどのほか，煮物，焼き物などにする。

食品番号	索引番号	食品名（可食部100g当たり）	廃棄率	エネルギー	エネルギー	水分	たんぱく質：アミノ酸組成によるたんぱく質	たんぱく質：たんぱく質	脂質：脂肪酸のトリアシルグリセロール当量	脂質：コレステロール	脂質：脂質	脂肪酸：飽和	脂肪酸：一価不飽和	脂肪酸：多価不飽和	脂肪酸：n-3系多価不飽和	脂肪酸：n-6系多価不飽和	炭水化物：利用可能炭水化物（単糖当量）	炭水化物：利用可能炭水化物（質量計）	炭水化物：差引き法による利用可能炭水化物	炭水化物：総食物繊維量	炭水化物：糖アルコール	炭水化物：炭水化物	有機酸	灰分	無機質：ナトリウム	無機質：カリウム	無機質：カルシウム	無機質：マグネシウム	無機質：リン	無機質：鉄
			%	kJ	kcal	g	g	g	g	mg	g	g	g	g	g	g	g	g	g	g	g	g	g	g	mg	mg	mg	mg	mg	mg
		ほうれんそう																												
緑 06267	782	●葉，通年平均，生	10	75	18	92.4	1.7	2.2	0.2	0	0.4	0.04	0.02	0.17	0.12	0.04	0.3*	0.3	0.1	2.8	–	3.1	0.9	1.7	16	690	49	69	47	2.0
06268	783	●葉，通年平均，ゆで	5	94	23	91.5	2.1	2.6	(0.3)	0	0.5	(0.05)	(0.02)	(0.21)	(0.15)	(0.04)	0.4	0.4	1.2*	3.6	–	4.0	–	1.2	10	490	69	40	43	0.9
06359	784	●葉，通年平均，油いため	0	375	91	82.0	(3.0)	3.8	(7.6)	(Tr)	8.1	(0.58)	(4.46)	(2.21)	(0.75)	(1.43)	(0.5*)	(0.4)	1.1	4.6	–	4.4	–	1.5	13	530	88	52	54	1.2
06355	785	●葉，夏採り，生	10	75	18	92.4	(1.7)	2.2	0.2	0	0.4						(0.3*)	(0.3)	0.1	2.8	–	3.1	0.9	1.7	16	690	49	69	47	2.0
06357	786	●葉，夏採り，ゆで	5	94	23	91.5	(2.1)	2.6	0.3	0	0.5						(0.4)	(0.4)	1.2*	3.6	–	4.0	–	1.2	10	490	69	40	43	0.9
06356	787	●葉，冬採り，生	10	75	18	92.4	(1.7)	2.2	0.2	0	0.4						(0.3*)	(0.3)	0.1	2.8	–	3.1	0.9	1.7	16	690	49	69	47	2.0
06358	788	●葉，冬採り，ゆで	5	94	23	91.5	(2.1)	2.6	0.3	0	0.5						(0.4)	(0.4)	1.2*	3.6	–	4.0	–	1.2	10	490	69	40	43	0.9
06269	789	●葉，冷凍	0	90	22	92.2	2.4	2.9	0.2	0	0.3	0.03	0.01	0.12	0.09	0.02	0.6*	0.6	0.3	3.3	–	3.4	0.5	1.0	120	210	87	51	46	1.2
● 06372	790	●葉，冷凍，ゆで	0	107	26	90.6	2.8	3.7	0.4	0	0.5	0.06	0.02	0.25	0.18	0.05	1.3*	1.3	(0.4)	4.5	–	3.8	0.6	0.8	47	90	130	55	42	1.3
● 06373	791	●葉，冷凍，油いため	0	278	67	84.6	3.0	4.0	4.1	0	4.5	0.31	2.35	1.23	0.48	0.73	0.7	0.7	2.1*	4.1	–	5.4	0.7	1.4	160	240	130	61	57	1.5
06270	792	ホースラディシュ●根茎，生	25	290	69	77.3	(2.5)	3.1	(0.3)	(0)	0.3	(0.04)	(0.06)	(0.15)	(0.02)	(0.12)	–	–	10.2*	8.2	–	17.7	–	1.6	1	510	110	65	58	1.0
06271	793	まこも●茎，生	15	82	19	93.5	(0.9)	1.3	0.1	(0)	0.2	0.05	0.01	0.04	Tr	0.03	–	–	2.6*	2.3	–	4.4	–	0.6	3	240	2	8	42	0.2
		みずかけな																												
緑 06272	794	●葉，生	0	107	25	91.1	(2.5)	2.9	(0.1)	(0)	0.1	(0.01)	(Tr)	(0.04)	(0.03)	(Tr)	–	–	2.4*	2.8	–	4.7	–	1.1	7	400	110	23	64	1.0
06273	795	●塩漬	0	144	34	85.6	(4.2)	4.9	–	(0)	Tr						–	–	2.4*	4.0	–	5.7	–	3.6	1000	440	110	26	67	1.0
		みずな																												
緑 06072	796	●葉，生	15	96	23	91.4	(1.9)	2.2	–	(0)	0.1						–	–	2.1*	3.0	–	4.8	–	1.3	36	480	210	31	64	2.1
06073	797	●葉，ゆで	0	85	21	91.8	(1.7)	2.0	–	(0)	0.1						–	–	1.4*	3.6	–	4.7	–	1.1	28	370	200	25	64	2.0
06074	798	●塩漬	10	107	26	88.2	(1.7)	2.0	–	(0)	0.1						–	–	2.7*	3.5	–	5.9	–	3.4	900	450	200	30	60	1.3
		（みつば類）																												
緑 06274	799	●切りみつば ●葉，生	0	66	16	93.8	(0.9)	1.0	–	(0)	0.1						–	–	1.6*	2.5	–	4.0	–	1.1	8	640	25	17	50	0.3
06275	800	●葉，ゆで	0	51	12	95.2	(0.8)	0.9	–	(0)	0.1						–	–	0.7*	2.7	–	3.3	–	0.5	4	290	24	13	31	0.2
緑 06276	801	●根みつば ●葉，生	35	80	19	92.7	(1.8)	1.9	–	(0)	0.1						–	–	1.3*	2.9	–	4.1	–	1.2	5	500	52	21	64	1.8
06277	802	●葉，ゆで	0	79	19	92.9	(2.1)	2.3	–	(0)	0.1						–	–	0.8*	3.3	–	3.9	–	0.8	4	270	64	18	54	1.2
緑 06278	803	●糸みつば ●葉，生	8	48	12	94.6	(0.8)	0.9	–	(0)	0.1						–	–	0.7*	2.3	–	2.9	–	1.2	3	500	47	21	47	0.9
06279	804	●葉，ゆで	0	60	14	93.7	(1.0)	1.1	–	(0)	0						–	–	1.1*	3.0	–	4.0	–	0.9	3	360	56	18	39	0.6

なるほど！ ポパイも大好き…ほうれんそうは霧吹きでぬらした新聞紙で包み，ポリ袋に入れて冷蔵庫の野菜室で立てて保存すると，シャッキリ感が3～4日保てます。

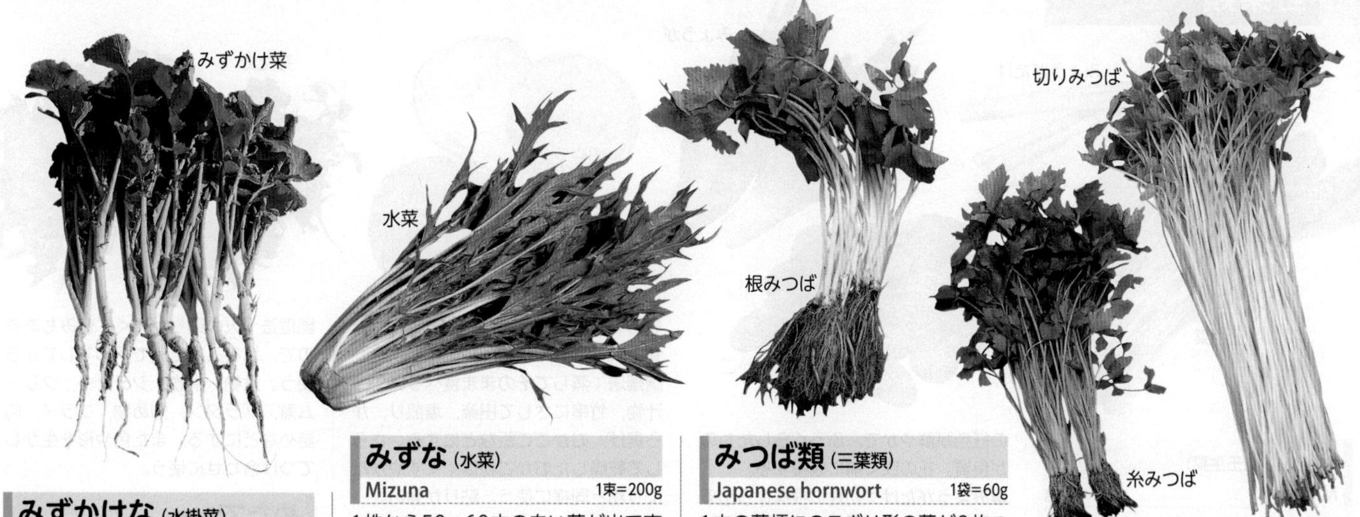

みずかけな (水掛菜)

Mizukakena　1束=200g

小松菜によく似ている。水田の裏作として，地下水をかけながら栽培するので，この名がある。冬にとれるところから冬菜（とうな）ともいう。茎を30cmのところで折って収穫する。葉はかぶに似ており，中には大根に近いものもある。やわらかく，甘みがある。

旬：冬。

調理法：おもに漬け物にする。ほかに，おひたしや炒め物にする。

みずな (水菜)

Mizuna　1束=200g

1株から50～60本の白い茎が出て束になっており，その先についている葉はギザギザで濃い緑色をしている。関西では京菜(きょうな)と呼ぶ。京都でとれる壬生(みぶ)菜もこの仲間である。

旬：出荷の最盛期は2月だが一年中出回る。

調理法：ゆでて辛子あえにするほか，塩漬け，煮物などに使う。関西では，雑煮やはりはり鍋に入れる。はりはり鍋は薄いしょうゆ味のつゆで，牛肉(本来はくじら肉)，水菜を煮る鍋。

みつば類 (三葉類)

Japanese hornwort　1袋=60g

1本の葉柄にのこぎり形の葉が3枚つくところからこの名がある。色や香りがよく，香味野菜として使われる。

種類：多くは栽培もので，糸みつば，根みつば，切りみつばの3種がある。

●**糸みつば**：培養液に浮かべたスポンジで水耕栽培したもので，その名のように茎が細い。一年中出回っている。

●**根みつば**：養成した株に土を寄せて栽培したもの。土寄せした部分の茎が白く太い。根がついたままで流通する。

●**切りみつば**：養成した株を軟化し，葉柄をのばして根元から切りとったものである。

調理法：香りづけや彩りとして，汁物，鍋物，蒸し物に入れるほか，ゆでておひたしにもする。ゆでるときは，さっと熱湯を通す程度にし，すぐ冷水にとると色がきれいになる。

保存法：糸みつばと切りみつばは水にさして冷蔵庫に入れると長持ちする。根みつばはぬれた新聞紙に包み，ポリ袋に入れ，冷蔵庫で保存する。

無機質							ビタミン(脂溶性)												ビタミン(水溶性)										食塩相当量	備考
亜鉛	銅	マンガン	ヨウ素	セレン	クロム	モリブデン	A レチノール	A カロテン α	A カロテン β	A β-クリプトキサンチン	A β-カロテン当量	A レチノール活性当量	D	E トコフェロール α	E トコフェロール β	E トコフェロール γ	E トコフェロール δ	K	B1	B2	ナイアシン	ナイアシン当量	B6	B12	葉酸	パントテン酸	ビオチン	C		
mg	mg	mg	μg	μg	μg	μg	μg	μg	μg	μg	μg	μg	μg	mg	mg	mg	mg	μg	mg	mg	mg	mg	mg	μg	μg	mg	μg	mg	g	
0.7	0.11	0.32	3	3	2	5	(0)	0	4200	34	4200	**350**	(0)	2.1	0	0.2	0	270	0.11	0.20	0.6	1.3	0.14	(0)	210	0.20	2.9	**35**	0	廃棄部位：株元　硝酸イオン：0.2g
0.7	0.11	0.33	1	3	1	4	(0)	0	5400	45	5400	**450**	(0)	2.6	0.2	0.3	0	320	0.05	0.11	0.3	1.2	0.08	(0)	110	0.13	3.2	**19**	0	廃棄部位：株元　ゆでた後水冷し，手搾りしたもの　硝酸イオン：0.2g
0.8	0.15	0.20	–	–	–	–	(0)	10	7600	65	7600	**630**	(0)	4.8	Tr	2.9	0.1	510	0.08	0.16	0.5	(1.7)	0.09	(0)	140	0.20	–	**21**	0	株元を除いたもの　植物油(なたね油)　調理による脂質の増減：本書p.315表2参照　硝酸イオン：0.2g
0.7	0.11	0.32	3	3	2	5	(0)	0	4200	34	4200	**350**	(0)	2.1	0	0.2	0	270	0.11	0.20	0.6	(1.3)	0.14	(0)	210	0.20	2.9	**20**	0	廃棄部位：株元　硝酸イオン：0.2g
0.7	0.11	0.33	1	3	1	4	(0)	0	5400	45	5400	**450**	(0)	2.6	0.2	0.3	0	320	0.05	0.11	0.3	(1.2)	0.08	(0)	110	0.13	3.2	**10**	0	廃棄部位：株元　ゆでた後水冷し，手搾りしたもの　硝酸イオン：0.2g
0.7	0.11	0.32	3	3	2	5	(0)	0	4200	34	4200	**350**	(0)	2.1	0	0.2	0	270	0.11	0.20	0.6	(1.3)	0.14	(0)	210	0.20	2.9	**60**	0	廃棄部位：株元　硝酸イオン：0.2g
0.7	0.11	0.33	1	3	1	4	(0)	0	5400	45	5400	**450**	(0)	2.6	0.2	0.3	0	320	0.05	0.11	0.3	(1.2)	0.08	(0)	110	0.13	3.2	**30**	0	廃棄部位：株元　ゆでた後水冷し，手搾りしたもの　硝酸イオン：0.2g
0.5	0.10	0.80	1	Tr	7	15	(0)	6	4700	41	4700	**390**	(0)	2.0	0	0.2	0	300	0.06	0.13	0.4	1.4	0.10	0	120	0.15	2.7	**19**	0.3	硝酸イオン：0.1g
0.5	0.14	0.95	1	Tr	6	4	(0)	9	7100	60	7100	**590**	(0)	3.1	0	0.2	0	480	–	0.06	0.2	1.4	0.05	0	57	0.03	3.2	**5**	0.1	ゆでた後水冷し，手搾りしたもの　硝酸イオン：Tr　食物繊維：AOAC2011.25法
0.6	0.12	0.90	2	1	7	13	(0)	7	7200	28	7200	**600**	(0)	4.6	0.1	2.2	0.1	370	–	0.18	0.6	1.8	0.12	0	150	0.19	3.4	**16**	0.4	植物油(なたね油)　調理による脂質の増減：本書p.315表2参照　硝酸イオン：0.2g
2.3	0.19	0.40	0	0	Tr	1	(0)	–	–	–	7	**1**	(0)	0	0	0	0	0	0.10	0.10	0.5	(1.0)	0.23	(0)	99	0.32	5.5	**73**	0	別名：わさびだいこん，せいようわさび　廃棄部位：皮　硝酸イオン：Tr
0.2	0.02	0.25	–	–	–	–	(0)	0	15	–	15	**1**	(0)	Tr	0	Tr	0	2	0.04	0.03	0.5	(0.7)	0.08	(0)	43	0.25	–	**6**	0	別名：まこもたけ　廃棄部位：葉鞘及び基部　硝酸イオン：Tr
																														別名：とうな(薹菜)
0.3	0.07	0.17	–	–	–	–	(0)	0	2300	10	2300	**190**	(0)	0.9	0	0	0	200	0.11	0.23	1.1	(2.2)	0.17	(0)	240	0.55	–	**88**	0	硝酸イオン：0.1g
0.5	0.08	0.29	–	–	–	–	(0)	0	2800	32	2800	**240**	(0)	1.3	Tr	0.1	0	200	0.12	0.34	1.5	(3.3)	0.24	(0)	180	0.54	–	**70**	2.5	水洗いし，手搾りしたもの　硝酸イオン：0.2g
																														別名：きょうな，せんすじきょうな
0.5	0.07	0.41	7	2	3	20	(0)	0	1300	0	1300	**110**	(0)	1.8	Tr	0.1	0	120	0.08	0.15	0.7	(1.5)	0.18	(0)	140	0.50	3.1	**55**	0.1	廃棄部位：株元　硝酸イオン：0.2g
0.2	0.05	0.31	–	–	–	–	(0)	0	1700	0	1700	**140**	(0)	1.3	Tr	0.1	0	120	0.04	0.08	0.4	(1.1)	0.10	(0)	90	0.29	–	**19**	0.1	株元を除いたもの　ゆでた後水冷し，手搾りしたもの　硝酸イオン：0.3g
0.3	0.06	0.25	–	–	–	–	(0)	0	1100	0	1100	**92**	(0)	1.1	0	0.1	0	130	0.07	0.15	0.5	(1.2)	0.19	(0)	130	0.39	–	**47**	2.3	廃棄部位：株元　水洗いし，手搾りしたもの　硝酸イオン：0.4g
0.1	0.07	0.14	3	1	Tr	3	(0)	11	720	3	730	**61**	(0)	0.7	Tr	Tr	0	63	0.03	0.09	0.4	(0.6)	0.04	(0)	44	0.29	1.9	**8**	0	軟白栽培品　硝酸イオン：Tr
0.1	0.05	0.15	–	–	–	–	(0)	24	770	0	780	**65**	(0)	0.9	Tr	0	0	77	0.02	0.04	0.2	(0.4)	0.01	(0)	14	0.15	–	**1**	0	軟白栽培品　ゆでた後水冷し，手搾りしたもの　硝酸イオン：0g
0.2	0.07	0.42	–	–	–	–	(0)	24	1700	19	1700	**140**	(0)	1.1	0	0	0	120	0.05	0.13	1.0	(1.4)	0.06	(0)	66	0.33	–	**22**	0	軟白栽培品　廃棄部位：根及び株元　硝酸イオン：Tr
0.2	0.07	0.35	–	–	–	–	(0)	23	2000	20	2100	**170**	(0)	1.4	0	0	0	150	0.03	0.05	0.4	(0.9)	0.04	(0)	43	0.27	–	**12**	0	軟白栽培品　根及び株元を除いたもの　ゆでた後水冷し，手搾りしたもの　硝酸イオン：0g
0.1	0.02	0.42	–	–	–	–	(0)	48	3200	41	3200	**270**	(0)	0.9	Tr	0	0	220	0.04	0.14	0.7	(0.9)	0.06	(0)	64	0.30	–	**13**	0	別名：あおみつば　廃棄部位：株元　硝酸イオン：0.3g
0.1	0.02	0.48	–	–	–	–	(0)	54	4000	47	4100	**340**	(0)	1.3	0	0	0	250	0.02	0.08	0.4	(0.7)	0.03	(0)	23	0.22	–	**4**	0	株元を除いたもの　ゆでた後水冷し，手搾りしたもの　硝酸イオン：0.3g

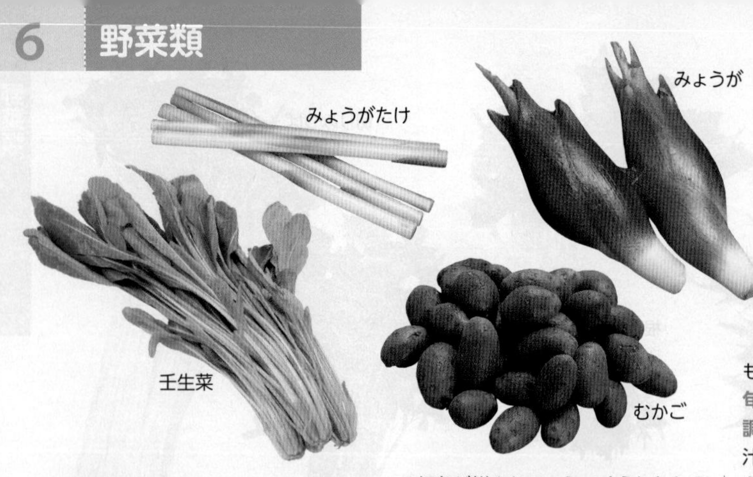

みぶな (壬生菜)

Mibuna 1束=200g

京都の伝統野菜の一つで，水菜とともに京菜とも呼ばれる。関西地方で古くから親しまれてきた。旬は冬～春。独特の香りと辛みがある。

利用法：ほとんどが漬け物にされるほか，煮物や雑煮，また京都特産の千枚漬けの青味にも使われる。

みょうが類 (茗荷類)

Japanese ginger,Myoga 1個=20g

さっぱりした香りをもつ香味野菜。食欲増進に役立つ。夏に地下茎から地上に向けてついたつぼみを食べる。先端の紅色が鮮やかで，ふっくらしたものが良質。花の咲く前に収穫する。

●みょうがたけ：初夏に根株から出る若い茎を軟白栽培したもの。50～60cmにのびたところを食用にする。

調理法：小口切りにしてそうめんなどの薬味やさしみのつまにするほか，天ぷらや梅酢漬けなどの漬け物に使う。

むかご (零余子)

Yam,bulbil 1個=2g

やまのいもの茎が成長し，主茎から葉の出る分かれめに1対ずつできるいぼ状の芽のかたまり(むかご)。暗褐色をしており，いもとして食用にする。晩秋につるが枯れ，自然に地面に落ちたものを収穫する。

旬：晩秋。10～12月に収穫する。

調理法：蒸してそのまま食べるほか，汁物，竹串にさして田楽，塩煎り，から揚げ，むかごご飯などにする。さらして乾燥したむかご粉は，くずやかたくり粉と同様に使う。粘りが強い。

めキャベツ (芽キャベツ)

Brussels sprouts 1個=15g

キャベツの変種で，直径2～3cmの小さな球形の芽を食用にする。ビタミンCがキャベツの約4倍含まれる。

芽は茎の先端にある葉のつけ根に淡緑色の葉が多数重なり合って結球し，50～60個もつく。一株に多くの芽がつくので，子持ちかんらんとも呼ぶ。葉がかたく巻いていて，やや苦い。

旬：1～2月。貯蔵がきくので市場には一年中出回る。

調理法：火の通りが悪く，苦みもあるので，塩を入れた湯で下ゆでしてから使う。煮物，鍋物，シチュー，クリーム煮，グラタン，炒め物，フライ，肉詰めなどにする。また色や形を生かしてつけ合わせに使う。

めたで (芽蓼)

Water pepper sprouts 1パック=5g

たでの一種。商品としては紅たで，または赤芽ともいう。たでの種子を発芽させて1～3週間後，本葉が出始めたころの幼い芽を食用にする。濃い赤紫色で，青たでより辛みが強い。

魚の毒を消し，生臭さを除く効果があるといわれ，古くから魚や肉類の添え物に利用されてきた。需要の多くは業務用。栽培日数が短く，一年中出回る。

利用法：鮮やかな色とぴりっとした辛みが好まれ，さしみのつまに用いる。

食品番号	索引番号	食品名 (可食部100g当たり)	廃棄率	エネルギー	エネルギー	水分	たんぱく質: アミノ酸組成によるたんぱく質	たんぱく質: たんぱく質	脂質: 脂肪酸のトリアシルグリセロール当量	脂質: コレステロール	脂質: 脂質	脂肪酸: 飽和	脂肪酸: 一価不飽和	脂肪酸: 多価不飽和	脂肪酸: n-3系多価不飽和	脂肪酸: n-6系多価不飽和	炭水化物: 利用可能炭水化物(単糖当量)	炭水化物: 利用可能炭水化物(質量計)	炭水化物: 差引き法による利用可能炭水化物	炭水化物: 食物繊維総量	炭水化物: 糖アルコール	炭水化物: 炭水化物	有機酸	灰分	無機質: ナトリウム	無機質: カリウム	無機質: カルシウム	無機質: マグネシウム	無機質: リン	無機質: 鉄
			%	kJ	kcal	g	g	g	g	mg	g	g	g	g	g	g	g	g	g	g	g	g	g	g	mg	mg	mg	mg	mg	mg
緑 06360	805	みぶな●葉，生	10	58	14	93.9	(0.9)	1.1	(0.1)	(0)	0.3	(0.02)	(0.01)	(0.10)	(0.08)	(0.01)	–	–	1.4*	1.8	–	2.9	–	1.3	32	490	110	30	34	0.5
		(みょうが類)																												
06280	806	●みょうが●花穂，生	3	44	11	95.6	(0.7)	0.9	–	(0)	0.1						–	–	0.7*	2.1	–	2.6	–	0.8	1	210	25	30	12	0.5
06281	807	●みょうがたけ●茎葉，生	0	26	6	97.1	(0.3)	0.4	–	(0)	0.1						–	–	0.5*	1.1	–	1.5	–	0.8	Tr	350	11	7	18	0.3
06282	808	むかご●肉芽，生	25	367	87	75.1	(1.8)	2.9	0.1	(0)	0.2	0.03	0.01	0.06	0.01	0.05	–	–	17.5*	4.2	–	20.6	–	1.2	3	570	5	19	64	0.6
		めキャベツ																												
緑 06283	809	●結球葉，生	0	219	52	83.2	(3.9)	5.7	(0.1)	(0)	0.1	(0.02)	(0.01)	(0.05)	(0.03)	(0.02)	(4.2)	(4.1)	6.2*	5.5	–	9.9	–	1.1	5	610	37	25	73	1.0
06284	810	●結球葉，ゆで	0	213	51	83.8	(3.6)	5.3	(0.1)	(0)	0.1	(0.02)	(0.01)	(0.05)	(0.03)	(0.02)	(4.8)	(4.4)	6.3*	5.2	–	9.8	–	1.0	5	480	36	22	75	1.0
緑 06285	811	めたで●芽ばえ，生	0	162	39	87.0	–	3.0	–	(0)	0.5						–	–	2.5*	6.3	–	8.8	–	0.7	9	140	49	70	110	2.3
		(もやし類)																												
06286	812	●アルファルファもやし●生	0	47	11	96.0	–	1.6	(0.1)	(0)	0.1	(0.01)	(0.01)	(0.06)	(0.03)	(0.03)	(0.3)*	(0.3)	0.6	1.4	–	2.0	–	0.3	7	43	14	13	37	0.5
06287	813	●だいずもやし●生	7	119	29	92.0	2.8	3.6	1.2	Tr	1.4	0.19	0.18	0.76	0.13	0.63	0.6*	0.6	1.2	2.3	–	2.5	–	0.5	3	160	25	23	54	0.5
06288	814	●ゆで	0	112	27	93.0	(2.2)	2.9	(1.3)	Tr	1.6	(0.21)	(0.21)	(0.83)	(0.14)	(0.68)	(0.5)*	(0.5)	1.0	2.2	–	2.2	–	0.3	1	50	24	19	43	0.4
06289	815	●ブラックマッぺもやし●生	0	73	17	94.7	1.4	2.2	–	0	Tr						1.4	1.4	2.1*	1.5	–	2.8	Tr	0.3	8	65	16	12	32	0.4
06290	816	●ゆで	0	53	13	95.8	(0.8)	1.3	–	(0)	Tr						(1.1)	(1.1)	1.6*	1.6	–	2.7	Tr	0.2	2	12	24	10	17	0.4
● 06398	817	●油いため	0	173	41	90.6	(1.4)	2.3	–	–	0.9						1.8	1.8	6.7*	–	–	5.8	–	0.3	9	71	18	13	34	0.4
06291	818	●りょくとうもやし●生	2	65	15	95.4	1.3	1.8	(0.1)	(0)	0.1	(0.03)	(0.02)	(0.04)	(0.01)	(0.03)	1.3	1.3	(1.7)*	1.3	–	2.4	Tr	0.2	3	79	9	8	27	0.2
06292	819	●ゆで	0	49	12	95.9	(1.1)	1.6	–	(0)	0						(1.1)*	(1.1)	1.3	1.5	–	2.3	Tr	0.2	2	24	11	7	24	0.3
		モロヘイヤ																												
緑 06293	820	●茎葉，生	0	151	36	86.1	(3.6)	4.8	(0.4)	(0)	0.5	(0.08)	(0.03)	(0.24)	(Tr)	(0.23)	0.1	0.1	1.8*	5.9	–	6.3	–	2.1	1	530	260	46	110	1.0
06294	821	●茎葉，ゆで	0	100	24	91.3	(2.2)	3.0	(0.3)	(0)	0.4	(0.06)	(0.03)	(0.19)	(Tr)	(0.19)	(0.1)	(0.1)	1.4*	3.5	–	4.0	–	1.2	Tr	160	170	26	53	0.6
● 06401	822	やぶまめ●生	0	917	219	45.8	–	15.5	–	–	6.5						–	–	19.7*	9.8	–	29.5	–	2.8	3	1100	44	110	240	4.6
06295	823	やまごぼう●みそ漬	0	276	66	72.8	–	4.1	–	(0)	0.1						–	–	8.6*	7.0	–	15.6	–	7.4	2800	200	23	24	49	1.3
		ゆりね																												
06296	824	●りん茎，生	10	501	119	66.5	(2.4)	3.8	–	(0)	0.1						–	–	24.3*	5.4	–	28.3	–	1.3	1	740	10	25	71	1.0
06297	825	●りん茎，ゆで	0	495	117	66.5	(2.1)	3.4	–	(0)	0.1						–	–	24.0*	6.0	–	28.7	–	1.3	1	690	10	24	65	0.9

なるほど! ゆりねの保存…ゆりねは乾燥しすぎても水けが多すぎてもいたみます。湿らせたおがくずは保存に最適。おがくずが乾いたら霧吹きをして湿度を保ちましょう。

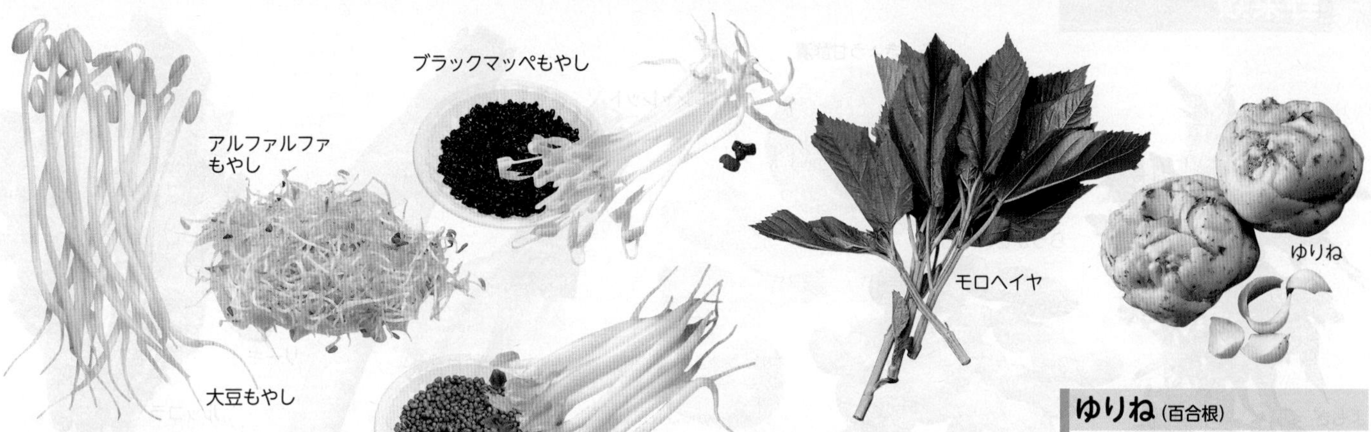

もやし類（萌やし類）

Bean sprouts 1袋=200g

一般的には豆類のもやしをさす。豆を暗所で発芽させ，本葉が開かないうちにつんで食用にする。

●**アルファルファもやし**：アルファルファの種子を栽培してつくったもやしで，細く小さい。

●**大豆もやし**：大豆からつくり，豆もやしともいう。太くて長く，シャキシャキと歯ざわりがよい。ややかたい。

●**ブラックマッペもやし**：黒緑色のけつるあずきの種子を栽培したもので，芽はやや太く短い。

●**緑豆（りょくとう）もやし**：やえなりとも呼ばれる緑豆からつくる。芽の先に淡緑色の大きめの豆をつける。最も出回り量が多い。

産地：福島，群馬，埼玉，千葉など。市場には一年中出回る。

調理法：手早く火を通し，シャキッと仕上げる。ひげ根と豆の皮を除くと風味がよい。さっとゆでるか蒸し煮にし，おひたし，あえ物，汁物，炒め物，ラーメンや焼きそばの具などにする。アルファルファもやしは生でサラダやサンドイッチに入れたり，スープや肉料理のつけ合わせに使う。

モロヘイヤ

Nalta jute 1袋=100g

葉を食用にする。葉はしそに似ており，刻むとオクラのような粘りが出る。くせがなく，かすかな甘みがある。地中海地方原産で，古代から栽培されていた。日本に導入されたのは1980年代と比較的新しいが，きわめて栄養価が高く，注目されている。

旬：7〜9月。冬場は水耕栽培ものが出回る。

調理法：ゆでてから水にさらし，おひたしやスープにしたり，天ぷら，炒め物，オムレツ，ドレッシングに加えるなど幅広く使う。

ゆりね（百合根）

Lily,bulb りん茎1個=100g

食用種のゆりの球根（りん茎）をゆり根といい，食用にする。葉の変形したりん片が多数集まって球形をつくり，中心に短縮茎がある。色は白または黄色。主流はおにゆりと小おにゆりの雑種である。加熱すると，いもに似たホクホクとした食感と味がある。

産地：北海道。

旬：秋。貯蔵がきくので，市場には一年中出回る。

調理法：煮くずれしやすいので，火加減に気をつける。球形のまま含め煮にしたり，りん片を1枚ずつはがして茶碗蒸し，卵とじ，きんとん，茶巾しぼりなどに使う。

無機質 亜鉛	無機質 銅	無機質 マンガン	無機質 ヨウ素	無機質 セレン	無機質 クロム	無機質 モリブデン	ビタミン（脂溶性） A レチノール	A カロテン α	A カロテン β	A β-クリプトキサンチン	A β-カロテン当量	A レチノール活性当量	D	E トコフェロール α	E トコフェロール β	E トコフェロール γ	E トコフェロール δ	K	ビタミン（水溶性） B1	B2	ナイアシン	ナイアシン当量	B6	B12	葉酸	パントテン酸	ビオチン	C	食塩相当量	備考
mg	mg	mg	µg	µg	µg	µg	µg	µg	µg	µg	µg	µg	µg	mg	mg	mg	mg	µg	mg	mg	mg	mg	mg	µg	µg	mg	µg	mg	g	
0.2	0.03	0.22	–	–	–	–	(0)	4	1800	28	1800	**150**	(0)	0.9	0	0	0	160	0.04	0.07	0.7	(1.0)	0.11	(0)	110	0.12	–	**38**	0.1	別名：きょうな　廃棄部位：根 硝酸イオン：0.5g
																														別名：花みょうが，みょうがの子
0.4	0.05	1.17	1	1	0	8	(0)	8	27	0	31	**3**	(0)	0.1	0	1.2	0.1	20	0.05	0.05	0.4	(0.6)	0.07	(0)	25	0.20	1.1	**2**	0	廃棄部位：花茎
0.3	0.03	1.44	–	–	–	–	(0)	0	6	0	6	**1**	(0)	0.1	0	0.3	0	8	0.02	0.02	0.1	(0.2)	0.02	(0)	13	0.07	–	**1**	0	硝酸イオン：0.1g
0.4	0.15	0.05	–	–	–	–	(0)	0	24	–	24	**2**	(0)	0.4	0.2	0	0	(0)	0.11	0.02	0.3	(0.8)	0.07	(0)	20	0.60	–	**9**	0	廃棄部位：皮
																														別名：こもちかんらん，姫かんらん， 姫キャベツ
0.6	0.07	0.29	–	–	–	–	(0)	0	710	10	710	**59**	(0)	0.6	0	0	0	150	0.19	0.23	0.9	(1.8)	0.27	(0)	240	0.76	–	**160**	0	硝酸イオン：Tr
0.5	0.07	0.25	–	–	–	–	(0)	0	680	10	690	**57**	(0)	0.5	0	0	0	160	0.13	0.16	0.6	(1.4)	0.22	(0)	220	0.65	–	**110**	0	硝酸イオン：Tr
0.9	0.09	7.66	–	–	–	–	(0)	0	4900	0	4900	**410**	(0)	4.8	0.1	Tr	0	360	0.15	0.21	1.1	1.6	0.27	(0)	77	0.29	–	**67**	0	紅たで　硝酸イオン：0g
0.4	0.09	0.10	1	1	0	16	(0)	0	56	0	56	**5**	(0)	1.9	0	Tr	0	47	0.07	0.09	0.2	0.5	0.10	(0)	56	0.46	4.4	**5**	0	別名：糸もやし　硝酸イオン：Tr
0.3	0.11	0.28	1	5	0	57	(0)	1	21	1	22	**2**	(0)	0.3	0.1	1.0	0.5	71	0.08	0.06	0.4	1.2	0.08	Tr	44	0.24	4.9	**4**	0	廃棄部位：種皮及び損傷部 硝酸イオン：0g
0.3	0.08	0.35	–	–	–	–	(0)	(0)	Tr	(0)	(Tr)	**(0)**	(0)	0.6	0.1	1.9	0.9	49	0.04	0.04	0.1	(0.7)	0.04	(0)	39	0.19	–	**1**	0	種皮及び損傷部を除いたもの　ゆでた後水冷し， 水切りしたもの　硝酸イオン：(0) g
0.3	0.07	0.09	1	1	Tr	37	0	0	Tr	0	Tr	**0**	0	Tr	0	0	0	7	0.04	0.06	0.5	0.8	0.06	0	42	0.43	2.7	**10**	0	廃棄部位：種皮及び損傷部 硝酸イオン：0g
0.3	0.05	0.09	–	–	–	–	(0)	(0)	Tr	(0)	(Tr)	**(0)**	(0)	0.1	0	0.5	Tr	6	0.02	0.02	0.1	(0.3)	0.03	(0)	36	0.20	–	**2**	0	種皮及び損傷部を除いたもの　ゆでた後水冷し， 水切りしたもの　硝酸イオン：(0) g
0.3	0.07	0.10	2	1	0	38	–	–	–	–	–	**–**	–	1.1	–	2.2	0.1	14	0.04	0.06	0.5	(0.9)	0.05	–	53	0.50	2.6	**7**	0	種皮及び損傷部を除いたもの　植物油（なたね油） 調理による脂質の増減：本書p.315表2参照 硝酸イオン：0g
0.2	0.08	0.06	2	Tr	Tr	44	(0)	Tr	3	Tr	3	**Tr**	(0)	0.1	0	0.1	0	2	0.04	0.05	0.3	0.6	0.05	Tr	36	0.20	1.7	**7**	0	廃棄部位：種皮及び損傷部 硝酸イオン：0g
0.2	0.06	0.06	–	–	–	–	(0)	(0)	5	(0)	5	**Tr**	(0)	0.1	0	Tr	0.1	3	0.03	0.04	0.2	(0.5)	0.02	(0)	33	0.14	–	**2**	0	種皮及び損傷部を除いたもの　ゆでた後水冷し， 水切りしたもの　硝酸イオン：(0) g
0.6	0.33	1.32	4	1	2	15	(0)	0	10000	76	10000	**840**	(0)	6.5	Tr	0.5	0	640	0.18	0.42	1.1	(1.6)	0.35	(0)	250	1.83	14.0	**65**	0	廃棄率：木質茎つきの場合25% 硝酸イオン：0.2g
0.4	0.20	1.02	–	–	–	–	(0)	0	6600	39	6600	**550**	(0)	3.4	0	0.3	0	450	0.06	0.13	0.4	(0.7)	0.08	(0)	67	0.70	–	**11**	0	ゆでた後水冷し，手搾りしたもの 硝酸イオン：0.1g
0.9	0.19	0.60	0	0	0	280	–	–	–	–	–	**–**	–	–	–	–	–	–	–	–	–	2.6	–	–	–	–	–	**–**	0	
0.3	0.13	0.28	–	–	–	–	(0)	–	–	–	0	**(0)**	(0)	0.6	0.1	Tr	Tr	1	0.02	0.10	0.4	1.1	0.03	(0)	14	0.02	–	**0**	7.1	別名：ごぼうあざみ　水洗いし，水切りしたもの ビタミンC：酸化防止用として添加品あり
0.7	0.16	0.96	1	1	2	1	(0)	(0)	(0)	(0)	(0)	**(0)**	(0)	0.5	0	0	0	0	0.08	0.07	0.7	(1.4)	0.12	(0)	77	0	1.6	**9**	0	廃棄部位：根，根盤部及び損傷部 硝酸イオン：0g
0.7	0.14	0.75	–	–	–	–	(0)	(0)	(0)	(0)	(0)	**(0)**	(0)	0.5	0	0	0	Tr	0.07	0.07	0.6	(1.2)	0.12	(0)	92	0	–	**8**	0	根，根盤部及び損傷部を除いたもの 硝酸イオン：0g

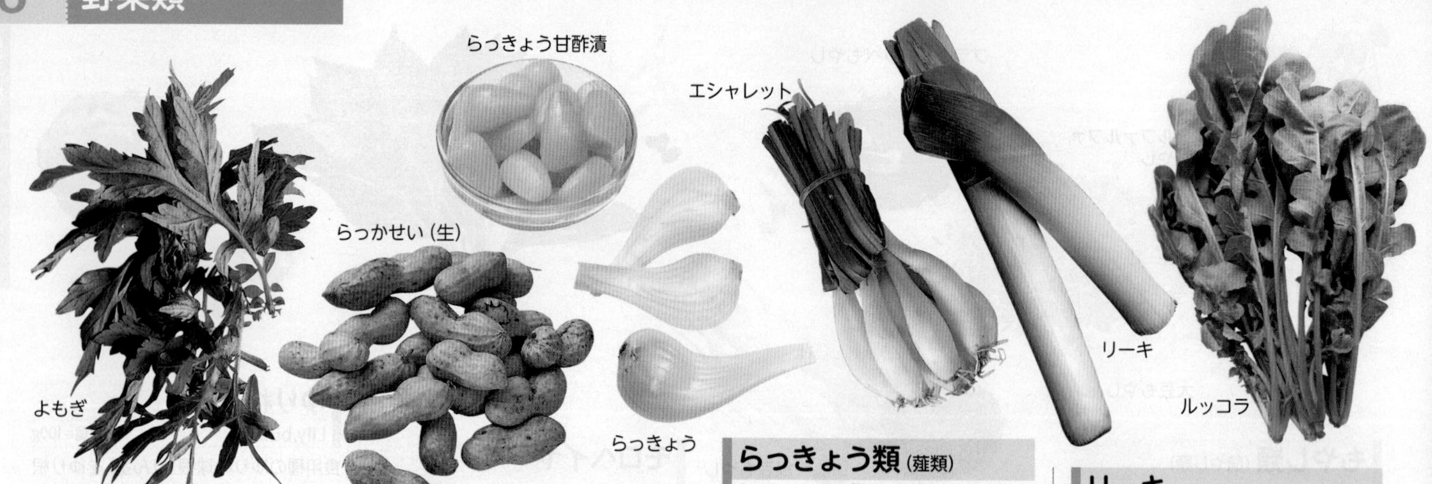

よもぎ（蓬）

Japanese wormwood　1本=10g

春に若葉をつんで食用にする。香りがよく，葉の裏面に細かい綿毛がある菊に似た枝葉で，もち草ともいう。全国に自生する。沖縄ではフーチバーと呼び，野菜として栽培している。

調理法：重曹を入れた湯でゆで，水にさらしてアクを抜いて使う。もち米に混ぜて草餅やよもぎだんごにしたり，おひたし，ごまあえなどにする。

らっかせい（落花生）

Peanuts　1さや=10g

なんきんまめ，ピーナッツともいう。地中で大きくなるさやの中の子葉(実)を食用にする。千葉産が有名。

調理法：生のものは，泥を洗い落とし，殻つきのまま塩ゆでにし，そのままおやつやおつまみにする。薄皮をつけたまま，しょうゆに浸して食べたりもする。生の落花生を乾燥させ，煎ったものが一般的に落花生として出回る。

らっきょう類（薤類）

Japanese scallion,Rakkyo　中1個=10g

地下のりん茎を食用にする。花は咲くが種子はなく，りん茎が分かれて増えていくので，年ごとに粒は小さく長卵形のくびがしまり，品質もよくなる。強いにおいと辛みがある。

産地：鹿児島，宮崎，鳥取など。

旬：5〜6月。80％以上は産地で甘酢漬けに加工し出荷される。

調理法：塩・甘酢・しょうゆ・砂糖などに漬ける。カレーの薬味などに使う。

●エシャレット：らっきょうを軟白栽培したもの。早どり用にしたものの市場名。一年中出回る。

リーキ

Leeks　1本=200g

白根と呼ばれる白い茎を食用にする。外見はねぎによく似ているが，もっと太い。肉質はやわらかく，加熱すると甘みが出る。特有の香りがある。

産地：長野，北海道など。

旬：秋〜冬。6月まで出回る。

選び方：はりと光沢があり，巻きのしっかりしたものがよい。

調理法：たっぷりの湯でさっとゆでてサラダやマリネにしたり，スープ，煮込み，グラタン，クリーム煮，肉料理のつけ合わせなどに使う。

食品番号	索引番号	食品名（可食部100g当たり▶）	廃棄率	エネルギー		水分	たんぱく質		脂質			脂肪酸					炭水化物						有機酸	灰分	無機質					
							アミノ酸組成によるたんぱく質	たんぱく質	脂肪酸のトリアシルグリセロール当量	コレステロール	脂質	飽和	一価不飽和	多価不飽和	n-3系多価不飽和	n-6系多価不飽和	利用可能炭水化物（単糖当量）	利用可能炭水化物（質量計）	差引き法による利用可能炭水化物	食物繊維総量	糖アルコール	炭水化物			ナトリウム	カリウム	カルシウム	マグネシウム	リン	鉄
			%	kJ	kcal	g	g	g	g	mg	g	g	g	g	g	g	g	g	g	g	g	g	g	g	mg	mg	mg	mg	mg	mg
		ようさい																												
緑 06298	826	●茎葉，生	0	72	17	93.0	(1.7)	2.2	–	(0)	0.1						(0.9)*	(0.9)	0.5	**3.1**	–	3.1	–	1.4	26	**380**	**74**	28	44	1.5
06299	827	●茎葉，ゆで	0	76	18	92.4	(1.7)	2.2	–	(0)	0.1						(1.0)*	(1.0)	1.2	**3.4**	–	4.1	–	1.0	16	**270**	**90**	20	40	1.0
緑 06300	828	よめな●葉，生	0	165	40	84.6	(2.7)	3.4	–	(0)	0.2						–	–	2.9*	**7.8**	–	10.0	–	1.8	2	**800**	**110**	42	89	3.7
		よもぎ																												
緑 06301	829	●葉，生	0	177	43	83.6	(4.2)	5.2	–	(0)	0.3						–	–	1.9*	**7.8**	–	8.7	–	2.2	10	**890**	**180**	29	100	4.3
06302	830	●葉，ゆで	0	155	37	85.9	(3.9)	4.8	–	(0)	0.1						–	–	1.3*	**7.8**	–	8.2	–	1.0	3	**250**	**140**	24	88	3.0
		らっかせい																												
06303	831	●未熟豆，生	35	1268	306	50.1	(11.2)	12.0	(23.9)	(0)	24.2	(4.24)	(11.60)	(7.00)	(0.04)	(6.96)	–	–	9.5*	**4.0**	–	12.4	–	1.3	1	**450**	**15**	100	200	0.9
06304	832	●未熟豆，ゆで	40	1237	298	51.3	(11.1)	11.9	(23.2)	(0)	23.5	(4.12)	(11.26)	(6.80)	(0.04)	(6.76)	–	–	9.2*	**4.2**	–	12.3	–	1.0	2	**290**	**24**	86	170	0.9
		(らっきょう類)																												
06305	833	●らっきょう ●りん茎，生	15	342	83	68.3	0.9	1.4	(0.1)	(0)	0.2	(0.03)	(0.03)	(0.08)	(Tr)	(0.07)	–	–	9.2*	**20.7**	–	29.3	–	0.8	2	**230**	**14**	14	35	0.5
06306	834	●甘酢漬	0	496	117	67.5	(0.3)	0.4	(0.2)	(0)	0.3	(0.05)	(0.04)	(0.12)	(0.01)	(0.11)	0	–	26.5*	**2.9**	0	29.4	0.6	1.9	750	**9**	**11**	1	7	1.8
06307	835	●エシャレット ●りん茎，生	40	245	59	79.1	(1.4)	2.3	(0.1)	(0)	0.2	(0.03)	(0.03)	(0.08)	(Tr)	(0.07)	–	–	7.3*	**11.4**	–	17.8	–	0.6	2	**290**	**20**	14	47	0.8
		リーキ																												
06308	836	●りん茎葉，生	35	125	30	90.8	(1.2)	1.6	(0.1)	(0)	0.1	(0.01)	(Tr)	(0.06)	(0.03)	(0.02)	(4.1)	(4.0)	4.9*	**2.5**	–	6.9	–	0.6	2	**230**	**31**	11	27	0.7
06309	837	●りん茎葉，ゆで	0	117	28	91.3	(1.0)	1.3	(0.1)	(0)	0.1	(0.01)	(Tr)	(0.06)	(0.03)	(0.02)	(2.9)	(2.8)	4.6*	**2.6**	–	6.8	–	0.5	2	**180**	**26**	9	26	0.6
緑 06319	838	ルッコラ●葉，生	2	71	17	92.7	–	1.9	0.1	(0)	0.4	0.05	0.01	0.07	0.05	0.01	(0)	(0)	0.8*	**2.6**	–	3.1	–	1.5	14	**480**	**170**	46	40	1.6
		ルバーブ																												
06310	839	●葉柄，生	10	95	23	92.1	–	0.7	(0.1)	0	0.1	(0.03)	(0.02)	(0.05)	(0)	(0.05)	(1.9)	(1.9)	3.5*	**2.5**	–	6.0	–	0.9	1	**400**	**74**	19	37	0.2
06311	840	●葉柄，ゆで	0	58	14	94.1	–	0.5	(0.1)	(0)	0.1	(0.03)	(0.02)	(0.05)	(0)	(0.05)	(1.4)*	(1.4)	1.7	**2.9**	–	4.6	–	0.6	1	**200**	**64**	14	20	0.2
		(レタス類)																												
06312	841	●レタス ●土耕栽培，結球葉，生	2	46	11	95.9	0.5	0.6	Tr	(0)	0.1	0.01	Tr	0.03	0.01	0.01	1.7*	1.7	1.9	**1.1**	–	2.8	–	0.5	2	**200**	**19**	8	22	0.3
緑 06361	842	●水耕栽培，結球葉，生	2	54	13	95.3	(0.6)	0.8	(0.1)	(0)	0.2	(0.02)	(Tr)	(0.05)	(0.03)	(0.02)	(2.0)*	(2.0)	2.1	**1.1**	–	2.9	–	0.6	2	**260**	**34**	10	30	0.3
緑 06313	843	●サラダな ●葉，生	10	43	10	94.9	0.8	1.0	0.1	(0)	0.2	0.01	Tr	0.06	0.05	0.02	0.7*	0.7	1.1	**1.8**	–	2.7	–	1.0	6	**410**	**56**	14	49	2.4
緑 06314	844	●リーフレタス ●葉，生	6	66	16	94.0	(1.0)	1.4	(0.1)	(0)	0.1	(0.01)	(Tr)	(0.05)	(0.04)	(0.02)	(0.9)	(0.9)	1.8*	**1.9**	–	3.3	–	1.0	6	**490**	**58**	15	41	1.0

なるほど! 工場栽培…もやし，糸みつば，リーフレタスなどの葉菜類などは，水耕栽培で育てることが多い。土を使わず工場で栽培されるところから「工場野菜」と呼ばれます。

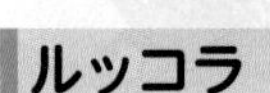

ルバーブ

サラダ菜

リーフレタス

レタス

ルッコラ

Rocket salad 1束=50g

ハーブの一種。日本には，1990年代，イタリア料理のブームにのって広まったため，イタリア名のルッコラで知られるようになった。ごまのような風味があり，おもにサラダなどに利用される。水耕栽培ものが一年中出回るが，秋から冬には露地ものも出回る。

ルバーブ

Garden rhubarb 1本=200g

食用大黄（だいおう）ともいう。外観はふきに似ている。葉は食べられないが，茎を食用にする。直径3〜5cmの半円筒形の茎は赤っぽい色で細長く，独特の香りと酸味がある。原産地はシベリア南部。ヨーロッパやカナダで多く栽培されている。日本では長野など一部の地域で栽培されている。

収穫期：4〜6月。

調理法：葉柄の皮をむき，薄切りにして生のままサラダとして食べる。また，ゆでて皮をむきシチューにしたり，切ってパイにのせて焼く。ケーキ，ジャム，砂糖煮にも広く利用する。

レタス類

Lettuce レタス中1個=300〜400g

サラダに欠かせない野菜。一般的にレタスといえば玉レタスをさすが，ほかにも葉レタス，立ちレタス，茎レタスがあり，葉が巻くもの（結球性），巻かないもの（不結球性）がある。

●レタス：玉レタスの一種で，クリスプ・ヘッド型の結球性。巻きのふんわりしているものが歯ざわりがよくやわらかい。巻きのかたいものは育ちすぎで苦みがある。気温15〜25℃のころに味のよいものができることから，夏場は冷涼な高地，冬場は温暖地でハウス栽培される。生でサラダなどで食べるほか，スープや炒め物にもする。

●サラダ菜：玉レタスの一種でバター・ヘッド型の不結球性のもの。しんなりとした歯ざわりとバターを連想させるような食味がある。

●リーフレタス：葉レタスの一種でプリーツレタスともいう。不結球性で葉は幅広の円形で縮れている。やわらかく食べやすいが，やや苦みがある。

豆知識
日本料理の香りづけ野菜いろいろ
さんしょう（木の芽）
実さんしょう
たで
紅たで
みょうが
穂じそ
青じそ
しょうが
ねぎ

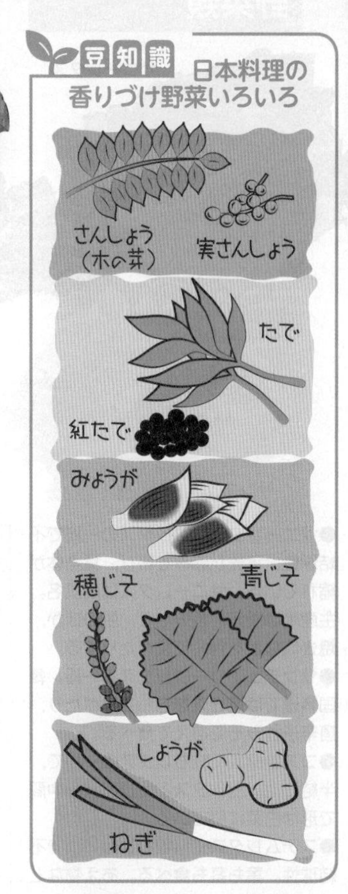

無機質							ビタミン（脂溶性）												ビタミン（水溶性）										食塩相当量	備考
							A							E																
								カロテン						トコフェロール																
亜鉛	銅	マンガン	ヨウ素	セレン	クロム	モリブデン	レチノール	α	β	β-クリプトキサンチン	β-カロテン当量	レチノール活性当量	D	α	β	γ	δ	K	B1	B2	ナイアシン	ナイアシン当量	B6	B12	葉酸	パントテン酸	ビオチン	C		
mg	mg	mg	µg	µg	µg	µg	µg	µg	µg	µg	µg	µg	µg	mg	mg	mg	mg	µg	mg	mg	mg	mg	mg	µg	µg	mg	µg	mg	g	
0.5	0.20	1.07	–	–	–	–	(0)	78	4300	0	4300	**360**	(0)	2.2	0	0.3	0	250	0.10	0.20	1.0	(1.4)	0.11	(0)	120	0.40	–	**19**	0.1	別名：あさがおな，えんさい，くうしんさい 硝酸イオン：0.2g
0.3	0.15	0.77	–	–	–	–	(0)	74	3800	0	3800	**320**	(0)	0.6	0	0.1	0	260	0.06	0.10	0.6	(1.0)	0.05	(0)	55	0.30	–	**6**	0	ゆでた後水冷し，手搾りしたもの 硝酸イオン：0.2g
0.7	0.24	0.78	–	–	–	–	(0)	0	6700	0	6700	**560**	(0)	4.1	Tr	0.1	0	440	0.23	0.32	3.2	(4.2)	0.10	(0)	170	0.50	–	**42**	0	若葉　別名：おはぎ，うはぎ，はぎな 硝酸イオン：Tr
																														別名：もちぐさ，よもぎな
0.6	0.29	0.84	–	–	–	–	(0)	0	5300	0	5300	**440**	(0)	3.2	0.1	0.5	0	340	0.19	0.34	2.4	(3.9)	0.08	(0)	190	0.55	–	**35**	0	硝酸イオン：Tr
0.4	0.28	0.75	–	–	–	–	(0)	0	6000	0	6000	**500**	(0)	3.4	0.1	0.8	0	380	0.08	0.09	0.5	(1.9)	0.04	(0)	51	0.13	–	**2**	0	ゆでた後水冷し，手搾りしたもの 硝酸イオン：Tr
																														別名：なんきんまめ，ピーナッツ
1.2	0.50	0.75	0	1	0	58	(0)	0	5	0	5	**Tr**	(0)	7.2	0.3	2.9	0.1	0	0.54	0.09	10.0	(12.0)	0.21	(0)	150	1.40	44.0	**20**	0	廃棄部位：さや　硝酸イオン：0g
1.1	0.36	0.50	–	–	–	–	(0)	0	1	0	1	**Tr**	(0)	6.8	0.2	2.7	0.1	0	0.30	0.13	8.2	(10.0)	0.19	(0)	150	0.91	–	**19**	0	廃棄部位：さや　硝酸イオン：Tr
0.5	0.06	0.45	1	1	0	14	(0)	(0)	0	(0)	(0)	**(0)**	(0)	0.8	Tr	0	0	1	0.07	0.05	2.1	2.4	0.12	(0)	29	0.56	0.9	**23**	0	別名：おおにら，さとにら 廃棄部位：根，膜状りん片及び両端
0.1	0.06	0.08	4	Tr	3	3	(0)	0	0	0	0	**(0)**	–	0.2	0	0	0	1	Tr	Tr	0.1	(0.2)	0.02	0	Tr	0.03	0.4	**0**	1.9	液汁を除いたもの　硝酸イオン：0g
0.5	0.06	0.37	–	–	–	–	(0)	0	18	0	18	**2**	(0)	0.4	Tr	0	0	6	0.03	0.05	0.8	(1.2)	0.11	(0)	55	0.33	–	**21**	0	土寄せ軟白若採りのらっきょう　別名：エシャ，エシャらっきょう　廃棄部位：株元及び緑葉部　硝酸イオン：Tr
																														別名：西洋ねぎ，ポロねぎ
0.3	0.03	0.25	–	–	–	–	(0)	0	45	0	45	**4**	(0)	0.3	0	0.1	0	9	0.06	0.08	0.4	(0.6)	0.24	(0)	76	0.17	–	**11**	0	廃棄部位：株元及び緑葉部 硝酸イオン：Tr
0.3	0.04	0.20	–	–	–	–	(0)	0	37	0	37	**3**	(0)	0.3	0	0.1	0	8	0.05	0.07	0.3	(0.5)	0.20	(0)	68	0.14	–	**9**	0	株元及び緑葉部を除いたもの 硝酸イオン：Tr
0.8	0.07	0.69	–	–	–	–	(0)	0	3600	0	3600	**300**	(0)	1.4	Tr	Tr	0	210	0.06	0.17	0.5	0.8	0.11	(0)	170	0.55	–	**66**	0	別名：ロケットサラダ，エルカ，ルコラ 廃棄部位：株元　硝酸イオン：0.4g
																														別名：しょくようだいおう
0.1	0.02	0.05	–	–	–	–	(0)	0	40	0	40	**3**	(0)	0.2	0	0	0	7	0.04	0.05	0.2	0.3	0.02	(0)	31	0.10	–	**5**	0	廃棄部位：表皮及び両端 硝酸イオン：0.2g
0.1	0.02	0.05	–	–	–	–	(0)	0	42	0	42	**4**	(0)	0.2	0	0	0	9	0.01	0.03	0.1	0.2	0.01	(0)	22	0.10	–	**4**	0	表皮及び両端を除いたもの 硝酸イオン：0.1g
0.2	0.04	0.13	1	0	0	Tr	(0)	0	240	0	240	**20**	(0)	0.3	0	0.2	0	29	0.05	0.03	0.2	0.3	0.05	(0)	73	0.20	1.2	**5**	0	別名：たまちしゃ　廃棄部位：株元 硝酸イオン：0.1g
0.1	0.01	0.38	–	–	–	–	(0)	2	710	2	710	**59**	(0)	0.3	0	0.3	0	58	0.03	0.03	0.3	(0.4)	0.05	(0)	44	0.06	–	**5**	0	廃棄部位：株元　硝酸イオン：0.2g
0.2	0.04	–	–	–	–	–	(0)	0	2200	0	2200	**180**	(0)	1.4	0	1.1	0	110	0.06	0.13	0.3	0.6	0.06	(0)	71	0.25	–	**14**	0	廃棄部位：株元　硝酸イオン：0.2g
0.5	0.06	0.34	7	Tr	3	5	(0)	0	2300	10	2300	**200**	(0)	1.3	0.1	0.9	Tr	160	0.10	0.10	0.4	(0.6)	0.10	(0)	110	0.24	2.9	**21**	0	別名：ちりめんちしゃ，あおちりめんちしゃ 廃棄部位：株元　硝酸イオン：0.2g

サニーレタス

れんこん

ステムレタス

わけぎ

わさび

サンチュ

●サニーレタス：葉レタスの一種で不結球性。葉先が赤みを帯び，葉全体が縮れている。サニーレタスは商品名。主産地は愛知，長野など。生のほか，焼き肉などを包んで食べたりする。

●サンチュ：リーフレタスの一種。韓国料理では焼き肉を包んで食べたり，唐辛子酢みそであえて食べる。

●コスレタス：立ちレタスの一種で，半結球性。玉レタスと葉レタスの中間で形は白菜に似ている。

●ステムレタス：茎レタスの一種で不結球性。葉も茎も食べる。あえ物などにも使う。

れんこん（蓮根）

East Indian lotus root　1節=200g

はすの肥大した根茎をれんこんと呼び，食用とする。地下茎は泥中に長くのび，秋になると先端の節部分が肥大する。れんこんの穴は通気穴であり，火の通りがよく調味料がしみ込みやすくなる効果をもたらす。茨城が主産地。

旬：冬。11～3月が収穫のピークだが，ハウス栽培され，ほぼ一年中出回る。

調理法：ゆでるときに酢を少し落とすと白く色よく仕上がる。

ちらし寿司，煮物，きんぴら，辛子れんこん（熊本名産），天ぷら，酢ばすなどに使う。また見通しがきくという意味で，正月などの祝い料理に用いる。

わけぎ（分葱）

Green onion,Wakegi　1本=20g

エシャレットとねぎの雑種である。外観はねぎによく似ているが，葉は細く円筒形で濃い緑色。秋から春にかけて，葉が50cmほどにのびたところを収穫する。ねぎは種子で増えるが，わけぎは植えたりん茎が株分かれして繁殖する。ねぎのような刺激臭がなく，香りと風味がマイルドで，やわらかい。おもに関西より西で栽培される。

選び方：葉の緑が濃く，ピンとしたものを選ぶとよい。

調理法：ねぎと同様に用いる。さっとゆでて，酢みそあえやぬたなどのあえ物，酢の物，鍋物，汁物にするほか，めん類やたれの薬味などに使う。

わさび（山葵）

Wasabi　1本=60g

根茎を香辛料に，若い葉，花やつぼみ（花わさび）も利用する。わき水のある清流に自生するが，流通するのは栽培もの。1～2年で肥大した根茎を収穫する。主産地は静岡，長野など。

調理法：辛み成分には殺菌作用があり，葉のつけ根のほうからすりおろして，

可食部100g当たり▶

食品番号	索引番号	食品名	廃棄率	エネルギー		水分	たんぱく質 アミノ酸組成によるたんぱく質	たんぱく質	脂質 脂肪酸のトリアシルグリセロール当量	コレステロール	脂質	脂肪酸 飽和	一価不飽和	多価不飽和	n-3系多価不飽和	n-6系多価不飽和	炭水化物 利用可能炭水化物（単糖当量）	利用可能炭水化物（質量計）	差引き法による利用可能炭水化物	食物繊維総量	糖アルコール	炭水化物	有機酸	灰分	無機質 ナトリウム	カリウム	カルシウム	マグネシウム	リン	鉄
			%	kJ	kcal	g	g	g	g	mg	g	g	g	g	g	g	g	g	g	g	g	g	g	g	mg	mg	mg	mg	mg	mg
緑 06315	845	●サニーレタス ●葉，生	6	63	15	94.1	(0.7)	1.2	(0.1)	(0)	0.2	(0.03)	(0.01)	(0.10)	(0.07)	(0.03)	(0.6)	(0.6)	1.7*	**2.0**	–	3.2	–	1.1	4	**410**	**66**	15	31	1.8
緑 06362	846	●サンチュ ●葉，生	0	56	14	94.5	(1.0)	1.2	(0.2)	(0)	0.4	(0.03)	(0.01)	(0.13)	(0.10)	(0.03)	–	–	1.0*	**2.0**	–	2.5	–	1.0	3	**470**	**62**	19	39	0.5
06316	847	●コスレタス ●葉，生	9	66	16	94.5	(0.8)	1.2	0.1	(0)	0.2	0.02	Tr	0.03	0.02	0.01	(1.2)	(1.2)	2.0*	**1.9**	–	3.4	–	0.6	16	**250**	**29**	12	39	0.5
		れんこん																												
06317	848	●根茎，生	20	280	66	81.5	1.3	1.9	Tr	0	0.1	0.01	0.01	0.02	Tr	0.02	14.2	13.0	14.1*	**2.0**	–	15.5	–	1.0	24	**440**	**20**	16	74	0.5
06318	849	●根茎，ゆで	0	278	66	81.9	(0.9)	1.3	(Tr)	(0)	0.1	(0.01)	(0.01)	(0.02)	(Tr)	(0.02)	(13.9)	(12.7)	14.3*	**2.3**	–	16.1	–	0.6	15	**240**	**20**	13	78	0.4
● 06371	850	●甘酢れんこん	0	281	66	80.8	0.5	0.6	–	(0)	0.2						15.1*	13.8	14.2	**2.3**	–	16.5	0.5	1.5	550	**14**	**6**	1	26	0.1
		わけぎ																												
緑 06320	851	●葉，生	4	128	30	90.3	(1.1)	1.6	–	(0)	0						–	–	5.1*	**2.8**	–	7.4	–	0.7	1	**230**	**59**	23	25	0.4
06321	852	●葉，ゆで	0	122	29	90.4	(1.3)	1.9	–	(0)	0						–	–	4.4*	**3.1**	–	6.9	–	0.8	1	**190**	**51**	23	25	0.4
		わさび																												
06322	853	●根茎，生	30	376	89	74.2	–	5.6	–	(0)	0.2						–	–	14.0*	**4.4**	–	18.4	–	1.5	24	**500**	**100**	46	79	0.8
06323	854	●わさび漬	0	591	140	61.4	–	7.1	–	(0)	0.5						–	–	25.3*	**2.7**	–	28.0	–	3.0	1000	**140**	**40**	16	72	0.9
		わらび																												
06324	855	●生わらび，生	6	80	19	92.7	1.8	2.4	–	(0)	0.1						–	–	1.0*	**3.6**	–	4.0	–	0.8	Tr	**370**	**12**	25	47	0.7
06325	856	●生わらび，ゆで	0	53	13	95.2	(1.1)	1.5	–	(0)	0.1						–	–	0.4*	**3.0**	–	3.0	–	0.2	Tr	**10**	**11**	10	24	0.6
06326	857	●干しわらび，乾	0	888	216	10.4	(14.5)	20.0	–	(0)	0.7						–	–	8.9*	**58.0**	–	61.4	–	7.5	6	**3200**	**200**	330	480	11.0
		（その他）																												
		ミックスベジタブル																												
● 06382	858	●冷凍	0	282	67	80.5	–	3.0	–	0	0.7						–	–	9.2*	**5.9**	–	15.1	–	0.6	22	**220**	**19**	21	71	0.7
● 06383	859	●冷凍，ゆで	0	273	65	80.9	–	3.1	–	0	0.8						–	–	21.1*	**(6.5)**	–	14.6	–	0.5	16	**180**	**19**	20	67	0.7
● 06384	860	●冷凍，油いため	0	450	108	75.5	–	3.3	–	Tr	4.9						–	–	21.6*	**(5.9)**	–	15.7	–	0.7	22	**230**	**20**	22	74	0.7
		野菜ミックスジュース																												
● 06399	861	●通常タイプ	0	89	21	93.9	–	0.8	–	–	0.1						3.1	3.1	3.7*	**0.9**	–	4.7	–	0.5	17	**230**	**10**	9	19	0.2
● 06400	862	●濃縮タイプ	0	152	36	90.0	–	1.0	–	–	0.3						5.8	5.7	6.8*	**1.0**	–	7.8	–	0.8	39	**310**	**43**	18	30	0.3

なるほど！ ガリとなみだ…お寿司屋さんの符丁はおもしろい。「ガリ」といえばしょうが，「なみだ」といえばわさび，「あがり」といえばお茶のことです。

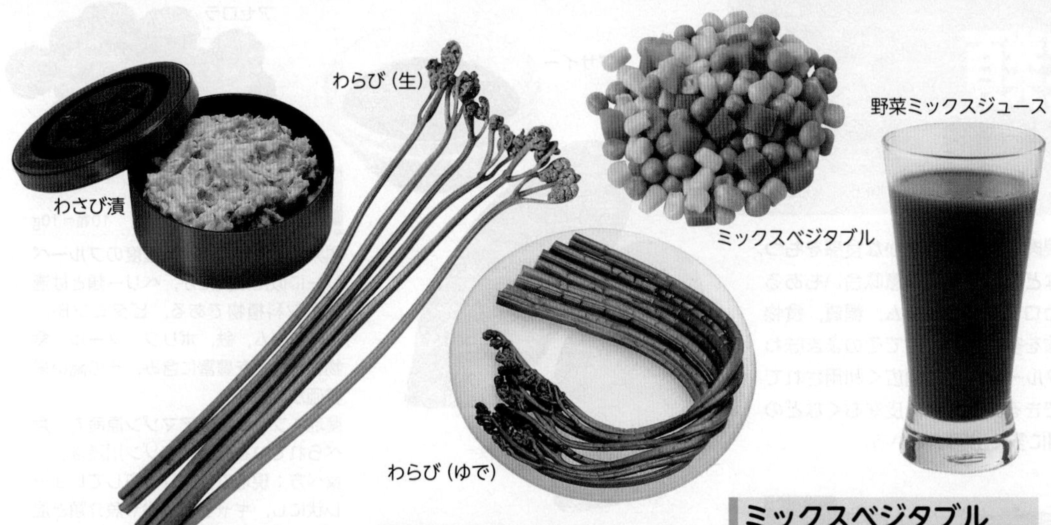

さしみ，そば，寿司などに使う。
葉，花わさびは軽く熱湯に浸して辛みを出し，あえ物などに使う。
保存法：生わさびの保存に最適な条件は，温度0～5℃，湿度90～95％。コップに水を入れてわさびをさし，冷蔵庫に入れておき，毎日水をとりかえながら保存すると，10日くらいはもつ。
●わさび漬け：わさびの茎と根を刻んで酒かすに漬けたもの。主産地の伊豆天城（あまぎ）山麓（静岡）などに名物のわさび漬けがある。

わらび（蕨）
Bracken fern 生1本=10g

山菜の一種。全国の山野に自生するが，流通するもののほとんどは栽培種。葉柄の先に巻き込んだ若葉が出るころにつむ。おもな産地は東北地方。
旬：4～5月。栽培ものは12～3月。
調理法：アクを抜いて使う。容器にわらびを並べ，重曹または木灰をふって熱湯をかけ，重石をして5～6時間おき，流水にさらしアクを抜く。水煮品や缶詰はそのまま使える。あえ物，おひたし，煮物，汁物などに使う。

ミックスベジタブル
Mix vegetable 大1=10g

スイートコーン，グリンピース，さいの目切りにしたにんじんなどを急速凍結させたもの。凍ったまま調理に用いることができる。生産国や原産国はアメリカが多い。

野菜ミックスジュース
Vegetable juice

トマトやにんじんなどメインになる野菜搾汁に，ほかの野菜や果汁の搾汁を混ぜ合わせた混合搾汁。原料の配合は，日本農林規格で厳密に決められている。

豆知識
野菜にまつわる言葉

●青菜に塩…青菜に塩をかけると，浸透圧の作用で水分が吸い出され，しんなりしてしまう。しゅんとしてしまう様子をいう。
●いもを洗うよう…さといもをたくさん洗うとき，容器の中でかき混ぜるようにすることから，大変混雑している様子をいう。
●大根役者…大根を食べて中毒を起こすことはないことから，一生懸命演技をしても当たらない役者のこと。
●蓼（たで）食う虫も好き好き…たでは辛くて特有の香りがある。こういうものでもそれを好む虫がいるように，人の好みもさまざまであることをいう。
●なすの花と親の意見は千に一つも無駄がない…なすの花は必ず実になり，無駄になる花はないことから，同じように，親の意見も必ず役に立つものだということ。
●鴨（かも）がねぎを背負ってくる…鴨汁，鴨鍋にねぎは欠かせない。そのねぎを鴨が背負ってくる。互いに好都合なこと，おあつらえ向きのたとえ。

無機質							ビタミン（脂溶性）												ビタミン（水溶性）											食塩相当量	備考
亜鉛	銅	マンガン	ヨウ素	セレン	クロム	モリブデン	A レチノール	A カロテン α	A カロテン β	A β-クリプトキサンチン	A β-カロテン当量	A レチノール活性当量	D	E トコフェロール α	E トコフェロール β	E トコフェロール γ	E トコフェロール δ	K	B₁	B₂	ナイアシン	ナイアシン当量	B₆	B₁₂	葉酸	パントテン酸	ビオチン	C		
mg	mg	mg	μg	μg	μg	μg	μg	μg	μg	μg	μg	μg	μg	mg	mg	mg	mg	μg	mg	mg	mg	mg	mg	μg	μg	mg	μg	mg	g	
0.4	0.05	0.43	–	–	–	–	(0)	0	2000	0	2000	**170**	(0)	1.2	Tr	0.8	0	160	0.10	0.10	0.3	(0.6)	0.08	(0)	120	0.14	–	**17**	0	別名：あかちりめんちしゃ　廃棄部位：株元　硝酸イオン：0.2g
0.2	0.01	0.69	–	–	–	–	(0)	6	3800	7	3800	**320**	(0)	0.7	0	0.8	0	220	0.06	0.10	0.4	(0.7)	0.08	(0)	91	0.08	–	**13**	0	別名：かきちしゃ　株元を除いたもの　（株元つきの場合，廃棄率：9%）　硝酸イオン：0.4g
0.3	0.03	0.23	–	–	–	–	(0)	0	510	0	510	**43**	(0)	0.7	0	0.5	0	54	0.06	0.06	0.3	(0.5)	0.05	(0)	120	0.23	–	**8**	0	別名：ロメインレタス，たちちしゃ，たちレタス　廃棄部位：株元　硝酸イオン：0.1g
0.3	0.09	0.78	9	1	0	1	(0)	0	3	0	3	**Tr**	(0)	0.6	Tr	0	0	0	0.10	0.01	0.4	0.7	0.09	0	14	0.89	2.9	**48**	0.1	廃棄部位：節部及び皮　硝酸イオン：0g
0.3	0.05	0.80	–	–	–	–	(0)	0	3	0	3	**Tr**	(0)	0.6	Tr	0	0	0	0.06	0	0.2	(0.4)	0.07	0	8	0.49	–	**18**	0	節部及び皮を除いたもの　硝酸イオン：0g
Tr	0.07	Tr	*	0	1	1	(0)	(0)	3	(0)	3	**0**	(0)	0.8	0	0	0	0	0	0	0	0.2	0	0	1	0	0.1	**7**	1.4	ヨウ素：一部製品で加えられたヨウ素を含む着色料の添加量に影響されるため，その標準値を定めることを見送った　硝酸イオン：0g
0.2	0.04	0.23	–	–	–	–	(0)	0	2700	68	2700	**220**	(0)	1.4	Tr	0.5	0	170	0.06	0.10	0.3	(0.7)	0.18	(0)	120	0.21	–	**37**	0	廃棄部位：株元　硝酸イオン：Tr
0.2	0.04	0.28	–	–	–	–	(0)	0	1800	26	1800	**150**	(0)	1.5	0	0.4	0	120	0.05	0.08	0.3	(0.8)	0.13	(0)	110	0.20	–	**21**	0	株元を除いたもの　硝酸イオン：Tr
0.7	0.03	0.14	1	9	1	2	(0)	(0)	7	(0)	7	**1**	(0)	1.4	0	0	0	49	0.06	0.15	0.6	1.5	0.32	(0)	50	0.20	3.5	**75**	0.1	廃棄部位：側根基部及び葉柄　硝酸イオン：0.1g
1.1	0.15	0.38	–	–	–	–	(0)	0	16	7	20	**2**	(0)	0.1	0	0	0	9	0.08	0.17	0.6	1.8	0.38	(0)	45	0.25	–	**1**	2.5	硝酸イオン：Tr
0.6	0.13	0.14	–	–	–	–	(0)	6	210	4	220	**18**	(0)	1.6	0.1	0.1	0	17	0.02	1.09	0.8	1.3	0.05	(0)	130	0.45	–	**11**	0	廃棄部位：基部　硝酸イオン：Tr
0.5	0.06	0.08	–	–	–	–	(0)	5	160	3	160	**13**	(0)	1.3	0.1	0.1	0	15	Tr	0.05	0.4	(0.7)	0	(0)	33	0	–	**0**	0	基部を除いたもの　ゆでた後水冷し，水切りしたもの　硝酸イオン：0g
6.2	1.20	1.63	–	–	–	–	(0)	55	1300	31	1300	**110**	(0)	4.6	0.2	1.7	0	180	0.12	0.46	5.1	(9.3)	0.06	(0)	140	2.70	–	**0**	0	硝酸イオン：Tr
0.5	0.08	0.20	0	1	1	24	0	1300	3200	18	3900	**320**	0	0.3	0	0.6	0	10	0.14	0.07	1.5	2.0	0.09	Tr	50	0.35	3.4	**9**	0.1	配合割合：グリンピース冷凍29，スイートコーン冷凍37，にんじん冷凍34　硝酸イオン：0g　食物繊維：AOAC2011.25法
0.5	0.07	0.20	0	1	Tr	19	0	1400	3500	18	4200	**350**	0	0.3	0	0.6	0	10	0.12	0.05	1.3	1.8	0.07	0	44	0.30	3.1	**5**	0	配合割合：グリンピース冷凍ゆで28，スイートコーン冷凍ゆで39，にんじん冷凍ゆで33　硝酸イオン：0g　食物繊維：AOAC2011.25法
0.6	0.08	0.21	0	1	1	24	0	1400	3600	19	4300	**360**	0	1.0	Tr	2.0	Tr	16	0.14	0.07	1.5	2.1	0.09	0	53	0.38	3.7	**6**	0.1	配合割合：グリンピース冷凍油いため29，スイートコーン冷凍油いため39，にんじん冷凍油いため32　植物油（なたね油）　調理による脂質の増減：本書p.315表2参照　硝酸イオン：0g　食物繊維：AOAC2011.25法
0.1	0.05	0.07	0	0	1	3	–	390	730	0	920	**77**	–	1.0	Tr	Tr	0	3	0.03	0.02	0.8	0.9	0.07	–	11	0.14	3.1	**2**	0	食物繊維：AOAC2011.25法　ポリフェノール：Tr　硝酸イオン：0g
0.1	0.05	0.12	3	0	1	2	–	1400	4100	0	4800	**400**	–	1.2	Tr	Tr	0	4	0.05	0.04	1.2	1.3	0.12	–	26	0.30	3.9	**37**	0.1	食物繊維：AOAC2011.25法　ポリフェノール：Tr　硝酸イオン：Tr

7 果実類
FRUITS

果実は，豊かな色彩と芳香，多汁な果肉など，さわやかな食感をもつ。酸味と甘みを有し，食後のデザートなどのし好品的な意味合いもあるが，健康に欠かせないビタミンCやカロテン，カリウム，糖質，食物繊維，さらにさまざまな酵素や有機酸を多く含む。生でそのまま味わうほか，ジュースやジャム，ドライフルーツなどに幅広く利用されており，多彩な味わいを楽しむことができる。近年は，皮をむくなどの手間をはぶいたカットフルーツが市場に多く出回っている。

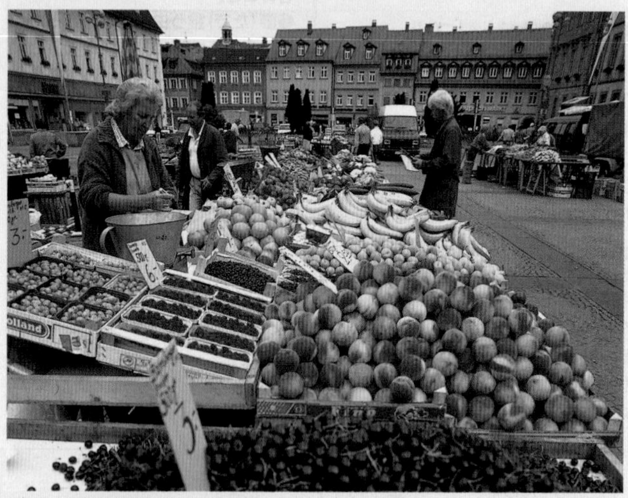
バンベルクの朝市（ドイツ）

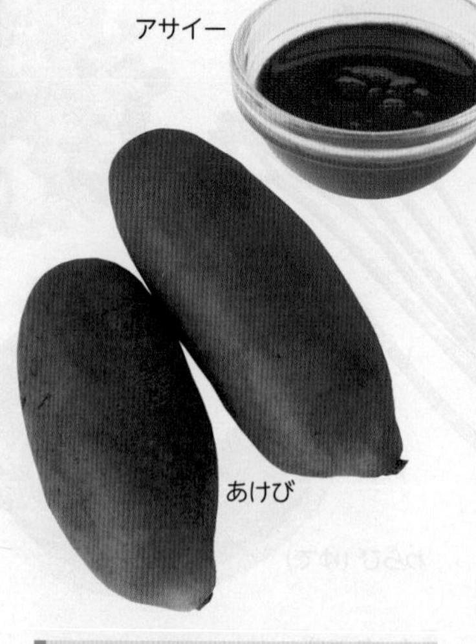
アサイー
あけび

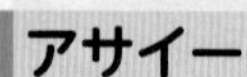
アセロラ

あけび（通草）
Akebia 1個＝50g

果肉は，砂糖菓子に似た強い甘みがある。アケビ科のつる性落葉樹で，日本各地の山野に自生する。山形産が有名。

種類：葉が5枚つく五葉（ごよう）あけび，葉が3枚つく三葉（みつば）あけびがある。三葉あけびのほうが苦みが少なく，果実が甘い。

旬：8月下旬～10月下旬。裂け目の入る3～4日前が収穫によい時期である。

食べ方：熟すと縦に割れるので，中の種子のまわりをしゃぶるようにして生食する。果肉から種子を取り除きジュースにしたり，ジャムにするのもおいしい食べ方である。果皮は油炒め，揚げ物などにする。

アサイー
Açai palm 10粒＝10g

黒紫色で直径1～2cm程度のブルーベリーに似た果実だが，ベリー類とは違いヤシ科植物である。ビタミンB1，カルシウム，鉄，ポリフェノール，食物繊維などを豊富に含み，その高い栄養価が特徴。

産地：ブラジルのアマゾン原産で，食べられているのもアマゾン川流域。

食べ方：現地ではすりつぶしてピューレ状にし，キャッサバ粉や魚介類と混ぜて食べるほか，ジュースやアイスクリームなどの原料となる。

アセロラ
Acerola 1個＝20g

果肉は多汁で甘酸っぱい。種類により甘味種と酸味種に分類される。西インド諸島の原産とされ，世界中の亜熱帯，熱帯地方で栽培される。果実は球形，直径1.5～3cmでさくらんぼに似ている。果肉はオレンジ色に近く，生ではレモンの17倍ものビタミンCを含む。

産地：日本では，沖縄，鹿児島，和歌山などで若干栽培されている。

旬：夏。3～4月から出回る。

用い方：ジュース，ジャムに使う。アセロラ果汁入り飲料，ビタミンC錠など加工品に利用される。

可食部100g当たり▶

食品番号	索引番号	食品名	廃棄率	エネルギー	エネルギー	水分	たんぱく質：アミノ酸組成によるたんぱく質	たんぱく質：たんぱく質	脂質：脂肪酸のトリアシルグリセロール当量	脂質：コレステロール	脂質：脂質	脂肪酸：飽和	脂肪酸：一価不飽和	脂肪酸：多価不飽和	脂肪酸：n-3系多価不飽和	脂肪酸：n-6系多価不飽和	炭水化物：利用可能炭水化物（単糖当量）	炭水化物：利用可能炭水化物（質量計）	炭水化物：差引き法による利用可能炭水化物	炭水化物：食物繊維総量	炭水化物：糖アルコール	炭水化物：炭水化物	有機酸	灰分	無機質：ナトリウム	無機質：カリウム	無機質：カルシウム	無機質：マグネシウム	無機質：リン	無機質：鉄
			%	kJ	kcal	g	g	g	g	mg	g	g	g	g	g	g	g	g	g	g	g	g	g	g	mg	mg	mg	mg	mg	mg
		あけび																												
07001	863	●果肉，生	0	376	89	77.1	–	0.5	–	0	**0.1**						–	–	20.9*	**1.1**	–	**22.0**	–	0.3	Tr	**95**	11	14	22	0.3
07002	864	●果皮，生	0	135	32	90.4	–	0.3	–	0	**0.3**						–	–	5.5*	**3.1**	–	**8.6**	–	0.4	2	**240**	18	9	13	0.1
● 07181	865	アサイー●冷凍，無糖	0	255	62	87.7	–	0.9	–	–	**5.3**						0.2*	0.2	0	**4.7**	0	**5.0**	0.3	0.4	11	**150**	45	20	19	0.5
		アセロラ																												
07003	866	●酸味種，生	25	150	36	89.9	–	0.7	Tr	0	**0.1**	0.01	Tr	0.01	Tr	0.01	–	–	7.2*	**1.9**	–	**9.0**	–	0.3	7	**130**	11	10	18	0.5
07159	867	●甘味種，生	25	152	36	89.9	–	0.7	–	0	**0.1**						–	–	7.1*	**1.9**	–	**9.0**	–	0.3	7	**130**	11	10	18	0.5
07004	868	●果実飲料 ●10%果汁入り飲料	0	178	42	89.4	–	0.1	–	0	**0**						–	–	10.3*	**0.2**	–	**10.5**	–	Tr	1	**13**	1	1	2	0.1
07005	869	アテモヤ●生	35	343	81	77.7	(1.1)	1.8	(0.3)	0	**0.4**	(0.14)	(0.03)	(0.11)	(0.09)	(0.02)	–	–	16.9*	**3.3**	–	**19.4**	–	0.7	4	**340**	26	29	24	0.3
07006	870	アボカド●生	30	728	176	71.3	1.6	2.1	15.5	Tr	**17.5**	3.03	9.96	1.85	0.12	1.72	(0.8)	(0.8)	4.8*	**5.6**	–	**7.9**	–	1.2	7	**590**	8	34	52	0.6
		あんず																												
緑 07007	871	●生	5	155	37	89.8	(0.8)	1.0	(0.2)	(0)	**0.3**	(0.02)	(0.13)	(0.06)	(0)	(0.06)	(4.8)	(4.7)	6.9*	**1.6**	0.3	**8.5**	–	0.4	2	**200**	9	8	15	0.3
07008	872	●乾	0	1253	296	16.8	(6.7)	9.2	(0.1)	(0)	**0.4**	(0.01)	(0.06)	(0.06)	(0)	(0.06)	(49.9)	(49.0)	60.0*	**9.8**	3.4	**70.4**	–	3.2	15	**1300**	70	45	120	2.3
07009	873	●缶詰	0	335	79	79.8	(0.4)	0.5	(0.3)	(0)	**0.4**	(0.03)	(0.16)	(0.08)	(0)	(0.08)	–	–	18.3*	**0.8**	–	**18.9**	–	0.4	4	**190**	18	7	14	0.2
緑 07010	874	●ジャム ●高糖度	0	1076	252	34.5	(0.2)	0.3	(0.1)	(0)	**0.1**	(0.01)	(0.04)	(0.02)	(0)	(0.02)	(66.5)*	(63.4)	64.3	**0.7**	–	**64.9**	–	0.2	10	**75**	8	4	6	0.2
07011	875	●低糖度	0	858	202	48.8	(0.3)	0.4	(0.1)	(0)	**0.1**	(0.01)	(0.04)	(0.02)	(0)	(0.02)	–	–	49.4*	**1.2**	–	**50.5**	–	0.2	18	**80**	11	4	7	0.3
		いちご																												
07012	876	●生	2	130	31	90.0	0.7	0.9	0.1	0	**0.1**	0.01	0.01	0.05	0.02	0.03	(6.1)*	(5.9)	6.6	**1.4**	0	**8.5**	0.8	0.5	Tr	**170**	17	13	31	0.3
07013	877	●ジャム ●高糖度	0	1064	250	36.0	(0.3)	0.4	(0.1)	(0)	**0.1**	(0.01)	(0.01)	(0.05)	(0.02)	(0.03)	(65.4)*	(62.4)	62.1	**1.3**	–	**63.3**	–	0.2	6	**67**	9	7	13	0.2
07014	878	●低糖度	0	825	194	50.7	(0.4)	0.5	(0.1)	(0)	**0.1**	(0.01)	(0.01)	(0.05)	(0.02)	(0.03)	–	–	47.5*	**1.1**	–	**48.4**	–	0.3	12	**79**	12	8	14	0.4
07160	879	●乾	0	1398	329	15.4	(0.4)	0.5	(0.2)	(0)	**0.2**	(0.02)	(0.02)	(0.12)	(0.05)	(0.07)	–	–	80.1*	**3.0**	–	**82.8**	–	1.0	260	**15**	140	5	9	0.4

なるほど！ カリフォルニア巻き…のり巻きの芯にアボカドを入れて巻いたものをこう呼びます。主産地のアメリカ・カリフォルニアにちなんでつけられた名前です。

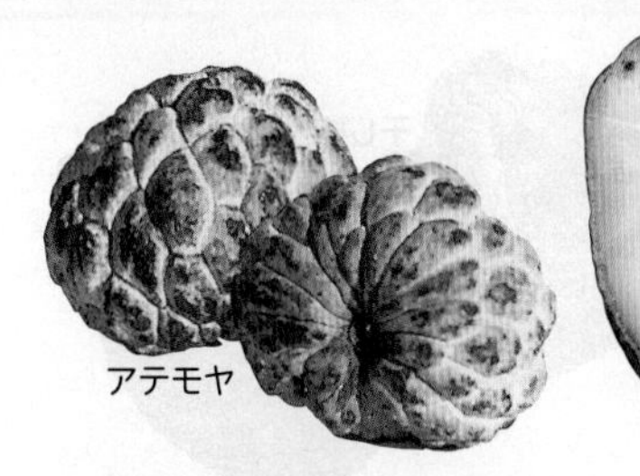

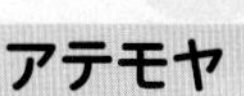

アテモヤ

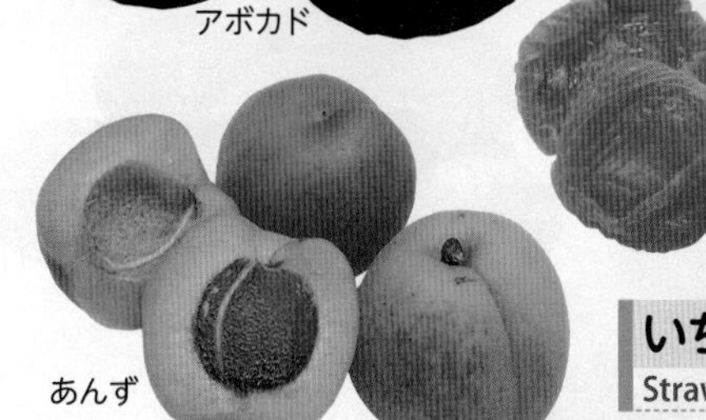

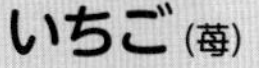

アボカド

いちご

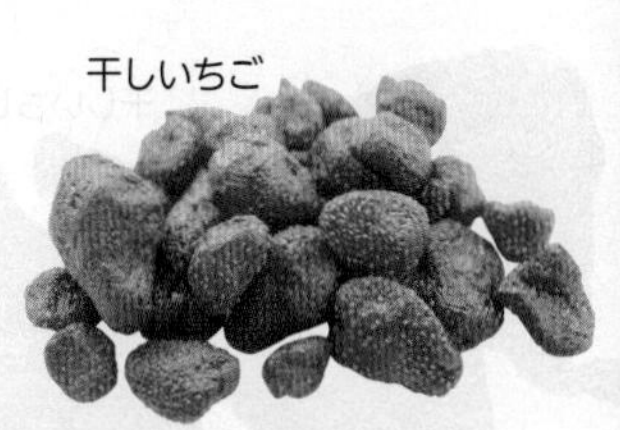

干しいちご

干しあんず

あんず

アテモヤ
Atemoya　1個＝200g

熱帯性のバンレイシと亜熱帯性のチェリモヤを交配したもの。果肉は甘く，カスタードクリームのような舌ざわりがする。アメリカのフロリダやオーストラリアなど温暖な地域で栽培される。
旬：秋に出回る。
食べ方：やわらかくなった果肉を冷蔵庫で冷やして生で食べる。

アボカド
Avocados　1個＝200g

果物には珍しく，脂質を多く含み，その約70%は不飽和脂肪酸である。ビタミンE，カリウム，食物繊維も多い。口当たりはバターに似て濃厚で，別名「森のバター」ともいわれる。日本には大正時代に導入されたが，なじみのない味に近年まであまり普及しなかった。果皮がやや黒っぽくなり，弾力が出てきたころが食べごろ。国内で消費される9割がメキシコ産。
食べ方：縦半分に切って種を出しレモン汁をかけて食べる。サラダやオードブルに使うほか，ペーストにしたり，寿司だねに用いる。

あんず（杏）
Apricots　生1個＝40g

特有の芳香と甘酸っぱさは梅に似たさわやかな味がする。バラ科の植物。アプリコットともいう。日本で栽培されている種類の多くは，酸味が強く日持ちもしないので，生食よりも干したり，ジャムやシロップ煮などに加工して利用する。
産地：青森，長野。
旬：6〜7月。
食べ方：ジャム，あんず酒，砂糖漬け，シロップ煮，タルト菓子などに使う。あんずの種子の核は杏仁（きょうにん）と呼ばれ，漢方薬としても利用される。杏仁豆腐の独特な香りはこの粉によるもの。

いちご（苺）
Strawberries　中1個＝15g

果物の中でもビタミンCが多く，11個ほど食べれば1日の推奨量が摂取できる。ハウス栽培が盛んで，夏の一時期を除いてほぼ一年中出回る。しかし，本来の旬は春から夏にかけてである。

購入するときは，光沢があり，へたが濃い緑色でピンと張っているものを選ぶとよい。いたんで果汁が出ていないか，パックの底も確認する。砂糖，酸味料などを加えて乾燥させたドライフルーツも出回っている。
品種：とちおとめ（栃木），あまおう（福岡）をはじめ，各地にさまざまな品種がある。
食べ方：そのまま，あるいは砂糖やミルクをかけて食べる。ケーキの飾り，サラダのソース，ジャム，シロップなどにも用いる。

Q&A
果物の追熟ってどういうこと?

果物が収穫後も成熟を続けることを追熟といいます。特に，西洋なし，バナナ，パパイア，アボカド，桃，メロン，キウイフルーツなどに，追熟現象が見られます。こういう果物は木で完熟させずに，未熟なうちに収穫して追熟させたほうが，香りや風味，着色がよくなるのです。

また，未熟なうちに収穫するので輸送や貯蔵も簡単になります。追熟の期間は果物によって異なりますが，市場に出るときにはやや早めか，ちょうど食べごろのものが出回ります。

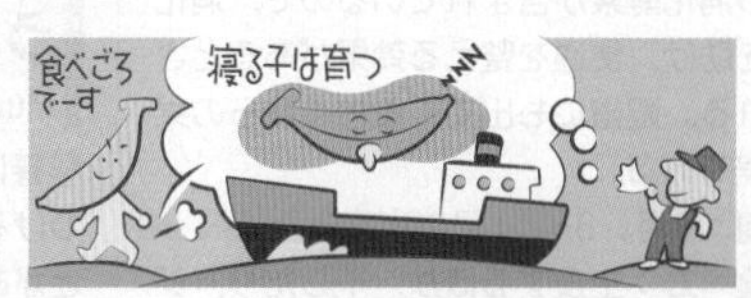

無機質 亜鉛 mg	銅 mg	マンガン mg	ヨウ素 μg	セレン μg	クロム μg	モリブデン μg	ビタミン（脂溶性） A レチノール μg	A カロテン α μg	A カロテン β μg	A β-クリプトキサンチン μg	A β-カロテン当量 μg	A レチノール活性当量 μg	D μg	E トコフェロール α mg	E トコフェロール β mg	E トコフェロール γ mg	E トコフェロール δ mg	K μg	ビタミン（水溶性） B1 mg	B2 mg	ナイアシン mg	ナイアシン当量 mg	B6 mg	B12 μg	葉酸 μg	パントテン酸 mg	ビオチン μg	C mg	食塩相当量 g	備考
																														試料：みつばあけび
0.1	0.09	0.15	–	–	–	–	(0)	0	0	0	0	(0)	(0)	0.2	0	0	0	–	0.07	0.03	0.3	0.4	0.08	0	30	0.29	–	**65**	0	全果に対する割合：果肉20%，種子7%
0.1	0.05	0.17	–	–	–	–	(0)	0	0	0	0	(0)	(0)	0.6	0	Tr	0	–	0.03	0.06	0.1	0.2	0.09	0	16	0.47	–	**9**	0	全果に対する割合：果皮70%，へた3%
0.3	0.19	5.91	1	6	60	3	–	49	380	3	410	34	–	3.7	0	0.1	0	91	0.03	0.06	0.6	0.7	0.11	Tr	13	0.10	14.0	**1**	0	食物繊維：AOAC2011.25法 タンニン：0.4 g　ポリフェノール：0.4 g
																														試料：冷凍品
0.5	0.31	–	–	–	–	–	0	0	370	–	370	31	(0)	0.7	0.1	1.4	0.2	–	0.03	0.04	0.3	0.4	0	0	45	0.25	–	**1700**	0	廃棄部位：果柄及び種子
0.5	0.31	–	–	–	–	–	0	0	370	–	370	31	(0)	0.7	0.1	1.4	0.2	–	0.03	0.04	0.3	0.4	0	0	45	0.25	–	**800**	0	廃棄部位：果柄及び種子
0.1	0.04	–	–	–	–	–	0	0	35	–	35	3	(0)	0.1	Tr	0.1	Tr	0	Tr	Tr	Tr	Tr	0	0	5	0.03	–	**120**	0	
0.2	0.09	0.20	–	–	–	–	(0)	0	0	0	0	(0)	(0)	0.2	0	0	0	–	0.08	0.12	0.9	(1.5)	0.28	0	23	0.23	–	**14**	0	廃棄部位：果皮及び種子
0.7	0.24	0.19	0	1	0	2	(0)	13	67	27	87	7	(0)	3.3	0.1	0.2	0	21	0.09	0.20	1.8	2.3	0.29	(0)	83	1.55	5.3	**12**	0	別名：アボガド 廃棄部位：果皮及び種子
																														別名：アプリコット
0.1	0.04	0.21	0	0	0	1	(0)	0	1400	190	1500	120	(0)	1.7	0.1	0.1	0	–	0.02	0.02	Tr	(0.2)	0.05	(0)	2	0.30	0.5	**3**	0	廃棄部位：核及び果柄
0.9	0.43	0.32	–	–	–	–	(0)	0	4800	270	5000	410	(0)	1.4	Tr	0	0	(4)	0	0.03	3.5	(5.0)	0.18	(0)	10	0.53	–	**Tr**	0	果皮及び核を除いたもの
0.1	0.03	0.03	–	–	–	–	(0)	0	520	55	550	46	(0)	0.9	0	0	0	(3)	0.01	0.01	0.1	(0.2)	0.04	(0)	2	0	–	**Tr**	0	試料：ヘビーシラップ漬　液汁を含んだもの（液汁40%）　ビタミンC：酸化防止用として添加品あり
0.1	0.02	0.02	–	–	–	–	(0)	0	430	96	470	39	(0)	0.4	0	0	0	(6)	0.01	Tr	0.2	(0.3)	0.02	(0)	1	0	–	**Tr**	0	ビタミンC：酸化防止用として添加品あり (100g：125mL，100mL：80g)
0.1	0.03	0.03	–	–	–	–	(0)	0	630	120	690	58	(0)	0.5	0	0	0	(5)	0.01	0.01	0.2	(0.3)	0.02	(0)	2	0	–	**Tr**	0	ビタミンC：酸化防止用として添加品あり (100g：125mL，100mL：80g)
																														別名：オランダイチゴ
0.2	0.05	0.20	1	Tr	0	9	(0)	0	17	1	18	1	(0)	0.4	0	0.2	0	(2)	0.03	0.02	0.4	0.5	0.04	(0)	90	0.33	0.8	**62**	0	廃棄部位：へた及び果梗
0.1	0.03	0.14	0	0	1	2	(0)	0	Tr	0	Tr	(0)	(0)	0.1	0	0	0	(4)	0.01	0.01	0.2	(0.3)	0.02	(0)	23	0.08	0.4	**9**	0	ビタミンC：酸化防止用として添加品あり (100g：125mL，100mL：80g)
0.1	0.03	0.22	–	–	–	–	(0)	0	Tr	0	Tr	(0)	(0)	0.2	0	Tr	0	(3)	0.01	0.01	0.2	(0.3)	0.03	(0)	27	0.06	–	**10**	0	ビタミンC：酸化防止用として添加品あり (100g：125mL，100mL：80g)
0.1	0.07	0.22	(5)	(3)	(0)	(76)	(0)	Tr	24	7	28	2	(0)	0.7	0	0.3	0	(21)	0	0	0.1	(0.1)	0.01	(0)	4	0.02	(7.0)	**0**	0.7	ドライフルーツ

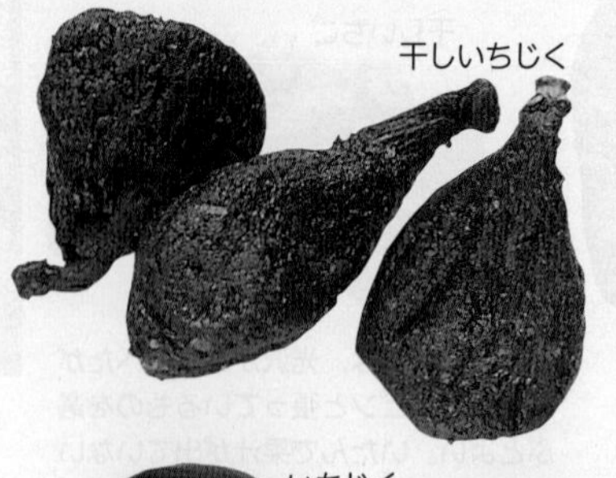

梅（梅酒用）

干し柿

ブラックオリーブ

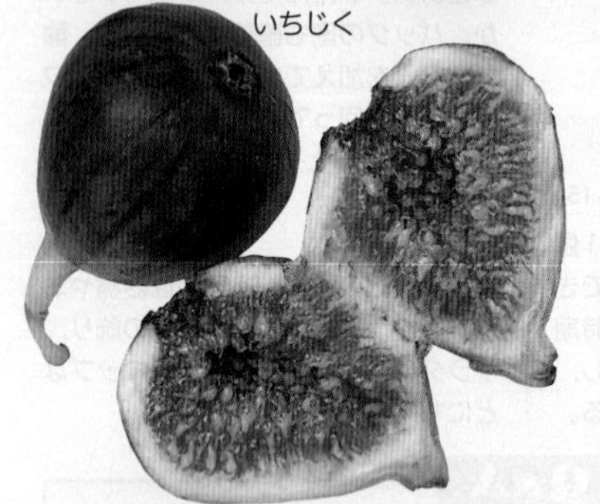

梅（梅干し用）
1個＝40g

グリーンオリーブ

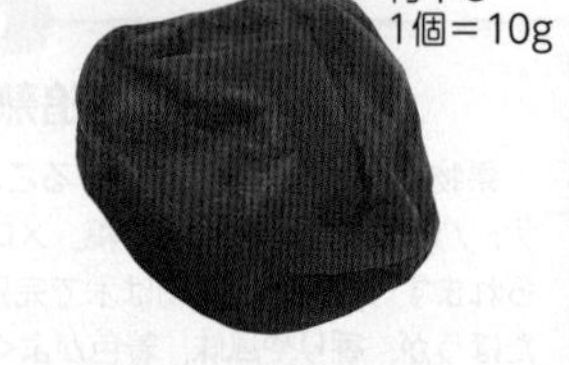

梅干し
1個＝10g

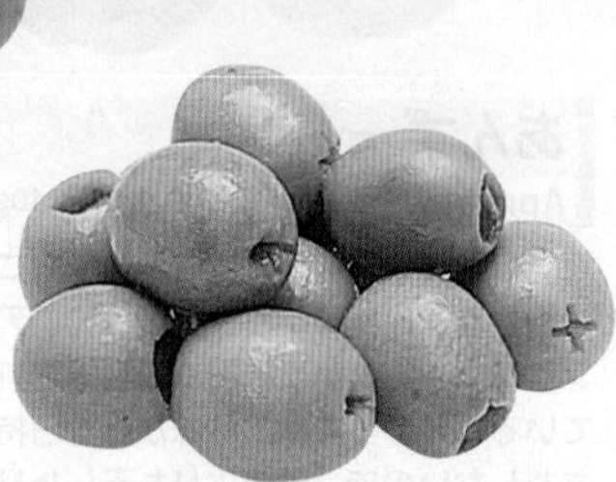

スタッフドオリーブ

いちじく（無花果）

Figs 1個＝80g

洋なし形をしており，酸味が少なく甘い。食物繊維（ペクチン）のほか，多くの消化酵素が含まれているので，消化を助け，便通を整える効果があるとされる。聖書にも出てくる古くからの果実である。

旬：9月。8〜11月に出回る。

食べ方：生食するほか，干したり，ジャムやシロップにも加工される。

うめ（梅）

Mume, Japanese apricot 青梅1個＝15g

早春に白い花が咲き，6月に青い実をつける。未熟な青梅は中毒を起こすことがあるので，実を生食することはなく，梅酒などに加工して利用する。クエン酸を多く含むことから，殺菌作用や食欲増進，疲労回復効果がある。全国に広く分布するが，和歌山産が有名。

利用法：梅干し，梅漬け，梅びしお，梅酒，梅酢，梅ジャムなどに加工して利用する。中でも梅干しは，おにぎり，あえ衣，ソースの味つけなどに広く利用される。梅酒には青梅を，梅干しや梅漬けには熟したものを使う。

オリーブ

Olives 1個＝3g

地中海産の果実で，ほとんどは輸入ものである。日本での主産地は香川で，国産オリーブの9割以上が栽培されている。渋味成分があるため，生食はせず，油をしぼったりピクルスとして利用する。

種類：採取時期により，未熟果でつくるグリーンオリーブと完熟果でつくるブラックオリーブがある。

そのまま塩蔵するほか，種を抜いてピメント（赤ピーマン）を詰めたスタッフドオリーブなどがある。いずれもびん詰で流通している。

利用法：オードブルやサラダ，ピザなどに使われる。

可食部100g当たり▶

食品番号	索引番号	食品名	廃棄率 %	エネルギー kJ	エネルギー kcal	水分 g	たんぱく質 アミノ酸組成によるたんぱく質 g	たんぱく質 たんぱく質 g	脂質 脂肪酸のトリアシルグリセロール当量 g	脂質 コレステロール mg	脂質 脂質 g	脂肪酸 飽和 g	脂肪酸 一価不飽和 g	脂肪酸 多価不飽和 g	脂肪酸 n-3系多価不飽和 g	脂肪酸 n-6系多価不飽和 g	炭水化物 利用可能炭水化物 単糖当量 g	炭水化物 利用可能炭水化物 質量計 g	炭水化物 差引き法による利用可能炭水化物 g	炭水化物 食物繊維総量 g	炭水化物 糖アルコール g	炭水化物 炭水化物 g	有機酸 g	灰分 g	無機質 ナトリウム mg	無機質 カリウム mg	無機質 カルシウム mg	無機質 マグネシウム mg	無機質 リン mg	無機質 鉄 mg
		いちじく																												
07015	880	●生	15	239	57	84.6	0.4	0.6	(0.1)	(0)	**0.1**	(0.02)	(0.02)	(0.05)	(0)	(0.05)	(11.0)	(11.0)	12.5*	**1.9**	0	**14.3**	0.1	0.4	2	**170**	26	14	16	0.3
07016	881	●乾	0	1152	272	18.0	(2.0)	3.0	(0.8)	(0)	**1.1**	(0.17)	(0.19)	(0.41)	(0)	(0.41)	(62.7)*	(62.1)	65.9	**10.7**	–	**75.3**	–	2.5	93	**840**	190	67	75	1.7
07017	882	●缶詰	0	331	78	79.7	(0.3)	0.5	(0.1)	(0)	**0.1**	(0.02)	(0.02)	(0.05)	(0)	(0.05)	–	–	18.4*	**1.2**	–	**19.4**	–	0.3	8	**110**	30	8	13	0.1
		うめ																												
07019	883	●生	15	139	33	90.4	0.4	0.7	(0.4)	0	**0.5**	(0.03)	(0.24)	(0.08)	(0)	(0.08)	–	–	5.8*	**2.5**	–	**7.9**	–	0.5	2	**240**	12	8	14	0.6
07020	884	●梅漬 ●塩漬	15	114	27	72.3	(0.4)	0.7	(0.3)	(0)	**0.4**	(0.02)	(0.19)	(0.06)	(0)	(0.06)	–	–	4.4*	**2.7**	–	**6.7**	–	19.9	7600	**150**	47	32	15	2.9
07021	885	●調味漬	20	189	45	80.2	–	1.5	(0.4)	(0)	**0.5**	(0.03)	(0.24)	(0.08)	(0)	(0.08)	–	–	7.2*	**3.4**	–	**10.5**	–	7.3	2700	**100**	87	26	17	1.2
07022	886	●梅干し ●塩漬	25	118	29	72.2	(0.5)	0.9	(0.5)	0	**0.7**	(0.04)	(0.34)	(0.11)	(0)	(0.11)	0.9*	0.9	1.1	**3.3**	0.4	**8.6**	4.3	17.6	7200	**220**	33	17	21	1.1
07023	887	●調味漬	25	381	90	68.7	–	1.5	(0.4)	(0)	**0.6**	(0.04)	(0.29)	(0.09)	(0)	(0.09)	–	–	18.8*	**2.5**	–	**21.1**	–	8.1	3000	**130**	25	15	15	2.4
07024	888	●梅びしお	0	834	196	42.4	–	0.7	(0.4)	(0)	**0.5**	(0.03)	(0.24)	(0.08)	(0)	(0.08)	–	–	46.9*	**1.3**	–	**48.1**	–	8.3	3100	**190**	27	11	19	7.0
07025	889	●果実飲料 ●20%果汁入り飲料	0	208	49	87.6	–	Tr	–	(0)	**Tr**						–	–	12.2*	**0.1**	–	**12.3**	–	0.1	35	**30**	1	2	2	0.2
		オリーブ																												
07037	890	●塩漬 ●グリーンオリーブ	25	611	148	75.6	(0.7)	1.0	(14.6)	(0)	**15.0**	(2.53)	(10.63)	(0.82)	(0.12)	(0.69)	(0)	(0)	1.9*	**3.3**	–	**4.5**	–	3.9	1400	**47**	79	13	8	0.3
07038	891	●ブラックオリーブ	25	498	121	81.6	(0.6)	0.8	12.0	Tr	**12.3**	2.07	8.72	0.67	0.10	0.57	–	–	1.5*	**2.5**	–	**3.4**	–	1.9	640	**10**	68	11	5	0.8
07039	892	●スタッフドオリーブ	0	581	141	75.4	(0.6)	0.8	–	(0)	**14.3**						–	–	0.7*	**3.7**	–	**4.2**	–	5.3	2000	**28**	83	13	5	0.3
		かき																												
07049	893	●甘がき，生	9	268	63	83.1	0.3	0.4	0.1	0	**0.2**	0.02	0.04	0.03	0.02	Tr	13.3	13.1	14.5*	**1.6**	–	**15.9**	–	0.4	1	**170**	9	6	14	0.2
07050	894	●渋抜きがき，生	15	250	59	82.2	(0.3)	0.5	(Tr)	(0)	**0.1**	(0.01)	(0.02)	(0.01)	(0.01)	(Tr)	13.7*	13.6	14.3	**2.8**	–	**16.9**	–	0.3	1	**200**	7	6	16	0.1
07051	895	●干しがき	8	1156	274	24.0	(1.0)	1.5	(0.8)	(0)	**1.7**	(0.15)	(0.36)	(0.22)	(0.19)	(0.04)	–	–	58.7*	**14.0**	–	**71.3**	–	1.5	4	**670**	27	26	62	0.6
07053	896	かりん●生	30	241	58	80.7	–	0.4	0.1	(0)	**0.1**						–	–	9.4*	**8.9**	–	**18.3**	–	0.5	2	**270**	12	12	17	0.3

なるほど！ **渋柿を甘柿に変える**…渋みの正体はシブオールというタンニンの一種。アルコールをかけて変性させたり，天日に干して甘くするなどの方法があります。

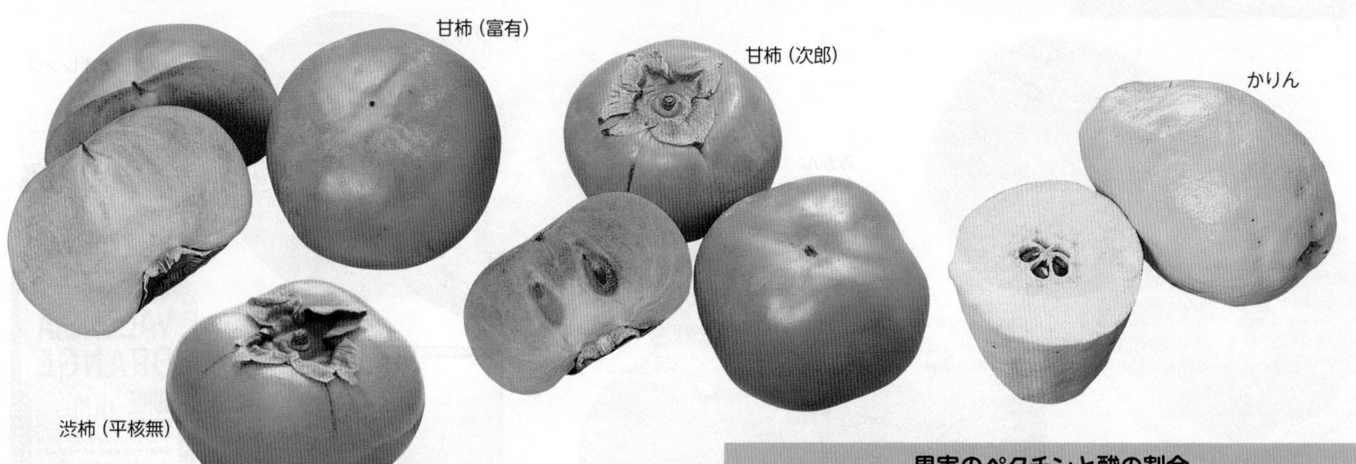

かき（柿）

Japanese persimmons　中1個=200g

代表的な秋の果物の一つ。「KAKI」の名で世界に通用する。

種類：甘柿と渋柿がある。甘柿の代表的な品種には，富有（ふゆう），次郎，伊豆などがあり，その数は数百にも及ぶ。渋柿には平核無（ひらたねなし），刀根早生（とねわせ），西条，愛宕（あたご）などがある。そのままでは生食できないので，焼酎（しょうちゅう）などのアルコール類を吹きつけたり，二酸化炭素ガスの中に一定期間保存するなどして，渋みを抜いたものが出荷される（渋抜き柿）。

産地：奈良，和歌山，岐阜。

食べ方：甘柿は，そのまま生食するほか，白あえ，くるみあえなどにする。渋柿は，渋抜き柿や干し柿にされる。干し柿は，半乾燥のあんぽ柿，乾燥の進んだ枯露（ころ）柿，徳島特産の巻き柿などがある。そのまま食べるほか，なます，あえ物にする。渋抜きしたものは甘柿同様に食べる。

かりん（花梨）

Chinese quinces　1個＝300g

洋なしに似た黄色い果実。果肉がかたく，酸味や渋みがあるので生食はしない。独特のよい香りをもつ。

旬：秋。

利用法：かりん酒，砂糖漬けにしたものは，古くからせき止めや疲労回復に効くといわれてきた。ペクチンが多いので，ジャムやゼリーにも利用される。

果実のペクチンと酸の割合

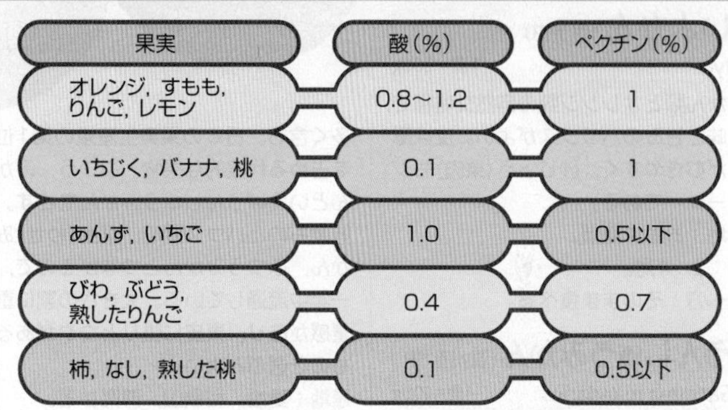

果実	酸（%）	ペクチン（%）
オレンジ，すもも，りんご，レモン	0.8〜1.2	1
いちじく，バナナ，桃	0.1	1
あんず，いちご	1.0	0.5以下
びわ，ぶどう，熟したりんご	0.4	0.7
柿，なし，熟した桃	0.1	0.5以下

（『新版 調理と理論』同文書院）

ペクチンは植物の細胞膜などを構成したり，細胞を保護したりしている炭水化物の一種である。ふだんは繊維などと結合しているが，酸や糖で分解加熱するとゲル化する性質がある。果物に特に多く含まれ，なかでも柑橘類の皮に多い。ジャムやマーマレードは，ペクチンのこうした性質を利用してつくるものである。

無機質							ビタミン（脂溶性）												ビタミン（水溶性）										食塩相当量	備考
							A							E																
								カロテン						トコフェロール																
亜鉛	銅	マンガン	ヨウ素	セレン	クロム	モリブデン	レチノール	α	β	β-クリプトキサンチン	β-カロテン当量	レチノール活性当量	D	α	β	γ	δ	K	B_1	B_2	ナイアシン	ナイアシン当量	B_6	B_{12}	葉酸	パントテン酸	ビオチン	C		
mg	mg	mg	µg	µg	µg	µg	µg	µg	µg	µg	µg	µg	µg	mg	mg	mg	mg	µg	mg	mg	mg	mg	mg	µg	µg	mg	µg	mg	g	
0.2	0.06	0.08	0	0	Tr	4	(0)	0	15	6	18	1	(0)	0.4	Tr	0.1	0	(3)	0.03	0.03	0.2	0.3	0.07	(0)	22	0.23	0.4	2	0	廃棄部位：果皮及び果柄
0.6	0.31	0.48	–	–	–	–	(0)	1	34	25	46	4	(0)	0.6	Tr	7.5	0.2	(18)	0.10	0.06	0.7	(1.2)	0.23	(0)	10	0.36	–	0	0.2	
0.1	0.03	0.07	–	–	–	–	0	–	–	–	Tr	0	(0)	0.2	0	0	0	(5)	0.02	0.02	0.1	(0.2)	0.05	(0)	10	0	–	0	0	試料：ヘビーシラップ漬　液汁を含んだもの（液汁40%）　ビタミンC：酸化防止用として添加品あり
0.1	0.05	0.07	0	0	Tr	1	(0)	7	220	30	240	20	(0)	3.3	0	2.0	0	(3)	0.03	0.05	0.4	0.5	0.06	(0)	8	0.35	0.5	6	0	未熟果（青梅） 廃棄部位：核
0.1	0.11	0.21	–	–	–	–	0	–	–	–	8	1	(0)	1.4	0.1	2.1	0.1	(9)	0.02	0.04	0.3	(0.4)	0.06	(0)	1	0.20	–	0	19.3	廃棄部位：核
0.1	0.07	0.07	–	–	–	–	(0)	0	27	0	27	2	(0)	0.2	0	1.2	0.1	(6)	0.03	0.03	0.1	0.4	0.02	(0)	2	0.07	–	0	6.9	廃棄部位：核
0.1	0.07	0.11	1	0	37	2	0	0	5	2	6	1	0	0.2	Tr	1.8	0.1	9	0.02	0.01	0.4	(0.4)	0.04	0	Tr	0.03	0.8	0	18.2	廃棄部位：核 ポリフェノール：0.1 g
0.1	0.05	0.10	–	–	–	–	(0)	0	4	0	4	Tr	(0)	0.2	0	1.5	0.1	(10)	0.01	0.01	0.1	0.4	0.03	(0)	0	0.04	–	0	7.6	廃棄部位：核
Tr	0.05	0.10	–	–	–	–	(0)	0	Tr	0	Tr	(0)	(0)	0.1	Tr	0.9	0	(18)	0.03	0.03	0.2	0.3	0.02	(0)	0	0	–	0	7.9	
Tr	0.01	0.01	–	–	–	–	0	–	–	–	Tr	0	(0)	0.1	0	0.1	0	–	0	0	0	0	0.01	(0)	0	0	–	0	0.1	
0.2	0.17	0.04	–	–	–	–	(0)	0	450	0	450	38	(0)	5.5	0	0.2	0	(2)	0.01	0.02	Tr	(0)	0.03	(0)	3	0	–	12	3.6	緑果の塩漬　試料：びん詰 液汁を除いたもの　廃棄部位：種子
0.2	0.17	0.08	–	–	–	–	0	–	–	–	Tr	0	(0)	4.6	0.1	0.1	0	(1)	0.05	0.06	0.3	(0.3)	0.02	(0)	2	0	–	Tr	1.6	別名：ライプオリーブ　熟果の塩漬 試料：びん詰　液汁を除いたもの 廃棄部位：種子
0.1	0.14	0.03	–	–	–	–	(0)	0	490	78	530	44	(0)	5.3	0	0.2	0	(2)	0.01	0.01	Tr	(0)	0.02	(0)	1	0	–	11	5.1	緑果にピメントを詰めた塩漬 試料：びん詰　液汁を除いたもの
0.1	0.03	0.50	0	0	1	1	(0)	17	160	500	420	35	(0)	0.1	0	0	0	(2)	0.03	0.02	0.3	0.4	0.06	(0)	18	0.28	2.0	70	0	廃棄部位：果皮，種子及びへた
Tr	0.02	0.60	0	0	0	Tr	(0)	11	100	380	300	25	(0)	0.2	0	0	0	(2)	0.02	0.02	0.3	(0.4)	0.05	(0)	20	0.27	1.1	55	0	廃棄部位：果皮，種子及びへた
0.2	0.08	1.48	–	–	–	–	(0)	15	370	2100	1400	120	(0)	0.4	Tr	0	0	(10)	0.02	0	0.6	(1.0)	0.13	(0)	35	0.85	–	2	0	つるしがきを含む 廃棄部位：種子及びへた
0.2	0.09	0.05	–	–	–	–	(0)	0	38	200	140	11	(0)	0.6	0	0	0	–	0.01	0.03	0.3	0.4	0.04	(0)	12	0.31	–	25	0	廃棄部位：果皮及び果しん部

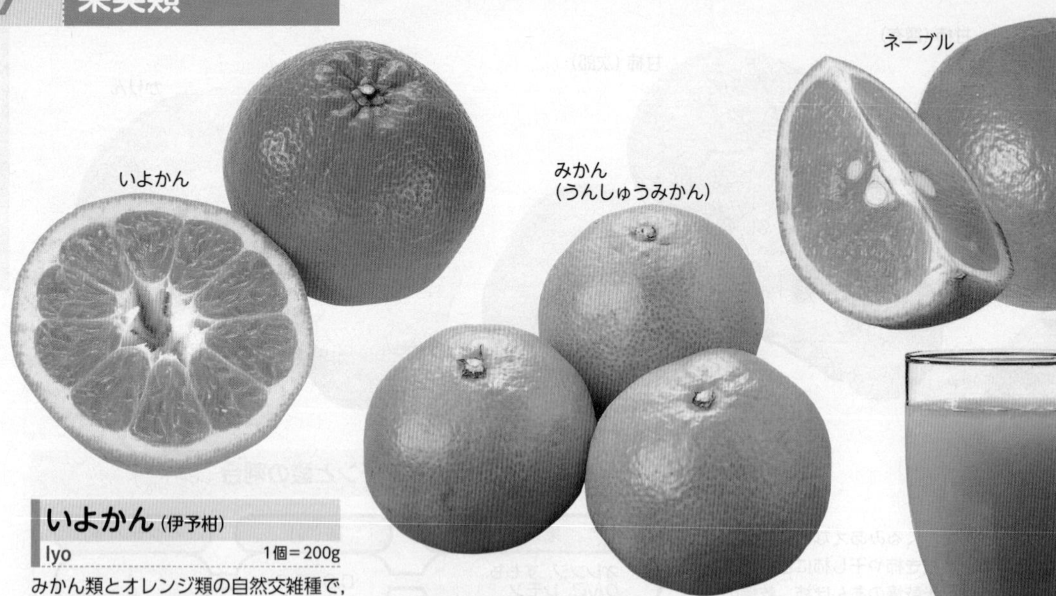

いよかん (伊予柑)

Iyo　1個＝200g

みかん類とオレンジ類の自然交雑種で，酸味と甘みのバランスがよい。皮は厚いがむきやすく，砂じょう(果肉)もジューシーである。

産地：おもに愛媛。

旬：2～4月。

食べ方：そのまま食べる。

うんしゅうみかん (温州蜜柑)

Satsuma mandarins　1個＝100g

酸味と甘みのバランスがほどよく，皮がむきやすく食べやすい。じょうのう膜(袋)ごと食べられる。ビタミンCを多く含む。日本の果実生産量の第1位を占める代表的な果物。ふつう，みかんといえばうんしゅうみかんをさす。貯蔵ものとハウス栽培，早生(わせ)みかん，ふつうみかんとつながるので，一年中流通している。大きさの割に重量感があり，果皮に張りとつやがあるものを選ぶとよい。

産地：愛媛，和歌山，静岡など。

旬：冬。

食べ方：多くが生食され，ほかは果汁，缶詰など加工品に利用されている。

オレンジ

Oranges　1個＝200g

世界中で広く栽培されている果物。多汁な果肉は，酸味と甘みのバランスがよい。

●**ネーブル**：果皮にへそ(ネーブル)のような二重果皮があるところから，そう呼ばれる。国産品もある。

産地：愛媛，和歌山，広島。

旬：12～4月だが，一年中出回っている。

利用法：生食のほか，ジャム(マーマレード)にする。

●**バレンシア**：日本では気候が合わず栽培されていないため，おもにアメリ

食品番号	索引番号	食品名 (可食部100g当たり)	廃棄率	エネルギー		水分	たんぱく質 アミノ酸組成によるたんぱく質	たんぱく質	脂質 脂肪酸のトリアシルグリセロール当量	コレステロール	脂質	脂肪酸 飽和	一価不飽和	多価不飽和	n-3系多価不飽和	n-6系多価不飽和	炭水化物 利用可能炭水化物 単糖当量	質量計	差引き法による	総食物繊維量	糖アルコール	炭水化物	有機酸	灰分	無機質 ナトリウム	カリウム	カルシウム	マグネシウム	リン	鉄
			%	kJ	kcal	g	g	g	g	mg	g	g	g	g	g	g	g	g	g	g	g	g	g	g	mg	mg	mg	mg	mg	mg
		(かんきつ類)																												
07018	897	いよかん●砂じょう，生	40	210	50	86.7	(0.5)	0.9	–	(0)	0.1						–	–	11.1*	1.1	–	11.8	–	0.5	2	190	17	14	18	0.2
		うんしゅうみかん																												
07026	898	●じょうのう ●早生，生	20	207	49	87.2	(0.3)	0.5	(Tr)	(0)	0.1	(0.01)	(0.02)	(0.01)	(Tr)	(0.01)	(8.9)	(8.7)	11.5*	0.7	–	11.9	–	0.3	1	130	17	11	12	0.1
07027	899	●普通，生	20	209	49	86.9	0.4	0.7	Tr	0	0.1	0.01	0.02	0.01	Tr	0.01	9.2	8.9	11.3*	1.0	–	12.0	–	0.3	1	150	21	11	15	0.2
07028	900	●砂じょう ●早生，生	25	200	47	87.8	(0.3)	0.5	(Tr)	(0)	0.1	(0.01)	(0.02)	(0.01)	(Tr)	(0.01)	(9.5)	(9.2)	11.2*	0.4	–	11.3	–	0.3	1	130	11	10	12	0.1
07029	901	●普通，生	25	206	49	87.4	(0.4)	0.7	(Tr)	(0)	0.1	(0.01)	(0.02)	(0.01)	(Tr)	(0.01)	9.8	9.5	11.4*	0.4	–	11.5	–	0.3	1	150	15	10	15	0.1
07030	902	●果実飲料 ●ストレートジュース	0	191	45	88.5	0.3	0.5	(Tr)	(0)	0.1	(0.01)	(0.02)	(0.01)	(Tr)	(0.01)	9.2	9.1	10.9*	0	–	10.6	–	0.3	1	130	8	8	11	0.2
07031	903	●濃縮還元ジュース	0	179	42	89.3	0.3	0.5	(Tr)	(0)	0.1	(0.01)	(0.02)	(0.01)	(Tr)	(0.01)	8.5	8.3	10.2*	0	–	9.9	–	0.2	1	110	6	9	9	0.1
07032	904	●果粒入りジュース	0	224	53	86.7	(0.1)	0.2	(0)	(0)	Tr	(0)	(Tr)	(Tr)	(0)	(0)	–	–	13.1*	Tr	–	13.0	–	0.1	4	33	5	3	4	0.1
07033	905	●50%果汁入り飲料	0	253	59	84.9	(0.1)	0.2	(Tr)	(0)	Tr	(Tr)	(0.01)	(Tr)	(Tr)	(Tr)	–	–	14.7*	0.1	–	14.7	–	0.2	1	63	4	4	5	0.1
07034	906	●20%果汁入り飲料	0	213	50	87.4	(0.1)	0.1	(Tr)	(0)	Tr	(Tr)	(0.01)	(Tr)	(Tr)	(Tr)	–	–	12.4*	0	–	12.4	–	0.1	1	21	2	2	2	0.1
07035	907	●缶詰 ●果肉	0	267	63	83.8	–	0.5	(Tr)	(0)	0.1	(0.01)	(0.02)	(0.01)	(Tr)	(0.01)	–	–	14.9*	0.5	–	15.3	–	0.3	4	75	8	7	8	0.4
07036	908	●液汁	0	268	63	84.1	–	0.3	(Tr)	(0)	0.1	(0.01)	(0.02)	(0.01)	(Tr)	(0.01)	–	–	15.4*	0	–	15.3	–	0.2	4	75	5	6	7	0.3
		オレンジ																												
07040	909	●ネーブル ●砂じょう，生	35	204	48	86.8	0.5	0.9	(0.1)	0	0.1	(0.01)	(0.02)	(0.02)	(0.01)	(0.02)	8.3	8.1	10.3*	1.0	–	11.8	0.9	0.4	1	180	24	9	22	0.2
07041	910	●バレンシア ●米国産，砂じょう，生	40	179	42	88.7	(0.7)	1.0	(0.1)	0	0.1	(0.01)	(0.02)	(0.02)	(0.01)	(0.01)	(7.1)	(7.0)	9.4*	0.8	–	9.8	–	0.4	1	140	21	11	24	0.3
07042	911	●果実飲料 ストレートジュース	0	191	45	87.8	0.5	0.8	–	Tr	Tr						9.0	8.8	9.9*	0.3	–	11.0	1.1	0.4	1	180	9	10	20	0.1
07043	912	濃縮還元ジュース	0	195	46	88.1	(0.3)	0.7	(0.1)	0	0.1	(0.03)	(0.02)	(0.03)	(0.01)	(0.02)	(7.9)	(7.7)	11.0*	0.2	–	10.7	–	0.4	1	190	9	10	18	0.1
07044	913	50%果汁入り飲料	0	195	46	88.4	(0.2)	0.4	(0.1)	(0)	0.2	(0.02)	(0.04)	(0.04)	(0.01)	(0.03)	–	–	11.0*	0.1	–	10.8	–	0.2	2	99	5	6	10	0.1
07045	914	30%果汁入り飲料	0	173	41	89.7	(0.1)	0.2	–	(0)	Tr						–	–	10.1*	Tr	–	10.0	–	0.1	6	57	3	3	6	Tr
07046	915	●マーマレード，高糖度	0	992	233	36.4	(0.1)	0.2	–	(0)	0.1						(61.3)*	(60.2)	62.6	0.7	–	63.2	–	0.1	11	27	16	3	4	0.1
07047	916	低糖度	0	808	190	51.7	(0.2)	0.3	–	(0)	0.1						–	–	46.5*	1.3	–	47.7	–	0.2	9	49	19	5	5	0.2
07161	917	●福原オレンジ ●砂じょう，生	50	180	43	88.7	–	1.0	–	0	0.1						–	–	9.0*	0.8	–	9.8	–	0.4	1	140	21	11	24	0.3

なるほど! **みかんは追熟しません**…みかんは室温に置いても甘くなりません。酸の減少が甘みの減少を上回るため，先に酸味が抜けて甘く感じるのだそうです。

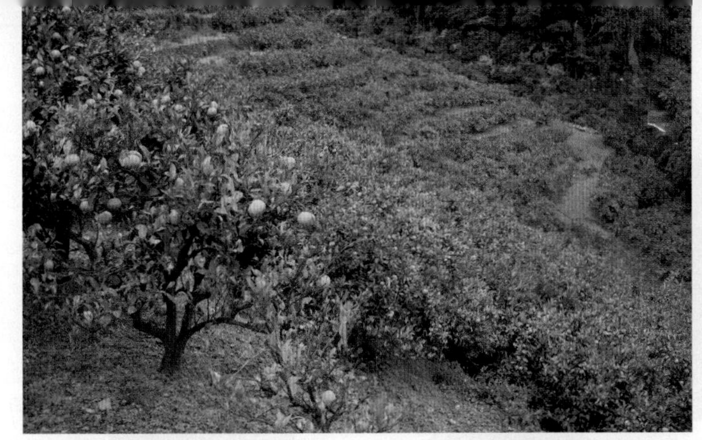

みかん畑

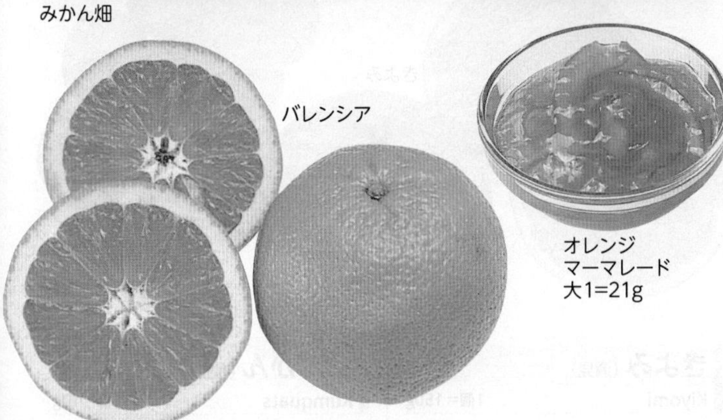

バレンシア

オレンジ
マーマレード
大1=21g

カ(カリフォルニア)などから輸入されている。

旬：5～9月だが，市場には一年中出回っている。

利用法：生食のほか，果汁にしたり，砂糖漬けやジャム(マーマレード)などにする。

豆知識　柑橘類の親族

●みかん類…うんしゅうみかん，きしゅうみかん，ぽんかん，シークヮーサー，くねんぼ，アンコールなど。

●オレンジ類…バレンシア，ネーブル，だいだいなど。

●タンゴール類…みかん類とオレンジ類を交雑したもので，いよかん，タンカン，マーコット，きよみ，しらぬひなど。

●ぶんたん類…別名ザボン。平戸ぶんたん，晩平柚(ばんぺいゆ)など。

●グレープフルーツ類…ぶんたんの実生(みしょう)変異として生まれたもの。

●タンゼロ類…みかん類とグレープフルーツまたはぶんたん類との雑種群。セミノール，タンゼロなど。

●雑柑類…夏みかん，はっさく，ひゅうがなつ，さんぽうかん，おうごんかんなど。

●ゆず類…ゆず，すだち，かぼすなど。

豆知識　柑橘類の機能成分

柑橘類にはさわやかな酸味や香気成分があり，食欲増進や気分転換に大きな役割を果たす。糖類やクエン酸，ビタミン，無機質などの豊富な栄養成分も体調を整えるのに欠かせない。

柑橘類がもう一つ注目を集めている点は，果皮や幼果に含まれるシネフリンという成分である。シネフリンは血管を収縮させたり，血圧を上昇させたりするアドレナリンと同じ働きをする成分で，これが生薬(しょうやく)の機能性成分として利用される。特にうんしゅうみかんやシークヮーサーに多く含まれる。

また，柑橘類には，近年，問題になっている活性酸素の働きを阻止するトコフェロール(ビタミンE)やアスコルビン酸(ビタミンC)，フラボノイドなどの抗酸化性成分も含まれている。抗酸化性成分は食品の酸化を防止して品質を保持するとともに，老化予防成分としても注目される。

こうした成分は果皮に多く含まれるので，実だけではなく，果皮も合わせて食べる工夫をすることが望ましい。

無機質							ビタミン(脂溶性)												ビタミン(水溶性)										食塩相当量	備考
							A						D	E				K												
								カロテン						トコフェロール																
亜鉛	銅	マンガン	ヨウ素	セレン	クロム	モリブデン	レチノール	α	β	β-クリプトキサンチン	β-カロテン当量	レチノール活性当量	D	α	β	γ	δ	K	B_1	B_2	ナイアシン	ナイアシン当量	B_6	B_{12}	葉酸	パントテン酸	ビオチン	C	食塩相当量	備考
mg	mg	mg	µg	µg	µg	µg	µg	µg	µg	µg	µg	µg	µg	mg	mg	mg	mg	µg	mg	mg	mg	mg	mg	µg	µg	mg	µg	mg	g	
0.1	0.04	0.07	–	–	–	–	(0)	0	21	270	160	13	(0)	0.1	0	0	0	(0)	0.06	0.03	0.3	(0.4)	0.07	(0)	19	0.36	–	**35**	0	別名：いよ 廃棄部位：果皮，じょうのう膜及び種子
																														別名：みかん
0.1	0.05	0.08	0	0	0	0	(0)	11	89	1900	1000	87	(0)	0.4	0	0	0	(0)	0.07	0.04	0.2	(0.2)	0.07	(0)	24	0.21	0.3	**35**	0	廃棄部位：果皮
0.1	0.03	0.07	0	0	0	Tr	(0)	0	180	1700	1000	84	(0)	0.4	0	0	0	(0)	0.10	0.03	0.3	0.4	0.06	(0)	22	0.23	0.5	**32**	0	廃棄部位：果皮
0.1	0.04	0.06	–	–	–	–	(0)	11	94	2000	1100	92	(0)	0.4	0	0	0	(0)	0.07	0.03	0.2	(0.2)	0.07	(0)	24	0.15	–	**35**	0	廃棄部位：果皮及びじょうのう膜
0.1	0.03	0.05	Tr	0	0	Tr	(0)	0	190	1800	1100	92	(0)	0.4	0	0	0	(0)	0.09	0.03	0.3	(0.4)	0.05	(0)	22	0.23	0.4	**33**	0	廃棄部位：果皮及びじょうのう膜
Tr	0.02	0.03	1	Tr	1	Tr	(0)	2	53	740	420	35	(0)	0.2	0	0	0	(0)	0.06	0.01	0.2	0.2	0.03	(0)	15	0.14	0.3	**29**	0	別名：みかんストレートジュース (100g：97mL，100mL：103g)
Tr	0.02	0.03	–	–	–	–	(0)	3	81	1100	610	51	(0)	0.2	0	0	0	–	0.06	0.04	0.2	0.2	0.04	(0)	20	0.26	–	**30**	0	別名：みかん濃縮還元ジュース (100g：97mL，100mL：103g)
Tr	0.01	0.03	–	–	–	–	(0)	0	34	360	220	18	(0)	0.1	0	0	0	–	0.02	0.01	0.1	(0.1)	0.01	(0)	0	0.08	–	**12**	0	別名：みかん粒入りジュース 果粒(砂じょう)20%を含む
Tr	0.01	0.01	–	–	–	–	(0)	0	44	460	280	23	(0)	0.1	0	0	0	–	0.03	0.01	0.1	(0.1)	0.02	(0)	8	0.10	–	**18**	0	別名：みかん50%果汁入りジュース
Tr	0.01	Tr	–	–	–	–	(0)	0	21	210	120	10	(0)	0.1	0	0	0	–	0.01	0.01	Tr	0	0.01	(0)	2	0	–	**7**	0	別名：みかん20%果汁入りジュース ビタミンC：酸化防止用として添加品あり
0.1	0.02	0.03	–	–	–	–	(0)	10	91	640	410	34	(0)	0.5	0	0	0	(0)	0.05	0.02	0.2	0.3	0.03	(0)	12	0.09	–	**15**	0	別名：みかん缶詰　試料：ライトシラップ漬 内容総量に対する果肉分：60%
0.1	0.01	0.02	–	–	–	–	0	–	–	–	Tr	0	(0)	0	0	0	0	(0)	0.04	0.02	0.2	0.3	0.03	(0)	12	0.05	–	**15**	0	別名：みかん缶詰シロップ 試料：ライトシラップ漬 内容総量に対する液汁分：40%
0.1	0.06	0.06	0	0	0	0	(0)	3	23	210	130	11	(0)	0.3	0	0	0	(0)	0.07	0.04	0.3	0.4	0.06	(0)	34	0.28	0.6	**60**	0	別名：ネーブルオレンジ 廃棄部位：果皮，じょうのう膜及び種子
0.2	0.06	0.05	0	0	0	1	(0)	14	50	130	120	10	(0)	0.3	0	0	0	(0)	0.10	0.03	0.4	(0.6)	0.07	(0)	32	0.36	0.9	**40**	0	別名：バレンシアオレンジ 廃棄部位：果皮，じょうのう膜及び種子
Tr	0.04	0.02	0	0	3	1	(0)	7	12	39	35	3	(0)	0.2	0	0	0	–	0.07	0.01	0.2	0.3	0.06	(0)	25	0.14	0.7	**22**	0	(100g：97mL，100mL：103g)
0.1	0.03	0.03	1	0	Tr	Tr	(0)	7	17	52	47	4	(0)	0.3	0	0	0	–	0.07	0.02	0.3	(0.3)	0.06	(0)	27	0.23	0.3	**42**	0	(100g：97mL，100mL：103g)
Tr	0.02	0.02	–	–	–	–	(0)	3	2	10	8	1	(0)	0.1	0	0	0	(0)	0.04	0.01	0.1	(0.1)	0.03	0	12	0.01	–	**16**	0	
Tr	0.01	0.01	–	–	–	–	(0)	0	0	0	0	(0)	(0)	0.1	0	0	0	(0)	0.02	0.01	0.1	(0.1)	0.02	(0)	8	0.04	–	**10**	0	
Tr	0.01	0.02	–	–	–	–	(0)	0	0	48	24	2	(0)	0.3	0	0.1	0	(0)	0.01	0	0.1	(0.1)	0.02	(0)	2	0	–	**5**	0	(100g：74mL，100mL：135g)
Tr	0.01	0.03	–	–	–	–	(0)	0	17	77	56	5	(0)	0.4	0	0.1	0	(0)	0.01	0	0.1	(0.2)	0.02	(0)	3	0	–	**4**	0	(100g：74mL，100mL：135g)
0.2	0.06	0.05	0	0	0	1	(0)	14	50	130	120	10	(0)	0.3	0	0	0	–	0.10	0.03	0.4	0.6	0.07	(0)	32	0.36	0.9	**60**	0	廃棄部位：果皮，じょうのう膜及び種子

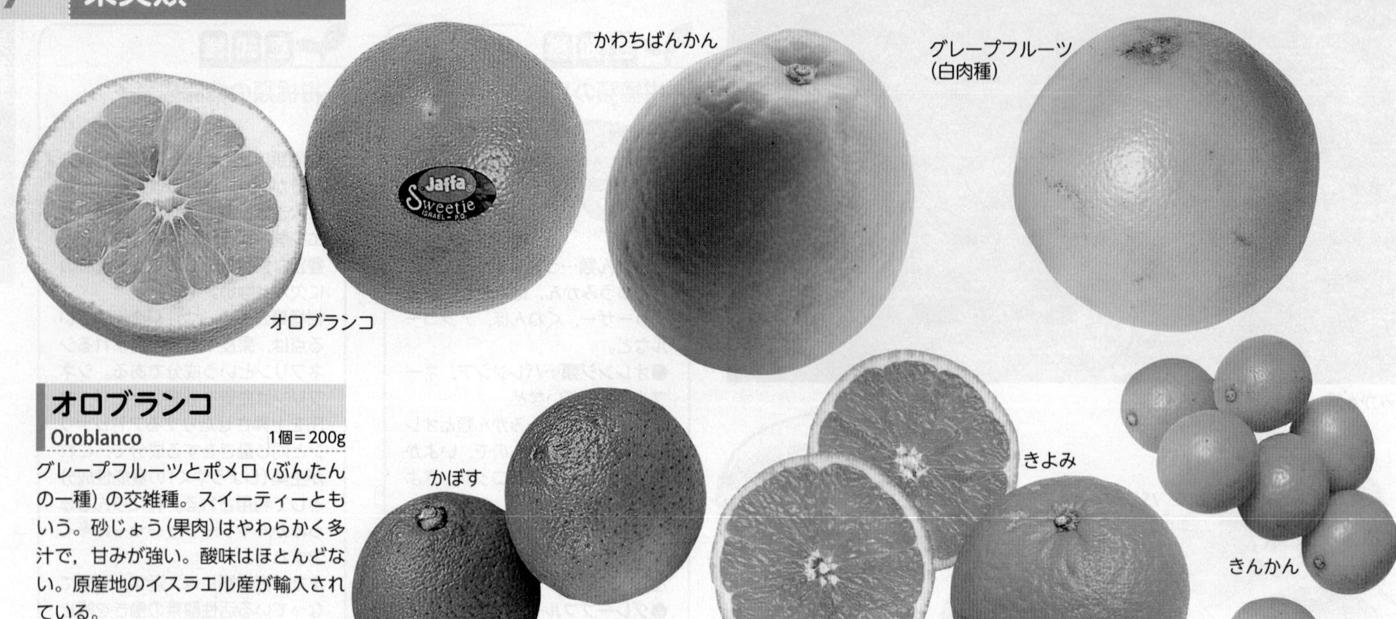

オロブランコ

Oroblanco　1個=200g

グレープフルーツとポメロ（ぶんたんの一種）の交雑種。スイーティーともいう。砂じょう（果肉）はやわらかく多汁で，甘みが強い。酸味はほとんどない。原産地のイスラエル産が輸入されている。

旬：12～2月下旬に出回る。

食べ方：生食のほか，ジュースやゼリーにする。

かぼす（香橙）

Kabosu　1個=70g

強い酸味と芳香がある。完熟すると黄色になるが，青い未熟果のほうが風味がある。大分特産。

旬：9～11月。

利用法：すだちやゆずと同様に，しぼり汁を焼き魚，鍋物，さしみ，酢の物などに使う。

かわちばんかん（河内晩柑）

Kawachi-bankan　1個=350g

熊本県河内芳野村（現熊本市）で発見されたぶんたんの自然雑種。果肉は多汁でやわらかく，さっぱりした甘みがある。姿から和製グレープフルーツともいわれるが，酸味，苦みはない。

産地：愛媛，熊本など。

旬：春～秋

きよみ（清見）

Kiyomi　1個=150g

うんしゅうみかんとオレンジの交雑種。うんしゅうみかんより大きくて丸い。皮がむきやすく，オレンジの香りがする。果肉はじょうのう膜（袋）ごと食べられる。

産地：愛媛，和歌山など。

旬：4月に出荷量が多い。

きんかん（金柑）

Kumquats　1個=10g

果実は柑橘類の中で最小。皮が甘く，皮も丸ごと食べられる。

旬：11～1月。

食べ方：生食するほか，ジャム，煎じてかぜ薬やせき止めとして利用される。砂糖煮（ピール）は，正月料理の重詰めの口取りにもする。

食品番号	索引番号	食品名（可食部100g当たり）	廃棄率	エネルギー	エネルギー	水分	たんぱく質: アミノ酸組成によるたんぱく質	たんぱく質: たんぱく質	脂質: 脂肪酸のトリアシルグリセロール当量	脂質: コレステロール	脂質: 脂質	脂肪酸: 飽和	脂肪酸: 一価不飽和	脂肪酸: 多価不飽和	脂肪酸: n-3系多価不飽和	脂肪酸: n-6系多価不飽和	炭水化物: 利用可能炭水化物（単糖当量）	炭水化物: 利用可能炭水化物（質量計）	炭水化物: 差引き法による利用可能炭水化物	炭水化物: 食物繊維総量	炭水化物: 糖アルコール	炭水化物: 炭水化物	有機酸	灰分	無機質: ナトリウム	無機質: カリウム	無機質: カルシウム	無機質: マグネシウム	無機質: リン	無機質: 鉄
			%	kJ	kcal	g	g	g	g	mg	g	g	g	g	g	g	g	g	g	g	g	g	g	g	mg	mg	mg	mg	mg	mg
07048	918	オロブランコ●砂じょう，生	45	181	43	88.7	(0.5)	0.8	–	0	**0.1**						–	–	9.5*	**0.9**	–	**10.1**	–	0.3	1	**150**	12	9	19	0.2
07052	919	かぼす●果汁，生	0	154	36	90.7	–	0.4	–	(0)	**0.1**						–	–	8.4*	**0.1**	–	**8.5**	–	0.3	1	**140**	7	8	8	0.1
07162	920	かわちばんかん●砂じょう，生	55	162	38	90.0	(0.4)	0.7	–	(0)	**0.2**						–	–	8.5*	**0.6**	–	**8.8**	–	0.3	1	**160**	10	10	21	0.1
07163	921	きよみ●砂じょう，生	40	190	45	88.4	(0.4)	0.8	–	(0)	**0.2**						–	–	10.1*	**0.6**	–	**10.3**	–	0.3	1	**170**	11	11	21	0.1
07056	922	きんかん●全果，生	6	283	67	80.8	–	0.5	0.3	0	**0.7**	0.09	0.06	0.18	0.07	0.10	–	–	13.3*	**4.6**	–	**17.5**	–	0.5	2	**180**	80	19	12	0.3
		グレープフルーツ																												
07062	923	●白肉種，砂じょう，生	30	168	40	89.0	0.5	0.9	(0.1)	0	**0.1**	(0.01)	(0.01)	(0.02)	(0.01)	(0.02)	7.5	7.3	8.3*	**0.6**	–	**9.6**	1.1	0.4	1	**140**	15	9	17	Tr
07164	924	●紅肉種，砂じょう，生	30	168	40	89.0	(0.7)	0.9	0.1	0	**0.1**						(6.5)	(6.3)	8.1*	**0.6**	–	**9.6**	1.1	0.4	1	**140**	15	9	17	Tr
07063	925	●果実飲料 ●ストレートジュース	0	187	44	88.7	–	0.6	(0.1)	(0)	**0.1**	(0.01)	(0.01)	(0.03)	(0.01)	(0.02)	(8.8)	(8.7)	10.2*	**0.1**	–	**10.3**	–	0.3	1	**180**	9	9	12	0.1
07064	926	●濃縮還元ジュース	0	163	38	90.1	–	0.7	(0.1)	(0)	**0.1**	(0.01)	(0.01)	(0.03)	(0.01)	(0.02)	(7.8)	(7.7)	8.6*	**0.2**	–	**8.8**	–	0.3	1	**160**	9	9	12	0.1
07065	927	●50%果汁入り飲料	0	193	45	88.4	–	0.3	–	(0)	**Tr**						–	–	11.0*	**0.1**	–	**11.1**	–	0.2	4	**90**	7	6	6	0.1
07066	928	●20%果汁入り飲料	0	167	39	90.1	–	0.1	–	(0)	**Tr**						–	–	9.7*	**0**	–	**9.7**	–	0.1	2	**34**	3	2	3	0.1
07067	929	●缶詰	0	257	60	82.1	–	0.5	–	(0)	**Tr**						(15.2*)	(15.2)	16.5	**0.6**	–	**17.1**	–	0.3	2	**110**	13	6	10	0.1
07074	930	さんぼうかん●砂じょう，生	55	200	47	87.6	(0.4)	0.7	–	(0)	**0.3**						–	–	10.3*	**0.9**	–	**10.9**	–	0.5	2	**280**	23	11	19	0.2
		シークヮーサー																												
07075	931	●果汁，生	0	149	35	90.9	–	0.8	–	(0)	**0.1**						–	–	7.6*	**0.3**	–	**7.9**	–	0.3	2	**180**	17	15	8	0.1
07076	932	●果実飲料 ●10%果汁入り飲料	0	202	48	88.1	–	0.1	–	(0)	**Tr**						–	–	11.8*	**0**	–	**11.8**	–	Tr	2	**13**	5	1	1	0.1
07165	933	しらぬひ●砂じょう，生	30	236	56	85.8	(0.5)	0.8	–	(0)	**0.2**						–	–	12.6*	**0.6**	–	**12.9**	–	0.3	Tr	**170**	9	9	18	0.1
		すだち																												
07078	934	●果皮，生	0	230	55	80.7	–	1.8	–	(0)	**0.3**						–	–	6.3*	**10.1**	–	**16.4**	–	0.8	1	**290**	150	26	17	0.4
07079	935	●果汁，生	0	124	29	92.5	–	0.5	–	(0)	**0.1**						–	–	6.5*	**0.1**	–	**6.6**	–	0.3	1	**140**	16	15	11	0.2
07166	936	せとか●砂じょう，生	20	214	50	86.9	(0.5)	0.8	–	(0)	**0.2**						–	–	11.3*	**0.7**	–	**11.7**	–	0.3	1	**170**	11	10	17	0.1

なるほど! 皮ごとOK…柑橘類は皮に栄養が多いのですが，ほとんどは皮をむかなければなりません。そんな皮も栄養も丸ごといただけるのはきんかんだけです。

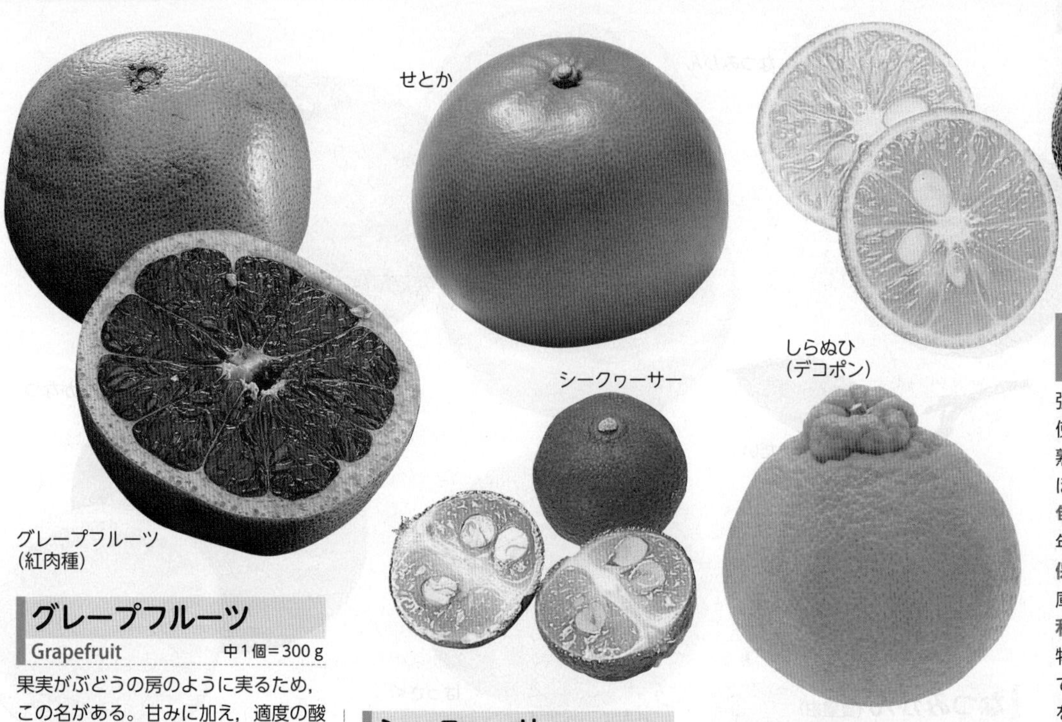

グレープフルーツ

Grapefruit 中1個＝300 g

果実がぶどうの房のように実るため，この名がある。甘みに加え，適度の酸味と苦みがあり，果肉は多汁。果肉の色は白色，色素(リコピン)を含んだ赤，その中間がある。アメリカ(フロリダ)などからの輸入が多い。

食べ方：横半分に切り，スプーンですくって食べる。好みで砂糖，蜂蜜，ブランデーなどをかけると風味が増す。ジュースやゼリー，サラダに入れたりする。皮はジャム(マーマレード)に利用する。

シークヮーサー

Shiikuwasha 中1個＝30g

沖縄特産のみかんの一種で，ひらみレモンともいう。重さ30g前後と小ぶりで，果肉は酸味が強い。

旬：6～12月。

利用法：ゆずやすだちのように，しぼり汁を飲料や酢の代用にする。沖縄では，やぎ汁，やぎのさしみなどの料理の臭み消しに使う。

しらぬひ (不知火)

Shiranuhi 1個＝200g

きよみとぽんかんの交雑種。頭が出っ張っているのが特徴で，皮がむきやすく袋ごと食べられる。甘みが強い。デコポンは登録商標。

産地：熊本，愛媛など。

旬：12～2月ごろまではハウスもの，2～5月ごろまでは露地ものが出回る。

すだち (酢橘)

Sudachi 1個＝20g

強い酸味と芳香が特徴で，食酢として使用されたことからこの名がある。完熟すると黄色くなるが，青い未熟果のほうが風味がよい。徳島特産。

旬：8～12月だが，市場にはほぼ一年中出回る。

保存法：ラップかポリ袋に入れ，冷蔵庫に保存すれば1カ月もつ。

利用法：果肉のしぼり汁を焼き魚や鍋物，酢の物に使う。果皮をすりおろして吸い物に入れ，風味を楽しむ。果実を輪切りにしてレモンのように紅茶や酒に浮かべたりもする。

せとか

Setoka 1個＝150g

きよみ，アンコール，マーコットの交雑種。果肉はやわらかく甘みがあり，袋ごと食べられる。

産地：愛媛など。

旬：1～2月ごろまではハウスもの，2～3月ごろまでは露地ものが出回る。

無機質							ビタミン(脂溶性)												ビタミン(水溶性)										食塩相当量	備考
							A							E																
								カロテン						トコフェロール																
亜鉛	銅	マンガン	ヨウ素	セレン	クロム	モリブデン	レチノール	α	β	β-クリプトキサンチン	β-カロテン当量	レチノール活性当量	D	α	β	γ	δ	K	B1	B2	ナイアシン	ナイアシン当量	B6	B12	葉酸	パントテン酸	ビオチン	C		
mg	mg	mg	μg	μg	μg	μg	μg	μg	μg	μg	μg	μg	μg	mg	mg	mg	mg	μg	mg	mg	mg	mg	mg	μg	μg	mg	μg	mg	g	
0.1	0.05	0.02	−	−	−	−	(0)	1	4	0	5	Tr	(0)	0.3	0	0	0	−	0.09	0.02	0.3	(0.4)	0.04	0	34	0.47	−	38	0	別名：スイーティー，スウィーティー 廃棄部位：果皮，じょうのう膜及び種子
Tr	0.03	0.04	−	−	−	−	(0)	0	0	21	10	1	(0)	0.1	0	0	0	−	0.02	0.02	0.1	0.2	0.03	(0)	13	0.15	−	42	0	全果に対する果汁分：35%
0.1	0.03	0.02	−	−	−	−	(0)	2	38	7	43	4	(0)	0.2	0	0	0	(0)	0.06	0.02	0.3	(0.4)	0.05	(0)	13	0.13	−	36	0	廃棄部位：果皮，じょうのう膜及び種子，露地栽培品
0.1	0.04	0.05	(0)	(0)	(1)	(0)	(0)	9	200	690	540	45	(0)	0.3	0	0	0	(0)	0.10	0.02	0.3	(0.4)	0.08	(0)	24	0.27	(0.3)	42	0	廃棄部位：果皮，じょうのう膜及び種子，露地栽培品
0.1	0.03	0.11	−	−	−	−	(0)	0	28	200	130	11	(0)	2.6	0	0.2	0	(0)	0.10	0.06	0.6	0.7	0.06	(0)	20	0.29	−	49	0	廃棄部位：種子及びへた
0.1	0.04	0.01	0	0	0	1	(0)	0	0	0	0	(0)	(0)	0.3	0	0	0	(0)	0.07	0.03	0.3	0.4	0.04	(0)	15	0.39	0.5	36	0	廃棄部位：果皮，じょうのう膜及び種子
0.1	0.04	0.01	0	0	0	1	(0)	0	400	4	410	34	(0)	0.3	0	0	0	(0)	0.07	0.03	0.3	(0.5)	0.04	(0)	15	0.39	0.5	36	0	廃棄部位：果皮，じょうのう膜及び種子
Tr	0.03	0.01	−	−	−	−	(0)	0	0	0	0	(0)	(0)	0.2	0	0	0	Tr	0.04	0.01	0.2	0.3	0.03	(0)	11	0.23	−	38	0	(100g：97mL，100mL：103g)
Tr	0.04	0.01	−	−	−	−	(0)	1	110	1	110	10	(0)	0.2	0	0	0	(0)	0.06	0.02	0.3	0.4	0.03	(0)	10	0.25	−	53	0	(100g：97mL，100mL：103g)
Tr	0.02	0.01	−	−	−	−	(0)	0	0	0	0	(0)	(0)	0.1	0	0	0	(0)	0.02	Tr	0.1	0.2	0.02	(0)	5	0	−	19	0	
Tr	0.01	Tr	−	−	−	−	(0)	0	0	0	0	(0)	(0)	0.2	0	0	0	(0)	0	0	Tr	Tr	0.01	(0)	2	0	−	8	0	
0.1	0.03	0.01	−	−	−	−	0	−	−	−	0	0	(0)	0.1	0	0	0	−	0.03	Tr	0.2	0.3	0.03	(0)	9	0.16	−	26	0	試料：ライトシラップ漬 液汁を含んだもの(液汁40%)
0.1	0.06	0.05	−	−	−	−	(0)	0	16	70	51	4	(0)	0.2	0	0	0	(0)	0.07	0.03	0.4	(0.5)	0.06	(0)	16	0.35	−	39	0	別名：壺柑(つぼかん)，達磨柑(だるまかん) 廃棄部位：果皮，じょうのう膜及び種子
																														別名：ひらみレモン，シークワーサー，シイクワシャー，シイクワーサー
0.1	0.06	0.06	−	−	−	−	(0)	0	31	120	89	7	(0)	0.5	0	0	0	−	0.08	0.03	0.3	0.4	0.03	(0)	7	0.10	−	11	0	全果に対する果汁分：20%
Tr	0.01	0.01	−	−	−	−	(0)	0	14	0	14	1	(0)	0.1	0	0	0	−	0	0	0	Tr	0	(0)	0	0	−	2	0	
0.1	0.03	0.07	(0)	(0)	(1)	(0)	(0)	2	48	630	360	30	(0)	0.3	0	0	0	(0)	0.09	0.03	0.3	(0.4)	0.04	(0)	17	0.25	(0.4)	48	0	別名：デコポン(全国糖酸度統一基準を満たすもの)，しらぬい，不知火，ヒメポン 廃棄部位：果皮，じょうのう膜及び種子 ハウス栽培品及び露地栽培品
0.4	0.09	0.18	−	−	−	−	(0)	360	330	17	520	44	(0)	5.2	0	0.5	0	−	0.04	0.09	0.5	0.8	0.16	(0)	35	0.23	−	110	0	全果に対する果皮分：30%
0.2	0.03	0.05	−	−	−	−	0	−	−	−	Tr	0	(0)	0.3	0	0	0	−	0.03	0.02	0.2	0.3	0.08	(0)	13	0.13	−	40	0	全果に対する果汁分：25%
0.1	0.03	0.09	−	−	−	−	(0)	8	250	1400	930	77	(0)	0.4	0	0	0	(0)	0.08	0.03	0.3	(0.4)	0.05	(0)	29	0.13	−	57	0	廃棄部位：果皮，じょうのう膜及び種子 ハウス栽培品及び露地栽培品

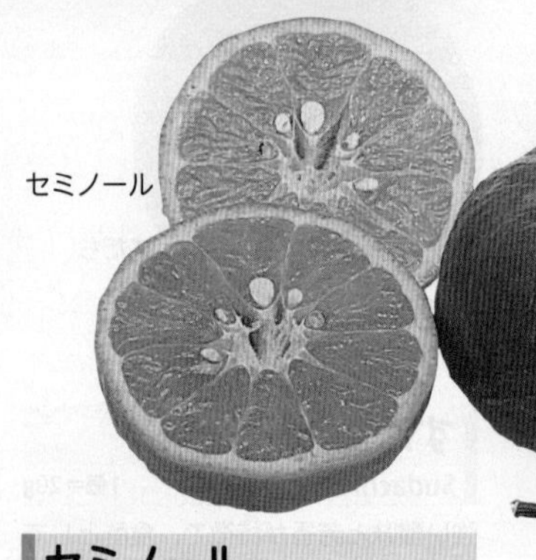
セミノール

なつみかん

だいだい

はっさく

ひゅうがなつ

セミノール
Seminole　1個＝150g

みかん類とグレープフルーツ，またはぶんたんとの交雑種であるタンゼロの一種。甘みと酸味のバランスがよく多汁。砂じょう（果肉）はじょうのう膜（袋）ごと食べられる。
産地：和歌山，大分，三重など。
旬：4～5月ごろに出荷される。

だいだい（橙）
Sour orange　1個＝200g

酸味や苦みが強くて生食には適さない。冬季にだいだい色に熟すが，春から夏に再び緑色になる。収穫しなければ2，3年は枝についているところから代々とも呼ばれ，子孫繁栄の縁起ものとして正月の鏡餅にのせる。
産地：広島，静岡，愛媛など。
旬：10～12月に出回る。
利用法：果汁をぽん酢に用いる。果皮はマーマレードに加工する。

なつみかん（夏蜜柑）
Natsudaidai　1個＝350g

もとは「なつだいだい」と呼ばれ皮がゴツゴツして酸味が強く，食酢の代用とされていた。現在出回っているのは，酸味が少なく甘い「あまなつ」が主流。あまなつは，なつみかんの変異種で，「川野夏だいだい」の通称である。
産地：鹿児島，熊本，愛媛など。
旬：4～6月。
食べ方：生食するほか，マーマレード，ブレンド果汁の原料に利用する。

はっさく（八朔）
Hassaku　1個＝300g

日本特産の柑橘類。酸味が少なくほどよい甘みがあり，風味がよい。果汁は少ないが，果肉とじょうのう膜(袋)が離れやすいので扱いやすい。
産地：和歌山など。
旬：1～5月。
食べ方：加工すると苦みが出るので，ほとんどが生食される。

ひゅうがなつ（日向夏）
Hyuga-natsu　1個＝200g

ニューサマーオレンジ，土佐小夏ともいう。果肉はやわらかく，ほどよい甘みをもち，酸味は少ない。
旬：4～6月。
食べ方：果皮の白い皮の部分を残して，りんごをむくように薄く外皮をむき，くし形に切って，そのまま食べる。

食品番号	索引番号	食品名（可食部100g当たり）	廃棄率	エネルギー		水分	たんぱく質		脂質			脂肪酸					炭水化物						有機酸	灰分	無機質					
							アミノ酸組成によるたんぱく質	たんぱく質	脂肪酸のトリアシルグリセロール当量	コレステロール	脂質	飽和	一価不飽和	多価不飽和	n-3系多価不飽和	n-6系多価不飽和	利用可能炭水化物（単糖当量）	利用可能炭水化物（質量計）	差引き法による利用可能炭水化物	食物繊維総量	糖アルコール	炭水化物			ナトリウム	カリウム	カルシウム	マグネシウム	リン	鉄
			%	kJ	kcal	g	g	g	g	mg	g	g	g	g	g	g	g	g	g	g	g	g	g	g	mg	mg	mg	mg	mg	mg
07085	937	セミノール●砂じょう，生	40	226	53	86.0	–	1.1	–	(0)	**0.1**						–	–	11.6*	**0.8**	–	**12.4**	–	0.4	2	**200**	24	16	18	0.2
07083	938	だいだい●果汁，生	0	149	35	91.2	–	0.3	–	(0)	**0.2**						–	–	8.0*	**0**	–	**8.0**	–	0.3	1	**190**	10	10	8	0.1
		なつみかん																												
07093	939	●砂じょう，生	45	178	42	88.6	0.5	0.9	–	0	**0.1**						–	–	9.2*	**1.2**	–	**10.0**	–	0.4	1	**190**	16	10	21	0.2
07094	940	●缶詰	0	338	80	79.7	–	0.5	–	(0)	**0.1**						–	–	18.9*	**0.5**	–	**19.4**	–	0.3	4	**92**	11	8	12	0.1
07105	941	はっさく●砂じょう，生	35	199	47	87.2	(0.5)	0.8	–	(0)	**0.1**						–	–	10.3*	**1.5**	–	**11.5**	–	0.4	1	**180**	13	10	17	0.1
07167	942	はるみ●砂じょう，生	30	220	52	86.5	(0.5)	0.9	–	(0)	**0.2**						–	–	11.7*	**0.8**	–	**12.1**	–	0.3	0	**170**	9	10	16	0.1
		ひゅうがなつ																												
07112	943	●じょうのう及びアルベド，生	30	194	46	87.2	(0.3)	0.6	–	(0)	**0.1**						–	–	9.9*	**2.1**	–	**11.7**	–	0.4	1	**130**	23	8	11	0.2
07113	944	●砂じょう，生	55	149	35	90.7	(0.3)	0.6	–	(0)	**0.1**						–	–	7.9*	**0.7**	–	**8.3**	–	0.3	1	**110**	5	6	9	0.1
		ぶんたん																												
07126	945	●砂じょう，生	50	174	41	89.0	(0.4)	0.7	–	(0)	**0.1**						–	–	9.2*	**0.9**	–	**9.8**	–	0.4	1	**180**	13	7	19	0.1
07127	946	●ざぼん漬	0	1436	338	14.0	(0.1)	0.2	–	(0)	**0.1**						–	–	82.9*	**2.7**	–	**85.5**	–	0.2	13	**8**	22	6	3	0.2
07129	947	ぽんかん●砂じょう，生	35	178	42	88.8	(0.5)	0.9	–	(0)	**0.1**						–	–	9.3*	**1.0**	–	**9.9**	–	0.3	1	**160**	16	9	16	0.1
		ゆず																												
07142	948	●果皮，生	0	210	50	83.7	0.9	1.2	0.1	(0)	**0.5**	0.03	0.01	0.04	0.01	0.02	–	–	8.0*	**6.9**	–	**14.2**	–	0.4	5	**140**	41	15	9	0.
07143	949	●果汁，生	0	128	30	92.0	(0.4)	0.5	–	(0)	**0.1**						–	–	6.7*	**0.4**	–	**7.0**	–	0.4	1	**210**	20	11	11	0.
07145	950	ライム●果汁，生	0	167	39	89.8	(0.3)	0.4	–	(0)	**0.1**						(1.9)	(1.9)	9.2*	**0.2**	–	**9.3**	–	0.4	1	**160**	16	9	16	0.
		レモン																												
07155	951	●全果，生	3	178	43	85.3	–	0.9	0.2	0	**0.7**	0.05	0.02	0.11	0.04	0.07	2.6	2.6	5.0*	**4.9**	–	**12.5**	3.2	0.6	4	**130**	67	11	15	0.
07156	952	●果汁，生	0	101	24	90.5	0.3	0.4	(0.1)	0	**0.2**	(0.02)	(0.01)	(0.03)	(0.01)	(0.02)	1.5*	1.5	2.1	**Tr**	–	**8.6**	6.7	0.3	2	**100**	7	8	9	0.

なるほど！ 香りづけにスタンバイ…かぼす，すだち，ゆずなどは，丸ごと，あるいは皮としぼった果汁を別々にして冷凍保存できます。料理のアクセントに役立ちます。

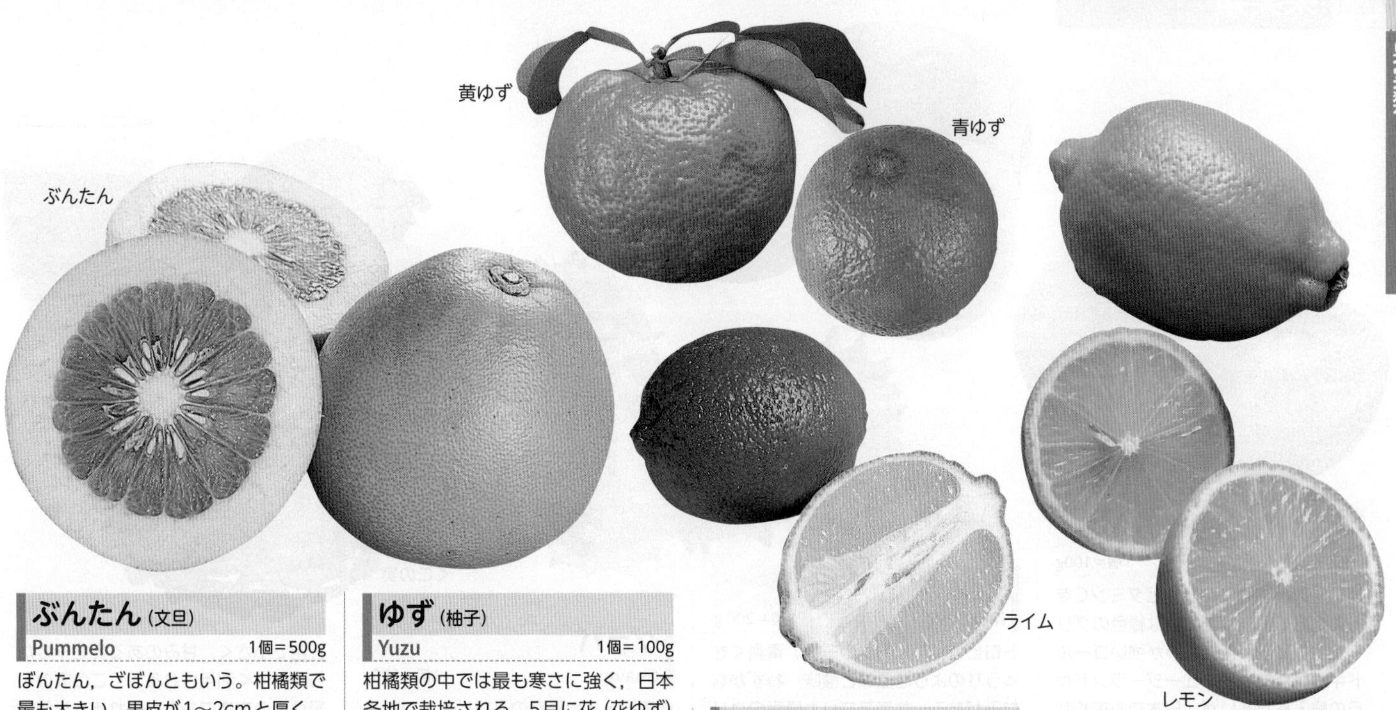

ぶんたん（文旦）

Pummelo 1個＝500g

ぼんたん，ざぼんともいう。柑橘類で最も大きい。果皮が1～2cmと厚く，果肉は苦みがあり，汁が少ない。おもに東南アジアで栽培されるが，日本独特の品種としては晩白柚（ばんぺいゆ），土佐ぶんたんなどが知られる。

産地：九州南部（大型のもの），高知（小型の土佐ぶんたん）。

旬：2～5月に出荷される。

食べ方：生食するほか，ペクチンが多いので，ジャム（マーマレード）やゼリー，厚い果皮を砂糖漬けにしたざぼん漬けもつくられる。

ゆず（柚子）

Yuzu 1個＝100g

柑橘類の中では最も寒さに強く，日本各地で栽培される。5月に花（花ゆず）をつけ，そのあとに小さな実（実ゆず）をつける。7月ごろに青い実が大きくなり（青ゆず），11月ごろに黄色（黄ゆず）になる。

保存法：常温で保存できるが，皮と果汁を別々にして冷凍保存すると，香りが長持ちする。

食べ方：果皮はむくとよい香りがするので，香味料にする。果汁は酢の代わりに使う。ほかに，ゆずみそ，ゆべし，ジャムなどの加工品に用いる。

ライム

Limes 1個＝100g

果皮が緑色で，香り・酸味ともにレモンより強く，独特の香りがある。熟すと黄色になるが，未熟のものを収穫して用いる。ほとんどがメキシコなどからの輸入もの。

利用法：薄い輪切りにして料理に添えたり，果汁をサラダドレッシングに入れたりする。そのほか，酸味料として果皮や果汁が広く用いられる。

レモン（檸檬）

Lemons 1個＝100g

さわやかな香りと酸味が特徴。アメリカなどからの輸入ものが一年中出回るが，国産ものは秋～冬が旬。

産地：日本では広島，愛媛など。

利用法：果汁を飲料のベースにするほか，香りづけや臭み消しに利用する。また，輪切りを紅茶やカクテルなどに，果皮を砂糖煮に用いる。

無機質 亜鉛	無機質 銅	無機質 マンガン	無機質 ヨウ素	無機質 セレン	無機質 クロム	無機質 モリブデン	ビタミン（脂溶性） A レチノール	A カロテン α	A カロテン β	A β-クリプトキサンチン	A β-カロテン当量	A レチノール活性当量	D	E トコフェロール α	E トコフェロール β	E トコフェロール γ	E トコフェロール δ	K	ビタミン（水溶性） B1	B2	ナイアシン	ナイアシン当量	B6	B12	葉酸	パントテン酸	ビオチン	C	食塩相当量	備考
mg	mg	mg	µg	µg	µg	µg	µg	µg	µg	µg	µg	µg	µg	mg	mg	mg	mg	µg	mg	mg	mg	mg	mg	µg	µg	mg	µg	mg	g	
0.1	0.04	0.10	–	–	–	–	(0)	0	410	1300	1100	89	(0)	0.3	0	0	0	(0)	0.01	0.04	0.3	0.5	0.09	(0)	27	0.45	–	41	0	廃棄部位：果皮，じょうのう膜及び種子
Tr	0.02	0.02	–	–	–	–	(0)	0	0	36	18	2	(0)	0.1	0	0	0	–	0.03	0.02	0.4	0.5	0.02	(0)	13	0.12	–	35	0	全果に対する果汁分：30%
																														別名：なつだいだい なつかん，あまなつみかんを含む
0.1	0.05	0.04	–	–	–	–	(0)	3	22	120	85	7	(0)	0.3	0	0	0	(0)	0.08	0.03	0.4	0.5	0.05	(0)	25	0.29	–	38	0	廃棄部位：果皮，じょうのう膜及び種子
0.1	0.03	0.03	–	–	–	–	(0)	0	Tr	21	11	1	(0)	0.2	0	0	0	(0)	0.04	Tr	0.2	0.3	0.03	(0)	12	0.07	–	14	0	試料：ヘビーシラップ漬　液汁を含んだもの（液汁45%）
0.1	0.04	0.03	–	–	–	–	(0)	0	21	170	110	9	(0)	0.3	0	0	0	(0)	0.06	0.03	0.2	(0.3)	0.07	(0)	16	0.30	–	40	0	廃棄部位：果皮，じょうのう膜及び種子
0.1	0.03	0.05	–	–	–	–	(0)	2	130	1100	690	57	(0)	0.3	0	0	0	(0)	0.11	0.02	0.2	(0.3)	0.05	(0)	19	0.21	–	40	0	廃棄部位：果皮，じょうのう膜及び種子，露地栽培品
																														別名：ニューサマーオレンジ，小夏みかん
0.1	0.03	0.08	–	–	–	–	(0)	0	1	19	11	1	(0)	0.3	0	0	0	(0)	0.05	0.03	0.3	(0.4)	0.06	(0)	16	0.23	–	26	0	廃棄部位：フラベド（果皮の外側の部分）及び種子
Tr	0.02	0.04	–	–	–	–	(0)	0	0	19	9	1	(0)	0.1	0	0	0	(0)	0.06	0.03	0.2	(0.3)	0.05	(0)	13	0.27	–	21	0	廃棄部位：果皮（フラベドとアルベド），じょうのう膜及び種子
																														別名：ざぼん，ぼんたん
0.1	0.04	0.02	–	–	–	–	(0)	0	15	0	15	1	(0)	0.5	0	0	0	(0)	0.03	0.04	0.3	(0.4)	0	(0)	16	0.32	–	45	0	廃棄部位：果皮，じょうのう膜及び種子
Tr	0.01	0.01	–	–	–	–	(0)	0	4	0	4	Tr	(0)	0.1	0	0	0	(0)	0	0.02	Tr	(Tr)	0	(0)	2	0	–	Tr	0	
Tr	0.02	0.09	–	–	–	–	(0)	3	110	1000	620	52	(0)	0.2	0	0	0	(0)	0.08	0.04	0.2	(0.3)	0.05	(0)	13	0.24	–	40	0	廃棄部位：果皮，じょうのう膜及び種子
0.1	0.02	0.12	0	0	0	1	(0)	0	19	440	240	20	(0)	3.4	0	0.6	0	–	0.07	0.10	0.5	0.7	0.09	(0)	21	0.89	3.6	160	0	全果に対する果皮分：40%
0.1	0.02	0.10	–	–	–	–	(0)	0	0	15	7	1	(0)	0.2	0	0	0	–	0.05	0.02	0.2	(0.2)	0.02	(0)	11	0.29	–	40	0	全果に対する果汁分：25%
0.1	0.03	0.01	–	–	–	–	(0)	0	0	0	0	(0)	(0)	0.2	0	0	0	(1)	0.03	0.02	0.1	(0.1)	0.05	(0)	17	0.16	–	33	0	全果に対する果汁分：35%
0.1	0.08	0.05	0	1	0	1	(0)	0	7	37	26	2	(0)	1.6	0	0.1	0	(0)	0.07	0.07	0.2	0.4	0.08	(0)	31	0.39	1.2	100	0	廃棄部位：種子及びへた
0.1	0.02	0.03	0	0	0	1	(0)	0	0	13	6	1	(0)	0.1	0	0	0	(0)	0.04	0.02	0.1	0.1	0.05	(0)	19	0.18	0.3	50	0	全果に対する果汁分：30%

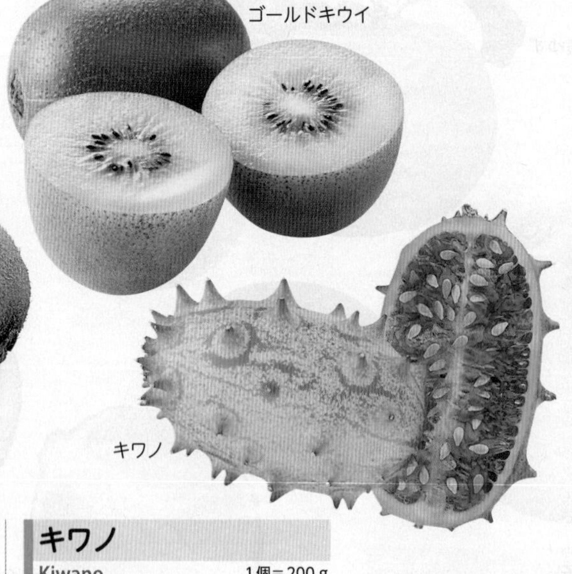

グリーンキウイ

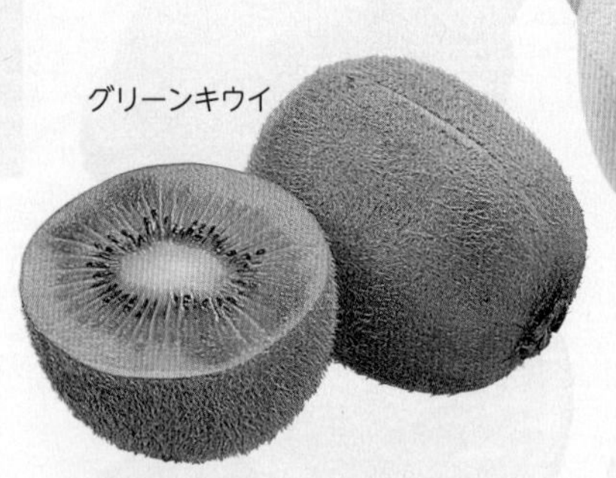

グァバ

グァバジュース

くこの実

キウイフルーツ

Kiwifruit　1個＝100g

淡い甘みと酸味があり，ビタミンCを多く含む。果肉がきれいな緑色のグリーンキウイと黄色で甘みが強いゴールドキウイがある。ニュージーランドからの輸入品が多いが，日本でも広く栽培され，ほぼ一年中出回っている。

食べ方：そのまま生食するほか，裏ごししてソースに用いたり，ジャムにする。たんぱく質分解酵素を含むので，薄切りを肉にのせておくと肉がやわらかくなり，風味も増す。肉料理のつけ合わせやソースとして食べると消化をよくする。また，未熟なものは，りんごと一緒に袋に入れておくと，りんごの出すエチレンガスによって速く追熟してやわらかくなる。

キワノ

Kiwano　1個＝200 g

トロピカルフルーツの一種。青臭くきゅうりのような風味と酸味，わずかな甘みがある。熱帯アフリカ原産のウリ科で，きゅうりやメロンの仲間。日本では栽培されず，多くはニュージーランドなどから輸入される。

成熟すると，果皮は淡緑色から黄色がかったオレンジ色になる。

食べ方：さわってみて弾力を感じるころに，縦半分に切ってゼリー状の果肉をスプーンですくって食べる。好みで砂糖，蜂蜜，ヨーグルトなどをかけてもよい。果汁をしぼってジュースにもする。

グァバ

Guava　1個＝100g

熱帯アメリカ原産のトロピカルフルーツで，果肉は甘く特有の芳香があり多汁である。

食べ方：生食するほか，ゼリー，ジャム，ジュースに用いる。

くこ

Chinese boxthorn　10粒＝1g

ナス科の植物で，中国の漢方薬において滋養強壮のために用いる重要な作物である。葉や果実，根皮などほとんどを余すことなく利用できる。食用には紅色で小さく，甘みのある実を干したものがよく利用される。くこの実の干果はそのままでも食べられる。近年ではアメリカなどでも栽培され，ウルフベリー，ゴジベリーとも称される。

ぐみ（頽子）

Oleasters　1個＝2g

渋みのある甘い実。熟すにつれて果皮は黄色から赤色になり，果肉は多汁である。日本全国に自生。

旬：夏。

食べ方：生食するほか，ジャム，果実酒などにする。

食品番号	索引番号	食品名（可食部100g当たり）	廃棄率 %	エネルギー kJ	エネルギー kcal	水分 g	たんぱく質：アミノ酸組成によるたんぱく質 g	たんぱく質：たんぱく質 g	脂質：脂肪酸のトリアシルグリセロール当量 g	脂質：コレステロール mg	脂質：脂質 g	脂肪酸：飽和 g	脂肪酸：一価不飽和 g	脂肪酸：多価不飽和 g	脂肪酸：n-3系多価不飽和 g	脂肪酸：n-6系多価不飽和 g	炭水化物：利用可能炭水化物（単糖当量） g	炭水化物：利用可能炭水化物（質量計） g	炭水化物：差引き法による利用可能炭水化物 g	炭水化物：総食物繊維量 g	炭水化物：糖アルコール g	炭水化物：炭水化物 g	有機酸 g	灰分 g	無機質：ナトリウム mg	無機質：カリウム mg	無機質：カルシウム mg	無機質：マグネシウム mg	無機質：リン mg	無機質：鉄 mg
		キウイフルーツ																												
07054	953	●緑肉種，生	15	217	51	84.7	0.8	1.0	0.2	0	**0.2**	0.02	0.03	0.12	0.10	0.03	9.6*	9.5	9.1	**2.6**	0	**13.4**	2.0	0.7	1	**300**	26	14	30	0.3
07168	954	●黄肉種，生	20	267	63	83.2	–	1.1	(0.2)	(0)	**0.2**	(0.05)	(0.02)	(0.09)	(0.04)	(0.05)	(11.9)	(11.9)	13.6*	**1.4**	–	**14.9**	–	0.5	2	**300**	17	12	25	0.2
● 07183	955	きはだ●実，乾	0	1593	378	13.1	–	7.3	–	–	**9.8**						–	–	65.1*	**–**	–	**65.1**	–	4.7	17	**2100**	230	88	240	1.7
07055	956	キワノ●生	40	171	41	89.2	–	1.5	–	0	**0.9**						–	–	5.4*	**2.6**	–	**8.0**	–	0.4	2	**170**	10	34	42	0.4
		グァバ																												
07057	957	●赤肉種，生	30	136	33	88.9	(0.3)	0.6	0.1	(0)	**0.1**						(3.6)	(3.6)	5.1*	**5.1**	–	**9.9**	–	0.5	3	**240**	8	8	16	0.1
07169	958	●白肉種，生	30	136	33	88.9	(0.3)	0.6	0.1	(0)	**0.1**						–	–	5.1*	**5.1**	–	**9.9**	–	0.5	3	**240**	8	8	16	0.1
07058	959	●果実飲料 ●20%果汁入り飲料（ネクター）	0	207	49	87.4	–	0.1	–	(0)	**0.1**						(10.0)	(9.9)	11.5*	**0.8**	–	**12.3**	–	0.1	4	**49**	3	2	3	0.2
07059	960	●10%果汁入り飲料	0	213	50	87.4	–	0.1	–	(0)	**0.1**						–	–	12.1*	**0.2**	–	**12.3**	–	0.1	7	**28**	3	20	2	0.1
● 07185	961	くこ●実，乾	0	1640	387	4.8	(6.6)	12.3	–	–	**4.1**						–	–	81.0*	**–**	–	**75.3**	–	3.5	510	**1400**	47	77	180	4.0
07061	962	ぐみ●生	10	304	72	81.0	–	1.3	–	(0)	**0.2**						–	–	15.2*	**2.0**	–	**17.2**	–	0.3	2	**130**	10	4	24	0.2
		ココナッツ																												
07157	963	●ココナッツウォーター	0	92	22	94.3	(0.2)	0.2	0.1	(0)	**0.1**						(7.9)	(7.8)	5.0*	**0**	–	**5.0**	–	0.4	11	**230**	11	6	11	0.1
07158	964	●ココナッツミルク	0	649	157	78.8	(1.8)	1.9	14.9	0	**16.0**	13.20	0.76	0.13	0	0.13	(9.4)	(8.9)	3.8*	**0.2**	–	**2.8**	–	0.5	12	**230**	5	28	49	0.8
07170	965	●ナタデココ	0	341	80	79.7	–	0	–	(0)	**Tr**						–	–	19.7*	**0.5**	–	**20.2**	–	Tr	2	**0**	1	1	Tr	0
		さくらんぼ																												
07070	966	●国産，生	10	271	64	83.1	(0.8)	1.0	(0.1)	(0)	**0.2**	(0.04)	(0.05)	(0.05)	(0.03)	(0.03)	–	–	14.2*	**1.2**	–	**15.2**	–	0.5	1	**210**	13	6	17	0.
07071	967	●米国産，生	9	273	64	81.1	(1.0)	1.2	(0.1)	(0)	**0.1**	(0.02)	(0.02)	(0.03)	(0.01)	(0.01)	(13.7)*	(13.7)	13.8	**1.4**	2.2	**17.1**	–	0.5	1	**260**	15	12	23	0.
07072	968	●米国産，缶詰	15	298	70	81.5	–	0.6	(0.1)	(0)	**0.1**	(0.02)	(0.02)	(0.03)	(0.01)	(0.01)	(13.8)	(13.6)	15.8*	**1.0**	0.9	**17.6**	–	0.2	3	**100**	10	5	12	0.4
07073	969	ざくろ●生	55	267	63	83.9	–	0.2	–	(0)	**Tr**						–	–	15.5*	**0**	–	**15.5**	–	0.4	1	**250**	8	6	15	0.

 なるほど！ 果物はなぜ冷やす？…果物の果糖にはα型とβ型があり，β型はα型の3倍甘みが強い。冷やすとこのβ型が増えるので，おいしくなるんだとか。

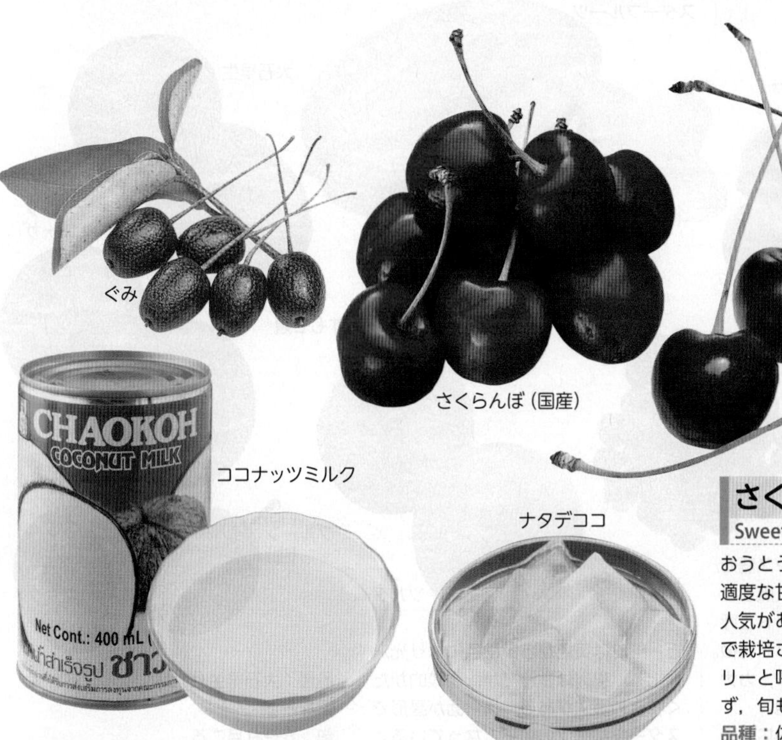

さくらんぼ
(米国産)

ざくろ

ココナッツ
Coconut

ココナツ，ヤシの実ともいう。種子は繊維質の厚い殻に包まれ，まわりは固形状，中心部は液状の胚乳からなる。

●**ココナッツミルク**：完熟したココナッツの胚乳からココナッツクリームをしぼり取ったあとの乳状の液体。そのまま飲んだり，カレー，スープ，煮込み，調味料などに用いる。

●**ナタデココ**：ココナッツの水分（ココナッツウォーター）を発酵させ，固まったところを食用にする。独特の歯ごたえがある。ほとんどが水分のためエネルギーが比較的低く，食物繊維も含まれるため，健康食品として人気がある。糖や酸味料などを加えたものが市販されている。

さくらんぼ (桜桃)
Sweet cherries　1粒＝8g

おうとうとも呼ぶ。さわやかな酸味と適度な甘み，色や形のかわいらしさで人気がある。酸果と甘果があり，日本で栽培されているのは，スイートチェリーと呼ばれる甘果である。日持ちせず，旬も短いので高価。

品種：佐藤錦，紅秀峰など。

産地：山形，北海道，山梨など。

旬：6～7月。国産ものが出回る前後には，濃赤色のアメリカンチェリーが安く入荷する。

食べ方：ほとんどが生食用。加工品に缶詰や砂糖漬けなどがある。加工品の多くは酸果のさくらんぼが使われ，ケーキや飲み物のデコレーションに用いられる。また，さくらんぼを原料にした酒にキルシュ，マラスキーノがある。

ざくろ (石榴)
Pomegranates　1個＝250g

熟すと自然に果皮が裂ける。果実には淡紅色の種子がぎっしり詰まり，果肉は多汁で甘酸っぱい。市場に出回っているのは，おもにアメリカからの輸入品である。

旬：日本では10月。

食べ方：生食するほか，ジュース，果実酒にする。カクテルに使う真っ赤なグレナデンシロップは，ざくろの果汁からつくられる。

無機質							ビタミン（脂溶性）												ビタミン（水溶性）										食塩相当量	備考
							A							E トコフェロール																
亜鉛	銅	マンガン	ヨウ素	セレン	クロム	モリブデン	レチノール	カロテン α	カロテン β	β-クリプトキサンチン	β-カロテン当量	レチノール活性当量	D	α	β	γ	δ	K	B1	B2	ナイアシン	ナイアシン当量	B6	B12	葉酸	パントテン酸	ビオチン	C		
mg	mg	mg	μg	μg	μg	μg	μg	μg	μg	μg	μg	μg	μg	mg	mg	mg	mg	μg	mg	mg	mg	mg	mg	μg	μg	mg	μg	mg	g	
0.1	0.10	0.09	0	1	0	Tr	(0)	0	53	0	53	4	(0)	1.3	0	0	0	6	0.01	0.02	0.3	0.5	0.11	(0)	37	0.31	1.4	**71**	0	別名：キウイ 廃棄部位：果皮及び両端
0.1	0.07	0.04	–	–	–	–	(0)	1	38	4	41	3	(0)	2.5	0	0	0	(6)	0.02	0.02	0.3	(0.5)	0.14	(0)	32	0.26	–	**140**	0	別名：ゴールデンキウイ 廃棄部位：果皮及び両端
0.6	0.36	0.69	6	1	3	110	–	3	58	2	60	5	–	1.3	Tr	0.7	0	87	0.17	0.18	1.4	2.6	0.53	–	12	1.83	23.0	**0**	0	
0.4	0.09	0.13	–	–	–	–	(0)	0	36	0	36	3	(0)	0.7	0.1	1.2	0	–	0.03	0.01	0.2	0.5	0.04	0	2	0.14	–	**2**	0	別名：キワノフルーツ，ツノニガウリ 廃棄部位：果皮
																														別名：グアバ，ばんじろう，ばんざくろ
0.1	0.06	0.09	–	–	–	–	(0)	5	580	51	600	50	(0)	0.3	0	0	0	(2)	0.03	0.04	0.8	(0.9)	0.06	(0)	41	0.32	–	**220**	0	廃棄部位：果皮及び種子
0.1	0.06	0.09	–	–	–	–	(0)	–	–	–	0	(0)	(0)	0.3	0	0	0	(2)	0.03	0.04	0.8	(0.9)	0.06	(0)	41	0.32	–	**220**	0	廃棄部位：果皮及び種子
Tr	0.01	0.03	–	–	–	–	(0)	0	24	0	24	2	(0)	0.1	0	0	0	–	0	0.01	0.1	0.1	0.01	(0)	9	0	–	**19**	0	果肉（ピューレー）分：20%　ビタミンC：酸化防止用として添加品あり
Tr	0.01	0.02	–	–	–	–	(0)	0	10	0	10	1	(0)	Tr	0	0	0	–	0	0	0.1	0.1	0.01	(0)	3	0	–	**9**	0	ビタミンC：酸化防止用として添加品あり
1.2	0.69	0.71	2	3	6	13	–	33	800	4400	3000	250	0	5.7	0.1	0.8	0	10	0.28	0.40	4.6	(4.6)	0.32	Tr	99	0.71	24.0	**9**	1.3	別名：ゴジベリー ビタミンD：抽出残さの影響により定量下限を変更
0.1	0.10	0.15	–	–	–	–	(0)	54	330	46	380	32	(0)	2.2	0.1	0.1	0	–	0.01	0.04	0.3	0.5	0.02	(0)	15	0.45	–	**5**	0	廃棄部位：種子及び果柄
0.1	Tr	0.16	–	–	–	–	0	–	–	–	Tr	0	(0)	0	0	0	0	–	0.01	0.01	0.1	(0.1)	0	(0)	1	0	–	**2**	0	全果に対する割合：20%（100g：98mL，100mL：102g）
0.3	0.22	0.59	–	–	–	–	0	0	0	0	0	0	(0)	Tr	0	0	0	–	0.01	0	0.4	(0.8)	0.02	0	4	0	–	**0**	0	試料：缶詰（100g：98mL，100mL：102g）
0	0	0	–	–	–	–	(0)	0	0	0	0	0	(0)	0	0	0	0	–	0	0	0	0	0	(0)	0	0	–	**0**	0	シラップ漬（甘味料，酸味料含む）液汁を除いたもの
																														別名：おうとう，スイートチェリー
0.1	0.05	–	0	0	Tr	1	(0)	13	81	21	98	8	(0)	0.5	Tr	0	0	(2)	0.03	0.03	0.2	(0.3)	0.02	(0)	38	0.24	0.7	**10**	0	廃棄部位：核及び果柄
0.1	0.08	0.11	–	–	–	–	(0)	0	20	7	23	2	(0)	0.5	Tr	0	0	(2)	0.03	0.03	0.2	(0.4)	0.02	(0)	42	0.29	–	**9**	0	廃棄部位：核及び果柄
0.5	0.06	0.08	–	–	–	–	(0)	0	41	0	41	3	(0)	0.5	0	0	0	(1)	0.01	0.01	0.1	0.2	0.01	(0)	12	0	–	**7**	0	試料：ヘビーシラップ漬　液汁を除いたもの　内容総量に対する果肉分：50%　廃棄部位：核及び果柄　ビタミンC：酸化防止用として添加品あり
0.2	0.06	0.05	–	–	–	–	(0)	0	0	0	0	(0)	(0)	0.1	0	0	0	(12)	0.01	0.01	0.2	0.2	0.04	(0)	6	0.32	–	**10**	0	廃棄部位：皮及び種子 廃棄率：輸入品（大果）の場合 60%

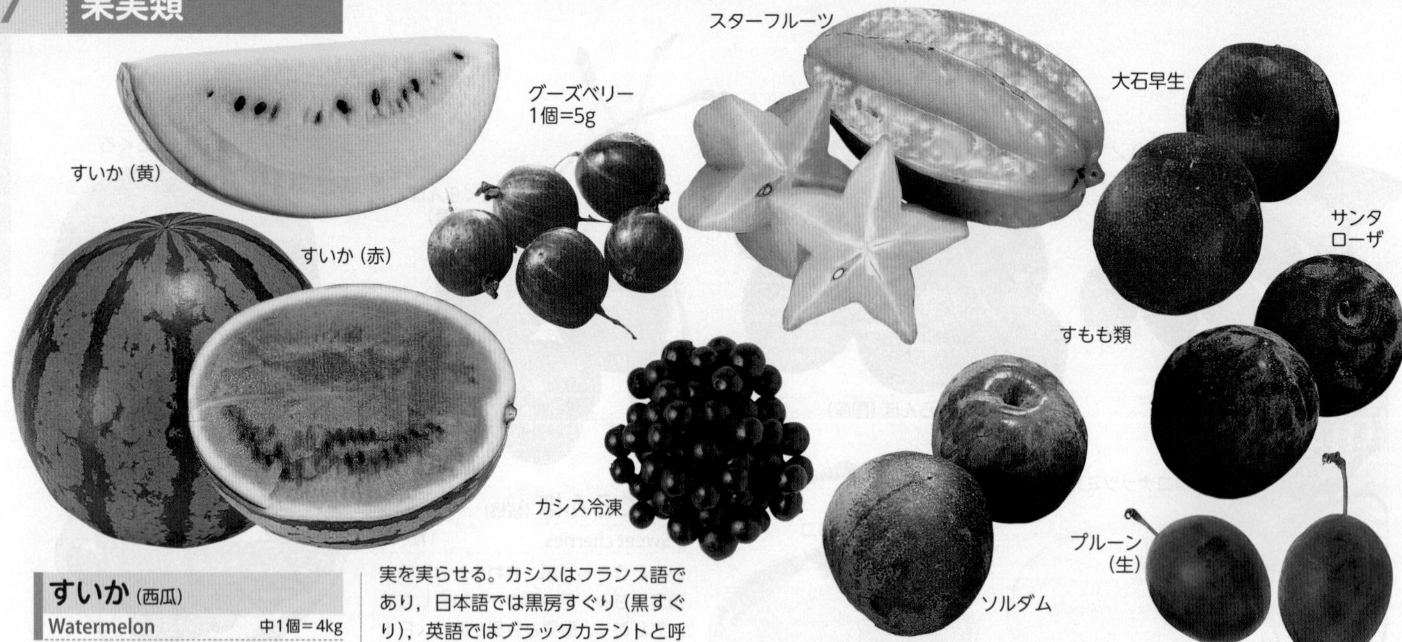

すいか（西瓜）

Watermelon 中1個＝4kg

夏の果物の代表。果肉は多汁でシャリシャリした歯ざわりが特徴である。水分とカリウムを多く含むので，利尿を促し，むくみをとるとされる。

産地：おもに熊本，千葉など。

旬：５～８月。

食べ方：収穫したときがいちばん甘い。追熟しないので，冷やしてなるべく早く食べるとよい。また，果皮に近い白い部分は酢の物，漬け物に利用する。

すぐり類

Currants カシス10粒＝10g

●**カシス**：ユキノシタ科スグリ属で，ブルーベリーによく似た小さく丸い果実を実らせる。カシスはフランス語であり，日本語では黒房すぐり（黒すぐり），英語ではブラックカラントと呼ばれる。さわやかな酸味と香りが特徴。

産地：ニュージーランド，北欧，カナダ。日本では青森がおもな産地。

食べ方：生食もできるが，おもに加工原料としてジャム，ゼリー，ジュース，アイスクリームに利用される。

●**グーズベリー**：熟すと果肉は多汁で甘酸っぱい。ヨーロッパ，アメリカを中心に栽培される。

食べ方：生食するほか，おもにジャム，ゼリー，果実酒などにする。

スターフルーツ

Carambola 1個＝50g

ごれんし（五斂子）ともいう。成熟すると，果皮は黄色から黄橙色になり光沢が出る。果肉は多汁だが，比較的かたく特有の酸味がある。横断面が星形でスターフルーツの由来となっている。

産地：日本では沖縄。

旬：秋～冬。

食べ方：生食するほか，サラダに入れたり，菓子やジュースにも用いる。未熟の果実は漬け物に使う。

すもも類（李類）

Plums 大石早生1個＝50g

プラムともいう。果皮には毛がなく，果肉は多汁で，熟すとやわらかくなる。甘みと酸味のバランスがよい。

品種：大石早生（わせ），ソルダム，太陽など。

旬：６～９月ごろ。

食べ方：生食するほか，おもにジャム，ゼリー，果実酒にする。

●**プルーン**：西洋すももの一種。おもに干したものをさす場合が多い。果肉はかたいが，完熟果は糖度が高く濃厚な味がする。乾果は鉄分と食物繊維を多く含み，ダイエット食品としても利用する。初秋に短期間出回る。日本では長野などで栽培される。

食べ方：生食するほか，ドライフルーツにすることが多い。

食品番号	索引番号	食品名（可食部100g当たり）	廃棄率	エネルギー		水分	たんぱく質		脂質			脂肪酸					炭水化物						有機酸	灰分	無機質					
							アミノ酸組成によるたんぱく質	たんぱく質	脂肪酸のトリアシルグリセロール当量	コレステロール	脂質	飽和	一価不飽和	多価不飽和	n-3系多価不飽和	n-6系多価不飽和	利用可能炭水化物（単糖当量）	利用可能炭水化物（質量計）	差引き法による利用可能炭水化物	総食物繊維量	糖アルコール	炭水化物			ナトリウム	カリウム	カルシウム	マグネシウム	リン	鉄
			%	kJ	kcal	g	g	g	g	mg	g	g	g	g	g	g	g	g	g	g	g	g	g	g	mg	mg	mg	mg	mg	mg
		すいか																												
07077	970	●赤肉種，生	40	172	41	89.6	0.3	0.6	(0.1)	0	**0.1**	(0.01)	(0.02)	(0.03)	(0)	(0.03)	–	–	9.5*	**0.3**	–	**9.5**	–	0.2	1	**120**	4	11	8	0.2
07171	971	●黄肉種，生	40	172	41	89.6	(0.3)	0.6	0.1	0	**0.1**						–	–	9.5*	**0.3**	–	**9.5**	–	0.2	1	**120**	4	11	8	0.2
		（すぐり類）																												
● 07182	972	●カシス ●冷凍	0	257	62	79.4	1.1	1.6	1.1	–	**1.6**	0.17	0.13	0.77	0.17	0.60	0	–	6.4*	**6.4**	–	**13.4**	3.5	0.7	Tr	**270**	40	19	54	0.5
07060	973	●グーズベリー ●生	1	215	51	85.2	–	1.0	–	0	**0.1**						(10.9)*	(10.9)	10.7	**2.5**	–	**13.2**	–	0.5	1	**200**	14	10	24	1.3
07069	974	スターフルーツ●生	4	126	30	91.4	(0.5)	0.7	(0.1)	0	**0.1**	(0.01)	(0.01)	(0.06)	(0.01)	(0.05)	–	–	5.9*	**1.8**	–	**7.5**	–	0.3	1	**140**	5	9	10	0.2
		（すもも類）																												
07080	975	●にほんすもも ●生	7	193	46	88.6	0.4	0.6	–	0	**1.0**						–	–	8.0*	**1.6**	–	**9.4**	–	0.4	1	**150**	5	5	14	0.2
07081	976	●プルーン ●生	5	207	49	86.2	(0.5)	0.7	(0.1)	0	**0.1**	(0.01)	(0.05)	(0.02)	(0)	(0.02)	(10.8)*	(10.7)	10.2	**1.9**	0.7	**12.6**	–	0.4	1	**220**	6	7	14	0.2
07082	977	●乾	0	894	211	33.3	(1.6)	2.4	(0.1)	0	**0.2**	(0.04)	(0.02)	(0.03)	(0.01)	(0.02)	(42.2)*	(41.7)	44.0	**7.1**	12.1	**62.3**	–	1.8	1	**730**	57	40	69	1.1
07086	978	チェリモヤ●生	20	348	82	78.1	(0.8)	1.3	(0.2)	0	**0.3**	(0.10)	(0.02)	(0.08)	(0.07)	(0.01)	(13.7)	(13.7)	18.2*	**2.2**	–	**19.8**	–	0.5	8	**230**	9	12	20	0.2
07111	979	ドラゴンフルーツ●生	35	218	52	85.7	–	1.4	–	0	**0.3**						–	–	9.9*	**1.9**	–	**11.8**	–	0.8	Tr	**350**	6	41	29	0.3
07087	980	ドリアン●生	15	592	140	66.4	–	2.3	2.8	0	**3.3**	1.18	1.18	0.28	0.12	0.16	–	–	25.5*	**2.1**	–	**27.1**	–	0.9	Tr	**510**	5	27	36	0.3
		（なし類）																												
07088	981	●日本なし ●生	15	161	38	88.0	0.2	0.3	(0.1)	0	**0.1**	(0.01)	(0.02)	(0.02)	(0)	(0.02)	8.3*	8.1	9.0	**0.9**	1.5	**11.3**	–	0.3	Tr	**140**	2	5	11	[illegible]
07089	982	●缶詰	0	323	76	80.5	(0.1)	0.1	(0.1)	(0)	**0.1**	(0.01)	(0.02)	(0.02)	(0)	(0.02)	–	–	18.5*	**0.7**	–	**19.1**	–	0.2	4	**75**	3	4	6	0.2
07090	983	●中国なし ●生	15	209	49	86.8	(0.1)	0.2	(0.1)	(0)	**0.1**	(0.01)	(0.02)	(0.02)	(0)	(0.02)	–	–	11.4*	**1.4**	–	**12.7**	–	0.2	1	**140**	2	5	8	0.1
07091	984	●西洋なし ●生	15	203	48	84.9	(0.2)	0.3	(0.1)	(0)	**0.1**	(0.02)	(0.06)	(0.07)	(0)	(0.07)	(9.2)*	(9.2)	9.6	**1.9**	2.9	**14.4**	–	0.3	Tr	**140**	5	4	13	0.1
07092	985	●缶詰	0	333	79	78.8	(0.1)	0.2	(0.1)	(0)	**0.1**	(0.01)	(0.02)	(0.02)	(0)	(0.02)	(16.7)	(16.5)	17.2*	**1.0**	2.7	**20.7**	–	0.2	1	**55**	4	4	5	0.1

なるほど！ **すいかは真ん中**…すいかは，芯に近い種のある真ん中においしさが集まっています。切り分けるときは，おいしい部分を均等に分けられるくし形切りがいいのです。

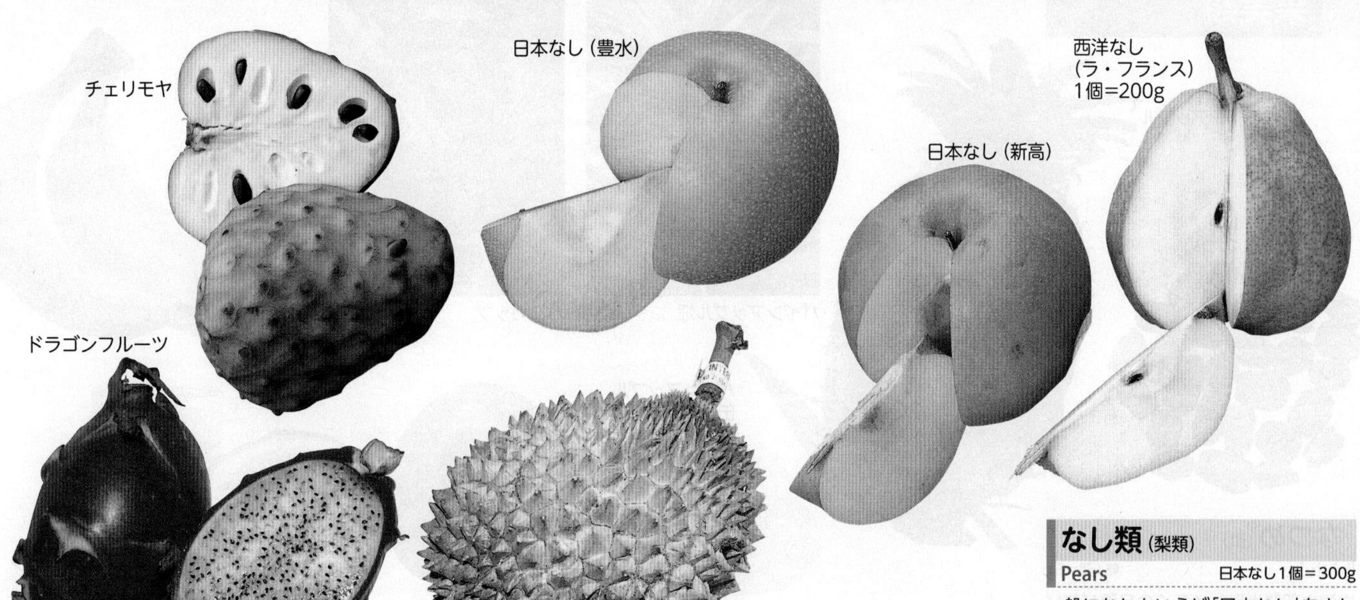

チェリモヤ

Cherimoya 1個＝200g

マンゴー，マンゴスチンと並ぶ世界三大美果といわれる。果肉は白いクリーム状で甘酸っぱく，芳香が強い。カスタードクリームのような舌ざわりで，カスタードアップルとも呼ぶ。原産地はペルーのアンデス山脈。

食べ方：縦半分または四つ割りにし，果肉をスプーンですくって食べる。果皮が茶色になり，香りが強くなったころが食べごろで，食べる直前に冷やすとよい。

ドラゴンフルーツ

Pitaya 1個＝150g

ストロベリーペア，ピタヤともいう。半透明の果肉は多汁で，上品な甘さがある。たくさんのごまのような種子が散らばる。日本ではおもに沖縄で栽培される。

食べ方：冷やして縦半分に切り，スプーンですくって食べるほかにジュースにする。紫の果皮を菓子の色づけに用いたり，つぼみは野菜としても利用される。

ドリアン

Durian 1個＝1kg

東南アジアを中心に古くから栽培されており，「果実の王」と珍重される果物。果肉は粘りけがあり，果汁は少ない。特有の酸味と腐敗臭にも似た強烈なにおいがあり，チーズと蜂蜜を合わせたような味で甘い。

食べ方：生食するほか，未熟果を塩漬けにする。種子を乾燥して油で揚げたり，粉にして菓子の材料に使う。シロップ漬けの缶詰，ペースト状に固めた加工品もある。

なし類（梨類）

Pears 日本なし1個＝300g

一般になしといえば「日本なし」をさし，西洋なしは「洋なし」と呼ぶ。

●**日本なし**：ザラザラした特有の歯ざわりがあり，多汁である。果皮の色から，二十世紀などの青なしと，幸水，豊水，新高などの赤なしに大別される。

産地：おもに千葉，茨城など。

旬：9～10月。

●**西洋なし**：ねっとりしたやわらかさと芳香が特徴である。追熟が必要である。ラ・フランス，ル・レクチェ，バートレットなどがある。

産地：おもに山形など。

旬：10月。

食べ方：生食するほか，シロップ煮やワイン煮，ジャム，缶詰，リキュールにもする。

無機質							ビタミン（脂溶性）												ビタミン（水溶性）										食塩相当量	備考
							A							E																
亜鉛	銅	マンガン	ヨウ素	セレン	クロム	モリブデン	レチノール	カロテン α	カロテン β	β-クリプトキサンチン	β-カロテン当量	レチノール活性当量	D	トコフェロール α	トコフェロール β	トコフェロール γ	トコフェロール δ	K	B1	B2	ナイアシン	ナイアシン当量	B6	B12	葉酸	パントテン酸	ビオチン	C		
mg	mg	mg	µg	µg	µg	µg	µg	µg	µg	µg	µg	µg	µg	mg	mg	mg	mg	µg	mg	mg	mg	mg	mg	µg	µg	mg	µg	mg	g	
0.1	0.03	0.03	0	0	0	1	(0)	0	830	0	830	69	(0)	0.1	0	0	0	0	0.03	0.02	0.2	0.3	0.07	(0)	3	0.22	0.9	**10**	0	廃棄部位：果皮及び種子 廃棄率：小玉種の場合 50%
0.1	0.03	0.03	0	0	0	1	(0)	–	–	–	10	1	(0)	0.1	0	0	0	0	0.03	0.02	0.2	(0.3)	0.07	(0)	3	0.22	0.9	**10**	0	廃棄部位：果皮及び種子 廃棄率：小玉種の場合 50%
0.2	0.08	0.26	0	0	1	4	–	2	100	1	110	9	–	2.1	Tr	0.3	Tr	30	0.03	0.03	0.3	0.6	–	–	–	–	5.7	**–**	0	別名：くろふさすぐり，くろすぐり 食物繊維：AOAC2011.25法　タンニン：0.8g　ポリフェノール：0.6g
0.1	0.05	0.15	–	–	–	–	(0)	2	120	2	130	10	(0)	1.0	Tr	0.1	0	–	0.02	0.02	0.2	0.4	0.02	0	47	0.40	–	**22**	0	別名：グズベリー，西洋すぐり，まるすぐり，おおすぐり　廃棄部位：両端
0.2	0.02	0.10	–	–	–	–	(0)	5	64	15	74	6	(0)	0.2	0.1	0.2	0.1	(0)	0.03	0.02	0.3	(0.4)	0.02	0	11	0.38	–	**12**	0	別名：ごれんし 廃棄部位：種子及びへた
0.1	0.03	0.07	0	0	1	1	(0)	0	76	6	79	7	(0)	0.6	0	0	0	–	0.02	0.02	0.3	0.3	0.04	(0)	37	0.14	0.2	**4**	0	別名：すもも，はたんきょう，プラム 廃棄部位：核
0.1	0.06	0.09	–	–	–	–	(0)	0	450	54	480	40	(0)	1.3	Tr	Tr	0	(20)	0.03	0.03	0.5	(0.7)	0.06	0	35	0.22	–	**4**	0	別名：ヨーロッパすもも 廃棄部位：核及び果柄
0.4	0.27	0.36	–	–	–	–	(0)	130	1100	220	1200	100	(0)	1.3	0	0.1	0	92	0.07	0.07	2.1	(2.6)	0.34	(0)	3	0.32	0	**0**	0	廃棄率：核付きの場合 20%
0.1	0.08	0.07	–	–	–	–	(0)	0	3	1	4	Tr	(0)	0.2	0	0	0	–	0.09	0.09	0.7	(1.1)	0.23	0	90	0.36	–	**34**	0	廃棄部位：果皮，種子及びへた
0.3	0.03	0.09	–	–	–	–	(0)	0	0	0	0	(0)	(0)	0.4	0	0.1	0	–	0.08	0.06	0.4	0.6	0.05	0	44	0.53	–	**7**	0	別名：ピタヤ　試料：レッドピタヤ 廃棄部位：果皮
0.3	0.19	0.31	0	1	0	10	(0)	0	36	1	36	3	(0)	2.3	0	0.1	0	–	0.33	0.20	1.4	1.8	0.25	0	150	0.22	5.9	**31**	0	試料：果皮を除いた冷凍品 廃棄部位：種子
0.1	0.06	0.04	0	0	0	Tr	(0)	0	0	0	0	(0)	(0)	0.1	Tr	0	0	(5)	0.02	Tr	0.2	0.2	0.02	(0)	6	0.14	0.5	**3**	0	廃棄部位：果皮及び果しん部
0.1	0.04	0.02	–	–	–	–	0	–	–	–	0	0	(0)	0.1	0	0	0	(7)	Tr	0	0.1	(0.1)	0.02	(0)	3	0	–	**0**	0	試料：ヘビーシラップ漬　液汁を含んだもの（液汁40%）　ビタミンC：酸化防止用として添加品あり
Tr	0.05	0.03	–	–	–	–	0	–	–	–	0	0	(0)	0.2	Tr	0	0	–	0.02	0.01	0.2	(0.2)	0.02	(0)	6	0.14	–	**6**	0	廃棄部位：果皮及び果しん部
0.1	0.12	0.04	0	0	0	1	(0)	0	0	0	0	(0)	(0)	0.3	Tr	0	0	(4)	0.02	0.01	0.2	(0.2)	0.02	(0)	4	0.09	0.3	**3**	0	別名：洋なし 廃棄部位：果皮及び果しん部
0.1	0.05	0.03	–	–	–	–	0	–	–	–	Tr	0	(0)	0.2	0	0	0	(Tr)	0.01	0.02	0.3	(0.3)	0.01	(0)	4	0	–	**Tr**	0	試料：ヘビーシラップ漬　液汁を含んだもの（液汁40%）　ビタミンC：酸化防止用として添加品あり

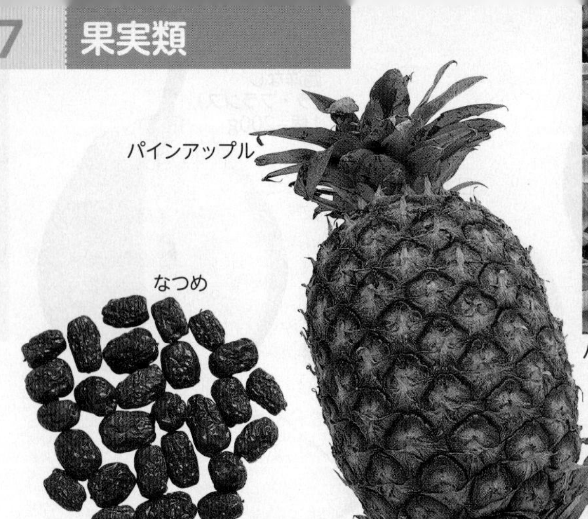

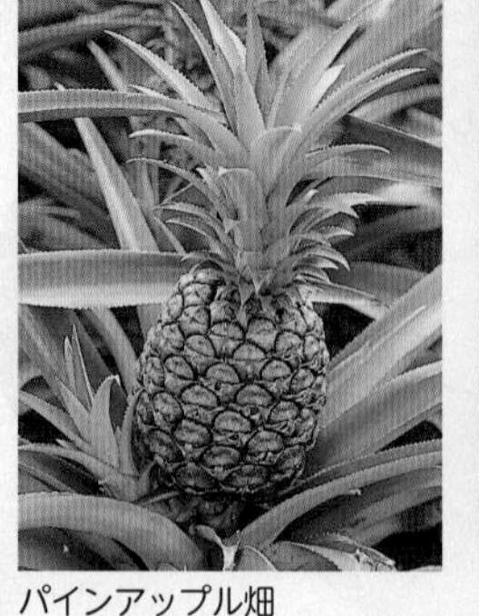
パインアップル畑

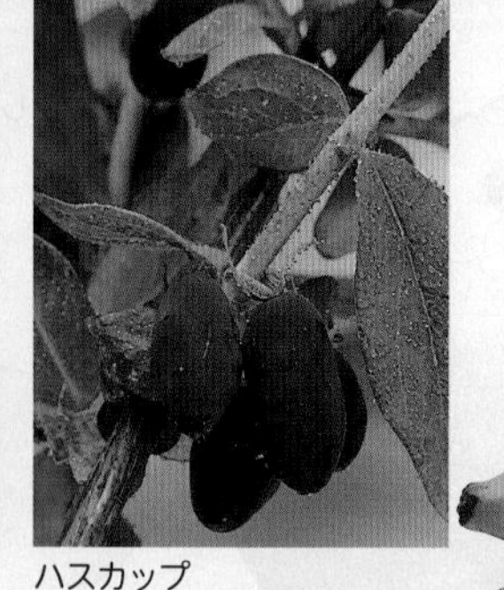
ハスカップ

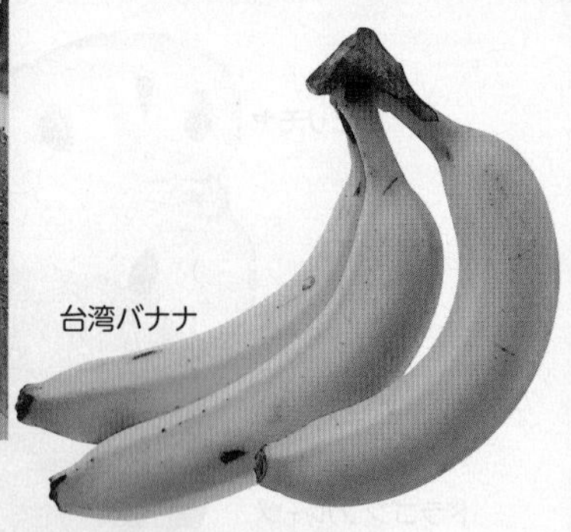
台湾バナナ

パインアップル缶詰

パッションフルーツ

パッションフルーツジュース

なつめ（棗）

Jujube 乾1個＝5g

中国や朝鮮半島には多くの品種があり，果肉がやわらかく甘い品種は食用に，果汁が少なく果肉が粗い品種は，干しなつめや蜜なつめなどの加工品に利用する。

旬：9～10月。

食べ方：生食するほか，シロップ漬け，甘煮，乾果などにする。乾果は菓子や料理に利用される。

パインアップル

Pineapple 1個＝1kg

パイナップルともいう。日本では沖縄で栽培されるが，出回っているのはフィリピンなどからの輸入品。パインアップルは木の実ではなく，草の茎に結実したもので，尻の部分を切り取って収穫する。多汁で甘酸っぱく特有の芳香がある。肉料理のつけ合わせにすると，たんぱく質の消化を助ける。生食するほか，ジュース，缶詰，ドライフルーツなどにする。

ハスカップ

Blue berried honeysuckle 1粒＝2g

ベリー類の一種で，北海道から本州中部以北の高冷地に自生する。黒実（くろみ）のうぐいすかぐらともいい，ハスカップはアイヌ語。楕円形か洋なし形で，果皮は黒紫色。果汁は赤紫色で甘酸っぱい。北海道で栽培され，夏に出回る。

食べ方：生食するほか，ジュース，シロップ，ジャム，果実酒などにする。

パッションフルーツ

Passion fruit 1個＝80g

和名は「くだものとけいそう」。蜂蜜に似た甘みと芳香がある。熟すとだいだい色で半透明なゼリー状のものが内部に充満するので，それを食べる。おもにベトナムやアメリカから輸入される。

産地：日本では奄美（あまみ）大島（鹿児島），沖縄など。

食べ方：生食するほか，ジュース，ゼリー，ジャムなどにする。

バナナ

Bananas 生1本＝150g

ねっとりしたやわらかな舌ざわりをもち，果物の中では糖分が多くエネルギーが高い。ほとんどはフィリピン，台湾，エクアドルから輸入され，一年中出回る。消化もよいので，スポーツ直前に食べたり，ベビーフードや病人食

食品番号	索引番号	食品名（可食部100g当たり）	廃棄率	エネルギー	エネルギー	水分	たんぱく質：アミノ酸組成によるたんぱく質	たんぱく質：たんぱく質	脂質：脂肪酸のトリアシルグリセロール当量	脂質：コレステロール	脂質：脂質	脂肪酸：飽和	脂肪酸：一価不飽和	脂肪酸：多価不飽和	脂肪酸：n-3系多価不飽和	脂肪酸：n-6系多価不飽和	炭水化物：利用可能炭水化物（単糖当量）	炭水化物：利用可能炭水化物（質量計）	炭水化物：差引き法による利用可能炭水化物	炭水化物：総食物繊維量	炭水化物：糖アルコール	炭水化物：炭水化物	有機酸	灰分	無機質：ナトリウム	無機質：カリウム	無機質：カルシウム	無機質：マグネシウム	無機質：リン	無機質：鉄
			%	kJ	kcal	g	g	g	g	mg	g	g	g	g	g	g	g	g	g	g	g	g	g	g	mg	mg	mg	mg	mg	mg
07095	986	なつめ●乾	15	1242	294	21.0	–	3.9	–	0	**2.0**						–	–	58.9*	**12.5**	–	**71.4**	–	1.7	3	**810**	65	39	80	1.5
07096	987	なつめやし●乾	5	1191	281	24.8	(1.2)	2.2	(Tr)	(0)	**0.2**	(0.02)	(0.02)	(0.01)	(Tr)	(0.01)	(59.0)	(59.0)	65.4*	**7.0**	–	**71.3**	–	1.5	Tr	**550**	71	60	58	0.8
		パインアップル																												
07097	988	●生	45	231	54	85.2	0.4	0.6	(0.1)	0	**0.1**	(0.01)	(0.02)	(0.05)	(0.02)	(0.03)	12.6*	12.2	11.9	**1.2**	–	**13.7**	0.9	0.4	Tr	**150**	11	14	9	0.2
● 07177	989	●焼き	0	313	74	78.2	(0.7)	0.9	0.1	(0)	**0.2**						17.1*	16.5	17.8	**1.7**	–	**20.1**	1.0	0.5	Tr	**190**	16	18	13	0.3
07098	990	●果実飲料 ●ストレートジュース	0	195	46	88.2	–	0.3	(0.1)	(0)	**0.1**	(0.01)	(0.01)	(0.04)	(0.02)	(0.02)	(10.2)	(9.9)	11.0*	**0**	–	**11.0**	–	0.4	1	**210**	22	10	13	0.4
07099	991	●濃縮還元ジュース	0	193	45	88.3	–	0.1	(0.1)	(0)	**0.1**	(0.01)	(0.01)	(0.04)	(0.02)	(0.02)	(10.1)	(9.9)	11.1*	**0**	–	**11.1**	–	0.4	1	**190**	9	10	12	0.3
07100	992	●50%果汁入り飲料	0	214	50	87.3	–	0.3	(0.1)	(0)	**0.1**	(0.01)	(0.01)	(0.04)	(0.02)	(0.02)	–	–	12.1*	**0**	–	**12.1**	–	0.2	1	**95**	6	4	5	0.1
07101	993	●10%果汁入り飲料	0	211	50	87.6	–	Tr	–	(0)	**Tr**						–	–	12.4*	**0**	–	**12.4**	–	Tr	1	**18**	2	2	1	0.2
07102	994	●缶詰	0	326	76	78.9	(0.3)	0.4	(0.1)	(0)	**0.1**	(0.01)	(0.01)	(0.03)	(0.01)	(0.02)	(19.7)*	(19.4)	20.0	**0.5**	–	**20.3**	–	0.3	1	**120**	7	9	7	0.3
07103	995	●砂糖漬	0	1490	349	12.0	(0.4)	0.5	(0.1)	(0)	**0.2**	(0.02)	(0.02)	(0.07)	(0.03)	(0.04)	(91.9)*	(87.6)	85.7	**1.3**	–	**86.8**	–	0.5	58	**23**	31	5	5	2.5
07104	996	ハスカップ●生	0	233	55	85.5	–	0.7	–	0	**0.6**						–	–	10.7*	**2.1**	–	**12.8**	–	0.4	Tr	**190**	38	11	25	0.6
07106	997	パッションフルーツ●果汁，生	0	285	67	82.0	–	0.8	–	(0)	**0.4**						(4.1)	(4.0)	13.4*	**0**	–	**16.2**	2.8	0.6	5	**280**	4	15	21	0.6
		バナナ																												
07107	998	●生	40	392	93	75.4	0.7	1.1	(0.1)	0	**0.2**	(0.07)	(0.02)	(0.04)	(0.02)	(0.03)	19.4	18.5	21.1*	**1.1**	–	**22.5**	0.7	0.8	Tr	**360**	6	32	27	0.3
07108	999	●乾	0	1330	314	14.3	(2.4)	3.8	(0.2)	(0)	**0.4**	(0.15)	(0.03)	(0.07)	(0.03)	(0.05)	(67.4)	(64.5)	70.5*	**7.0**	–	**78.5**	2.5	3.0	1	**1300**	26	92	84	1.1
		パパイア																												
07109	1000	●完熟，生	35	141	33	89.2	(0.2)	0.5	(0.2)	(0)	**0.2**	(0.06)	(0.06)	(0.04)	(0.04)	(0.01)	(7.1)*	(7.1)	7.6	**2.2**	–	**9.5**	–	0.6	6	**210**	20	26	11	0.2
07110	1001	●未熟，生	25	149	35	88.7	(0.6)	1.3	(0.1)	(0)	**0.1**	(0.03)	(0.03)	(0.02)	(0.02)	(Tr)	(7.4)*	(7.4)	7.9	**2.2**	–	**9.4**	–	0.5	5	**190**	36	19	17	0.2
		びわ																												
07114	1002	●生	30	174	41	88.6	(0.2)	0.3	(0.1)	(0)	**0.1**	(0.02)	(Tr)	(0.05)	(0.01)	(0.04)	(5.9)	(5.9)	9.1*	**1.6**	–	**10.6**	–	0.4	1	**160**	13	14	9	0.1
07115	1003	●缶詰	0	339	80	79.6	(0.2)	0.3	(0.1)	(0)	**0.1**	(0.02)	(Tr)	(0.05)	(0.01)	(0.04)	–	–	19.3*	**0.6**	–	**19.8**	–	0.2	2	**60**	22	5	3	0.1

 なるほど! **バナナの冷凍保存**…食べきれないときは，皮をむき，一口大に切ってきっちりラップに包み，冷凍します。シャーベットのような食感が楽しめます。

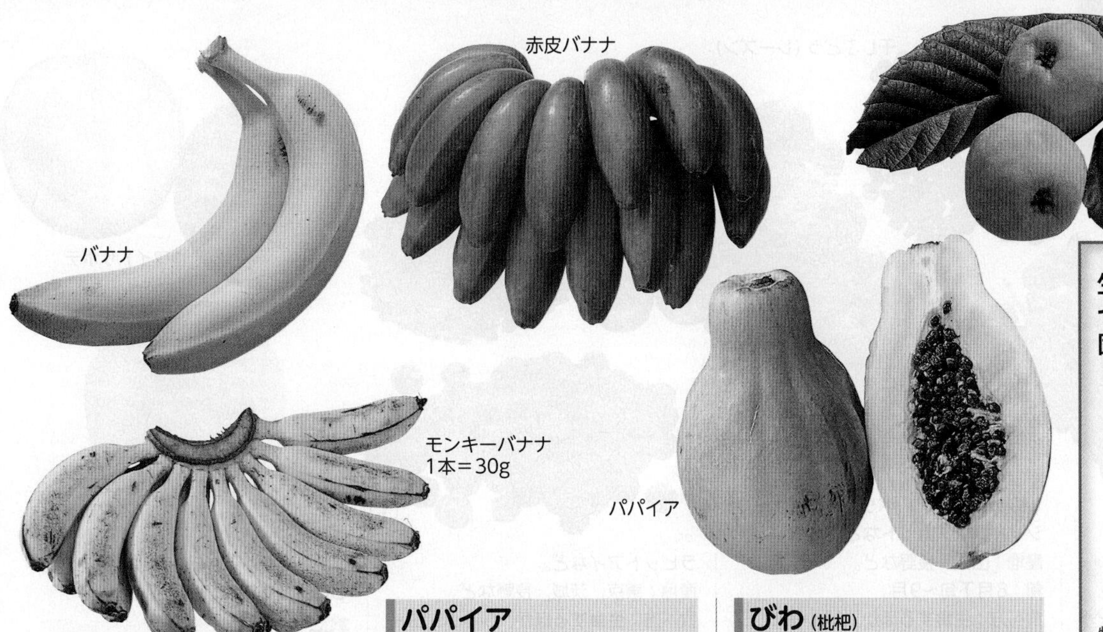

としても使う。
産地：日本では沖縄など。
食べごろ：収穫したばかりの未熟な緑色の果実を追熟させて食べる。食べごろは，果皮に黒い斑点が出現するころである。
食べ方：生食するほか，バターで焼いてデザートにしたり，牛乳と合わせてバナナセーキにする。また，ケーキなど洋菓子に使う。薄切りにしたものを乾燥させ揚げたバナナチップや干しバナナなどの加工品にも利用する。

パパイア
Papaya　1個＝500g

熱帯各地に生育する。多汁でやわらかく，甘く独特の風味がある。多くはアメリカのハワイなどからの輸入品であるが，日本でも少量生産している。
産地：南九州，沖縄など。
食べ方：完熟したものを縦半分に割り，適当な切り目を入れて，レモン汁や砂糖をかけ，スプーンですくって食べる。砂糖漬け，ジュース，ジャムなどに加工される。未熟果にはパパインというたんぱく質分解酵素が含まれ，せん切りにして炒め物や天ぷらに使われる。

びわ（枇杷）
Loquats　1個＝50g

中国原産のオレンジ色の果物。果肉は多汁で甘くやわらかいが，実の大きさのわりには種子が大きい。表面にうぶ毛のあるものが新鮮。
品種：長崎の茂木（もぎ），千葉の田中が代表的。
産地：長崎，千葉など。
旬：6月。
食べ方：日持ちしないので，できるだけ早めに食べるとよい。缶詰にしたり，特産品としてジャムやゼリー，ようかんなどにする。

Q&A
生のパインアップルでゼリーをつくると固まらないのはなぜ?

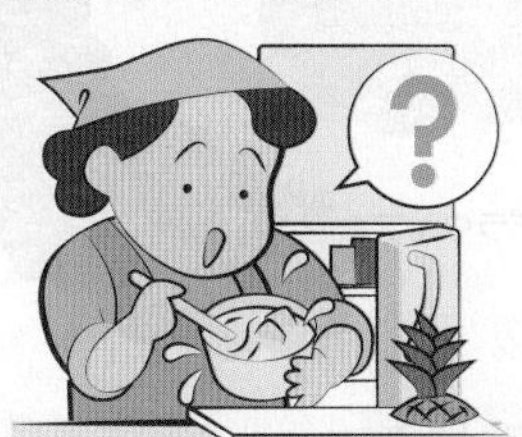

ゼリー液をつくるゼラチンは動物の筋（すじ）や骨などに含まれるコラーゲンというたんぱく質を原料にしています。パインアップルにはブロメリンというたんぱく質分解酵素が含まれ，ゼラチンに加えるとたんぱく質を分解して凝固力を失わせてしまいます。この酵素は生のパインアップルにだけ含まれるので，加熱加工した缶詰には含まれません。

なお，パパイア，いちじく，キウイフルーツにもたんぱく質分解酵素が含まれています。

無機質							ビタミン（脂溶性）												ビタミン（水溶性）										食塩相当量	備考
							A						D	E トコフェロール				K												
亜鉛	銅	マンガン	ヨウ素	セレン	クロム	モリブデン	レチノール	カロテン α	カロテン β	β-クリプトキサンチン	β-カロテン当量	レチノール活性当量		α	β	γ	δ		B1	B2	ナイアシン	ナイアシン当量	B6	B12	葉酸	パントテン酸	ビオチン	C		
mg	mg	mg	µg	µg	µg	µg	µg	µg	µg	µg	µg	µg	µg	mg	mg	mg	mg	µg	mg	mg	mg	mg	mg	µg	µg	mg	µg	mg	g	
0.8	0.24	0.46	–	–	–	–	(0)	0	7	0	7	1	(0)	0.1	0	0	0	–	0.10	0.21	1.6	2.3	0.14	0	140	0.86	–	1	0	廃棄部位：核
0.4	0.40	0.38	–	–	–	–	(0)	0	160	0	160	13	(0)	1.4	Tr	0.3	0	(3)	0.07	0.04	1.8	(2.0)	0.16	(0)	19	0.94	–	0	0	別名：デーツ 廃棄部位：へた及び核
																														別名：パイナップル
0.1	0.11	1.33	0	0	0	Tr	(0)	Tr	37	2	38	3	(0)	Tr	0	0	0	1	0.09	0.02	0.2	0.3	0.10	(0)	12	0.23	0.2	35	0	廃棄部位：はく皮及び果しん部
0.1	0.14	1.67	0	0	Tr	1	(0)	Tr	44	4	46	4	(0)	0.1	0	0	0	2	0.11	0.02	0.3	(0.5)	0.12	(0)	14	0.64	0.3	41	0	はく皮及び果しん部を除いたもの
0.1	0.03	0.87	–	–	–	–	(0)	0	9	0	9	1	(0)	Tr	0	0	0	0	0.04	0.01	0.2	0.3	0.07	(0)	9	0.19	–	6	0	(100g：98mL，100mL：103g)
0.1	0.03	1.16	–	–	–	–	(0)	0	11	1	12	1	(0)	Tr	0	0	0	0	0.05	0.02	0.2	0.2	0.05	(0)	7	0.17	–	5	0	(100g：98mL，100mL：103g)
Tr	0.02	0.33	–	–	–	–	(0)	0	4	0	4	Tr	(0)	Tr	0	0	0	0	0.03	0.01	0.1	0.2	0.04	(0)	0	0.07	–	3	0	ビタミンC：酸化防止用として添加品あり
Tr	Tr	0.18	–	–	–	–	0	–	–	–	Tr	0	(0)	Tr	0	0	0	(0)	0	0	Tr	0	0.01	(0)	1	0	–	0	0	ビタミンC：酸化防止用として添加品あり
0.1	0.07	1.58	–	–	–	–	0	–	–	–	12	1	(0)	0	0	0	0	(Tr)	0.07	0.01	0.2	(0.3)	0.06	(0)	7	0.06	–	7	0	試料：ヘビーシラップ漬　液汁を含んだもの（液汁 37%）
0.1	0.06	0.45	–	–	–	–	0	–	–	–	17	1	(0)	0.1	0	0	0	(6)	0	0.02	0.1	(0.2)	0.01	(0)	2	0	–	0	0.1	
0.1	0.06	–	–	–	–	–	0	–	–	–	130	11	(0)	1.1	0	0.3	Tr	–	0.02	0.03	0.5	0.6	0.04	0	7	0.29	–	44	0	別名：くろみのうぐいすかぐら 果実全体
0.4	0.08	0.10	–	–	–	–	(0)	0	1100	16	1100	89	(0)	0.2	0	0	0	(1)	0.01	0.09	1.9	2.0	0.18	(0)	86	0.63	–	16	0	別名：くだものとけいそう 全果に対する果汁分：30%
0.2	0.09	0.26	0	1	0	7	(0)	28	42	0	56	5	(0)	0.5	0	0	0	(Tr)	0.05	0.04	0.7	0.9	0.38	(0)	26	0.44	1.4	16	0	廃棄部位：果皮及び果柄
0.6	0.25	1.31	–	–	–	–	(0)	330	670	9	840	70	(0)	1.4	Tr	0	0	(2)	0.07	0.12	1.4	(2.0)	1.04	(0)	34	1.13	–	Tr	0	
																														別名：パパイヤ
0.1	0.05	0.04	0	Tr	0	1	(0)	0	67	820	480	40	(0)	0.3	Tr	0.3	0	(2)	0.02	0.04	0.3	(0.4)	0.01	(0)	44	0.42	0.2	50	0	廃棄部位：果皮及び種子
0.1	0.03	0.02	–	–	–	–	(0)	0	45	140	120	10	(0)	0.1	0	0.6	0	(2)	0.03	0.04	0.3	(0.7)	0.01	(0)	38	0.55	–	45	0	廃棄部位：果皮及び種子
0.2	0.04	0.27	0	0	0	0	(0)	0	510	600	810	68	(0)	0.1	0.1	0	0	–	0.02	0.03	0.2	(0.3)	0.06	(0)	9	0.22	0.1	5	0	廃棄部位：果皮及び種子
0.1	0.17	0.10	–	–	–	–	(0)	0	320	310	470	39	(0)	0.2	0	0	0	–	0.01	0.01	0.2	(0.3)	0.02	(0)	9	0	–	Tr	0	試料：ヘビーシラップ漬　液汁を含んだもの（液汁 45%）　ビタミンC：酸化防止用として添加品あり

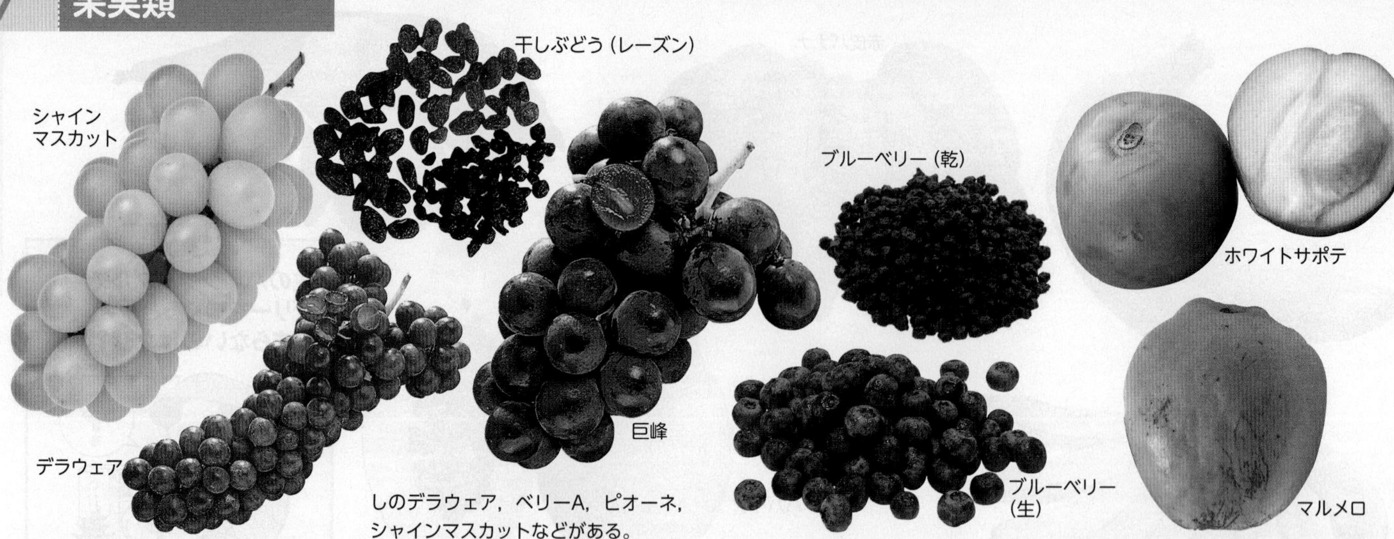

ぶどう（葡萄）

Grapes　巨峰1房＝300g

中央アジア原産。古く中国から渡来し，現在では多数の品種が栽培されている。

種類：生食用，ワイン醸造用，干しぶどう（レーズン）用など用途によって品種が異なる。世界的には，その大半がワイン醸造用。国内で生食用として栽培されているのは，大粒でぶどうの王様といわれる巨峰のほか，小粒で種なしのデラウェア，ベリーA，ピオーネ，シャインマスカットなどがある。

産地：山梨，長野など。

旬：8月下旬～9月。

食べ方：生食するほか，ジュース，ジャム，ゼリーなどにする。

ブルーベリー

Blueberries　1粒＝2g

果実は白い粉におおわれたものが新鮮。多汁で甘酸っぱく，特有の香りがある。6～8月に出回る。

種類：ハイブッシュ，ローブッシュ，ラビットアイなど。

産地：東京，茨城，長野など。

食べ方：生食するほか，ジャム，ヨーグルト，乾燥品，冷凍品などに加工される。紫色の色素アントシアニンは疲れ目によいとされる。

ホワイトサポテ

White sapote　1個＝200g

原産地はメキシコ中部。りんごとかきを合わせたような形をしている。果肉はやわらかく，甘みと香りがある。おもに生食する。

マルメロ

Common quinces　1個＝200g

熟すと緑色から橙黄色になり，芳香を放つようになる。果肉は甘酸っぱく苦みがあり，かたくて生食はできない。おもな産地は長野など。旬は10月。

利用法：砂糖煮，砂糖漬け，ジャム，ゼリー，果実酒などにする。

食品番号	索引番号	食品名（可食部100g当たり）	廃棄率	エネルギー	エネルギー	水分	たんぱく質：アミノ酸組成によるたんぱく質	たんぱく質：たんぱく質	脂質：脂肪酸のトリアシルグリセロール当量	脂質：コレステロール	脂質：脂質	脂肪酸：飽和	脂肪酸：一価不飽和	脂肪酸：多価不飽和	脂肪酸：n-3系多価不飽和	脂肪酸：n-6系多価不飽和	炭水化物：利用可能炭水化物（単糖当量）	炭水化物：利用可能炭水化物（質量計）	炭水化物：差引き法による利用可能炭水化物	炭水化物：食物繊維総量	炭水化物：糖アルコール	炭水化物：炭水化物	有機酸	灰分	無機質：ナトリウム	無機質：カリウム	無機質：カルシウム	無機質：マグネシウム	無機質：リン	無機質：鉄
			%	kJ	kcal	g	g	g	g	mg	g	g	g	g	g	g	g	g	g	g	g	g	g	g	mg	mg	mg	mg	mg	mg
		ぶどう																												
07116	1004	●皮なし，生	15	247	58	83.5	0.2	0.4	Tr	0	0.1	0.01	Tr	0.01	Tr	0.01	(14.4)*	(14.4)	14.8	0.5	0	15.7	0.6	0.3	1	130	6	6	15	0.1
● 07178	1005	●皮つき，生	0	296	69	81.7	0.4	0.6	Tr	(0)	0.2	0.02	Tr	0.02	Tr	0.02	17.0*	17.0	15.7	0.9	0	16.9	0.7	0.5	0	220	8	7	23	0.2
07117	1006	●干しぶどう	0	1374	324	14.5	(2.0)	2.7	(0.1)	(0)	0.2	(0.03)	(0.01)	(0.03)	(0.01)	(0.02)	(60.3)	(60.3)	75.9*	4.1	0	80.3	1.2	1.9	12	740	65	31	90	2.3
07118	1007	●果実飲料 ●ストレートジュース	0	231	54	84.8	(0.3)	0.3	(0.1)	(0)	0.2	(0.03)	(0.01)	(0.03)	(0.01)	(0.02)	(13.9)*	(13.9)	14.4	0.1	–	14.3	–	0.2	1	30	3	14	7	0.1
07119	1008	●濃縮還元ジュース	0	197	46	87.2	(0.3)	0.3	(0.1)	(0)	0.3	(0.04)	(0.01)	(0.04)	(0.01)	(0.03)	(11.7)*	(11.7)	12.1	0.1	–	12.0	–	0.1	2	24	5	9	7	0.3
07120	1009	●70%果汁入り飲料	0	222	52	86.8	(0.2)	0.2	(Tr)	(0)	Tr	(0.01)	(Tr)	(0.01)	(Tr)	(Tr)	–	–	12.8*	0.1	–	12.9	–	0.1	15	17	4	6	5	0.1
07121	1010	●10%果汁入り飲料	0	223	52	86.9	–	Tr	(Tr)	(0)	Tr	(0.01)	(Tr)	(0.01)	(Tr)	(Tr)	–	–	13.1*	Tr	–	13.1	–	Tr	6	3	3	1	1	0.1
07122	1011	●缶詰	0	354	83	78.9	(0.3)	0.4	(Tr)	(0)	0.1	(0.01)	(Tr)	(0.01)	(Tr)	(0.01)	–	–	20.4*	0.2	–	20.4	–	0.2	3	88	10	4	10	0.9
07123	1012	●ジャム	0	803	189	51.4	(0.3)	0.5	(Tr)	(0)	0.1	(0.01)	(Tr)	(0.01)	(Tr)	(0.01)	(49.1)*	(47.2)	46.3	1.5	–	47.5	–	0.5	18	130	16	10	23	3.3
		ブルーベリー																												
07124	1013	●生	0	201	48	86.4	(0.3)	0.5	(0.1)	0	0.1	(0.01)	(0.01)	(0.04)	(0.02)	(0.03)	(8.6)	(8.6)	9.8*	3.3	–	12.9	–	0.1	1	70	8	5	9	0.2
07125	1014	●ジャム	0	738	174	55.1	(0.4)	0.7	(0.2)	0	0.3	(0.03)	(0.04)	(0.13)	(0.05)	(0.08)	(43.1)*	(41.3)	39.9	4.3	–	43.8	–	0.1	1	75	8	5	12	0.3
07172	1015	●乾	0	1181	280	21.9	(1.5)	2.7	(1.5)	(0)	1.9	(0.15)	(0.30)	(0.98)	(0.12)	(0.86)	–	–	56.4*	17.6	–	72.5	–	1.0	4	400	43	28	63	1.2
07128	1016	ホワイトサポテ●生	35	310	73	79.0	(1.2)	1.5	0.1	0	0.1						(16.3)*	(15.8)	16.1	3.1	–	18.9	–	0.5	Tr	220	13	17	28	0.2
		まくわうり																												
07130	1017	●黄肉種，生	40	142	34	90.8	(0.6)	0.8	0.1	(0)	0.1						(7.6)*	(7.4)	7.0	1.0	–	7.8	–	0.5	1	280	6	12	8	0.2
07173	1018	●白肉種，生	40	142	34	90.8	(0.6)	0.8	0.1	(0)	0.1						(7.6)*	(7.4)	7.0	1.0	–	7.8	–	0.5	1	280	6	12	8	0.2
07131	1019	マルメロ●生	25	201	48	84.2	–	0.3	(0.1)	0	0.1	(0.01)	(0.04)	(0.05)	(0)	(0.05)	(9.5)*	(9.4)	10.0	5.1	0	15.1	–	0.3	1	160	11	7	14	0.1
		マンゴー																												
07132	1020	●生	35	289	68	82.0	(0.5)	0.6	(0.1)	(0)	0.1	(0.02)	(0.04)	(0.02)	(0.01)	(0.01)	(13.8)	(13.4)	15.7*	1.3	–	16.9	–	0.4	1	170	15	12	12	0.2
● 07179	1021	●ドライマンゴー	0	1436	339	9.3	2.3	3.1	0.3	(0)	0.7	0.11	0.14	0.07	0.03	0.03	68.9	66.8	76.6*	6.4	–	84.9	3.0	2.1	1	1100	37	57	81	0.5
07133	1022	マンゴスチン●生	70	303	71	81.5	–	0.6	–	0	0.2						–	–	16.1*	1.4	–	17.5	–	0.2	1	100	6	18	12	0.1
		メロン																												
07134	1023	●温室メロン，生	50	172	40	87.8	(0.7)	1.1	(0.1)	(0)	0.1	(0.03)	(Tr)	(0.04)	(0.02)	(0.02)	(9.6)*	(9.3)	10.3	0.5	–	10.3	–	0.7	7	340	8	13	21	0.3
07135	1024	●露地メロン，緑肉種，生	45	193	45	87.9	0.6	1.0	(0.1)	0	0.1	(0.03)	(Tr)	(0.04)	(0.02)	(0.02)	9.5	9.2	10.3*	0.5	–	10.4	–	0.6	6	350	6	12	13	0.2
07174	1025	●露地メロン，赤肉種，生	45	193	45	87.9	(0.6)	1.0	0.1	0	0.1						(9.5)	(9.2)	10.3*	0.5	–	10.4	–	0.6	6	350	6	12	13	0.2

なるほど！ ブルーム…ぶどうは白いブルームがついているのが新鮮。果物が自ら出す白い霧のようなもので，水分の蒸発を防ぎ，味を守る役目をしています。

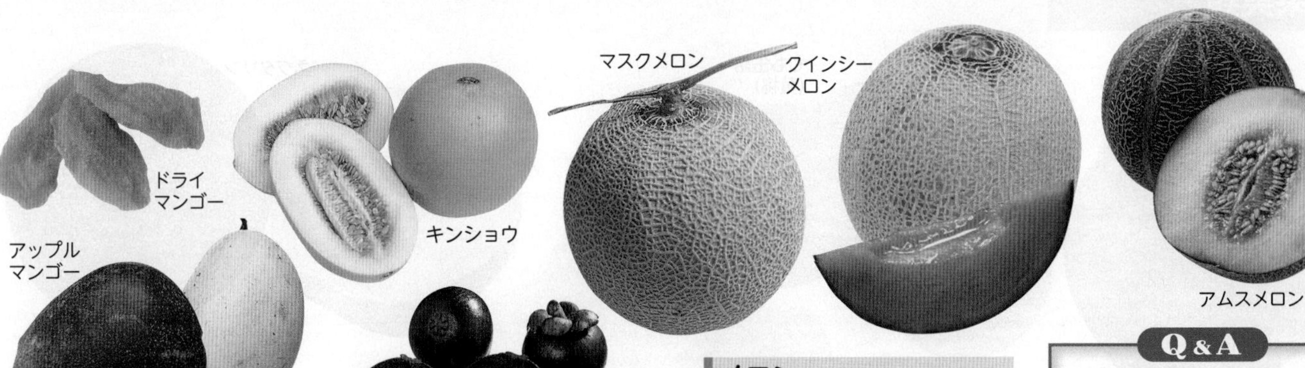

マンゴー

Mangoes 1個＝300g

フルーツの女王ともいわれる。濃厚な甘みとねっとりした舌ざわりで中央に平たい種がある。

種類：黄色いペリカンマンゴー（フィリピン産），赤いアップルマンゴー(メキシコ産）がある。

産地：日本では沖縄，宮崎など。

旬：国産は7～9月。

食べ方：生食するほか，ジュース，ジャム，プリンなどにする。

●**ドライマンゴー**：マンゴーをスライスして乾燥させ，水分をとばして保存性を高めたもの。甘みが凝縮され，しっかりとした歯ごたえがある。

マンゴスチン

Mangosteen 1個＝70g

果皮は指で押すと簡単に割れる。果肉はなめらかな口当たりで，甘みと酸味のバランスがよい。独特の芳香がある。原産地はマレー半島で，おもにタイから輸入される。

食べ方：生食するほか，ゼリー，シロップ漬けなどにする。

メロン

露地メロン1個＝500～1000g

Muskmelon

●**網系**：代表は温室メロンのマスクメロン。日本では，高級果物の代名詞となっている。ほかに露地メロンとして果肉が赤い夕張(ゆうばり)，クインシー，果肉が緑のアンデス，アムスなどがある。ねっとりした甘みが特徴。

●**網なし系**：すべて露地メロン。キンショウ，シラユキなどがある。甘みは網系のものより少なく，シャキッとした歯ざわりが特徴。

旬：夏。近年は一年中出回っている。

食べ方：常温で追熟させてから，生食する。下の花落ち部分がやわらかくなったころが食べごろ。2～3時間冷蔵庫で冷やしてから食べるとよい。

Q&A

メロンの網目（ネット）はどうやってできるの？

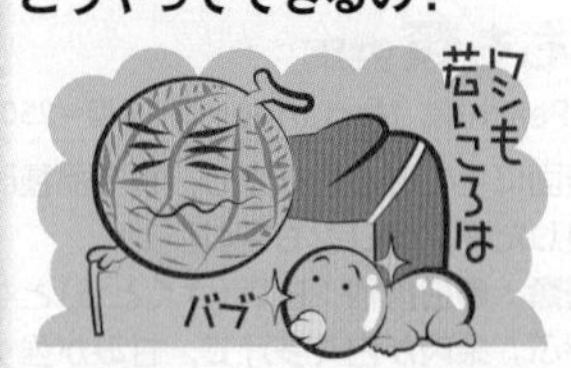

網系（ネット）・網なし系（ノーネット）メロンのいずれも，ごく未熟なうちは皮がつるりとしていますが，網系メロンは，成長するにしたがい皮がひび割れる性質があります。裂け目から分泌液が出，それがコルク質の層になって網目状の皮ができてくるのです。

無機質 亜鉛	銅	マンガン	ヨウ素	セレン	クロム	モリブデン	ビタミン(脂溶性) A レチノール	A カロテン α	A カロテン β	A β-クリプトキサンチン	A β-カロテン当量	A レチノール活性当量	D	E トコフェロール α	E β	E γ	E δ	K	ビタミン(水溶性) B1	B2	ナイアシン	ナイアシン当量	B6	B12	葉酸	パントテン酸	ビオチン	C	食塩相当量	備考
mg	mg	mg	μg	μg	μg	μg	μg	μg	μg	μg	μg	μg	μg	mg	mg	mg	mg	μg	mg	mg	mg	mg	mg	μg	μg	mg	μg	mg	g	
0.1	0.05	0.12	0	0	0	Tr	(0)	0	21	0	21	2	(0)	0.1	0	0.2	0	–	0.04	0.01	0.1	0.1	0.04	(0)	4	0.10	0.7	2	0	廃棄部位：果皮及び種子 廃棄率：大粒種の場合20%
Tr	0.07	0.03	0	0	0	1	(0)	Tr	39	0	39	3	(0)	0.4	0	0.2	0	22	0.05	0.01	0.2	0.2	0.05	(0)	19	0.04	1.0	3	0	ポリフェノール：0.2g
0.3	0.39	0.20	3	Tr	9	12	(0)	0	11	0	11	1	(0)	0.5	0	0.3	0	–	0.12	0.03	0.6	(1.0)	0.23	(0)	9	0.17	4.3	Tr	0	別名：レーズン ポリフェノール：0.4g
0.1	0.02	0.13	0	0	9	3	(0)	0	0	0	0	(0)	(0)	0	0	0	0	–	0.02	0.01	0.1	(0.1)	0.05	(0)	1	0.06	1.9	Tr	0	ポリフェノール：0.2g (100g：98mL，100mL：103g)
Tr	0.02	0.07	Tr	0	1	1	(0)	0	0	0	0	(0)	(0)	0	0	0	0	–	0.02	Tr	0.2	(0.2)	0.06	(0)	1	0.04	1.7	Tr	0	ポリフェノール：0.1g (100g：98mL，100mL：103g)
Tr	0.01	0.11	–	–	–	–	(0)	0	0	0	0	(0)	(0)	0	0	0	0	(0)	Tr	0	Tr	(0)	0.05	(0)	Tr	0	–	0	0	ビタミンC：酸化防止用として添加品あり
Tr	0.01	0.08	–	–	–	–	(0)	0	0	0	0	(0)	(0)	0	0	0	0	(0)	0	0	0	0	0.01	(0)	Tr	0	–	0	0	ビタミンC：酸化防止用として添加品あり
0.2	0.09	0.02	–	–	–	–	0	–	–	–	10	1	(0)	0.2	0	0.1	0	–	0.02	0.01	0.1	(0.1)	0.03	(0)	2	0	–	0	0	試料：ヘビーシラップ漬 液汁を含んだもの（液汁 37%）
0.1	0.11	0.10	–	–	–	–	(0)	0	0	0	0	(0)	(0)	0.2	0	0.2	0	–	0.02	0.01	0.1	(0.1)	0.04	(0)	2	0.11	–	0	0	ビタミンC：酸化防止用として添加品あり (100g：80mL，100mL：125g)
																														試料：ハイブッシュブルーベリー
0.1	0.04	0.26	0	0	Tr	1	(0)	0	55	0	55	5	(0)	1.7	Tr	0.6	Tr	(15)	0.03	0.03	0.2	(0.2)	0.05	0	12	0.12	1.1	9	0	果実全体
0.1	0.06	0.62	–	–	–	–	(0)	0	26	0	26	2	(0)	1.9	Tr	1.2	0	(23)	0.03	0.02	0.4	(0.4)	0.04	0	3	0.11	–	3	0	(100g：80mL，100mL：125g)
0.4	0.23	1.94	(0)	(0)	(2)	(4)	(0)	10	72	8	81	7	(0)	5.1	0.1	1.9	0.1	89	0.12	0.10	1.5	(1.7)	0.20	(0)	13	0.26	–	Tr	0	ドライフルーツ 試料：有機栽培品含む
0.2	0.09	0.09	–	–	–	–	(0)	0	13	0	13	1	(0)	0.4	0	0	0	–	0.05	0.05	0.6	(1.4)	0.06	0	36	0.22	–	18	0	廃棄部位：果皮及び種子
0.1	0.02	0.05	–	–	–	–	(0)	68	140	4	180	15	(0)	0.1	0	0.3	0	–	0.03	0.03	0.8	(0.8)	0.06	(0)	50	0.16	–	30	0	廃棄部位：果皮及び種子
0.1	0.02	0.05	–	–	–	–	(0)	–	–	–	0	(0)	(0)	0.1	0	0.3	0	–	0.03	0.03	0.8	(0.8)	0.06	(0)	50	0.16	–	30	0	廃棄部位：果皮及び種子
0.2	0.05	0.02	–	–	–	–	(0)	0	26	51	51	4	(0)	1.0	Tr	0	0	–	0.02	0.02	0.2	0.3	0.05	0	12	0.25	–	18	0	廃棄部位：果皮及び果しん
0.1	0.08	0.10	0	0	0	0	(0)	0	610	9	610	51	(0)	1.8	Tr	0.1	0	(3)	0.04	0.06	0.7	(0.9)	0.13	(0)	84	0.22	0.8	20	0	廃棄部位：果皮及び種子
0.6	0.20	0.53	2	2	1	2	(0)	15	5900	280	6100	500	(0)	6.8	0.2	0.1	0	16	0.27	0.21	3.4	4.0	0.43	(0)	260	0.46	5.3	69	0	
0.2	0.07	0.35	0	1	0	0	(0)	0	0	0	0	(0)	(0)	0.6	0.1	0.1	0.1	–	0.11	0.03	0.5	0.6	0.04	0	20	0.33	0.6	3	0	試料：冷凍品 廃棄部位：果皮及び種子
0.2	0.05	0.04	0	2	1	4	(0)	0	32	3	33	3	(0)	0.2	0	0.1	0	(3)	0.06	0.02	0.5	(0.6)	0.10	(0)	32	0.19	0.9	18	0	試料：アールス系（緑肉種） 廃棄部位：果皮及び種子
0.2	0.04	0.02	0	1	0	2	(0)	6	140	0	140	12	(0)	0.2	0	0.1	0	(3)	0.05	0.02	0.8	0.9	0.11	(0)	24	0.16	0.9	25	0	廃棄部位：果皮及び種子
0.2	0.04	0.02	0	1	0	2	(0)	16	3600	0	3600	300	(0)	0.2	0	0.1	0	(3)	0.05	0.02	0.8	(0.9)	0.11	(0)	24	0.16	0.9	25	0	廃棄部位：果皮及び種子

もも缶詰（黄桃）

ネクタリン

白桃

もも缶詰（白桃）

ラズベリー

やまもも

ライチー

もも類（桃類）

Peaches, Nectarines　1個＝250g

表面に毛のある桃をさし，桃を品種改良したネクタリンも含む。

種類：●白肉種：白桃（はくとう）とも呼ぶ。果肉が白く多汁で，甘みが強く，とろけるようにやわらかい。生食するほか，缶詰やネクター用に用いる。

●黄肉種：黄桃（おうとう）ともいう。果肉は黄色でかたく，酸味が強い。おもに缶詰にする。

●ネクタリン：桃を品種改良したもので，表面はつるつるしている。果肉は緻密でオレンジ色。桃とあんずを合わせたような味がする。おもに生食する。

産地：おもに山梨，福島など。

旬：夏。

保存法：冷やしすぎると低温障害を起こして味が落ちるので，新聞紙などで二重に包み，冷蔵庫の野菜室に入れる。

やまもも（山桃）

Red bayberries　1個＝20g

台湾，中国南部を原産地とし，日本でも南部海岸地帯に自生する。果肉は多汁で甘酸っぱく，濃厚な味でやや松やに臭がある。

旬：6〜7月。

食べ方：生食するほか，ジャム，ゼリー，塩漬け，砂糖漬け，果実酒などにする。

ライチー（茘枝）

Lychees　1個＝20g

れいしとも呼ぶ。果皮は紅褐色でうろこ状。果肉は白色半透明，多汁でやわらかく濃厚な甘みと芳香がある。原産地は中国。中国，台湾などから生鮮品や冷凍ものが輸入される。

旬：生鮮品は6〜7月ごろ。

食べ方：生食するほか，乾果や缶詰などにする。

ラズベリー

Red raspberries　1個＝3g

木いちごの一種。フランボワーズともいう。仲間にブラックベリー，デューベリーなどがある。熟すと花たくから離れ分離する。熟した果実は多汁で，ほどよい酸味と甘みがある。主産地はアメリカ北部。

産地：日本では，秋田，山形，北海道など。

旬：7〜8月。

食べ方：生食のほか，ジャム，ゼリーなどに広く使う。冷凍品もある。

可食部100g当たり

食品番号	索引番号	食品名	廃棄率 %	エネルギー kJ	エネルギー kcal	水分 g	たんぱく質: アミノ酸組成によるたんぱく質 g	たんぱく質 g	脂質: 脂肪酸のトリアシルグリセロール当量 g	コレステロール mg	脂質 g	脂肪酸: 飽和 g	一価不飽和 g	多価不飽和 g	n-3系多価不飽和 g	n-6系多価不飽和 g	炭水化物: 利用可能炭水化物 単糖当量 g	利用可能炭水化物 質量計 g	差引き法による利用可能炭水化物 g	食物繊維総量 g	糖アルコール g	炭水化物 g	有機酸 g	灰分 g	無機質: ナトリウム mg	カリウム mg	カルシウム mg	マグネシウム mg	リン mg	鉄 mg
		（もも類）																												
07136	1026	●もも ●白肉種，生	15	161	38	88.7	0.4	0.6	(0.1)	0	0.1	(0.01)	(0.03)	(0.03)	(0)	(0.03)	8.4*	8.0	8.4	1.3	0.3	10.2	0.4	0.4	1	180	4	7	18	0.1
● 07184	1027	●黄肉種，生	15	204	48	85.4	0.4	0.5	Tr	–	0.2	0.02	Tr	0.02	0.01	0.02	11.4	11.0	8.6*	1.9	2.7	13.4	0.4	0.4	0	210	3	6	21	0.1
07137	1028	●果実飲料，30%果汁入り飲料（ネクター）	0	196	46	88.0	–	0.2	(0)	(0)	0.1	(0.01)	(0)	(Tr)	(0)	(0)	(11.8)*	(11.7)	11.3	0.4	–	11.6	–	0.1	3	35	2	2	4	0.2
07138	1029	●缶詰，白肉種，果肉	0	349	82	78.5	(0.3)	0.5	(0.1)	(0)	0.1	(0.01)	(0.03)	(0.04)	(0)	(0.04)	(16.6)	(16.3)	19.4*	1.4	–	20.6	–	0.3	4	80	3	4	9	0.2
07175	1030	黄肉種，果肉	0	350	83	78.5	(0.4)	0.5	–	(0)	0.1						(16.6)	(16.3)	19.3*	1.4	–	20.6	–	0.3	4	80	3	4	9	0.2
07139	1031	液汁	0	343	81	79.5	–	0.3	–	(0)	0.1						–	–	19.5*	0.3	–	19.8	–	0.3	4	80	2	4	7	0.2
07140	1032	●ネクタリン ●生	15	164	39	87.8	(0.4)	0.7	(0.2)	(0)	0.3	(0.02)	(0.08)	(0.11)	(Tr)	(0.10)	(8.0)*	(7.7)	8.7	1.7	0.6	10.7	–	0.5	1	210	5	10	16	0.2
07141	1033	やまもも●生	10	198	47	87.8	–	0.5	–	0	0.2						–	–	10.2*	1.1	–	11.3	–	0.2	4	120	4	7	5	0.4
07144	1034	ライチー●生	30	261	61	82.1	(0.6)	1.0	(0.1)	0	0.1	(0.02)	(0.03)	(0.03)	(0.01)	(0.02)	(15.0)*	(14.9)	15.9	0.9	–	16.4	–	0.4	Tr	170	2	13	22	0.2
07146	1035	ラズベリー●生	0	150	36	88.2	–	1.1	–	0	0.1						(5.6)*	(5.6)	5.4	4.7	0.1	10.2	–	0.4	1	150	22	21	29	0.7
07147	1036	りゅうがん●乾	60	1314	310	19.4	(3.2)	5.1	(0.3)	(0)	0.4	(0.09)	(0.11)	(0.12)	(0.06)	(0.06)	–	–	72.1*	2.8	–	72.9	–	2.2	2	1000	30	43	94	1.7
		りんご																												
07148	1037	●皮なし，生	15	225	53	84.1	0.1	0.1	Tr	(0)	0.2	0.01	Tr	0.03	Tr	0.03	12.4*	12.2	13.0	1.4	0.7	15.5	0.5	0.2	Tr	120	3	3	12	0.1
07176	1038	●皮つき，生	8	238	56	83.1	(0.1)	0.2	(0.1)	(0)	0.3	(0.04)	(0.01)	(0.08)	(0.01)	(0.06)	12.9*	12.7	13.5	1.9	0.5	16.2	0.4	0.2	Tr	120	4	5	12	0.1
● 07180	1039	●皮つき，焼き	0	364	86	77.2	(0.2)	0.2	–	(0)	0.4						17.3	17.0	18.8*	2.5	–	21.9	0.6	0.3	1	170	5	7	17	0.1
07149	1040	●果実飲料 ●ストレートジュース	0	182	43	87.7	–	0.2	(Tr)	(0)	0.1	(0.01)	(Tr)	(0.02)	(Tr)	(0.02)	10.8*	10.7	11.4	Tr	0.4	11.8	–	0.2	3	77	2	3	6	0.4
07150	1041	●濃縮還元ジュース	0	200	47	88.1	–	0.1	(0.1)	(0)	0.2	(0.02)	(Tr)	(0.04)	(Tr)	(0.04)	(10.4)	(10.3)	11.5*	Tr	–	11.4	–	0.2	6	110	3	4	9	0.1
07151	1042	●50%果汁入り飲料	0	197	46	88.3	–	0.1	(Tr)	(0)	Tr	(Tr)	(0)	(0.01)	(0)	(0.01)	–	–	11.5*	0	–	11.5	–	0.1	2	55	2	2	4	0.1
07152	1043	●30%果汁入り飲料	0	194	46	88.5	–	Tr	(0)	(0)	Tr	(Tr)	(0)	(Tr)	(0)	(Tr)	–	–	11.4*	0	–	11.4	–	0.1	8	24	2	1	3	Tr
07153	1044	●缶詰	0	346	81	79.4	(0.2)	0.3	(Tr)	(0)	0.1	(0.01)	(Tr)	(0.02)	(Tr)	(0.02)	–	–	19.9*	0.4	–	20.1	–	0.1	2	30	4	2	4	0.2
07154	1045	●ジャム	0	864	203	46.9	(0.2)	0.2	(Tr)	(0)	0.1	(0.01)	(Tr)	(0.02)	(Tr)	(0.02)	(53.3)*	(51.0)	52.0	0.8	–	52.7	–	0.1	7	33	6	2	4	[illegible]

なるほど！ 褐変…切ったりんごを放置すると，切り口が褐色に変化します。これは果肉中の物質が空気にふれて酸化するため。レモン水や食塩水につければ防げます。

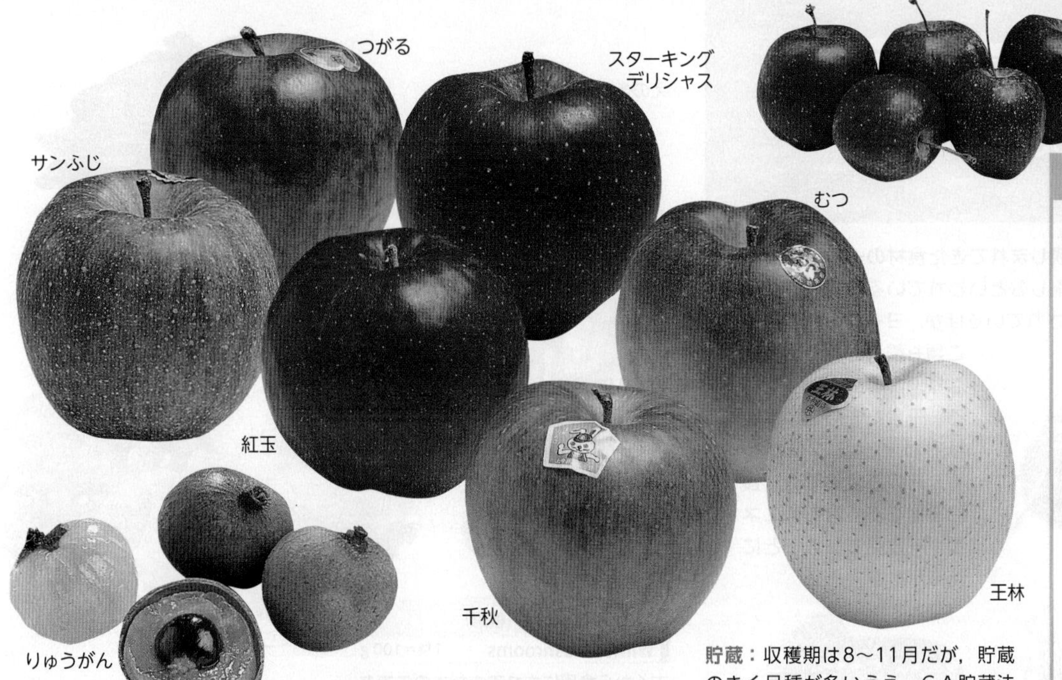

りゅうがん（龍眼）

Longans 1個＝10g

半透明の果肉はゼリー状で，なめらかな口当たりと甘み，特有の芳香がある。味はライチーに似ている。冷凍果，乾果として中国，台湾から輸入される。

食べ方：生果は皮をむき，そのまま食べる。乾燥果はそのまま食べたり，水でもどして肉や野菜と一緒に炒める。

りんご（林檎，苹果）

Apples 1個＝300g

世界中で栽培され，交配が盛んに行われた結果，甘みが強く高品質なものが多い。カリウム，ペクチンを多く含む。

種類：代表的なものに，ふじ，つがる，王林（おうりん），千秋（せんしゅう），むつ，紅玉（こうぎょく）などがある。

産地：東北地方，長野で多く栽培。中でも青森は国内総生産量の50％以上を占める。

貯蔵：収穫期は8～11月だが，貯蔵のきく品種が多いうえ，ＣＡ貯蔵法（果実を一種の冬眠状態にして貯蔵する方法）が行われ，一年中流通する。

保存法：エチレンガスを出すため，りんごと一緒に保存すると，ほかの果物や野菜の過熟，腐敗が進むことがあり，注意が必要である。

食べ方：生食するほか，ジュース，ジャム，焼きりんご，パイなどの菓子材料に使う。こうした加工品には酸味のある紅玉などが最適。りんご酢，りんご酒（シードル，カルバドス）にも用いる。

果物の部位の名称

仁果類　りんご
果柄
花たく（果肉）
種子
果心

核果類　桃
縫合線
果肉
種核
種子
果柄

柑橘類　みかん
果心
じょうのう膜
砂じょう
種子
じょうのう
果皮

亜鉛	銅	マンガン	ヨウ素	セレン	クロム	モリブデン	レチノール	α-カロテン	β-カロテン	β-クリプトキサンチン	β-カロテン当量	レチノール活性当量	D	トコフェロール α	トコフェロール β	トコフェロール γ	トコフェロール δ	K	B1	B2	ナイアシン	ナイアシン当量	B6	B12	葉酸	パントテン酸	ビオチン	C	食塩相当量	備考
無機質							ビタミン（脂溶性） A						D	E				K	ビタミン（水溶性）											
mg	mg	mg	µg	µg	µg	µg	µg	µg	µg	µg	µg	µg	µg	mg	mg	mg	mg	µg	mg	mg	mg	mg	mg	µg	µg	mg	µg	mg	g	
0.1	0.05	0.04	0	0	0	1	(0)	0	0	9	5	Tr	(0)	0.7	0	0	0	(1)	0.01	0.01	0.6	0.6	0.02	(0)	5	0.13	0.3	8	0	別名：毛桃　試料：白肉種 廃棄部位：果皮及び核
0.1	0.06	0.03	0	0	0	2	–	1	140	130	210	17	–	1.3	0	Tr	0	1	0.02	0.02	0.7	0.7	0.01	0	8	0.15	0.2	6	0	廃棄部位：果皮及び核　食物繊維：AOAC2011.25法　タンニン：Tr ポリフェノール：0.1 g
Tr	0.01	0.02	–	–	–	–	0	–	–	–	Tr	0	(0)	0.4	0	0	0	(1)	Tr	0.01	0.2	0.2	Tr	(0)	2	0.10	–	2	0	果肉（ピューレー）分：30%　ビタミンC：酸化防止用として添加品あり　(100g：103mL，100mL：97g)
0.2	0.04	0.03	–	–	–	–	(0)	0	Tr	0	Tr	(0)	(0)	1.2	0	0	0	(3)	0.01	0.02	0.3	(0.3)	0.01	(0)	4	0.07	–	2	0	試料：ヘビーシラップ漬　内容総量に対する果肉分：60%　ビタミンC：酸化防止用として添加品あり
0.2	0.04	0.03	–	–	–	–	(0)	0	160	97	210	17	(0)	1.2	0	0	0	(3)	0.01	0.02	0.3	(0.4)	0.01	(0)	4	0.07	–	2	0	内容総量に対する果肉分：60%　ビタミンC：酸化防止用として添加品あり
0.1	0.04	0.03	–	–	–	–	0	–	–	–	Tr	0	(0)	0	0	0	0	–	0.01	0.01	0.3	0.4	0.01	(0)	3	0	–	2	0	内容総量に対する液汁分：40%　ビタミンC：酸化防止用として添加品あり
0.1	0.08	0.06	–	–	–	–	(0)	0	150	180	240	20	(0)	1.4	0	0	0	(2)	0.02	0.03	0.7	(0.8)	0.01	(0)	12	0.20	–	10	0	別名：油桃 廃棄部位：果皮及び核
0.1	0.03	0.22	–	–	–	–	(0)	0	18	2	19	2	(0)	0.3	0	0	0	–	0.04	0.03	0.3	0.4	0.05	0	26	0.21	–	4	0	試料：栽培品 廃棄部位：種子
0.2	0.14	0.17	–	–	–	–	(0)	0	0	0	0	(0)	(0)	0.1	0	0	0	(Tr)	0.02	0.06	1.0	(1.0)	0.09	0	100	0	–	36	0	別名：れいし　試料：冷凍品 廃棄部位：果皮及び種子
0.4	0.12	0.50	–	–	–	–	(0)	19	10	0	19	2	(0)	0.8	0.1	1.9	1.6	(6)	0.02	0.04	0.6	0.8	0.07	0	38	0.43	–	22	0	別名：レッドラズベリー，西洋きいちご 果実全体
0.7	0.68	0.20	–	–	–	–	0	–	–	–	Tr	0	(0)	0.1	Tr	0.4	0	–	0.03	0.74	2.5	(2.5)	0.20	(0)	20	0	–	0	0	廃棄部位：果皮及び種子
Tr	0.05	0.02	0	0	1	0	(0)	0	12	7	15	1	(0)	0.1	0	0	0	Tr	0.02	Tr	0.1	0.1	0.04	(0)	2	0.03	0.5	4	0	廃棄部位：果皮及び果しん部
0.1	0.05	0.04	0	0	0	1	(0)	0	22	10	27	2	(0)	0.4	0	0	0	2	0.02	0.01	0.1	(0.1)	0.04	(0)	3	0.05	0.7	6	0	廃棄部位：果しん部
0.1	0.07	0.05	1	0	Tr	1	(0)	0	32	14	39	3	(0)	0.7	0	0	0	3	0.03	0.01	0.1	(0.2)	0.06	(0)	4	0.05	0.9	7	0	果しん部を除いたもの
Tr	0.03	0.03	0	0	1	Tr	(0)	0	0	0	0	(0)	(0)	0.1	0	0	0	–	0.01	0.01	0.1	0.1	0.03	(0)	3	0.21	0.5	3	0	(100g：98mL，100mL：103g)
Tr	0.02	0.04	–	–	–	–	(0)	0	0	0	0	(0)	(0)	0.1	0	0	0	–	Tr	Tr	0.1	0.1	0.02	(0)	2	0.11	–	1	0	(100g：98mL，100mL：103g)
Tr	0.01	0.01	–	–	–	–	0	–	–	–	0	0	(0)	Tr	0	0	0	–	0	0	0	Tr	0.01	(0)	1	0	–	Tr	0	ビタミンC：酸化防止用として添加品あり
Tr	0.01	0.01	–	–	–	–	0	–	–	–	0	0	(0)	0	0	0	0	–	0	0	0	0	0.01	(0)	0	0	–	Tr	0	ビタミンC：酸化防止用として添加品あり
0.1	0.02	0.01	–	–	–	–	0	–	–	–	9	1	(0)	0.1	0	0	0	–	0.01	0.01	0.1	(0.2)	0.01	(0)	3	0	–	Tr	0	試料：ヘビーシラップ漬　液汁を含んだもの（液汁50%）　ビタミンC：酸化防止用として添加品あり
Tr	0.02	0.01	1	0	2	Tr	(0)	0	4	0	4	Tr	(0)	0.1	0	0	0	–	0.01	0	0	(Tr)	0.03	(0)	1	0	0.3	Tr	0	ビタミンC：酸化防止用として添加品あり (100g：80mL，100mL：125g)

8 きのこ類

MUSHROOMS

きのこ類は，世界中で古くから親しまれてきた食材の一つである。日本人はその香り，歯ごたえを楽しむといわれている。現在，食用きのこのうち20種類ほどが栽培されているほか，ヨーロッパのきのこ類も輸入されるようになり，市場に出回っている。干したきのこ類はとりわけビタミンDが多く，きのこ全体では，食物繊維を多く含む低エネルギー食品であることに特徴がある。

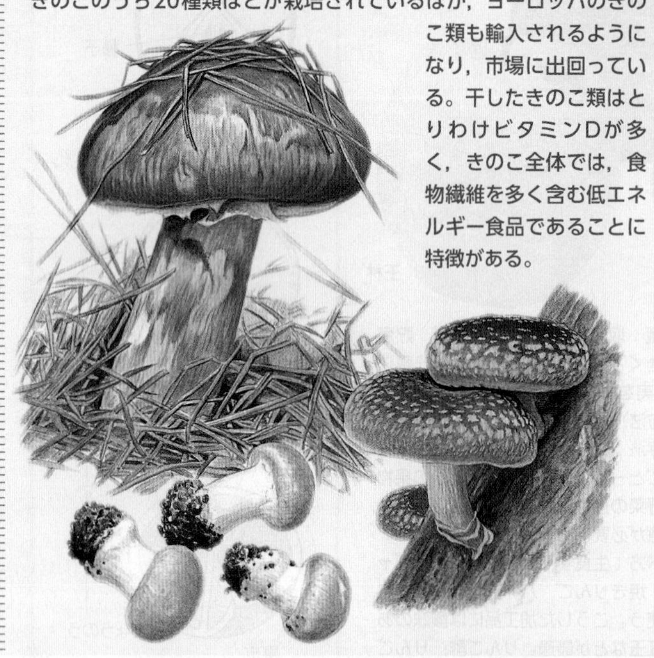

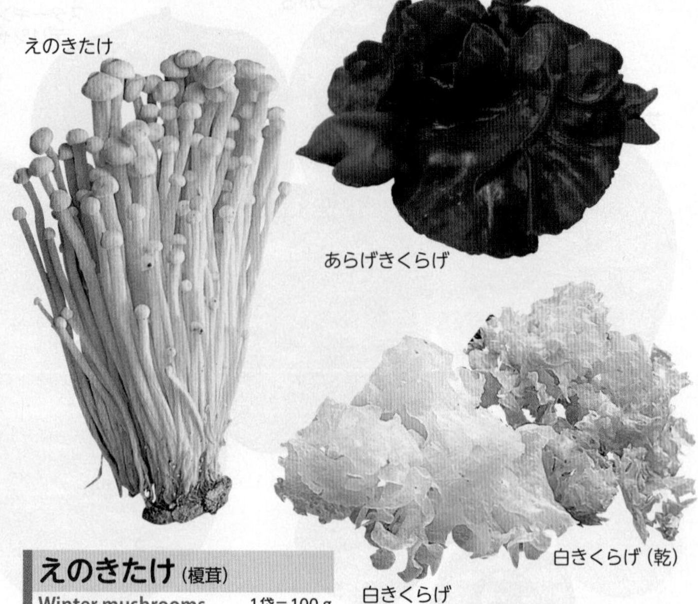

えのきたけ（榎茸）

Winter mushrooms 1袋＝100 g

古くから食用にされてきたきのこである。ぬめりがあることから，なめたけ（滑茸）ともいう。流通しているのは，傘が小さく柄が長い，もやし状のもので，おがくずなどに米ぬかを混ぜた菌床栽培によって生産される。傘，柄の色は白色系がほとんどだが，天然ものに近いブラウン系も出回る。

調理法：汁物，天ぷら，鍋物などに使うほか，味付けびん詰（なめたけ）などの加工品にする。

きくらげ類（木耳類）

Tree ears きくらげ10個＝5 g

形が耳に似ていること，くらげに似たコリコリとした歯ごたえからこの名がある。乾燥ものの多くは，中国，台湾から輸入されている。

調理法：乾燥ものは水でもどし，酢の物，あえ物，炒め物，スープなどおもに中国料理に用いる。

●**あらげきくらげ**：ゼリー質できくら

食品番号	索引番号	食品名（可食部100g当たり）	廃棄率	エネルギー	エネルギー	水分	たんぱく質：アミノ酸組成によるたんぱく質	たんぱく質：たんぱく質	脂質：脂肪酸のトリアシルグリセロール当量	脂質：コレステロール	脂質：脂質	脂肪酸：飽和	脂肪酸：一価不飽和	脂肪酸：多価不飽和	脂肪酸：n-3系多価不飽和	脂肪酸：n-6系多価不飽和	炭水化物：利用可能炭水化物（単糖当量）	炭水化物：利用可能炭水化物（質量計）	炭水化物：差引き法による利用可能炭水化物	炭水化物：食物繊維総量	炭水化物：糖アルコール	炭水化物：炭水化物	有機酸	灰分	無機質：ナトリウム	無機質：カリウム	無機質：カルシウム	無機質：マグネシウム	無機質：リン	無機質：鉄
			%	kJ	kcal	g	g	g	g	mg	g	g	g	g	g	g	g	g	g	g	g	g	g	g	mg	mg	mg	mg	mg	mg
		えのきたけ																												
08001	1046	●生	15	144	34	88.6	1.6	2.7	0.1	0	0.2	0.02	0.01	0.08	0.02	0.05	1.0	0.9	4.8*	3.9	0.1	7.6	–	0.9	2	340	Tr	15	110	1.1
08002	1047	●ゆで	0	141	34	88.6	(1.6)	2.8	(0.1)	(0)	0.1	(0.01)	(Tr)	(0.04)	(0.01)	(0.03)	(1.0)	(0.9)	4.4*	4.5	0.1	7.8	–	0.7	2	270	Tr	11	110	1.0
08037	1048	●油いため	0	296	71	83.3	(1.7)	3.0	(3.7)	(0)	3.9	(0.28)	(2.20)	(1.04)	(0.30)	(0.74)	(1.1)	(1.1)	5.5*	4.6	0.2	8.8	–	1.0	3	380	Tr	16	120	1.2
08003	1049	●味付け瓶詰	0	320	76	74.1	2.4	3.6	(0.2)	(0)	0.3	(0.02)	(0.01)	(0.11)	(0.04)	(0.08)	10.3	9.9	14.2*	4.1	0	16.9	–	5.1	1700	320	10	26	150	0.8
		（きくらげ類）																												
● 08054	1050	●あらげきくらげ ●生	4	57	14	93.6	0.5	0.7	0.1	0	0.1	0.01	0.01	0.02	0	0.02	0.1*	0.1	0.1	5.6	–	5.4	–	0.2	7	59	10	9	16	0.1
08004	1051	●乾	0	743	184	13.1	4.5	6.9	0.4	(0)	0.7	0.08	0.11	0.19	0.01	0.18	0.9*	0.9	0.2	79.5	0	77.0	–	2.2	46	630	82	110	110	10.0
08005	1052	●ゆで	0	152	38	82.3	(0.8)	1.2	(0.1)	(0)	0.1	(0.01)	(0.02)	(0.03)	(Tr)	(0.03)	(0.4)*	(0.4)	0.3	16.3	–	16.1	–	0.3	10	75	35	24	11	1.7
08038	1053	●油いため	0	448	110	64.2	(1.5)	2.3	(5.0)	(0)	5.2	(0.38)	(3.01)	(1.36)	(0.38)	(0.98)	(0.7)*	(0.6)	0.2	28.6	–	27.8	–	0.6	11	130	29	37	18	4.3
08006	1054	●きくらげ ●乾	0	888	216	14.9	5.3	7.9	1.3	0	2.1	0.29	0.33	0.62	0.01	0.60	2.7	2.6	17.1*	57.4	0	71.1	–	4.0	59	1000	310	210	230	35.0
08007	1055	●ゆで	0	56	14	93.8	(0.4)	0.6	(0.1)	(0)	0.2	(0.03)	(0.03)	(0.06)	(Tr)	(0.06)	(0.2)*	(0.2)	0.3	5.2	0	5.2	–	0.2	9	37	25	27	10	0.7
08008	1056	●しろきくらげ ●乾	0	686	170	14.6	3.4	4.9	0.5	(0)	0.7	0.10	0.23	0.15	Tr	0.15	3.6*	3.4	7.2	68.7	0.3	74.5	–	5.3	28	1400	240	67	260	4.4
08009	1057	●ゆで	0	61	15	92.6	(0.3)	0.4	–	(0)	Tr						(0.3)*	(0.3)	0.4	6.4	Tr	6.7	–	0.3	2	79	27	8	11	0.2
08010	1058	くろあわびたけ●生	10	116	28	90.2	(2.3)	3.7	(0.2)	(0)	0.4	(0.03)	(0.01)	(0.11)	(0)	(0.11)	1.3	1.3	2.2*	4.1	0.3	4.9	–	0.8	3	300	2	18	100	0.5
		しいたけ																												
08039	1059	●生しいたけ ●菌床栽培，生	20	102	25	89.6	2.0	3.1	0.2	0	0.3	0.04	0.01	0.15	0	0.15	0.7*	0.7	1.3	4.9	1.2	6.4	0.2	0.6	1	290	1	14	87	0.4
08040	1060	●菌床栽培，ゆで	0	89	22	91.5	(1.6)	2.5	(0.3)	(0)	0.4	(0.05)	(0.01)	(0.19)	(0)	(0.19)	(0.6)*	(0.6)	0.7	4.4	0.9	5.1	0.2	0.5	1	200	1	11	65	0.3
08041	1061	●菌床栽培，油いため	0	267	65	84.7	(2.0)	3.3	(3.8)	(0)	4.1	(0.30)	(2.23)	(1.13)	(0.28)	(0.85)	(0.8)	(0.7)	2.5*	4.7	1.3	7.3	0.3	0.7	1	300	2	16	92	0.4
● 08057	1062	●菌床栽培，天ぷら	0	837	201	64.1	–	3.4	13.7	–	14.0	0.94	8.35	3.79	1.18	2.60	14.4*	13.1	12.8	4.4	0.8	17.8	0.2	0.6	32	230	40	13	84	0.3
08042	1063	●原木栽培，生	20	141	34	88.3	1.9	3.1	0.2	(0)	0.4	0.04	0.01	0.16	0	0.16	0.8	0.7	3.2*	5.5	–	7.6	0.2	0.7	1	270	2	16	61	0.4
08043	1064	●原木栽培，ゆで	0	111	27	90.8	(1.5)	2.4	(0.3)	(0)	0.4	(0.05)	(0.01)	(0.19)	(0)	(0.19)	(0.6)	(0.6)	2.1*	4.8	–	5.9	0.2	0.4	Tr	170	1	10	45	0.2
08044	1065	●原木栽培，油いため	0	349	84	81.3	(2.3)	3.8	(5.1)	(Tr)	5.4	(0.40)	(3.01)	(1.49)	(0.38)	(1.12)	(0.9)	(0.9)	3.9*	6.4	–	8.8	0.3	0.7	1	330	2	18	75	0.4

なるほど! 自然茹（こ）って何？…生しいたけは，ハウス栽培の過程で菌を植えつけた原木を森に置く時期があり，そのときとれるのが自然茹。肉厚でおいしいですよ。

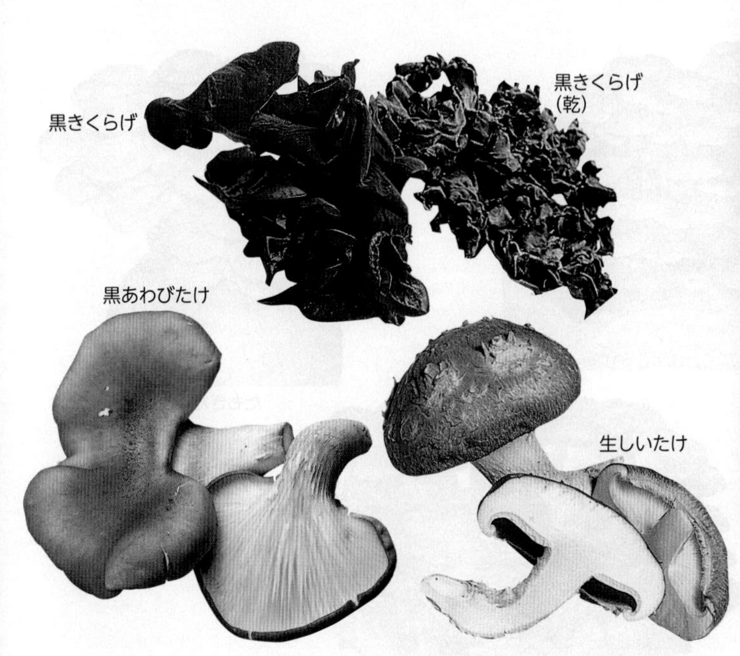

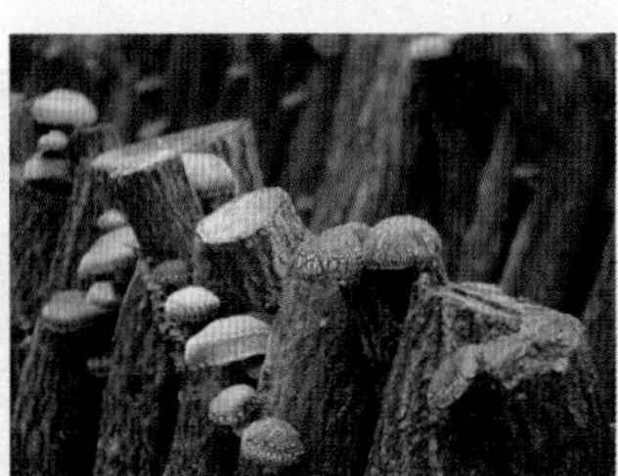
生しいたけの原木栽培

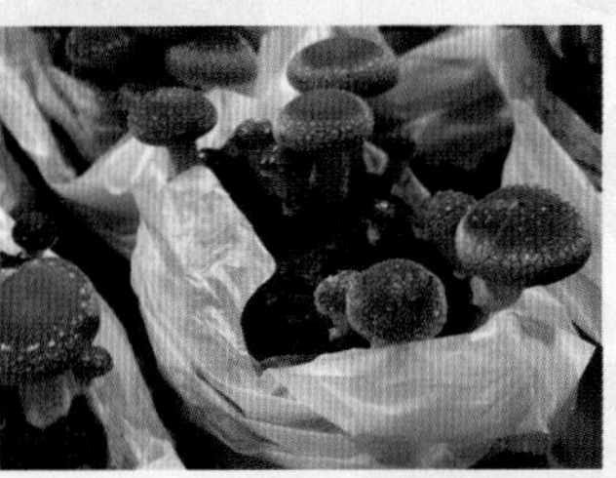
生しいたけの菌床栽培

げよりも厚みがあり，しっかりとした食感がある。ほとんどが外国産で乾燥ものの流通が多いが，近年では生ものも出回る。

くろあわびたけ（黒鮑茸）

Abalone mushrooms　中1個＝20 g

ヒラタケ科で，近縁種におおひらたけがある。傘が黒褐色で，あわびのような歯ごたえがあることからこの名がある。肉は淡白な味。熱帯性で気温28℃以上で発生する。

調理法：バター炒め，天ぷら，クリーム煮などのほか，オムレツ，ハンバーグなどに入れる。

しいたけ（椎茸）

Shiitake　生しいたけ1個＝15g

●生しいたけ：現在出ているものは，改良を繰り返した栽培品種。国内でも栽培されるが，中国などからの輸入も多い。

栽培法：<原木栽培>こならなどの原木にしいたけ菌を植えつけ，しいたけを発生させる。原木は風通しのよい林に並べ栽培する。肉質はしまっていて香りと風味が強い。

旬：春と秋の二度。

<菌床栽培>おがくずにふすまなどを混ぜたものにしいたけ菌を植えつけ，しいたけを発生させる。肉質はやわらかく香り・風味は少ないが，日持ちし，価格も低め。

調理法：焼き物，炒め物，炊き込みご飯，天ぷらなどに広く使う。

豆知識

栽培きのこ

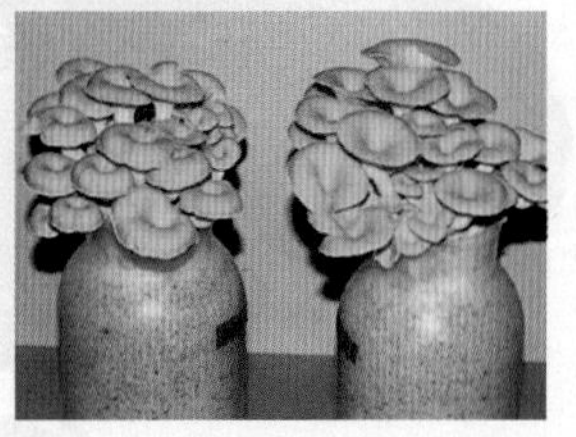

スーパーなどの店先に，きのこが一年中並ぶようになって久しい。それに反比例するかのように，きのこは「秋のもの」という季節感は薄れてきた。その種類は格段に増え，値段も手ごろで，さまざまな料理に手軽に使えるようになっている。

こうした背景には，きのこ栽培が盛んになったこと，輸入量が年々増加していることなどがあげられる。

「栽培きのこ」は「天然きのこ」に対する呼び名で，ハウスの中で，おもにエアコンなどを使って環境を調整し，計画的に栽培されているきのこをいう。

天然ものに比べると香りが薄いという欠点はあるものの，それなりに味がよく，手軽で便利な食材として利用されている。生産地では，バイオ技術による新種の開発に積極的で，今後が期待されている。

無機質							ビタミン（脂溶性）												ビタミン（水溶性）										食塩相当量	備考
亜鉛	銅	マンガン	ヨウ素	セレン	クロム	モリブデン	A レチノール	A カロテン α	A カロテン β	A β-クリプトキサンチン	A β-カロテン当量	A レチノール活性当量	D	E トコフェロール α	E トコフェロール β	E トコフェロール γ	E トコフェロール δ	K	B1	B2	ナイアシン	ナイアシン当量	B6	B12	葉酸	パントテン酸	ビオチン	C		
mg	mg	mg	µg	µg	µg	µg	µg	µg	µg	µg	µg	µg	µg	mg	mg	mg	mg	µg	mg	mg	mg	mg	mg	µg	µg	mg	µg	mg	g	
																														試料：栽培品
0.6	0.10	0.07	0	1	0	Tr	0	(0)	0	(0)	(0)	(0)	**0.9**	0	0	0	0	0	0.24	**0.17**	6.8	7.4	0.12	(0)	75	1.40	11.0	0	0	廃棄部位：柄の基部（いしづき）
0.6	0.06	0.05	(0)	2	(0)	Tr	0	(0)	0	(0)	(0)	(0)	**0.8**	(0)	(0)	(0)	(0)	0	0.19	**0.13**	3.7	(4.3)	0.09	(0)	30	0.96	11.0	0	0	柄の基部（いしづき）を除いたもの
0.6	0.11	0.08	–	–	–	–	(0)	(0)	(0)	(0)	(0)	(0)	**0.8**	(0.6)	(Tr)	(1.2)	(Tr)	(4)	0.26	**0.18**	7.2	(7.8)	0.10	(0)	47	1.47	–	0	0	柄の基部（いしづき）を除いたもの 植物油（なたね油） 調理による脂質の増減：本書p.315表2参照
0.6	0.08	0.24	–	3	–	6	0	(0)	0	(0)	(0)	(0)	**0.1**	(0)	(0)	(0)	(0)	0	0.26	**0.17**	4.4	4.9	0.09	(0)	39	1.04	6.9	0	4.3	別名：なめたけ 液汁を除いたもの ビタミンC：酸化防止用として添加品あり
																														試料：栽培品
0.1	0.01	0.02	Tr	1	1	1	(0)	(0)	(0)	(0)	(0)	(0)	**0.1**	(0)	(0)	(0)	(0)	(0)	–	**0.05**	0.4	0.6	0.01	Tr	5	0.10	1.9	0	0	別名：裏白きくらげ 廃棄部位：柄の基部（いしづき）
0.8	0.18	1.15	25	10	4	10	(0)	(0)	(0)	(0)	(0)	(0)	**130.0**	(0)	(0)	(0)	(0)	0	0.01	**0.44**	1.7	3.9	0.08	(0)	15	0.61	21.0	(0)	0.1	
0.1	0.04	0.20	1	2	1	1	(0)	(0)	(0)	(0)	(0)	(0)	**25.0**	(0)	(0)	(0)	(0)	0	0	**0.07**	0.1	(0.5)	0.01	(0)	1	0	1.2	(0)	0	
0.3	0.06	0.33	–	–	–	–	(0)	(0)	(0)	(0)	(0)	(0)	**38.0**	(0.8)	(Tr)	(1.6)	(Tr)	(6)	0	**0.11**	0.1	(0.9)	0.02	(0)	4	0.06	–	0	0	水戻し後，油いため 植物油（なたね油） 調理による脂質の増減：本書p.315表2参照
2.1	0.31	6.18	7	9	27	6	(0)	(0)	(0)	(0)	(0)	(0)	**85.0**	0	0	0	0	0	0.19	**0.87**	3.2	5.5	0.10	(0)	87	1.14	27.0	0	0.1	
0.2	0.03	0.53	0	Tr	2	Tr	(0)	(0)	(0)	(0)	(0)	(0)	**8.8**	(0)	(0)	(0)	(0)	0	0.01	**0.06**	Tr	(0.2)	0.01	(0)	2	0	1.3	0	0	
3.6	0.10	0.18	0	1	7	1	0	(0)	0	(0)	(0)	(0)	**15.0**	(0)	(0)	(0)	(0)	0	0.12	**0.70**	2.2	3.7	0.10	(0)	76	1.37	87.0	0	0.1	
0.3	0.01	0.01	0	0	0	0	0	(0)	0	(0)	(0)	(0)	**1.2**	(0)	(0)	(0)	(0)	0	0	**0.05**	Tr	(0.1)	0.01	(0)	1	0	4.4	0	0	
0.7	0.15	0.07	0	3	Tr	1	0	(0)	0	(0)	(0)	(0)	**0.3**	0	0	0	0	0	0.21	**0.22**	2.9	(3.6)	0.09	(0)	65	1.32	10.0	0	0	試料：栽培品 廃棄部位：柄の基部（いしづき）
																														試料：栽培品
0.9	0.10	0.21	0	5	1	4	0	0	0	0	0	0	**0.3**	0	0	0	0	0	0.13	**0.21**	3.4	4.0	0.21	0	49	1.21	7.6	0	0	廃棄部位：柄全体 食物繊維：AOAC2011.25法 廃棄率：柄の基部（いしづき）のみを除いた場合5%
0.8	0.06	0.16	–	–	–	–	(0)	(0)	(0)	(0)	(0)	(0)	**0.5**	(0)	(0)	(0)	(0)	(0)	0.08	**0.11**	2.0	(2.5)	0.12	(0)	14	0.71	–	0	0	柄全体を除いた傘のみ
1.0	0.09	0.24	–	–	–	–	(0)	(0)	(0)	(0)	(0)	(0)	**0.5**	(0.6)	(Tr)	(1.2)	(Tr)	(4)	0.16	**0.18**	3.3	(4.0)	0.18	(0)	20	1.28	–	0	0	柄全体を除いた傘のみ 植物油（なたね油） 調理による脂質の増減：本書p.315表2参照
0.7	0.08	0.25	0	4	1	5	–	–	15	–	15	1	**0.3**	2.4	Tr	5.3	0.1	17	0.11	**0.18**	2.4	2.9	0.13	0	12	0.94	5.2	0	0.1	柄全体を除いた傘のみ 植物油（なたね油） 調理による脂質の増減：本書p.314～315表1参照 食物繊維：AOAC2011.25法
0.7	0.06	0.27	0	1	Tr	1	(0)	(0)	(0)	(0)	(0)	(0)	**0.4**	(0)	(0)	(0)	(0)	(0)	0.13	**0.22**	3.4	4.0	0.19	(0)	75	0.95	7.7	0	0	廃棄部位：柄全体 廃棄率：柄の基部（いしづき）のみを除いた場合5%
0.5	0.05	0.19	–	–	–	–	(0)	(0)	(0)	(0)	(0)	(0)	**0.4**	(0)	(0)	(0)	(0)	(0)	0.06	**0.12**	2.0	(2.5)	0.10	(0)	25	0.56	–	0	0	柄全体を除いた傘のみ
0.7	0.08	0.32	–	–	–	–	(0)	(0)	(0)	(0)	(0)	(0)	**0.5**	(0.8)	(Tr)	(1.6)	0.1	(6)	0.14	**0.26**	4.4	(5.2)	0.18	(0)	51	1.15	–	0	0	柄全体を除いた傘のみ 植物油（なたね油） 調理による脂質の増減：本書p.315表2参照

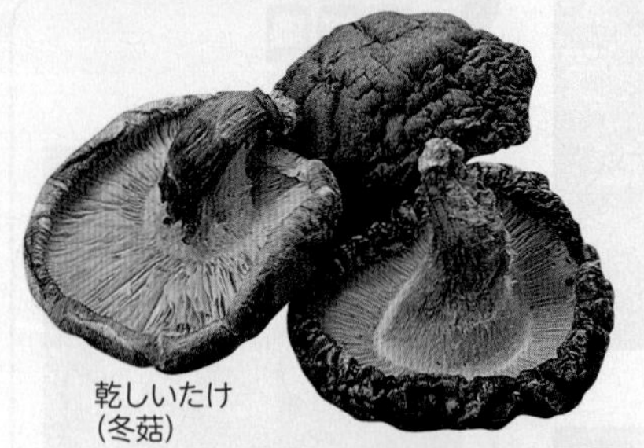
乾しいたけ
(冬菇)

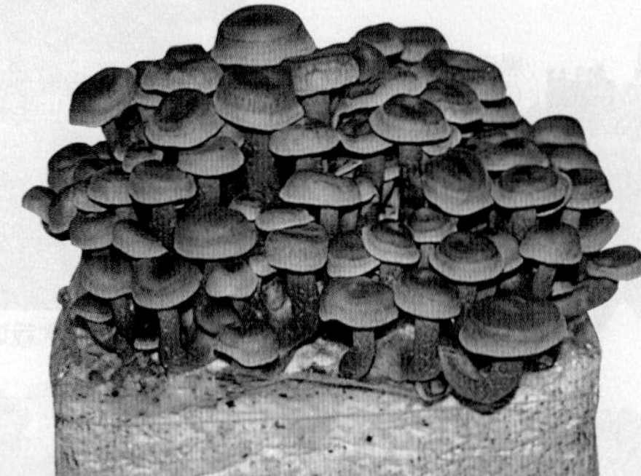
はたけしめじ

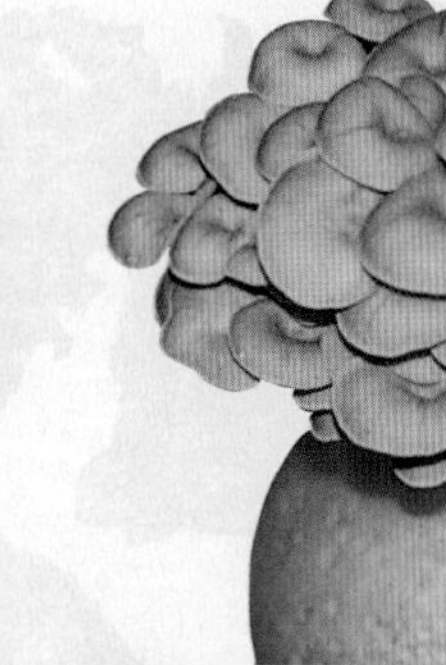
たもぎたけ

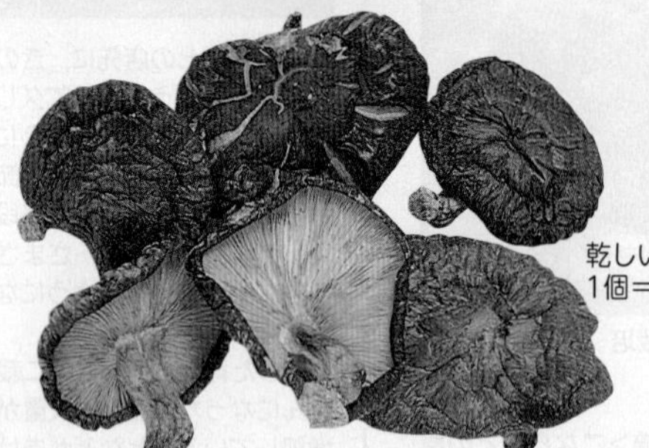
乾しいたけ (香信)
1個＝2g

ぶなしめじ

●**乾しいたけ**：しいたけの乾燥品。乾燥させることにより，うまみ成分のグアニル酸やグルタミン酸，香り成分のレンチオニンが増す。
<冬菇(どんこ)>冬から春先にかけて傘があまり開かないうちに収穫。肉厚で最高級品。
<香信(こうしん)>春・秋に育って傘が大きく開いたところで収穫したもの。
<香菇(こうこ)>冬菇と香信の中間の時期に収穫したもの。
産地：国内では大分，宮崎など。
利用法：しいたけそのものを味わうには，もどしてから煮物，精進料理，魚介類のだしなどにする。
もどし方：水につけて時間をかけてもどす。急いでもどしたいときは，砂糖をひとつまみ入れるとよい。もどし汁はよい味が出ているので捨てずに利用する。

しめじ類 (占地類)

Shimeji 1パック＝100 g

秋に，こならや赤松の根元に大きな輪を描くように発生して場所を占めることから，この名がある。うまみと香りがあり，歯ごたえもよい。産地は長野，新潟など。
●**はたけしめじ**：木材腐朽菌。まれに野生種が市販されていたが，近年，菌床で栽培されている。
●**ぶなしめじ**：木材腐朽菌で，菌床栽培されている。形と色が似ているため「ほんしめじ」の名で販売されていたが，現在は「ぶなしめじ」に統一されている。品種改良した白い品種もある。
●**ほんしめじ**：だいこくしめじともいう。天然ものが流通することはまれであったが，近年，人工栽培品も徐々に出回りつつある。
調理法：汁物，煮物，ソテーなど和洋中ともに幅広く使われる。

たもぎたけ (たも木茸)

Golden oyster mushrooms 1パック＝100g

広葉樹のニレなどの倒木や切り株に群生する。ヒラタケ科。肉は白色で，加熱すると弾力が出て歯切れがよい。一般に味もよい。日本のほか，温帯北部に分布する。
産地：北海道。
栽培法：おがくず，米ぬかを用いた菌床栽培が行われている。
調理法：鍋物，みそ汁，炒め物，塩焼き，天ぷらなどに使われる。

	食品番号	索引番号	食品名 (可食部100g当たり)	廃棄率	エネルギー		水分	たんぱく質 アミノ酸組成によるたんぱく質	たんぱく質	脂質 脂肪酸のトリアシルグリセロール当量	コレステロール	脂質	脂肪酸 飽和	一価不飽和	多価不飽和	n-3系多価不飽和	n-6系多価不飽和	炭水化物 利用可能炭水化物 単糖当量	質量計	差引き法による	総食物繊維量	糖アルコール	炭水化物	有機酸	灰分	無機質 ナトリウム	カリウム	カルシウム	マグネシウム	リン	鉄
				%	kJ	kcal	g	g	g	g	mg	g	g	g	g	g	g	g	g	g	g	g	g	g	g	mg	mg	mg	mg	mg	mg
	08013	1066	●乾しいたけ ●乾	20	1072	258	9.1	14.1	21.2	(1.7)	0	2.8	(0.33)	(0.05)	(1.22)	(Tr)	(1.22)	11.8	11.2	22.1*	46.7	–	62.5	1.9	4.4	14	2200	12	100	290	3.2
	08014	1067	●ゆで	0	168	40	86.2	(2.0)	3.1	(0.2)	–	0.3	(0.04)	(0.01)	(0.13)	(0)	(0.13)	(1.8)	(1.7)	4.1*	6.7	–	9.9	0.3	0.5	3	200	4	9	38	0.5
●	08053	1068	●甘煮	0	490	116	64.7	2.4	3.3	–	0	0.4						15.8	15.2	21.1*	6.7	2.0	28.9	Tr	2.7	1000	90	13	14	44	0.7
			(しめじ類)																												
	08015	1069	●はたけしめじ ●生	15	105	25	92.0	–	2.6	–	(0)	0.3						–	–	1.7*	2.7	–	4.5	–	0.7	4	260	1	8	64	0.6
	08045	1070	●ゆで	0	103	25	91.3	–	2.6	–	(0)	0.3						–	–	0.5*	4.6	–	5.1	–	0.6	3	200	1	8	61	0.5
	08016	1071	●ぶなしめじ ●生	10	108	26	91.1	1.6	2.7	0.2	0	0.5	0.05	0.02	0.15	0	0.15	1.4	1.3	2.5*	3.0	0.4	4.8	0.3	0.9	2	370	1	11	96	0.5
	08017	1072	●ゆで	0	92	22	91.1	(1.6)	2.7	(0.1)	(0)	0.2	(0.02)	(0.01)	(0.07)	(0)	(0.07)	(1.3)*	(1.3)	1.6	4.2	0.4	5.2	0.3	0.7	2	280	2	9	90	0.4
	08046	1073	●油いため	0	268	65	85.9	(1.7)	3.0	(4.9)	(0)	5.5	(0.39)	(2.84)	(1.45)	(0.35)	(1.10)	(1.4)*	(1.3)	2.2	3.7	0.5	4.8	0.3	0.8	2	420	1	12	110	0.6
●	08055	1074	●素揚げ	0	693	168	70.5	2.4	3.9	13.9	1	14.3	1.00	8.28	4.02	1.18	2.82	2.2	2.1	4.7*	6.2	0.7	10.1	0.4	1.2	2	570	1	15	130	1.1
●	08056	1075	●天ぷら	0	1034	248	55.5	2.5	3.4	16.5	1	17.1	1.22	9.90	4.71	1.41	3.29	21.0*	19.2	19.4	4.8	0.2	23.2	0.2	0.8	46	230	58	10	78	0.5
	08018	1076	●ほんしめじ ●生	20	88	21	93.6	–	2.5	–	(0)	0.4						–	–	0.9*	1.9	–	2.8	–	0.6	1	310	2	8	76	0.6
	08047	1077	●ゆで	0	109	26	92.1	–	2.8	–	(0)	0.6						–	–	0.8*	3.3	–	4.1	–	0.5	1	210	2	8	67	0.6
	08019	1078	たもぎたけ●生	15	97	23	91.7	(2.2)	3.6	(0.1)	(0)	0.3	(0.02)	(0.01)	(0.08)	(0)	(0.08)	0.4	0.4	1.6*	3.3	0.4	3.7	–	0.7	1	190	2	11	85	0.8
			なめこ																												
	08020	1079	●株採り ●生	20	89	21	92.1	1.0	1.8	0.1	1	0.2	0.02	0.02	0.07	0	0.07	2.5*	2.4	2.8	3.4	Tr	5.4	–	0.5	3	240	4	10	68	0.7
	08021	1080	●株採り ●ゆで	0	92	22	92.7	(0.9)	1.6	(0.1)	(0)	0.1	(0.01)	(0.01)	(0.04)	(0)	(0.04)	(2.3)	(2.2)	3.0*	2.8	Tr	5.1	–	0.5	3	210	4	10	56	0.6
●	08058	1081	●カットなめこ ●生	0	60	14	94.9	0.7	1.1	0.1	–	0.1	0.01	0.01	0.04	0	0.04	1.8*	1.8	2.0	1.9	0.1	3.6	–	0.3	3	130	2	6	36	0.5
	08022	1082	●水煮缶詰	0	55	13	95.5	(0.6)	1.0	(0.1)	(0)	0.1	(0.01)	(0.01)	(0.03)	(0)	(0.03)	(1.4)*	(1.4)	1.2	2.5	Tr	3.2	–	0.2	8	100	3	5	39	0.8
	08023	1083	ぬめりすぎたけ●生	8	97	23	92.6	(1.3)	2.3	(0.2)	(0)	0.4	(0.04)	(0.04)	(0.14)	(0)	(0.14)	2.0	1.9	2.7*	2.5	Tr	4.1	–	0.6	1	260	1	9	65	0.6

 なるほど! しめじの本家…「においまつたけ，味しめじ」といわれるだけあって，しめじのあやかり組がいっぱい。だから本家がわかるように「ほんしめじ」があるんです。

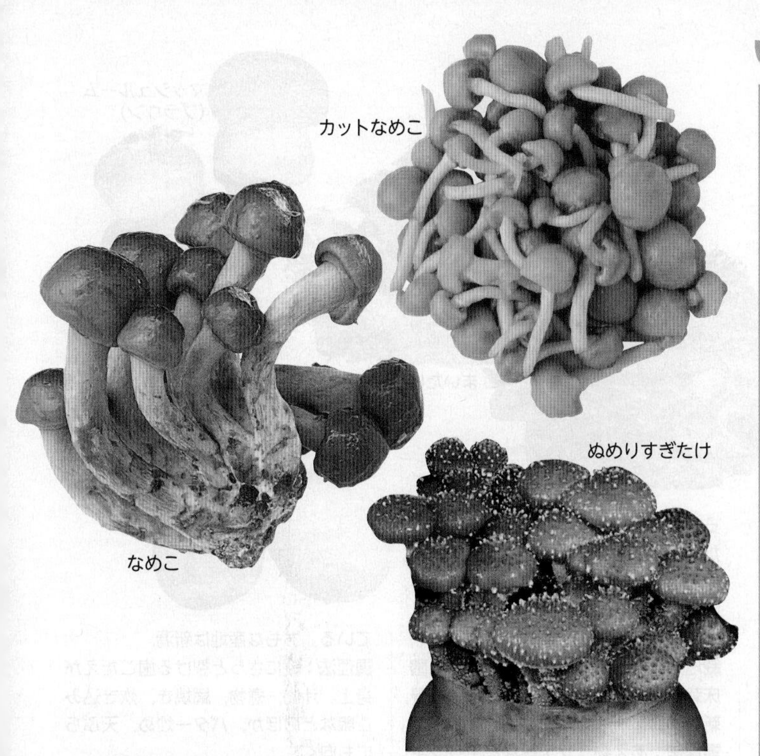

なめこ（滑子）

Nameko 1パック＝100 g

天然ものは秋から春にブナなどの広葉樹の倒木に群生する。現在は菌床栽培が主流。

独特のぬめりと歯ごたえがある。生は日持ちしないので，水煮のポリ袋詰や缶詰を使うとよい。

調理法：汁物，吸い物，あえ物，酢の物，ぞうすい，鍋物などに広く使う。

●**カットなめこ**：おもにスーパーなどに流通している。石づきを落とし，小房に分けて袋詰めしたもの。

ぬめりすぎたけ（滑杉茸）

Numerisugitake

広葉樹の切り株から発生する。なめこの仲間で傘，柄ともにぬめりがあり，柄は繊維質で裂けやすい。

栽培法：おがくず，米ぬかを用いた菌床栽培が行われている。

豆知識 ヨーロッパのきのこ

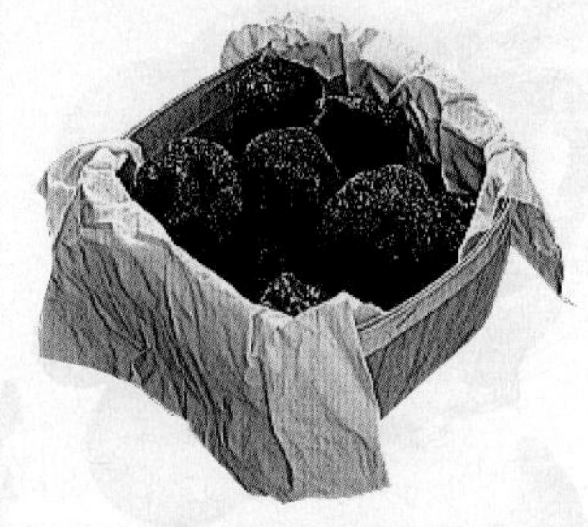

●**トリュフ**…世界三大珍味の一つとされ，「食卓のダイヤモンド」といわれる。真っ黒でこぶし大の香りの強いきのこで，薄切りや細切りにして料理の香りづけに使う。地中に発生するため，収穫には訓練された豚や犬を使って掘り出す。

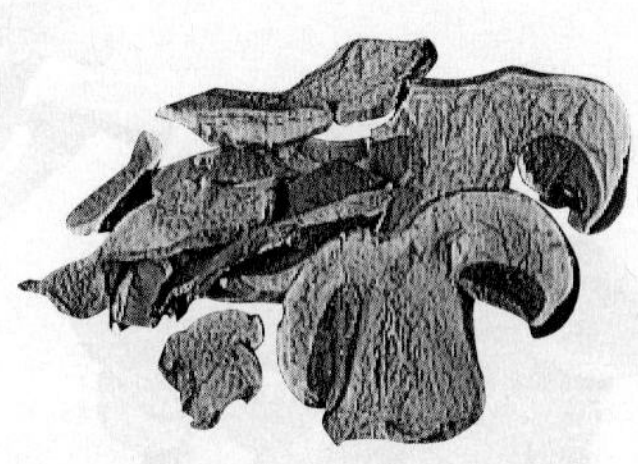

●**セップ**…ヨーロッパでは一般的なきのこで，見ためはしいたけに似ている。まんじゅう型の大型で香りがよい。フランスから，生，冷凍，乾燥，缶詰が輸入されている。マッシュルームやしいたけと同様の使い方をする。

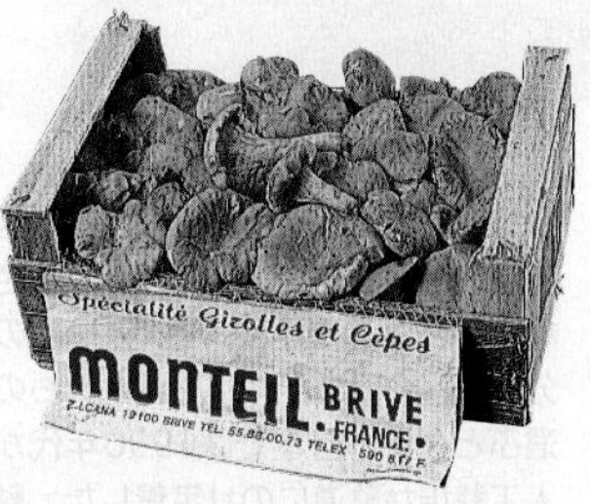

●**ジロル**…日本名「あんずたけ」。卵黄色で軸が太くて短く，全体が盃の形をしている。軽い酸味とあんずに似た香りがある。白身の肉や魚，卵料理によく合い，バターでよく炒めて用いる。生は5～11月にフランス，カナダから輸入される。冷凍，缶詰も出回る。

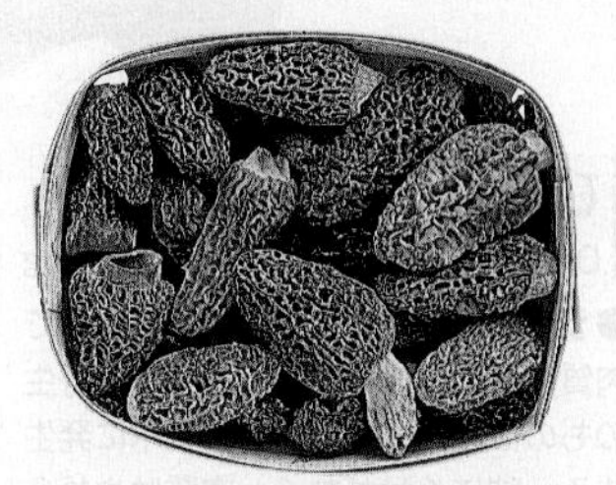

●**モリーユ**…日本名「あみがさだけ」。かさの部分が網目状に隆起している。香り，歯切れがよく，ヨーロッパでは特に好まれる。生は3月中旬から6月中旬にフランスから輸入される。乾燥，冷凍ものは一年中ある。パスタソースなど，乳製品や卵とよく合う。

無機質							ビタミン（脂溶性）												ビタミン（水溶性）										食塩相当量	備考
亜鉛	銅	マンガン	ヨウ素	セレン	クロム	モリブデン	A レチノール	A カロテン α	A カロテン β	A β-クリプトキサンチン	A β-カロテン当量	A レチノール活性当量	D	E トコフェロール α	E トコフェロール β	E トコフェロール γ	E トコフェロール δ	K	B1	B2	ナイアシン	ナイアシン当量	B6	B12	葉酸	パントテン酸	ビオチン	C		
mg	mg	mg	µg	µg	µg	µg	µg	µg	µg	µg	µg	µg	µg	mg	mg	mg	mg	µg	mg	mg	mg	mg	mg	µg	µg	mg	µg	mg	g	
2.7	0.60	0.96	4	5	5	3	0	(0)	0	(0)	(0)	(0)	**17.0**	0	0	0	0	0	0.48	**1.74**	19.0	23.0	0.49	–	270	8.77	41.0	20	0	どんこ、こうしんを含む 試料：栽培品　廃棄部位：柄全体
0.3	0.07	0.12	0	1	2	1	0	(0)	0	(0)	(0)	(0)	**1.4**	–	–	–	–	–	0.05	**0.26**	2.0	(2.6)	0.07	–	35	0.86	7.0	–	0	試料：栽培品　柄全体を除いた傘のみ
0.9	0.09	0.25	2	3	4	10	0	0	0	0	0	0	**0.2**	0	0	0	0	0	0.01	**0.06**	0.6	1.1	0.04	Tr	11	0.10	5.5	4	2.6	
0.4	0.13	0.14	–	–	–	–	(0)	(0)	(0)	(0)	(0)	(0)	**0.9**	0	0	0	0	(0)	0.12	**0.44**	5.3	5.7	0.11	(0)	20	2.08	–	0	0	試料：栽培品及び天然物 廃棄部位：柄の基部（いしづき）
0.4	0.13	0.13	–	–	–	–	(0)	(0)	(0)	(0)	(0)	(0)	**1.1**	(0)	(0)	(0)	(0)	(0)	0.08	**0.28**	3.6	4.0	0.07	(0)	6	1.53	–	0	0	柄の基部（いしづき）を除いたもの
0.5	0.06	0.16	1	2	0	6	0	(0)	0	(0)	(0)	(0)	**0.5**	0	0	0	0	0	0.15	**0.17**	6.1	6.4	0.09	0.1	29	0.81	8.7	0	0	試料：栽培品　廃棄部位：柄の基部（いしづき）　食物繊維：AOAC2011.25法
0.6	0.05	0.16	0	2	0	3	0	(0)	0	(0)	(0)	(0)	**0.9**	(0)	(0)	(0)	(0)	0	0.12	**0.10**	4.2	(4.6)	0.06	(0)	24	1.07	7.3	0	0	柄の基部（いしづき）を除いたもの 食物繊維：AOAC2011.25法
0.6	0.06	0.18	–	–	–	–	(0)	(0)	(0)	(0)	(0)	(0)	**0.5**	(0.6)	(Tr)	(1.2)	(Tr)	(5)	0.17	**0.19**	6.5	(6.8)	0.09	(0)	28	0.73	–	0	0	柄の基部（いしづき）を除いたもの　植物油（なたね油）　調理による脂質の増減：本書p.315表2参照　食物繊維：AOAC2011.25法
0.8	0.07	0.24	0	3	Tr	9	(0)	(0)	(0)	(0)	(0)	(0)	**0.4**	2.8	Tr	6.4	0.2	28	0.20	**0.26**	7.0	7.8	0.11	Tr	30	1.19	11.0	(0)	0	柄の基部（いしづき）を除いたもの　植物油（なたね油）　調理による脂質の増減：本書p.314~315表1参照　食物繊維：AOAC2011.25法
0.3	0.05	0.21	1	1	Tr	5	0	0	24	0	24	2	**0.2**	3.0	0.1	6.8	0.2	27	0.09	**0.18**	3.0	3.6	0.06	0	13	0.42	4.2	–	0.1	柄の基部（いしづき）を除いたもの　調理による脂質の増減：本書p.314~315表1参照　食物繊維：AOAC2011.25法
0.7	0.32	0.18	–	–	–	–	(0)	(0)	(0)	(0)	(0)	(0)	**0.6**	(0)	(0)	(0)	(0)	(0)	0.07	**0.28**	5.1	5.5	0.19	(0)	24	1.59	–	0	0	別名：だいこくしめじ　試料：栽培品及び天然物　廃棄部位：柄の基部（いしづき）
0.9	0.29	0.17	–	–	–	–	(0)	(0)	(0)	(0)	(0)	(0)	**1.2**	(0)	(0)	(0)	(0)	(0)	0.06	**0.17**	3.7	4.2	0.11	(0)	11	1.11	–	0	0	柄の基部（いしづき）を除いたもの
0.6	0.32	0.06	1	4	0	Tr	0	(0)	0	(0)	(0)	(0)	**0.8**	0	0	0	0	0	0.17	**0.33**	12.0	(13.0)	0.12	(0)	80	1.32	23.0	0	0	別名：にれたけ，たもきのこ　試料：栽培品　廃棄部位：柄の基部（いしづき）
																														別名：なめたけ　試料：栽培品
0.5	0.11	0.06	Tr	2	Tr	1	(0)	(0)	(0)	(0)	(0)	(0)	**0**	0	0	0	0	(0)	0.07	**0.12**	5.3	5.5	0.05	Tr	60	1.29	7.4	0	0	廃棄部位：柄の基部（いしづき）（柄の基部を除いた市販品の場合：0%）
0.5	0.12	0.06	–	–	–	–	(0)	(0)	(0)	(0)	(0)	(0)	**0**	(0)	(0)	(0)	(0)	(0)	0.06	**0.10**	4.7	(4.8)	0.04	(0)	67	1.33	–	(0)	0	柄の基部（いしづき）を除いたもの
0.4	0.04	0.04	0	1	Tr	1	0	0	0	0	0	0	**0**	0	0	0	0	0	0.03	**0.08**	3.5	3.7	0.04	0.1	57	0.48	4.3	0	0	食物繊維：AOAC2011.25法
0.5	0.04	0.08	0	2	1	1	0	(0)	0	(0)	(0)	(0)	**0.1**	(0)	(0)	(0)	(0)	0	0.03	**0.07**	2.1	(2.2)	0.02	(0)	13	0.52	3.3	0	0	液汁を除いたもの　ビタミンC：酸化防止用として添加品あり
0.4	0.19	0.05	1	2	0	1	0	(0)	0	(0)	(0)	(0)	**0.4**	0	0	0	0	0	0.16	**0.34**	5.9	(6.1)	0.08	(0)	19	1.77	9.9	1	0	試料：栽培品 廃棄部位：柄の基部（いしづき）

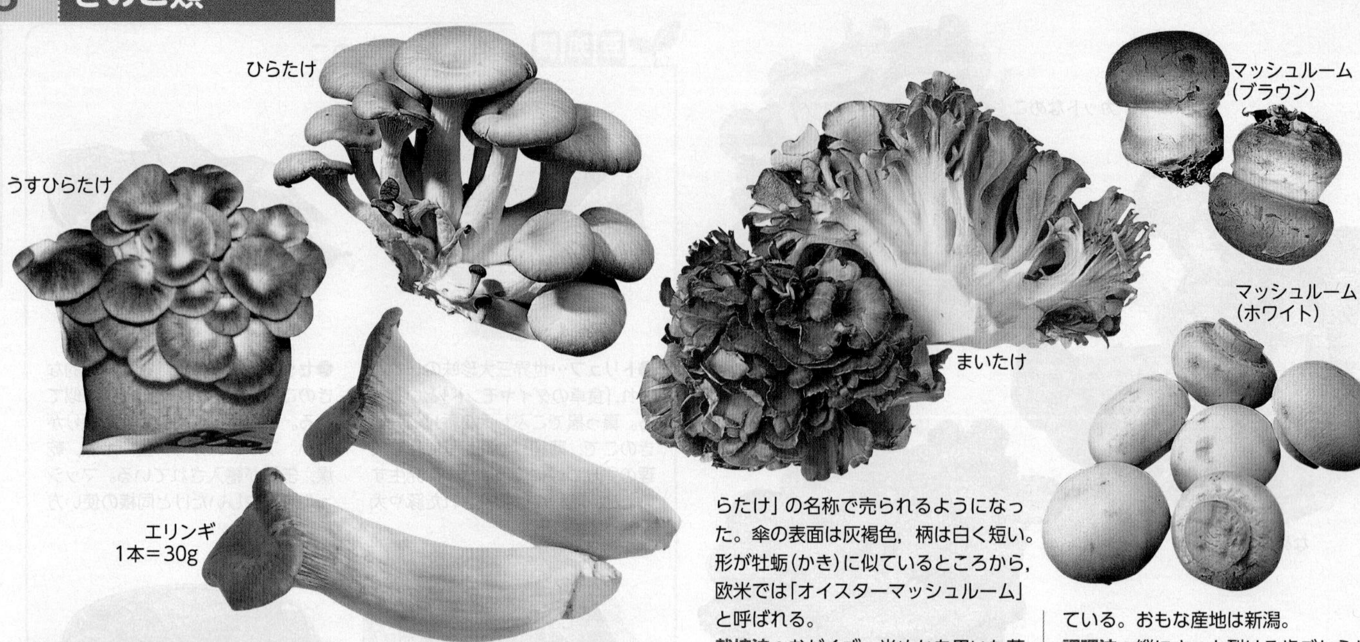

ひらたけ類（平茸類）

Oyster mushrooms　1パック＝100g

●うすひらたけ：ひらたけより小型で肉質は薄い。世界に広く分布し，野生のものは広葉樹の倒木や枯れ木に発生する。味にくせがなく，肉質はやわらかで歯切れがよい。

栽培法：おがくず，米ぬかを用いた菌床栽培が行われる。おもな産地は長野，新潟。

調理法：汁物，炊き込みご飯，あえ物，ソテーなどにする。

●エリンギ：ヨーロッパから中央アジアにかけて分布する。セリ科植物（エリンジウム）の枯死した根などに自生することから名づけられた。淡褐色の傘のふちが巻き込み，茎（太い柄の部分）が白くてかたく，形がよいものを選ぶとよい。日本では1990年代から人工栽培が軌道にのり定着した。軸が肉厚でまつたけに似た食感がある。

栽培法：おもにおがくずを用いた菌床栽培が行われている。おもな産地は長野，新潟。

調理法：汁物，煮物，ソテーなどに広く利用する。

●ひらたけ：「味しめじ」「つくりしめじ」の名で売られていたが，現在は「ひらたけ」の名称で売られるようになった。傘の表面は灰褐色，柄は白く短い。形が牡蛎（かき）に似ているところから，欧米では「オイスターマッシュルーム」と呼ばれる。

栽培法：おがくず，米ぬかを用いた菌床栽培が行われる。おもな産地は長野，新潟。

調理法：あえ物，ソテーなどエリンギと同じ料理に向く。

まいたけ（舞茸）

Maitake　1パック＝100 g

きのこが重なり合って舞っているように見えるところから名がついたという。昔から，香り，味ともによいきのことして珍重されてきたが，天然ものは少ない。1970年代から人工栽培が始まり，市場への入荷が急速に増えた。

栽培法：袋を用いた菌床栽培が行われている。おもな産地は新潟。

調理法：縦にさっと裂ける歯ごたえが身上。汁物，煮物，網焼き，炊き込みご飯などのほか，バター炒め，天ぷらにも向く。

マッシュルーム

Button mushrooms　1個＝10 g

世界中で広く栽培される。低温に強いホワイト種，肉質がややかためのブラウン種がある。主産地は，カナダなど。日本でも稲わらや麦わら，馬ふんなどを発酵させた堆肥に，水をまいて発生させる方法で栽培が行われている。おもな産地は千葉，岡山。

調理法：バター炒め，スープなど洋風

食品番号	索引番号	食品名（可食部100g当たり）	廃棄率	エネルギー	エネルギー	水分	たんぱく質：アミノ酸組成によるたんぱく質	たんぱく質	脂質：脂肪酸のトリアシルグリセロール当量	脂質：コレステロール	脂質	脂肪酸：飽和	脂肪酸：一価不飽和	脂肪酸：多価不飽和	脂肪酸：n-3系多価不飽和	脂肪酸：n-6系多価不飽和	炭水化物：利用可能炭水化物（単糖当量）	利用可能炭水化物（質量計）	差引き法による利用可能炭水化物	食物繊維総量	糖アルコール	炭水化物	有機酸	灰分	無機質：ナトリウム	カリウム	カルシウム	マグネシウム	リン	鉄
			%	kJ	kcal	g	g	g	g	mg	g	g	g	g	g	g	g	g	g	g	g	g	g	g	mg	mg	mg	mg	mg	mg
		（ひらたけ類）																												
08024	1084	●うすひらたけ ●生	8	156	37	88.0	(3.7)	6.1	(0.1)	(0)	0.2	(0.02)	(0.01)	(0.05)	(0)	(0.05)	1.6	1.5	3.5*	3.8	0	4.8	–	0.9	1	220	2	15	110	0.6
08025	1085	●エリンギ ●生	6	128	31	90.2	1.7	2.8	0.2	(0)	0.4	0.04	0.04	0.12	0	0.12	3.0	2.9	3.7*	3.4	–	6.0	–	0.7	2	340	Tr	12	89	0.3
08048	1086	●ゆで	0	134	32	89.3	(2.0)	3.2	(0.3)	(0)	0.5	(0.05)	(0.05)	(0.15)	(0)	(0.15)	(3.3)*	(3.1)	3.0	4.8	–	6.5	–	0.5	2	260	Tr	10	88	0.3
08049	1087	●焼き	0	170	41	85.3	(2.6)	4.2	(0.3)	(0)	0.5	(0.06)	(0.05)	(0.17)	(0)	(0.17)	(4.5)*	(4.3)	5.5	5.4	–	9.1	–	1.0	3	500	Tr	17	130	0.4
08050	1088	●油いため	0	286	69	84.2	(2.0)	3.2	(3.5)	(0)	3.7	(0.28)	(2.03)	(1.00)	(0.25)	(0.75)	(3.8)	(3.7)	5.3*	4.2	–	8.1	–	0.8	3	380	Tr	13	100	0.3
08026	1089	●ひらたけ ●生	8	143	34	89.4	2.1	3.3	0.1	(0)	0.3	0.02	0.01	0.08	0	0.08	1.3	1.3	4.8*	2.6	0.2	6.2	–	0.8	2	340	1	15	100	0.7
08027	1090	●ゆで	0	139	33	89.1	(2.1)	3.4	(0.1)	(0)	0.2	(0.02)	(0.01)	(0.05)	(0)	(0.05)	(1.4)	(1.3)	4.1*	3.7	0.2	6.6	–	0.7	2	260	1	10	86	0.7
		まいたけ																												
08028	1091	●生	10	89	22	92.7	1.2	2.0	0.3	(0)	0.5	0.06	0.07	0.14	Tr	0.14	0.3	0.3	1.8*	3.5	–	4.4	–	0.6	0	230	Tr	10	54	0.2
08029	1092	●ゆで	0	113	27	91.1	(0.9)	1.6	(0.3)	(0)	0.5	(0.07)	(0.08)	(0.16)	(Tr)	(0.15)	(0.4)	(0.3)	3.0*	4.3	–	6.4	–	0.3	0	110	Tr	8	36	0.2
08051	1093	●油いため	0	276	67	85.5	1.7	2.6	4.1	0	4.4	0.34	2.47	1.16	0.32	0.84	(0.4)	(0.4)	3.3*	4.7	–	6.8	–	0.7	0	300	Tr	13	72	0.2
08030	1094	●乾	0	1137	273	9.3	(12.8)	21.9	(2.4)	(0)	3.9	(0.52)	(0.63)	(1.18)	(0.01)	(1.17)	(3.6)	(3.4)	29.5*	40.9	–	59.9	–	5.0	3	2500	2	100	700	2.6
		マッシュルーム																												
08031	1095	●生	5	62	15	93.9	1.7	2.9	0.1	0	0.3	0.03	Tr	0.10	0	0.10	0.1	0.1	0.2*	2.0	1.3	2.1	–	0.8	6	350	3	10	100	0.3
08032	1096	●ゆで	0	82	20	91.5	(2.2)	3.8	(0.1)	(0)	0.2	(0.02)	(Tr)	(0.07)	(0)	(0.07)	(0.2)*	(0.2)	0.3	3.3	1.8	3.7	–	0.8	6	310	4	11	99	0.3
08052	1097	●油いため	0	236	57	86.4	(2.1)	3.6	(4.2)	(0)	4.5	(0.33)	(2.50)	(1.21)	(0.31)	(0.90)	(0.2)*	(0.2)	0.9	3.4	2.0	4.5	–	1.0	8	450	4	12	120	0.4
08033	1098	●水煮缶詰	0	76	18	92.0	(1.9)	3.4	(0.1)	(0)	0.2	(0.02)	(Tr)	(0.07)	(0)	(0.07)	(0.2)*	(0.2)	0	3.2	1.7	3.3	–	1.1	350	85	8	5	55	0.8
08034	1099	まつたけ●生	3	132	32	88.3	1.2	2.0	0.2	(0)	0.6	0.06	0.10	0.06	0	0.06	1.6	1.5	3.4*	4.7	1.4	8.2	–	0.9	2	410	6	8	40	1.3
08036	1100	やなぎまつたけ●生	10	84	20	92.8	–	2.4	(Tr)	(0)	0.1	(0.01)	(0.02)	(0.01)	(0)	(0.01)	0.7	0.7	1.1*	3.0	0	4.0	–	0.7	1	360	Tr	13	110	0.5

 なるほど！ 馬ふんたけ…マッシュルームの和名はツクリタケですが，伝統的な栽培方法では馬ふんをたい肥とすることから，この俗称がつけられました。

まつたけ

やなぎまつたけ

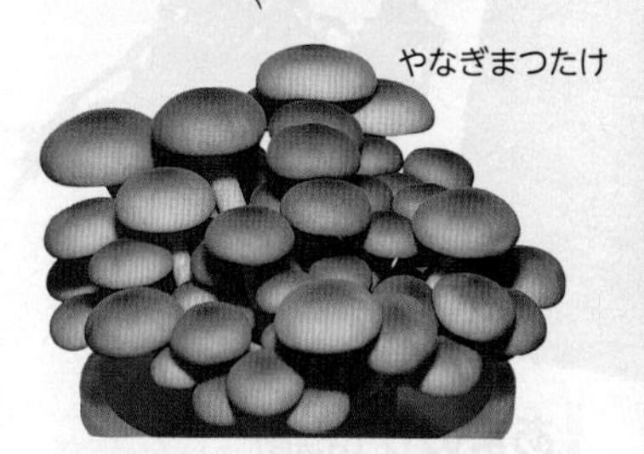

料理によく合う。水煮にも加工される。

まつたけ（松茸）

Matsutake　中1本＝50 g

日本の秋の味覚を代表するきのこで，その香りが珍重される。栽培法が確立されていないため，すべてが天然もので，国産ものは値段が高い。現在は市場に流通しているほとんどを韓国，北朝鮮，中国からの輸入品が占めている。

調理法：土瓶蒸し，焼きまつたけ，まつたけご飯が代表的な料理。購入したらすぐに食べきるのがよい。

保存法：ラップにしっかり包んで冷凍庫に。自然解凍して使う。

Q&A

乾しいたけをもどすとき砂糖を入れるのは？

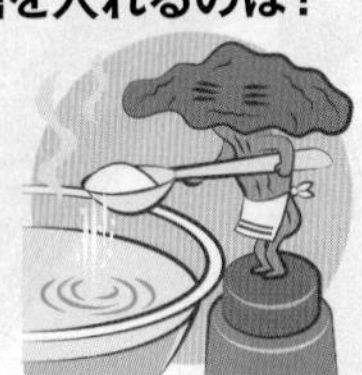

乾しいたけを完全にもどすには，水温20℃では20分，10℃では40分前後かかります。できるだけ速くもどしたほうが味が抜けず，おいしく調理できます。

しかし，水温を高くしてもどすと，速くもどりますが，味も一緒に抜けてしまいます。

そこで，ぬるま湯に砂糖をひとつまみ加えておくと，吸水は速いままで，味の溶け出しを遅らせることができます。砂糖の入った水は真水より浸透圧が高くなるため，成分の抽出が遅くなるのです。砂糖の味がしみ込むことは調理上なんの妨げにもなりませんから，上手なもどし方といえるわけです。

やなぎまつたけ（柳松茸）

Black poplar mushrooms　1パック＝100 g

初夏にヤナギやカエデなどの広葉樹の枯れ木に群生する。肉はほぼ白色で味にくせがなく，歯切れがよい。おもに長い柄を食用にする。おがくずと米ぬかを用いた菌床栽培が行われる。

豆知識　まつたけを主役にした料理

まつたけは江戸時代，「まつたけ百匁（もんめ，375 g）は米1升」といわれ，そのころから高級食材とされていた。栽培きのこが増えている中で，まつたけだけは自然発生がたよりのきのこである。それだけにまつたけの料理は，伝統的な手法が今も伝えられており，季節の味覚を堪能させてくれる。

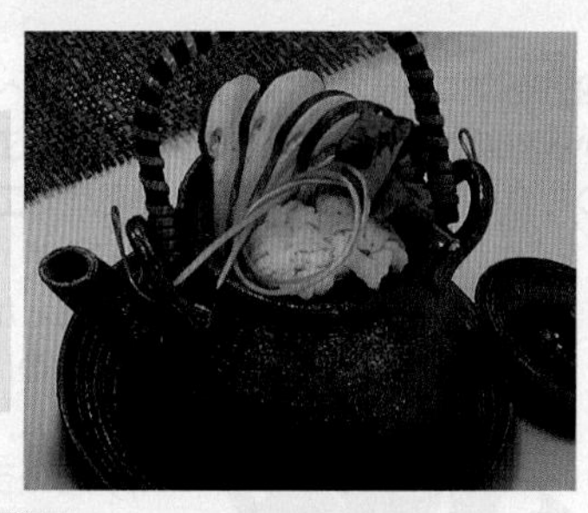

まつたけの土瓶蒸し

まつたけ，はもまたは車えび，ぎんなんなどを専用の土瓶に入れ，薄味のだしを張って火にかけ，煮立ったらすだちをしぼって汁とともに味わう。

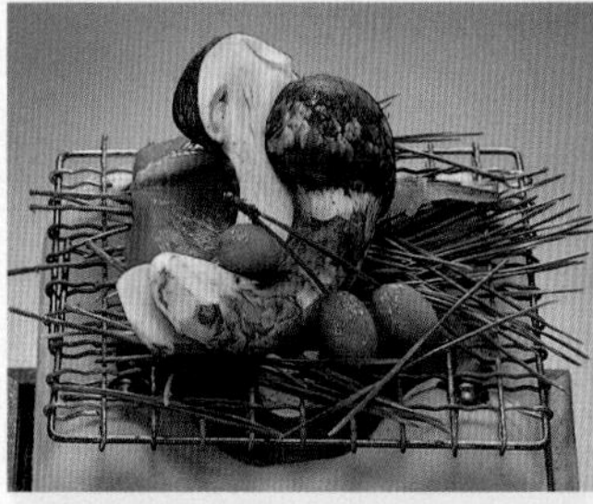

焼きまつたけ

まつたけを裂いて炭火で焼き，すだちのしぼり汁としょうゆをかける。

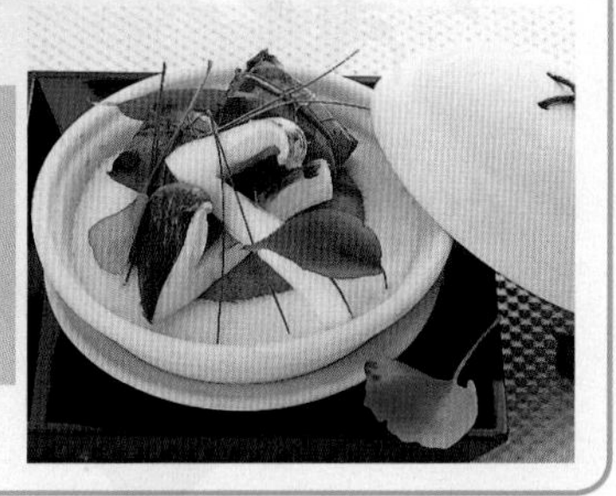

ほうらく焼き

ほうらくという浅いふたつきの素焼きの器に白身の魚とともに入れ，ふたをして蒸し焼きにし，すだちのしぼり汁としょうゆをかける。

無機質 亜鉛	無機質 銅	無機質 マンガン	無機質 ヨウ素	無機質 セレン	無機質 クロム	無機質 モリブデン	ビタミン（脂溶性） A レチノール	A カロテン α	A カロテン β	A β-クリプトキサンチン	A β-カロテン当量	A レチノール活性当量	D	E トコフェロール α	E トコフェロール β	E トコフェロール γ	E トコフェロール δ	K	ビタミン（水溶性） B1	B2	ナイアシン	ナイアシン当量	B6	B12	葉酸	パントテン酸	ビオチン	C	食塩相当量	備考
mg	mg	mg	μg	μg	μg	μg	μg	μg	μg	μg	μg	μg	μg	mg	mg	mg	mg	μg	mg	mg	mg	mg	mg	μg	μg	mg	μg	mg	g	
																														試料：栽培品
0.9	0.15	0.11	1	7	1	2	0	(0)	0	(0)	(0)	(0)	**2.4**	0	0	0	0	0	0.30	**0.41**	6.9	(8.1)	0.23	(0)	100	2.44	26.0	0	0	廃棄部位：柄の基部（いしづき）
0.6	0.10	0.06	1	2	0	2	(0)	(0)	(0)	(0)	(0)	(0)	**1.2**	0	0	0	0	(0)	0.11	**0.22**	6.1	6.7	0.14	(0)	65	1.16	6.9	0	0	廃棄部位：柄の基部（いしづき）
0.7	0.09	0.06	–	–	–	–	(0)	(0)	(0)	(0)	(0)	(0)	**2.6**	(0)	(0)	(0)	(0)	(0)	0.08	**0.16**	4.2	(5.0)	0.10	(0)	20	1.02	–	0	0	柄の基部（いしづき）を除いたもの
0.9	0.15	0.11	–	–	–	–	(0)	(0)	(0)	(0)	(0)	(0)	**3.1**	(0)	(0)	(0)	(0)	(0)	0.18	**0.31**	9.1	(10.0)	0.17	(0)	53	1.66	–	0	0	柄の基部（いしづき）を除いたもの
0.7	0.11	0.07	–	–	–	–	(0)	(0)	(0)	(0)	(0)	(0)	**1.4**	(0.5)	(0)	(1.1)	(Tr)	(4)	0.13	**0.24**	6.8	(7.5)	0.13	(0)	36	1.31	–	0	0	柄の基部（いしづき）を除いたもの　植物油（なたね油）　調理による脂質の増減：本書p.315表2参照
1.0	0.15	0.16	0	6	1	1	0	(0)	0	(0)	(0)	(0)	**0.3**	(0)	(0)	(0)	(0)	0	0.40	**0.40**	11.0	11.0	0.10	(0)	92	2.40	12.0	0	0	別名：かんたけ 廃棄部位：柄の基部（いしづき）
1.4	0.11	0.15	(0)	–	0	1	0	(0)	0	(0)	(0)	(0)	**0.5**	(0)	(0)	(0)	(0)	0	0.30	**0.27**	7.0	(7.6)	0.06	(0)	71	2.36	13.0	0	0	柄の基部（いしづき）を除いたもの
																														試料：栽培品
0.7	0.22	0.04	0	2	1	1	(0)	(0)	(0)	(0)	(0)	(0)	**4.9**	(0)	(0)	(0)	(0)	(0)	0.09	**0.19**	5.0	5.4	0.06	(0)	53	0.56	24.0	0	0	廃棄部位：柄の基部（いしづき）
0.6	0.14	0.03	(0)	3	0	Tr	(0)	(0)	(0)	(0)	(0)	(0)	**5.9**	(0)	(0)	(0)	(0)	(0)	0.04	**0.07**	1.8	(2.1)	0.03	(0)	24	0.63	22.0	–	0	柄の基部（いしづき）を除いたもの
0.8	0.27	0.06	–	–	–	–	(0)	(0)	(0)	(0)	(0)	(0)	**7.7**	(0.6)	(Tr)	(1.2)	(Tr)	(5)	0.11	**0.21**	6.1	6.7	0.07	(0)	57	0.80	–	0	0	柄の基部（いしづき）を除いたもの　植物油（なたね油）　調理による脂質の増減：本書p.315表2参照
6.9	1.78	0.47	1	14	2	9	(0)	(0)	(0)	(0)	(0)	(0)	**20.0**	(0)	(0)	(0)	(0)	0	1.24	**1.92**	64.0	(69.0)	0.28	(0)	220	3.67	240.0	(0)	0	柄の基部（いしづき）を除いたもの
																														試料：栽培品
0.4	0.32	0.04	1	14	0	2	0	(0)	0	(0)	(0)	(0)	**0.3**	0	0	0	0	0	0.06	**0.29**	3.0	3.6	0.11	(0)	28	1.54	11.0	0	0	廃棄部位：柄の基部（いしづき）
0.6	0.36	0.05	0	11	(0)	2	0	(0)	0	(0)	(0)	(0)	**0.5**	(0)	(0)	(0)	(0)	0	0.05	**0.28**	2.7	(3.5)	0.08	(0)	19	1.43	12.0	0	0	柄の基部（いしづき）を除いたもの
0.5	0.40	0.05	–	–	–	–	(0)	(0)	(0)	(0)	(0)	(0)	**0.8**	(0.6)	(Tr)	(1.3)	(Tr)	(5)	0.08	**0.38**	3.8	(4.5)	0.12	(0)	23	1.67	–	0	0	柄の基部（いしづき）を除いたもの　植物油（なたね油）　調理による脂質の増減：本書p.315表2参照
1.0	0.19	0.04	1	5	(0)	2	0	(0)	0	(0)	(0)	(0)	**0.4**	(0)	(0)	(0)	(0)	0	0.03	**0.24**	1.0	(1.7)	0.01	(0)	2	0.11	10.0	0	0.9	液汁を除いたもの　ビタミンC：酸化防止用として添加品あり
0.8	0.24	0.12	3	82	14	1	0	(0)	0	(0)	(0)	(0)	**0.6**	(0)	(0)	(0)	(0)	0	0.10	**0.10**	8.0	8.3	0.15	(0)	63	1.91	18.0	0	0	試料：天然物 廃棄部位：柄の基部（いしづき）
0.6	0.20	0.08	1	2	0	2	0	(0)	0	(0)	(0)	(0)	**0.4**	0	0	0	0	0	0.27	**0.34**	6.1	6.5	0.11	(0)	33	2.61	11.0	0	0	試料：栽培品 廃棄部位：柄の基部（いしづき）

9 藻類

ALGAE

四方を海に囲まれた日本では，水産物への依存度が高く，藻類は古くから利用されてきた。その食べ方や加工法は多岐にわたり，日本独自のものも少なくない。早くから乾燥加工の技術が発達し，輸送が簡便なことや，いつでも手軽に食卓にのせられることから日常食とされてきた。健康を保つのに欠かせない無機質（ヨウ素，カリウム，鉄），食物繊維などを多く含み，そのうえ低エネルギーでもあることから，現在もよく利用されている。

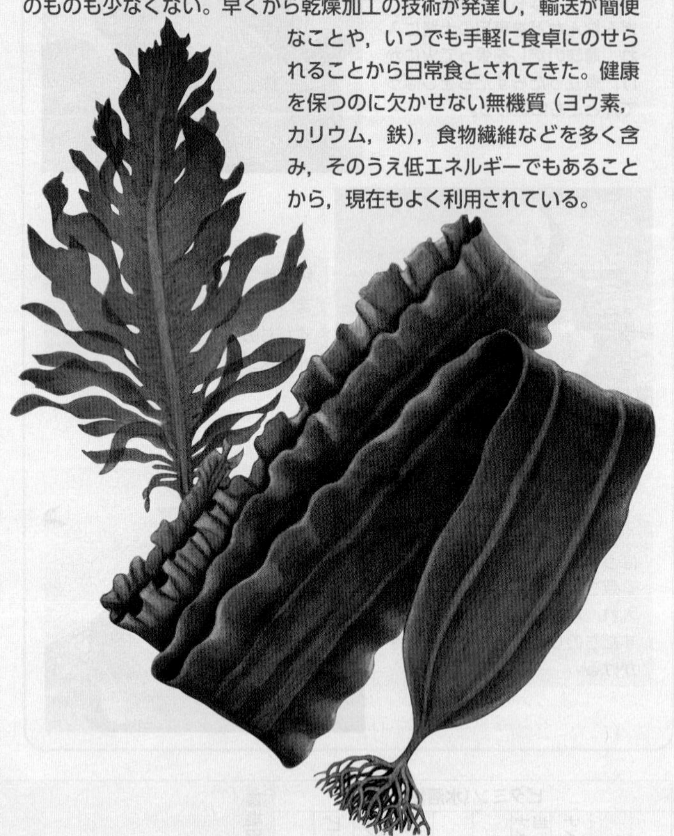

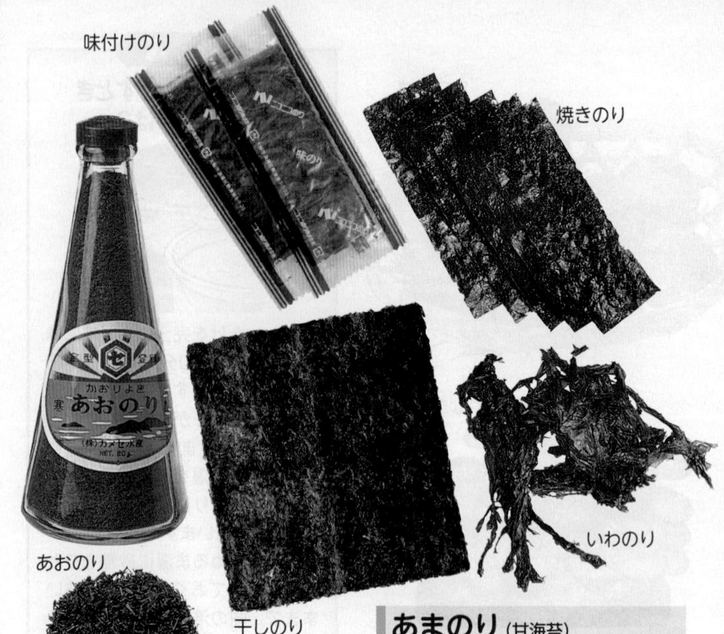

あおのり（青海苔）

Green laver 大1＝3 g

日本各地の沿岸部や湾，河口域などに自生し，一部天然ものも出回るが，近年は養殖ものが一般的である。高知の四万十（しまんと）川河口のものが有名。あまのりと同様にすいたり，そのまま干したりする。さらに火にあぶり粉末にしたものが，もみ青のりである。鮮やかな緑色と独特の香りが喜ばれる。

利用法：彩りや香りづけとして，料理や米菓子に広く用いる。特にもみ青のりは焼きそば，せんべい，ふりかけなどに使う。

あまのり（甘海苔）

Purple laver 干しのり1枚＝3 g

海藻の中でも特に味がよい。一般にのり，浅草のりと呼ばれているものの原料のうち，養殖ものをさす。のり養殖は，江戸時代に品川沖（東京湾）で盛んに行われたが，現在は佐賀の有明海，瀬戸内海などで行われている。

製法：干しのりは，生のりを採取し水で洗い，細かく刻んだあと和紙をすくようにしてつくり，乾燥させたもの。焼きのりは，それを高温（250〜300℃）で短時間加熱したもの。味付けのりは干しのりに砂糖，調味料などを塗布し，乾燥したものである。

利用法：おにぎりやのり巻き，茶漬け，せんべいなどに使う。ほかにもんだり，刻んだりして料理にかけたり，薬味としても用いる。

食品番号	索引番号	食品名（可食部100g当たり）	廃棄率	エネルギー	エネルギー	水分	たんぱく質：アミノ酸組成によるたんぱく質	たんぱく質：たんぱく質	脂質：脂肪酸のトリアシルグリセロール当量	脂質：コレステロール	脂質：脂質	脂肪酸：飽和	脂肪酸：一価不飽和	脂肪酸：多価不飽和	脂肪酸：n-3系多価不飽和	脂肪酸：n-6系多価不飽和	炭水化物：利用可能炭水化物（単糖当量）	炭水化物：利用可能炭水化物（質量計）	炭水化物：差引き法による利用可能炭水化物	炭水化物：総食物繊維量	炭水化物：糖アルコール	炭水化物：炭水化物	有機酸	灰分	無機質：ナトリウム	無機質：カリウム	無機質：カルシウム	無機質：マグネシウム	無機質：リン	無機質：鉄
			%	kJ	kcal	g	g	g	g	mg	g	g	g	g	g	g	g	g	g	g	g	g	g	g	mg	mg	mg	mg	mg	mg
09001	1101	あおさ●素干し	0	840	201	16.9	16.9	22.1	0.4	1	0.6	0.12	0.05	0.17	0.10	0.03	–	–	18.0*	29.1	–	41.7	–	18.7	3900	3200	490	3200	160	5.3
09002	1102	あおのり●素干し	0	1035	249	6.5	21.4	29.4	3.3	Tr	5.2	0.97	0.50	1.65	1.46	0.19	0.2	0.2	15.7*	35.2	0	41.0	–	17.8	3200	2500	750	1400	390	77.0
		あまのり																												
09003	1103	●ほしのり	0	1154	276	8.4	30.7	39.4	2.2	21	3.7	0.55	0.20	1.39	1.19	0.20	0.5	0.4	17.7*	31.2	0	38.7	–	9.8	610	3100	140	340	690	11.0
09004	1104	●焼きのり	0	1240	297	2.3	32.0	41.4	2.2	22	3.7	0.55	0.20	1.39	1.19	0.20	1.9	1.7	19.2*	36.0	Tr	44.3	–	8.3	530	2400	280	300	700	11.0
09005	1105	●味付けのり	0	1271	303	3.4	31.5	40.0	2.5	21	3.5	0.64	0.24	1.54	1.30	0.25	14.3	13.5	25.6*	25.2	0.1	41.8	0.4	11.3	1700	2700	170	290	710	8.2
09006	1106	あらめ●蒸し干し	0	757	184	16.7	9.8	12.4	0.5	0	0.7	0.19	0.11	0.20	0.07	0.13	–	–	10.9*	48.0	–	56.2	–	14.0	2300	3200	790	530	250	3.5
09007	1107	いわのり●素干し	0	952	228	8.4	26.8	34.8	0.6	30	0.7	0.14	0.05	0.34	0.27	0.06	(0.5)	(0.4)	10.8*	36.4	0	39.1	–	17.0	2100	4500	86	340	530	48.0
09012	1108	うみぶどう●生	0	24	6	97.0	–	0.5	Tr	0	0.1	0.02	Tr	0.02	0.01	0.01	–	–	10.8*	0.8	–	1.2	–	1.2	330	39	34	51	10	0.8
		えごのり																												
09008	1109	●素干し	0	734	179	15.2	–	9.0	–	14	0.1						–	–	8.9*	53.3	–	62.2	–	13.5	2400	2300	210	570	110	6.8
09009	1110	●おきうと	0	29	7	96.9	–	0.3	–	1	0.1						–	–	0*	2.5	–	2.5	–	0.2	20	22	19	16	3	0.6
09010	1111	おごのり●塩蔵，塩抜き	0	108	26	89.0	–	1.3	–	11	0.1						–	–	1.3*	7.5	–	8.8	–	0.8	130	1	54	110	14	4.2
09011	1112	かわのり●素干し	0	1028	247	13.7	(29.7)	38.1	(1.0)	1	1.6	(0.24)	(0.09)	(0.60)	(0.51)	(0.09)	(0.4)	(0.4)	9.1*	41.7	0	41.7	–	4.9	85	500	450	250	730	61.0
		（こんぶ類）																												
09013	1113	●えながおにこんぶ●素干し	0	940	224	10.4	(8.8)	11.0	0.7	Tr	1.0	0.18	0.12	0.35	0.17	0.18	–	–	33.3*	24.9	–	55.7	–	21.9	2400	7300	650	490	340	2.5
09014	1114	●がごめこんぶ●素干し	0	898	216	8.3	(6.3)	7.9	(0.4)	0	0.5	(0.13)	(0.11)	(0.12)	(0.04)	(0.08)	–	–	29.6*	34.2	–	62.1	–	21.2	3000	5700	750	660	320	3.3

なるほど！ うっぷるいのり…いわのりの代名詞となっているのが島根県出雲地方の十六島（うっぷるい）でとれるうっぷるいのり。岩のり豊作祈願の神事もあります。

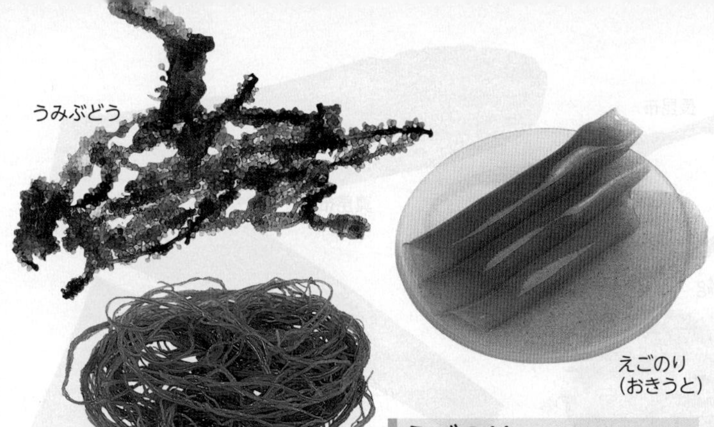

いわのり（岩海苔）
Iwa-nori 素干し1枚＝10 g

天然あまのりの俗称。養殖のりは内海で育つのに対し，いわのりは外海に面した岩に付着するため，養殖のりに比べてかたく，磯の香りが強い。人工的に岩礁をつくるなどして増殖が行われている。そのままを凍結乾燥したものと干しのりとがある。

利用法：水でもどし，湯通しして酢の物にしたり，汁物に直接使う。干しのりは通常ののりと同様に利用される。

うみぶどう
Green caviar 1本＝1g

別名くびれずた。沖縄の宮古島では長命草と呼ぶ。低潮線から水深5mまでの砂地や岩の上に生育する。上方にのびた5～10cmほどの枝に，交互に粒状の葉を多数つける。葉の外観や手ざわりは桑の実に似ている。おもに沖縄で養殖が行われ，塩蔵品も出回る。

利用法：酢の物にする。プチプチしたキャビアのような歯ごたえが楽しめる。

えごのり（恵胡海苔）
Ego-nori おきうと1食分＝60g

てんぐさなどと同様に寒天質をもつ海藻で，この加工品をおきうと（博多），えごねり（佐渡）と呼ぶ。

利用法：酢の物，あえ物にする。また寒天の副原料とされる。

おごのり（海髪海苔）
Ogo-nori 大1＝4g

さしみのつまに使われる海藻。おご，うごともいう。内湾の淡水が流入するところでよく育つ。海中ではくすんだ紫褐色だが，石灰水か熱湯につけると緑色になる。塩蔵品が市場に出回っており，白く脱色したものもある。

こんぶ類（昆布類）
Kombu 素干し10cm角1枚＝10g

古くは「ひろめ」とも呼ばれ，「よろこぶ」「広める」に通じるところから，祝儀の品として用いられてきた。料理に使うことはもちろん，だしの材料として日本料理に欠かせない。日本では，東北北部から北海道沿岸が主産地。

種類：生育する環境により種類が異なり，それぞれに産地名がつけられる。

豆知識　のりの養殖と製法

のりは，2～3月に果胞子という種子を出す。これが海中の貝殻などにもぐって成長し，秋に胞子となって外に飛び出し，網などにつく。この条件を人工的につくり出して胞子を育て，網につけてのりを生育するのが養殖である。成長したのりを2月ごろに採取し，きれいに洗って細かく刻み，規格の大きさにすいて乾燥させ製品にする。

現在は自動的に乾のりにする機械を使って製品化され，生のりを機械に入れてから，2時間ほどで乾のりができあがる。

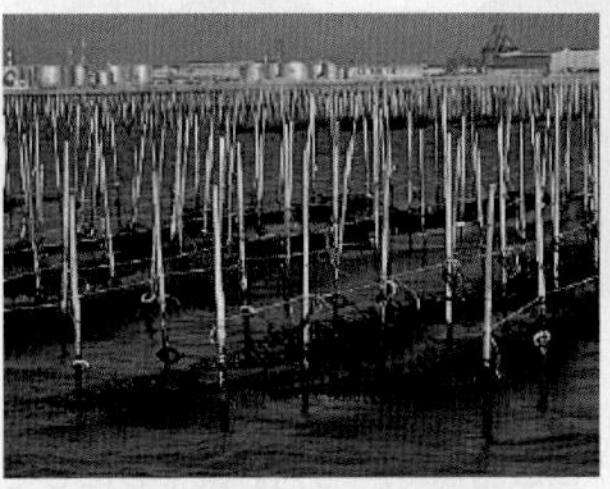
①竹につけた網でのりを育てる。

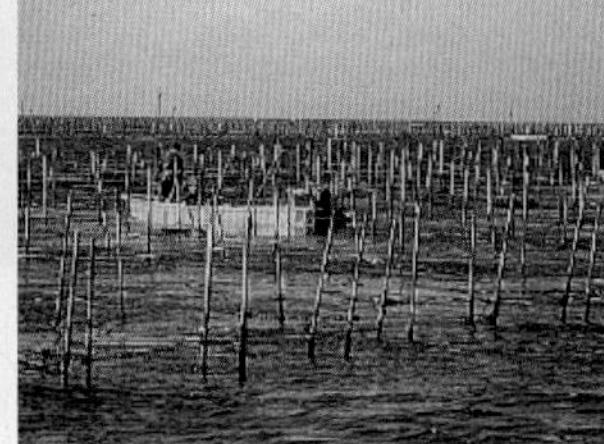
②養殖場の朝。

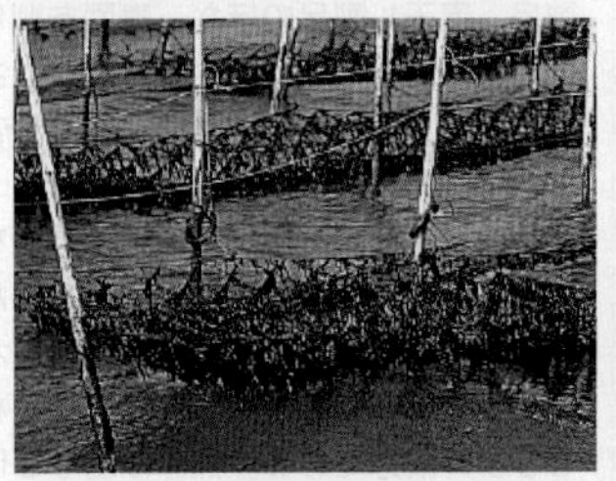
③網について成長したのり。

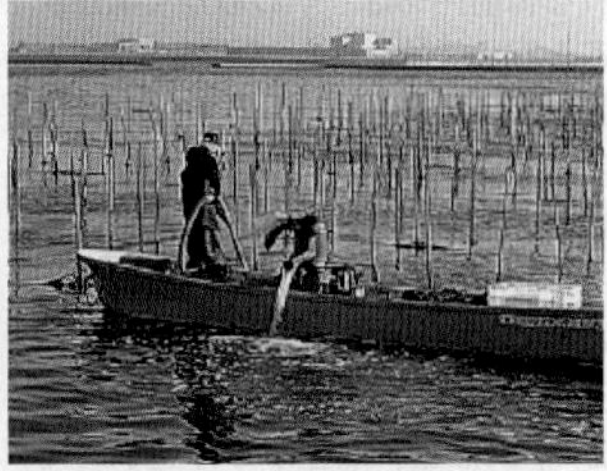
④成長したのりをつみ取る。

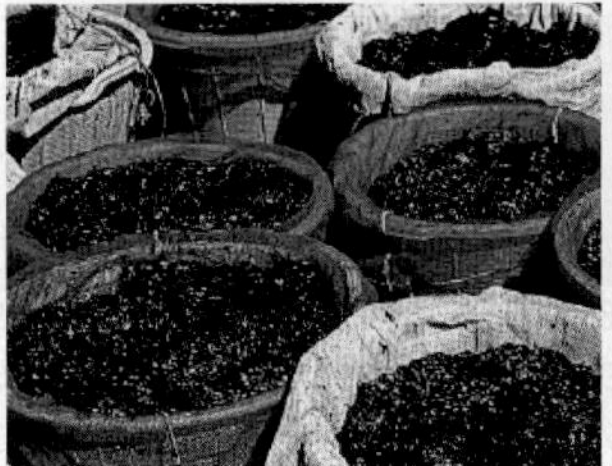
⑤つみ取られたのり。

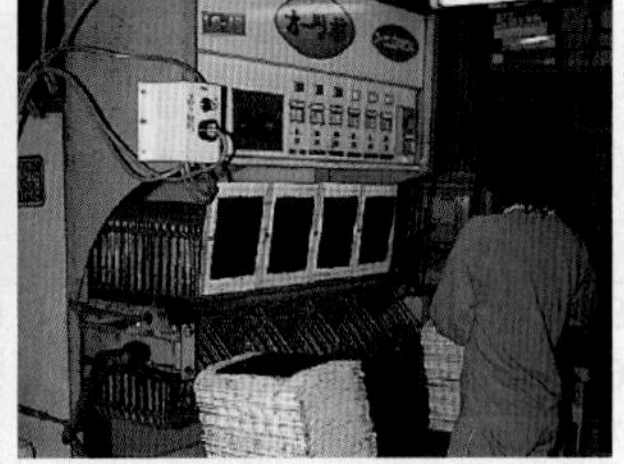
⑥機械で自動的に乾のりをつくる。

無機質 亜鉛	無機質 銅	無機質 マンガン	無機質 ヨウ素	無機質 セレン	無機質 クロム	無機質 モリブデン	ビタミン（脂溶性） A レチノール	A カロテン α	A カロテン β	A β-クリプトキサンチン	A β-カロテン当量	A レチノール活性当量	D	E トコフェロール α	E トコフェロール β	E トコフェロール γ	E トコフェロール δ	K	ビタミン（水溶性） B_1	B_2	ナイアシン	ナイアシン当量	B_6	B_{12}	葉酸	パントテン酸	ビオチン	C	食塩相当量	備考
mg	mg	mg	µg	µg	µg	µg	µg	µg	µg	µg	µg	µg	µg	mg	mg	mg	mg	µg	mg	mg	mg	mg	mg	µg	µg	mg	µg	mg	g	
1.2	0.80	17.00	2200	8	160	23	(0)	300	2500	27	2700	220	(0)	1.1	0	0	0	5	0.07	0.48	10.0	16.0	0.09	37.2	180	0.44	31.0	25	9.9	
1.6	0.58	13.00	2700	7	39	18	(0)	2200	20000	81	21000	1700	(0)	2.5	0	0	0	3	0.92	1.66	6.3	14.0	0.50	41.6	270	0.57	71.0	62	8.1	
																														別名：のり
3.7	0.62	2.51	1400	7	5	93	(0)	8800	38000	1900	43000	3600	(0)	4.3	0	0	0	2600	1.21	2.68	12.0	20.0	0.61	39.6	1200	0.93	41.0	160	1.5	すき干ししたもの
3.6	0.55	3.72	2100	9	6	220	(0)	4100	25000	980	27000	2300	(0)	4.6	0	0	0	390	0.69	2.33	12.0	20.0	0.59	56.7	1900	1.18	47.0	210	1.3	
3.7	0.59	2.35	–	–	–	–	(0)	5600	29000	1200	32000	2700	(0)	3.7	0	0	0	650	0.61	2.31	12.0	20.0	0.51	67.9	1600	1.28	–	200	4.3	
1.1	0.17	0.23	–	–	–	–	0	0	2700	33	2700	220	(0)	0.6	0	0	0	260	0.10	0.26	2.3	4.9	0.02	0.1	110	0.28	–	(0)	5.8	
2.3	0.39	1.58	–	–	–	–	(0)	3600	25000	1900	28000	2300	(0)	4.2	0	0	0	1700	0.57	2.07	5.4	(13.0)	0.38	69.4	1500	0.71	–	3	5.3	すき干ししたもの
Tr	0.01	0.08	80	0	Tr	Tr	(0)	98	74	–	120	10	(0)	0.2	0	0	0	35	Tr	0.01	Tr	(0.1)	0	0	4	0	0.1	Tr	0.8	別名：くびれずた（和名），くびれづた
2.0	0.31	5.73	–	–	–	–	(0)	2	7	0	8	1	(0)	0.4	0	0	0	230	0.04	0.29	0.7	2.2	0.03	6.2	44	0.38	–	0	6.1	
0.1	0.01	0.34	–	–	–	–	(0)	0	0	0	0	(0)	(0)	Tr	0	0	0	1	0	0.01	0	Tr	0	1.3	7	0	–	0	0.1	別名：おきゅうと
0.2	0.03	1.63	–	–	–	–	(0)	0	760	54	780	65	(0)	0.1	0	0	0	160	0.02	0.18	0.1	0.3	0	0	3	0	–	0	0.3	
5.5	0.60	2.07	–	–	–	–	(0)	2700	5600	92	6900	580	(0)	3.2	0	0	0	4	0.38	2.10	3.0	(11.0)	0.36	4.2	1200	1.20	–	0	0.2	すき干ししたもの
1.0	0.07	0.20	–	–	–	–	0	0	1400	31	1400	120	(0)	0.7	0	0	0	110	0.10	0.25	1.5	(3.6)	0.03	0.1	190	0.27	–	3	6.1	別名：らうすこんぶ，おにこんぶ（和名）
0.8	0.03	0.22	–	–	–	–	(0)	0	1200	29	1200	98	(0)	0.6	0	0	0	170	0.21	0.32	1.5	(3.0)	0.03	0	42	0.13	–	0	7.6	別名：がごめ（和名）

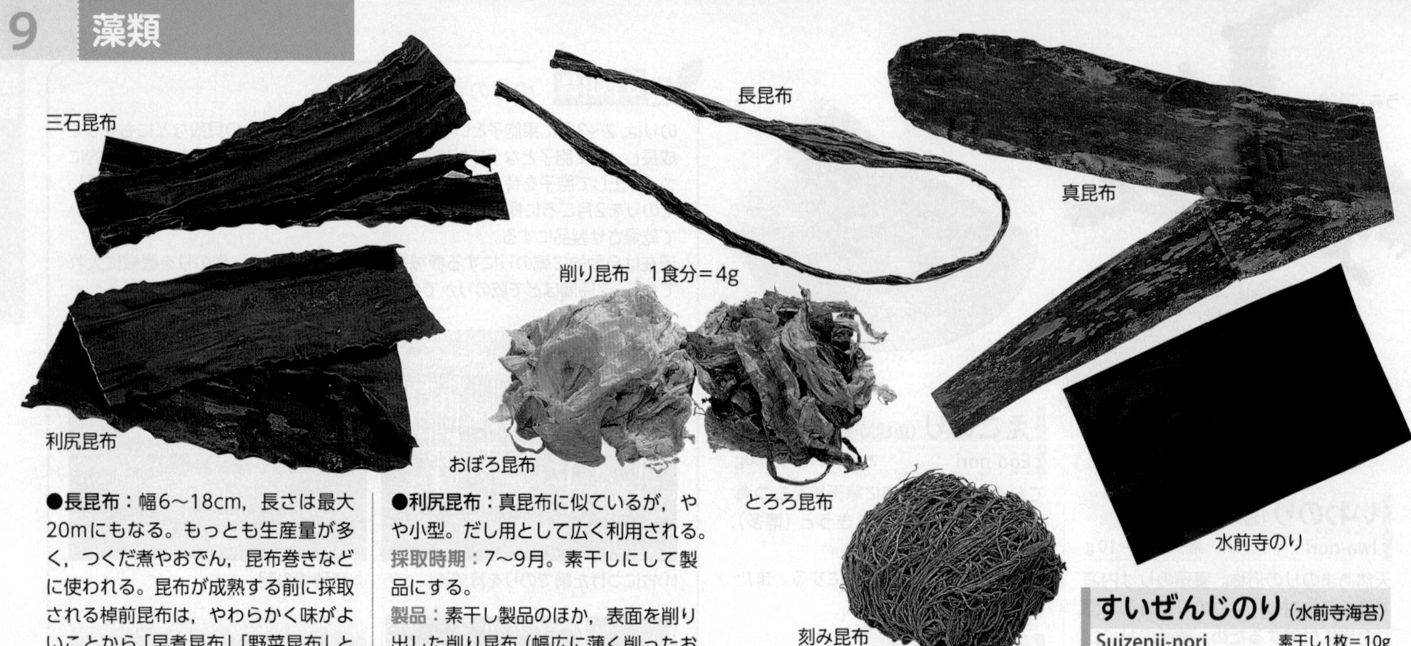

●**長昆布**：幅6〜18cm，長さは最大20mにもなる。もっとも生産量が多く，つくだ煮やおでん，昆布巻きなどに使われる。昆布が成熟する前に採取される棹前昆布は，やわらかく味がよいことから「早煮昆布」「野菜昆布」と呼ばれて人気がある。

●**真昆布**：代表的な昆布で，幅20〜30cm，長さ2〜6m，厚さ3mmにもなる。香りが高くて風味がよく，だし用としては最高級。

●**三石（日高）昆布**：幅6〜15cm，長さ2〜7mほど。煮上がりが速いので，煮昆布として家庭で多く利用される。

●**利尻昆布**：真昆布に似ているが，やや小型。だし用として広く利用される。

採取時期：7〜9月。素干しにして製品にする。

製品：素干し製品のほか，表面を削り出した削り昆布（幅広に薄く削ったおぼろ昆布，糸状に削ったとろろ昆布），糸状に刻んだ刻み昆布などがある。

選び方・保存法：黒い中にも緑褐色を帯び，よく乾燥したツヤのあるものがよい。白い結晶は，昆布に含まれる水分が乾燥するのにともなってあらわれるうまみ成分である。保存は缶などに入れて湿気を防ぐ。

利用法：洗わずに，ぬれぶきんなどでさっとふいてから用いる。だしをとる場合は，水から入れて沸騰する直前に取り出す。だしをとるほか，煮しめ，おでん，昆布巻き，つくだ煮，松前漬け，昆布じめなどにする。削り昆布は汁物，おにぎりなどにする。

すいぜんじのり（水前寺海苔）

Suizenji-nori　素干し1枚＝10g

熊本市の水前寺付近でとれたことからこの名がある。原藻は直径3cmほどで寒天状のやわらかい球形。乾燥させた黒い板状のものが市場に出回る。水でもどすと10倍くらいにふくらむ。

利用法：黒い色が料理を引き立てるところから，料理のあしらいや酢の物などに使われる。

食品番号	索引番号	食品名（可食部100g当たり）	廃棄率 %	エネルギー kJ	エネルギー kcal	水分 g	たんぱく質：アミノ酸組成によるたんぱく質 g	たんぱく質：たんぱく質 g	脂質：脂肪酸のトリアシルグリセロール当量 g	脂質：コレステロール mg	脂質：脂質 g	脂肪酸：飽和 g	脂肪酸：一価不飽和 g	脂肪酸：多価不飽和 g	脂肪酸：n-3系多価不飽和 g	脂肪酸：n-6系多価不飽和 g	炭水化物：利用可能炭水化物（単糖当量） g	炭水化物：利用可能炭水化物（質量計） g	炭水化物：差引き法による利用可能炭水化物 g	炭水化物：総食物繊維量 g	炭水化物：糖アルコール g	炭水化物：炭水化物 g	有機酸 g	灰分 g	無機質：ナトリウム mg	無機質：カリウム mg	無機質：カルシウム mg	無機質：マグネシウム mg	無機質：リン mg	無機質：鉄 mg
09015	1115	●ながこんぶ ●素干し	0	853	205	10.0	(6.7)	8.3	(1.1)	0	1.5	(0.40)	(0.34)	(0.36)	(0.13)	(0.23)	–	–	23.7*	36.8	–	58.5	–	21.7	3000	5200	430	700	320	3.0
09016	1116	●ほそめこんぶ ●素干し	0	945	227	11.3	(5.5)	6.9	(1.3)	0	1.7	(0.45)	(0.38)	(0.41)	(0.15)	(0.27)	–	–	31.8*	32.9	–	62.9	–	17.2	2400	4000	900	590	140	9.6
09017	1117	●まこんぶ ●素干し，乾	0	703	170	9.5	5.1	5.8	1.0	0	1.3	0.35	0.29	0.32	0.11	0.21	0.1	0.1	9.7*	32.1	23.4	64.3	0.1	19.1	2600	6100	780	530	180	3.2
● 09056	1118	●素干し，水煮	0	114	28	83.9	1.0	1.1	0.2	(0)	0.3	0.08	0.07	0.07	0.02	0.05	Tr*	Tr	0.3	8.7	2.8	11.6	0	3.1	370	890	200	120	24	0.7
09018	1119	●みついしこんぶ ●素干し	0	979	235	9.2	(6.2)	7.7	(1.5)	0	1.9	(0.50)	(0.43)	(0.46)	(0.16)	(0.30)	–	–	31.9*	34.8	–	64.7	–	16.5	3000	3200	560	670	230	5.1
09019	1120	●りしりこんぶ ●素干し	0	878	211	13.2	(6.4)	8.0	(1.5)	0	2.0	(0.53)	(0.45)	(0.48)	(0.17)	(0.31)	–	–	27.2*	31.4	–	56.5	–	20.3	2700	5300	760	540	240	2.4
09020	1121	●刻み昆布	0	486	119	15.5	(4.3)	5.4	0.2	0	0.5	0.11	0.08	0.05	0.01	0.04	0.4*	0.4	0	39.1	12.4	50.2	–	28.4	4300	8200	940	720	300	8.6
09021	1122	●削り昆布	0	738	177	24.4	(5.2)	6.5	0.6	0	0.9	0.27	0.24	0.08	0.01	0.06	–	–	23.6*	28.2	–	50.2	–	18.0	2100	4800	650	520	190	3.6
09022	1123	●塩昆布	0	813	193	24.1	–	16.9	–	0	0.4						–	–	23.9*	13.1	–	37.0	–	21.6	7100	1800	280	190	170	4.2
09023	1124	●つくだ煮	0	634	150	49.6	4.7	6.0	0.9	0	1.0	0.16	0.32	0.33	0.02	0.31	20.6	19.8	25.5*	6.8	2.1	33.3	1.0	9.5	2900	770	150	98	120	1.3
09024	1125	すいぜんじのり●素干し，水戻し	0	42	10	96.1	–	1.5	–	Tr	Tr						–	–	0*	2.1	–	2.1	–	0.3	5	12	63	18	7	2.5
		てんぐさ																												
09025	1126	●素干し	0	800	194	15.2	–	16.1	–	51	1.0						–	–	6.5*	47.3	–	53.8	–	13.9	1900	3100	230	1100	180	6.0
09026	1127	●ところてん	0	8	2	99.1	(0.1)	0.2	–	Tr	0						–	–	0.1*	0.6	–	0.6	–	0.1	3	2	4	4	1	0.1
09027	1128	●角寒天	0	640	159	20.5	(1.0)	2.4	(0.1)	Tr	0.2	(0.04)	(0.02)	(0.07)	(0.06)	(0.01)	–	–	1.4*	74.1	–	74.1	–	2.8	130	52	660	100	34	4.5
09028	1129	●寒天	0	12	3	98.5	–	Tr	–	0	Tr						–	–	0*	1.5	–	1.5	–	Tr	2	1	10	2	1	0.2
09049	1130	●粉寒天	0	641	160	16.7	0.1	0.2	(0.2)	0	0.3	(0.05)	(0.02)	(0.09)	(0.08)	(0.01)	0.1*	0.1	2.9	79.0	0	81.7	–	1.2	170	30	120	39	39	7.3
		とさかのり																												
09029	1131	●赤とさか ●塩蔵，塩抜き	0	80	19	92.1	–	1.5	–	9	0.1						–	–	1.1*	4.0	–	5.1	–	1.2	270	37	70	31	11	1.2
09030	1132	●青とさか ●塩蔵，塩抜き	0	69	17	92.2	–	0.9	–	9	0.2						–	–	0.8*	4.1	–	4.9	–	1.8	320	40	160	220	12	0.8
		ひじき																												
09050	1133	●ほしひじき ●ステンレス釜，乾	0	739	180	6.5	7.4	9.2	1.7	Tr	3.2	0.59	0.37	0.63	0.33	0.31	0.4	0.4	6.8*	51.8	3.1	58.4	–	22.7	1800	6400	1000	640	93	6.2
09051	1134	●ステンレス釜，ゆで	0	45	11	94.5	0.5	0.7	(0.2)	0	0.3	(0.06)	(0.04)	(0.06)	(0.03)	(0.03)	0*	0	0.3	3.7	0	3.4	–	0.8	52	160	96	37	2	0.3
09052	1135	●ステンレス釜，油いため	0	208	51	89.0	0.6	0.8	(4.4)	0	4.7	(0.37)	(2.62)	(1.19)	(0.36)	(0.83)	0*	0	0.4	4.5	Tr	4.1	–	1.0	64	200	110	44	3	0.3
09053	1136	●鉄釜，乾	0	759	186	6.5	–	9.2	–	Tr	3.2						–	–	4.2*	51.8	–	56.0	–	25.2	1800	6400	1000	640	93	58.0
09054	1137	●鉄釜，ゆで	0	53	13	94.5	–	0.7	–	0	0.3						–	–	0*	3.7	–	3.4	–	0.8	52	160	96	37	2	2.7
09055	1138	●鉄釜，油いため	0	221	54	89.0	–	0.8	–	0	4.7						–	–	0*	4.5	–	4.1	–	1.0	64	200	110	44	3	2.9

なるほど! 昆布の表面の白い結晶…マンニットという糖類で，グルタミン酸と並び，おいしさの決め手となる成分です。くれぐれも洗い流さないで。

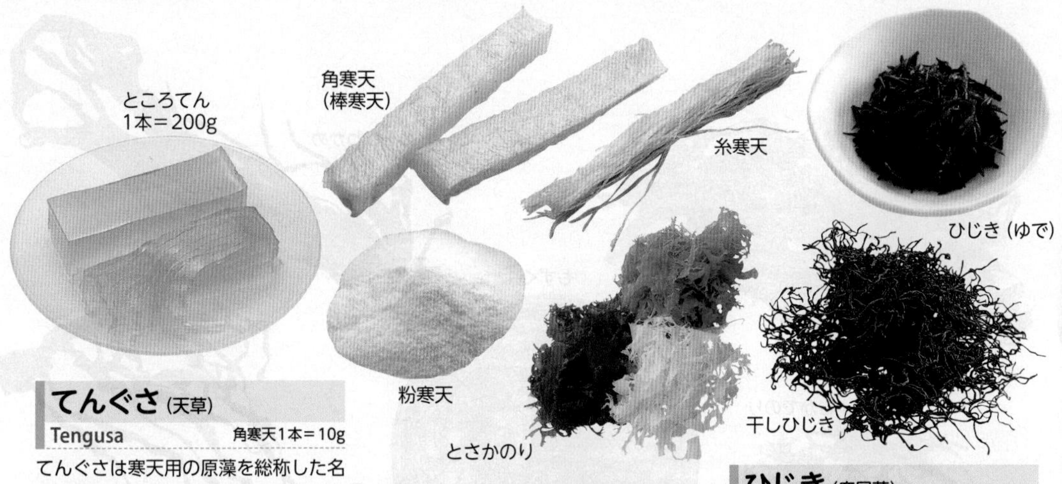

てんぐさ（天草）

Tengusa　　角寒天1本＝10g

てんぐさは寒天用の原藻を総称した名である。加工して寒天やところてんとして利用し，生食はしない。

加工法：●ところてん：原藻を煮溶かし，ろ過した液を箱などに入れて流し固めたもの。

●角寒天：ところてんを棒状に切り，凍結させたのちに解凍し，さらに乾燥させたもの。これらの工程が自然条件のもとでできる長野県諏訪（すわ）地方などがおもな産地。糸寒天は寒天つきでついて乾燥させたもの。粉寒天は，一般におごのりのゲル成分を取り出し，加圧して乾燥，粉砕したもの。

利用法：ところてんは寒天つきでつき，関東は酢じょうゆとからし，関西は黒蜜をかけて食べる。角寒天は煮溶かしてようかんなどの製菓，寒天寄せなどの料理に広く使われる。

とさかのり（鶏冠海苔）

Tosaka-nori　　1食分＝10g

ニワトリのとさかのような赤い海藻で，石灰水に浸すと緑色になる。脱色した白色のものもある。

利用法：海藻サラダやさしみのつまなどに用いる。

ひじき（鹿尾菜）

Hijiki　　干しひじき大1＝3g

春にやわらかいものを採取し，蒸し煮したものを乾燥させた干しひじきが市場に出回る。芽の部分を芽ひじき，茎の長い部分を長ひじきと呼ぶ。蒸し煮の際使った釜の材質（ステンレス，鉄）により，含まれる鉄の量に差がある。また，1回に食べる量は少ないもののカルシウムのよい供給源となる。

利用法：水につけてもどし，油揚げやにんじんなどと炒め物にしたり，含め煮にしたものを白あえやサラダに使う。

Q&A

だしをとるとき昆布とかつお節を一緒に使うのはなぜ？

昆布のうまみ成分はグルタミン酸，かつお節のうまみはイノシン酸です。グルタミン酸とイノシン酸が一緒になると，相手のうまみを引き立てあって，数倍味がよくなります。これを「味の相乗効果」と呼んでいます。

こうしてとっただしを一番だしといい，吸い物やあえ物，煮物などに使います。とったあとの昆布とかつお節を約半量の水で2～3分煮たものを二番だしといい，みそ汁などに使います。即席のだしの素やうまみ調味料にもこの両方の成分が入っています。一般に，グルタミン酸は植物性食品に，イノシン酸は動物性食品に多く含まれます。

無機質							ビタミン（脂溶性）												ビタミン（水溶性）											食塩相当量	備考
亜鉛	銅	マンガン	ヨウ素	セレン	クロム	モリブデン	A レチノール	A カロテン α	A カロテン β	A β-クリプトキサンチン	A β-カロテン当量	A レチノール活性当量	D	E トコフェロール α	E トコフェロール β	E トコフェロール γ	E トコフェロール δ	K	B1	B2	ナイアシン	ナイアシン当量	B6	B12	葉酸	パントテン酸	ビオチン	C	食塩相当量	備考
mg	mg	mg	μg	μg	μg	μg	μg	μg	μg	μg	μg	μg	μg	mg	mg	mg	mg	μg	mg	mg	mg	mg	mg	μg	μg	mg	μg	mg	g	
0.9	0.19	0.41	210000	2	5	15	(0)	0	780	0	780	65	(0)	0.3	0	0	0	240	0.19	0.41	2.1	(3.7)	0.02	0.1	38	0.20	16.0	20	7.6	
1.1	0.06	0.61	–	–	–	–	(0)	0	1800	22	1800	150	(0)	1.5	0	0	0	96	0.06	0.28	1.6	(2.9)	0.03	0	310	0.24	–	25	6.1	
0.9	0.11	0.21	200000	2	14	11	(0)	0	1600	43	1600	130	(0)	2.6	0	0	0	110	0.26	0.31	1.3	2.3	0.03	(0)	240	0.35	9.7	29	6.6	食物繊維：AOAC2011.25法
0.3	0.03	0.05	19000	Tr	2	1	(0)	(0)	360	5	360	30	(0)	0.6	(0)	(0)	(0)	32	0.03	0.03	0.2	0.4	Tr	0	16	0.04	1.8	1	0.9	食物繊維：AOAC2011.25法
1.3	0.07	0.21	–	–	–	–	(0)	0	2700	89	2700	230	(0)	1.3	0	0	0	270	0.40	0.60	2.5	(4.0)	0.03	0	310	0.28	–	10	7.6	別名：日高こんぶ
1.0	0.05	0.22	–	–	–	–	(0)	0	850	0	850	71	(0)	1.0	0	0	0	110	0.80	0.35	2.0	(3.5)	0.02	0	170	0.24	–	15	6.9	
1.1	0.07	0.34	230000	2	33	14	(0)	0	61	0	61	5	(0)	0.3	0	0	0	91	0.15	0.33	1.2	(2.2)	0.01	0	17	0.09	12.0	0	10.9	
1.1	0.08	0.19	–	–	–	–	(0)	0	760	19	760	64	(0)	0.8	0	0	0	150	0.33	0.28	1.0	(2.2)	0.02	0	32	0.14	–	19	5.3	別名：おぼろこんぶ，とろろこんぶ
0.7	0.04	0.56	–	–	–	–	(0)	0	390	0	390	33	(0)	0.4	Tr	0.1	0.1	74	0.04	0.23	0.8	3.6	0.07	0	19	0.33	–	0	18.0	
0.5	0.06	0.46	11000	3	6	19	0	0	56	0	56	5	0	0.1	0	0.1	0	310	0.05	0.05	0.6	1.1	0.05	0	15	0.12	4.7	Tr	7.4	試料：ごま入り
0.1	0.02	1.57	–	–	–	–	(0)	0	100	18	110	9	(0)	0.1	0	0	0	320	0.02	0.01	Tr	0.3	0.01	0.4	2	0.07	–	0	0	
																														別名：まくさ（和名）
3.0	0.24	0.63	–	–	–	–	(0)	130	130	13	200	17	(0)	0.2	0	0	0	730	0.08	0.83	2.2	4.9	0.08	0.5	93	0.29	–	Tr	4.8	
Tr	0.01	0.01	240	Tr	Tr	1	(0)	0	0	0	0	(0)	(0)	0	0	0	0	0	0	0	0	0	0	0	0	0	Tr	Tr	0	
1.5	0.02	3.19	–	–	–	–	(0)	–	–	–	(0)	(0)	(0)	0	0	0	0	0	0.01	0	0.1	(0.2)	Tr	0	0	0.46	–	0	0.3	別名：棒寒天 細寒天（糸寒天）を含む
Tr	Tr	0.04	21	0	1	0	(0)	0	0	0	0	(0)	(0)	0	0	0	0	0	Tr	0	0	0	0	0	0	0	0	0	0	角寒天をゼリー状にしたもの 角寒天2.2g使用
0.3	0.04	1.01	81	0	39	5	(0)	0	0	0	0	0	(0)	0	0	0	0	Tr	0	Tr	0.1	0.1	0	0.2	1	0	0.1	0	0.4	試料：てんぐさ以外の粉寒天も含む
0.2	0.02	0.10	630	0	Tr	1	(0)	–	–	–	15	1	(0)	0	0	0	0	17	0	0.04	0	0.3	Tr	0.1	0	0.08	0.6	0	0.7	
0.6	0.02	1.47	–	–	–	–	(0)	130	200	35	280	24	(0)	0	0	0	0	26	0	0.02	0	0.2	Tr	0	7	0.05	–	0	0.8	石灰処理したもの
1.0	0.14	0.82	45000	7	26	17	(0)	2	4400	18	4400	360	(0)	5.0	0	0.4	0	580	0.09	0.42	1.8	4.4	0	0	93	0.30	17.0	0	4.7	ステンレス釜で煮熟後乾燥したもの
0.1	0.01	0.06	960	Tr	1	1	(0)	0	330	1	330	28	(0)	0.4	0	Tr	0	40	Tr	0	0	0.2	0	0	1	0	0.7	0	0.1	09050ほしひじきステンレス釜乾を水もどし後，ゆで
0.1	0.01	0.08	1300	0	2	1	(0)	0	390	2	390	33	(0)	1.3	0	1.8	Tr	43	0.01	Tr	0	0.2	0	0	2	0	0.9	0	0.2	09050ほしひじきステンレス釜乾を水もどし後，油いため　植物油（なたね油）　調理による脂質の増減：本書p.315表2参照
1.0	0.14	0.82	45000	7	26	17	(0)	2	4400	18	4400	360	(0)	5.0	0	0.4	0	580	0.09	0.42	1.8	3.4	0	0	93	0.30	17.0	0	4.7	鉄釜で煮熟後乾燥したもの
0.1	0.01	0.06	960	Tr	1	1	(0)	0	330	1	330	28	(0)	0.4	0	Tr	0	40	Tr	0	0	0.1	0	0	1	0	0.7	0	0.1	09053ほしひじき鉄釜乾を水もどし後，ゆで
0.1	0.01	0.08	1300	0	2	1	(0)	0	390	2	390	33	(0)	1.3	0	1.8	Tr	43	0.01	Tr	0	0.1	0	0	2	0	0.9	0	0.2	09053ほしひじき鉄釜乾を水もどし後，油いため　植物油（なたね油）　調理による脂質の増減：本書p.315表2参照

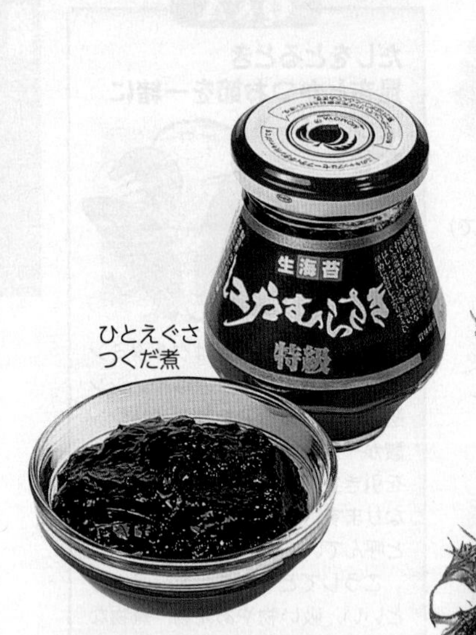

ひとえぐさ
つくだ煮

干し
ひとえぐさ

むかでのり

もずく

灰干しわかめ

湯通し
塩蔵
わかめ

ひとえぐさ（一重草）

Hitoegusa　つくだ煮大1=15g

全体の形が薄い一重の膜のように見えることからこの名がある。冬から春にかけて繁茂する。流通しているものはほぼすべて養殖ものである。生で食べることはなく，採取した原藻をそのまま乾燥させたり，のりのようにすいて乾燥させ，干しのりにする。

産地：三重など。

利用法：のりのつくだ煮や青のりに加工される。つくだ煮と呼ばれる市販品の大半はこれを原料にしているものが多い。

むかでのり（百足海苔）

Mukade-nori　大1=10g

形がむかでのように見えるところからこの名で呼ばれる。赤い海藻で，日本各地の沿岸の岩の上に生育する。塩蔵品，乾燥品として市販されている。

利用法：海藻サラダの彩りに利用する。コリコリとした歯ごたえが楽しめる。

もずく類（海蘊・水雲類）

Mozuku　1食分=50g

ほかの海藻に付着して成長するので，藻につくということで「もずく」の名があり，ロープなどに付着させる養殖が行われている。特有のぬめりがある。2～3月に採取した若いものが味がよい。保存性を高めるため，塩もずくやもずく酢として市場に出回る。

利用法：塩もずくは水につけて塩抜きする。三杯酢や二杯酢で食べたり，汁物にする。

わかめ（若布）

Wakame　カットわかめ（乾燥）大1=3g

食用にするのは若い茎葉部で，そこから「わかめ」の名が生じたといわれている。北海道の一部を除く日本各地の沿岸に生育する。養殖は1965年ごろから盛んになり，国内生産量の大半が養殖ものである。

産地：岩手，宮城など。三陸わかめ，鳴門わかめ（徳島）が有名。

旬・採取期：収穫期は春。関西では，1月から「鳴門わかめ」が出回るようになる。

可食部100g当たり▶

食品番号	索引番号	食品名	廃棄率	エネルギー	エネルギー	水分	たんぱく質 アミノ酸組成によるたんぱく質	たんぱく質	脂質 脂肪酸のトリアシルグリセロール当量	コレステロール	脂質	脂肪酸 飽和	一価不飽和	多価不飽和	n-3系多価不飽和	n-6系多価不飽和	炭水化物 利用可能炭水化物 単糖当量	質量計	差引き法による	食物繊維総量	糖アルコール	炭水化物	有機酸	灰分	無機質 ナトリウム	カリウム	カルシウム	マグネシウム	リン	鉄
			%	kJ	kcal	g	g	g	g	mg	g	g	g	g	g	g	g	g	g	g	g	g	g	g	mg	mg	mg	mg	mg	mg
		ひとえぐさ																												
09032	1139	●素干し	0	709	172	16.0	–	16.6	–	Tr	1.0						–	–	2.1*	44.2	–	46.3	–	20.1	4500	810	920	880	280	3.4
09033	1140	●つくだ煮	0	626	148	56.5	11.2	14.4	0.5	1	1.3	0.21	0.04	0.20	0.17	0.02	23.8*	22.9	20.7	4.1	0	21.1	0.3	6.7	2300	160	28	94	63	3.6
09034	1141	ふのり●素干し	0	858	207	14.7	(10.7)	13.8	(0.6)	24	1.0	(0.15)	(0.05)	(0.38)	(0.32)	(0.05)	–	–	18.2*	43.1	–	57.8	–	12.7	2700	600	330	730	130	4.8
09035	1142	まつも●素干し	0	1054	252	12.6	(23.5)	27.9	(2.9)	1	4.9	(1.31)	(0.40)	(1.10)	(0.57)	(0.53)	–	–	18.6*	28.5	–	40.8	–	13.8	1300	3800	920	700	530	11.0
09036	1143	むかでのり●塩蔵，塩抜き	0	47	12	93.7	–	0.6	0.1	2	0.1	0.01	0.01	0.05	0.04	0.01	–	–	Tr*	4.2	–	4.2	–	1.4	220	6	85	120	9	0.8
		（もずく類）																												
09037	1144	●おきなわもずく ●塩蔵，塩抜き	0	27	7	96.7	0.2	0.3	0.1	Tr	0.2	0.05	0.02	0.04	0.02	0.02	0	0	0.1*	2.0	0	2.0	–	0.8	240	7	22	21	2	0.2
09038	1145	●もずく ●塩蔵，塩抜き	0	18	4	97.7	0.2	0.2	(0.1)	0	0.1	(0.03)	(0.01)	(0.02)	(0.01)	(0.01)	–	–	0.1*	1.4	–	1.4	–	0.6	90	2	22	12	2	0.7
		わかめ																												
09039	1146	●原藻，生	35	100	24	89.0	(1.4)	1.9	(0.1)	0	0.2	(0.01)	(Tr)	(0.06)	(0.04)	(0.02)	–	–	2.6*	3.6	–	5.6	–	3.3	610	730	100	110	36	0.7
09040	1147	●乾燥わかめ ●素干し	0	716	172	11.3	(11.2)	14.4	(1.1)	0	2.6	(0.16)	(0.06)	(0.84)	(0.58)	(0.26)	–	–	(14.4)*	29.8	–	39.6	–	32.2	6400	6000	830	1000	350	5.8
09041	1148	●素干し，水戻し	0	81	20	91.7	(1.3)	1.6	(0.1)	0	0.3	(0.02)	(0.01)	(0.10)	(0.07)	(0.03)	–	–	(1.2)*	4.3	–	4.9	–	1.4	260	440	100	96	35	0.4
09042	1149	●板わかめ	0	835	200	7.2	(13.0)	16.7	(0.5)	1	1.2	(0.08)	(0.03)	(0.39)	(0.27)	(0.12)	–	–	20.0*	31.7	–	47.4	–	27.5	3900	7400	960	620	330	6.4
09043	1150	●灰干し，水戻し	0	39	9	96.0	(0.9)	1.1	(Tr)	1	0.1	(0.01)	(Tr)	(0.03)	(0.02)	(0.01)	–	–	0.3*	2.2	–	2.2	–	0.6	48	60	140	55	16	0.7
09044	1151	●カットわかめ ●乾	0	770	186	9.2	14.0	17.9	1.7	0	4.0	0.25	0.09	1.29	0.90	0.40	0	0	9.1*	39.2	0	42.1	–	26.8	9300	430	870	460	300	6.5
● 09058	1152	●水煮（沸騰水で短時間加熱したもの）	0	69	17	93.6	(1.0)	1.3	(0.4)	–	0.8	(0.05)	(0.02)	(0.27)	(0.19)	(0.08)	–	–	0.8*	3.2	–	3.8	–	1.0	310	15	76	37	22	0.6
● 09059	1153	●水煮の汁	0	1	0	99.8	–	–	–	–	–						–	–	0.1*	0	–	0.1	–	0.1	68	3	1	1	Tr	0
09045	1154	●湯通し塩蔵わかめ ●塩抜き，生	0	68	16	93.3	1.3	1.5	0.2	0	0.3	0.04	0.02	0.15	0.10	0.05	0	0	0.9*	2.9	0	3.4	0	1.4	530	10	50	16	30	0.5
● 09057	1155	●塩抜き，ゆで	0	29	7	97.5	0.5	0.6	0.1	(0)	0.1	0.02	0.01	0.07	0.05	0.02	0	0	0.5*	1.1	0	1.4	0	0.3	130	2	19	5	10	0.3
09046	1157	●くきわかめ ●湯通し塩蔵，塩抜き	0	74	18	84.9	(0.8)	1.1	(0.1)	0	0.3	(0.02)	(0.01)	(0.10)	(0.07)	(0.03)	–	–	0.9*	5.1	–	5.5	–	8.2	3100	88	86	70	34	0.4
09047	1158	●めかぶわかめ ●生	0	59	14	94.2	0.7	0.9	0.5	0	0.6	0.22	0.15	0.11	0.02	0.08	0*	0	0.1	3.4	0.2	3.4	–	0.9	170	88	77	61	26	0.3

 なるほど! **灰干しわかめ**…採取したわかめに灰をまぶして乾燥させ，灰を洗い落として干したもので，江戸時代に徳島で開発された保存法。鳴門わかめとも呼びます。

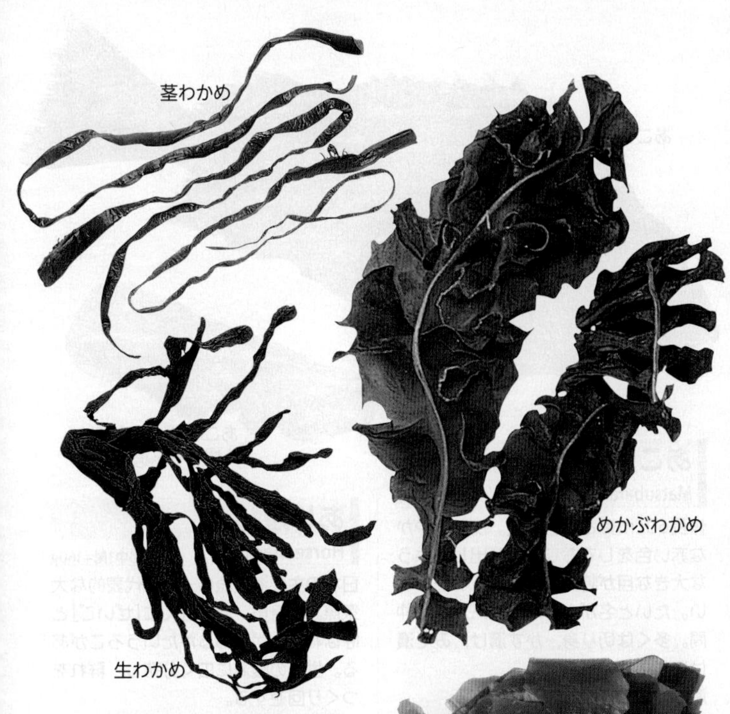

カットわかめ水煮

加工品：生わかめは保存性に欠けるので，乾燥品や塩蔵品が市場に出回ることが多い。そのほか，板状にした板わかめ，茎わかめ，根に近い部分のめかぶわかめ，使いやすい乾燥カットわかめなどがある。

利用法：さしみのつま，汁物の実，酢の物，ぬた，煮物，サラダなどに利用する。

●カットわかめ：湯通しして塩蔵したわかめを食べやすい大きさにカットし，乾燥させたもの。水に浸けてもどすと12倍に増える。

Q&A

わかめは海中では茶色なのに，売られているのはなぜ緑色？

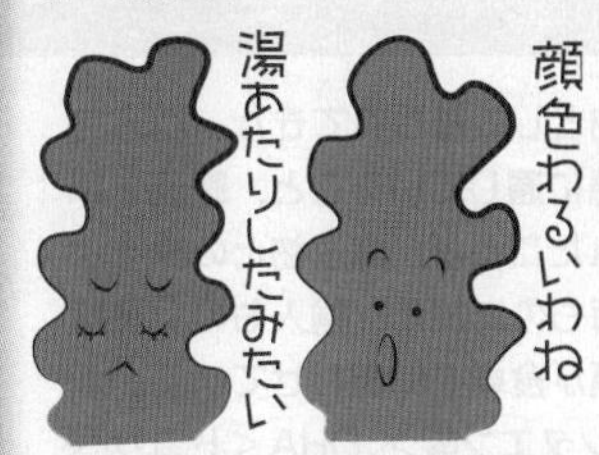

店先に並べられているわかめは，鮮やかな緑色ですが，実は，わかめは海に生息しているときは，茶に似た色をしています。

わかめはクロロフィル（葉緑素）のほかに，フコキサンチンなどの赤色系の色素を含みます。そのため褐色に見えることから「褐藻類」と呼ばれます。

クロロフィルはアルカリ性ではよく安定し，フコキサンチンは75℃で緑変するという性質があります。

わかめを灰（アルカリ性）干しにしたり，湯通し（75℃以上の湯）することで緑色が鮮やかに出てくるというわけです。

生わかめが緑色をしているのは，海から刈り取られたあと，一度湯通ししたものだからです。

Q&A

のりを焼くとき2枚重ねてあぶるのはなぜ？

最近では，焼きのりが多く流通して焼く手間がなくなりましたが，のりを軽くあぶって刻んだりもんだりすると，歯ごたえと香りが一段とアップします。

のりを焼くと，のりに含まれるたんぱく質が熱によって変性し，組織全体が収縮します。しかも，のりを両面からあぶると，表と裏では収縮の仕方が違うため，もろくくずれやすくなってしまうというわけです。

ですから，のりは片面だけを焼くのがよいのです。そのとき2枚重ねると，熱によって揮発する香りも逃がしません。

重ねるときは，中表に重ね，2枚とも裏側（少しざらついた面）にさっと火を当てると，のり独特の香りが逃げません。

無機質 亜鉛	無機質 銅	無機質 マンガン	無機質 ヨウ素	無機質 セレン	無機質 クロム	無機質 モリブデン	ビタミン（脂溶性） A レチノール	A カロテン α	A カロテン β	A β-クリプトキサンチン	A β-カロテン当量	A レチノール活性当量	D	E トコフェロール α	E トコフェロール β	E トコフェロール γ	E トコフェロール δ	K	ビタミン（水溶性） B1	B2	ナイアシン	ナイアシン当量	B6	B12	葉酸	パントテン酸	ビオチン	C	食塩相当量	備考
mg	mg	mg	μg	μg	μg	μg	μg	μg	μg	μg	μg	μg	μg	mg	mg	mg	mg	μg	mg	mg	mg	mg	mg	μg	μg	mg	μg	mg	g	
0.6	0.86	1.32	–	–	–	–	(0)	140	8500	0	8600	710	(0)	2.5	0	0	0	14	0.30	0.92	2.4	5.2	0.03	0.3	280	0.88	–	38	11.4	すき干ししたもの
0.9	0.15	–	–	–	–	–	(0)	33	260	0	270	23	(0)	0.1	0	0	0	12	0.06	0.26	0.4	1.3	0.03	0	23	0.19	–	0	5.8	別名：のりのつくだ煮
1.8	0.38	0.65	–	–	–	–	(0)	38	670	34	700	59	(0)	0.7	0	0	0	430	0.16	0.61	1.7	(4.6)	0.13	0	68	0.94	–	1	6.9	別名：のげのり
5.2	0.26	1.25	–	–	–	–	(0)	0	30000	110	30000	2500	(0)	13.0	0.2	0.2	3.1	1100	0.48	1.61	5.0	(14.0)	0.06	0	720	1.24	–	5	3.3	すき干ししたもの
0.1	0.01	0.41	–	–	–	–	(0)	13	23	–	30	2	(0)	0	0	0	0	16	0	Tr	16.0	16.0	0	0	0	0	–	0	0.6	石灰処理したもの
Tr	0.01	0.01	140	1	0	0	(0)	0	220	4	220	18	(0)	0.1	0	0	0	18	Tr	0.09	0	0.1	0	0	2	0	0.4	0	0.6	
0.3	0.01	0.03	–	–	–	–	(0)	0	180	0	180	15	(0)	0.1	0	0	0	14	Tr	0.01	Tr	0.1	Tr	0.1	2	0	–	0	0.2	
0.3	0.02	0.05	1600	1	1	3	(0)	0	930	26	940	79	(0)	0.1	0	0	0	140	0.07	0.18	0.9	(1.5)	0.03	0.3	29	0.19	4.2	15	1.5	基部を除いたもの 廃棄部位：茎，中肋及びめかぶ
1.0	0.06	0.38	10000	6	5	20	(0)	Tr	4400	64	4400	370	(0)	1.2	0	0	0	890	0.36	1.01	9.1	(13.4)	0.11	0.2	320	0.47	23.3	19	16.2	食物繊維：AOAC2011.25法
0.1	0.04	0.05	1300	1	Tr	2	(0)	0	880	5	880	74	(0)	0.2	0	0	0	110	0.05	0.07	0.4	(0.8)	0.01	Tr	33	0.02	2.9	2	0.7	食物繊維：AOAC2011.25法
5.2	0.13	1.59	–	–	–	–	(0)	0	8400	97	8500	710	(0)	2.6	0	0	0	1800	0.62	1.50	9.5	(14.0)	0.23	0.2	510	0.48	–	20	9.9	
0.3	0.08	–	–	–	–	–	0	0	37	0	37	3	(0)	0	0	0	0	70	0	0.03	0	(0.3)	0	0.2	1	0.05	–	0	0.1	
2.8	0.13	0.46	10000	9	19	10	0	0	2200	0	2200	190	0	0.5	0	0	0	1600	0.07	0.08	0.3	5.6	0.01	2.0	18	0.06	25.0	0	23.5	食物繊維：AOAC2011.25法
0.3	0.01	0.04	720	1	1	0	–	–	180	–	180	15	–	Tr	–	–	–	–	Tr	0	0	(0.4)	0	0.1	1	0	2.6	0	0.8	食物繊維：AOAC2011.25法
0	0	0	36	0	0	0	–	–	0	–	–	–	–	0	–	–	–	–	Tr	0	0	0	0	0	0	0	0	0	0.2	食物繊維：AOAC2011.25法
0.2	0.04	0.03	810	Tr	1	Tr	(0)	0	210	0	210	17	(0)	0.1	0	0	0	110	0.01	0.01	0	0.5	Tr	0	6	0.07	1.9	0	1.4	別名：生わかめ 食物繊維：AOAC2011.25法
0.1	0.02	0.01	200	0	1	0	(0)	(0)	63	(0)	63	5	(0)	Tr	(0)	(0)	(0)	50	0.01	0	0	0.2	0	(0)	0	0	0.6	(0)	0.3	食物繊維：AOAC2011.25法
0.1	0.02	0.04	–	–	–	–	(0)	0	56	0	56	5	(0)	0	0	0	0	33	0.02	0.02	0.1	(0.9)	Tr	0	2	0.07	–	0	7.9	
0.2	0.02	0.03	390	Tr	1	2	(0)	0	240	2	240	20	(0)	0.1	0	0	0	40	0.02	0.03	0.2	0.4	0.01	0	36	0.05	2.2	2	0.4	試料：冷凍品 別名：めかぶ

10 魚介類

FISH, MOLLUSKS AND CRUST CEAN

魚介類は，日本人にとって，重要な食物として扱われてきた。四方を海に囲まれ海岸線が複雑で，魚介の生息に適していること，暖流・寒流が流れ込み，多種類の魚や貝に恵まれたことが，海産物との縁をより深いものにしたといえるだろう。近海ものに加え，輸入もの，養殖もの，冷凍ものなど，さまざまな魚介類が食卓をにぎわせている。近年，魚介のもつ脂肪酸（IPA＜イコサペンタエン酸＞，DHA＜ドコサヘキサエン酸＞など）が高く評価されており，食材としての地位を不動のものにしている。

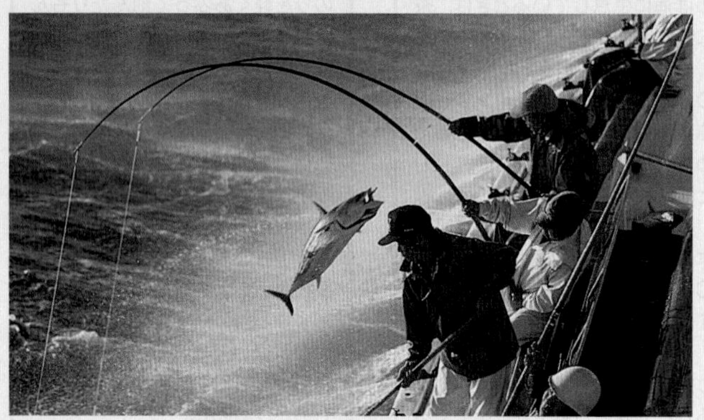

かつおの一本釣り（グアム）

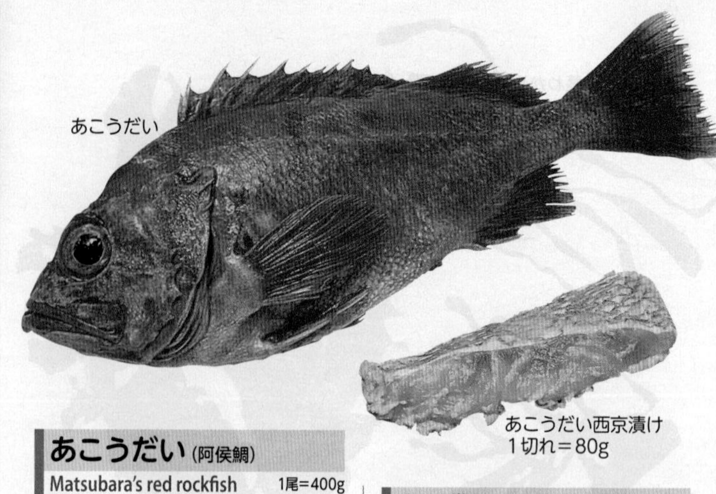

あこうだい

あこうだい西京漬け
1切れ＝80g

あこうだい（阿侯鯛）

Matsubara's red rockfish　1尾＝400g

体長60cmほどの白身魚。皮は鮮やかな赤い色をしており，飛び出したような大きな目が特徴。脂がのって味がよい。たいと名がつくが，メバル科の仲間。多くは切り身，かす漬け，みそ漬けにしたものが出回る。

産地：日本近海。

旬：冬。秋から春にかけて出回る。

調理法：鮮度のよいものはさしみにするが，多くは煮つけや蒸し物，ムニエルなどにする。かす漬け，みそ漬けは，かすやみそをしごき落として，そのまま焼く。焦げやすいので，アルミホイルに包んで焼いてもよい。

あじ類（鯵類）

Horse mackerel　まあじ中1尾＝160g

日本の主要海産魚の一つで代表的な大衆魚。赤身魚。尾の近くに「ぜいご」と呼ばれるトゲのあるかたいうろこがある。世界の暖海に広く分布し，群れをつくり回遊する。

種類：一般にあじといえばまあじをさす。30cm前後の中あじが一般的だが，10cm前後の小あじもある。ほかにむろあじ，くさやもろがある。

産地：日本近海。春から夏に北上し，秋から冬に南下する。むろあじ，くさやもろは日本以南の沿岸に分布。まあ

食品番号	索引番号	食品名（可食部100g当たり）	廃棄率 %	エネルギー kJ	エネルギー kcal	水分 g	たんぱく質: アミノ酸組成によるたんぱく質 g	たんぱく質: たんぱく質 g	脂質: 脂肪酸のトリアシルグリセロール当量 g	脂質: コレステロール mg	脂質: 脂質 g	脂肪酸: 飽和 g	脂肪酸: 一価不飽和 g	脂肪酸: 多価不飽和 g	脂肪酸: n-3系多価不飽和 g	脂肪酸: n-6系多価不飽和 g	炭水化物: 利用可能炭水化物（単糖当量） g	炭水化物: 利用可能炭水化物（質量計） g	炭水化物: 差引き法による利用可能炭水化物 g	炭水化物: 食物繊維総量 g	炭水化物: 糖アルコール g	炭水化物: 炭水化物 g	有機酸 g	灰分 g	無機質: ナトリウム mg	無機質: カリウム mg	無機質: カルシウム mg	無機質: マグネシウム mg	無機質: リン mg	無機質: 鉄 mg
		＜魚類＞																												
10001	1159	あいなめ●生	50	443	105	76.0	(15.8)	**19.1**	2.9	76	**3.4**	0.76	1.05	0.99	0.85	0.11	(0.1)	(0.1)	3.8*	(0)	–	0.1	–	1.4	150	370	**55**	39	220	0.4
10002	1160	あこうだい●生	0	362	86	79.8	14.6	**16.8**	1.8	56	**2.3**	0.23	1.19	0.27	0.23	0.04	(0.1)	(0.1)	2.8*	(0)	–	0.1	–	1.0	75	310	**15**	24	170	0.3
		（あじ類）																												
10003	1161	●まあじ ●皮つき，生	55	471	112	75.1	16.8	**19.7**	3.5	68	**4.5**	1.10	1.05	1.22	1.05	0.13	(0.1)	(0.1)	3.3*	(0)	–	0.1	–	1.3	130	360	**66**	34	230	0.6
10389	1162	●皮なし，生	0	454	108	75.6	16.5	**19.7**	3.0	56	**4.1**	0.97	0.90	1.01	0.89	0.10	(0.2)	(0.2)	3.7*	(0)	–	0.2	–	1.2	110	360	**12**	31	220	0.9
10004	1163	●皮つき，水煮	40	574	136	70.3	(19.1)	**22.4**	4.6	81	**5.9**	1.45	1.42	1.56	1.33	0.17	(0.1)	(0.1)	4.6*	(0)	–	0.1	–	1.3	130	350	**80**	36	250	0.7
10005	1164	●皮つき，焼き	35	661	157	65.3	(22.0)	**25.9**	5.1	94	**6.4**	1.57	1.52	1.76	1.51	0.20	(0.1)	(0.1)	5.8*	(0)	–	0.1	–	1.8	180	470	**100**	44	320	0.8
10390	1165	●皮つき，フライ	0	1126	270	52.3	16.6	**20.1**	17.0	80	**18.2**	2.25	9.23	4.75	2.05	2.68	8.5	7.8	12.7*	–	–	7.9	–	1.4	160	330	**100**	35	250	0.8
10006	1166	●開き干し，生	35	628	150	68.4	(17.2)	**20.2**	6.7	73	**8.8**	2.35	2.23	1.78	1.59	0.19	(0.1)	(0.1)	5.3*	(0)	–	0.1	–	2.5	670	310	**36**	27	220	0.8
10007	1167	●開き干し，焼き	30	813	194	60.0	(20.9)	**24.6**	9.2	96	**12.3**	3.23	3.10	2.47	2.21	0.26	(0.1)	(0.1)	6.9*	(0)	–	0.1	–	3.0	770	350	**57**	38	270	0.9
10391	1168	●小型，骨付き，生	10	479	114	73.4	15.1	**17.8**	3.7	130	**5.0**	1.16	1.05	1.35	1.18	0.12	(0.1)	(0.1)	5.0*	(0)	–	0.1	–	2.9	120	330	**780**	43	570	1.1
10392	1169	●小型，骨付き，から揚げ	0	1119	268	50.3	19.5	**24.0**	16.8	140	**18.6**	2.25	8.91	4.90	2.58	2.26	4.4	4.0	9.8*	–	–	3.5	–	3.6	140	420	**900**	54	700	0.9
10393	1170	●まるあじ ●生	50	559	133	71.2	18.1	**22.1**	4.6	66	**5.6**	1.76	1.09	1.56	1.33	0.20	(0.2)	(0.1)	4.8*	(0)	–	0.2	–	1.3	59	410	**53**	33	260	1.2
10394	1171	●焼き	25	734	175	62.4	23.7	**28.7**	6.2	88	**7.7**	2.28	1.64	2.02	1.64	0.34	(0.2)	(0.1)	6.0*	(0)	–	0.2	–	1.7	93	540	**94**	41	330	1.5
10008	1172	●にしまあじ ●生	0	651	156	69.9	17.5	**19.6**	8.1	78	**9.1**	2.48	3.04	2.20	1.99	0.17	(0.1)	(0.1)	3.2*	(0)	–	0.1	–	1.3	160	360	**26**	37	230	1.0
10009	1173	●水煮	40	672	160	68.0	18.4	**21.7**	7.6	94	**8.8**	2.42	2.79	2.06	1.86	0.17	(0.1)	(0.1)	4.7*	(0)	–	0.1	–	1.4	180	350	**30**	40	230	1.1
10010	1174	●焼き	35	781	186	63.0	21.3	**24.7**	9.1	100	**10.4**	2.91	3.39	2.44	2.22	0.20	(0.1)	(0.1)	4.8*	(0)	–	0.1	–	1.8	220	440	**58**	44	300	1.[illegible]
10011	1175	●むろあじ ●生	45	621	147	67.7	(19.7)	**23.6**	4.8	64	**6.9**	1.79	1.11	1.66	1.45	0.21	(0.4)	(0.4)	6.5*	(0)	–	0.4	–	1.4	56	420	**19**	35	280	1.6
10012	1176	●焼き	25	703	167	61.9	(24.7)	**29.7**	4.1	86	**6.2**	1.60	0.94	1.42	1.23	0.19	(0.6)	(0.5)	7.6*	(0)	–	0.6	–	1.6	74	480	**28**	40	330	1.8
10013	1177	●開き干し	35	590	140	67.9	(19.1)	**22.9**	4.7	66	**6.2**	1.60	1.36	1.53	1.31	0.20	(0.1)	(0.1)	5.4*	(0)	–	0.1	–	2.9	830	320	**43**	35	260	1.4
10014	1178	●くさや	30	945	223	38.6	(41.6)	**49.9**	2.0	110	**3.0**	0.80	0.37	0.77	0.64	0.13	(0.3)	(0.3)	9.6*	(0)	–	0.3	–	8.2	1600	850	**300**	65	810	3.[illegible]
		あなご																												
10015	1179	●生	35	611	146	72.2	14.4	**17.3**	8.0	140	**9.3**	2.26	3.70	1.65	1.42	0.21	(Tr)	(Tr)	4.2*	(0)	–	Tr	–	1.2	150	370	**75**	23	210	0.8
10016	1180	●蒸し	0	723	173	68.5	(14.7)	**17.6**	10.4	180	**12.7**	3.00	4.99	1.93	1.69	0.24	(Tr)	(Tr)	5.3*	(0)	–	Tr	–	1.2	120	280	**64**	26	180	0.9

なるほど！ 魚は殿様に焼かせよ…魚をうまく焼くコツは，「何度もひっくり返さない」ことです。つまり，ゆったりとした殿様のような人物が適任という意味です。

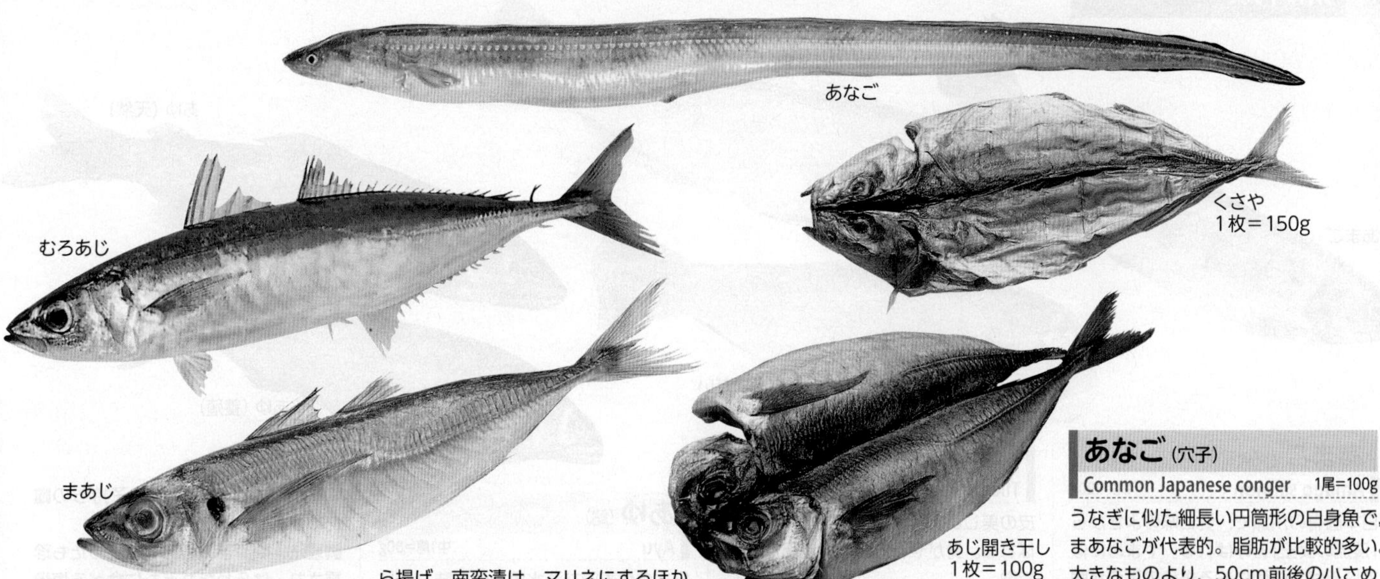

じは養殖も行われている。あじ類はヨーロッパなどからの輸入も多く，干物や冷凍フライにされる。
旬：夏。市場には一年中出回っている。
加工品：開き干し，くさや，丸干し，みりん干しなどがある。
調理法：くせがないので用途は広い。生きのよいものは，三枚におろしてさしみ，たたき，寿司だね，酢の物に。また，1尾のまま塩焼き，煮つけ，ムニエルにする。小あじは1尾のままから揚げ，南蛮漬け，マリネにするほか，開いて天ぷら，フライなどにする。

●開き干し：頭をつけたまま腹開きにし，食塩水につけて干したもので，あじの加工品の大半を占める。工場でつくる電気乾燥品が多くなったために，産地の天日干し品が珍重される。本来は保存のための加工であったが，最近ではコールドチェーンの普及で高水分・低塩分の製品が多くなり，鮮魚の代替品として安定した需要がある。焼いてそのまま食べるほか，混ぜご飯の具や酢の物にもする。

●くさや：開いたむろあじ，くさやもろなどをくさや汁と呼ばれるあじのエキスが溶け込んだ独特の塩汁につけ，乾燥させたもの。江戸時代から，おもに東京を中心に食べられてきた。主産地は伊豆諸島。焼くと独特のにおいを放ち，そのにおいに閉口する人も多い。最近は焼いてほぐし，真空パックしたものが売られている。

あなご (穴子)

Common Japanese conger　1尾＝100g

うなぎに似た細長い円筒形の白身魚で，まあなごが代表的。脂肪が比較的多い。大きなものより，50cm前後の小さめのものが身がやわらかくてくせもない。
産地：瀬戸内海，東京湾。特に江戸前と呼ばれる東京湾と，兵庫の明石のものは味のよいことで知られる。兵庫や広島，岡山には郷土料理（べらた：稚魚をポン酢，酢みそで食べる）も多い。
旬：夏。周年出回るが，夏がおいしい。
調理法：うなぎ同様，開いてから調理する。天ぷら，蒲焼き，寿司だね，押し寿司，あなごそば，あなご丼，酢の物などにする。

無機質 亜鉛	銅	マンガン	ヨウ素	セレン	クロム	モリブデン	ビタミン（脂溶性） A レチノール	カロテン α	カロテン β	β-クリプトキサンチン	β-カロテン当量	レチノール活性当量	D	E トコフェロール α	β	γ	δ	K	ビタミン（水溶性） B₁	B₂	ナイアシン	ナイアシン当量	B₆	B₁₂	葉酸	パントテン酸	ビオチン	C	食塩相当量	備考
mg	mg	mg	µg	µg	µg	µg	µg	µg	µg	µg	µg	µg	µg	mg	mg	mg	mg	µg	mg	mg	mg	mg	mg	µg	µg	mg	µg	mg	g	
0.5	0.06	–	–	–	–	–	6	0	(0)	(0)	(0)	6	**9.0**	**1.7**	0	0	0	(0)	0.24	0.26	2.6	(6.1)	0.18	2.2	8	0.98	–	2	0.4	別名：あぶらめ，あぶらこ 廃棄部位：頭部，内臓，骨，ひれ等（三枚下ろし）
0.4	0.02	Tr	–	–	–	–	26	0	0	(0)	(0)	26	**1.0**	**3.4**	0	0	0	(0)	0.11	0.04	1.1	4.1	0.05	0.7	3	0.35	–	Tr	0.2	切り身 （魚体全体から調理する場合，廃棄率：60%，廃棄部位：頭部，内臓，骨，ひれ等）
1.1	0.07	0.01	20	46	1	0	7	0	0	0	0	7	**8.9**	**0.6**	0	0	0	Tr	0.13	0.13	5.5	9.2	0.30	7.1	5	0.41	3.3	Tr	0.3	別名：あじ 廃棄部位：頭部，内臓，骨，ひれ等（三枚下ろし）
0.6	0.09	0.01	20	42	0	(0)	7	(0)	(0)	(0)	(0)	7	**7.9**	**0.9**	0	0	0	(Tr)	0.14	0.20	6.4	10.0	0.41	9.8	9	0.53	4.7	Tr	0.3	
1.3	0.07	0.01	14	64	Tr	0	8	0	0	0	0	8	**11.0**	**0.3**	0	0	0	Tr	0.13	0.12	5.3	(9.5)	0.25	5.9	5	0.38	5.2	0	0.3	内臓等を除き水煮したもの 廃棄部位：頭部，骨，ひれ等
1.5	0.08	0.01	27	78	2	0	8	0	0	0	0	8	**12.0**	**0.7**	0	0	0	Tr	0.15	0.15	6.8	(12.0)	0.27	7.1	5	0.47	5.3	0	0.4	内臓等を除き焼いたもの 廃棄部位：頭部，骨，ひれ等
1.2	0.08	0.11	–	–	–	–	16	0	0	1	1	16	**7.0**	**3.4**	Tr	5.9	0.1	23	0.12	0.15	4.6	8.2	0.15	7.5	10	0.53	–	0	0.4	三枚におろしたもの 調理による脂質の増減：本書p.314～315表1参照
0.7	0.09	0.01	24	50	0	0	Tr	(0)	Tr	(0)	(Tr)	(Tr)	**3.0**	**0.7**	0	Tr	0	(0)	0.10	0.15	3.7	(7.6)	0.31	6.3	6	0.81	4.5	(0)	1.7	廃棄部位：頭部，骨，ひれ等
0.9	0.10	0.01	–	–	–	–	Tr	(0)	Tr	(0)	(Tr)	(Tr)	**2.6**	**1.0**	0	Tr	0	(0)	0.12	0.14	4.7	(9.4)	0.32	8.5	6	0.75	–	(0)	2.0	廃棄部位：頭部，骨，ひれ等
1.2	0.07	0.05	41	52	2	(0)	33	(0)	(0)	(0)	(0)	33	**5.1**	**0.9**	0	0	0	–	0.19	0.17	4.6	7.9	0.26	5.6	11	0.47	4.4	1	0.3	廃棄部位：内臓，うろこ等
1.5	0.09	0.08	30	53	1	(0)	39	(0)	(0)	(0)	(0)	39	**4.8**	**4.0**	0	5.2	0.1	–	0.19	0.21	5.5	9.7	0.16	6.7	12	0.55	6.3	0	0.3	内臓，うろこ等を除いて，調理したもの 調理による脂質の増減：本書p.314～315表1参照
1.3	0.09	0.01	–	–	–	–	11	0	0	0	0	11	**19.0**	**1.2**	0	0	0	1	0.10	0.19	7.4	12.0	0.47	9.9	8	0.59	–	Tr	0.2	廃棄部位：頭部，内臓，骨，ひれ等（三枚おろし）
1.5	0.09	0.02	–	–	–	–	15	0	0	0	0	15	**15.0**	**1.3**	0	0	0	1	0.09	0.18	8.2	14.0	0.24	9.4	8	0.53	–	0	0.2	内臓等を除き焼いたもの 廃棄部位：頭部，骨，ひれ等
0.9	0.08	0.01	41	47	0	0	16	Tr	Tr	(0)	(Tr)	16	**8.0**	**0.3**	Tr	Tr	Tr	(0)	0.10	0.21	6.1	9.8	0.29	8.1	11	0.59	4.0	Tr	0.4	三枚におろしたもの （魚体全体から調理する場合，廃棄率：50%，廃棄部位：頭部，内臓，骨，ひれ等）
0.9	0.08	0.01	41	55	0	0	12	Tr	Tr	(0)	(Tr)	12	**9.6**	**0.3**	Tr	Tr	Tr	(0)	0.11	0.18	4.8	9.0	0.24	7.0	11	0.50	4.1	Tr	0.5	廃棄部位：頭部，骨，ひれ等 内臓等を除き水煮したもの
1.2	0.10	0.02	49	65	0	Tr	13	Tr	Tr	(0)	(Tr)	13	**7.2**	**0.4**	Tr	Tr	Tr	(0)	0.12	0.21	6.2	11.0	0.34	6.3	13	0.59	4.8	Tr	0.6	廃棄部位：頭部，骨，ひれ等 内臓等を除き焼いたもの
1.0	0.13	0.02	–	–	–	–	4	0	0	(0)	(0)	4	**6.0**	**0.6**	0	0	0	(0)	0.18	0.32	15.0	(20.0)	0.57	13.0	5	0.74	–	Tr	0.1	廃棄部位：頭部，内臓，骨，ひれ等（三枚下ろし）
1.2	0.15	0.03	–	–	–	–	5	0	0	(0)	(0)	5	**7.0**	**0.8**	0	0	0	(0)	0.28	0.30	16.0	(22.0)	0.52	13.0	6	0.76	–	Tr	0.2	内臓等を除き焼いたもの 廃棄部位：頭部，骨，ひれ等
0.8	0.14	0.02	–	–	–	–	Tr	Tr	Tr	(0)	(Tr)	(Tr)	**7.0**	**0.4**	Tr	0.1	Tr	(0)	0.17	0.30	14.0	(18.0)	0.59	9.4	5	0.62	–	Tr	2.1	廃棄部位：頭部，骨，ひれ等
3.2	0.26	–	–	–	–	–	Tr	(0)	(0)	(0)	(0)	(Tr)	**2.0**	**1.2**	Tr	Tr	Tr	(0)	0.24	0.40	16.0	(26.0)	0.64	12.0	26	1.09	–	(0)	4.1	廃棄部位：頭部，骨，ひれ等
																														試料：まあなご
0.7	0.04	0.20	15	39	0	0	500	(0)	(0)	(0)	(0)	500	**0.4**	**2.3**	0	0	0	Tr	0.05	0.14	3.2	6.2	0.10	2.3	9	0.86	3.3	2	0.4	廃棄部位：頭部，内臓，骨，ひれ等
0.8	0.04	0.22	–	–	–	–	890	(0)	(0)	(0)	(0)	890	**0.8**	**2.9**	0	0	0	Tr	0.04	0.11	2.7	(5.8)	0.10	2.5	15	0.79	–	1	0.3	切り身

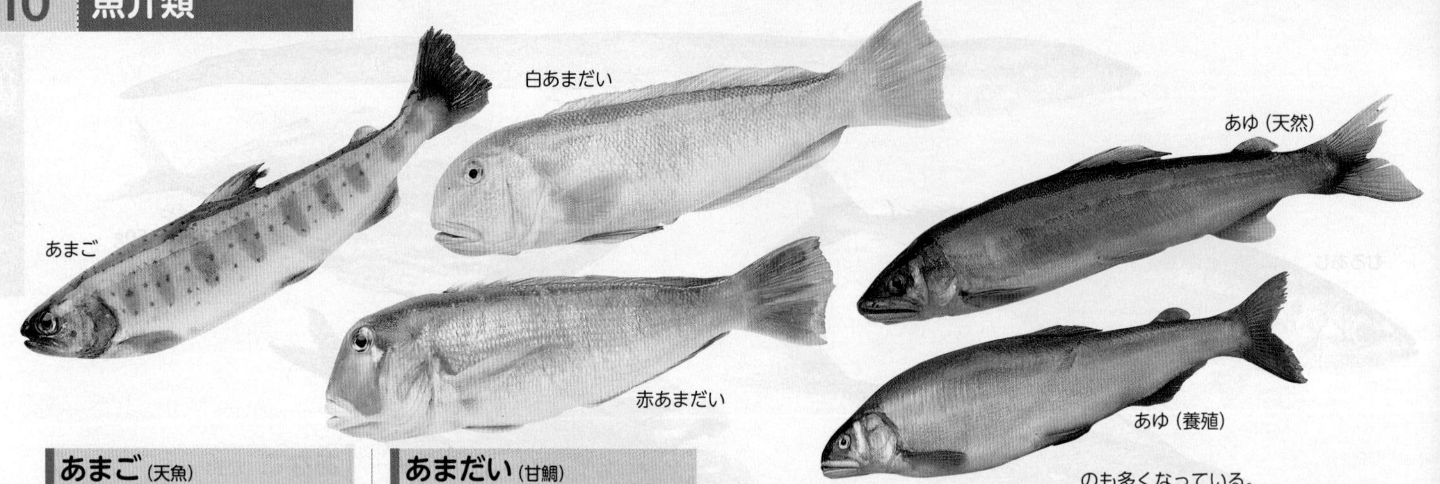

あまご（天魚）

Amago salmon 1尾=120g

日本固有の川魚で，姿と味のよさから「渓流の女王」と呼ばれる。やまめに似ているが，体側にある朱色の斑点が鮮やかなのが特徴。昭和40年代から養殖が始まり，現在は大半が養殖もの。

産地：天然ものは岐阜の長良川，木曽川，揖斐（いび）川などで漁獲される。養殖ものは岐阜，長野など。

旬：5～6月。夏でも水温20℃以下の河川上流にすみ，山間部の人々や釣り人から珍重されている。

調理法：姿を生かした塩焼き，木の芽みそを塗って焼いた魚田，甘露煮，から揚げ，ムニエルなど。素焼きの真空パックもある。

あまだい（甘鯛）

Tile fish 1切れ=80g

皮の美しい白身魚。関西ではぐじと呼ばれる。身がやわらかく，上品な味が特徴。

種類：赤あまだい，白あまだい，黄あまだいなど。赤あまだいが多い。

産地：日本海側では青森以南，太平洋側では関東以南。特に若狭産の赤あまだいは味がよく，珍重される。

旬：秋から春まで出回り，晩秋から冬にかけて味がよくなる。

調理法：水分が多く鮮度が落ちやすいので，生食には向かない。塩焼き，昆布じめ，酒をかけながら焼く酒塩焼き，かす漬け，みそ漬け，酒蒸し，かぶら蒸し，ムニエル，グラタンなどにする。

あゆ（鮎）

Ayu 中1尾=80g

日本の代表的な淡水魚。姿，味，香りがよいことから「清流の女王」といわれる。しかし天然ものの漁獲量はごくわずかで，市場に出回るものの多くは養殖ものである。

天然ものと養殖もの：養殖ものは天然ものに比べ，腹がぽってりとして全体に丸みを帯びている。脂肪が多く，特有の香気が少ない。天然ものが付着藻類を餌に成長するのに対して，養殖ものはふつう配合飼料で育てるが，付着藻類を参考にして餌を工夫し，運動量を増やすなどして育てた天然に近いものも多くなっている。

旬：6～8月。9～11月は子持ちの雌あゆがおいしくなる。

調理法：やや苦みのあるはらわたも珍重され，はらわたもともに食べる塩焼きが代表的。たで酢や三杯酢を添える。ほかにみそを塗って焼く魚田，天ぷら，姿寿司，子持ちあゆは煮つけにする。郷土料理も多く，背ごし（釣りたてを骨ごと薄い輪切りにして氷水で洗い，酢みそで食べる），あゆめし（丸ごと焼き，そのまま炊き込む）が代表的。

●**うるか**：あゆの塩辛。卵巣に塩を加えて熟成させたものを子うるか，精巣からつくったものを白うるか，内臓全部を使ったものを苦うるかと呼ぶ。酒の肴にする。

食品番号	索引番号	食品名（可食部100g当たり▶）	廃棄率	エネルギー	エネルギー	水分	たんぱく質：アミノ酸組成によるたんぱく質	たんぱく質：たんぱく質	脂質：脂肪酸のトリアシルグリセロール当量	脂質：コレステロール	脂質：脂質	脂肪酸：飽和	脂肪酸：一価不飽和	脂肪酸：多価不飽和	脂肪酸：n-3系多価不飽和	脂肪酸：n-6系多価不飽和	炭水化物：利用可能炭水化物（単糖当量）	炭水化物：利用可能炭水化物（質量計）	炭水化物：差引き法による利用可能炭水化物	炭水化物：食物繊維総量	炭水化物：糖アルコール	炭水化物：炭水化物	有機酸	灰分	無機質：ナトリウム	無機質：カリウム	無機質：カルシウム	無機質：マグネシウム	無機質：リン	無機質：鉄
			%	kJ	kcal	g	g	g	g	mg	g	g	g	g	g	g	g	g	g	g	g	g	g	g	mg	mg	mg	mg	mg	mg
10017	1181	あまご●養殖，生	50	429	102	76.8	(15.0)	**18.3**	2.8	66	**3.6**	0.68	1.03	0.94	0.52	0.42	(0.1)	(0.1)	4.2*	(0)	–	0.1	–	1.2	49	380	**27**	27	250	0.4
		あまだい																												
10018	1182	●生	50	432	102	76.5	16.0	**18.8**	2.5	52	**3.6**	0.80	0.81	0.83	0.68	0.13	(Tr)	(Tr)	3.9*	(0)	–	Tr	–	1.1	73	360	**58**	29	190	0.3
10019	1183	●水煮	0	476	113	74.2	(17.6)	**20.7**	2.8	71	**4.0**	0.87	0.86	0.94	0.78	0.15	(Tr)	(Tr)	4.3*	(0)	–	Tr	–	1.1	91	350	**34**	30	160	0.4
10020	1184	●焼き	0	464	110	73.6	(19.1)	**22.5**	1.9	89	**2.6**	0.58	0.51	0.69	0.57	0.11	(Tr)	(Tr)	4.1*	(0)	–	Tr	–	1.3	110	410	**54**	33	220	0.5
		あゆ																												
10021	1185	●天然，生	45	391	93	77.7	15.0	**18.3**	1.9	83	**2.4**	0.65	0.61	0.54	0.46	0.08	(0.1)	(0.1)	3.9*	(0)	–	0.1	–	1.5	70	370	**270**	24	310	0.9
10022	1186	●天然，焼き	55	629	149	64.0	(21.8)	**26.6**	3.0	140	**6.8**	0.98	1.02	0.86	0.74	0.13	(0.1)	(0.1)	8.7*	(0)	–	0.1	–	2.5	110	510	**480**	35	460	5.5
10023	1187	●天然，内臓，生	0	747	180	68.6	–	**9.5**	14.2	200	**17.5**	5.90	4.24	3.37	2.54	0.41	(0.3)	(0.3)	3.6*	(0)	–	0.3	–	4.1	90	210	**43**	44	180	24.0
10024	1188	●天然，内臓，焼き	0	674	161	58.6	–	**23.0**	7.5	230	**10.1**	3.26	2.50	1.37	0.96	0.19	(0.4)*	(0.4)	3.0	(0)	–	0.4	–	7.9	170	520	**140**	76	470	63.0
10025	1189	●養殖，生	50	579	138	72.0	14.6	**17.8**	6.6	110	**7.9**	2.44	2.48	1.40	0.82	0.58	(0.6)	(0.5)	5.1*	(0)	–	0.6	–	1.7	55	360	**250**	24	320	0.8
10026	1190	●養殖，焼き	55	847	202	59.3	(18.6)	**22.6**	9.6	170	**15.1**	3.43	3.78	1.98	1.16	0.82	(0.8)	(0.7)	10.3*	(0)	–	0.8	–	2.2	79	430	**450**	31	430	2.0
10027	1191	●養殖，内臓，生	0	2002	485	36.6	–	**7.4**	46.8	220	**55.0**	17.44	17.35	9.95	5.19	4.41	(0.3)	(0.3)	8.5*	(0)	–	0.3	–	0.7	75	160	**55**	11	120	8.0
10028	1192	●養殖，内臓，焼き	0	2067	500	31.5	–	**15.2**	45.6	260	**52.3**	16.39	16.71	10.53	5.80	4.39	(0.4)	(0.4)	7.1*	(0)	–	0.4	–	0.6	100	270	**130**	9	190	19.0
10029	1193	●うるか	0	654	157	59.6	–	**11.4**	10.3	260	**13.1**	3.71	3.95	2.22	0.89	1.29	(1.8)	(1.6)	4.6*	(0)	–	1.8	–	14.1	5100	190	**16**	15	210	4.0
10030	1194	アラスカめぬけ●生	0	405	96	78.4	(14.3)	**17.2**	2.6	52	**3.4**	0.49	1.46	0.59	0.52	0.07	(0.1)	(0.1)	3.8*	(0)	–	0.1	–	0.9	81	290	**22**	26	170	0.[illegible]
		あんこう																												
10031	1195	●生	0	231	54	85.4	(10.8)	**13.0**	0.1	78	**0.2**	0.02	0.02	0.04	0.03	0.01	(0.3)	(0.3)	2.6*	(0)	–	0.3	–	1.1	130	210	**8**	19	140	0.[illegible]
10032	1196	●きも，生	0	1657	401	45.1	7.9	**10.0**	36.9	560	**41.9**	9.29	14.15	11.88	100	1.63	(2.2)	(2.0)	9.3*	(0)	–	2.2	–	0.8	110	220	**6**	9	140	1.[illegible]
		いかなご																												
10033	1197	●生	0	466	111	74.2	14.1	**17.2**	3.9	200	**5.5**	1.13	1.03	1.61	1.41	0.11	(0.1)	(0.1)	4.8*	(0)	–	0.1	–	3.0	190	390	**500**	39	530	2.[illegible]
10034	1198	●煮干し	0	924	218	38.0	(35.3)	**43.1**	3.1	510	**6.1**	0.86	0.58	1.53	1.39	0.07	(1.5)	(1.4)	12.3*	(0)	–	1.5	–	11.3	2800	810	**740**	130	1200	6.[illegible]
10035	1199	●つくだ煮	0	1149	271	26.9	(24.1)	**29.4**	2.4	280	**4.6**	0.66	0.47	1.19	1.09	0.06	–	–	38.2*	(0)	–	30.7	–	8.4	2200	670	**470**	80	820	2.[illegible]
10036	1200	●あめ煮	0	1138	268	28.1	(21.0)	**25.6**	1.6	270	**3.7**	0.48	0.34	0.70	0.63	0.03	–	–	42.6*	(0)	–	35.8	–	6.8	1700	430	**550**	92	730	3.[illegible]

 なるほど! **魚田は魚の田楽**…川魚の生臭みは，みそを塗って焼くと抜けます。これを魚田（ぎょでん）と呼び，あまご，あゆ，いわななどに向く料理法です。

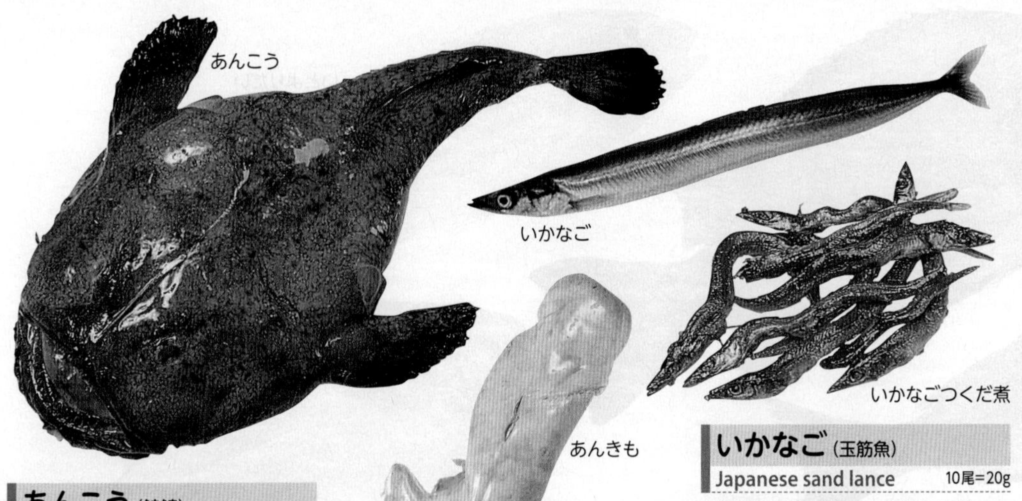

あんこう（鮟鱇）

Anglerfish　1食分＝80g

しゃもじのような大きな頭と口，押しつぶしたような平たい体形をもつ淡白な味の白身魚。体重は10kg以上にもなるうえ，体がやわらかく，まな板の上でさばくことができないため，「吊るし切り」という独特の方法でさばく。

産地：北海道以南の日本近海。

旬：冬～初春。最も味がよくなるのは2月。

調理法：身はもちろん，皮や内臓まで捨てるところなく食べられる。さばいたものは「あんこうの七つ道具（肝，ひれ，卵巣，肉，胃，エラ，皮の7種）」と呼ばれ，すべて下ゆでしてから用いる。代表的な料理はあんこう鍋。身と肝臓のみを使う。

●あんきも：あんこうの肝臓。珍味として，成型して蒸したものにポン酢をかけたり，塩蒸ししてきもあえにする。あんこうは肝臓の大きさと質で値段が決まるといわれ，市場では，腹を割いて，肝臓がよく見えるようにして並べている。塩蒸ししたものが缶詰で市販されている。

いかなご（玉筋魚）

Japanese sand lance　10尾＝20g

背が緑色や黄褐色で，腹は銀白色。こうなごの名でも知られる。

産地：瀬戸内海以北，北海道沿岸。

旬：春。

調理法：鮮度が落ちやすいので，生での流通は少なく，10cmくらいのものを産地の浜で塩ゆでされたものが，「釜上げ」として多く出回る。生は天ぷらや塩ゆでにして酢みそあえに。釜上げは酢じょうゆ，酢みそなどで食べる。10cmくらいのものでつくる釘煮は関西の名物。香川にいかなごを塩漬けにして発酵させ，その上澄みをとった「いかなごじょうゆ」があり，秋田の「しょっつる」同様，鍋物に用いられる。

Q&A

魚を焼くとき強火の遠火がよいといわれるのはなぜ？

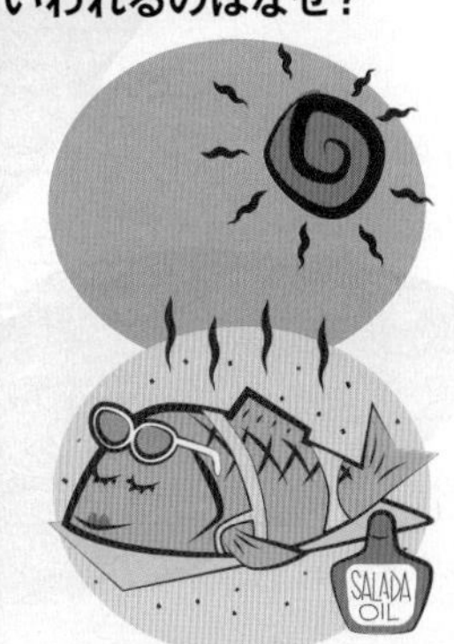

焼き魚は，外側には200～300℃で適度な焦げめをつけ，内部には100℃以下で十分火を通す必要があります。

強火にすると，熱源の上部一帯は熱い空気に囲まれる状態になりますが，弱火では，下は加熱されても，上は冷たい空気にさらされたままということになります。

熱い空気の中に入れながら，火からは遠ざける状態にすることで，表面に焦げめがつくのと中までの加熱が同時に進行するというわけです。

無機質 亜鉛 mg	無機質 銅 mg	無機質 マンガン mg	無機質 ヨウ素 μg	無機質 セレン μg	無機質 クロム μg	無機質 モリブデン μg	ビタミンA レチノール μg	ビタミンA カロテン α μg	ビタミンA カロテン β μg	ビタミンA β-クリプトキサンチン μg	ビタミンA β-カロテン当量 μg	ビタミンA レチノール活性当量 μg	D μg	E トコフェロール α mg	E トコフェロール β mg	E トコフェロール γ mg	E トコフェロール δ mg	K μg	B1 mg	B2 mg	ナイアシン mg	ナイアシン当量 mg	B6 mg	B12 μg	葉酸 μg	パントテン酸 mg	ビオチン μg	C mg	食塩相当量 g	備考
0.8	0.04	0.01	–	–	–	–	7	0	0	(0)	(0)	7	**9.0**	**1.5**	0	0	0	(0)	0.15	0.16	3.9	(7.0)	0.24	5.5	6	0.51	–	1	0.1	廃棄部位：頭部，内臓，骨，ひれ等（三枚下ろし）
																														試料：あかあまだい
0.3	0.02	Tr	41	75	1	0	27	(0)	(0)	(0)	(0)	27	**1.0**	**1.3**	0	Tr	Tr	(0)	0.04	0.06	1.5	4.9	0.08	2.1	6	0.43	1.7	1	0.2	廃棄部位：頭部，内臓，骨，ひれ等（三枚下ろし）
0.4	0.03	Tr	–	–	–	–	11	(0)	(0)	(0)	(0)	11	**0.3**	**1.1**	0	Tr	0	(0)	0.04	0.06	1.3	(5.1)	0.08	2.1	5	0.39	–	1	0.2	切り身
0.5	0.04	Tr	–	–	–	–	26	(0)	(0)	(0)	(0)	26	**1.0**	**1.1**	0	Tr	0	(0)	0.04	0.06	1.7	(5.8)	0.08	3.5	5	0.46	–	Tr	0.3	切り身
0.8	0.06	0.16	13	14	1	0	35	(0)	(0)	(0)	(0)	35	**1.0**	**1.2**	0	0	0	(0)	0.13	0.15	3.1	(6.5)	0.17	10.0	27	0.67	5.6	2	0.2	廃棄部位：頭部，内臓，骨，ひれ等（三枚下ろし）
1.2	0.06	0.41	–	–	–	–	120	(0)	(0)	(0)	(0)	120	**1.5**	**1.7**	0	0	0	(0)	0.23	0.24	3.9	(8.8)	0.16	12.0	33	1.34	–	2	0.3	廃棄部位：頭部，内臓，骨，ひれ等
2.0	0.34	3.03	–	–	–	–	1700	(0)	Tr	(0)	(Tr)	1700	**5.0**	**1.9**	0	0	0	40	0.12	0.55	3.8	5.4	0.16	60.0	220	1.56	–	5	0.2	
2.7	0.44	6.19	–	–	–	–	2000	(0)	Tr	(0)	(Tr)	2000	**4.0**	**3.2**	0	0	0	80	0.28	1.00	8.6	12.0	0.17	50.0	250	1.67	–	5	0.4	魚体全体を焼いた後，取り出したもの
0.9	0.05	Tr	–	–	–	–	55	(0)	(0)	(0)	(0)	55	**8.0**	**5.0**	0.1	0.1	0	(0)	0.15	0.14	3.5	6.8	0.28	2.6	28	1.22	–	2	0.1	廃棄部位：頭部，内臓，骨，ひれ等（三枚下ろし）
1.3	0.07	Tr	–	–	–	–	480	(0)	(0)	(0)	(0)	480	**17.0**	**8.2**	0.2	0.2	0	(0)	0.20	0.18	4.0	(8.2)	0.24	6.0	38	1.67	–	2	0.2	廃棄部位：頭部，内臓，骨，ひれ等
1.3	0.14	0.13	–	–	–	–	4400	(0)	Tr	(0)	(Tr)	4400	**8.0**	**7.4**	0.1	0.1	0	11	0.16	0.44	2.6	3.8	0.11	9.6	260	1.46	–	2	0.2	
1.8	0.15	0.31	–	–	–	–	6000	(0)	Tr	(0)	(Tr)	6000	**8.6**	**24.0**	0.4	0.4	0	16	0.34	0.68	4.1	6.6	0.15	7.8	280	1.33	–	1	0.3	魚体全体を焼いた後，取り出したもの
1.4	0.10	Tr	–	–	–	–	2000	(0)	14	(0)	14	2000	**15.0**	**6.7**	0.1	0.3	Tr	6	0.06	0.38	2.0	3.9	0.11	10.0	100	1.31	–	0	13.0	
0.4	0.02	0.01	–	–	–	–	20	0	0	–	0	20	**3.0**	**1.0**	0	0	0	(0)	0.04	0.05	1.1	(4.2)	0.07	1.6	2	0.24	–	Tr	0.2	別名：あかうお　切り身
																														試料：きあんこう
0.6	0.04	Tr	–	–	–	–	13	0	0	0	0	13	**1.0**	**0.7**	0	0	0	(0)	0.04	0.16	1.7	(4.1)	0.11	1.2	5	0.21	–	1	0.3	切り身（魚体全体から調理する場合，廃棄率：65%，廃棄部位：頭部，内臓，骨，ひれ等）
2.2	1.00	–	96	200	Tr	5	8300	(0)	(0)	(0)	(0)	8300	**110.0**	**14.0**	0	0.1	0	(0)	0.14	0.35	1.5	3.8	0.11	39.0	88	0.89	13.0	1	0.3	肝臓
																														別名：こうなご
3.9	0.08	0.49	–	–	–	–	200	0	1	(0)	1	200	**21.0**	**0.8**	0	Tr	0	(0)	0.19	0.81	4.6	7.9	0.15	11.0	29	0.77	–	1	0.5	小型魚全体
5.9	0.13	0.37	–	–	–	–	10	(0)	(0)	(0)	(0)	10	**54.0**	**0.8**	0	Tr	0	(0)	0.27	0.18	3.3	(12.0)	0.06	4.6	50	1.15	–	0	7.1	
3.6	0.09	0.45	–	–	–	–	Tr	(0)	Tr	(0)	(Tr)	(Tr)	**23.0**	**0.8**	0	0	0	(0)	0.02	0.27	10.0	(16.0)	0.09	7.8	85	0.76	–	(0)	5.6	
3.4	0.11	0.51	–	–	–	–	Tr	(0)	Tr	(0)	(Tr)	(Tr)	**21.0**	**0.4**	0	0	0	(0)	0.02	0.28	11.0	(16.0)	0.07	7.2	75	0.67	–	(0)	4.3	

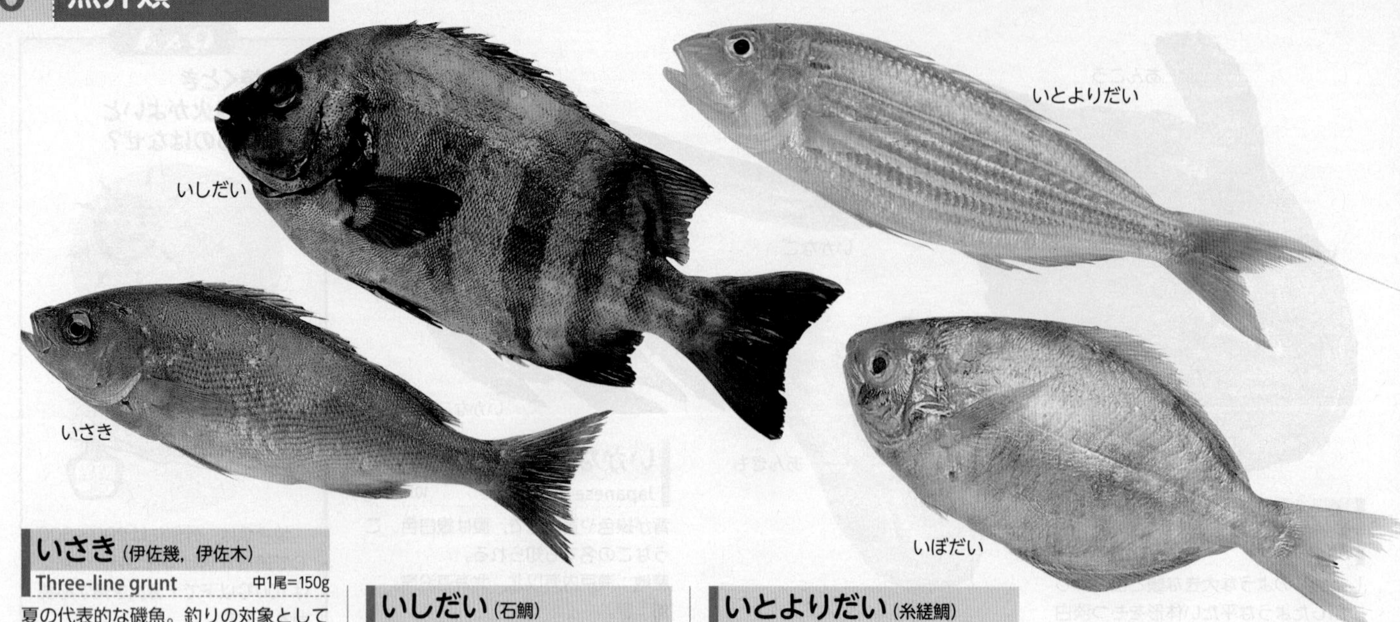

いさき（伊佐機，伊佐木）

Three-line grunt 中1尾=150g

夏の代表的な磯魚。釣りの対象としても人気がある。

産地：本州以南の浅海の岩礁地帯でとれる。養殖もされている。

旬：夏。6〜7月の脂ののったものは「つゆいさき」と称される。

選び方：腹がしまって色つやのよいものは鮮度がよい。ほかの魚と違って，生きがよくても目に白いくもりがあるので注意したい。

調理法：脂ののった大ぶりのものはさしみやあらいにするほか，三枚におろしてムニエル，フライ，から揚げに。小ぶりのものは，塩焼きにする。骨がかたいので食べるときは注意すること。

いしだい（石鯛）

Japanese parrot fish 1尾=200g

体側からひれにかけて黒色の横じまがある白身魚で，しまだいと呼ぶ地方が多い。大きいものは体長80cmほどになり，釣りの対象として人気がある。

産地：北海道以南の岩礁域。

旬：夏。

選び方：体表のぬめりに透明感があり，身のしまったものがよい。鮮度が落ちにくいので，しめてから一日おいたものがおいしい。

調理法：身がしまってかたいので，薄造り，あらいに向く。塩焼き，煮つけ，椀（わん）だねにもする。皮は酢の物に。

いとよりだい（糸縒鯛）

Golden-thread 1尾=150g

全長30cm前後，薄い黄色味を帯びたピンク色の白身魚。身は水分が多くやわらかい。長い尾びれの上端が，泳いでいるとき金糸がよじれるように見えることからこの名がある。おもに関西以西で好まれ，祝儀にも使われる。

旬：秋〜冬。特に冬においしくなる。

調理法：鮮度のよいものはさしみにするが，肉質がやわらかいので塩でしめるとよい。味にくせがないので用途は広く，塩焼きはもちろん，煮つけ，照り焼き，皮目の美しさを生かして，椀だね，蒸し物などにもする。

いぼだい（疣鯛）

Japanese butterfish 1尾=150g

銀白色のふっくらした魚で，えぼだいともいうが，タイ科ではなく，イボダイ科。皮が薄くてうろこが落ちやすく，体表から多量の粘液を出すので，ぬるぬるしている。

産地：温暖な地域の沿岸。

旬：夏〜秋。

調理法：小型のものは，干物として出回ることが多い。塩焼き，照り焼き，バター焼きなどの焼き物に向く。

食品番号	索引番号	食品名（可食部100g当たり）	廃棄率	エネルギー		水分	たんぱく質		脂質			脂肪酸					炭水化物						有機酸	灰分	無機質					
							アミノ酸組成によるたんぱく質	たんぱく質	脂肪酸のトリアシルグリセロール当量	コレステロール	脂質	飽和	一価不飽和	多価不飽和	n-3系多価不飽和	n-6系多価不飽和	利用可能炭水化物（単糖当量）	利用可能炭水化物（質量計）	差引き法による利用可能炭水化物	食物繊維総量	糖アルコール	炭水化物			ナトリウム	カリウム	カルシウム	マグネシウム	リン	鉄
			%	kJ	kcal	g	g	g	g	mg	g	g	g	g	g	g	g	g	g	g	g	g	g	g	mg	mg	mg	mg	mg	mg
10037	1201	いさき●生	45	487	116	75.8	(14.3)	**17.2**	4.8	71	**5.7**	1.63	1.29	1.65	1.47	0.18	(0.1)	(0.1)	4.0*	(0)	–	0.1	–	1.2	160	300	**22**	32	220	0.
10038	1202	いしだい●生	55	578	138	71.6	(16.2)	**19.5**	5.7	56	**7.8**	1.89	2.14	1.41	1.13	0.28	(Tr)	(Tr)	5.4*	(0)	–	Tr	–	1.1	54	390	**20**	26	240	0.
		いとよりだい																												
10039	1203	●生	0	359	85	78.8	15.6	**18.1**	1.0	70	**1.7**	0.32	0.19	0.49	0.38	0.11	(0.1)	(0.1)	3.3*	(0)	–	0.1	–	1.3	85	390	**46**	26	200	0.
10040	1204	●すり身	0	383	90	76.9	(14.4)	**16.7**	0.3	38	**0.4**	0.11	0.05	0.10	0.08	0.02	(5.1)	(4.6)	7.5*	(0)	–	5.1	–	0.9	290	17	**26**	12	110	0.
10041	1205	いぼだい●生	45	552	132	74.0	(13.6)	**16.4**	6.4	57	**8.5**	2.24	2.68	1.22	0.96	0.26	(Tr)	(Tr)	4.9*	(0)	–	Tr	–	1.1	190	280	**41**	30	160	0.
		(いわし類)																												
10042	1206	●うるめいわし ●生	35	521	124	71.7	18.4	**21.3**	3.6	60	**4.8**	1.39	0.94	1.14	1.04	0.10	(0.3)	(0.3)	4.4*	(0)	–	0.3	–	1.9	95	440	**85**	37	290	2.
10043	1207	●丸干し	15	928	219	40.1	(38.8)	**45.0**	3.6	220	**5.1**	1.40	0.74	1.27	1.09	0.13	(0.3)	(0.3)	8.0*	(0)	–	0.3	–	9.5	2300	820	**570**	110	910	4.
10044	1208	●かたくちいわし ●生	45	713	171	68.2	15.3	**18.2**	9.7	70	**12.1**	3.79	2.65	2.78	2.24	0.30	(0.3)	(0.3)	5.7*	(0)	–	0.3	–	1.2	85	300	**60**	32	240	0.
10045	1209	●煮干し	0	1264	298	15.7	(54.1)	**64.5**	2.8	550	**6.2**	1.27	0.61	0.83	0.66	0.10	(0.3)	(0.3)	14.0*	(0)	–	0.3	–	13.3	1700	1200	**2200**	230	1500	18.
10046	1210	●田作り	0	1290	304	14.9	(55.9)	**66.6**	2.8	720	**5.7**	1.18	0.45	1.01	0.90	0.10	(0.3)	(0.3)	14.0*	(0)	–	0.3	–	12.5	710	1600	**2500**	190	2300	3
10047	1211	●まいわし ●生	60	653	156	68.9	16.4	**19.2**	7.3	67	**9.2**	2.55	1.86	2.53	2.10	0.28	(0.2)	(0.2)	6.3*	(0)	–	0.2	–	1.2	81	270	**74**	30	230	2
10048	1212	●水煮	20	766	182	61.7	(19.1)	**22.4**	6.8	68	**8.7**	2.37	1.75	2.42	2.02	0.27	(0.2)	(0.2)	11.1*	(0)	–	0.2	–	1.3	80	280	**82**	32	250	2
10049	1213	●焼き	35	837	199	57.8	(21.5)	**25.3**	7.3	80	**9.4**	2.53	1.83	2.66	2.23	0.29	(0.2)	(0.2)	11.7*	(0)	–	0.2	–	1.6	100	350	**98**	36	300	2
10395	1214	●フライ	0	1596	384	37.8	15.9	**20.0**	28.0	78	**30.3**	3.90	14.66	8.22	3.93	4.16	11.3	10.3	17.0*	–	–	10.7	–	1.3	150	290	**78**	33	240	2
10050	1215	●塩いわし	45	599	143	66.3	(14.3)	**16.8**	7.2	74	**9.6**	2.43	1.64	2.80	2.39	0.22	(0.4)	(0.4)	5.3*	(0)	–	0.4	–	6.9	2400	300	**70**	43	210	1
10051	1216	●生干し	40	904	217	59.6	(17.5)	**20.6**	13.2	68	**16.0**	5.02	3.65	3.93	3.12	0.36	(1.1)	(1.0)	7.0*	(0)	–	1.1	–	2.7	690	340	**65**	34	270	1
10052	1217	●丸干し	15	749	177	54.6	(27.9)	**32.8**	4.3	110	**5.5**	1.48	1.11	1.50	1.36	0.14	(0.7)	(0.6)	6.8*	(0)	–	0.7	–	6.4	1500	470	**440**	100	570	4
10053	1218	●めざし ●生	15	860	206	59.0	(15.2)	**18.2**	11.0	100	**18.9**	4.33	3.05	3.17	2.85	0.32	(0.5)	(0.5)	11.4*	(0)	–	0.5	–	3.4	1100	170	**180**	31	190	2
10054	1219	●焼き	15	838	200	56.2	(19.7)	**23.7**	8.4	120	**15.0**	3.40	2.38	2.26	2.02	0.24	(0.7)	(0.6)	11.2*	(0)	–	0.7	–	4.4	1400	220	**320**	50	290	4

 なるほど！ いわしはいつ眠る？…交代で順ぐりに寝るのです。眠くなると群れの中ほどに入り，群れがつくる水流にのって自分は泳がずに運んでもらうんですって。

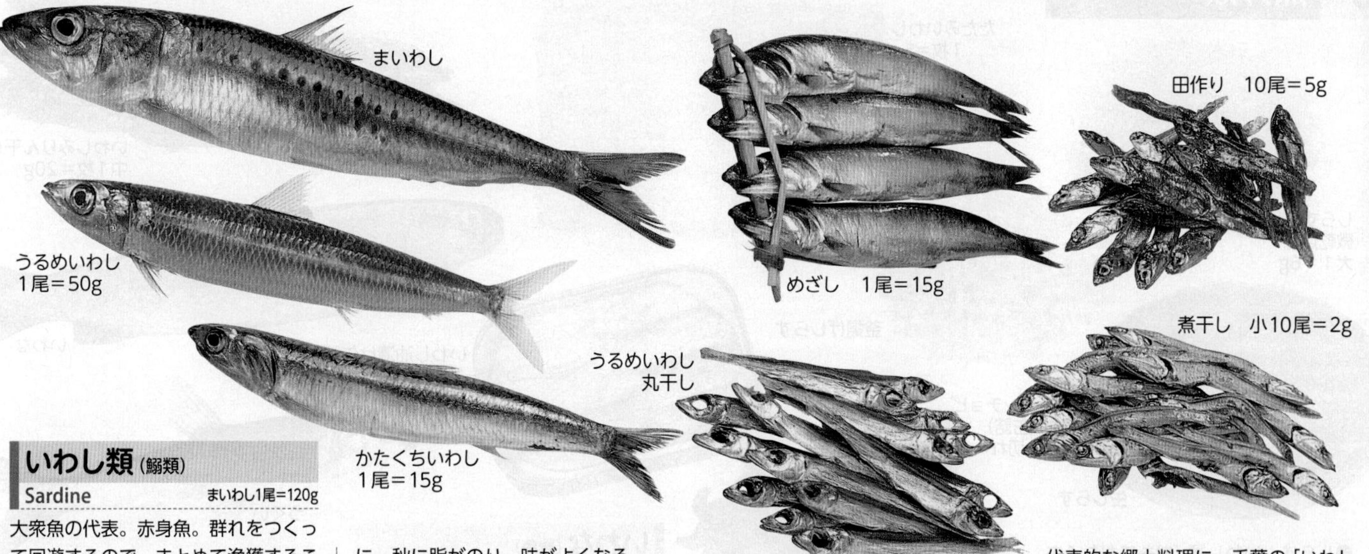

いわし類 (鰯類)

Sardine　まいわし1尾=120g

大衆魚の代表。赤身魚。群れをつくって回遊するので，まとめて漁獲することができるが，資源量の変動が大きく長い周期で増減を繰り返す。古くから庶民の味として親しまれ，各地に郷土料理も多い。また，いわしは世界的にもよく食べられている魚で，特に，ポルトガル，スペイン，イタリア，ギリシャ，トルコにいわし料理が多い。

種類：まいわし，うるめいわし，かたくちいわしなどがある。

旬：秋。

●**まいわし**：いわしの代表種で，体長は大きいもので25cmほどにもなる。背が青黒く，腹は銀白色，腹の上側にはっきりとした7つ以上の星（斑点）がある。時期によって脂肪の含有量に差があり，俗に秋いわしの名があるように，秋に脂がのり，味がよくなる。生で利用するほか，中程度の大きさのものは丸干し，めざしに，小さいものは頭を除いて油漬け缶詰，開いてみりん干しに加工される。

●**うるめいわし**：大きな眼に膜がかぶっていてうるんだように見えるところからこの名がある。体長は25cm前後。いわし類では体が丸く，輪切りにすると円形に近い。また，いわし類の中でも脂が少なく，干しても脂焼けしにくいので，多くが干物として丸干し，うるめ節に加工される。

●**かたくちいわし**：下あごが短く，上あごしかないように見えるのでこの名がある。背が青黒いことから背黒いわし，また，ひしこいわしとも呼ぶ。

栄養：いわしの脂肪は，血液中のコレステロールを下げる働きをする不飽和脂肪酸のIPA（イコサペンタエン酸）やカルシウムなどの無機質を多く含む。

選び方：いたみやすい魚で，輸送中にもうろこがはがれてしまう。身が張って，うろこがたくさんついているものが新鮮。

調理法：いわしは身がやわらかいので，手で簡単に開くことができる。また，よく煮たものは骨ごと食べられる。新鮮なものは，さしみ，たたき，酢の物，ぬたなどに。ほかに塩焼き，煮つけ，フライ，天ぷら，バター焼き，オーブン焼きなど料理法は幅広い。

代表的な郷土料理に，千葉の「いわしのごま漬け」，富山をはじめ各地にある「いわしのうの花ずし」，石川，富山の「いわしのぬか漬け（石川では「こんかいわし」，富山では「へしこ」と呼ぶ）」などがある。

加工品：干物，缶詰など多くの加工品がある。

●**煮干し・田作り**：かたくちいわしの加工品。煮干しは食塩水でゆでてから干したもの。田作りはゆでずにそのまま干したもの。煮干しはおもにだしをとるのに使われ，コクがあるのでうどんやそばのだし，みそ汁，そうざい用の煮物のだしに向く。田作りは空煎りして甘辛く味をつけ，正月の祝い肴にする。

無機質							ビタミン（脂溶性）												ビタミン（水溶性）											食塩相当量	備考
亜鉛	銅	マンガン	ヨウ素	セレン	クロム	モリブデン	A レチノール	A カロテン α	A カロテン β	A β-クリプトキサンチン	A β-カロテン当量	A レチノール活性当量	D	E トコフェロール α	E トコフェロール β	E トコフェロール γ	E トコフェロール δ	K	B1	B2	ナイアシン	ナイアシン当量	B6	B12	葉酸	パントテン酸	ビオチン	C		
mg	mg	mg	μg	μg	μg	μg	μg	μg	μg	μg	μg	μg	μg	mg	mg	mg	mg	μg	mg	mg	mg	mg	mg	μg	μg	mg	μg	mg	g	
0.6	0.04	0.01	−	−	−	−	41	0	0	(0)	(0)	41	15.0	0.9	0	0	0	(0)	0.06	0.12	4.0	(7.1)	0.31	5.8	12	0.77	−	Tr	0.4	廃棄部位：頭部，内臓，骨，ひれ等（三枚下ろし）
0.6	0.03	0.01	−	−	−	−	39	0	0	(0)	(0)	39	3.0	2.1	0	0	0	(0)	0.15	0.15	4.9	(8.4)	0.34	1.3	2	0.31	−	Tr	0.1	別名：くちぐろ 廃棄部位：頭部，内臓，骨，ひれ等（三枚下ろし）
																														別名：いとより
0.4	0.05	0.02	84	33	Tr	0	28	(0)	(0)	(0)	(0)	28	11.0	0.6	0	0	0	Tr	0.04	0.08	2.3	5.7	0.27	3.0	5	0.50	3.7	2	0.2	三枚におろしたもの（魚体全体から調理する場合，廃棄率：50%，廃棄部位：頭部，内臓，骨，ひれ等）
0.3	0.01	0.01	−	−	−	−	2	0	0	(0)	(0)	2	3.0	0.2	0	0	0	(0)	Tr	0.02	0.1	(3.3)	0.01	0.3	1	0.31	−	0	0.7	
0.8	0.03	0.01	−	−	−	−	95	(0)	(0)	(0)	(0)	95	2.0	0.7	0	0	0	(0)	0.04	0.19	4.7	(7.7)	0.29	2.7	7	0.57	−	1	0.5	別名：えぼだい 廃棄部位：頭部，内臓，骨，ひれ等（三枚下ろし）
1.3	0.16	−	−	−	−	−	130	(0)	(0)	(0)	(0)	130	9.0	1.6	0	0	0	(0)	0.08	0.36	8.0	12.0	0.55	14.0	16	1.25	−	1	0.2	廃棄部位：頭部，内臓，骨，ひれ等（三枚下ろし）
2.7	0.23	0.12	−	−	−	−	0	(0)	(0)	(0)	(0)	(0)	8.0	0.1	0	0	0	Tr	0.25	0.43	16.0	(25.0)	0.69	25.0	44	0.92	−	Tr	5.8	廃棄部位：頭部，ひれ等
1.0	0.17	0.13	38	40	0	0	11	0	0	(0)	(0)	11	4.0	0.4	0	0	0	(0)	0.03	0.16	9.7	13.0	0.58	14.0	19	1.07	18.0	1	0.2	別名：しこいわし，ひしこ，せぐろ 廃棄部位：頭部，内臓，骨，ひれ等（三枚下ろし）
7.2	0.39	−	−	−	−	−	Tr	(0)	(0)	(0)	(0)	(Tr)	18.0	0.9	0	0.1	0.1	(0)	0.10	0.10	17.0	(28.0)	0.28	41.0	74	1.81	−	(0)	4.3	別名：いりこ，ちりめん　魚体全体
7.9	0.39	0.79	−	−	−	−	Tr	(0)	(0)	(0)	(0)	(Tr)	30.0	0.8	0	0	0	(0)	0.10	0.11	17.0	(29.0)	0.37	65.0	230	3.74	−	(0)	1.8	別名：ごまめ 幼魚の乾燥品（調理前）
1.6	0.20	0.04	24	48	Tr	Tr	8	0	0	0	0	8	32.0	2.5	0	0	0	1	0.03	0.39	7.2	11.0	0.49	16.0	10	1.14	15.0	0	0.2	廃棄部位：頭部，内臓，骨，ひれ等（三枚下ろし）
1.7	0.23	0.06	−	−	−	−	5	0	0	0	0	5	13.0	1.3	0	0	0	Tr	0.05	0.29	6.3	(10.0)	0.35	18.0	7	0.87	−	0	0.2	頭部，内臓等を除き水煮したもの 廃棄部位：骨，ひれ等
2.3	0.23	0.08	−	−	−	−	8	0	0	0	0	8	14.0	1.9	0	0	0	Tr	0.12	0.43	9.1	(14.0)	0.39	22.0	12	1.33	−	0	0.3	内臓等を除き焼いたもの 廃棄部位：頭部，骨，ひれ等
1.7	0.21	0.16	−	−	−	−	15	0	Tr	2	1	15	21.0	5.7	Tr	8.3	0.2	37	0.04	0.39	6.3	10.0	0.28	14.0	14	1.15	−	0	0.4	三枚におろしたもの　調理による脂質の増減：本書p.314〜315表1参照
1.4	0.20	0.05	−	−	−	−	Tr	(0)	(0)	(0)	(0)	(Tr)	10.0	0.3	0	0	0	(0)	0.03	0.35	8.0	(11.0)	0.54	17.0	22	1.46	−	(0)	6.1	廃棄部位：頭部，内臓，骨，ひれ等
0.9	0.12	0.13	−	−	−	−	0	−	−	−	(0)	(0)	11.0	0.2	0	0	0	Tr	Tr	0.22	12.0	(16.0)	0.48	16.0	11	1.21	−	Tr	1.8	廃棄部位：頭部，内臓，骨，ひれ等
1.8	0.21	0.10	−	−	−	−	40	(0)	(0)	(0)	(0)	40	50.0	0.7	0	0	0	1	0.01	0.41	16.0	(22.0)	0.68	29.0	31	1.00	−	Tr	3.8	廃棄部位：頭部，ひれ等
1.2	0.10	1.04	−	−	−	−	77	(0)	(0)	(0)	(0)	77	11.0	0.3	0	0	0	(0)	0.01	0.21	10.0	(14.0)	0.37	15.0	34	1.27	−	Tr	2.8	原材料：かたくちいわし，まいわし等 廃棄部位：頭部，ひれ等
1.5	0.13	1.26	−	−	−	−	95	(0)	(0)	(0)	(0)	95	11.0	0.4	0	0	0	(0)	0.01	0.26	12.0	(17.0)	0.38	13.0	36	1.71	−	Tr	3.6	廃棄部位：頭部，ひれ等

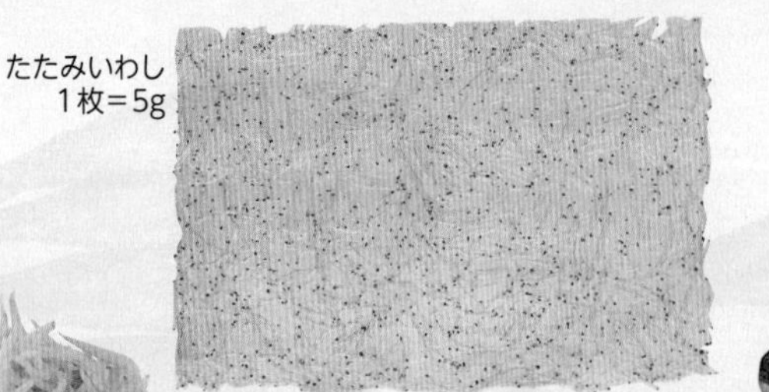

たたみいわし
1枚=5g

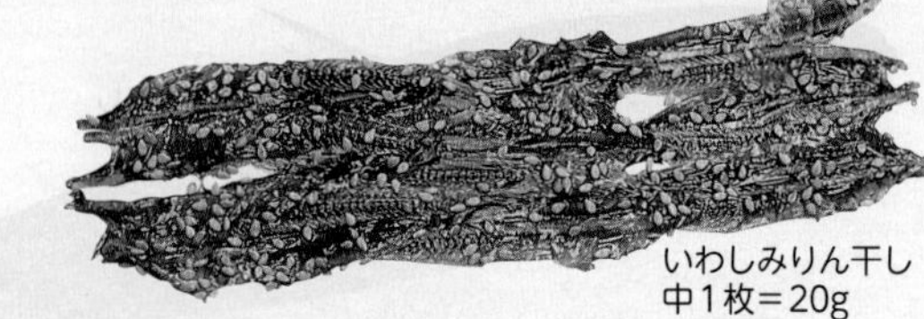

いわしみりん干し
中1枚=20g

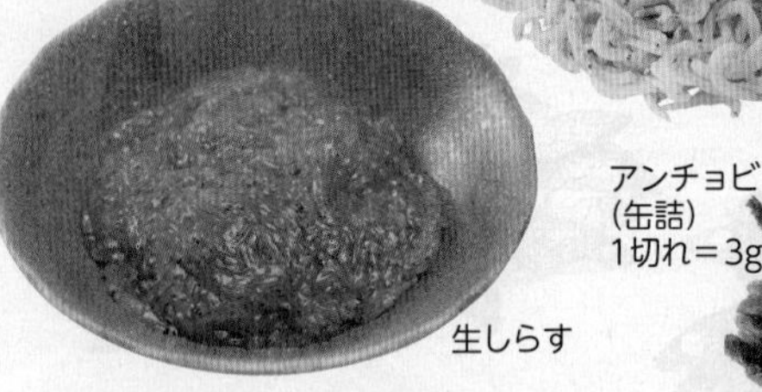

しらす干し
微乾燥品
大1=6g

釜揚げしらす

生しらす

アンチョビ
(缶詰)
1切れ=3g

いわし油漬け缶詰
1缶=75g

いわな

うぐい

●しらす：いわし類（おもにかたくちいわし）の幼魚を「しらす」といい，しらす干し，ちりめんじゃこ，たたみいわしなどに加工される。しらすが4～6cmになったものはカエリと呼ばれ，ごまめ，さらに成長したものは煮干しや油漬け缶詰，アンチョビ，また開いたものはみりん干しに加工される。

●釜揚げしらす：「しらす」を塩水で煮て，送風で冷ましたもの。一般に半干しにしたものを「しらす干し」，よく乾燥させたものを「ちりめんじゃこ」という。釜揚げしらすはそのまま，あるいは大根おろしとともに食すが，サラダ，茶わん蒸し，吸い物などにも使う。

●油漬け缶詰：オイルサーディンのこと。日本ではまいわしの幼魚を使うが，輸入ものはサーディンを使ったものが多い。頭と内臓を除いて軽く塩漬けにし，蒸し煮にしたり油で煮てから油とともに缶詰にしたもの。油は綿実油やオリーブオイルを用いる。そのままカナッペやサンドイッチに使う。

●アンチョビ：かたくちいわしを塩漬けにし，半年以上発酵・熟成させ，三枚におろして缶やびんに詰めてオリーブオイルを注いだもの。塩味が強く，オードブルやサラダなどに使う。

いわな（岩魚）

White-spotted char　中1尾=150g

サケ科の淡水魚。水温15℃以下の渓流の岩の間にすむことからこの名がある。渓流釣りの対象として人気が高い。環境の悪化や乱獲で激減しており，各地で人工ふ化・放流や養殖が盛んに行われている。

旬：6～8月。

調理法：寄生虫がいることがあるので生食は避ける。塩焼きが代表的。魚田，から揚げ，フライ，ムニエル，南蛮漬けなどにもする。素焼きを保存しておき，煮つけにも用いる。塩焼きに熱い日本酒を加えた骨酒も有名。

うぐい（鯎）

Japanese dace　1尾=130g

コイ科の魚。はや，あかはらとも呼ばれる。釣りの対象魚。淡水域にいるもの，海と川を往復するもの，1～数年を海で過ごし産卵のために川に上るものなどがいる。

旬：四季を通じてとれるが，味がよくなるのは冬。

調理法：塩焼き，煮つけ，酢みそあえ，甘露煮，フライ，南蛮漬けなどにする。大量に釣れたときは，素焼きにして保存し，甘露煮に。

食品番号	索引番号	食品名（可食部100g当たり▶）	廃棄率	エネルギー	エネルギー	水分	たんぱく質：アミノ酸組成によるたんぱく質	たんぱく質：たんぱく質	脂質：脂肪酸のトリアシルグリセロール当量	脂質：コレステロール	脂質：脂質	脂肪酸：飽和	脂肪酸：一価不飽和	脂肪酸：多価不飽和	脂肪酸：n-3系多価不飽和	脂肪酸：n-6系多価不飽和	炭水化物：利用可能炭水化物（単糖当量）	炭水化物：利用可能炭水化物（質量計）	炭水化物：差引き法による利用可能炭水化物	炭水化物：食物繊維総量	炭水化物：糖アルコール	炭水化物：炭水化物	有機酸	灰分	無機質：ナトリウム	無機質：カリウム	無機質：カルシウム	無機質：マグネシウム	無機質：リン	無機質：鉄
			%	kJ	kcal	g	g	g	g	mg	g	g	g	g	g	g	g	g	g	g	g	g	g	g	mg	mg	mg	mg	mg	mg
10396	1220	●しらす ●生	0	285	67	81.8	11.6	**15.0**	0.8	140	**1.3**	0.28	0.09	0.43	0.38	0.04	(0.1)	(0.1)	3.3*	(0)	–	0.1	–	2.4	380	340	**210**	67	340	0.4
● 10445	1221	●釜揚げしらす	0	356	84	77.4	(13.6)	**17.6**	(1.1)	170	**1.7**	(0.35)	(0.12)	(0.54)	(0.49)	(0.05)	(Tr)	(Tr)	5.1*	0	–	Tr	–	2.9	840	120	**190**	48	320	0.
10055	1222	●しらす干し ●微乾燥品	0	480	113	67.5	19.8	**24.5**	1.1	250	**2.1**	0.34	0.14	0.60	0.56	0.04	(0.1)	(0.1)	6.0*	0	–	0.1	–	5.6	1700	170	**280**	80	480	0.
10056	1223	●半乾燥品	0	792	187	46.0	33.1	**40.5**	1.8	390	**3.5**	0.54	0.20	0.95	0.88	0.07	(0.5)	(0.5)	9.6*	(0)	–	0.5	–	9.5	2600	490	**520**	130	860	0.8
10057	1224	●たたみいわし	0	1473	348	10.7	(61.4)	**75.1**	4.5	710	**5.6**	1.53	1.41	1.35	1.14	0.20	(0.7)	(0.6)	15.5*	(0)	–	0.7	–	7.9	850	790	**970**	190	1400	2.
10058	1225	●みりん干し ●かたくちいわし	0	1397	330	18.5	(37.2)	**44.3**	5.0	110	**7.0**	1.40	1.34	2.03	1.07	0.94	–	–	34.1*	(0)	–	25.0	–	5.2	1100	420	**800**	73	660	3.
10059	1226	●まいわし	0	1319	314	33.5	(26.7)	**31.4**	12.1	76	**15.7**	3.64	3.22	4.70	3.34	1.20	–	–	24.6*	(0)	–	16.3	–	3.1	670	290	**240**	54	360	4.
10060	1227	●缶詰 ●水煮	0	703	168	66.3	(17.2)	**20.7**	8.5	80	**10.6**	2.71	2.22	3.17	2.92	0.24	(0.1)	(0.1)	5.7*	(0)	–	0.1	–	2.3	330	250	**320**	44	360	2.
10061	1228	●味付け	0	851	203	59.1	(17.0)	**20.4**	10.3	85	**11.9**	3.56	2.55	3.70	3.17	0.45	–	–	10.8*	(0)	–	5.7	–	2.9	560	240	**370**	38	380	2.
10062	1229	●トマト漬	0	696	167	68.1	(14.6)	**17.5**	9.6	85	**10.8**	3.32	2.51	3.40	2.89	0.43	–	–	5.4*	(0)	–	1.3	–	2.3	280	310	**360**	35	320	1.
10063	1230	●油漬	0	1454	351	46.2	(16.9)	**20.3**	29.1	86	**30.7**	7.05	6.83	13.96	2.45	11.45	(0.3)	(0.3)	5.3*	(0)	–	0.3	–	2.5	320	280	**350**	36	370	1.
10064	1231	●かば焼	0	978	234	56.1	(13.5)	**16.2**	14.0	70	**15.6**	4.61	3.87	4.87	4.23	0.54	–	–	13.6*	(0)	–	9.3	–	2.8	610	270	**220**	31	290	2.
10397	1232	●アンチョビ	0	660	157	54.3	21.3	**24.2**	6.0	89	**6.8**	1.09	2.84	1.85	0.80	1.03	(0.1)	(0.1)	4.4*	(0)	–	0.1	–	14.0	5200	140	**150**	39	180	2.
10065	1233	いわな●養殖，生	50	427	101	76.1	–	**19.0**	2.8	80	**3.6**	0.69	1.04	0.91	0.56	0.35	(0.1)*	(0.1)	0.9	(0)	–	0.1	–	1.2	49	380	**39**	29	260	0.
10066	1234	うぐい●生	50	394	93	77.0	(16.7)	**20.1**	1.2	93	**1.5**	0.29	0.40	0.43	0.25	0.17	(0.2)	(0.2)	4.0*	(0)	–	0.2	–	1.2	83	340	**69**	27	240	0.
		うなぎ																												
10067	1235	●養殖，生	25	947	228	62.1	14.4	**17.1**	16.1	230	**19.3**	4.12	8.44	2.89	2.42	0.39	(0.3)	(0.3)	6.2*	(0)	–	0.3	–	1.2	74	230	**130**	20	260	0.
10068	1236	●きも，生	0	429	102	77.2	–	**13.0**	4.1	430	**5.3**	1.20	1.80	0.93	0.79	0.13	(3.5)*	(3.2)	4.7	(0)	–	3.5	–	1.0	140	200	**19**	15	160	4.
10069	1237	●白焼き	0	1245	300	52.1	(17.4)	**20.7**	22.6	220	**25.8**	6.59	11.95	3.10	2.27	0.75	(0.1)	(0.1)	6.6*	(0)	–	0.1	–	1.3	100	300	**140**	18	280	1
10070	1238	●かば焼	0	1189	285	50.5	(19.3)	**23.0**	19.4	230	**21.0**	5.32	9.85	3.39	2.87	0.53	–	–	8.4*	(0)	–	3.1	–	2.4	510	300	**150**	15	300	0
		うまづらはぎ																												
10071	1239	●生	65	318	75	80.2	15.1	**18.2**	0.2	47	**0.3**	0.05	0.03	0.11	0.08	0.02	(Tr)	(Tr)	3.2*	(0)	–	Tr	–	1.3	210	320	**50**	87	160	0.
10072	1240	●味付け開き干し	9	1228	289	21.5	(48.9)	**58.9**	1.1	140	**1.6**	0.36	0.15	0.57	0.48	0.09	–	–	20.9*	(0)	–	10.4	–	7.6	2400	310	**190**	84	370	1.

なるほど！ 蒲焼き…魚を開いて骨などを取り除き，たれをつけながら焼く料理法をこう呼びます。うなぎが一般的ですが，いわしやあなごにも用いられます。

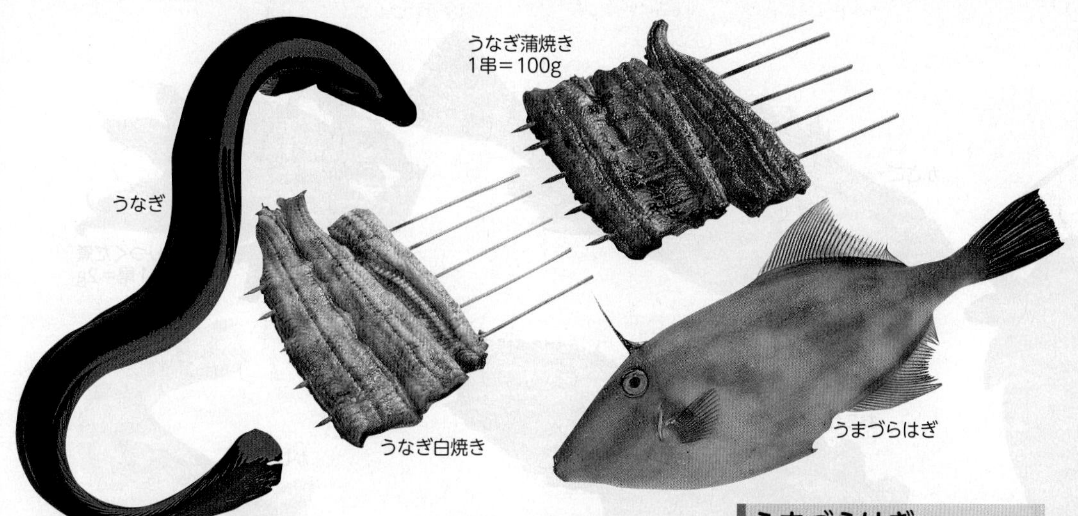

うなぎ（鰻）

Eel 1尾＝200g

蒲焼きでおなじみの魚。うなぎはヨーロッパでも食べられるが，日本は世界一のうなぎ消費国である。消費量のほとんどは養殖もの。

産地：養殖ものはおもに鹿児島，愛知，宮崎など。天然ものは青森の小川原湖，千葉の手賀沼，関東の利根川と那珂川，四国の吉野川，仁淀（によど）川，四万十（しまんと）川，九州の筑後川，球磨川などが有名だが，激減している。

栄養：豊富な脂肪とビタミンAを含む。土用の丑（うし）の日にうなぎを食べるのも，夏バテに効果があるとされるからである。

調理法：一般的な食べ方は蒲（かば）焼きである。焼くことで適度に脂肪が抜けてくせがとれ，濃い味のたれと薬味のさんしょうが味を引き立てる。蒲焼きは，うな丼，うな重，押し寿司にする。小さく切ってぞうすい（うぞうすい）やお茶づけ（うな茶）にしたり，きゅうりもみと合わせたり（うざく）もする。たれをつけずに焼いたものは「白焼き」といい，わさびじょうゆで食べる。きもはきも吸い，きも焼きにする。ヨーロッパでは，皮をむいてぶつ切りにして使うことが多く，赤ワインで煮込んだ料理が有名である。

うまづらはぎ（馬面剥）

Black scraper 1尾＝300g

あっさりした味をもつ全長30cm前後の白身魚。仲間であるかわはぎよりも顔が長いのでこの名がある。単にうまづらと呼んだり，関西ではながはげとも呼ぶ。きもは大きくて味がよいので，かわはぎの代用として使われる。三枚おろしや開いたものは冷凍で出回るほか，味付けした開き干しに加工される。

産地：日本各地の沿岸。

旬：夏～秋。

調理法：皮がかたいので，皮をはいでから調理する。さしみ，煮つけ，ちり鍋，椀だね，フライ，ムニエルなどにする。肝も美味。

豆知識

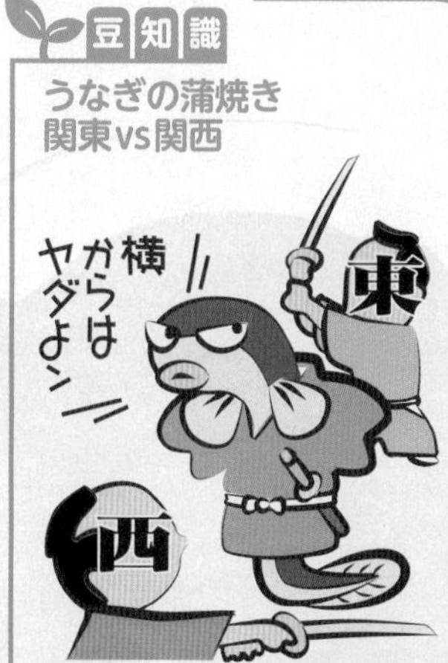

うなぎの蒲焼きには関東風と関西風があり，うなぎの開き方も調理の仕方も違う。その境界線を静岡県浜松市あたりとする説がある。

●**関東風**…武家社会の関東では，切腹をきらったことから，うなぎは背開きにし，長さを半分に切って横に竹串を数本打ち，白焼きにする。これを蒸し，そのあとたれをつけながら焼く。仕上がりは，適度に脂が抜けてやわらかい。

●**関西風**…うなぎは腹開きにし，長いまま金串を打って白焼きにする。そのあと蒸さずにたれをつけながら焼き，焼き上がってから長さを半分にする。仕上がりはやや歯ごたえがある。

無機質							ビタミン（脂溶性）												ビタミン（水溶性）										食塩相当量	備考
亜鉛	銅	マンガン	ヨウ素	セレン	クロム	モリブデン	A レチノール	A カロテン α	A カロテン β	A β-クリプトキサンチン	A β-カロテン当量	A レチノール活性当量	D	E トコフェロール α	E トコフェロール β	E トコフェロール γ	E トコフェロール δ	K	B1	B2	ナイアシン	ナイアシン当量	B6	B12	葉酸	パントテン酸	ビオチン	C		
mg	mg	mg	μg	μg	μg	μg	μg	μg	μg	μg	μg	μg	μg	mg	mg	mg	mg	μg	mg	mg	mg	mg	mg	μg	μg	mg	μg	mg	g	
1.1	0.02	0.07	–	–	–	–	110	0	Tr	0	Tr	110	**6.7**	**0.9**	0	0	0	Tr	0.02	0.07	3.7	6.4	0.17	4.2	56	0.51	–	5	1.0	かたくちいわし，まいわし等の幼魚
1.1	0.03	0.09	13	39	3	1	140	–	–	–	–	140	**4.2**	**0.8**	0	Tr	–	–	0.07	0.04	2.1	(5.3)	0.05	1.5	26	0.30	9.9	Tr	2.1	原材料：かたくちいわし，まいわし等の稚魚
1.7	0.06	0.10	27	61	3	1	190	0	0	0	0	190	**12.0**	**1.1**	0	Tr	0	0	0.11	0.03	2.6	7.5	0.05	3.2	27	0.50	12.0	0	4.2	原材料：かたくちいわし，まいわし等の稚魚 主として関東向け
3.0	0.07	0.17	–	–	–	–	240	0	0	(0)	(0)	240	**61.0**	**1.5**	0	Tr	0	(0)	0.22	0.06	7.4	15.0	0.04	6.3	58	0.72	–	Tr	6.6	原材料：かたくちいわし，まいわし等の幼魚 主として関西向け
6.6	0.13	–	–	–	–	–	410	(0)	(0)	(0)	(0)	410	**50.0**	**2.7**	Tr	0.2	Tr	(0)	0.15	0.33	8.2	(23.0)	0.27	16.0	300	2.95	–	(0)	2.2	原材料：かたくちいわし，まいわし等の幼魚 ビタミンC：酸化防止用として添加品あり
3.5	0.32	0.36	–	–	–	–	13	–	–	–	(0)	13	**25.0**	**1.1**	0	1.8	0.1	(0)	0.02	0.24	8.2	(16.0)	0.38	15.0	23	1.77	–	(0)	2.8	
2.3	0.27	0.11	–	–	–	–	16	(0)	(0)	(0)	(0)	16	**53.0**	**0.9**	0	1.2	Tr	(0)	Tr	0.50	8.9	(15.0)	0.37	14.0	19	1.41	–	(0)	1.7	
1.4	0.19	0.13	–	–	–	–	9	(0)	(0)	(0)	(0)	9	**6.0**	**2.6**	0	0	0	(0)	0.03	0.30	8.5	(12.0)	0.16	16.0	7	0.63	–	(0)	0.8	まいわし製品 液汁を除いたもの
1.9	0.19	0.25	–	–	–	–	9	(0)	(0)	(0)	(0)	9	**20.0**	**2.1**	0	0	0	(0)	0.03	0.30	8.0	(12.0)	0.27	13.0	6	0.61	–	(0)	1.4	まいわし製品 液汁を除いたもの
1.7	0.19	0.18	–	–	–	–	12	(0)	Tr	(0)	(Tr)	12	**20.0**	**2.4**	0	0	0	(0)	0.01	0.25	6.3	(9.6)	0.27	10.0	14	0.68	–	0	0.7	まいわし製品 液汁を除いたもの
2.1	0.20	0.22	–	–	–	–	25	(0)	(0)	(0)	(0)	25	**7.0**	**8.2**	0.1	9.2	0.9	(0)	0.08	0.32	7.8	(12.0)	0.34	18.0	10	0.81	–	0	0.8	別名：オイルサーディン まいわし製品　液汁を含んだもの
1.2	0.13	0.17	–	–	–	–	32	0	0	(0)	(0)	32	**17.0**	**1.8**	0	0	0	(0)	0.01	0.24	6.2	(9.3)	0.24	12.0	15	0.74	–	0	1.5	まいわし製品 液汁を含んだもの
3.7	0.24	0.09	62	52	1	–	4	(0)	(0)	(0)	(0)	4	**1.7**	**1.9**	0.1	0.1	0	–	0	0.31	4.1	11.0	0.21	14.0	23	0.48	22.0	0	13.1	かたくちいわし製品 液汁を除いたもの
0.8	0.04	0.02	–	–	–	–	5	0	2	(0)	2	5	**5.0**	**1.6**	0	0	0	(0)	0.09	0.12	3.4	6.6	0.21	4.2	5	0.68	–	1	0.1	廃棄部位：頭部，内臓，骨，ひれ等 (三枚下ろし)
3.4	0.05	0.04	–	–	–	–	41	0	0	(0)	(0)	41	**19.0**	**0.8**	0	0	0	(0)	0.03	0.11	3.5	(7.2)	0.16	8.5	8	1.11	–	Tr	0.2	廃棄部位：頭部，内臓，骨，ひれ等 (三枚下ろし)
1.4	0.04	0.04	17	50	0	5	2400	0	1	0	1	2400	**18.0**	**7.4**	0	0.1	0	(0)	0.37	0.48	3.0	5.3	0.13	3.5	14	2.17	6.1	2	0.2	廃棄部位：頭部，内臓，骨，ひれ等
2.7	1.08	0.08	–	–	–	–	4400	(0)	(0)	(0)	(0)	4400	**3.0**	**3.9**	0	Tr	0	17	0.30	0.75	4.0	6.2	0.25	2.7	380	2.95	–	2	0.4	内臓
1.9	0.04	0.04	–	–	–	–	1500	(0)	(0)	(0)	(0)	1500	**17.0**	**5.3**	0	0.1	0	(0)	0.55	0.45	3.5	(6.2)	0.09	2.7	16	1.16	–	Tr	0.3	
2.7	0.07	–	77	42	2	2	1500	(0)	(0)	(0)	(0)	1500	**19.0**	**4.9**	0	0.1	0	(0)	0.75	0.74	4.1	(7.1)	0.09	2.2	13	1.29	10.0	Tr	1.3	
0.5	0.05	0.02	–	–	–	–	0	(0)	(0)	(0)	(0)	(0)	**8.0**	**1.1**	0	0	0	(0)	0.01	0.13	3.7	7.3	0.40	1.4	4	0.50	–	Tr	0.5	廃棄部位：頭部，内臓，骨，皮，ひれ等（三枚下ろし）
2.4	0.10	0.10	–	–	–	–	Tr	(0)	(0)	(0)	(0)	(Tr)	**69.0**	**0.7**	0	0	0	(0)	0.02	0.05	8.2	(20.0)	0.34	4.0	16	0.74	–	(0)	6.1	廃棄部位：骨，ひれ等

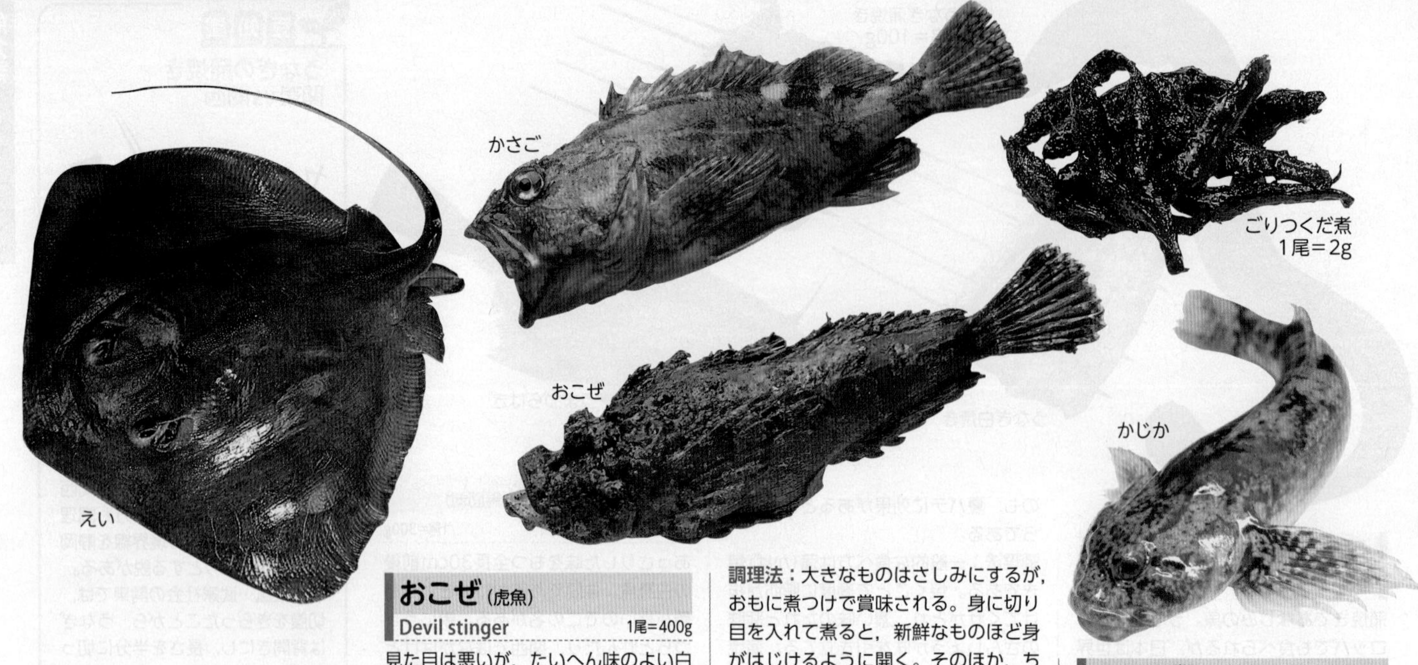

えい（鱝）

Ray　1切れ=80g

胸びれが大きく横に張り出し，上下から押したような形をしている。種類は多いが，ガンギエイ類（かすべ）やアカエイ類がよく知られている。

産地：日本各地。

調理法：ガンギエイ類の食べられる部分は軟骨のついた胸びれと，目の後ろのほお肉で，ほとんどは煮つけにする。ゼラチン質が多いので，冷めると煮こごりになる。また，東北では，乾燥させたものを保存しておく。食べるときは，水でもどし，甘辛く煮る。これも煮こごりになる。

おこぜ（虎魚）

Devil stinger　1尾=400g

見た目は悪いが，たいへん味のよい白身魚で，高級魚として扱われる。種類は多いが，単におこぜといえば，おにおこぜをさす。背びれには毒をもったトゲがあり，刺されると非常に痛く，ひどくはれあがる。

旬：夏。

調理法：冬のふぐに匹敵する味で，ふぐと同様，薄造りやちり鍋にする。ほかに，煮つけ，吸い物などにもする。

かさご（笠子）

Marbled rockfish　1尾=400g

磯魚の代表種の一つで，沿岸の岩礁にすむ。口が大きく頭がごつごつしており，胸びれが張っているのが特徴。よく身のしまった白身魚で味がよい。

旬：冬～春。

調理法：大きなものはさしみにするが，おもに煮つけで賞味される。身に切り目を入れて煮ると，新鮮なものほど身がはじけるように開く。そのほか，ちり鍋，みそ汁，塩焼き，ブイヤベース，から揚げなどにもする。

かじか（鰍）

Japanese sculpin　1尾=5g

はぜに似て頭が大きく，体は太く短い。海産，淡水産，川と海を回遊するものがいる。かつて有名であった金沢のごり料理はもともと九頭竜川（福井）のカマキリ。アユカケ，アラカレゴとも呼ばれる。現在はカジカを使用している。一般には，よく似たハゼ科の川魚をごりと称することが多い。

旬：秋～冬。

調理法：金沢では，生きたままをみそ汁やから揚げにしたり，素焼きにしてつくだ煮（甘露煮やあめ煮）にする。

かじき類（梶木類）

Marlin and swordfish　1切れ=100g

俗にかじきまぐろと呼ばれるが，マグロ類とは別のカジキ類の大型魚。体長4～5m，重さ500kgにもなる。遠洋ものが多く，冷凍で一年中出回る。

種類：くろかじき，まかじき，めかじきなどがある。まかじきは脂肪が少なく，淡白な味はまぐろにも匹敵するといわれる。

旬：くろかじきは夏。まかじきは冬。めかじきは秋～冬。

調理法：くろかじき，まかじきの鮮度のよいものはさしみにする。冷凍品は，照り焼き，フライなどに。めかじきは照り焼き，みそ漬け，煮つけ，ステーキなどにする。

食品番号	索引番号	食品名（可食部100g当たり）	廃棄率	エネルギー		水分	たんぱく質		脂質			脂肪酸					炭水化物						有機酸	灰分	無機質					
							アミノ酸組成によるたんぱく質	たんぱく質	脂肪酸のトリアシルグリセロール当量	コレステロール	脂質	飽和	一価不飽和	多価不飽和	n-3系多価不飽和	n-6系多価不飽和	利用可能炭水化物 単糖当量	利用可能炭水化物 質量計	利用可能炭水化物 差引き法による	総食物繊維量	糖アルコール	炭水化物			ナトリウム	カリウム	カルシウム	マグネシウム	リン	鉄
			%	kJ	kcal	g	g	g	g	mg	g	g	g	g	g	g	g	g	g	g	g	g	g	g	mg	mg	mg	mg	mg	mg
10073	1241	えい●生	0	334	79	79.3	(9.5)	**19.1**	0.1	80	**0.3**	0.05	0.03	0.06	0.04	0.02	(0.1)	(0.1)	9.9*	(0)	–	0.1	–	1.2	270	110	**4**	18	170	0.9
10074	1242	えそ●生	0	368	87	77.6	17.6	**20.1**	0.6	74	**0.8**	0.19	0.11	0.25	0.22	0.03	(0.1)	(0.1)	2.8*	(0)	–	0.1	–	1.4	120	380	**80**	36	260	0.3
10075	1243	おいかわ●生	55	521	124	73.8	(15.9)	**19.2**	4.7	91	**5.8**	1.21	1.89	1.41	0.96	0.19	(0.1)	(0.1)	4.5*	(0)	–	0.1	–	1.1	48	240	**45**	23	210	0.6
10076	1244	おおさが●生	0	547	131	74.7	(13.5)	**16.3**	6.6	55	**8.0**	1.06	4.50	0.79	0.68	0.12	(0.1)	(0.1)	4.3*	(0)	–	0.1	–	0.9	71	310	**16**	22	160	0.2
10077	1245	おこぜ●生	60	342	81	78.8	(16.2)	**19.6**	0.1	75	**0.2**	0.03	0.02	0.05	0.04	0.01	(0.2)	(0.2)	3.7*	(0)	–	0.2	–	1.2	85	360	**31**	26	200	0.4
10078	1246	おひょう●生	0	394	93	77.0	(16.5)	**19.9**	1.2	49	**1.7**	0.27	0.53	0.39	0.35	0.04	(0.1)	(0.1)	4.0*	(0)	–	0.1	–	1.3	72	400	**7**	28	260	0.1
10079	1247	かさご●生	0	353	83	79.1	16.7	**19.3**	0.9	45	**1.1**	0.27	0.27	0.35	0.28	0.06	(0.1)	(0.1)	2.1*	(0)	–	0.1	–	1.2	120	310	**57**	27	180	0.3
		かじか																												
10080	1248	●生	0	412	98	76.4	(12.4)	**15.0**	3.4	220	**5.0**	0.86	1.25	1.17	0.74	0.40	(0.2)	(0.2)	4.3*	(0)	–	0.2	–	3.4	110	260	**520**	31	400	2.8
10081	1249	●水煮	0	452	108	73.5	(13.1)	**15.8**	4.1	250	**5.8**	1.01	1.51	1.36	0.86	0.47	(0.2)	(0.2)	4.6*	(0)	–	0.2	–	4.7	90	210	**630**	40	440	2.6
10082	1250	●つくだ煮	0	1240	293	23.8	(24.4)	**29.4**	3.6	360	**5.5**	0.85	0.98	1.63	1.10	0.51	–	–	40.7*	(0)	–	33.8	–	7.5	1700	460	**880**	59	670	5.8
		（かじき類）																												
10083	1251	●くろかじき ●生	0	397	93	75.6	18.6	**22.9**	0.1	48	**0.2**	0.04	0.02	0.05	0.04	0.01	(0.1)	(0.1)	4.5*	(0)	–	0.1	–	1.2	70	390	**5**	34	260	0.5
10084	1252	●まかじき ●生	0	453	107	73.8	(18.7)	**23.1**	1.4	46	**1.8**	0.47	0.35	0.52	0.44	0.09	(0.1)	(0.1)	4.9*	(0)	–	0.1	–	1.2	65	380	**5**	35	270	0.6
10085	1253	●めかじき ●生	0	581	139	72.2	15.2	**19.2**	6.6	72	**7.6**	1.63	3.55	1.11	0.92	0.19	(0.1)	(0.1)	4.7*	(0)	–	0.1	–	1.3	71	440	**3**	29	260	0.5
10398	1254	●焼き	0	845	202	59.9	22.4	**27.5**	9.8	99	**11.1**	2.44	5.29	1.65	1.37	0.28	0	0	6.0*	(0)	–	0	–	1.9	110	630	**5**	41	370	0.[illegible]

なるほど！ ブイヤベース…魚介類の洋風煮込み料理。サフランを加えた黄色のスープで煮て，具，スープともに味わいます。南フランス・プロバンス地方の郷土料理。

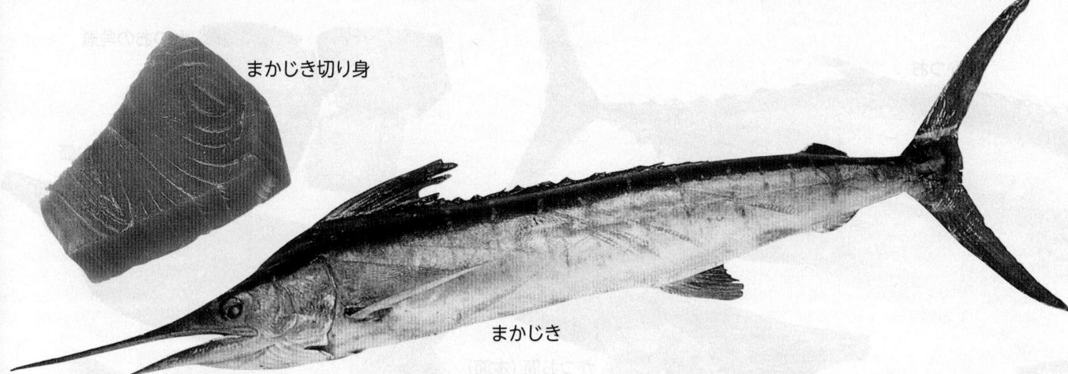

Q&A

煮こごりはどうしてできるの？

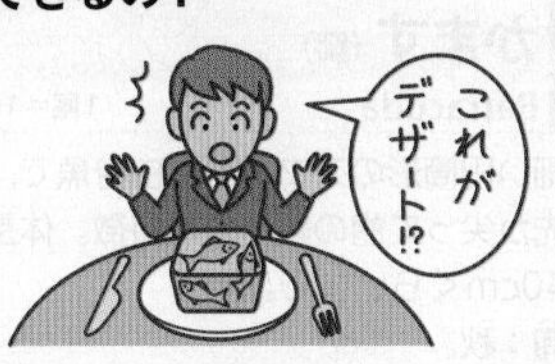

魚の肉や皮，軟骨には，コラーゲンという不溶性のたんぱく質が含まれていて，これをゆっくり煮ると次第にゼラチン化します。このゼラチンは菓子などをつくるときに使うゼラチンと同じ性質のもので，冷えると固まります。

煮魚のように少ない煮汁で仕上げるものでは，ゼラチンが煮汁に大量に溶け出しており，冷めると煮汁が固まり，煮こごりになるというわけです。

なお，ゼラチンは100℃以上の高温では分解されるので，圧力鍋で煮たものでは煮こごりはできません。

日本周辺のおもな海流と水揚げされる魚介類

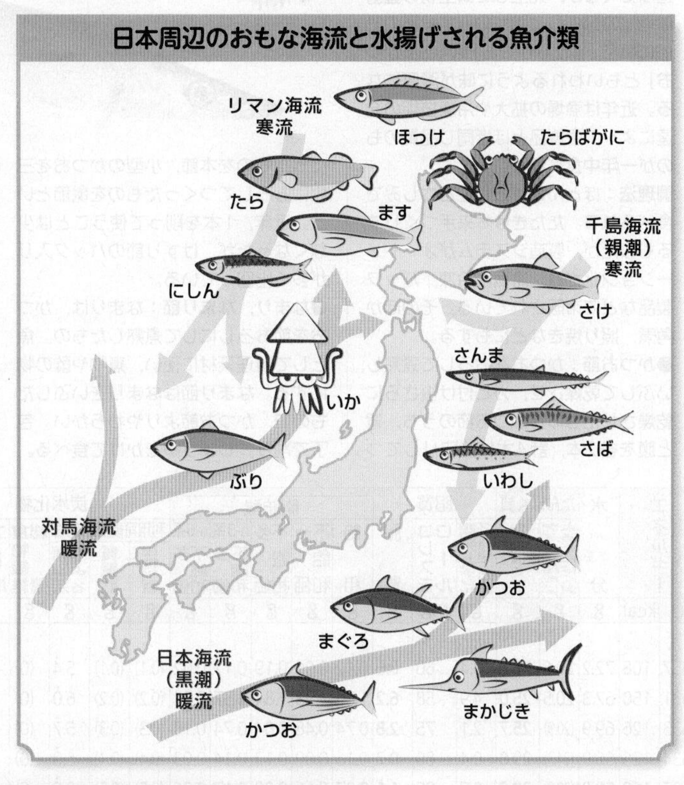

魚の旬（春・夏）

魚の種類	3月	4月	5月	6月	7月	8月
あじ			●	●	●	● 9月まで
あなご				●	●	●
あゆ				●	●	● 11月まで
うなぎ				●	●	●
かつお	●	●	●	●	●	● 11月まで
かわはぎ				●	●	● 12月まで
さより	●	●	●			
すずき				●	●	●
まだい	●	●	●			
とびうお	●	●	●	●	●	●
にしん	●	●	●			
はも				●	●	

魚の旬（秋・冬）

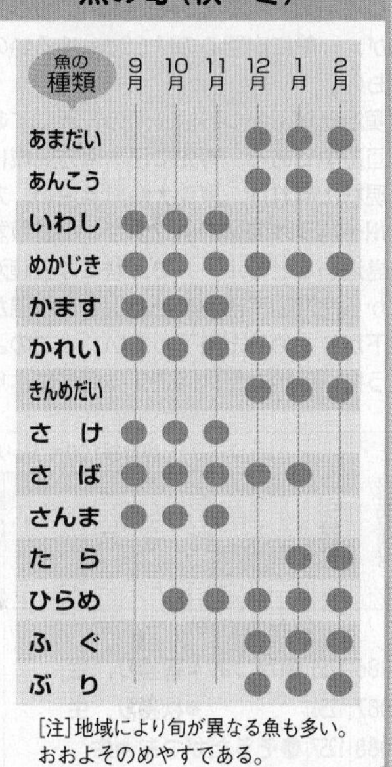

[注]地域により旬が異なる魚も多い。おおよそのめやすである。

亜鉛	銅	マンガン	ヨウ素	セレン	クロム	モリブデン	A レチノール	A カロテン α	A カロテン β	A β-クリプトキサンチン	A β-カロテン当量	A レチノール活性当量	D	E トコフェロール α	E トコフェロール β	E トコフェロール γ	E トコフェロール δ	K	B1	B2	ナイアシン	ナイアシン当量	B6	B12	葉酸	パントテン酸	ビオチン	C	食塩相当量	備考
無機質							ビタミン（脂溶性）												ビタミン（水溶性）											
mg	mg	mg	µg	µg	µg	µg	µg	µg	µg	µg	µg	µg	µg	mg	mg	mg	mg	µg	mg	mg	mg	mg	mg	µg	µg	mg	µg	mg	g	
0.5	0.04	0.01	−	−	−	−	2	0	0	(0)	(0)	2	**3.0**	**0.7**	0	0	0	(0)	0.05	0.12	2.5	(4.8)	0.25	3.7	3	0.55	−	1	0.7	別名：かすべ　切り身　（魚体全体から調理する場合，廃棄率：60%，廃棄部位：頭部，内臓，骨，ひれ等）
0.4	0.02	0.17	17	27	0	0	0	(0)	(0)	(0)	(0)	(0)	**1.0**	**0.1**	0	0	0	(0)	0.07	0.10	3.3	7.2	0.24	1.7	13	0.51	1.7	2	0.3	試料：わにえそ，とかげえそ，まえそ等　三枚におろしたもの　（魚体全体から調理する場合，廃棄率：45%，廃棄部位：頭部，内臓，骨，ひれ等）
2.5	0.06	0.04	−	−	−	−	10	0	0	(0)	(0)	10	**10.0**	**0.9**	0	0	0	(0)	0.01	0.16	4.0	(7.5)	0.21	11.0	21	1.02	−	2	0.1	別名：はや，やまべ　廃棄部位：頭部，内臓，骨，ひれ等（三枚下ろし）
0.4	0.02	0.01	−	−	−	−	85	0	0	−	0	85	**3.0**	**4.9**	0	0	0	(0)	0.01	0.03	1.0	(4.0)	0.05	3.3	1	0.21	−	1	0.2	別名：こうじんめぬけ　切り身　（魚体全体から調理する場合，廃棄率：60%，廃棄部位：頭部，内臓，骨，ひれ等）
0.7	0.03	0.21	−	−	−	−	2	0	0	(0)	(0)	2	**1.0**	**0.4**	0	0	0	(0)	0.01	0.12	2.4	(6.0)	0.08	0.6	3	0.51	−	0	0.2	試料：おにおこぜ　廃棄部位：頭部，内臓，骨，ひれ等（三枚下ろし）
0.5	0.02	0.01	−	−	−	−	13	0	0	(0)	(0)	13	**3.0**	**0.8**	0	0	0	(0)	0.09	0.07	7.1	(11.0)	0.41	2.1	12	0.47	−	Tr	0.2	別名：おおひらめ　切り身
0.5	0.01	0.01	48	50	1	0	3	0	0	(0)	(0)	3	**2.0**	**0.3**	0	0	0	(0)	0.03	0.06	1.8	5.1	0.06	1.2	3	0.47	0.8	1	0.3	三枚におろしたもの　（魚体全体から調理する場合，廃棄率：65%，廃棄部位：頭部，内臓，骨，ひれ等）
																														別名：ごり
1.7	0.15	0.31	−	−	−	−	180	(0)	(0)	(0)	(0)	180	**3.0**	**1.3**	0	0	0	1	0.07	0.38	1.5	(4.2)	0.08	28.0	15	0.54	−	1	0.3	魚体全体
2.3	0.24	0.37	−	−	−	−	290	(0)	(0)	(0)	(0)	290	**4.9**	**2.5**	0	0	0	1	0.06	0.30	1.1	(4.0)	0.07	28.0	21	0.42	−	Tr	0.2	魚体全体を水煮したもの
3.0	0.15	1.64	−	−	−	−	370	(0)	(0)	(0)	(0)	370	**2.0**	**3.4**	0	Tr	0	(0)	0.07	0.48	2.4	(7.7)	0.05	16.0	53	0.80	−	0	4.3	
0.7	0.03	0.01	−	−	−	−	2	0	0	(0)	(0)	2	**38.0**	**0.9**	0	0	0	(0)	0.05	0.06	14.0	18.0	0.44	1.5	6	0.29	−	1	0.2	別名：くろかわ　切り身（皮なし）
0.6	0.04	0.01	11	55	0	0	8	0	0	(0)	(0)	8	**12.0**	**1.2**	0	0	0	(0)	0.09	0.07	10.0	(15.0)	0.44	4.3	5	1.25	13.0	2	0.2	切り身（皮なし）
0.7	0.04	0	16	59	Tr	0	61	0	0	0	0	61	**8.8**	**4.4**	0	0	0	1	0.06	0.09	7.6	11.0	0.37	1.9	8	0.39	2.7	1	0.2	別名：めか　切り身（皮なし）
0.9	0.05	0	−	−	−	−	85	0	0	0	0	85	**10.0**	**6.1**	0	0	0	1	0.07	0.11	10.0	15.0	0.35	2.4	8	0.46	−	0	0.3	切り身（皮なし）

なまり

かつお

かつおの角煮

かつお節（亀節）

かつお節（本節）

かます

かつお類（鰹類）

Skipjack tuna and Frigate mackerel 1さく（背側）＝250g

代表的な赤身魚。まるまると太った胴と紡錘（ぼうすい）形の特徴ある体形をしている。大きなものは1mにもなるが，一般に出回るのは60cmくらいのもの。

産地と旬：かつおは暖海の表層にすむ回遊魚である。春先に日本南方海域に現れた群れは，東シナ海黒潮沿い，九州～パラオ海嶺沿い，伊豆・小笠原諸島沿いなどのルートで，秋には三陸沖から北海道南部沖まで北上し，水温が下がり始めると南下していく。このように，産地と旬は回遊する海域により違ってくるが，北上して餌生物の豊富な地域で過ごし，脂ものってくるので，俗にいう「もどりがつお」は「とろかつお」ともいわれるように味が濃厚になる。近年は漁場の拡大や冷凍技術の発達により，生鮮品とほぼ同じ品質のものが一年中食べられる。

調理法：ほとんどがたたきとさしみで食べられる。たたきは本来手づくりするものだが，製造システムがオートメーション化され，冷蔵，冷凍，パック製品などで市販されている。そのほか，角煮，照り焼きなどにもする。

●かつお節：かつおをおろして煮熟し，いぶして乾燥させ，カビ付け後さらに乾燥させたもの。かつお節のうち，背と腹を各2本，計4本に節取りしてつくったものを本節，小型のかつおを三枚におろしてつくったものを亀節という。近年，1本を削って使うことは少なくなったが，けずり節のパック入りが多く出回っている。

●なまり，なまり節：なまりは，かつおを節おろしにして煮熟したもの。魚として料理素材に使い，煮物や酢の物にする。なまり節はなまりをいぶしたもので，かつお節よりやわらかい。包丁で削り，しょうゆをかけて食べる。

かます（魳）

Barracuda 1尾＝160g

細い円筒形のスマートな白身魚で，口先が尖って歯の鋭いのが特徴。体長は40cmくらいまで。

旬：秋。

調理法：やや水っぽいので，干物にしたものが多く用いられる。生は，塩焼き，三枚におろしてつけ焼き，フライ，ムニエルなどに。塩焼きにするときは，塩をしてしばらくおき，身をしめてから焼くとよい。

食品番号	索引番号	食品名（可食部100g当たり）	廃棄率	エネルギー	エネルギー	水分	たんぱく質：アミノ酸組成によるたんぱく質	たんぱく質：たんぱく質	脂質：脂肪酸のトリアシルグリセロール当量	脂質：コレステロール	脂質：脂質	脂肪酸：飽和	脂肪酸：一価不飽和	脂肪酸：多価不飽和	脂肪酸：n-3系多価不飽和	脂肪酸：n-6系多価不飽和	炭水化物：利用可能炭水化物（単糖当量）	炭水化物：利用可能炭水化物（質量計）	炭水化物：差引き法による利用可能炭水化物	炭水化物：食物繊維総量	炭水化物：糖アルコール	炭水化物：炭水化物	有機酸	灰分	無機質：ナトリウム	無機質：カリウム	無機質：カルシウム	無機質：マグネシウム	無機質：リン	無機質：鉄
			%	kJ	kcal	g	g	g	g	mg	g	g	g	g	g	g	g	g	g	g	g	g	g	g	mg	mg	mg	mg	mg	mg
		（かつお類）																												
10086	1255	●かつお ●春獲り，生	0	457	108	72.2	20.6	**25.8**	0.4	60	**0.5**	0.12	0.06	0.19	0.17	0.02	(0.1)	(0.1)	5.4*	(0)	–	0.1	–	1.4	43	430	**11**	42	280	1.9
10087	1256	●秋獲り，生	35	631	150	67.3	20.5	**25.0**	4.9	58	**6.2**	1.50	1.33	1.84	1.57	0.24	(0.2)	(0.2)	6.0*	(0)	–	0.2	–	1.3	38	380	**8**	38	260	1.9
10088	1257	●そうだがつお ●生	40	533	126	69.9	(20.9)	**25.7**	2.1	75	**2.8**	0.74	0.48	0.84	0.74	0.10	(0.3)	(0.3)	5.7*	(0)	–	0.3	–	1.3	81	350	**23**	33	230	2.6
10089	1258	●加工品 ●なまり	0	534	126	66.9	(24.3)	**29.8**	0.4	80	**0.7**	0.16	0.09	0.17	0.14	0.03	(0.4)	(0.4)	6.2*	(0)	–	0.4	–	2.2	110	300	**11**	32	300	3.7
10090	1259	●なまり節	0	687	162	58.8	(30.9)	**38.0**	0.7	95	**1.1**	0.27	0.16	0.22	0.17	0.06	(0.5)	(0.5)	8.0*	(0)	–	0.5	–	1.6	95	630	**20**	40	570	5.0
● 10446	1260	●裸節	0	1310	309	22.6	(59.6)	**71.6**	(2.1)	160	**3.3**	(0.70)	(0.37)	(0.91)	(0.79)	(0.12)	(0.2)	(0.2)	13.0*	0	–	0.2	–	2.8	310	780	**15**	76	570	6.5
10091	1261	●かつお節	0	1410	332	15.2	64.2	**77.1**	1.8	180	**2.9**	0.62	0.33	0.81	0.70	0.10	(0.8)	(0.7)	14.8*	(0)	–	0.8	–	4.0	130	940	**28**	70	790	5.5
10092	1262	●削り節	0	1387	327	17.2	64.0	**75.7**	1.9	190	**3.2**	0.71	0.35	0.79	0.63	0.16	(0.4)	(0.4)	13.4*	(0)	–	0.4	–	3.5	480	810	**46**	91	680	9.0
10093	1263	●削り節つくだ煮	0	989	233	36.1	(16.5)	**19.5**	2.6	57	**3.3**	0.60	0.80	1.09	0.31	0.77	–	–	36.0*	(0)	–	32.3	–	8.8	3100	410	**54**	69	290	8.0
10094	1264	●角煮	0	939	221	41.4	(25.2)	**31.0**	1.1	56	**1.6**	0.35	0.28	0.39	0.31	0.09	–	–	27.8*	(0)	–	21.4	–	4.6	1500	290	**10**	40	220	6.0
10095	1265	●塩辛	0	244	58	72.9	(9.7)	**12.0**	0.7	210	**1.5**	0.33	0.14	0.24	0.18	0.06	(Tr)	(Tr)	3.0*	(0)	–	Tr	–	13.6	5000	130	**180**	37	150	5.0
10096	1266	●缶詰 ●味付け，フレーク	0	589	139	65.8	(14.9)	**18.4**	2.4	53	**2.7**	0.78	0.58	0.94	0.83	0.11	–	–	14.5*	(0)	–	10.7	–	2.4	650	280	**29**	30	190	2.6
10097	1267	●油漬，フレーク	0	1200	289	55.5	(15.3)	**18.8**	23.4	41	**24.2**	3.48	5.45	13.44	1.99	11.44	(0.1)	(0.1)	4.5*	(0)	–	0.1	–	1.4	350	230	**5**	23	160	0.9
		かます																												
10098	1268	●生	40	573	137	72.7	15.5	**18.9**	6.4	58	**7.2**	2.09	2.23	1.80	1.50	0.26	(0.1)	(0.1)	4.3*	(0)	–	0.1	–	1.1	120	320	**41**	34	140	0.3
10099	1269	●焼き	40	563	134	70.3	(19.1)	**23.3**	4.1	83	**4.9**	1.36	1.32	1.23	1.03	0.17	(0.1)	(0.1)	5.1*	(0)	–	0.1	–	1.4	150	360	**59**	42	190	0.5
		（かれい類）																												
10100	1270	●まがれい ●生	0	377	89	77.8	17.8	**19.6**	1.0	71	**1.3**	0.23	0.29	0.43	0.35	0.06	(0.1)	(0.1)	2.2*	(0)	–	0.1	–	1.2	110	330	**43**	28	200	0.
10101	1271	●水煮	35	412	97	75.6	(19.5)	**21.4**	0.9	87	**1.1**	0.21	0.25	0.38	0.31	0.05	(0.1)	(0.1)	2.9*	(0)	–	0.1	–	1.2	100	320	**56**	29	200	0.
10102	1272	●焼き	35	440	104	73.9	(21.3)	**23.4**	1.0	100	**1.3**	0.24	0.28	0.44	0.36	0.06	(0.1)	(0.1)	2.4*	(0)	–	0.1	–	1.4	130	370	**70**	32	240	0.
10103	1273	●まこがれい ●生	55	363	86	79.0	15.6	**18.0**	1.3	66	**1.8**	0.31	0.35	0.56	0.43	0.11	(0.1)	(0.1)	2.9*	(0)	–	0.1	–	1.2	120	320	**46**	24	190	0.
10399	1274	●焼き	0	585	138	66.2	23.7	**28.5**	2.0	110	**2.8**	0.50	0.55	0.89	0.68	0.18	(0.2)	(0.1)	6.3*	(0)	–	0.2	–	1.8	180	490	**75**	39	300	0.
10104	1275	●子持ちがれい ●生	40	516	123	72.7	–	**19.9**	4.8	120	**6.2**	1.13	1.72	1.70	1.51	0.13	(0.1)*	(0.1)	1.5	(0)	–	0.1	–	1.1	77	290	**20**	27	200	0.
10105	1276	●水煮	15	575	137	69.3	–	**22.3**	5.3	140	**7.2**	1.33	1.97	1.74	1.52	0.15	(0.1)*	(0.1)	2.0	(0)	–	0.1	–	1.1	83	270	**40**	28	210	0.
10106	1277	●干しかれい	40	437	104	74.6	–	**20.2**	2.5	87	**3.4**	0.73	0.85	0.85	0.73	0.09	(Tr)*	(Tr)	0.9	(0)	–	Tr	–	1.8	430	280	**40**	29	170	0.

なるほど! **左ひらめに右かれいは本当？**…腹を手前にして，左が頭になるのがひらめ，右になるのがかれいといわれますが，種類によって例外が多々あるそうです。

子持ちがれい
切り身
1切れ＝130g
めいたがれい
切り身
まがれい
1尾＝200g
干しかれい
中1枚＝150g
まこがれい
小1尾＝120g

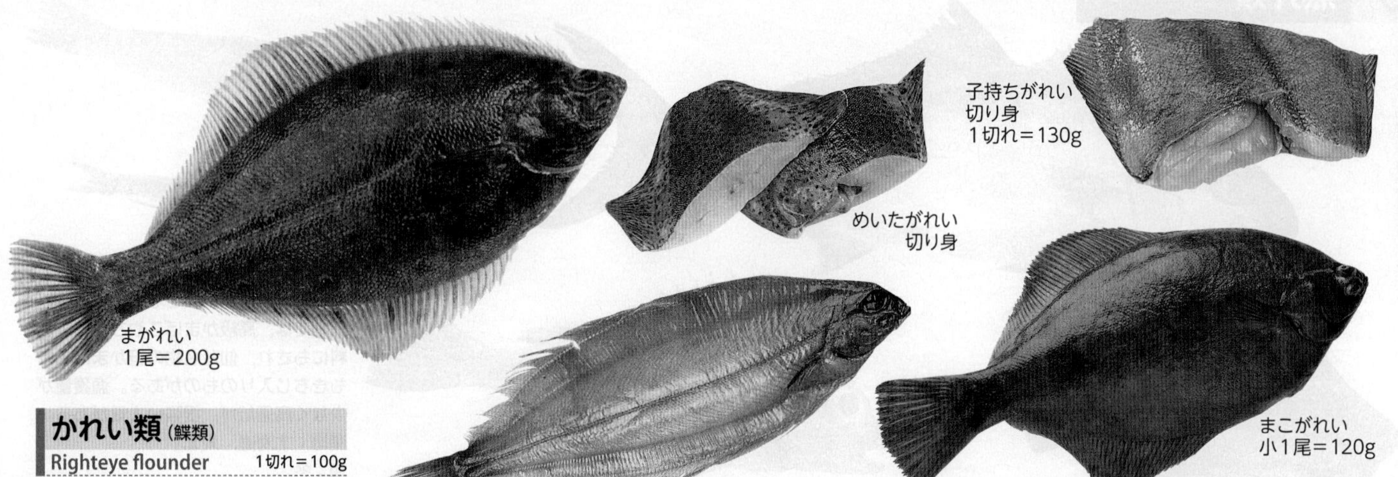

かれい類 (鰈類)

Righteye flounder 1切れ＝100g

白身の大衆魚として人気がある。体長は種類によって30～250cm。皮の色が片側は褐色，片側が白である。目は両方とも褐色の側についており，こちらの側のほうが味がよい。よく似たひらめと区別する方法の一つに，「左ひらめ，右かれい」といわれるものがある。

種類：日本近海には，食用となるものが30種ほど生息し，ほぼ全国に分布するが，北の地方に多い。代表的なものは，まがれい，まこがれい，めいたがれい，やなぎむしがれいなど。

●まがれい：近海の沿岸域でよく見られる種類の一つ。くちぼその地方名でも知られる。身は上質でよくしまっており，淡白な味である。旬は冬から春にかけて「子持ちがれい」になる時期。

●まこがれい：まがれいに比べ，いくぶん丸みを帯びており，これをまがれいと呼ぶ地方もある。かれいの中では味がよいとされ，特に大分県別府の北にある日出(ひじ)という城下町の海でとれるまこがれいは，城下(しろした)がれいと呼ばれ，珍重される。身がきれいな白で，よくしまっていて味がよい。この付近の海底からわき出てくる淡水とそれによって繁殖した小えび類を餌にしているからだといわれる。旬は，南日本では6～9月，北日本では冬。

●めいたがれい：体高が高くて身が厚く，ひし形をしている。目と目の間に板のような骨の突起があるところからこの名がある。旬は春から秋。背びれのつけ根と皮に松葉のような特有のにおいがあるので，その部分は除いてから調理する。

調理法：新鮮なものはさしみにする。特にまこがれいは薄造りにしてポン酢で食べる。かれいは平たい魚なので，三枚にはおろしにくく五枚におろす(274ページ参照)。煮つけは短時間でさっと煮上げるのがよい。また，淡白な味なので，から揚げ，ムニエル，フライなど油を使った料理にも向く。

●干しかれい：かれいを生干しにしたもの。特にやなぎむしがれいなどは，ほかのかれいに比べ水っぽいので，干すと身がしまって味がよくなる。若狭(わかさ)湾でとれたやなぎむしがれいの干物「若狭がれい」は福井の特産。

無機質 亜鉛	無機質 銅	無機質 マンガン	無機質 ヨウ素	無機質 セレン	無機質 クロム	無機質 モリブデン	A レチノール	A カロテン α	A カロテン β	A β-クリプトキサンチン	A β-カロテン当量	A レチノール活性当量	D	E トコフェロール α	E トコフェロール β	E トコフェロール γ	E トコフェロール δ	K	B1	B2	ナイアシン	ナイアシン当量	B6	B12	葉酸	パントテン酸	ビオチン	C	食塩相当量	備考
mg	mg	mg	µg	µg	µg	µg	µg	µg	µg	µg	µg	µg	µg	mg	mg	mg	mg	µg	mg	mg	mg	mg	mg	µg	µg	mg	µg	mg	g	
0.8	0.11	0.01	11	43	0	0	5	0	0	0	0	5	4.0	0.3	0	0	0	(0)	0.13	0.17	19.0	24.0	0.76	8.4	6	0.70	2.6	Tr	0.1	別名：ほんがつお，まがつお，初がつお 三枚におろしたもの (魚体全体から調理する場合，廃棄率：35%，廃棄部位：頭部，内臓，骨，ひれ等) 試料：三枚におろした背側
0.9	0.10	0.01	25	100	Tr	Tr	20	0	0	0	0	20	9.0	0.1	0	0	0	(0)	0.10	0.16	18.0	23.0	0.76	8.6	4	0.61	5.7	Tr	0.1	別名：戻りがつお 廃棄部位：頭部，内臓，骨，ひれ等 (三枚下ろし)
1.2	0.15	0.02	–	–	–	–	9	0	0	–	0	9	22.0	1.2	0	0	0	(0)	0.17	0.29	16.0	(21.0)	0.54	12.0	14	1.29	–	Tr	0.2	試料：まるそうだ，ひらそうだ 廃棄部位：頭部，内臓，骨，ひれ等 (三枚下ろし)
0.9	0.17	0.02	–	–	–	–	Tr	–	–	–	(0)	(Tr)	4.0	0.2	0	0	0	(0)	0.19	0.18	16.0	(22.0)	0.46	21.0	16	0.58	–	(0)	0.3	
1.2	0.20	0.03	–	–	–	–	Tr	–	–	–	(0)	(Tr)	21.0	0.4	0	0	0	(0)	0.40	0.25	35.0	(42.0)	0.36	11.0	10	0.70	–	(0)	0.2	
1.9	0.29	0.03	60	240	3	2	10	–	–	–	–	10	6.7	1.5	0	0	0	1	0.01	0.35	45.0	(60.0)	0.65	16.0	14	0.86	15.0	–	0.8	
2.8	0.27	–	45	320	1	1	Tr	–	–	–	(0)	(Tr)	6.0	1.2	0.3	0.1	0.2	(0)	0.55	0.35	45.0	61.0	0.53	15.0	11	0.82	15.0	(0)	0.3	
2.5	0.43	0.05	–	–	–	–	24	0	0	–	0	24	4.0	1.1	0	0	0	(0)	0.38	0.57	37.0	54.0	0.53	22.0	15	0.97	–	Tr	1.2	試料：包装品
1.3	0.18	0.35	–	–	–	–	Tr	(0)	(0)	(0)	(0)	(Tr)	6.0	0.4	0.1	1.2	Tr	(0)	0.13	0.10	12.0	(16.0)	0.19	5.3	27	0.57	–	(0)	7.9	
0.7	0.09	0.26	–	–	–	–	Tr	(0)	(0)	(0)	(0)	(Tr)	5.0	0.5	0	0.1	0	(0)	0.15	0.12	17.0	(23.0)	0.21	4.0	15	0.42	–	(0)	3.8	
12.0	0.07	0.07	–	–	–	–	90	–	–	–	(0)	90	120.0	0.7	0	0	0	2	0.10	0.25	1.7	(4.0)	0.05	4.5	48	0.43	–	(0)	12.7	別名：酒盗
0.7	0.15	0.11	–	–	–	–	Tr	(0)	(0)	(0)	(0)	(Tr)	9.0	1.0	0	0	0	(0)	0.14	0.13	15.0	(19.0)	0.29	8.3	9	0.37	–	(0)	1.7	別名：ツナ缶 液汁を含んだもの
0.5	0.07	0.02	–	–	–	–	Tr	(0)	(0)	(0)	(0)	(Tr)	4.0	2.6	0.4	15.0	6.0	(0)	0.12	0.11	15.0	(19.0)	0.40	2.8	7	0.24	–	(0)	0.9	液汁を含んだもの
																														試料：あかかます
0.5	0.04	0.01	–	–	–	–	12	(0)	(0)	(0)	(0)	12	11.0	0.9	0	0	0	(0)	0.03	0.14	4.5	8.0	0.31	2.3	8	0.47	–	Tr	0.3	廃棄部位：頭部，内臓，骨，ひれ等 (三枚下ろし)
0.6	0.05	0.01	–	–	–	–	13	(0)	(0)	(0)	(0)	13	10.0	0.9	0	0	0	(0)	0.03	0.14	4.2	(8.5)	0.31	3.3	13	0.52	–	Tr	0.4	内臓等を除き焼いたもの 廃棄部位：頭部，骨，ひれ等
0.8	0.03	0.01	21	110	0	0	5	0	0	(0)	(0)	5	13.0	1.5	0	0	0	(0)	0.03	0.35	2.5	6.3	0.15	3.1	4	0.66	22.0	1	0.3	五枚におろしたもの (魚体全体から調理する場合，廃棄率：50%，廃棄部位：頭部，内臓，骨，ひれ等)
0.9	0.03	0.02	15	77	0	0	5	0	0	(0)	(0)	5	17.0	2.0	0	0	0	(0)	0.03	0.27	2.6	(6.8)	0.14	3.3	4	0.73	15.0	Tr	0.3	廃棄部位：頭部，骨，ひれ等 内臓等を除き水煮したもの 本書p.315表1参照
1.0	0.04	0.02	22	97	Tr	0	7	0	0	(0)	(0)	7	18.0	2.5	0	0	0	(0)	0.03	0.41	3.1	(7.6)	0.13	4.1	6	0.75	27.0	1	0.3	廃棄部位：頭部，骨，ひれ等 内臓等を除き焼いたもの 本書p.315表1参照
0.8	0.02	0.03	–	–	–	–	5	0	1	5	4	6	6.7	1.5	0	0	0	0	0.12	0.32	3.1	6.1	0.21	1.8	8	0.67	–	1	0.3	廃棄部位：頭部，内臓，骨，ひれ等 (五枚下ろし)
1.2	0.03	0.06	–	–	–	–	6	0	1	2	2	6	9.2	2.1	0	0	0	1	0.17	0.44	5.0	9.7	0.15	3.0	14	1.25	–	1	0.5	五枚におろしたもの
0.8	0.03	0.04	–	–	–	–	12	0	0	0	0	12	4.0	2.9	0	0	0	Tr	0.19	0.20	2.4	5.7	0.15	4.3	20	2.41	–	4	0.2	試料：あかがれい及びばばがれい 廃棄部位：頭部，内臓，骨，ひれ等
1.0	0.04	0.04	–	–	–	–	11	0	0	0	0	11	4.7	4.2	0	0	0	Tr	0.25	0.22	2.7	6.4	0.15	4.9	23	2.58	–	3	0.2	頭部，内臓等を除き水煮したもの 廃棄部位：骨，ひれ等
0.4	0.01	0.02	–	–	–	–	2	0	0	0	0	2	1.0	2.3	0	0	0	(0)	0.25	0.10	5.1	8.5	0.11	1.6	11	0.71	–	1	1.1	試料 (原材料)：やなぎむしがれい及びむしがれい (生干しひと塩品) 廃棄部位：頭部，骨，ひれ等

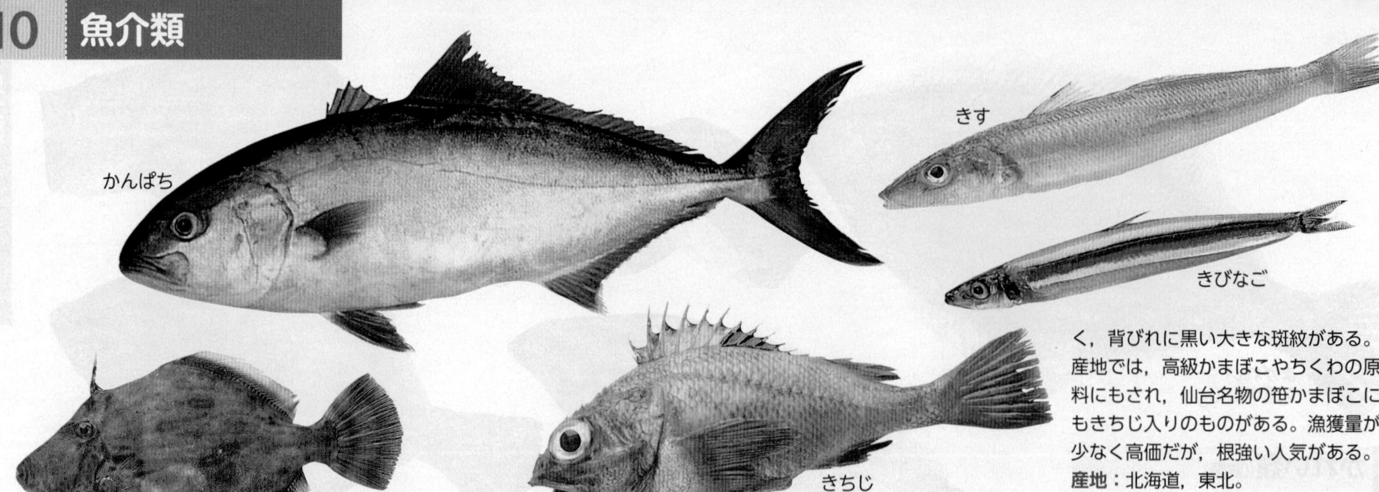

かわはぎ（皮剥）

Leatherfish　1尾＝200g

かたい皮と，絨毛状のうろこにおおわれたひし形の白身魚。調理するときに，かたい皮をはいで使うところからこの名がある。瀬戸内海地方でははげと呼ぶ。近縁種にうまづらはぎがある。

旬：夏～秋。

調理法：おもに煮つけにされるが，新鮮なものはさしみにする。ちり鍋，椀だね，ムニエル，フライにも向く。肝臓は大きくて味がよい。煮つけやちり鍋では肝臓（きも）を入れると喜ばれる。

かんぱち（間八）

Greater amberjack　1食分＝80g

ぶりに似た赤身魚。目から背にかけて斜めに走る黒い帯が左右に1本ずつあり，これが背側から頭のほうを見たとき八の字に見えることからこの名がある。淡白ながら脂がのり，味がよい。近年は養殖も行われている。全長1.9m，重さ80kgにもなるが，市場には全長数十cm，重さ3kgくらいのものが多く出回る。

産地：東北地方以南。

旬：夏～初秋にかけて。

調理法：さしみ，寿司だね，照り焼き，塩焼き，煮つけなどにする。

きす（鱚）

Japanese whiting　1尾＝50g

姿が美しく，海の鮎ともいわれる。きすといえば，ふつう白ぎすをさし，釣りの対象として人気が高い。あっさりとした上品な味の白身魚。旬は夏。背開きにして天ぷらで食べるほか，塩焼きにもする。

きちじ（喜知次）

Kichiji rockfish　中1尾＝200g

きんき，きんきんの名でも呼ばれる脂ののった白身魚。体長は30cmくらいになる。皮が朱赤色で，目と口が大きく，背びれに黒い大きな斑紋がある。産地では，高級かまぼこやちくわの原料にもされ，仙台名物の笹かまぼこにもきちじ入りのものがある。漁獲量が少なく高価だが，根強い人気がある。

産地：北海道，東北。

旬：冬。

調理法：塩焼きや煮つけにする。開きにして塩をし，一夜干しにしたものは，水分が抜けて味がよく珍重される。

きびなご（吉備奈仔）

Blue sprat　1尾＝10g

体は細くて半透明，体側に幅広い銀白色の縦帯がある美しい小魚。体長はふつう7～8cm。丸干しや煮干しにもされ，煮干しは「きびないりこ」という。

産地：鹿児島など西南日本各地。

旬：春～夏。

調理法：鮮度が落ちやすい。身がやわらかいため手開きにするとよい。さしみは酢みそで食べる。ほかに塩焼き，天ぷらなど。

食品番号	索引番号	食品名（可食部100g当たり）	廃棄率	エネルギー		水分	たんぱく質		脂質			脂肪酸					炭水化物						有機酸	灰分	無機質					
							アミノ酸組成によるたんぱく質	たんぱく質	脂肪酸のトリアシルグリセロール当量	コレステロール	脂質	飽和	一価不飽和	多価不飽和	n-3系多価不飽和	n-6系多価不飽和	利用可能炭水化物（単糖当量）	利用可能炭水化物（質量計）	差引き法による利用可能炭水化物	総食物繊維量	糖アルコール	炭水化物			ナトリウム	カリウム	カルシウム	マグネシウム	リン	鉄
			%	kJ	kcal	g	g	g	g	mg	g	g	g	g	g	g	g	g	g	g	g	g	g	g	mg	mg	mg	mg	mg	mg
10107	1278	かわはぎ●生	0	327	77	79.9	16.3	**18.8**	0.3	47	**0.4**	0.08	0.05	0.14	0.10	0.04	(Tr)	(Tr)	2.3*	(0)	–	Tr	–	1.2	110	380	**13**	28	240	0.2
		かんぱち																												
10108	1279	●三枚おろし，生	0	501	119	73.3	(17.4)	**21.0**	3.5	62	**4.2**	1.12	1.03	1.24	1.07	0.15	(0.1)	(0.1)	4.4*	(0)	–	0.1	–	1.4	65	490	**15**	34	270	0.6
● 10424	1280	●背側，生	0	402	95	76.1	18.8	**22.2**	0.9	48	**1.2**	0.30	0.25	0.31	0.26	0.05	(0.1)	(0.1)	2.9*	(0)	–	0.1	–	1.3	54	470	**6**	29	250	0.4
		きす																												
10109	1281	●生	55	308	73	80.8	16.1	**18.5**	0.1	88	**0.2**	0.04	0.02	0.06	0.05	0.01	0	0	1.7*	(0)	–	0	–	1.2	100	340	**27**	29	180	0.1
10400	1282	●天ぷら	2	978	234	57.5	16.0	**18.4**	14.0	81	**15.2**	1.06	8.60	3.77	1.28	2.48	8.4	7.7	10.7*	0.7	–	7.8	–	1.2	110	330	**90**	31	210	0.2
10110	1283	きちじ●生	0	989	238	63.9	12.2	**13.6**	19.4	74	**21.7**	3.95	10.68	3.97	3.42	0.48	(Tr)	(Tr)	3.6*	(0)	–	Tr	–	0.8	75	250	**32**	32	130	0.3
		きびなご																												
10111	1284	●生	35	361	85	78.2	(15.6)	**18.8**	0.8	75	**1.4**	0.33	0.18	0.24	0.21	0.03	(0.1)	(0.1)	3.9*	(0)	–	0.1	–	1.5	150	330	**100**	34	240	1.1
10112	1285	●調味干し	0	1021	241	32.2	(39.7)	**47.9**	3.6	370	**7.4**	1.74	0.77	0.95	0.78	0.12	(0.5*)	(0.5)	12.5*	(0)	–	0.5	–	12.0	2600	660	**1400**	170	1200	5.9
10113	1286	キャビア●塩蔵品	0	1014	242	51.0	(22.6)	**26.2**	13.0	500	**17.1**	3.15	6.36	2.91	2.36	0.54	(1.1)	(1.0)	8.8*	(0)	–	1.1	–	4.6	1600	200	**8**	30	450	2.4
10114	1287	キングクリップ●生	0	312	73	80.5	(15.1)	**18.2**	0.1	56	**0.1**	0.01	0.01	0.03	0.02	Tr	(Tr)	(Tr)	3.2*	(0)	–	Tr	–	1.2	140	340	**47**	28	170	0.3
		ぎんだら																												
10115	1288	●生	0	874	210	67.4	12.1	**13.6**	16.7	50	**18.6**	4.50	9.87	1.59	1.13	0.29	(Tr)	(Tr)	3.0*	(0)	–	Tr	–	0.9	74	340	**15**	26	180	0.3
10401	1289	●水煮	0	1048	253	61.2	14.6	**14.9**	21.6	59	**23.8**	5.89	12.69	2.08	1.47	0.38	0*	0	1.8	(0)	–	0	–	0.8	63	280	**15**	25	150	0.3
10116	1290	きんめだい●生	60	615	147	72.1	14.6	**17.8**	7.9	60	**9.0**	2.15	3.80	1.60	1.37	0.22	(0.1)	(0.1)	4.5*	(0)	–	0.1	–	1.0	59	330	**31**	73	490	0.3
		ぐち																												
10117	1291	●生	60	331	78	80.1	15.3	**18.0**	0.6	66	**0.8**	0.18	0.17	0.20	0.17	0.03	(Tr)	(Tr)	2.9*	(0)	–	Tr	–	1.1	95	260	**37**	28	140	0.4
10118	1292	●焼き	45	423	100	74.3	(19.9)	**23.4**	0.6	85	**0.8**	0.18	0.17	0.20	0.17	0.03	(Tr)	(Tr)	3.7*	(0)	–	Tr	–	1.5	140	330	**51**	34	180	0.6
		こい																												
10119	1293	●養殖，生	50	657	157	71.0	14.8	**17.7**	8.9	86	**10.2**	2.03	4.67	1.85	1.06	0.74	(0.2)	(0.2)	4.4*	(0)	–	0.2	–	0.9	49	340	**9**	22	180	0.5
10120	1294	●養殖，水煮	15	793	190	66.3	(16.0)	**19.2**	11.8	100	**13.4**	2.65	6.10	2.49	1.03	1.42	(0.2)	(0.2)	5.0*	(0)	–	0.2	–	0.9	47	330	**13**	22	180	0.6
10121	1295	●養殖，内臓，生	0	1067	258	62.6	–	**9.0**	22.6	260	**25.9**	5.22	10.06	6.31	2.37	3.94	(1.3)	(1.2)	4.6*	(0)	–	1.3	–	1.2	95	240	**9**	19	130	3.1

 なるほど！ **まな板のこい**…相手のなすがままに任せるより仕方のない状態をいいます。こいはおとなしい魚で，実はただ動かないだけだという説もあります。

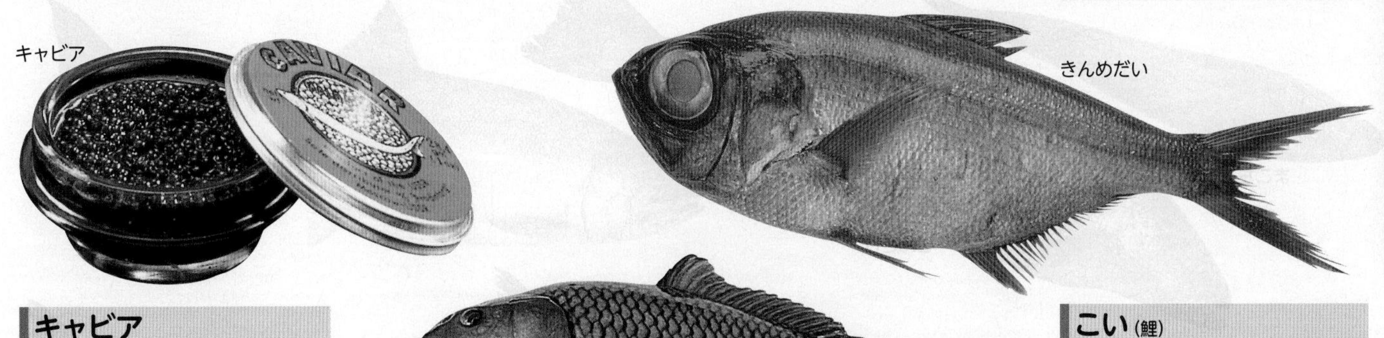

こい

ぎんだら切り身

キャビア

Caviar 大1＝5g

ちょうざめの卵の塩蔵品。ロシアの名産でフォアグラ，トリュフと並ぶ世界三大珍味である。ちょうざめの卵をほぐして塩漬けにし，容器に詰めて熟成させる。黒灰色で粒がはっきりしているものが良品。あまりに高価なので，各国で代用品がつくられている。デンマークでは，ランプフィッシュ（ダンゴウオ科）の卵を塩蔵し着色したイミテーションが有名。

用い方：カナッペにのせたり，クリームソースに入れてパスタにからませたりする。

ぎんだら（銀鱈）

Sablefish 1切れ＝80g

たらと名がつくが，たらとは別種のギンダラ科の魚。体長は１ｍを超え，重さは50kg以上になるものもあるため切り身で販売される。白身ながら脂肪が多く，ビタミンＡも多い。漬け魚，フライ，ソテー，ちり鍋などにする。

きんめだい（金眼鯛）

Splendid alfonsino 1切れ＝80g

大きな目が金色に輝いているところからこの名がある。東京付近ではきんめと呼ぶ。身がやわらかく，脂肪の多い白身魚。全体が朱を帯びた赤い色をしており，体長は60cm以上である。

産地：北海道以南の太平洋側。

旬：冬。

選び方：体色の赤が鮮やかで，目やうろこが金色に光っているものがよい。特に目を見て選ぶ。

調理法：煮つけが代表的な料理。ほかにさしみ，鍋物，みそ汁，照り焼きなどにする。

こい（鯉）

Common carp 1切れ＝100g

淡水魚の中で，古くから飼育されているなじみの深い魚である。生命力と繁殖力が強く，性格がおとなしくて輸送しやすいなどの点で，早くから各国で養殖の対象になってきた。現在では流通しているうちの90％以上が養殖もの。1.5～2年ほど飼育して1～2kgくらいになったところを出荷する。

産地：おもな養殖地は茨城，福島，宮崎，群馬，長野。中でも長野の佐久（さく）のこいは，千曲（ちくま）川の冷水で養殖されているので，身がしまり味がよいといわれる。

旬：冬に脂がのり，身がしまる。

調理法：日本料理ではあらい，糸造り，こいこく，甘露煮など。中国料理では丸揚げ甘酢あんかけ，西洋料理では，ドイツの青い鯉，チェコのビール煮などが有名。

無機質							ビタミン（脂溶性）												ビタミン（水溶性）										食塩相当量	備考
亜鉛	銅	マンガン	ヨウ素	セレン	クロム	モリブデン	A レチノール	A カロテン α	A カロテン β	A β-クリプトキサンチン	A β-カロテン当量	A レチノール活性当量	D	E トコフェロール α	E トコフェロール β	E トコフェロール γ	E トコフェロール δ	K	B₁	B₂	ナイアシン	ナイアシン当量	B₆	B₁₂	葉酸	パントテン酸	ビオチン	C		
mg	mg	mg	μg	μg	μg	μg	μg	μg	μg	μg	μg	μg	μg	mg	mg	mg	mg	μg	mg	mg	mg	mg	mg	μg	μg	mg	μg	mg	g	
0.4	0.03	0.02	33	35	0	0	2	0	0	(0)	(0)	2	**43.0**	**0.6**	0	0	0	(0)	0.02	0.07	3.0	6.6	0.45	1.3	6	0.17	0.9	Tr	0.3	別名：はげ　三枚におろしたもの（魚体全体から調理する場合，廃棄率：65%，廃棄部位：頭部，内臓，骨，皮，ひれ等）
0.7	0.05	0.01	11	29	0	0	4	(0)	(0)	(0)	(0)	4	**4.0**	**0.9**	0	0	0	(0)	0.15	0.16	8.0	(12.0)	0.32	5.3	10	0.52	2.4	Tr	0.2	三枚におろしたもの（魚体全体から調理する場合，廃棄率：40%，廃棄部位：頭部，内臓，骨，ひれ等）
0.4	0.04	Tr	53	63	0	0	4	0	0	0	0	4	**1.4**	**1.1**	0	0	0	0	0.15	0.08	10.0	14.0	0.56	1.0	4	0.28	1.6	1	0.1	三枚におろした後，腹側を除いたもの（魚体全体から調理する場合，廃棄率：80%，廃棄部位：頭部，内臓，骨，ひれ等）
0.4	0.02	0.01	21	37	1	–	1	0	0	(0)	(0)	1	**0.7**	**0.4**	0	0	0	–	0.09	0.03	2.7	6.1	0.22	2.2	11	0.18	2.3	1	0.3	試料：しろぎす　廃棄部位：頭部，内臓，骨，ひれ等（三枚下ろし）
0.5	0.03	0.08	22	33	0	–	2	(0)	14	(0)	14	3	**0.6**	**3.2**	0	6.4	0.1	18	0.09	0.06	2.4	5.9	0.15	2.0	9	0.30	2.2	1	0.3	頭部，内臓，骨，ひれ等を除いたもの　廃棄部位：尾　調理による脂質の増減：本書p.314～315表1参照
0.4	0.11	–	84	58	0	0	65	(0)	0	(0)	(0)	65	**4.0**	**2.4**	0	0	0	(0)	0.03	0.07	0.8	3.1	0.04	1.0	2	0.20	0.8	2	0.2	別名：きんきん，きんき　三枚におろしたもの（魚体全体から調理する場合，廃棄率：60%，廃棄部位：頭部，内臓，骨，ひれ等）
1.9	0.10	0.03	–	–	–	–	0	(0)	(0)	(0)	(0)	(0)	**10.0**	**0.3**	0	0	0	Tr	0.02	0.25	6.2	(9.6)	0.44	8.3	8	0.87	–	3	0.4	廃棄部位：頭部，内臓，骨，ひれ等（三枚下ろし）
0.7	0.19	0.41	–	–	–	–	0	(0)	(0)	(0)	(0)	(0)	**24.0**	**0.4**	0	0.1	0.1	(0)	0.02	0.64	13.0	(22.0)	0.26	24.0	36	1.36	–	1	6.6	
2.5	0.07	0.12	–	–	–	–	59	0	6	(0)	6	60	**1.0**	**9.3**	0	0	0	(0)	0.01	1.31	0.6	(6.3)	0.24	19.0	49	2.38	–	4	4.1	
0.5	0.02	0.01	–	–	–	–	5	(0)	(0)	(0)	(0)	5	**Tr**	**0.2**	0	0	0	(0)	0.03	0.07	1.5	(4.8)	0.09	1.3	4	0.42	–	1	0.4	切り身
0.3	0.02	0	–	–	–	–	1500	0	0	0	0	1500	**3.5**	**4.6**	0	0	0	1	0.05	0.10	1.7	4.1	0.09	2.8	1	0.21	–	0	0.2	切り身
0.3	0.03	0	–	–	–	–	1800	0	0	0	0	1800	**4.2**	**5.4**	0	0	0	1	0.04	0.08	1.6	4.6	0.09	2.6	1	0.13	–	0	0.2	切り身
0.3	0.02	0.01	–	–	–	–	63	0	0	(0)	(0)	63	**2.0**	**1.7**	0	0	0	(0)	0.03	0.05	2.7	5.8	0.28	1.1	9	0.23	–	1	0.1	別名：きんめ　廃棄部位：頭部，内臓，骨，ひれ等（三枚下ろし）
																														別名：いしもち　試料：しろぐち
0.6	0.03	0.01	–	–	–	–	5	(0)	(0)	(0)	(0)	5	**2.9**	**0.5**	0	0	0	(0)	0.04	0.28	2.8	6.2	0.18	2.5	6	0.46	–	Tr	0.2	廃棄部位：頭部，内臓，骨，ひれ等（三枚下ろし）
0.8	0.03	0.01	–	–	–	–	7	(0)	(0)	(0)	(0)	7	**3.3**	**0.7**	0	0	0	(0)	0.05	0.25	3.0	(7.5)	0.11	2.8	9	0.45	–	Tr	0.4	別名：にべ　内臓等を除き焼いたもの　廃棄部位：頭部，骨，ひれ等
1.2	0.05	0.01	–	–	–	–	4	0	0	(0)	(0)	4	**14.0**	**2.0**	Tr	Tr	0	(0)	0.46	0.18	3.3	6.3	0.13	10.0	10	1.48	–	Tr	0.1	廃棄部位：頭部，内臓，骨，ひれ等（三枚下ろし）
1.8	0.06	0.01	–	–	–	–	3	0	0	(0)	(0)	3	**12.0**	**2.0**	Tr	Tr	0	(0)	0.37	0.17	3.1	(6.4)	0.11	7.5	9	1.51	–	1	0.1	頭部，尾及び内臓等を除き水煮したもの　廃棄部位：骨，ひれ等
7.0	0.31	0.10	–	–	–	–	500	(0)	Tr	(0)	(Tr)	500	**9.0**	**3.8**	Tr	0.1	0	1	0.07	0.54	5.3	6.8	0.05	16.0	110	2.53	–	2	0.2	胆のうを除いたもの

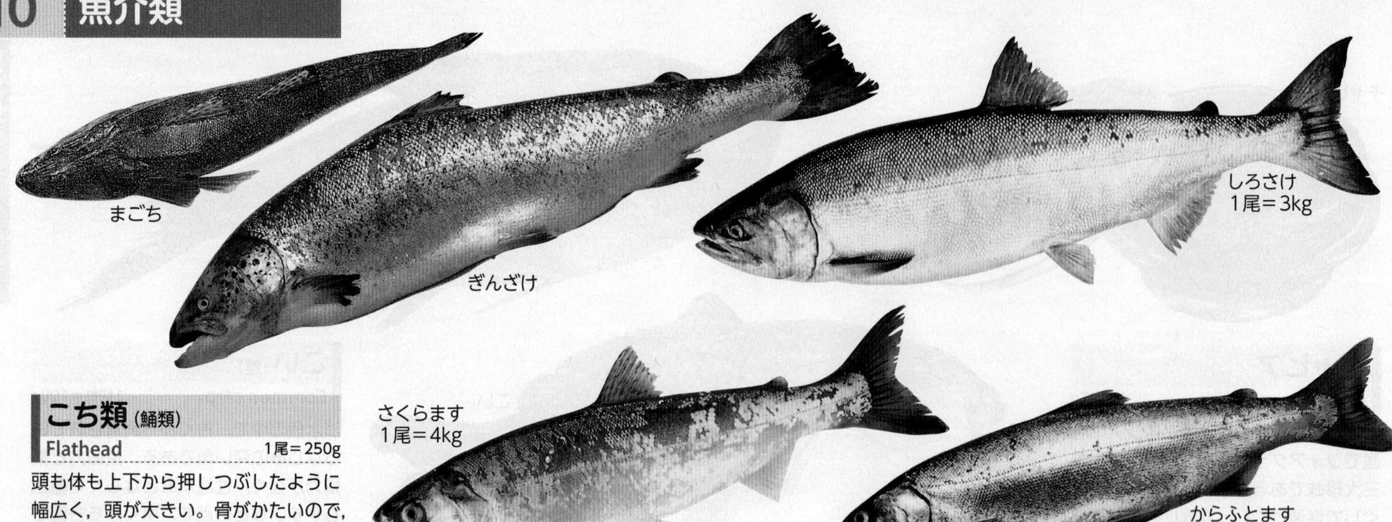

こち類 (鯒類)

Flathead 1尾＝250g

頭も体も上下から押しつぶしたように幅広く，頭が大きい。骨がかたいので，骨(こつ)がこちになったという説がある。身がしまり，淡白な味をもつ白身魚である。こちより小さく，天ぷらだねとしてよく使われるめごちはネズッポ科の魚（ネズミゴチなど）のこと。

産地：まごちは宮城，福井県若狭湾以南でとれる。

旬：夏。

調理法：生きのよいものはあらいやさしみにしてポン酢で食べる。ほかに焼き物，煮つけ，天ぷら，吸い物，ちり鍋などにする。ブイヤベースの材料としても欠かせない。

さけ・ます類 (鮭・鱒類)

Salmon and Trout 1切れ＝100g

味のよさと，身の色や形の美しさから世界中で親しまれている魚である。サケ科はサケ・マス類とも呼ばれ，さけとますの区別はない。

特性：降海型のさけは川で生まれ，その稚魚は川を下って海で成長する。数年にわたる外洋での回遊生活ののち，成熟したさけは産卵のため，自分の生まれた川，放流された川へ帰ってくる。これを「母川回帰」という。日本の川を遡上するのは，しろさけ，からふとます，さくらますである。

増殖：日本でも人工ふ化による増殖が盛んに行われている。人工ふ化とは，産卵のため川に遡上してきた親魚を捕らえ，採卵，採精して受精・ふ化させるもの。その後5～6cmまで育った稚魚を川へ放流する。放流した稚魚が母川回帰する率は2～4%といわれる。

さけの身の色：さけの身の色はサーモンピンクといわれるように，紅色またはオレンジ色をしている。これはアスタキサンチンという色素によるもの。

種類：一般にさけという場合はしろさけをさすが，サケ・マス類という場合は，からふとます，ぎんざけ，さくらます，しろさけ，たいせいようさけ，にじます，べにざけ，ますのすけなどが含まれる。

降海型の大物から，陸封型の比較的小さいものまでさまざまである。降海型

可食部100g当たり

食品番号	索引番号	食品名	廃棄率	エネルギー	エネルギー	水分	たんぱく質: アミノ酸組成によるたんぱく質	たんぱく質: たんぱく質	脂質: 脂肪酸のトリアシルグリセロール当量	脂質: コレステロール	脂質: 脂質	脂肪酸: 飽和	脂肪酸: 一価不飽和	脂肪酸: 多価不飽和	脂肪酸: n-3系多価不飽和	脂肪酸: n-6系多価不飽和	炭水化物: 利用可能炭水化物(単糖当量)	炭水化物: 利用可能炭水化物(質量計)	炭水化物: 差引き法による利用可能炭水化物	炭水化物: 総食物繊維量	炭水化物: 糖アルコール	炭水化物: 炭水化物	有機酸	灰分	無機質: ナトリウム	無機質: カリウム	無機質: カルシウム	無機質: マグネシウム	無機質: リン	無機質: 鉄
			%	kJ	kcal	g	g	g	g	mg	g	g	g	g	g	g	g	g	g	g	g	g	g	g	mg	mg	mg	mg	mg	mg
		(こち類)																												
10122	1296	●まごち ●生	55	401	94	75.4	(18.6)	**22.5**	0.3	57	**0.5**	0.10	0.08	0.14	0.12	0.02	(0.2)	(0.2)	4.2*	(0)	–	0.2	–	1.4	110	**450**	51	33	260	0.2
10123	1297	●めごち ●生	0	310	73	81.1	17.3	**17.1**	0.4	52	**0.6**	0.11	0.07	0.18	0.14	0.03	(0.1)*	(0.1)	0	(0)	–	0.1	–	1.2	160	**280**	40	30	160	0.2
		このしろ																												
10124	1298	●生	50	612	146	70.6	15.6	**19.0**	7.1	68	**8.3**	2.29	2.51	1.95	1.50	0.08	(0.4)	(0.4)	5.0*	(0)	–	0.4	–	1.7	160	**370**	190	27	230	1.3
10125	1299	●甘酢漬	0	770	184	61.5	(15.7)	**19.1**	8.2	74	**10.1**	3.00	2.75	2.11	1.53	0.23	–	–	11.7*	(0)	–	6.4	–	2.9	890	**120**	160	16	170	1.8
		(さけ・ます類)																												
10126	1300	●からふとます ●生	0	586	139	70.1	(18.0)	**21.7**	5.1	58	**6.6**	1.23	2.12	1.58	1.42	0.15	(0.1)	(0.1)	5.3*	(0)	–	0.1	–	1.5	64	**400**	13	29	260	0.4
10127	1301	●焼き	0	735	175	62.1	(23.3)	**28.1**	6.2	88	**7.7**	1.43	2.63	1.89	1.70	0.18	(0.1)	(0.1)	6.4*	(0)	–	0.1	–	2.0	85	**520**	20	41	370	0.6
10128	1302	●塩ます	30	614	146	64.6	(17.3)	**20.9**	6.1	62	**7.4**	1.51	2.60	1.76	1.52	0.14	(0.6)	(0.5)	5.5*	(0)	–	0.6	–	6.5	2300	**310**	27	34	250	0.4
10129	1303	●水煮缶詰	0	607	145	69.7	(17.2)	**20.7**	6.5	89	**7.2**	1.29	3.18	1.80	1.61	0.16	(0.1)	(0.1)	4.3*	(0)	–	0.1	–	2.3	360	**300**	110	36	320	1.5
10130	1304	●ぎんざけ ●養殖，生	0	784	188	66.0	16.8	**19.6**	11.4	60	**12.8**	2.30	4.87	3.74	2.03	1.65	(0.3)	(0.3)	4.5*	(0)	–	0.3	–	1.3	48	**350**	12	25	290	0.3
10131	1305	●養殖，焼き	0	987	236	56.7	21.0	**25.2**	14.1	88	**15.8**	2.84	6.08	4.62	2.47	2.07	(0.4)	(0.4)	6.2*	(0)	–	0.4	–	1.9	61	**460**	16	34	320	0.4
10132	1306	●さくらます ●生	0	611	146	69.8	(17.3)	**20.9**	6.2	54	**7.7**	1.60	2.42	1.89	1.72	0.17	(0.1)	(0.1)	5.2*	(0)	–	0.1	–	1.5	53	**390**	15	28	260	0.4
10133	1307	●焼き	0	871	208	57.4	(23.5)	**28.4**	9.1	77	**12.0**	2.42	3.58	2.73	2.48	0.25	(0.1)	(0.1)	7.9*	(0)	–	0.1	–	2.1	71	**520**	26	38	370	0.5
10134	1308	●しろさけ ●生	0	524	124	72.3	18.9	**22.3**	3.7	59	**4.1**	0.80	1.69	1.01	0.92	0.07	(0.1)	(0.1)	3.9*	(0)	–	0.1	–	1.2	66	**350**	14	28	240	0.5
10135	1309	●水煮	0	597	142	68.5	21.0	**25.5**	4.1	78	**4.7**	0.91	1.93	1.09	0.98	0.08	(0.1)	(0.1)	5.2*	(0)	–	0.1	–	1.2	63	**340**	19	29	250	0.6
10136	1310	●焼き	0	675	160	64.2	23.7	**29.1**	4.6	85	**5.1**	1.01	2.17	1.24	1.12	0.09	(0.1)	(0.1)	6.0*	(0)	–	0.1	–	1.5	82	**440**	19	35	310	0.6
10137	1311	●新巻き，生	0	581	138	67.0	(19.3)	**22.8**	4.4	70	**6.1**	0.98	1.83	1.43	1.35	0.08	(0.1)	(0.1)	5.2*	(0)	–	0.1	–	4.0	1200	**380**	28	29	230	1.0
10138	1312	●新巻き，焼き	0	744	177	59.5	(24.9)	**29.3**	5.5	95	**7.9**	1.22	2.32	1.74	1.64	0.10	(0.1)	(0.1)	6.9*	(0)	–	0.1	–	3.2	830	**480**	44	36	300	1.7
10139	1313	●塩ざけ	0	766	183	63.6	19.4	**22.4**	9.7	64	**11.1**	2.19	4.34	2.81	2.56	0.19	(0.1)	(0.1)	4.4*	(0)	–	0.1	–	2.8	720	**320**	16	30	270	0.3
10140	1314	●イクラ	0	1057	252	48.4	(28.8)	**32.6**	11.7	480	**15.6**	2.42	3.82	4.97	4.70	0.27	(0.2)	(0.2)	7.9*	(0)	–	0.2	–	3.2	910	**210**	94	95	530	2.0
10141	1315	●すじこ	0	1099	263	45.7	27.0	**30.5**	13.5	510	**17.4**	2.72	4.02	6.17	5.83	0.35	(0.9)	(0.8)	8.4*	(0)	–	0.9	–	5.5	1900	**180**	62	80	490	2.7
10142	1316	●めふん	0	312	74	65.4	–	**16.9**	0.5	300	**0.9**	0.18	0.13	0.18	0.16	0.02	(0.4)*	(0.4)	0.8	(0)	–	0.4	–	16.4	5800	**300**	35	28	220	6.8
10143	1317	●水煮缶詰	0	656	156	68.2	(18.0)	**21.2**	7.5	66	**8.5**	1.79	3.76	1.59	1.37	0.19	(0.1)	(0.1)	4.4*	(0)	–	0.1	–	2.0	230	**290**	190	34	310	0.4
● 10447	1318	●サケ節，削り節	0	1469	346	14.3	(65.7)	**77.4**	(3.0)	290	**3.4**	(0.66)	(1.40)	(0.84)	(0.76)	(0.06)	(0.2)	(0.2)	14.1*	0	–	0.2	–	2.9	300	**840**	51	81	620	2.0

 なるほど！ 海背川腹（うみせかわはら）…開きや切り身の場合，海の魚は背（皮）から，川の魚は腹（身）から焼けという意味。脂の回り具合がちょうどよくなります。

富山のますずし
さけ水煮缶詰
小1缶＝180g
サケ節
イクラ
大1＝18g
めふん
大1＝16g
すじこ
大1＝18g
しろさけ切り身
AKEBONO SALMON
あけぼの さけ

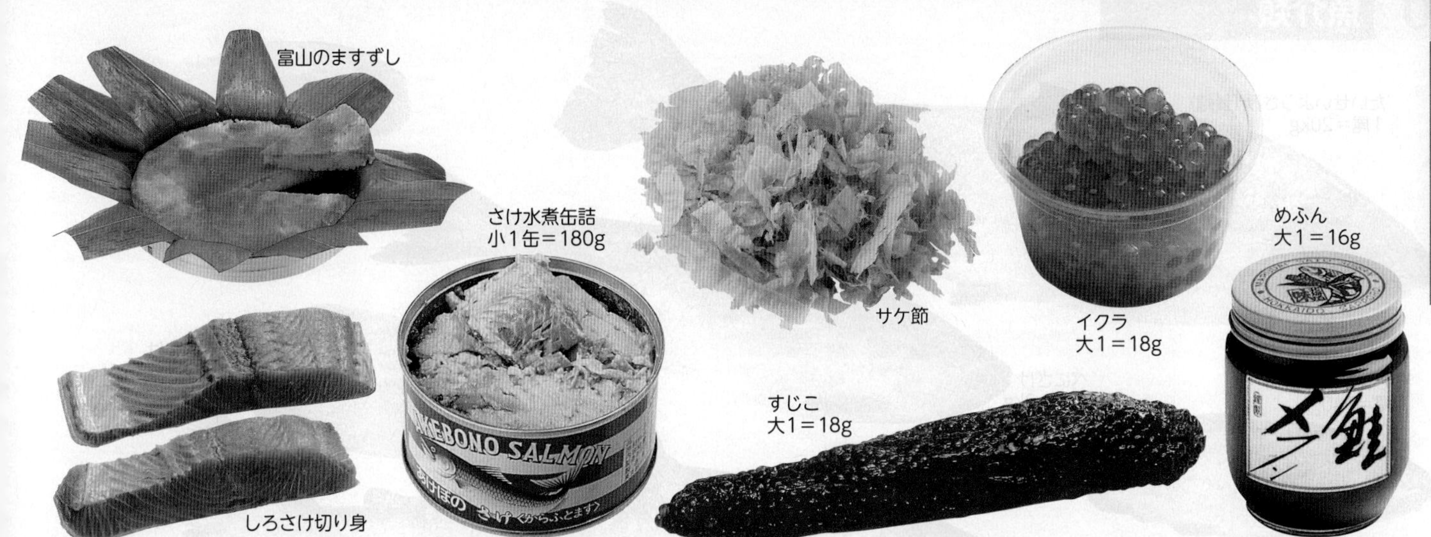

は産卵時だけ淡水の河川に上るほかは海で生活するが，陸封型は一生淡水で過ごす。

●からふとます：ふつう「ます」として売られているもの。体の背部は群青色で，青ますとも呼ばれる。体長60cmほどで，身の色は薄紅色。肉質はやわらかく，缶詰，塩ざけなどにされる。

●ぎんざけ：体長60cmくらい。身の色はべにざけよりやや薄く，味はよい。缶詰，くん製にも利用される。1970年代，米国産の受精卵を輸入して始まった海面養殖は，現在各地で盛んに行われている。

●さくらます：ます，ほんますとも呼ばれる。ほかのさけと違い，産卵のため川を上る直前まで餌を取る。雄はくちばしが伸び，「鼻曲がりざけ」となる。川を上り始める初夏に味がよい。富山のますずしはこのさくらますでつくる。

●しろさけ：標準名さけ。しろさけとも呼ばれるように，身の色が白っぽい。体長80cmまでになる。日本海側のほぼ全域，太平洋側は銚子以北と，さけの中では最も南まで分布している。川を上るとき，鼻曲がりとなる。あきあじ，ときしらずの別名でも知られる。

●イクラ：イクラとはロシア語で魚卵一般をさす言葉。日本では，さけやますの成熟した卵巣をほぐして塩蔵したもの。卵膜のやわらかさが品質の決め手になる。

●すじこ：イクラと同様さけやますの卵を塩蔵したものだが，未熟な卵巣のまま利用する。しろさけ，べにざけ，ぎんざけ，からふとますなどの卵が使われる。輸入ものも多い。

●めふん：さけの背骨の下にある腎臓（背わた，血わた）を塩蔵し，熟成させたもの。北海道の特産。めふんとは北方アイヌ語で魚の背わたを意味する。

●サケ節：節類の一種。最近，北海道で開発・製造されている。脂肪含量の少ない採卵後のさけが原料。ほかの節類と比べてうまみ成分が多いという。削り節だけでなく，だし素材として用いるほか，ふりかけやつくだ煮などにも加工される。

無機質 亜鉛	無機質 銅	無機質 マンガン	無機質 ヨウ素	無機質 セレン	無機質 クロム	無機質 モリブデン	ビタミン（脂溶性） A レチノール	A カロテン α	A カロテン β	A β-クリプトキサンチン	A β-カロテン当量	A レチノール活性当量	D	E トコフェロール α	E トコフェロール β	E トコフェロール γ	E トコフェロール δ	K	ビタミン（水溶性） B1	B2	ナイアシン	ナイアシン当量	B6	B12	葉酸	パントテン酸	ビオチン	C	食塩相当量	備考
mg	mg	mg	µg	µg	µg	µg	µg	µg	µg	µg	µg	µg	µg	mg	mg	mg	mg	µg	mg	mg	mg	mg	mg	µg	µg	mg	µg	mg	g	
0.6	0.02	0.01	–	–	–	–	1	0	0	(0)	(0)	1	**1.0**	**0.1**	0	0	0	(0)	0.07	0.17	4.5	(8.6)	0.34	1.7	4	0.38	–	1	0.3	別名：こち，がらごち，ぜにごち，ほんごち 廃棄部位：頭部，内臓，骨，ひれ等（三枚下ろし）
0.6	0.01	0.04	26	44	Tr	0	2	0	3	(0)	3	2	**11.0**	**0**	0	0	0	(0)	0.02	0.08	2.4	5.8	0.14	3.0	6	0.16	1.1	Tr	0.4	関東で流通するめごち（ネズミゴチ）とは別種 三枚におろしたもの（魚体全体から調理する場合，廃棄率：60%，廃棄部位：頭部，内臓，骨，ひれ等）
																														別名：こはだ（小型魚），つなし
0.7	0.16	–	35	31	1	0	Tr	(0)	(0)	(0)	(0)	(Tr)	**9.0**	**2.5**	0	0	0	(0)	Tr	0.17	2.1	5.6	0.33	10.0	8	1.13	7.4	0	0.4	廃棄部位：頭部，内臓，骨，ひれ等（三枚下ろし）
0.9	0.06	0.09	–	–	–	–	Tr	(0)	(0)	(0)	(0)	(Tr)	**7.0**	**0.5**	0	0	0	(0)	Tr	0.17	2.1	(5.7)	0.15	8.1	1	0.41	–	(0)	2.3	
0.6	0.07	0.01	–	–	–	–	13	0	0	(0)	(0)	13	**22.0**	**0.7**	0	0	0	(0)	0.25	0.18	8.0	(12.0)	0.49	4.6	16	1.30	–	1	0.2	別名：あおます　切り身
0.7	0.09	0.01	–	–	–	–	15	0	0	(0)	(0)	15	**31.0**	**0.9**	0	0	0	(0)	0.24	0.27	10.0	(15.0)	0.36	7.9	19	1.60	–	1	0.2	切り身
0.5	0.06	0.01	–	–	–	–	19	0	0	0	0	19	**20.0**	**0.4**	0	0	0	(0)	0.21	0.17	6.8	(11.0)	0.48	2.1	10	1.07	–	1	5.8	廃棄部位：頭部，骨，ひれ等
0.9	0.10	0.08	–	–	–	–	Tr	(0)	(0)	(0)	(0)	(Tr)	**7.0**	**0.7**	0	0	0	(0)	0.15	0.13	6.0	(9.8)	0.25	3.4	15	0.66	–	(0)	0.9	液汁を除いたもの
0.6	0.05	0.01	9	29	1	0	36	–	–	–	Tr	36	**15.0**	**1.8**	Tr	Tr	Tr	(0)	0.15	0.14	5.3	9.0	0.32	5.2	9	1.37	4.5	1	0.1	別名：ぎんます　切り身（魚体全体から調理する場合，廃棄率：35%，廃棄部位：頭部，内臓，骨，ひれ等）
0.8	0.07	0.01	10	37	Tr	0	37	–	–	–	Tr	37	**21.0**	**2.7**	Tr	Tr	Tr	(0)	0.13	0.19	7.4	12.0	0.31	7.5	10	1.65	6.1	1	0.2	切り身
0.5	0.06	0.01	–	–	–	–	63	0	0	(0)	(0)	63	**10.0**	**2.3**	0	0	0	(0)	0.11	0.14	8.8	(13.0)	0.52	7.6	21	0.97	–	1	0.1	別名：ます　切り身（魚体全体から調理する場合，廃棄率：30%，廃棄部位：頭部，内臓，骨，ひれ等）
0.7	0.08	0.01	–	–	–	–	55	0	0	(0)	(0)	55	**15.0**	**3.3**	0	0	0	(0)	0.12	0.23	10.0	(15.0)	0.32	9.2	26	1.28	–	1	0.2	切り身
0.5	0.07	0.01	5	31	1	0	11	0	0	(0)	(0)	11	**32.0**	**1.2**	0	Tr	0	(0)	0.15	0.21	6.7	11.0	0.64	5.9	20	1.27	9.0	1	0.2	別名：さけ（標準和名），あきさけ，あきあじ 切り身（魚体全体から調理する場合，廃棄率：40%，廃棄部位：頭部，内臓，骨，ひれ等）
0.6	0.08	0.01	6	34	2	0	13	0	0	(0)	(0)	13	**34.0**	**1.1**	0	Tr	0	(0)	0.15	0.23	6.6	12.0	0.51	5.3	21	1.21	10.0	Tr	0.2	切り身
0.7	0.08	0.01	5	41	3	0	14	0	0	(0)	(0)	14	**39.0**	**1.4**	0	Tr	0	(0)	0.17	0.26	8.7	14.0	0.57	6.0	24	1.67	12.0	1	0.2	切り身
0.4	0.07	0.02	–	–	–	–	Tr	(0)	0	(0)	(0)	(Tr)	**21.0**	**0.7**	0	0	0	(0)	0.18	0.20	6.2	(11.0)	0.56	6.0	24	1.45	–	1	3.0	切り身（魚体全体から調理する場合，廃棄率：30%，廃棄部位：頭部，骨，ひれ等）
0.6	0.08	0.03	–	–	–	–	Tr	(0)	0	(0)	(0)	(Tr)	**25.0**	**1.0**	0	0	0	(0)	0.22	0.24	7.7	(13.0)	0.52	6.3	40	1.80	–	1	2.1	切り身
0.4	0.05	0.01	18	43	0	0	24	0	0	(0)	(0)	24	**23.0**	**0.4**	0	0	0	(0)	0.14	0.15	7.1	12.0	0.58	6.9	11	0.95	11.0	1	1.8	切り身（魚体全体から調理する場合，廃棄率：20%，廃棄部位：頭部，骨，ひれ等）
2.1	0.76	0.06	–	–	–	–	330	0	0	(0)	(0)	330	**44.0**	**9.1**	0	0	0	(0)	0.42	0.55	0.1	(6.1)	0.06	47.0	100	2.36	–	6	2.3	
2.2	0.73	0.07	–	–	–	–	670	0	0	0	0	670	**47.0**	**11.0**	0	Tr	0	Tr	0.42	0.61	0.4	6.0	0.23	54.0	160	2.40	–	9	4.8	卵巣を塩蔵したもの
1.5	0.13	0.03	–	–	–	–	250	0	0	(0)	(0)	250	**20.0**	**0.4**	0	0	0	1	Tr	6.38	2.7	5.5	0.07	330.0	60	0.91	–	(0)	14.7	腎臓を塩辛にしたもの
0.8	0.07	0.03	–	–	–	–	Tr	(0)	(0)	(0)	(0)	(Tr)	**8.0**	**0.6**	0	0	0	(0)	0.15	0.12	7.0	(11.0)	0.10	6.0	10	0.41	–	(0)	0.6	液汁を除いたもの
1.8	0.24	0.05	31	120	1	1	3	–	–	–	–	3	**33.0**	**2.0**	0	0	0	0	0.04	0.52	12.0	(27.0)	0.46	22.0	27	1.95	33.0	–	0.8	試料：包装品

たいせいようさけ（養殖）
1尾＝20kg
べにざけ切り身
にじます
1尾＝140g
べにざけ
1尾＝3kg
ますのすけ
切り身
ますのすけ
1尾＝50kg

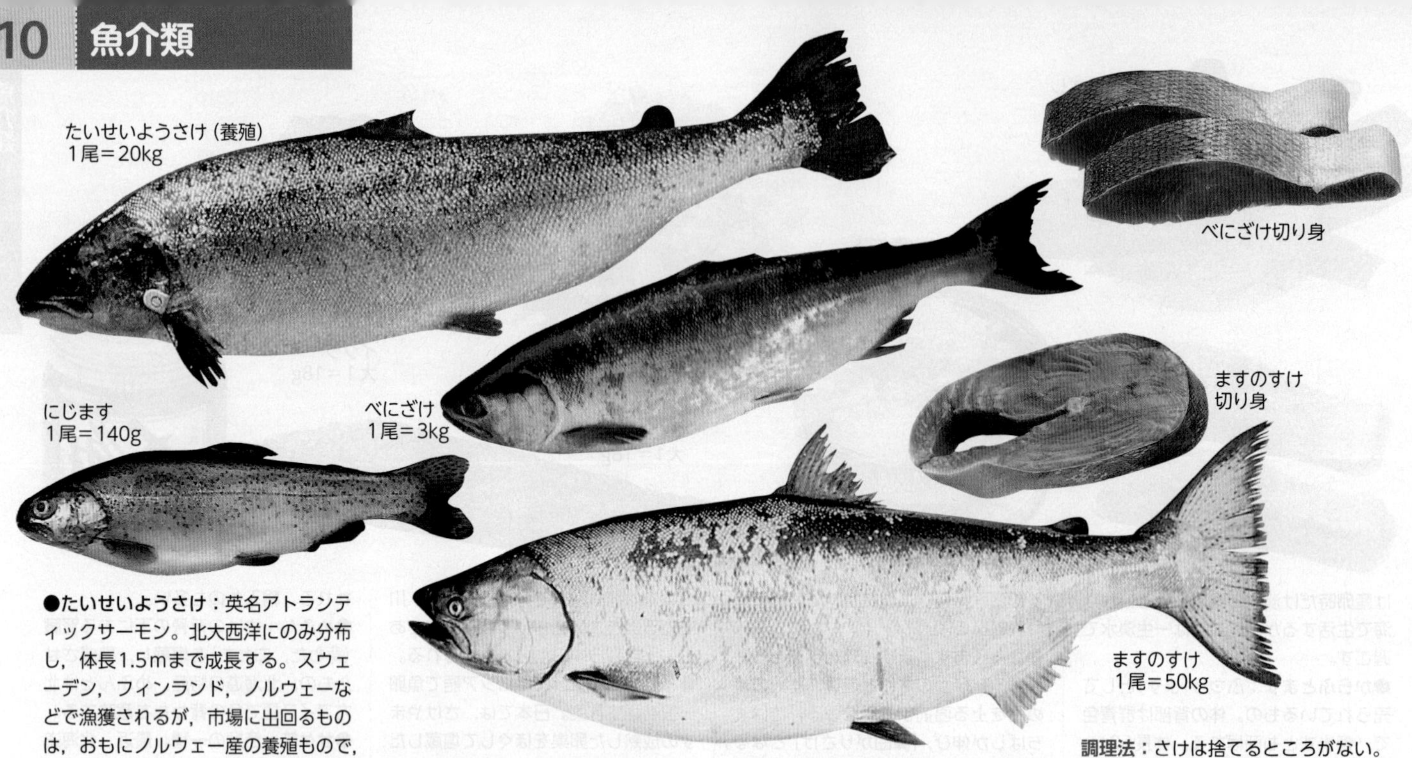

●**たいせいようさけ**：英名アトランティックサーモン。北大西洋にのみ分布し，体長1.5mまで成長する。スウェーデン，フィンランド，ノルウェーなどで漁獲されるが，市場に出回るものは，おもにノルウェー産の養殖もので，80cmくらいのものが鮮魚として空輸されている。寄生虫の心配がないのでさしみにもできる。

●**にじます**：日本でも広く養殖されている。淡水で養殖したものは体長20～30cmのものが，海面養殖では体重2～3kgのものが市場に出る。サーモントラウト，トラウトサーモンの名で流通している。

●**べにざけ**：身の色が鮮紅色で肉質がしまっていて味がよい。北海道からカリフォルニア北部の北太平洋側に分布するが，日本沿岸への回遊は少なく，ほとんどはアメリカ側やロシア側で漁獲され，冷凍輸入される。生で流通するほか，塩ざけや缶詰，スモークサーモンにも加工される。脂肪量が多く，いずれも味がよい。

●**ますのすけ**：さけ類の中では最も大きく，体長1.5mにもなる。キングサーモンとも呼ばれる。身の色は鮮やかなオレンジ色で，脂肪が多く味がよい。1986（昭和61）年，アメリカから輸入した卵を使った海面養殖が成功した。しかし現在，国内に流通しているものは，ほとんどが外国産の天然ものと養殖ものである。

調理法：さけは捨てるところがない。頭，氷頭（ひず，頭部軟骨），中骨，内臓まですべて利用できる。また，比較的くせがないので，多くの調理に向く。ルイベ，塩焼き，ゆうあん焼き，鍋物，汁物，ムニエル，フライ，ステーキ，ローストなど。
塩ざけは焼いて食べるほかに，おにぎり，お茶漬け，さけご飯などに用いる。
郷土料理：各地の海や川でとれ，古く

可食部100g当たり▶

食品番号	索引番号	食品名	廃棄率 %	エネルギー kJ	エネルギー kcal	水分 g	たんぱく質：アミノ酸組成によるたんぱく質 g	たんぱく質：たんぱく質 g	脂質：脂肪酸のトリアシルグリセロール当量 g	脂質：コレステロール mg	脂質：脂質 g	脂肪酸：飽和 g	脂肪酸：一価不飽和 g	脂肪酸：多価不飽和 g	脂肪酸：n-3系多価不飽和 g	脂肪酸：n-6系多価不飽和 g	炭水化物：利用可能炭水化物（単糖当量） g	炭水化物：利用可能炭水化物（質量計） g	炭水化物：差引き法による利用可能炭水化物 g	炭水化物：総食物繊維量 g	炭水化物：糖アルコール g	炭水化物：炭水化物 g	有機酸 g	灰分 g	無機質：ナトリウム mg	無機質：カリウム mg	無機質：カルシウム mg	無機質：マグネシウム mg	無機質：リン mg	無機質：鉄 mg
10144	1319	●たいせいようさけ ●養殖，皮つき，生	0	908	218	62.1	17.3	**20.1**	14.4	72	**16.5**	2.18	7.15	4.43	1.94	2.44	(0.1)	(0.1)	4.9*	(0)	–	0.1	–	1.4	43	370	**9**	27	240	0.3
● 10433	1320	●養殖，皮つき，水煮	0	980	236	58.6	19.8	**22.5**	17.4	82	**18.4**	2.69	8.66	5.25	2.33	2.87	(0.1)*	(0.1)	2.8	(0)	–	0.1	–	1.4	40	330	**12**	27	230	0.3
● 10434	1321	●養殖，皮つき，蒸し	0	958	230	60.2	20.0	**23.8**	15.3	79	**15.8**	2.41	7.57	4.66	2.18	2.43	(0.1)	(0.1)	3.1*	(0)	–	0.1	–	1.4	49	360	**10**	28	250	0.3
● 10435	1322	●養殖，皮つき，電子レンジ調理	0	930	223	61.2	19.0	**22.9**	14.8	72	**15.4**	2.40	7.23	4.53	2.09	2.40	(0.1)	(0.1)	3.5*	(0)	–	0.1	–	1.5	47	380	**8**	29	260	0.3
10145	1323	●養殖，皮つき，焼き	0	1125	270	54.6	19.8	**24.5**	19.1	93	**19.7**	3.06	9.40	5.78	2.66	3.05	(0.3)	(0.3)	4.9*	(0)	–	0.3	–	1.7	55	460	**17**	34	310	0.3
● 10436	1324	●養殖，皮つき，ソテー	0	1104	266	54.6	22.3	**25.2**	19.6	79	**20.4**	2.83	9.93	5.98	2.57	3.36	(0.1)*	(0.1)	1.9	(0)	–	0.1	–	1.7	55	450	**10**	33	300	0.3
● 10437	1325	●養殖，皮つき，天ぷら	0	1175	282	52.6	18.2	**21.0**	19.5	65	**20.1**	2.32	10.56	5.79	2.30	3.44	–	–	8.5*	–	–	5.1	–	1.2	66	410	**27**	26	240	0.4
● 10438	1326	●養殖，皮なし，生	0	928	223	62.5	16.7	**19.6**	15.7	64	**17.0**	2.38	7.87	4.82	2.11	2.64	(0.1)	(0.1)	3.6*	(0)	–	0.1	–	1.4	43	380	**5**	28	250	0.3
● 10439	1327	●養殖，皮なし，水煮	10	1016	244	58.7	19.1	**22.7**	16.8	75	**17.9**	2.61	8.39	5.10	2.26	2.79	(0.1)	(0.1)	4.0*	(0)	–	0.1	–	1.4	39	350	**5**	28	240	0.3
● 10440	1328	●養殖，皮なし，蒸し	8	951	228	60.3	19.4	**23.2**	15.1	70	**15.8**	2.31	7.51	4.58	2.13	2.40	(0.1)	(0.1)	3.8*	(0)	–	0.1	–	1.4	49	360	**13**	29	250	0.3
● 10441	1329	●養殖，皮なし，電子レンジ調理	8	963	231	60.2	18.5	**22.7**	15.7	70	**16.5**	2.56	7.69	4.81	2.21	2.54	(0.1)	(0.1)	3.9*	(0)	–	0.1	–	1.6	47	400	**6**	30	270	0.3
● 10442	1330	●養殖，皮なし，焼き	10	953	229	59.8	19.2	**23.9**	15.0	72	**15.7**	2.36	7.44	4.53	2.10	2.38	(0.1)	(0.1)	4.2*	(0)	–	0.1	–	1.7	52	440	**5**	31	280	0.3
● 10443	1331	●養殖，皮なし，ソテー	10	1119	269	53.2	22.3	**25.8**	20.0	78	**21.0**	2.84	10.16	6.10	2.61	3.44	(0.1)*	(0.1)	2.8	(0)	–	0.1	–	1.7	54	450	**7**	34	300	0.3
● 10444	1332	●養殖，皮なし，天ぷら	10	1107	266	54.8	17.3	**20.0**	17.9	58	**18.6**	2.15	9.64	5.34	2.11	3.19	–	–	8.9*	–	–	5.5	–	1.1	62	390	**27**	25	230	0.3
10146	1333	●にじます ●海面養殖，皮つき，生	0	841	201	63.0	18.7	**21.4**	11.7	69	**14.2**	3.09	5.04	3.07	2.56	0.51	(0.1)	(0.1)	5.2*	(0)	–	0.1	–	1.3	64	390	**13**	28	250	0.3
10402	1334	●海面養殖，皮なし，生	0	734	176	67.5	17.8	**20.5**	10.1	52	**10.8**	1.65	4.67	3.31	1.70	1.57	(0.2)	(0.2)	3.5*	(0)	–	0.2	–	1.2	50	420	**8**	29	250	0.3
10147	1335	●海面養殖，皮つき，焼き	0	994	238	55.3	(23.9)	**27.2**	13.3	98	**15.8**	3.58	5.75	3.38	2.81	0.57	(0.4)	(0.4)	5.7*	(0)	–	0.4	–	1.8	68	490	**22**	55	350	0.3
10148	1336	●淡水養殖，皮つき，生	45	489	116	74.5	16.2	**19.7**	3.7	72	**4.6**	0.94	1.36	1.26	0.85	0.41	(0.1)	(0.1)	4.5*	(0)	–	0.1	–	1.1	50	370	**24**	28	240	0.2
10149	1337	●べにざけ ●生	0	536	127	71.4	(18.6)	**22.5**	3.7	51	**4.5**	0.81	1.75	1.03	0.92	0.11	(0.1)	(0.1)	4.7*	(0)	–	0.1	–	1.5	57	380	**10**	31	260	0.4
10150	1338	●焼き	0	685	163	63.4	(23.6)	**28.5**	4.9	76	**6.0**	1.06	2.29	1.30	1.16	0.14	(0.1)	(0.1)	6.1*	(0)	–	0.1	–	2.0	72	490	**16**	39	340	0.5
10151	1339	●くん製	0	602	143	64.0	–	**25.7**	4.4	50	**5.5**	0.97	2.04	1.23	1.09	0.12	(0.1)*	(0.1)	1.2	(0)	–	0.1	–	4.7	1500	250	**19**	20	240	0.8
10152	1340	●ますのすけ ●生	0	737	176	66.5	(16.2)	**19.5**	9.7	54	**12.5**	2.50	4.78	1.97	1.59	0.37	(Tr)	(Tr)	6.2*	(0)	–	Tr	–	1.5	38	380	**18**	28	250	0.3
10153	1341	●焼き	0	995	238	54.9	(21.9)	**26.4**	13.1	79	**16.7**	3.44	6.57	2.56	2.06	0.50	(Tr)	(Tr)	8.1*	(0)	–	Tr	–	2.0	48	520	**30**	33	330	0.4

なるほど！ ルイベって何？…アイヌ語で「凍った食べ物」のこと。ふつう，さけのルイベをさします。寄生虫がいるため生では食べないさけを凍らせて，衛生的に食べる知恵はスゴイ。

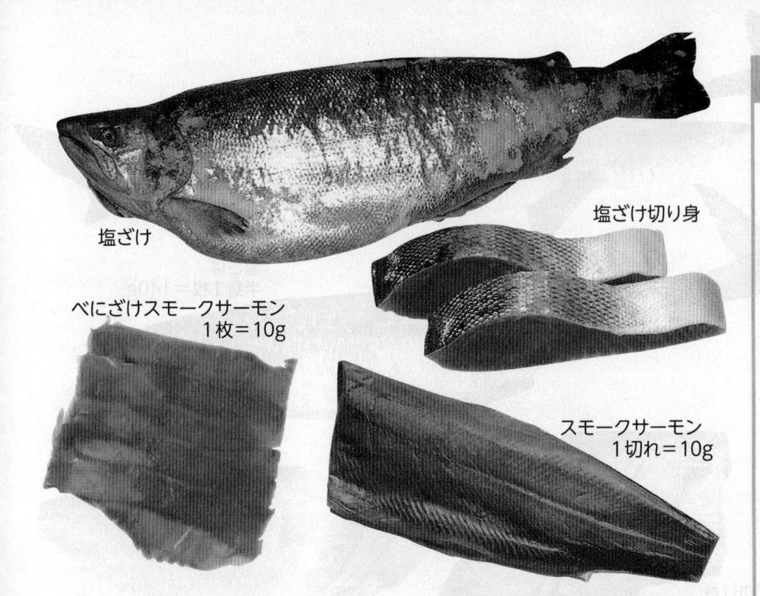

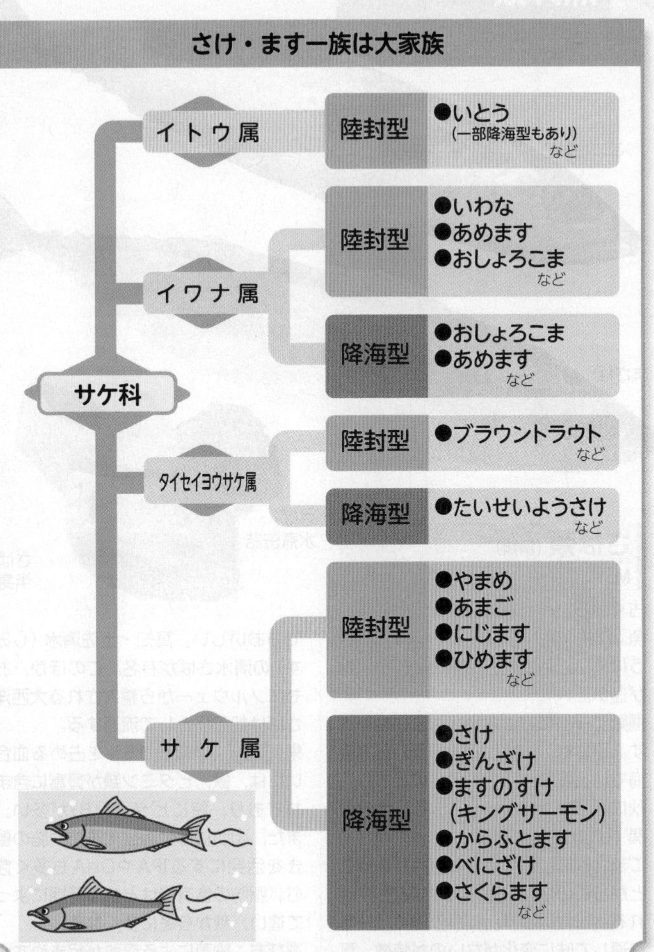

から食べられてきた魚だけに各地に郷土料理が多い。代表的なものに，北海道の三平汁，石狩鍋，飯(い)ずし，ルイベ，秋田のさけずし，福島の紅葉漬け(子持ちさけのこうじ漬け)，新潟三面（みおもて）川のさけ料理（酒びたし，飯ずし），栃木のしもつかれ(よく煮込んださけの頭に大根，にんじん，油揚げなどを入れて煮込む）など。

加工品：塩ざけ，缶詰，スモークサーモン，すじこ，イクラ，めふんなど。

●新巻き・塩ざけ：原料は，しろさけ，べにざけ，ぎんざけなど。軽く塩をして，塩が浸透する前に冷凍貯蔵したものが流通している。この状態だと塩分は少ないが，さけのうまみが出にくい。

●スモークサーモン(くん製)：やわらかい冷くん，ややかための温くんのほか，生に近いソフトくん製がある。原料はべにざけ，ますのすけ，しろさけなど。ソフトくん製は，さけを食塩水に短時間つけ，乾燥させたあと，20～25℃で短時間スモークをかけたもの。これよりやや長持ちするのが温くんで，25～70℃でスモークする。さらに長持ちする冷くんは，20～25℃で1カ月以上スモークする。オードブル，サラダ，カナッペ，にぎり寿司などに使う。

無機質							ビタミン（脂溶性）												ビタミン（水溶性）										食塩相当量	備考
							A							E																
								カロテン						トコフェロール																
亜鉛	銅	マンガン	ヨウ素	セレン	クロム	モリブデン	レチノール	α	β	β-クリプトキサンチン	β-カロテン当量	レチノール活性当量	D	α	β	γ	δ	K	B_1	B_2	ナイアシン	ナイアシン当量	B_6	B_{12}	葉酸	パントテン酸	ビオチン	C		
mg	mg	mg	μg	μg	μg	μg	μg	μg	μg	μg	μg	μg	μg	mg	mg	mg	mg	μg	mg	mg	mg	mg	mg	μg	μg	mg	μg	mg	g	
0.5	0.05	0.01	5	19	0	0	14	0	0	0	0	14	**8.3**	**3.8**	0	0.1	0	6	0.23	0.10	7.4	11.0	0.45	7.2	27	1.31	6.3	2	0.1	別名：アトランティックサーモン 切り身
0.4	0.05	0.01	5	20	0	Tr	15	(0)	(0)	(0)	(0)	15	**7.5**	**4.9**	(0)	(0)	(0)	8	0.26	0.10	6.2	11.0	0.50	7.3	17	1.16	5.7	1	0.1	切り身
0.3	0.06	0.01	8	24	0	Tr	16	(0)	(0)	(0)	(0)	16	**7.5**	**3.4**	(0)	(0)	(0)	6	0.25	0.11	7.0	12.0	0.52	8.4	18	1.11	7.1	2	0.1	切り身
0.3	0.06	0.01	7	23	Tr	Tr	18	(0)	(0)	(0)	(0)	18	**6.1**	**2.9**	(0)	(0)	(0)	6	0.29	0.11	7.5	12.0	0.61	8.9	17	1.24	6.5	2	0.1	切り身
0.5	0.05	0.01	8	26	0	Tr	17	0	0	0	0	17	**11.0**	**4.4**	0	0.2	0	8	0.24	0.13	8.2	13.0	0.43	5.6	28	1.69	8.8	3	0.1	切り身
0.3	0.06	0.01	8	23	0	Tr	22	(0)	(0)	(0)	(0)	22	**6.9**	**5.8**	Tr	2.5	0.1	9	0.31	0.13	8.8	14.0	0.51	7.9	23	1.61	7.6	2	0.1	切り身　植物油（なたね油）　調理による脂質の増減：本書p.315表2参照
0.5	0.05	0.05	5	18	0	1	5	0	8	0	8	6	**5.6**	**5.7**	Tr	4.3	0.1	19	0.27	0.14	7.5	12.0	0.45	4.2	23	1.26	6.1	2	0.2	切り身　調理による脂質の増減：本書p.314～315表1参照
0.4	0.05	0.01	6	17	0	0	14	(0)	(0)	(0)	(0)	14	**7.3**	**3.6**	–	–	–	6	0.24	0.08	7.7	12.0	0.49	8.0	25	1.30	6.1	2	0.1	切り身。刺身と同等
0.3	0.05	0.01	5	21	0	0	16	(0)	(0)	(0)	(0)	16	**7.0**	**4.7**	(0)	(0)	(0)	8	0.27	0.10	6.5	11.0	0.55	7.5	17	1.25	5.9	2	0.1	切り身　廃棄部位：皮，小骨
0.3	0.06	0.01	7	24	0	Tr	17	(0)	(0)	(0)	(0)	17	**7.3**	**3.4**	(0)	(0)	(0)	6	0.25	0.10	6.9	12.0	0.57	9.3	18	1.09	7.7	2	0.1	切り身　廃棄部位：皮，小骨
0.3	0.07	0.01	7	24	0	Tr	22	(0)	(0)	(0)	(0)	22	**6.4**	**3.1**	(0)	(0)	(0)	7	0.29	0.11	7.2	12.0	0.58	9.7	21	1.12	6.8	2	0.1	切り身　廃棄部位：皮，小骨
0.3	0.07	0.01	7	24	0	Tr	21	(0)	(0)	(0)	(0)	21	**7.7**	**3.7**	(0)	(0)	(0)	7	0.25	0.11	8.3	13.0	0.52	9.4	17	1.22	8.7	1	0.1	切り身　廃棄部位：皮，小骨
0.3	0.06	0.01	7	23	0	Tr	22	(0)	(0)	(0)	(0)	22	**6.6**	**6.0**	Tr	2.8	0.1	10	0.31	0.13	9.1	15.0	0.50	7.9	24	1.56	7.8	2	0.1	切り身　廃棄部位：皮，小骨　植物油（なたね油）　調理による脂質の増減：本書p.315表2参照
0.4	0.05	0.05	5	17	0	1	4	0	8	0	8	5	**5.3**	**5.4**	Tr	4.0	0.1	19	0.27	0.13	7.5	12.0	0.51	3.7	18	1.15	5.7	2	0.2	切り身　廃棄部位：皮，小骨　調理による脂質の増減：本書p.314～315表1参照
0.5	0.04	0.01	4	22	0	(0)	57	(0)	0	(0)	(0)	57	**11.0**	**5.5**	0	1.1	0	–	0.17	0.10	6.8	11.0	0.45	5.2	12	1.78	5.4	2	0.2	別名：スチールヘッドトラウト，サーモントラウト　切り身
0.4	0.04	0.01	3	21	0	(0)	27	(0)	0	(0)	(0)	27	**7.0**	**3.8**	0	0.9	0	–	0.21	0.12	6.7	11.0	0.59	3.8	9	1.74	5.5	3	0.1	
0.6	0.05	0.01	–	–	–	(0)	74	(0)	0	(0)	(0)	74	**12.0**	**5.9**	0	–	0	–	0.20	0.15	7.0	(12.0)	0.30	2.8	15	2.68	–	5	0.2	切り身
0.6	0.04	0.01	–	–	–	–	17	0	0	0	0	17	**12.0**	**1.2**	Tr	0	0	(0)	0.21	0.10	4.0	7.3	0.36	6.0	13	1.63	–	2	0.1	廃棄部位：頭部，内臓，骨，ひれ等（三枚下ろし）
0.5	0.07	0.01	–	–	–	–	27	0	0	(0)	(0)	27	**33.0**	**1.3**	0	0	0	(0)	0.26	0.15	6.0	(10.0)	0.41	9.4	13	1.23	–	Tr	0.1	切り身
0.7	0.08	0.01	–	–	–	–	35	0	0	(0)	(0)	35	**38.0**	**1.8**	0	0	0	(0)	0.27	0.22	7.2	(12.0)	0.39	3.8	15	1.49	–	2	0.2	切り身
0.5	0.07	0.01	–	–	–	–	43	–	–	–	(0)	43	**28.0**	**1.2**	0	0	0	(0)	0.23	0.23	8.5	13.0	0.52	8.0	10	1.50	–	(0)	3.8	切り身　皮の割合：10%
0.4	0.06	0.01	–	–	–	–	160	0	0	–	0	160	**16.0**	**3.3**	0	0	0	(0)	0.13	0.12	7.7	(11.0)	0.43	3.4	12	1.38	–	1	0.1	別名：キングサーモン　切り身
0.6	0.05	0.01	–	–	–	–	200	0	0	–	0	200	**17.0**	**3.8**	0	0	0	(0)	0.14	0.20	8.1	(13.0)	0.36	4.1	15	1.77	–	Tr	0.1	切り身

ごまさば
あぶらつのざめ
塩さば
半身1枚＝140g
まさば
さば
水煮缶詰
さば切り身
半身1切れ＝180g
しめさば
1切れ＝10g

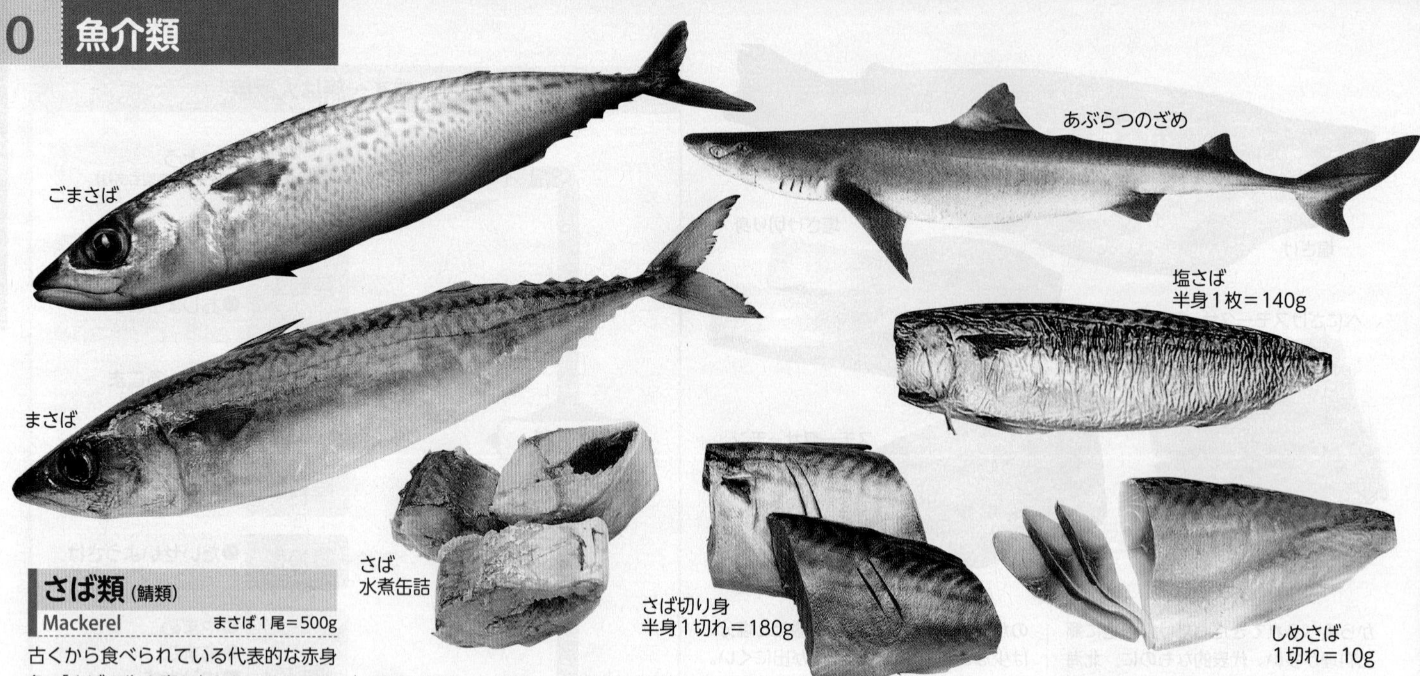

さば類 (鯖類)

Mackerel　　まさば1尾＝500g

古くから食べられている代表的な赤身魚。「さばの生き腐れ」ともいわれるように，酵素活性が強いために自己消化が速い。

種類：一般にさばといえばまさばをさす。平さば，本さばともいう。日本近海で漁獲され，秋さばの名のとおり，秋に脂がのっておいしくなる。大分の関（せき）さばが有名。

ごまさばは腹側に小さな斑点があることからこの名があり，丸さばとも呼ばれる。まさばより脂質が少なく，一年を通して味に変化がないのが特徴。夏でもおいしい。高知・土佐清水（しみず）の清水さばが有名。このほか，おもにノルウェーから輸入される大西洋さばは加工品として流通する。

栄養：筋肉中10～15%を占める血合いには，鉄，ビタミン類が豊富に含まれており，特にビタミンB_2が多い。また，脂肪には動脈硬化予防や脳の働きを活発にするIPAやDHAも多く含む。脂肪の含有量はとれる時期によって違い，秋から冬に多くなる。

選び方：細菌による腐敗が起きやすいので新鮮なものを選ぶ。目が澄んでいて体色に光沢があり，身がかたくしっかりしまっているもの，えらの赤いものが新鮮。大きいもののほうが，脂ののりがよく，味がよい。

調理法：秋さばは塩焼き，しめさば，さば寿司，みそ煮，煮つけ，蒸し物に，脂の少ない時期のものはフライ，マリネ，南蛮漬けなどに向く。いずれも，臭みを消すためにしっかり塩をして身をしめてから調理する。

さめ類 (鮫類)

Shark　　1切れ＝80g

関西では一般にふかという。脂肪分が少なく淡白だが，アンモニア臭が強く口あたりがよくない。しかし，すり身を練り製品に使うと弾力を増すので，多くは水産練り製品の原料として使われる。日本で利用されているのはあぶらつのざめ，よしきりざめである。

調理法：照り焼き，フライ，煮つけなどにする。徳島には，身を薄切りにし

可食部100g当たり▶

食品番号	索引番号	食品名	廃棄率	エネルギー	エネルギー	水分	たんぱく質: アミノ酸組成によるたんぱく質	たんぱく質: たんぱく質	脂質: 脂肪酸のトリアシルグリセロール当量	脂質: コレステロール	脂質: 脂質	脂肪酸: 飽和	脂肪酸: 一価不飽和	脂肪酸: 多価不飽和	脂肪酸: n-3系多価不飽和	脂肪酸: n-6系多価不飽和	炭水化物: 利用可能炭水化物 単糖当量	炭水化物: 利用可能炭水化物 質量計	炭水化物: 利用可能炭水化物 差引き法による	炭水化物: 総食物繊維量	炭水化物: 糖アルコール	炭水化物: 炭水化物	有機酸	灰分	無機質: ナトリウム	無機質: カリウム	無機質: カルシウム	無機質: マグネシウム	無機質: リン	無機質: 鉄
			%	kJ	kcal	g	g	g	g	mg	g	g	g	g	g	g	g	g	g	g	g	g	g	g	mg	mg	mg	mg	mg	mg
		(さば類)																												
10154	1342	●まさば ●生	50	883	211	62.1	17.8	**20.6**	12.8	61	**16.8**	4.57	5.03	2.66	2.12	0.43	(0.3)	(0.3)	6.2*	(0)	–	0.3	–	1.1	110	330	**6**	30	220	1.2
10155	1343	●水煮	0	1054	253	57.4	(19.6)	**22.6**	17.3	80	**22.6**	6.12	6.62	3.79	3.04	0.60	(0.3)	(0.3)	4.8*	(0)	–	0.3	–	1.0	94	280	**7**	29	210	1.3
10156	1344	●焼き	0	1100	264	54.1	(21.8)	**25.2**	17.1	79	**22.4**	5.87	6.68	3.84	3.10	0.61	(0.4)	(0.3)	5.6*	(0)	–	0.4	–	1.3	120	370	**10**	34	280	1.6
10403	1345	●フライ	0	1317	316	47.2	16.7	**20.0**	21.9	70	**25.1**	4.68	10.11	6.17	3.95	2.13	6.8	6.2	13.1*	–	–	6.5	–	1.1	130	310	**14**	30	210	1.3
10404	1346	●ごまさば ●生	50	551	131	70.7	19.9	**23.0**	3.7	59	**5.1**	1.20	0.87	1.48	1.21	0.26	(0.3)	(0.2)	4.5*	(0)	–	0.3	–	1.3	66	420	**12**	33	260	1.6
10405	1347	●水煮	0	585	139	68.8	20.9	**24.8**	3.8	62	**5.2**	1.23	0.89	1.48	1.20	0.27	(0.2)	(0.2)	5.4*	(0)	–	0.2	–	1.2	56	350	**13**	31	240	1.8
10406	1348	●焼き	0	734	174	60.8	25.5	**31.1**	4.7	74	**6.6**	1.55	1.11	1.87	1.52	0.34	(0.3)	(0.3)	7.4*	(0)	–	0.3	–	1.6	88	540	**19**	46	350	2.2
10157	1349	●さば節	0	1399	330	14.6	(64.0)	**73.9**	2.8	300	**5.1**	1.02	0.77	0.90	0.73	0.16	(Tr)	(Tr)	12.1*	(0)	–	Tr	–	6.4	370	1100	**860**	140	1200	7.2
10158	1350	●たいせいようさば ●生	0	1223	295	54.5	15.3	**17.2**	23.4	68	**26.8**	5.19	9.79	7.46	6.56	0.64	(0.4)	(0.4)	5.6*	(0)	–	0.4	–	1.1	99	320	**7**	28	210	0.9
10159	1351	●水煮	0	1287	310	51.4	16.3	**18.6**	24.0	78	**28.5**	5.54	10.36	7.05	6.13	0.66	(0.4)	(0.4)	7.3*	(0)	–	0.4	–	1.1	96	280	**9**	27	210	1.0
10160	1352	●焼き	0	1354	326	47.0	18.2	**21.8**	23.8	80	**29.3**	5.67	10.62	6.55	5.66	0.64	(0.5)	(0.5)	9.6*	(0)	–	0.5	–	1.4	120	390	**12**	33	260	1.2
10161	1353	●加工品 ●塩さば	0	1099	263	52.1	22.8	**26.2**	16.3	59	**19.1**	3.79	6.63	5.24	4.62	0.49	(0.1)	(0.1)	6.3*	(0)	–	0.1	–	2.5	720	300	**27**	35	200	2.0
10162	1354	●開き干し	25	1260	303	50.1	16.4	**18.7**	22.7	65	**28.5**	6.57	8.60	6.58	5.58	0.84	(0.2)	(0.2)	8.3*	(0)	–	0.2	–	2.5	680	300	**25**	25	200	2.0
10163	1355	●しめさば	0	1215	292	50.6	17.5	**18.6**	20.6	65	**26.9**	5.79	8.26	5.69	4.87	0.68	–	–	9.1*	(0)	–	1.7	–	2.2	640	200	**9**	24	160	1.1
10164	1356	●缶詰 ●水煮	0	727	174	66.0	(17.4)	**20.9**	9.3	84	**10.7**	2.42	3.47	3.03	2.73	0.30	(0.2)	(0.2)	5.1*	(0)	–	0.2	–	2.2	340	260	**260**	31	190	1.6
10165	1357	●みそ煮	0	876	210	61.0	(13.6)	**16.3**	12.5	70	**13.9**	3.70	4.41	3.88	3.33	0.52	–	–	10.7*	(0)	–	6.6	–	2.2	430	250	**210**	29	250	2.0
10166	1358	●味付け	0	871	208	59.6	(17.8)	**21.4**	11.2	95	**12.6**	3.35	3.87	3.53	3.08	0.42	–	–	8.9*	(0)	–	4.0	–	2.4	530	260	**180**	35	300	2.0
		(さめ類)																												
10167	1359	●あぶらつのざめ ●生	0	578	138	72.4	(8.3)	**16.8**	6.6	50	**9.4**	1.72	2.88	1.76	1.43	0.30	(Tr)	(Tr)	11.2*	(0)	–	Tr	–	1.4	100	450	**6**	19	200	1.0
10168	1360	●よしきりざめ ●生	0	336	79	79.2	9.4	**18.9**	0.2	54	**0.6**	0.07	0.05	0.10	0.07	0.02	(Tr)	(Tr)	9.9*	(0)	–	Tr	–	1.3	210	290	**5**	19	150	0.4
10169	1361	●ふかひれ	0	1463	344	13.0	(41.7)	**83.9**	0.5	250	**1.6**	0.17	0.12	0.16	0.11	0.05	(Tr)	(Tr)	43.4*	(0)	–	Tr	–	1.5	180	3	**65**	94	36	1.2
10170	1362	さより●生	40	374	88	77.9	(16.2)	**19.6**	0.9	100	**1.3**	0.26	0.21	0.42	0.37	0.05	(Tr)	(Tr)	3.7*	(0)	–	Tr	–	1.2	190	290	**41**	37	190	0.3

なるほど! 大阪名物バッテラ…酢でしめたさばの薄い切り身を酢飯にのせた棒寿司。ポルトガル語で小舟を意味するバテイラが語源とか。

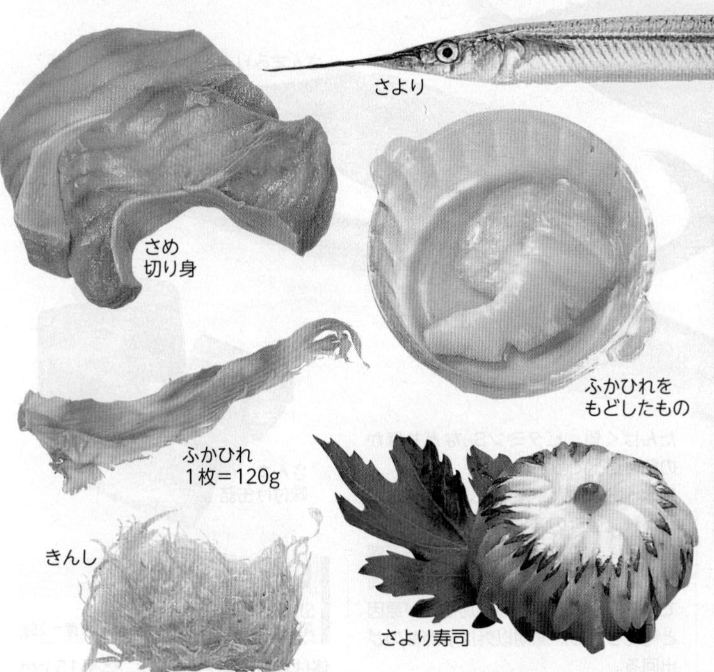

さより

さめ
切り身

ふかひれ
1枚＝120g

きんし

ふかひれを
もどしたもの

さより寿司

てゆで，酢みそで食べるふかの湯ざらしがある。

●**ふかひれ**：さめのひれを素干ししたものをいう。その繊維をばらばらにほぐしてまとめたものがきんしで，独特の歯ごたえがある。日本では古くから加工技術が進み，世界でも高級品として名が通る。宮城の気仙沼産が有名。もどすのに手間と時間がかかるので，もどした製品も市販されている。煮込み，スープのほか，しゅうまいに入れたりもする。

さより（細魚，針魚）

Halfbeak 1尾＝80g

背は銀色，腹が白く透きとおっており，針魚の名のとおり細身の美しい魚である。体長30～40cm，肉が白く淡白で，よい香りをもつ。

旬：春。

選び方：目が澄んで身がよくしまっているもの，下あごの先が鮮やかな朱色で，腹が銀色に光っているものを選ぶ。鮮度が落ちると腹が黄ばんでくる。

調理法：体は細いが身は厚く，三枚におろして使うことが多い。さしみ，酢じめ，昆布じめ，寿司だねなど，美しい形を生かして調理する。さしみは，糸づくり（細づくり）や身を2枚合わせて切り，切り口を藤の花のように並べる藤づくりなどにする。また，長い身を結んで「結びさより」にし，吸い物にするほか，マリネ，天ぷらにもする。

Q&A

酢に漬けた魚の身が白くなるのはなぜ？

魚肉のおもな成分であるたんぱく質は，熱や酸によって凝固する性質があります。細胞内には水に溶けてコロイド状になったたんぱく質の分子があり，これに酸が加わることで分子は水に溶けなくなり，白く細かい粒子が寄り集まった状態になります。さばなどを酢じめにすると，身が白くかたくなるのはこうした理由からです。

豆知識

魚にまつわることわざ

●**魚心あれば水心**…そちらに好意があるなら，こちらも好意をもちましょうということ。
●**うなぎの寝床**…うなぎはいつも細くて奥行きの長い穴にひそんでいることから，幅が狭くて細長いスペースをいう。
●**えびでたいを釣る**…高価なたいを釣るのに，安くて小さいえびをえさにすることから，少しの労力で大きな利益を得ること。
●**ごまめの歯ぎしり**…力のない者が，力及ばず，ただ悔しがって腹を立てること。
●**とどのつまり**…ぼらは成長するに従い，はく→おぼこ→すばしり→いな→ぼらと名前が変わる出世魚。さらに大型になると「とど」と呼ばれ，産卵のために南方へ去って，以後姿を見せなくなるところから，おしまい，結局は，という場合に使う。
●**水を得た魚**…適所にいて，いきいきとしている様子。

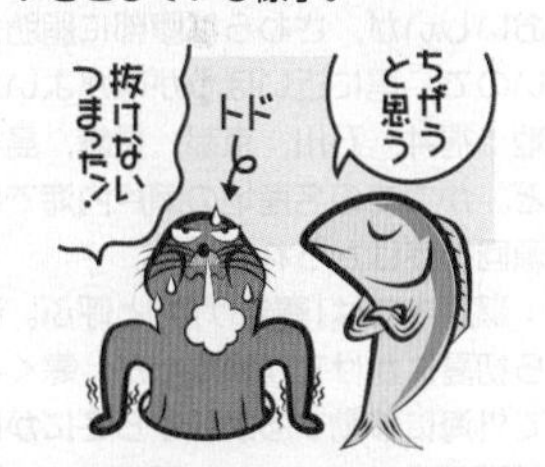

亜鉛	銅	マンガン	ヨウ素	セレン	クロム	モリブデン	レチノール	α-カロテン	β-カロテン	β-クリプトキサンチン	β-カロテン当量	レチノール活性当量	D	トコフェロールα	トコフェロールβ	トコフェロールγ	トコフェロールδ	K	B1	B2	ナイアシン	ナイアシン当量	B6	B12	葉酸	パントテン酸	ビオチン	C	食塩相当量	備考
無機質							ビタミン（脂溶性）A							E					ビタミン（水溶性）											
mg	mg	mg	µg	µg	µg	µg	µg	µg	µg	µg	µg	µg	µg	mg	mg	mg	mg	µg	mg	mg	mg	mg	mg	µg	µg	mg	µg	mg	g	
1.1	0.12	0.01	21	70	2	0	37	0	1	0	1	37	5.1	1.3	0	0	0	2	0.21	0.31	12.0	16.0	0.59	13.0	11	0.66	4.9	1	0.3	別名：さば 廃棄部位：頭部，内臓，骨，ひれ等（三枚下ろし）
1.1	0.14	0.01	23	66	6	0	31	0	0	0	0	31	4.3	2.0	0	0	0	–	0.25	0.30	11.0	(15.0)	0.48	19.0	13	0.75	8.5	0	0.2	切り身
1.4	0.16	0.01	24	21	6	1	34	0	0	0	0	34	4.9	2.1	0	0	0	4	0.30	0.37	13.0	(18.0)	0.54	22.0	13	0.79	8.2	0	0.3	切り身
1.1	0.13	0.08	–	–	–	–	42	0	1	1	1	42	3.5	3.2	0	3.7	0.1	19	0.20	0.30	9.9	14.0	0.33	11.0	16	0.70	–	0	0.3	切り身 調理による脂質の増減：本書p.314～315表1参照
1.1	0.13	0.01	–	–	–	–	8	0	0	0	0	8	4.3	1.2	0	0	0	4	0.17	0.28	15.0	20.0	0.65	13.0	10	0.72	–	Tr	0.2	廃棄部位：頭部，内臓，骨，ひれ等（三枚おろし）
1.2	0.15	0.01	–	–	–	–	8	0	0	0	0	8	4.9	1.1	0	0	0	4	0.15	0.28	13.0	18.0	0.51	14.0	12	0.76	–	0	0.1	切り身
1.4	0.14	0.01	–	–	–	–	11	0	0	0	0	11	5.7	1.7	0	0	0	5	0.21	0.36	19.0	24.0	0.55	17.0	18	1.01	–	0	0.2	切り身
8.4	0.43	0.05	–	–	–	–	Tr	(0)	(0)	(0)	(0)	(Tr)	12.0	0.9	0	0	0	(0)	0.25	0.85	15.0	(29.0)	0.68	6.0	30	1.55	–	(0)	0.9	
0.9	0.06	0.01	69	45	0	0	44	0	0	0	0	44	10.0	0.7	0	0	0	(0)	0.14	0.35	6.5	10.0	0.35	8.1	12	0.72	6.6	1	0.3	別名：ノルウェーさば 三枚におろしたもの（魚体全体から調理する場合，廃棄率：35%，廃棄部位：頭部，内臓，骨，ひれ等）
1.0	0.07	0.01	67	45	0	0	42	0	0	0	0	42	6.6	0.6	0	0	0	(0)	0.19	0.34	5.3	9.1	0.28	12.0	13	0.72	8.2	Tr	0.2	切り身
1.1	0.09	0.01	89	59	0	0	63	0	0	0	0	63	11.0	0.8	0	0	0	(0)	0.22	0.38	7.6	12.0	0.33	8.8	16	0.93	10.0	Tr	0.3	切り身
0.6	0.07	0.02	110	78	1	0	9	(0)	(0)	(0)	(0)	9	11.0	0.5	0	0	0	(0)	0.16	0.59	12.0	17.0	0.41	7.1	10	0.59	5.9	(0)	1.8	切り身
1.0	0.09	–	110	110	0	0	9	(0)	(0)	(0)	(0)	9	12.0	2.4	0	0	0	(0)	0.13	0.59	8.5	12.0	0.42	11.0	11	0.63	8.9	0	1.7	廃棄部位：頭部，骨，ひれ等
0.4	0.18	0.01	430	73	1	Tr	14	0	0	(0)	(0)	14	8.0	0.5	0	0	0	(0)	0.13	0.28	7.7	12.0	0.36	11.0	4	0.71	7.6	Tr	1.6	
1.7	0.14	0.02	–	–	–	–	Tr	(0)	(0)	(0)	(0)	(Tr)	11.0	3.2	0	0	0	(0)	0.15	0.40	8.0	(12.0)	0.36	12.0	12	0.55	–	(0)	0.9	液汁を除いたもの
1.2	0.14	0.09	–	–	–	–	42	(0)	(0)	(0)	(0)	42	5.0	1.9	Tr	0.3	0.2	(0)	0.04	0.37	5.9	(9.0)	0.30	9.6	21	0.50	–	0	1.1	液汁を含んだもの
1.3	0.16	0.09	–	–	–	–	31	(0)	(0)	(0)	(0)	31	5.0	2.4	0	0	0	(0)	0.03	0.27	7.4	(11.0)	0.33	11.0	24	0.52	–	0	1.3	液汁を除いたもの
																														別名：ふか
0.3	0.04	0.01	–	–	–	–	210	–	–	–	(0)	210	1.0	2.2	0	0	0	(0)	0.04	0.08	1.0	(3.0)	0.33	1.7	2	0.73	–	Tr	0.3	別名：あぶらざめ 切り身
0.5	0.06	–	–	–	–	–	9	–	–	–	(0)	9	0	0.9	0	0	0	(0)	0.11	0.11	0.9	3.2	0.24	0.3	4	0.49	–	Tr	0.5	切り身
3.1	0.06	0.09	–	–	–	–	(0)	(0)	(0)	(0)	(0)	(0)	1.0	0.4	0	0	0	(0)	Tr	Tr	0.5	(11.0)	0.02	0.9	23	0.24	–	(0)	0.5	別名：さめひれ，きんし
1.9	0.03	0.02	–	–	–	–	Tr	(0)	(0)	(0)	(0)	(Tr)	3.0	0.9	0	0	0	(0)	Tr	0.12	5.2	(8.8)	0.33	5.5	10	0.44	–	2	0.5	廃棄部位：頭部，内臓，骨，ひれ等（三枚下ろし）

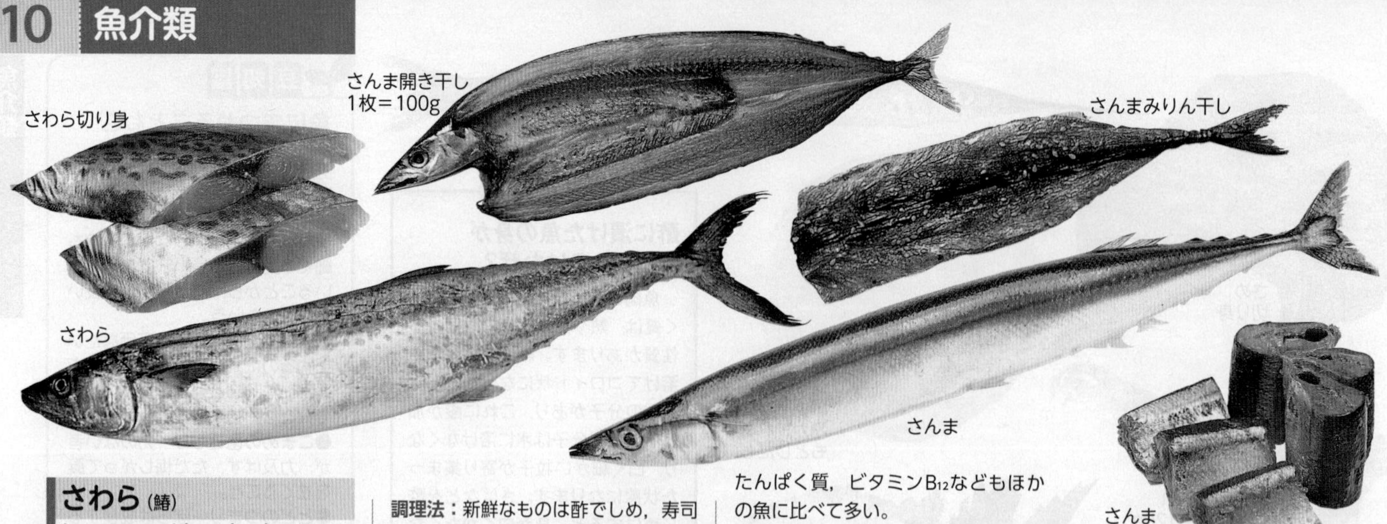

さわら（鰆）

Japanese spanish mackerel　1切れ＝80g

白身魚だが可食部の成分はまぐろに似て，脂ののったコクのあるうまみをもつ。体長1mにもなる大型魚で，体は細くスマート。成長とともに名前が変わり，40cmくらいのものを，関西，四国，九州ではさごし，関東ではさごちと呼ぶ。魚は一般的に頭に近いほうがおいしいが，さわらは腹部に脂肪が多いので，尾に近いほうが味がよい。

産地：福井，石川，京都，長崎，島根など。かつての名産地の瀬戸内海では，資源回復がはかられている。

旬：瀬戸内では「春告げ魚」と呼ぶ。春から初夏にかけてが漁期だが，寒くなって外海に移動する晩秋から冬にかけてが脂がのりおいしい。関東では，駿河湾や西伊豆で秋にとれるものを秋ざわら，冬のものを寒ざわらといって賞味する。

調理法：新鮮なものは酢でしめ，寿司だねにする。また，焼き物にするとおいしく，塩焼き，照り焼き，みそ漬け焼きなどにする。ほかに酒蒸し，魚すきの材料，肉質の白さを生かしてムニエルやフライなどにもする。

香川には，春にさわらを1本買いしてさまざまな料理をつくり，客をもてなす風習がある。寿司，酢じめ，煮魚をはじめ，卵では「からすみ」をつくる。

さんま（秋刀魚）

Pacific saury　中1尾＝150g

大衆魚の代表として昔から親しまれてきた赤身魚。日本近海では，大群をつくって列島沿いに移動する。

栄養：脂肪分や水分が季節によって大きく違う。旬の秋には，脂肪が20％を超えることもあるが，旬以外では5％前後にまで低下する。脂肪にはIPA（イコサペンタエン酸）が多く含まれ，たんぱく質，ビタミンB_{12}などもほかの魚に比べて多い。

産地：おもに太平洋沿岸。北海道など。

旬：秋。最近の漁獲量は，最盛期の1割以下にまで激減している。地球温暖化による海水温の上昇の影響や，公海での外国船の漁獲量の増加などが原因と考えられる。漁期以外は解凍ものが出回る。

選び方：30cm以上で体の幅のある大型のもの，口先が黄色くなったものは成魚の証拠である。また，表面に光沢があって背が盛り上がり，目が充血していないものを選ぶ。小さいもの，やせたものは避ける。8月から12月以外は氷蔵品や冷凍再解凍品が出回るので，家庭での冷凍は避けたほうがよい。

調理法：塩焼きに大根おろしとすだちをかけて食べる。ごく鮮度のよいものはさしみや寿司だね，酢じめにもする。ほかに，しょうが煮，竜田揚げ，蒲焼きなど。

ししゃも類（柳葉魚類）

Shishamo smelt and Atlantic caperin　1尾＝25g

体は細長く銀色を帯び，体長15 cmほど。1年を海で過ごしたのち，晩秋，産卵のため川に上ったものを河口でとる。かつては北海道太平洋沿岸の河川に大量に上って来ていたが，乱獲や産卵場の環境悪化で激減した。やや茶色みを帯び，小型で身がしっかりしている。産地は釧路，鵡川（むかわ）など。ししゃもはアイヌ語の「ススハム」に由来し，柳葉魚のことである。

●**樺太ししゃも（カペリン）**：ししゃもの代用品としてノルウェー，カナダなどから卵を抱いた雌が大量に輸入されている。ししゃもに比べて味は落ちる。

食品番号	索引番号	食品名（可食部100g当たり）	廃棄率	エネルギー		水分	たんぱく質		脂質			脂肪酸					炭水化物						有機酸	灰分	無機質					
							アミノ酸組成によるたんぱく質	たんぱく質	脂肪酸のトリアシルグリセロール当量	コレステロール	脂質	飽和	一価不飽和	多価不飽和	n-3系多価不飽和	n-6系多価不飽和	利用可能炭水化物（単糖当量）	利用可能炭水化物（質量計）	差引き法による利用可能炭水化物	総食物繊維量	糖アルコール	炭水化物			ナトリウム	カリウム	カルシウム	マグネシウム	リン	鉄
			%	kJ	kcal	g	g	g	g	mg	g	g	g	g	g	g	g	g	g	g	g	g	g	g	mg	mg	mg	mg	mg	mg
		さわら																												
10171	1363	●生	0	676	161	68.6	18.0	**20.1**	8.4	60	**9.7**	2.51	3.45	2.05	1.70	0.31	(0.1)	(0.1)	3.5*	(0)	–	0.1	–	1.5	65	490	**13**	32	220	0.8
10172	1364	●焼き	0	771	184	63.8	(21.1)	**23.6**	9.2	87	**10.8**	2.75	3.85	2.22	1.84	0.34	(0.1)	(0.1)	4.1*	(0)	–	0.1	–	1.7	90	610	**22**	36	310	0.9
		さんま																												
10173	1365	●皮つき，生	0	1193	287	55.6	16.3	**18.1**	22.7	68	**25.6**	4.84	10.58	6.35	5.59	0.55	(0.1)	(0.1)	4.4*	(0)	–	0.1	–	1.0	140	200	**28**	28	180	1.4
10407	1366	●皮なし，生	0	1151	277	57.0	15.7	**17.8**	21.7	54	**25.0**	4.72	10.02	6.09	5.38	0.52	(0.2)	(0.1)	4.7*	(0)	–	0.2	–	0.8	120	200	**15**	25	160	1.3
10174	1367	●皮つき，焼き	35	1171	281	53.2	19.3	**23.3**	19.8	72	**22.8**	4.31	9.03	5.61	4.95	0.48	(0.2)	(0.2)	6.5*	(0)	–	0.2	–	1.2	130	260	**37**	30	220	1.7
10175	1368	●開き干し	30	968	232	59.7	(17.5)	**19.3**	15.8	80	**19.0**	3.49	7.66	3.94	3.54	0.41	(0.1)	(0.1)	5.2*	(0)	–	0.1	–	1.9	500	260	**60**	28	140	1.1
10176	1369	●みりん干し	15	1598	382	25.1	(21.6)	**23.9**	20.3	98	**25.8**	4.56	10.28	4.65	3.90	0.63	–	–	28.1*	(0)	–	20.4	–	4.8	1400	370	**120**	50	250	2.2
10177	1370	●缶詰 ●味付け	0	1081	259	53.9	(17.1)	**18.9**	17.2	98	**18.9**	3.77	7.98	4.70	4.16	0.49	–	–	9.1*	(0)	–	5.6	–	2.7	540	160	**280**	37	350	1.9
10178	1371	●かば焼	0	916	219	57.0	(15.7)	**17.4**	11.7	80	**13.0**	2.55	5.65	3.04	2.67	0.34	–	–	12.6*	(0)	–	9.7	–	2.9	600	250	**250**	37	260	2.9
10179	1372	しいら●生	0	423	100	75.5	(17.7)	**21.3**	1.4	55	**1.9**	0.50	0.33	0.55	0.47	0.07	(Tr)	(Tr)	4.1*	(0)	–	Tr	–	1.3	50	480	**13**	31	250	0.7
		（ししゃも類）																												
10180	1373	●ししゃも ●生干し，生	10	639	152	67.6	(17.4)	**21.0**	7.1	230	**8.1**	1.62	3.40	1.73	1.47	0.15	(0.2)	(0.2)	4.8*	(0)	–	0.2	–	3.1	490	380	**330**	48	430	1.6
10181	1374	●生干し，焼き	10	680	162	64.1	(20.1)	**24.3**	6.6	300	**7.8**	1.53	3.11	1.63	1.41	0.14	(0.2)	(0.2)	5.6*	(0)	–	0.2	–	3.6	640	400	**360**	57	540	1.7
10182	1375	●からふとししゃも ●生干し，生	0	669	160	69.3	12.6	**15.6**	9.9	290	**11.6**	1.95	5.52	2.03	1.73	0.19	(0.5)	(0.5)	5.2*	(0)	–	0.5	–	3.0	590	200	**350**	55	360	1.4
10183	1376	●生干し，焼き	0	710	170	66.4	(14.7)	**18.2**	9.9	370	**11.3**	2.01	5.45	2.06	1.76	0.20	(0.6)	(0.5)	5.5*	(0)	–	0.6	–	3.5	770	210	**380**	65	450	1.6
10184	1377	したびらめ●生	45	377	89	78.0	(15.9)	**19.2**	1.2	75	**1.6**	0.34	0.33	0.45	0.38	0.06	(Tr)	(Tr)	3.7*	(0)	–	Tr	–	1.2	140	310	**36**	31	160	0.3
10185	1378	しまあじ●養殖，生	55	641	153	68.9	(18.2)	**21.9**	6.6	71	**8.0**	1.88	2.37	2.04	1.63	0.41	(0.1)	(0.1)	5.2*	(0)	–	0.1	–	1.1	53	390	**16**	29	250	0.7
10186	1379	しらうお●生	0	295	70	82.6	(11.3)	**13.6**	1.4	220	**2.0**	0.34	0.30	0.69	0.62	0.05	(0.1)	(0.1)	3.0*	(0)	–	0.1	–	1.7	170	250	**150**	39	270	0.4

 なるほど！ **皮をむく魚**…うまづらはぎ，かわはぎ，したびらめなどは皮をむいてから料理します。弱肉強食の海の中では，皮がかたくて食べられにくいことも護身術の一つ。

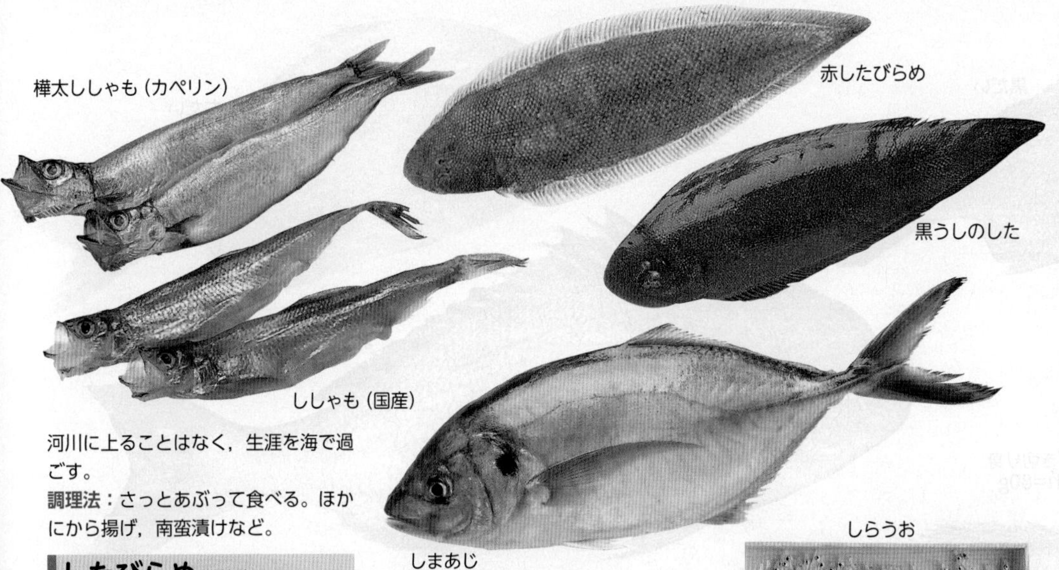

河川に上ることはなく，生涯を海で過ごす。
調理法：さっとあぶって食べる。ほかにから揚げ，南蛮漬けなど。

したびらめ（舌鮃）
Sole 1尾＝150g

ひらめやかれいの仲間で，形が似ているところから「牛の舌」とも呼ばれる。淡白で品のよい味をもつ。世界中でとれるが暖かいところを好むため，北方には少ない。
種類：赤したびらめ，黒うしのした，ささうしのしたなどがある。ドーバー海峡の「ドーバーソール」は珍重される。
旬：夏から秋にかけて。
選び方：中型で肉の厚いもの，表面の粘質物が透明なもの，体色がきれいなもの，特に裏側の白いものが新鮮。
調理法：洋風では，ムニエル，グラタン，ワイン蒸し，フライなど。和風では煮つけなどにする。

しまあじ（縞鯵）
Striped jack 1切れ＝80g

アジ科の大型魚。大きいもので体長1mになるが，50cmくらいのものが出回る。体の中央に黄色の帯が走り，体の後半部にアジ科特有の「ぜいご」がある。よく身がしまっており，アジ科の中で味がもっともよいといわれる。漁獲量が少なく高価。市場には養殖ものが出回る。
養殖：天然種苗（養殖用稚魚）を使う方法と，人工的に採卵し，ふ化させる方法がある。2～3年いけすで飼育し，1kg以上になったところを出荷する。
調理法：さしみ，焼き物，煮つけなど。

しらうお（白魚）
Japanese icefish 10尾＝20g

透きとおるような細長い体と淡白な味をもつ10cmまでの小さな魚。旬が2～5月と短いため珍重される。
調理法：吸い物，卵とじ，天ぷらなどのほか，蒸したり煮たりして寿司だねにもする。最近，生食もするが，寄生虫に注意が必要である。

Q&A
魚を焼くときに塩をふるのはなぜ?

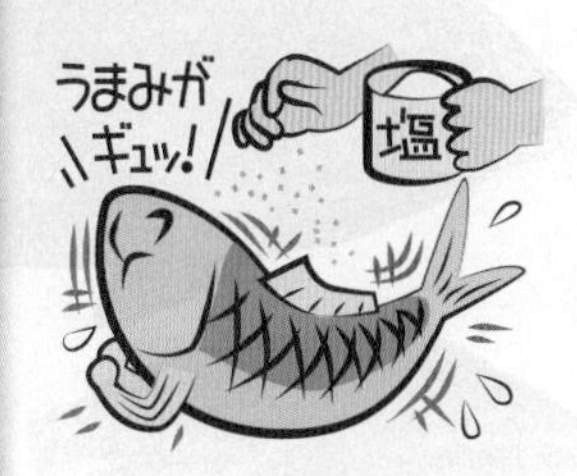

魚に塩をふると，表面近くの水分に塩が溶け，一種の濃い塩水状態になります。こうなると，浸透圧の作用で魚の中の水分が表面に引き出されて身がしまるため，型くずれせず，焼きやすくなります。

また，魚のたんぱく質に食塩が浸透すると凝固が促進されるため，焼いたときに速く表面が固まり，うまみを閉じ込めます。

しかし，だからといってあまり早くから塩をふっておくと，魚のうまみまでが水分に溶け出し，身がしまりすぎておいしくなくなります。

いわしなどの身がやわらかくて小さいものは5～10分，あじ，たいなどの比較的大きな魚は焼く30分くらい前に，魚の重量の1.5%程度の塩をふるのがおいしく焼き上げるコツです。姿焼きにするときは，焼く前に尾と背びれに化粧塩をすると，焼け焦げません。

無機質							ビタミン（脂溶性）												ビタミン（水溶性）											食塩相当量	備考
							A							E																	
								カロテン						トコフェロール																	
亜鉛	銅	マンガン	ヨウ素	セレン	クロム	モリブデン	レチノール	α	β	β-クリプトキサンチン	β-カロテン当量	レチノール活性当量	D	α	β	γ	δ	K	B_1	B_2	ナイアシン	ナイアシン当量	B_6	B_{12}	葉酸	パントテン酸	ビオチン	C		
mg	mg	mg	µg	µg	µg	µg	µg	µg	µg	µg	µg	µg	µg	mg	mg	mg	mg	µg	mg	mg	mg	mg	mg	µg	µg	mg	µg	mg	g	
1.0	0.03	0.01	–	–	–	–	12	(0)	(0)	(0)	(0)	12	**7.0**	**0.3**	0	0	0	(0)	0.09	0.35	9.5	13.0	0.40	5.3	8	1.16	–	Tr	0.2	切り身 （魚体全体から調理する場合，廃棄率：30%，廃棄部位：頭部，内臓，骨，ひれ等）
1.1	0.05	0.01	–	–	–	–	16	(0)	(0)	(0)	(0)	16	**12.0**	**1.1**	0	0	0	(0)	0.09	0.34	12.0	(16.0)	0.29	5.3	8	1.12	–	Tr	0.2	切り身
																														別名：さいら
0.8	0.12	0.02	22	32	2	1	16	0	0	0	0	16	**16.0**	**1.7**	0	0	0	1	0.01	0.28	7.4	11.0	0.54	16.0	15	0.74	7.4	0	0.4	三枚におろしたもの （魚体全体から調理する場合，廃棄率：35%，廃棄部位：頭部，内臓，骨，ひれ等）
0.6	0.13	0.01	30	25	Tr	–	26	(0)	(0)	(0)	(0)	26	**11.0**	**2.6**	0	Tr	0	–	0	0.32	7.9	11.0	0.58	15.0	12	0.57	8.4	1	0.3	
0.9	0.15	0.03	25	45	1	1	11	0	0	0	0	11	**13.0**	**1.0**	0	0	0	Tr	Tr	0.30	9.8	14.0	0.42	16.0	17	0.93	9.4	0	0.3	廃棄部位：頭部，内臓，骨，ひれ等 魚体全体を焼いたもの
0.7	0.12	0.02	–	–	–	–	25	(0)	(0)	(0)	(0)	25	**14.0**	**1.5**	0	0	0	(0)	Tr	0.30	4.0	(8.0)	0.54	10.0	10	0.84	–	(0)	1.3	廃棄部位：頭部，骨，ひれ等
1.3	0.22	0.07	–	–	–	–	31	(0)	(0)	(0)	(0)	31	**20.0**	**0.5**	0	0.1	0	(0)	Tr	0.30	3.0	(7.9)	0.35	11.0	14	1.34	–	(0)	3.6	廃棄部位：骨，ひれ等
1.1	0.16	0.08	–	–	–	–	25	(0)	(0)	(0)	(0)	25	**13.0**	**2.8**	0	0	0	(0)	Tr	0.20	3.5	(7.4)	0.30	12.0	29	0.55	–	(0)	1.4	液汁を除いたもの
0.1	0.14	0.09	–	–	–	–	28	(0)	(0)	(0)	(0)	28	**12.0**	**2.4**	0	0	0	(0)	Tr	0.27	6.2	(9.8)	0.28	12.0	12	0.55	–	(0)	1.5	液汁を含んだもの
0.5	0.05	0.01	–	–	–	–	8	(0)	(0)	(0)	(0)	8	**5.0**	**0.5**	0	0	0	(0)	0.20	0.15	9.0	(13.0)	0.46	2.6	3	0.36	–	1	0.1	別名：まんびき 切り身 （魚体全体から調理する場合，廃棄率：55%，廃棄部位：頭部，内臓，骨，ひれ等）
																														試料：ひと塩品
1.8	0.10	0.11	74	35	1	1	100	0	6	0	6	100	**0.6**	**0.8**	0	Tr	0	1	0.02	0.25	1.7	(5.5)	0.07	7.5	37	1.95	18.0	1	1.2	廃棄部位：頭部及び尾
2.1	0.11	0.18	–	–	–	–	75	0	11	0	11	76	**0.6**	**1.1**	0	Tr	0	1	0.04	0.29	0.9	(5.3)	0.07	8.7	36	1.93	–	1	1.6	廃棄部位：頭部及び尾
2.0	0.06	0.04	27	41	1	1	120	0	0	0	0	120	**0.4**	**1.6**	0	0.1	0	Tr	Tr	0.31	1.5	4.8	0.08	8.7	21	1.20	17.0	1	1.5	別名：カペリン 魚体全体
2.4	0.07	0.06	–	–	–	–	90	0	0	0	0	90	**0.5**	**2.1**	0	0.1	0	Tr	0.01	0.37	0.8	(4.6)	0.08	10.0	20	1.19	–	1	2.0	魚体全体
0.5	0.02	0.02	–	–	–	–	30	0	0	0	0	30	**2.0**	**0.6**	0	0	0	(0)	0.06	0.14	3.3	(6.8)	0.20	2.6	12	0.26	–	1	0.4	試料：くろうしのした，あかしたびらめ 廃棄部位：頭部，内臓，骨，ひれ等（五枚下ろし）
1.1	0.04	0.01	–	–	–	–	10	0	0	–	0	10	**18.0**	**1.6**	0	0	0	(0)	0.25	0.15	8.3	(12.0)	0.52	3.2	2	0.88	–	Tr	0.1	廃棄部位：頭部，内臓，骨，ひれ等（三枚下ろし）
1.2	0.03	0.09	–	–	–	–	50	(0)	(0)	(0)	(0)	50	**1.0**	**1.8**	0	Tr	0	(0)	0.08	0.10	1.8	(4.3)	0.12	3.3	58	0.94	–	4	0.4	

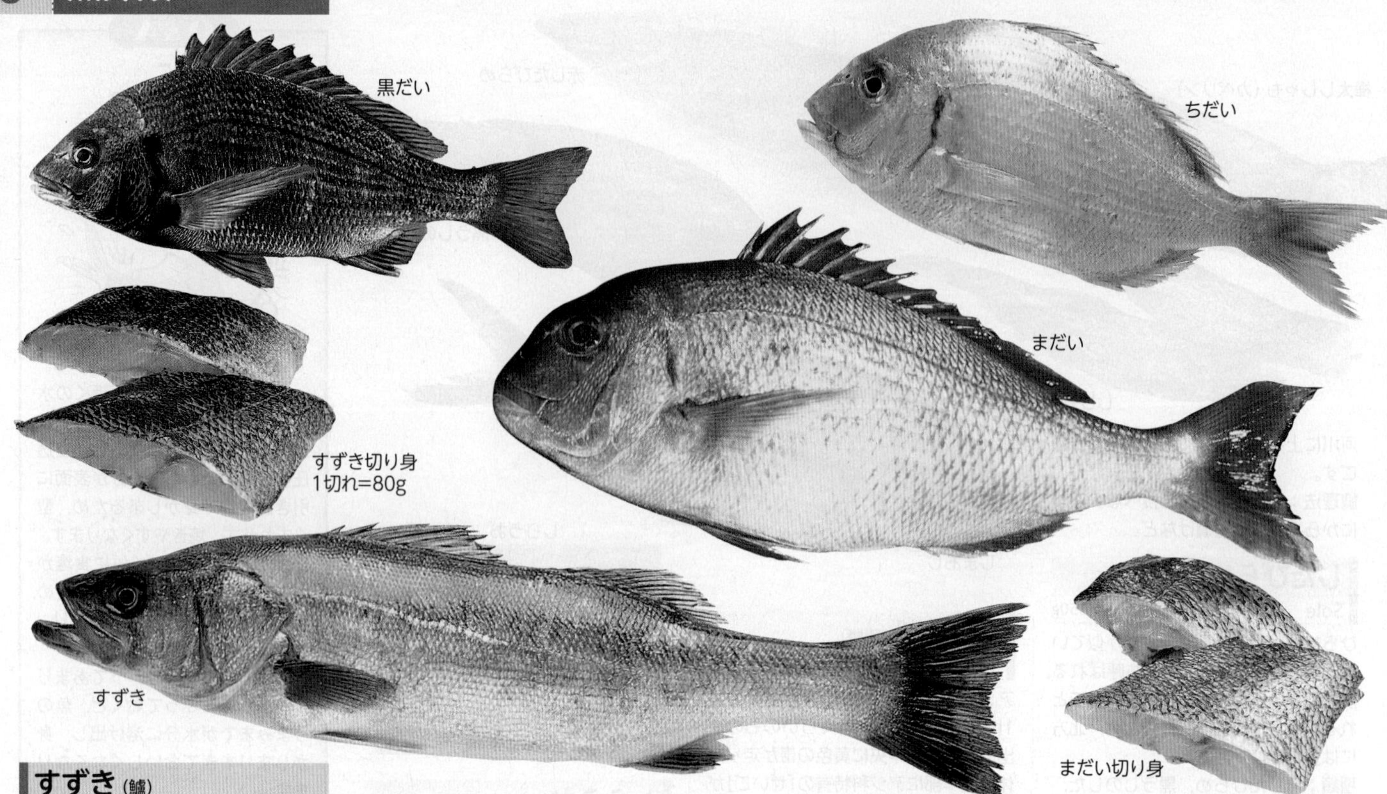

すずき（鱸）

Japanese sea bass　1尾=1kg

夏の代表的な白身魚。たいと並ぶ高級魚で，独特のうまみがある。海水と淡水の両方を行き来し，成長とともに名前が変わる出世魚である。5cm前後の幼魚をこっぱ，25cmくらいまでの一年魚をせいご，35cmくらいまでの二年魚を東京付近ではふっこ，関西でははね，60cm以上のものをすずきと呼ぶ。背部は青みがかった灰色，腹部は銀白色に輝くスマートな魚である。体長1mになるものもあるが，一般に出回るのは70～90cmのもの。

産地：北海道以南の日本各地の内湾や河口付近でよくとれる。島根県松江の宍道（しんじ）湖が有名。

旬：夏。

選び方：体に厚みがあり，太っていて大きく，体表や目，えらの色がきれいなもの。特に尾のつけ根がふっくらしたものが，味がよい。せいごと呼ばれる小さなうちはおいしくない。

調理法：鮮度のよいものはあらいにし，ポン酢や辛子酢みそで食べる。うまみのあるあっさりした味を生かす塩焼きやオーブン焼き，ムニエルもよい。塩焼きはレモン汁やたで酢で食べるとおいしい。松江の「すずきの奉書焼き」は丸のままのすずきを奉書に包んで蒸し焼きにしたものである。

たい類（鯛類）

Sea bream　1切れ=100g

代表的な白身の高級魚である。姿がよいこと，長寿であること，多産であること，また「おめでたい」とかけて，祝事に使われることが多い。

種類：一般にたいといえば，まだいをさすが，ほかに，くろだい，ちだい，きだいなどがある。

●**まだい**：体色は赤から桃色，腹部が銀色がかって姿がよく，尾びれの後縁が黒いのが特徴。たいの中では一番大きく1mになる。商品価値が高いことから，養殖が盛んに行われている。天然ものは養殖ものの数倍の値段で，姿形がよく，肉に弾力があって味も数段よい。旬は春（雌を桜だいと呼ぶ）。

●**くろだい**：全長60cmほどで，全体が黒い。関西ではちぬと呼ぶ。旬は秋。

●**ちだい**：色，形ともにまだいに似ている。全長約45cm。味がよいので，まだいの代わりに使われることが多い。はなだいとも呼ばれる。旬は夏～秋。

●**きだい**：形はまだいに似ているが，体色は黄色っぽい赤色で全長約40cm。味はまだいに劣るが，値段が安いのでそうざいや結婚披露宴などの尾頭付きとして利用される（別名れんこだい）。旬は春と秋。

食品番号	索引番号	食品名（可食部100g当たり）	廃棄率	エネルギー	エネルギー	水分	たんぱく質：アミノ酸組成によるたんぱく質	たんぱく質：たんぱく質	脂質：脂肪酸のトリアシルグリセロール当量	脂質：コレステロール	脂質：脂質	脂肪酸：飽和	脂肪酸：一価不飽和	脂肪酸：多価不飽和	脂肪酸：n-3系多価不飽和	脂肪酸：n-6系多価不飽和	炭水化物：利用可能炭水化物（単糖当量）	炭水化物：利用可能炭水化物（質量計）	炭水化物：差引き法による利用可能炭水化物	炭水化物：食物繊維総量	炭水化物：糖アルコール	炭水化物：炭水化物	有機酸	灰分	無機質：ナトリウム	無機質：カリウム	無機質：カルシウム	無機質：マグネシウム	無機質：リン	無機質：鉄
			%	kJ	kcal	g	g	g	g	mg	g	g	g	g	g	g	g	g	g	g	g	g	g	g	mg	mg	mg	mg	mg	mg
10187	1380	シルバー●生	0	580	138	72.4	(15.4)	**18.6**	6.5	46	**7.9**	1.85	2.85	1.49	1.36	0.13	(Tr)	(Tr)	*4.6	(0)	–	Tr	–	1.1	85	440	**11**	31	220	0.6
10188	1381	すずき●生	0	477	113	74.8	(16.4)	**19.8**	3.5	67	**4.2**	1.04	1.20	1.08	0.87	0.13	(Tr)	(Tr)	*4.1	(0)	–	Tr	–	1.2	81	370	**12**	29	210	0.2
		（たい類）																												
10189	1382	●きだい ●生	60	422	100	76.9	(15.4)	**18.6**	2.5	67	**3.1**	0.87	0.83	0.68	0.57	0.10	(0.2)	(0.2)	*4.0	(0)	–	0.2	–	1.2	73	390	**23**	30	210	0.2
10190	1383	●くろだい ●生	55	574	137	71.4	(16.9)	**20.4**	5.4	78	**6.7**	1.78	2.33	1.07	0.89	0.15	(0.3)	(0.3)	*5.1	(0)	–	0.3	–	1.2	59	400	**13**	36	250	0.3
10191	1384	●ちだい ●生	0	411	97	76.8	16.6	**19.4**	1.9	74	**2.4**	0.66	0.60	0.59	0.49	0.08	(0.1)	(0.1)	*3.3	(0)	–	0.1	–	1.3	75	390	**33**	32	230	0.6
10192	1385	●まだい ●天然，生	50	543	129	72.2	17.8	**20.6**	4.6	65	**5.8**	1.47	1.59	1.38	1.16	0.17	(0.1)	(0.1)	*4.1	(0)	–	0.1	–	1.3	55	440	**11**	31	220	0.2
10193	1386	●養殖，皮つき，生	55	669	160	68.5	18.1	**20.9**	7.8	69	**9.4**	2.26	2.72	2.44	1.78	0.54	(0.1)	(0.1)	*4.4	(0)	–	0.1	–	1.3	52	450	**12**	32	240	0.2
10194	1387	●養殖，皮つき，水煮	20	761	182	65.0	(19.1)	**22.2**	9.3	90	**11.9**	2.88	3.17	2.86	2.23	0.48	(0.1)	(0.1)	*5.3	(0)	–	0.1	–	1.2	50	440	**20**	29	220	0.2
10195	1388	●養殖，皮つき，焼き	35	779	186	63.8	(19.6)	**22.7**	9.4	91	**12.0**	2.88	3.18	2.95	2.24	0.56	(0.1)	(0.1)	*5.7	(0)	–	0.1	–	1.4	55	500	**24**	32	260	0.2
10408	1389	●養殖，皮なし，生	0	551	131	71.9	18.5	**21.2**	4.8	60	**5.9**	1.29	1.78	1.52	0.99	0.49	(0.2)	(0.1)	*3.5	(0)	–	0.2	–	1.3	43	490	**7**	33	260	0.2
10196	1390	たかさご●生	40	392	93	76.7	(16.7)	**20.2**	1.1	50	**1.5**	0.43	0.24	0.36	0.31	0.05	(0.1)	(0.1)	*4.0	(0)	–	0.1	–	1.5	48	510	**51**	36	290	0.5
10197	1391	たかべ●生	40	618	148	71.0	(15.5)	**18.7**	7.4	70	**9.0**	2.71	2.17	2.16	1.74	0.35	(Tr)	(Tr)	*4.8	(0)	–	Tr	–	1.3	120	380	**41**	34	210	0.6
10198	1392	たちうお●生	35	991	238	61.6	14.6	**16.5**	17.7	72	**20.9**	5.83	7.26	3.87	3.15	0.42	(Tr)	(Tr)	*5.1	(0)	–	Tr	–	1.0	88	290	**12**	29	180	0.2

 なるほど！ **まだいは多産で長寿**…生涯で30～40万粒もの卵を産み，30年生きる長寿ものもいるとか。どうりで，おめでたいときに使われるわけですね。

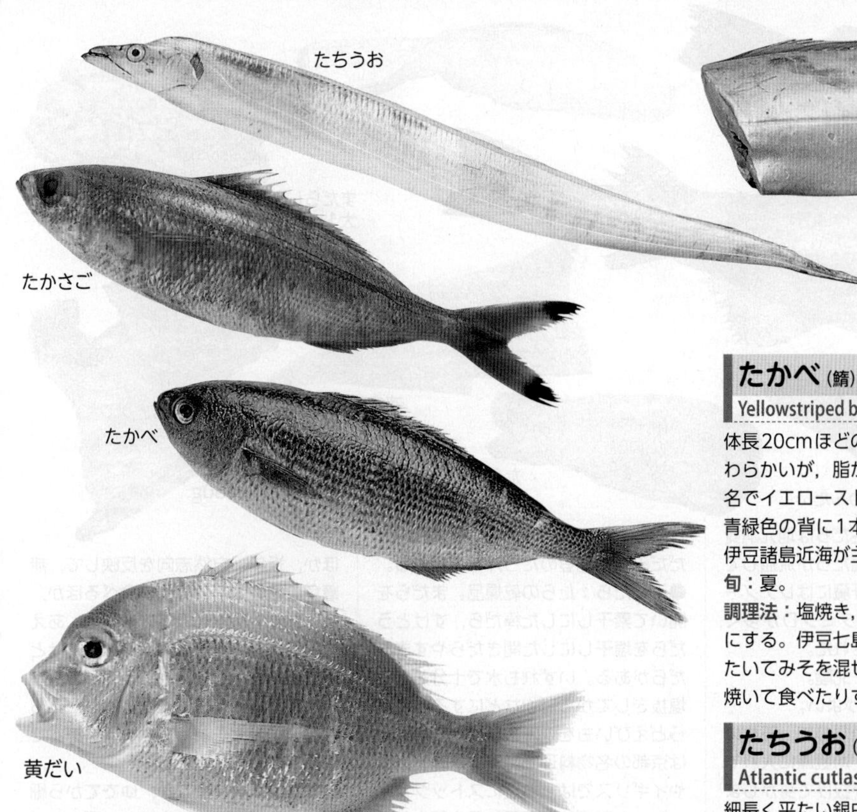

たちうお切り身
1切れ＝120g

選び方：まだいの場合，鮮度が下がるにつれ体色があせてくる。色が鮮やかで目ににごりがなく，体に張りのあるものが新鮮。

調理法：美しい色と上品な味を生かしてさしみにするのが最高の食べ方。塩焼き，昆布じめ，ちり鍋，たいめしなどもよい。洋風では姿のままロースト，切り身ではムニエル，ワイン蒸しなど。たいは捨てるところがない魚で，頭はかぶと焼き，かぶと煮に，あらはあら炊きにする。まだいのしらこは和風，洋風料理ともに珍重され，椀だねやバター焼き，ムニエルなどにされる。

たかさご（高砂）

Double-lined fusilier　1尾＝300g

沖縄では，ぐるくんの名で親しまれる。味のよい白身魚で，大量に水揚げされ，県魚にもなっている。駿河湾以南の西太平洋にかけて広く分布する。沖縄では重要な食用魚の一つ。

旬：春。

調理法：さしみ，焼き物，煮つけ，から揚げにする。沖縄ではから揚げはうろこと内臓をとり，頭，ひれはつけたまま揚げる。ひれを広げたような揚げ上がりになり，ひれも一緒に食べる。

たかべ（鰖）

Yellowstriped butterfish　中1尾＝120g

体長20cmほどの白身魚。身はややややわらかいが，脂がのって味がよい。英名でイエローストライプというように，青緑色の背に1本の黄色の帯がある。伊豆諸島近海が主要産地の一つ。

旬：夏。

調理法：塩焼き，煮つけ，フライなどにする。伊豆七島では，生を骨ごとたたいてみそを混ぜ，そのまま，または焼いて食べたりする（ナメロウ）。

たちうお（太刀魚）

Atlantic cutlassfish　1尾＝700g

細長く平たい銀白色の白身魚。身はやわらかく，味は淡白。体長は大きなもので1mを超えるものもあり，その名のとおり太刀の姿をしている。立ち泳ぎをするので立ち魚と呼ばれるという説もある。体色の銀色は有機塩基のグアニン色素が沈着したもので，鮮度が落ちてくるとはがれてしまう。

旬：夏。

調理法：調理するときは，皮をはがずに包丁で体表をこすり，グアニン色素をそぎ落とす。新鮮なものは三枚におろしてさしみにするほか，照り焼き，塩焼き，南蛮焼きにする。小型のものは小骨がやわらかいので，細かくたたいて骨ごと酢じょうゆで食べる。

豆知識

「たい」じゃない「たい」

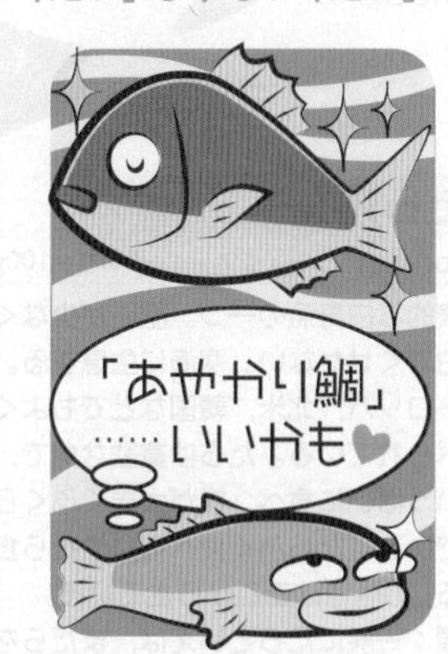

たいはタイ科の魚の総称だが，この科の魚は，日本ではまだい，黒だい，黄だい，ひれこだい，ちだい，へだい，黄ちぬなどの13種。しかし，あこうだい，あまだい，きんめだいなど，たいの名のつく魚が結構いる。そればかりではなく，深海魚の新顔の魚にまで「○○だい」と名づけられることがある。

たいは姿，味ともに魚の王者ともいわれ，日本では古来祝い事には欠かせない魚として，その存在をアピールしてきた。それだけに，その名にあやかりたいと，たいではない魚にまで，たいの名がついているというわけである。

「腐っても鯛」（すぐれたものは，多少悪い状態になっても，本来の価値を失わないこと）のたとえからも，鯛は魚類の代表格として扱われていることがわかる。

無機質							ビタミン（脂溶性）												ビタミン（水溶性）										食塩相当量	備考
							A						D	E				K												
								カロテン						トコフェロール																
亜鉛	銅	マンガン	ヨウ素	セレン	クロム	モリブデン	レチノール	α	β	β-クリプトキサンチン	β-カロテン当量	レチノール活性当量	D	α	β	γ	δ	K	B_1	B_2	ナイアシン	ナイアシン当量	B_6	B_{12}	葉酸	パントテン酸	ビオチン	C	食塩相当量	備考
mg	mg	mg	μg	μg	μg	μg	μg	μg	μg	μg	μg	μg	μg	mg	mg	mg	mg	μg	mg	mg	mg	mg	mg	μg	μg	mg	μg	mg	g	
0.5	0.06	0.01	–	–	–	–	100	(0)	(0)	(0)	(0)	100	**3.0**	**3.1**	0	0	0	(0)	0.08	0.18	7.6	(11.0)	0.50	1.8	4	0.48	–	0	0.2	別名：銀ひらす，銀ワレフー 切り身
0.5	0.02	0.01	–	–	–	–	180	0	0	0	0	180	**10.0**	**1.2**	0	0	0	(0)	0.02	0.20	3.9	(7.5)	0.27	2.0	8	0.93	–	3	0.2	切り身 （魚体全体から調理する場合，廃棄率：55%，廃棄部位：頭部，内臓，骨，ひれ等）
0.4	0.02	0.01	–	–	–	–	50	0	0	0	0	50	**4.0**	**1.5**	0	0	0	(0)	0.03	0.04	2.8	(6.2)	0.20	3.2	8	0.38	–	1	0.2	別名：れんこだい 廃棄部位：頭部，内臓，骨，ひれ等（三枚下ろし）
0.8	0.03	0.01	–	–	–	–	12	0	0	0	0	12	**4.0**	**1.4**	0	0	0	(0)	0.12	0.30	5.5	(9.2)	0.42	3.7	14	0.62	–	3	0.1	別名：ちぬ 廃棄部位：頭部，内臓，骨，ひれ等（三枚下ろし）
0.4	0.03	0.01	24	43	Tr	0	21	(0)	0	(0)	(0)	21	**2.0**	**1.3**	0	0	0	(0)	0.03	0.10	4.7	8.6	0.33	3.0	3	0.49	4.3	2	0.2	別名：はなだい 三枚におろしたもの （魚体全体から調理する場合，廃棄率：55%，廃棄部位：頭部，内臓，骨，ひれ等）
0.4	0.02	0.01	–	–	–	–	8	0	0	0	0	8	**5.0**	**1.0**	0	0	0	(0)	0.09	0.05	6.0	9.8	0.31	1.2	5	0.64	–	1	0.1	廃棄部位：頭部，内臓，骨，ひれ等（三枚下ろし）
0.5	0.02	0	6	36	1	0	11	0	0	0	0	11	**7.0**	**2.4**	0	0	0	–	0.32	0.08	5.6	9.6	0.40	1.5	4	1.34	7.7	3	0.1	廃棄部位：頭部，内臓，骨，ひれ等（三枚下ろし）
0.5	0.03	0	11	44	Tr	1	10	0	0	0	0	10	**4.7**	**3.4**	0	0	0	–	0.16	0.07	5.7	(10.0)	0.35	2.6	3	1.23	8.2	2	0.1	頭部，内臓等を除き水煮したもの 廃棄部位：骨，ひれ等
0.5	0.02	0.01	8	46	Tr	Tr	17	0	0	0	0	17	**5.6**	**4.6**	0	0	0	–	0.14	0.09	6.3	(11.0)	0.32	2.6	3	1.25	9.4	3	0.1	内臓等を除き焼いたもの 廃棄部位：頭部、骨，ひれ等
0.4	0.02	0	9	32	Tr	–	10	(0)	(0)	(0)	(0)	10	**4.5**	**2.6**	0	0	0	–	0.31	0.08	7.2	12.0	0.56	1.8	4	1.40	9.0	3	0.1	
0.7	0.04	0.01	–	–	–	–	7	0	0	–	0	7	**2.0**	**0.1**	0	0	0	(0)	0.03	0.07	4.3	(8.0)	0.20	4.4	3	0.46	–	Tr	0.1	別名：ぐるくん 廃棄部位：頭部，内臓，骨，ひれ等（三枚下ろし）
1.3	0.04	0.01	–	–	–	–	16	–	–	–	(0)	16	**4.0**	**1.4**	0	0	0	(0)	0.06	0.18	3.7	(7.1)	0.23	2.0	3	0.48	–	1	0.3	廃棄部位：頭部，内臓，骨，ひれ等（三枚下ろし）
0.5	0.02	0.02	–	–	–	–	52	0	0	0	0	52	**14.0**	**1.2**	0	0	0	(0)	0.01	0.07	3.9	6.9	0.20	0.9	2	0.56	–	1	0.2	廃棄部位：頭部，内臓，骨，ひれ等（三枚下ろし）

まだら

すけとうだら

まだら切り身

まだらしらこ
大1＝10g

すきみだら

からしめんたいこ

たらこ
1腹（小）＝50g

干しだら
1切れ＝80g

たら類（鱈類）

Cod fish　1切れ＝100g

代表的な白身魚の一つ。脂肪が少なく，淡白でくせがない。寒海に生息する。ヨーロッパ，北米，韓国などでもよく食べられている。たらは貪欲な魚で，腹いっぱいに食べ，腹が大きくふくらんでいる。「たらふく食べる」「やたら食べる」の語源はここからきている。

種類：一般にたらといえば，まだらをさす。大きいものは体長1m以上，体重は20kg以上にもなる。白子（精巣）はタチ，キクなどと呼ばれ，白くやわらかい味が好まれる。水産練り製品の原料として重要なものがすけとうだら。全長はふつう40〜60cmくらいで，たらこ，干しだら，でんぶなど加工品も多い。ほかにこまい（氷下魚）があり，ほとんどは干物で流通する。

特性：タラ類はイノシン酸の分解が速いため鮮度が落ちやすい。輸送手段が未発達だった昔は，生だらは地元消費に限られ，一般には塩だらが流通していた。また，たらの肝臓にはレチノール（ビタミンA）・ビタミンDが多く，肝油原料として利用された。

産地：北海道，東北，北陸。

旬：冬。1〜2月に味がよい。

調理法：水けの多い魚なので，三枚におろして薄く塩をし，冷蔵庫に入れておくと，余分な水分が抜けて身がしまり，鮮度が保たれる。昆布じめ，たらちり，汁物，塩焼き，煮つけ，蒸し物，かす漬けなどたいていの料理に向く。洋風ではムニエル，フライ，グラタンなど油脂を使った料理に合う。郷土料理も多く，青森のじゃっぱ汁，秋田のだだみ鍋，能登のたら汁などがある。

●干しだら：たらの乾燥品。まだらを開いて素干しにした棒だら，すけとうだらを塩干しにした開きだらやすきみだらがある。いずれも水で十分もどし，塩抜きしてから煮物などにする。棒だらとえびいもを炊き合わせた「いも棒」は京都の名物料理である。ポルトガルやイギリスでは，料理にストックフィッシュと呼ばれる素干し品や開きだらを使う。イギリス名物の「フィッシュ&チップス」には，たらが使われる。

●たらこ：すけとうだらの卵巣の塩蔵品。赤い食用色素で色づけしたもののほか，近年，自然志向を反映して，無着色のものも多い。生で食べるほか，焼いたり，薄皮を取ってほぐし，あえ衣に使ったりする。韓国では，すけとうだらを明太（メンタイ）と呼ぶことから，韓国式に唐辛子で味つけしたたらこを辛子明太子と呼んでいる。日本では福岡の名産品である。

●でんぶ：身を蒸すか，ゆでてから細かくほぐし，砂糖，みりん，酒，しょうゆなどで調味して，水分がなくなるまで煎り上げたもの。ちらし寿司やのり巻きの具などに用いる。薄紅色に染めたものは，桜でんぶと呼ばれる。

食品番号	索引番号	食品名（可食部100g当たり）	廃棄率	エネルギー	エネルギー	水分	たんぱく質：アミノ酸組成によるたんぱく質	たんぱく質：たんぱく質	脂質：脂肪酸のトリアシルグリセロール当量	脂質：コレステロール	脂質：脂質	脂肪酸：飽和	脂肪酸：一価不飽和	脂肪酸：多価不飽和	脂肪酸：n-3系多価不飽和	脂肪酸：n-6系多価不飽和	炭水化物：利用可能炭水化物（単糖当量）	炭水化物：利用可能炭水化物（質量計）	炭水化物：差引き法による利用可能炭水化物	炭水化物：食物繊維総量	炭水化物：糖アルコール	炭水化物：炭水化物	有機酸	灰分	無機質：ナトリウム	無機質：カリウム	無機質：カルシウム	無機質：マグネシウム	無機質：リン	無機質：鉄
			%	kJ	kcal	g	g	g	g	mg	g	g	g	g	g	g	g	g	g	g	g	g	g	g	mg	mg	mg	mg	mg	mg
		（たら類）																												
10199	1393	●すけとうだら ●生	0	304	72	81.6	14.2	**17.4**	0.5	76	**1.0**	0.12	0.08	0.27	0.25	0.02	(0.1)	(Tr)	2.6*	(0)	–	0.1	–	1.1	100	350	**13**	24	180	0.2
10409	1394	●フライ	0	813	195	61.9	16.5	**19.2**	11.3	89	**11.9**	1.00	6.63	3.17	1.13	2.03	7.2*	6.5	9.1	–	–	5.7	–	1.2	140	340	**34**	27	190	0.4
10200	1395	●すり身	0	416	98	75.1	(14.3)	**17.5**	0.1	27	**0.2**	0.03	0.02	0.08	0.07	Tr	–	–	9.9*	(0)	–	6.6	–	0.6	120	130	**7**	21	130	0.1
10201	1396	●すきみだら	0	700	165	38.2	(33.0)	**40.5**	0.2	140	**0.3**	0.06	0.04	0.12	0.11	0.01	(0.1)	(0.1)	7.7*	(0)	–	0.1	–	20.9	7400	540	**130**	54	340	1.9
10202	1397	●たらこ，生	0	553	131	65.2	21.0	**24.0**	2.9	350	**4.7**	0.71	0.81	1.28	1.19	0.07	(0.4)	(0.4)	5.2*	(0)	–	0.4	–	5.7	1800	300	**24**	13	390	0.6
10203	1398	焼き	0	668	158	58.6	(24.8)	**28.3**	3.7	410	**6.1**	0.91	1.04	1.64	1.54	0.09	(0.5)	(0.5)	6.4*	(0)	–	0.5	–	6.5	2100	340	**27**	15	470	0.7
10204	1399	●からしめんたいこ	0	511	121	66.6	(18.4)	**21.0**	2.3	280	**3.3**	0.54	0.59	1.09	1.01	0.07	–	–	6.6*	(0)	–	3.0	–	6.1	2200	180	**23**	11	290	0.7
10205	1400	●まだら ●生	0	307	72	80.9	14.2	**17.6**	0.1	58	**0.2**	0.03	0.03	0.07	0.07	0.01	(0.1)	(0.1)	3.5*	(0)	–	0.1	–	1.2	110	350	**32**	24	230	0.2
10206	1401	●焼き	0	439	103	72.8	(20.4)	**25.2**	0.2	100	**0.2**	0.05	0.04	0.11	0.10	0.01	(0.2)	(0.2)	5.0*	(0)	–	0.2	–	1.6	140	480	**48**	33	280	0.4
10207	1402	●しらこ，生	0	253	60	83.8	(7.3)	**13.4**	0.4	360	**0.8**	0.09	0.12	0.20	0.19	0.02	(0.2)	(0.2)	6.6*	(0)	–	0.2	–	1.8	110	390	**6**	23	430	0.2
10208	1403	●塩だら	0	261	61	82.1	(12.3)	**15.2**	Tr	60	**0.1**	0.01	0.01	0.02	0.02	Tr	(Tr)	(Tr)	3.0*	(0)	–	Tr	–	2.6	790	290	**23**	22	170	0.3
10209	1404	●干しだら	45	1271	299	18.5	(59.1)	**73.2**	0.6	240	**0.8**	0.16	0.13	0.24	0.22	0.02	(0.1)	(0.1)	14.4*	(0)	–	0.1	–	7.4	1500	1600	**80**	89	840	0.1
10210	1405	●加工品 ●でんぶ	0	1170	276	26.9	(20.6)	**25.5**	0.6	130	**1.1**	0.17	0.15	0.31	0.28	0.02	–	–	46.8*	(0)	–	41.5	–	5.0	1600	120	**260**	31	220	1.3
● 10448	1406	●桜でんぶ	0	1496	351	5.6	9.6	**10.6**	0.1	73	**0.5**	0.03	0.03	0.03	0.02	Tr	83.1*	79.4	81.6	0	–	80.2	–	3.1	930	43	**300**	17	180	0.4
10211	1407	ちか●生	45	349	82	78.3	(16.2)	**19.5**	0.4	89	**0.6**	0.09	0.08	0.20	0.19	0.01	(Tr)	(Tr)	3.6*	(0)	–	Tr	–	1.6	250	340	**35**	41	240	0.3
		どじょう																												
10213	1408	●生	0	306	72	79.1	13.5	**16.1**	0.6	210	**1.2**	0.16	0.16	0.22	0.09	0.13	(Tr)	(Tr)	3.2*	(0)	–	Tr	–	3.6	96	290	**1100**	42	690	5.6
10214	1409	●水煮	0	322	76	77.9	(14.3)	**17.1**	0.5	220	**1.2**	0.15	0.14	0.21	0.09	0.12	(Tr)	(Tr)	3.4*	(0)	–	Tr	–	3.8	100	330	**1200**	47	750	6.4
		とびうお																												
10215	1410	●生	40	380	89	76.9	18.0	**21.0**	0.5	59	**0.7**	0.15	0.07	0.22	0.20	0.02	(0.1)	(0.1)	3.3*	(0)	–	0.1	–	1.3	64	320	**13**	37	340	0.5
● 10421	1411	●煮干し	0	1382	325	12.5	68.0	**80.0**	1.1	280	**2.2**	0.37	0.14	0.53	0.46	0.07	(0.1)	(0.1)	10.9*	(0)	–	0.1	–	7.5	610	1200	**1200**	170	1300	2.
● 10422	1412	●焼き干し	0	1312	309	11.8	61.5	**73.4**	1.5	300	**3.3**	0.56	0.26	0.58	0.49	0.08	(0.1)	(0.1)	12.5*	(0)	–	0.1	–	12.7	690	1100	**3200**	200	2300	2.
10212	1413	ナイルティラピア●生	0	521	124	73.5	17.0	**19.8**	4.6	59	**5.3**	1.41	1.89	1.06	0.46	0.61	(0.2)	(0.2)	3.7*	(0)	–	0.2	–	1.2	60	370	**29**	24	180	0.5

なるほど！ たら戦争…漁獲をめぐって紛争になるほど，たらは重要な魚。1958年〜1976年にかけてアイスランドとイギリスの間で「たら戦争」が起きています。

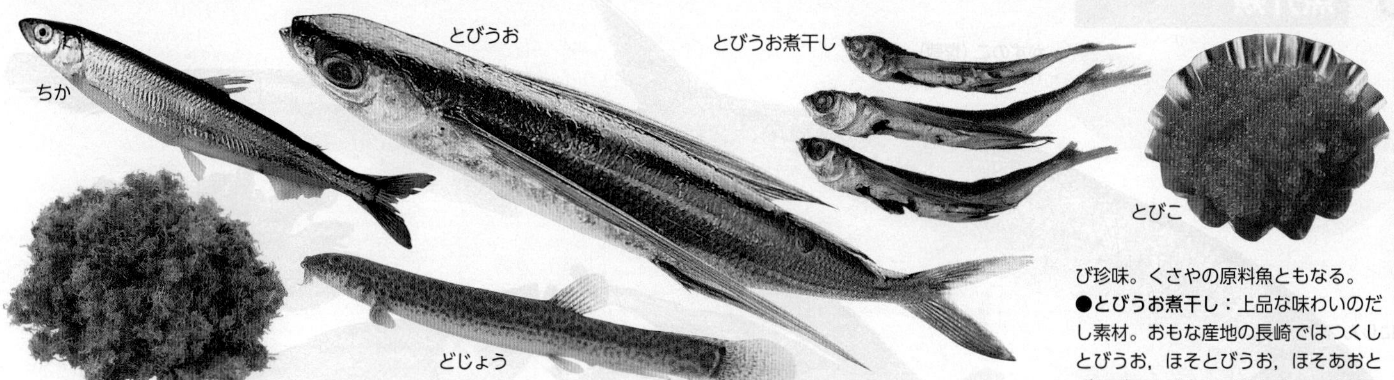

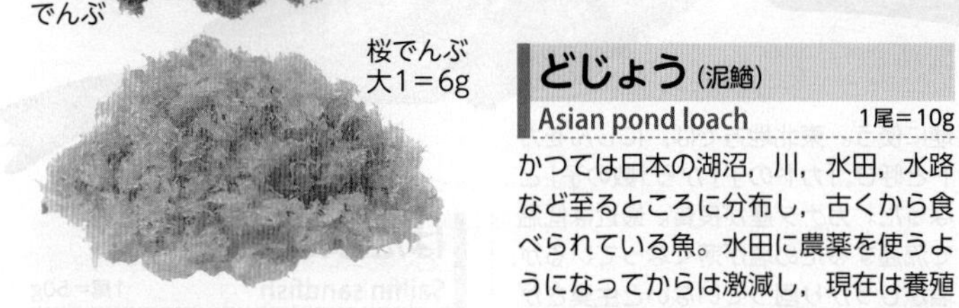

ちか（鯎）

Japanese surfsmelt 1尾＝20g

わかさぎに似た体長20cmくらいの魚。白身でやわらかく，淡白である。わかさぎと混同されることがある。
産地：青森県陸奥湾，北海道。
旬：春。産卵で沿岸に寄ってきたところをとる。
調理法：わかさぎと同じく天ぷら，フライ，フリッターなどにする。大きいものは塩焼きにもする。

どじょう（泥鰌）

Asian pond loach 1尾＝10g

かつては日本の湖沼，川，水田，水路など至るところに分布し，古くから食べられている魚。水田に農薬を使うようになってからは激減し，現在は養殖ものが出回る。雄が全長11〜17cmに対し，雌は12〜21cmになる。昔，農村では重要なたんぱく源とされ，地方ごとに独特の捕獲方法が伝わる。
旬：4〜8月。産卵時期に当たり，脂ものって卵をもっているので味がよい。
調理法：ほとんどは生きているものを使うが，すぐ調理できるように，開いたものも売られている。小さいものは丸のまま，どじょう汁やどじょう鍋，から揚げにする。開いたものは，柳川（やながわ）鍋，蒲焼きなどにする。

とびうお（飛魚）

Flying fish 1尾＝300g

その名が示すとおり，胸びれをつばさのように広げて水中から飛び出して空中を飛ぶ。300〜400mも飛ぶことがあるという。内臓が小さく鮮度が落ちにくい。肉量は多く，白身で脂肪が少ないためあっさりしている。あごとも呼ぶ。
種類：30種ほどの近縁種がある。とびうおは「ほんとび」と呼び他種と区別する。ほかにつくしとびうおなど。
旬：4〜8月。
調理法：塩焼き，照り焼き，フライ，バター焼き，すり身にして汁物やから揚げにする。
加工品：あごちくわにしたり，煮干しや焼き干しにする。卵は「とびこ」と呼び珍味。くさやの原料魚ともなる。
●とびうお煮干し：上品な味わいのだし素材。おもな産地の長崎ではつくしとびうお，ほそとびうお，ほそあおとびなどの未成魚を原料とする。島根ではほそとびうおの成魚を用い，内臓や頭，背骨などを除いて製造する。焼き干しの「焼あご」も有名。

豆知識

天然もの，養殖ものの特徴

●天然もの…頭のすぐ後ろの肩のあたりがやせていてスマート。目や口先が鋭く，顔つきはやや険しい感じがする。たいなどは尾びれのきれいがよい。切り身では，ぶりなどは血合いの色が褐色で，身との境目がはっきりしている。
●養殖もの…全体に脂肪がついているので体型が丸みをおび，肥っていて鋭さがない。目も穏やかな感じである。値段は天然ものに比べてかなり安価。

無機質 亜鉛	銅	マンガン	ヨウ素	セレン	クロム	モリブデン	ビタミン（脂溶性） A レチノール	カロテン α	カロテン β	β-クリプトキサンチン	β-カロテン当量	レチノール活性当量	D	E トコフェロール α	β	γ	δ	K	ビタミン（水溶性） B₁	B₂	ナイアシン	ナイアシン当量	B₆	B₁₂	葉酸	パントテン酸	ビオチン	C	食塩相当量	備考
mg	mg	mg	μg	μg	μg	μg	μg	μg	μg	μg	μg	μg	μg	mg	mg	mg	mg	μg	mg	mg	mg	mg	mg	μg	μg	mg	μg	mg	g	
0.5	0.03	0	160	25	0	0	10	0	0	0	0	10	0.5	0.9	0	0	0	0	0.05	0.11	1.4	4.4	0.09	2.9	12	0.20	2.5	1	0.3	別名：すけそう，すけそうだら，すけとう 三枚におろしたもの （魚体全体から調理する場合，廃棄率：65%，廃棄部位：頭部，内臓，骨，ひれ等）
0.7	0.05	0.08	–	–	–	–	18	0	0	1	1	18	0.4	3.2	0	4.5	0.1	18	0.05	0.13	1.5	5.0	0.08	2.5	19	0.31	–	Tr	0.4	切り身 調理による脂質の増減：本書p.314〜315表1参照
0.3	0.03	0.01	–	–	–	–	5	0	0	–	0	5	1.0	0.6	0	0	0	(0)	0.03	0.05	0.4	(3.4)	0.01	0.6	4	0.19	–	0	0.3	
0.1	0.09	0.02	–	–	–	–	Tr	–	–	–	(0)	(Tr)	1.0	1.1	0	0	0	(0)	0.13	0.18	2.2	(9.2)	0.10	2.5	7	0.43	–	0	18.8	
3.1	0.08	0.04	130	130	1	Tr	24	0	0	0	0	24	1.7	7.1	0	Tr	0	Tr	0.71	0.43	50.0	54.0	0.25	18.0	52	3.68	18.0	33	4.6	別名：もみじこ
3.8	0.10	0.05	–	–	–	–	34	0	0	0	0	34	1.6	8.1	0	Tr	0	Tr	0.77	0.53	57.0	(62.0)	0.27	23.0	50	3.68	–	21	5.3	
2.7	0.08	0.04	–	–	–	–	37	0	37	18	46	41	1.0	6.5	0	0	0	1	0.34	0.33	20.0	(24.0)	0.17	11.0	43	2.16	–	76	5.6	ビタミンC：添加品を含む
0.5	0.04	0.01	350	31	0	0	10	0	0	–	0	10	1.0	0.8	0	0	0	(0)	0.10	0.10	1.4	4.4	0.07	1.3	5	0.44	2.5	Tr	0.3	別名：たら　切り身 （魚体全体から調理する場合，廃棄率：65%，廃棄部位：頭部，内臓，骨，ひれ等）
0.9	0.05	0.02	–	–	–	–	9	0	0	–	0	9	0.7	1.3	0	0	0	(0)	0.09	0.12	1.4	(5.6)	0.09	3.9	7	0.53	–	Tr	0.4	切り身
0.7	0.03	0.01	–	–	–	–	8	0	0	–	0	8	2.0	1.8	0	0	0	(0)	0.24	0.13	1.5	(2.2)	0.01	3.1	11	0.68	–	2	0.3	
0.4	0.02	0.01	–	–	–	–	Tr	–	–	–	(0)	(Tr)	3.0	0.7	0	0	0	(0)	0.13	0.20	2.0	(4.6)	0.11	1.4	6	0.26	–	Tr	2.0	切り身
1.8	0.16	0.03	–	–	–	–	Tr	–	–	–	(0)	(Tr)	6.0	0.3	0	0	0	(0)	0.20	0.30	4.0	(16.0)	0.34	8.6	22	1.37	–	(0)	3.8	試料：無頭開き干し品 廃棄部位：骨，皮等
1.0	0.44	0.19	–	–	–	–	Tr	–	–	–	(0)	(Tr)	0.5	0.8	0	0	0	(0)	0.04	0.08	1.9	(6.2)	0.04	0.4	16	0.15	–	(0)	4.2	別名：茶でんぶ，しょうゆでんぶ 試料：しょうゆ添加品
0.6	0.03	0.03	58	14	4	Tr	2	–	–	–	–	2	0	0.1	–	–	–	–	0.01	0.01	0.2	2.3	Tr	0.6	3	0.06	0.9	–	2.4	
1.3	0.08	0.03	–	–	–	–	4	0	0	(0)	(0)	4	1.0	0.9	0	0	0	(0)	0	0.14	2.7	(6.2)	0.19	5.4	7	0.71	–	Tr	0.6	廃棄部位：頭部，内臓，骨，ひれ等（三枚下ろし）
2.9	0.08	0.38	–	–	–	–	13	0	25	0	25	15	4.0	0.6	0	0	0	1	0.09	1.09	4.0	6.7	0.10	8.5	16	0.66	–	1	0.2	魚体全体
3.1	0.06	0.43	–	–	–	–	13	0	23	0	23	15	5.5	0.4	0	0	0	1	0.08	1.00	4.2	(7.1)	0.08	6.3	11	0.43	–	Tr	0.3	魚体全体
0.8	0.06	0.01	–	–	–	–	3	0	0	0	0	3	2.0	2.3	0	0	0	(0)	0.01	0.10	7.1	11.0	0.47	3.3	8	0.42	–	1	0.2	廃棄部位：頭部，内臓，骨，ひれ等（三枚下ろし）
3.3	0.20	0.10	42	120	1	2	9	0	0	0	0	9	3.9	4.0	0	0	0	1	0	0.32	17.0	32.0	0.24	13.0	22	0.62	14.0	0	1.5	別名：あご　頭部等を除いたもの
5.4	0.23	0.26	62	140	4	4	17	0	0	0	0	17	3.3	2.4	0	0	0	1	Tr	0.32	16.0	29.0	0.21	15.0	40	0.82	14.0	0	1.8	別名：焼きあご　頭部等を除いたもの
0.4	0.02	0.01	–	–	–	–	3	–	–	–	0	3	11.0	1.9	0.1	0.1	0	(0)	0.04	0.20	3.1	6.8	0.67	2.3	5	1.08	–	1	0.2	別名：いずみだい，ちかだい，テラピア 切り身 （魚体全体から調理する場合，廃棄率：55%，廃棄部位：頭部，内臓，骨，ひれ等）

かずのこ（塩蔵）
1本＝40g

はぜ

はぜ
つくだ煮

にしん

身欠きにしん
1本＝20g

はたはた

にしん（鰊）

Pacific herring 1尾＝350g

体長30cm前後の赤身魚。典型的な寒海性の回遊魚で，日本では昭和の初期まで，北海道がにしんの大漁場であった。その後，漁獲量が激減し，現在は大部分が輸入ものになっている。

旬：春告魚とも呼ばれるように，春が旬。卵が完熟する春に沖どりしたものは，脂がのり，非常においしい。アメリカなどから生や冷凍もので輸入されているので，市場には一年中出回る。

選び方：えらに血がにじんでいないものが新鮮。

調理法：1尾のまま塩焼きするのが代表的。そのほか，照り焼き，みそ煮，酢漬けなどにもする。

たいせいようにしんはドイツをはじめ，スウェーデンなどヨーロッパ北部でもよく食べられている。生はバター焼きや蒸し焼き，また，酢漬けや塩漬けをそのまま，あるいは塩抜きしてサラダやオードブルにする。また，くん製にもする。

●身欠きにしん：にしんを三枚におろして素干ししたもの。よく乾燥させたものと生干しがある。もともと大量にとれたにしんの保存法としてつくられたものだが，現在は生よりも需要がある。よく乾燥したにしんを使うときは，米のとぎ汁に一昼夜ひたしてもどし，ガーゼに包んだお茶の葉を入れて下ゆですると渋みが抜ける。

古くから京都，大阪に伝えられ，昆布巻きの芯や甘露煮，にしんそば，にしん昆布など，伝統的な料理が伝えられている。また，北海道や東北では，にしん漬けや三平汁にする。

●かずのこ：にしんの卵巣の加工品。塩かずのこ（塩蔵），干しかずのこ（乾）がある。現在は塩かずのこが主流。子孫繁栄の縁起物として，正月や婚礼料理に使う。東北地方では，にしんをカドと呼び，「カドの子」から「数の子」となった。カナダ産が良質。最近は低温で流通するため塩が薄くなっているが，塩がしっかり回っていないと生臭さが残る。塩かずのこは，使うときに薄い塩水に一昼夜ひたして塩抜きする。

はぜ（沙魚）

Yellowfin goby 1尾＝30g

釣り魚としてなじみ深い。肉は白身であっさりしていて，特有の香気がある。ふつうはぜといえば，まはぜをさす。全長25cm前後。

旬：秋。

調理法：天ぷら，甘露煮，つくだ煮，南蛮漬けのほか，大きなものはさしみにもする。焼き干しにしたものは保存できるので，正月の昆布巻きの芯にしたり，鍋物に入れる。また，だしとして正月の雑煮に使ったりもする。

はたはた（鱩）

Sailfin sandfish 1尾＝50g

淡白な味で骨離れがよく，特有の風味がある。全長30cm。

産地：島根以北の日本海および北海道周辺でとれる。大消費地の秋田では，昭和40年代以降，一時漁獲量が極端に減り，地道な資源保護活動が続けられている。

旬：冬。ちょうどこの時期，秋田では雷が鳴るところから雷魚の別名もある。

調理法：代表的な料理は秋田の郷土料理「しょっつる貝焼き（かやき）」。大きな帆立貝を鍋にして，はたはたや野菜，豆腐などを入れ，しょっつる（はたはたを塩漬けにし，その上ずみを発酵させた塩辛い調味料）で煮ながら食べる。ほかに干物，ぬか漬けにもする。

食品番号	索引番号	食品名（可食部100g当たり）	廃棄率	エネルギー	エネルギー	水分	たんぱく質	たんぱく質	脂質	脂質	脂質	脂肪酸	脂肪酸	脂肪酸	脂肪酸	脂肪酸	炭水化物	炭水化物	炭水化物	炭水化物	炭水化物	炭水化物	有機酸	灰分	無機質	無機質	無機質	無機質	無機質	無機質
							アミノ酸組成によるたんぱく質	たんぱく質	脂肪酸のトリアシルグリセロール当量	コレステロール	脂質	飽和	一価不飽和	多価不飽和	n-3系多価不飽和	n-6系多価不飽和	利用可能炭水化物（単糖当量）	利用可能炭水化物（質量計）	利用可能炭水化物（差引き法による）	食物繊維総量	糖アルコール	炭水化物			ナトリウム	カリウム	カルシウム	マグネシウム	リン	鉄
			%	kJ	kcal	g	g	g	g	mg	g	g	g	g	g	g	g	g	g	g	g	g	g	g	mg	mg	mg	mg	mg	mg
10216	1414	なまず●生	55	605	145	72.0	(15.5)	**18.4**	7.3	73	**8.6**	1.76	3.48	1.75	0.96	0.75	(Tr)	(Tr)	4.2*	(0)	–	Tr	–	1.0	46	320	**18**	23	170	0.4
10217	1415	にぎす●生	45	358	84	78.5	(15.5)	**18.7**	0.9	120	**1.2**	0.25	0.23	0.35	0.32	0.04	(0.1)	(0.1)	3.6*	(0)	–	0.1	–	1.5	190	320	**70**	27	220	0.4
		にしん																												
10218	1416	●生	45	816	196	66.1	14.8	**17.4**	13.1	68	**15.1**	2.97	7.18	2.39	2.13	0.26	(0.1)	(0.1)	4.7*	(0)	–	0.1	–	1.3	110	350	**27**	33	240	1.0
10219	1417	●身欠きにしん	9	935	224	60.6	(17.8)	**20.9**	14.6	230	**16.7**	3.46	8.33	2.18	1.70	0.48	(0.2)	(0.2)	5.4*	(0)	–	0.2	–	1.6	170	430	**66**	38	290	1.5
10220	1418	●開き干し	25	996	239	59.8	(15.7)	**18.5**	17.1	85	**19.7**	3.85	9.21	3.35	2.77	0.26	(0.2)	(0.2)	5.5*	(0)	–	0.2	–	1.8	360	350	**25**	33	260	1.9
10221	1419	●くん製	45	1167	280	43.9	(19.6)	**23.1**	19.9	86	**22.1**	4.53	11.43	3.13	2.52	0.39	(Tr)	(Tr)	5.6*	(0)	–	Tr	–	10.9	3900	280	**150**	36	400	3.5
10222	1420	●かずのこ ●生	0	588	139	66.1	(27.1)	**25.2**	3.4	370	**6.7**	0.85	0.93	1.45	1.37	0.08	(0.2)*	(0.2)	1.7	(0)	–	0.2	–	1.8	320	210	**50**	34	140	1.2
10223	1421	●乾	0	1510	358	16.5	(70.1)	**65.2**	8.4	1000	**13.6**	2.37	2.09	3.57	3.39	0.13	(0.5)*	(0.5)	0.8	(0)	–	0.5	–	4.2	1400	46	**65**	150	500	1.9
10224	1422	●塩蔵，水戻し	0	340	80	80.0	(16.1)	**15.0**	1.6	230	**3.0**	0.52	0.45	0.52	0.48	0.03	(0.6)*	(0.5)	1.0	(0)	–	0.6	–	1.4	480	2	**8**	4	94	0.4
		はぜ																												
10225	1423	●生	60	332	78	79.4	16.1	**19.1**	0.1	92	**0.2**	0.03	0.02	0.04	0.03	0.01	(0.1)	(0.1)	3.2*	(0)	–	0.1	–	1.2	93	350	**42**	27	190	0.2
10226	1424	●つくだ煮	0	1174	277	23.2	(20.5)	**24.3**	1.6	270	**3.0**	0.53	0.32	0.68	0.46	0.19	–	–	45.1*	(0)	–	39.9	–	9.6	2200	480	**1200**	73	820	12.0
10227	1425	●甘露煮	0	1103	260	29.5	(17.8)	**21.1**	1.1	210	**2.2**	0.38	0.26	0.38	0.28	0.10	–	–	44.8*	(0)	–	40.3	–	6.9	1500	200	**980**	58	650	4.2
		はたはた																												
10228	1426	●生	0	425	101	78.8	12.8	**14.1**	4.4	100	**5.7**	0.92	1.95	1.35	1.09	0.24	(Tr)	(Tr)	2.6*	(0)	–	Tr	–	1.4	180	250	**60**	18	120	0.5
10229	1427	●生干し	50	644	154	71.1	14.8	**16.7**	9.2	130	**10.3**	2.01	3.78	3.04	2.61	0.37	(Tr)	(Tr)	3.0*	(0)	–	Tr	–	1.9	510	240	**17**	23	180	0.3
10230	1428	はまふえふき●生	55	359	85	77.7	(17.0)	**20.5**	0.2	47	**0.3**	0.07	0.05	0.07	0.04	0.03	(0.1)	(0.1)	3.7*	(0)	–	0.1	–	1.4	80	450	**43**	29	250	0.3
10231	1429	はも●生	0	555	132	71.0	18.9	**22.3**	4.3	75	**5.3**	1.36	1.28	1.45	1.25	0.20	(Tr)	(Tr)	4.4*	(0)	–	Tr	–	1.4	66	450	**79**	29	280	0.2
10233	1430	ひらまさ●生	0	541	128	71.1	(18.8)	**22.6**	3.6	68	**4.9**	1.09	1.15	1.18	1.04	0.14	(0.1)	(0.1)	5.2*	(0)	–	0.1	–	1.3	47	450	**12**	36	300	0.4

なるほど! **にしんの呼び名**…昔，北海道で大量にとれていたころ，3月上旬のものを「雪走り」，3月中旬のものを「走り」，4月の大群を「群来（くき）」と呼んでいました。

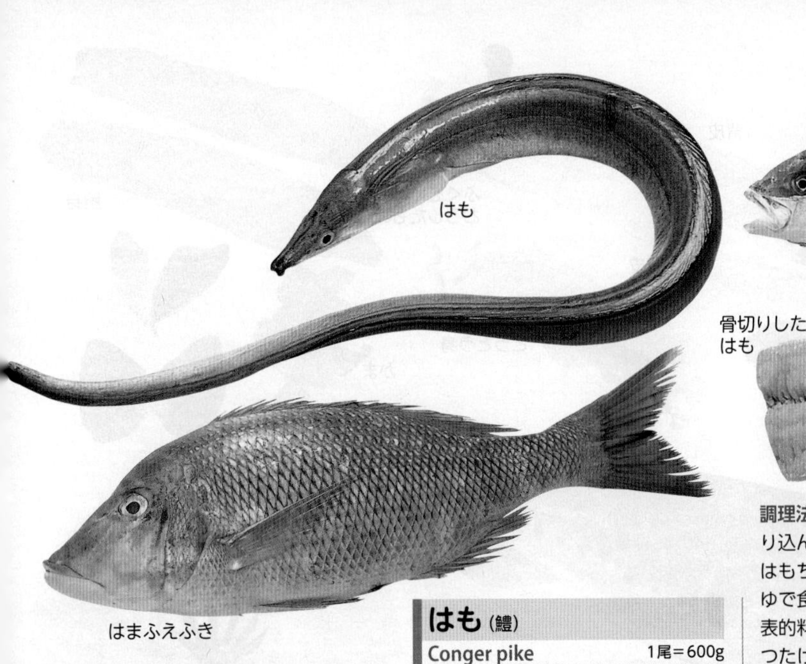

ひらまさ

骨切りした
はも

はまふえふき (浜笛吹き)

Spangled emperor 1切れ＝100g

フエフキダイ科に属する体長90 cm前後の大型の白身魚。沖縄では一般的な魚。しかし水揚げは少なく，南日本以外では市場への入荷は少ない。口の部分が口笛をふくときの形に似ているところからこの名がある。

旬：春～秋にかけて出回る。味がよくなるのは夏～秋。

調理法：鮮度のよいものはさしみにするほか塩焼き，煮つけ，照り焼き，蒸し物，椀だねなどにする。かまぼこの材料にもされる。

はも (鱧)

Conger pike 1尾＝600g

うなぎに似た細長い体形の白身魚。大きいものでは2mにもなるが，ふつう70～80cmのものを食用にする。白身でやわらかく，脂肪分が比較的多い。淡白だがうまみがある。特に関西，九州で好まれ，大阪では天神祭，京都では祇園(ぎおん)祭に食べる風習がある。口が大きく歯が鋭い。その鋭い歯で貪欲にほかの魚を食べるので，古語の「食(は)む」に由来して名がついたとされる。

旬：6～7月。「はもは梅雨の水を飲んでおいしくなる」といわれるように，梅雨どきのものは脂がのっておいしいとされる。

調理法：身の中に無数の骨が斜めに入り込んでいるので，必ず骨切りを行う。はもちり (はもの落とし) を梅肉じょうゆで食べたり，照り焼きにするのが代表的料理。ほかに天ぷらや酢の物，まつたけのどびん蒸しに入れたり，くずたたきを椀だねにする。

ひらまさ (平政)

Goldstriped amberjack 1切れ＝80g

ぶりやかんぱちに似た高級魚。全長2.5m，体重97kgの記録もある。味はぶりに似ているが，血合いは少なく，身に張りがある。脂肪は多いが味がよく，夏のものはぶりよりおいしいとされる。大型のものは，まれにシガテラ毒を持っていることがあるので，多量の生食は避けたほうがよい。

旬：夏。

調理法：さしみ，寿司だねに最適。ほかに照り焼き，塩焼き，ちり鍋などにもする。かま焼き，あら炊きにする。

Q&A

煮魚に落としぶたを使うのは?

煮魚は少ない煮汁で煮るので，汁の多いほかの煮物に比べ，煮汁のしみ込みが思うようにいきません。

落としぶたをすると，本来なら蒸発していくはずの水分がふたに当たってまたもどり，煮汁に浸っているのと同じ状態がつくれます。鍋の中の空間が少ないので，熱が有効に伝わり，汁が沸騰しても煮くずれが起きにくくなります。

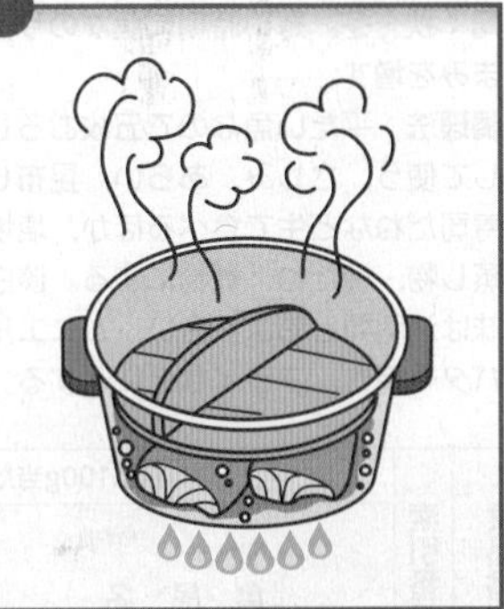

無機質							ビタミン (脂溶性)											ビタミン (水溶性)											食塩相当量	備考
							A						D	E				K												
								カロテン						トコフェロール																
亜鉛	銅	マンガン	ヨウ素	セレン	クロム	モリブデン	レチノール	α	β	β-クリプトキサンチン	β-カロテン当量	レチノール活性当量		α	β	γ	δ		B1	B2	ナイアシン	ナイアシン当量	B6	B12	葉酸	パントテン酸	ビオチン	C		
mg	mg	mg	µg	µg	µg	µg	µg	µg	µg	µg	µg	µg	µg	mg	mg	mg	mg	µg	mg	mg	mg	mg	mg	µg	µg	mg	µg	mg	g	
0.6	0.03	0.02	–	–	–	–	70	–	–	–	7	71	4.0	6.3	Tr	0.1	0	(0)	0.33	0.10	1.8	(4.2)	0.16	2.3	10	0.81	–	0	0.1	試料：なまず (国産)，アメリカなまず 廃棄部位：頭部，内臓，骨，ひれ等 (三枚下ろし)
0.4	0.03	0.01	–	–	–	–	75	–	–	–	(0)	75	Tr	0.5	0	0	0	(0)	0.12	0.26	3.5	(6.9)	0.15	3.4	8	0.77	–	1	0.5	廃棄部位：頭部，内臓，骨，ひれ等 (三枚下ろし)
																														別名：かどいわし
1.1	0.09	0.02	–	–	–	–	18	0	0	0	0	18	22.0	3.1	0	0	0	(0)	0.01	0.23	4.0	7.3	0.42	17.0	13	1.06	–	Tr	0.3	廃棄部位：頭部，内臓，骨，ひれ等 (三枚下ろし)
1.3	0.10	0.04	–	–	–	–	Tr	–	–	–	(0)	(Tr)	50.0	2.7	0	0.3	0	(0)	0.01	0.03	4.7	(8.6)	0.21	13.0	12	1.24	–	(0)	0.4	廃棄部位：頭部，内臓，骨，ひれ等
1.0	0.11	0.02	–	–	–	–	Tr	–	–	–	(0)	(Tr)	36.0	2.1	0	0	0	(0)	0.01	0.03	4.7	(8.2)	0.25	9.0	7	1.28	–	(0)	0.9	廃棄部位：頭部，骨，ひれ等
1.1	0.16	0.03	–	–	–	–	Tr	–	–	–	(0)	(Tr)	48.0	0.5	0	0	0	(0)	0.01	0.35	5.0	(9.3)	0.10	15.0	16	1.74	–	(0)	9.9	廃棄部位：頭部，骨，ひれ等
2.3	0.07	0.06	–	–	–	–	15	–	–	–	(0)	15	13.0	5.1	0	0	0	Tr	0.15	0.22	1.4	(10.0)	0.26	11.0	120	1.37	–	Tr	0.8	
5.4	0.08	0.07	–	–	–	–	7	0	0	0	0	7	32.0	6.4	0	0	0	0	Tr	0.07	0.4	(22.0)	0.28	4.8	23	1.13	–	0	3.6	
1.3	0.06	0.02	–	–	–	–	2	0	0	0	0	2	17.0	0.9	0	0	0	0	Tr	0.01	Tr	(5.2)	0.04	4.5	0	0	–	0	1.2	
0.6	0.02	0.10	–	–	–	–	6	0	7	4	9	7	3.0	1.0	0	0	0	(0)	0.04	0.04	1.4	4.8	0.07	2.7	8	0.42	–	1	0.2	廃棄部位：頭部，内臓，骨，ひれ等 (三枚下ろし)
3.2	0.08	1.20	–	–	–	–	150	0	39	24	51	160	5.0	2.4	0	0	0	(0)	0.11	0.41	2.4	(6.7)	0.06	6.8	230	0.79	–	0	5.6	
2.7	0.05	1.27	–	–	–	–	21	0	8	3	10	22	6.0	0.6	0	0	0	(0)	0.05	0.11	0.9	(4.7)	0.03	5.8	15	0.23	–	0	3.8	
0.6	0.06	–	32	37	Tr	0	20	–	–	–	(0)	20	2.0	2.2	0	0	0	(0)	0.02	0.14	3.0	5.6	0.08	1.7	7	0.50	3.3	0	0.5	三枚におろしたもの (魚体全体から調理する場合，廃棄率：60%，廃棄部位：頭部，内臓，骨，ひれ等)
0.8	0.04	0.01	37	37	1	0	22	0	0	0	0	22	1.0	2.8	0	0	0	(0)	0.05	0.05	0.9	3.7	0.08	3.5	11	0.50	3.6	3	1.3	廃棄部位：頭部，骨，ひれ等
0.5	0.03	0	–	–	–	–	8	0	0	–	0	8	11.0	0.6	0	0	0	(0)	0.15	0.07	6.4	(10.0)	0.30	3.7	3	0.40	–	Tr	0.2	別名：たまみ 廃棄部位：頭部，内臓，骨，ひれ等 (三枚下ろし)
0.6	0.03	0.07	–	–	–	–	59	0	0	0	0	59	5.0	1.1	0	0	0	(0)	0.04	0.18	3.8	7.8	0.23	1.9	21	0.46	–	1	0.2	切り身 (魚体全体から調理する場合，廃棄率：40%，廃棄部位：頭部，内臓，骨，ひれ等)
0.7	0.04	0.01	–	–	–	–	19	0	0	–	0	19	5.0	1.4	0	0	0	(0)	0.20	0.14	7.6	(12.0)	0.52	2.1	8	0.26	–	3	0.1	切り身 (魚体全体から調理する場合，廃棄率：40%，廃棄部位：頭部，内臓，骨，ひれ等)

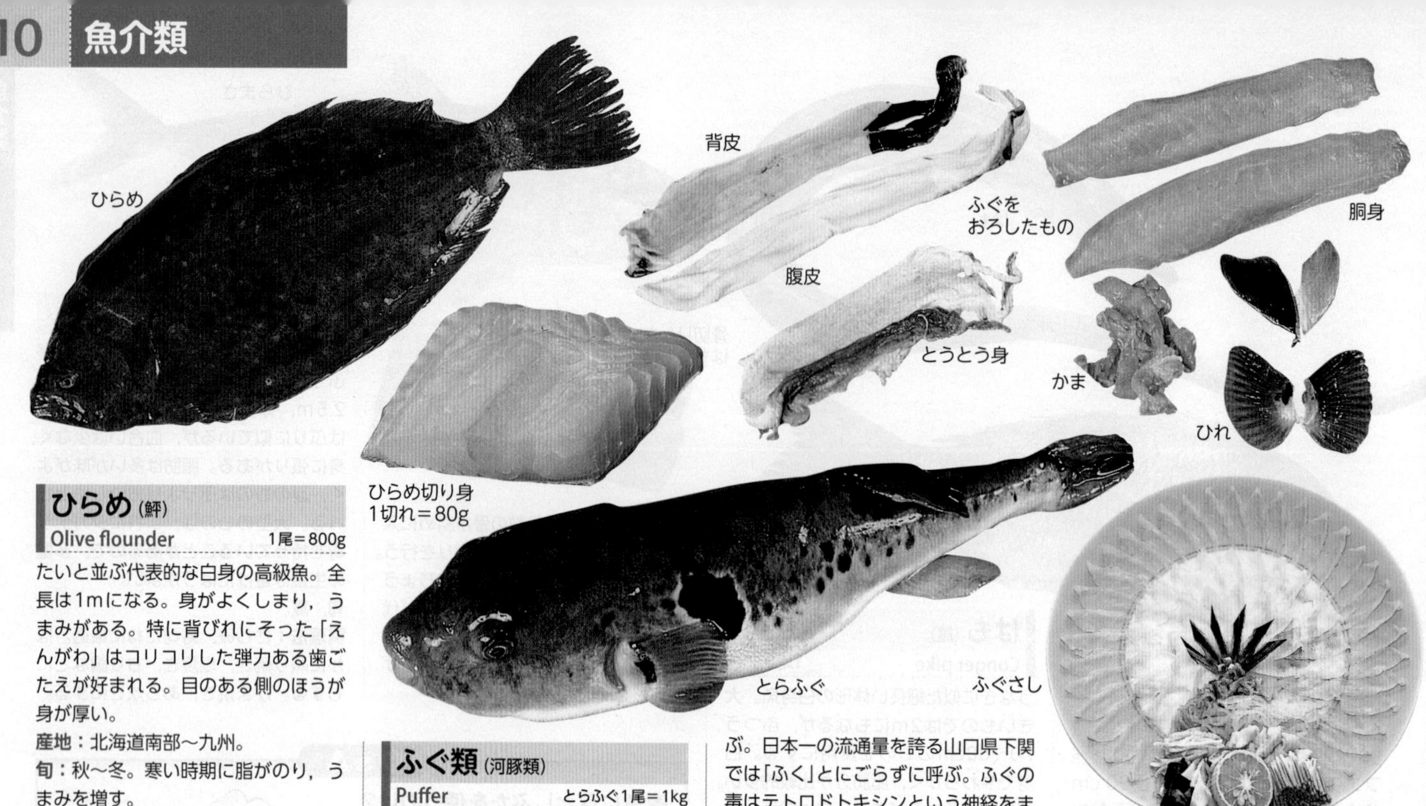

ひらめ（鮃）

Olive flounder　1尾＝800g

たいと並ぶ代表的な白身の高級魚。全長は1mになる。身がよくしまり，うまみがある。特に背びれにそった「えんがわ」はコリコリした弾力ある歯ごたえが好まれる。目のある側のほうが身が厚い。

産地：北海道南部～九州。

旬：秋～冬。寒い時期に脂がのり，うまみを増す。

調理法：平たい魚なので五枚おろしにして使う。さしみ，あらい，昆布じめ，寿司だねなど生で食べるほか，塩焼き，蒸し物，椀だね，煮物にする。淡白な味は油脂類ともよく合い，ムニエル，バター焼き，フライなどに適する。

ふぐ類（河豚類）

Puffer　とらふぐ1尾＝1kg

白身の高級魚。たいへん味がよいが，内臓などに強い毒をもつため，ふぐ調理師でなければさばくことはできない。関西では「当たったら命がない」ということから鉄砲と呼び，ふぐのさしみをてっさ，ふぐのちり鍋をてっちりと呼ぶ。日本一の流通量を誇る山口県下関では「ふく」とにごらずに呼ぶ。ふぐの毒はテトロドトキシンという神経をまひさせる成分である。

種類：代表的なものに，とらふぐ，まふぐ，しょうさいふぐなどがある。特に味のよいとらふぐは養殖も盛ん。

旬：一年中食べられるが，味がよくなるのは冬。

調理法：ふぐさし（薄造りにしてポン酢で食べる），ちり鍋が代表的。そのほかぞうすい，みそ汁，ひれ酒，焼きふぐにする。加工品には，一夜干し，みりん干し，かす漬け，ぬか漬けがある。

食品番号	索引番号	食品名（可食部100g当たり）	廃棄率	エネルギー		水分	たんぱく質		脂質			脂肪酸					炭水化物						有機酸	灰分	無機質					
							アミノ酸組成によるたんぱく質	たんぱく質	脂肪酸のトリアシルグリセロール当量	コレステロール	脂質	飽和	一価不飽和	多価不飽和	n-3系多価不飽和	n-6系多価不飽和	利用可能炭水化物（単糖当量）	利用可能炭水化物（質量計）	差引き法による利用可能炭水化物	総食物繊維量	糖アルコール	炭水化物			ナトリウム	カリウム	カルシウム	マグネシウム	リン	鉄
			%	kJ	kcal	g	g	g	g	mg	g	g	g	g	g	g	g	g	g	g	g	g	g	g	mg	mg	mg	mg	mg	mg
		ひらめ																												
10234	1431	●天然，生	40	406	96	76.8	(17.6)	20.0	1.6	55	2.0	0.43	0.48	0.61	0.51	0.08	(Tr)	(Tr)	2.8*	(0)	–	Tr	–	1.2	46	440	22	26	240	0.1
10235	1432	●養殖，皮つき，生	40	486	115	73.7	19.0	21.6	3.1	62	3.7	0.80	0.95	1.17	0.89	0.25	(Tr)	(Tr)	3.0*	(0)	–	Tr	–	1.3	43	440	30	30	240	0.1
10410	1433	●養殖，皮なし，生	0	424	100	76.0	17.5	21.2	1.9	53	2.5	0.49	0.57	0.72	0.55	0.16	(0.1)	(0.1)	3.4*	(0)	–	0.1	–	1.2	41	470	8	31	230	0.1
		（ふぐ類）																												
10236	1434	●とらふぐ ●養殖，生	0	341	80	78.9	(15.9)	19.3	0.2	65	0.3	0.06	0.04	0.10	0.08	0.02	(0.2)	(0.2)	3.7*	(0)	–	0.2	–	1.3	100	430	6	25	250	0.2
10237	1435	●まふぐ ●生	0	333	78	79.3	15.6	18.9	0.3	55	0.4	0.07	0.04	0.13	0.11	0.02	(Tr)	(Tr)	3.5*	(0)	–	Tr	–	1.4	83	470	5	24	260	0.2
		ふな																												
10238	1436	●生	50	394	93	78.0	15.3	18.2	2.0	64	2.5	0.52	0.72	0.69	0.50	0.12	(0.1)	(0.1)	3.4*	(0)	–	0.1	–	1.2	30	340	100	23	160	1.5
10239	1437	●水煮	35	439	104	75.6	(17.1)	20.3	2.3	84	2.8	0.59	0.84	0.73	0.52	0.14	(0.1)	(0.1)	3.8*	(0)	–	0.1	–	1.2	46	310	140	24	230	1.5
10240	1438	●甘露煮	0	1127	266	28.7	(13.1)	15.5	2.4	160	3.6	0.60	0.64	1.05	0.33	0.71	–	–	48.0*	(0)	–	44.4	–	7.8	1300	240	1200	58	710	6.5
● 10449	1439	●ふなずし	20	763	181	57.0	19.1	21.3	5.6	300	7.9	1.50	1.89	1.95	1.18	0.74	–	–	13.6*	0	–	9.2	–	4.7	1500	64	350	20	240	0.9
		ぶり																												
10241	1440	●成魚 ●生	0	929	222	59.6	18.6	21.4	13.1	72	17.6	4.42	4.35	3.72	3.35	0.37	(0.3)	(0.3)	7.7*	(0)	–	0.3	–	1.1	32	380	5	26	130	1.3
10242	1441	●焼き	0	1087	260	51.8	(22.7)	26.2	14.5	89	20.4	4.87	4.83	4.15	3.73	0.41	(0.3)	(0.3)	9.7*	(0)	–	0.3	–	1.3	40	440	6	28	170	2.3
10243	1442	●はまち ●養殖，皮つき，生	0	904	217	61.5	17.8	20.7	13.4	77	17.2	3.96	5.83	3.05	1.88	1.08	(0.3)	(0.3)	6.2*	(0)	–	0.3	–	1.1	38	340	19	29	210	1.0
10411	1443	●養殖，皮なし，生	0	751	180	66.4	17.6	21.0	9.9	78	12.0	2.81	4.11	2.57	1.66	0.84	(0.3)	(0.3)	5.0*	(0)	–	0.3	–	1.1	36	390	5	29	220	1.1
10244	1444	ほうぼう●生	50	464	110	74.9	(16.2)	19.6	3.0	55	4.2	0.96	1.04	0.85	0.73	0.12	(Tr)	(Tr)	4.6*	(0)	–	Tr	–	1.3	110	380	42	34	200	0.4
10245	1445	ホキ●生	0	331	78	80.4	(14.1)	17.0	1.0	49	1.3	0.24	0.42	0.29	0.26	0.03	(Tr)	(Tr)	3.2*	(0)	–	Tr	–	1.3	160	330	20	24	160	0.3
		ほっけ																												
10246	1446	●生	50	435	103	77.1	15.4	17.3	3.2	73	4.4	0.70	1.21	1.19	1.09	0.10	(0.1)	(0.1)	3.1*	(0)	–	0.1	–	1.1	81	360	22	33	220	0.4
10247	1447	●塩ほっけ	40	475	113	72.4	(16.1)	18.1	4.1	60	4.9	1.03	1.76	1.14	0.97	0.11	(0.1)	(0.1)	2.9*	(0)	–	0.1	–	4.5	1400	350	20	30	220	0.5
10248	1448	●開き干し，生	35	676	161	67.0	18.0	20.6	8.3	86	9.4	1.99	3.48	2.45	2.14	0.20	(0.1)	(0.1)	3.7*	(0)	–	0.1	–	3.0	690	390	170	37	330	0.5
10412	1449	●開き干し，焼き	25	749	179	63.7	19.6	23.1	9.4	100	10.9	2.21	4.02	2.76	2.40	0.23	(0.2)	(0.2)	4.0*	(0)	–	0.2	–	3.3	770	410	180	41	360	0.6

なるほど！ がんば…長崎県島原ではふぐを「がんば（棺桶の意味）」といい，毒をもっていても食べたいので「棺桶を用意してから」ということだとか。

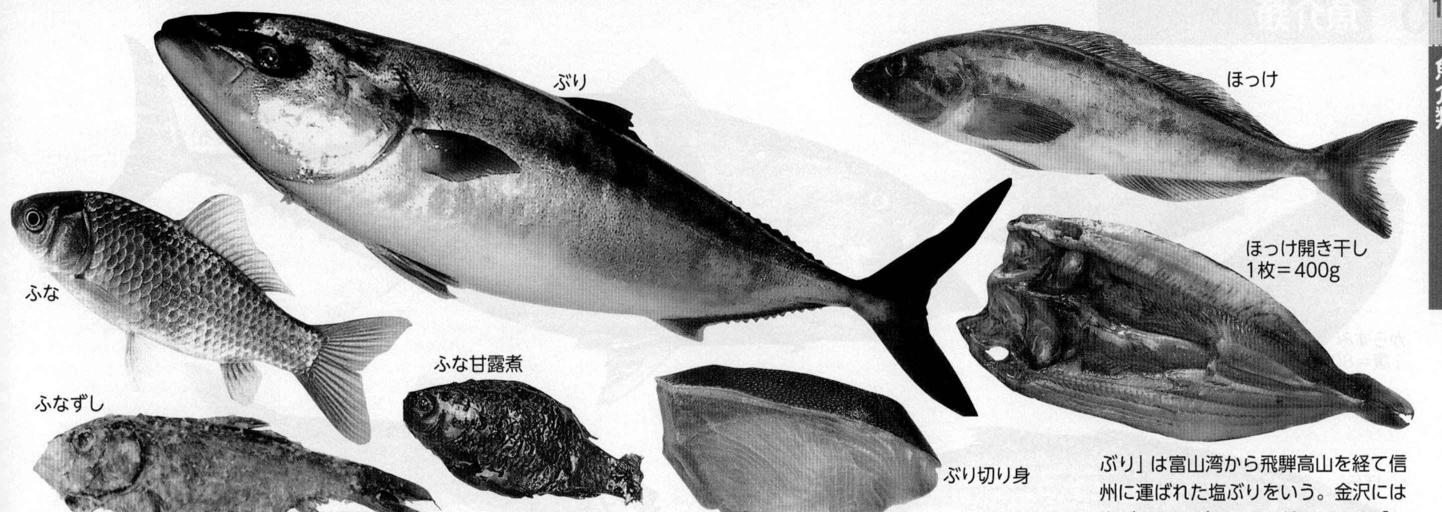

ふな（鮒）

Crucian carp 1尾＝150g

日本各地の川や沼，池でとれ，銀ぶな，にごろぶな，源五郎ぶななどがある。全長は平均15～50 cmくらい。養殖も行われている。

産地：天然ものは岡山，青森など。

旬：銀ぶなは冬。そのほかは子をもつ4月ごろ。

調理法：小さなものは甘露煮，すずめ焼き，煮びたし，昆布巻きなど。

●**ふなずし**：琵琶湖周辺でつくられる「なれずし」の一種。琵琶湖特産のにごろぶなが原料で，3月ごろの抱卵魚が珍重される。にごろぶなの減少により，源五郎ぶなやぎんぶななどでもつくる。スライスして酒の肴やご飯のおかず，茶漬け，吸い物などにもする。

ぶり（鰤）

Yellowtail 1切れ＝80g

脂肪が多く，濃厚な味の赤身魚。成長するにつれ，呼び名が変わる出世魚でもある。関東では，わかし，いなだ，わらさ，ぶり，関西ではわかな，つばす，はまち，めじろ，ぶりと呼ばれる。

養殖：ぶりは成長が速いので，養殖が早くから考えられ，昭和30年代に本格化した。この養殖ブリの出荷サイズがはまちの大きさだったことから，養殖ものはまちと呼ばれるようになったという。今でも，はまちといえば養殖ぶりをさすことが多い。天然ぶりに近い量が市場に出荷されている。

産地：天然ぶりはおもに長崎，島根など。養殖ぶりは西日本。

旬：冬期の大型のものを寒ぶりと呼ぶが，本来は寒のころのものをさす。

調理法：捨てるところなく食べられる魚で，身はさしみ，寿司だね，塩焼き，照り焼き，西京漬けなどに。頭やあらはあら炊き，かす汁，ぶり大根などの煮物にする。郷土料理も多く，福岡では正月の雑煮に塩ぶりを入れる。「飛騨ぶり」は富山湾から飛騨高山を経て信州に運ばれた塩ぶりをいう。金沢には塩ぶりとかぶをこうじ漬けにした「かぶらずし」がある。

ほっけ（𩸽）

Atka mackerel 1尾＝500g

体長40～50cmのアイナメ科の白身魚。新鮮なものはくせがなく味がよい。市場には開き干しが多く出回る。すり身にも加工される。

産地：北海道。開き干しはまあじと同じくらい有名。

旬：冬。

調理法：鮮魚はさしみ，照り焼き，フライなど，開き干しは焼いて食べる。北海道では小型のものをぬかに漬けて焼いて食べる。

無機質							ビタミン（脂溶性）												ビタミン（水溶性）										食塩相当量	備考
							A							E																
亜鉛	銅	マンガン	ヨウ素	セレン	クロム	モリブデン	レチノール	カロテン α	カロテン β	β-クリプトキサンチン	β-カロテン当量	レチノール活性当量	D	トコフェロール α	トコフェロール β	トコフェロール γ	トコフェロール δ	K	B1	B2	ナイアシン	ナイアシン当量	B6	B12	葉酸	パントテン酸	ビオチン	C	食塩相当量	備考
mg	mg	mg	μg	μg	μg	μg	μg	μg	μg	μg	μg	μg	μg	mg	mg	mg	mg	μg	mg	mg	mg	mg	mg	μg	μg	mg	μg	mg	g	
0.4	0.03	0.01	–	–	–	–	12	0	0	0	0	12	**3.0**	**0.6**	0	0	0	(0)	0.04	0.11	5.0	(8.6)	0.33	1.0	16	0.82	–	3	0.1	廃棄部位：頭部，内臓，骨，ひれ等（五枚下ろし）
0.5	0.02	0.03	8	47	Tr	0	19	0	0	0	0	19	**1.9**	**1.6**	0	0	0	–	0.12	0.34	6.2	10.0	0.44	1.5	13	0.89	10.0	5	0.1	廃棄部位：頭部，内臓，骨，ひれ等（五枚下ろし）
0.3	0.02	0.01	11	41	0	(0)	9	(0)	(0)	(0)	(0)	9	**2.3**	**1.6**	0	0	0	–	0.22	0.07	6.7	11.0	0.48	1.1	12	0.86	8.4	10	0.1	
0.9	0.02	0.01	–	–	–	–	3	0	0	–	0	3	**4.0**	**0.8**	0	0	0	(0)	0.06	0.21	5.9	(9.6)	0.45	1.9	3	0.36	–	Tr	0.3	切り身（皮なし）（魚体全体から調理する場合，廃棄率：80%，廃棄部位：頭部，内臓，骨，皮，ひれ等）
1.5	0.02	0	–	–	–	–	7	0	0	–	0	7	**6.0**	**0.6**	0	0	0	(0)	0.04	0.17	7.0	11.0	0.50	3.0	3	0.23	–	0	0.2	切り身（皮なし）（魚体全体から調理する場合，廃棄率：75%，廃棄部位：頭部，内臓，骨，皮，ひれ等）
1.9	0.04	0.02	–	–	–	–	12	–	–	–	(0)	12	**4.0**	**1.5**	0	0	0	(0)	0.55	0.14	2.3	5.3	0.11	5.5	14	0.69	–	1	0.1	廃棄部位：頭部，内臓，骨，ひれ等（三枚下ろし）
2.1	0.04	0.02	–	–	–	–	15	–	–	–	(0)	15	**3.8**	**1.5**	0	0	0	(0)	0.49	0.12	1.6	(5.0)	0.10	4.4	8	0.71	–	Tr	0.1	内臓等を除去後水煮したもの 廃棄部位：頭部、骨，ひれ等
5.2	0.11	0.62	–	–	–	–	60	–	–	–	10	61	**2.0**	**0.5**	0	0.7	0.3	(0)	0.16	0.16	1.3	(3.9)	0.03	6.7	13	0.24	–	0	3.3	
2.9	0.23	0.34	24	48	1	36	43	–	–	–	–	43	**3.6**	**4.6**	0	0	0	4	Tr	0.07	0.3	4.1	0.03	7.4	15	0.14	28.0	0	3.9	廃棄部位：頭部，ひれ，尾　試料：魚の表面に付着した飯をヘラ等で軽く拭ったもの
0.7	0.08	0.01	24	57	Tr	0	50	–	–	–	(0)	50	**8.0**	**2.0**	0	0	0	(0)	0.23	0.36	9.5	14.0	0.42	3.8	7	1.01	7.7	2	0.1	切り身　（魚体全体から調理する場合，廃棄率：40%，廃棄部位：頭部，内臓，骨，ひれ等）
0.9	0.10	0.01	–	–	–	–	42	–	–	–	(0)	42	**5.4**	**2.1**	0	0	0	(0)	0.24	0.39	10.0	(15.0)	0.38	3.8	6	1.38	–	2	0.1	切り身
0.8	0.09	0.01	14	32	Tr	0	32	0	0	0	0	32	**4.0**	**4.6**	0	0.1	0	–	0.16	0.21	9.0	13.0	0.45	4.6	9	0.99	6.4	2	0.1	切り身　（魚体全体から調理する場合，廃棄率：40%，廃棄部位：頭部，内臓，骨，ひれ等）
0.5	0.10	0.01	14	35	0	(0)	41	(0)	(0)	(0)	(0)	41	**4.4**	**5.5**	0	0.2	0	–	0.17	0.23	7.9	12.0	0.53	6.6	9	0.99	6.4	3	0.1	
0.5	0.04	0.05	–	–	–	–	9	–	–	–	(0)	9	**3.0**	**0.5**	0	0	0	(0)	0.09	0.15	5.0	(8.6)	0.44	2.2	5	0.82	–	3	0.3	廃棄部位：頭部，内臓，骨，ひれ等（三枚下ろし）
0.4	0.02	0.01	–	–	–	–	43	–	–	–	(0)	43	**1.0**	**0.9**	0	0	0	(0)	0.03	0.16	1.3	(4.4)	0.07	0.7	13	0.42	–	0	0.4	切り身
1.1	0.10	0.01	–	–	–	–	25	0	0	0	0	25	**3.0**	**1.7**	0	0	0	(0)	0.09	0.17	2.5	5.5	0.17	11.0	9	1.16	–	1	0.2	廃棄部位：頭部，内臓，骨，ひれ等（三枚下ろし）
0.4	0.04	0.01	–	–	–	–	20	–	–	–	(0)	20	**3.0**	**0.7**	0	0	0	(0)	0.10	0.27	2.9	(6.0)	0.18	7.3	2	0.79	–	Tr	3.6	廃棄部位：骨，ひれ，皮等
0.9	0.05	0.03	15	31	1	0	30	0	0	0	0	30	**4.6**	**1.3**	0	0	0	–	0.10	0.24	3.5	7.1	0.21	5.3	7	0.65	3.7	4	1.8	廃棄部位：頭部，骨，ひれ等
1.0	0.06	0.03	17	34	1	(0)	39	(0)	(0)	(0)	(0)	39	**3.5**	**1.6**	0	0	0	–	0.14	0.26	3.7	7.7	0.17	5.3	11	0.65	4.5	2	2.0	廃棄部位：頭部，骨，ひれ等

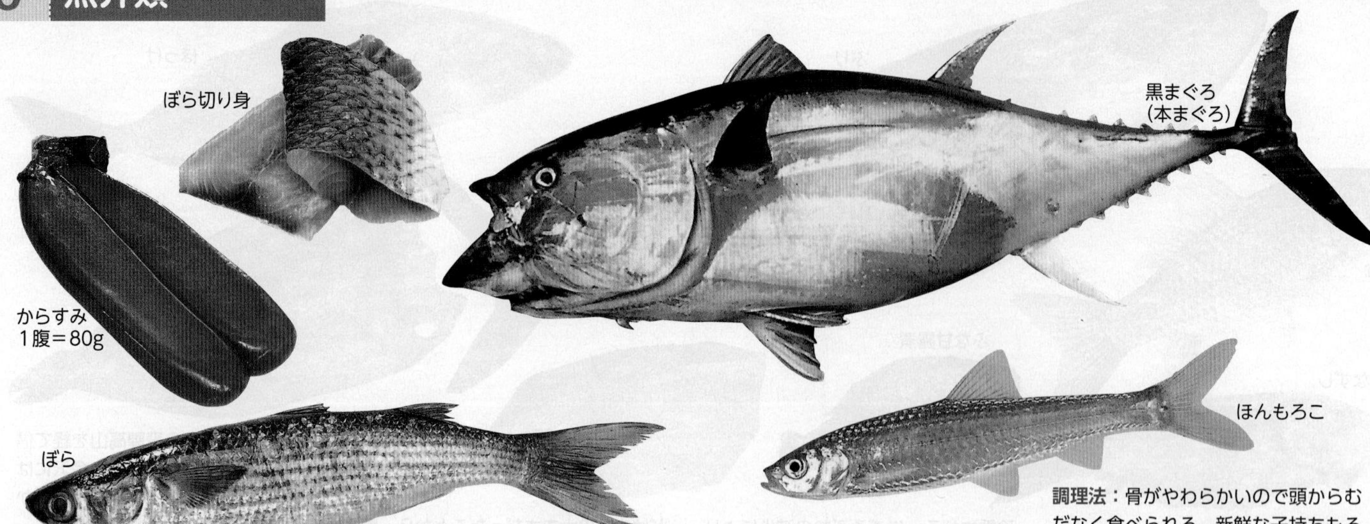

ぼら（鯔，鰡）

Striped mullet 1尾＝500g

身のしまった白身魚。味は淡白だが，独特の臭みがある。成長するに従い名前が変わる出世魚。日本各地でとれる。

旬：秋〜冬。

調理法：新鮮なものはさしみやあらいにして辛子酢みそで食べる。照り焼き，から揚げ，しょうがを入れた煮つけ，カレー粉風味のムニエルなどにする。郷土料理も多い。愛知には，腹に甘みそを詰めて焼いた「いなまんじゅう」，三重県伊勢ではぼらをご飯に炊き込んだぼらめし，高知にはぼらをゆでて酢じょうゆで食べる「湯ぼら」がある。

●からすみ（唐墨）：ぼらの卵巣を塩漬けにして陰干しし，乾燥させたもの。薄いあめ色をした高級珍味。形が中国の墨に似ているところからの名。長崎の名物である。薄く切り，そのままか，さっとあぶって食べる。

ほんもろこ（本諸子）

Willow shiner 1尾＝20g

コイ科の淡水魚。肉質がよく，コイ科の中ではもっとも味がよいとされる。関西では高級魚である。単にもろこと呼ぶ場合が多い。

産地：滋賀県琵琶（びわ）湖の特産。もろこ釣りは冬の風物詩となっているが，水質汚染などで漁獲量は減少ぎみである。埼玉などで養殖が行われている。

旬：冬においしくなる。

調理法：骨がやわらかいので頭からむだなく食べられる。新鮮な子持ちもろこを素焼きにし，酢じょうゆや酢みそで食べる。ほかに魚田，照り焼き，つくだ煮，天ぷら，南蛮漬けなど。

まぐろ類（鮪類）

Tuna 1食分＝50g

寿司やさしみで人気の高い赤身魚。大きいものは体長3m，体重700kgにもなる。日本はまぐろの消費大国で，多くを輸入によりまかなってきた。しかし，近年の世界的な和食ブームによって，まぐろの消費量は急増している。

食品番号	索引番号	食品名（可食部100g当たり▶）	廃棄率	エネルギー	エネルギー	水分	たんぱく質：アミノ酸組成によるたんぱく質	たんぱく質：たんぱく質	脂質：脂肪酸のトリアシルグリセロール当量	脂質：コレステロール	脂質：脂質	脂肪酸：飽和	脂肪酸：一価不飽和	脂肪酸：多価不飽和	脂肪酸：n-3系多価不飽和	脂肪酸：n-6系多価不飽和	炭水化物：利用可能炭水化物（単糖当量）	炭水化物：利用可能炭水化物（質量計）	炭水化物：差引き法による利用可能炭水化物	炭水化物：食物繊維総量	炭水化物：糖アルコール	炭水化物：炭水化物	有機酸	灰分	無機質：ナトリウム	無機質：カリウム	無機質：カルシウム	無機質：マグネシウム	無機質：リン	無機質：鉄
			%	kJ	kcal	g	g	g	g	mg	g	g	g	g	g	g	g	g	g	g	g	g	g	g	mg	mg	mg	mg	mg	mg
		ぼら																												
10249	1450	●生	50	500	119	74.7	15.5	**19.2**	4.3	65	**5.0**	1.18	1.40	1.56	1.37	0.19	(0.1)	(0.1)	4.5*	(0)	–	0.1	–	1.0	87	330	**17**	24	170	0.7
10250	1451	●からすみ	0	1481	353	25.9	–	**40.4**	14.9	860	**28.9**	2.68	5.71	5.83	4.47	1.10	(0.3)	(0.3)	14.3*	(0)	–	0.3	–	4.5	1400	170	**9**	23	530	1.5
10251	1452	ほんもろこ●生	0	434	103	75.1	(14.8)	**17.5**	3.2	210	**4.1**	0.82	1.23	1.06	0.69	0.36	(0.1)	(0.1)	3.7*	(0)	–	0.1	–	3.2	86	320	**850**	39	640	1.3
		（まぐろ類）																												
10252	1453	●きはだ ●生	0	432	102	74.0	20.6	**24.3**	0.6	37	**1.0**	0.21	0.12	0.25	0.21	0.04	(Tr)	(Tr)	3.4*	(0)	–	Tr	–	1.3	43	450	**5**	37	290	2.0
10253	1454	●くろまぐろ ●天然，赤身，生	0	490	115	70.4	22.3	**26.4**	0.8	50	**1.4**	0.25	0.29	0.19	0.17	0.03	(0.1)	(0.1)	4.9*	(0)	–	0.1	–	1.7	49	380	**5**	45	270	1.1
10254	1455	●天然，脂身，生	0	1281	308	51.4	16.7	**20.1**	23.5	55	**27.5**	5.91	10.20	6.41	5.81	0.60	(0.1)	(0.1)	7.5*	(0)	–	0.1	–	0.9	71	230	**7**	35	180	1.6
● 10450	1456	●養殖，赤身，生	0	643	153	68.8	20.5	**24.8**	6.7	53	**7.6**	1.73	2.53	2.15	1.87	0.27	(0.3)	(0.3)	2.8*	0	–	0.3	–	1.3	28	430	**3**	38	270	0.8
● 10451	1457	●養殖，赤身，水煮	0	727	173	64.1	22.5	**27.2**	6.8	59	**8.3**	1.92	2.71	1.90	1.62	0.26	(0.3)	(0.2)	5.4*	0	–	0.3	–	1.2	25	400	**3**	38	270	1.0
● 10452	1458	●養殖，赤身，蒸し	0	786	187	62.0	22.9	**28.0**	8.1	62	**9.9**	2.29	3.30	2.13	1.81	0.30	(0.2)	(0.2)	5.8*	0	–	0.2	–	1.2	26	410	**3**	39	270	0.9
● 10453	1459	●養殖，赤身，電子レンジ調理	0	802	191	60.0	24.9	**30.4**	7.2	65	**8.7**	1.96	2.84	2.12	1.82	0.28	(0.3)	(0.3)	6.6*	0	–	0.3	–	1.4	33	490	**4**	44	310	1.1
● 10454	1460	●養殖，赤身，焼き	0	848	202	59.6	24.0	**29.0**	9.2	66	**10.6**	2.49	3.57	2.74	2.36	0.36	(0.3)	(0.2)	5.8*	0	–	0.3	–	1.4	33	500	**3**	42	290	0.9
● 10455	1461	●養殖，赤身，ソテー	0	812	194	61.6	23.1	**28.0**	9.2	61	**10.2**	2.20	3.71	2.87	2.30	0.54	(0.3)	(0.3)	4.7*	0	–	0.3	–	1.4	29	470	**3**	43	300	0.9
● 10456	1462	●養殖，赤身，天ぷら	0	927	222	57.8	20.7	**25.1**	11.6	57	**12.6**	2.11	5.57	3.41	2.24	1.16	–	–	8.6*	0	–	3.2	–	1.3	38	440	**13**	40	280	1.0
10255	1463	●びんなが ●生	0	469	111	71.8	21.6	**26.0**	0.6	49	**0.7**	0.15	0.19	0.23	0.21	0.03	(0.2)	(0.2)	4.7*	(0)	–	0.2	–	1.3	38	440	**9**	41	310	0.9
10256	1464	●みなみまぐろ ●赤身，生	0	375	88	77.0	16.9	**21.6**	0.2	52	**0.4**	0.06	0.05	0.09	0.08	0.01	(0.1)	(0.1)	4.7*	(0)	–	0.1	–	1.2	43	400	**5**	27	240	1.8
10257	1465	●脂身，生	0	1337	322	50.3	16.6	**20.3**	25.4	59	**28.3**	6.06	10.62	7.68	6.77	0.84	(0.1)	(0.1)	6.6*	(0)	–	0.1	–	1.0	44	280	**9**	29	210	0.6
10258	1466	●めじまぐろ ●生	0	587	139	68.7	(20.4)	**25.2**	3.8	58	**4.8**	1.09	0.99	1.55	1.36	0.17	(0.1)	(0.1)	5.9*	(0)	–	0.1	–	1.2	42	410	**9**	40	290	1.8
● 10425	1467	●めばち●赤身，生	0	485	115	72.2	21.9	**25.4**	1.7	41	**2.3**	0.49	0.54	0.57	0.49	0.07	(0.3)	(0.3)	3.0*	(0)	–	0.3	–	1.3	39	440	**3**	35	270	0.9
● 10426	1468	●脂身，生	0	662	158	67.8	20.0	**23.9**	6.8	52	**7.5**	1.78	2.63	2.07	1.79	0.27	(0.4)	(0.3)	4.2*	(0)	–	0.4	–	1.2	100	400	**4**	31	240	0.7
10260	1469	●缶詰 ●水煮，フレーク，ライト	0	297	70	82.0	(13.0)	**16.0**	0.5	35	**0.7**	0.18	0.11	0.18	0.15	0.03	(0.2)	(0.2)	3.4*	(0)	–	0.2	–	1.1	210	230	**5**	26	160	0.6
10261	1470	●水煮，フレーク，ホワイト	0	404	96	77.6	(14.8)	**18.3**	2.2	34	**2.5**	0.64	0.71	0.73	0.62	0.11	(0.4)	(0.4)	4.2*	(0)	–	0.4	–	1.2	260	280	**6**	34	200	1.0
10262	1471	●味付け，フレーク	0	567	134	65.7	(15.4)	**19.0**	1.8	58	**2.3**	0.58	0.49	0.68	0.57	0.11	–	–	14.0*	(0)	–	9.9	–	3.1	760	280	**24**	31	350	4.0
10263	1472	●油漬，フレーク，ライト	0	1098	265	59.1	(14.4)	**17.7**	21.3	32	**21.7**	3.37	4.86	12.16	1.40	10.76	(0.1)	(0.1)	3.8*	(0)	–	0.1	–	1.4	340	230	**4**	25	160	0.5
10264	1473	●油漬，フレーク，ホワイト	0	1158	279	56.0	(15.3)	**18.8**	21.8	38	**23.6**	4.85	4.24	11.73	0.55	11.18	(0.1)	(0.1)	5.5*	(0)	–	0.1	–	1.5	370	190	**2**	27	270	1.8

なるほど！ **「とろ」は捨てられていた…**江戸時代，脂っこいとろは好まれず，赤身のしょうゆ漬けが人気でした。とろは傷みやすく保存が難しかったことも一因です。

まぐろ赤身
1さく＝150g
まぐろ油漬け
缶詰
小1缶＝70g
まぐろ脂身（とろ）
めばち

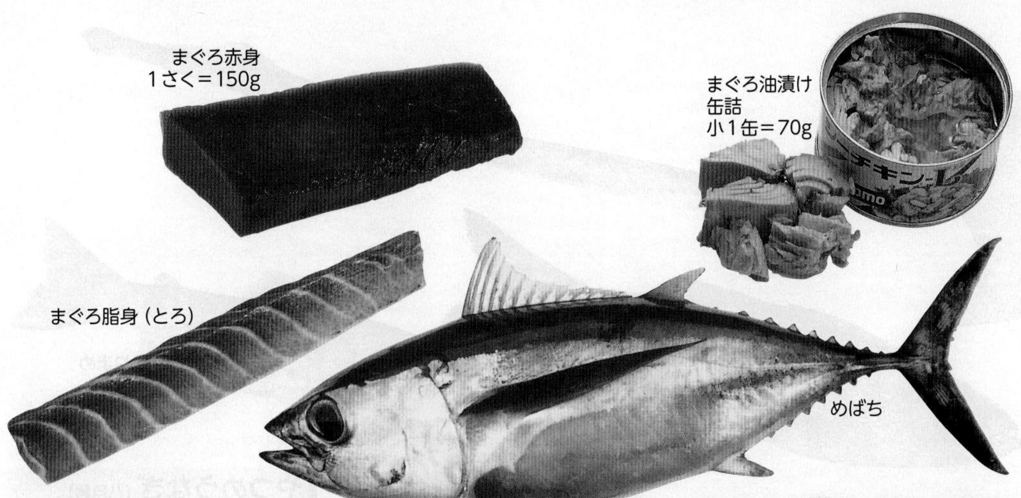

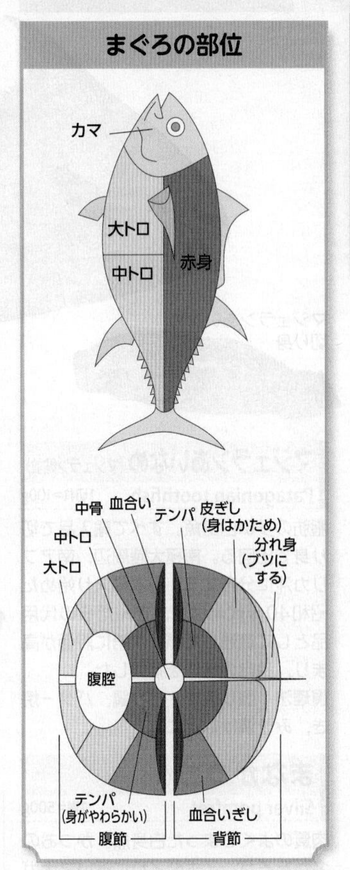

まぐろ獲得にむけた各国の競争は激化し，漁の規制は，資源保護の観点から国際的な問題になっている。

種類：ふつうまぐろと呼んでいるのは黒まぐろ（本まぐろ）。このうち体長1m以下のものをめじまぐろと呼ぶ。さしみ用には，ほかに，たいせいようまぐろ，みなみまぐろ，めばち・きはだがある。おもに缶詰に使われるびんながは肉の色が白くやわらかいが，欧米では人気があり，かつてはおもな輸出製品の一つであった。現在は，外国で缶詰製造が盛んになったため，おもに国内向けに生産されている。部位によって味，価格が違い，大きくは，大とろ・中とろ（脂身），赤身，ブツに分けて販売されている。さしみ用には「さくどり」したものが売られている。

栄養：赤身にはたんぱく質が多く，とろにはIPA（イコサペンタエン酸）を含む脂肪が多い。血合いにはビタミン，脂肪酸，鉄やカリウムなどが多く含まれている。

選び方：さくで求める場合，表面に見える筋目（すじめ）が幅広く平行に走っているものを選ぶ。筋目が半円を描いているものはやや食感が悪い。

調理法：さしみ，寿司だねが代表的。鉄火丼，山かけ，ぬた，ねぎとろなどのほかに，ねぎま汁，ねぎま鍋，照り焼き，みそ漬け，煮物などにもする。

●**まぐろの缶詰**：フレークの水煮，味つけ，油漬けがある。原料はホワイトミート，シーチキンと呼ばれるびんなが。カナッペ，サラダ，あえ物，炒め物，ディップなどに用いる。

無機質							ビタミン（脂溶性）												ビタミン（水溶性）											食塩相当量	備考
							A							E																	
								カロテン						トコフェロール																
亜鉛	銅	マンガン	ヨウ素	セレン	クロム	モリブデン	レチノール	α	β	β-クリプトキサンチン	β-カロテン当量	レチノール活性当量	D	α	β	γ	δ	K	B₁	B₂	ナイアシン	ナイアシン当量	B₆	B₁₂	葉酸	パントテン酸	ビオチン	C		
mg	mg	mg	μg	μg	μg	μg	μg	μg	μg	μg	μg	μg	μg	mg	mg	mg	mg	μg	mg	mg	mg		mg	μg	μg	mg	μg	mg	g	
0.5	0.06	0.01	–	–	–	–	8	0	0	0	0	8	**10.0**	**1.6**	0	0	0	(0)	0.16	0.26	4.5	8.1	0.43	4.7	4	0.66	–	1	0.2	廃棄部位：頭部，内臓，骨，ひれ等（三枚下ろし）
9.3	0.19	0.04	–	–	–	–	350	0	8	2	8	350	**33.0**	**9.7**	0	0	0	7	0.01	0.93	2.7	9.4	0.26	28.0	62	5.17	–	10	3.6	
3.4	0.07	0.21	–	–	–	–	250	0	0	–	0	250	**5.0**	**2.9**	0	0	0	(0)	0.03	0.20	2.5	(5.4)	0.13	9.0	37	0.73	–	2	0.2	別名：もろこ 魚体全体
0.5	0.06	0.01	14	74	1	0	2	Tr	Tr	–	Tr	2	**6.0**	**0.4**	0	0	0	(0)	0.15	0.09	18.0	22.0	0.64	5.8	5	0.36	1.4	0	0.1	別名：きはだまぐろ，きわだ 切り身（皮なし）
0.4	0.04	0.01	14	110	0	0	83	0	0	0	0	83	**5.0**	**0.8**	0	0	0	Tr	0.10	0.05	14.0	19.0	0.85	1.3	8	0.41	1.9	2	0.1	別名：まぐろ，ほんまぐろ，しび 切り身（皮なし）
0.5	0.04	Tr	–	–	–	–	270	0	0	0	0	270	**18.0**	**1.5**	0	0	0	(0)	0.04	0.07	9.8	14.0	0.82	1.0	8	0.47	–	4	0.2	別名：とろ 切り身（皮なし）
0.5	0.02	Tr	31	79	0	0	840	–	–	–	–	840	**4.0**	**1.5**	–	–	–	–	0.16	0.05	15.0	20.0	0.51	2.5	10	0.27	1.1	2	0.1	蓄養を含む　切り身
0.6	0.02	Tr	34	88	0	0	900	–	–	–	–	900	**4.1**	**1.8**	–	–	–	–	0.16	0.04	14.0	20.0	0.40	3.2	12	0.28	1.3	2	0.1	蓄養を含む　切り身
0.6	0.02	0.01	38	91	0	0	990	–	–	–	–	990	**4.3**	**1.9**	–	–	–	–	0.17	0.04	15.0	20.0	0.31	3.4	11	0.27	1.3	2	0.1	蓄養を含む　切り身
0.6	0.02	0.01	39	94	0	0	970	–	–	–	–	970	**4.3**	**1.8**	–	–	–	–	0.19	0.05	18.0	24.0	0.29	3.4	9	0.25	1.4	2	0.1	蓄養を含む　切り身
0.6	0.02	0.01	42	94	Tr	0	1100	–	–	–	–	1100	**5.0**	**2.0**	–	–	–	–	0.19	0.04	19.0	24.0	0.33	3.3	11	0.33	1.5	2	0.1	蓄養を含む　切り身
0.6	0.02	0.01	36	90	Tr	0	910	–	–	–	–	910	**4.4**	**1.9**	–	–	–	–	0.18	0.05	17.0	23.0	0.42	3.2	10	0.25	1.4	2	0.1	蓄養を含む，切り身　植物油（なたね油）　調理による脂質の増減：本書p.315表2参照
0.5	0.04	0.04	33	88	0	1	820	–	–	–	–	820	**4.1**	**2.5**	–	–	–	–	0.17	0.06	15.0	20.0	0.25	3.1	6	0.30	1.5	1	0.1	蓄養を含む　切り身　植物油（なたね油）　調理による脂質の増減：本書p.314〜315表1参照
0.5	0.05	0.01	12	71	1	0	4	0	0	–	0	4	**7.0**	**0.7**	0	0	0	(0)	0.13	0.10	21.0	26.0	0.94	2.8	4	0.31	1.2	1	0.1	別名：びんちょう，とんぼ，びんながまぐろ 切り身（皮なし）
0.4	0.04	0.01	5	73	0	0	6	0	0	0	0	6	**4.0**	**1.0**	0	0	0	(0)	0.03	0.05	11.0	15.0	1.08	2.2	5	0.30	2.2	Tr	0.1	別名：インドまぐろ 切り身（皮なし）
0.4	0.05	0.01	38	120	1	0	34	0	0	0	0	34	**5.0**	**1.5**	0	0	0	(0)	0.10	0.06	11.0	15.0	1.00	1.5	4	0.29	4.4	5	0.1	別名：とろ 切り身（皮なし）
0.5	0.09	0.01	–	–	–	–	61	0	0	–	0	61	**12.0**	**1.2**	0	0	0	(0)	0.19	0.19	19.0	(24.0)	0.73	6.9	6	0.59	–	1	0.1	くろまぐろの幼魚　別名：まめじ 切り身（皮なし）
0.4	0.03	Tr	18	75	Tr	0	17	0	0	0	0	17	**3.6**	**0.9**	0	0	0	Tr	0.09	0.05	15.0	20.0	0.76	1.4	5	0.15	1.5	1	0.1	別名：ばちまぐろ，めばちまぐろ 切り身（皮なし）
0.4	0.03	Tr	42	74	Tr	0	37	0	Tr	0	Tr	37	**8.1**	**2.0**	0	Tr	0	1	0.07	0.05	13.0	18.0	0.80	1.0	5	0.17	1.5	1	0.3	別名：とろ 切り身（皮なし）
0.7	0.05	0.01	–	–	–	–	10	0	0	–	0	10	**3.0**	**0.4**	0	0	0	(0)	0.01	0.04	9.5	(13.0)	0.26	1.1	4	0.13	–	0	0.5	別名：ツナ缶　原材料：きはだ 液汁を含んだもの
0.7	0.04	0.02	–	–	–	–	Tr	–	–	–	(0)	(Tr)	**2.0**	**0.4**	0	0	0	(0)	0.07	0.03	11.0	(15.0)	0.15	1.4	7	0.13	–	(0)	0.7	原材料：びんなが 液汁を含んだもの
1.0	0.12	0.13	–	–	–	–	Tr	–	–	–	(0)	(Tr)	**5.0**	**0.7**	0	0	0	(0)	0.07	0.03	8.0	(12.0)	0.16	3.7	13	0.23	–	(0)	1.9	液汁を含んだもの
0.3	0.04	0.01	–	–	–	–	8	0	0	–	0	8	**2.0**	**2.8**	0.4	17.0	6.1	44	0.01	0.03	8.8	(12.0)	0.26	1.1	3	0.09	–	0	0.9	原材料：きはだ 液汁を含んだもの
0.4	0.03	0.02	–	–	–	–	Tr	–	–	–	(0)	(Tr)	**4.0**	**8.3**	0.1	7.6	0.1	–	0.05	0.13	12.0	(16.0)	0.15	2.0	2	0.12	–	(0)	0.9	原材料：びんなが 液汁を含んだもの

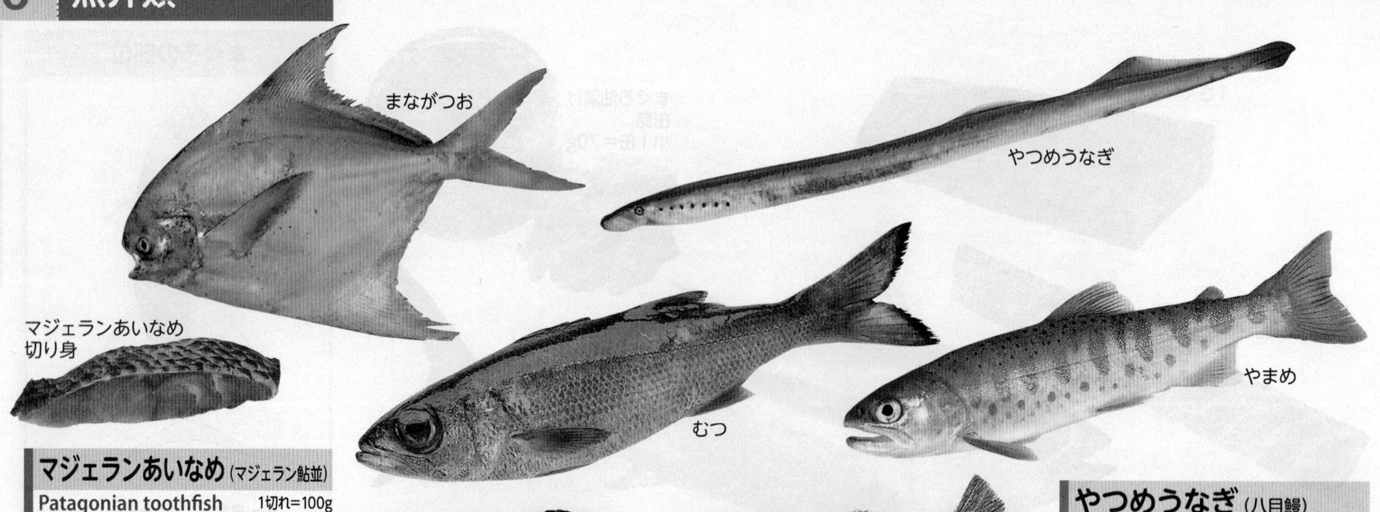

マジェランあいなめ (マジェラン鮎並)

Patagonian toothfish 1切れ=100g

脂肪の多い白身魚。すべて輸入品で切り身で出回る。南極大陸周辺，南アフリカ沖に分布する。日本に入り始めた昭和40年代半ばは，ぎんだらの代用品として流通したが，次第に評価が高まり，独自の地位を獲得した。

調理法：照り焼き，ちり鍋，バター焼き，みそ漬けなどに。

まながつお (鯧)

Silver pomfret 1尾=500g

肉質のよくしまった白身魚。かつおの名があるが，イボダイ科に近いマナガツオ科の魚。体長は60cmまでで，平たいひし形。特に関西で好まれる。

選び方：うろこがしっかりついていて，銀色に輝いているもの，全体に張りのあるものを選ぶ。

調理法：鮮度のよいものはさしみに。西京みそ漬けは，関西では贈答にも使われる。揚げ物，ムニエルなどにも。

むつ (鯥)

Gnomefish 1切れ=80g

日本近海でとれる深海魚。白身ながら，脂ののったやわらかい味をもつ。

旬：寒むつの名があるように，冬においしくなる。また，卵巣はむつこと呼ばれ，高級料理の材料となる。

調理法：さしみ，煮つけ，照り焼き，みそ漬けなどのほか，鍋物，塩焼きにも向く。むつこは煮つけや吸い物などにする。

めばる (眼張)

Japanese stingfish 1尾=200g

体のわりに目が大きいのが特徴。名前の由来もここからきている。白身の肉質はよくしまり，淡白だが味がよい。磯釣りの魚としても人気があり，日本各地の沿岸でとれる。体長30cmくらいにまでなる。

旬：春。

調理法：尾頭つきのまま煮つけにするほか，塩焼き，ムニエルなどにもする。

やつめうなぎ (八目鰻)

Lamprey 1尾=200g

うなぎと名がついているが，円口類に属する。一般にやつめうなぎと呼ばれるものは，かわやつめである。全長50cmになる。眼の後ろに7対のえら穴が目のように見えるのでこの名がある。干しやつめはビタミンA欠乏による夜盲症の薬として利用される。

産地：北海道，東北地方。

調理法：生のものはうなぎと同様に蒲焼きにする。

やまめ (山女)

Seema 1尾=150g

いわな，あまごと並ぶ渓流魚で，やまべとも呼ばれる。渓流釣りの魚として人気がある。かつては幻の魚といわれたが，各地で養殖や放流が行われるようになって一般化した。全長30cm。

産地：北海道，山口以北，神奈川以北，九州西北部の渓流。養殖は日本各地。

食品番号	索引番号	食品名 (可食部100g当たり)	廃棄率	エネルギー		水分	たんぱく質		脂質			脂肪酸					炭水化物						有機酸	灰分	無機質					
							アミノ酸組成によるたんぱく質	たんぱく質	脂肪酸のトリアシルグリセロール当量	コレステロール	脂質	飽和	一価不飽和	多価不飽和	n-3系多価不飽和	n-6系多価不飽和	利用可能炭水化物(単糖当量)	利用可能炭水化物(質量計)	差引き法による利用可能炭水化物	食物繊維総量	糖アルコール	炭水化物			ナトリウム	カリウム	カルシウム	マグネシウム	リン	鉄
			%	kJ	kcal	g	g	g	g	mg	g	g	g	g	g	g	g	g	g	g	g	g	g	g	mg	mg	mg	mg	mg	mg
10265	1474	マジェランあいなめ●生	0	1010	243	62.8	(11.0)	**13.3**	19.6	59	**22.9**	4.15	13.33	1.31	1.00	0.31	(0.1)	(0.1)	5.6*	(0)	–	0.1	–	0.9	65	300	**10**	18	210	0.1
10266	1475	まながつお●生	40	671	161	70.8	(13.9)	**17.1**	9.7	70	**10.9**	3.80	3.98	1.52	1.23	0.28	(Tr)	(Tr)	4.4*	(0)	–	Tr	–	1.2	160	370	**21**	25	190	0.3
10232	1476	みなみくろたち●生	0	473	112	73.8	(18.0)	**21.7**	2.6	63	**3.0**	0.75	0.69	1.03	0.95	0.09	(0.1)	(0.1)	4.2*	(0)	–	0.1	–	1.4	120	460	**22**	34	240	0.6
10267	1477	みなみだら●生	0	288	68	81.9	(13.6)	**16.4**	0.2	65	**0.3**	0.05	0.04	0.11	0.10	0.01	(Tr)	(Tr)	2.9*	(0)	–	Tr	–	1.4	220	320	**23**	41	160	0.3
		むつ																												
10268	1478	●生	0	729	175	69.7	14.5	**16.7**	11.6	59	**12.6**	1.69	8.59	0.81	0.63	0.16	(Tr)	(Tr)	3.2*	(0)	–	Tr	–	1.0	85	390	**25**	20	180	0.5
10269	1479	●水煮	0	673	161	68.3	(19.3)	**22.2**	7.7	70	**8.4**	1.14	5.65	0.56	0.43	0.11	(Tr)	(Tr)	3.6*	(0)	–	Tr	–	1.1	80	410	**49**	23	230	0.6
10270	1480	めじな●生	0	476	113	74.7	(16.1)	**19.4**	3.4	56	**4.5**	1.17	1.09	1.01	0.84	0.17	(0.1)	(0.1)	4.5*	(0)	–	0.1	–	1.3	91	380	**27**	30	240	0.3
10271	1481	めばる●生	55	423	100	77.2	15.6	**18.1**	2.8	75	**3.5**	0.79	0.92	0.95	0.87	0.08	(Tr)	(Tr)	3.2*	(0)	–	Tr	–	1.2	75	350	**80**	27	200	0.4
10272	1482	メルルーサ●生	5	309	73	81.1	14.6	**17.0**	0.5	45	**0.6**	0.11	0.15	0.19	0.17	0.01	(Tr)	(Tr)	2.5*	(0)	–	Tr	–	1.3	140	320	**12**	38	150	0.2
		やつめうなぎ																												
10273	1483	●生	55	1018	245	61.5	–	**15.8**	18.8	150	**21.8**	3.76	9.57	4.65	3.80	0.74	(0.2)	(0.2)	3.2*	(0)	–	0.2	–	0.7	49	150	**7**	15	180	2.0
10274	1484	●干しやつめ	20	1880	449	14.3	–	**50.3**	24.3	480	**31.2**	6.57	9.15	7.50	6.66	0.84	(0.5)	(0.5)	7.4*	(0)	–	0.5	–	3.7	130	650	**16**	49	240	32.0
10275	1485	やまめ●養殖，生	45	464	110	75.6	(15.1)	**18.4**	3.7	65	**4.3**	0.91	1.39	1.20	0.73	0.45	(0.3)	(0.3)	4.2*	(0)	–	0.3	–	1.4	50	420	**85**	28	280	0.5
		わかさぎ																												
10276	1486	●生	0	300	71	81.8	11.8	**14.4**	1.2	210	**1.7**	0.29	0.32	0.56	0.45	0.09	(0.1)	(0.1)	3.1*	(0)	–	0.1	–	2.0	200	120	**450**	25	350	0.9
10277	1487	●つくだ煮	0	1302	308	19.3	(23.6)	**28.7**	3.6	450	**5.5**	1.02	0.83	1.58	1.08	0.47	–	–	45.2*	(0)	–	38.2	–	8.3	1900	480	**970**	69	780	2.6
10278	1488	●あめ煮	0	1276	301	21.0	(21.6)	**26.3**	2.8	400	**5.1**	0.87	0.50	1.30	0.90	0.38	–	–	47.4*	(0)	–	40.4	–	7.2	1600	410	**960**	66	740	2.1

 なるほど! **むつ子さんは愛されている**…むつの卵巣「むつこ」にはファンが多く，板前さんの中には，手に入るとわざわざお得意様に声をかけて料理する人もいるほどです。

豆知識　魚卵のいろいろ・親魚はだれ？

（　）：成分値掲載ページ。

●かずのこ (p.150)
にしん
●からすみ (p.154)
ぼら
●たらこ (p.148)
すけとうだら
●キャビア (p.136)
ちょうざめ
●イクラ (p.138)
さけ
●とびこ
とびうお

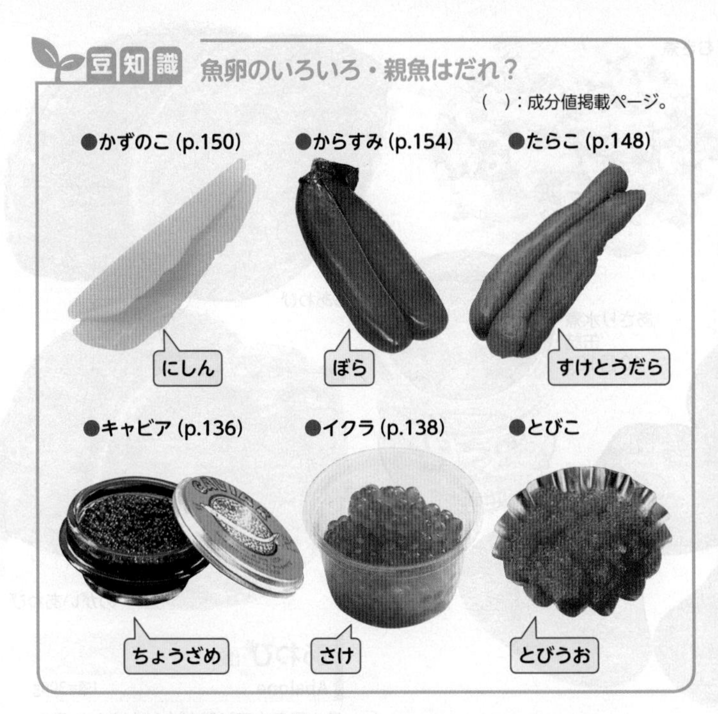

Q&A

魚を煮るとき，煮汁は煮立ててから入れるのはなぜ？

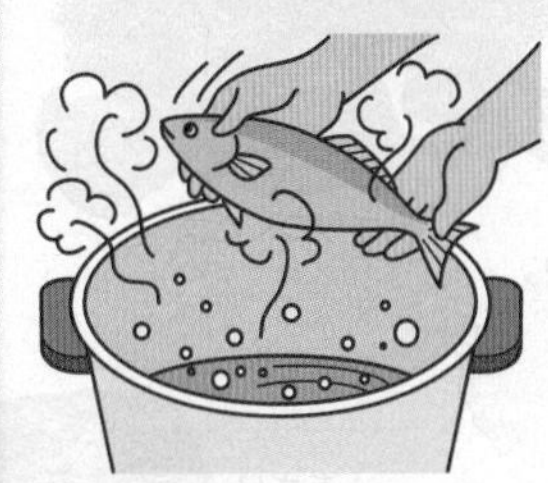

煮魚はいろいろな味つけができる長所があるものの，汁の中にうまみや栄養分が溶け出すという短所もあります。その短所を少しでも補うには，煮る時間を短くしたり，うまみが煮汁に溶け出さないように工夫をすることが必要です。

煮汁を煮立たせてから魚を入れると，表面がすぐ加熱されて固まり，うまみが閉じ込められます。しかも水から入れたときよりは加熱時間も短くて済むのです。

火加減は，強めの中火くらいにします。静かに煮立て，生臭みも蒸気と一緒に飛ばします。

ＩＰＡとＤＨＡを多く含む魚

IPA：イコサペンタエン酸
DHA：ドコサヘキサエン酸

（mg/可食部100g当たり）

	IPA	DHA
あじ（むろあじ）	350	900
いわし（まいわし）	780	870
うなぎ（蒲焼き）	750	1300
かつお（秋獲り）	400	970
からふとししゃも	740	650
きちじ（きんき）	1300	1500
さけ（たいせいようさけ）	330	510
すじこ	2100	2400
さば（たいせいようさば）	1800	2600
さわら	340	1100
さんま	1500	2200
たちうお	970	1400
にしん	880	770
ぶり	940	1700
はまち（養殖）	450	910
まぐろ（くろまぐろ，とろ）	1400	3200

（文部科学省『日本食品成分表2020年版（八訂）脂肪酸成分表編』）

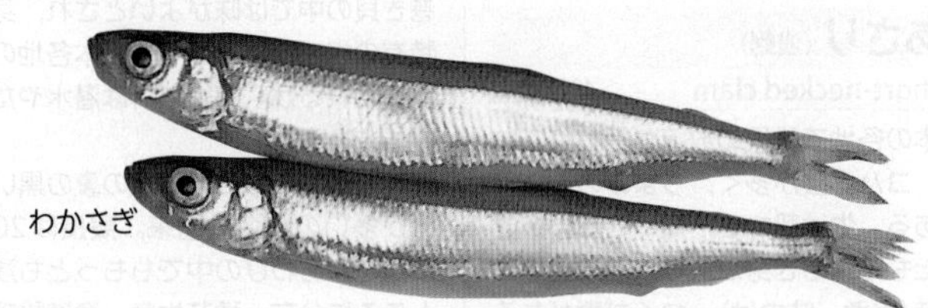

わかさぎ

旬：天然ものは夏。産卵期の10〜2月は禁漁（河川により異なる）。
選び方：体のぬめりが多く，また，腹を軽く指で押してみてしっかりしているものが新鮮。
調理法：塩焼き，天ぷら，甘露煮，ソテー，ムニエル，フライなど。

わかさぎ（鰙）

Japanese smelt　中1尾=25g

体長16cmまでのほっそりした姿が特徴。淡白な味わいで，内臓ごと食べられる。
産地：青森，北海道，秋田など。
旬：冬。湖の氷上にテントを張って釣りをするわかさぎ釣りは冬の風物詩となっている。
調理法：生には特有の臭みがあるが，熱を加えると消える。内臓も頭もつけたまま，から揚げ，天ぷら，南蛮漬けなど，揚げ物がおいしい。ほかにつくだ煮，あめ煮，焼き物，煮びたしなどにもする。霞ヶ浦では，素焼きにした焼きわかさぎを昆布巻きなどにする。

無機質							ビタミン（脂溶性）												ビタミン（水溶性）										食塩相当量	備考
亜鉛	銅	マンガン	ヨウ素	セレン	クロム	モリブデン	A レチノール	A カロテン α	A カロテン β	A β-クリプトキサンチン	A β-カロテン当量	A レチノール活性当量	D	E トコフェロール α	E トコフェロール β	E トコフェロール γ	E トコフェロール δ	K	B_1	B_2	ナイアシン	ナイアシン当量	B_6	B_{12}	葉酸	パントテン酸	ビオチン	C		
mg	mg	mg	µg	µg	µg	µg	µg	µg	µg	µg	µg	µg	µg	mg	mg	mg	mg	µg	mg	mg	mg	mg	mg	µg	µg	mg	µg	mg	g	
0.3	0.01	0.01	–	–	–	–	1800	0	0	–	0	1800	**17.0**	**2.2**	0	0	0	(0)	0.02	0.08	0.9	(3.3)	0.04	0.6	5	0.29	–	Tr	0.2	別名：メロ，おおくち，マゼランあいなめ　切り身
0.5	0.02	0.01	–	–	–	–	90	–	–	–	(0)	90	**5.0**	**1.4**	0	0	0	(0)	0.22	0.13	3.6	(6.9)	0.30	1.4	7	1.37	–	1	0.4	廃棄部位：頭部，内臓，骨，ひれ等（三枚下ろし）
0.5	0.05	0.03	–	–	–	–	55	–	–	–	(0)	55	**2.0**	**1.9**	0	0	0	(0)	0.06	0.20	7.5	(11.0)	0.50	6.5	4	0.85	–	1	0.3	別名：バラクータ，みなみおおすみやき，おおしびかます　切り身
0.3	0.04	0.02	–	–	–	–	6	–	–	–	(0)	6	**7.0**	**0.8**	0	0	0	(0)	0.03	0.27	1.7	(4.7)	0.09	1.6	11	0.44	–	0	0.6	切り身
0.4	0.03	0.01	–	–	–	–	8	–	–	–	(0)	8	**4.0**	**0.9**	0	0	0	(0)	0.03	0.16	2.4	5.5	0.10	1.9	6	0.31	–	Tr	0.2	切り身（魚体全体から調理する場合，廃棄率：50%，廃棄部位：頭部，内臓，骨，ひれ等）
0.4	0.03	0.01	–	–	–	–	11	–	–	–	(0)	11	**3.6**	**0.6**	0	0	0	(0)	0.04	0.16	2.8	(6.9)	0.13	2.5	4	0.25	–	Tr	0.2	切り身
0.9	0.03	0.01	–	–	–	–	55	0	0	–	0	55	**1.0**	**0.8**	0	0	0	(0)	0.05	0.38	2.7	(6.2)	0.16	1.8	2	0.44	–	0	0.2	別名：ぐれ　切り身（魚体全体から調理する場合，廃棄率：55%，廃棄部位：頭部，内臓，骨，ひれ等）
0.4	0.05	–	–	–	–	–	11	–	–	–	(0)	11	**1.0**	**1.5**	0	0	0	(0)	0.07	0.17	1.6	5.0	0.11	1.5	5	0.37	–	2	0.2	廃棄部位：頭部，内臓，骨，ひれ等（三枚下ろし）
0.4	0.02	0.01	–	–	–	–	5	–	–	–	(0)	5	**1.0**	**1.3**	0	0	0	(0)	0.09	0.04	1.0	4.1	0.07	0.8	5	0.32	–	Tr	0.4	別名：ヘイク　切り身　廃棄部位：皮
																														試料：かわやつめ
1.6	0.15	0.03	–	–	–	–	8200	0	0	0	0	8200	**3.0**	**3.8**	0	0	0	(0)	0.25	0.85	3.0	5.6	0.20	4.9	19	1.18	–	2	0.1	廃棄部位：頭部，内臓，骨，ひれ等
5.9	1.80	0.10	–	–	–	–	1900	0	0	0	0	1900	**12.0**	**2.4**	0	0	0	(0)	0.33	1.69	7.0	15.0	0.14	55.0	100	5.76	–	(0)	0.3	内臓を含んだもの　廃棄部位：頭部，皮等
0.8	0.04	0.01	–	–	–	–	15	–	–	–	Tr	15	**8.0**	**2.2**	0	0	0	(0)	0.15	0.16	3.8	(6.9)	0.22	6.6	13	1.48	–	3	0.1	別名：やまべ　廃棄部位：頭部，内臓，骨，ひれ等（三枚下ろし）
2.0	0.19	0.13	29	22	1	1	99	0	2	–	2	99	**2.0**	**0.7**	0	Tr	0	Tr	0.01	0.14	1.6	4.0	0.17	7.9	21	0.51	4.0	1	0.5	
4.4	0.11	1.74	–	–	–	–	460	0	15	34	32	460	**8.0**	**4.2**	0	0	0	(0)	0.24	0.32	3.4	(8.3)	0.06	9.4	59	0.77	–	Tr	4.8	
5.2	0.08	2.29	–	–	–	–	420	0	16	75	53	420	**9.0**	**3.6**	0	0	0	(0)	0.28	0.35	3.6	(8.1)	0.06	11.0	52	0	–	0	4.1	

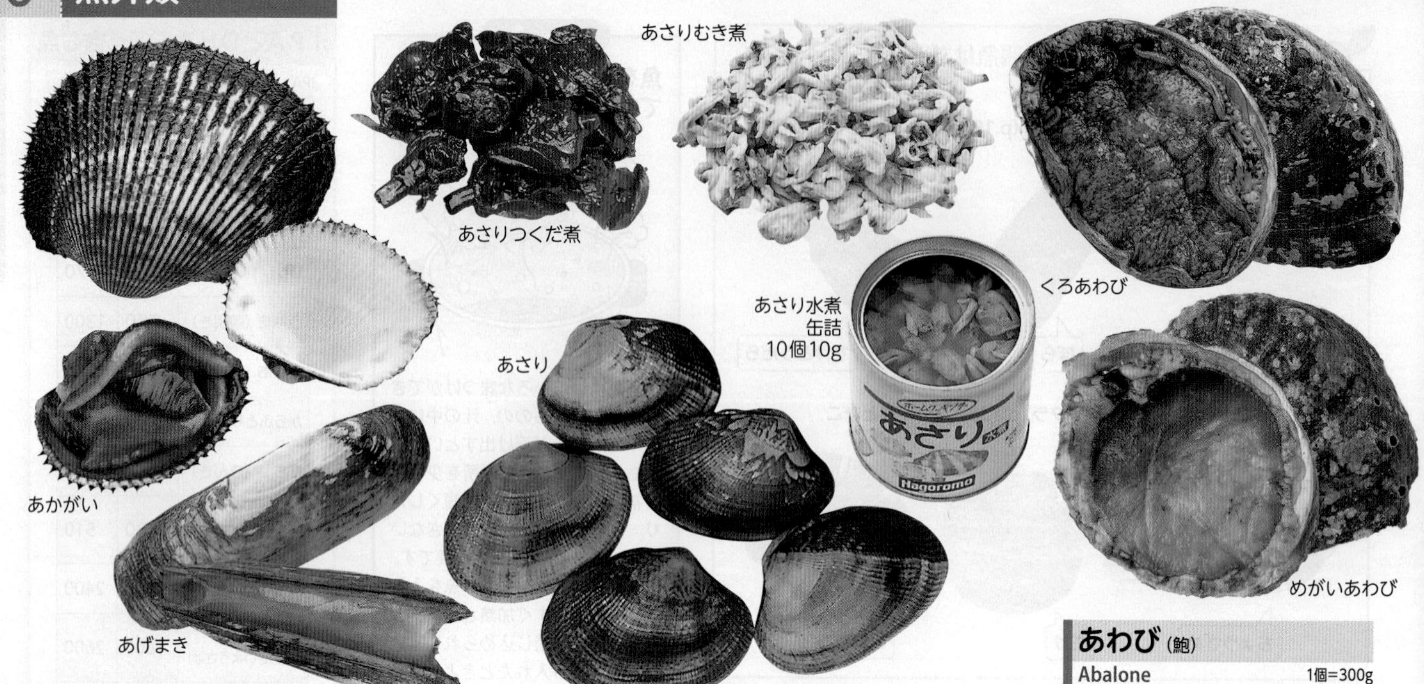

あかがい (赤貝)

Bloody clam むき身1枚=15g

ヘモグロビンという色素をもつため，身が赤い色をした二枚貝。名の由来もそこからきている。近年は輸入品のほか，近縁種のさとうがいが代用されることもある。

旬：冬にうまみが強くなる。

調理法：寿司，さしみ，酢の物が代表的な使い方。さしみは，身の表に格子状に切り目を入れ，まな板に打ちつけると，新鮮なものは切り込みが開き，丸くなる。ほかに甘煮，酢みそあえ，鍋物にもする。

あげまき (揚巻)

Jackknife clam 1個=30g

長細い貝殻をもつ二枚貝。味はばかがい(あおやぎ)に似ている。殻が薄いので，たたき割って身を取り出す。大きいものは味が落ちるので，中くらいのものがよい。九州の有明海などで泥の中に垂直に穴を掘り，生息する。近年は輸入ものが増えている。

調理法：塩ゆでにして酢みそで食べたり，素焼きにする。煮つけ，吸い物，つくだ煮などにもする。

あさり (浅蜊)

Short-necked clam 10個=80g

日本の各地で稚貝の放流が行われている。コハク酸が多く，うまみの濃い貝である。生は殻つき，殻つきで砂抜きしたもの，むき身があり，加工品には缶詰(水煮，味つけ)，つくだ煮がある。

産地：愛知，福岡，北海道など。

旬：春と秋。

調理法：砂抜きをしてから調理する。殻つきはみそ汁，酒蒸し，パスタのソースなどに。むき身はあさりめし，ぬた，かき揚げ，トマト煮，チャウダーなどにする。

あわび (鮑)

Abalone 1個=300g

巻き貝の中では味がよいとされ，身に特有の歯ごたえがある。日本各地の沿岸でとれるが，養殖以外は潜水やたも，かぎでとる。

種類：**●くろあわび**：足の裏の黒い部分が多いのが名の由来。殻長は20㎝になる。あわびの中でももっとも浅いところに分布。種苗生産，漁礁設置などが行われている。さしみに最適。

●まだかあわび：日本最大のあわびで，殻長25㎝，重さ4kgになる。ほかのあわびよりいっそう深いところまで分布。漁獲量は少ない。

●めがいあわび：殻は平たく，丸みを帯びる。殻長は20㎝になる。かつて

食品番号	索引番号	食品名 (可食部100g当たり▶)	廃棄率 %	エネルギー kJ	エネルギー kcal	水分 g	たんぱく質: アミノ酸組成によるたんぱく質 g	たんぱく質 g	脂質: 脂肪酸のトリアシルグリセロール当量 g	コレステロール mg	脂質 g	脂肪酸: 飽和 g	一価不飽和 g	多価不飽和 g	n-3系多価不飽和 g	n-6系多価不飽和 g	炭水化物: 利用可能炭水化物 単糖当量 g	利用可能炭水化物 質量計 g	差引き法による利用可能炭水化物 g	総食物繊維量 g	糖アルコール g	炭水化物 g	有機酸 g	灰分 g	無機質: ナトリウム mg	カリウム mg	カルシウム mg	マグネシウム mg	リン mg	鉄 mg
		<貝類>																												
10279	1489	あかがい●生	75	296	70	80.4	10.6	**13.5**	0.1	46	**0.3**	0.03	0.01	0.04	0.03	0.01	(3.5)	(3.2)	6.6*	(0)	–	3.5	–	2.3	300	290	**40**	55	140	**5.0**
10280	1490	あげまき●生	35	189	44	87.1	(5.9)	**8.1**	0.3	38	**0.6**	0.10	0.07	0.14	0.13	0.02	(2.0)	(1.8)	4.5*	(0)	–	2.0	–	2.2	600	120	**66**	49	120	**4.1**
		あさり																												
10281	1491	●生	70	123	29	90.3	4.4	**5.7**	0.2	33	**0.7**	0.08	0.05	0.09	0.06	0.03	(0.4)	(0.3)	2.3*	(0)	–	0.4	–	2.7	800	140	**66**	92	82	**2.2**
10282	1492	●つくだ煮	0	927	218	38.0	(16.1)	**20.8**	1.0	61	**2.4**	0.32	0.21	0.47	0.38	0.07	–	–	36.2*	(0)	–	30.1	–	8.7	2900	270	**260**	79	300	**19.0**
10283	1493	●缶詰 ●水煮	0	433	102	73.2	(15.7)	**20.3**	0.9	89	**2.2**	0.34	0.21	0.31	0.23	0.08	(1.9)	(1.7)	7.8*	(0)	–	1.9	–	2.4	390	9	**110**	46	260	**30.0**
10284	1494	●味付け	0	528	124	67.2	(12.8)	**16.6**	0.9	77	**1.9**	0.24	0.23	0.38	0.29	0.06	–	–	16.3*	(0)	–	11.5	–	2.8	640	35	**87**	44	180	**28.0**
		あわび																												
● 10427	1495	●くろあわび，生	55	324	76	79.5	11.2	**14.3**	0.3	110	**0.8**	0.09	0.06	0.11	0.05	0.06	3.7	3.3	7.2*	(0)	–	3.6	0.1	1.7	430	160	**25**	69	82	**2.2**
● 10428	1496	●まだかあわび，生	55	316	74	80.0	(11.5)	**14.6**	0.1	100	**0.4**	0.04	0.03	0.05	0.03	0.02	(3.3)	(2.9)	6.8*	(0)	–	3.3	–	1.5	330	250	**21**	58	130	**1.8**
● 10429	1497	●めがいあわび，生	55	315	74	80.1	8.8	**12.2**	0.1	110	**0.3**	0.04	0.03	0.05	0.02	0.02	(6.8)	(6.1)	9.4*	(0)	–	6.8	–	1.4	320	230	**19**	50	110	**0.7**
10286	1498	●干し	0	1090	257	27.9	(29.7)	**38.0**	0.6	390	**1.6**	0.22	0.14	0.23	0.13	0.10	(23.8)	(21.4)	33.0*	(0)	–	23.8	–	8.7	2900	490	**39**	110	300	**2.0**
10287	1499	●塩辛	0	393	93	72.5	(11.6)	**14.8**	2.6	190	**3.9**	0.91	0.89	0.67	0.35	0.32	(1.4)	(1.3)	5.9*	(0)	–	1.4	–	7.4	2600	180	**55**	88	160	**34.0**
10288	1500	●水煮缶詰	0	359	85	77.2	(15.2)	**19.4**	0.3	140	**0.4**	0.07	0.06	0.13	0.06	0.03	(1.0)	(0.9)	5.3*	(0)	–	1.0	–	2.0	570	130	**20**	58	230	**1.8**
10289	1501	いがい●生	60	269	63	82.9	7.5	**10.3**	0.8	47	**1.6**	0.24	0.12	0.39	0.32	0.07	3.1	2.8	6.6*	(0)	–	3.2	Tr	2.2	540	230	**43**	73	160	**3.5**
10290	1502	いたやがい●養殖，生	65	231	55	84.9	(7.8)	**10.8**	0.4	33	**0.8**	0.13	0.07	0.21	0.18	0.03	(1.5)	(1.4)	4.8*	(0)	–	1.5	–	2.0	450	260	**48**	74	170	**2.6**
10291	1503	エスカルゴ●水煮缶詰	0	318	75	79.9	(12.0)	**16.5**	0.4	240	**1.0**	0.07	0.06	0.21	0.03	0.17	(0.8)	(0.7)	6.0*	(0)	–	0.8	–	1.8	260	5	**400**	37	130	**3.9**

 なるほど! 「カラリといえばあさり汁」…察しのいいことを形容する言葉。鍋の中でカラリと音がしたら，見えなくてもあさり汁とわかるということ。

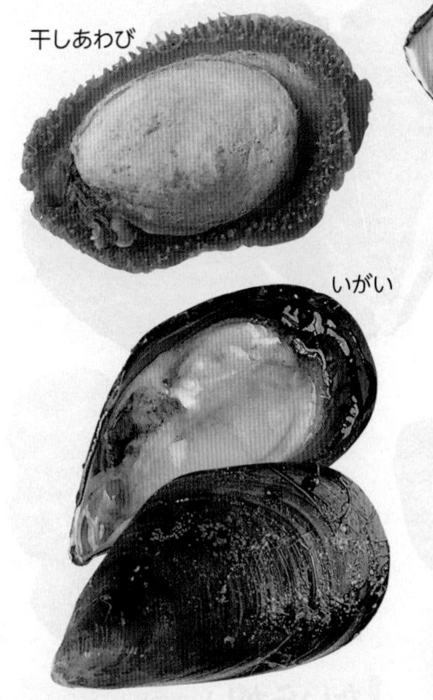

干しあわび

いがい

エスカルゴ
水煮缶詰

くろあわびが雄で，本種が雌と思われていた。加熱料理に向く。

旬：夏。

調理法：さしみ，寿司だね，酢の物，酒蒸し，バター焼きなどにする。生で食べるときは必ず生きたものを使う。山梨の名産に，丸ごとを煮びたしにした「あわびの煮貝」がある。

●**干しあわび：**あわびの身を塩漬けにし，ゆでて乾燥させたもの。中国料理では，もどしてそぎ切りにし，スープ，炒め物，蒸し物，うま煮などにする。

いがい（貽貝）

Mediterranean mussel 1個=30g

長い卵形の殻にオレンジ色の身が入っている。欧米では古くから食べられており，特に地中海沿岸でブイヤベースやパエリアの具としてよく使われる。ムール貝とも呼ぶ。

旬：冬〜春。

調理法：殻の形を生かして殻焼きにしたり，蒸し焼き，汁物，しょうゆ煮，酢の物，フライなどにする。鳥取地方には，酒としょうゆで味をつけ炊き込んだ「貝めし」がある。

エスカルゴ

Escargot apple snails 1個=20g

食用かたつむりのこと。フランス料理の材料。フランスでは，ブルゴーニュ産の「ぶどう畑のエスカルゴ」と呼ばれる種類が最良とされる。殻は黄褐色で，殻の大きさは殻径4cmくらい。日本でも1955（昭和30）年に缶詰が輸入されるようになった。

食べ方：エスカルゴバターという香味バターを殻に詰め，オーブンで焼いて食べる。フランスでは，網焼き，スープ，煮込み，揚げ物などにもされる。

Q&A

あさりの砂抜きに塩水を使うのはなぜ？

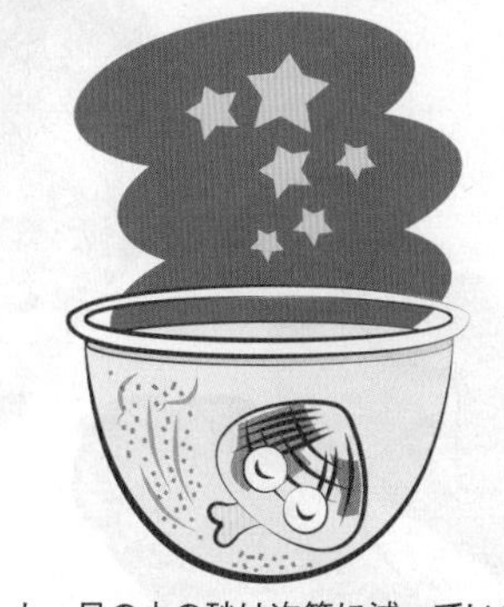

あさりやはまぐりは，砂にもぐって呼吸し，そのときにたくさんの砂と水を吸い込んでいます。とりたてのものは，砂を吸い込んだままなので，調理するときには砂を吐き出させる「砂抜き」が必要です。

まず，貝どうしをこすり合わせてよく洗います。真水では環境が違いすぎて貝が弱りますから，海水くらいの塩水（2カップの水に塩小さじ2を入れる）につけます。

1時間ほどつけると，吸い込まれる砂がないまま，一方的に砂を吐き出し，貝の中の砂は次第に減っていきます。常温で暗く，静かなところのほうがよく砂を吐きます。新聞紙などをかぶせておくといいようです。

豆知識　熨斗（のし）あわび

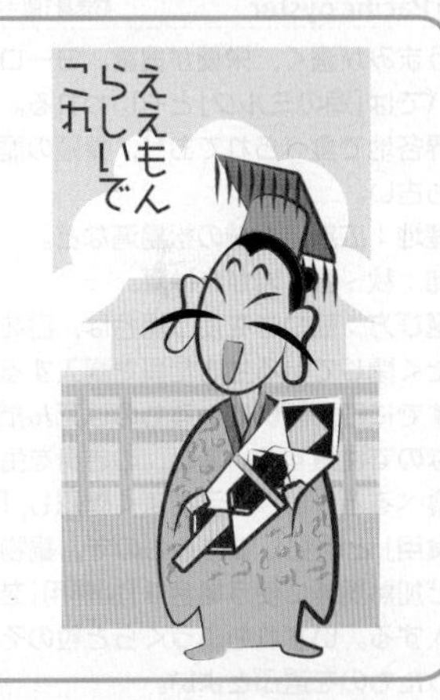

あわびには秦（しん）の始皇帝にまつわる不老長寿の伝説があり，これを贈ることは相手の長寿を祈る気持ちが込められているとされる。

中世以来，日本ではあわびの肉をりんごをむくように薄くむき，乾燥させた熨斗が慶事のシンボルとなり，めでたい席の飾りや贈り物には必ず添える習慣が定着した。

現代は色紙を折った中に黄色の細い紙を熨斗として入れる。

伊勢神宮では，今でも古式にのっとった熨斗あわびづくりが行われている。

無機質							ビタミン（脂溶性）												ビタミン（水溶性）										食塩相当量	備考
亜鉛	銅	マンガン	ヨウ素	セレン	クロム	モリブデン	A レチノール	A カロテン α	A カロテン β	A β-クリプトキサンチン	A β-カロテン当量	A レチノール活性当量	D	E トコフェロール α	E トコフェロール β	E トコフェロール γ	E トコフェロール δ	K	B1	B2	ナイアシン	ナイアシン当量	B6	B12	葉酸	パントテン酸	ビオチン	C		
mg	mg	mg	µg	µg	µg	µg	µg	µg	µg	µg	µg	µg	µg	mg	mg	mg	mg	µg	mg	mg	mg	mg	mg	µg	µg	mg	µg	mg	g	
1.5	0.06	–	–	–	–	–	30	–	–	–	60	35	(0)	0.9	0	0	0	1	0.20	**0.20**	2.5	4.6	0.10	59.0	20	1.02	–	2	0.8	廃棄部位：貝殻及び内臓
1.5	0.40	0.20	–	–	–	–	20	0	85	–	85	27	1.0	0.8	0	0	0	(0)	0.30	**0.14**	1.3	(2.5)	0.04	59.0	11	0.37	–	1	1.5	廃棄部位：貝殻
0.9	0.05	0.07	56	35	3	8	2	2	14	Tr	15	4	0.1	0.4	0	0	0	1	0.01	**0.16**	1.3	2.2	0.03	44.8	11	0.37	21.6	1	2.0	廃棄部位：貝殻
2.8	0.18	0.94	–	–	–	–	26	25	190	0	200	43	(0)	1.4	0	0	0	4	0.02	**0.18**	1.1	(4.4)	0.09	15.0	42	0.40	–	0	7.4	
3.4	0.29	1.24	–	–	–	–	3	–	–	–	35	6	(0)	2.7	0.1	0	0	3	Tr	**0.09**	0.8	(4.0)	0.01	64.0	10	0	–	(0)	1.0	液汁を除いたもの
3.2	0.24	1.23	–	–	–	–	3	–	–	–	36	6	(0)	2.3	0	0	0	4	Tr	**0.06**	1.2	(3.9)	0.01	36.0	1	0	–	(0)	1.6	液汁を除いたもの
–	–	0.01	200	8	6	15	0	0	17	–	17	1	(0)	0.3	0	0	0	–	0.15	**0.09**	0.8	2.6	0.02	0.4	20	2.44	1.2	1	1.1	廃棄部位：貝殻及び内蔵
–	–	0.01	190	8	5	14	0	0	28	–	28	2	(0)	1.1	0	0	0	–	0.02	**0.10**	1.5	(3.4)	0.02	0.4	22	2.05	1.1	2	0.8	廃棄部位：貝殻及び内蔵
–	–	0.01	190	8	5	14	0	0	9	–	9	1	(0)	0.3	0	0	0	–	0.16	**0.09**	1.1	2.5	0.02	0.4	29	1.71	1.1	1	0.8	廃棄部位：貝殻及び内蔵
1.6	0.74	0.05	–	–	–	–	0	0	45	2	47	4	(0)	1.2	0	0	0	3	0.36	**0.11**	3.3	(8.2)	0.05	2.4	87	0.71	–	Tr	7.4	
2.2	0.25	0.11	–	–	–	–	Tr	–	–	–	700	58	(0)	2.5	0	0	0	92	0.20	**0.70**	1.5	(3.4)	0.10	12.0	130	1.13	–	(0)	6.6	
0.6	0.42	0.02	–	–	–	–	Tr	–	–	–	Tr	Tr	(0)	1.5	0	0	0	0	0.04	**0.04**	1.0	(3.5)	0.02	0.7	3	0.23	–	(0)	1.4	液汁を除いたもの
1.0	0.05	0.86	65	37	5	9	34	–	–	–	Tr	34	(0)	1.1	0	0	0	Tr	0.01	**0.37**	1.4	3.7	0.02	10.0	42	0.63	6.4	5	1.4	別名：ムール貝 廃棄部位：貝殻，足糸等
6.1	0.10	4.90	–	–	–	–	5	0	9	–	9	6	(0)	0.4	0	0	0	(0)	0	**0.20**	1.4	(2.9)	0.07	13.0	14	0.24	–	Tr	1.1	別名：しゃくしがい 廃棄部位：貝殻
1.5	3.07	0.38	–	–	–	–	0	–	–	–	–	(0)	0	0.6	0	0	0	5	0	**0.09**	0	(2.3)	0	0.6	1	0	–	0	0.7	液汁を除いたもの

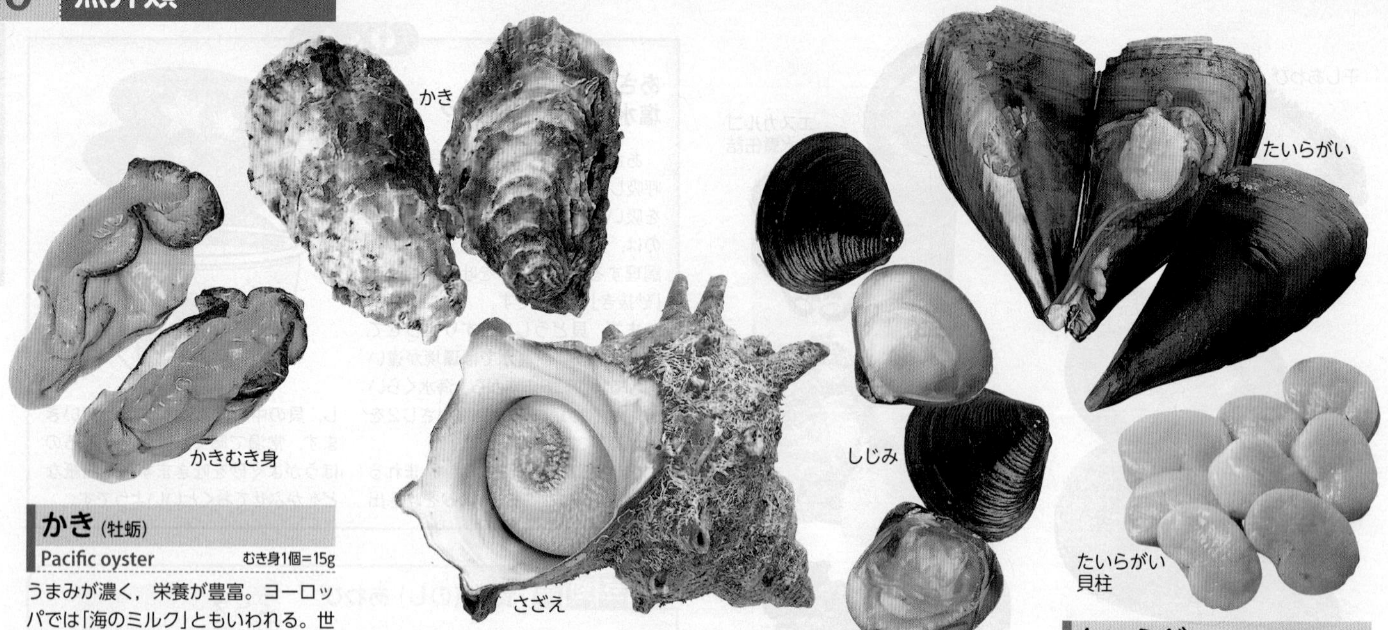

かき（牡蛎）

Pacific oyster むき身1個=15g

うまみが濃く，栄養が豊富。ヨーロッパでは「海のミルク」ともいわれる。世界各地で食べられており，養殖の歴史も古い。

産地：広島，宮城の松島湾など。

旬：秋～春。岩がきは夏。

選び方：殻つきを使う場合は，口をかたく閉じている生きた貝を購入する。すでに口が開いているものは死んだ貝なので注意する。また，むき身を生で食べるときは，表示をよく確認し，「生食用」と明記してあるものを，鍋物など加熱調理に使う場合は「加熱用」を購入する。いずれもふっくらと粒のそろったものを選ぶとよい。

調理法：酢がき，鍋物，かき豆腐，かきめし，フライ，焼き物，バター焼きなどにする。

さざえ（栄螺）

Turban shell 中1個=200g

磯の香りが強く，角のあるこぶしのような独特の形をしている。波の荒い外洋のものほど角は立派で，内湾の波の静かな所のものには角がない。日本近海の比較的暖かい海域に分布する。

旬：春～夏。

選び方：大人のこぶしくらいの大きさで，300g以上のものが味がよい。さわるとすぐふたを閉じるような新鮮なものを購入すること。

調理法：ほとんどは壺（つぼ）焼きにするが，身を取り出して酢の物やあえ物にもする。

しじみ（蜆）

Japanese corbicura 10個=15g

小粒ながらよい味を出す二枚貝。一般に多く出回っているのはやまとしじみ。淡水と海水の交流する河口の汽水域にすむ。

産地：青森の十三湖，小川原湖のほか，利根川，木曽三川，島根の宍道（しんじ）湖産などが有名。

栄養：メチオニン，シスチン，タウリンなどのアミノ酸，鉄を多く含む。

旬：土用しじみといわれるように夏。

調理法：ほとんどがみそ汁。むき身はつくだ煮にする。

たいらがい（平貝）

Pen shell 貝柱1個=30g

殻長30cmくらいになる大きな二枚貝。三角形の中にあるそら豆形の白い貝柱を食用にする。帆立貝の貝柱に似ているが，それより大きく身がしまっている。殻は薄くて割れやすいので，ふつう貝柱だけのむき身で売られている。「たいらぎ」が標準和名。

産地：おもに瀬戸内海，有明（ありあけ）海など。

旬：冬。

調理法：薄切りにしてさしみ，寿司だね，酢の物など。独特の歯ごたえが楽しめる。ほかに天ぷら，塩焼き，ソテーなどにする。

食品番号	索引番号	食品名（可食部100g当たり）	廃棄率	エネルギー	エネルギー	水分	たんぱく質: アミノ酸組成によるたんぱく質	たんぱく質	脂質: 脂肪酸のトリアシルグリセロール当量	コレステロール	脂質	脂肪酸: 飽和	一価不飽和	多価不飽和	n-3系多価不飽和	n-6系多価不飽和	炭水化物: 利用可能炭水化物（単糖当量）	利用可能炭水化物（質量計）	差引き法による利用可能炭水化物	総食物繊維量	糖アルコール	炭水化物	有機酸	灰分	無機質: ナトリウム	カリウム	カルシウム	マグネシウム	リン	鉄
			%	kJ	kcal	g	g	g	g	mg	g	g	g	g	g	g	g	g	g	g	g	g	g	g	mg	mg	mg	mg	mg	mg
		かき																												
10292	1504	●養殖，生	75	245	58	85.0	4.9	**6.9**	1.3	38	**2.2**	0.41	0.21	0.60	0.52	0.07	2.5	2.3	6.7*	(0)	–	4.9	0.1	2.1	460	190	**84**	65	100	**2.1**
10293	1505	●養殖，水煮	0	378	90	78.7	7.3	**9.9**	2.2	60	**3.6**	0.64	0.34	1.13	0.99	0.12	7.1	6.5	10.1*	(0)	–	7.1	0.1	1.7	350	180	**59**	42	140	**2.9**
● 10430	1506	●養殖，フライ	0	1076	256	46.6	5.5	**7.6**	10.0	36	**11.1**	1.01	5.45	3.09	1.35	1.73	15.6	14.2	36.0*	–	–	32.9	0.1	1.8	380	180	**67**	53	110	**1.8**
10294	1507	●くん製油漬缶詰	0	1222	294	51.2	(8.8)	**12.5**	21.7	110	**22.6**	6.18	3.94	10.66	1.09	9.51	(11.2)	(10.1)	15.7*	(0)	–	11.2	–	2.5	300	140	**35**	42	260	**4.5**
		さざえ																												
10295	1508	●生	85	353	83	78.0	14.2	**19.4**	0.1	140	**0.4**	0.05	0.02	0.06	0.03	0.03	(0.8)	(0.7)	6.3*	(0)	–	0.8	–	1.4	240	250	**22**	54	140	**0.8**
10296	1509	●焼き	85	387	91	75.6	(15.6)	**21.3**	0.1	170	**0.4**	0.05	0.02	0.06	0.02	0.03	(0.9)	(0.8)	6.9*	(0)	–	0.9	–	1.8	280	220	**29**	67	120	**0.9**
10318	1510	さるぼう●味付け缶詰	0	554	131	66.1	(12.3)	**15.9**	1.3	110	**2.2**	0.37	0.32	0.58	0.48	0.06	(12.9)	(11.6)	17.4*	(0)	–	12.9	–	2.9	870	55	**60**	41	140	**11.0**
		しじみ																												
10297	1511	●生	75	230	54	86.0	5.8	**7.5**	0.6	62	**1.4**	0.24	0.14	0.19	0.14	0.04	(4.5)	(4.1)	6.4*	(0)	–	4.5	–	1.2	180	83	**240**	10	120	**8.3**
10413	1512	●水煮	80	403	95	76.0	12.3	**15.4**	1.2	130	**2.7**	0.45	0.27	0.46	0.35	0.08	(5.5)	(5.0)	8.7*	(0)	–	5.5	–	1.8	100	66	**250**	11	200	**15.0**
10298	1513	たいらがい●貝柱，生	0	401	94	75.2	(15.8)	**21.8**	0.1	23	**0.2**	0.02	0.01	0.04	0.03	0.01	(1.5)	(1.4)	7.6*	(0)	–	1.5	–	1.3	260	260	**16**	36	150	**0.6**
10299	1514	たにし●生	30	308	73	78.8	(9.4)	**13.0**	0.3	72	**1.1**	0.08	0.10	0.14	0.05	0.10	(3.6)	(3.2)	7.9*	(0)	–	3.6	–	3.5	23	70	**1300**	77	140	**19.0**
10300	1515	つぶ●生	0	347	82	78.2	13.6	**17.8**	0.1	110	**0.2**	0.02	0.01	0.05	0.04	0.01	(2.3)	(2.1)	6.6*	(0)	–	2.3	–	1.5	380	160	**60**	92	120	**1.3**
10301	1516	とこぶし●生	60	332	78	78.9	(11.6)	**16.0**	0.1	150	**0.4**	0.04	0.03	0.05	0.02	0.02	(3.0)	(2.7)	7.7*	(0)	–	3.0	–	1.7	260	250	**24**	55	160	**1.8**
10303	1517	とりがい●斧足，生	0	343	81	78.6	10.1	**12.9**	0.1	22	**0.3**	0.04	0.02	0.02	0.01	Tr	(6.9)	(6.2)	9.9*	(0)	–	6.9	–	1.3	100	150	**19**	43	120	**2.9**
10304	1518	ばい●生	55	345	81	78.5	(11.8)	**16.3**	0.3	110	**0.6**	0.06	0.04	0.15	0.12	0.03	(3.1)	(2.8)	7.9*	(0)	–	3.1	–	1.5	220	320	**44**	84	160	**0.7**
10305	1519	ばかがい●生	65	238	56	84.6	8.5	**10.9**	0.2	120	**0.5**	0.06	0.04	0.08	0.06	0.02	(2.4)	(2.2)	5.1*	(0)	–	2.4	–	1.6	300	220	**42**	51	150	**1.1**

なるほど！ 土手鍋…本来は，土鍋の内側の縁にみそを土手のように塗りつけ，だしの中にみそを少しずつくずしながら，かきや野菜を煮て食べる料理です。

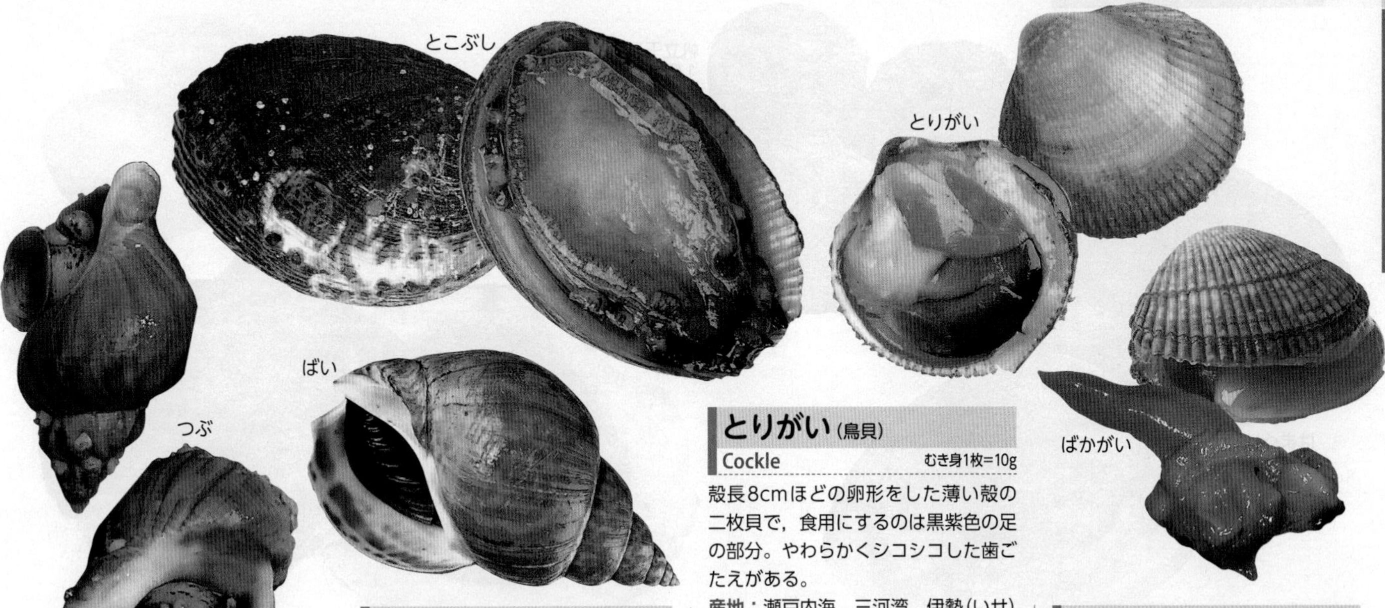

つぶ（螺）
Whelk むき身1個=10g

エゾバイ科の貝のうちの「ひめえぞぼら」などエゾボラ類の通称。つぶは壺が転じた言葉で，丸くふくらんだ貝の形からきた名称といわれる。
産地：おもに北海道。
旬：冬。
調理法：唾液腺にテトラミンという毒があるので取り除く。北海道名物の殻焼きのほか，さしみ，寿司だね，おでんなどにする。

とこぶし（常節）
Tokobushi 中1個=50g

形，歯ごたえがあわびに似ているが，あわびより小型で殻長は7cm止まりである。肉は少ない。海底での移動が活発なので，流れ子（ながれこ）とも呼ばれる。
産地：三重県伊勢・志摩など。
旬：春～夏。
調理法：生食もよいが，ふつう身の表面にたっぷり塩をふり，身がしまったらたわしでこすり，さっと洗ってから調理する。殻つきのまま塩蒸ししたり，ゆでて殻から身をはずす。つけ焼き，つくだ煮，あえ物，炒め物にする。一度蒸してから煮るとやわらかくなる。

とりがい（鳥貝）
Cockle むき身1枚=10g

殻長8cmほどの卵形をした薄い殻の二枚貝で，食用にするのは黒紫色の足の部分。やわらかくシコシコした歯ごたえがある。
産地：瀬戸内海，三河湾，伊勢（いせ）湾，瀬戸内海など。
旬：春と秋。
調理法：産地でむき身にし，ゆでて箱詰めし，出荷されるほか，活貝でも出荷される。さしみ，寿司だね，酢の物などに向く。

ばい（蛽）
Whelk and Ivory shell 大粒1個=50g

シコシコとした歯ごたえがある。富山湾でとれる大越中ばいや加賀ばいなどが有名。大きなものは殻が14cmにもなる。冬に味がよくなる。小粒のものは殻つきのまま塩ゆでにしたり，煮たりする。大粒のものは身を出してさしみ，酒蒸し，酢の物などにする。

ばかがい（馬鹿貝）
Hen clam むき身5個=30g

通称あおやぎと呼んでいる貝。オレンジ色の足の部分を食用にする。肉厚で色の濃いものほど新鮮で味がよい。殻から足を出している姿がだらしなく見える様子から「ばかがい」の名がある。貝柱は小粒だが味がよく，小柱の名で知られている。殻を除き，貝柱とむき身に分けて市販されていることが多く，市場には活貝でも出荷される。
旬：冬～春。
調理法：むき身は酢の物，寿司だね，酢みそあえ，鍋物などに。貝柱はさしみ，寿司だね，かき揚げ，サラダなどにする。

無機質							ビタミン（脂溶性）												ビタミン（水溶性）										食塩相当量	備考
							A							E																
亜鉛	銅	マンガン	ヨウ素	セレン	クロム	モリブデン	レチノール	カロテン α	カロテン β	β-クリプトキサンチン	β-カロテン当量	レチノール活性当量	D	トコフェロール α	トコフェロール β	トコフェロール γ	トコフェロール δ	K	B1	B2	ナイアシン	ナイアシン当量	B6	B12	葉酸	パントテン酸	ビオチン	C		
mg	mg	mg	µg	µg	µg	µg	µg	µg	µg	µg	µg	µg	µg	mg	mg	mg	mg	µg	mg	mg	mg	mg	mg	µg	µg	mg	µg	mg	g	
																														試料：まがき
14.0	1.04	0.39	67	46	3	4	24	1	6	0	6	24	0.1	1.3	0	Tr	0	0	0.07	**0.14**	1.5	2.6	0.07	23.0	39	0.54	4.8	3	1.2	廃棄部位：貝殻
18.0	1.44	0.37	71	62	4	5	42	1	10	0	11	43	0.1	2.9	0	Tr	0	Tr	0.07	**0.15**	1.6	3.3	0.07	24.0	31	0.41	7.4	3	0.9	むき身
12.0	0.87	0.37	50	44	3	6	18	1	11	0	12	19	0.1	3.1	0.1	4.0	0.2	21	0.07	**0.16**	1.4	2.6	0.07	30.0	33	0.39	4.4	2	1.0	むき身　調理による脂質の増減：本書p.314～315表1参照
25.0	2.81	1.03	–	–	–	–	Tr	–	–	–	18	2	(0)	9.5	0	6.7	0.9	0	0.05	**0.09**	1.6	(3.5)	0.02	32.0	25	0.56	–	(0)	0.8	液汁を含んだもの
2.2	0.39	0.02	97	19	6	5	Tr	44	340	11	360	31	(0)	2.3	0	0	0	3	0.04	**0.09**	1.7	4.1	0.05	1.3	16	0.24	1.9	1	0.6	廃棄部位：貝殻及び内臓
2.5	0.73	0.03	–	–	–	–	Tr	64	490	16	530	44	(0)	2.8	0	0	0	2	0.04	**0.10**	1.5	(4.1)	0.06	1.1	22	0.30	–	1	0.7	廃棄部位：貝殻及び内臓
4.1	0.13	1.39	–	–	–	–	Tr	–	–	–	90	8	(0)	2.5	0	0	0	(0)	0.01	**0.07**	1.6	(4.1)	0.04	25.0	11	0.19	–	(0)	2.2	別名：もがい，赤貝（さるぼう）味付け缶詰 液汁を除いたもの
2.3	0.41	2.78	–	–	–	–	25	13	97	1	100	33	0.2	1.7	0	0	0	2	0.02	**0.44**	1.5	3.1	0.10	68.0	26	0.53	–	2	0.4	廃棄部位：貝殻
4.0	0.61	7.30	–	–	–	–	57	29	220	1	230	76	0.6	3.9	0	0	0	5	0.02	**0.57**	1.5	5.0	0.04	82.0	37	0.35	–	1	0.3	廃棄部位：貝殻
4.3	0.01	0.03	–	–	–	–	Tr	–	–	–	Tr	Tr	(0)	0.8	0	0	0	(0)	0.01	**0.09**	1.5	(4.6)	0.06	–	25	0.51	–	2	0.7	別名：たいらぎ（標準和名）
6.2	1.90	2.10	–	–	–	–	15	–	–	–	960	95	(0)	0.5	0	0	0	1	0.11	**0.32**	2.0	(3.8)	0.05	18.0	28	0.52	–	Tr	0.1	試料：まるたにし，ひめたにし 廃棄部位：貝殻
1.2	0.06	0.04	–	–	–	–	0	–	–	–	19	2	(0)	1.8	0	0	0	(0)	Tr	**0.12**	0.9	3.4	0.11	6.5	15	0.59	–	Tr	1.0	別名：ばい　試料：えぞぼら，ひめえぞぼら，えぞばい　むき身（貝全体の場合，廃棄率：70%，廃棄部位：貝殻及び内臓）
1.4	0.30	0.06	–	–	–	–	0	7	54	0	58	5	(0)	1.3	0	0	0	(0)	0.15	**0.14**	1.7	(4.0)	0.07	3.2	24	1.57	–	1	0.7	廃棄部位：貝殻及び内臓
1.6	0.05	0.11	–	–	–	–	Tr	–	–	–	Tr	Tr	(0)	1.2	0	0	0	(0)	0.16	**0.06**	1.7	3.7	0.04	10.0	18	1.10	–	1	0.3	
1.3	0.09	0.04	–	–	–	–	0	–	–	–	10	1	(0)	2.2	0	0	0	0	0.03	**0.14**	1.3	(3.6)	0.11	4.3	14	1.02	–	2	0.6	別名：つぶ　試料：ちぢみえぞぼら，おおえっちゅうばい等　廃棄部位：貝殻及び内臓
1.8	0.05	0.07	–	–	–	–	4	0	5	0	5	5	(0)	0.8	0	0	0	(0)	0.14	**0.06**	2.1	3.8	0.08	7.9	18	0.79	–	1	0.8	別名：あおやぎ 廃棄部位：貝殻及び内臓

帆立干し貝柱
1個=7g
帆立貝柱
1個＝30g
帆立貝
はまぐり

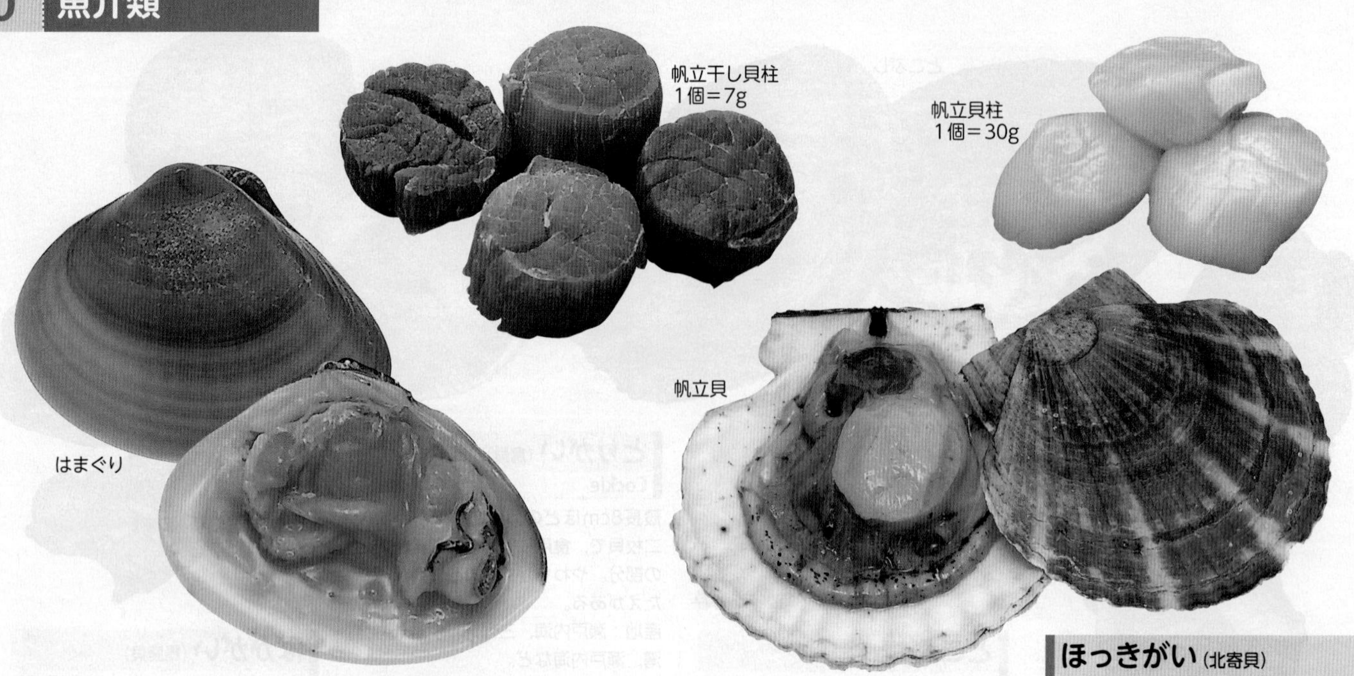

はまぐり類 (蛤類)

Hard clam 1個=25g

古くから日本各地でとれた海産の代表的な貝。サイズが大きいので貝のうまみが味わえる。現在，市場にははまぐり，ちょうせんはまぐり，しなはまぐり（輸入と国産）の3種が流通している。

旬：春。

選び方：殻の表面につやがあり，貝と貝を打ち合わせて澄んだ音がするものがよい。口の開いたものは死んだ貝。むき身は貝柱がかたくつき，肉全体に透明なつやのあるものが新鮮である。

調理法：殻つきは焼きはまぐり，汁物，酒蒸しに。むき身は串焼き，しぐれ煮，はまぐりご飯などにする。

ほたてがい (帆立貝)

Giant ezo-scallop 1個=200g

大型の二枚貝。くせがなく，料理の幅も広いことから人気が高い。

1964年ごろから養殖が企業化されており，四季を通じて食べられる。貝柱はやわらかくてなめらかな舌ざわりをもち，まわりのひもにうまみがある。コハク酸を多量に含むので味がよい。市場では，殻つき，むき身（ボイルしたもの），貝柱が流通し，貝柱には生と冷凍がある。

産地：北海道噴火湾，オホーツク海，青森県陸奥（むつ）湾など。

旬：天然ものの旬は夏。

調理法：殻つきで料理するときは，ドライバーなどで殻を開けて貝柱のつけ根をはずし，網焼きにする。むき身は煮物やつけ焼きに。貝柱はさしみ，酢の物，バター焼き，グラタン，すり身にしてムースやテリーヌにする。

加工品：缶詰（水煮，味つけ）や干し貝柱がある。

●干し貝柱：帆立貝の貝柱をゆでて乾燥させたもの。おもに中国料理で使われる。中国では乾貝（カンペイ）といい，高級食材の一つである。澄んだべっこう色のものを選ぶとよい。干し貝柱は日本の輸出入産物の主力商品の一つである。使うときは，熱湯に入れ，一晩おいてもどし，そのもどし汁をだしとして使う。

ほっきがい (北寄貝)

Sakhalin surf clam 1個=100g

東北や北海道でよくとれるところからこの名がある。はまぐりを大きくしたような形をしている。標準和名はうばし貝。食用にするのは，足と貝柱の部分。弾力があって歯ごたえがよく，特に薄紫色の足の部分がおいしい。この部分は火を通すと鮮やかな紅紫色に変わる。多くは殻つきで出荷され，店頭ではむき身，ボイルむき身などで販売される。

産地：おもに北海道，東北の三陸地方。

旬：冬～春。

調理法：寿司だねやさしみとして生食するほか，塩焼き，つけ焼き，酢みそあえ，吸い物にする。

加工品：缶詰，かす漬け，煮だし用の蒸し干しがある。

食品番号	索引番号	食品名（可食部100g当たり）	廃棄率	エネルギー		水分	たんぱく質: アミノ酸組成によるたんぱく質	たんぱく質: たんぱく質	脂質: 脂肪酸のトリアシルグリセロール当量	脂質: コレステロール	脂質: 脂質	脂肪酸: 飽和	脂肪酸: 一価不飽和	脂肪酸: 多価不飽和	脂肪酸: n-3系多価不飽和	脂肪酸: n-6系多価不飽和	炭水化物: 利用可能炭水化物(単糖当量)	炭水化物: 利用可能炭水化物(質量計)	炭水化物: 差引き法による利用可能炭水化物	炭水化物: 食物繊維総量	炭水化物: 糖アルコール	炭水化物: 炭水化物	有機酸	灰分	無機質: ナトリウム	無機質: カリウム	無機質: カルシウム	無機質: マグネシウム	無機質: リン	無機質: 鉄
			%	kJ	kcal	g	g	g	g	mg	g	g	g	g	g	g	g	g	g	g	g	g	g	g	mg	mg	mg	mg	mg	mg
		(はまぐり類)																												
10306	1520	●はまぐり ●生	60	149	35	88.8	4.5	6.1	0.3	25	0.6	0.09	0.05	0.13	0.10	0.03	(1.8)	(1.6)	3.7*	(0)	–	1.8	–	2.8	780	160	130	81	96	2.1
10307	1521	●水煮	75	337	79	78.6	(10.9)	14.9	0.6	79	1.5	0.19	0.11	0.29	0.23	0.06	(2.9)	(2.6)	7.6*	(0)	–	2.9	–	2.3	490	180	130	69	190	3.9
10308	1522	●焼き	70	299	70	79.8	(9.7)	13.3	0.4	65	1.0	0.13	0.07	0.19	0.15	0.04	(2.8)	(2.5)	7.0*	(0)	–	2.8	–	3.1	770	230	140	87	140	3.3
10309	1523	●つくだ煮	0	895	211	40.1	(19.7)	27.0	1.2	100	2.8	0.41	0.28	0.51	0.41	0.09	–	–	30.2*	(0)	–	21.4	–	8.7	2800	320	120	95	340	7.2
10310	1524	●ちょうせんはまぐり ●生	60	174	41	88.1	4.6	6.5	0.5	27	1.0	0.18	0.10	0.23	0.19	0.04	1.3	1.2	4.4*	(0)	–	2.7	0.1	2.3	510	170	160	69	94	5.1
		ほたてがい																												
10311	1525	●生	50	279	66	82.3	10.0	13.5	0.4	33	0.9	0.18	0.09	0.15	0.12	0.01	(1.5)	(1.4)	5.5*	(0)	–	1.5	–	1.8	320	310	22	59	210	2.2
10312	1526	●水煮	60	379	89	76.8	(13.0)	17.6	0.8	52	1.9	0.27	0.15	0.30	0.26	0.02	(1.9)	(1.7)	7.6*	(0)	–	1.9	–	1.8	250	330	24	57	250	2.8
10313	1527	●貝柱 ●生	0	347	82	78.4	12.3	16.9	0.1	35	0.3	0.03	0.01	0.06	0.05	0.01	(3.5)	(3.1)	7.9*	(0)	–	3.5	–	1.3	120	380	7	41	230	0.2
10414	1528	●焼き	0	521	123	67.8	18.0	23.8	0.1	52	0.3	0.02	0.01	0.05	0.05	0.01	(4.6)	(4.2)	12.4*	(0)	–	4.6	–	1.7	150	480	13	56	320	0.3
10314	1529	●煮干し	0	1279	301	17.1	(49.9)	65.7	0.5	150	1.4	0.13	0.05	0.26	0.23	0.03	(7.6)	(6.8)	24.3*	(0)	–	7.6	–	8.2	2500	810	34	120	610	1.2
10315	1530	●水煮缶詰	0	371	87	76.4	(14.8)	19.5	0.2	62	0.6	0.06	0.03	0.10	0.09	0.01	(1.5)	(1.4)	6.6*	(0)	–	1.5	–	2.0	390	250	50	37	170	0.7
		ほっきがい																												
10316	1531	●生	65	278	66	82.1	(8.1)	11.1	0.3	51	1.1	0.10	0.10	0.10	0.08	0.02	(3.8)	(3.4)	7.6*	(0)	–	3.8	–	1.9	250	260	62	75	160	4.4
		みるがい																												
10317	1532	●水管，生	80	325	77	78.9	(13.3)	18.3	0.1	36	0.4	0.04	0.02	0.05	0.04	0.01	(0.3)	(0.3)	5.6*	(0)	–	0.3	–	2.1	330	420	55	75	160	3.3

 なるほど! **貝類は加熱しすぎないで**…加熱しすぎると身がかたくなるので，口が開いたらすぐに火を止めます。こうすると，ふっくらとやわらかく仕上がります。

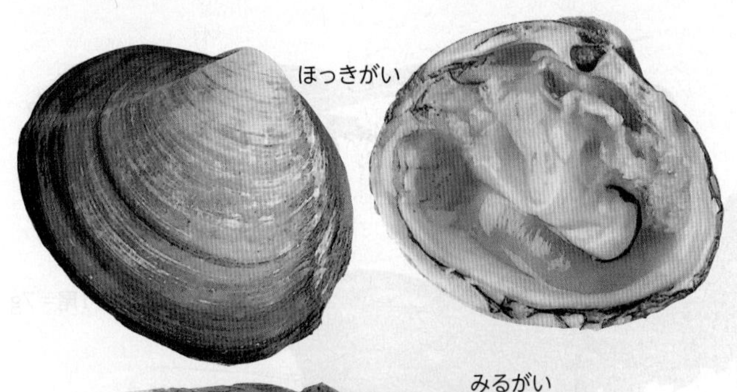

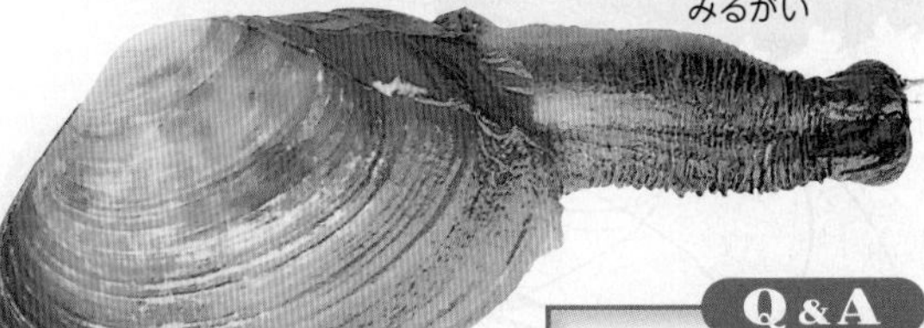

みるがい（海松貝）

Keen's gaper 水管1個=30g

長い水管をもつ二枚貝。水管が長いので，殻に収まりきれず，いつも舌を出すようにのびている。みるくい，みるとも呼ばれる。「みる」とは海藻の一種で，これを食べるところから名づけられた。

産地：瀬戸内海，伊勢湾，三河湾，東京湾など。

旬：春。

選び方：水管が長く，傷のないもの，さわるとよく縮むものを選ぶ。

調理法：殻をこじ開けて貝柱を切り，身を取り出す。水管は塩もみして厚い黒褐色の皮をむき，縦に包丁を入れて広げる。よく洗って熱湯を通すと淡い紅色になる。さしみ，寿司だね，酢の物，汁物，焼き物にする。

Q&A

はまぐりが祝い事に使われるのはなぜ？

はまぐりの殻は，昔から口紅や膏薬（こうやく）の容器，貝合わせなどの遊び道具として使われてきました。これは，2枚の貝殻の組み合わせが二つと同じものはなく，ほかの貝殻とは合わないという特質を生かしたものです。

一組の貝は対になっている殻以外とは合わないことから，夫婦和合の象徴としても重用され，婚礼などの祝い事の料理や桃の節句を祝う潮汁などに，今でも使われています。

豆知識

貝類の特徴

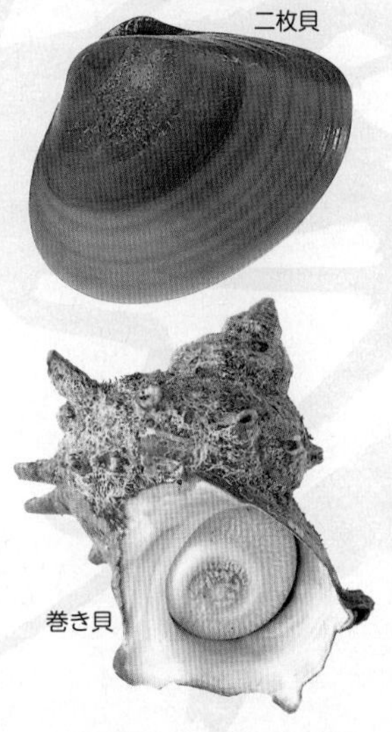

●**形の特徴**…貝類には，二枚貝と巻き貝がある。
二枚貝は殻が2枚あることからそう呼ばれ，2枚の殻はちょうつがいでかみ合わされている。殻の内部には貝柱があり，貝柱の伸び縮みで殻のあけしめをしている。あさり，はまぐり，しじみ，かき，赤貝，帆立貝，北寄貝など。
巻き貝は巻き形の殻をもつ貝。あわび，さざえ，とこぶし，ばい，たにしなどで，陸上に生息するエスカルゴも巻き貝である。

●**味の特徴**…いずれもコハク酸やグリコーゲンなどの特有のうまみをもっている。したがって，貝類でみそ汁や吸い物をつくるときは，だしはいらない。

豆知識

帆立貝の養殖事情 地まき放流（増殖）と養殖

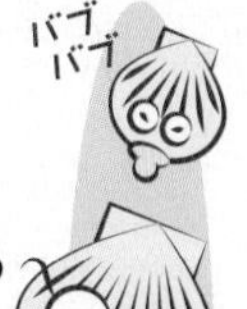

稚貝・1年め
1〜6cm
(0.2〜30g)

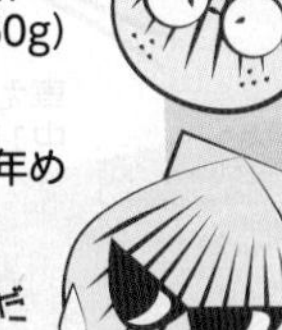

半成貝・2年め
8〜10cm
(65〜150g)

成貝・3年め
12cm
(200g)

でもまだみっちゃなの

帆立貝には，養殖ものと天然ものがある。
養殖は，生まれて2〜3週間たった稚貝を採苗器に付着させ，さらにネットに入れて海中で中間育成する。自然環境の中では，付着力が弱まって落下し，大量死滅することが多かった。
成貝になるまでには，2年以上かかるが，中間育成後，漁場に適正密度で放流し，天然で育てる「地まき放流（増殖）」と，出荷まで育成を続ける「養殖」の両方が行われる。
「地まき放流」は，かごで一定の大きさまで成長させ育てた稚貝を放流し，2.5年以上経過してから漁獲したもの。北海道などで行われる。自然発生と地まき放流を漁獲したものが天然ものとして出荷されている。

無機質							ビタミン（脂溶性）												ビタミン（水溶性）										食塩相当量	備考
							A						D	E				K												
								カロテン						トコフェロール																
亜鉛	銅	マンガン	ヨウ素	セレン	クロム	モリブデン	レチノール	α	β	β-クリプトキサンチン	β-カロテン当量	レチノール活性当量	D	α	β	γ	δ	K	B_1	B_2	ナイアシン	ナイアシン当量	B_6	B_{12}	葉酸	パントテン酸	ビオチン	C	食塩相当量	備考
mg	mg	mg	µg	µg	µg	µg	µg	µg	µg	µg	µg	µg	µg	mg	mg	mg	mg	µg	mg	mg	mg	mg	mg	µg	µg	mg	µg	mg	g	
1.7	0.10	0.14	–	–	–	–	7	0	25	–	25	9	(0)	0.6	0	0	0	Tr	0.08	**0.16**	1.1	2.1	0.08	28.0	20	0.37	–	1	2.0	廃棄部位：貝殻
2.5	0.23	0.30	–	–	–	–	12	0	50	–	50	16	(0)	2.8	0	0	0	1	0.15	**0.27**	1.6	(4.1)	0.05	20.0	23	0.45	–	1	1.2	廃棄部位：貝殻
2.4	0.20	0.30	–	–	–	–	12	0	48	–	48	16	(0)	2.3	0	0	0	Tr	0.13	**0.29**	1.9	(4.1)	0.12	33.0	27	0.57	–	2	2.0	液汁を含んだもの 廃棄部位：貝殻
4.2	0.20	1.03	–	–	–	–	Tr	–	–	–	Tr	Tr	(0)	1.9	0	0	0	2	0.02	**0.10**	1.6	(6.1)	0.11	45.0	49	0.34	–	(0)	7.1	
1.2	0.11	0.22	27	21	4	6	3	4	28	0	30	6	(0)	0.5	0	0	0	0	0.13	**0.12**	1.2	2.2	0.07	19.0	21	0.57	13.0	1	1.3	廃棄部位：貝殻
2.7	0.13	0.12	–	–	–	–	10	1	150	0	150	23	(0)	0.9	0	0	0	1	0.05	**0.29**	1.7	3.4	0.07	11.0	87	0.66	–	3	0.8	廃棄部位：貝殻
3.1	0.17	0.12	–	–	–	–	15	2	230	0	230	34	(0)	1.7	0	0	0	2	0.04	**0.29**	1.9	(4.1)	0.06	18.0	83	0.64	–	2	0.6	廃棄部位：貝殻
1.5	0.03	0.02	2	18	3	1	1	0	0	0	0	1	0	0.8	0	0	0	0	0.01	**0.06**	1.9	4.1	0.11	1.7	61	0.28	1.7	2	0.3	
2.2	0.04	0.03	–	–	–	–	1	0	0	0	0	1	0	1.1	0	0	0	Tr	0.01	**0.08**	2.7	5.9	0.14	2.1	41	0.34	–	1	0.4	
6.1	0.08	0.10	–	–	–	–	Tr	–	–	–	Tr	Tr	(0)	2.5	0	0	0	(0)	0.12	**0.30**	4.6	(14.0)	0.12	5.2	22	0.75	–	(0)	6.4	
2.7	0.03	0.07	–	–	–	–	Tr	–	–	–	Tr	Tr	(0)	1.1	0	0	0	(0)	Tr	**0.05**	1.0	(3.7)	0.09	2.6	7	0	–	(0)	1.0	液汁を除いたもの
1.8	0.15	0.11	–	–	–	–	6	–	–	–	10	7	(0)	1.4	0	0	0	(0)	0.01	**0.16**	1.9	(3.5)	0.12	48.0	45	0.20	–	2	0.6	別名：うばがい（標準和名） 廃棄部位：貝殻
1.0	0.04	0.16	–	–	–	–	Tr	–	–	–	Tr	Tr	(0)	0.6	0	0	0	(0)	Tr	**0.14**	2.0	(4.6)	0.05	9.1	13	0.64	–	1	0.8	別名：みるくい（標準和名） 廃棄部位：貝殻及び内臓

甘えび
むき身1尾=7g
伊勢えび
1尾=250g
車えび
中1尾=35g
芝えび
1尾=8g

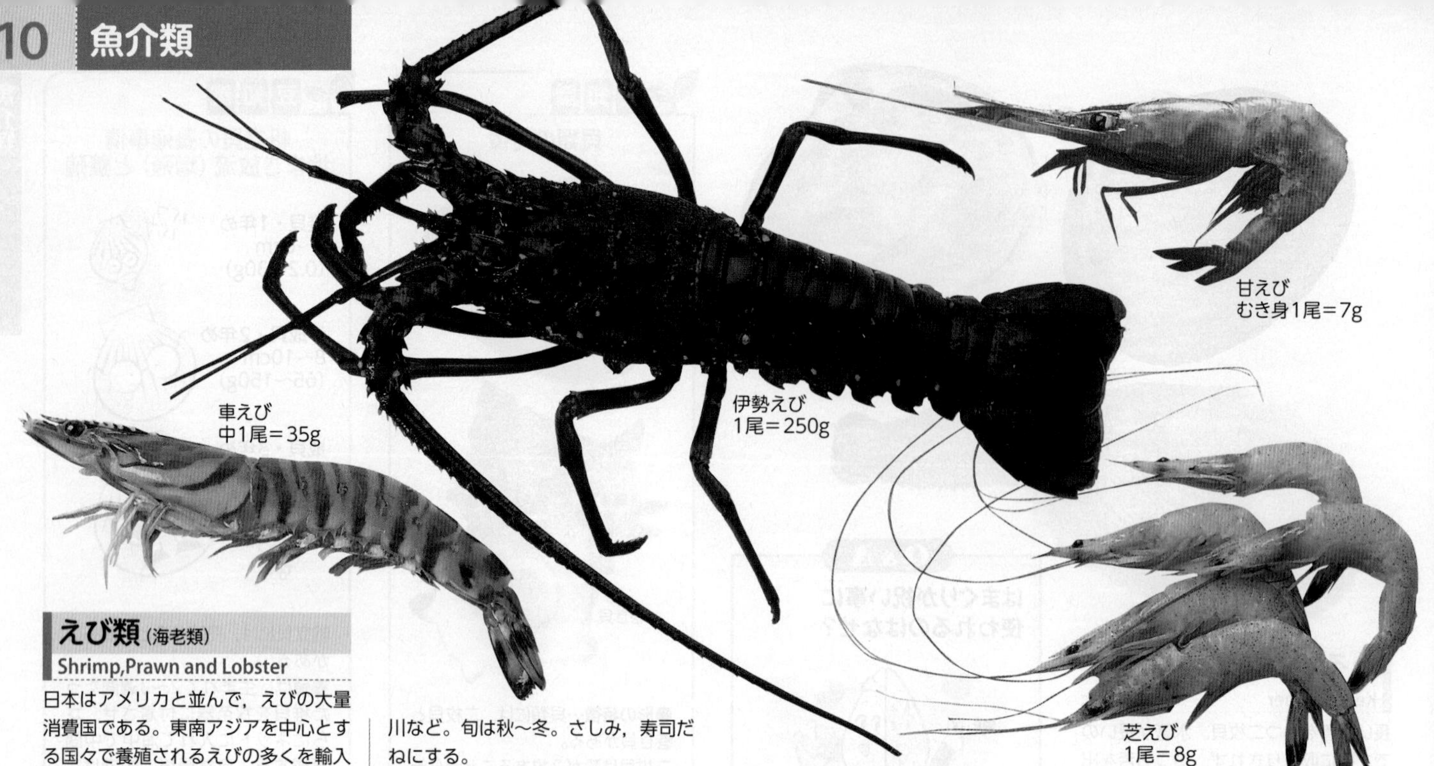

えび類 (海老類)

Shrimp,Prawn and Lobster

日本はアメリカと並んで，えびの大量消費国である。東南アジアを中心とする国々で養殖されるえびの多くを輸入することによってまかなっている。店頭には一年中さまざまなえびが並ぶ。えび類は死後の自己消化が速いので，注意すること。

種類：現在知られているものだけでも約3,000種といわれる。日本で食用とされるおもなものは，伊勢(いせ)えび，車えび，大正えび，ブラックタイガー，芝えび，甘えび，桜えびなどである。

●甘えび：標準和名はほっこくあかえび。体長13cm，体色は赤紅色。身はやわらかく，とろけるような甘みがある。主産地は北海道，新潟，富山，石川など。旬は秋～冬。さしみ，寿司だねにする。

●伊勢えび：大型で味も姿もよい。縁起ものとして，えびの中では最高級品として扱われる。昔，伊勢湾で多くとれたところからこの名がある。体長35cm，殻はかたく，色は赤みがかった暗緑褐色。

主産地は千葉，三重など。旬は秋。資源保護のために産卵期の6～8月は禁漁としている地区が多い。近年国内の品不足を解消するために，外国産の別種が冷凍などで輸入されている。

たいへん味がよいので，さしみをはじめ，焼き物，煮物，サラダ，汁物，ローストなど，和洋のさまざまな高級料理に使われる。

●車えび：「姿伊勢えび，味車えび」といわれるように，味がよく，大きさが手頃なうえに成長が速いので，各地で養殖されている。殻の表面に横じまがあり，体を曲げるとこの横じまが放射状になり車輪のように見えるところからこの名がある。

体長は最大30cm。体長8cm以下のものを「こまき」「さいまき」，18～20cmくらいのものを「まき」と呼んでいる。旬は夏～秋。

国内の養殖は西日本で盛ん。市場へは生きたものをおがくずに入れて出荷する。さしみ，天ぷらをはじめ，焼き物，煮物，椀だね，酢の物，サラダ，オードブルなど，和洋中の料理に幅広く使われる。

●芝えび：昔，東京の芝浦で多くとれたことからこの名がある。現在も関東で多く用いられる。体長は15cmほど。旬は11～3月。むき身にしてかき揚げやグラタンなどに。中国料理ではすり身にしてえびだんごなどにする。

●ブラックタイガー：クルマエビ科のうしえびの市場名。体色が紫黒色で横じまがあるので，この名で呼ばれる。

食品番号	索引番号	食品名 (可食部100g当たり)	廃棄率 %	エネルギー kJ	エネルギー kcal	水分 g	たんぱく質: アミノ酸組成によるたんぱく質 g	たんぱく質: たんぱく質 g	脂質: 脂肪酸のトリアシルグリセロール当量 g	脂質: コレステロール mg	脂質: 脂質 g	脂肪酸: 飽和 g	脂肪酸: 一価不飽和 g	脂肪酸: 多価不飽和 g	脂肪酸: n-3系多価不飽和 g	脂肪酸: n-6系多価不飽和 g	炭水化物: 利用可能炭水化物 単糖当量 g	炭水化物: 利用可能炭水化物 質量計 g	炭水化物: 差引き法による g	炭水化物: 総食物繊維量 g	炭水化物: 糖アルコール g	炭水化物: 炭水化物 g	有機酸 g	灰分 g	無機質: ナトリウム mg	無機質: カリウム mg	無機質: カルシウム mg	無機質: マグネシウム mg	無機質: リン mg	無機質: 鉄 mg
		<えび・かに類>																												
		(えび類)																												
10319	1533	●あまえび ●生	65	358	85	78.2	15.2	**19.8**	0.7	130	**1.5**	0.17	0.21	0.34	0.30	0.04	(0.1)	(0.1)	4.2*	(0)	–	0.1	–	1.6	300	310	**50**	42	240	0.1
10320	1534	●いせえび ●生	70	365	86	76.6	17.4	**20.9**	0.1	93	**0.4**	0.03	0.03	0.07	0.05	0.02	(Tr)	(Tr)	3.7*	(0)	–	Tr	–	2.1	350	400	**37**	39	330	0.1
10321	1535	●くるまえび ●養殖，生	55	383	90	76.1	18.2	**21.6**	0.3	170	**0.6**	0.08	0.05	0.12	0.08	0.04	(Tr)	(Tr)	3.7*	(0)	–	Tr	–	1.7	170	430	**41**	46	310	0.7
10322	1536	●養殖，ゆで	55	492	116	69.3	(23.8)	**28.2**	0.2	240	**0.5**	0.06	0.05	0.11	0.07	0.03	(Tr)	(Tr)	4.7*	(0)	–	Tr	–	2.0	200	500	**61**	57	390	1.0
10323	1537	●養殖，焼き	55	410	97	74.4	(19.9)	**23.5**	0.2	200	**0.4**	0.06	0.04	0.09	0.06	0.03	(Tr)	(Tr)	3.9*	(0)	–	Tr	–	1.7	180	400	**55**	49	330	1.4
● 10431	1538	●さくらえび ●生	0	331	78	78.9	12.0	**16.6**	1.2	200	**2.0**	0.34	0.33	0.45	0.37	0.07	(0.1)	(0.1)	4.9*	–	–	0.1	–	3.1	270	310	**630**	69	330	0.3
10324	1539	●ゆで	0	349	82	75.6	(13.2)	**18.2**	0.7	230	**1.5**	0.19	0.22	0.25	0.21	0.04	(Tr)	(Tr)	5.8*	–	–	Tr	–	4.7	830	250	**690**	92	360	0.5
10325	1540	●素干し	0	1214	286	19.4	(46.9)	**64.9**	2.1	700	**4.0**	0.59	0.63	0.75	0.60	0.14	(0.1)	(0.1)	20.0*	–	–	0.1	–	11.6	1200	1200	**2000**	310	1200	3.2
10326	1541	●煮干し	0	1071	252	23.2	(42.8)	**59.1**	1.1	700	**2.5**	0.35	0.33	0.38	0.31	0.06	(0.1)	(0.1)	17.8*	–	–	0.1	–	15.1	3400	680	**1500**	260	860	3.0
10327	1542	●大正えび ●生	55	379	89	76.3	(17.9)	**21.7**	0.1	160	**0.3**	0.04	0.04	0.06	0.04	0.01	(0.1)	(0.1)	4.1*	(0)	–	0.1	–	1.6	200	360	**34**	45	300	0.1
10328	1543	●しばえび ●生	50	330	78	79.3	15.7	**18.7**	0.2	170	**0.4**	0.06	0.04	0.08	0.07	0.01	(0.1)	(0.1)	3.3*	(0)	–	0.1	–	1.5	250	260	**56**	30	270	1.0
10415	1544	●バナメイえび ●養殖，生	20	348	82	78.6	16.5	**19.6**	0.3	160	**0.6**	0.10	0.05	0.15	0.08	0.07	(0.7)	(0.6)	3.3*	(0)	–	0.7	–	1.3	140	270	**68**	37	220	1.4
10416	1545	●養殖，天ぷら	10	810	194	62.0	17.1	**20.0**	9.6	160	**10.3**	0.79	5.87	2.52	0.80	1.72	7.1	6.5	9.2*	0.9	–	6.5	–	1.2	140	250	**96**	36	200	0.5
10329	1546	●ブラックタイガー ●養殖，生	15	326	77	79.9	(15.2)	**18.4**	0.1	150	**0.3**	0.04	0.03	0.06	0.04	0.02	(0.3)	(0.3)	3.7*	(0)	–	0.3	–	1.1	150	230	**67**	36	210	0.2
10330	1547	●加工品 ●干しえび	0	903	213	24.2	(40.0)	**48.6**	1.2	510	**2.8**	0.45	0.33	0.40	0.29	0.11	(0.3)	(0.3)	10.4*	–	–	0.3	–	24.1	1500	740	**7100**	520	990	15.0
10331	1548	●つくだ煮	0	1015	239	31.8	(21.3)	**25.9**	1.3	230	**2.2**	0.36	0.35	0.49	0.28	0.20	–	–	35.6*	–	–	30.1	–	10.0	1900	350	**1800**	110	440	3.9

なるほど! 具足煮…伊勢えびや大きな車えびを殻つきのままぶつ切りにして煮た料理のこと。具足は鎧 (よろい) のことで，殻を鎧に見立てたところからの命名です。

ブラックタイガー
無頭1尾＝20g
桜えび
素干し桜えび
大1＝2g
皮つき干しえび（煮干し）
大1＝6g
大正えび
1尾＝50g
バナメイえび
無頭1尾＝15g

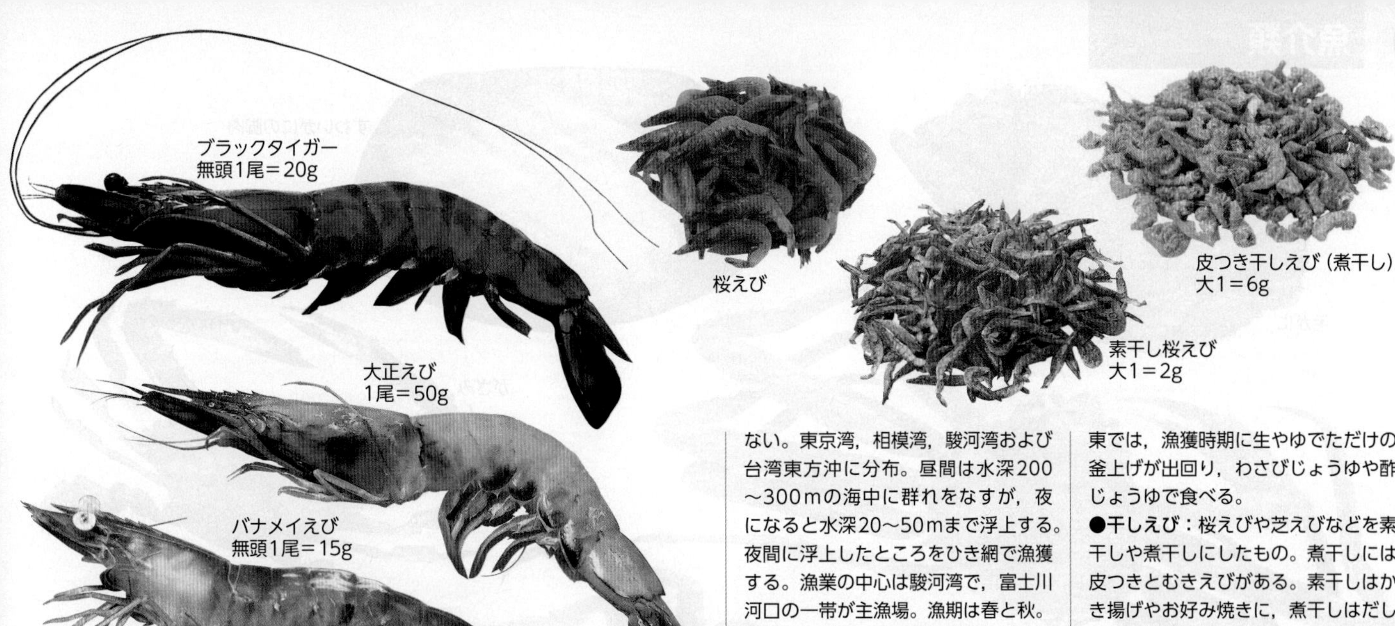

おもに東南アジアなどで養殖が行われており，日本はこの種を輸入している。天然ものは30cmにもなるが，養殖ものは16～25cmのものが多い。
ゆでるときれいな赤い色になり，車えびの代用として使われる。飲食店の天丼や天ぷらそば用，フライ，寿司だねなどに広く利用されている。

●大正えび：クルマエビ科。大正年間に漁業が始まったのでこの名がある。また，このえびの操業企業「大正組」に由来するとの説もある。中国の渤海（ぼっかい）と黄海でとれるので高麗（こうらい）えびの名がある。秋から冬にかけて漁獲され，生または冷凍で輸入される。値段が安いので，車えびの代用に使われ，ブラックタイガーと同様の需要がある。

●バナメイえび：店頭では，おもに無頭のものが「むきえび」「冷凍えび」として流通している。密殖に強いため，東南アジアではブラックタイガーに代わり，養殖量が増えている。その多くは日本に輸出される。
2013年，日本各地の飲食店で，バナメイえびを同じクルマエビ科の芝えびと虚偽表示して提供していたことが問題となった。

●桜えび：体が半透明で，淡紅色に見えることからこの名がある。浮遊性のえびで，体長は4cmほどにしかならない。東京湾，相模湾，駿河湾および台湾東方沖に分布。昼間は水深200～300mの海中に群れをなすが，夜になると水深20～50mまで浮上する。夜間に浮上したところをひき網で漁獲する。漁業の中心は駿河湾で，富士川河口の一帯が主漁場。漁期は春と秋。素干しえびとしての需要が高いが，関東では，漁獲時期に生やゆでただけの釜上げが出回り，わさびじょうゆや酢じょうゆで食べる。

●干しえび：桜えびや芝えびなどを素干しや煮干しにしたもの。煮干しには皮つきとむきえびがある。素干しはかき揚げやお好み焼きに，煮干しはだしとして使う。

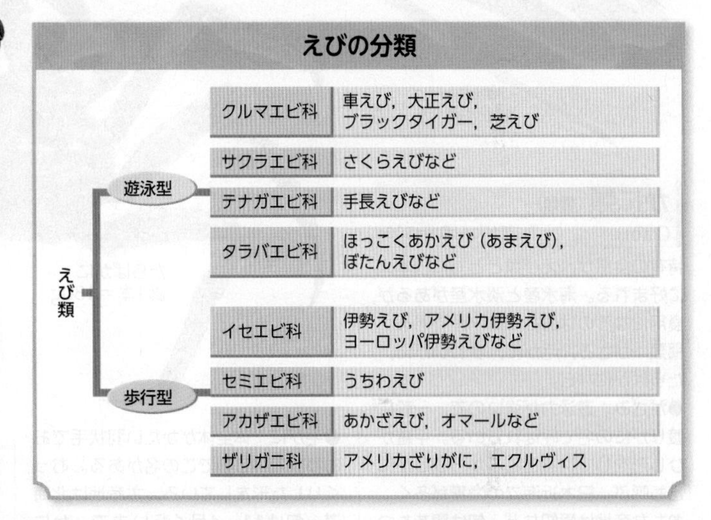

無機質 亜鉛 mg	銅 mg	マンガン mg	ヨウ素 µg	セレン µg	クロム µg	モリブデン µg	ビタミン（脂溶性） A レチノール µg	カロテン α µg	カロテン β µg	β-クリプトキサンチン µg	β-カロテン当量 µg	レチノール活性当量 µg	D µg	E トコフェロール α mg	β mg	γ mg	δ mg	K µg	ビタミン（水溶性） B1 mg	B2 mg	ナイアシン mg	ナイアシン当量 mg	B6 mg	B12 µg	葉酸 µg	パントテン酸 mg	ビオチン µg	C mg	食塩相当量 g	備考
1.0	0.44	0.02	18	33	Tr	1	3	0	0	0	0	3	(0)	3.4	0	0	0	(0)	0.02	**0.03**	1.1	4.4	0.04	2.4	25	0.21	2.1	Tr	0.8	別名：ほっこくあかえび（標準和名） 廃棄部位：頭部，殻，内臓，尾部等
1.8	0.65	0.02	–	–	–	–	0	0	0	0	0	0	(0)	3.8	0	0	0	(0)	0.01	**0.03**	2.1	5.2	0.14	0.3	15	0.41	–	1	0.9	廃棄部位：頭部，殻，内臓，尾部等
1.4	0.42	0.02	4	35	0	1	0	0	49	0	49	4	(0)	1.6	0	0	0	(0)	0.11	**0.06**	3.8	7.0	0.12	1.9	23	1.11	2.6	Tr	0.4	廃棄部位：頭部，殻，内臓，尾部等
1.8	0.62	0.03	–	–	–	–	0	0	56	0	56	5	(0)	2.3	0	0	0	(0)	0.09	**0.05**	4.5	(8.6)	0.08	2.0	17	1.07	–	Tr	0.5	廃棄部位：頭部，殻，内臓，尾部等
1.6	0.58	0.02	–	–	–	–	0	0	53	0	53	4	(0)	2.7	0	0	0	(0)	0.11	**0.05**	3.6	(7.0)	0.08	2.3	15	1.06	–	1	0.5	廃棄部位：頭部，殻，内臓，尾部等
1.3	0.90	0.05	110	64	1	3	1	Tr	6	0	6	2	0.1	2.3	0	Tr	0	0	0.10	**0.08**	2.3	5.1	0.10	4.5	94	0.29	5.2	1	0.7	殻つき
1.4	2.05	0.09	–	–	–	–	6	0	3	0	3	7	(0)	2.8	0	0	0	0	0.10	**0.08**	1.1	(4.2)	0.09	4.3	41	0.37	–	0	2.1	殻つき
4.9	3.34	0.23	–	–	–	–	Tr	–	–	–	(0)	(Tr)	(0)	(7.2)	0	(0.1)	0	(0)	0.17	**0.15**	5.5	(17.0)	0.21	11.0	230	1.16	–	0	3.0	殻つき
4.1	2.61	0.20	–	–	–	–	Tr	–	–	–	(0)	(Tr)	(0)	(3.4)	0	(0.1)	0	(0)	0.16	**0.11**	3.5	(14.0)	0.05	3.5	82	0.51	–	0	8.6	殻つき
1.4	0.61	0.02	–	–	–	–	6	0	4	0	4	6	(0)	1.8	0	0	0	(0)	0.03	**0.04**	2.4	(5.8)	0.07	2.1	45	0.61	–	1	0.5	別名：こうらいえび（標準和名） 廃棄部位：頭部，殻，内臓，尾部等
1.0	0.35	0.11	–	–	–	–	3	0	20	0	20	4	(0)	1.7	0	0	0	(0)	0.02	**0.06**	2.2	5.5	0.10	1.1	57	0.38	–	2	0.6	廃棄部位：頭部，殻，内臓，尾部等
1.2	0.33	0.10	10	27	2	–	0	(0)	(0)	(0)	(0)	0	0	1.7	0	0.3	0	(0)	0.03	**0.04**	3.6	6.8	0.14	1.2	38	0.23	1.9	1	0.3	廃棄部位：殻及び尾部
1.3	0.29	0.11	9	28	1	–	0	(0)	16	(0)	16	1	0	3.6	0	4.7	0.1	13	0.04	**0.06**	3.3	6.8	0.10	1.1	34	0.23	1.8	Tr	0.3	頭部，殻，内臓等除いたもの　廃棄部位：殻及び尾部　調理による脂質の増減：本書p.314～315表1参照
1.4	0.39	0.02	4	26	2	1	1	0	0	–	0	1	(0)	1.4	0	0.1	0	(0)	0.07	**0.03**	2.6	(5.5)	0.07	0.9	15	0.59	1.9	Tr	0.4	別名：うしえび（標準和名）　無頭，殻つき 廃棄部位：殻及び尾部
3.9	5.17	3.93	–	–	–	–	14	0	5	0	5	14	(0)	2.5	0	0	0	(0)	0.10	**0.19**	4.3	(12.0)	0.19	11.0	46	0.72	–	0	3.8	試料（原材料）：さるえび
3.1	1.56	1.24	–	–	–	–	Tr	–	–	–	(0)	(Tr)	(0)	6.3	0	0.2	0	(0)	0.14	**0.11**	5.0	(9.1)	0.08	6.3	35	0.65	–	(0)	4.8	

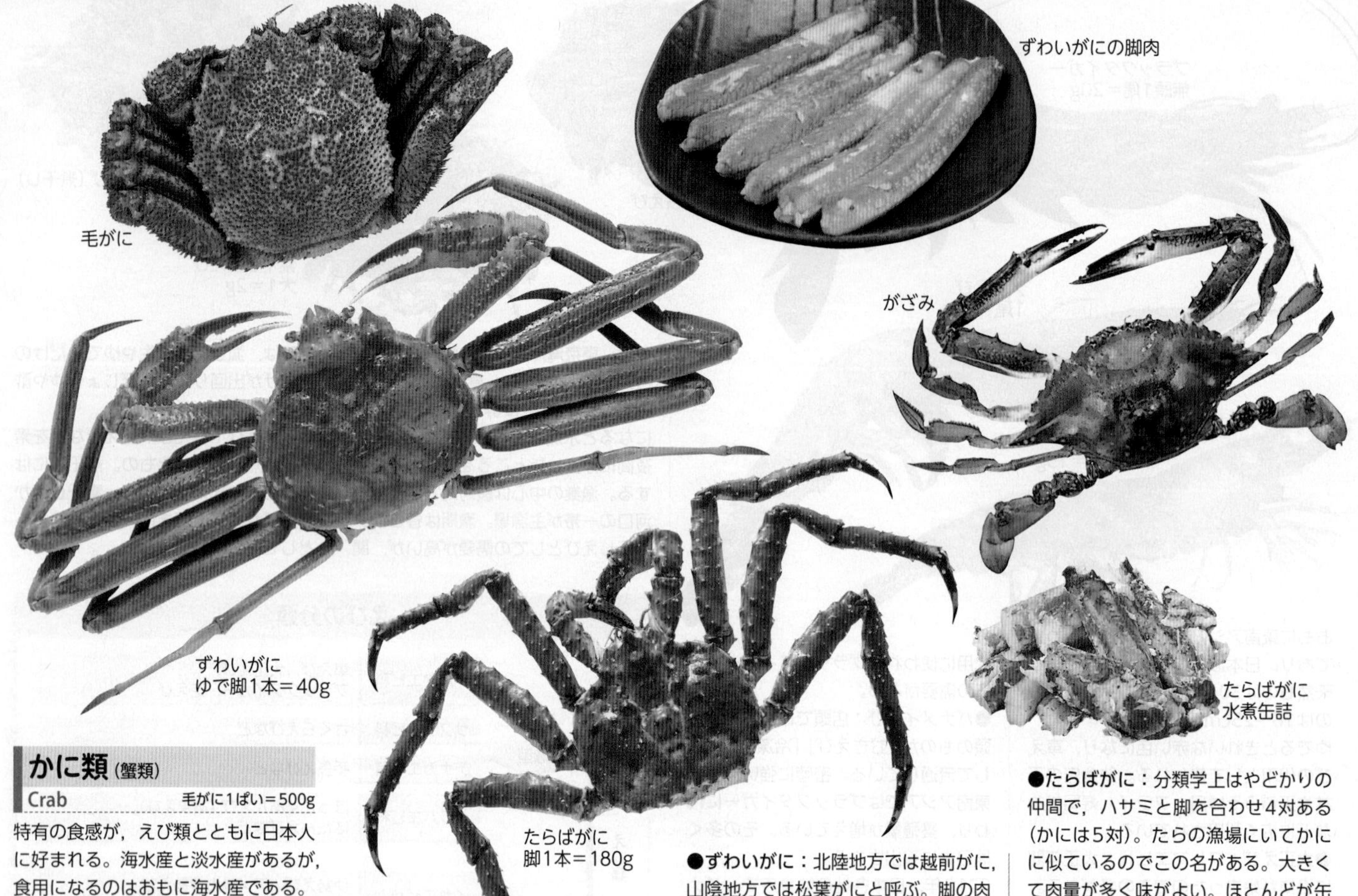

かに類 (蟹類)

Crab　毛がに1ぱい＝500g

特有の食感が，えび類とともに日本人に好まれる。海水産と淡水産があるが，食用になるのはおもに海水産である。
種類：がざみ，毛がに，ずわいがに，たらばがになど。

●がざみ：遊泳力が強いので，一般に渡りがにの名で呼ばれている。甲羅がひし形をしているところからひしがにとも呼ぶ。日本近海での漁獲が多く，おもな産地は愛知など。旬は卵をもつ6～9月。

●毛がに：体全体がかたい羽状毛でおおわれているのでこの名がある。むっくりした形をしている。主産地は北海道。旬は11～4月くらいまで。かにの中では可食部が多い。

●ずわいがに：北陸地方では越前がに，山陰地方では松葉がにと呼ぶ。脚の肉量が多く，かにの中では味がよい。雌雄の大きさが極端に違い，高値で取り引きされるのは大きい雄のほう。ずわいがにと呼ぶのは雄のみで，雌はせいこ，こうばこと呼ばれる。しかし，産地では卵を抱いた雌が人気。値段の安いものは近縁種の紅ずわいがにである。旬は冬。

●たらばがに：分類学上はやどかりの仲間で，ハサミと脚を合わせ4対ある(かには5対)。たらの漁場にいてかにに似ているのでこの名がある。大きくて肉量が多く味がよい。ほとんどが缶詰にされる。主産地は北海道。近縁種に花咲がにがある。
調理法：かには鮮度が落ちやすく，ふつう生食はしない。ゆでたもの，ゆでて冷凍したものが流通する。身を出して二杯酢で食べたり，酢の物，サラダ，炒め物，鍋物，ちらし寿司，かにめし，ピラフ，グラタンなどにする。

食品番号	索引番号	食品名 (可食部100g当たり)	廃棄率	エネルギー		水分	たんぱく質: アミノ酸組成によるたんぱく質	たんぱく質	脂質: 脂肪酸のトリアシルグリセロール当量	コレステロール	脂質	脂肪酸: 飽和	一価不飽和	多価不飽和	n-3系多価不飽和	n-6系多価不飽和	炭水化物: 利用可能炭水化物 単糖当量	質量計	差引き法による	総食物繊維量	糖アルコール	炭水化物	有機酸	灰分	無機質: ナトリウム	カリウム	カルシウム	マグネシウム	リン	鉄
			%	kJ	kcal	g	g	g	g	mg	g	g	g	g	g	g	g	g	g	g	g	g	g	g	mg	mg	mg	mg	mg	mg
		(かに類)																												
10332	1549	●がざみ ●生	65	258	61	83.1	(10.8)	**14.4**	0.1	79	**0.3**	0.04	0.04	0.05	0.04	0.01	(0.3)	(0.3)	4.1*	(0)	–	0.3	–	1.9	360	300	**110**	60	200	0.3
10333	1550	●毛がに ●生	70	286	67	81.9	12.1	**15.8**	0.3	47	**0.5**	0.05	0.06	0.15	0.14	0.01	(0.2)	(0.2)	4.1*	(0)	–	0.2	–	1.6	220	340	**61**	38	260	0.5
10334	1551	●ゆで	60	330	78	79.2	(13.8)	**18.4**	0.3	53	**0.5**	0.05	0.06	0.14	0.13	0.01	(0.2)	(0.2)	5.1*	(0)	–	0.2	–	1.7	240	280	**66**	39	200	0.6
10335	1552	●ずわいがに ●生	70	249	59	84.0	10.6	**13.9**	0.2	44	**0.4**	0.03	0.06	0.13	0.11	0.02	(0.1)	(0.1)	3.6*	(0)	–	0.1	–	1.6	310	310	**90**	42	170	0.5
10336	1553	●ゆで	55	274	65	82.5	(11.2)	**15.0**	0.3	61	**0.6**	0.05	0.09	0.19	0.16	0.03	(0.1)	(0.1)	4.1*	(0)	–	0.1	–	1.8	240	240	**120**	55	150	0.7
10337	1554	●水煮缶詰	0	291	69	81.1	(12.2)	**16.3**	0.2	70	**0.4**	0.04	0.05	0.09	0.08	0.02	(0.2)	(0.2)	4.5*	(0)	–	0.2	–	2.0	670	21	**68**	29	120	0.5
10338	1555	●たらばがに ●生	70	239	56	84.7	10.1	**13.0**	0.5	34	**0.9**	0.09	0.12	0.25	0.22	0.04	(0.2)	(0.2)	2.9*	(0)	–	0.2	–	1.8	340	280	**51**	41	220	0.3
10339	1556	●ゆで	60	328	77	80.0	14.3	**17.5**	0.8	53	**1.5**	0.14	0.22	0.42	0.37	0.05	(0.3)	(0.3)	3.2*	(0)	–	0.3	–	1.7	310	230	**48**	51	190	0.2
10340	1557	●水煮缶詰	0	360	85	77.0	(15.4)	**20.6**	0.1	60	**0.3**	0.03	0.04	0.07	0.06	0.01	(0.1)	(0.1)	5.5*	(0)	–	0.1	–	2.0	580	90	**52**	34	220	0.2
10341	1558	●加工品 ●がん漬	0	246	58	54.7	(6.3)	**8.4**	0.2	36	**0.4**	0.07	0.05	0.09	0.04	0.05	–	–	7.7*	–	–	5.4	–	31.1	7500	250	**4000**	530	200	1.[illegible]
		<いか・たこ類>																												
		(いか類)																												
10342	1559	●あかいか ●生	25	343	81	79.3	13.4	**17.9**	0.8	280	**1.5**	0.21	0.07	0.45	0.43	0.01	(Tr)	(Tr)	5.1*	(0)	–	Tr	–	1.4	200	330	**12**	46	280	0.[illegible]
10343	1560	●けんさきいか ●生	20	325	77	80.0	(12.7)	**17.5**	0.4	350	**1.0**	0.16	0.04	0.22	0.19	0.03	(0.1)	(0.1)	5.5*	(0)	–	0.1	–	1.4	210	330	**12**	46	260	0.[illegible]
10344	1561	●こういか ●生	35	272	64	83.4	10.6	**14.9**	0.6	210	**1.3**	0.19	0.05	0.33	0.28	0.05	(0.1)	(0.1)	4.1*	(0)	–	0.1	–	1.3	280	220	**17**	48	170	0.[illegible]

 なるほど! 自己消化…えび・かに類は，自分がもつ酵素の働きで，死んだあと急速に劣化します。購入するときは，安心できるお店で。

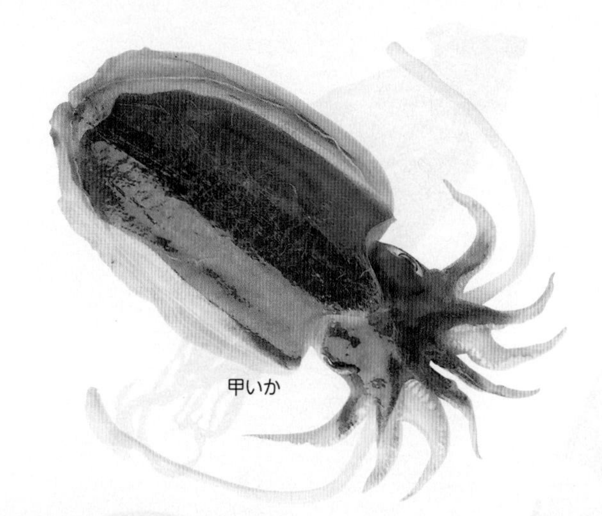
甲いか

いか類 (烏賊類)
Squid and Cuttlefish

味にくせがなく，幅広い料理法があるので，そうざい用の材料として人気が高い。
種類：種類が多く，日本近海でも約30種類が生息する。甲のある甲いか類と甲のないつついか類に分類される。
●甲いか類：身が厚く，甲いか，もんごういか，すみいかの名前で流通している。下処理の済んだ冷凍品として出回ることが多い。

Q&A
えび，かにをゆでると赤くなるのはなぜ?

えび，かになどの甲殻類には，アスタキサンチンというカロチノイド系の色素成分が含まれています。この色素は，たんぱく質と結びついているときは青黒い色をしていますが，加熱するとその結合が切れ，さらに空気による酸化でアスタシンという赤い色に変わります。蒸したり，揚げたりしても同様です。

自然に発色するこの赤い色は，料理に彩りを添え，料理をおいしく見せるうえでも役立っています。

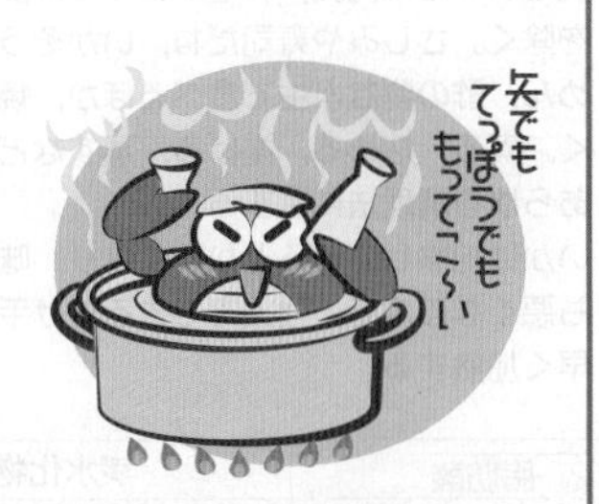

魚介類の廃棄率

●あじ (中1尾　160g)

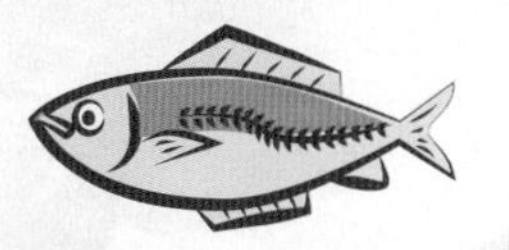

<三枚おろし>

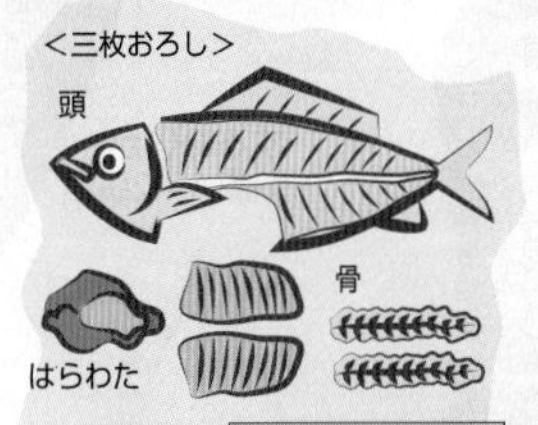

廃棄量 88g　廃棄率 55%

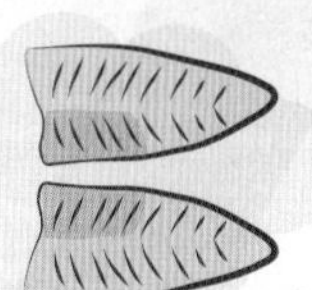

正味量 72g

●くるまえび (大·有頭60g)

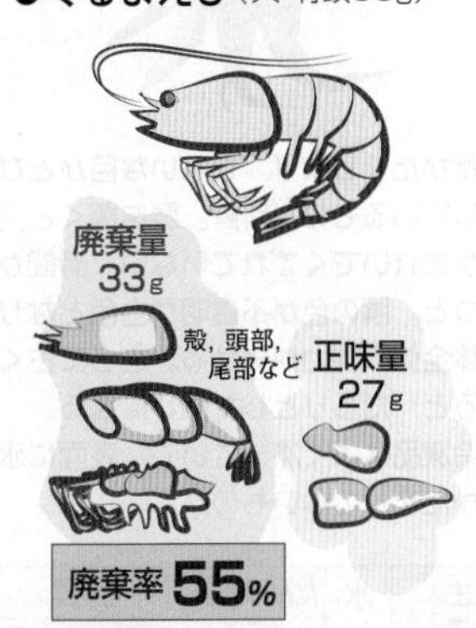

廃棄率 55%

●毛がに (1ぱい 500g)

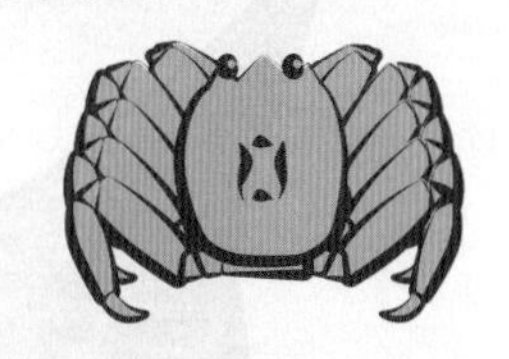

廃棄率 70%

廃棄量 350g　殻，内臓　正味量 150g

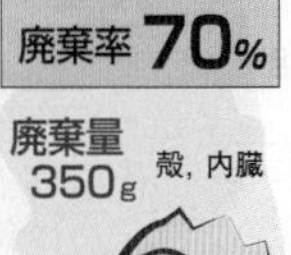

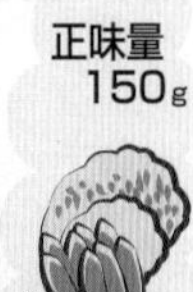

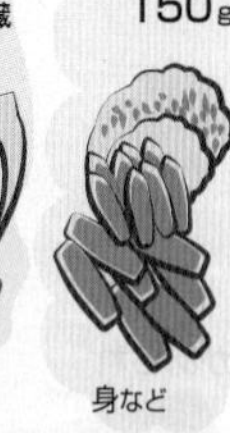

身など

●するめいか (1ぱい 200g)

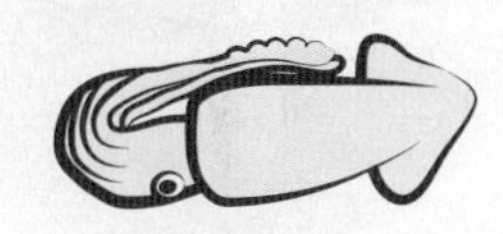

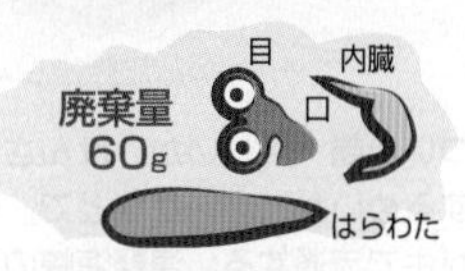

廃棄率 30%

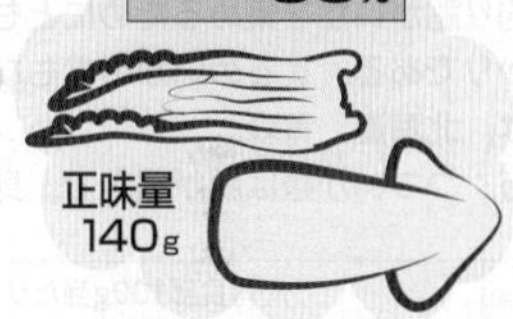

正味量 140g

亜鉛	銅	マンガン	ヨウ素	セレン	クロム	モリブデン	A レチノール	A カロテン α	A カロテン β	A β-クリプトキサンチン	A β-カロテン当量	A レチノール活性当量	D	E トコフェロール α	E トコフェロール β	E トコフェロール γ	E トコフェロール δ	K	B1	B2	ナイアシン	ナイアシン当量	B6	B12	葉酸	パントテン酸	ビオチン	C	食塩相当量	備考
mg	mg	mg	μg	μg	μg	μg	μg	μg	μg	μg	μg	μg	μg	mg	mg	mg	mg	μg	mg	mg	mg	mg	mg	μg	μg	mg	μg	mg	g	
3.7	1.10	0.06	–	–	–	–	0	0	7	0	7	1	(0)	1.8	0	0	0	(0)	0.02	**0.15**	4.2	(6.3)	0.18	4.7	22	0.78	–	Tr	0.9	別名：わたりがに 廃棄部位：殻，内臓等
3.3	0.47	0.03	–	–	–	–	Tr	–	–	–	(0)	(Tr)	(0)	2.2	0	0	0	(0)	0.07	**0.23**	2.3	4.5	0.16	1.9	13	0.41	–	Tr	0.6	廃棄部位：殻，内臓等
3.8	0.46	0.02	–	–	–	–	Tr	–	–	–	(0)	(Tr)	(0)	3.7	0	0	0	(0)	0.07	**0.23**	2.4	(5.1)	0.13	2.5	10	0.40	–	Tr	0.6	殻つきでゆでたもの 廃棄部位：殻，内臓等
2.6	0.35	0.02	58	97	1	2	Tr	–	–	–	(0)	(Tr)	(0)	2.1	0	0	0	(0)	0.24	**0.60**	8.0	10.0	0.13	4.3	15	0.48	3.0	Tr	0.8	別名：まつばがに 廃棄部位：殻，内臓等
3.1	0.56	0.02	–	–	–	–	Tr	–	–	–	(0)	(Tr)	(0)	2.6	0	0	0	(0)	0.21	**0.57**	6.1	(8.3)	0.11	7.2	9	0.54	–	Tr	0.6	殻つきでゆでたもの 廃棄部位：殻，内臓等
4.7	0.35	0.10	–	–	–	–	0	–	–	–	(0)	(0)	(0)	2.0	0	0	0	(0)	0	**0.03**	0.1	(2.5)	Tr	0.2	1	0	–	0	1.7	液汁を除いたもの
3.2	0.43	0.03	43	25	1	1	0	0	7	0	7	1	(0)	1.9	0	0	0	(0)	0.05	**0.07**	2.1	4.3	0.14	5.8	21	0.65	4.9	1	0.9	廃棄部位：殻，内臓等
4.2	0.41	0.04	62	35	1	2	0	0	8	0	8	1	(0)	3.0	0	0	0	(0)	0.07	**0.06**	1.8	5.1	0.13	9.9	15	0.48	5.4	Tr	0.8	廃棄部位：殻，内臓等 殻つきでゆでたもの
6.3	0.58	0.06	–	–	–	–	Tr	–	–	–	(0)	(Tr)	(0)	2.9	0	0	0	(0)	0.02	**0.10**	0.2	(3.3)	0.04	6.1	4	0.26	–	(0)	1.5	液汁を除いたもの
2.4	1.36	4.43	–	–	–	–	Tr	–	–	–	Tr	Tr	(0)	1.8	0	0.2	0	1	0.10	**0.50**	2.0	(3.2)	0.07	2.2	7	0.26	–	(0)	19.1	しおまねきの塩辛
1.2	0.21	0.02	5	28	1	1	4	0	0	0	0	4	(0)	2.2	0	0	0	(0)	0.01	**0.02**	2.1	4.7	0.10	2.3	2	0.31	4.0	1	0.5	別名：ばかいか，むらさきいか 廃棄部位：内臓等
1.3	0.16	0.02	–	–	–	–	7	0	0	0	0	7	(0)	1.6	0	0	0	(0)	0.01	**0.02**	2.5	(5.0)	0.11	2.5	4	0.28	–	2	0.5	廃棄部位：内臓等
1.5	0.45	0.02	4	23	0	0	5	Tr	Tr	–	Tr	5	(0)	2.2	Tr	Tr	Tr	(0)	0.03	**0.05**	1.3	3.3	0.06	1.4	3	0.52	1.6	1	0.7	別名：すみいか 廃棄部位：内臓等

やりいか
1ぱい＝250g
するめいか
1ぱい＝200g
するめ
1枚＝75g
いかあられ
さきいか

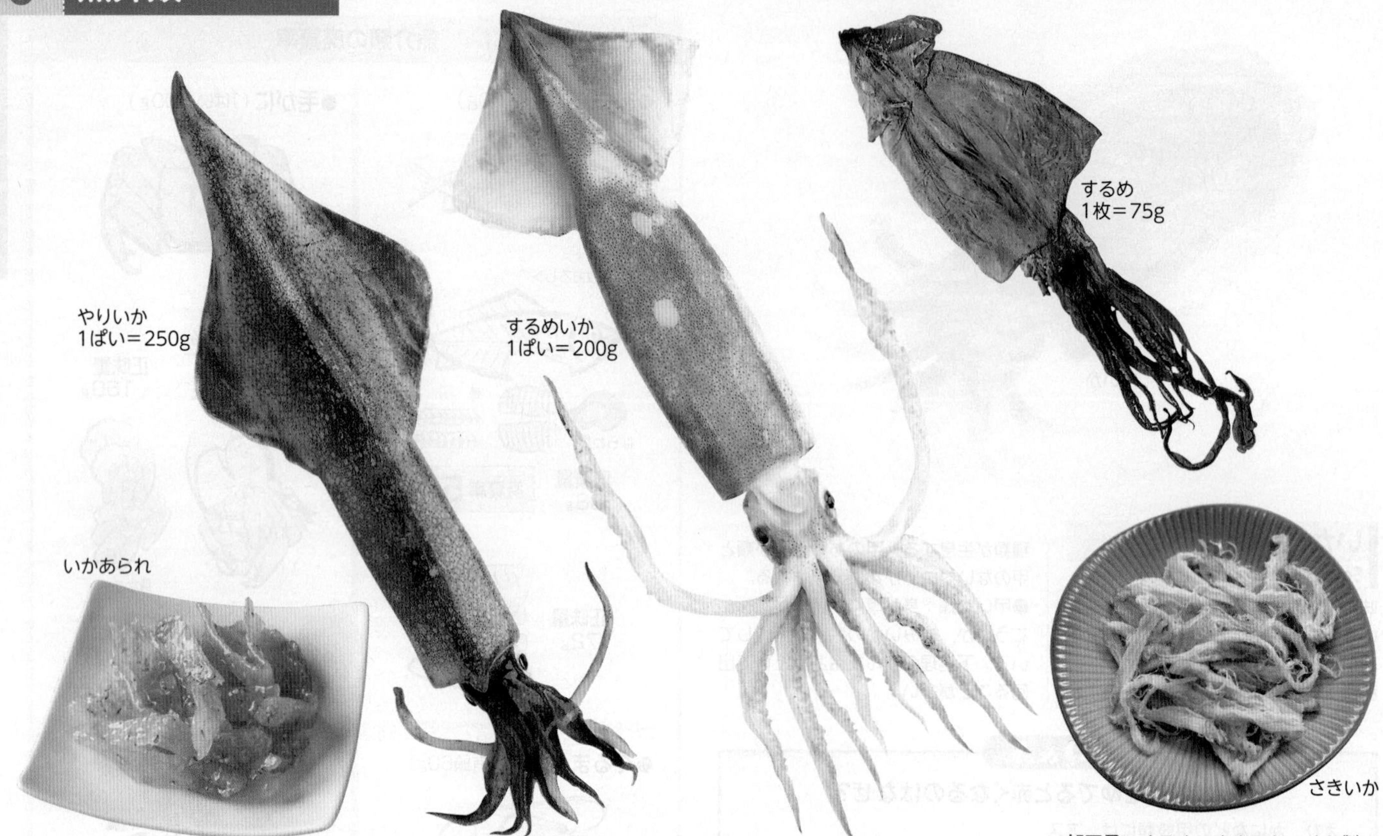

●つついか類：やりいか，けんさきいか，するめいか，赤いかなどで，ほとんどが生で流通する。津軽海峡の夏の風物詩となっている漁火（いさりび）は，いか釣り船がいかを集めるためにともす明かりである。するめいかのおもな産地は，北海道，青森。

選び方：つついか類は胴が褐色で，身がかたくしまり，きれいな目がとび出しているものが新鮮。胴を開くと内臓がきれいでくずれていない。時間がたつと，胴の色が不透明な白色となり，体全体の弾力が失せる。さらに古くなると，だらりとした感じになる。
冷凍品はよく凍っていて，表面に氷のかたまりのないものがよい。

調理法：足と内臓，料理によっては皮を除く。さしみや寿司だね，いかそうめん，酢の物など生で食べるほか，焼く，煮る，炒める，揚げる，蒸すなどあらゆる調理法に適する。
いかは加熱しすぎるとかたくなり，味も悪くなるので，強火でできるだけ手早く加熱する。

加工品：するめ，さきいか，くん製，塩辛，沖漬け，開きの一夜干し，味つけ缶詰などがある。いかあられは，するめを細切り，または薄切りし，水あめなどを加えた調味液で煮詰めたもの。

●するめ：いかを開き，内臓を除いて素干しにしたもの。一般にはするめいかでつくるが，けんさきいかでつくったものはするめの最高級品。表面につ

可食部100g当たり▶

食品番号	索引番号	食品名	廃棄率	エネルギー		水分	たんぱく質：アミノ酸組成によるたんぱく質	たんぱく質：たんぱく質	脂質：脂肪酸のトリアシルグリセロール当量	脂質：コレステロール	脂質：脂質	脂肪酸：飽和	脂肪酸：一価不飽和	脂肪酸：多価不飽和	脂肪酸：n-3系多価不飽和	脂肪酸：n-6系多価不飽和	炭水化物：利用可能炭水化物（単糖当量）	炭水化物：利用可能炭水化物（質量計）	炭水化物：差引き法による利用可能炭水化物	炭水化物：総食物繊維量	炭水化物：糖アルコール	炭水化物：炭水化物	有機酸	灰分	無機質：ナトリウム	無機質：カリウム	無機質：カルシウム	無機質：マグネシウム	無機質：リン	無機質：鉄
			%	kJ	kcal	g	g	g	g	mg	g	g	g	g	g	g	g	g	g	g	g	g	g	g	mg	mg	mg	mg	mg	mg
10345	1562	●するめいか ●生	30	321	76	80.2	(13.4)	**17.9**	0.3	250	**0.8**	0.11	0.03	0.19	0.18	0.01	(0.1)	(0.1)	4.7*	(0)	–	0.1	–	1.3	210	300	**11**	46	250	**0.1**
10346	1563	●水煮	0	415	98	74.6	(16.4)	**21.9**	0.4	310	**0.9**	0.11	0.04	0.21	0.20	0.01	(0.1)	(0.1)	7.1*	(0)	–	0.1	–	1.4	230	310	**14**	52	280	**0.1**
10347	1564	●焼き	0	460	108	71.8	(17.7)	**23.6**	0.4	350	**1.0**	0.12	0.04	0.22	0.21	0.01	(0.1)	(0.1)	8.5*	(0)	–	0.1	–	1.6	330	360	**14**	57	300	**0.2**
10417	1565	●胴，皮つき，生	0	329	78	79.8	13.8	**18.6**	0.4	210	**0.7**	0.12	0.03	0.26	0.25	0.01	(0.1)	(0.1)	4.7*	(0)	–	0.1	–	1.4	200	330	**10**	48	280	**0.1**
10418	1566	●胴，皮なし，生	0	339	80	79.1	13.8	**18.6**	0.3	180	**0.6**	0.09	0.02	0.19	0.18	0.01	(0.1)	(0.1)	5.4*	(0)	–	0.1	–	1.4	200	340	**10**	48	270	**0.1**
10419	1567	●胴，皮なし，天ぷら	0	734	175	64.9	13.1	**16.7**	9.8	150	**10.8**	0.82	5.84	2.69	1.06	1.63	9.0*	8.2	10.2	0.8	–	6.3	–	1.2	180	280	**26**	40	230	**0.1**
10420	1568	●耳・足，生	0	317	75	80.8	13.0	**16.9**	0.6	290	**0.9**	0.16	0.04	0.35	0.33	0.02	0	0	4.4*	(0)	–	0	–	1.3	230	270	**13**	45	210	**0.1**
10348	1569	●ほたるいか ●生	0	310	74	83.0	7.8	**11.8**	2.3	240	**3.5**	0.58	0.69	0.94	0.83	0.10	(0.2)	(0.2)	5.4*	(0)	–	0.2	–	1.5	270	290	**14**	39	170	**0.8**
10349	1570	●ゆで	0	386	91	78.1	(11.7)	**17.7**	1.5	380	**2.9**	0.36	0.31	0.74	0.67	0.07	(0.4)	(0.4)	7.8*	(0)	–	0.4	–	0.9	240	240	**22**	32	200	**1.1**
10350	1571	●くん製	0	1291	305	23.0	(28.6)	**43.1**	3.4	930	**7.5**	1.15	1.29	0.83	0.68	0.13	–	–	39.9*	(0)	–	21.3	–	5.1	1500	240	**55**	56	650	**10.0**
10351	1572	●つくだ煮	0	1037	245	39.8	(17.9)	**27.0**	3.8	390	**6.7**	1.02	1.29	1.29	1.13	0.15	–	–	34.9*	(0)	–	22.9	–	3.6	1200	96	**26**	31	270	**2.7**
10352	1573	●やりいか ●生	25	333	79	79.7	13.1	**17.6**	0.5	320	**1.0**	0.18	0.05	0.26	0.25	0.01	(0.4)	(0.4)	5.3*	(0)	–	0.4	–	1.3	170	300	**10**	42	280	**0.1**
10353	1574	●加工品 ●するめ	0	1290	304	20.2	(50.2)	**69.2**	1.7	980	**4.3**	0.60	0.12	0.89	0.80	0.09	(0.4)	(0.4)	22.0*	(0)	–	0.4	–	5.9	890	1100	**43**	170	1100	**0.8**
10354	1575	●さきいか	0	1136	268	26.4	(34.2)	**45.5**	0.8	370	**3.1**	0.25	0.08	0.43	0.41	0.02	–	–	31.0*	(0)	–	17.3	–	7.7	2700	230	**23**	82	430	**1.6**
10355	1576	●くん製	0	856	202	43.5	(26.4)	**35.2**	0.7	280	**1.5**	0.24	0.07	0.40	0.39	0.01	–	–	22.3*	(0)	–	12.8	–	7.0	2400	240	**9**	34	330	**0.7**
10356	1577	●切りいかあめ煮	0	1312	310	22.8	(16.5)	**22.7**	3.1	360	**4.7**	0.71	0.78	1.48	0.69	0.79	–	–	53.9*	(0)	–	46.1	–	3.7	1100	210	**65**	81	300	**0.8**
10357	1578	●いかあられ	0	1225	289	26.7	(14.5)	**20.0**	1.0	190	**1.8**	0.28	0.12	0.57	0.40	0.17	–	–	55.4*	(0)	–	49.1	–	2.4	700	230	**18**	41	260	**0.4**
10358	1579	●塩辛	0	480	114	67.3	(11.0)	**15.2**	2.7	230	**3.4**	0.74	0.57	1.24	1.15	0.08	–	–	11.4*	(0)	–	6.5	–	7.6	2700	170	**16**	48	210	**1.1**
10359	1580	●味付け缶詰	0	540	127	66.9	(15.5)	**21.4**	0.7	420	**1.8**	0.25	0.07	0.37	0.35	0.02	–	–	14.6*	(0)	–	7.7	–	2.2	700	110	**16**	38	220	**0.6**

 なるほど! 烏賊…「いか」と読みます。いかが死んだふりをして海上に浮かび上がり，これをついばみにきたからす（烏）を逆に捕食したからだとか。

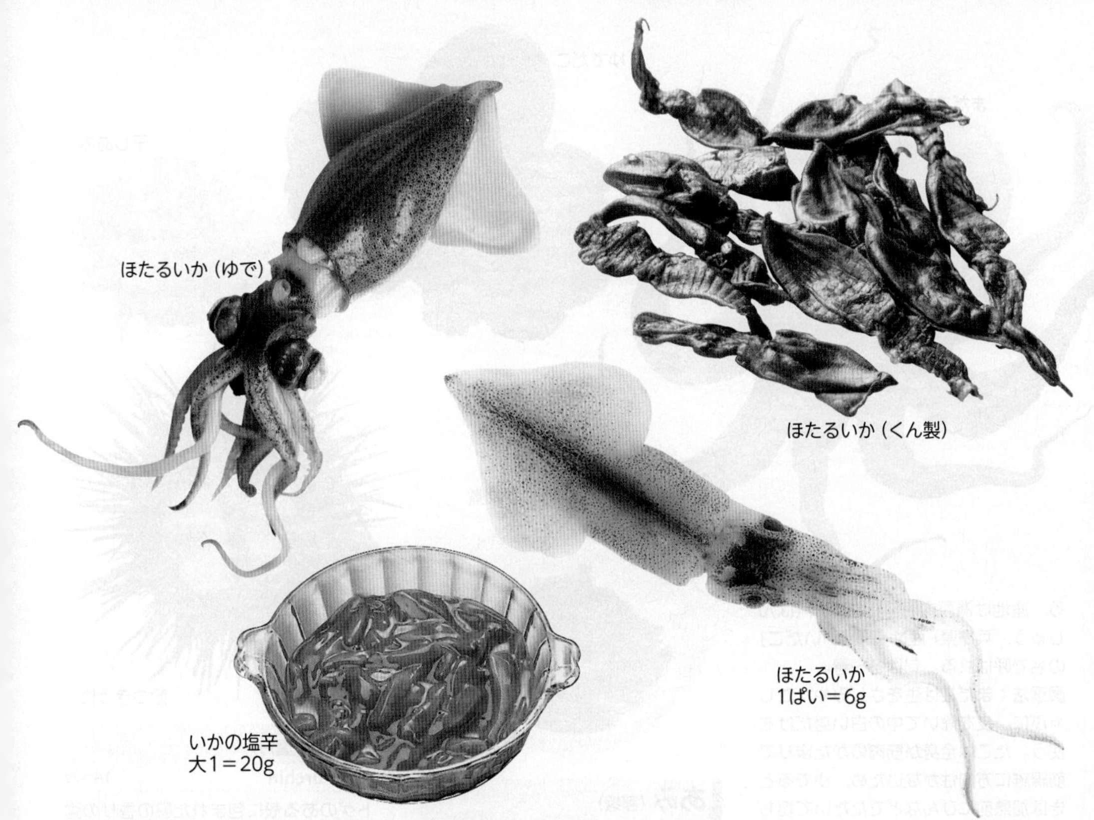
ほたるいか（ゆで）
ほたるいか（くん製）
ほたるいか 1ぱい＝6g
いかの塩辛 大1＝20g

いている白い粉は，いかに含まれるアミノ酸が乾燥中にしみ出してきたもの。火で軽くあぶって食べたり，細く切って昆布やにんじんと一緒に漬け，松前漬けにする。

●**塩辛**：いかの身に肝臓を加えて塩漬けし，熟成させたもの。特有の風味がある。皮をむいて漬けたものを白づくり，そのまま漬けたものを赤づくりという。

●**ほたるいか**：小型のいかで，胴の長さは7cmくらい。全身に発光器をもっていて，青く光るところからこの名がある。多くはゆでたもので流通する。

産地：北海道から土佐湾，日本海に分布する。産卵期の春には富山湾に雌が群れをなして押し寄せる。このため富山市から魚津港にかけての沿岸15km，沖合700mの区域に集まるほたるいかは，特別天然記念物に指定されている。

加工品：ほたるいかのくん製は，内臓つきのまま塩水でゆでて，くん製にしたもの。わた（内臓）に濃厚な味わいがある。

調理法：さっとゆでたもの（桜煮）を酢みそであえたり，二杯酢や三杯酢で食べる。ほかに，含め煮や串焼き，つくだ煮にもする。最近は生でも食べるが，寄生虫に注意が必要である。

Q&A

いかを焼くと縦に丸まってしまうのはなぜ？

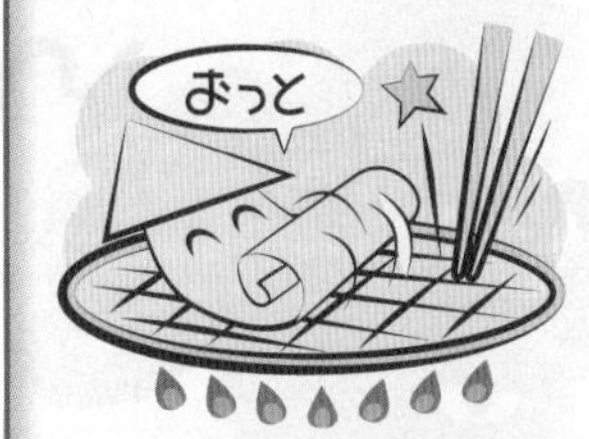

いかは，加熱するとくるりと縦に丸まり，また，あまり加熱しすぎるとかたくなって，かみ切りにくくなります。これにはいかの皮がもつ性質が大きく影響しています。

いかの皮は全部で4層あり，外側の1～2層は簡単にむけますが，3～4層はむきにくいので，ふつうは残ってしまいます。4層めの皮には非常に強い熱収縮性があり，収縮は縦方向に起こります。ですから縦にくるりと丸まってしまうのです。

丸まるのを防ぐには，ふきんなどを使って4層めまでの皮をていねいに取るか，縫い串を打ってから焼くようにします。

また，飾り切り（かのこ切り，松かさ切りなど）といって，調理の前にいかに切り目を入れて，食べやすくする方法もあります。

無機質 亜鉛	銅	マンガン	ヨウ素	セレン	クロム	モリブデン	ビタミン（脂溶性） A レチノール	A カロテン α	A カロテン β	A β-クリプトキサンチン	A β-カロテン当量	A レチノール活性当量	D	E トコフェロール α	E トコフェロール β	E トコフェロール γ	E トコフェロール δ	K	ビタミン（水溶性） B1	B2	ナイアシン	ナイアシン当量	B6	B12	葉酸	パントテン酸	ビオチン	C	食塩相当量	備考
mg	mg	mg	µg	µg	µg	µg	µg	µg	µg	µg	µg	µg	µg	mg	mg	mg	mg	µg	mg	mg	mg	mg	mg	µg	µg	mg	µg	mg	g	
1.5	0.29	Tr	7	41	Tr	1	13	0	0	0	0	13	0.3	2.1	0	Tr	0	–	0.07	**0.05**	4.0	(6.5)	0.21	4.9	5	0.34	4.9	1	0.5	廃棄部位：内臓等 胴 55.9%，足・耳 44.1%
1.8	0.40	0.01	10	42	0	0	16	0	0	0	0	16	0	2.5	0	Tr	0	–	0.05	**0.06**	4.9	(8.0)	0.23	5.3	5	0.42	5.4	1	0.6	内臓等を除き水煮したもの
1.9	0.41	Tr	10	46	0	Tr	22	0	0	0	0	22	0	2.5	0	Tr	0	–	0.09	**0.07**	5.8	(9.1)	0.26	5.4	7	0.44	6.3	1	0.8	内臓等を除き焼いたもの
1.4	0.27	0.01	6	40	Tr	–	12	(0)	(0)	(0)	(0)	12	0.3	1.9	0	Tr	0	–	0.06	**0.04**	5.1	7.8	0.27	4.4	6	0.36	5.3	2	0.5	
1.5	0.27	0.01	6	38	1	–	11	(0)	(0)	(0)	(0)	11	0.2	1.5	0	Tr	0	–	0.06	**0.04**	4.7	7.4	0.29	4.3	2	0.31	5.3	2	0.5	
1.3	0.16	0.06	5	31	Tr	–	10	(0)	13	(0)	13	11	0.2	3.0	0	4.0	0.1	6	0.07	**0.07**	4.1	6.6	0.24	3.8	3	0.31	4.4	1	0.4	調理による脂質の増減：本書p.314～315表1参照
1.6	0.31	0	8	42	Tr	–	15	(0)	(0)	(0)	(0)	15	0.4	2.4	0	Tr	0	–	0.09	**0.06**	2.6	5.0	0.14	5.6	4	0.32	4.4	1	0.6	
1.3	3.42	0.05	–	–	–	–	1500	–	–	–	Tr	1500	(0)	4.3	0	0.1	0	Tr	0.19	**0.27**	2.6	4.6	0.15	14.0	34	1.09	–	5	0.7	内臓等を含んだもの
1.9	2.97	0.08	–	–	–	–	1900	–	–	–	Tr	1900	(0)	4.5	0	0.1	0	1	0.20	**0.30**	2.3	(5.3)	0.09	14.0	29	0.64	–	Tr	0.6	内臓等を含んだもの
5.2	12.00	0.34	–	–	–	–	150	–	–	–	Tr	150	(0)	2.3	0	0.1	0	1	0.40	**0.50**	4.5	(12.0)	0.04	27.0	25	1.28	–	0	3.8	
3.3	6.22	0.19	–	–	–	–	690	–	–	–	Tr	690	(0)	1.9	0	0.1	0	1	0.09	**0.21**	1.3	(5.9)	0.03	17.0	10	0.64	–	0	3.0	
1.2	0.25	0.02	–	–	–	–	8	0	0	0	0	8	(0)	1.4	0	0	0	(0)	0.04	**0.03**	3.5	5.9	0.10	1.1	5	0.27	–	2	0.4	廃棄部位：内臓等
5.4	0.99	0.06	–	–	–	–	22	0	0	0	0	22	(0)	4.4	0	Tr	0	(0)	0.10	**0.10**	14.0	(24.0)	0.34	12.0	11	1.57	–	0	2.3	
2.8	0.27	0.07	–	–	–	–	3	–	–	–	(0)	3	(0)	1.7	0	0	0	(0)	0.06	**0.09**	8.9	(15.0)	0.32	6.9	1	0.47	–	0	6.9	
2.1	0.26	0.02	–	–	–	–	Tr	–	–	–	(0)	(Tr)	(0)	1.8	0	0.1	0	(0)	0.10	**0.15**	9.0	(14.0)	0.10	5.3	2	0.17	–	(0)	6.1	
2.2	0.50	0.12	–	–	–	–	Tr	–	–	–	(0)	(Tr)	(0)	1.9	0	0.3	0	(0)	0.06	**0.10**	7.0	(10.0)	0.10	10.0	12	0.17	–	(0)	2.8	
1.3	0.02	0.12	–	–	–	–	Tr	–	–	–	(0)	(Tr)	(0)	1.1	0	0.1	0	(0)	0.07	**0.10**	7.0	(9.8)	0.14	3.3	6	0.31	–	(0)	1.8	
1.7	1.91	0.03	–	–	–	–	200	Tr	Tr	0	1	200	(0)	3.3	0	0.1	0	Tr	Tr	**0.10**	3.3	(5.5)	0.31	17.0	13	0.61	–	Tr	6.9	試料：赤作り
2.5	1.12	0.05	–	–	–	–	7	–	–	–	(0)	7	(0)	2.8	0	0	0	(0)	0.02	**0.07**	2.2	(5.2)	0.11	3.8	4	0.20	–	0	1.8	液汁を除いたもの

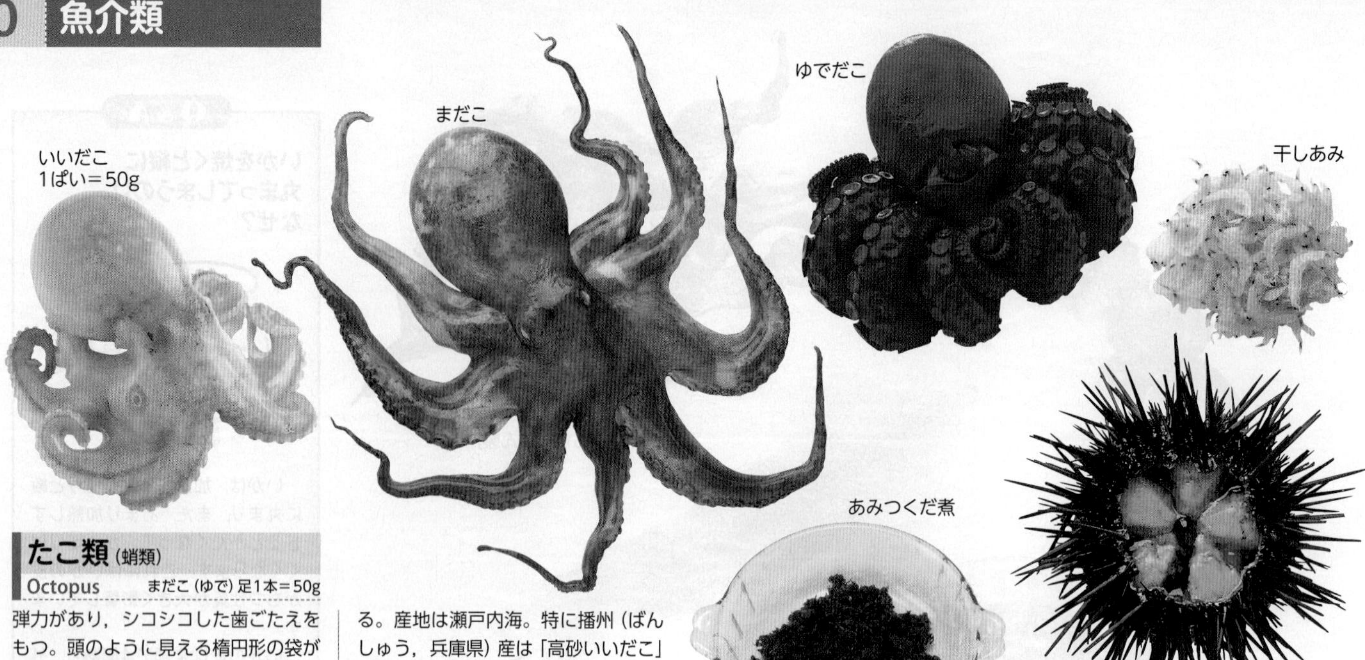

殻つきうに

たこ類（蛸類）

Octopus　まだこ（ゆで）足1本＝50g

弾力があり，シコシコした歯ごたえをもつ。頭のように見える楕円形の袋が胴で，頭は足の上にある目のあたりにある（頭足類）。

種類：食用の中心は，まだこといいだこ。ほかに，みずだこ，てながだこなどがある。

●まだこ：たこの中では味がよい。関西ではさしみでも食べるので，生も流通するが，関東ではほとんどがゆでたものである。値段の安いものは大西洋産の冷凍もの。国内産では，神奈川県久里浜や兵庫県明石（あかし），瀬戸内海のたこが有名。鮮度が落ちやすいので，ゆでたものでも，購入後1～2日のうちに食べきるようにする。

●いいだこ：体長20cm前後の小さなたこ。冬に体の中に飯粒のような卵をいっぱい抱えるところからこの名がある。産地は瀬戸内海。特に播州（ばんしゅう，兵庫県）産は「高砂いいだこ」の名で呼ばれる。旬は冬～春。

調理法：まだこは生をさしみやたこしゃぶに。皮を除いて中の白い身だけを使う。たこは全身が筋肉のかたまりで，筋線維に方向性がないため，ゆでるときは加熱前にびんなどでたたいて塩もみするとよい。やわらかく，ぬめりもとれる。ゆでだこは寿司だね，さしみ，酢の物，やわらか煮などに。イタリア料理ではマリネにしてオードブルに使ったり，サラダやトマト煮などにする。いいだこは塩をふって軽くもみ，水洗いしてさっとゆで，これを煮つけ，おでんだねなどに使う。みずだこは水っぽくやわらかいため，さしみなど生での料理は少なく，ふつう煮だこや酢だこにする。

あみ（醤蝦）

Opossum shrimp　大1＝10g

体長1cmほどで，小さなえびのような姿をしており，体は半透明。良質なたんぱく質を含む。食用よりもむしろ魚の餌としての役割のほうが大きい。生で店頭に並ぶことはほとんどなく，干しあみ，つくだ煮，塩辛などに加工されたものが流通する。

産地：霞ヶ浦など。

食べ方：干しあみは大根おろしとポン酢で。塩辛はキムチに使う。

うに（雲丹）

Sea urchin　1片＝7g

トゲのある殻に包まれた磯の香りの強い食べ物。食べるのは殻から出した生殖巣（卵巣と精巣）で，卵巣のほうが黄色みが強く味もよい。世界中で食べられているが，日本人がよく食べる。一般に殻つきで出回ることはまれで，生うにの場合，殻から出して木箱に詰めたものが多く出回る。

種類：よく食べられているのは，えぞばふんうに。ほかに紫うに，ばふんうになどがある。

主産地：北海道，三陸海岸など。

食品番号	索引番号	食品名（可食部100g当たり）	廃棄率	エネルギー	エネルギー	水分	たんぱく質: アミノ酸組成によるたんぱく質	たんぱく質: たんぱく質	脂質: 脂肪酸のトリアシルグリセロール当量	脂質: コレステロール	脂質: 脂質	脂肪酸: 飽和	脂肪酸: 一価不飽和	脂肪酸: 多価不飽和	脂肪酸: n-3系多価不飽和	脂肪酸: n-6系多価不飽和	炭水化物: 利用可能炭水化物（単糖当量）	炭水化物: 利用可能炭水化物（質量計）	炭水化物: 差引き法による利用可能炭水化物	炭水化物: 総食物繊維量	炭水化物: 糖アルコール	炭水化物: 炭水化物	有機酸	灰分	無機質: ナトリウム	無機質: カリウム	無機質: カルシウム	無機質: マグネシウム	無機質: リン	無機質: 鉄
			%	kJ	kcal	g	g	g	g	mg	g	g	g	g	g	g	g	g	g	g	g	g	g	g	mg	mg	mg	mg	mg	mg
		（たこ類）																												
10360	1581	●いいだこ ●生	0	271	64	83.2	(10.6)	**14.6**	0.4	150	**0.8**	0.11	0.06	0.20	0.17	0.03	(0.1)	(0.1)	4.5*	(0)	–	0.1	–	1.3	250	200	**20**	43	190	**2.2**
10361	1582	●まだこ ●皮つき，生	15	297	70	81.1	11.4	**16.1**	0.3	110	**0.9**	0.09	0.06	0.11	0.07	0.03	(0.2)	(0.2)	5.5*	(0)	–	0.2	–	1.7	390	300	**15**	55	160	**0.6**
10362	1583	●ゆで	0	387	91	76.2	(15.4)	**21.7**	0.2	150	**0.7**	0.06	0.02	0.12	0.10	0.02	(0.1)	(0.1)	6.9*	(0)	–	0.1	–	1.3	230	240	**19**	52	120	**0.2**
● 10432	1584	●みずだこ ●生	20	258	61	83.5	9.4	**13.4**	0.4	100	**0.9**	0.09	0.04	0.23	0.19	0.04	(0.1)	(0.1)	5.0*	(0)	–	0.1	–	1.8	430	270	**19**	60	150	**0.1**
		<その他>																												
		あみ																												
10363	1585	●つくだ煮	0	975	230	35.0	(13.0)	**19.1**	1.1	120	**1.8**	0.30	0.24	0.55	0.46	0.06	–	–	41.9*	–	–	35.1	–	9.0	2700	350	**490**	100	410	**7.1**
10364	1586	●塩辛	0	264	62	63.7	(8.8)	**12.9**	0.6	140	**1.1**	0.18	0.15	0.25	0.21	0.04	–	–	5.4*	–	–	0.8	–	21.5	7800	280	**460**	82	270	**0.5**
		うに																												
10365	1587	●生うに	0	460	109	73.8	11.7	**16.0**	2.5	290	**4.8**	0.63	0.77	1.02	0.73	0.29	(3.3)	(3.0)	9.8*	(0)	–	3.3	–	2.1	220	340	**12**	27	390	**0.9**
10366	1588	●粒うに	0	726	172	51.8	(12.6)	**17.2**	3.5	280	**5.8**	1.40	1.04	0.89	0.49	0.39	–	–	22.5*	(0)	–	15.6	–	9.6	3300	280	**46**	63	310	**1.1**
10367	1589	●練りうに	0	701	166	53.1	(9.9)	**13.5**	2.1	250	**2.9**	0.96	0.65	0.39	0.17	0.21	–	–	26.8*	(0)	–	22.4	–	8.1	2800	230	**38**	41	220	**1.8**
		おきあみ																												
10368	1590	●生	0	356	84	78.5	10.2	**15.0**	2.1	60	**3.2**	0.70	0.66	0.70	0.65	0.05	(0.2)	(0.2)	6.1*	–	–	0.2	–	3.1	420	320	**360**	85	310	**0.8**
10369	1591	●ゆで	0	327	78	79.8	(9.4)	**13.8**	2.1	62	**3.0**	0.69	0.50	0.80	0.70	0.06	(Tr)	(Tr)	5.4*	–	–	Tr	–	3.4	620	200	**350**	110	310	**0.6**
10370	1592	くらげ●塩蔵，塩抜き	0	90	21	94.2	–	**5.2**	Tr	31	**0.1**	0.03	0.01	0	0	0	(Tr)*	(Tr)	0.1	(0)	–	Tr	–	0.5	110	1	**2**	4	26	**0.3**
10371	1593	しゃこ●ゆで	0	375	89	77.2	15.3	**19.2**	0.8	150	**1.7**	0.25	0.23	0.32	0.26	0.06	(0.2)	(0.2)	5.0*	(0)	–	0.2	–	1.7	310	230	**88**	40	250	**0.8**

なるほど! **たこの手足**…たこには，「手ながだこ」「足ながだこ」という種類がありますが，実はたこの足は8本ともみんな手なんですよね。

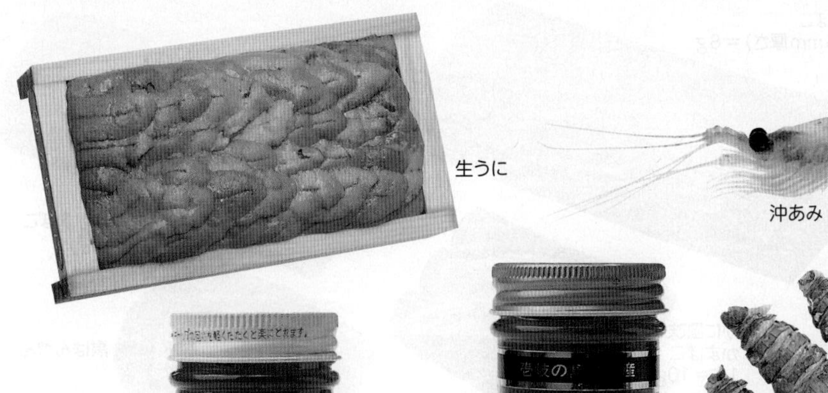
生うに

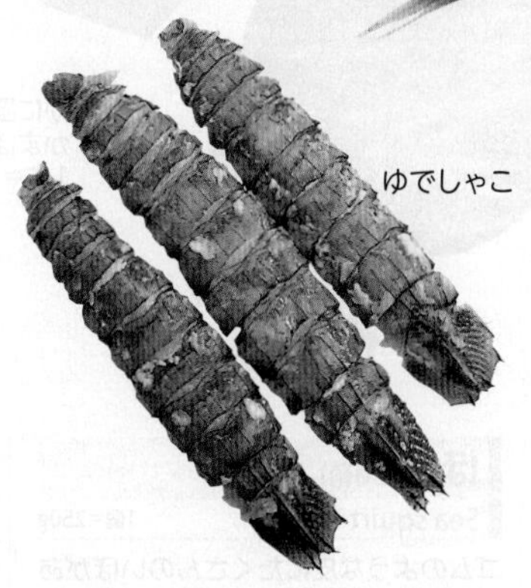
沖あみ

ゆでしゃこ

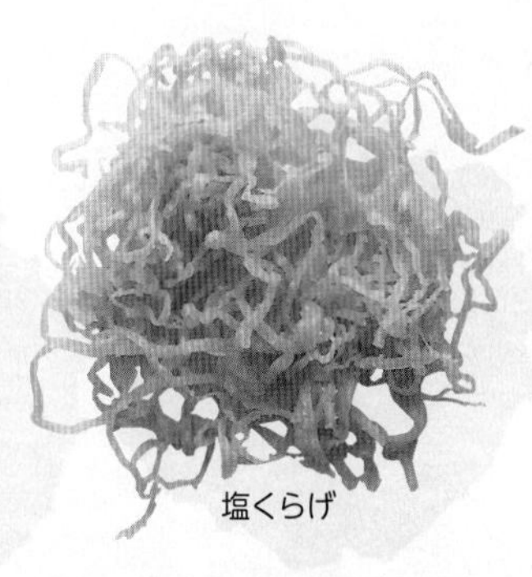
塩くらげ

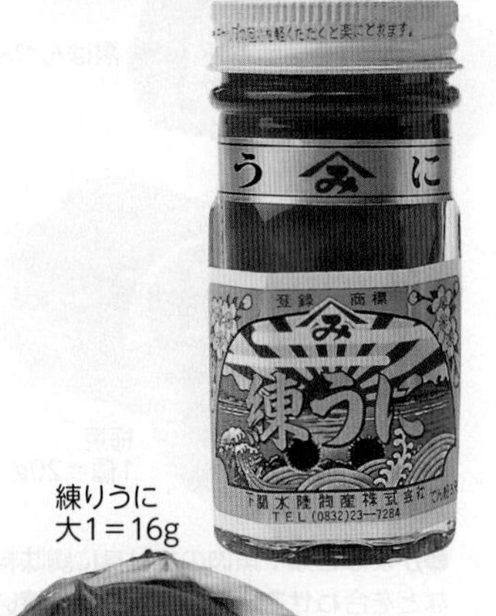
練りうに
大1＝16g

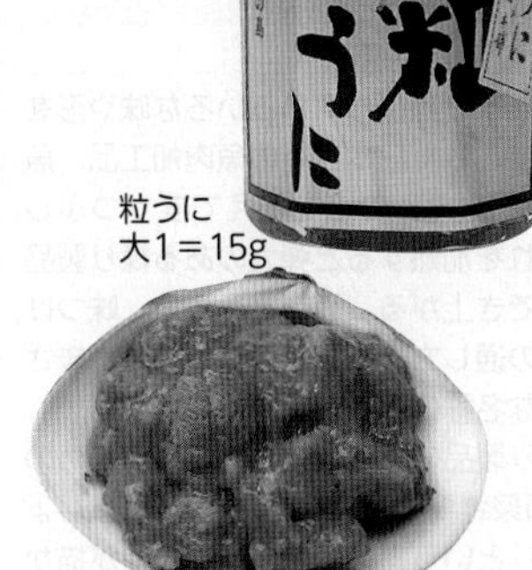
粒うに
大1＝15g

旬：種類によって産卵期が異なるため，旬も違う。えぞばふんうには夏～秋，紫うには夏，ばふんうには早春，北紫うには初秋。

選び方：生殖巣の形がしっかりしていて，粒がはっきり見えるものが新鮮。鮮度が落ちてくると形がくずれてくる。

食べ方：生うには，わさびじょうゆでそのまま食べたり，寿司だねにする。殻つきの場合は殻ごと焼いたり，また，生殖巣をはまぐりやあわびの殻に詰めて，焼きうににする。同じく殻に詰めたものを蒸したり，蒸し焼きにする方法もある。

西洋料理では，生うににレモン汁をかけてオードブルにしたり，裏ごししてソースやムースに使う。

加工品：塩うには，生殖巣をそのまま塩漬けにしたもの。粒うには，粒の形を残して塩とアルコールを加えたもの。練りうには，生殖巣に塩とアルコールを加えて練ったもので，いずれもびん詰で販売されている。

おきあみ (沖醤蝦)

Antarctic krill　大1=8g

形はえび類やあみ類に似ているが，オキアミ目に属するプランクトンの一種。クジラ類，魚類の天然の餌として，また，養殖魚の餌として重要な甲殻類である。漁獲後すぐゆでて冷凍にされ，かき揚げやお好み焼きの具などに使われる。

くらげ (水母)

Jellyfish　1食分＝30g

一般に備前くらげ，越前くらげの笠の部分を塩蔵した塩くらげをくらげと呼んでいる。コリコリした特有の食感がある。塩が強く，また切りにくいので，塩抜きしてせん切りにしたものを購入すると使いやすい。

調理法：酢の物，あえ物，中国料理の前菜などに。味がしみ込みにくいので，合わせ酢にしばらくつけておくとよい。

しゃこ (蝦蛄)

Mantis shrimp　1尾＝30g

江戸前寿司のネタとして知られる。生のときは灰褐色だが，ゆでると赤紫色になる。鮮度が落ちやすく，死ぬと腐敗が速いので，殻をとり，ゆでたもので流通することが多い。

産地：瀬戸内海，東京湾，三河湾など。

旬：産卵期を迎える春～夏。

調理法：寿司だねのほか，ゆでたものをわさびじょうゆや酢みそで食べたり，天ぷらにする。

無機質							ビタミン（脂溶性）												ビタミン（水溶性）										食塩相当量	備考
亜鉛	銅	マンガン	ヨウ素	セレン	クロム	モリブデン	A レチノール	A カロテン α	A カロテン β	A β-クリプトキサンチン	A β-カロテン当量	A レチノール活性当量	D	E トコフェロール α	E トコフェロール β	E トコフェロール γ	E トコフェロール δ	K	B1	B2	ナイアシン	ナイアシン当量	B6	B12	葉酸	パントテン酸	ビオチン	C	食塩相当量	備考
mg	mg	mg	µg	µg	µg	µg	µg	µg	µg	µg	µg	µg	µg	mg	mg	mg	mg	µg	mg	mg	mg	mg	mg	µg	µg	mg	µg	mg	g	
3.1	2.96	0.06	–	–	–	–	35	0	9	0	9	36	(0)	2.7	0	0	0	(0)	0.01	**0.08**	3.2	(5.3)	0.11	2.0	37	0.70	–	1	0.6	内臓等を含んだもの
1.6	0.38	0.03	6	22	0	1	1	0	0	0	0	1	0	0.8	0	0	0	0	0.03	**0.08**	2.1	4.1	0.08	1.3	3	0.23	8.8	1	1.0	廃棄部位：内臓等
1.8	0.43	0.04	8	28	1	1	5	0	0	0	0	5	(0)	1.9	0	0	0	(0)	0.03	**0.05**	1.9	(4.6)	0.07	1.2	2	0.17	5.6	Tr	0.6	内臓等を除きゆでたもの
1.6	0.64	0.04	8	46	0	1	4	0	0	0	0	4	0.1	1.1	0	0	0	0	0.04	**0.05**	1.9	3.7	0.05	0.8	6	0.43	2.4	1	1.1	廃棄部位：頭部，内臓
																														別名：にほんいさざあみ（標準和名）
1.7	0.97	0.63	–	–	–	–	170	0	16	0	16	170	(0)	4.7	0	0	0	7	0.13	**0.21**	1.8	(4.7)	0.08	7.0	35	0.78	–	0	6.9	
0.8	0.70	0.13	–	–	–	–	65	0	0	0	0	65	(0)	2.4	0	0	0	0	0.07	**0.07**	1.8	(3.8)	0.09	2.7	22	0.61	–	0	19.8	
2.0	0.05	0.05	–	–	–	–	0	63	650	23	700	58	(0)	3.6	0	Tr	0	27	0.10	**0.44**	1.1	4.4	0.15	1.3	360	0.72	–	3	0.6	試料：むらさきうに，ばふんうに 生殖巣のみ （うに全体の場合，廃棄率：95%，廃棄部位：殻等）
1.9	0.10	0.05	–	–	–	–	Tr	–	–	–	1000	83	(0)	3.6	0.1	4.9	4.1	22	0.14	**0.65**	1.4	(4.9)	0.07	5.4	98	1.32	–	0	8.4	
1.3	0.06	0.05	–	–	–	–	Tr	–	–	–	300	25	(0)	4.4	0.3	7.7	3.8	15	Tr	**0.30**	0.7	(3.5)	0.06	4.8	87	1.22	–	0	7.1	
1.0	2.30	0.15	–	–	–	–	180	–	–	–	16	180	(0)	2.5	0	0	0	(0)	0.15	**0.26**	1.9	4.2	0.09	6.2	49	0.50	–	2	1.1	試料：なんきょくおきあみ，冷凍品（殻つき）
0.9	1.83	0.11	–	–	–	–	150	–	–	–	13	150	(0)	2.2	0	0	0	(0)	0.21	**0.25**	1.4	(3.5)	0.07	4.0	36	0.30	–	1	1.6	試料：なんきょくおきあみ 海水でゆでた後冷凍したもの
Tr	0.06	Tr	–	–	–	–	0	0	0	0	0	0	(0)	0	0	0	0	(0)	Tr	**0.01**	0	0.9	0	0.2	3	0	–	0	0.3	
3.3	3.46	0.13	–	–	–	–	180	0	15	0	15	180	(0)	2.8	0	0	0	(0)	0.26	**0.13**	1.2	4.8	0.06	13.0	15	0.30	–	0	0.8	ゆでしゃこ（むきみ）

蒸しかまぼこ
1切れ（5mm厚さ）＝8g
ほや
す巻きかまぼこ
かに風味
かまぼこ
1本＝10g
黒はんぺん
なまこ
梅焼
1個＝20g

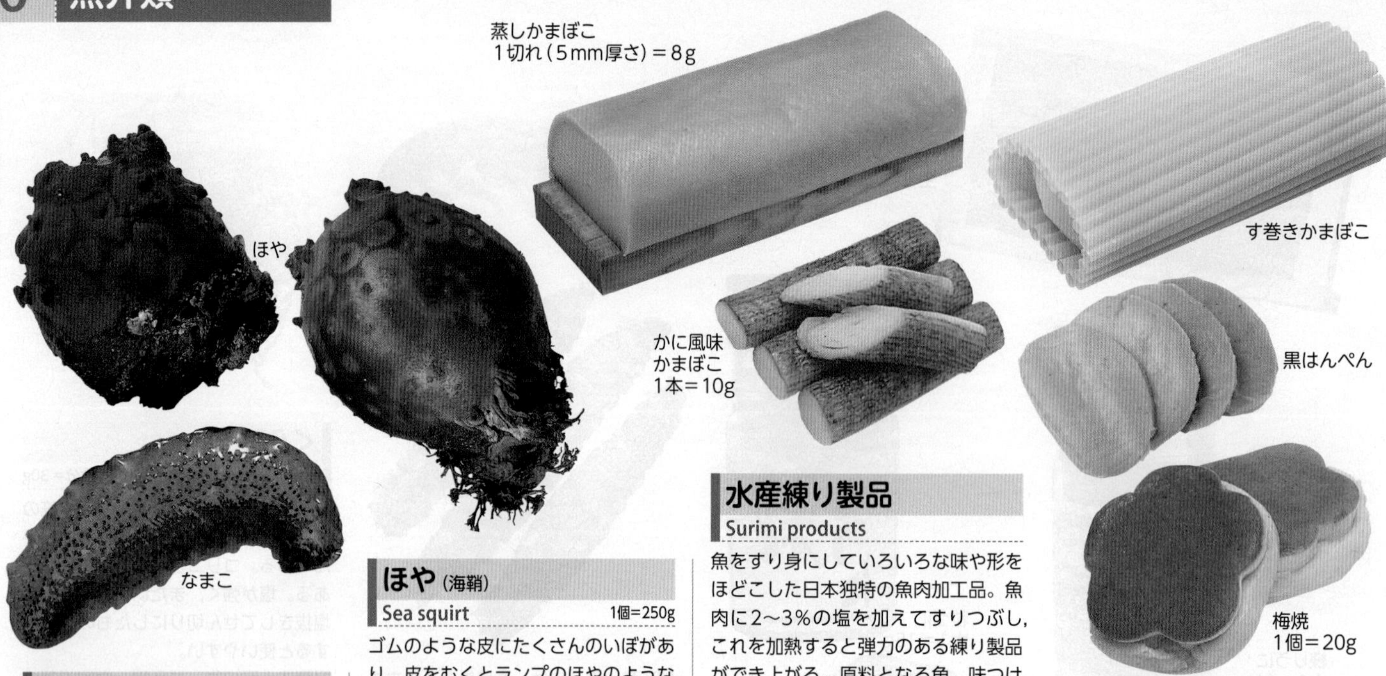

なまこ（海鼠）
Sea cucumber 1匹＝200g

コリコリした弾力ある歯ごたえと磯の香りが特徴。おもに食用にするのは，まなまこ，きんこなど。主産地は陸奥湾（青森），北海道など。

旬：冬。

調理法：わたを取り，塩でぬめりを除いて薄切りにし，大根おろしとともに二杯酢で食べる。腸に塩をした加工品がこのわた。中国料理では干しなまこを使う。

ほや（海鞘）
Sea squirt 1個＝250g

ゴムのような皮にたくさんのいぼがあり，皮をむくとランプのほやのような形のオレンジ色の身があらわれる。卵形の体長は20cm，幅10cmくらい。独特の磯の香りと，特有の歯ごたえがある。

種類：食用にされるのは，おもに「まぼや」。ほかに，赤ぼやもある。

産地：おもな産地は三陸の沿岸で，養殖も行われている。

旬：夏。

調理法：身を薄切りにしてきゅうりと合わせ酢の物に。ほかに白焼き，片栗粉をまぶしてゆで，椀だねにする。

水産練り製品
Surimi products

魚をすり身にしていろいろな味や形をほどこした日本独特の魚肉加工品。魚肉に2～3％の塩を加えてすりつぶし，これを加熱すると弾力のある練り製品ができ上がる。原料となる魚，味つけ，火の通し方，形などによって，さまざまな名称の練り製品になる。

練り製品の歴史は古く，12世紀初めの『類聚雑要抄（るいじゅうぞうようしょう）』という書物にかまぼこの絵が描かれているなど，このほかにも多くの記録が残されている。

原料：たいていの魚は練り製品になるが，えそ，ぐち（にべ類），はも，とびうお，いとよりだい，すけとうだらなどが多く，特に多いのがすけとうだらの冷凍すり身である。

●**かまぼこ類**：魚肉のすり身に調味料などを合わせて成形し，蒸したり焼いたりしてつくる。蒸しかまぼこには，板付きかまぼこ（一般にかまぼこと呼ばれているもの），す巻きかまぼこ，昆布巻きかまぼこがあり，焼きかまぼこには，焼き抜きかまぼこ，笹かまぼこ，なんば焼きなどがある。ほかに，形や彩りを工夫した細工かまぼこ，チーズなどを加えた特殊かまぼこがある。ほとんどはそのまま，あるいはわさびじょうゆをつけて食べる。

可食部100g当たり▶

食品番号	索引番号	食品名	廃棄率	エネルギー		水分	たんぱく質		脂質			脂肪酸					炭水化物						有機酸	灰分	無機質					
							アミノ酸組成によるたんぱく質	たんぱく質	脂肪酸のトリアシルグリセロール当量	コレステロール	脂質	飽和	一価不飽和	多価不飽和	n-3系多価不飽和	n-6系多価不飽和	利用可能炭水化物 単糖当量	利用可能炭水化物 質量計	利用可能炭水化物 差引き法による	総食物繊維量	糖アルコール	炭水化物			ナトリウム	カリウム	カルシウム	マグネシウム	リン	鉄
			%	kJ	kcal	g	g	g	g	mg	g	g	g	g	g	g	g	g	g	g	g	g	g	g	mg	mg	mg	mg	mg	mg
		なまこ																												
10372	1594	●生	20	94	22	92.2	3.6	**4.6**	0.1	1	**0.3**	0.04	0.04	0.05	0.03	0.02	(0.5)	(0.5)	1.7*	(0)	–	0.5	–	2.4	680	54	**72**	160	25	**0.1**
10373	1595	●このわた	0	227	54	80.2	–	**11.4**	0.7	3	**1.8**	0.10	0.19	0.35	0.23	0.10	(0.5*)	(0.5)	1.6	(0)	–	0.5	–	6.1	1800	330	**41**	95	170	**4.0**
		ほや																												
10374	1596	●生	80	116	27	88.8	–	**5.0**	0.5	33	**0.8**	0.14	0.11	0.23	0.21	0.01	(0.8*)	(0.7)	1.1	(0)	–	0.8	–	4.6	1300	570	**32**	41	55	**5.7**
10375	1597	●塩辛	0	293	69	79.7	–	**11.6**	0.6	34	**1.1**	0.16	0.16	0.29	0.25	0.03	–	–	4.3*	(0)	–	3.8	–	3.8	1400	79	**14**	25	75	**3.0**
		<水産練り製品>																												
10376	1598	●かに風味かまぼこ	0	378	89	75.6	(11.3)	**12.1**	0.4	17	**0.5**	0.11	0.10	0.16	0.11	0.05	–	–	10.2*	(0)	–	9.2	–	2.6	850	76	**120**	19	77	**0.2**
10423	1599	●黒はんぺん	0	501	119	70.4	9.5	**11.2**	2.0	35	**2.9**	0.68	0.69	0.52	0.41	0.08	14.0	12.9	15.2*	0.9	0.1	13.7	–	1.9	560	110	**110**	17	150	**1.0**
10377	1600	●昆布巻きかまぼこ	0	353	83	76.4	–	**8.9**	0.3	17	**0.5**	0.20	0.04	0.06	0.05	0.01	–	–	11.2*	–	–	11.0	–	3.2	950	430	**70**	39	55	**0.3**
10378	1601	●す巻きかまぼこ	0	378	89	75.8	(11.2)	**12.0**	0.6	19	**0.8**	0.25	0.12	0.25	0.11	0.14	–	–	9.7*	(0)	–	8.7	–	2.7	870	85	**25**	13	60	**0.2**
10379	1602	●蒸しかまぼこ	0	394	93	74.4	11.2	**12.0**	0.5	15	**0.9**	0.13	0.09	0.23	0.21	0.01	–	–	11.0*	(0)	–	9.7	–	3.0	1000	110	**25**	14	60	**0.3**
10380	1603	●焼き抜きかまぼこ	0	434	102	72.8	(15.1)	**16.2**	0.8	27	**1.0**	0.38	0.18	0.20	0.16	0.03	–	–	8.7*	(0)	–	7.4	–	2.6	930	100	**25**	16	60	**0.2**
10381	1604	●焼き竹輪	0	453	107	70.2	12.3	**13.2**	0.4	21	**0.4**	0.14	0.06	0.17	0.12	0.05	10.0	9.4	12.1*	(0)	2.3	13.3	Tr	2.7	990	57	**48**	17	100	**0.2**
10382	1605	●だて巻	0	800	190	58.8	–	**14.6**	6.3	180	**7.5**	1.78	2.95	1.26	0.23	1.03	–	–	18.8*	(0)	–	17.6	–	1.5	350	110	**25**	11	120	**0.5**
10383	1606	●つみれ	0	440	104	75.4	–	**12.0**	2.6	40	**4.3**	0.89	0.75	0.89	0.71	0.13	–	–	8.2*	(0)	–	6.5	–	1.8	570	180	**60**	17	120	**1.0**
10384	1607	●なると	0	339	80	77.8	–	**7.6**	0.3	17	**0.4**	0.15	0.03	0.08	0.07	0.01	–	–	11.7*	(0)	–	11.6	–	2.6	800	160	**15**	11	110	**0.5**
10385	1608	●はんぺん	0	396	93	75.7	–	**9.9**	0.9	15	**1.0**	0.18	0.19	0.44	0.08	0.36	–	–	11.5*	(0)	–	11.4	–	2.0	590	160	**15**	13	110	**0.5**
10386	1609	●さつま揚げ	0	491	116	70.0	10.0	**11.3**	2.2	18	**2.4**	0.37	0.48	1.23	0.24	0.99	8.8	8.2	12.0*	(0)	3.3	12.6	0.1	2.4	800	79	**20**	16	110	**0.1**
10387	1610	●魚肉ハム	0	653	155	66.0	(12.0)	**13.4**	6.1	28	**6.7**	2.22	2.63	1.00	0.21	0.79	–	–	13.1*	(0)	–	11.1	–	2.8	900	110	**45**	15	50	**1.0**
10388	1611	●魚肉ソーセージ	0	662	158	66.1	10.3	**11.5**	6.5	30	**7.2**	2.53	2.78	0.91	0.10	0.81	–	–	14.5*	(0)	–	12.6	–	2.6	810	70	**100**	11	200	**1.0**

 なるほど! だて巻きって何？…魚のすり身を入れてふわふわに焼いた甘い卵焼きで寿司だねの一つ。

焼きちくわ（大）
1本＝70g
つみれ
1個＝20g
さつま揚げ（小判型）
1枚＝30g
魚肉ソーセージ
1本＝75g
だて巻
1本＝250g
なると
1本＝130g
はんぺん
1枚＝100g

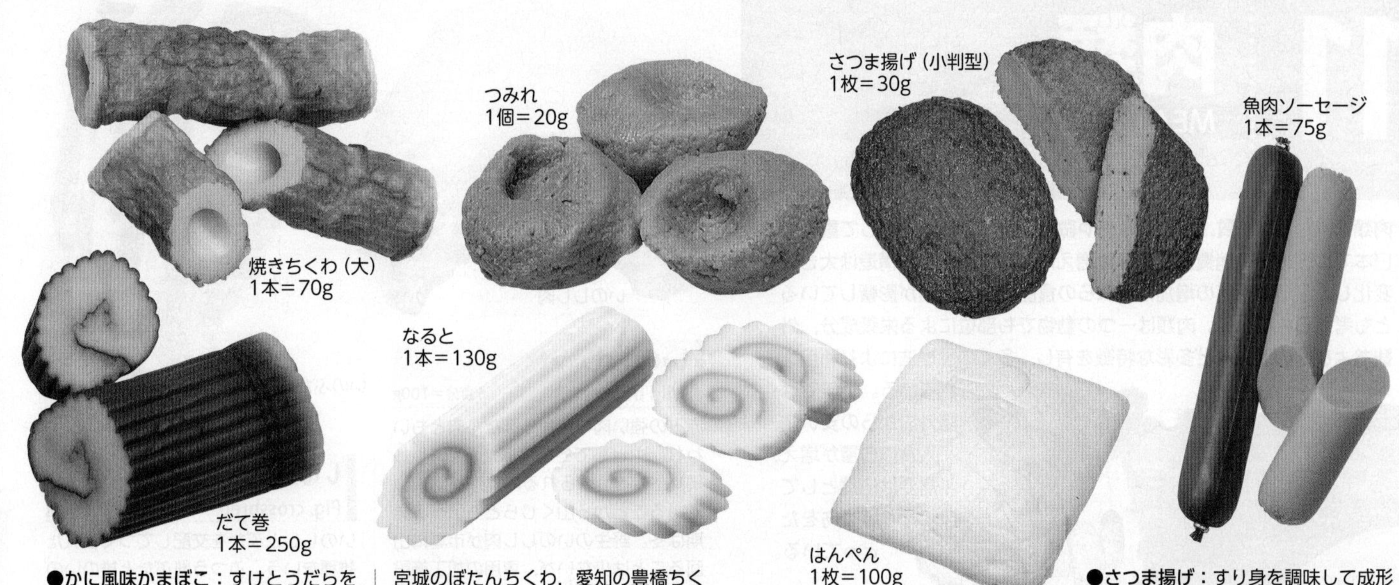

●**かに風味かまぼこ**：すけとうだらを原料に，かに肉に似せて成形したもの。彩りのよさ，ヘルシーさが海外でも人気を呼び，今では外国での製品が多い。

●**黒はんぺん**：おもに静岡県焼津周辺で生産されている。主原料がいわし類やさば類などの赤身魚であるうえ，製造工程で水さらし処理を行わないため，製品の色が灰色になる。そのままあるいはあぶって食べるが，地元ではおでんだねやフライにもする。

●**焼きちくわ**：調味したすり身を棒に塗りつけて焼いたもので，かまぼこの原形である。棒を抜きとった形が竹の輪に似ているので，この名がある。日本各地に名産のちくわがあり，青森・宮城のぼたんちくわ，愛知の豊橋ちくわ，中国地方のたいちくわ，四国地方の小松島ちくわ，九州のこがねちくわなどが代表的。そのまま食べたり，おでんだね，煮物，炒め物などにする。

●**梅焼・だて巻**：すり身に卵と砂糖を加えて焼いたもの。厚焼き，カステラかまぼこなどもこのグループに入る。梅焼は梅型に入れて焼いたもので，おもに関西で流通する。だて巻は四角に焼いてからすだれで巻いたもの。正月の重詰め，めん類の具に用いる。

●**つみれ**：あじ，いわしなど，赤身の魚をすり身にして調味し，手でつみ取りながら丸めてゆでたことからこの名がある。おもにおでんだねとして使う。

●**なると**：白いすり身をのばし，この上に赤色をつけたすり身を重ね，うず巻き状に巻き込むようにすだれで巻き，ゆでたもの。めん類や，ちらし寿司の具などに使う。

●**はんぺん**：すり身におろしたやまいもを加えて気泡を含ませ，成形しゆでたもの。原料にはおもにさめのすり身が使われる。元来は東京の名産。ふわふわしていて口あたりがやわらかい。類似のものに，しんじょ，関西のあんぺいがある。水分や気泡が多く，日持ちはあまりよくない。おでんだね，バター焼き，煮物，サラダなどに使う。

●**さつま揚げ**：すり身を調味して成形し，揚げたもの。野菜やえび，いかなどを加えたものもある。さつま揚げの名は，鹿児島（薩摩）のものが有名なのでそう呼ぶが，当地ではつけ揚げという。関西では天ぷらともいう。焼いてしょうがじょうゆで食べたり，おでんだね，煮物にも使う。

●**魚肉ハム・ソーセージ**：魚肉ハムは，魚肉の肉片の塩漬けに，食肉の肉片やひき肉・でんぷん・植物性たんぱく質などのつなぎを加えて調味し，ケーシング（袋）に詰めて加熱したもの。魚肉ソーセージは魚肉のすり身とつなぎをケーシングに詰めて加熱したものである。

無機質							ビタミン（脂溶性）												ビタミン（水溶性）										食塩相当量	備考
							A							E																
								カロテン						トコフェロール																
亜鉛	銅	マンガン	ヨウ素	セレン	クロム	モリブデン	レチノール	α	β	β-クリプトキサンチン	β-カロテン当量	レチノール活性当量	D	α	β	γ	δ	K	B1	B2	ナイアシン	ナイアシン当量	B6	B12	葉酸	パントテン酸	ビオチン	C		
mg	mg	mg	μg	μg	μg	μg	μg	μg	μg	μg	μg	μg	μg	mg	mg	mg	mg	μg	mg	mg	mg	mg	mg	μg	μg	mg	μg	mg	g	
0.2	0.04	0.03	78	37	2	3	0	0	5	0	5	Tr	(0)	0.4	0	0	0	(0)	0.05	**0.02**	0.1	0.7	0.04	2.3	4	0.71	2.6	0	1.7	廃棄部位：内臓等
1.4	0.10	0.44	–	–	–	–	60	–	–	–	75	66	(0)	0.4	0	0	0	23	0.20	**0.50**	4.6	6.5	0.13	11.0	78	2.13	–	0	4.6	内臓を塩辛にしたもの
5.3	0.19	–	–	–	–	–	Tr	–	–	–	0	Tr	(0)	1.2	0	0	0	(0)	0.01	**0.13**	0.5	1.3	0.02	3.8	32	0.33	–	3	3.3	試料：まぼや，あかぼや 廃棄部位：外皮及び内臓
2.5	0.10	0.08	–	–	–	–	Tr	–	–	–	(0)	(Tr)	(0)	1.3	0	0	0	(0)	0.01	**0.18**	0.6	2.5	0.03	5.6	13	0.07	–	(0)	3.6	
0.2	0.04	0.02	–	–	–	–	21	0	0	–	0	21	1.0	0.9	0	0.4	0.3	0	0.01	**0.04**	0.2	(2.5)	0.01	0.7	3	0.08	–	1	2.2	別名：かにかま
0.6	0.07	0.05	13	30	2	2	4	0	0	0	0	4	4.8	0.1	0	0	0	Tr	Tr	**0.10**	2.4	4.6	0.10	4.8	3	0.25	4.2	0	1.4	
0.2	0.03	0.03	–	–	–	–	Tr	–	–	–	75	6	Tr	0.3	0	0	0	(0)	0.03	**0.08**	0.4	1.9	0.01	0	7	0.05	–	Tr	2.4	昆布 10%を使用したもの
0.2	0.03	0.03	–	–	–	–	Tr	–	–	–	(0)	(Tr)	1.0	0.3	0	0.3	0.1	(0)	Tr	**0.01**	0.5	(2.8)	0.01	0.5	2	0.06	–	(0)	2.2	
0.2	0.03	0.03	–	–	–	–	Tr	–	–	–	(0)	(Tr)	2.0	0.2	0	0	0	(0)	Tr	**0.01**	0.5	2.8	0.01	0.3	5	0	–	0	2.5	蒸し焼きかまぼこを含む
0.2	0.02	0.05	–	–	–	–	Tr	–	–	–	(0)	(Tr)	2.0	0.3	0	0	0	(0)	0.05	**0.08**	0.7	(3.8)	0.02	0.1	2	0.04	–	(0)	2.4	
0.3	0.02	0.02	11	30	3	1	11	0	0	0	0	11	1.0	0.3	0	0.2	0.1	Tr	0.01	**0.05**	0.3	3.0	0.01	0.8	2	0.04	1.6	36	2.5	
0.6	0.04	0.03	–	–	–	–	60	–	–	–	Tr	60	1.0	1.8	0	0.8	0.1	(0)	0.04	**0.20**	0.2	2.6	0.03	0.3	16	0.52	–	(0)	0.9	
0.6	0.06	0.06	–	–	–	–	Tr	–	–	–	(0)	(Tr)	5.0	0.2	0	0.1	0.3	(0)	0.02	**0.20**	4.5	6.5	0.09	2.2	3	0.15	–	(0)	1.4	
0.2	0.01	0.02	–	–	–	–	Tr	–	–	–	(0)	(Tr)	Tr	0.1	0	0	0	(0)	Tr	**0.01**	0.7	2.0	Tr	0.4	1	0.04	–	(0)	2.0	
0.1	0.02	0.01	–	–	–	–	Tr	–	–	–	(0)	(Tr)	Tr	0.4	0	0.7	0.2	(0)	Tr	**0.01**	0.7	2.4	0.07	0.4	7	0.10	–	(0)	1.5	
0.2	0.03	0.03	18	15	3	Tr	6	0	0	0	0	6	0.9	0.4	Tr	0.5	0.2	2	0.01	**0.03**	0.8	2.9	0.02	0.9	3	0.05	1.0	0	2.0	別名：あげはん
0.7	0.06	0.11	–	–	–	–	Tr	–	–	–	(0)	(Tr)	1.6	0.6	0.1	0.6	0.2	(0)	0.20	**0.60**	5.0	(7.3)	0.05	0.4	5	0.21	–	(0)	2.3	別名：フィッシュハム
0.4	0.06	0.11	–	–	–	–	Tr	–	–	–	(0)	(Tr)	0.9	0.2	0	0.1	0	(0)	0.20	**0.60**	5.0	7.0	0.02	0.3	4	0.06	–	(0)	2.1	別名：フィッシュソーセージ

11 肉類

MEATS

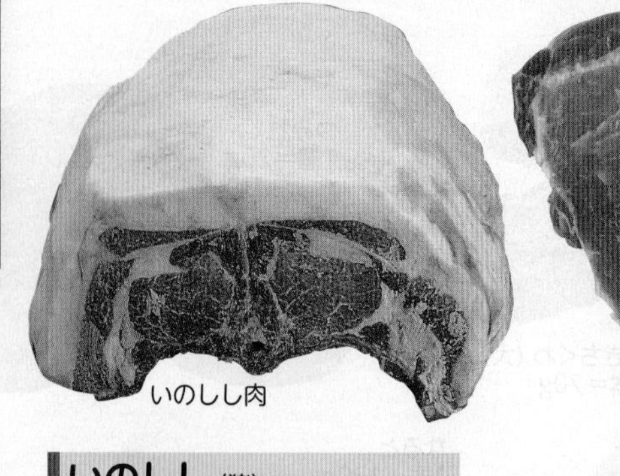

いのしし肉

いのぶた肉薄切り

肉類は，たんぱく質，エネルギーや微量栄養素の供給源として重要で，日本では戦後その消費量が急速に増えた。日本人の疾病構造は大きく変化し，生活習慣病の増加はこれらの食品の摂取過剰が影響しているとも考えられている。肉類は一つの動物でも部位による栄養成分，外観および味の違いなど多彩な特徴を有し，多くの調理法により利用されている。近年では，諸外国からの安い輸入食肉の量が増え，需要は依然として増加傾向をたどっている。

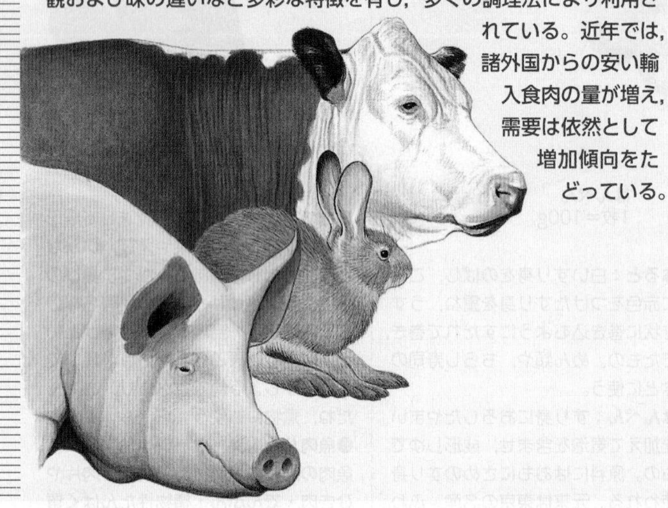

いのしし（猪）

Wild boar 1食分＝100g

赤みの強い肉の色からぼたん肉ともいわれ，主として冬季にぼたん鍋（しし鍋）として食べられる。食感が鯨に似ていることから山くじらともいう。猟期は冬。野生のいのしし肉が市場に出回ることは少ないが，専用の加工施設を設置し，販売促進に取り組んでいる地域もある。おもな産地は兵庫，長崎，島根など。この背景には，近年，いのししによる獣害対策などにより，駆除し食肉として活用しようという動きがある。

調理法：味は豚肉に似ているが，臭みがあるので，みそ漬けや鍋にする。鍋はみそ仕立てが多い。長く煮ると，臭みが消えてやわらかくなる。

いのぶた（猪豚）

Pig, crossbred 1食分＝100g

いのししとぶたを交配してつくられた雑種をいう。ふつう雌ぶたと雄のいのししから生まれる子を飼育して生産する。おもな産地は，群馬，兵庫など。生後8～9カ月で90kgに飼育して食用とされる。肉色は鮮紅で，脂肪交雑（霜降りともいい，筋肉の間に脂肪が入った状態）があり，光沢と肉のしまりがよいものを選ぶ。いのししの肉よりもやわらかく，豚肉よりもコクと風味がある。

調理法：みそとよく合う。

食品番号	索引番号	食品名（可食部100g当たり）	廃棄率	エネルギー	エネルギー	水分	たんぱく質 アミノ酸組成によるたんぱく質	たんぱく質	脂質 脂肪酸のトリアシルグリセロール当量	脂質 コレステロール	脂質	脂肪酸 飽和	脂肪酸 一価不飽和	脂肪酸 多価不飽和	脂肪酸 n-3系多価不飽和	脂肪酸 n-6系多価不飽和	炭水化物 利用可能炭水化物 単糖当量	炭水化物 利用可能炭水化物 質量計	炭水化物 差引き法による利用可能炭水化物	炭水化物 食物繊維総量	炭水化物 糖アルコール	炭水化物	有機酸	灰分	無機質 ナトリウム	無機質 カリウム	無機質 カルシウム	無機質 マグネシウム	無機質 リン	無機質 鉄
			%	kJ	kcal	g	g	g	g	mg	g	g	g	g	g	g	g	g	g	g	g	g	g	g	mg	mg	mg	mg	mg	mg
		<畜肉類>																												
11001	1612	いのしし●肉，脂身つき，生	0	1036	249	60.1	(16.7)	18.8	18.6	86	19.8	5.83	9.37	2.55	0.05	2.50	(0.5)	(0.5)	3.8*	(0)	–	0.5	–	0.8	45	270	4	20	170	2.5
11002	1613	いのぶた●肉，脂身つき，生	0	1138	275	56.7	(16.1)	18.1	23.2	66	24.1	9.23	10.15	2.81	0.29	2.51	(0.3*)	(0.3)	3.2	(0)	–	0.3	–	0.8	50	280	4	19	150	0.8
11003	1614	うさぎ●肉，赤肉，生	0	550	131	72.2	18.0	20.5	4.7	63	6.3	1.92	1.29	1.29	0.13	1.16	(Tr)	(Tr)	4.1*	(0)	–	Tr	–	1.0	35	400	5	27	300	1.3
		うし［和牛肉］																												
11004	1615	●かた●脂身つき，生	0	1069	258	58.8	–	17.7	20.6	72	22.3	7.12	11.93	0.66	0.03	0.64	(0.3*)	(0.3)	2.0	(0)	–	0.3	–	0.9	47	280	4	19	150	0.9
11005	1616	●皮下脂肪なし，生	0	993	239	60.7	–	18.3	18.3	71	19.8	6.35	10.51	0.61	0.02	0.59	(0.3*)	(0.3)	1.8	(0)	–	0.3	–	0.9	48	290	4	19	160	0.8
11006	1617	●赤肉，生	0	762	183	66.3	–	20.2	11.2	66	12.2	4.01	6.22	0.44	0.01	0.43	(0.3*)	(0.3)	1.3	(0)	–	0.3	–	1.0	52	320	4	21	170	2.7
11007	1618	●脂身，生	0	2850	692	17.8	–	4.0	72.8	110	78.0	24.27	43.38	1.89	0.10	1.80	0	0	5.2*	(0)	–	0	–	0.2	19	81	2	4	35	0.6
11008	1619	●かたロース●脂身つき，生	0	1573	380	47.9	(11.8)	13.8	(35.0)	89	37.4	(12.19)	(20.16)	(1.06)	(0.04)	(1.01)	(0.2)	(0.2)	4.6*	(0)	–	0.2	–	0.7	42	210	3	14	120	0.7
11009	1620	●皮下脂肪なし，生	0	1544	373	48.6	(11.9)	14.0	(34.1)	88	36.5	(11.88)	(19.68)	(1.04)	(0.04)	(0.99)	(0.2)	(0.2)	4.6*	(0)	–	0.2	–	0.7	42	210	3	14	120	0.7
11010	1621	●赤肉，生	0	1215	293	56.4	(13.9)	16.5	24.4	84	26.1	8.28	14.17	0.83	0.03	0.80	(0.2)	(0.2)	4.5*	(0)	–	0.2	–	0.8	49	240	3	16	140	2.4
11011	1622	●リブロース●脂身つき，生	0	2119	514	34.5	8.4	9.7	53.4	86	56.5	19.81	29.80	1.39	0.07	1.32	(0.1*)	(0.1)	3.4	(0)	–	0.1	–	0.4	39	150	2	10	84	1.2
11249	1623	●脂身つき，ゆで	0	2223	539	29.2	11.3	12.6	54.8	92	58.2	20.33	30.66	1.40	0.07	1.33	(0.1*)	(0.1)	4.4	(0)	–	0.1	–	0.3	20	75	2	8	62	1.4
11248	1624	●脂身つき，焼き	0	2232	541	27.7	12.9	14.6	54.3	95	56.8	20.33	30.24	1.33	0.06	1.27	(0.2*)	(0.2)	4.5	(0)	–	0.2	–	0.6	50	200	3	13	110	1.6
11012	1625	●皮下脂肪なし，生	0	2069	502	36.1	9.4	10.3	51.5	85	54.4	19.18	28.71	1.33	0.06	1.27	(0.1*)	(0.1)	2.5	(0)	–	0.1	–	0.5	41	160	3	10	88	1.3
11013	1626	●赤肉，生	0	1632	395	47.2	12.1	14.0	38.5	76	40.0	14.75	21.04	0.97	0.04	0.93	(0.2*)	(0.2)	1.6	(0)	–	0.2	–	0.6	53	210	3	14	120	1.7
11014	1627	●脂身，生	0	2775	674	17.7	4.6	4.2	72.9	100	78.0	26.44	41.28	1.93	0.10	1.83	0*	0	4.6	(0)	–	0	–	0.2	20	69	2	4	39	0.6
11015	1628	●サーロイン●脂身つき，生	0	1900	460	40.0	(10.2)	11.7	(44.4)	86	47.5	(16.29)	(25.05)	(1.12)	(0.05)	(1.07)	(0.3)	(0.3)	4.9*	(0)	–	0.3	–	0.5	32	180	3	12	100	0.9
11016	1629	●皮下脂肪なし，生	0	1742	422	43.7	11.4	12.9	(39.8)	83	42.5	(14.64)	(22.34)	(1.00)	(0.05)	(0.96)	(0.3)	(0.3)	4.6*	(0)	–	0.3	–	0.6	34	200	3	13	110	0.8
11017	1630	●赤肉，生	0	1219	294	55.9	(14.5)	17.1	24.1	72	25.8	9.14	13.29	0.62	0.03	0.59	(0.4)	(0.4)	4.7*	(0)	–	0.4	–	0.8	42	260	4	18	150	2.0
11018	1631	●ばら●脂身つき，生	0	1950	472	38.4	(9.6)	11.0	45.6	98	50.0	15.54	26.89	1.12	0.05	1.07	(0.1)	(0.1)	6.0*	(0)	–	0.1	–	0.5	44	160	4	10	87	1.4
11019	1632	●もも●脂身つき，生	0	979	235	61.2	(16.2)	19.2	16.8	75	18.7	6.01	9.51	0.54	0.02	0.51	(0.5)	(0.5)	4.8*	(0)	–	0.5	–	1.0	45	320	4	22	160	2.5
11020	1633	●皮下脂肪なし，生	0	882	212	63.4	17.4	20.2	13.9	73	15.5	5.34	7.49	0.40	0.01	0.39	(0.6)	(0.5)	4.3*	(0)	–	0.6	–	1.0	47	330	4	23	170	2.7
11251	1634	●皮下脂肪なし，ゆで	0	1257	302	50.1	23.1	25.7	20.9	110	23.3	7.89	11.34	0.69	0.03	0.66	(0.2)	(0.2)	5.4*	(0)	–	0.2	–	0.6	23	120	4	15	120	3.4
11250	1635	●皮下脂肪なし，焼き	0	1249	300	49.5	23.9	27.7	20.5	100	22.7	7.64	11.28	0.67	0.03	0.64	(0.5)	(0.5)	4.9*	(0)	–	0.5	–	1.1	50	350	5	25	190	3.8

なるほど！ **うさぎはなぜ1羽と数えるの？**…獣肉禁制の時代，ピョンピョン跳ぶうさぎを鳥に見立てて食べていた名残りです。1匹，2匹という数えかたも適当です。

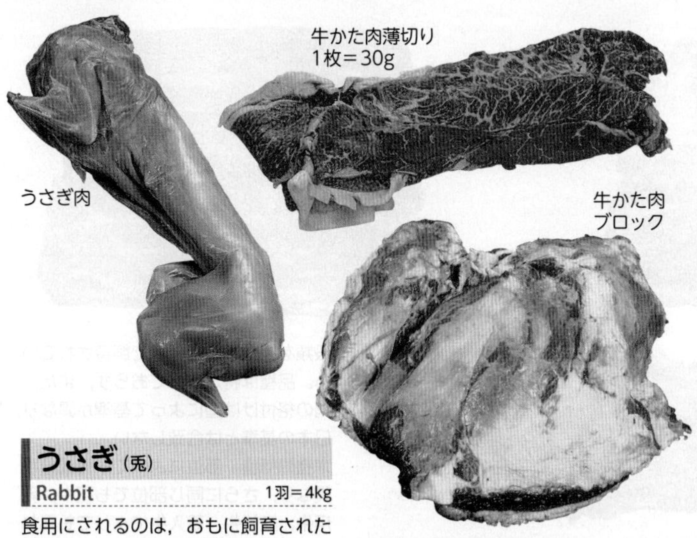

うさぎ（兎）

Rabbit 1羽＝4kg

食用にされるのは，おもに飼育された家うさぎ。秋から冬の猟期には野生の野うさぎが獲れるが，市場にはほとんど出回らない。

飼育もの：ほとんどはスペイン，ハンガリーなどからの輸入品。

特徴：家うさぎは薄いピンク色の肉質で，くせのない淡白な味は鶏肉に似ている。野うさぎは肉の色がやや赤黒く，肉質はよくしまっている。

調理法：洋風では玉ねぎやセロリなどの香味野菜を一緒に使う。和風ではみそ仕立ての煮込みや鍋物が多い。

うし（牛），牛肉

Cattle,beefs 1食分＝100g

食肉の中でも，牛肉はさまざまな料理で食卓をにぎわす代表格である。

日本では，仏教の影響により，古来から獣肉食はタブーとされてきた歴史があった。公然と牛肉を食べるようになったのは，明治以降のことである。第二次世界大戦後，生産量は増えたが，価格は高めで，消費量は豚・鶏肉のほうが多い。

豆知識 和牛と国産牛

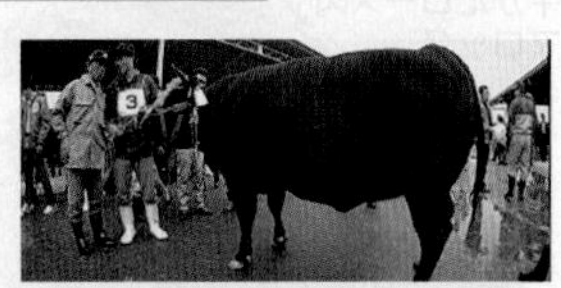
和牛（黒毛和種）

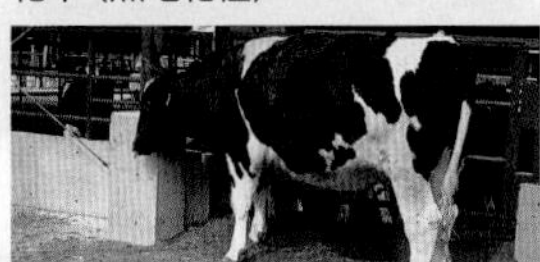
国産牛（ホルスタイン雄牛）

和牛は食肉専用種で，「黒毛和種」などが代表的。神戸牛，松阪牛，近江牛など，銘柄牛はすべてこの品種にあたる。

国産牛は，乳用牛のホルスタイン種の雄を去勢し，穀物を主にした飼料で20カ月肥育した乳用肥育雄牛や，乳用種の雌に黒毛和牛の雄を交配した交雑種の牛，乳の出なくなった乳用牛の肉などをさす。交雑種が国産牛の60%，乳用肥育雄牛は30%を占める。

国産牛は和牛に比べ風味はやや淡白だが，たんぱく質が多くエネルギーが低い。値段が手頃なのも消費量の多い理由である。和牛には「和牛」の表示がされる。

Q&A

成分表の「脂身つき」と「皮下脂肪なし」の判断はどうやってするの？

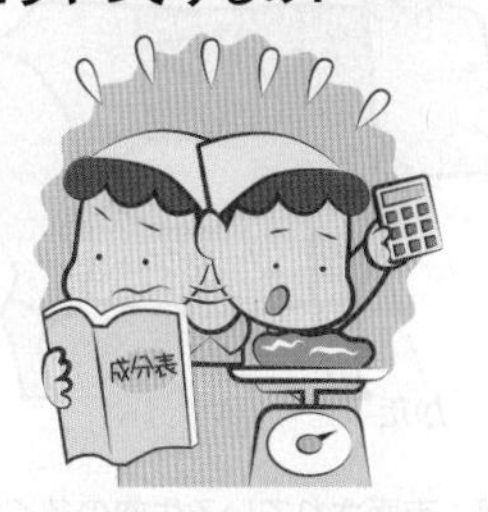

成分表には，肉の部位ごとに「脂身つき」「皮下脂肪なし」「赤肉」「脂身」などに分けた成分値が載っています。

通常市販されている肉類は，すべて脂身つきの状態で売られています。買ってきたものをそのまま使うときは「脂身つき」の成分値，調理上や健康上の理由で皮下脂肪を除いたときは，「皮下脂肪なし」の成分値，まったくの赤身のみを使うときは「赤肉」の成分値で栄養成分を算定します。

なお，買ってきた肉の牛の種類がわからないときは，一般消費肉として需要の多い「乳用肥育牛肉」を参照して栄養成分を算定します。

無機質							ビタミン（脂溶性）												ビタミン（水溶性）										食塩相当量	備考
							A							E																
								カロテン						トコフェロール																
亜鉛	銅	マンガン	ヨウ素	セレン	クロム	モリブデン	レチノール	α	β	β-クリプトキサンチン	β-カロテン当量	レチノール活性当量	D	α	β	γ	δ	K	B_1	B_2	ナイアシン	ナイアシン当量	B_6	B_{12}	葉酸	パントテン酸	ビオチン	C		
mg	mg	mg	µg	µg	µg	µg	µg	µg	µg	µg	µg	µg	µg	mg	mg	mg	mg	µg	mg	mg	mg	mg	mg	µg	µg	mg	µg	mg	g	
3.2	0.12	0.01	0	11	Tr	1	4	–	–	–	Tr	4	0.4	0.5	0	0.1	0	1	0.24	0.29	5.2	(9.0)	0.35	1.7	1	1.02	5.0	1	0.1	別名：ぼたん肉
1.8	0.06	0.01	–	–	–	–	11	–	–	–	(0)	11	1.1	0.4	0	Tr	0	3	0.62	0.16	6.2	(9.9)	0.48	0.7	Tr	1.23	–	1	0.1	
1.0	0.05	0.01	–	–	–	–	3	–	–	–	Tr	3	0	0.5	0	0	0	1	0.10	0.19	8.5	12.0	0.53	5.6	7	0.74	–	1	0.1	試料：家うさぎ
																														試料：黒毛和種（去勢）
4.9	0.07	0	–	–	–	–	Tr	–	–	–	Tr	Tr	0	0.4	0	Tr	0	7	0.08	0.21	4.3	7.3	0.32	1.5	6	1.00	–	1	0.1	皮下脂肪：4.3%，筋間脂肪：11.0%
5.1	0.08	0	–	–	–	–	Tr	–	–	–	Tr	Tr	0	0.4	0	Tr	0	6	0.08	0.22	4.5	7.6	0.33	1.6	6	1.04	–	1	0.1	筋間脂肪：11.5%
5.7	0.09	0	–	–	–	–	0	–	–	–	Tr	0	0	0.3	0	0	0	4	0.09	0.24	4.9	8.3	0.37	1.7	7	1.14	–	1	0.1	皮下脂肪及び筋間脂肪を除いたもの
0.4	0.02	0	–	–	–	–	3	–	–	–	(0)	3	0	0.9	Tr	0.1	0	23	0.02	0.03	1.0	1.7	0.06	0.5	1	0.24	–	0	0	皮下脂肪及び筋間脂肪
4.6	0.06	0.01	–	–	–	–	3	–	–	–	1	3	0	0.5	0	Tr	0	8	0.06	0.17	3.2	(5.9)	0.18	1.1	6	0.90	–	1	0.1	皮下脂肪：1.8%，筋間脂肪：17.0%
4.6	0.06	0.01	–	–	–	–	3	–	–	–	1	3	0	0.5	0	Tr	0	8	0.06	0.17	3.3	(6.1)	0.18	1.1	6	0.91	–	1	0.1	筋間脂肪：17.4%
5.6	0.07	0.01	–	–	–	–	3	–	–	–	Tr	3	0	0.4	0	Tr	0	7	0.07	0.21	3.8	(7.1)	0.21	1.2	7	1.07	–	1	0.1	皮下脂肪及び筋間脂肪を除いたもの
2.6	0.03	0	1	8	0	1	10	0	3	–	3	11	0	0.6	0	0.1	0	8	0.04	0.09	2.4	4.2	0.15	1.1	3	0.35	1.1	1	0.1	皮下脂肪：8.8%，筋間脂肪：34.6%
3.2	0.03	0	1	9	0	Tr	8	0	3	–	3	8	0	0.7	0	0.1	0	8	0.03	0.08	1.6	3.9	0.13	1.2	3	0.20	1.2	0	0.1	
3.6	0.04	0	1	11	Tr	1	7	0	3	–	3	8	0	0.7	0	0.1	0	9	0.05	0.12	3.2	5.6	0.19	1.7	5	0.49	1.5	1	0.1	
2.8	0.03	0	1	8	0	1	10	0	3	–	3	10	0	0.6	0	0.1	0	8	0.04	0.09	2.6	4.5	0.16	1.2	4	0.37	1.1	1	0.1	筋間脂肪：37.9%
3.9	0.04	0	1	11	0	1	6	0	2	–	2	7	0	0.4	0	Tr	0	7	0.05	0.13	3.5	6.3	0.23	1.5	5	0.50	1.4	1	0.1	皮下脂肪及び筋間脂肪を除いたもの
0.9	0.01	0	Tr	4	1	Tr	15	0	4	–	4	16	0	0.9	0	0.1	0	10	0.02	0.03	1.0	1.6	0.05	0.7	2	0.15	0.7	Tr	0.1	皮下脂肪及び筋間脂肪
2.8	0.05	0	–	–	–	–	3	–	–	–	1	3	0	0.6	0	0.1	0	10	0.05	0.12	3.6	(5.8)	0.23	1.1	5	0.66	–	1	0.1	皮下脂肪：11.5%，筋間脂肪：24.5%
3.1	0.05	0	–	–	–	–	3	–	–	–	1	3	0	0.5	0	0.1	0	9	0.05	0.13	4.0	6.5	0.26	1.1	6	0.72	–	1	0.1	筋間脂肪：27.7%
4.2	0.07	0	–	–	–	–	2	–	–	–	Tr	2	0	0.4	0	0.1	0	7	0.07	0.17	5.3	(8.7)	0.35	1.4	8	0.93	–	1	0.1	皮下脂肪及び筋間脂肪を除いたもの
3.0	0.09	0	–	–	–	–	3	–	–	–	Tr	3	0	0.6	0	0.1	0	16	0.04	0.11	3.1	(5.2)	0.16	1.2	2	0.74	–	1	0.1	別名：カルビ
4.0	0.07	0.01	–	–	–	–	Tr	0	0	0	0	Tr	0	0.3	0	Tr	0	6	0.09	0.20	5.6	(9.6)	0.34	1.2	8	1.09	–	1	0.1	皮下脂肪：5.6%，筋間脂肪：6.8%
4.3	0.08	0.01	1	14	Tr	Tr	0	0	0	0	0	0	0	0.2	0	0	0	5	0.09	0.21	5.9	10.0	0.36	1.2	9	1.14	2.1	1	0.1	筋間脂肪：7.2%
6.4	0.10	0	Tr	19	1	1	0	0	0	0	0	0	0	0.4	0	0	0	11	0.05	0.19	3.3	9.0	0.23	1.3	6	0.89	2.5	0	0.1	
6.3	0.10	0	Tr	19	1	1	0	0	0	0	0	0	0	0.4	0	0	0	10	0.09	0.24	6.6	12.0	0.35	1.9	7	1.18	2.9	1	0.1	

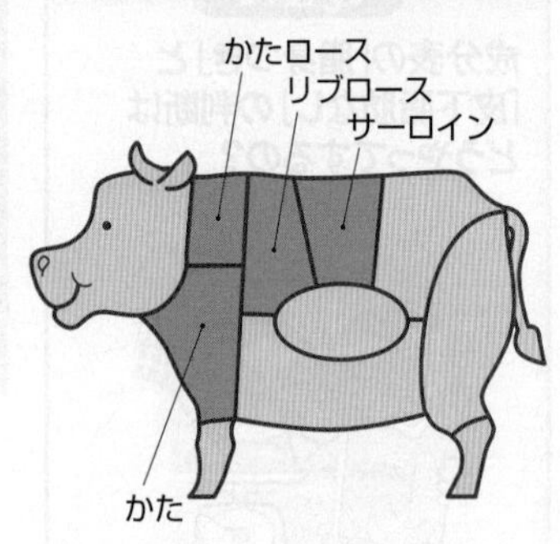

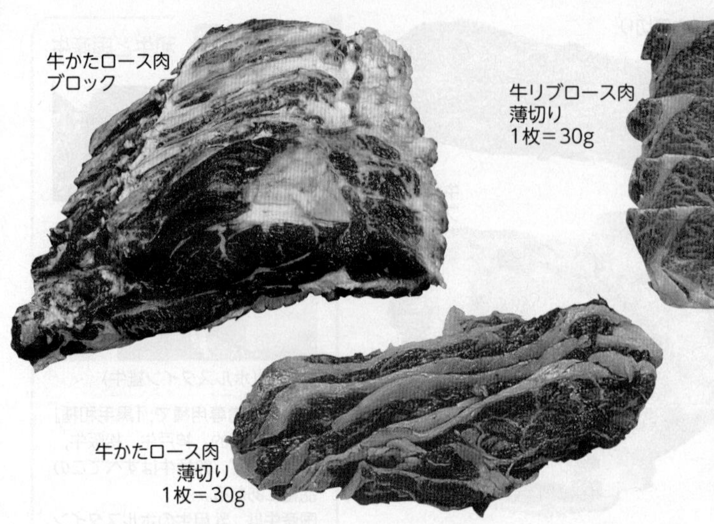

牛かたロース肉
ブロック

牛リブロース肉
薄切り
1枚＝30g

牛かたロース肉
薄切り
1枚＝30g

種類：市販されている牛肉の多くは，「和牛」「乳用肥育牛肉」「交雑牛肉」「輸入牛肉」の4種類に分けられ，子牛肉の使用量は少ない。牛肉は赤肉部分に含まれる脂肪の多少（いわゆる霜降りの程度）によって評価される。

市場では，地域名などをつけた銘柄牛の肉が販売されているが，これは飼育方法などの違いがあるものの，銘柄ごとに特別の品種があるわけではない。

<和牛肉>最高牛肉といわれる。黒毛和種，褐毛和種，日本短角種，無角和種の4種類があり，飼育されている和牛の95％以上は黒毛和種である。

牛肉は同じ品種でも品質の変動幅が大きいため，市場では品質による格付けが行われており，価格の変動幅も大きい。近年では品種改良や飼育技術の進歩により，牛枝肉取引規格で，最高規格であるA5およびA4に分類される品質のものが多く生産されている。

<乳用肥育牛肉>大衆牛肉といわれる。ホルスタイン種の雄の子牛を20カ月程度まで肥育したもので，国産牛と表示して市販されている例が多い。牛枝肉取引規格で，B2に格付けされたものが半数を占める。

<交雑牛肉>ホルスタイン種の雌に黒毛和種の雄を交配して生産された牛を肥育したもので，乳用肥育牛肉と同様，国産牛と表示して市販されている。牛枝肉取引規格で，B3がもっとも多く，B2がそれに次いで生産されている。

<輸入牛肉>オーストラリア，アメリカからのものが多く，冷蔵または冷凍で輸入される。外国の牛肉の生産は，牧草をおもな飼料として与える飼育方法が主流であるが，日本向けのものは穀類を主体とした飼料で飼育されている。品種は特定されておらず，また，肉の格付けは国によって基準が異なり，日本の基準とは合致しない。

栄養的価値：部位によって栄養成分が異なり，さらに同じ部位でも和牛，乳用牛，交雑牛，輸入牛によっても異なる。

牛肉の脂肪は，肉のやわらかさや風味を決定づけるのに重要だが，飽和脂肪酸が多く，過剰の摂取は血中コレステロール値を高める。そのため，摂り過ぎには注意しなければならない。

調理法：すき焼きやしゃぶしゃぶに見られるように，日本では，薄切り肉を煮て食べるスタイルが多い。近年は牛肉の輸入量も増え，手頃な食材の一つとなったことで，高価な霜降り肉より

可食部100g当たり▶

食品番号	索引番号	食品名	廃棄率	エネルギー		水分	たんぱく質		脂質			脂肪酸					炭水化物						有機酸	灰分	無機質					
							アミノ酸組成によるたんぱく質	たんぱく質	脂肪酸のトリアシルグリセロール当量	コレステロール	脂質	飽和	一価不飽和	多価不飽和	n-3系多価不飽和	n-6系多価不飽和	利用可能炭水化物（単糖当量）	利用可能炭水化物（質量計）	差引き法による利用可能炭水化物	総食物繊維量	糖アルコール	炭水化物			ナトリウム	カリウム	カルシウム	マグネシウム	リン	鉄
			%	kJ	kcal	g	g	g	g	mg	g	g	g	g	g	g	g	g	g	g	g	g	g	g	mg	mg	mg	mg	mg	mg
11021	1636	●もも ●赤肉，生	0	736	176	67.0	(17.9)	21.3	9.7	70	10.7	3.53	5.31	0.39	0.01	0.38	(0.6)	(0.5)	4.4*	(0)	–	0.6	–	1.0	48	350	4	24	180	2.8
11022	1637	●脂身，生	0	2735	664	20.3	(4.1)	4.4	69.2	110	75.4	24.22	40.31	1.58	0.09	1.50	0	0	6.1*	(0)	–	0	–	0.3	24	99	2	5	44	0.8
11023	1638	●そともも ●脂身つき，生	0	1015	244	60.8	(15.5)	17.8	(18.2)	68	20.0	(6.29)	(10.59)	(0.51)	(0.02)	(0.49)	(0.5)	(0.5)	4.6*	(0)	–	0.5	–	0.9	46	310	3	20	170	1.1
11024	1639	●皮下脂肪なし，生	0	910	219	63.3	(16.2)	18.7	(15.1)	66	16.6	(5.19)	(8.77)	(0.44)	(0.02)	(0.43)	(0.5)	(0.5)	4.5*	(0)	–	0.5	–	0.9	47	320	3	21	180	1.0
11025	1640	●赤肉，生	0	666	159	69.0	(17.9)	20.7	7.8	59	8.7	2.63	4.53	0.29	0.01	0.28	(0.6)	(0.5)	4.3*	(0)	–	0.6	–	1.0	50	360	3	23	200	2.4
11026	1641	●ランプ ●脂身つき，生	0	1321	319	53.8	(13.2)	15.1	(27.5)	81	29.9	(9.71)	(15.78)	(0.76)	(0.03)	(0.73)	(0.4)	(0.4)	4.7*	(0)	–	0.4	–	0.8	40	260	3	17	150	1.4
11027	1642	●皮下脂肪なし，生	0	1213	293	56.3	(14.0)	16.0	(24.3)	78	26.4	(8.59)	(13.89)	(0.70)	(0.03)	(0.67)	(0.4)	(0.4)	4.6*	(0)	–	0.4	–	0.9	42	270	3	18	150	1.3
11028	1643	●赤肉，生	0	817	196	65.7	(16.6)	19.2	12.5	69	13.6	4.51	6.98	0.47	0.01	0.46	(0.5)	(0.5)	4.1*	(0)	–	0.5	–	1.0	47	320	3	22	180	2.9
11029	1644	●ヒレ ●赤肉，生	0	861	207	64.6	(16.6)	19.1	13.8	66	15.0	5.79	6.90	0.49	0.02	0.47	(0.3)	(0.3)	4.0*	(0)	–	0.3	–	1.0	40	340	3	22	180	2.5
		［乳用肥育牛肉］																												
11030	1645	●かた ●脂身つき，生	0	961	231	62.0	–	17.1	18.0	66	19.8	7.23	9.10	0.83	0.03	0.80	(0.3)*	(0.3)	2.1	0	–	0.3	–	0.9	59	290	4	18	160	2.1
● 11309	1646	●脂身つき，ゆで	0	1236	298	54.9	–	20.8	–	75	23.8						(0.1)*	(0.1)	0.1	0	–	0.1	–	0.4	22	88	3	12	89	2.3
● 11310	1647	●脂身つき，焼き	0	1337	322	50.3	–	23.0	–	77	25.5						(0.1)*	(0.1)	0.3	0	–	0.2	–	1.0	67	290	4	20	170	2.8
11031	1648	●皮下脂肪なし，生	0	805	193	65.9	–	17.9	13.4	60	14.9	5.39	6.78	0.67	0.02	0.64	(0.2)*	(0.2)	1.9	(0)	–	0.4	–	0.9	59	310	4	20	170	0.9
11032	1649	●赤肉，生	0	577	138	71.7	17.4	20.4	5.7	57	6.7	2.20	2.90	0.39	0.02	0.37	(0.2)	(0.1)	3.4*	0	–	0.2	0.6	1.0	69	340	4	22	190	2.5
● 11301	1650	●赤肉，ゆで	0	733	174	63.2	24.5	27.9	6.0	77	7.1	2.14	3.21	0.38	0.02	0.36	(1.0)	(0.9)	5.6*	0	–	1.0	–	0.7	43	220	4	19	160	3.4
● 11302	1651	●赤肉，焼き	0	737	175	63.4	23.6	26.9	6.7	71	7.7	2.48	3.45	0.45	0.02	0.43	(0.8)	(0.7)	5.2*	0	–	0.8	–	1.1	71	380	4	25	220	3.1
11033	1652	●脂身，生	0	2676	650	21.9	–	4.5	67.7	110	73.3	27.48	34.60	2.59	0.12	2.47	0	0	5.6*	(0)	–	0	–	0.3	21	84	2	5	44	0.7
11034	1653	●かたロース ●脂身つき，生	0	1222	295	56.4	(13.7)	16.2	(24.7)	71	26.4	(10.28)	(12.31)	(1.00)	(0.08)	(0.93)	(0.2)	(0.2)	4.4*	(0)	–	0.2	–	0.8	50	260	4	16	140	0.9
11035	1654	●皮下脂肪なし，生	0	1183	285	57.3	(13.9)	16.5	(23.5)	70	25.2	(9.78)	(11.75)	(0.96)	(0.08)	(0.89)	(0.2)	(0.2)	4.4*	(0)	–	0.2	–	0.8	51	270	4	17	140	0.9
11036	1655	●赤肉，生	0	818	196	65.9	(16.1)	19.1	12.7	67	13.9	5.10	6.42	0.59	0.06	0.53	(0.2)	(0.2)	4.4*	(0)	–	0.2	–	0.9	57	310	4	19	160	2.4
11037	1656	●リブロース ●脂身つき，生	0	1573	380	47.9	12.5	14.1	35.0	81	37.1	15.10	16.99	1.32	0.07	1.25	(0.2)	(0.2)	3.9*	(0)	–	0.2	–	0.7	40	230	4	14	120	1.6
11039	1657	●脂身つき，ゆで	0	1771	428	39.1	16.8	17.2	40.0	100	43.0	17.08	19.60	1.52	0.08	1.44	(0.3)*	(0.3)	3.7	(0)	–	0.3	–	0.4	26	130	5	12	96	1.2
11038	1658	●脂身つき，焼き	0	1891	457	33.4	18.9	20.4	42.3	110	45.0	18.21	20.51	1.68	0.08	1.60	(0.3)*	(0.3)	4.5	(0)	–	0.3	–	0.9	53	290	4	18	160	1.4
11040	1659	●皮下脂肪なし，生	0	1454	351	50.7	(13.0)	15.0	31.4	81	33.4	13.60	15.21	1.20	0.06	1.14	(0.2)	(0.2)	4.2*	(0)	–	0.2	–	0.7	42	240	4	15	130	0.9
11041	1660	●赤肉，生	0	955	230	62.2	16.2	18.8	16.4	78	17.8	7.27	7.72	0.67	0.04	0.63	(0.3)	(0.3)	4.3*	(0)	–	0.3	–	0.9	51	300	4	19	160	2.1
11042	1661	●脂身，生	0	2893	703	15.6	3.2	3.7	76.7	89	80.5	32.71	37.81	2.78	0.13	2.65	0*	0	4.3	(0)	–	0	–	0.2	18	72	3	4	37	0.6

 なるほど！ **霜降り肉**…赤身の中に脂肪が網目状に入った状態を霜降りといい，食肉業界では「さし」といいます。さしの入り具合で値段が決まるので，この見きわめが肝心です。

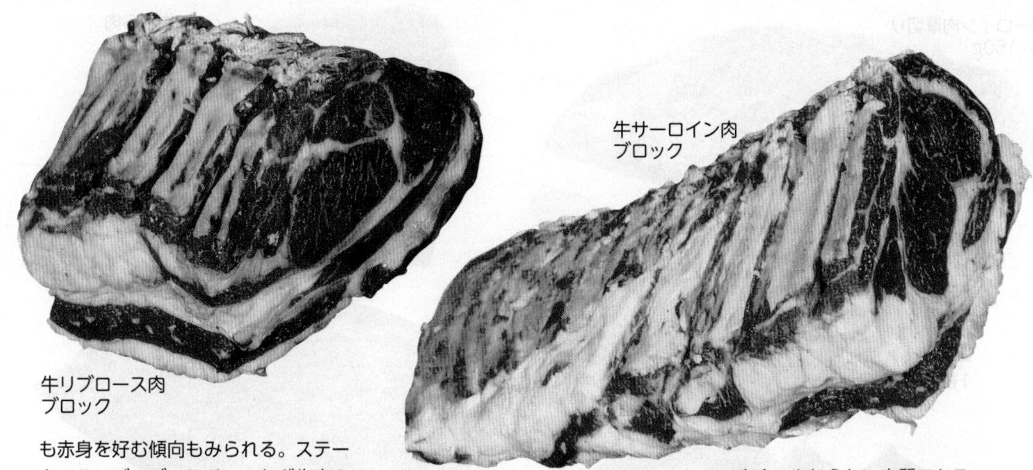

牛リブロース肉
ブロック

牛サーロイン肉
ブロック

も赤身を好む傾向もみられる。ステーキ，ハンバーグ，シチューなど牛肉の使い方が多様化しており，それぞれの調理法や料理に合った部位を選択するとよい。

●かた（肩）：前足を中心とした部分。運動するときによく使われる筋肉が集まっているため，ほとんどが赤身でややかたい。

特徴：たんぱく質が多く脂質は少ないが，うまみ成分が豊富。

調理法：ブイヨンをとったり，カレー，シチューなどの煮込み料理に向く。

●かた（肩）ロース：首から肩にかけてのロース（背中の筋肉）部分。よく運動する首に近いため，サーロインに比べて多少筋（すじ）っぽさがある。

特徴：赤身の中に適度な脂肪が含まれ，うまみが多い。薄切りはすき焼きやしゃぶしゃぶ，かたまりはカレーなど幅広く，使いやすい部位である。

●リブロース：肩ロースに続く肋骨（リブ）の背中に当たる部分で，肉に厚みがある。霜降りが多いほど上質とされる。

特徴：きめが細かくて霜降りが入りやすく，やわらかい肉質である。

調理法：肉そのものを味わうすき焼きやしゃぶしゃぶ，ステーキなどに向く。そのほか，筋が少ないので，ローストビーフのようなかたまりで焼く料理にも使われる。

火を通しすぎるとせっかくのうまみがなくなるので，焼きすぎないように注意する。

●サーロイン：リブロースの後部からもも肉に続く背中の部分をいう。ヒレと並ぶ牛肉の最高部位。形がよく，大きさのそろった切り身がとれる。

Q & A

牛肉の格付けランクA5って何？

（社）日本食肉協会では，牛枝肉取引規格に基づき，歩留等級と肉質等級を組み合わせた牛肉の格付け評価を行っています。

歩留等級は，部分肉の歩留りを3段階に分けたもの（Aが最上）。肉質等級は，脂肪の交雑具合（霜降りの程度），肉の色と光沢，肉のしまり具合ときめ，脂肪の色，光沢，質の各観点から5段階に分けたもので，5が最上となります。

つまり，「A5」は15ランク中，最高等級に当たるわけです。

枝肉とは，内臓を取り除き，背骨から二つに切り分けた状態をいい，その第6～第7肋骨を切開した部分が評価の対象となります。格付けは，市場における適正価格の形成と，生産，流通の合理化に大きな役割を果たしています。

歩留等級	肉質等級				
A	1	2	3	4	5
B	1	2	3	4	5
C	1	2	3	4	5

無機質							ビタミン（脂溶性）												ビタミン（水溶性）										食塩相当量	備考
							A							E																
								カロテン						トコフェロール																
亜鉛	銅	マンガン	ヨウ素	セレン	クロム	モリブデン	レチノール	α	β	β-クリプトキサンチン	β-カロテン当量	レチノール活性当量	D	α	β	γ	δ	K	B1	B2	ナイアシン	ナイアシン当量	B6	B12	葉酸	パントテン酸	ビオチン	C		
mg	mg	mg	µg	µg	µg	µg	µg	µg	µg	µg	µg	µg	µg	mg	mg	mg	mg	µg	mg	mg	mg	mg	mg	µg	µg	mg	µg	mg	g	
4.5	0.08	0.01	–	–	–	–	0	0	0	0	0	**0**	0	0.2	0	0	0	4	**0.10**	0.22	6.2	(11.0)	0.38	1.3	9	1.19	–	1	0.1	皮下脂肪及び筋間脂肪を除いたもの
0.6	0.02	0	–	–	–	–	3	0	0	0	0	**3**	0	0.7	0	0.1	0	24	**0.02**	0.02	1.3	(1.7)	0.07	0.4	1	0.35	–	1	0.1	皮下脂肪及び筋間脂肪
3.7	0.07	0	–	–	–	–	1	–	–	–	0	**1**	0	0.3	0	Tr	0	8	**0.08**	0.18	5.7	(9.4)	0.39	1.1	5	0.89	–	1	0.1	皮下脂肪：6.0%，筋間脂肪：11.4%
3.9	0.08	0	–	–	–	–	Tr	–	–	–	0	**Tr**	0	0.2	0	Tr	0	7	**0.08**	0.19	6.0	(9.9)	0.41	1.1	5	0.92	–	1	0.1	筋間脂肪：12.2%
4.3	0.09	0	–	–	–	–	0	–	–	–	Tr	**0**	0	0.2	0	0	0	5	**0.09**	0.22	6.6	(11.0)	0.46	1.2	6	1.00	–	1	0.1	皮下脂肪及び筋間脂肪を除いたもの
3.8	0.08	0	–	–	–	–	2	–	–	–	0	**2**	0	0.5	0	Tr	0	10	**0.08**	0.19	4.3	(7.3)	0.33	1.2	7	1.22	–	1	0.1	皮下脂肪：7.4%，筋間脂肪：19.8%
4.0	0.08	0	–	–	–	–	2	–	–	–	0	**2**	0	0.4	0	Tr	0	9	**0.09**	0.20	4.5	(7.7)	0.35	1.3	8	1.29	–	1	0.1	筋間脂肪：21.4%
4.9	0.10	0	–	–	–	–	1	–	–	–	Tr	**1**	0	0.4	0	0	0	5	**0.10**	0.25	5.4	(9.5)	0.42	1.6	9	1.54	–	1	0.1	皮下脂肪及び筋間脂肪を除いたもの
4.2	0.09	0.01	–	–	–	–	1	–	–	–	Tr	**1**	0	0.4	0	0	0	4	**0.09**	0.24	4.3	(8.4)	0.37	1.6	8	1.28	–	1	0.1	
																														試料：ホルスタイン種（去勢，肥育牛）
4.5	0.07	0.01	Tr	14	0	1	5	0	1	0	1	**5**	0	0.4	0	Tr	0	9	**0.08**	0.20	3.9	6.7	0.33	2.8	6	1.00	1.7	1	0.2	皮下脂肪：7.9%，筋間脂肪：12.2%
5.5	0.08	0	0	15	0	0	Tr	0	Tr	0	1	**1**	0	0.5	0	Tr	0	12	**0.05**	0.16	1.7	5.2	0.22	3.1	3	0.56	2.1	0	0.1	
5.8	0.10	0	1	15	0	0	0	0	1	0	1	**0**	0	0.5	0	Tr	0	13	**Tr**	0.01	6.1	9.9	0.05	4.0	50	0.40	2.6	0	0.1	
4.5	0.09	Tr	–	–	–	–	4	–	–	–	0	**4**	0	0.4	0	Tr	0	6	**0.09**	0.21	4.3	7.3	0.34	2.3	7	1.15	–	1	0.1	筋間脂肪：13.1%
5.5	0.08	0.01	1	17	0	1	3	0	1	0	1	**3**	0	0.3	0	0	0	5	**0.10**	0.24	4.6	8.9	0.40	3.4	8	1.16	2.2	1	0.2	皮下脂肪及び筋間脂肪を除いたもの
7.2	0.12	0.01	1	25	0	Tr	1	–	–	–	–	**1**	0.1	0.5	0	Tr	0	8	**0.08**	0.26	4.2	11.0	0.34	2.9	9	0.82	2.9	1	0.1	皮下脂肪及び筋間脂肪を除いたもの
6.3	0.10	0.01	1	23	0	1	1	–	–	–	–	**1**	0.1	0.5	0	Tr	0	8	**0.12**	0.30	6.2	12.0	0.48	3.3	11	1.27	2.8	1	0.2	皮下脂肪及び筋間脂肪を除いたもの
0.5	0.02	0.01	–	–	–	–	17	–	–	–	(0)	**17**	0	0.8	0	0.2	0	23	**0.02**	0.03	1.3	2.1	0.08	0.5	1	0.42	–	1	0.1	皮下脂肪及び筋間脂肪
4.7	0.06	0.01	–	–	–	–	7	–	–	–	3	**7**	0.1	0.5	0	Tr	0	8	**0.06**	0.17	3.6	(6.7)	0.21	1.7	7	0.84	–	1	0.1	皮下脂肪：2.2%，筋間脂肪：16.6%
4.8	0.07	0.01	–	–	–	–	7	–	–	–	3	**7**	0.1	0.5	0	Tr	0	8	**0.06**	0.17	3.7	(6.9)	0.22	1.7	7	0.85	–	1	0.1	筋間脂肪：16.9%
5.7	0.08	0.01	–	–	–	–	5	–	–	–	Tr	**5**	0.1	0.5	0	Tr	0	6	**0.07**	0.20	4.1	(7.9)	0.25	2.0	8	0.97	–	1	0.1	皮下脂肪及び筋間脂肪を除いたもの
3.7	0.05	0.01	Tr	10	2	Tr	12	0	8	0	8	**13**	0.1	0.5	0	0.1	0	10	**0.05**	0.12	4.0	6.6	0.22	1.0	6	0.64	1.1	1	0.1	皮下脂肪：7.7%，筋間脂肪：23.1%
4.9	0.04	0	Tr	13	2	Tr	13	0	9	0	9	**14**	0.1	0.4	0	0	0	12	**0.04**	0.11	3.2	6.9	0.17	1.0	7	0.38	1.3	0	0.1	
5.3	0.06	0.01	1	15	4	Tr	13	0	10	0	10	**14**	0.1	0.6	0	0	0	12	**0.07**	0.17	5.1	9.3	0.25	1.4	10	0.58	1.7	1	0.1	
4.0	0.05	0.01	Tr	11	2	0	12	0	7	0	7	**12**	0.1	0.4	0	0.1	0	9	**0.05**	0.13	4.2	(7.1)	0.23	1.1	6	0.67	1.1	1	0.1	筋間脂肪：24.9%
5.2	0.06	0.01	Tr	14	2	Tr	10	0	4	0	4	**10**	0.2	0.3	0	Tr	0	7	**0.06**	0.17	5.2	9.0	0.29	1.3	8	0.81	1.1	2	0.1	皮下脂肪及び筋間脂肪を除いたもの
0.5	0.02	0.01	0	2	1	0	17	0	15	0	15	**18**	0	0.8	Tr	0.2	0	17	**0.02**	0.02	1.3	1.6	0.05	0.4	2	0.26	0.9	1	0	皮下脂肪及び筋間脂肪

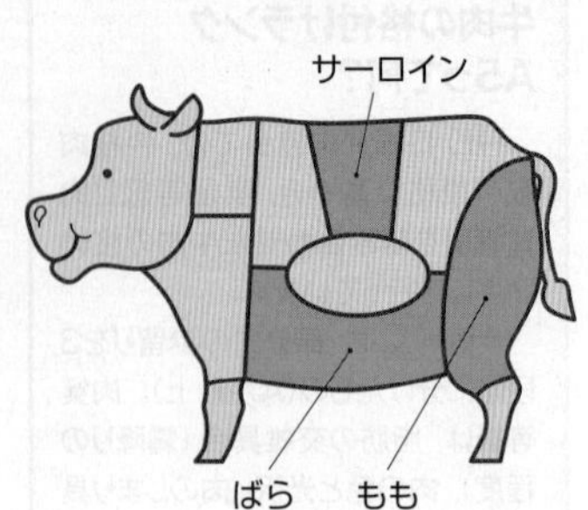

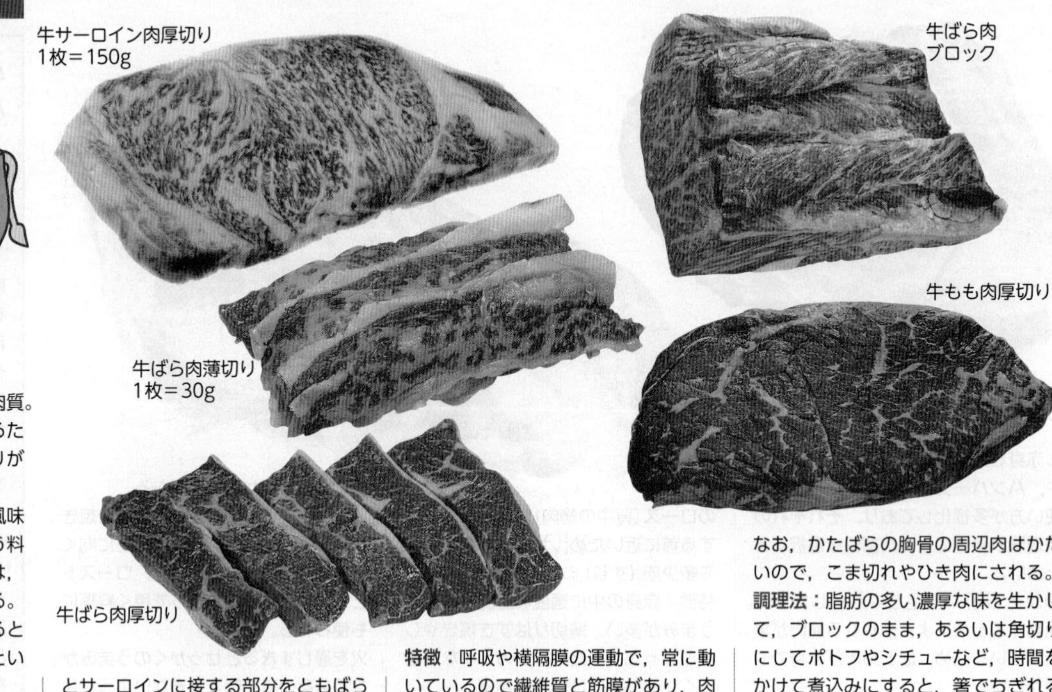

特徴：きめが細かく，やわらかい肉質。さまざまな香り成分が多く含まれるため，焼いたときにたいへんよい香りがする。

調理法：形，やわらかさ，香り，風味が抜群なので，肉そのものを味わう料理に適する。特にビーフステーキは，その代名詞になっているほどである。骨つきの場合，「T」の字に似ているところから「ティーボーンステーキ」といわれる。

そのほか，ローストビーフ，すき焼き，しゃぶしゃぶにも向く。

●ばら：腹側の部分。厳密には，肋骨の外側の部分をかたばら，リブロースとサーロインに接する部分をともばらという。肉質に大きな違いはないので，通常は両方を合わせてばらと呼んでいる。赤身肉と脂肪が層になっており，三枚肉とも呼ぶ。

特徴：呼吸や横隔膜の運動で，常に動いているので繊維質と筋膜があり，肉はややかため。

脂肪含量が多く，エネルギーが高い。脂肪にうまみがあるので，味は濃厚である。

なお，かたばらの胸骨の周辺肉はかたいので，こま切れやひき肉にされる。

調理法：脂肪の多い濃厚な味を生かして，ブロックのまま，あるいは角切りにしてポトフやシチューなど，時間をかけて煮込みにすると，箸でちぎれるくらいにやわらかくなる。厚めの切り身は，焼き肉のカルビとしておなじみ。

●もも：ももの内側のうちももと，ももよりやや下の部分のしんたまを合わ

食品番号	索引番号	食品名（可食部100g当たり）	廃棄率	エネルギー	エネルギー	水分	たんぱく質：アミノ酸組成によるたんぱく質	たんぱく質：たんぱく質	脂質：脂肪酸のトリアシルグリセロール当量	脂質：コレステロール	脂質：脂質	脂肪酸：飽和	脂肪酸：一価不飽和	脂肪酸：多価不飽和	脂肪酸：n-3系多価不飽和	脂肪酸：n-6系多価不飽和	炭水化物：利用可能炭水化物（単糖当量）	炭水化物：利用可能炭水化物（質量計）	炭水化物：差引き法による利用可能炭水化物	炭水化物：食物繊維総量	炭水化物：糖アルコール	炭水化物：炭水化物	有機酸	灰分	無機質：ナトリウム	無機質：カリウム	無機質：カルシウム	無機質：マグネシウム	無機質：リン	無機質：鉄
			%	kJ	kcal	g	g	g	g	mg	g	g	g	g	g	g	g	g	g	g	g	g	g	g	mg	mg	mg	mg	mg	mg
11043	1662	●サーロイン ●脂身つき，生	0	1295	313	54.4	(14.0)	**16.5**	(26.7)	69	**27.9**	(11.36)	(13.10)	(1.01)	(0.05)	(0.97)	(0.4)	(0.4)	4.1*	(0)	–	0.4	–	0.8	48	270	4	16	150	1.0
11044	1663	●皮下脂肪なし，生	0	1051	253	60.0	16.0	**18.4**	(19.3)	66	**20.2**	(8.23)	(9.48)	(0.75)	(0.03)	(0.72)	(0.5)	(0.5)	3.8*	(0)	–	0.5	–	0.9	53	300	4	17	170	0.8
11045	1664	●赤肉，生	0	699	167	68.2	(18.0)	**21.1**	**8.8**	62	**9.1**	**3.73**	**4.27**	**0.38**	**0.01**	**0.37**	(0.6)	(0.5)	4.1*	(0)	–	0.6	–	1.0	60	340	4	20	190	2.1
11046	1665	●ばら ●脂身つき，生	0	1574	381	47.4	11.1	**12.8**	**37.3**	79	**39.4**	12.79	21.87	**0.99**	**0.03**	**0.95**	(0.3*)	(0.2)	3.5	(0)	–	0.3	–	0.6	56	190	3	12	110	1.4
11252	1666	●脂身つき，焼き	0	1865	451	38.7	13.8	**15.9**	**41.7**	88	**44.2**	14.56	24.16	**1.17**	**0.04**	**1.13**	(0.3)	(0.2)	5.0*	(0)	–	0.3	–	0.7	60	220	3	14	120	1.8
11047	1667	●もも ●脂身つき，生	0	817	196	65.8	(16.0)	**19.5**	**12.6**	69	**13.3**	**5.11**	**6.39**	**0.56**	**0.02**	**0.54**	(0.4)	(0.4)	4.6*	(0)	–	0.4	–	1.0	49	330	4	22	180	1.4
11048	1668	●皮下脂肪なし，生	0	708	169	68.2	17.1	**20.5**	**9.2**	67	**9.9**	**3.68**	**4.67**	**0.45**	**0.02**	**0.43**	(0.4)	(0.4)	4.4*	(0)	–	0.4	–	1.0	50	340	4	23	190	1.3
11050	1669	●皮下脂肪なし，ゆで	0	983	235	56.4	25.0	**28.4**	**12.8**	94	**13.8**	**5.07**	**6.58**	**0.56**	**0.02**	**0.54**	(0.6)	(0.5)	5.0*	(0)	–	0.6	–	0.8	35	220	5	20	160	1.7
11049	1670	●皮下脂肪なし，焼き	0	951	227	56.9	23.4	**28.0**	**12.0**	87	**13.2**	**4.84**	**6.15**	**0.47**	**0.02**	**0.45**	(0.6)	(0.5)	6.4*	(0)	–	0.6	–	1.3	65	430	5	28	230	1.7
11051	1671	●赤肉，生	0	546	130	71.7	(17.9)	**21.9**	**4.2**	65	**4.9**	**1.56**	**2.13**	**0.29**	**0.01**	**0.27**	(0.4)	(0.4)	5.2*	(0)	–	0.4	–	1.1	52	360	4	24	200	2.7
11052	1672	●脂身，生	0	2446	594	30.2	(4.8)	**5.1**	**63.8**	92	**64.1**	26.54	32.16	**2.25**	**0.11**	**2.14**	(0.2*)	(0.2)	0.8	(0)	–	0.2	–	0.4	30	140	2	7	56	1.1
11053	1673	●そともも ●脂身つき，生	0	915	220	64.0	(15.0)	**18.2**	(15.9)	68	**16.3**	(6.46)	(8.09)	(0.66)	(0.03)	(0.64)	(0.6)	(0.5)	4.2*	(0)	–	0.6	–	0.9	55	310	4	20	150	1.4
11054	1674	●皮下脂肪なし，生	0	747	179	67.8	(16.0)	**19.6**	(10.7)	66	**11.1**	(4.28)	(5.47)	(0.49)	(0.02)	(0.47)	(0.6)	(0.5)	4.5*	(0)	–	0.6	–	0.9	57	330	4	21	160	1.3
11055	1675	●赤肉，生	0	551	131	72.0	(17.4)	**21.3**	**4.6**	63	**5.0**	**1.71**	**2.40**	**0.29**	**0.01**	**0.28**	(0.7)	(0.6)	5.0*	(0)	–	0.7	–	1.0	61	360	4	23	170	2.4
11056	1676	●ランプ ●脂身つき，生	0	971	234	62.1	(15.3)	**18.6**	(17.1)	65	**17.8**	(7.05)	(8.55)	(0.75)	(0.03)	(0.72)	(0.6)	(0.5)	4.6*	(0)	–	0.6	–	0.9	54	300	4	20	150	1.4
11057	1677	●皮下脂肪なし，生	0	845	203	64.9	(16.1)	**19.7**	(13.2)	63	**13.9**	(5.41)	(6.57)	(0.62)	(0.02)	(0.60)	(0.6)	(0.5)	4.9*	(0)	–	0.6	–	0.9	56	310	4	21	160	1.3
11058	1678	●赤肉，生	0	596	142	70.2	(17.9)	**22.0**	**5.3**	59	**6.1**	**2.13**	**2.59**	**0.37**	**0.01**	**0.36**	(0.7)	(0.6)	5.5*	(0)	–	0.7	–	1.0	60	340	4	23	180	2.7
11059	1679	●ヒレ ●赤肉，生	0	740	177	67.3	17.7	**20.8**	**10.1**	60	**11.2**	**4.35**	**4.80**	**0.50**	**0.02**	**0.48**	(0.5)	(0.4)	3.8*	(0)	–	0.5	–	1.0	56	380	4	23	200	2.4
11253	1680	●赤肉，焼き	0	993	238	56.3	24.8	**27.2**	**13.6**	74	**15.2**	**5.74**	**6.70**	**0.54**	**0.02**	**0.52**	(0.4)	(0.4)	4.0*	(0)	–	0.4	–	1.3	74	440	5	28	230	3.5
		[交雑牛肉]																												
11254	1681	●リブロース ●脂身つき，生	0	2016	489	36.2	10.3	**12.0**	**49.6**	88	**51.8**	18.15	27.71	**1.55**	**0.07**	**1.47**	(0.3*)	(0.2)	3.3	(0)	–	0.3	–	0.6	42	190	3	11	99	1.2
11256	1682	●脂身つき，ゆで	0	2228	540	29.1	12.4	**13.2**	**54.5**	100	**56.5**	19.84	30.65	**1.58**	**0.08**	**1.50**	(0.1*)	(0.1)	3.8	(0)	–	0.1	–	0.2	16	58	2	7	56	1.3
11255	1683	●脂身つき，焼き	0	2371	575	26.4	12.6	**14.5**	**58.2**	100	**60.1**	21.12	32.78	**1.71**	**0.09**	**1.61**	(0.2*)	(0.2)	2.2	(0)	–	0.2	–	0.6	47	190	3	12	100	1.5
11257	1684	●皮下脂肪なし，生	0	1808	438	41.0	11.7	**13.6**	**43.3**	84	**45.2**	15.98	24.06	**1.35**	**0.06**	**1.29**	(0.3*)	(0.3)	3.3	(0)	–	0.3	–	0.6	48	220	3	13	110	1.3
11258	1685	●赤肉，生	0	1400	338	50.5	14.5	**16.7**	**31.0**	75	**32.3**	11.75	16.89	**0.98**	**0.04**	**0.94**	(0.4*)	(0.4)	3.2	(0)	–	0.4	–	0.8	59	270	3	16	140	1.2
11259	1686	●脂身，生	0	3121	759	10.6	2.9	**3.6**	**83.0**	110	**86.7**	29.61	47.13	**2.56**	**0.12**	**2.43**	0*	0	3.3	(0)	–	0	–	0.2	13	39	2	2	25	0.3
11260	1687	●ばら ●脂身つき，生	0	1839	445	41.4	10.8	**12.2**	**42.6**	98	**44.4**	14.13	25.33	**1.28**	**0.08**	**1.20**	(0.3)	(0.3)	4.6*	(0)	–	0.3	–	0.5	59	200	3	12	110	1.4
11261	1688	●もも ●脂身つき，生	0	1291	312	53.9	14.6	**16.4**	**28.0**	85	**28.9**	**9.63**	16.18	**0.95**	**0.04**	**0.92**	(0.4*)	(0.3)	2.7	(0)	–	0.4	–	0.8	63	270	3	17	140	2.

 なるほど! **ホルスタインの夫婦**…ホルスタインはお乳をたくさん出す牛ですが，これは雌牛。雄牛は食肉用として肥育され，「国産牛」として販売されます。

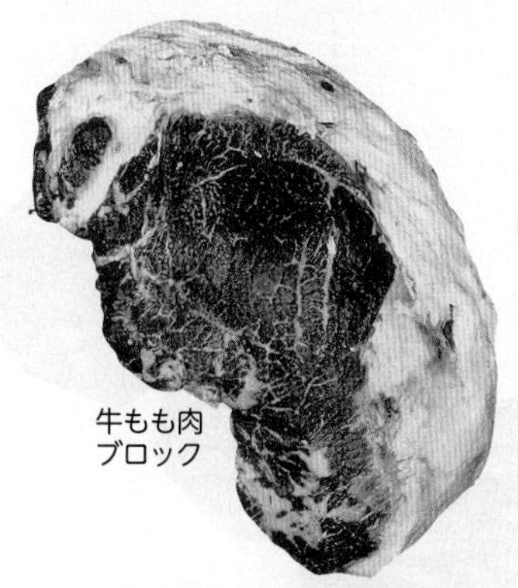

せてももと呼んでいる。

特徴：脂肪が少なく，たんぱく質が多い赤身の部分。脂肪の摂取を控えたい人はこの部位を利用するとよい。

調理法：ブロックとして形を整えやすく，たたきやローストビーフなどに向く。また，ワインやブランデー，ブーケガルニなどにつけ，野菜と一緒に煮込んだり，カレー，シチューなどにも使う。

そのほか，肉が緻密で変色が遅いので，焼き肉などの韓国料理にも使われる。

この部位のステーキは，アメリカではラウンドステーキと呼ばれ，ヘルシーさが受けている。

牛肉の部位と適する調理法

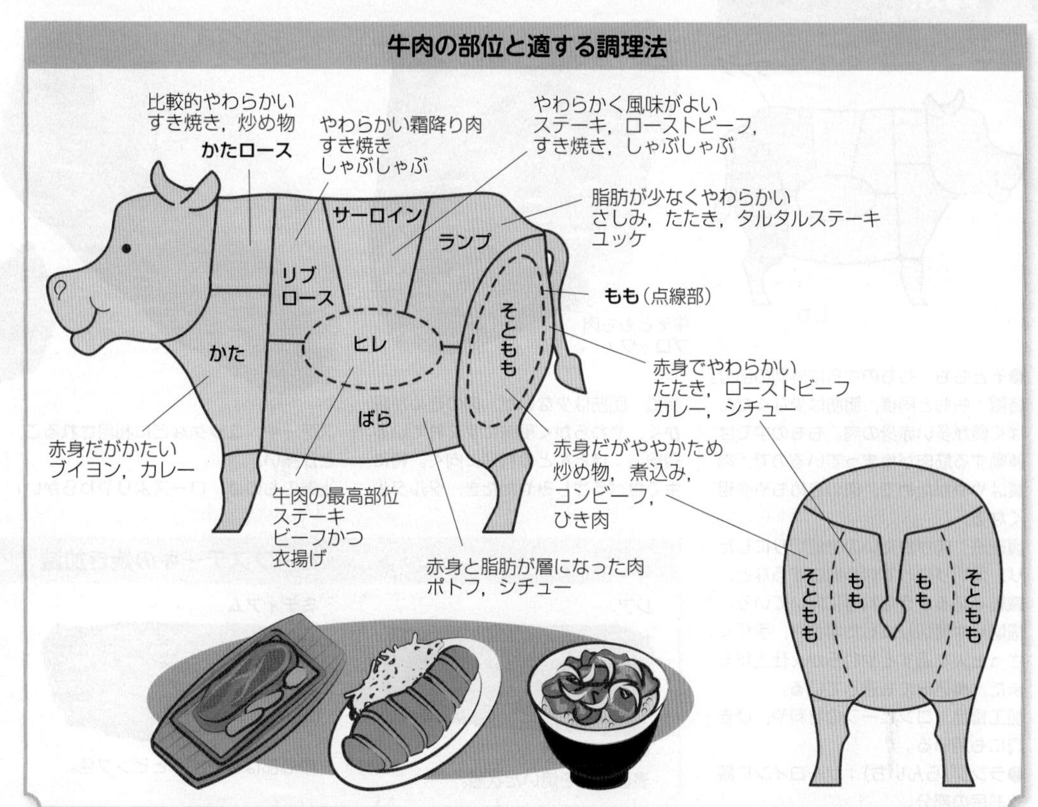

無機質							ビタミン（脂溶性）												ビタミン（水溶性）										食塩相当量	備考
亜鉛	銅	マンガン	ヨウ素	セレン	クロム	モリブデン	A レチノール	A カロテン α	A カロテン β	A β-クリプトキサンチン	A β-カロテン当量	A レチノール活性当量	D	E トコフェロール α	E トコフェロール β	E トコフェロール γ	E トコフェロール δ	K	B_1	B_2	ナイアシン	ナイアシン当量	B_6	B_{12}	葉酸	パントテン酸	ビオチン	C		
mg	mg	mg	µg	µg	µg	µg	µg	µg	µg	µg	µg	µg	µg	mg	mg	mg	mg	µg	mg	mg	mg	mg	mg	µg	µg	mg	µg	mg	g	
2.9	0.06	Tr	–	–	–	–	8	–	–	–	4	**8**	0	0.4	0	0.1	0	7	**0.06**	0.10	5.3	(8.4)	0.38	0.8	6	0.66	–	1	0.1	皮下脂肪：12.7%，筋間脂肪：13.7%
3.3	0.06	Tr	–	–	–	–	7	–	–	–	2	**7**	0	0.4	0	Tr	0	6	**0.06**	0.11	5.9	9.5	0.43	0.8	7	0.72	–	1	0.1	筋間脂肪：15.6%
3.8	0.07	0	–	–	–	–	5	–	–	–	Tr	**5**	0	0.3	0	0	0	4	**0.07**	0.12	6.7	(11.0)	0.50	0.9	8	0.80	–	2	0.2	皮下脂肪及び筋間脂肪を除いたもの
2.8	0.04	0	Tr	10	1	Tr	13	0	1	1	2	**13**	0	0.6	0	0.1	0	11	**0.05**	0.12	3.2	5.4	0.21	1.9	3	0.60	1.5	1	0.1	別名：カルビ
3.6	0.05	0	1	13	1	1	12	0	1	1	2	**12**	0	0.8	0	0.1	0	13	**0.06**	0.14	4.0	6.9	0.26	2.1	5	0.60	1.9	Tr	0.2	
4.5	0.08	0.01	–	–	–	–	3	0	0	0	0	**3**	0	0.6	0	Tr	0	5	**0.08**	0.20	4.9	(8.9)	0.32	1.2	9	1.02	–	1	0.1	皮下脂肪：6.2%，筋間脂肪：8.0%
4.7	0.08	0.01	Tr	20	1	Tr	2	0	0	0	0	**2**	0	0.5	0	Tr	0	4	**0.08**	0.21	5.1	9.4	0.33	1.2	9	1.06	2.1	1	0.1	筋間脂肪：8.5%
6.6	0.11	0.01	Tr	25	0	0	0	0	0	0	0	**0**	0	0.1	0	0	0	7	**0.07**	0.23	4.1	10.0	0.40	1.5	11	0.78	2.5	0	0.1	
6.4	0.11	0.02	1	24	Tr	1	0	0	0	0	0	**0**	0	0.2	0	0	0	6	**0.10**	0.27	7.6	13.0	0.39	1.9	12	1.08	2.5	1	0.2	
5.1	0.09	0.01	–	–	–	–	1	0	0	0	0	**1**	0	0.4	0	0	0	2	**0.09**	0.22	5.4	(10)	0.35	1.3	10	1.12	–	1	0.1	皮下脂肪及び筋間脂肪を除いたもの
0.7	0.02	0.01	–	–	–	–	17	0	0	0	0	**17**	0	1.9	Tr	0.1	0	23	**0.03**	0.03	1.9	(2.4)	0.11	0.4	2	0.43	–	1	0.1	皮下脂肪及び筋間脂肪
3.2	0.06	Tr	–	–	–	–	5	–	–	–	0	**5**	0	0.5	0	Tr	0	8	**0.08**	0.17	4.4	(8.1)	0.34	1.6	6	0.91	–	1	0.1	皮下脂肪：9.9%，筋間脂肪：9.3%
3.5	0.07	Tr	–	–	–	–	4	–	–	–	0	**4**	0	0.4	0	Tr	0	6	**0.09**	0.19	4.6	(8.7)	0.37	1.7	6	0.96	–	1	0.1	筋間脂肪：10.4%
3.8	0.07	0	–	–	–	–	2	–	–	–	Tr	**2**	0	0.2	0	0	0	5	**0.09**	0.21	5.0	(9.5)	0.40	1.9	7	1.02	–	1	0.2	皮下脂肪及び筋間脂肪を除いたもの
3.7	0.08	Tr	–	–	–	–	6	–	–	–	0	**6**	0	0.7	0	0.1	0	8	**0.08**	0.19	3.7	(7.5)	0.30	1.6	6	0.93	–	1	0.1	皮下脂肪：7.7%，筋間脂肪：12.4%
3.9	0.09	Tr	–	–	–	–	5	–	–	–	0	**5**	0	0.6	0	0.1	0	6	**0.09**	0.20	3.9	(8.0)	0.31	1.7	6	0.98	–	1	0.1	筋間脂肪：13.4%
4.4	0.10	0	–	–	–	–	3	–	–	–	Tr	**3**	0	0.4	0	0.1	0	4	**0.10**	0.23	4.2	(8.8)	0.34	1.9	7	1.06	–	2	0.2	皮下脂肪及び筋間脂肪を除いたもの
3.4	0.08	0.01	1	15	0	1	4	0	1	Tr	2	**4**	0	0.5	0	0	0	4	**0.12**	0.26	4.7	9.2	0.43	3.0	11	0.90	2.1	1	0.1	
6.0	0.12	0.01	1	19	1	1	3	0	1	0	1	**3**	0	0.3	0	0	0	6	**0.16**	0.35	6.2	12.0	0.45	4.9	10	1.16	3.9	Tr	0.2	
3.0	0.03	0	1	10	1	1	3	0	2	1	2	**3**	0	0.6	0	0.1	0	7	**0.05**	0.10	3.2	5.4	0.21	1.1	6	0.45	1.4	1	0.1	皮下脂肪：15.8%，筋間脂肪：20.0%
3.7	0.03	0	Tr	11	1	Tr	0	0	2	1	2	**Tr**	0	0.7	0	0.1	0	9	**0.03**	0.08	1.4	4.1	0.14	1.3	3	0.25	1.6	0	0	
3.8	0.04	0	1	11	1	1	0	0	2	1	2	**0**	0	0.7	0	0.1	0	10	**0.06**	0.11	3.3	5.8	0.20	1.8	14	0.50	1.8	Tr	0.1	
3.5	0.04	0	1	11	1	1	3	0	1	1	2	**3**	0	0.5	0	0.1	0	6	**0.05**	0.11	3.6	6.2	0.24	1.2	6	0.50	1.5	1	0.1	筋間脂肪：23.7%
4.5	0.04	0	1	14	1	2	2	0	1	Tr	1	**2**	0	0.4	0	0.1	0	4	**0.07**	0.14	4.6	7.9	0.31	1.4	7	0.61	1.6	1	0.1	皮下脂肪及び筋間脂肪を除いたもの
0.3	0.01	0	1	2	1	Tr	4	0	3	1	4	**5**	0	0.9	0	0.1	0	11	**0.01**	0.02	0.6	0.9	0.02	0.7	5	0.16	0.9	Tr	0	皮下脂肪及び筋間脂肪
3.0	0.03	0	1	10	1	Tr	3	0	2	1	2	**3**	0	0.5	0	Tr	0	10	**0.05**	0.10	3.2	5.5	0.23	1.7	6	0.40	1.6	1	0.2	
3.9	0.06	0	1	14	1	1	2	0	1	0	1	**2**	0	0.3	0	Tr	0	8	**0.08**	0.16	3.9	7.3	0.31	2.1	12	0.62	2.0	1	0.2	皮下脂肪：13.5%，筋間脂肪：6.0%

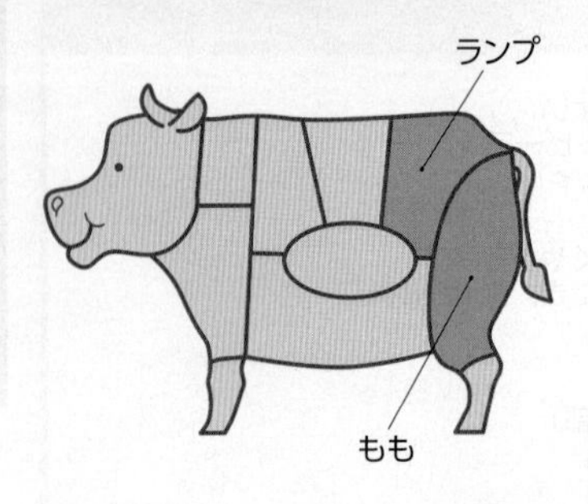

牛そともも肉
ブロック

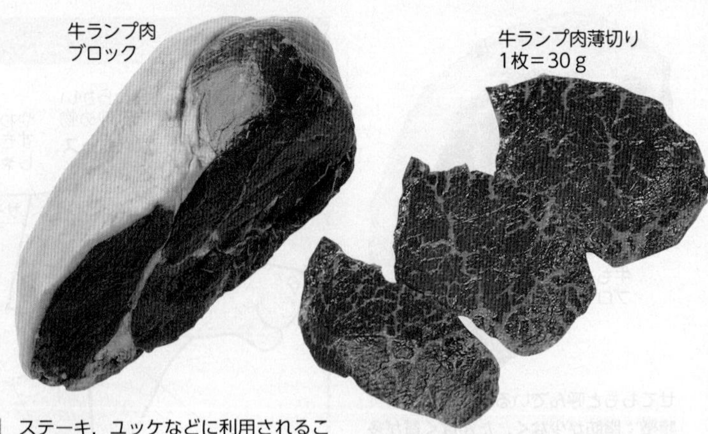

●そともも：もものさらに外側の部分。
特徴：ももと同様，脂肪は少なくたんぱく質が多い赤身の肉。ももの中では運動する筋肉が集まっているので，肉質はややかためで，肉のきめもやや粗くなる。
調理法：肉がかたいので細切りにしたり，薄切りにして炒め物にするなど，繊維を切るような料理に向いている。細切りや薄切りにした場合は，手早くさっと火を通すとやわらかく仕上がる。また，煮込みにも適している。
加工食品：コンビーフの材料や，ひき肉にも用いる。
●ランプ（らんいち）：サーロインに続くお尻の部分。
特徴：脂肪は少ないが，肉のきめが細かく，やわらかく風味にすぐれている。
調理法：ほとんどの料理に向く。特に生で食べるさしみやたたき，タルタルステーキ，ユッケなどに利用されることが多い。
上質のものは，ロースよりやわらかいランプステーキになる。またたれになじみやすいので，焼き肉にも使われる。

ビーフステーキの焼き加減

レア

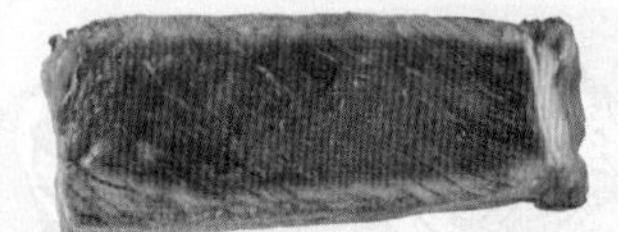

中心部は生で，
表面のみを焼いた状態。

ミディアム

中心部はうっすらとピンク色。

ウエルダン

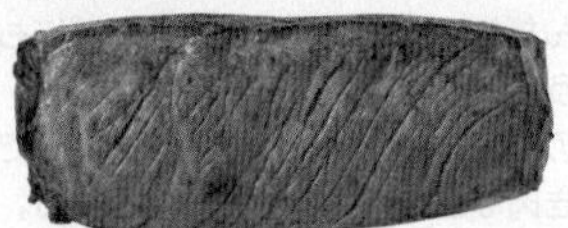

中心部まで火が通り，
赤みがほとんどない状態。

食品番号	索引番号	食品名（可食部100g当たり▶）	廃棄率 %	エネルギー kJ	エネルギー kcal	水分 g	たんぱく質：アミノ酸組成によるたんぱく質 g	たんぱく質：たんぱく質 g	脂質：脂肪酸のトリアシルグリセロール当量 g	脂質：コレステロール mg	脂質：脂質 g	脂肪酸：飽和 g	脂肪酸：一価不飽和 g	脂肪酸：多価不飽和 g	脂肪酸：n-3系多価不飽和 g	脂肪酸：n-6系多価不飽和 g	炭水化物：利用可能炭水化物（単糖当量） g	炭水化物：利用可能炭水化物（質量計） g	炭水化物：差引き法による利用可能炭水化物 g	炭水化物：食物繊維総量 g	炭水化物：糖アルコール g	炭水化物：炭水化物 g	有機酸 g	灰分 g	無機質：ナトリウム mg	無機質：カリウム mg	無機質：カルシウム mg	無機質：マグネシウム mg	無機質：リン mg	無機質：鉄 mg
11262	1689	●もも ●皮下脂肪なし，生	0	1037	250	59.5	16.2	18.3	20.4	76	21.6	6.92	11.81	0.75	0.03	0.73	(0.4)*	(0.4)	3.0	(0)	–	0.4	–	0.9	68	300	3	19	160	2.3
11264	1690	●皮下脂肪なし，ゆで	0	1374	331	49.8	22.7	25.7	26.6	98	28.2	8.99	15.68	0.74	0.03	0.71	(0.2)*	(0.2)	0.5	(0)	–	0.2	–	0.4	29	130	3	15	120	2.8
11263	1691	●皮下脂肪なし，焼き	0	1298	313	49.7	21.4	25.0	25.0	93	27.6	8.77	14.46	0.68	0.03	0.65	(0.5)*	(0.4)	2.8	(0)	–	0.5	–	1.0	63	320	4	21	190	2.9
11265	1692	●赤肉，生	0	922	222	62.7	17.1	19.3	16.9	71	17.5	5.73	9.75	0.64	0.02	0.62	(0.5)*	(0.4)	2.4	(0)	–	0.5	–	0.9	71	320	4	20	170	2.4
11266	1693	●脂身，生	0	2807	682	17.6	4.6	4.8	73.7	140	75.8	25.62	42.57	2.25	0.11	2.14	(0.1)*	(0.1)	3.9	(0)	–	0.1	–	0.2	29	81	2	4	37	0.5
11267	1694	●ヒレ ●赤肉，生	0	954	229	62.3	16.8	19.0	16.4	60	18.0	6.59	8.46	0.63	0.02	0.61	(0.4)	(0.4)	3.6*	(0)	–	0.4	–	0.9	56	330	4	21	180	2.7
		[輸入牛肉]																												
11060	1695	●かた ●脂身つき，生	0	667	160	69.4	–	19.0	9.3	59	10.6	4.35	4.20	0.30	0.12	0.18	(0.1)*	(0.1)	1.4	(0)	–	0.1	–	0.9	54	320	4	20	170	1.1
11061	1696	●皮下脂肪なし，生	0	580	138	71.5	–	19.6	6.6	59	7.8	3.06	3.01	0.25	0.10	0.15	(0.1)*	(0.1)	1.3	(0)	–	0.1	–	1.0	56	330	4	21	180	1.0
11062	1697	●赤肉，生	0	481	114	73.9	–	20.4	3.6	59	4.6	1.59	1.64	0.20	0.08	0.12	(0.1)*	(0.1)	1.1	(0)	–	0.1	–	1.0	58	340	4	22	180	2.4
11063	1698	●脂身，生	0	2210	537	32.0	–	7.1	56.5	65	60.5	27.32	25.53	1.10	0.45	0.65	0*	0	4.0	(0)	–	0	–	0.4	24	140	6	7	65	0.9
11064	1699	●かたロース ●脂身つき，生	0	918	221	63.8	(15.1)	17.9	(15.8)	69	17.4	(7.54)	(7.10)	(0.48)	(0.11)	(0.37)	(0.1)	(0.1)	4.5*	(0)	–	0.1	–	0.8	49	300	4	18	150	1.2
11065	1700	●皮下脂肪なし，生	0	909	219	64.0	(15.2)	18.0	(15.5)	69	17.1	(7.39)	(6.99)	(0.47)	(0.11)	(0.37)	(0.1)	(0.1)	4.5*	(0)	–	0.1	–	0.8	49	300	4	18	150	1.2
11066	1701	●赤肉，生	0	670	160	69.8	(16.6)	19.7	8.6	69	9.5	3.72	4.12	0.38	0.06	0.32	(0.1)	(0.1)	4.1*	(0)	–	0.1	–	0.9	54	320	4	20	170	2.4
11067	1702	●リブロース ●脂身つき，生	0	883	212	63.8	17.3	20.1	14.2	66	15.4	7.15	6.00	0.39	0.07	0.32	(0.4)	(0.3)	3.8*	(0)	–	0.4	–	0.9	44	330	4	20	170	2.2
11269	1703	●脂身つき，ゆで	0	1276	307	50.2	23.0	25.8	21.9	94	23.9	11.03	9.31	0.57	0.09	0.48	(0.1)	(0.1)	4.4*	(0)	–	0.1	–	0.5	18	130	2	14	110	2.7
11268	1704	●脂身つき，焼き	0	1275	306	49.8	21.6	25.0	21.9	89	23.9	11.05	9.30	0.55	0.10	0.46	(0.3)	(0.3)	5.7*	(0)	–	0.3	–	1.0	41	320	3	21	180	2.9
11068	1705	●皮下脂肪なし，生	0	848	203	64.5	(17.1)	20.3	13.1	66	14.4	6.38	5.73	0.38	0.09	0.29	(0.4)	(0.3)	4.3*	(0)	–	0.4	–	0.9	45	330	4	20	170	2.2
11069	1706	●赤肉，生	0	681	163	68.6	(18.3)	21.7	8.2	65	9.1	3.80	3.70	0.32	0.05	0.27	(0.4)	(0.4)	3.9*	(0)	–	0.4	–	1.0	47	350	4	21	180	2.3
11070	1707	●脂身，生	0	2690	653	19.9	(4.7)	5.7	66.7	71	73.1	34.40	28.13	1.18	0.47	0.72	(0.1)	(0.1)	8.3*	(0)	–	0.1	–	0.3	17	130	1	6	53	1.1
11071	1708	●サーロイン ●脂身つき，生	0	1135	273	57.7	(14.7)	17.4	(21.5)	59	23.7	(10.85)	(9.24)	(0.43)	(0.17)	(0.26)	(0.4)	(0.4)	5.4*	(0)	–	0.4	–	0.8	39	290	3	18	150	1.4
11072	1709	●皮下脂肪なし，生	0	910	218	63.1	(16.1)	19.1	(14.9)	57	16.5	(7.42)	(6.49)	(0.32)	(0.12)	(0.19)	(0.4)	(0.4)	5.0*	(0)	–	0.4	–	0.9	42	320	4	20	170	1.3
11073	1710	●赤肉，生	0	534	127	72.1	(18.5)	22.0	3.8	55	4.4	1.65	1.86	0.14	0.05	0.08	(0.5)	(0.5)	4.5*	(0)	–	0.5	–	1.0	48	360	4	23	190	2.2
11074	1711	●ばら ●脂身つき，生	0	1396	338	51.8	–	14.4	31.0	67	32.9	13.05	16.05	0.54	0.20	0.34	(0.2)*	(0.2)	2.1	(0)	–	0.2	–	0.7	52	230	4	14	130	1.5
11075	1712	●もも ●脂身つき，生	0	620	148	71.4	(16.5)	19.6	7.5	61	8.6	3.22	3.69	0.25	0.05	0.20	(0.4)	(0.4)	3.6*	(0)	–	0.4	–	1.0	41	310	3	21	170	2.4
11076	1713	●皮下脂肪なし，生	0	558	133	73.0	17.2	20.0	5.7	61	6.7	2.44	2.68	0.35	0.10	0.25	(0.4)	(0.4)	3.1*	(0)	–	0.4	–	1.0	42	320	3	22	170	2.5
11271	1714	●皮下脂肪なし，ゆで	0	854	204	60.0	27.1	30.0	9.2	96	11.0	3.93	4.31	0.55	0.14	0.42	(0.2)	(0.2)	3.1*	(0)	–	0.2	–	0.6	19	130	3	16	130	3.5
11270	1715	●皮下脂肪なし，焼き	0	858	205	60.4	24.1	28.0	11.9	89	14.1	5.37	5.41	0.63	0.16	0.47	(0.4)*	(0.4)	2.5	(0)	–	0.4	–	1.1	41	320	4	23	190	3.3

 なるほど! **脂肪は体によい!?**…肉のやわらかさや風味を決定づける脂肪。オレイン酸（不飽和脂肪酸）にはコレステロールを減らす働きがあることがわかっています。

豆知識
肉のよしあしを「脂」で見分ける

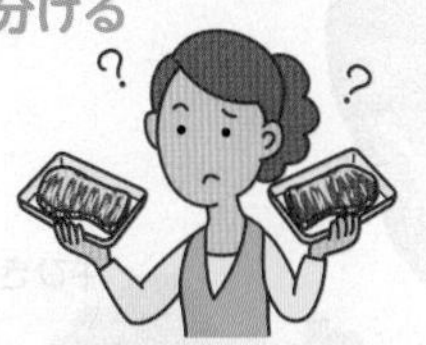

●牛肉…霜降り肉は，赤身に点状の脂が無数に入っているものほど上級品。上質の霜降り肉は肉自体にもつやがある。脂身が赤身からポロポロとはがれたものは筋（すじ）や膜が比較的少ない肉で，味は変わらない。また，脂身が黄色っぽいものは，牧草などカロテノイドが含まれる餌を出荷直前まで食べた牛に出るものであり，肉質とは関係がない。

●豚肉…脂身が白または乳白色で，ツヤのあるものを選ぶ。黄色く変色しているものは肉質が劣る。

●鶏肉…皮の内側についた黄色の部分が脂。皮が肉に対して多めなものは脂も多く，肉質が劣る場合がある。脂身が乾いた感じのもの，水っぽいものは鮮度が落ちる。

豆知識
輸入牛肉の種類

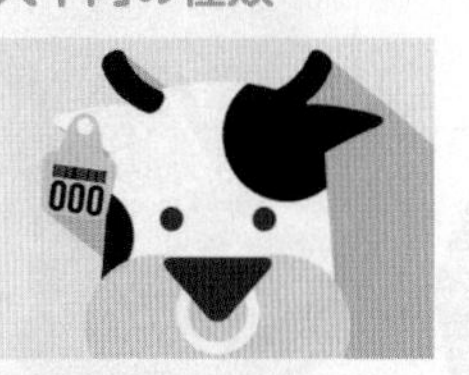

●フローズンビーフ
産地でカット後，急速冷凍したもの。保存期間が長く，価格も安いが，熟成が不十分なので，やや風味に欠ける。解凍システムが開発されて以降は，解凍による品質の劣化は最小限に抑えられている。

●チルドビーフ
産地でカット後，真空パックし，－1～＋5℃の温度で保管しながら輸送されてくる冷蔵牛肉。輸送中に適度に熟成が進み，食べごろの時期に店頭に並ぶ。

●エイジドビーフ
肉に真空パックを施さずに冷蔵状態で30～50日ほどかけて熟成し，特有の香気ややわらかさを得たもの。欧米で好まれ，近年は日本でも行われるようになった。

Q&A
牛肉の霜降り肉ってどういう肉?

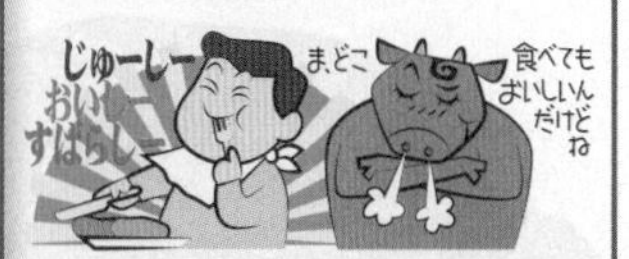

霜降り肉は，牛肉，馬肉，鯨肉などの哺乳類の赤肉系にだけ現れる独特の状態です。筋肉の中に脂肪組織が霜が降るように分散し，網の目のように入り込んだもので，霜降りの状態が細やかなものほど，肉質がよいとされます。

牛肉は，豚肉に比べて筋繊維がかたいので，脂肪組織が入ることでやわらかさが増し，加熱してもかたくなりません。

霜降りの状態は，牛肉の肉質の評価において，重要な指標の一つになっています。

リブロース，サーロイン，肩ロースなどの部位は霜降りが入りやすく，すき焼きやしゃぶしゃぶ，ステーキ，ローストビーフなどの料理には最高の部位といえるでしょう。

Q&A
シチューやカレーを煮込むとき，寸胴鍋がよいといわれるのは?

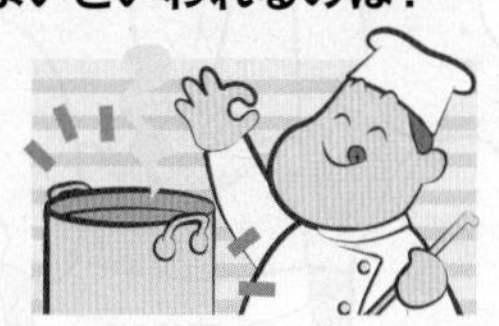

肉類を使った煮込み料理は，肉の脂とバター，スープなどがうまく溶け合った状態がよい味をつくり出します。これは水と油が乳化し，味がまろやかになるからです。

水が煮立つときにできる気泡は，表面に出る前につぶれます。するとそこに高周波が生じ，乳化が起こります。深い鍋ほど途中でつぶれる泡の数が多く，また，水量が多いほど水圧で泡がつぶれやすく，乳化が促進されます。

寸胴鍋と呼ばれる深い鍋はこの乳化が起こりやすい形状をしています。ただし，泡が立たない状態や，逆に泡を立てすぎても乳化は起こりません。

無機質 亜鉛	無機質 銅	無機質 マンガン	無機質 ヨウ素	無機質 セレン	無機質 クロム	無機質 モリブデン	ビタミン（脂溶性） A レチノール	A カロテン α	A カロテン β	A β-クリプトキサンチン	A β-カロテン当量	A レチノール活性当量	D	E トコフェロール α	E トコフェロール β	E トコフェロール γ	E トコフェロール δ	K	ビタミン（水溶性） B1	B2	ナイアシン	ナイアシン当量	B6	B12	葉酸	パントテン酸	ビオチン	C	食塩相当量	備考
mg	mg	mg	µg	µg	µg	µg	µg	µg	µg	µg	µg	µg	µg	mg	mg	mg	mg	µg	mg	mg	mg	mg	mg	µg	µg	mg	µg	mg	g	
4.5	0.07	0	1	16	1	1	1	0	1	0	1	**1**	0	0.2	0	0	0	6	**0.09**	0.18	4.3	8.2	0.35	2.3	14	0.69	2.2	1	0.2	筋間脂肪：7.0%
5.8	0.08	0	1	27	1	Tr	0	0	1	0	1	**0**	0	0.6	0	0.1	0	7	**0.05**	0.15	3.3	8.8	0.32	1.6	12	0.38	2.6	0	0.1	
5.6	0.08	0	1	23	1	1	1	0	1	0	1	**1**	0	0.5	0	0.1	0	6	**0.09**	0.18	5.1	10.0	0.40	2.1	15	0.77	2.7	1	0.2	
4.8	0.07	0	1	17	1	1	1	0	1	0	1	**1**	0	0.2	0	0	0	5	**0.10**	0.19	4.5	8.7	0.38	2.4	15	0.73	2.3	1	0.2	皮下脂肪及び筋間脂肪を除いたもの
0.4	0.01	0	1	3	2	1	4	0	4	1	4	**5**	0	0.8	0	0.1	0	19	**0.02**	0.02	1.1	1.6	0.04	0.8	3	0.17	1.1	Tr	0.1	皮下脂肪及び筋間脂肪
3.8	0.07	0	Tr	15	0	1	2	0	1	0	1	**2**	0	0.1	0	0	0	2	**0.11**	0.23	4.4	8.6	0.39	2.0	9	0.85	1.8	1	0.1	
5.0	0.08	Tr	–	–	–	–	7	–	–	–	0	**7**	0.3	0.6	0	0	0	3	**0.08**	0.22	3.0	6.2	0.26	2.2	5	0.89	–	1	0.1	皮下脂肪：5.3%，筋間脂肪：5.4%
5.3	0.09	Tr	–	–	–	–	5	–	–	–	0	**5**	0.3	0.6	0	0	0	2	**0.08**	0.23	3.1	6.4	0.27	2.3	6	0.92	–	1	0.1	筋間脂肪：5.7%
5.5	0.09	0	–	–	–	–	4	–	–	–	Tr	**4**	0.2	0.6	0	0	0	1	**0.09**	0.25	3.2	6.6	0.27	2.4	6	0.95	–	1	0.1	皮下脂肪及び筋間脂肪を除いたもの
1.1	0.03	0.01	–	–	–	–	30	–	–	–	(0)	**30**	1.2	1.2	0	0	0	15	**0.03**	0.04	1.6	2.8	0.14	0.5	3	0.36	–	1	0.1	皮下脂肪及び筋間脂肪
5.8	0.07	0.01	–	–	–	–	10	–	–	–	2	**10**	0.4	0.7	0	0	0	5	**0.07**	0.20	3.5	(7.1)	0.25	1.8	7	1.00	–	1	0.1	皮下脂肪：0.5%，筋間脂肪：12.1%
5.8	0.07	0.01	–	–	–	–	10	–	–	–	2	**10**	0.4	0.7	0	0	0	5	**0.07**	0.20	3.5	(7.2)	0.25	1.8	8	1.00	–	1	0.1	筋間脂肪：12.1%
6.4	0.08	0.01	–	–	–	–	7	–	–	–	Tr	**7**	0.2	0.5	0	Tr	0	3	**0.07**	0.23	3.8	(7.9)	0.27	2.1	8	1.11	–	2	0.1	皮下脂肪及び筋間脂肪を除いたもの
4.7	0.07	0.01	1	20	0	1	9	0	2	0	2	**9**	0.4	0.7	0	0	0	4	**0.08**	0.16	5.0	9.1	0.37	1.3	7	0.85	1.4	2	0.1	皮下脂肪：1.8%，筋間脂肪：8.2%
6.5	0.08	0	1	24	Tr	1	14	0	2	0	2	**14**	0.5	1.0	0	–	0	5	**0.04**	0.14	2.7	8.2	0.26	1.3	6	0.50	1.7	0	0	
6.3	0.08	Tr	1	23	Tr	1	12	0	2	0	2	**12**	0.5	1.1	0	0	0	5	**0.08**	0.18	5.0	10.0	0.40	1.6	7	1.07	1.9	1	0.1	
4.8	0.07	0.01	1	21	0	1	9	0	1	0	1	**9**	0.4	0.7	0	0	0	4	**0.08**	0.16	5.1	(9.2)	0.38	1.4	7	0.87	1.4	2	0.1	筋間脂肪：8.3%
5.2	0.07	0.01	1	22	0	1	7	0	0	0	0	**7**	0.2	0.6	0	0	0	3	**0.09**	0.17	5.4	(9.9)	0.40	1.5	7	0.93	1.5	2	0.1	皮下脂肪及び筋間脂肪を除いたもの
1.1	0.02	0	Tr	4	Tr	0	28	0	17	0	17	**29**	2.2	1.6	0	0	0	16	**0.01**	0.02	1.6	(2.0)	0.11	0.3	2	0.21	0.5	0	0	皮下脂肪及び筋間脂肪
3.1	0.06	0	–	–	–	–	10	–	–	–	5	**11**	0.6	0.7	0	0	0	5	**0.05**	0.12	4.9	(8.4)	0.42	0.6	5	0.52	–	1	0.1	皮下脂肪：12.8%，筋間脂肪：15.5%
3.4	0.07	0	–	–	–	–	8	–	–	–	3	**8**	0.4	0.6	0	0	0	4	**0.06**	0.13	5.4	(9.3)	0.46	0.7	5	0.57	–	1	0.1	筋間脂肪：17.8%
3.9	0.08	0	–	–	–	–	4	–	–	–	Tr	**4**	0	0.4	0	0	0	1	**0.06**	0.16	6.2	(11.0)	0.54	0.8	6	0.65	–	2	0.1	皮下脂肪及び筋間脂肪を除いたもの
3.0	0.05	0	–	–	–	–	24	–	–	–	Tr	**24**	0.4	1.1	0	0	0	13	**0.05**	0.12	3.9	6.3	0.28	1.3	5	0.50	–	1	0.1	別名：カルビ
3.8	0.08	0.01	–	–	–	–	5	0	2	0	2	**5**	0.2	0.5	0	0	0	4	**0.08**	0.19	5.0	(9.0)	0.44	1.5	8	0.78	–	1	0.1	皮下脂肪：3.4%，筋間脂肪：4.0%
3.9	0.08	0.01	1	12	0	1	4	0	1	0	1	**4**	0.1	0.4	0	0	0	4	**0.09**	0.20	5.1	9.2	0.45	1.5	8	0.78	1.9	1	0.1	筋間脂肪：4.2%
7.5	0.10	0.01	1	19	1	Tr	8	0	2	0	2	**8**	0	0.7	0	0	0	5	**0.05**	0.18	3.2	9.7	0.35	1.2	7	0.62	2.5	Tr	0	
6.6	0.09	0.02	1	17	1	1	8	0	1	0	1	**8**	0	0.6	0	0	0	8	**0.08**	0.22	5.6	11.0	0.53	1.7	10	0.88	2.6	1	0.1	

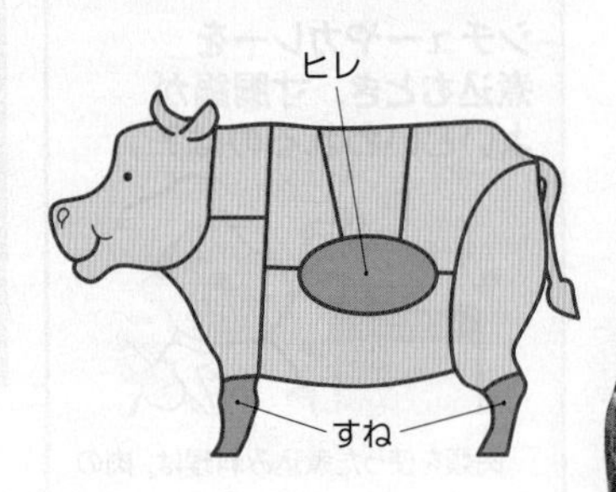

牛ヒレ肉厚切り
1枚＝150 g

牛すね肉
1食分＝100g

牛ひき肉

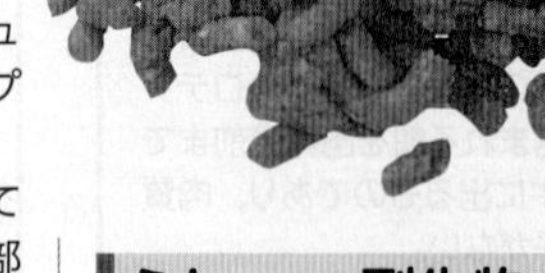

●ヒレ：フランス語のFilet（フィレ）からきている。別名テンダーロイン。関西ではヘレともいう。サーロインの内側に位置する細長い部分で，サーロイン，ロースと並び牛肉の最高部位とされる。1頭から棒状のヒレが2本しかとれない（1頭の2%ほど）ので，値段が高い。

ヒレの中でも，特に中心部分はシャトーブリアンといい，ステーキに最適。そのままステーキの名になっている。

特徴：筋肉がほとんど使われないため，きめが細かく，やわらかい肉質である。脂肪が少なくあっさりとしていて，濃厚な牛肉の味を好む人は，物足りなさを感じるほどである。

調理法：やわらかさを生かしたステーキやビーフかつ，衣揚げなどに向いている。ステーキにする場合，多少脂のコクがほしいときはベーコンを巻いて焼くとよい。

また，薄切りにしてすき焼きやしゃぶしゃぶにするとやわらかい。歯の弱い人や脂肪摂取を控えたい人にはよい。焼きすぎ，煮すぎは肉が縮んで逆にかたくなるので，禁物である。

●すね：牛のすねにある部分。運動量が多いため，筋肉が発達しており，脂肪はほとんどない。肉質はかため。長時間煮込むとコラーゲンが溶け出し，うまみが出てやわらかくなる。シチューやカレーなどの煮込み料理，スープストックをとるのに向く。

●ひき肉：いろいろな部位を合わせて肉ひき機で細かくひいた肉をいう。部位によって成分や味は違ってくるが，値段が安くなるほど脂肪が多くなり，焼くと焼き縮みする。肉の色が赤いものは赤身が多く，調理したときの焼き縮みは少ない。

調理法：牛肉単品よりも，豚肉と合わせたあいびき肉として使うことが多い。ハンバーグ，メンチカツ，ミートローフ，コロッケ，ミートソースなどに使う。

うし（牛）・副生物

Cattle, offals

心臓，肝臓，じん臓，胃腸などの内臓のほか，舌，尾，横隔膜を合わせて副生物と呼ぶ。

特徴：ビタミン類や鉄などを多く含むが，鮮度が落ちやすい。味や食感の独特なものが多く全般にくせがあるので，血抜きや臭み抜きなどの下処理をしてから使う。

食品番号	索引番号	食品名（可食部100g当たり）	廃棄率 %	エネルギー kJ	エネルギー kcal	水分 g	たんぱく質: アミノ酸組成によるたんぱく質 g	たんぱく質: たんぱく質 g	脂質: 脂肪酸のトリアシルグリセロール当量 g	脂質: コレステロール mg	脂質: 脂質 g	脂肪酸: 飽和 g	脂肪酸: 一価不飽和 g	脂肪酸: 多価不飽和 g	脂肪酸: n-3系多価不飽和 g	脂肪酸: n-6系多価不飽和 g	炭水化物: 利用可能炭水化物 単糖当量 g	炭水化物: 利用可能炭水化物 質量計 g	炭水化物: 差引き法による利用可能炭水化物 g	炭水化物: 総食物繊維量 g	炭水化物: 糖アルコール g	炭水化物: 炭水化物 g	有機酸 g	灰分 g	無機質: ナトリウム mg	無機質: カリウム mg	無機質: カルシウム mg	無機質: マグネシウム mg	無機質: リン mg	無機質: 鉄 mg
11077	1716	●もも ●赤肉，生	0	493	117	74.2	(17.8)	21.2	3.6	62	4.3	1.48	1.72	0.19	0.03	0.16	(0.4)	(0.4)	3.4*	(0)	–	0.4	–	1.0	44	340	4	23	180	2.6
11078	1717	●脂身，生	0	2391	580	28.1	(6.0)	6.3	58.7	77	64.4	25.71	29.27	1.10	0.37	0.73	(0.2)	(0.1)	6.9*	(0)	–	0.2	–	0.4	19	120	2	7	61	0.9
11079	1718	●そともも ●脂身つき，生	0	820	197	65.8	(15.8)	18.7	(12.7)	65	14.3	(5.51)	(6.32)	(0.29)	(0.10)	(0.19)	(0.3)	(0.3)	4.8*	(0)	–	0.3	–	0.9	48	320	4	20	170	1.1
11080	1719	●皮下脂肪なし，生	0	745	178	67.6	(16.3)	19.3	(10.5)	64	11.9	(4.54)	(5.22)	(0.25)	(0.09)	(0.16)	(0.3)	(0.3)	4.7*	(0)	–	0.3	–	0.9	49	330	4	20	180	1.0
11081	1720	●赤肉，生	0	494	117	73.6	(17.8)	21.2	3.1	62	3.9	1.31	1.56	0.12	0.05	0.07	(0.3)	(0.3)	4.4*	(0)	–	0.3	–	1.0	53	360	4	22	190	1.9
11082	1721	●ランプ ●脂身つき，生	0	892	214	63.8	(15.6)	18.4	(14.7)	64	16.4	(6.47)	(7.20)	(0.37)	(0.13)	(0.24)	(0.4)	(0.4)	4.9*	(0)	–	0.4	–	1.0	45	310	3	20	170	1.3
11083	1722	●皮下脂肪なし，生	0	729	174	67.7	(16.6)	19.7	(9.8)	62	11.1	(4.34)	(4.77)	(0.29)	(0.10)	(0.18)	(0.5)	(0.5)	4.8*	(0)	–	0.5	–	1.0	47	330	4	21	190	1.1
11084	1723	●赤肉，生	0	475	112	73.8	(18.2)	21.6	2.4	60	3.0	1.10	1.04	0.17	0.06	0.10	(0.5)	(0.5)	4.5*	(0)	–	0.5	–	1.1	52	360	4	23	210	2.6
11085	1724	●ヒレ ●赤肉，生	0	519	123	73.3	(18.5)	20.5	4.2	62	4.8	1.99	1.79	0.22	0.08	0.14	(0.3)	(0.3)	2.9*	(0)	–	0.3	–	1.1	45	370	4	24	180	2.8
		[子牛肉]																												
11086	1725	●リブロース ●皮下脂肪なし，生	0	399	94	76.0	(17.9)	21.7	0.5	64	0.9	0.19	0.17	0.13	0.01	0.13	(0.3)	(0.3)	4.5*	(0)	–	0.3	–	1.1	67	360	5	23	190	1.6
11087	1726	●ばら ●皮下脂肪なし，生	0	475	113	74.5	(17.2)	20.9	2.9	71	3.6	1.31	1.25	0.25	0.01	0.24	0	0	4.4*	(0)	–	0	–	1.0	100	320	6	19	160	1.7
11088	1727	●もも ●皮下脂肪なし，生	0	452	107	74.8	(17.4)	21.2	2.1	71	2.7	0.90	0.89	0.21	0.01	0.20	(0.2)	(0.2)	4.6*	(0)	–	0.2	–	1.1	54	390	5	23	200	1.3
		[ひき肉]																												
11089	1728	●生	0	1040	251	61.4	14.4	17.1	19.8	64	21.1	7.25	11.06	0.63	0.24	0.39	(0.3)	(0.3)	3.6*	(0)	–	0.3	–	0.8	64	260	6	17	100	2.4
11272	1729	●焼き	0	1168	280	52.2	22.7	25.9	18.8	83	21.3	6.61	10.83	0.52	0.09	0.43	(0.4)	(0.3)	5.1*	(0)	–	0.4	–	1.2	92	390	8	26	150	3.4
		[副生物]																												
11090	1730	●舌 ●生	0	1313	318	54.0	12.3	13.3	29.7	97	31.8	11.19	15.98	1.25	0.06	1.18	(0.2*)	(0.2)	3.2	(0)	–	0.2	–	0.7	60	230	3	15	130	2.0
11273	1731	●焼き	0	1662	401	41.4	17.9	20.2	34.1	120	37.1	12.61	18.60	1.39	0.07	1.32	(0.2)	(0.2)	5.7*	(0)	–	0.2	–	1.0	78	320	4	22	180	2.9
11091	1732	●心臓 ●生	0	535	128	74.8	13.7	16.5	6.2	110	7.6	3.11	2.49	0.33	Tr	0.32	(0.1)	(0.1)	4.3*	(0)	–	0.1	–	1.0	70	260	5	23	170	3.3
11092	1733	●肝臓 ●生	0	502	119	71.5	17.4	19.6	2.1	240	3.7	0.93	0.48	0.64	0.07	0.57	(3.7)	(3.3)	7.4*	(0)	–	3.7	–	1.5	55	300	5	17	330	4.0
11093	1734	●じん臓 ●生	0	497	118	75.7	13.6	16.7	5.0	310	6.4	2.59	1.78	0.45	0.03	0.42	(0.2)	(0.2)	4.6*	(0)	–	0.2	–	1.0	80	280	6	12	200	4.5
11094	1735	●第一胃 ●ゆで	0	697	166	66.6	(19.2)	24.5	6.9	240	8.4	2.73	3.35	0.51	0.08	0.39	0	0	6.8*	(0)	–	0	–	0.5	51	130	11	14	82	0.7
11095	1736	●第二胃 ●ゆで	0	772	186	71.6	(9.7)	12.4	14.7	130	15.7	5.69	7.83	0.53	0.05	0.40	0	0	3.7*	(0)	–	0	–	0.3	39	64	7	6	55	0.6
11096	1737	●第三胃 ●生	0	240	57	86.6	(9.2)	11.7	0.9	120	1.3	0.38	0.41	0.10	Tr	0.09	0	0	2.9*	(0)	–	0	–	0.4	50	83	16	10	80	6.8
11097	1738	●第四胃 ●ゆで	0	1272	308	58.5	(8.7)	11.1	28.7	190	30.0	12.78	13.73	0.89	0.08	0.67	0	0	3.7*	(0)	–	0	–	0.4	38	51	8	8	86	1.[illegible]

 なるほど! **サーロインの名称**…あまりにおいしく上質なので，イギリスの国王が称号「サー」を贈ったといわれる牛肉の部位。ロインは腰肉のこと。

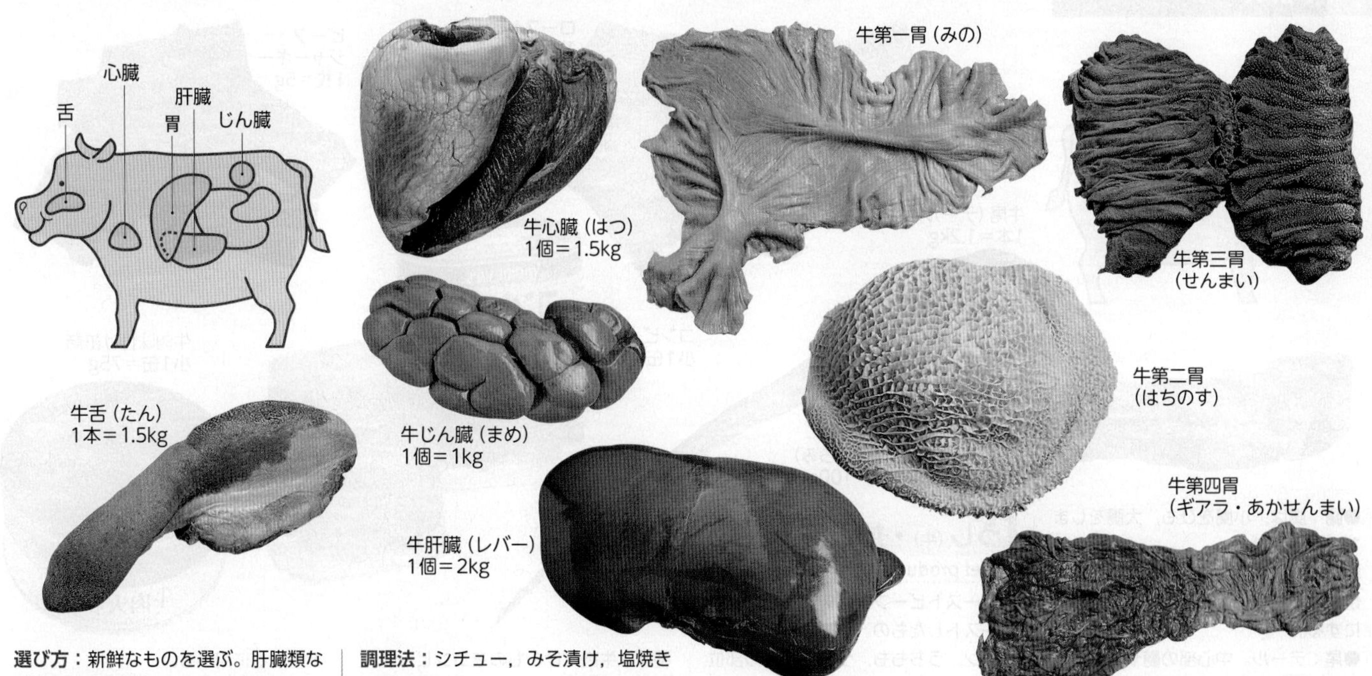

牛心臓（はつ）
1個＝1.5kg

牛第一胃（みの）

牛第三胃
（せんまい）

牛じん臓（まめ）
1個＝1kg

牛第二胃
（はちのす）

牛舌（たん）
1本＝1.5kg

牛肝臓（レバー）
1個＝2kg

牛第四胃
（ギアラ・あかせんまい）

選び方：新鮮なものを選ぶ。肝臓類など色の赤いものは，鮮やかな赤い色，またはやや黒っぽいもの，胃腸などは，光沢や張りのよいものが鮮度を見分けるめやすとなる。

●舌：たん。じっくり煮込むとやわらかくなり，うまみが出る。仙台の牛たんが有名。

調理法：シチュー，みそ漬け，塩焼きなどにする。

●心臓：はつ。コリコリした歯ざわりがあり，味は淡白。

調理法：血抜きして下味をつけ，もつ焼きなどにする。

●肝臓：レバーのこと。たんぱく質，ビタミン類，鉄を豊富に含んでいる。

調理法：血抜きして，しょうが，にんにく，酒，しょうゆなどで下味をつけると食べやすくなる。

●じん臓：まめ。シコシコした歯ざわりがある。脂肪が少ない。牛のじん臓は豆状ではなくぶどうの房状である。

調理法：筋をとって薄切りにし，バター焼き，みそ煮，塩焼きなどにする。

●胃：胃は4つに分かれており，第一胃はみの，第二胃ははちのす，第三胃はせんまい，第四胃はギアラ（あかせんまい）という。

無機質							ビタミン（脂溶性）												ビタミン（水溶性）										食塩相当量	備考
亜鉛	銅	マンガン	ヨウ素	セレン	クロム	モリブデン	A レチノール	A カロテン α	A カロテン β	A β-クリプトキサンチン	A β-カロテン当量	A レチノール活性当量	D	E トコフェロール α	E トコフェロール β	E トコフェロール γ	E トコフェロール δ	K	B1	B2	ナイアシン	ナイアシン当量	B6	B12	葉酸	パントテン酸	ビオチン	C		
mg	mg	mg	µg	µg	µg	µg	µg	µg	µg	µg	µg	µg	µg	mg	mg	mg	mg	µg	mg	mg	mg	mg	mg	µg	µg	mg	µg	mg	g	
4.1	0.08	0.01	–	–	–	–	3	0	0	0	0	**3**	0.1	0.4	0	0	0	3	**0.09**	0.21	5.4	(9.7)	0.48	1.6	8	0.82	–	1	0.1	皮下脂肪及び筋間脂肪を除いたもの
0.8	0.02	0.01	–	–	–	–	35	0	31	0	31	**38**	0.9	1.2	0	0	0	19	**0.02**	0.03	1.6	(2.2)	0.13	0.4	2	0.46	–	1	0	皮下脂肪及び筋間脂肪
2.9	0.08	Tr	–	–	–	–	9	–	–	–	6	**9**	0.3	0.7	0	0	0	6	**0.06**	0.16	4.3	(8.1)	0.37	1.3	6	0.80	–	1	0.1	皮下脂肪：4.5%，筋間脂肪：12.2%
3.0	0.08	Tr	–	–	–	–	7	–	–	–	4	**8**	0.3	0.7	0	0	0	5	**0.06**	0.17	4.4	(8.3)	0.38	1.4	6	0.82	–	1	0.1	筋間脂肪：12.8%
3.3	0.09	0	–	–	–	–	3	–	–	–	Tr	**3**	0.2	0.7	0	0	0	3	**0.07**	0.19	4.9	(9.3)	0.42	1.5	7	0.87	–	1	0.1	皮下脂肪及び筋間脂肪を除いたもの
3.4	0.10	Tr	–	–	–	–	10	–	–	–	7	**11**	0.4	0.8	0	0	0	5	**0.09**	0.24	4.0	(7.7)	0.44	1.9	7	0.91	–	1	0.1	皮下脂肪：9.7%，筋間脂肪：11.5%
3.7	0.11	Tr	–	–	–	–	8	–	–	–	4	**8**	0.3	0.8	0	0	0	4	**0.10**	0.26	4.2	(8.2)	0.47	2.0	7	0.96	–	1	0.1	筋間脂肪：12.8%
4.1	0.12	0	–	–	–	–	4	–	–	–	Tr	**4**	0.2	0.7	0	0	0	1	**0.11**	0.29	4.6	(9.0)	0.52	2.3	8	1.03	–	1	0.1	皮下脂肪及び筋間脂肪を除いたもの
2.8	0.11	0.02	–	–	–	–	4	–	–	–	Tr	**4**	0.4	0.7	0	0	0	2	**0.10**	0.25	4.7	(8.7)	0.39	2.0	5	1.26	–	1	0.1	
2.8	0.07	0	–	–	–	–	0	–	–	–	Tr	**0**	0	0.1	0	0	0	Tr	**0.09**	0.17	8.9	(13.0)	0.48	1.2	6	0.72	–	1	0.2	
3.6	0.07	0	–	–	–	–	3	–	–	–	Tr	**3**	0	0.2	0	0	0	3	**0.10**	0.18	6.2	(9.7)	0.26	1.6	3	0.84	–	1	0.3	
2.3	0.06	0	–	–	–	–	3	–	–	–	Tr	**3**	0	0.1	0	0	0	1	**0.08**	0.16	9.3	(13.0)	0.44	0.8	5	0.72	–	1	0.1	
5.2	0.06	Tr	1	11	2	1	12	0	11	0	11	**13**	0.1	0.5	0	0	0	9	**0.08**	0.19	4.2	7.5	0.25	1.6	5	0.72	1.8	1	0.2	
7.6	0.09	0.01	1	15	3	2	5	0	13	0	13	**6**	0.1	0.7	0	0	0	9	**0.11**	0.26	6.3	11.0	0.34	1.7	7	1.02	2.9	Tr	0.2	
2.8	0.09	0.01	1	10	0	2	3	0	4	1	5	**3**	0	0.9	0	0	0	9	**0.10**	0.23	3.8	6.4	0.14	3.8	14	0.68	1.9	1	0.2	別名：たん
4.6	0.12	0.01	1	16	0	2	3	0	6	1	6	**3**	0	1.2	0	0.1	0	11	**0.11**	0.36	5.2	9.1	0.16	5.4	14	0.99	3.1	1	0.2	別名：たん焼き
2.1	0.42	–	–	–	–	–	9	–	–	–	Tr	**9**	0	0.6	0	0.1	0	5	**0.42**	0.90	5.8	9.4	0.29	12.0	16	2.16	–	4	0.2	別名：はつ
3.8	5.30	–	4	50	Tr	94	1100	–	–	–	40	**1100**	0	0.3	0	0	0	1	**0.22**	3.00	14.0	18.0	0.89	53.0	1000	6.40	76.0	30	0.1	別名：レバー 試料：和牛
1.5	0.28	–	6	210	0	43	4	–	–	–	14	**5**	0	0.3	0	0	0	6	**0.46**	0.85	5.5	9.8	0.45	22.0	250	4.08	90.0	3	0.2	別名：まめ
4.2	0.08	0.03	–	–	–	–	1	–	–	–	(Tr)	**1**	Tr	0.4	0	0	0	6	**0.04**	0.14	1.7	(5.6)	0.01	2.0	3	0.49	–	2	0.1	別名：みの，がつ
1.5	0.04	0.07	–	–	–	–	3	–	–	–	(Tr)	**3**	0.1	0.3	0	0	0	16	**0.02**	0.10	1.0	(3.0)	0.01	2.0	12	0.44	–	0	0.1	別名：はちのす
2.6	0.08	0.07	–	–	–	–	4	–	–	–	(Tr)	**4**	0	0.1	0	0	0	4	**0.04**	0.32	1.7	(3.6)	0.02	4.6	33	0.64	–	4	0.1	別名：せんまい
1.4	0.11	0.07	–	–	–	–	5	–	–	–	(Tr)	**5**	0.2	0.5	0	0	0	35	**0.05**	0.14	0.6	(2.4)	0.01	3.6	10	0.34	–	0	0.1	別名：あかせんまい，ギアラ，あぼみ

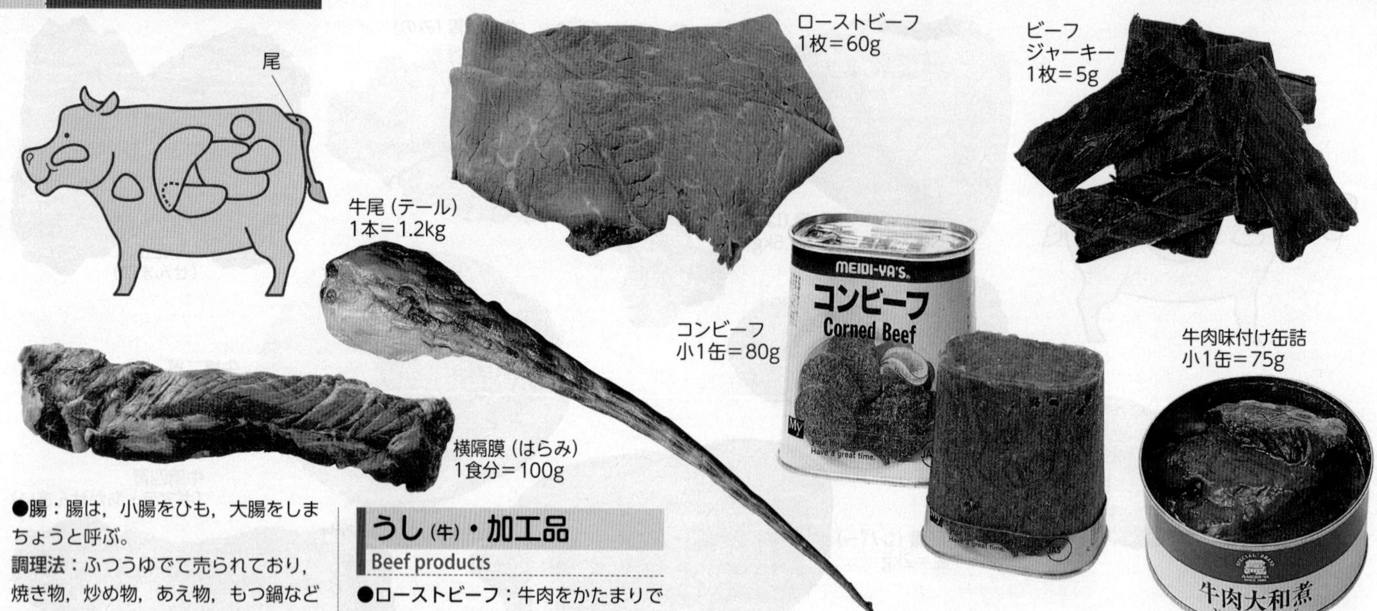

ローストビーフ 1枚＝60g

ビーフジャーキー 1枚＝5g

牛尾（テール） 1本＝1.2kg

コンビーフ 小1缶＝80g

牛肉味付け缶詰 小1缶＝75g

横隔膜（はらみ） 1食分＝100g

●腸：腸は，小腸をひも，大腸をしまちょうと呼ぶ。
調理法：ふつうゆでて売られており，焼き物，炒め物，あえ物，もつ鍋などにする。
●尾：テール。中心部の髄や皮にコラーゲンが多く含まれている。ふつう関節ごとに切って売られている。畜産物の中で牛だけが利用される。
調理法：よく煮込むとゼラチン化してやわらかくなるので，シチューなどに。
●横隔膜：はらみ。本来は内臓ではなく，骨格筋。焼き肉用として出回る。

うし（牛）・加工品
Beef products

●ローストビーフ：牛肉をかたまりでローストしたもの。リブロース，サーロイン，うちもも，ランプなどの部位でつくる。
調理法：市販品は薄切りになっているので手軽に利用でき，そのまま食べたり，またはサラダやカナッペ，サンドイッチなどに使う。
●コンビーフ缶詰：牛のそとももなどを塩漬けにしたもの。
種類：牛肉だけのものをコンビーフ，牛馬混合肉をニューコンビーフという。
調理法：ほぐして，ゆでたじゃがいもと混ぜたり，バターで炒めたり，カレー，ピラフなどに入れる。
●味付け缶詰：牛肉の大和煮といわれるもの。しょうがを入れて甘辛く味つけしたもので，常備食，非常食，レジャーなどに用いる。
●ビーフジャーキー：塩漬けした牛肉を板状に薄くのばして加熱し，乾燥させてくん煙したもの。ふつう製造時に香辛料や調味料を加え，特有の風味をつけているものが多い。カットしたものが市販されており，つまみとして人気がある。

食品番号	索引番号	食品名（可食部100g当たり）	廃棄率	エネルギー		水分	たんぱく質		脂質			脂肪酸					炭水化物						有機酸	灰分	無機質					
							アミノ酸組成によるたんぱく質	たんぱく質	脂肪酸のトリアシルグリセロール当量	コレステロール	脂質	飽和	一価不飽和	多価不飽和	n-3系多価不飽和	n-6系多価不飽和	利用可能炭水化物 単糖当量	利用可能炭水化物 質量計	差引き法による利用可能炭水化物	総食物繊維量	糖アルコール	炭水化物			ナトリウム	カリウム	カルシウム	マグネシウム	リン	鉄
			%	kJ	kcal	g	g	g	g	mg	g	g	g	g	g	g	g	g	g	g	g	g	g	g	mg	mg	mg	mg	mg	mg
11098	1739	●小腸 ●生	0	1106	268	63.3	(7.8)	9.9	24.7	210	26.1	11.82	11.23	0.58	0.08	0.30	0	0	3.5*	(0)	–	0	–	0.7	77	180	7	10	140	1.2
11099	1740	●大腸 ●生	0	624	150	77.2	(7.3)	9.3	12.2	150	13.0	3.94	7.30	0.47	0.05	0.35	0	0	2.8*	(0)	–	0	–	0.5	61	120	9	8	77	0.8
11100	1741	●直腸 ●生	0	444	106	80.7	(9.1)	11.6	6.4	160	7.0	2.13	3.71	0.25	0.01	0.20	0	0	3.1*	(0)	–	0	–	0.7	87	190	9	10	100	0.6
11101	1742	●腱 ●ゆで	0	662	157	65.4	28.8	31.0	4.7	69	5.1	1.00	3.36	0.10	0.01	0.08	(Tr)*	(Tr)	0.8	(0)	–	Tr	Tr	0.3	86	18	14	4	23	0.4
11102	1743	●子宮 ●ゆで	0	402	95	78.2	–	18.4	2.4	150	3.0	0.99	1.16	0.16	0.01	0.13	0*	0	0.6	(0)	–	0	–	0.4	79	74	8	7	63	1.2
11103	1744	●尾 ●生	40	1814	440	40.7	–	11.6	43.7	76	47.1	13.20	27.24	1.30	0	1.30	(Tr)*	(Tr)	3.4	(0)	–	Tr	–	0.6	50	110	7	13	85	2.0
11274	1745	●横隔膜 ●生	0	1194	288	57.0	13.1	14.8	25.9	70	27.3	9.95	13.86	0.97	0.06	0.91	(0.3)*	(0.3)	2.8	(0)	–	0.3	0.4	0.7	48	250	2	16	140	3.2
● 11296	1746	●ゆで	0	1717	414	39.6	20.2	21.3	35.0	100	36.7	13.24	18.91	1.27	0.07	1.20	(0.2)	(0.2)	4.5*	(0)	–	0.2	0.2	0.5	25	120	3	14	130	4.2
● 11297	1747	●焼き	0	1661	401	39.4	19.8	21.1	35.5	100	37.2	13.45	19.13	1.34	0.08	1.26	(0.3)*	(0.2)	4.0	(0)	–	0.3	0.4	0.8	49	270	3	19	170	4.1
		[加工品]																												
11104	1748	●ローストビーフ	0	795	190	64.0	18.9	21.7	10.7	70	11.7	4.28	5.51	0.40	0.06	0.34	1.4	1.4	4.1*	(0)	0	0.9	0.7	1.7	310	260	6	24	200	2.3
11105	1749	●コンビーフ缶詰	0	795	191	63.4	18.1	19.8	12.6	68	13.0	6.35	5.39	0.32	0.07	0.25	1.0*	0.9	3.4	(0)	0	1.7	0.3	2.1	690	110	15	13	120	3.5
11106	1750	●味付け缶詰	0	659	156	64.3	17.4	19.2	4.1	48	4.4	1.83	1.95	0.16	0.05	0.11	12.9*	12.3	11.6	(0)	0	9.9	0.3	2.2	720	180	8	16	110	3.4
11107	1751	●ビーフジャーキー	0	1285	304	24.4	47.5	54.8	5.8	150	7.8	2.11	2.70	0.69	0.16	0.50	9.6	9.2	14.1*	(0)	0	6.4	1.6	6.6	1900	760	13	54	420	6.4
11108	1752	●スモークタン	0	1134	273	55.9	16.0	18.1	21.0	120	23.0	8.97	10.19	0.94	0.14	0.69	1.2	1.2	4.5*	(0)	0	0.9	0.5	2.1	630	190	6	16	150	2.6
11109	1753	うま●肉，赤肉，生	0	433	102	76.1	17.6	20.1	2.2	65	2.5	0.80	0.99	0.29	0.09	0.20	(0.3)	(0.3)	3.1*	(0)	–	0.3	–	1.0	50	300	11	18	170	4.3
		くじら																												
11110	1754	●肉，赤肉，生	0	425	100	74.3	19.9	24.1	0.3	38	0.4	0.08	0.11	0.06	0.04	0.02	(0.2)	(0.2)	4.5*	(0)	–	0.2	–	1.0	62	260	3	29	210	2.5
11111	1755	●うねす，生	0	1361	328	49.0	–	18.8	28.1	190	31.4	6.27	13.34	7.21	5.80	1.21	(0.2)*	(0.2)	3.5	(0)	–	0.2	–	0.6	150	70	8	10	98	0.4
11112	1756	●本皮，生	0	2386	577	21.0	–	9.7	52.4	120	68.8	12.49	23.88	13.74	11.20	2.18	(0.2)	(0.2)	16.6*	(0)	–	0.2	–	0.3	59	44	6	3	33	0.2
11113	1757	●さらしくじら	0	120	28	93.7	–	5.3	0.8	16	0.9	0.11	0.51	0.14	0.11	0.03	0*	0	0.1	(0)	–	0	–	0.1	1	Tr	1	Tr	13	0
		しか																												
11114	1758	●あかしか ●赤肉，生	0	432	102	74.6	(18.9)	22.3	0.9	69	1.5	0.44	0.26	0.20	0.09	0.11	(0.5)	(0.5)	4.5*	(0)	–	0.5	–	1.1	58	350	4	26	200	3.1
11275	1759	●にほんじか ●赤肉，生	0	501	119	71.4	22.0	23.9	3.0	59	4.0	1.41	1.06	0.42	0.12	0.30	(0.3)*	(0.3)	1.8	(0)	–	0.3	0.5	1.2	55	390	4	27	230	3.9
● 11294	1760	●えぞしか，赤肉，生	0	528	126	71.4	20.8	22.6	4.5	59	5.2	2.08	1.83	0.34	0.12	0.22	(0.6)*	(0.6)	2.3	(0)	–	0.6	–	1.1	52	350	4	26	210	3.4
● 11295	1761	●きゅうしゅうじか，赤肉，生	0	452	107	74.4	18.5	22.6	1.8	52	2.5	0.77	0.62	0.36	0.09	0.27	(0.1)	(0.1)	3.6*	(0)	–	0.1	0.5	1.1	51	380	3	26	220	3.9

なるほど! コンビーフ…英語のコーンドビーフ（塩漬け牛肉）が語源。日本では缶詰が主流ですが，欧米では牛肉を塩漬けにした小さなかたまり肉です。

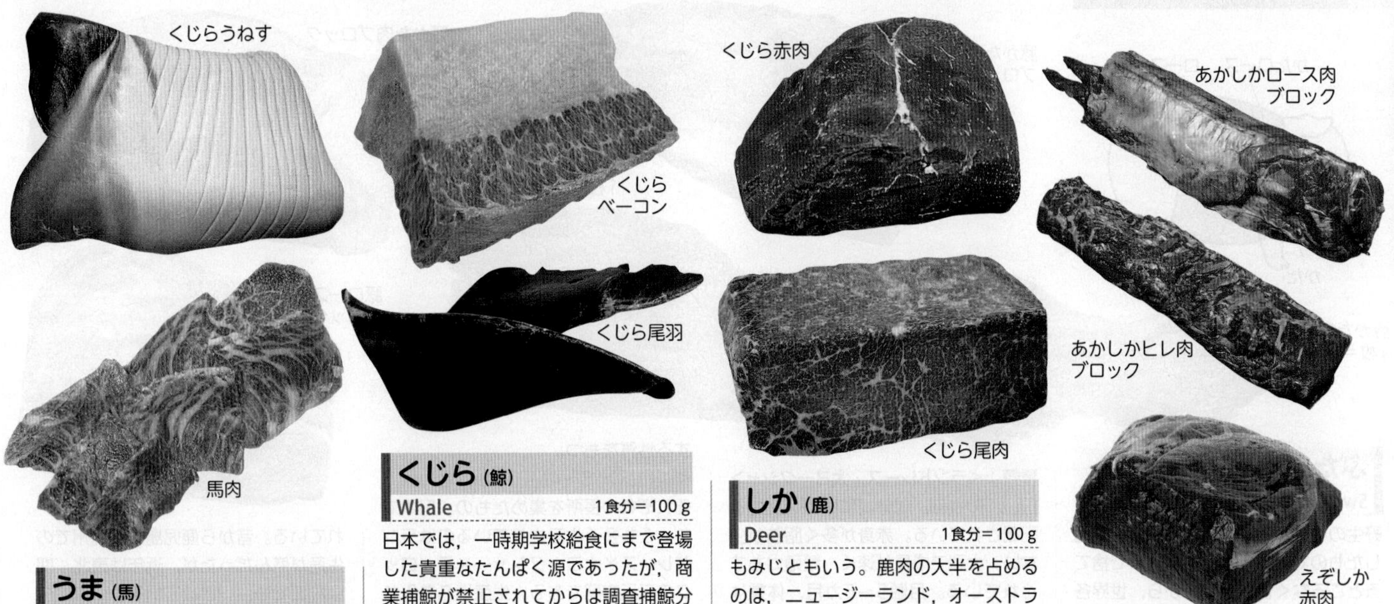

うま（馬）

Horse　1食分＝100 g

さくら肉，けとばしとも呼ばれる。日本では熊本や長野など，限られた地域で食用とされてきた。あっさりしていて，ほのかに甘い。

調理法：さくら鍋や馬さしにする。馬さしには，特有の臭みを消すためにしょうがやにんにくを溶き混ぜたしょうゆを添える。

くじら（鯨）

Whale　1食分＝100 g

日本では，一時期学校給食にまで登場した貴重なたんぱく源であったが，商業捕鯨が禁止されてからは調査捕鯨分のみが供給される。

●**尾肉**：牛肉の霜降りにも匹敵するといわれる味で，さしみやたたきにする。

●**赤肉**：臭みはあるが，竜田揚げや南蛮漬けのほか，味付け缶詰にもされる。そのほか，脂肉のうねす，それを加工したベーコン，尾びれ部分の尾羽（おば），尾羽を加工したさらしくじらがある。

しか（鹿）

Deer　1食分＝100 g

もみじともいう。鹿肉の大半を占めるのは，ニュージーランド，オーストラリアから輸入されるあかしかで，牧場で飼育されたものである。一方，近年，野生のにほんじかによる獣害対策などにより，駆除と個体数調整を目的とした捕獲が行われ，食肉としての供給が各地で始まっている。

特徴：脂肪が少なく，たんぱく質，鉄を豊富に含む。えぞしかは個体が大きく流通量が多い。野性味のある味わいで肉質はややかたい。ほんしゅうじかは個体が小さく，えぞしかよりも雑味が少なく肉質もやわらかいとされる。

調理法：においが気になる場合，みそや香味野菜を使ったり，赤ワインなどにつけてマリネにする。ステーキ，ロースト，煮物，焼き物などに広く利用される。

無機質 亜鉛 mg	無機質 銅 mg	無機質 マンガン mg	無機質 ヨウ素 µg	無機質 セレン µg	無機質 クロム µg	無機質 モリブデン µg	ビタミン（脂溶性） A レチノール µg	A カロテン α µg	A カロテン β µg	A β-クリプトキサンチン µg	A β-カロテン当量 µg	A レチノール活性当量 µg	D µg	E トコフェロール α mg	E トコフェロール β mg	E トコフェロール γ mg	E トコフェロール δ mg	K µg	ビタミン（水溶性） B1 mg	B2 mg	ナイアシン mg	ナイアシン当量 mg	B6 mg	B12 µg	葉酸 µg	パントテン酸 mg	ビオチン µg	C mg	食塩相当量 g	備考
1.2	0.07	0.10	–	–	–	–	2	–	–	–	(Tr)	2	0	0.3	0	0	0	9	0.07	0.23	3.1	(4.7)	0.05	21.0	15	1.21	–	15	0.2	別名：ひも
1.3	0.05	0.05	–	–	–	–	2	–	–	–	(Tr)	2	0	0.2	0	0	0	15	0.04	0.14	2.1	(3.6)	0.01	1.3	8	0.66	–	6	0.2	別名：しまちょう，てっちゃん
1.7	0.05	0.04	–	–	–	–	2	–	–	–	(Tr)	2	0	0.2	0	0	0	12	0.05	0.15	2.3	(4.2)	0.01	1.7	24	0.85	–	6	0.2	別名：てっぽう
1.0	0.02	0.01	1	9	1	1	1	0	1	0	1	1	0	0.1	0	0	0	9	Tr	0.04	0.2	0.8	Tr	0.5	2	0.10	0.4	0	0.2	別名：すじ
1.7	0.06	0.02	–	–	–	–	0	–	–	–	(Tr)	(0)	0	0.2	0	0	0	5	0.01	0.10	0.5	3.6	0.01	1.7	10	0.35	–	0	0.2	別名：こぶくろ
4.3	0.08	–	–	–	–	–	20	–	–	–	Tr	20	0	0.3	0	0.1	0	Tr	0.06	0.17	2.6	4.5	0.26	1.8	3	1.95	–	1	0.1	別名：テール　皮を除いたもの 廃棄部位：骨
3.7	0.13	0.01	1	14	0	1	4	0	3	1	3	4	0	0.7	0	0.1	0	5	0.14	0.35	4.0	7.1	0.18	3.8	6	1.06	2.9	1	0.1	別名：はらみ，さがり
5.6	0.19	0.01	2	20	(0)	1	5	(0)	2	1	2	5	(0)	1.0	(0)	0.1	(0)	7	0.08	0.35	2.7	7.4	0.13	3.9	7	0.71	–	Tr	0.1	
5.3	0.19	0.01	2	19	(0)	1	4	(0)	3	1	3	5	(0)	1.1	(0)	0.1	(0)	7	0.15	0.46	5.0	9.6	0.21	6.3	9	1.29	–	1	0.1	
4.1	0.10	0.01	1	15	1	1	Tr	–	–	–	Tr	Tr	0.1	0.3	0	0	0	4	0.08	0.25	6.3	11.0	0.47	1.6	9	0.98	2.1	0	0.8	ビタミンC：酸化防止用として添加された食品を含む
4.1	0.11	0.04	9	10	4	1	Tr	–	–	–	Tr	Tr	0	0.8	0	0.3	0.2	5	0.02	0.14	7.6	12.0	0.04	1.3	5	0.20	1.6	0	1.8	
4.0	0.09	0.09	2	11	2	3	Tr	–	–	–	Tr	Tr	0	0.7	0	0	0	3	0.33	0.19	2.4	6.1	0.06	1.4	8	0.22	1.5	0	1.8	試料：大和煮缶詰 液汁を含んだもの（液汁36%）
8.8	0.25	0.13	5	38	11	3	5	–	–	–	(0)	5	0.3	2.2	0	0.2	0.1	8	0.13	0.45	12.0	23.0	0.85	3.5	12	1.25	4.5	1	4.8	ビタミンE及びビタミンC：酸化防止用として添加された食品を含む
4.2	0.12	0.02	3	18	2	3	18	–	–	–	(0)	18	0.3	0.6	0	0.1	0	16	0.08	0.27	3.4	6.9	0.13	4.7	4	1.12	4.5	1	1.6	ビタミンE及びビタミンC：酸化防止用として添加された食品を含む
2.8	0.11	–	0	17	0	1	9	–	–	–	Tr	9	–	0.9	0	0	0	2	0.10	0.24	5.8	9.9	0.02	7.1	4	1.01	1.1	1	0.1	別名：さくら肉 皮下脂肪及び筋間脂肪を除いたもの
																														試料：ミンクくじら
1.1	0.06	0.01	2	32	Tr	0	7	–	–	–	(0)	7	0.1	0.6	Tr	Tr	Tr	Tr	0.06	0.23	12.0	17.0	0.46	2.0	4	0.31	1.6	1	0.2	皮下脂肪及び筋間脂肪を除いたもの
3.3	0.03	Tr	–	–	–	–	130	–	–	–	(0)	130	0.8	3.1	Tr	Tr	Tr	2	0.11	0.20	2.4	5.5	0.06	0.7	3	0.29	–	6	0.4	
0.2	0.02	Tr	–	–	–	–	130	–	–	–	(0)	130	0.3	4.8	Tr	Tr	Tr	3	0.11	0.05	0.5	2.1	0.01	0.4	1	0.11	–	5	0.1	
Tr	0.01	0	–	–	–	–	8	–	–	–	Tr	8	0	0.1	0	0	0	Tr	0	0	0	0.9	0	0	0	0	–	0	0	
3.1	0.18	0.02	–	–	–	–	3	–	–	–	(0)	3	Tr	0.5	0	0	0	4	0.21	0.35	8.0	(8.0)	0.54	0.6	1	0.81	–	1	0.1	試料：冷凍品，ニュージーランド産
2.9	0.15	0.02	1	7	0	0	4	0	0	0	0	4	0	0.8	0	0	0	1	0.20	0.35	6.9	12.0	0.60	1.3	4	0.76	2.2	1	0.1	試料：えぞしか，ほんしゅうじか・きゅうしゅうじか
2.8	0.14	0.01	1	6	0	0	5	0	0	0	0	5	0	0.6	0	0	0	0	0.21	0.32	7.9	13.0	0.55	1.3	4	0.75	2.1	1	0.1	試料：えぞしか
2.7	0.15	0.02	Tr	6	Tr	0	3	0	0	0	0	3	0	0.8	0	0	0	2	0.18	0.34	5.2	10.0	0.58	1.1	3	0.70	2.0	1	0.1	試料：きゅうしゅうじか

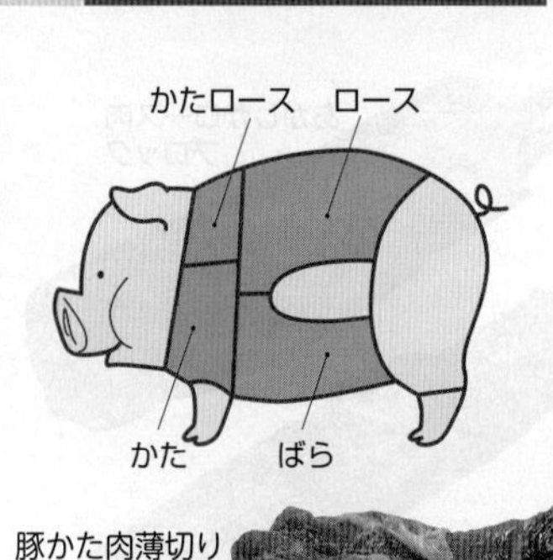

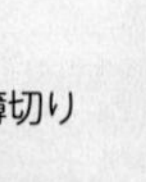

豚かたロース肉ブロック

豚かた肉ブロック

豚かたロース肉薄切り
1枚＝30 g

豚ロース肉ブロック

豚かた肉薄切り
1枚＝30 g

ぶた（豚），豚肉

Swine, porks　1食分＝100 g

野生のいのししを飼いならして家畜化したものである。肉から血液まで捨てるところなく使えることから，世界各国にさまざまな料理があり，料理法が早くから発達してきた。疲労回復に役立つビタミンB_1が多く含まれる。また，安定的に供給されているので比較的価格が安く，肉類ではもっとも消費量が多い。さらに豚は，ハム，ソーセージなどの加工品の需要も多い。

種類：<ランドレース，大ヨークシャ> 国産豚の主流。成分表には「大型種」と記載されている。赤身が多く脂肪が少ない。大型で成長が速く，繁殖力もすぐれている。月齢5～6カ月，体重は100kg程度で食用にされる。それ以上の月齢や子豚の段階で食用にされることはほとんどなく，また与える飼料も似ているため，成分値の大きな変動はない。

<デュロック> アメリカで育種された大型種で，産肉性にすぐれ脂肪交雑する性質をもつ。

<雑種豚> 3～4品種をかけ合わせ，それぞれの長所を集めたもの。日本でもっとも多く生産されているのはランドレース×大ヨークシャー×デュロックの三元交配である。生産地名を入れた銘柄豚として飼育されているものの多くが雑種豚である。

<バークシャー>「黒豚」の通称で流通している。成分表には「中型種」と記載されている。飼育期間が長く肉量は少ないが，肉のきめが細かく，味に深みがある。単品種の銘柄豚として注目されている。昔から鹿児島など九州での生産が盛んだったが，近年は東北，関東などでも生産されている。

●かた（肩）：前足を中心とする部分。肉質はややかためで，うまみがある。脂肪分は比較的少なく，こま切れ肉やひき肉の材料としても使われる。

調理法：薄切りを鉄板焼きにしたり，炒め物などにする。

●かた（肩）ロース：背中の肩の部分。

可食部100g当たり▶

食品番号	索引番号	食品名	廃棄率 %	エネルギー kJ	エネルギー kcal	水分 g	たんぱく質: アミノ酸組成によるたんぱく質 g	たんぱく質: たんぱく質 g	脂質: 脂肪酸のトリアシルグリセロール当量 g	脂質: コレステロール mg	脂質: 脂質 g	脂肪酸: 飽和 g	脂肪酸: 一価不飽和 g	脂肪酸: 多価不飽和 g	脂肪酸: n-3系多価不飽和 g	脂肪酸: n-6系多価不飽和 g	炭水化物: 利用可能炭水化物 単糖当量 g	炭水化物: 利用可能炭水化物 質量計 g	炭水化物: 差引き法による利用可能炭水化物 g	炭水化物: 総食物繊維量 g	炭水化物: 糖アルコール g	炭水化物: 炭水化物 g	有機酸 g	灰分 g	無機質: ナトリウム mg	無機質: カリウム mg	無機質: カルシウム mg	無機質: マグネシウム mg	無機質: リン mg	無機質: 鉄 mg
		ぶた［大型種肉］																												
11115	1762	●かた ●脂身つき，生	0	836	201	65.7	–	18.5	14.0	65	14.6	5.25	6.50	1.65	0.10	1.55	(0.2)*	(0.2)	0.8	(0)	–	0.2	–	1.0	53	320	4	21	180	0.5
11116	1763	●皮下脂肪なし，生	0	663	158	69.8	–	19.7	8.8	64	9.3	3.25	4.10	1.04	0.06	0.98	(0.2)*	(0.2)	0.7	(0)	–	0.2	–	1.0	55	340	4	22	190	0.4
11117	1764	●赤肉，生	0	481	114	74.0	–	20.9	3.3	64	3.8	1.17	1.60	0.40	0.02	0.38	(0.2)*	(0.2)	0.7	(0)	–	0.2	–	1.1	58	360	4	24	200	1.1
11118	1765	●脂身，生	0	2727	663	22.0	–	5.3	71.3	68	72.4	27.09	32.73	8.31	0.49	7.82	0*	0	1.1	(0)	–	0	–	0.3	23	98	2	5	54	0.4
11119	1766	●かたロース ●脂身つき，生	0	986	237	62.6	(14.7)	17.1	18.4	69	19.2	7.26	8.17	2.10	0.12	1.99	(0.1)	(0.1)	3.4*	(0)	–	0.1	–	1.0	54	300	4	18	160	0.6
11120	1767	●皮下脂肪なし，生	0	880	212	65.1	(15.2)	17.8	15.2	69	16.0	6.00	6.82	1.70	0.09	1.61	(0.1)	(0.1)	3.5*	(0)	–	0.1	–	1.0	56	310	4	19	170	0.5
11121	1768	●赤肉，生	0	611	146	71.3	(16.7)	19.7	7.1	68	7.8	2.77	3.36	0.67	0.03	0.63	(0.1)	(0.1)	3.8*	(0)	–	0.1	–	1.1	61	340	4	21	190	1.1
11122	1769	●脂身，生	0	2650	644	23.6	(5.4)	5.4	69.1	73	70.7	27.57	29.89	8.60	0.50	8.09	0*	0	1.5	(0)	–	0	–	0.3	21	110	2	5	56	0.4
11123	1770	●ロース ●脂身つき，生	0	1029	248	60.4	17.2	19.3	18.5	61	19.2	7.84	7.68	2.21	0.11	2.10	(0.2)	(0.2)	3.0*	(0)	–	0.2	–	0.9	42	310	4	22	180	0.3
11125	1771	●脂身つき，ゆで	0	1241	299	51.0	21.7	23.9	23.4	77	24.1	9.90	9.73	2.78	0.14	2.64	(0.3)*	(0.3)	3.1	(0)	–	0.3	–	0.7	25	180	5	19	140	0.4
11124	1772	●脂身つき，焼き	0	1288	310	49.1	23.2	26.7	22.1	76	22.7	9.32	9.31	2.54	0.12	2.42	(0.3)	(0.3)	4.4*	(0)	–	0.3	–	1.2	52	400	6	29	250	0.4
11276	1773	●脂身つき，とんかつ	0	1780	429	31.2	19.0	22.0	35.1	60	35.9	8.90	18.60	6.03	1.40	4.63	9.6*	8.8	12.9	0.7	–	9.8	–	1.1	110	340	14	27	200	0.6
11126	1774	●皮下脂肪なし，生	0	793	190	65.7	(18.4)	21.1	11.3	61	11.9	4.74	4.82	1.28	0.06	1.22	(0.3)	(0.3)	3.6*	(0)	–	0.3	–	1.0	45	340	5	24	200	0.3
11127	1775	●赤肉，生	0	589	140	70.3	19.7	22.7	5.1	61	5.6	2.07	2.35	0.48	0.02	0.45	(0.3)	(0.3)	3.8*	(0)	–	0.3	–	1.1	48	360	5	26	210	0.7
11128	1776	●脂身，生	0	2860	695	18.3	5.3	5.1	74.9	62	76.3	32.03	30.08	9.48	0.48	9.00	0*	0	1.3	(0)	–	0	–	0.3	15	110	1	5	54	0.2
11129	1777	●ばら ●脂身つき，生	0	1511	366	49.4	12.8	14.4	34.9	70	35.4	14.60	15.26	3.50	0.18	3.32	(0.1)*	(0.1)	2.2	(0)	–	0.1	–	0.7	50	240	3	15	130	0.6
11277	1778	●脂身つき，焼き	0	1833	444	37.1	16.5	19.6	41.9	81	43.9	17.59	18.57	3.87	0.19	3.68	(0.1)*	(0.1)	3.6	(0)	–	0.1	–	0.8	56	270	4	17	140	0.7
11130	1779	●もも ●脂身つき，生	0	715	171	68.1	(16.9)	20.5	9.5	67	10.2	3.59	4.24	1.24	0.06	1.18	(0.2)	(0.2)	4.6*	(0)	–	0.2	–	1.0	47	350	4	24	200	0.7
11131	1780	●皮下脂肪なし，生	0	579	138	71.2	18.0	21.5	5.4	66	6.0	2.01	2.48	0.69	0.03	0.65	(0.2)	(0.2)	4.3*	(0)	–	0.2	–	1.1	49	360	4	25	210	0.7
11133	1781	●皮下脂肪なし，ゆで	0	777	185	61.8	25.2	28.9	7.1	91	8.1	2.68	3.27	0.86	0.04	0.82	(0.3)	(0.3)	4.9*	(0)	–	0.3	–	0.9	27	200	5	24	190	0.9
11132	1782	●皮下脂肪なし，焼き	0	781	186	60.4	26.8	30.2	6.7	88	7.6	2.52	3.08	0.78	0.04	0.74	(0.3)	(0.3)	4.6*	(0)	–	0.3	–	1.5	58	450	5	33	270	1.0
11134	1783	●赤肉，生	0	502	119	73.0	(18.0)	22.1	3.1	66	3.6	1.12	1.48	0.37	0.02	0.35	(0.2)	(0.2)	4.8*	(0)	–	0.2	–	1.1	50	370	4	26	220	0.9
11135	1784	●脂身，生	0	2517	611	25.5	(6.5)	6.5	65.0	79	67.6	25.07	28.25	8.84	0.41	8.43	0*	0	2.5	(0)	–	0	–	0.4	22	140	1	8	73	0.7
11136	1785	●そともも ●脂身つき，生	0	921	221	63.5	(15.6)	18.8	15.9	69	16.5	5.80	7.40	2.00	0.10	1.90	(0.2)	(0.2)	4.0*	(0)	–	0.2	–	1.0	51	320	4	22	190	0.5
11137	1786	●皮下脂肪なし，生	0	731	175	67.9	(16.6)	20.2	10.1	69	10.7	3.69	4.79	1.20	0.06	1.15	(0.2)	(0.2)	4.4*	(0)	–	0.2	–	1.0	54	340	4	23	200	0.5
11138	1787	●赤肉，生	0	560	133	71.8	(17.5)	21.4	5.0	68	5.5	1.79	2.46	0.49	0.02	0.47	(0.2)	(0.2)	4.7*	(0)	–	0.2	–	1.1	57	360	4	25	210	0.9
11139	1788	●脂身，生	0	2599	631	24.9	(6.6)	6.6	67.2	76	68.1	24.63	30.54	9.04	0.43	8.61	0*	0	0.9	(0)	–	0	–	0.4	22	130	1	7	64	0.5

 なるほど! 幸運の動物…ドイツでは豚は幸運を運ぶと親しまれています。さすがソーセージの本場。お菓子にもマジパンでつくった豚のマスコットをのせるそうです。

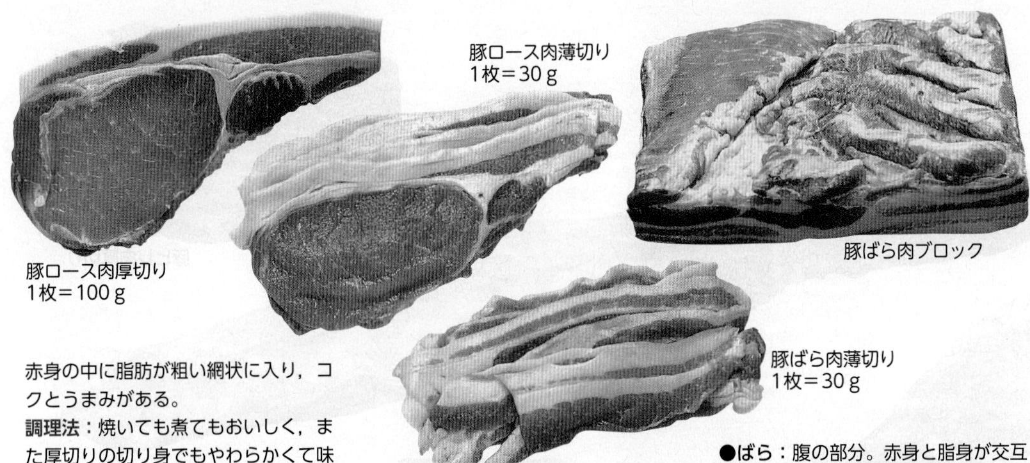

豚ロース肉厚切り
1枚＝100 g

豚ロース肉薄切り
1枚＝30 g

豚ばら肉ブロック

豚ばら肉薄切り
1枚＝30 g

赤身の中に脂肪が粗い網状に入り，コクとうまみがある。

調理法：焼いても煮てもおいしく，また厚切りの切り身でもやわらかくて味がよい。ローストポークやとんかつなどに向く。切り身で使う場合は，肉たたきや空きびんなどで軽くたたき，脂肪と赤身の間にある筋（すじ）を切ってから調理するとやわらかく仕上がる。

●ロース：肩ロースに続く背中の中央部分。きめが細かく，適度に脂肪があり，やわらかい。ヒレと並ぶ最上の部位である。

調理法：表面をおおっている脂肪は通常5mmくらいに成形されており，この部分にうまみが含まれている。調理するときは，この脂肪を極端に取りすぎないほうが肉のうまみを味わえる。

<ブロック>ローストポークや焼き豚にする。

<切り身>ポークソテー，とんかつ，しょうが焼きにする。切り身は肉たたきなどでたたき，筋（すじ）を包丁で切り，もとの形に整えて使うとやわらかく仕上がる。

<薄切り>炒め物，鍋物，しゃぶしゃぶにする。

●ばら：腹の部分。赤身と脂身が交互に層になっているところから三枚肉ともいう。やわらかく濃厚な味。この部分からベーコンやラードがつくられる。骨つきはスペアリブと呼ばれ，骨周辺の肉は特においしい。

調理法：ブロックはゆで豚や角煮に，角切りはシチューやカレー，酢豚に，薄切りは炒め物や野菜巻きなどにする。スペアリブはスパイスとワイン，またはしょうがじょうゆなどで下味をつけオーブンで焼いたり，バーベキューにする。

Q&A

成分表の豚の「大型種肉」と「中型種肉」の判断はどうやってするの？

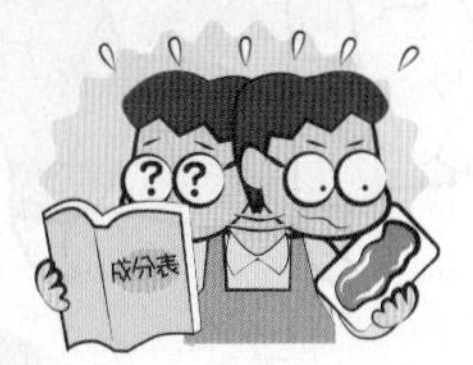

豚肉には，大型のランドレース，中型のバークシャー等があります。

大型種はロース肉が多く，また，脂肪が薄く赤身が多いのが特徴です。繁殖力，発育，飼育効率がともにすぐれているので，流通している豚肉のほとんどが大型種をかけ合わせた三元交配豚です。

一方，中型種は「黒豚」と呼ばれるものです。大型種より2～5カ月長く肥育期間をとるので，肉質がきめ細かく，脂肪の質もよい豚肉ですが，肉量が少ないため，値段は割高です。バークシャーの血を入れて育てた雑種豚を銘柄豚にすることも多くなっています。

無機質							ビタミン（脂溶性）												ビタミン（水溶性）										食塩相当量	備考
亜鉛	銅	マンガン	ヨウ素	セレン	クロム	モリブデン	A						D	E				K	B₁	B₂	ナイアシン	ナイアシン当量	B₆	B₁₂	葉酸	パントテン酸	ビオチン	C		
							レチノール	カロテン		β-クリプトキサンチン	β-カロテン当量	レチノール活性当量		トコフェロール																
								α	β					α	β	γ	δ													
mg	mg	mg	µg	µg	µg	µg	µg	µg	µg	µg	µg	µg	µg	mg	mg	mg	mg	µg	mg	mg	mg	mg	mg	µg	µg	mg	µg	mg	g	
2.7	0.09	0.01	–	–	–	–	5	–	–	–	0	**5**	0.2	0.3	0	Tr	0	1	**0.66**	0.23	4.9	8.0	0.32	0.4	2	1.16	–	2	0.1	皮下脂肪：8.2%，筋間脂肪：7.5%
2.9	0.09	0.01	–	–	–	–	4	–	–	–	0	**4**	0.2	0.3	0	Tr	0	1	**0.71**	0.25	5.3	8.6	0.34	0.4	2	1.23	–	2	0.1	筋間脂肪：8.0%
3.1	0.10	0.01	–	–	–	–	3	–	–	–	Tr	**3**	0.1	0.3	0	0	0	1	**0.75**	0.27	5.6	9.1	0.37	0.4	2	1.29	–	2	0.1	皮下脂肪及び筋間脂肪を除いたもの
0.4	0.03	0.01	–	–	–	–	16	–	–	–	(0)	**16**	0.7	0.5	0	0.1	0	4	**0.20**	0.05	1.4	2.3	0.06	0.5	2	0.48	–	1	0.1	皮下脂肪及び筋間脂肪
2.7	0.09	0.01	–	–	–	–	6	–	–	–	0	**6**	0.3	0.4	0	Tr	0	2	**0.63**	0.23	3.6	(7.0)	0.28	0.5	2	1.18	–	2	0.1	皮下脂肪：5.7%，筋間脂肪：12.4%
2.9	0.09	0.01	–	–	–	–	6	–	–	–	0	**6**	0.3	0.4	0	Tr	0	2	**0.66**	0.25	3.7	(7.2)	0.30	0.4	2	1.23	–	2	0.1	筋間脂肪：13.1%
3.2	0.10	0.01	–	–	–	–	4	–	–	–	Tr	**4**	0.2	0.3	0	0	0	1	**0.72**	0.28	4.0	(8.0)	0.33	0.4	2	1.34	–	2	0.2	皮下脂肪及び筋間脂肪を除いたもの
0.6	0.03	0	–	–	–	–	16	–	–	–	(0)	**16**	0.7	0.8	0	0.1	0	4	**0.23**	0.05	1.5	(2.0)	0.07	0.5	2	0.48	–	1	0.1	皮下脂肪及び筋間脂肪
1.6	0.05	0.01	1	21	3	Tr	6	–	–	–	0	**6**	0.1	0.3	0	Tr	0	3	**0.69**	0.15	7.3	11.0	0.32	0.3	1	0.98	3.7	1	0.1	皮下脂肪：11.4%，筋間脂肪：7.9%
2.2	0.06	0.01	Tr	26	3	Tr	3	–	–	–	0	**3**	0.1	Tr	0	0	0	3	**0.54**	0.16	4.9	10.0	0.32	0.6	1	0.67	4.3	Tr	0.1	
2.2	0.07	0.01	2	29	2	1	2	–	–	–	0	**2**	0.1	0.1	0	0	0	3	**0.90**	0.21	9.2	15.0	0.33	0.5	1	1.19	5.2	1	0.1	
1.9	0.07	0.12	Tr	23	Tr	4	11	(0)	6	0	6	**11**	0.7	3.5	0	7.5	0.2	16	**0.75**	0.15	7.0	11.0	0.31	0.5	6	0.79	5.0	1	0.3	調理による脂質の増減：本書p.314～315表1参照
1.8	0.06	0.01	1	23	3	Tr	5	–	–	–	0	**5**	0.1	0.3	0	Tr	0	2	**0.75**	0.16	8.0	(12.0)	0.35	0.3	1	1.05	3.3	1	0.1	筋間脂肪：8.9%
1.9	0.06	0.01	1	25	3	1	4	–	–	–	Tr	**4**	0.1	0.3	0	0	0	2	**0.80**	0.18	8.6	13.0	0.38	0.3	1	1.11	3.0	1	0.1	皮下脂肪及び筋間脂肪を除いたもの
0.3	0.03	0	0	4	1	0	15	–	–	–	(0)	**15**	0.2	0.4	0	0.1	0	4	**0.22**	0.05	1.8	2.3	0.07	0.6	1	0.44	6.9	1	0	皮下脂肪及び筋間脂肪
1.8	0.04	0.01	0	13	0	Tr	11	0	0	0	0	**11**	0.5	0.5	0	0.1	0	6	**0.51**	0.13	4.7	7.3	0.22	0.5	2	0.64	3.7	1	0.1	
2.2	0.05	0	Tr	18	1	1	11	0	0	0	0	**11**	0.6	0.6	0	0.1	0	8	**0.57**	0.14	6.5	10.0	0.27	0.7	1	0.68	4.7	Tr	0.1	
2.0	0.08	0.01	–	–	–	–	4	–	–	–	0	**4**	0.1	0.3	0	Tr	0	2	**0.90**	0.21	6.2	(10.0)	0.31	0.3	2	0.84	–	1	0.1	皮下脂肪：6.9%，筋間脂肪：3.4%
2.1	0.08	0.01	0	23	0	1	3	–	–	–	0	**3**	0.1	0.3	0	Tr	0	2	**0.94**	0.22	6.5	11.0	0.32	0.3	2	0.87	2.7	1	0.1	筋間脂肪：3.7%
3.0	0.12	0.01	0	34	Tr	1	1	–	–	–	0	**1**	0.1	Tr	0	0	0	3	**0.82**	0.23	5.8	12.0	0.38	0.4	2	0.74	3.4	1	0.1	
3.1	0.11	0.02	Tr	31	1	1	1	–	–	–	0	**1**	0.1	Tr	0	0	0	3	**1.19**	0.28	9.4	16.0	0.43	0.5	1	1.07	3.8	1	0.1	
2.2	0.08	0.01	–	–	–	–	3	–	–	–	Tr	**3**	0.1	0.3	0	0	0	2	**0.96**	0.23	6.6	(11.0)	0.33	0.3	2	0.88	–	1	0.1	皮下脂肪及び筋間脂肪を除いたもの
0.5	0.04	0.01	–	–	–	–	13	–	–	–	(0)	**13**	0.5	0.7	Tr	0.1	0	6	**0.34**	0.05	2.5	(3.2)	0.13	0.5	1	0.49	–	1	0.1	皮下脂肪及び筋間脂肪
1.9	0.07	0.01	–	–	–	–	5	–	–	–	0	**5**	0.2	0.4	0	Tr	0	2	**0.79**	0.18	5.1	(9.0)	0.36	0.3	1	0.97	–	1	0.1	皮下脂肪：10.2%，筋間脂肪：7.4%
2.1	0.07	0.01	–	–	–	–	4	–	–	–	0	**4**	0.2	0.4	0	Tr	0	2	**0.85**	0.20	5.4	(9.6)	0.39	0.3	1	1.04	–	2	0.1	筋間脂肪：8.3%
2.3	0.08	0.01	–	–	–	–	3	–	–	–	Tr	**3**	0.2	0.4	0	0	0	2	**0.90**	0.21	5.7	(10.0)	0.41	0.3	1	1.10	–	2	0.1	皮下脂肪及び筋間脂肪を除いたもの
0.4	0.03	0	–	–	–	–	16	–	–	–	(0)	**16**	0.4	0.5	Tr	0.1	0	5	**0.27**	0.05	2.2	(2.9)	0.11	0.4	2	0.38	–	1	0.1	皮下脂肪及び筋間脂肪

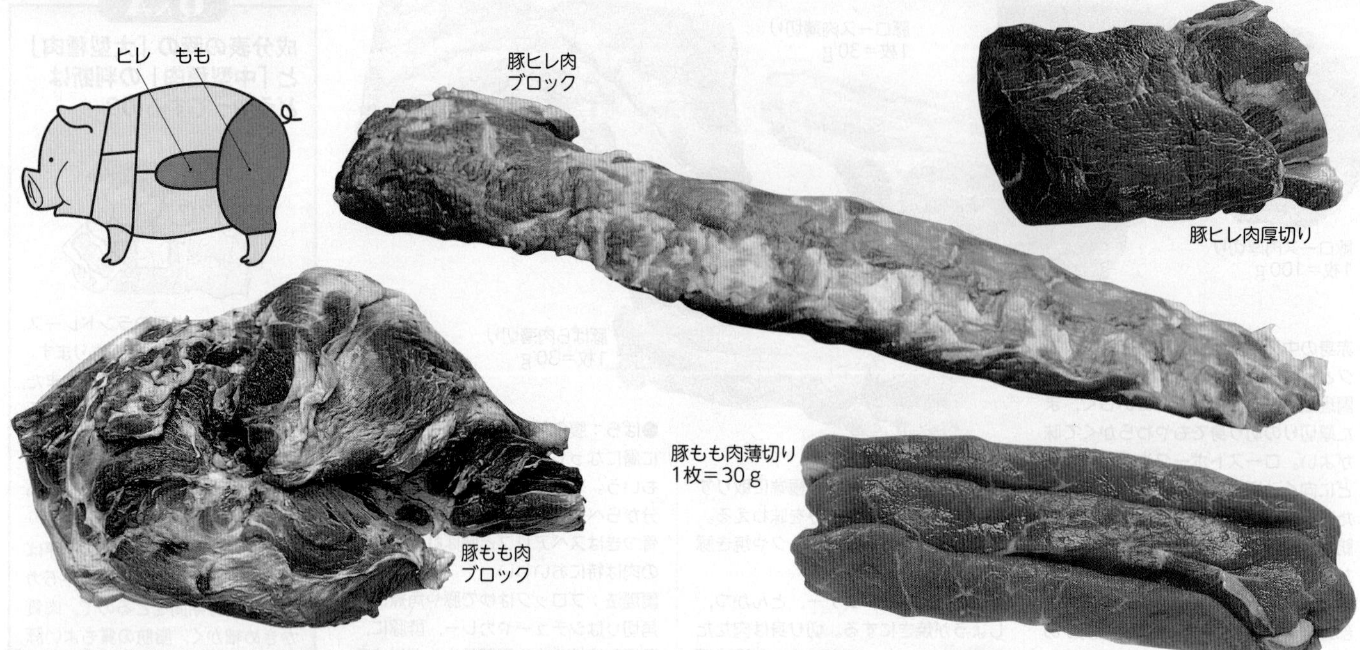

●もも：「うちもも」と「そともも」を合わせて「もも」と呼ぶことが多い。ハムの原料にもなる部位で，骨つきハムはもも1本を使ってつくられる。

特徴：赤身のかたまりで，表面の脂肪は少ないが，そとももは表面が筋膜におおわれている。ともにたんぱく質，ビタミンB_1が豊富で，赤身の色の薄いものほどやわらかい。脂肪を多くとりたくない人に適する。

調理法：料理の応用範囲は広い。特に焼き豚やローストポークなど肉そのものの味を楽しむ料理に向いている。

●ヒレ：ロースの内側にある細長い部位。1頭から2本とれ，1本が1kg前後。これは豚の重量のわずか2%ほどなので，ほかの部位に比べて価格は高めである。

特徴：豚肉の中ではやわらかく，最上の部位である。脂肪が少なくビタミンB_1を多く含み，低エネルギーなので，脂肪摂取を控えたい人によい。

調理法：油を使うとコクが出るので，ヒレかつ，から揚げ，そのほか味の濃いソースをかけた中国風の料理に向く。煮込むとぱさつき，うまみがなくなるので注意したい。

食品番号	索引番号	食品名（可食部100g当たり）	廃棄率	エネルギー	エネルギー	水分	たんぱく質		脂質			脂肪酸					炭水化物						有機酸	灰分	無機質					
							アミノ酸組成によるたんぱく質	たんぱく質	脂肪酸のトリアシルグリセロール当量	コレステロール	脂質	飽和	一価不飽和	多価不飽和	n-3系多価不飽和	n-6系多価不飽和	利用可能炭水化物（単糖当量）	利用可能炭水化物（質量計）	差引き法による利用可能炭水化物	食物繊維総量	糖アルコール	炭水化物			ナトリウム	カリウム	カルシウム	マグネシウム	リン	鉄
			%	kJ	kcal	g	g	g	g	mg	g	g	g	g	g	g	g	g	g	g	g	g	g	g	mg	mg	mg	mg	mg	mg
11140	1789	●ヒレ ●赤肉，生	0	498	118	73.4	18.5	22.2	3.3	59	3.7	1.29	1.38	0.45	0.03	0.43	(0.3)	(0.3)	3.7*	(0)	–	0.3	–	1.2	56	430	3	27	230	0.9
11278	1790	●赤肉，焼き	0	851	202	53.8	33.2	39.3	4.9	100	5.9	2.04	2.14	0.53	0.03	0.50	(0.4)	(0.4)	6.1*	(0)	–	0.4	–	2.0	92	690	6	45	380	1.6
11279	1791	●赤肉，とんかつ	0	1582	379	33.3	21.8	25.1	24.0	71	25.3	2.72	14.46	5.82	1.62	4.19	15.6	14.2	18.5*	0.9	–	14.9	–	1.4	140	440	17	33	260	1.3
		[中型種肉]																												
11141	1792	●かた ●脂身つき，生	0	932	224	63.6	–	18.3	16.8	69	17.2	6.24	8.04	1.75	0.11	1.64	0*	0	0.4	(0)	–	0	–	0.9	53	320	4	20	180	0.5
11142	1793	●皮下脂肪なし，生	0	719	172	68.5	–	19.7	10.4	67	10.8	3.82	4.98	1.11	0.07	1.05	0*	0	0.4	(0)	–	0	–	1.0	57	350	5	22	190	0.5
11143	1794	●赤肉，生	0	477	113	74.0	–	21.4	3.1	66	3.5	1.06	1.48	0.39	0.02	0.36	0*	0	0.4	(0)	–	0	–	1.1	61	380	5	24	210	1.2
11144	1795	●脂身，生	0	2872	698	19.1	–	4.9	75.4	80	75.7	28.38	36.07	7.57	0.47	7.10	0*	0	0.3	(0)	–	0	–	0.3	20	91	2	5	50	0.4
11145	1796	●かたロース ●脂身つき，生	0	1002	241	62.0	(15.2)	17.7	18.6	76	19.3	7.37	8.43	2.00	0.12	1.89	0	0	3.2*	(0)	–	0	–	1.0	55	310	4	20	180	0.7
11146	1797	●皮下脂肪なし，生	0	882	212	64.8	(15.8)	18.5	15.0	75	15.7	5.91	6.84	1.60	0.09	1.51	0	0	3.4*	(0)	–	0	–	1.0	57	330	4	21	180	0.6
11147	1798	●赤肉，生	0	588	140	71.5	(17.4)	20.6	6.1	73	6.8	2.32	2.90	0.62	0.03	0.58	0	0	3.9*	(0)	–	0	–	1.1	63	360	4	23	200	1.3
11148	1799	●脂身，生	0	2730	663	22.3	(5.4)	5.4	71.3	88	71.9	28.60	31.69	7.84	0.47	7.37	0*	0	0.6	(0)	–	0	–	0.4	22	110	2	6	59	0.5
11149	1800	●ロース ●脂身つき，生	0	1140	275	58.0	(15.6)	18.3	22.1	62	22.6	8.97	9.86	2.25	0.13	2.12	(0.2)	(0.2)	3.5*	(0)	–	0.2	–	0.9	39	310	3	20	170	0.3
11150	1801	●皮下脂肪なし，生	0	846	203	64.6	17.8	20.6	13.1	62	13.6	5.26	5.92	1.32	0.08	1.24	(0.2)	(0.2)	3.5*	(0)	–	0.2	–	1.0	43	340	4	23	190	0.2
11151	1802	●赤肉，生	0	553	131	71.2	(19.3)	22.9	4.1	61	4.6	1.55	1.97	0.39	0.02	0.37	(0.2)	(0.2)	4.3*	(0)	–	0.2	–	1.1	47	380	4	26	210	0.6
11152	1803	●脂身，生	0	2944	716	17.3	(4.1)	4.1	77.7	66	78.3	31.96	34.25	8.02	0.48	7.54	0*	0	0.6	(0)	–	0	–	0.3	15	82	1	5	45	0.2
11153	1804	●ばら ●脂身つき，生	0	1643	398	45.8	(11.6)	13.4	39.0	70	40.1	15.39	18.42	3.51	0.19	3.31	0*	0	2.8	(0)	–	0	–	0.7	43	220	3	14	120	0.6
11154	1805	●もも ●脂身つき，生	0	878	211	64.2	(16.1)	19.5	14.3	71	15.1	5.47	6.71	1.52	0.09	1.43	(0.2)	(0.2)	4.4*	(0)	–	0.2	–	1.0	48	330	4	22	190	0.5
11155	1806	●皮下脂肪なし，生	0	641	153	69.6	(17.4)	21.3	7.1	70	7.8	2.69	3.37	0.75	0.04	0.70	(0.2)	(0.2)	4.8*	(0)	–	0.2	–	1.1	51	360	4	24	200	0.5
11156	1807	●赤肉，生	0	559	133	71.5	(17.9)	21.9	4.7	70	5.3	1.74	2.22	0.48	0.03	0.46	(0.2)	(0.2)	4.9*	(0)	–	0.2	–	1.1	53	370	4	25	210	0.9
11157	1808	●脂身，生	0	2765	672	20.7	(5.2)	5.2	72.3	81	73.8	27.78	33.60	7.73	0.47	7.26	0*	0	1.5	(0)	–	0	–	0.3	18	110	1	6	58	0.5
11158	1809	●そともも ●脂身つき，生	0	1047	252	60.6	(14.9)	18.0	19.6	70	20.3	7.05	9.73	1.95	0.12	1.83	(0.2)	(0.2)	4.0*	(0)	–	0.2	–	0.9	49	320	4	21	170	0.6
11159	1810	●皮下脂肪なし，生	0	664	159	69.2	(17.2)	21.0	8.0	68	8.5	2.83	3.99	0.79	0.05	0.75	(0.2)	(0.2)	4.5*	(0)	–	0.2	–	1.1	55	360	4	25	190	0.5
11160	1811	●赤肉，生	0	544	129	72.0	(17.9)	21.9	4.3	68	4.8	1.50	2.18	0.43	0.02	0.41	(0.2)	(0.2)	4.7*	(0)	–	0.2	–	1.1	57	380	4	26	200	1.1
11161	1812	●脂身，生	0	2714	660	22.2	(4.9)	4.9	71.1	79	72.5	25.75	35.15	7.05	0.44	6.61	0*	0	1.4	(0)	–	0	–	0.4	21	120	1	6	63	0.5
11162	1813	●ヒレ ●赤肉，生	0	443	105	74.2	(18.5)	22.7	1.3	65	1.7	0.48	0.55	0.24	0.01	0.22	(0.1)	(0.1)	4.7*	(0)	–	0.1	–	1.3	48	400	4	28	220	1.2

 なるほど! お手本はイギリスのカットレット（カツレツ）…日本で，とんかつの名で料理されるようになったのは昭和4年ごろ。今では和食の定番メニューです。

豆知識　肉の熟成と保存

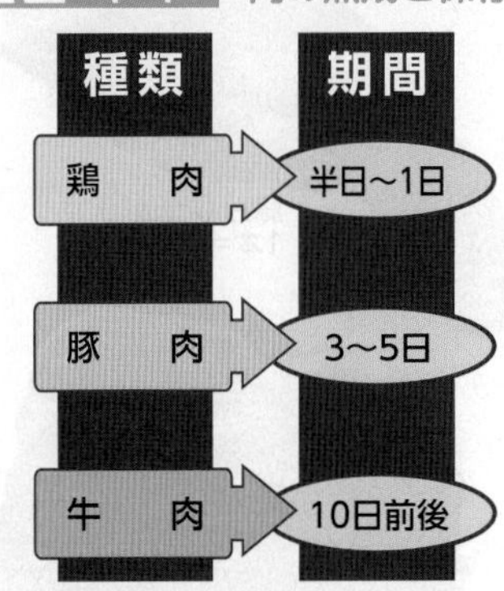

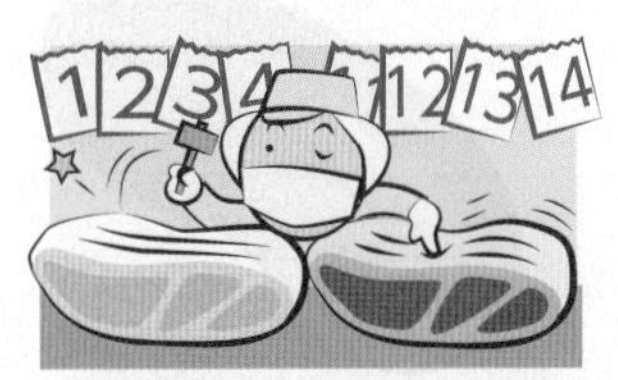

●熟成
食卓に並ぶ肉はすべて熟成を経て販売されている。どの肉類も屠殺（とさつ）後，時間の経過に伴って筋肉はかたくなる。この現象を「死後硬直」というが，これを過ぎると，肉の内部の酵素の作用でたんぱく質がアミノ酸に分解され，やわらかさとうまみ，特有のよい香りが生まれる。熟成とはこの現象をいう。
熟成は，肉の種類や温度によって仕方が異なる。生体時の大小によって熟成期間の長短が変わると考えてよい。上図は2～4℃の冷蔵庫で保管したときの熟成に必要な期間である。

●保存
まとめ買いなどをした場合は，できるだけ空気にふれないようにラップなどでぴったりとおおい，冷蔵庫のチルド室で保存する。
肉類は，表面積がもっとも大きいひき肉，次に薄切り，厚切り，ブロックの順にいたみやすくなる。
鶏肉は購入時にパックに水がたまっていることがあるが，これは食鳥処理の際に使用した水分か，冷凍ものの場合は解凍時に出た水分である。水分を捨て，ペーパータオルや脱水シートで包み，さらにラップでおおって保存するとよい。

Q＆A　ヒレはなぜやわらかい？

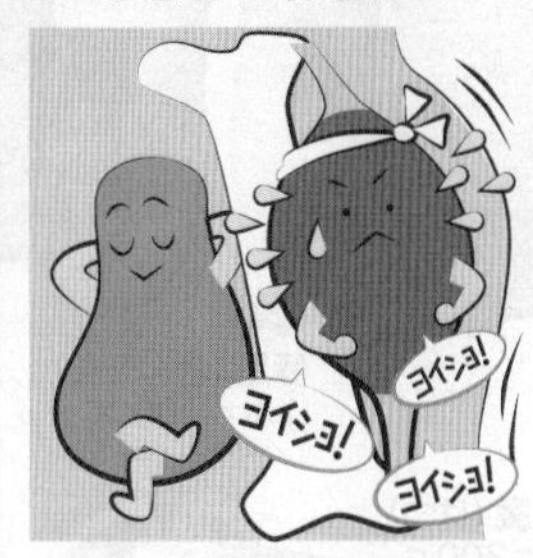

ヒレは，牛でも豚でも1頭の肉から2%しかとれない貴重な部位。値段が高いのももっともです。肉は脂身が適当に混じっていることがやわらかさにつながるのですが，ヒレは脂身がないにもかかわらず，とてもやわらかいのが特徴です。
ふつう，動物の肉は，骨の外側についていて，体の動きに伴って縮んだり，戻ったりして骨を動かします。つまり，肉が運動をするわけで，そのため筋肉が発達して肉質はかたくなります。ところが，ヒレは骨の内側についている肉なので，体の動きにはほとんど関係がありません。やわらかさの秘密は，ここにあるのです。

Q＆A　豚肉はよく火を通したほうがよいといわれるのはなぜ？

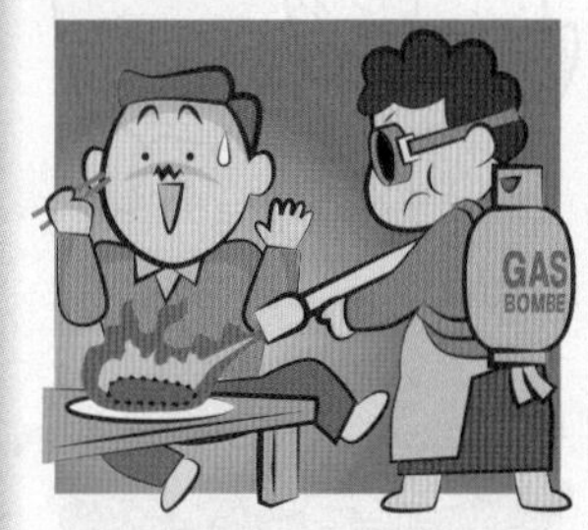

牛さし，馬さし，鶏わさ（鶏ささみをさっと湯に通してわさびじょうゆで食べる）など，肉のさしみは結構食べられているのに，豚肉だけはさしみで食べることはありません。必ず「よく火を通してから食べるように」といわれています。
これは豚が病気にかかりやすく，たとえ発病しなくても病原菌をもっている場合が非常に多いためです。特定病原体をもたずに生まれたSPF豚も，成育中は通常環境下にいるため，生食はできません。豚肉は生食を避け，火を通して仕上げるほうがよいのです。

無機質							ビタミン（脂溶性）												ビタミン（水溶性）										食塩相当量	備考
亜鉛	銅	マンガン	ヨウ素	セレン	クロム	モリブデン	A レチノール	A カロテン α	A カロテン β	A β-クリプトキサンチン	A β-カロテン当量	A レチノール活性当量	D	E トコフェロール α	E トコフェロール β	E トコフェロール γ	E トコフェロール δ	K	B1	B2	ナイアシン	ナイアシン当量	B6	B12	葉酸	パントテン酸	ビオチン	C		
mg	mg	mg	μg	μg	μg	μg	μg	μg	μg	μg	μg	μg	μg	mg	mg	mg	mg	μg	mg	mg	mg	mg	mg	μg	μg	mg	μg	mg	g	
2.2	0.07	0.01	1	21	1	1	3	(0)	0	(0)	(0)	**3**	0.3	0.3	0	0	0	3	**1.32**	0.25	6.9	12.0	0.54	0.5	1	0.93	3.0	1	0.1	
3.6	0.12	0.01	1	40	0	1	2	0	0	0	0	**2**	0.3	0.3	0	Tr	0	6	**2.09**	0.44	13.0	21.0	0.76	0.9	1	1.55	6.4	1	0.2	
2.7	0.12	0.15	Tr	30	Tr	6	3	(0)	7	0	7	**3**	0.3	4.1	0	9.3	0.2	32	**1.09**	0.32	7.1	13.0	0.33	0.6	6	1.16	4.6	1	0.4	調理による脂質の増減：本書p.314～315表1参照
																														別名：黒豚　試料：バークシャー種
3.0	0.08	0.02	–	–	–	–	5	–	–	–	0	**5**	Tr	0.3	0	Tr	0	Tr	**0.70**	0.22	4.8	7.9	0.30	0.3	1	0.92	–	1	0.1	皮下脂肪：9.9%，筋間脂肪：9.1%
3.3	0.08	0.02	–	–	–	–	3	–	–	–	0	**3**	Tr	0.3	0	Tr	0	Tr	**0.75**	0.24	5.2	8.5	0.33	0.3	1	0.99	–	1	0.1	筋間脂肪：10.1%
3.6	0.09	0.02	–	–	–	–	2	–	–	–	Tr	**2**	0	0.3	0	0	0	0	**0.82**	0.27	5.6	9.2	0.36	0.3	1	1.07	–	2	0.2	皮下脂肪及び筋間脂肪を除いたもの
0.4	0.04	0	–	–	–	–	15	–	–	–	(0)	**15**	0.2	0.4	0	0.1	0	1	**0.19**	0.04	1.4	2.2	0.07	0.3	1	0.28	–	1	0.1	皮下脂肪及び筋間脂肪
3.2	0.09	0.01	–	–	–	–	4	–	–	–	0	**4**	Tr	0.3	0	Tr	0	Tr	**0.70**	0.24	4.8	(8.3)	0.33	0.4	1	0.98	–	1	0.1	皮下脂肪：6.6%，筋間脂肪：12.6%
3.4	0.09	0.01	–	–	–	–	4	–	–	–	0	**4**	Tr	0.3	0	Tr	0	Tr	**0.74**	0.25	5.0	(8.7)	0.35	0.4	1	1.01	–	1	0.1	筋間脂肪：13.6%
3.8	0.10	0.01	–	–	–	–	3	–	–	–	Tr	**3**	0	0.3	0	0	0	Tr	**0.82**	0.29	5.4	(9.6)	0.39	0.4	1	1.10	–	2	0.2	皮下脂肪及び筋間脂肪を除いたもの
0.7	0.03	0	–	–	–	–	11	–	–	–	(0)	**11**	0.2	0.6	0	0.1	0	1	**0.21**	0.04	2.2	(2.7)	0.09	0.3	1	0.47	–	0	0.1	皮下脂肪及び筋間脂肪
1.6	0.05	0.01	Tr	22	0	1	6	–	–	–	0	**6**	0.1	0.3	0	Tr	0	2	**0.77**	0.13	7.1	(11.0)	0.35	0.3	1	0.66	4.4	1	0.1	皮下脂肪：13.8%，筋間脂肪：10.6%
1.8	0.05	0.01	Tr	24	0	1	5	–	–	–	0	**5**	0.1	0.3	0	Tr	0	3	**0.86**	0.14	7.9	12.0	0.39	0.3	1	0.71	4.0	1	0.1	筋間脂肪：12.2%
2.0	0.05	0.01	Tr	27	0	1	4	–	–	–	Tr	**4**	0.1	0.3	0	0	0	3	**0.96**	0.15	8.8	(13.0)	0.43	0.3	1	0.77	3.6	1	0.1	皮下脂肪及び筋間脂肪を除いたもの
0.3	0.02	0	0	7	0	1	14	–	–	–	(0)	**14**	0.1	0.4	0	0.1	0	1	**0.19**	0.04	2.0	(2.4)	0.08	0.4	1	0.31	7.1	1	0	皮下脂肪及び筋間脂肪
1.6	0.04	0.01	–	–	–	–	9	–	–	–	Tr	**9**	0.1	0.4	0	0.1	0	1	**0.45**	0.11	4.2	(6.6)	0.23	0.3	2	0.62	–	1	0.1	
2.0	0.07	0.01	–	–	–	–	5	–	–	–	0	**5**	0.1	0.3	0	Tr	0	3	**0.90**	0.19	7.2	(11.0)	0.37	0.3	1	0.92	–	1	0.1	皮下脂肪：11.1%，筋間脂肪：3.2%
2.2	0.07	0.01	–	–	–	–	4	–	–	–	0	**4**	0.1	0.3	0	Tr	0	4	**0.98**	0.20	7.8	(12.0)	0.40	0.3	1	0.99	–	1	0.1	筋間脂肪：3.6%
2.3	0.07	0.01	–	–	–	–	4	–	–	–	Tr	**4**	0.1	0.3	0	Tr	0	4	**1.01**	0.21	8.1	(13.0)	0.42	0.3	1	1.02	–	1	0.1	皮下脂肪及び筋間脂肪を除いたもの
0.4	0.03	0.01	–	–	–	–	13	–	–	–	(0)	**13**	0.1	0.3	0	0.1	0	1	**0.23**	0.04	2.0	(2.5)	0.08	0.3	1	0.30	–	0	0	皮下脂肪及び筋間脂肪
2.2	0.08	0.02	–	–	–	–	4	–	–	–	0	**4**	Tr	0.3	0	Tr	0	Tr	**0.70**	0.18	5.7	(9.4)	0.34	0.3	1	0.76	–	1	0.1	皮下脂肪：18.4%，筋間脂肪：4.5%
2.6	0.09	0.02	–	–	–	–	3	–	–	–	0	**3**	Tr	0.3	0	Tr	0	Tr	**0.81**	0.21	6.5	(11.0)	0.41	0.3	1	0.86	–	1	0.1	筋間脂肪：5.5%
2.7	0.09	0.02	–	–	–	–	3	–	–	–	Tr	**3**	0	0.3	0	0	0	0	**0.84**	0.22	6.7	(11.0)	0.43	0.3	1	0.89	–	1	0.1	皮下脂肪及び筋間脂肪を除いたもの
0.5	0.03	0	–	–	–	–	10	–	–	–	(0)	**10**	0.1	0.3	0	0.1	0	1	**0.24**	0.05	2.5	(3.0)	0.01	0.3	1	0.31	–	0	0.1	皮下脂肪及び筋間脂肪
2.3	0.09	0.02	–	–	–	–	2	–	–	–	Tr	**2**	0	0.3	0	0	0	0	**1.22**	0.25	5.4	(10.0)	0.48	0.2	1	0.90	–	1	0.1	

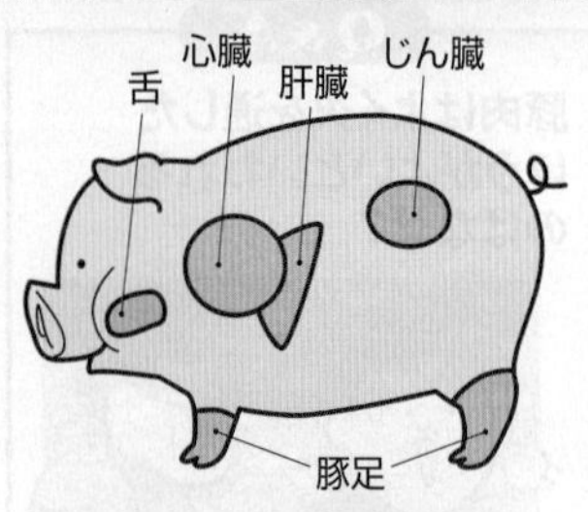

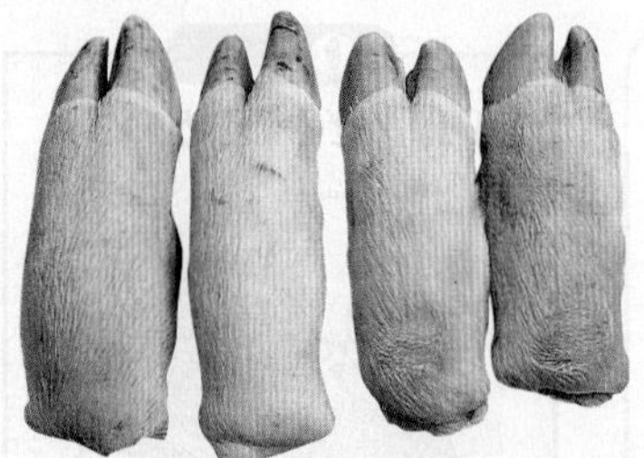

豚足（とんそく）
1本＝400 g

豚じん臓（まめ）
1個＝200 g

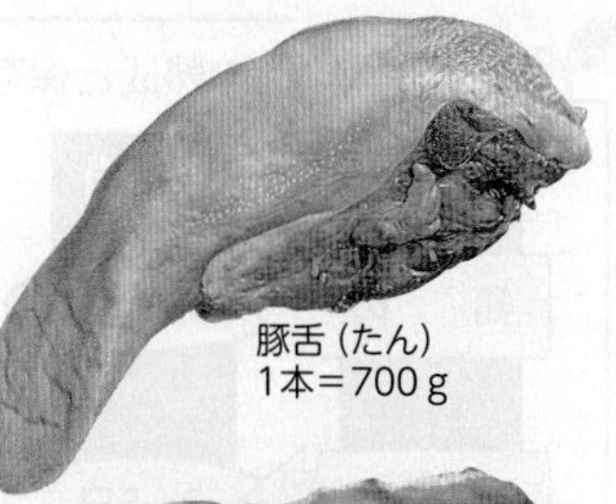

豚舌（たん）
1本＝700 g

豚ひき肉

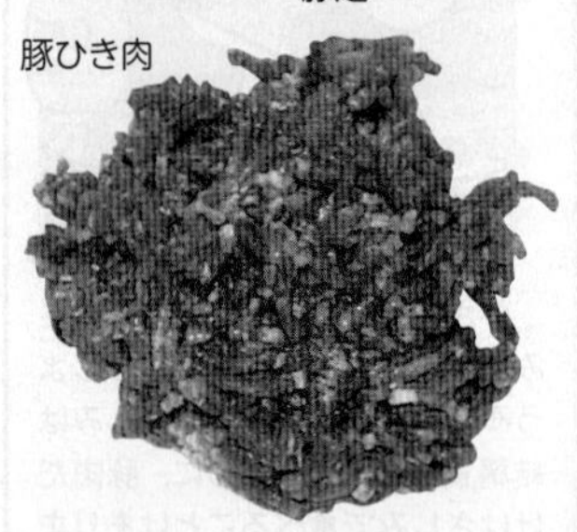

豚心臓（はつ）
1個＝300 g

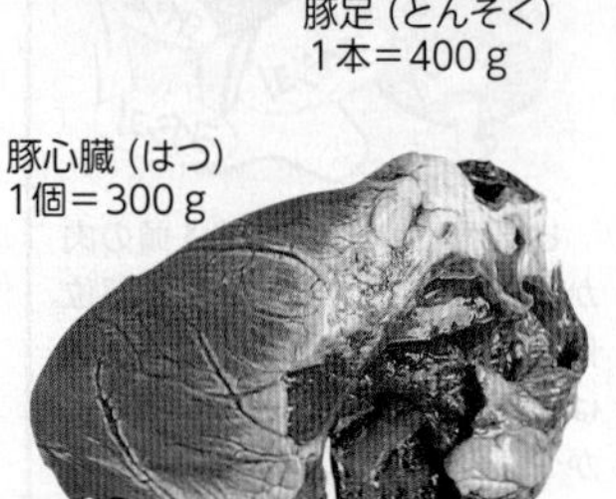

豚肝臓（レバー）
1個＝400 g

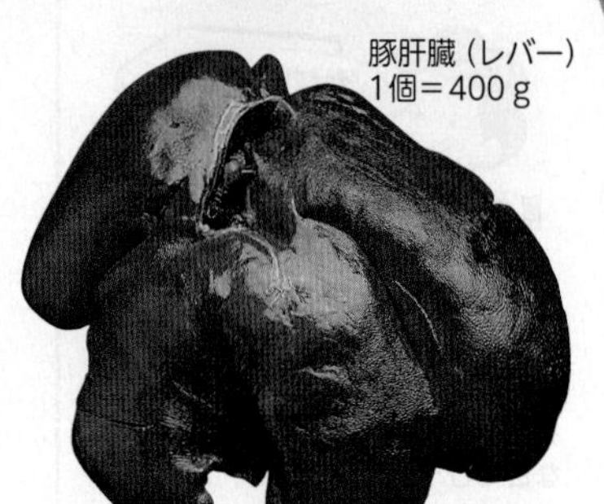

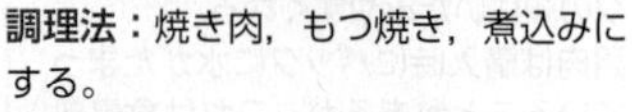

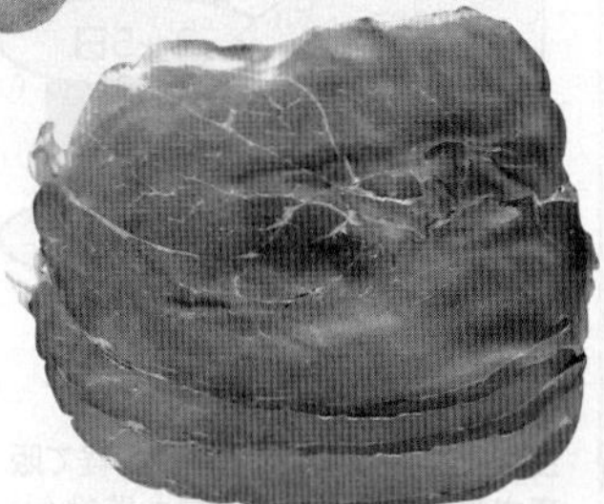

生ハム 1枚＝5 g

●**ひき肉**：いろいろな部位を合わせて，肉ひき機で細かくひいた肉をいう。牛肉と合わせたあいびき肉は，「豚牛あいびき」「牛豚あいびき」といったように，多く使われている食肉順に表示することになっており，「あいびき」のみの表示は認められていない。

特徴：ばら肉などの脂身が入ったひき肉のほうが味がよく，粘りも出てやわらかく仕上がる。

調理法：肉だんご，ハンバーグ，炒め物，テリーヌ，手づくりソーセージなどに使う。

ぶた（豚）・副生物

Swine, offals

特有のくせがあるが，十分に下処理を行うことでくせはやわらぐ。香辛料や香味野菜を使うのもよい方法である。

●**舌**：たん。比較的脂肪が多い。根元のほうがやわらかくてうまみがある。

調理法：バター焼き，網焼き，から揚げ，フライなどにする。

●**心臓**：はつ。味は淡白で，肉質がかたく，コリコリした独特の歯ごたえがある。

調理法：焼き肉，もつ焼き，煮込みにする。

●**肝臓**：レバー。ビタミンA・B_2，鉄分が多い。比較的くせがなく，やわらかい。

調理法：にらレバー炒め，揚げ物，ソテーなどにする。

●**じん臓**：まめ。そら豆形をしている。下ゆでしたものは，シコシコとした歯ごたえがある。

調理法：もつ煮込み，炒め物，煮込みにする。

●**胃腸**：胃はがつ，小腸はひもといわれる。がつは，少しかたいが，内臓を好まない人でもくせがなく食べやすい。

調理法：がつは，もつ焼き，酢の物，煮込みにする。ひもは，炒め物やもつ焼き，煮込みにする。

●**豚足**：ゼラチン質が多く，長時間加熱するとやわらかくなる。

調理法：ゆでたり，煮物，フライなどにする。骨と爪以外は残すところなくすべて食べられる。

食品番号	索引番号	食品名（可食部100g当たり▶）	廃棄率 %	エネルギー kJ	エネルギー kcal	水分 g	たんぱく質 アミノ酸組成によるたんぱく質 g	たんぱく質 g	脂質 脂肪酸のトリアシルグリセロール当量 g	コレステロール mg	脂質 g	脂肪酸 飽和 g	脂肪酸 一価不飽和 g	脂肪酸 多価不飽和 g	n-3系 多価不飽和 g	n-6系 多価不飽和 g	利用可能炭水化物 単糖当量 g	利用可能炭水化物 質量計 g	差引き法による利用可能炭水化物 g	食物繊維総量 g	糖アルコール g	炭水化物 g	有機酸 g	灰分 g	ナトリウム mg	カリウム mg	カルシウム mg	マグネシウム mg	リン mg	鉄 mg
		［ひき肉］																												
11163	1814	●生	0	868	209	64.8	15.9	17.7	16.1	74	17.2	6.24	7.55	1.62	0.10	1.52	(0.1)*	(0.1)	2.3	(0)	–	0.1	–	0.9	57	290	6	20	120	1.0
11280	1815	●焼き	0	1202	289	51.5	22.3	25.7	19.9	94	21.5	7.64	9.60	1.82	0.08	1.74	(0.1)	(0.1)	5.0*	(0)	–	0.1	–	1.3	80	440	7	29	170	1.6
		［副生物］																												
11164	1816	●舌 ●生	0	853	205	66.7	12.6	15.9	15.2	110	16.3	5.79	7.34	1.38	0.04	1.33	(0.1)	(0.1)	4.6*	(0)	–	0.1	–	1.0	80	220	8	15	160	2.3
11165	1817	●心臓 ●生	0	497	118	75.7	13.4	16.2	5.0	110	7.0	2.10	1.74	0.98	0.03	0.95	(0.1)	(0.1)	4.8*	(0)	–	0.1	–	1.0	80	270	5	17	170	3.5
11166	1818	●肝臓 ●生	0	484	114	72.0	17.3	20.4	1.9	250	3.4	0.78	0.24	0.76	0.15	0.60	(2.5)	(2.3)	7.1*	(0)	–	2.5	–	1.7	55	290	5	20	340	13.0
11167	1819	●じん臓 ●生	0	404	96	79.0	11.4	14.1	3.3	370	5.8	1.30	0.86	1.00	0.11	0.88	(Tr)	(Tr)	5.2*	(0)	–	Tr	–	1.1	160	200	7	11	220	3.7
11168	1820	●胃 ●ゆで	0	465	111	76.8	(13.9)	17.4	4.1	250	5.1	2.02	1.48	0.43	0.04	0.39	0	0	4.4*	(0)	–	0	–	0.7	100	150	9	15	140	1.5
11169	1821	●小腸 ●ゆで	0	663	159	73.7	(11.2)	14.0	11.1	240	11.9	5.93	3.88	0.85	0.08	0.76	0	0	3.5*	(0)	–	0	–	0.4	13	14	21	13	130	1.4
11170	1822	●大腸 ●ゆで	0	691	166	74.1	(9.4)	11.7	12.9	210	13.8	6.68	4.42	1.22	0.12	1.10	0	0	3.2*	(0)	–	0	–	0.4	21	27	15	10	93	1.6
11171	1823	●子宮 ●生	0	273	64	83.8	(11.7)	14.6	0.5	170	0.9	0.18	0.15	0.11	0.01	0.09	0	0	3.3*	(0)	–	0	–	0.7	130	150	7	8	100	1.9
11172	1824	●豚足 ●ゆで	40	944	227	62.7	–	20.1	16.3	110	16.8	4.99	9.21	1.35	0.14	1.21	(Tr)*	(Tr)	0.5	(0)	–	Tr	–	0.4	110	50	12	5	32	1.4
11173	1825	●軟骨 ●ゆで	0	952	229	63.5	(15.1)	17.8	17.3	140	17.9	7.11	7.31	2.09	0.17	1.91	0	0	3.3*	(0)	–	0	–	0.8	120	110	100	13	120	1.6
		［ハム類］																												
11174	1826	●骨付きハム	10	866	208	62.9	14.4	16.7	14.4	64	16.6	5.15	6.89	1.70	0.13	1.57	0.9	0.9	5.0*	(0)	–	0.8	0.4	3.0	970	200	6	19	210	0.7
11175	1827	●ボンレスハム	0	483	115	72.0	15.8	18.7	3.4	49	4.0	1.18	1.49	0.56	0.06	0.50	1.2	1.1	4.8*	(0)	–	1.8	0.5	3.5	1100	260	8	20	340	0.7
11176	1828	●ロースハム ●ロースハム	0	881	211	61.1	16.0	18.6	13.5	61	14.5	5.35	5.94	1.61	0.10	1.50	1.2	1.1	6.0*	0	–	2.0	0.5	3.0	910	290	4	20	280	0.5
● 11303	1829	●ゆで	0	971	233	58.9	17.4	19.7	15.6	69	16.6	6.15	7.26	1.51	0.09	1.42	0.9	0.9	5.8*	0	–	1.6	–	2.3	730	220	4	21	250	0.5
● 11304	1830	●焼き	0	1001	240	54.6	20.6	23.6	14.5	77	15.1	5.67	6.67	1.55	0.09	1.45	1.3	1.3	6.6*	0	–	2.4	–	3.6	1100	370	5	24	340	0.6
● 11305	1831	●フライ	0	1796	432	27.8	15.4	17.3	30.6	50	32.3	3.84	17.95	7.53	2.22	5.31	1.2	1.2	23.2*	0	–	20.0	0.4	2.5	820	260	24	22	240	0.6
11177	1832	●ショルダーハム	0	917	221	62.7	13.9	16.1	16.2	56	18.2	5.91	7.40	2.21	0.17	2.04	1.1	1.1	4.4*	(0)	–	0.6	0.3	2.4	640	290	7	19	270	1.0
11181	1833	●生ハム ●促成	0	1014	243	55.0	20.6	24.0	16.0	78	16.6	6.47	6.91	1.92	0.12	1.79	3.4*	3.3	3.3	(0)	–	0.5	1.1	3.9	2300	470	6	27	200	0.7
11182	1834	●長期熟成	0	1051	253	49.5	22.0	25.7	18.0	98	18.4	6.51	8.92	1.75	0.11	1.64	0.1*	0.1	3.4	(0)	–	0	0.7	6.4	2200	480	11	25	200	1.2

なるほど！ アシティビチ…沖縄では，豚肉をよく食べます。豚足をしょうゆ味などで長時間煮込んだ料理がアシティビチ。ゼラチン質が溶けて汁もとろとろになった料理です。

ボンレスハム
1枚＝20ｇ

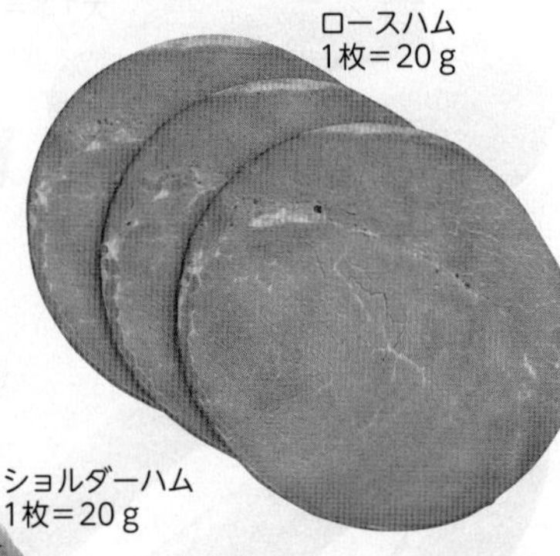

ロースハム
1枚＝20ｇ

ショルダーハム
1枚＝20ｇ

ハム類
Hams

ハムは元来「もも肉」をさす言葉である。そこから豚のもも肉を塩漬けにし，ゆでたり，くん煙したものをハムと呼ぶようになった。日本では，もも肉だけでなく，ほかの部位を加工したものも広くハムと呼んでいる。

調理法：そのまま食べられるのが大きな特徴で，オードブル，サラダ，サンドイッチなどに広く使われる。

●**骨付きハム**：豚の骨つきもも肉を加工した本来のハム。くん煙してあり香りがよい。イギリスのヨークハムは世界的に有名。

●**ボンレスハム**：豚のもも肉の骨（ボーン）を抜いて加工したハム。食べやすく，サンドイッチやカナッペなどにする。

●**ロースハム**：豚のロース肉でつくる。日本で最も消費量が多い。

●**ショルダーハム**：豚の肩肉を加工したハム。脂肪が多い。

●**生ハム**：豚のもも肉を塩漬けし，低温でくん煙したもの。また，くん煙せずに塩漬け，乾燥のみでつくるもの，長期間熟成させるものもある。熱処理をしていないため，肉本来のうまみがある。

豆知識　肝臓（レバー）をおいしく食べるには

牛，豚，鶏いずれのレバーもビタミンA・B_2，鉄の供給源となる食品である。

レバーは血液を多く含んでいることから，生臭みがあり，空気にふれると酸化して変色しやすく，鮮度も落ちやすい。

●**選び方**…色が鮮やかなかたまりのもの（スライスのものより鮮度がよい）を選び，買ってきたらすぐ下処理をする。

●**血抜き**…血のかたまりなどを除き，よく洗う。空気にふれないようにたっぷりの水にかたまりのまま入れ，20～30分流水にさらす。水けをよくふきとり，料理に合わせて切る。

●**臭み抜き**…和食，中国料理には，下味をかねて，しょうゆ，酒，しょうが汁などにつける。洋風料理に使うときは牛乳につけると臭み消しになる。牛乳のたんぱく質コロイドが，生臭みを吸着する働きがあるからである。また，香味野菜を使うのもよい。

豆知識　生ハムの名品

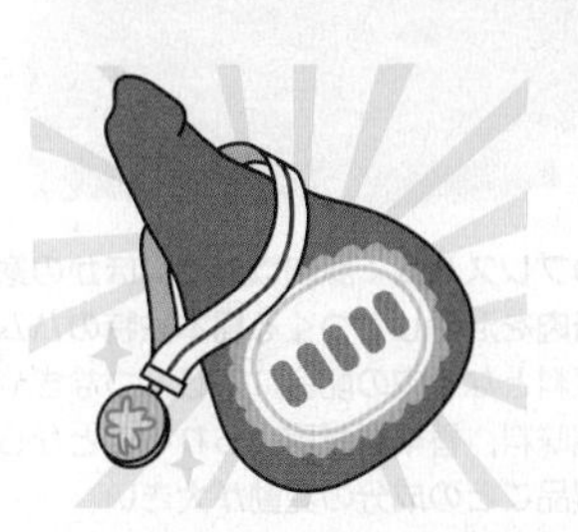

生ハムは，豚肉を塩漬けしてからくん煙しただけでボイルしないものをいう。生肉の色がそのまま残っており，香りのよいくん煙臭がある。有名なものに，イタリア名産のパルマハム，フランスのバイヨンヌハム，ドイツのウエストファリアンハムなどがある。

特にパルマハムは，イタリアのパルマ地方特産の骨つきハム。塩漬けにした後，くん煙しないでさらに数カ月乾燥・熟成させる。製品になるまで1年以上かかり，ハムの芸術品といわれる。製品には品質保証の刻印が押されるブランド品である。

無機質 亜鉛	銅	マンガン	ヨウ素	セレン	クロム	モリブデン	ビタミン（脂溶性） A レチノール	カロテン α	カロテン β	β-クリプトキサンチン	β-カロテン当量	レチノール活性当量	D	E トコフェロール α	β	γ	δ	K	ビタミン（水溶性） B_1	B_2	ナイアシン	ナイアシン当量	B_6	B_{12}	葉酸	パントテン酸	ビオチン	C	食塩相当量	備考
mg	mg	mg	μg	μg	μg	μg	μg	μg	μg	μg	μg	μg	μg	mg	mg	mg	mg	μg	mg	mg	mg	mg	mg	μg	μg	mg	μg	mg	g	
2.8	0.07	0.01	1	19	2	1	9	0	0	0	0	**9**	0.4	0.5	0	0	0	5	**0.69**	0.22	5.5	8.9	0.36	0.6	2	1.22	3.3	1	0.1	
3.7	0.09	0.03	1	28	2	1	10	0	0	0	0	**10**	0.4	0.5	0	Tr	0	5	**0.94**	0.30	8.1	13.0	0.42	0.9	1	1.61	5.0	1	0.2	
2.0	0.20	–	–	–	–	–	7	–	–	–	Tr	**7**	2.0	0.3	0	0	0	Tr	**0.37**	0.43	4.5	7.8	0.21	2.2	4	1.49	–	3	0.2	別名：たん
1.7	0.35	–	–	–	–	–	9	–	–	–	Tr	**9**	0.7	0.4	0	0	0	1	**0.38**	0.95	6.0	9.5	0.32	2.5	5	2.70	–	4	0.2	別名：はつ
6.9	0.99	–	1	67	0	120	13000	–	–	–	Tr	**13000**	1.3	0.4	0	0	0	Tr	**0.34**	3.60	14.0	19.0	0.57	25.0	810	7.19	80.0	20	0.1	別名：レバー
2.4	0.41	–	2	240	0	72	75	–	–	–	Tr	**75**	1.7	0.2	0	0	0	8	**0.33**	1.75	6.0	9.7	0.43	15.0	130	4.36	100.0	15	0.4	別名：まめ
2.4	0.19	0.05	–	–	–	–	4	–	–	–	(0)	**4**	0.5	0.4	0	0	0	14	**0.10**	0.23	2.9	(6.4)	0.04	0.9	31	0.59	–	5	0.3	別名：がつ，ぶたみの
2.0	0.08	0.04	–	–	–	–	15	–	–	–	(0)	**15**	0.3	0.3	0	0	0	5	**0.01**	0.03	0.1	(2.9)	0	0.4	17	0.24	–	0	0	別名：ひも
1.8	0.12	0.03	–	–	–	–	8	–	–	–	(0)	**8**	0.5	0.5	0	0	0	26	**0.03**	0.07	0.1	(2.4)	0	1.0	25	0.27	–	0	0.1	別名：しろ，しろころ
1.3	0.11	0.01	–	–	–	–	8	–	–	–	(0)	**8**	0.2	0.2	0	0	0	5	**0.06**	0.14	2.2	(5.1)	0.01	3.8	8	0.38	–	11	0.3	別名：こぶくろ
1.0	0.07	–	–	–	–	–	6	–	–	–	(0)	**6**	1.0	0.4	0	0	0	1	**0.05**	0.12	0.7	4.1	0.02	0.4	1	0.16	–	0	0.3	皮付きのもの 廃棄部位：骨
1.5	0.11	0.02	–	–	–	–	7	–	–	–	(0)	**7**	0.5	0.1	0	0	0	13	**0.08**	0.15	1.7	(2.3)	0.05	0.6	2	0.47	–	2	0.3	別名：ふえがらみ
1.6	0.05	0.01	1	24	6	1	4	–	–	–	(0)	**4**	0.5	0.2	Tr	Tr	Tr	4	**0.24**	0.24	3.5	7.0	0.25	1.1	Tr	0.66	3.9	39	2.5	廃棄部位：皮及び骨　ビタミンC：酸化防止用として添加された食品を含む
1.6	0.07	0.01	1	19	4	1	Tr	–	–	–	(0)	**(Tr)**	0.6	0.2	0	Tr	Tr	2	**0.90**	0.28	6.5	10.0	0.24	1.3	1	0.70	2.1	49	2.8	ビタミンC：酸化防止用として添加された食品を含む
1.6	0.04	0.01	0	21	12	1	3	0	0	0	0	**3**	0.2	0.1	0	0	0	6	**0.70**	0.12	7.3	11.0	0.28	0.5	1	0.71	3.8	25	2.3	ビタミンC：酸化防止用として添加された食品を含む
1.8	0.04	0.01	0	24	11	1	3	–	–	–	–	**3**	0.3	0.1	0	0	0	5	**0.64**	0.12	6.1	10.0	0.28	0.6	1	0.72	4.0	19	1.9	ビタミンC：添加品を含む
1.8	0.05	0.01	0	30	11	1	3	–	–	–	–	**3**	0.2	0.1	0	0	0	4	**0.86**	0.16	9.5	15.0	0.32	0.6	1	1.03	4.2	27	2.8	ビタミンC：添加品を含む
1.3	0.07	0.19	0	20	8	6	1	–	0	0	0	**1**	0.1	0.7	0	0	0	2	**0.52**	0.13	5.4	9.0	0.20	0.3	9	0.59	3.8	15	2.1	ビタミンC：添加品を含む　植物油（なたね油） 調理による脂質の増減：本書p.314～315表1参照
2.0	0.09	0.02	1	17	1	1	4	–	–	–	(0)	**4**	0.2	0.3	0	0.1	Tr	2	**0.70**	0.35	5.7	9.0	0.27	1.9	2	0.92	3.9	55	1.6	ビタミンC：酸化防止用として添加された食品を含む
2.2	0.08	0.02	180	19	1	1	5	–	–	–	(0)	**5**	0.3	0.3	0	0.1	0	7	**0.92**	0.18	9.9	15.0	0.43	0.4	3	1.36	3.3	18	5.8	ラックスハムを含む　ビタミンC：酸化防止用として添加された食品を含む　ヨウ素：一部製品で昆布エキスを用いたため，高い値を示したと推測される
3.0	0.11	0.03	1	28	1	1	5	–	–	–	(0)	**5**	0.8	0.3	0	0	0	12	**0.90**	0.27	7.6	13.0	0.52	0.6	2	1.81	5.6	Tr	5.6	プロシュートを含む

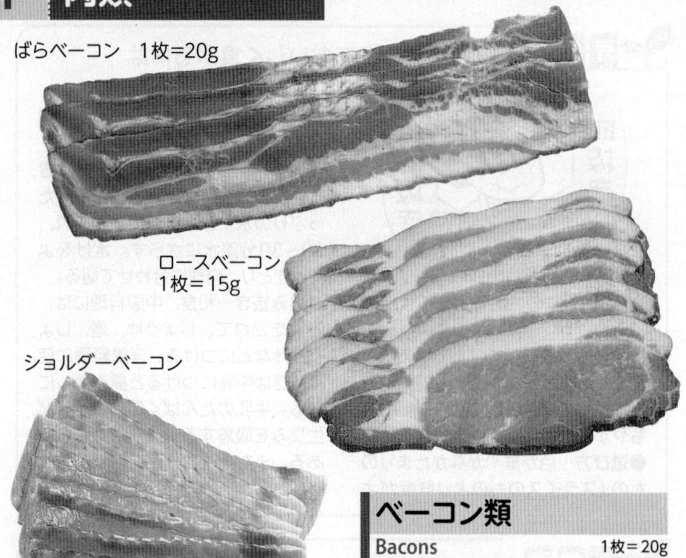

ばらベーコン　1枚=20g

ロースベーコン
1枚＝15g

ショルダーベーコン

レバーソーセージ
大1本＝160g

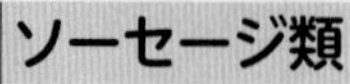

ウィンナーソーセージ
1本＝20g

生ソーセージ
1本＝30g

●プレスハム：豚肉以外に，ほかの家畜肉を混合してつくる日本独特のハム。原料となる肉の配合に応じ，つなぎや調味料，香辛料が用いられることから，製品ごとの成分の変動が大きい。

●チョップドハム：プレスハムのつなぎの割合が日本農林規格（ＪＡＳ）以上のものをいう。

ベーコン類
Bacons

1枚＝20g

脂肪の多い豚のばら肉を塩漬けして熟成させたあと，長時間くん煙したものをいう。くん製特有のよい香りがある。豚肉の保存法の一つとして，大きなブロックを塩漬けにしたのが始まりとされる。脂肪の少ない肩肉やロース肉を加工したものも市販されている。

●ばらベーコン：豚のわきばら肉でつくる本来のベーコン。

特徴：脂肪が多い。この脂肪が加熱によってよい味と風味を出す。

調理法：かたまりをポトフに加えたり，薄切りをスープ煮や和風の煮物に加えて味を補う。また，カリカリに炒めてサラダに加えたり，野菜とともにソテーしたりする。

●ロースベーコン：豚のロース肉を加工したもの。ベーコンより脂肪が少ない。

調理法：フライパンで焼き，ベーコンエッグやサンドイッチなどにする。

●ショルダーベーコン：豚の肩肉や肩ロース肉を加工したもの。脂肪は少ないが，うまみがある。

ソーセージ類
Sausages

ヨーロッパを中心に，豚肉の保存を目的として発達した。本来は塩漬けにした豚肉を細かく刻み，味つけして腸詰めにしたもの。現在は，牛，かも，羊，うさぎの肉や豚のレバー，血液なども利用されている。

ヨーロッパ各国で独特のソーセージがつくられており，日本でも同じ手法でつくったものが市販されている。

種類：●長期保存に向かないタイプ：通常ソーセージと呼んでいるもの。水分の多いドメスティックソーセージ。ボロニア，フランクフルト，ウインナ

食品番号	索引番号	食品名（可食部100g当たり）	廃棄率	エネルギー	エネルギー	水分	たんぱく質：アミノ酸組成によるたんぱく質	たんぱく質	脂質：脂肪酸のトリアシルグリセロール当量	脂質：コレステロール	脂質	脂肪酸：飽和	脂肪酸：一価不飽和	脂肪酸：多価不飽和	脂肪酸：n-3系多価不飽和	脂肪酸：n-6系多価不飽和	炭水化物：利用可能炭水化物（単糖当量）	利用可能炭水化物（質量計）	差引き法による利用可能炭水化物	食物繊維総量	糖アルコール	炭水化物	有機酸	灰分	無機質：ナトリウム	カリウム	カルシウム	マグネシウム	リン	鉄
			%	kJ	kcal	g	g	g	g	mg	g	g	g	g	g	g	g	g	g	g	g	g	g	g	mg	mg	mg	mg	mg	mg
		[プレスハム類]																												
11178	1835	●プレスハム	0	477	113	73.3	12.9	15.4	3.7	43	4.5	1.51	1.56	0.44	0.08	0.36	4.9	4.5	6.8*	(0)	–	3.9	0.5	2.9	930	150	8	13	260	1.2
11180	1836	●チョップドハム	0	558	132	68.0	10.1	11.7	3.6	39	4.2	1.14	1.56	0.78	0.07	0.71	8.8	8.1	14.6*	(0)	–	12.7	0.3	3.4	1000	290	15	17	260	0.8
		[ベーコン類]																												
11183	1837	●ばらベーコン ●ばらベーコン	0	1014	244	58.8	13.5	15.4	17.9	60	19.4	6.94	8.26	1.93	0.17	1.75	2.0*	1.9	3.9	(0)	–	3.2	0.5	3.2	1000	230	4	15	210	0.4
11184	1838	●ロースベーコン	0	843	202	62.5	14.6	16.8	12.8	50	14.6	4.92	5.11	2.20	0.19	2.01	1.3	1.3	6.7*	(0)	–	3.2	0.6	2.9	870	260	6	19	270	0.5
11185	1839	●ショルダーベーコン	0	744	178	65.4	16.2	17.2	10.4	51	11.9	3.85	4.87	1.21	0.10	1.11	1.6	1.6	4.3*	(0)	–	2.5	0.7	3.0	940	240	12	17	290	0.8
		[ソーセージ類]																												
11186	1840	●ウインナーソーセージ ●ウインナーソーセージ	0	1319	319	52.3	10.5	11.5	29.3	60	30.6	10.98	13.42	3.59	0.24	3.35	3.4*	3.1	5.4	0	–	3.3	0.2	2.3	740	180	6	12	200	0.5
● 11306	1841	●ゆで	0	1356	328	52.3	10.9	12.1	30.7	62	32.0	11.58	14.08	3.73	0.25	3.47	1.8*	1.8	3.6	0	–	1.4	0.3	2.2	700	170	5	12	200	0.6
● 11307	1842	●焼き	0	1426	345	50.2	11.8	13.0	31.2	64	31.8	11.69	14.24	3.85	0.26	3.59	0	–	4.1*	0	–	2.4	0.3	2.5	810	200	6	13	220	0.6
● 11308	1843	●フライ	0	1557	376	45.8	11.2	12.8	33.8	60	34.9	11.10	16.22	5.00	0.67	4.32	0	–	6.5*	–	–	4.2	0.3	2.3	730	180	9	13	210	0.6
11187	1844	●セミドライソーセージ	0	1387	335	46.8	14.6	16.9	28.9	81	29.7	11.17	12.92	3.54	0.43	3.06	3.9*	3.7	5.6	(0)	–	2.9	0.4	3.7	1200	240	34	17	210	2.2
11188	1845	●ドライソーセージ	0	1935	467	23.5	23.1	26.7	39.8	95	42.0	15.61	17.98	4.47	0.57	3.83	3.5*	3.3	7.4	(0)	–	2.6	0.8	5.3	1700	430	27	22	250	2.6
11189	1846	●フランクフルトソーセージ	0	1224	295	54.0	11.0	12.7	24.2	59	24.7	8.78	11.26	3.07	0.24	2.82	4.9	4.5	8.0*	(0)	–	6.2	0.4	2.4	740	200	12	13	170	0.9
11190	1847	●ボロニアソーセージ	0	1002	242	60.9	11.0	12.5	20.5	64	21.0	7.70	9.51	2.39	0.22	2.16	3.2*	3.0	4.6	(0)	–	2.9	0.3	2.7	830	180	9	13	210	1.0
11191	1848	●リオナソーセージ	0	786	188	65.2	13.4	14.9	12.4	49	13.1	4.55	5.43	1.83	0.19	1.64	1.6	1.5	5.8*	(0)	–	3.7	0.2	3.1	910	200	13	16	240	1.0
11192	1849	●レバーソーセージ	0	1346	324	47.7	12.8	14.7	24.7	86	33.5	9.43	10.90	3.31	0.23	3.08	2.0	2.0	12.4*	(0)	–	1.9	0.2	2.2	650	150	16	14	200	3.2
11193	1850	●混合ソーセージ	0	961	231	58.2	10.2	11.8	16.6	39	22.7	6.75	7.24	1.89	0.34	1.55	10.6*	9.7	12.1	(0)	–	4.7	0.3	2.6	850	110	17	13	190	1.3
11194	1851	●生ソーセージ	0	1111	269	58.6	12.2	14.0	24.0	66	24.4	8.91	11.18	2.86	0.23	2.61	0.6*	0.6	2.6	(0)	–	0.8	0.3	2.2	680	200	8	14	140	0.9
		[その他]																												
11195	1852	●焼き豚	0	696	166	64.3	16.3	19.4	7.2	46	8.2	2.51	3.31	1.02	0.08	0.94	4.9	4.7	8.4*	(0)	0.2	5.1	0.7	3.0	930	290	9	20	260	0.7
11196	1853	●レバーペースト	0	1532	370	45.8	11.0	12.9	33.1	130	34.7	12.93	14.31	4.42	0.43	3.97	2.9	2.7	6.9*	(0)	0	3.6	0.1	3.0	880	160	27	15	260	7.7
11197	1854	●スモークレバー	0	768	182	57.6	24.9	29.6	4.5	480	7.7	1.86	0.80	1.65	0.26	1.39	2.9	2.9	10.3*	(0)	0	2.6	0.1	2.5	690	280	8	24	380	20.0
11198	1855	●ゼラチン	0	1474	347	11.3	86.0	87.6	–	2	0.3						0*	0	1.6	(0)	–	0	–	0.8	260	8	16	3	7	0.7

 なるほど! ソーセージ類は「腸詰め」とも…ひき肉を羊・豚・牛の腸に詰めます（充てん）。最近は人工の袋も使いますが，天然腸はパキッとした食感になります。

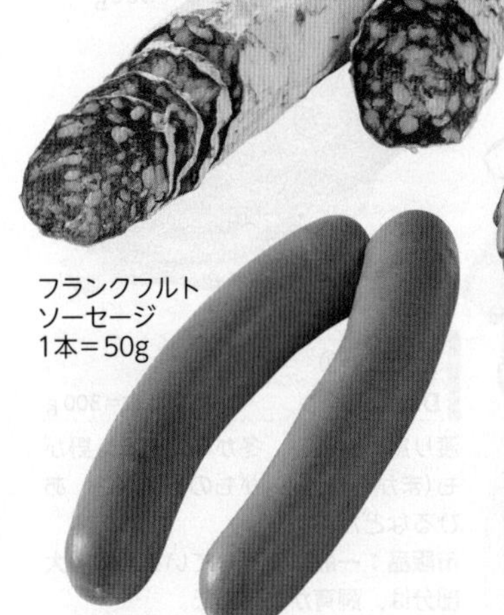

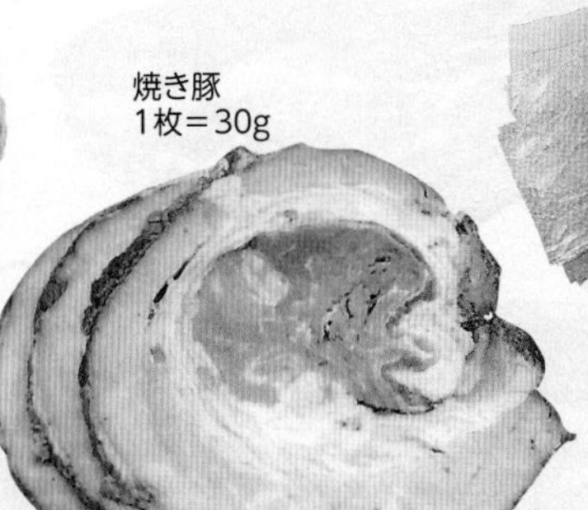

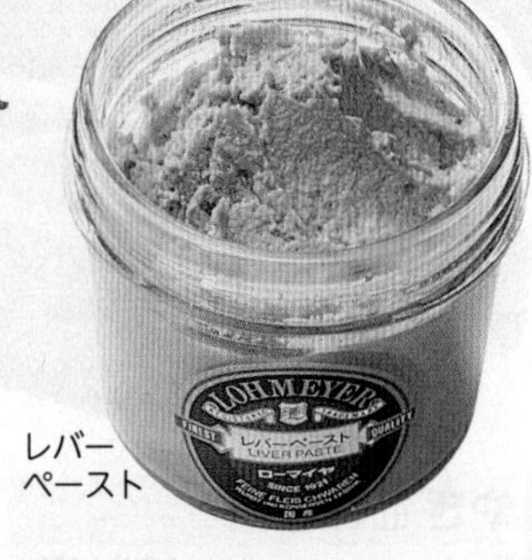

ー，リオナ，レバーソーセージなどがある。ほかに腸詰めにしただけで加熱しない生ソーセージもある。

●保存性を重視したタイプ： セミドライ（水分55％以下），ドライソーセージ（水分35％以下），そのほかソフトサラミ，サラミソーセージなどがある。

調理法： ボイル，網焼き，ソテーのほか，キャベツとの煮込み，サラダ，ホットドックなどに使う。

焼き豚
Roast pork 1枚＝30 g

味つけした大きな豚肉のかたまりを直火であぶり焼きしたものをいう。チャーシューとも呼ぶ。中国料理の伝統的な調理法の一つである。

作り方： やや脂身のついた豚肉を使う。皮を取り除き適当な大きさに切ってから，塩，砂糖，みそ，しょうゆを合わせたつけ汁で，下味をよくつけてから串に刺し，炉の中に吊り下げてあぶり焼きする。そのあと麦芽糖を薄めた汁をからめてつやを出す。こうすると中は塩辛いが外側が甘い，独特の風味を出すことができる。

レバーペースト
Liver paste 大1＝15 g

牛，豚，鶏などの肝臓をすりつぶし，調味料や香辛料を加えてペースト状にしたものをいう。なめらかな舌ざわりが特徴である。手づくりすることもでき，肝臓の種類や調味料の配合を変えることでオリジナルの味が出せる。

利用法： パンやクラッカーに塗ってサンドイッチやカナッペにする。

スモークレバー
Smoked liver 1個＝200 g

豚の肝臓のくん煙製品。新鮮な豚の肝臓を200～300 gの大きさに切り，血管やよごれを除いてから，調味液につけ込み，乾燥，蒸し煮，くん煙したものをいう。

食塩や香辛料で調味し，酸化防止剤としてビタミンCを添加した製品が多い。

ゼラチン
Gelatin 小1＝3 g

動物の骨，皮，筋（すじ）などに含まれるコラーゲンやエラスチンなどを熱処理し，変化させたものをいう。板状と粉末状があり，一般に粉末状のほうが扱いやすい。

利用法： ゼリーなどのデザート，サラダ，魚の冷製，寄せ物などに広く使われる。

無機質							ビタミン（脂溶性）												ビタミン（水溶性）										食塩相当量	備考
							A							E																
亜鉛	銅	マンガン	ヨウ素	セレン	クロム	モリブデン	レチノール	カロテン α	カロテン β	β-クリプトキサンチン	β-カロテン当量	レチノール活性当量	D	トコフェロール α	トコフェロール β	トコフェロール γ	トコフェロール δ	K	B_1	B_2	ナイアシン	ナイアシン当量	B_6	B_{12}	葉酸	パントテン酸	ビオチン	C		
mg	mg	mg	µg	µg	µg	µg	µg	µg	µg	µg	µg	µg	µg	mg	mg	mg	mg	µg	mg	mg	mg	mg	mg	µg	µg	mg	µg	mg	g	
1.5	0.09	0.03	41	21	5	3	Tr	–	–	–	(0)	**(Tr)**	0.3	0.3	0	0.1	0.1	3	**0.55**	0.18	3.8	7.0	0.14	1.8	3	0.50	2.0	43	2.4	ビタミンC：酸化防止用として添加された食品を含む
1.5	0.06	0.03	100	14	16	6	Tr	–	–	–	(0)	**(Tr)**	0.3	0.2	Tr	0.6	0.2	6	**0.17**	0.20	1.8	4.2	0.16	0.8	2	0.50	3.5	32	2.5	ビタミンC：酸化防止用として添加された食品を含む　ヨウ素：一部製品で用いられた着色料の影響によるものと推測される
1.4	0.04	Tr	25	11	1	1	Tr	–	–	–	(0)	**Tr**	Tr	0.6	0	0	0	10	**0.54**	0.11	5.7	8.6	0.20	0.3	1	0.58	4.9	69	2.6	別名：ベーコン　ビタミンC：酸化防止用として添加された食品を含む　ヨウ素：一部製品が原材料としていた昆布エキスの影響によるものと推測される
1.2	0.04	0.01	2	23	1	1	4	–	–	–	(0)	**4**	0.6	0.3	0	0.1	Tr	6	**0.59**	0.19	5.6	9.1	0.22	0.9	1	0.62	2.9	50	2.2	ビタミンC：酸化防止用として添加された食品を含む
1.6	0.07	0.02	130	28	2	4	4	–	–	–	(0)	**4**	0.4	0.2	0	0.1	Tr	2	**0.58**	0.34	4.0	7.9	0.18	1.0	4	0.74	3.4	39	2.4	ビタミンC：酸化防止用として添加された食品を含む　ヨウ素：一部製品で副資材として用いられた昆布エキスの影響によるものと推測される
1.3	0.05	0.03	3	17	2	2	2	0	Tr	0	Tr	**2**	0.4	0.4	0	0.1	0	9	**0.35**	0.12	3.6	5.7	0.14	0.6	1	0.60	4.0	32	1.9	ビタミンC：添加品を含む
1.4	0.05	0.03	3	16	2	2	2	0	0	0	0	**2**	0.3	0.4	0	0.1	0	8	**0.36**	0.12	3.3	5.6	0.14	0.6	1	0.48	4.2	30	1.8	ビタミンC：添加品を含む
1.5	0.06	0.03	3	18	2	2	2	0	0	0	0	**2**	0.4	0.5	0	0.1	0	9	**0.38**	0.13	4.0	6.4	0.15	0.6	1	0.71	4.6	32	2.0	ビタミンC：添加品を含む
1.4	0.05	0.05	2	17	2	3	2	0	Tr	0	Tr	**2**	0.3	1.1	0	1.8	Tr	10	**0.35**	0.13	3.3	5.6	0.12	0.6	3	0.49	4.5	30	1.9	ビタミンC：添加品を含む　植物油（なたね油）　調理による脂質の増減：本書p.314～315表1参照
2.7	0.12	0.08	1	17	2	2	8	–	–	–	(0)	**8**	0.7	0.8	0	0.1	0	12	**0.26**	0.23	11.0	14.0	0.20	1.3	4	0.61	4.3	14	2.9	ソフトサラミを含む　ビタミンC：酸化防止用として添加された食品を含む
3.9	0.12	0.10	2	25	2	3	3	–	–	–	(0)	**3**	0.5	1.1	0	0.1	Tr	11	**0.64**	0.39	6.7	12.0	0.24	1.6	4	0.85	6.2	3	4.4	サラミを含む　ビタミンC：酸化防止用として添加された食品を含む
1.8	0.08	0.05	36	15	4	4	5	–	–	–	(0)	**5**	0.4	0.4	Tr	0.1	0	6	**0.21**	0.13	2.1	4.6	0.15	0.4	2	0.61	4.3	10	1.9	ビタミンC：酸化防止用として添加された食品を含む
1.5	0.10	0.05	3	13	2	3	5	–	–	–	(0)	**5**	0.3	0.4	Tr	0.1	0	5	**0.20**	0.13	2.4	4.9	0.15	0.4	4	0.88	3.8	10	2.1	ビタミンC：酸化防止用として添加された食品を含む
1.7	0.11	0.06	9	13	1	2	4	0	0	0	0	**4**	0.4	0.4	0	0.1	0	4	**0.33**	0.14	3.1	5.9	0.20	0.4	5	0.68	3.1	43	2.3	ビタミンC：酸化防止用として添加された食品を含む
2.2	0.14	0.16	6	36	13	60	2800	–	–	–	(0)	**2800**	0.5	0.4	Tr	0.1	Tr	4	**0.23**	1.42	6.5	9.8	0.16	4.7	15	1.36	34.0	5	1.7	
1.4	0.10	0.12	2	17	2	4	3	–	–	–	(0)	**3**	1.2	0.3	Tr	0.1	Tr	6	**0.12**	0.10	1.8	3.9	0.08	1.0	9	0.42	2.5	35	2.2	ビタミンC：酸化防止用として添加された食品を含む
1.7	0.08	0.06	1	18	5	1	12	–	–	–	(0)	**12**	0.7	0.4	Tr	0	0	4	**0.51**	0.14	3.3	5.9	0.25	0.4	1	0.74	3.8	2	1.7	別名：フレッシュソーセージ
1.3	0.06	0.04	6	17	2	5	Tr	–	–	–	Tr	**Tr**	0.6	0.3	0	0.3	0.1	6	**0.85**	0.20	14.0	17.0	0.20	1.2	3	0.64	3.3	20	2.4	試料：蒸し焼きしたもの　ビタミンC：酸化防止用として添加された食品を含む
2.9	0.33	0.26	3	28	3	48	4300	–	–	–	Tr	**4300**	0.3	0.4	Tr	0.4	0.2	6	**0.18**	1.45	6.8	9.5	0.23	7.8	140	2.35	29.0	3	2.2	
8.7	0.92	0.30	4	81	1	190	17000	–	–	–	(0)	**17000**	0.9	0.6	0	0	0	1	**0.29**	5.17	18.0	26.0	0.66	24.0	310	7.28	130.0	10	1.8	
0.1	0.01	0.03	2	7	6	2	(0)	–	–	–	(0)	**(0)**	0	0	0	0	0	0	**(0)**	(0)	(0)	(0.1)	0	0.2	2	0.08	0.4	(0)	0.7	試料：家庭用（100g：154mL，100mL：65g）

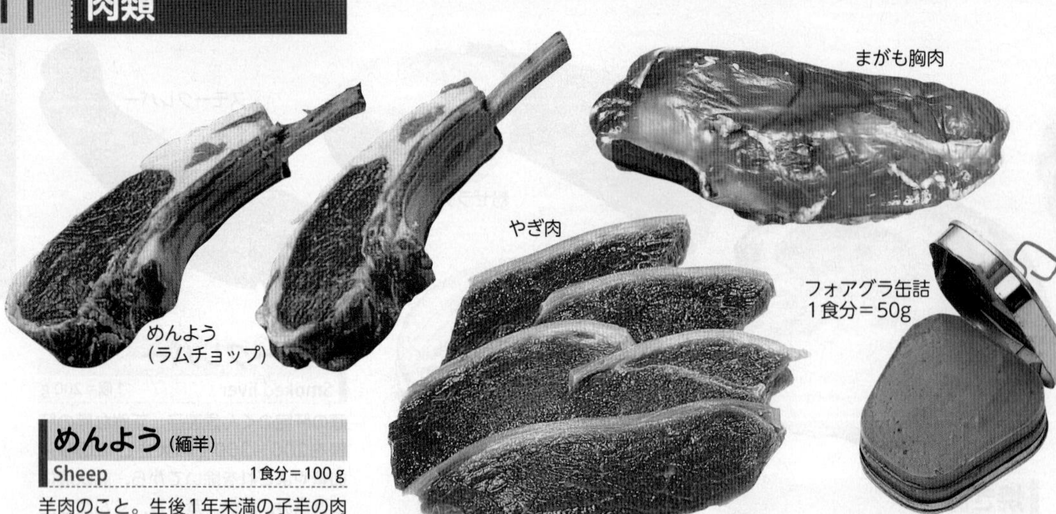

めんよう (緬羊)

Sheep　1食分＝100 g

羊肉のこと。生後1年未満の子羊の肉をラム，それを過ぎるとマトンと呼ぶ。マトンのうち1年半以内のものをホゲットと呼ぶこともある。

特徴：肉は赤身が強く，くせのあるにおいをもつ。日本では臭みが少なくやわらかいラムが好まれる。

生産国：オーストラリア，ニュージーランドからの輸入品が大部分を占める。

調理法：ラムは，香味野菜やワインにつけてソテーやロースト，カレーやシチューなどの煮込みにする。

マトンは，ジンギスカン焼きに，そのほかハムやソーセージの材料に使われる。

やぎ (山羊)

Goat　1食分＝100 g

肉質は羊肉に似ているが，肉の色はやや濃く，特有の臭みがある。おもな産地は，沖縄，鹿児島。

種類：乳用種と毛用種がある。どちらも食用にされ，生後6週間から4カ月の子やぎが好まれる。

調理法：沖縄では「ヒージャー」と呼び，やぎ汁などにする。においが強いので，よもぎやしょうがを薬味にする。

がちょう (鵞鳥)

Goose

●フォアグラ：キャビア，トリュフと並ぶ世界三大珍味。がちょうやかも類に強制的に多量のえさを与えて肥大させた肝臓をいう。重量は，がちょうで700～900g，かもで400～600gになる。日本には冷凍や缶詰で輸入されている。

生産国：フランス，ハンガリーなど。

調理法：ソテー，パイ包み焼き，ブリオッシュ包み，テリーヌなどに使う。

かも (鴨)

Duck　胸肉1枚＝300 g

渡り鳥の一種で，冬が旬である。野がも(まがも)と飼育がものあいがも，あひるなどがある。

市販品：一般に流通しているものの大部分は，飼育がもである。

●あいがも：野生のまがも(真鴨)と家畜化されたまがもであるあひるの雑種，あるいは野生のまがもを半家畜化したものをいう。通常まがもの雄とあひるの雌をかけ合わせた一代雑種である。水草を食べるので，水田に放し飼いにして除草を兼ねて飼育する農家もある。その場合は，6～7月まで放し飼いし，その後1カ月あまり肥育して屠殺（とさつ）される。

食品番号	索引番号	食品名 (可食部100g当たり)	廃棄率	エネルギー	エネルギー	水分	たんぱく質: アミノ酸組成によるたんぱく質	たんぱく質: たんぱく質	脂質: 脂肪酸のトリアシルグリセロール当量	脂質: コレステロール	脂質: 脂質	脂肪酸: 飽和	脂肪酸: 一価不飽和	脂肪酸: 多価不飽和	脂肪酸: n-3系多価不飽和	脂肪酸: n-6系多価不飽和	炭水化物: 利用可能炭水化物 単糖当量	炭水化物: 利用可能炭水化物 質量計	炭水化物: 差引き法による利用可能炭水化物	炭水化物: 総食物繊維量	炭水化物: 糖アルコール	炭水化物: 炭水化物	有機酸	灰分	無機質: ナトリウム	無機質: カリウム	無機質: カルシウム	無機質: マグネシウム	無機質: リン	無機質: 鉄
			%	kJ	kcal	g	g	g	g	mg	g	g	g	g	g	g	g	g	g	g	g	g	g	g	mg	mg	mg	mg	mg	mg
		めんよう [マトン]																												
11199	1856	●ロース ●脂身つき，生	0	800	192	68.2	17.7	19.3	13.4	65	15.0	6.80	5.52	0.50	0.16	0.34	(0.2)*	(0.2)	0	(0)	–	0.2	–	0.8	62	330	3	17	180	2.7
11281	1857	●脂身つき，焼き	0	1269	305	52.3	23.7	25.8	23.3	97	24.9	11.79	9.48	1.01	0.29	0.72	(0.2)*	(0.2)	0	(0)	–	0.2	–	0.9	69	370	4	20	220	3.6
● 11245	1858	●皮下脂肪なし，生	0	581	139	72.3	17.6	22.2	6.3	66	7.4	3.11	2.62	0.32	0.13	0.19	0.1	0.1	2.3*	0	–	0	0.6	0.9	61	350	3	23	190	2.8
11200	1859	●もも ●脂身つき，生	0	853	205	65.0	17.2	18.8	13.6	78	15.3	6.88	5.53	0.57	0.19	0.38	(0.1)	(0.1)	3.4*	(0)	–	0.1	–	0.8	37	230	4	21	140	2.5
		[ラム]																												
11201	1860	●かた ●脂身つき，生	0	888	214	64.8	14.9	17.1	15.3	80	17.1	7.62	6.36	0.61	0.19	0.41	(0.1)	(0.1)	4.1*	(0)	–	0.1	–	0.9	70	310	4	23	120	2.2
11202	1861	●ロース ●脂身つき，生	0	1189	287	56.5	13.6	15.6	23.2	66	25.9	11.73	9.52	0.87	0.32	0.55	(0.2)	(0.2)	5.9*	(0)	–	0.2	–	0.8	72	250	10	17	140	1.2
11282	1862	●脂身つき，焼き	0	1488	358	43.5	19.0	21.8	27.2	88	31.4	14.26	10.53	1.18	0.45	0.73	(0.2)	(0.1)	9.4*	(0)	–	0.2	–	1.0	80	290	11	21	160	1.7
● 11246	1863	●皮下脂肪なし，生	0	539	128	72.3	18.0	22.3	4.3	67	5.2	2.06	1.81	0.29	0.10	0.19	0	0	3.7*	0	–	0	0.7	1.0	77	330	7	23	190	1.9
11203	1864	●もも ●脂身つき，生	0	684	164	69.7	17.6	20.0	10.3	64	12.0	4.91	4.39	0.52	0.18	0.34	(0.3)*	(0.3)	1.4	(0)	–	0.3	–	1.0	59	340	3	22	200	2.0
11283	1865	●脂身つき，焼き	0	1111	267	53.5	25.0	28.6	18.4	99	20.3	9.19	7.45	0.95	0.36	0.59	(0.3)*	(0.2)	2.1	(0)	–	0.3	–	1.0	64	370	4	24	220	2.5
11179	1866	●混合プレスハム	0	420	100	75.8	–	14.4	3.4	31	4.1	1.32	1.38	0.58	0.13	0.45	(3.0)*	(2.7)	3.7	(0)	–	3.0	–	2.7	880	140	11	12	210	1.1
11204	1867	やぎ●肉，赤肉，生	0	420	99	75.4	18.9	21.9	1.0	70	1.5	0.38	0.35	0.18	0.05	0.14	(0.2)	(0.2)	3.8*	(0)	–	0.2	–	1.0	45	310	7	25	170	3.8
		<鳥肉類>																												
11207	1868	うずら●肉，皮つき，生	0	808	194	65.4	(17.8)	20.5	11.9	120	12.9	2.93	3.85	4.60	0.24	4.36	(0.1)	(0.1)	3.8*	(0)	–	0.1	–	1.1	35	280	15	27	100	2.9
11239	1869	がちょう●フォアグラ，ゆで	0	1938	470	39.7	(7.0)	8.3	48.5	650	49.9	18.31	27.44	0.61	0	0.61	(1.5)*	(1.4)	4.2	(0)	–	1.5	–	0.6	44	130	3	10	150	2.7
		かも																												
11208	1870	●まがも ●肉，皮なし，生	0	498	118	72.1	(19.8)	23.6	2.2	86	3.0	0.70	0.86	0.55	0.03	0.52	(0.1)	(0.1)	4.7*	(0)	–	0.1	–	1.2	72	400	5	27	260	4.2
11205	1871	●あいがも ●肉，皮つき，生	0	1257	304	56.0	(12.4)	14.2	28.2	86	29.0	8.02	13.32	5.66	0.32	5.35	(0.1)*	(0.1)	2.7	(0)	–	0.1	–	0.7	62	220	5	16	130	1.9
11206	1872	●あひる ●肉，皮つき，生	0	985	237	62.7	(13.3)	14.9	18.2	85	19.8	4.94	7.81	4.67	0.30	4.37	(0.1)	(0.1)	5.0*	(0)	–	0.1	–	0.8	67	250	5	17	160	1.6
11247	1873	●肉，皮なし，生	0	398	94	77.2	17.2	20.1	1.5	88	2.2	0.46	0.50	0.44	0.03	0.42	(0.2)	(0.2)	3.0*	(0)	–	0.2	–	1.1	84	360	5	26	230	2.4
11284	1874	●皮，生	0	1852	448	41.3	7.6	7.3	42.9	79	45.8	11.55	18.58	10.90	0.71	10.20	0	0	7.9*	(0)	–	0	–	0.3	42	84	5	5	59	0.4
11209	1875	きじ●肉，皮なし，生	0	427	101	75.0	(19.7)	23.0	0.8	73	1.1	0.28	0.26	0.22	0.03	0.19	(0.1)	(0.1)	3.7*	(0)	–	0.1	–	0.8	38	220	8	27	190	1.0
11210	1876	しちめんちょう●肉，皮なし，生	0	422	99	74.6	19.8	23.5	0.4	62	0.7	0.15	0.13	0.15	0.04	0.11	(0.1)	(0.1)	4.0*	(0)	–	0.1	–	1.1	37	190	8	29	140	1.1
11211	1877	すずめ●肉，骨・皮つき，生	0	479	114	72.2	–	18.1	4.6	230	5.9	1.84	1.53	1.01	0.20	0.81	(0.1)*	(0.1)	1.4	(0)	–	0.1	–	3.7	80	160	1100	42	660	8.0

なるほど! しゃぶしゃぶは羊肉から…日本では牛肉のしゃぶしゃぶを食べますが，原点は中国の羊料理。薄切りを湯ですすいで，たれをつけて食べます。

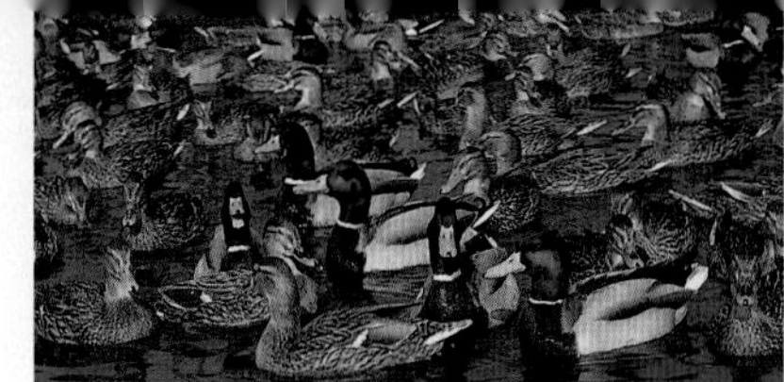
かも飛来地

きじ肉

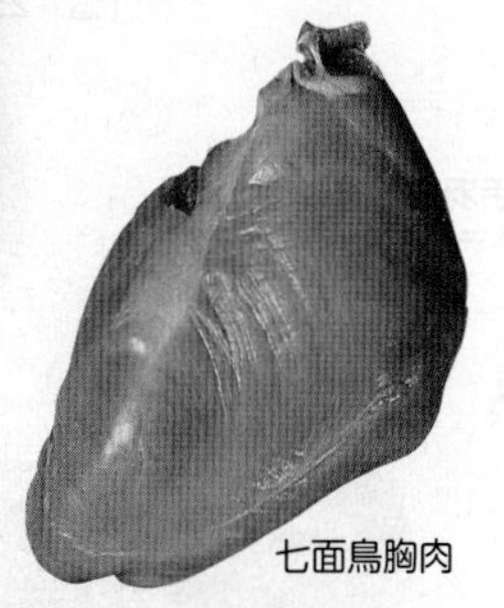
七面鳥胸肉

調理法：利用する部位は胸肉が多い。鍋物やすき焼きに合う。ほかに，かもロース，治部（じぶ）煮（金沢の名物料理），かも南蛮などにする。ローストしてオレンジソースを添えた料理や北京ダックなども有名。

●**あひる**：まがもを家畜化したもの。北京ダックとして輸入されているものもある。

きじ（雉）
Common pheasant　1食分＝100 g

にわとりくらいの大きさで，古くから狩猟の対象とされてきた。現在は，保護鳥になっている。

市販品：流通しているものは飼育されたもので，屠殺（とさつ）後4～5日熟成させて販売される。カナダなどからの輸入品も出回る。

調理法：鶏肉に似た味なのできじ鍋や水炊き，煮込み，ローストなど鶏肉と同様に調理する。

しちめんちょう（七面鳥）
Turkey　1羽＝4～5kg

クリスマス料理としての需要が高い。ほとんどがアメリカから冷凍で輸入される。鶏肉に似た味だが，脂肪が少ないのでぱさつく。旬は冬。飼育1年ほどの去勢した雄の若鳥4～5kgのものがおいしいとされる。

調理法：クリスマスイブにローストしたり，ひき肉をテリーヌやクリーム煮にする。

豆知識　七面鳥と感謝祭

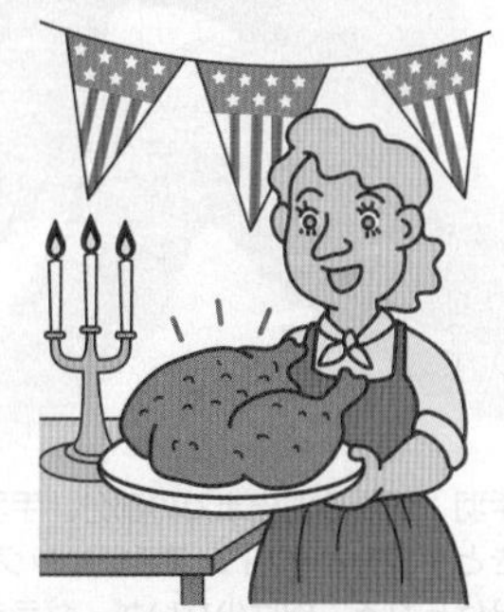

アメリカやヨーロッパでは，感謝祭とクリスマスには決まって七面鳥のローストがつくられる。

コロンブスがアメリカ大陸を発見したときには，七面鳥はすでに家禽（かきん）化されていたという。スペイン人によってヨーロッパへ持ち帰られた後，時代を経て北アメリカに逆輸入され，今日の品種がつくり出された。

16世紀，北アメリカに入植したヨーロッパ人が，秋の収穫後に開いた祭り（感謝祭）で野生の七面鳥を捧げたことから，感謝祭とクリスマスの料理になったと伝えられている。

豆知識　フォアグラとガバージュ

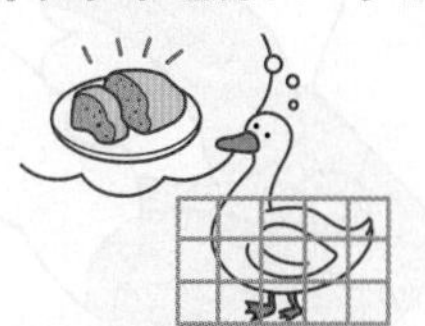

フォアグラとは「肥った大きい肝」の意味。これは「ガバージュ」（強制給餌）という餌の与え方によってつくられる。

がちょうの口に細長いジョウゴ状の管を入れ，餌のとうもろこしをポンプで食道に流し込む。これがガバージュである。

がちょうを暗くて狭いゲージに入れておくと，おなかが大きいために動くことが大儀で寝てばかりいるようになる。こうすると肝だけがどんどん大きくなるのである。

フランス・アルザス地方のストラスブール，ラングドック地方のトゥールーズが名産地。

今日，動物愛護の観点から，ガバージュへの批判が起こる中，生産国などでは，食文化への理解を求めるとともに，人間が考えるような鳥への負担はないことを主張している。

無機質							ビタミン（脂溶性）												ビタミン（水溶性）										食塩相当量	備考
							A						D	E				K												
亜鉛	銅	マンガン	ヨウ素	セレン	クロム	モリブデン	レチノール	カロテン α	カロテン β	β-クリプトキサンチン	β-カロテン当量	レチノール活性当量		トコフェロール α	トコフェロール β	トコフェロール γ	トコフェロール δ		B1	B2	ナイアシン	ナイアシン当量	B6	B12	葉酸	パントテン酸	ビオチン	C		
mg	mg	mg	µg	µg	µg	µg	µg	µg	µg	µg	µg	µg	µg	mg	mg	mg	mg	µg	mg	mg	mg	mg	mg	µg	µg	mg	µg	mg	g	
																														別名：ひつじ
2.5	0.08	0.01	1	8	1	1	12	0	0	0	0	**12**	0.7	0.7	0	0	0	19	**0.16**	0.21	5.9	9.8	0.32	1.3	1	0.51	1.4	1	0.2	試料：ニュージーランド及びオーストラリア産
3.9	0.11	0	1	7	1	1	14	0	0	0	0	**14**	0.7	1.0	0	0	0	22	**0.16**	0.26	6.2	12.0	0.37	1.5	Tr	0.66	1.9	Tr	0.2	試料：ニュージーランド及びオーストラリア産
3.1	0.10	0.01	1	10	0	1	8	–	–	–	–	**8**	0.2	0.5	0	0	0	14	**0.14**	0.24	7.2	12.0	0.33	1.5	2	0.75	1.5	1	0.2	試料：オーストラリア産
3.4	0.13	0.01	–	–	–	–	7	–	–	–	(0)	**7**	0.4	1.3	0	0	0	18	**0.14**	0.33	4.6	8.5	0.30	1.6	1	1.12	–	1	0.1	試料：ニュージーランド及びオーストラリア産
																														別名：ひつじ　試料：ニュージーランド及びオーストラリア産
5.0	0.13	–	–	–	–	–	8	–	–	–	(0)	**8**	0.9	0.5	0	0	0	23	**0.13**	0.26	4.2	7.5	0.12	2.0	2	0.94	–	1	0.2	
2.6	0.08	0.01	1	8	1	Tr	30	0	0	0	0	**30**	0	0.6	0	0	0	22	**0.12**	0.16	4.2	7.3	0.23	1.4	1	0.64	2.0	1	0.2	
3.3	0.11	0	1	5	1	1	37	0	Tr	0	Tr	**37**	0	0.6	0	0	0	29	**0.13**	0.21	5.4	9.8	0.27	2.1	1	0.69	2.7	1	0.2	
2.7	0.12	0.01	1	11	0	Tr	7	–	–	–	–	**7**	0	0.1	0	0	0	11	**0.15**	0.25	8.1	13.0	0.36	1.6	1	0.77	1.8	1	0.2	筋間脂肪：6.4%
3.1	0.10	0.01	1	9	Tr	1	9	0	0	0	0	**9**	0.1	0.4	0	0	0	15	**0.18**	0.27	6.9	11.0	0.29	1.8	1	0.80	2.0	1	0.2	
4.5	0.15	0	1	13	1	1	14	0	0	0	0	**14**	0	0.5	0	0.1	0	23	**0.19**	0.32	7.4	14.0	0.29	2.1	4	0.84	2.5	Tr	0.2	
1.7	0.06	0.04	–	–	–	–	Tr	–	–	–	(0)	**(Tr)**	0.4	0.4	0	0.4	0.2	6	**0.10**	0.18	1.8	4.2	0.09	2.1	5	0.29	–	31	2.2	マトンに，つなぎとして魚肉を混合したもの　ビタミンC：添加品を含む
4.7	0.11	0.02	–	–	–	–	3	–	–	–	0	**3**	0	1.0	0	0	0	2	**0.07**	0.28	6.7	11.0	0.26	2.8	2	0.45	–	1	0.1	
0.8	0.11	0.02	–	–	–	–	45	–	–	–	Tr	**45**	0.1	0.8	Tr	0.2	0	53	**0.12**	0.50	5.8	(11.0)	0.53	0.7	11	1.85	–	Tr	0.1	
1.0	1.85	0.05	–	–	–	–	1000	–	–	–	(0)	**1000**	0.9	0.3	0	Tr	0	6	**0.27**	0.81	2.4	(4.4)	0.30	7.6	220	4.38	–	7	0.1	試料：調味料無添加品
1.4	0.36	0.03	–	–	–	–	15	–	–	–	Tr	**15**	3.1	Tr	0	0	0	14	**0.40**	0.69	9.3	(14.0)	0.61	3.5	3	2.17	–	1	0.2	試料：冷凍品　皮下脂肪を除いたもの
1.4	0.26	0.02	–	–	–	–	46	–	–	–	(0)	**46**	1.0	0.2	0	0.2	0	21	**0.24**	0.35	3.8	(6.5)	0.32	1.1	2	1.67	–	1	0.2	試料：冷凍品
1.6	0.20	0.01	7	16	Tr	2	62	0	0	–	0	**62**	0.8	0.5	0	0.1	0	41	**0.30**	0.26	5.3	(8.2)	0.34	2.1	10	1.20	4.0	2	0.2	皮及び皮下脂肪：40.4%
2.3	0.31	0.02	11	21	0	2	9	0	0	–	0	**9**	0.4	0.4	0	0.1	0	22	**0.46**	0.41	7.9	12.0	0.54	3.0	14	1.83	5.6	3	0.2	皮下脂肪を除いたもの
0.7	0.03	0	2	10	1	1	140	0	0	–	0	**140**	1.4	0.8	0	0.2	0	70	**0.07**	0.05	1.4	2.1	0.05	0.8	5	0.27	1.5	2	0.1	皮下脂肪を含んだもの
1.0	0.10	0.03	–	–	–	–	7	–	–	–	Tr	**7**	0.5	0.3	0	0	0	19	**0.08**	0.24	8.4	(14.0)	0.65	1.7	12	1.07	–	1	0.1	試料：冷凍品　皮下脂肪を除いたもの
0.8	0.05	0.02	–	–	–	–	Tr	–	–	–	Tr	**Tr**	0.1	Tr	0	0	0	18	**0.07**	0.24	7.0	12.0	0.72	0.6	10	1.51	–	2	0.1	皮下脂肪を除いたもの
2.7	0.41	0.12	–	–	–	–	15	–	–	–	Tr	**15**	0.2	0.2	0	0.1	0	4	**0.28**	0.80	2.8	5.8	0.59	5.0	16	4.56	–	Tr	0.2	試料：冷凍品　くちばし，内臓及び足先を除いたもの

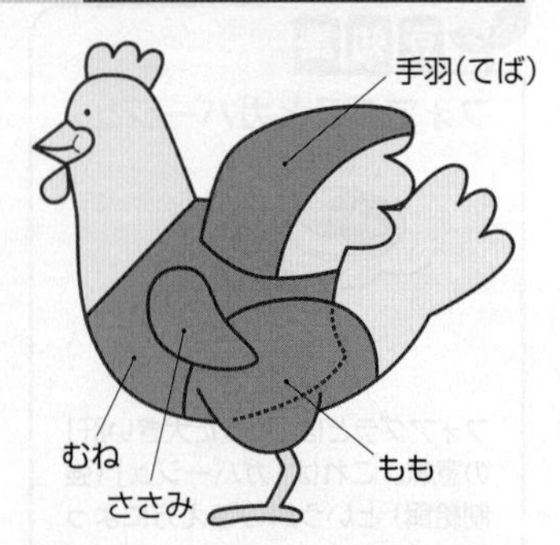

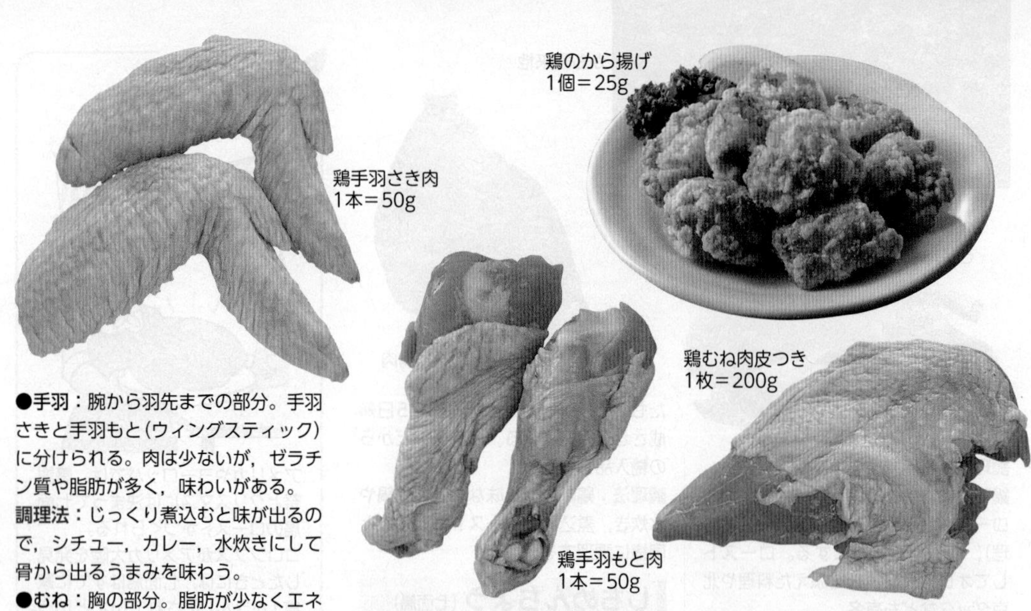

にわとり(鶏)，鶏肉

Chicken　1食分＝100 g

鶏肉を総称して「かしわ」ともいう。皮を除くと低脂肪で，エネルギーも低めなので，健康的な食材，貴重なたんぱく源として，家庭料理に欠かせない。昭和30年代からブロイラーが輸入され，急速に普及した。鶏肉として市場に出回っているものの多くは，このブロイラー(若鶏肉)である。肉類の中では価格が手ごろ。おもな産地は宮崎，鹿児島など。このほか，各地で地鶏，銘柄鶏の飼育が活発に行われている。

●手羽：腕から羽先までの部分。手羽さきと手羽もと(ウィングスティック)に分けられる。肉は少ないが，ゼラチン質や脂肪が多く，味わいがある。

調理法：じっくり煮込むと味が出るので，シチュー，カレー，水炊きにして骨から出るうまみを味わう。

●むね：胸の部分。脂肪が少なくエネルギーが低い。淡白な味で，どんな料理にもなじみやすい。

調理法：油ともよく合うので，から揚げや炒め物，フライなどに向く。ほかには，つけ焼き，焼き鳥，煮物，蒸し物などもよい。

●もも：足からもものつけ根の部分。胸肉に比べ，赤みを帯びている。肉はややかためでコクがある。骨つきのものをレッグ，中央の関節で切り離した先の短いほうをドラムスティックという。

調理法：味がよいので，広い範囲の料理に使う。特に骨つきは形がよいので，そのままローストしたり，骨ごとぶつ切りにし，から揚げ，カレー，シチューなどに利用される。ほかに，親子丼にも用いる。

食品番号	索引番号	食品名（可食部100g当たり）	廃棄率	エネルギー		水分	たんぱく質		脂質			脂肪酸					炭水化物						有機酸	灰分	無機質					
							アミノ酸組成によるたんぱく質	たんぱく質	脂肪酸のトリアシルグリセロール当量	コレステロール	脂質	飽和	一価不飽和	多価不飽和	n-3系多価不飽和	n-6系多価不飽和	利用可能炭水化物（単糖当量）	利用可能炭水化物（質量計）	差引き法による利用可能炭水化物	食物繊維総量	糖アルコール	炭水化物			ナトリウム	カリウム	カルシウム	マグネシウム	リン	鉄
			%	kJ	kcal	g	g	g	g	mg	g	g	g	g	g	g	g	g	g	g	g	g	g	g	mg	mg	mg	mg	mg	mg
		にわとり [親・主品目]																												
11212	1878	●手羽 ●皮つき，生	40	760	182	66.0	(20.8)	23.0	9.6	140	10.4	2.06	4.80	2.34	0.09	2.25	0	0	3.0*	(0)	–	0	–	0.6	44	120	16	14	100	1.2
11213	1879	●むね ●皮つき，生	0	954	229	62.6	(15.5)	19.5	16.5	86	17.2	5.19	8.20	2.37	0.11	2.26	0	0	4.7*	(0)	–	0	–	0.7	31	190	4	20	120	0.3
11214	1880	●皮なし，生	0	477	113	72.8	(19.7)	24.4	1.5	73	1.9	0.40	0.62	0.42	0.02	0.40	0	0	5.1*	(0)	–	0	–	0.9	34	210	5	26	150	0.4
11215	1881	●もも ●皮つき，生	0	971	234	62.9	(17.4)	17.3	18.3	90	19.1	5.67	9.00	2.78	0.12	2.66	0*	0	0.8	(0)	–	0	–	0.7	42	160	8	16	110	0.9
11216	1882	●皮なし，生	0	539	128	72.3	(18.5)	22.0	4.2	77	4.8	0.99	1.86	1.13	0.04	1.09	0	0	4.1*	(0)	–	0	–	0.9	50	220	9	21	150	2.1
11217	1883	●ささみ ●生	5	452	107	73.2	(20.3)	24.6	0.8	52	1.1	0.23	0.27	0.22	0.01	0.21	0	0	4.6*	(0)	–	0	–	1.1	40	280	8	21	200	0.6
		[若どり・主品目]																												
11218	1884	●手羽 ●皮つき，生	35	788	189	68.1	(16.5)	17.8	13.7	110	14.3	3.98	7.13	1.99	0.16	1.84	0*	0	0.9	(0)	–	0	–	0.8	79	220	14	17	150	0.5
11285	1885	●手羽さき ●皮つき，生	40	859	207	67.1	16.3	17.4	15.7	120	16.2	4.40	8.32	2.33	0.18	2.14	0*	0	0.1	(0)	–	0	–	0.8	78	210	20	16	140	0.6
11286	1886	●手羽もと ●皮つき，生	30	730	175	68.9	16.7	18.2	12.1	100	12.8	3.64	6.18	1.73	0.14	1.59	0*	0	1.6	(0)	–	0	–	0.8	80	230	10	19	150	0.5
11219	1887	●むね ●皮つき，生	0	558	133	72.6	17.3	21.3	5.5	73	5.9	1.53	2.67	1.03	0.11	0.92	(0.1)	(Tr)	3.6*	(0)	–	0.1	–	1.0	42	340	4	27	200	0.3
11287	1888	●皮つき，焼き	0	904	215	55.1	29.2	34.7	8.4	120	9.1	2.33	3.97	1.69	0.18	1.50	(0.1)	(0.1)	5.8*	(0)	–	0.1	–	1.6	65	510	6	40	300	0.4
11220	1889	●皮なし，生	0	445	105	74.6	19.2	23.3	1.6	72	1.9	0.45	0.74	0.37	0.05	0.32	(0.1)	(0.1)	3.4*	(0)	–	0.1	–	1.1	45	370	4	29	220	0.3
11288	1890	●皮なし，焼き	0	747	177	57.6	33.2	38.8	2.8	120	3.3	0.78	1.22	0.65	0.08	0.56	(0.1)	(0.1)	4.7*	(0)	–	0.1	–	1.7	73	570	7	47	340	0.5
11221	1891	●もも ●皮つき，生	0	790	190	68.5	17.0	16.6	13.5	89	14.2	4.37	6.71	1.85	0.09	1.76	0*	0	0.1	(0)	–	0	–	0.9	62	290	5	21	170	0.6
11223	1892	●皮つき，ゆで	1	902	216	62.9	(22.1)	22.0	14.2	130	15.2	4.43	7.24	1.90	0.09	1.81	0*	0	0	(0)	–	0	–	0.8	47	210	9	23	160	1.0
11222	1893	●皮つき，焼き	1	920	220	58.4	(26.4)	26.3	12.7	130	13.9	4.02	6.41	1.73	0.08	1.65	0*	0	1.3	(0)	–	0	–	1.2	92	390	6	29	230	0.9
11289	1894	●皮つき，から揚げ	0	1282	307	41.2	20.5	24.2	17.2	110	18.1	3.26	9.54	3.67	0.70	2.97	14.3	13.0	17.0*	0.8	–	13.3	–	3.2	990	430	11	32	240	1.0
11224	1895	●皮なし，生	0	477	113	76.1	16.3	19.0	4.3	87	5.0	1.38	2.06	0.71	0.04	0.67	0	0	2.3*	(0)	–	0	–	1.0	69	320	5	24	190	0.6
11226	1896	●皮なし，ゆで	0	593	141	69.1	(21.1)	25.1	4.2	120	5.2	1.36	1.98	0.69	0.04	0.65	0	0	4.6*	(0)	–	0	–	0.9	56	260	10	25	190	0.8
11225	1897	●皮なし，焼き	0	612	145	68.1	(21.5)	25.5	4.5	120	5.7	1.41	2.14	0.75	0.04	0.71	0	0	4.7*	(0)	–	0	–	1.2	81	380	7	29	220	0.9
11290	1898	●皮なし，から揚げ	0	1045	249	47.1	20.8	25.4	10.5	100	11.4	1.62	5.89	2.58	0.59	1.99	14.7	13.4	17.3*	0.9	–	12.7	–	3.4	1100	440	12	34	250	1.0
		[若どり・副品目]																												
11227	1899	●ささみ ●生	5	414	98	75.0	19.7	23.9	0.5	66	0.8	0.17	0.22	0.13	0.02	0.11	(0.1)	(Tr)	2.8*	(0)	–	0.1	0.7	1.2	40	410	4	32	240	0.3
11229	1900	●ゆで	0	515	121	69.2	25.4	29.6	0.6	77	1.0	0.20	0.25	0.12	0.01	0.10	0	0	3.1*	(0)	–	0	0.6	1.2	38	360	5	34	240	0.3
11228	1901	●焼き	0	562	132	66.4	26.9	31.7	0.8	84	1.4	0.28	0.35	0.18	0.02	0.16	0	0	3.5*	(0)	–	0	0.8	1.4	53	520	5	41	310	0.4
● 11298	1902	●ソテー	0	786	186	57.3	30.6	36.1	4.6	100	5.4	0.58	2.61	1.22	0.30	0.91	(0.1)	(0.1)	4.7*	(0)	–	0.1	1.0	1.8	61	630	5	44	340	0.4
● 11300	1903	●フライ	0	1030	246	52.4	22.4	26.8	12.2	71	12.8	1.04	7.31	3.31	0.99	2.32	7.5	6.9	11.1*	–	–	6.7	0.7	1.3	95	440	14	36	260	0.4
● 11299	1904	●天ぷら	0	806	192	59.3	22.2	25.7	6.9	71	7.4	0.65	4.07	1.87	0.55	1.32	7.1	6.5	9.6*	–	–	6.2	0.7	1.3	65	430	24	34	250	0.4

なるほど! **親子丼**…「目新しくて万人向き，安くて調理が簡単，混雑する場所でも食せるもの」として，1903 (明治36) 年，内国勧業博覧会で売り出されました。

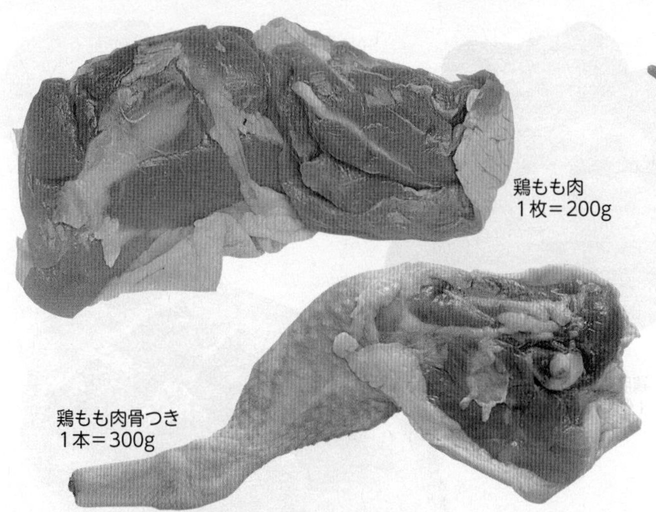

鶏もも肉
1枚＝200g

鶏もも肉骨つき
1本＝300g

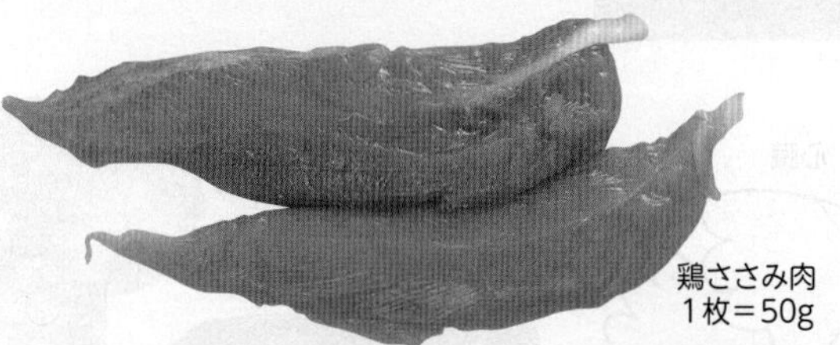

鶏ささみ肉
1枚＝50g

●ささみ：手羽の内側にそって左右に1本ずつついている。鶏肉，鶏内臓の中で最もたんぱく質が多く，脂肪はほとんどない。淡白でやわらかい。形が笹の葉に似ているところからこの名がある。

調理法：真ん中に白くてかたい筋（すじ）がある。縮んだり，かたくなったりするので，筋の両側に包丁で切り目を入れ，包丁でしごくようにして取り除いてから調理する。

さっとゆでたり，酒蒸しにしてあえ物やサラダにする。新鮮なものはさしみ（とりわさ）でも食べられるが，その場合も表面だけさっと湯通しして氷水にとると味がよくなる。

豆知識　ブロイラー，地鶏，銘柄鶏

●ブロイラー…成分表で若鶏肉として表示されている肉用種。アメリカで改良・開発された。少ない飼料で短期間のうちに大きくなるので，大量生産しやすく，3カ月未満の若鶏で出荷できる。やわらかいが，うまみが薄い。

●地鶏…地鶏は日本農林規格に定められており，明治期以前に国内で成立した38種の在来種鶏の血を50%以上引き，28日齢以降は平飼いで，1 m^2に10羽以下の密度で75日以上飼育した鶏のことをいう。名古屋コーチン（愛知），比内地鶏（秋田），阿波尾鶏（徳島）など。若鶏より飼養期間が長いため，適度な歯ごたえとうまみがある。

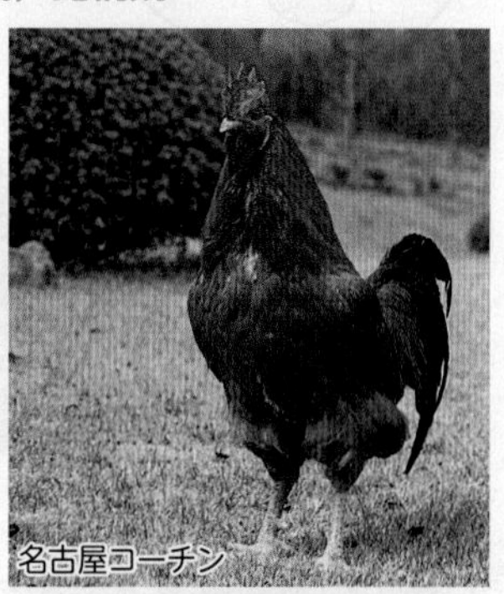

名古屋コーチン

●銘柄鶏…在来種同士や在来種と外国種を交配させたり，飼料，飼育方法などに工夫をして食味がよくなるよう育てたもの。

無機質							ビタミン（脂溶性）												ビタミン（水溶性）										食塩相当量	備考
亜鉛	銅	マンガン	ヨウ素	セレン	クロム	モリブデン	A レチノール	A カロテン α	A カロテン β	A β-クリプトキサンチン	A β-カロテン当量	A レチノール活性当量	D	E トコフェロール α	E トコフェロール β	E トコフェロール γ	E トコフェロール δ	K	B1	B2	ナイアシン	ナイアシン当量	B6	B12	葉酸	パントテン酸	ビオチン	C		
mg	mg	mg	µg	µg	µg	µg	µg	µg	µg	µg	µg	µg	µg	mg	mg	mg	mg	µg	mg	mg	mg	mg	mg	µg	µg	mg	µg	mg	g	
1.7	0.05	0.01	−	−	−	−	60	−	−	−	Tr	**60**	0.1	0.1	0	0.1	0	70	**0.04**	0.11	3.3	(7.3)	0.20	0.7	10	1.33	−	1	0.1	廃棄部位：骨
0.7	0.05	0.01	−	−	−	−	72	−	−	−	Tr	**72**	0.1	0.2	0	0.1	0	50	**0.05**	0.08	7.9	(12.0)	0.35	0.3	5	0.97	−	1	0.1	皮及び皮下脂肪：32.8%
0.7	0.05	0.01	−	−	−	−	50	−	−	−	Tr	**50**	0	0.1	0	0	0	20	**0.06**	0.10	8.4	(13.0)	0.47	0.2	5	1.13	−	1	0.1	皮下脂肪を除いたもの
1.7	0.07	0.01	−	−	−	−	47	−	−	−	Tr	**47**	0.1	0.1	0	0.1	0	62	**0.07**	0.23	3.8	(7.6)	0.17	0.5	6	1.57	−	1	0.1	皮及び皮下脂肪：30.6%
2.3	0.09	0.01	−	−	−	−	17	−	−	−	Tr	**17**	0	0.1	0	0.1	0	38	**0.10**	0.31	4.1	(8.7)	0.22	0.6	7	2.15	−	1	0.1	皮下脂肪を除いたもの
2.4	0.09	−	−	−	−	−	9	−	−	−	Tr	**9**	0	0.1	0	0	0	18	**0.09**	0.12	11.0	(16.0)	0.66	0.1	7	1.68	−	Tr	0.1	廃棄部位：すじ
																														別名：ブロイラー
1.2	0.02	0	2	14	1	4	47	0	0	0	0	**47**	0.4	0.6	0	0.1	0	42	**0.07**	0.10	6.2	(9.4)	0.38	0.4	10	0.87	3.1	2	0.2	廃棄部位：骨 手羽先：44.5%，手羽元：55.5%
1.5	0.02	0	1	14	2	4	51	0	0	0	0	**51**	0.6	0.6	0	0.1	0	45	**0.07**	0.09	5.4	8.2	0.30	0.5	8	0.84	3.0	2	0.2	廃棄部位：骨
1.0	0.02	0	2	14	1	4	44	0	0	0	0	**44**	0.3	0.5	0	0.1	0	39	**0.08**	0.10	6.9	10.0	0.45	0.3	12	0.89	3.1	2	0.2	廃棄部位：骨
0.6	0.03	0.01	0	17	1	2	18	0	0	0	0	**18**	0.1	0.3	0	Tr	0	23	**0.09**	0.10	11.0	15.0	0.57	0.2	12	1.74	2.9	3	0.1	皮及び皮下脂肪：9.0%
1.0	0.05	0.01	0	28	1	3	27	0	0	Tr	0	**27**	0.1	0.5	0	0.1	0	44	**0.12**	0.17	17.0	24.0	0.60	0.4	17	2.51	5.4	3	0.2	
0.7	0.02	0.02	0	17	Tr	2	9	0	0	0	0	**9**	0.1	0.3	0	Tr	0	16	**0.10**	0.11	12.0	17.0	0.64	0.2	13	1.92	3.2	3	0.1	皮下脂肪を除いたもの
1.1	0.04	0.01	0	29	1	4	14	0	0	0	0	**14**	0.1	0.5	0	0.1	0	29	**0.14**	0.18	18.0	27.0	0.66	0.3	18	2.58	5.3	4	0.2	皮下脂肪を除いたもの
1.6	0.04	0.01	Tr	17	0	2	40	−	0	−	−	**40**	0.4	0.7	0	0.1	0	29	**0.10**	0.15	4.8	8.5	0.25	0.3	13	0.81	3.5	3	0.2	皮及び皮下脂肪：21.2%
2.0	0.07	0.02	0	3	0	0	47	−	−	−	−	**47**	0.2	0.2	0	0.1	0	47	**0.07**	0.21	4.6	(9.4)	0.22	0.3	7	1.06	0.2	2	0.1	
2.5	0.05	0.01	Tr	29	0	3	25	−	−	−	−	**25**	0.4	0.2	0	0.1	0	34	**0.14**	0.24	6.8	(13.0)	0.28	0.5	8	1.20	5.6	2	0.2	
2.1	0.07	0.17	Tr	25	1	6	28	−	5	3	6	**28**	0.2	2.5	Tr	3.6	0.1	45	**0.12**	0.23	6.0	10.0	0.21	0.3	23	1.19	4.8	2	2.5	調理による脂質の増減：本書p.314〜315表1参照
1.8	0.04	0.01	0	19	0	2	16	−	0	−	−	**16**	0.2	0.6	0	0.1	0	23	**0.12**	0.19	5.5	9.5	0.31	0.3	10	1.06	3.6	3	0.2	皮下脂肪を除いたもの
2.2	0.05	0.01	−	−	−	−	14	−	−	−	−	**14**	0	0.3	0	Tr	0	25	**0.12**	0.18	5.3	(11.0)	0.36	0.3	8	0.99	−	2	0.1	皮下脂肪を除いたもの
2.6	0.06	0.01	−	−	−	−	13	−	−	−	−	**13**	0	0.3	0	Tr	0	29	**0.14**	0.23	6.7	(12.0)	0.37	0.4	10	1.33	−	3	0.2	皮下脂肪を除いたもの
2.3	0.07	0.18	Tr	25	1	6	16	−	5	4	7	**17**	0.2	2.2	Tr	3.0	0.1	33	**0.15**	0.25	6.8	12.0	0.23	0.4	22	1.11	5.6	2	2.7	皮下脂肪を除いたもの　調理による脂質の増減：本書p.314〜315表1参照
																														別名：ブロイラー
0.6	0.03	0.01	0	22	0	4	5	−	−	−	Tr	**5**	0	0.7	0	Tr	0	12	**0.09**	0.11	12.0	17.0	0.62	0.2	15	2.07	2.8	3	0.1	廃棄部位：すじ
0.8	0.03	0.01	−	−	−	−	4	−	−	−	Tr	**4**	0	0.1	0	0	0	8	**0.09**	0.13	11.0	18.0	0.63	0.2	11	1.72	−	2	0.1	すじを除いたもの
0.8	0.04	0.02	−	−	−	−	4	−	−	−	Tr	**4**	0	0.1	0	0	0	11	**0.11**	0.16	18.0	25.0	0.59	0.2	13	2.37	−	2	0.1	すじを除いたもの
1.0	0.03	0.01	(0)	33	(0)	6	8	−	−	−	−	**8**	(0)	1.8	0	2.4	Tr	26	**0.10**	0.18	18.0	26.0	0.65	0.2	19	2.95	5.5	4	0.2	すじを除いたもの　植物油（なたね油）　調理による脂質の増減：本書p.315表2参照
0.8	0.04	0.08	2	26	Tr	5	4	0	4	0	4	**4**	−	3.2	Tr	5.0	0.1	35	**0.09**	0.15	12.0	17.0	0.39	0.1	15	1.84	3.9	2	0.2	すじを除いたもの　調理による脂質の増減：本書p.314〜315表1参照
0.8	0.03	0.06	1	22	1	4	4	0	9	0	9	**5**	−	2.3	Tr	2.8	0.1	25	**0.09**	0.16	11.0	17.0	0.51	0.1	16	1.79	3.8	3	0.2	すじを除いたもの　調理による脂質の増減：本書p.314〜315表1参照

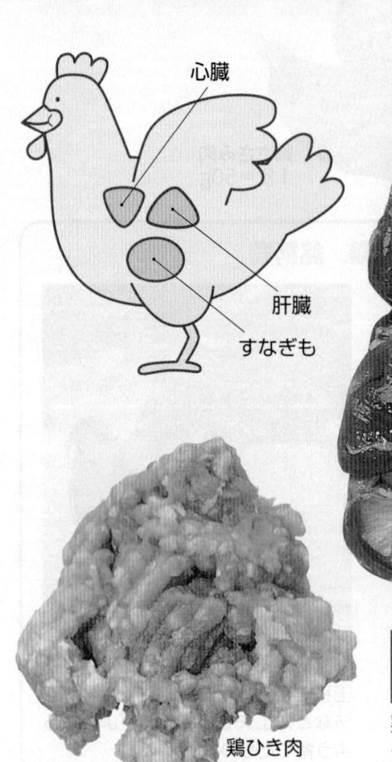

鶏心臓（はつ）

鶏肝臓（レバー）
1個＝40g

鶏すなぎも
1個＝40g

チキンナゲット

つくね

●ひき肉：いろいろな部位を合わせて皮ごとひいたものが売られている。料理によっては，部位別に指定してひいてもらうこともできる。皮を除いた肉やささみをひいた場合は，エネルギーを低く抑えられる。

調理法：だんごにして椀だねや煮物にしたり，揚げて甘酢などをからませたりする。

にわとり（鶏）・副品目

Chicken, offals

鶏の副品目は，牛，豚などに比べてくせがない。焼き鳥などによく利用されている。形も小さいので，臭み抜きなどの下処理が比較的簡単である。

●心臓：はつ。組織のきめが細かくコリコリした歯ざわりがある。たんぱく質，ビタミン類が多い。特にビタミンAが豊富に含まれる。

調理法：まわりの脂肪や血を取り除き，半分に切って血のかたまりを除き，しばらく冷水につけて血抜きする。焼き鳥などにする。

●肝臓：レバー。ビタミンAが特に多い（うなぎの肝の約3.2倍）。また鉄分も多く，貧血の予防や治療に利用される。

調理法：冷水に30分ほどさらして血抜きする。焼き鳥，煮物，炒め物などにする。

●すなぎも：胃袋の筋肉の部分。たんぱく質が多く，コリコリした歯ざわりで，脂肪はほとんどない。臭みもほとんどないので食べやすい。

調理法：まわりの脂肪や膜を取り除き，真ん中に包丁を入れて皮にそってそぎ，1個のすなぎもから４切れの肉片を取り出す。もつ焼き，から揚げ，炒め物にしたり，ゆでてあえ物にする。

チキンナゲット

Chicken nugget　1個＝20g

鶏のひき肉に塩を加え練ったものに，衣をつけて油で揚げたり，焼いたりしたもの。家庭で手づくりされるほか，加熱調理済みでそのまま食べられる商品も多く出回る。またファストフード店でも販売されている。

つくね

Tsukune　1串＝80g

鶏のひき肉に調味料，鶏の軟骨，野菜，豆腐などを加えてだんご状に形づくり，加熱調理したもの。焼き鳥のひとつ。

食品番号	索引番号	食品名（可食部100g当たり）	廃棄率 %	エネルギー kJ	エネルギー kcal	水分 g	たんぱく質：アミノ酸組成によるたんぱく質 g	たんぱく質 g	脂質：脂肪酸のトリアシルグリセロール当量 g	コレステロール mg	脂質 g	脂肪酸：飽和 g	一価不飽和 g	多価不飽和 g	n-3系多価不飽和 g	n-6系多価不飽和 g	炭水化物：利用可能炭水化物（単糖当量） g	利用可能炭水化物（質量計） g	差引き法による利用可能炭水化物 g	総食物繊維量 g	糖アルコール g	炭水化物 g	有機酸 g	灰分 g	無機質：ナトリウム mg	カリウム mg	カルシウム mg	マグネシウム mg	リン mg	鉄 mg
		[二次品目]																												
11230	1905	●ひき肉 ●生	0	712	171	70.2	14.6	17.5	11.0	80	12.0	3.28	5.31	1.90	0.13	1.77	0	0	3.4*	(0)	–	0	–	0.8	55	250	8	24	110	0.8
11291	1906	●焼き	0	981	235	57.1	23.1	27.5	13.7	120	14.8	4.17	6.64	2.29	0.16	2.13	0	0	4.8*	(0)	–	0	–	1.3	85	400	19	37	170	1.4
		[副品目]																												
11231	1907	●心臓 ●生	0	773	186	69.0	12.2	14.5	13.2	160	15.5	3.86	6.46	2.27	0.19	2.07	(Tr)	(Tr)	4.6*	(0)	–	Tr	–	1.0	85	240	5	15	170	5.1
11232	1908	●肝臓 ●生	0	422	100	75.7	16.1	18.9	1.9	370	3.1	0.72	0.44	0.63	0.25	0.38	(0.6)	(0.5)	4.7*	(0)	–	0.6	–	1.7	85	330	5	19	300	9.6
11233	1909	●すなぎも ●生	0	365	86	79.0	15.5	18.3	1.2	200	1.8	0.40	0.49	0.24	0.04	0.20	(Tr)	(Tr)	3.5*	(0)	–	Tr	–	0.9	55	230	7	14	140	2.5
11234	1910	●皮 ●むね，生	0	1922	466	41.5	6.8	9.4	46.7	110	48.1	14.85	23.50	6.31	0.28	6.03	0	0	4.6*	(0)	–	0	–	0.4	23	140	3	8	63	0.3
11235	1911	●もも，生	0	1951	474	41.6	5.3	6.6	50.3	120	51.6	16.30	25.23	6.54	0.29	6.25	0*	0	2.6	(0)	–	0	–	0.2	23	33	6	6	34	0.3
11236	1912	●なんこつ（胸肉）●生	0	228	54	85.0	–	12.5	0.3	29	0.4	0.09	0.12	0.03	Tr	0.03	(0.4)*	(0.4)	0.5	(0)	–	0.4	–	1.7	390	170	47	15	78	0.3
		[その他]																												
11237	1913	●焼き鳥缶詰	0	726	173	62.8	15.5	18.4	7.6	76	7.8	2.08	3.46	1.70	0.10	1.60	11.1*	10.6	11.0	(0)	0	8.2	0.3	2.8	850	200	12	21	75	2.9
11292	1914	●チキンナゲット	0	982	235	53.7	13.0	15.5	12.3	45	13.7	3.28	6.20	2.26	0.36	1.90	13.9	12.6	17.1*	1.2	0	14.9	0.4	2.3	630	260	48	24	220	0.6
11293	1915	●つくね	0	979	235	57.9	13.5	15.2	14.8	85	15.2	3.98	7.12	3.00	0.29	2.71	11.5*	10.8	9.1	(1.9)	0.4	9.3	–	2.4	720	260	33	25	170	1.
11238	1916	はと●肉，皮なし，生	0	551	131	71.5	(19.0)	21.8	4.4	160	5.1	1.23	1.90	1.09	0.05	1.04	(0.3)	(0.3)	3.8*	(0)	–	0.3	–	1.3	88	380	3	28	260	4.
11240	1917	ほろほろちょう●肉，皮なし，生	0	417	98	75.2	19.4	22.5	0.7	75	1.0	0.21	0.18	0.26	0.02	0.24	(0.2)	(0.2)	3.6*	(0)	–	0.2	–	1.1	67	350	6	27	230	1.
		<その他>																												
11241	1918	いなご●つくだ煮	0	1031	243	33.7	–	26.3	0.6	77	1.4	0.11	0.12	0.32	0.24	0.08	–	–	33.1*	(0)	–	32.3	–	6.3	1900	260	28	32	180	4.
11242	1919	かえる●肉，生	0	392	92	76.3	–	22.3	0.2	43	0.4	0.07	0.06	0.09	0.06	0.03	(0.3)*	(0.3)	0.5	(0)	–	0.3	–	0.7	33	230	9	23	140	0.
11243	1920	すっぽん●肉，生	0	729	175	69.1	–	16.4	12.0	95	13.4	2.66	5.43	3.36	2.32	1.02	(0.5)*	(0.5)	1.9	(0)	–	0.5	–	0.6	69	150	18	10	88	0.
11244	1921	はち●はちの子缶詰	0	1008	239	44.3	–	16.2	6.8	55	7.2	2.45	2.61	1.39	0.51	0.88	(30.2)*	(27.2)	30.6	(0)	–	30.2	–	2.1	680	110	11	24	110	3.

 なるほど！ 宗教と肉食…日本で，肉食の習慣がごく当たり前になったのは1950年代以降のこと。イスラム教は豚肉，ヒンズー教は牛肉が，現在もタブーとされています。

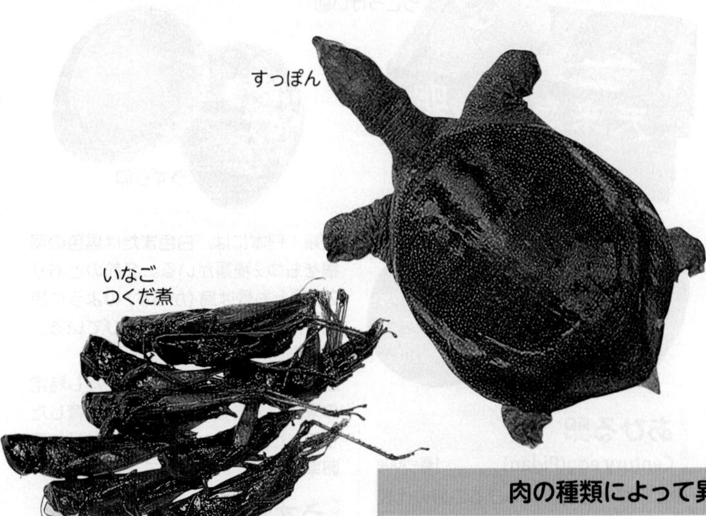

市場には，味つきで加熱調理済みの商品が多く出回る。

いなご（蝗）

Rice hopper

イネ科の葉や茎を食べる害虫である。たんぱく質，ビタミンB群，カルシウムが多い。日本の農村では古くから食用にされ，全国で貴重なたんぱく源として利用されていた。おもに長野や東北地方の伝統食。

調理法： 甘辛く煎り煮にしたり，竹串に刺してつけ焼きやつくだ煮にする。つくだ煮のびん詰もある。小えびに似た味とカリカリした歯ざわりが特徴。

すっぽん（鼈）

Chinese softshell turtle 1食分＝100 g

河川や湖などにすむ淡水動物。古くから各国で食用とされてきた。甲が丸いので，関西では「まる」と呼ぶ。おもに静岡で養殖されたものが一年中供給されているが，天然ものの旬は冬。

調理法： 肉は淡白でくせがなく，ゼラチン質（コラーゲン）が多い。鍋物，ぞうすい，スープのほか，焼き物や揚げ物などに使われる。

肉の種類によって異なる脂肪の溶け方

肉の脂肪は肉の種類によって溶ける温度（融点）が異なり，これが口の中で溶ける温度とも関係し，味にも影響を与える。

牛肉の脂肪（牛脂）の融点は，40～50℃。体温37℃の口の中では溶けないので，牛肉料理は温かいうちに食べることがおいしさを味わうひけつである。

一方，豚肉や鶏肉の脂肪の融点は30℃前後で，口の中で溶ける。冷たい料理やハム・ソーセージの冷蔵品でもおいしく食べることができる。

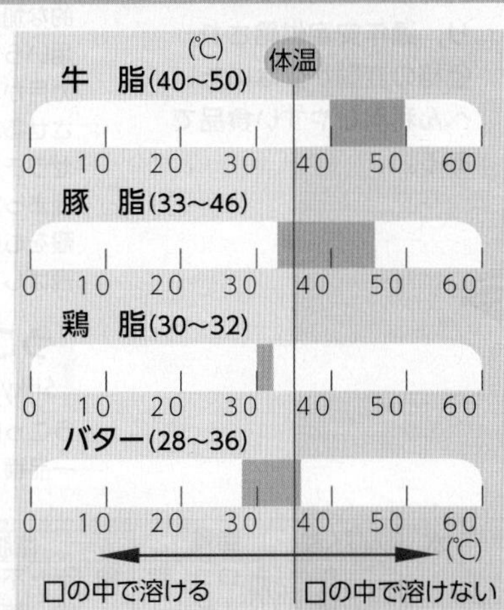

Q&A

最近よく耳にする「ジビエ」ってどういう肉？

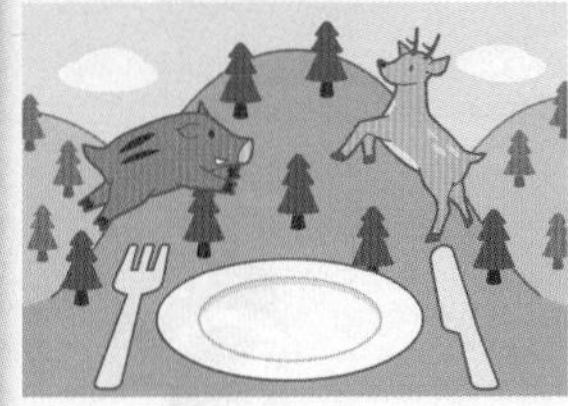

ジビエとは，狩猟で得た野生の鳥や獣の食肉を意味するフランス語（gibier）で，しか，いのしし，野うさぎをはじめ，かも類，きじなどの肉をさします。

ヨーロッパでは，ジビエは上流階級の貴族の食文化として，古くから発展してきました。動物の尊い生命をいただく代わりに，肉から内臓，骨，血液に至るまでを余すことなく料理に使い，生命に感謝する精神が今に受け継がれています。

日本では，原則として，毎年11月15日～2月15日に狩猟が解禁されます。ジビエ料理を出すレストランも見かけるようになりました。狩猟や獣害対策などで捕獲された鳥獣を食肉として活用することは，地域の活性化，環境の保全につながるとして，自治体や企業と連携したさまざまな取組みが始まっています。

無機質							ビタミン（脂溶性）												ビタミン（水溶性）										食塩相当量	備考
亜鉛	銅	マンガン	ヨウ素	セレン	クロム	モリブデン	A レチノール	A カロテン α	A カロテン β	A β-クリプトキサンチン	A β-カロテン当量	A レチノール活性当量	D	E トコフェロール α	E トコフェロール β	E トコフェロール γ	E トコフェロール δ	K	B1	B2	ナイアシン	ナイアシン当量	B6	B12	葉酸	パントテン酸	ビオチン	C		
mg	mg	mg	µg	µg	µg	µg	µg	µg	µg	µg	µg	µg	µg	mg	mg	mg	mg	µg	mg	mg	mg	mg	mg	µg	µg	mg	µg	mg	g	
1.1	0.04	0.01	2	17	1	2	37	0	0	0	0	**37**	0.1	0.9	0	0.1	0	26	**0.09**	0.17	5.9	9.3	0.52	0.3	10	1.40	3.3	1	0.1	
1.8	0.05	0.02	5	27	2	4	47	0	0	0	0	**47**	0.2	1.3	0	0.1	0	41	**0.14**	0.26	9.3	15.0	0.61	0.4	13	2.00	5.5	1	0.2	
2.3	0.32	–	–	–	–	–	700	–	–	–	Tr	**700**	0.4	1.0	0	0.3	0	51	**0.22**	1.10	6.0	9.4	0.21	1.7	43	4.41	–	5	0.2	別名：はつ
3.3	0.32	0.33	1	60	1	82	14000	–	–	–	30	**14000**	0.2	0.4	0	0.1	0	14	**0.38**	1.80	4.5	9.0	0.65	44.0	1300	10.00	230.0	20	0.2	別名：レバー
2.8	0.10	–	–	–	–	–	4	–	–	–	Tr	**4**	0	0.3	0	0	0	28	**0.06**	0.26	3.9	6.7	0.04	1.7	36	1.30	–	5	0.1	別名：砂ぎも
0.5	0.05	0.01	–	–	–	–	120	0	0	0	0	**120**	0.3	0.4	0	0.2	0	110	**0.02**	0.05	6.7	7.6	0.11	0.4	3	0.64	–	1	0.1	皮下脂肪を含んだもの
0.4	0.02	0.01	1	9	3	1	120	–	–	–	Tr	**120**	0.3	0.2	0	0.1	0	120	**0.01**	0.05	3.0	3.5	0.04	0.3	2	0.25	2.9	1	0.1	皮下脂肪を含んだもの
0.3	0.03	0.02	–	–	–	–	1	–	–	–	(0)	**1**	0	Tr	0	0	0	5	**0.03**	0.03	3.6	5.7	0.03	0.1	5	0.64	–	3	1.0	別名：やげん
1.6	0.08	0.07	1	15	3	4	60	–	–	–	(0)	**60**	0	0.3	0	0	0	21	**0.01**	0.18	3.1	6.6	0.08	0.4	7	0.65	3.3	(0)	2.2	液汁を含んだもの（液汁33%）
0.6	0.04	0.13	4	13	3	7	16	1	98	8	100	**24**	0.2	2.9	Tr	1.6	0.2	27	**0.08**	0.09	6.6	9.7	0.28	0.1	13	0.87	2.8	1	1.6	
1.4	0.07	0.21	38	16	4	12	38	0	5	2	6	**38**	0.4	1.0	0	0.5	0.1	47	**0.11**	0.18	3.8	6.7	0.16	0.3	18	0.74	5.5	0	1.8	
0.6	0.17	0.04	–	–	–	–	16	–	–	–	Tr	**16**	0.2	0.3	0	0.1	0	5	**0.32**	1.89	9.9	(16.0)	0.53	2.0	2	4.48	–	3	0.2	試料：冷凍品
1.2	0.10	0.02	–	–	–	–	9	–	–	–	0	**9**	0.4	0.1	0	0.1	0	32	**0.16**	0.20	8.2	(13.0)	0.57	0.5	2	1.13	–	3	0.2	試料：冷凍品 皮下脂肪を除いたもの
3.2	0.77	1.21	–	–	–	–	Tr	–	–	–	900	**75**	0.3	2.8	Tr	0.2	0	7	**0.06**	1.00	1.7	6.1	0.12	0.1	54	0.43	–	(0)	4.8	
1.2	0.05	0.01	–	–	–	–	0	–	–	–	(0)	**(0)**	0.9	0.1	0	0	0	1	**0.04**	0.13	4.1	7.8	0.22	0.9	4	0.18	–	0	0.1	試料：うしがえる，冷凍品
1.6	0.04	0.02	–	–	–	–	94	–	–	–	Tr	**94**	3.6	1.0	0	0.2	0	5	**0.91**	0.41	3.0	5.7	0.11	1.2	16	0.20	–	1	0.2	甲殻，頭部，脚，内臓，皮等を除いたもの
1.7	0.36	0.76	–	–	–	–	0	–	–	–	500	**42**	0	1.0	0	0.8	0.2	4	**0.17**	1.22	3.8	6.5	0.04	0.1	28	0.52	–	(0)	1.7	原材料：主として地ばち（くろすずめばち）の幼虫

12 卵類
EGGS

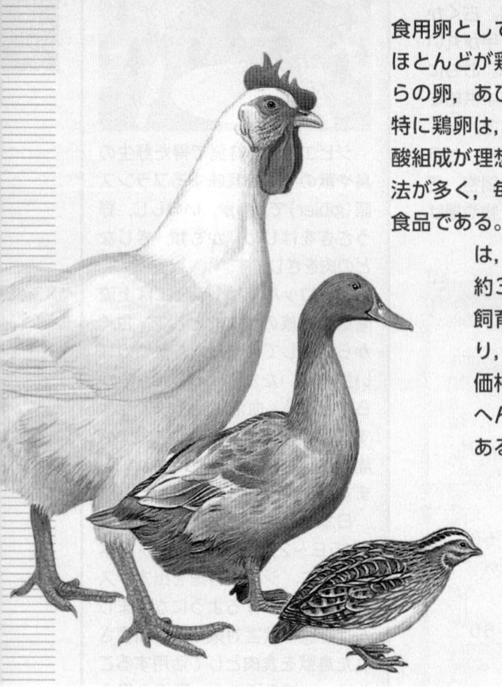

食用卵として流通しているのは，ほとんどが鶏卵で，そのほかうずらの卵，あひるの卵などがある。特に鶏卵は，たんぱく質のアミノ酸組成が理想的である。また料理法が多く，毎日食べてもあきない食品である。１人当たりの消費量は，鶏卵に換算して年間約300個以上にもなる。飼育技術の開発などにより，通年安定供給され，価格の変動が少ないたいへん利用しやすい食品である。

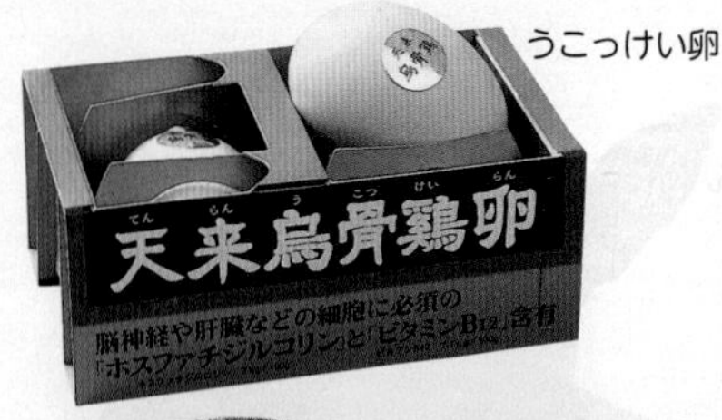

うこっけい卵

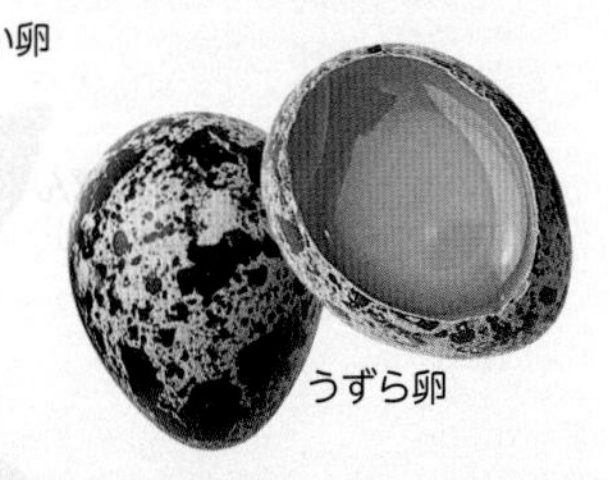
うずら卵

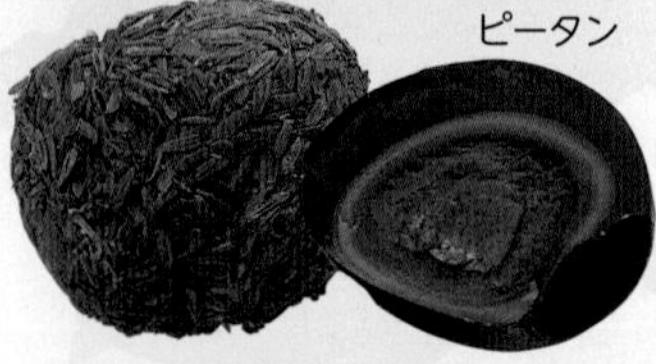
ピータン

あひる卵
Century egg(Pidan)　1個=100g

●ピータン（皮蛋）：あひるの卵の代表的な加工品。おもに中国料理の前菜に用いられる。卵を草木灰でおおい，数カ月かけてアルカリを卵の内部に浸透させる。この間，卵白は茶色の透明なゼラチン状に凝固し，卵黄は緑褐色に固まって独特の風味を出すようになる。殻をむいてしばらく放置し，においを飛ばしてから食べる。

うこっけい卵（烏骨鶏卵）
Silky fowl's eggs　1個=40g

うこっけいは，中国原産のにわとりの一品種。

種類：日本には，白色または黒色の羽根をもつ2種類がいる。名前のとおり2種類とも骨は烏（からす）のように黒色で，皮膚や肉も黒色を帯びている。卵は鶏卵に比べやや小ぶり。

成分：鶏卵と同様である。ただし特定の栄養成分を強化した飼料で飼育したうこっけいの卵も市販されており，産卵率が低いため，高値で売買される。

うずら卵（鶉卵）
Japanese quail's eggs　1個=10g

鶏卵の約４分の１の大きさ。小さい形を生かして，ゆでたものを料理の飾り，前菜，炒め物，串揚げなどに用いるほか，生をそばやとろろに落として食べる。加熱処理し殻を除いた水煮缶詰なども出回る。

鶏卵
Hen's eggs　1個=60g

四季を通じて供給量が安定しており，安価で良質なたんぱく質の供給源とな

食品番号	索引番号	食品名（可食部100g当たり）	廃棄率 %	エネルギー kJ	エネルギー kcal	水分 g	たんぱく質 アミノ酸組成によるたんぱく質 g	たんぱく質 たんぱく質 g	脂質 脂肪酸のトリアシルグリセロール当量 g	脂質 コレステロール mg	脂質 脂質 g	脂肪酸 飽和 g	脂肪酸 一価不飽和 g	脂肪酸 多価不飽和 g	脂肪酸 n-3系多価不飽和 g	脂肪酸 n-6系多価不飽和 g	炭水化物 利用可能炭水化物 単糖当量 g	炭水化物 利用可能炭水化物 質量計 g	炭水化物 差引き法による利用可能炭水化物 g	炭水化物 総食物繊維量 g	炭水化物 糖アルコール g	炭水化物 炭水化物 g	有機酸 g	灰分 g	無機質 ナトリウム mg	無機質 カリウム mg	無機質 カルシウム mg	無機質 マグネシウム mg	無機質 リン mg	無機質 鉄 mg
12020	1922	あひる卵●ピータン	45	783	188	66.7	–	**13.7**	13.5	680	**16.5**	3.06	8.19	1.64	0.24	1.40	0	0	3.0*	(0)	–	0	–	3.1	780	65	90	6	230	**3.0**
12001	1923	うこっけい卵●全卵，生	15	642	154	73.7	(10.7)	**12.0**	10.5	550	**13.0**	3.60	4.54	1.92	0.21	1.71	(0.3)	(0.3)	4.2*	(0)	–	0.4	–	0.9	140	150	53	11	220	**2.2**
		うずら卵																												
12002	1924	●全卵，生	15	655	157	72.9	11.4	**12.6**	10.7	470	**13.1**	3.87	4.73	1.61	0.33	1.27	(0.3)	(0.3)	3.9*	(0)	–	0.3	–	1.1	130	150	60	11	220	**3.1**
12003	1925	●水煮缶詰	0	675	162	73.3	(9.7)	**11.0**	11.9	490	**14.1**	4.24	5.36	1.79	0.35	1.45	(0.3)	(0.3)	4.1*	(0)	–	0.6	–	1.0	210	28	47	8	160	**2.8**
		鶏卵																												
12004	1926	●全卵 ●生	14	594	142	75.0	11.3	**12.2**	9.3	370	**10.2**	3.12	4.32	1.43	0.11	1.32	0.3	0.3	3.4*	0	–	0.4	–	1.0	140	130	46	10	170	**1.5**
12005	1927	●ゆで	11	559	134	76.7	11.2	**12.5**	9.0	380	**10.4**	3.04	4.15	1.40	0.10	1.29	0.3	0.3	2.1*	0	–	0.3	–	1.0	140	130	47	11	170	**1.5**
12006	1928	●ポーチドエッグ	0	605	145	74.9	(10.6)	**12.3**	9.7	420	**11.7**	3.21	4.17	1.86	0.18	1.68	(0.3)	(0.3)	3.9*	(0)	–	0.2	–	0.9	110	100	55	11	200	**2.2**
● 12021	1929	●目玉焼き	0	853	205	67.0	12.7	**14.8**	15.5	470	**17.6**	3.81	7.89	3.08	0.58	2.50	(0.3)	(0.3)	3.9*	0	–	0.3	–	1.0	180	150	60	14	230	**2.1**
● 12022	1930	●いり	0	787	190	70.0	12.1	**13.3**	14.6	400	**16.7**	3.47	7.53	2.95	0.57	2.38	(0.3)	(0.3)	2.5*	0	–	0.3	–	0.9	160	140	58	13	200	**1.8**
● 12023	1931	●素揚げ	0	1326	321	54.8	12.8	**14.3**	29.9	460	**31.9**	4.71	16.95	6.89	1.78	5.12	(0.3)*	(0.2)	1.7	0	–	0.3	–	0.9	180	160	58	13	220	**2.0**
12007	1932	●水煮缶詰	0	546	131	77.5	(9.3)	**10.8**	9.1	400	**10.6**	2.97	4.06	1.68	0.18	1.50	(0.3)	(0.3)	3.0*	(0)	–	Tr	–	1.1	310	25	40	8	150	**1.7**
12008	1933	●加糖全卵	0	838	199	58.2	(8.4)	**9.8**	8.9	330	**10.6**	2.96	4.17	1.40	0.09	1.30	22.8*	21.7	23.7	(0)	–	20.7	–	0.7	100	95	44	10	160	**1.5**
12009	1934	●乾燥全卵	0	2258	542	4.5	(42.3)	**49.1**	(35.3)	1500	**42.0**	(12.29)	(15.32)	(6.12)	(0.29)	(5.84)	(0.6)	(0.6)	13.7*	(0)	–	0.2	–	4.2	490	560	210	35	700	**3.0**
12010	1935	●卵黄 ●生	0	1392	336	49.6	13.8	**16.5**	28.2	1200	**34.3**	9.39	13.00	4.54	0.35	4.19	0.2	0.2	6.7*	0	–	0.2	–	1.7	53	100	140	11	540	**4.8**
12011	1936	●ゆで	0	1367	330	50.3	13.5	**16.1**	27.6	1200	**34.1**	9.18	12.77	4.45	0.33	4.13	0.2	0.2	6.9*	0	–	0.2	–	1.7	58	87	140	12	530	**4.7**
12012	1937	●加糖卵黄	0	1365	327	42.0	(9.9)	**12.1**	20.0	820	**23.9**	6.53	8.99	3.63	0.28	3.36	22.1	21.1	26.7*	(0)	–	20.7	–	1.3	38	80	110	12	400	**2.6**
12013	1938	●乾燥卵黄	0	2645	638	3.2	(24.8)	**30.3**	52.9	2300	**62.9**	18.41	22.95	9.17	0.43	8.74	(0.2)	(0.2)	15.7*	(0)	–	0.2	–	3.4	80	190	280	29	1000	**4.4**
12014	1939	●卵白 ●生	0	188	44	88.3	9.5	**10.1**	0	1	**Tr**	Tr	Tr	Tr	0	Tr	0.4	0.4	1.6*	0	–	0.5	–	0.7	180	140	5	10	11	**T**
12015	1940	●ゆで	0	195	46	87.9	9.9	**10.5**	Tr	2	**0.1**	0.01	0.02	0.01	0	0.01	0.4	0.4	1.5*	0	–	0.4	–	0.7	170	140	6	11	12	**T**
12016	1941	●乾燥卵白	0	1487	350	7.1	(77.0)	**86.5**	0.3	25	**0.4**	0.10	0.15	0.05	Tr	0.05	(3.0)	(3.0)	9.8*	(0)	–	0.2	–	5.8	1300	1300	60	48	110	**0.1**
12017	1942	●たまご豆腐	0	318	76	(85.2)	(5.8)	**(6.5)**	(4.5)	(190)	**(5.3)**	(1.53)	(2.10)	(0.71)	(0.05)	(0.65)	(0.1)	(0.1)	(3.1)*	0	–	(0.9)	0	(1.4)	(390)	(99)	(26)	(8)	(95)	**(0.8**
12018	1943	●たまご焼 ●厚焼きたまご	0	609	146	(71.9)	(9.4)	**(10.5)**	(8.1)	(320)	**(9.2)**	(2.59)	(3.70)	(1.42)	(0.13)	(1.29)	(6.7)	(6.4)	(8.9)*	0	–	(6.5)	0	(1.8)	(450)	(130)	(41)	(11)	(150)	**(1.3**
12019	1944	●だし巻きたまご	0	511	123	(77.5)	(9.8)	**(11.0)**	(8.0)	(330)	**(9.2)**	(2.65)	(3.68)	(1.30)	(0.11)	(1.20)	(0.3)	(0.3)	(2.9)*	0	–	(0.5)	0	(1.8)	(470)	(130)	(42)	(11)	(160)	**(1.3**

 なるほど! **新鮮な卵は**…卵黄だけでなく，卵白も盛り上がって透明感があり，卵黄をしっかり包んでいます。古くなると弾力がなくなり，平たくなります。

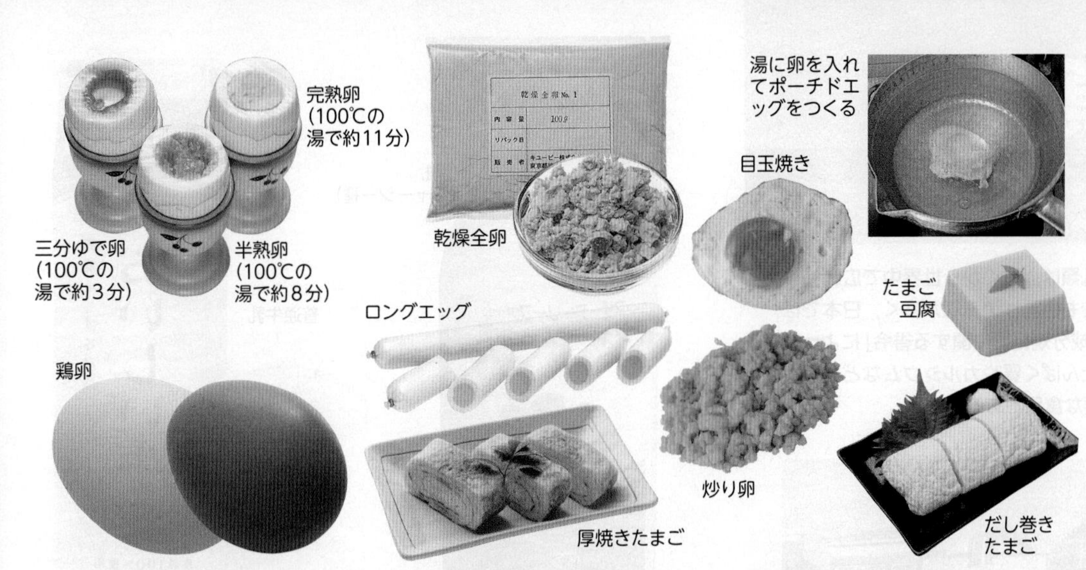

豆知識

卵とコレステロール

卵の栄養成分のなかで，悪者扱いされるのが卵黄の脂肪に含まれるコレステロール。卵黄1個中（約20g）に280mg程度含まれている。しかし，卵に含まれるレシチンには，血中コレステロールを除去する作用をもつリン脂質が多く含まれており，この働きにより血中コレステロールが上昇しにくい効果もある。良質なたんぱく源として1日1個程度を食べるのが望ましい。

る。日本の1人当たりの鶏卵消費量は，年間300個以上で，メキシコなどと並び世界で上位。

種類：大きさによりL，M，S玉など，殻の色によって赤玉，白玉などがあるが，これは鶏の種類によるもので栄養価に差はない。飼育法によりヨード卵（海藻などのヨードを混ぜた飼料で育った鶏が産んだ卵），有精卵（雄と交配した雌鶏が産んだ卵），平飼卵（放し飼いの鶏が産んだ卵）などの種類がある。

性質：**●熱凝固性**：卵のたんぱく質は熱凝固しやすい性質がある。ゆで卵，ポーチドエッグ，オムレツなどは，この性質を利用した調理。また卵黄は65〜70℃の温度差で固まるが，卵白は80℃までは完全に固まらないという温度差を利用したのが温泉卵である。

●起泡性：卵白のたんぱく質には空気を抱き込んで泡立つ性質がある。メレンゲやスポンジケーキは，この性質を利用したもの。

●乳化性：卵黄には，レシチンという乳化性を示す成分（リン脂質）が含まれる。この性質を利用したものがマヨネーズで，本来は混じり合わない性質をもつ油と酢を，卵黄が仲立ちとなって混ぜ合わせることができる。

●希釈性：水で薄められる性質。この性質と卵の熱凝固性，塩分の塩析（塩分を付加することによって凝固する性質）を利用したものが，卵豆腐やだし巻き卵などである。

加工卵：乾燥卵やロングエッグがあり，おもに業務用に利用されている。

●目玉焼き：卵を割り入れた形のまま焼いたもの。しょうゆや塩，こしょうなどの調味料をかけて食べる。片面だけ焼いたものをサニーサイドアップ，両面焼きをターンオーバーという。

●炒り卵：卵に砂糖，塩，みりんなどの調味料を加え，菜箸や木べらを使ってかき混ぜながら加熱したもの。強火で大きく混ぜる中華風，弱火で細かくそぼろ状に混ぜる和風，弱めの中火で半熟に混ぜる洋風の炒り卵がある。

●たまご豆腐：全卵に同量のかつお・昆布だしを加え，塩，淡口しょうゆ，本みりんで調味し，蒸したもの。

●厚焼きたまご：甘口。卵にかつお・昆布だし，砂糖，塩，淡口しょうゆを加え，焼いたもの。

●だし巻きたまご：砂糖を加えない。卵にかつお・昆布だし，塩，淡口しょうゆを加え，焼いたもの。

無機質							ビタミン（脂溶性）												ビタミン（水溶性）										食塩相当量	備考
							A							E																
								カロテン						トコフェロール																
亜鉛	銅	マンガン	ヨウ素	セレン	クロム	モリブデン	レチノール	α	β	β-クリプトキサンチン	β-カロテン当量	レチノール活性当量	D	α	β	γ	δ	K	B_1	B_2	ナイアシン	ナイアシン当量	B_6	B_{12}	葉酸	パントテン酸	ビオチン	C		
mg	mg	mg	µg	µg	µg	µg	µg	µg	µg	µg	µg	µg	µg	mg	mg	mg	mg	µg	mg	mg	mg	mg	mg	µg	µg	mg	µg	mg	g	
1.3	0.11	0.03	34	29	Tr	5	220	–	–	–	22	**220**	6.2	1.9	0.1	0.5	Tr	26	Tr	**0.27**	0.1	2.4	0.01	1.1	63	0.94	16.0	(0)	2.0	廃棄部位：泥状物及び卵殻（卵殻：15%）
1.6	0.08	0.04	–	–	–	–	160	–	–	–	26	**160**	1.0	1.3	0	0.5	0	4	0.10	**0.32**	0.1	(2.8)	0.10	1.1	6	1.78	–	0	0.4	廃棄部位：付着卵白を含む卵殻（卵殻：13%） 卵黄：卵白＝38：62
1.8	0.11	0.03	140	46	0	8	350	0	9	14	16	**350**	2.5	0.9	0	0.4	0	15	0.14	**0.72**	0.1	3.2	0.13	4.7	91	0.98	19.0	(0)	0.3	廃棄部位：付着卵白を含む卵殻（卵殻：12%） 卵黄：卵白＝38：62
1.8	0.13	0.02	73	42	0	9	480	–	–	–	7	**480**	2.6	1.6	0	0.4	0	21	0.03	**0.33**	0	(2.7)	0.05	3.3	47	0.53	8.4	(0)	0.5	液汁を除いたもの
																														試料：通常の鶏卵（栄養成分が増減されていないもの）
1.1	0.05	0.02	33	24	0	4	210	Tr	1	12	7	**210**	3.8	1.3	0	0.5	0	12	0.06	**0.37**	0.1	3.2	0.09	1.1	49	1.16	24.0	0	0.4	廃棄部位：卵殻（付着卵白を含む） 付着卵白を含まない卵殻：13% 卵黄：卵白＝32：68 ビタミンD：ビタミンD活性代謝物を含む（ビタミンD活性代謝物を含まない場合：1.3µg）
1.1	0.05	0.03	20	25	0	2	160	1	Tr	7	4	**170**	2.5	1.2	0	0.4	0	11	0.06	**0.32**	0.1	3.3	0.09	1.0	48	1.18	25.0	0	0.3	廃棄部位：卵殻 卵黄：卵白＝31：69 ビタミンD：ビタミンD活性代謝物を含む（ビタミンD活性代謝物を含まない場合：0.8µg）
1.5	0.09	0.03	–	–	–	–	160	0	3	35	21	**160**	0.9	1.0	Tr	0.6	0	13	0.06	**0.40**	0.1	(3.0)	0.08	1.1	46	1.45	–	(0)	0.3	植物油（なたね油） 調理による脂質の増減：本書p.315表2参照 ビタミンD：ビタミンD活性代謝物を含む（ビタミンD活性代謝物を含まない場合：1.7µg） 試料：栄養強化卵
1.4	0.06	0.04	25	35	0	6	200	–	–	–	–	**200**	3.9	2.1	Tr	2.1	Tr	19	0.07	**0.41**	0.1	3.7	0.11	1.2	58	1.29	27.0	0	0.5	
1.4	0.05	0.03	22	31	0	5	180	–	–	–	–	**180**	4.7	2.4	Tr	2.7	0.1	21	0.07	**0.42**	0.1	3.5	0.11	1.1	48	1.16	26.0	0	0.4	別名：スクランブルエッグ 植物油（なたね油） 調理による脂質の増減：本書p.315表2参照 ビタミンD：ビタミンD活性代謝物を含む（ビタミンD活性代謝物を含まない場合：2.0µg） 試料：栄養強化卵
1.4	0.06	0.04	23	38	0	5	200	–	–	–	–	**200**	4.5	5.7	Tr	7.5	0.1	35	0.08	**0.43**	0.1	3.6	0.08	1.2	54	1.09	27.0	0	0.5	植物油（なたね油） 調理による脂質の増減：本書p.314〜315表1参照 ビタミンD：ビタミンD活性代謝物を含む（ビタミンD活性代謝物を含まない場合：1.9µg） 試料：栄養強化卵
1.2	0.09	0.01	–	–	–	–	85	0	0	–	0	**85**	0.7	1.1	0	0.9	0	16	0.02	**0.31**	Tr	(2.6)	0.03	0.9	23	0.30	–	(0)	0.8	液汁を除いたもの
1.0	0.04	0.02	44	18	0	7	130	0	3	27	17	**130**	0.6	0.9	0	0.5	0	8	0.06	**0.38**	0.1	(2.4)	0.06	0.6	61	1.33	19.0	(0)	0.3	試料：冷凍品 しょ糖：21.4g
2.0	0.15	0.08	–	–	–	–	420	0	4	52	30	**420**	3.3	6.6	0	2.4	Tr	56	0.29	**1.24**	0.2	(12.0)	0.21	2.7	180	0.13	–	0	1.2	
3.6	0.13	0.08	110	47	0	12	690	2	2	41	24	**690**	12.0	4.5	Tr	1.6	Tr	39	0.21	**0.45**	0	3.8	0.31	3.5	150	3.60	65.0	0	0.1	ビタミンD：ビタミンD活性代謝物を含む（ビタミンD活性代謝物を含まない場合：4.5µg）
3.3	0.14	0.07	200	36	0	13	520	2	7	66	41	**520**	7.1	3.6	Tr	1.5	Tr	37	0.16	**0.43**	0	3.7	0.29	3.1	140	2.70	54.0	0	0.1	ビタミンD：ビタミンD活性代謝物を含む（ビタミンD活性代謝物を含まない場合：2.9µg）
1.2	0.05	0.05	50	34	1	19	390	0	3	55	31	**400**	2.0	3.3	Tr	1.6	0	16	0.42	**0.82**	Tr	(2.6)	0.15	1.6	99	1.85	36.0	(0)	0.1	試料：冷凍品 しょ糖：20.9g
2.9	0.16	0.12	–	–	–	–	630	0	6	79	45	**630**	4.9	9.9	0	3.7	0.1	83	0.42	**0.82**	Tr	(6.5)	0.31	3.8	250	0.18	–	(0)	0.2	
0	0.02	0	2	15	0	2	0	0	0	0	0	**0**	0	0	0	0	0	1	0	**0.35**	0.1	2.9	0	Tr	0	0.13	6.7	0	0.5	
0	0.02	0	4	15	0	2	0	0	0	0	0	**0**	0	0	0	0	0	1	0.02	**0.26**	0.1	3.0	0	0.1	0	0.33	11.0	0	0.4	
0.2	0.14	0.01	–	–	–	–	(0)	–	–	–	(0)	**(0)**	0	0.1	0	0	0	2	0.03	**2.09**	0.7	(23.0)	0.02	0.3	43	0.04	–	(0)	3.3	
(0.6)	(0.03)	(0.02)	(770)	(15)	0	(1)	(83)	0	0	(4)	(2)	**(83)**	(0.6)	(0.6)	0	(0.2)	0	–	(0.04)	**(0.17)**	(0.5)	(1.6)	(0.05)	(0.7)	(25)	(0.62)	(13.0)	0	(1.0)	
(0.9)	(0.05)	(0.03)	(540)	(22)	0	(2)	(140)	(Tr)	(Tr)	(6)	(4)	**(140)**	(2.1)	(1.1)	(Tr)	(0.7)	(0.1)	(11)	(0.06)	**(0.27)**	(0.4)	(2.1)	(0.08)	(1.0)	(40)	(0.99)	(21.0)	0	(1.2)	
(1.0)	(0.05)	(0.03)	(450)	(23)	0	(3)	(140)	(Tr)	(Tr)	(6)	(4)	**(140)**	(2.2)	(1.1)	(Tr)	(0.5)	(Tr)	(10)	(0.06)	**(0.28)**	(0.3)	(2.2)	(0.09)	(1.0)	(42)	(1.03)	(22.0)	0	(1.2)	

13 乳類

MILKS

牛乳，ヨーグルト，チーズなどの乳類は，古くから世界中で広範囲に利用されている食品である。なかでも牛乳は消費量が多く，日本では食品衛生法，特に「乳及び乳製品の成分規格等に関する省令」によって細かく規定されている。乳類は，たんぱく質やカルシウムなどを豊富に含み，成長期には欠かせない重要な食品である。

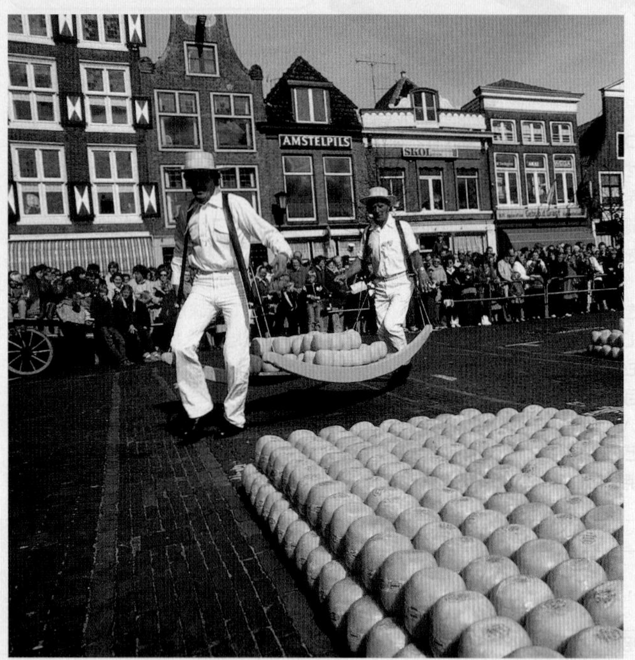

アルクマールのチーズ市（オランダ）

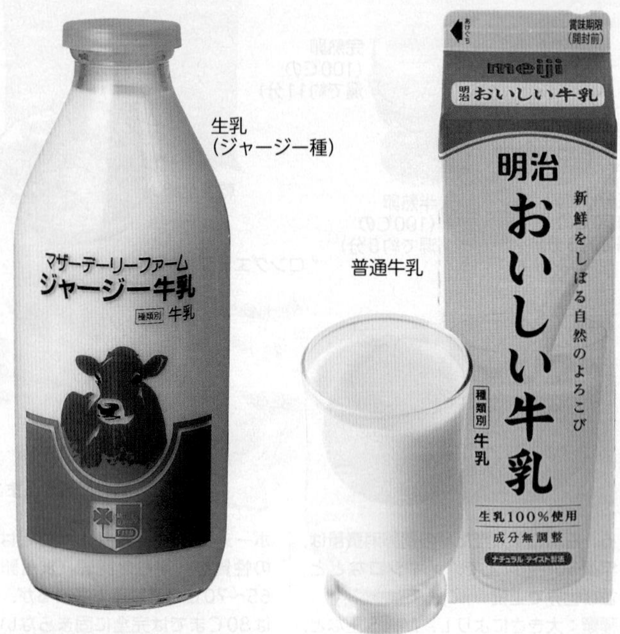

液状乳類

Liquid milks　1C=210g

●**生乳**（せいにゅう）：乳牛からしぼったままの乳。日本で飼育されている乳牛のほとんどはホルスタイン種。一部で飼育されているジャージー種の生乳は，たんぱく質含量が高く，濃厚。

●**普通牛乳**：生乳を加熱・殺菌し，容器に詰めたもの。成分調整（脂肪含量を一定にしたもの）と成分無調整とがある。また，製品の脂肪分が分離するのを防ぐために生乳の脂肪球を機械的に細かくする均質化（ホモジナイズ）が行われる。

殺菌は衛生上重要な工程で，日本ではＵＨＴ法（Ultra High Temperature：超高温瞬間殺菌法）が広く用いられている。

●**加工乳**：生乳にクリーム，濃縮乳，脱脂乳，バター，全粉乳などの乳製品を加えて脂肪含量を調整したもの。濃厚牛乳や低脂肪牛乳（ローファットミルク）がある。

●**乳児用液体ミルク**：母乳代替食品。乳児の発育に必要な栄養成分を満たすよう特別に製造されたもの。調乳の手間がなく，あたため不要でそのまま授乳できる。国で許可したものには特別用途食品のマークが表示される。

●**乳飲料**：<し好タイプ>牛乳や脱脂乳などにコーヒー，フルーツなど乳成分以外のものを加えたもの。

食品番号	索引番号	食品名（可食部100g当たり）	廃棄率	エネルギー	エネルギー	水分	たんぱく質：アミノ酸組成によるたんぱく質	たんぱく質：たんぱく質	脂質：脂肪酸のトリアシルグリセロール当量	脂質：コレステロール	脂質：脂質	脂肪酸：飽和	脂肪酸：一価不飽和	脂肪酸：多価不飽和	脂肪酸：n-3系多価不飽和	脂肪酸：n-6系多価不飽和	炭水化物：利用可能炭水化物（単糖当量）	炭水化物：利用可能炭水化物（質量計）	炭水化物：差引き法による利用可能炭水化物	炭水化物：食物繊維総量	炭水化物：糖アルコール	炭水化物：炭水化物	有機酸	灰分	無機質：ナトリウム	無機質：カリウム	無機質：カルシウム	無機質：マグネシウム	無機質：リン	無機質：鉄
			%	kJ	kcal	g	g	g	g	mg	g	g	g	g	g	g	g	g	g	g	g	g	g	g	mg	mg	mg	mg	mg	mg
		＜牛乳及び乳製品＞																												
		（液状乳類）																												
13001	1945	●生乳 ●ジャージー種	0	322	77	85.5	3.5	**3.9**	5.0	17	**5.2**	3.46	1.11	0.18	0.02	0.16	4.7*	4.5	5.1	(0)	–	4.7	0.2	0.7	58	140	**140**	13	110	0.1
13002	1946	●ホルスタイン種	0	263	63	87.7	2.8	**3.2**	3.8	12	**3.7**	2.36	1.06	0.15	0.02	0.13	4.7*	4.4	4.9	(0)	–	4.7	0.1	0.7	40	140	**110**	10	91	Tr
13003	1947	●普通牛乳	0	256	61	87.4	3.0	**3.3**	3.5	12	**3.8**	2.33	0.87	0.12	0.02	0.10	4.7*	4.4	5.3	(0)	–	4.8	0.2	0.7	41	150	**110**	10	93	0.02
13006	1948	●脱脂乳	0	134	31	91.0	3.1	**3.4**	0.1	3	**0.1**	0.05	0.02	Tr	0	Tr	4.8*	4.6	5.0	(0)	–	4.8	0.2	0.8	51	150	**100**	10	97	0.1
13004	1949	●加工乳 ●濃厚	0	291	70	86.3	3.0	**3.4**	4.2	16	**4.2**	2.75	1.14	0.14	0.02	0.12	5.0*	4.8	5.5	(0)	–	5.3	0.2	0.8	55	170	**110**	13	100	0.1
13005	1950	●低脂肪	0	178	42	88.8	3.4	**3.8**	1.0	6	**1.0**	0.67	0.23	0.03	Tr	0.03	5.1*	4.9	5.7	(0)	–	5.5	0.2	0.9	60	190	**130**	14	90	0.1
● 13059	1951	●乳児用液体ミルク	0	278	66	87.6	–	**1.5**	–	11	**3.6**						–	–	7.1*	0	–	7.1	–	0.3	–	81	**45**	5	29	0.6
13007	1952	●乳飲料 ●コーヒー	0	234	56	88.1	1.9	**2.2**	2.0	8	**2.0**	1.32	0.53	0.06	0.02	0.05	8.0*	7.7	7.4	(0)	–	7.2	0.1	0.5	30	85	**80**	10	55	0.1
13008	1953	●フルーツ	0	196	46	88.3	–	**1.2**	0.2	2	**0.2**	0.13	0.04	0.01	0	0.01	–	–	9.9*	(0)	–	9.9	–	0.4	20	65	**40**	6	36	Tr
		（粉乳類）																												
13009	1954	●全粉乳	0	2049	490	3.0	(22.9)	**25.5**	25.5	93	**26.2**	16.28	7.17	0.72	0.06	0.66	(35.9)	(34.2)	41.5*	(0)	–	39.3	1.2	6.0	430	1800	**890**	92	730	0.4
13010	1955	●脱脂粉乳	0	1503	354	3.8	30.6	**34.0**	0.7	25	**1.0**	0.44	0.18	0.03	Tr	0.03	50.3	47.9	55.2*	(0)	–	53.3	1.8	7.9	570	1800	**1100**	110	1000	0.5
13011	1956	●乳児用調製粉乳	0	2135	510	2.6	10.8	**12.4**	26.0	63	**26.8**	11.27	8.44	5.07	0.38	4.69	53.9	51.3	57.9*	(0)	–	55.9	0.4	2.3	140	500	**370**	40	220	6.5
		（練乳類）																												
13012	1957	●無糖練乳	0	563	135	72.5	(6.2)	**6.8**	7.5	27	**7.9**	4.88	2.10	0.13	0.02	0.10	(11.3)*	(10.8)	12.2	(0)	–	11.2	–	1.6	140	330	**270**	21	210	0.2
13013	1958	●加糖練乳	0	1329	314	26.1	7.0	**7.7**	8.4	19	**8.5**	5.59	2.16	0.26	0.04	0.22	55.9*	53.2	56.5	(0)	–	56.0	0.4	1.6	96	400	**260**	25	220	0.1

なるほど! **牛乳は横浜から**…庶民が牛乳を飲み始めたのは文明開化の少し前。日本人による最初の近代搾乳所は，1863（文久3）年，横浜に開かれています。

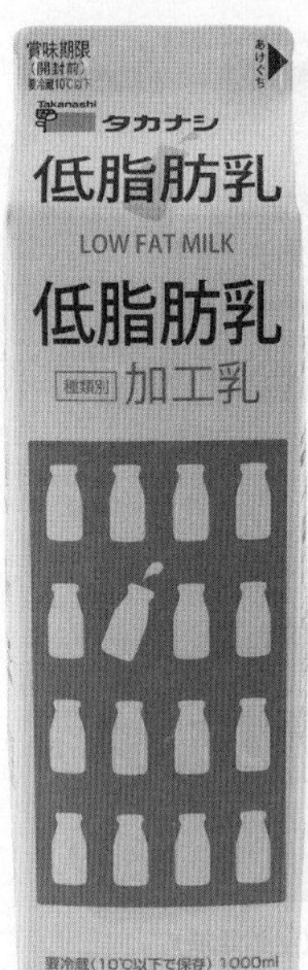

加工乳（低脂肪）

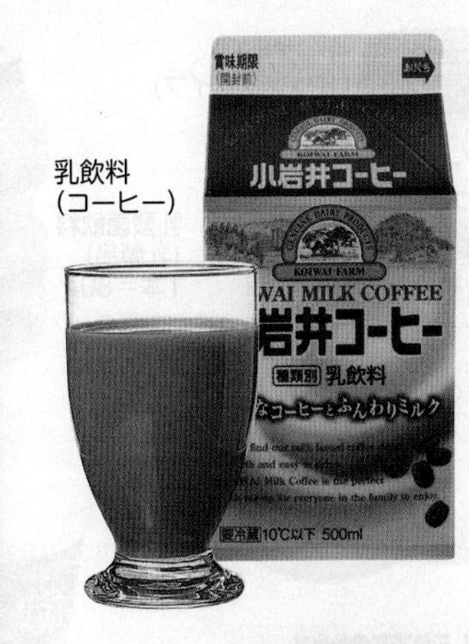

乳飲料（コーヒー）

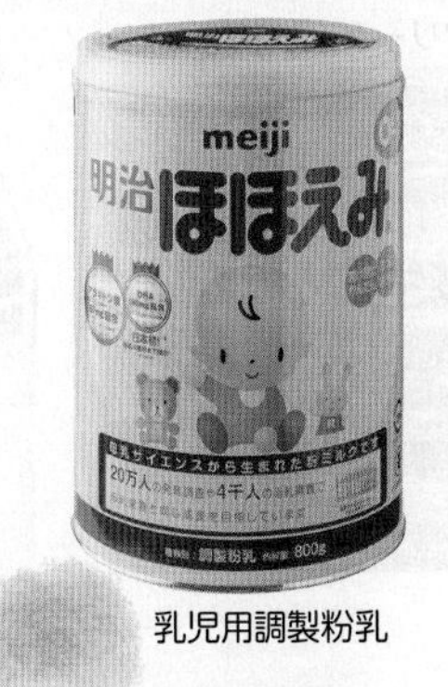

乳児用調製粉乳

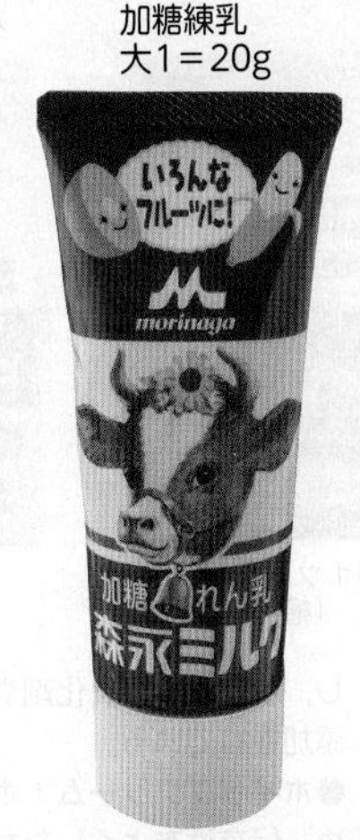

加糖練乳
大1＝20g

乳児用液体ミルク

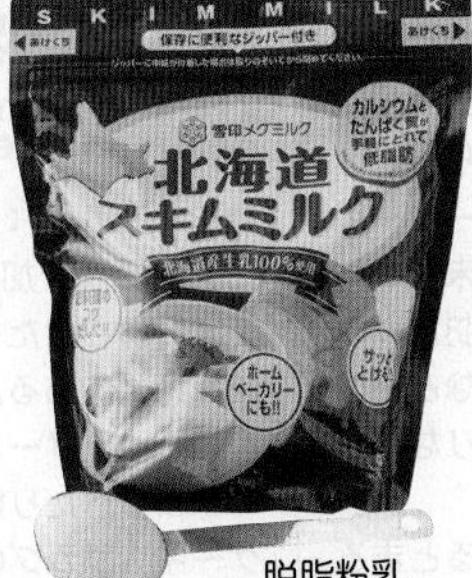

脱脂粉乳

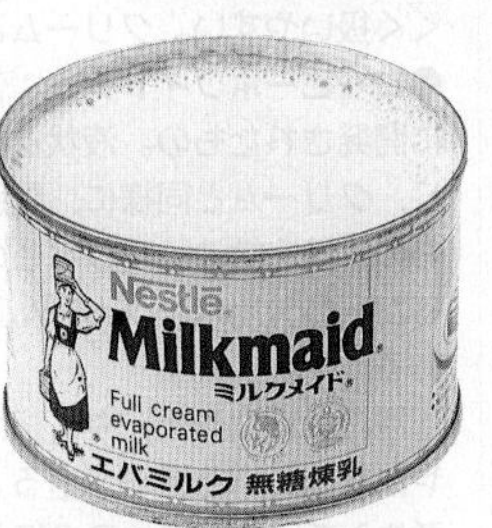

無糖練乳　大1＝16g

<栄養強化タイプ>牛乳の栄養成分を生かしながら各種ビタミンや無機質などを強化したもの。
<乳糖分解乳>牛乳を飲むとお腹がゴロゴロする（乳糖不耐症）人のために，酵素を加えて乳糖を分解したもの。
利用法：そのまま飲んだり，コーヒー，紅茶，ココアに入れる。また，フルーツと合わせて飲み物にしたりする。調理では，魚介・鶏肉のクリーム煮やグラタン，クリームコロッケなどのホワイトソースに使う。また，牛乳には臭みを吸い取る性質があるので，レバーなどの臭み消しにも利用される。このほか，アイスクリーム，ババロア，パンケーキなどにも使われる。

粉乳類
Milk powders　小1＝2g

牛乳を濃縮して乾燥させ，粉末にしたもの。
種類：乳脂肪を除いたものを脱脂粉乳，そのまま粉末にしたものを全粉乳，成分を調整したものを調製粉乳という。
●脱脂粉乳：乳脂肪分を除いたもので，保存性がよい。水や湯で溶いて牛乳と同じように用いる。
●乳児用調製粉乳：母乳成分に近くなるように調整したミルク。

練乳類
Evaporated and condensed milk

●無糖練乳（エバミルク）：牛乳または脱脂乳をそのまま濃縮したもの。消化がよい。開缶後の保存期間が短いので，家庭用としてはあまり普及していない。
●加糖練乳（コンデンスミルク）：牛乳または脱脂乳に加糖して濃縮したもの。保存性がよい。濃厚な味わいで，いちごやかき氷などに利用する。

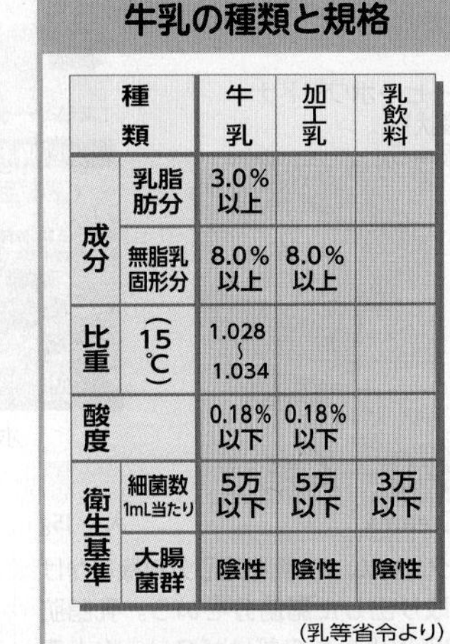

牛乳の種類と規格

種類		牛乳	加工乳	乳飲料
成分	乳脂肪分	3.0%以上		
	無脂乳固形分	8.0%以上	8.0%以上	
比重	（15℃）	1.028～1.034		
酸度		0.18%以下	0.18%以下	
衛生基準	細菌数 1mL当たり	5万以下	5万以下	3万以下
	大腸菌群	陰性	陰性	陰性

（乳等省令より）

牛乳の殺菌法

（℃）150／140／130／120／90／80／70／60

UHT
温度……120～150℃
時間……1～3秒
殺菌方法…超高温瞬間殺菌
構成比…93%

HTLT
温度……75℃以上
時間……15分以上
殺菌方法…高温保持殺菌
構成比…5%（HTSTとの合計）

HTST
温度……72℃以上
時間……15秒以上
殺菌方法…高温短時間殺菌
構成比…5%（HTLTとの合計）

LTLT
温度……63～65℃
時間……30分
殺菌方法…低温保持殺菌
構成比…2%

（日本乳業協議会）

無機質：亜鉛 mg	銅 mg	マンガン mg	ヨウ素 µg	セレン µg	クロム µg	モリブデン µg	ビタミン（脂溶性）A：レチノール µg	カロテン α µg	カロテン β µg	β-クリプトキサンチン µg	β-カロテン当量 µg	レチノール活性当量 µg	D µg	E：トコフェロール α mg	β mg	γ mg	δ mg	K µg	ビタミン（水溶性）B1 mg	B2 mg	ナイアシン mg	ナイアシン当量 mg	B6 mg	B12 µg	葉酸 µg	パントテン酸 mg	ビオチン µg	C mg	食塩相当量 g	備考
0.4	0.01	0	22	4	0	5	51	0	26	Tr	27	**53**	0.1	0.1	0	Tr	0	1	0.02	**0.21**	0.1	1.0	0.03	0.4	3	0.25	2.1	1	0.1	未殺菌のもの（100g：96.7mL，100mL：103.4g）
0.4	Tr	Tr	14	3	0	4	37	0	8	0	8	**38**	Tr	0.1	0	0	0	1	0.04	**0.15**	0.1	0.8	0.03	0.3	5	0.53	2.4	1	0.1	未殺菌のもの（100g：96.9mL，100mL：103.2g）
0.4	0.01	Tr	16	3	0	4	38	0	6	0	6	**38**	0.3	0.1	0	0	0	2	0.04	**0.15**	0.1	0.9	0.03	0.3	5	0.55	1.8	1	0.1	鉄：Trであるが，利用上の便宜のため小数第2位まで記載　ビタミンD：ビタミンD活性代謝物を含む（ビタミンD活性代謝物を含まない場合：Tr）（100g：96.9mL, 100mL：103.2g）
0.4	0.01	0	25	3	0	3	Tr	0	0	0	0	**Tr**	Tr	Tr	0	0	0	0	0.04	**0.15**	0.1	0.9	0.04	0.6	0	0.60	3.1	2	0.1	（100g：96.6mL，100mL：103.5g）
0.4	Tr	0	24	3	0	4	34	0	14	0	14	**35**	Tr	0.1	Tr	Tr	Tr	1	0.03	**0.17**	0.1	0.9	0.05	0.4	0	0.52	3.5	Tr	0.1	（100g：96.5mL，100mL：103.6g）
0.4	0.01	0.01	19	3	0	4	13	0	3	0	3	**13**	Tr	Tr	Tr	Tr	Tr	Tr	0.04	**0.18**	0.1	1.0	0.04	0.4	Tr	0.52	2.0	Tr	0.2	（100g：96.4mL，100mL：103.7g）
0.4	0.04	–	–	2	–	–	–	–	–	–	–	**66**	1.1	1.9	–	–	–	4	0.08	**0.11**	0.6	0.9	0.05	0.2	21	0.68	2.5	31	0	（100g：98mL，100mL：101g）
0.2	Tr	0.01	8	1	0	2	5	–	–	–	Tr	**5**	Tr	0.1	Tr	Tr	Tr	1	0.02	**0.09**	0.1	0.6	Tr	0.1	Tr	0.27	1.7	Tr	0.1	（100g：95.0mL，100mL：105.3g）
0.1	Tr	0.01	–	–	–	–	(0)	–	–	–	(0)	**(0)**	Tr	Tr	Tr	Tr	0	Tr	0.01	**0.06**	0.1	0.3	Tr	0.1	Tr	0.15	–	Tr	0.1	（100g：95.1mL，100mL：105.1g）
2.5	0.04	0.02	–	–	–	–	170	–	–	–	70	**180**	0.2	0.6	0	0	0	8	0.25	**1.10**	0.8	(6.7)	0.13	1.6	2	3.59	–	5	1.1	（100g：222mL，100mL：45g）
3.9	0.10	–	120	27	1	35	6	–	–	–	Tr	**6**	Tr	Tr	0	0	0	Tr	0.30	**1.60**	1.1	(9.0)	0.27	1.8	1	4.17	19.0	5	1.4	別名：スキムミルク（100g：222mL，100mL：45g）
2.8	0.34	0.05	41	8	4	16	560	–	–	–	85	**560**	9.3	5.5	0	0	0	24	0.41	**0.72**	5.4	8.1	0.35	1.6	82	2.20	4.4	53	0.4	別名：育児用粉ミルク　育児用栄養強化品（100g：222mL，100mL：45g）
1.0	0.02	–	–	–	–	–	48	–	–	–	18	**50**	Tr	0.2	0	0	0	3	0.06	**0.35**	0.2	(1.7)	0.01	0.1	1	1.10	–	Tr	0.4	別名：エバミルク（100g：78mL，100mL：128g）
0.8	0.02	0.01	35	6	0	9	120	0	20	1	20	**120**	0.1	0.2	0	Tr	0	0	0.08	**0.37**	0.3	1.9	0.02	0.7	1	1.29	3.2	2	0.2	別名：コンデンスミルク（100g：78mL, 100mL：128g）　しょ糖：44g

コーヒーホワイトナー
(液状)
1個＝5g

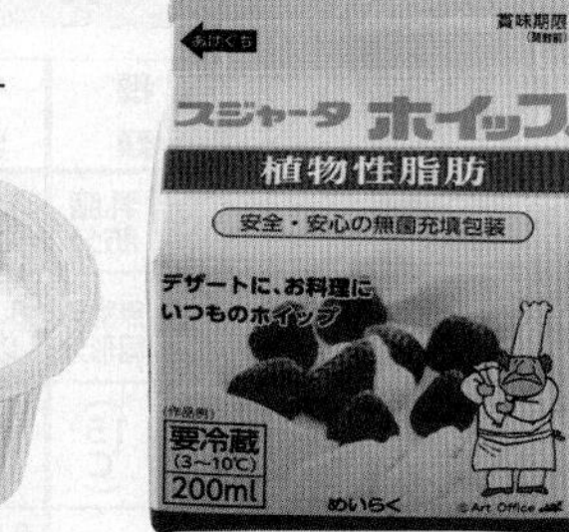

ホイップクリーム
(植物性脂肪)

クリーム (乳脂肪)

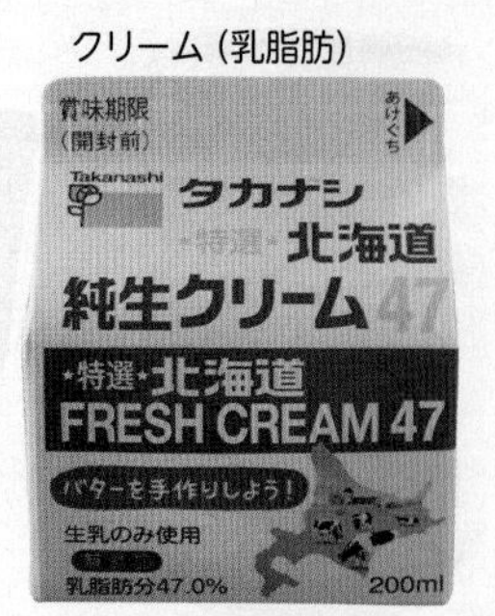

ヨーグルト
(ドリンクタイプ)

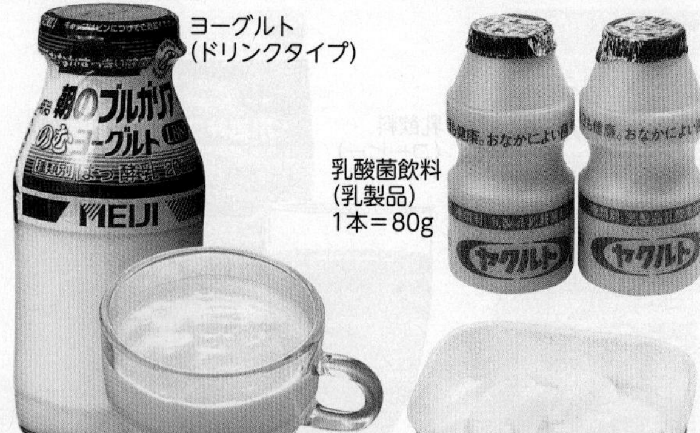

乳酸菌飲料
(乳製品)
1本＝80g

ヨーグルト (全脂無糖)

クリーム類

Creams 大1＝15g

●**クリーム**：生乳を遠心分離機にかけて取り出した脂肪分をいう。乳脂肪18％以上のものだけがクリームと表示できる。

<乳脂肪>生乳，牛乳から乳脂肪以外の成分を除き，乳化剤や安定剤などを加えていない製品。乳等省令では脂肪分18％以上とされるが，40～50％のものが多い。

<乳脂肪・植物性脂肪>乳化剤や安定剤などを含まず，乳脂肪の風味，口溶けのよさを生かしながら，乳脂肪の一部を植物性脂肪に置き換えたもの。

<植物性脂肪>植物性脂肪を主原料とし，脱脂粉乳，乳化剤や安定剤などが添加されている。

●**ホイップクリーム**：ホイップ性を高め，保存性をよくしたもの。分離しにくく扱いやすい。クリームより安価。

●**コーヒーホワイトナー**：コーヒー用に開発されたもの。液状と粉末状があり，クリームと同様に，乳脂肪だけのもの，植物性油脂だけのものなどがある。一杯分用パック，びん入りなどがある。

利用法：料理やケーキに加えるとまろやかな味わいと風味が出る。クリーム煮やシチュー，ソースのほか，ケーキの材料やデコレーションなどに使う。

発酵乳・乳酸菌飲料

Fermented milk and lactic acid bacteria beverages ヨーグルト1C＝210g

●**ヨーグルト**：牛乳や脱脂乳に2～3％の乳酸菌を加え，40℃前後で4～6時間発酵させたもの。さっぱりした風味が特徴である。

利用法：デザートやおやつとして，そのまま食べたり飲んだりする。また，ケーキ，サラダのソース，カレーなどにも使う。

●**乳酸菌飲料**：乳酸飲料ともいう。乳酸菌の発酵を利用した飲み物で，牛乳を発酵させたものをおもな原料とし，甘味料，香料，果汁などを加えてし好性を高めたものが市販されている。たんぱく質やカルシウムが吸収されやすい形になっている。ヤクルトのような生菌タイプとカルピスのような殺菌タイプがある。

可食部100g当たり

食品番号	索引番号	食品名	廃棄率 %	エネルギー kJ	エネルギー kcal	水分 g	たんぱく質：アミノ酸組成によるたんぱく質 g	たんぱく質 g	脂質：脂肪酸のトリアシルグリセロール当量 g	コレステロール mg	脂質 g	脂肪酸：飽和 g	一価不飽和 g	多価不飽和 g	n-3系多価不飽和 g	n-6系多価不飽和 g	炭水化物：利用可能炭水化物（単糖当量） g	利用可能炭水化物（質量計） g	差引き法による利用可能炭水化物 g	総食物繊維量 g	糖アルコール g	炭水化物 g	有機酸 g	灰分 g	無機質：ナトリウム mg	カリウム mg	カルシウム mg	マグネシウム mg	リン mg	鉄 mg
		(クリーム類)																												
13014	1959	●クリーム ●乳脂肪	0	1665	404	48.2	1.6	**1.9**	39.6	64	**43.0**	26.28	9.89	1.37	0.21	1.15	2.9	2.7	10.1*	0	–	6.5	0.1	0.4	43	76	**49**	5	84	0.1
13015	1960	●乳脂肪・植物性脂肪	0	1600	388	49.8	(3.9)	**4.4**	(40.2)	63	**42.1**	(18.32)	(18.74)	(1.17)	(0.21)	(0.96)	(2.9)*	(2.8)	5.4	(0)	–	3.0	0.1	0.8	140	76	**47**	4	130	0.2
13016	1961	●植物性脂肪	0	1455	353	55.5	1.1	**1.3**	37.6	21	**39.5**	26.61	7.38	1.73	0.10	1.63	2.7*	2.5	5.2	0	–	3.3	0.1	0.4	40	67	**50**	6	79	0
13017	1962	●ホイップクリーム ●乳脂肪	0	1691	409	44.3	(1.5)	**1.8**	(37.5)	110	**40.7**	(24.98)	(9.34)	(1.25)	(0.19)	(1.06)	(12.8)	(12.2)	16.2*	(0)	0	12.9	0.1	0.4	24	72	**54**	4	45	0.1
13018	1963	●乳脂肪・植物性脂肪	0	1630	394	44.0	(3.5)	**4.0**	(36.7)	57	**38.4**	(16.63)	(17.19)	(1.07)	(0.20)	(0.87)	(13.2)*	(12.6)	15.0	(0)	0	12.9	0.1	0.7	130	69	**42**	3	120	0.1
13019	1964	●植物性脂肪	0	1651	399	43.7	(5.5)	**6.3**	(35.8)	5	**36.1**	(8.30)	(25.01)	(0.88)	(0.20)	(0.68)	(14.4)*	(13.8)	13.9	(0)	0	12.9	0.1	1.0	230	65	**30**	3	190	0.2
13020	1965	●コーヒーホワイトナー ●液状，乳脂肪	0	849	205	70.3	4.8	**5.2**	17.8	50	**18.3**	11.57	4.73	0.58	0.08	0.50	(1.7)	(1.6)	6.4*	(0)	–	5.5	Tr	0.7	150	55	**30**	3	150	0.1
13021	1966	●液状，乳脂肪・植物性脂肪	0	936	227	69.2	(4.2)	**4.8**	(21.2)	27	**21.6**	(8.66)	(10.98)	(0.59)	(0.11)	(0.49)	(1.8)	(1.7)	4.6*	(0)	–	3.7	0.1	0.7	160	50	**26**	3	140	0.1
13022	1967	●液状，植物性脂肪	0	1005	244	68.4	(3.8)	**4.3**	24.6	3	**24.8**	5.70	17.18	0.61	0.14	0.47	(1.9)*	(1.8)	2.5	(0)	–	1.8	Tr	0.7	160	45	**21**	2	130	0.1
13023	1968	●粉末状，乳脂肪	0	2110	504	2.8	(6.5)	**7.6**	24.4	86	**27.3**	16.45	6.06	0.62	0.12	0.51	60.6	57.7	64.5*	0	–	60.4	–	1.8	360	360	**87**	9	240	[illegible]
13024	1969	●粉末状，植物性脂肪	0	2261	542	2.7	(1.8)	**2.1**	32.8	1	**36.2**	31.00	0	0	0	0	29.0	27.1	59.4*	0	–	56.4	0.7	2.6	720	220	**120**	1	600	0.1
		(発酵乳・乳酸菌飲料)																												
13025	1970	●ヨーグルト ●全脂無糖	0	233	56	87.7	3.3	**3.6**	2.8	12	**3.0**	1.83	0.71	0.10	0.01	0.08	3.9*	3.8	4.6	(0)	–	4.9	0.9	0.8	48	170	**120**	12	100	Tr
13053	1971	●低脂肪無糖	0	168	40	89.2	3.4	**3.7**	0.9	5	**1.0**	0.58	0.22	0.03	Tr	0.02	4.1*	3.9	4.8	(0)	–	5.2	0.8	0.8	48	180	**130**	13	100	Tr
13054	1972	●無脂肪無糖	0	158	37	89.1	3.8	**4.0**	0.2	4	**0.3**	0.16	0.06	0.01	0	0.01	4.3*	4.1	4.9	(0)	–	5.7	1.1	0.8	54	180	**140**	13	110	Tr
13026	1973	●脱脂加糖	0	275	65	82.6	4.0	**4.3**	0.2	4	**0.2**	0.13	0.06	0.01	0	0.01	11.7*	11.2	11.3	(0)	–	11.9	0.9	1.0	60	150	**120**	22	100	0.1
13027	1974	●ドリンクタイプ，加糖	0	272	64	83.8	2.6	**2.9**	0.5	3	**0.5**	0.33	0.11	0.02	Tr	0.01	10.5	10.1	11.5*	(0)	–	12.2	1.0	0.6	50	130	**110**	11	80	0.1
13028	1975	●乳酸菌飲料 ●乳製品	0	273	64	82.1	0.9	**1.1**	Tr	1	**0.1**	0.03	0.01	Tr	0	Tr	15.4*	15.1	16.0	(0)	–	16.4	0.6	0.3	18	48	**43**	5	30	Tr
13029	1976	●殺菌乳製品	0	921	217	45.5	1.3	**1.5**	0.1	2	**0.1**	0.06	0.02	0.01	Tr	Tr	–	–	51.6*	(0)	–	52.6	1.2	0.3	19	60	**55**	7	40	0.1
13030	1977	●非乳製品	0	166	39	89.3	0.3	**0.4**	0.1	1	**0.1**	0.04	0.02	0.03	Tr	0.03	9.3*	9.2	9.4	0.2	0.2	10.0	0.3	0.1	10	44	**16**	3	13	Tr
		(アイスクリーム類)																												
13042	1993	●アイスクリーム ●高脂肪	0	858	205	61.3	3.1	**3.5**	10.8	32	**12.0**	7.12	2.79	0.34	0.06	0.28	18.1	17.3	23.6*	0.1	–	22.4	0.2	0.8	80	160	**130**	14	110	0.1
13043	1994	●普通脂肪	0	749	178	63.9	3.5	**3.9**	7.7	53	**8.0**	4.64	2.32	0.36	0.05	0.30	18.0	17.1	23.6*	0.1	–	23.2	0.1	1.0	110	190	**140**	13	120	0.1
13044	1995	●アイスミルク	0	703	167	65.6	(3.0)	**3.4**	6.5	18	**6.4**	4.64	1.35	0.16	0.02	0.13	–	–	24.1*	(0)	–	23.9	–	0.7	75	140	**110**	14	100	0.1
13045	1996	●ラクトアイス ●普通脂肪	0	906	217	60.4	2.7	**3.1**	14.1	21	**13.6**	9.11	3.67	0.62	0.01	0.60	20.9*	20.0	21.8	0.1	–	22.2	0.2	0.7	61	150	**95**	12	93	0.1
13046	1997	●低脂肪	0	456	108	75.2	(1.6)	**1.8**	2.0	4	**2.0**	1.41	0.47	0.05	0.01	0.05	–	–	20.8*	(0)	–	20.6	–	0.4	45	80	**60**	9	45	0.1
13047	1998	●ソフトクリーム	0	614	146	69.6	(3.4)	**3.8**	5.6	13	**5.6**	3.69	1.48	0.19	0.03	0.16	–	–	20.5*	(0)	–	20.1	–	0.9	65	190	**130**	14	110	0.1

 なるほど! **いちごミルク**…いちごに牛乳をかけてつぶすと，牛乳の中のカゼインといちごの酸によってトロトロになります。

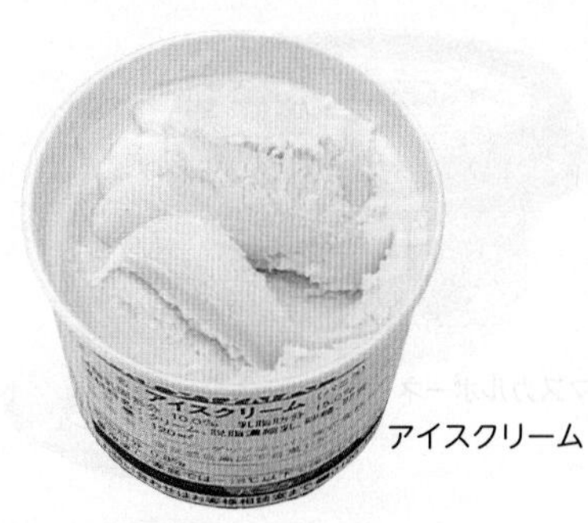
アイスクリーム

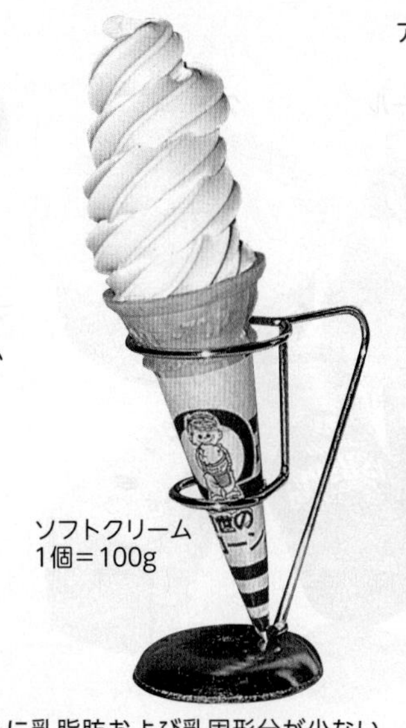
ソフトクリーム
1個＝100g

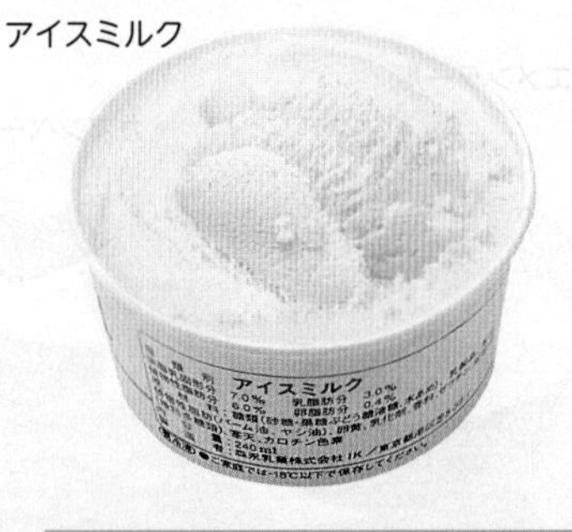
アイスミルク

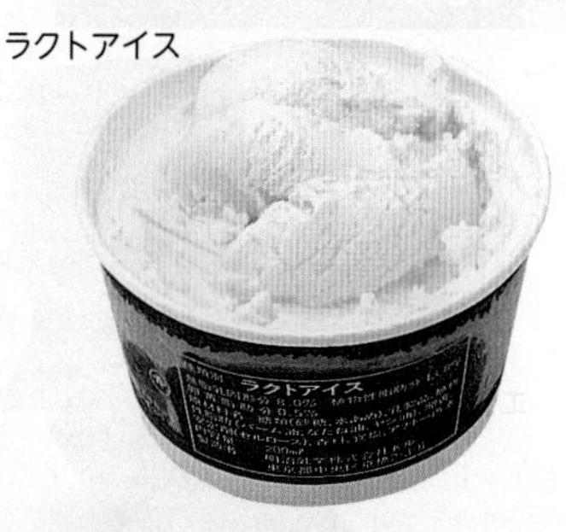
ラクトアイス

アイスクリーム類

Ice creams　中カップ＝80g

牛乳，乳製品などの主原料に空気を混合し，凍結させたもので，乳固形分3%以上のものをいう。

●アイスクリーム：バニラ，チョコレート，抹茶(まっちゃ)など，さまざまな風味をもたせたものがある（乳固形分15%以上，乳脂肪分8%以上）。

●アイスミルク：アイスクリームより乳脂肪分，乳固形分ともに少ないもので，あっさりしている（乳固形分10%以上，乳脂肪分3%以上）。乳脂肪分の一部を植物性脂肪に置き換えたものもある。

●ラクトアイス：アイスミルクよりさらに乳脂肪および乳固形分が少ない（乳固形分は3%以上）。おもに植物性脂肪を使っているためアイスクリームに比べてさっぱりした風味である。

●ソフトクリーム：アイスクリームのように硬化する工程を省いたやわらかいもの。口当たりがなめらか。注文に応じてコーンカップなどに詰めて直売されることが多い。

アイスクリームの規格と表示

アイスクリーム類とは，生乳，牛乳もしくは特別牛乳，またはこれらを原料として製造した食品を加工し，または主原料として凍結したものであって，乳固形分を3%以上含むのものをいう。

製品区分および名称	種類別	成分規格			
		乳固形分	うち乳脂肪分	大腸菌群	細菌数
乳製品アイスクリーム類	アイスクリーム	15.0%以上	8.0%以上	陰性	1g当たり10万以下
	アイスミルク	10.0%以上	3.0%以上	陰性	1g当たり5万以下
	ラクトアイス	3.0%以上		陰性	1g当たり5万以下

（乳等省令より）

無機質 亜鉛 mg	銅 mg	マンガン mg	ヨウ素 µg	セレン µg	クロム µg	モリブデン µg	ビタミン(脂溶性) A レチノール µg	カロテン α µg	カロテン β µg	β-クリプトキサンチン µg	β-カロテン当量 µg	レチノール活性当量 µg	D µg	E トコフェロール α mg	β mg	γ mg	δ mg	K µg	ビタミン(水溶性) B1 mg	B2 mg	ナイアシン mg	ナイアシン当量 mg	B6 mg	B12 µg	葉酸 µg	パントテン酸 mg	ビオチン µg	C mg	食塩相当量 g	備考
0.2	0.02	–	8	2	1	14	150	1	110	2	110	**160**	0.3	0.4	0	Tr	0	14	0.02	**0.13**	Tr	0.4	Tr	0.2	0	0.13	1.2	0	0.1	別名：生クリーム，フレッシュクリーム（100g：95mL，100mL：105g）
0.3	0.02	0.01	8	2	2	8	190	Tr	100	1	110	**200**	0.3	0.4	0	0.1	Tr	8	0.01	**0.07**	Tr	(0.8)	Tr	0.1	2	0.09	1.0	Tr	0.4	脂質：乳脂肪由来22.5g，植物性脂肪由来19.6g
0.2	0.03	0	7	1	2	2	1	0	99	0	99	**9**	0.1	4.0	0	2.7	0.2	5	0.01	**0.07**	0.1	0.4	0.01	0.1	0	0.17	0.7	0	0.1	別名：植物性生クリーム（100g：99mL，100mL：102g）
0.2	0.02	–	7	2	1	13	340	1	98	2	99	**350**	0.5	0.7	0	0.1	Tr	13	0.02	**0.08**	Tr	(0.4)	Tr	0.2	Tr	0.12	1.1	Tr	0.1	クリームにグラニュー糖を加えて泡だてたもの
0.3	0.02	–	7	1	1	7	170	Tr	96	1	96	**180**	0.2	0.4	0	Tr	(Tr)	7	0.01	**0.06**	(Tr)	(0.8)	(Tr)	0.1	3	0.08	0.9	(Tr)	0.3	クリームにグラニュー糖を加えて泡だてたもの 脂質：乳脂肪由来19.1g，植物性脂肪由来17.1g
0.4	0.02	–	6	1	2	2	1	0	94	0	94	**9**	0	0	0	0	0	2	0	**0.05**	0	(1.1)	0	0	3	0.05	0.7	0	0.6	クリームにグラニュー糖を加えて泡だてたもの
0.4	0.01	0.01	–	–	–	–	150	–	–	–	22	**150**	0.2	0.3	0	0.1	0	5	0.01	**0.05**	0.1	1.2	0.01	0.1	2	0.07	–	Tr	0.4	別名：コーヒー用ミルク，コーヒー用クリーム
0.3	0.01	0.01	–	–	–	–	75	–	–	–	24	**77**	0.1	0.1	0	Tr	0	3	0.01	**0.04**	0.1	(1.0)	0.01	0.1	2	0.05	–	Tr	0.4	脂質：乳脂肪由来9.2g，植物性脂肪由来12.4g
0.3	0.01	0.01	2	2	1	1	1	–	–	–	25	**3**	0	0	0	0	0	1	0	**0.03**	0	(0.8)	0	0	2	0.03	0.3	Tr	0.4	
0.4	0.02	0.01	15	3	Tr	10	310	0	100	0	100	**320**	0.2	0.8	0	0	0	5	0.02	**0.65**	0.1	(1.6)	0.03	0.2	10	0.25	7.9	0	0.9	（100g：300mL，100mL：33g）
0.2	0.02	0.01	Tr	1	1	1	0	0	0	0	0	**0**	0	1.0	Tr	0.2	0	0	0	**0.01**	0	(0.4)	0	0	2	0	Tr	0	1.8	（100g：250mL，100mL：40g）
0.4	0.01	Tr	17	3	0	4	33	0	3	0	3	**33**	0	0.1	0	0	0	1	0.04	**0.14**	0.1	0.9	0.04	0.1	11	0.49	2.5	1	0.1	別名：プレーンヨーグルト
0.5	0.01	0	14	2	0	4	12	0	4	–	4	**12**	0	0	0	0	0	0	0.04	**0.19**	0.1	1.0	0.04	0.1	15	0.41	1.6	2	0.1	
0.4	0	0	16	3	0	4	3	0	2	–	2	**3**	0	0	0	0	0	0	0.04	**0.17**	0.1	1.1	0.04	0.2	16	0.35	2.1	1	0.1	
0.4	0.01	0.01	14	3	0	4	(0)	–	–	–	(0)	**(0)**	Tr	Tr	0	0	0	Tr	0.03	**0.15**	0.1	1.0	0.02	0.3	3	0.44	2.0	Tr	0.2	別名：普通ヨーグルト
Tr	Tr	0.01	10	2	0	3	5	–	–	–	1	**5**	Tr	Tr	0	0	0	Tr	0.01	**0.12**	0.1	0.8	0.03	0.2	1	0.30	1.2	Tr	0.1	（100g：93mL，100mL：108g）
0.4	Tr	–	6	1	0	1	0	–	–	–	0	**0**	0	Tr	0	0	0	Tr	0.01	**0.05**	Tr	0.2	Tr	Tr	Tr	0.11	0.6	Tr	0	無脂乳固形分3.0%以上（100g：92.9mL，100mL：107.6g）
0.2	0.01	0.01	10	1	0	2	(0)	–	–	–	(0)	**(0)**	Tr	Tr	Tr	Tr	Tr	Tr	0.02	**0.08**	0.1	0.4	Tr	Tr	Tr	0.09	0.6	0	0	無脂乳固形分3.0%以上　希釈後飲用（100g：81.0mL，100mL：123.5g）
Tr	0.01	0.02	2	0	1	1	1	0	1	0	1	**1**	0.1	Tr	0	0.1	0.1	0	0.01	**0.01**	Tr	0.1	0.01	Tr	Tr	0.05	0.4	5	0	無脂乳固形分3.0%未満（100g：95.9mL，100mL：104.3g）
0.5	0.01	–	13	4	0	7	100	–	–	–	45	**100**	0.1	0.2	0	Tr	0	5	0.06	**0.18**	0.1	0.9	0.03	0.4	Tr	0.72	2.6	Tr	0.2	乳固形分15.0%以上，乳脂肪分12.0%以上 試料：バニラアイスクリーム
0.4	0.01	0.01	17	4	Tr	6	55	–	–	–	30	**58**	0.1	0.2	Tr	0.1	Tr	3	0.06	**0.20**	0.1	1.0	0.02	0.2	Tr	0.50	2.7	Tr	0.3	乳固形分15.0%以上，乳脂肪分8.0% 試料：バニラアイスクリーム
0.3	Tr	0.01	–	–	–	–	21	–	–	–	9	**22**	0.1	0.1	0	Tr	Tr	1	0.03	**0.14**	0.1	(0.8)	0.02	0.3	Tr	0.43	–	Tr	0.2	乳固形分10.0%以上，乳脂肪分3.0%以上，植物性脂肪を含む
0.4	0.01	0.01	19	3	0	3	10	–	–	–	0	**10**	Tr	0.6	0	0.3	0.4	1	0.03	**0.15**	0.4	1.0	0.01	0.2	1	0.51	1.7	Tr	0.2	乳固形分3.0%以上，主な脂質：植物性脂肪
0.1	0.01	0.04	–	–	–	–	0	–	–	–	0	**0**	Tr	0.2	0	Tr	0	1	0.02	**0.12**	Tr	(0.3)	0.01	0.1	1	0.15	–	(0)	0.1	乳固形分3.0%以上，主な脂質：植物性脂肪
0.4	Tr	0.01	–	–	–	–	17	–	–	–	9	**18**	0.1	0.2	Tr	Tr	Tr	2	0.05	**0.22**	0.1	(0.9)	0.01	0.2	Tr	0.58	–	(0)	0.2	主な脂質：乳脂肪 コーンカップを除いたもの

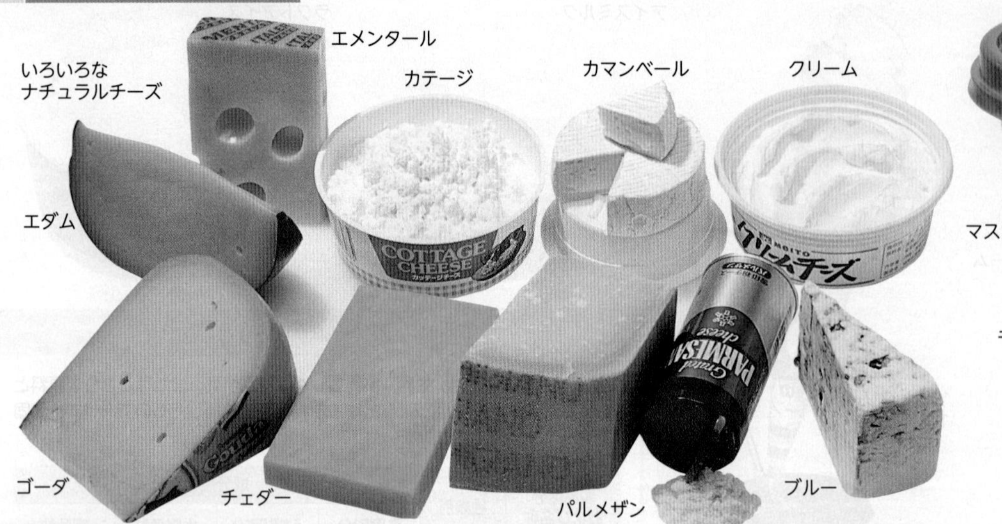

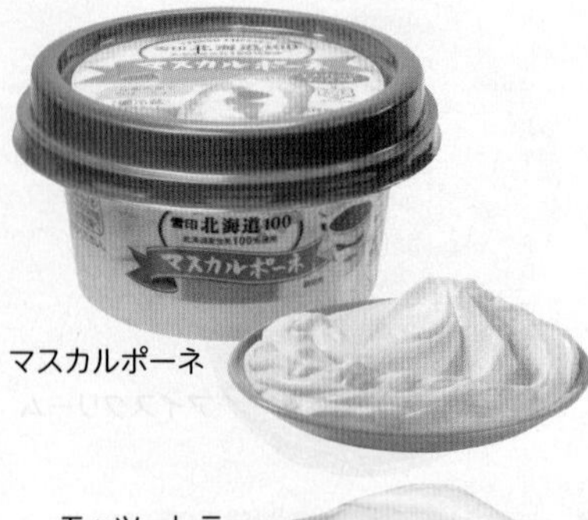

チーズ類

Cheeses　　1切れ＝20g

＜ナチュラルチーズ＞乳に乳酸菌と凝乳酵素であるレンネットを加えて豆腐のように固め，それを圧搾(あっさく)して水分を減らし，そのまま(非熟成)か発酵熟成させてつくったものをいう。原料乳，製法，使用する乳酸菌の種類，産地の風土，熟成の度合いなどにより特有の味や外観をもつ。

●エダム：オランダ原産の球形をした半硬質チーズ。赤いワックスがかけてあり，保存性がよいため世界中に普及している。

●エメンタール：スイス原産の車輪形の硬質チーズ。チーズフォンデュに使われるチーズとしても有名。

●カテージ：非熟成の軟質チーズ。さっぱりした食感で，サラダやケーキの材料，ディップのベースとして利用される。

●カマンベール：フランス原産の軟質チーズ。表面を白いかびがびっしりとおおい，内部はとろりとした風味が特徴である。

●クリーム：非熟成の軟質チーズ。そのまま食べたり，パンに塗ったり，菓子の材料に用いられる。

●ゴーダ：車輪形の半硬質チーズで，オランダの代表的なチーズ。クリーミーでくせがなく，テーブルチーズとして食べる。

●チェダー：イギリス原産の硬質チーズ。世界中で広くつくられている。サラダやソースに使ったり，オムレツ，ハムと一緒に食べたりする。

●パルメザン：イタリア原産の超硬質チーズで，おろして粉チーズとして使う。スパゲッティやラザニアなどにふりかけて食べる。

●ブルー：半硬質チーズで，青かびによって熟成させたチーズ。刺激のある風味が特徴で，サラダやピザ，パンや果物の添えもの，デザートチーズとしても利用される。

●マスカルポーネ：イタリア原産のクリームチーズ。乳脂肪分が80％前後で天然の甘みがあり，かために泡立てた生クリームに似ている。酸味や塩分が少ないことからチーズケーキやティラミスなどの菓子によく使われる。

●モッツァレラ：イタリア原産のチーズ。くせのない味わいで，独特の弾力ある歯ごたえが特徴。サラダのほか，加熱するとよく伸びる性質を利用してピザなどに使われる。

食品番号	索引番号	食品名（可食部100g当たり）	廃棄率	エネルギー		水分	たんぱく質		脂質			脂肪酸					炭水化物						有機酸	灰分	無機質					
							アミノ酸組成によるたんぱく質	たんぱく質	脂肪酸のトリアシルグリセロール当量	コレステロール	脂質	飽和	一価不飽和	多価不飽和	n-3系多価不飽和	n-6系多価不飽和	利用可能炭水化物 単糖当量	利用可能炭水化物 質量計	利用可能炭水化物 差引き法による	総食物繊維量	糖アルコール	炭水化物			ナトリウム	カリウム	カルシウム	マグネシウム	リン	鉄
			%	kJ	kcal	g	g	g	g	mg	g	g	g	g	g	g	g	g	g	g	g	g	g	g	mg	mg	mg	mg	mg	mg
		(チーズ類)																												
13031	1978	●ナチュラルチーズ ●エダム	0	1338	321	41.0	(29.4)	**28.9**	22.6	65	**25.0**	15.96	4.94	0.53	0.16	0.37	(0)*	(0)	3.2	(0)	–	1.4	–	3.7	780	65	**660**	40	470	0.3
13032	1979	●エメンタール	0	1653	398	33.5	(27.2)	**27.3**	29.5	85	**33.6**	18.99	8.12	0.87	0.35	0.52	(0)	(0)	5.8*	(0)	–	1.6	–	4.0	500	110	**1200**	32	720	0.3
13033	1980	●カテージ	0	416	99	79.0	13.2	**13.3**	4.1	20	**4.5**	2.73	1.00	0.13	0.02	0.10	0.5	0.5	2.2*	(0)	–	1.9	0.2	1.3	400	50	**55**	4	130	0.1
13034	1981	●カマンベール	0	1208	291	51.8	17.7	**19.1**	22.5	87	**24.7**	14.87	5.71	0.70	0.16	0.54	0	0	4.2*	(0)	–	0.9	0.3	3.5	800	120	**460**	20	330	0.2
13035	1982	●クリーム	0	1291	313	55.5	7.6	**8.2**	30.1	99	**33.0**	20.26	7.40	0.89	0.25	0.63	2.5*	2.4	5.3	(0)	–	2.3	0.4	1.0	260	70	**70**	8	85	0.1
13036	1983	●ゴーダ	0	1479	356	40.0	(26.3)	**25.8**	26.2	83	**29.0**	17.75	6.39	0.67	0.19	0.48	–	–	3.7*	(0)	–	1.4	–	3.8	800	75	**680**	31	490	0.3
13037	1984	●チェダー	0	1618	390	35.3	23.9	**25.7**	32.1	100	**33.8**	20.52	9.09	0.81	0.26	0.54	(0.4)*	(0.4)	3.7	(0)	–	1.4	1.3	3.8	800	85	**740**	24	500	0.3
13038	1985	●パルメザン	0	1856	445	15.4	(41.1)	**44.0**	27.6	96	**30.8**	18.15	7.11	0.94	0.28	0.67	(0)	(0)	8.0*	(0)	–	1.9	–	7.9	1500	120	**1300**	55	850	0.4
13039	1986	●ブルー	0	1351	326	45.6	(17.5)	**18.8**	26.1	90	**29.0**	17.17	6.76	0.80	0.13	0.67	(0)	(0)	5.3*	(0)	–	1.0	–	5.6	1500	120	**590**	19	440	0.3
13055	1987	●マスカルポーネ	0	1130	273	62.4	4.1	**4.4**	25.3	83	**28.2**	16.77	6.40	0.81	0.13	0.68	3.6	3.5	7.2*	(0)	–	4.3	0.2	0.8	35	140	**150**	10	99	0.1
13056	1988	●モッツァレラ	0	1119	269	56.3	–	**18.4**	–	62	**19.9**	–	–	–	–	–	(0)	(0)	4.2*	(0)	–	4.2	–	1.3	70	20	**330**	11	260	0.1
13057	1989	●やぎ	0	1165	280	52.9	18.5	**20.6**	20.1	88	**21.7**	13.37	4.88	0.74	0.14	0.60	1.0	1.0	5.9*	(0)	–	2.7	0.5	2.2	480	260	**130**	20	270	0.1
13058	1990	●リコッタ	0	662	159	72.9	–	**7.1**	–	57	**11.5**	–	–	–	–	–	–	–	6.7*	(0)	–	6.7	–	1.7	160	210	**340**	20	200	0.1
13040	1991	●プロセスチーズ	0	1300	313	45.0	21.6	**22.7**	24.7	78	**26.0**	16.00	6.83	0.56	0.17	0.39	0.1*	0.1	2.4	(0)	–	1.3	1.3	5.0	1100	60	**630**	19	730	0.3
13041	1992	●チーズスプレッド	0	1180	284	53.8	–	**15.9**	23.1	87	**25.7**	15.75	5.51	0.63	0.18	0.45	–	–	3.2*	(0)	–	0.6	–	4.0	1000	50	**460**	14	620	0.2
		(その他)																												
13048	1999	●カゼイン	0	1520	358	10.6	83.4	**86.2**	1.4	26	**1.5**	1.02	0.30	0.05	0.01	0.03	–	–	2.8*	(0)	–	0	–	1.7	10	2	**26**	3	120	0.8
13049	2000	●シャーベット	0	541	128	69.1	–	**0.9**	1.0	1	**1.0**	0.77	0.18	0.04	Tr	0.04	–	–	28.7*	(0)	–	28.7	–	0.3	13	95	**22**	3	22	0.1
13050	2001	●チーズホエーパウダー	0	1444	339	2.2	10.3	**12.5**	1.2	28	**1.2**	0.75	0.32	0.04	0.01	0.04	74.7*	71.2	76.5	(0)	–	77.0	2.7	7.1	690	1800	**620**	130	690	0.4
		＜その他＞																												
13051	2002	人乳	0	255	61	88.0	0.8	**1.1**	3.6	15	**3.5**	1.32	1.52	0.61	0.09	0.52	(6.7)*	(6.4)	7.3	(0)	–	7.2	–	0.2	15	48	**27**	3	14	0.04
13052	2003	やぎ乳	0	240	57	88.0	(2.6)	**3.1**	3.2	13	**3.6**	2.19	0.77	0.09	0.03	0.07	(4.8)*	(4.5)	5.4	(0)	–	4.5	–	0.8	35	220	**120**	12	90	0.1

 なるほど! ブルーチーズのブルーって何？…青かびのこと。青かびの一種が出す酵素を用いて熟成させた，刺激の強い独特の香りが特徴のチーズです。

リコッタ

プロセスチーズ

チーズスプレッド
大1＝14g

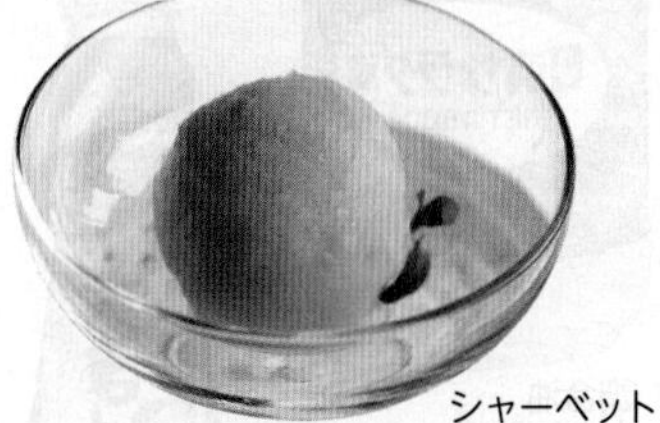

シャーベット

●リコッタ：南イタリア原産のフレッシュチーズ。チーズ製造の際に出るホエー(乳清)に牛乳を加え，加温し酸を加えてカード(凝集)を生成させ，ホエーを除いたあと，さらに生クリームを添加したもの。乳糖が多く，脂肪分が少ないのでほんのり甘くさっぱりした味。裏ごしした豆腐のような食感をもつ。そのまま食べたり，サラダやパスタなどの料理に使ったり，チーズケーキなどの菓子材料にも使われる。
<プロセスチーズ>1種類以上のナチュラルチーズを加熱して溶かし，乳化させてから成型したもの。ナチュラルチーズに比べて保存性があり，一定の成分，風味のものをつくることができる。味にくせがなく保存性が高い。成型が自由なので，スティックやスライスなど，さまざまな形のものがつくられている。
<チーズスプレッド>塗るタイプのチーズをいう。半固体のチーズ状の食品。一般のプロセスチーズより水分が多い。

シャーベット
Sherbet

果汁，砂糖溶液などを凍らせた氷菓で，乳製品をほとんど含まない(乳固形分3%以下)。

チーズ
ホエーパウダー

チーズホエーパウダー
Cheese whey powder

チーズの製造中，牛乳を凝乳酵素で凝固させ，凝固物(チーズカード)を分離したあとの残りの液をチーズホエー(乳清)といい，これを凝縮あるいは粉末化したものをいう。
用途：調製粉乳，経腸栄養食品，畜肉加工品，製菓・製パンなどに幅広く利用されている。

牛乳およびその加工品

牛乳は加工によって，さまざまな乳製品に生まれ変わり，保存性やし好性が高まる。また，たんぱく質やカルシウムなどを豊富に含み，成長期に欠かせない重要な食品である。

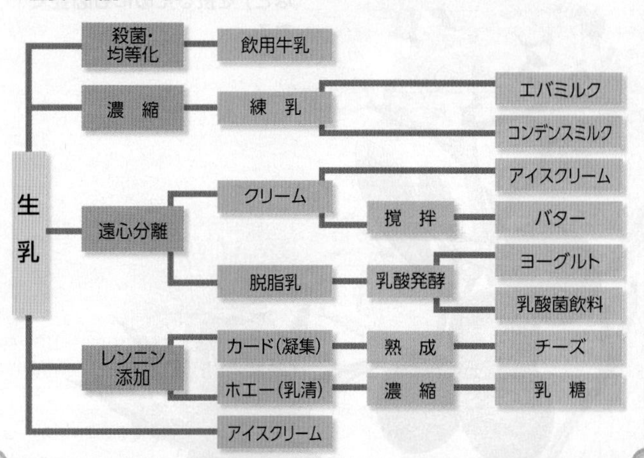

無機質 亜鉛 mg	銅 mg	マンガン mg	ヨウ素 µg	セレン µg	クロム µg	モリブデン µg	ビタミン(脂溶性) A レチノール µg	カロテン α µg	カロテン β µg	β-クリプトキサンチン µg	β-カロテン当量 µg	レチノール活性当量 µg	D µg	E トコフェロール α mg	β mg	γ mg	δ mg	K µg	ビタミン(水溶性) B1 mg	B2 mg	ナイアシン mg	ナイアシン当量 mg	B6 mg	B12 µg	葉酸 µg	パントテン酸 mg	ビオチン µg	C mg	食塩相当量 g	備考
4.6	0.03	0.01	–	–	–	–	240	–	–	–	150	250	0.2	0.8	0	0	0	14	0.04	0.42	0.1	(6.9)	0.06	2.8	39	0.17	–	(0)	2.0	
4.3	0.76	0.01	–	–	–	–	200	–	–	–	180	220	0.1	1.3	0	0	0	8	0.02	0.48	0.1	(6.9)	0.07	1.0	10	0.72	–	(0)	1.3	
0.5	0.03	–	9	14	0	4	35	–	–	–	20	37	0	0.1	0	0	0	2	0.02	0.15	0.1	3.2	0.03	1.0	21	0.48	2.2	(0)	1.0	クリーム入りを含む
2.8	0.02	0.01	17	14	1	8	230	–	–	–	140	240	0.2	0.9	0	0	0	1	0.03	0.48	0.7	4.7	0.08	1.3	47	0.49	6.3	(0)	2.0	
0.7	0.01	0.01	14	7	0	10	240	–	–	–	170	250	0.2	1.2	0	0	0	12	0.03	0.22	0.1	2.1	0.03	0.1	11	0.42	2.2	(0)	0.7	
3.6	0.02	0.01	–	–	–	–	260	–	–	–	170	270	0	0.8	0	0	0	12	0.03	0.33	0.1	(6.2)	0.05	1.9	29	0.32	–	(0)	2.0	
4.0	0.07	–	20	12	0	7	310	–	–	–	210	330	0	1.6	0	0	0	12	0.04	0.45	0.1	5.5	0.07	1.9	32	0.43	2.7	(0)	2.0	
7.3	0.15	–	–	–	–	–	230	–	–	–	120	240	0.2	0.8	0	0	0	15	0.05	0.68	0.1	(10.0)	0.05	2.5	10	0.50	–	(0)	3.8	粉末状
2.5	0.02	0.01	–	–	–	–	270	–	–	–	170	280	0.3	0.6	0	0	0	11	0.03	0.42	0.8	(5.4)	0.15	1.1	57	1.22	–	(0)	3.8	
0.5	0.01	0	16	3	1	8	390	Tr	76	–	77	390	0.2	0.6	0	Tr	0	10	0.03	0.17	0.1	1.1	0.03	0.2	2	0.31	2.0	0	0.1	
2.8	0.02	0.01	–	–	–	–	280	–	–	–	–	280	0.2	0.6	0	0	0	6	0.01	0.19	Tr	3.1	0.02	1.6	9	0.06	–	–	0.2	
0.5	0.07	0.03	–	–	–	–	290	0	0	0	0	290	0.3	0.4	0	Tr	0	10	0.09	0.88	1.4	6.3	0.23	0.3	100	1.16	–	–	1.2	別名：シェーブルチーズ
0.3	0.02	Tr	–	–	–	–	160	–	–	–	–	160	0	0.2	0	0	0	3	0.04	0.21	0.1	1.3	0.06	0.2	4	0.52	–	–	0.4	
3.2	0.08	0.02	18	13	2	9	240	1	130	2	130	250	Tr	1.1	0	0	0	2	0.03	0.38	0.1	5.0	0.01	3.2	27	0.14	2.0	0	2.8	
1.6	0.05	0.01	–	–	–	–	180	–	–	–	150	190	0.3	1.1	0	0	0	6	0.02	0.35	Tr	2.7	0.03	0.5	16	0.16	–	(0)	2.5	
2.6	0.09	0.02	7	40	1	14	Tr	–	–	–	(0)	(Tr)	Tr	Tr	0	Tr	0	Tr	Tr	Tr	Tr	19.0	0.01	2.3	6	0.17	2.4	(0)	0	試料：酸カゼイン
0.1	0.01	0.09	–	–	–	–	(0)	–	–	–	(0)	(0)	Tr	Tr	0	Tr	Tr	1	0.04	0.05	0.2	0.4	Tr	Tr	Tr	0.04	–	0	0	試料：乳成分入り氷菓
0.3	0.03	0.03	80	7	1	47	11	–	–	–	10	12	Tr	0	0	0	0	Tr	0.22	2.35	1.4	4.8	0.25	3.4	6	5.95	23.0	3	1.8	
0.3	0.03	Tr	*	2	0	0	45	–	–	–	12	46	0.3	0.4	0	0.1	0	1	0.01	0.03	0.2	0.4	Tr	Tr	Tr	0.50	0.5	5	0	試料：成熟乳　鉄：Trであるが，利用上の便宜のため小数第2位まで記載　ヨウ素：母親の食事条件に強く影響されるため，その標準値を定めることを見送った　ビタミンD：ビタミンD活性代謝物を含む(ビタミンD活性代謝物を含まない場合：Tr)(100g：98.3mL，100mL：101.7g)
0.3	Tr	Tr	–	–	–	–	36	–	–	–	(0)	36	0	0.1	0	0	0	2	0.04	0.14	0.3	(0.9)	0.04	0	1	0.39	–	1	0.1	

14 油脂類

FATS AND OILS

食用の油脂は，植物性油脂と動物性油脂とに大きく分けることができる。このうち常温で液体のものを油(oil)，固体のものを脂(fat)といい，油にはリノール酸，オレイン酸などの不飽和脂肪酸，脂にはパルミチン酸，ステアリン酸などの飽和脂肪酸が多く含まれる。油脂の大きな特徴は，三大栄養素の一つである脂質として利用され，少量で多くのエネルギー（約9kcal/g）を摂ることができる点にある。また，脂溶性ビタミン（ビタミンA・Dなど）を摂るためにも必要である。

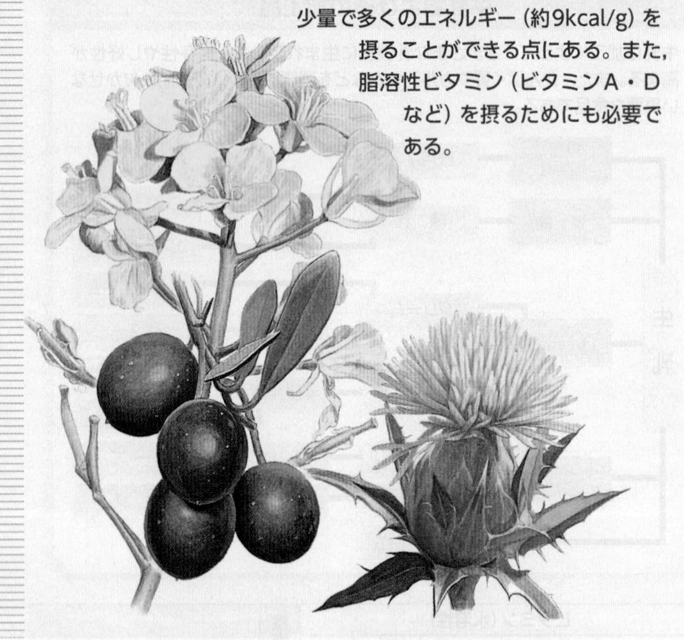

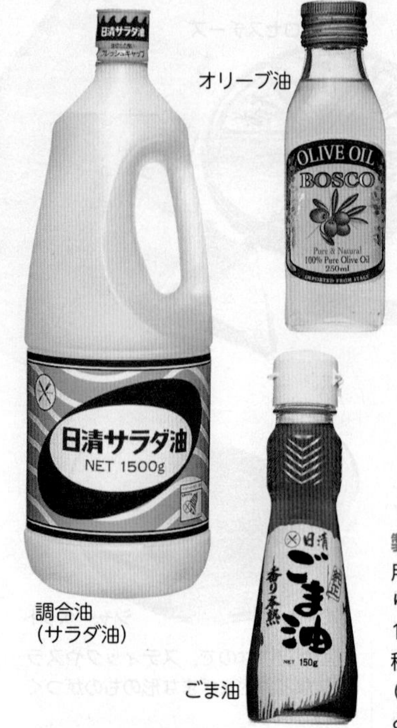

オリーブ油

調合油（サラダ油）

ごま油

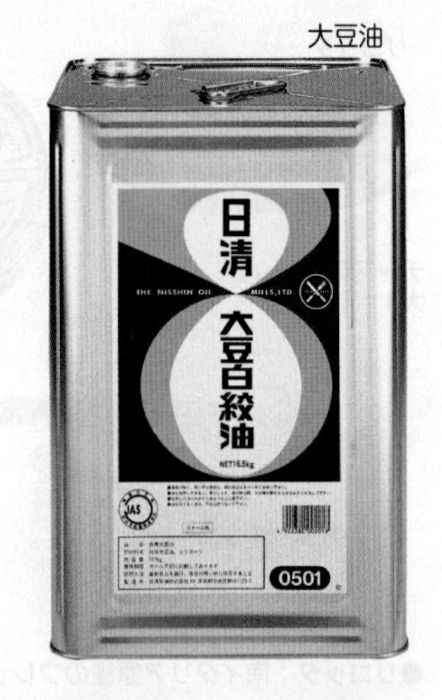

大豆油

製法：種子を圧搾，または有機溶媒を用いて油を抽出したあと，不純物を取り除いて精製する。また植物油には，1種類の原料からつくる単独の油と，2種類以上の原料を混ぜ合わせた調合油（サラダ油，天ぷら油）がある。大豆油となたね油の組み合わせが多い。

選び方：JASマークがついたものには原材料の表示がされているので，確認するとよい。油は酸化が進みやすいので，開封後はしっかりふたをして冷暗所に置き，1～2カ月で使いきるようにする。

●あまに（亜麻仁）油：成熟した亜麻の種子からとった油。黄色っぽい乾性油で，空気に触れると固まる。α-リノレン酸を多く含む。

●えごま（荏胡麻）油：えごまの種子か

植物油脂類

Vegetable fats and oils　大1＝12g

植物の種子を原料とする油。一般に，植物油はリノール酸，リノレン酸などの多価不飽和脂肪酸を多く含む。これらの脂肪酸は，人間の体内ではつくることができない必須脂肪酸であり，血液中のコレステロールを低下させる働きがある。またビタミンEが豊富なものもある。

食品番号	索引番号	食品名（可食部100g当たり）	廃棄率 %	エネルギー kJ	エネルギー kcal	水分 g	たんぱく質 アミノ酸組成によるたんぱく質 g	たんぱく質 g	脂質 脂肪酸のトリアシルグリセロール当量 g	脂質 コレステロール mg	脂質 g	脂肪酸 飽和 g	脂肪酸 一価不飽和 g	脂肪酸 多価不飽和 g	脂肪酸 n-3系多価不飽和 g	脂肪酸 n-6系多価不飽和 g	炭水化物 利用可能炭水化物 単糖当量 g	炭水化物 利用可能炭水化物 質量計 g	炭水化物 利用可能炭水化物 差引き法による g	炭水化物 食物繊維総量 g	炭水化物 糖アルコール g	炭水化物 g	有機酸 g	灰分 g	無機質 ナトリウム mg	無機質 カリウム mg	無機質 カルシウム mg	無機質 マグネシウム mg	無機質 リン mg	無機質 鉄 mg
		（植物油脂類）																												
14023	2004	●あまに油	0	3688	897	Tr	–	0	99.5	2	100	8.09	15.91	71.13	56.63	14.50	–	–	*0.5	0	–	0	–	0	0	0	Tr	0	0	0
14024	2005	●えごま油	0	3690	897	Tr	–	0	99.5	0	100	7.64	16.94	70.60	58.31	12.29	–	–	*0.5	0	–	0	–	0	Tr	Tr	1	Tr	1	0.1
14001	2006	●オリーブ油	0	3677	894	0	–	0	98.9	0	100	13.29	74.04	7.24	0.60	6.64	–	–	*1.1	0	–	0	–	0	Tr	0	Tr	0	0	0
14002	2007	●ごま油	0	3662	890	0	–	0	98.1	0	100	15.04	37.59	41.19	0.31	40.88	–	–	*1.9	0	–	0	–	0	Tr	Tr	1	Tr	1	0.1
14003	2008	●米ぬか油	0	3621	880	0	–	0	96.1	0	100	18.80	39.80	33.26	1.15	32.11	–	–	*3.9	0	–	0	–	0	0	Tr	Tr	0	Tr	0
14004	2009	●サフラワー油 ●ハイオレイック	0	3669	892	0	–	0	98.5	0	100	7.36	73.24	13.62	0.21	13.41	–	–	*1.5	0	–	0	–	0	0	0	0	0	Tr	0
14025	2010	●ハイリノール	0	3632	883	0	–	0	96.6	0	100	9.26	12.94	70.19	0.22	69.97	–	–	*3.4	0	–	0	–	0	0	0	0	0	Tr	0
14005	2011	●大豆油	0	3640	885	0	–	0	97.0	1	100	14.87	22.12	55.78	6.10	49.67	–	–	*3.0	0	–	0	–	0	0	Tr	0	0	0	0
14006	2012	●調合油	0	3644	886	0	–	0	97.2	2	100	10.97	41.10	40.94	6.81	34.13	–	–	*2.8	0	–	0	–	0	0	Tr	Tr	0	Tr	0
14007	2013	●とうもろこし油	0	3636	884	0	–	0	96.8	0	100	13.04	27.96	51.58	0.76	50.82	–	–	*3.2	0	–	0	–	0	0	0	Tr	0	0	0
14008	2014	●なたね油	0	3649	887	0	–	0	97.5	2	100	7.06	60.09	26.10	7.52	18.59	–	–	*2.5	0	–	0	–	0	0	Tr	Tr	0	Tr	0
14009	2015	●パーム油	0	3646	887	0	–	0	97.3	1	100	47.08	36.70	9.16	0.19	8.97	–	–	*2.7	0	–	0	–	0	0	0	Tr	0	0	0
14010	2016	●パーム核油	0	3672	893	0	–	0	98.6	1	100	76.34	14.36	2.43	0	2.43	–	–	*1.4	0	–	0	–	0	0	Tr	Tr	0	Tr	0
14011	2017	●ひまわり油 ●ハイリノール	0	3697	899	0	–	0	99.9	0	100	10.25	27.35	57.94	0.43	57.51	–	–	*0.1	0	–	0	–	0	0	0	0	0	0	0
14026	2018	●ミッドオレイック	0	3668	892	0	–	0	98.4	0	100	8.85	57.22	28.09	0.22	27.88	–	–	*1.6	0	–	0	–	0	0	0	0	0	0	0
14027	2019	●ハイオレイック	0	3695	899	0	–	0	99.7	0	100	8.74	79.90	6.79	0.23	6.57	–	–	*0.3	0	–	0	–	0	0	0	0	0	0	0
14028	2020	●ぶどう油	0	3629	882	0	–	0	96.5	0	100	10.93	17.80	63.55	0.45	63.10	–	–	*3.5	0	–	0	–	0	0	0	0	0	0	0
14012	2021	●綿実油	0	3632	883	0	–	0	96.6	0	100	21.06	17.44	53.85	0.34	53.51	–	–	*3.4	0	–	0	–	0	0	0	0	0	0	0
14013	2022	●やし油	0	3655	889	0	–	0	97.7	1	100	83.96	6.59	1.53	0	1.53	–	–	*2.3	0	–	0	–	0	0	0	Tr	0	0	0
14014	2023	●落花生油	0	3628	882	0	–	0	96.4	0	100	19.92	43.34	29.00	0.21	28.80	–	–	*3.6	0	–	0	–	0	0	0	Tr	0	Tr	0

なるほど! サラダ油…サラダ料理などに，ドレッシングとして生でも使用できる精製度を高めた良質の油のこと。日本独自のものです。

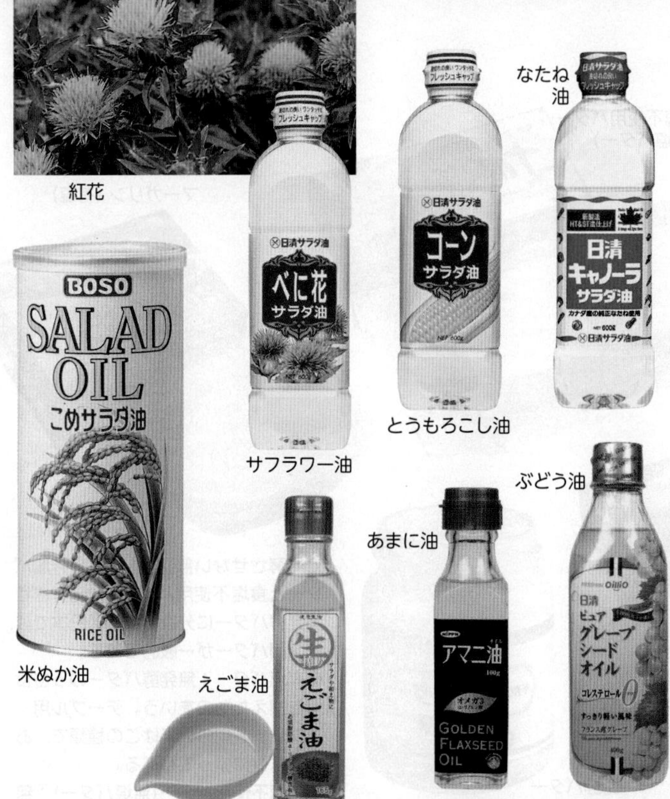

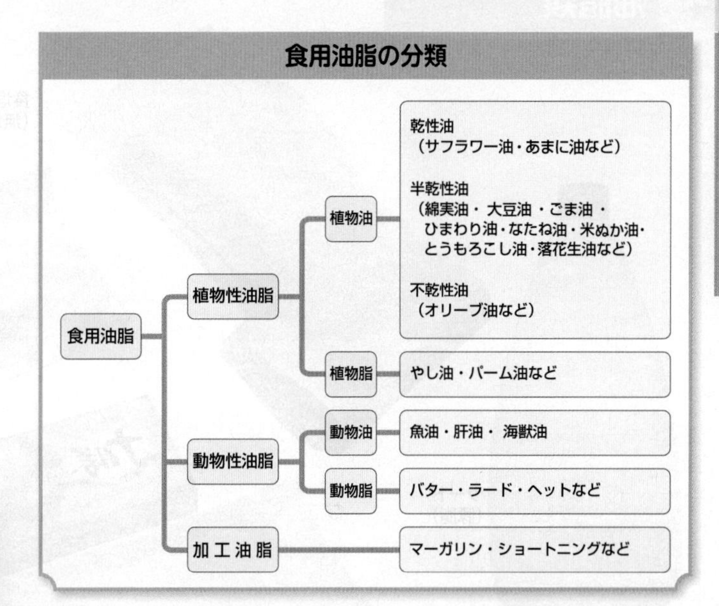

らしぼった油。α-リノレン酸を多く含む。

●オリーブ油：オリーブの果実からとった油。オリーブの実の含油率は40～60%。イタリアなどの地中海沿岸が主産地。日本では香川県が主産地だが，近年では，西日本など暖地での栽培が試みられている。特有の香りがあり，生で前菜やサラダに利用する。一価不飽和脂肪酸であるオレイン酸を多く含む。

●ごま油：ごまの種子からとった油。わずかな甘みと独特の香りがある。リノール酸，オレイン酸を多く含む。

●米ぬか油：米油ともいう。米ぬかからとった油。あっさりした味で生，揚げ物に向く。せっけんの原料としても使われる。

●サフラワー油：紅花の種子からとった油で，べにばな油ともいう。紅花の種子の含油率は25～37%。淡白な風味で，他の植物油に比べオレイン酸を多く含む。

●大豆油：大豆からとった油。世界中で生産されている。天ぷら油，サラダ油に使われるほか，マーガリンなどにも用いられる。

●調合油（サラダ油）：大豆油となたね油を合わせることが多い。おもに生のままドレッシングやマヨネーズなどに用いる。精製度が高く低温でも固まらない，また加熱しても比較的酸化しにくいなどの特徴がある。

●とうもろこし油：とうもろこしからとった油で，コーン油ともいう。特有の風味があり，幅広い調理法に利用される。酸化しにくく，日持ちがよい。

●なたね油：アブラナ科のなたねの種子からとった油。キャノーラ油と呼ばれるものは，なたねの改良種（キャノーラ）からしぼったもので，ほぼ同等の油と考えてよい。日本では，大豆油と並んで消費量が多い。飽和脂肪酸含有量は，植物油の中でも低い。

●ぶどう油：ぶどうの種子からとった油。グレープシードオイルともいう。コレステロール0%の食用油。

無機質							ビタミン（脂溶性）												ビタミン（水溶性）										食塩相当量	備考
							A							E																
								カロテン						トコフェロール																
亜鉛	銅	マンガン	ヨウ素	セレン	クロム	モリブデン	レチノール	α	β	β-クリプトキサンチン	β-カロテン当量	レチノール活性当量	D	α	β	γ	δ	K	B1	B2	ナイアシン	ナイアシン当量	B6	B12	葉酸	パントテン酸	ビオチン	C		
mg	mg	mg	µg	µg	µg	µg	µg	µg	µg	µg	µg	µg	µg	mg	mg	mg	mg	µg	mg	mg	mg	mg	mg	µg	µg	mg	µg	mg	g	
0	0	0	–	–	–	–	0	0	10	3	11	**1**	(0)	**0.5**	0	39.0	0.6	11	0	0	0	0	–	–	–	–	–	(0)	0	試料：食用油
0	0	0.01	–	–	–	–	0	Tr	22	2	23	**2**	(0)	**2.4**	0.6	59.0	4.6	5	0	0	0	0	–	–	–	–	–	(0)	0	試料：食用油
0	0	0	0	0	Tr	0	0	0	180	5	180	**15**	(0)	**7.4**	0.2	1.2	0.1	42	0	0	0	0	(0)	(0)	(0)	(0)	0	(0)	0	別名：オリーブオイル　試料：エキストラバージンオイル　(100g：200mL，100mL：91g)
Tr	0.01	0	0	1	1	0	0	0	Tr	0	Tr	**0**	(0)	**0.4**	Tr	44.0	0.7	5	0	0	0.1	0.1	(0)	(0)	(0)	(0)	0	(0)	0	試料：精製油　(100g：109mL，100mL：92g)
0	0	0	0	0	1	0	0	0	0	0	0	**0**	(0)	**26.0**	1.5	3.4	0.4	36	0	0	0	0	(0)	(0)	(0)	(0)	0	(0)	0	別名：米油　試料：精製油　(100g：109mL，100mL：92g)
0	0	0	–	–	–	–	0	0	0	0	0	**0**	(0)	**27.0**	0.6	2.3	0.3	10	0	0	0	0	(0)	(0)	(0)	(0)	–	(0)	0	別名：べにばな油，サフラワーオイル，試料：精製油　(100g：200mL，100mL：91g)
0	0	0	–	–	–	–	0	0	0	0	0	**0**	(0)	**27.0**	0.6	2.3	0.3	10	0	0	0	0	(0)	(0)	(0)	(0)	–	(0)	0	試料：精製油　(100g：200mL，100mL：91g)
0	0	0	0	0	0	0	0	0	0	0	0	**0**	(0)	**10.0**	2.0	81.0	21.0	210	0	0	0	0	(0)	(0)	(0)	(0)	0	(0)	0	試料：精製油及びサラダ油　(100g：109mL，100mL：92g)
Tr	0	0	0	0	0	0	0	0	0	0	0	**0**	(0)	**13.0**	1.2	56.0	11.0	170	0	0	0	0	(0)	(0)	(0)	(0)	0	(0)	0	試料：精製油及びサラダ油　配合割合：なたね油1，大豆油1　(100g：111mL，100mL：90g)
0	0	0	0	0	Tr	0	0	0	0	0	0	**0**	(0)	**17.0**	0.3	70.0	3.4	5	0	0	0	0	(0)	(0)	(0)	(0)	0	(0)	0	別名：コーンオイル，コーン油　試料：精製油　(100g：109mL，100mL：92g)
Tr	0	0	0	0	0	0	0	0	0	0	0	**0**	(0)	**15.0**	0.3	32.0	1.0	120	0	0	0	0	(0)	(0)	(0)	(0)	0	(0)	0	試料：低エルカ酸の精製油及びサラダ油　別名：キャノーラ油，カノーラ油　(100g：200mL，100mL：91g)
0	0	0	–	–	–	–	0	0	0	0	0	**0**	(0)	**8.6**	0.4	1.3	0.2	4	0	0	0	0	(0)	(0)	(0)	(0)	–	(0)	0	試料：精製油　(100g：111mL，100mL：90g)
0	0	0	–	–	–	–	0	0	0	0	0	**0**	(0)	**0.4**	Tr	0.1	Tr	Tr	0	0	0	0	(0)	(0)	(0)	(0)	–	(0)	0	試料：精製油　(100g：200mL，100mL：91g)
0	0	0	–	–	–	–	0	0	0	0	0	**0**	(0)	**39.0**	0.8	2.0	0.4	11	0	0	0	0	(0)	(0)	(0)	(0)	–	(0)	0	試料：精製油　(100g：109mL，100mL：92g)
0	0	0	–	–	–	–	0	0	0	0	0	**0**	(0)	**39.0**	0.8	2.0	0.4	11	0	0	0	0	(0)	(0)	(0)	(0)	–	(0)	0	試料：精製油
0	0	0	–	–	–	–	0	0	0	0	0	**0**	(0)	**39.0**	0.8	2.0	0.4	11	0	0	0	0	(0)	(0)	(0)	(0)	–	(0)	0	試料：精製油　(100g：200mL，100mL：91g)
0	0.02	0	–	–	–	–	–	0	6	0	6	**Tr**	0	**28.0**	0.7	5.8	1.2	190	0	0	0	0	(0)	(0)	(0)	(0)	(0)	(0)	0	別名：グレープシードオイル，ぶどう種子油
0	0	0	–	–	–	–	0	0	0	0	0	**0**	(0)	**28.0**	0.3	27.0	0.4	29	0	0	0	0	(0)	(0)	(0)	(0)	–	(0)	0	試料：精製油　(100g：109mL，100mL：92g)
Tr	0	0	–	–	–	–	0	0	0	0	0	**0**	(0)	**0.3**	0	0.2	Tr	Tr	0	0	0	0	(0)	(0)	(0)	(0)	–	(0)	0	別名：ココナッツオイル　試料：精製油　(100g：200mL，100mL：91g)
0	0	0	–	–	–	–	0	0	0	0	0	**0**	(0)	**6.0**	0.3	5.4	0.5	4	0	0	0	0	(0)	(0)	(0)	(0)	–	(0)	0	別名：ピーナッツオイル，ピーナッツ油　試料：精製油　(100g：200mL，100mL：91g)

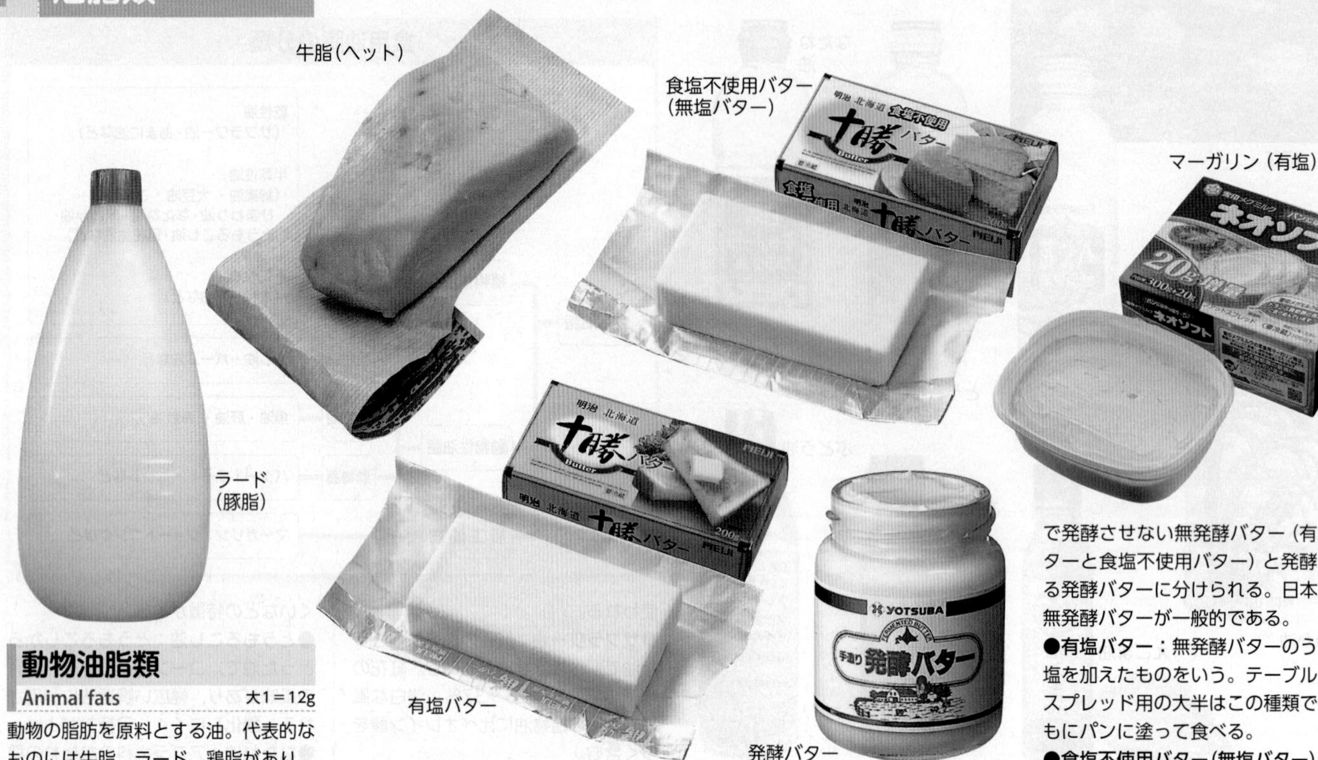

牛脂(ヘット)

食塩不使用バター(無塩バター)

マーガリン(有塩)

ラード(豚脂)

有塩バター

発酵バター

動物油脂類

Animal fats 大1＝12g

動物の脂肪を原料とする油。代表的なものには牛脂，ラード，鶏脂があり，魚油，バターなどもこれに含まれる。飽和脂肪酸の含有量が多く，常温では固体である。酸化しやすいので，保存するときは容器や保管場所に注意する必要がある。

●牛脂(ヘット)：牛の脂肪組織からとった油脂で，タローともいう。生産量は動物油脂中最も多いが，ラードほどポピュラーではない。すき焼きなどのあたたかい料理に使われる。冷えて固まると口の中では溶けないので，冷たい料理には適さない。

●ラード(豚脂)：豚の脂肪組織からとった油脂で，豚脂だけでつくった純正ラードと，他の油脂を混合した調製ラードがある。牛脂より融点が低く，冷えて固まっても口の中で溶けるので，揚げ油，炒め物，菓子類に適する。独特の風味があり，濃いめのしっかりした味つけになる。特にフライに使うとしっとりした衣に仕上がる。

●たらのあぶら：スケトウダラの肝臓から抽出した脂肪分で，ビタミンAを豊富に含む。アイヌ民族の伝統食品。

バター類

Butters 大1＝12g

牛乳から分離したクリームを撹拌(かくはん)し，かたまり状に練り上げたもの。乳等省令では，乳脂肪分80％以上，水分17％以下，大腸菌群陰性と規定されている。

組織が均一ですきまがなく，切り口がなめらかで色調の均一なものが良品とされる。

種類：おもに原料のクリームを乳酸菌で発酵させない無発酵バター(有塩バターと食塩不使用バター)と発酵させる発酵バターに分けられる。日本では，無発酵バターが一般的である。

●有塩バター：無発酵バターのうち食塩を加えたものをいう。テーブル用，スプレッド用の大半はこの種類で，おもにパンに塗って食べる。

●食塩不使用バター(無塩バター)：無発酵バターのうち食塩を加えないものをいう。おもに調理，製菓・製パンに使われる。

●発酵バター：発酵したクリームから製造したバターをいう。ヨーロッパで食されるものは，ほとんどがこの種類である。

マーガリン類

Margarines 大1＝12g

もとはバターの代用品としてフランスで考案されたもの。食用油脂に乳化剤，

食品番号	索引番号	食品名（可食部100g当たり）	廃棄率 %	エネルギー kJ	エネルギー kcal	水分 g	たんぱく質: アミノ酸組成によるたんぱく質 g	たんぱく質: たんぱく質 g	脂質: 脂肪酸のトリアシルグリセロール当量 g	脂質: コレステロール mg	脂質: 脂質 g	脂肪酸: 飽和 g	脂肪酸: 一価不飽和 g	脂肪酸: 多価不飽和 g	脂肪酸: n-3系多価不飽和 g	脂肪酸: n-6系多価不飽和 g	炭水化物: 利用可能炭水化物(単糖当量) g	炭水化物: 利用可能炭水化物(質量計) g	炭水化物: 差引き法による利用可能炭水化物 g	炭水化物: 食物繊維総量 g	炭水化物: 糖アルコール g	炭水化物: 炭水化物 g	有機酸 g	灰分 g	無機質: ナトリウム mg	無機質: カリウム mg	無機質: カルシウム mg	無機質: マグネシウム mg	無機質: リン mg	無機質: 鉄 mg
		(動物油脂類)																												
14015	2024	●牛脂	0	3577	869	Tr	–	0.2	93.8	100	99.8	41.05	45.01	3.61	0.17	3.44	–	–	6.0*	0	–	0	–	0	1	1	Tr	0	1	0.1
● 14032	2025	●たらのあぶら	0	3511	853	0.1	Tr	0.1	90.6	310	99.8	16.40	44.90	25.54	22.64	2.30	–	–	9.2*	–	–	0	–	0	1	1	Tr	0	2	T
14016	2026	●ラード	0	3639	885	0	–	0	97.0	100	100	39.29	43.56	9.81	0.46	9.35	–	–	3.0*	0	–	0	–	0	0	0	0	0	0	0
		(バター類)																												
14017	2027	●無発酵バター ●有塩バター	0	2880	700	16.2	0.5	0.6	74.5	210	81.0	50.45	17.97	2.14	0.28	1.86	0.6	0.5	6.8*	(0)	–	0.2	–	2.0	750	28	15	2	15	0.
14018	2028	●食塩不使用バター	0	2964	720	15.8	(0.4)	0.5	77.0	220	83.0	52.43	18.52	2.05	0.33	1.72	(0.6)	(0.6)	6.2*	(0)	–	0.2	–	0.5	11	22	14	2	18	0.4
14019	2029	●発酵バター	0	2938	713	13.6	(0.5)	0.6	74.6	230	80.0	50.56	17.99	2.15	0.29	1.87	–	–	9.9*	(0)	–	4.4	–	1.4	510	25	12	2	16	0.4
		(マーガリン類)																												
14020	2030	●マーガリン ●家庭用，有塩	0	2939	715	14.7	0.4	0.4	78.9	5	83.1	23.04	39.32	12.98	1.17	11.81	0.9*	0.8	4.7	(0)	–	0.5	–	1.3	500	27	14	2	17	T
● 14033	2031	●家庭用，無塩	0	2939	715	14.7	0.4	0.4	78.9	5	83.1						0.9*	0.8	4.7	(0)	–	0.5	–	1.3	(Tr)	27	14	2	17	T
14029	2032	●業務用，有塩	0	3046	740	14.8	(0.2)	0.3	80.3	5	84.3	39.00	28.86	8.78	0.64	8.13	–	–	4.2*	(0)	–	0.1	–	0.5	490	27	14	2	17	T
● 14034	2033	●業務用，無塩	0	3046	740	14.8	–	0.3	80.3	5	84.3						–	–	4.1*	(0)	–	0.1	–	0.5	(Tr)	27	14	2	17	T
14021	2034	●ファットスプレッド	0	2383	579	30.2	0.1	0.2	64.1	4	69.1	20.40	20.72	20.02	1.71	18.31	0.6*	0.6	4.5	(0)	–	0	–	1.2	420	17	8	2	10	T
		(その他)																												
14022	2035	●ショートニング ●家庭用	0	3654	889	0.1	–	0	97.8	4	99.9	46.23	35.54	11.56	0.99	10.57	–	–	2.2*	(0)	–	0	–	0	0	0	0	0	0	
14030	2036	●業務用，製菓	0	3625	881	Tr	–	0	96.3	4	99.9	51.13	32.58	8.13	0.30	7.84	–	–	3.6*	(0)	–	0	–	0	0	0	0	0	0	
14031	2037	●業務用，フライ	0	3645	886	0.1	–	0	97.3	4	99.9	41.37	38.39	13.19	0.78	12.42	–	–	2.7*	(0)	–	0	–	0	0	0	0	0	0	

なるほど! バターの色はなぜ黄色?…黄色は牧草に含まれているカロチノイドという色素。原料となる牛乳の脂肪球を凝縮させると出てくるのです。

マーガリン（無塩）

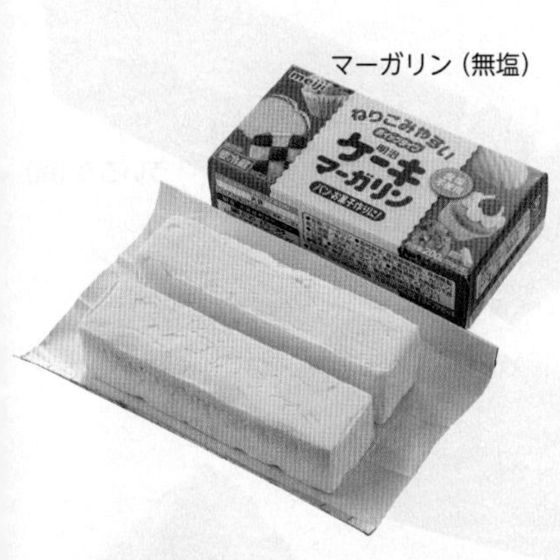

ショートニング

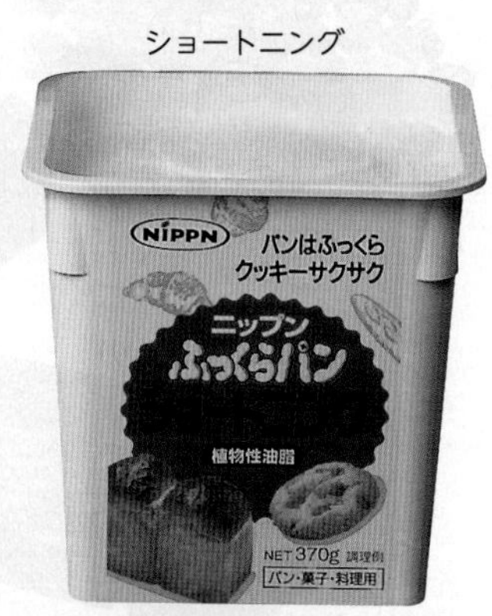

塩などを添加してつくられる。油脂含有率が80%以上のものをマーガリン，80%未満のものをファットスプレッドという。
使いやすさ，風味などを反映して，パンに塗りやすいソフトタイプ，高リノール酸タイプや高オレイン酸タイプ，各種ビタミン類の強化タイプなど，さまざまな商品が出回っている。

ショートニング
Shortening 大1＝12g

食用加工油脂の一つ。クッキーなどにもろく，砕けやすい性質を与える。また，空気を取り込みやすい性質から食品をさくさくした状態に仕上げる目的で，製菓や製パンなどに用いられる。

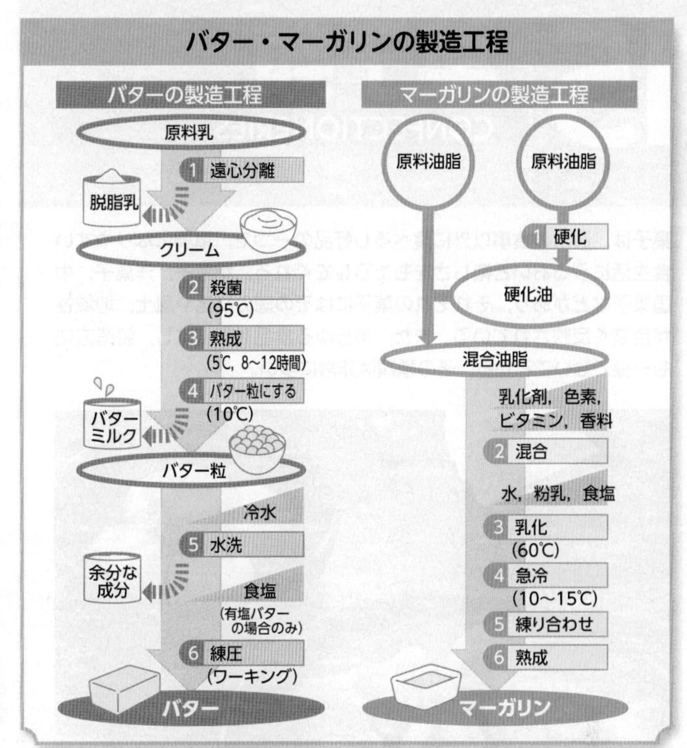

豆知識　見える油脂と見えない油脂

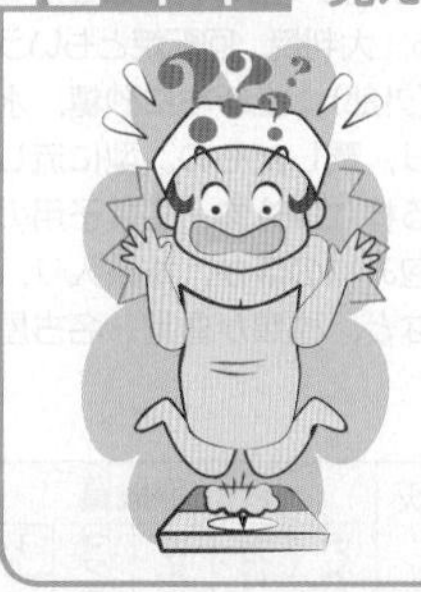

脂質は1g当たり9kcalものエネルギーを供給してくれる効率のよいエネルギー源である。しかし，バターなどに含まれる飽和脂肪酸は生活習慣病の引き金になりやすい。一方，植物油脂には不飽和脂肪酸が多く含まれ，動脈硬化の予防に効果がある。理想的な油脂の脂肪酸摂取比率は飽和3：一価不飽和4：多価不飽和3の割合がよいとされる。
油脂はさまざまな食品や調味料にも含まれており，気づかないうちに多量に摂取していることが多い。油脂にはサラダ油，バター，ラードなど見てわかる「見える油脂」と，卵や肉，魚，加工食品，菓子などに含まれている「見えない油脂」がある。動物油脂のとり方に気をつけると同時に，この「見えない油脂」の存在にも十分注意しよう。

Q&A

油は熱いうちに漉せといわれるのはなぜ？

植物油は空気にふれたり，温度が高くなると酸化が進みます。揚げ物をした油は180℃くらいまで上がり，揚げ物の材料や衣などが油に溶け出しています。
一度高温になった油は，時間がたつにつれこれらのにおいの成分を吸い込むので，できるだけ早く油漉（こ）しを通して保存容器に移すのがよいのです。また，揚げかすをこまめにすくうと油が長持ちします。

無機質 亜鉛 mg	銅 mg	マンガン mg	ヨウ素 µg	セレン µg	クロム µg	モリブデン µg	ビタミン（脂溶性） A レチノール µg	カロテン α µg	カロテン β µg	β-クリプトキサンチン µg	β-カロテン当量 µg	レチノール活性当量 µg	D µg	E トコフェロール α mg	β mg	γ mg	δ mg	K µg	ビタミン（水溶性） B₁ mg	B₂ mg	ナイアシン mg	ナイアシン当量 mg	B₆ mg	B₁₂ µg	葉酸 µg	パントテン酸 mg	ビオチン µg	C mg	食塩相当量 g	備考
Tr	Tr	–	–	–	–	–	85	–	–	–	0	85	0	0.6	Tr	0.1	0.6	26	0	0	0	Tr	–	–	–	–	–	0	0	別名：ヘット 試料：いり取りしたもの
0	Tr	0	450	9	Tr	0	37000	0	0	0	0	37000	8.7	14.0	0	0.1	0	5	0	Tr	0.1	0.1	0	–	1	0	Tr	0	0	
Tr	Tr	0	0	0	0	0	0	0	0	0	0	0	0.2	0.3	Tr	0.1	Tr	7	0	0	0	0	0	0	0	0	0	0	0	別名：豚脂。試料：精製品 (100g：118mL，100mL：85g)
0.1	Tr	0	2	Tr	1	3	500	2	190	6	190	520	0.6	1.5	0	0.1	0	17	0.01	0.03	0	0.1	Tr	0.1	Tr	0.06	0.4	0	1.9	
0.1	0.01	0.01	3	Tr	0	3	780	1	190	3	190	800	0.7	1.4	0	0.1	0	24	0	0.03	Tr	(0.1)	Tr	0.1	1	0.08	0.3	0	0	別名：無塩バター
0.1	0.01	0.01	–	–	–	–	760	–	–	–	180	780	0.7	1.3	0	0.1	0	30	0	0.02	0	(0.1)	0	0.1	1	0	–	0	1.3	
0.1	Tr	Tr	2	1	0	2	0	12	290	0	300	25	11.0	15.0	0.7	37.0	6.2	53	0.01	0.03	Tr	0.1	0	0	Tr	Tr	0.2	0	1.3	β-カロテン：着色料として添加品含む ビタミンD：添加品含む
0.1	Tr	Tr	2	1	0	2	0	12	290	0	300	25	11.0	15.0	0.7	37.0	6.2	53	0.01	0.03	Tr	0.1	0	0	Tr	Tr	0.2	0	0	
0.1	Tr	Tr	2	1	0	2	0	–	290	–	290	24	11.0	15.0	0.7	36.0	6.2	53	0.01	0.03	Tr	(Tr)	0	0	Tr	Tr	0.2	0	1.3	β-カロテン：着色料として添加品含む ビタミンD：添加品含む
0.1	Tr	Tr	2	1	0	2	0	–	290	–	290	24	11.0	15.0	0.7	36.0	6.2	53	0.01	0.03	Tr	0.1	0	0	Tr	Tr	0.2	0	0	
Tr	Tr	Tr	1	0	Tr	1	0	Tr	380	0	380	31	1.1	16.0	0.7	21.0	5.7	71	0.02	0.02	Tr	Tr	0	0	Tr	Tr	0.1	0	1.1	β-カロテン：着色料として添加品含む
0	0	0	0	0	Tr	0	0	–	–	–	0	0	0.1	9.5	0.1	12.0	5.0	6	0	0	0	0	0	0	0	0	0	0	0	(100 g：125mL，100 mL：80g)
0	0	0	0	0	Tr	0	0	–	–	–	0	0	0.1	9.5	0.1	12.0	5.0	6	0	0	0	0	0	0	0	0	0	0	0	(100 g：125mL，100 mL：80g)
0	0	0	0	0	Tr	0	0	–	–	–	0	0	0.1	9.5	0.1	12.0	5.0	6	0	0	0	0	0	0	0	0	0	0	0	

15 菓子類 CONFECTIONERIES

菓子は，通常の食事以外に食べるし好品の一つで，単調になりやすい食生活にうるおいと楽しさをもたらしてくれる。和菓子，洋菓子，中国菓子などがあり，それぞれの菓子にはその国の文化や風土，地域性が色濃く反映されている。また，あらゆる食品を原料にし，製造方法も一様でないことから，その種類は非常に多い。

甘納豆
1食分＝30ｇ
ういろう（黒）
ういろう（抹茶入り）
1切れ＝50ｇ
今川焼（あん）
1個＝70ｇ
今川焼（カスタードクリーム）

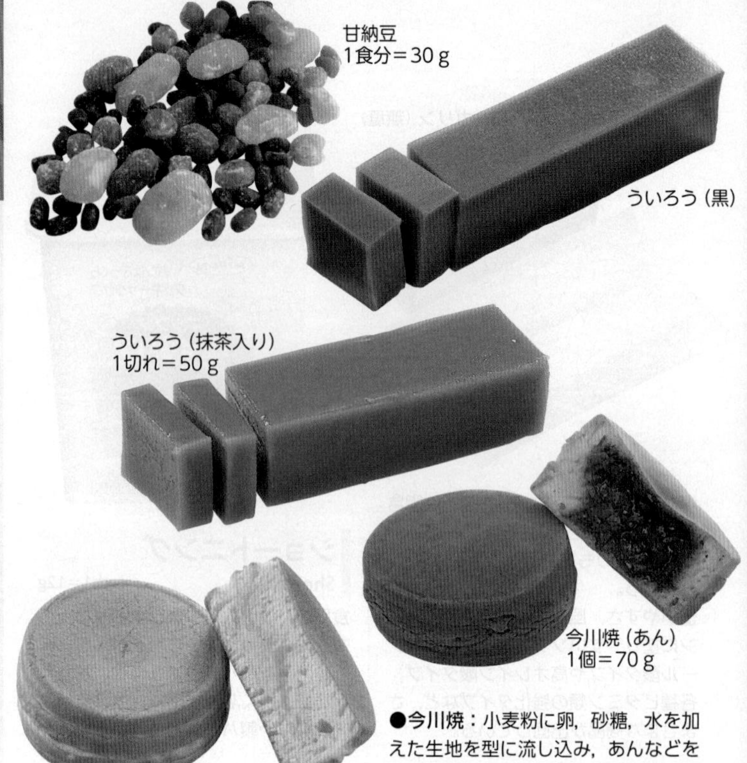

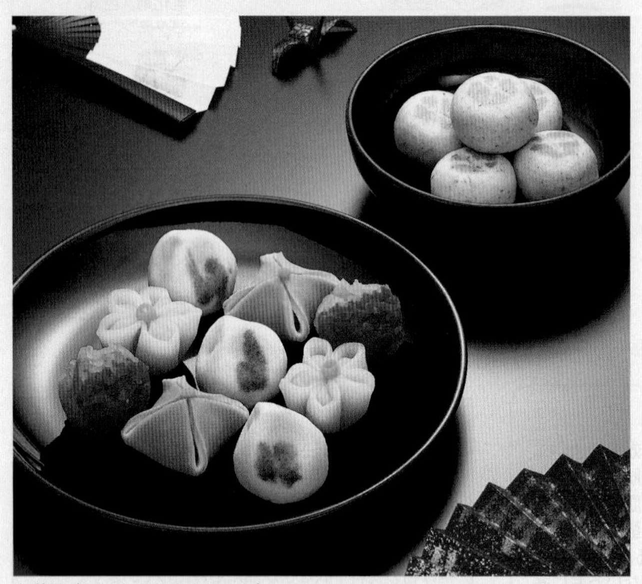

和菓子（ねりきりとまんじゅう）

和生菓子・和半生菓子類
Traditional fresh and semi-dry confectioneries

●甘納豆：水煮したあずき，いんげん豆などを砂糖液で甘く煮詰め，砂糖をまぶして乾燥させたもの。砂糖をまぶさない湿潤タイプ（ぬれ甘納豆）もある。

●今川焼：小麦粉に卵，砂糖，水を加えた生地を型に流し込み，あんなどを入れて焼き上げたもの。江戸時代，日本橋の今川橋で売り出されたことからこの名がある。大判焼，回転焼ともいう。

●ういろう（外郎）：上新粉に砂糖，水を加えて練り，蒸したもの。型に流して形をつくる棹（さお）物，生菓子用ののばし物・包み物のほか，抹茶入り，あずき入りなど，種類が豊富。名古屋が有名。

食品番号	索引番号	食品名（可食部100g当たり）	廃棄率	エネルギー		水分	たんぱく質		脂質			脂肪酸					炭水化物						有機酸	灰分	無機質					
							アミノ酸組成によるたんぱく質	たんぱく質	脂肪酸のトリアシルグリセロール当量	コレステロール	脂質	飽和	一価不飽和	多価不飽和	n-3系多価不飽和	n-6系多価不飽和	利用可能炭水化物（単糖当量）	利用可能炭水化物（質量計）	差引き法による利用可能炭水化物	食物繊維総量	糖アルコール	炭水化物			ナトリウム	カリウム	カルシウム	マグネシウム	リン	鉄
			%	kJ	kcal	g	g	g	g	mg	g	g	g	g	g	g	g	g	g	g	g	g	g	g	mg	mg	mg	mg	mg	mg
		<和生菓子・和半生菓子類>																												
15001	2038	●甘納豆 ●あずき	0	1206	283	26.2	(2.9)	**3.4**	(0.1)	0	**0.3**	(0.04)	(0.01)	(0.08)	(0.03)	(0.06)	(69.6)*	(66.0)	65.4	4.8	–	**69.5**	–	0.5	45	170	**11**	17	38	0.7
15002	2039	●いんげんまめ	0	1226	288	25.2	(3.3)	**3.8**	(0.2)	0	**0.5**	(0.04)	(0.02)	(0.15)	(0.09)	(0.05)	(69.8)*	(66.3)	65.1	5.5	–	**69.9**	–	0.7	45	170	**26**	19	55	0.8
15003	2040	●えんどう	0	1246	293	23.1	(3.1)	**3.8**	(0.3)	0	**0.4**	(0.05)	(0.08)	(0.12)	(0.02)	(0.11)	(72.4)*	(68.7)	69.9	3.2	–	**72.2**	–	0.4	47	110	**12**	17	27	0.9
15005	2041	●今川焼 ●こしあん入り	0	924	217	(45.5)	(4.1)	**(4.5)**	(0.9)	(29)	**(1.1)**	(0.27)	(0.28)	(0.29)	(0.02)	(0.26)	(50.6)*	(47.2)	(47.7)	(1.4)	–	**(48.3)**	–	(0.5)	(57)	(64)	**(29)**	(8)	(55)	(0.6)
● 15145	2042	●つぶしあん入り	0	935	220	(45.5)	(4.1)	**(4.5)**	(1.2)	(29)	**(1.4)**						(50.5)*	(46.9)	(47.0)	(1.7)	–	**(48.2)**	–	(0.5)	(71)	(95)	**(23)**	(10)	(62)	(0.6)
● 15146	2043	●カスタードクリーム入り	0	952	224	(45.5)	(4.3)	**(4.7)**	(2.3)	(62)	**(2.6)**						(49.2)*	(45.7)	(46.5)	(0.9)	–	**(46.7)**	–	(0.5)	(52)	(95)	**(46)**	(7)	(88)	(0.5)
15006	2044	●ういろう ●白	0	770	181	(54.5)	(0.9)	**(1.0)**	(0.1)	0	**(0.2)**	(0.05)	(0.04)	(0.05)	(Tr)	(0.05)	(46.8)*	(43.8)	(44.3)	(0.1)	0	**(44.2)**	–	(0.1)	(1)	(17)	**(2)**	(4)	(18)	(0.2)
● 15147	2045	●黒	0	742	174	(54.5)	(1.1)	**(1.5)**	(0.1)	(0)	**(0.2)**						(44.8)*	(41.9)	(43.1)	(0.1)	(0)	**(42.7)**	–	(1.1)	(1)	(41)	**(3)**	(10)	(44)	(0.4)
15007	2046	●うぐいすもち ●こしあん入り	0	1005	236	(40.0)	(3.1)	**(3.5)**	(0.3)	0	**(0.4)**	(0.07)	(0.05)	(0.12)	(0.02)	(0.10)	(58.1)*	(54.4)	(54.6)	(1.8)	0	**(55.8)**	0	(0.3)	(35)	(21)	**(19)**	(9)	(30)	(0.9)
● 15148	2047	●つぶしあん入り	0	1009	237	(40.0)	(2.3)	**(2.7)**	(0.3)	(0)	**(0.4)**						(59.4)*	(55.5)	(56.0)	(1.2)	(0)	**(56.8)**	–	(0.2)	(46)	(59)	**(8)**	(9)	(35)	(0.7
15008	2048	●かしわもち ●こしあん入り	0	866	203	(48.5)	(3.5)	**(4.0)**	(0.3)	0	**(0.4)**	(0.10)	(0.06)	(0.12)	(0.01)	(0.11)	(48.9)*	(45.2)	(45.7)	(1.7)	0	**(46.7)**	–	(0.4)	(55)	(40)	**(18)**	(13)	(47)	(0.9
● 15149	2049	●つぶしあん入り	0	870	204	(48.5)	(3.4)	**(3.9)**	(0.4)	0	**(0.5)**						(48.9)*	(45.0)	(45.5)	(1.7)	0	**(46.6)**	–	(0.4)	(67)	(78)	**(7)**	(15)	(58)	(0.7
15009	2050	●カステラ	0	1328	313	(25.6)	(6.5)	**(7.1)**	(4.3)	(160)	**(5.0)**	1.51	1.74	0.91	0.08	0.83	(65.7)*	(61.8)	(62.5)	(0.5)	0	**(61.8)**	–	(0.5)	(71)	(86)	**(27)**	(7)	(85)	(0.7
15010	2051	●かのこ	0	1105	260	(34.0)	(4.1)	**(4.8)**	(0.2)	–	**(0.4)**	(0.05)	(0.01)	(0.10)	(0.03)	(0.07)	(62.4)*	(59.0)	(57.5)	(3.8)	(0)	**(60.4)**	–	(0.3)	(22)	(93)	**(23)**	(15)	(37)	(0.9
15011	2052	●かるかん	0	965	226	(42.5)	(1.7)	**(2.1)**	(0.2)	0	**(0.3)**	(0.08)	(0.05)	(0.09)	(Tr)	(0.09)	(57.7)*	(54.1)	(54.8)	(0.4)	0	**(54.8)**	(0.1)	(0.3)	(2)	(120)	**(3)**	(8)	(32)	(0.3
15012	2053	●きび団子	0	1273	298	(24.4)	(1.4)	**(1.6)**	(0.2)	0	**(0.2)**	(0.06)	(0.06)	(0.08)	(Tr)	(0.08)	(77.5)*	(72.9)	(73.8)	(0.1)	0	**(73.7)**	–	(0.1)	(1)	(2)	**(2)**	(1)	(11)	(0.3
15013	2054	●ぎゅうひ	0	1078	253	(36.0)	(1.2)	**(1.3)**	(0.2)	0	**(0.2)**	(0.05)	(0.05)	(0.07)	(Tr)	(0.07)	(65.6)*	(61.7)	(62.5)	(0.1)	0	**(62.4)**	–	(Tr)	(1)	(1)	**(1)**	(1)	(10)	(0.2
15014	2055	●きりざんしょ	0	1045	245	(38.0)	(1.8)	**(2.1)**	(0.3)	0	**(0.3)**	(0.10)	(0.07)	(0.10)	(Tr)	(0.10)	(62.6)*	(58.5)	(59.4)	(0.2)	0	**(59.3)**	–	(0.3)	(66)	(31)	**(2)**	(8)	(32)	(0.3
15015	2056	●きんぎょく糖	0	1203	282	(28.0)	(Tr)	**(Tr)**	0	0	**0**						(74.8)*	(71.2)	(71.2)	(0.8)	0	**(71.9)**	–	(Tr)	(2)	(2)	**(7)**	(1)	(Tr)	(0.1
15016	2057	●きんつば	0	1105	260	(34.0)	(5.3)	**(6.0)**	(0.4)	0	**(0.7)**	(0.12)	(0.03)	(0.23)	(0.05)	(0.19)	(59.8)*	(56.1)	(54.1)	(5.5)	0	**(58.6)**	–	(0.7)	(120)	(160)	**(20)**	(22)	(73)	(1.4

なるほど！ 銀よりも金…17世紀ごろに京都でつくられた菓子「銀つば」は，その後江戸で売り出されたときに，「金つば（きんつば）」になったとか。

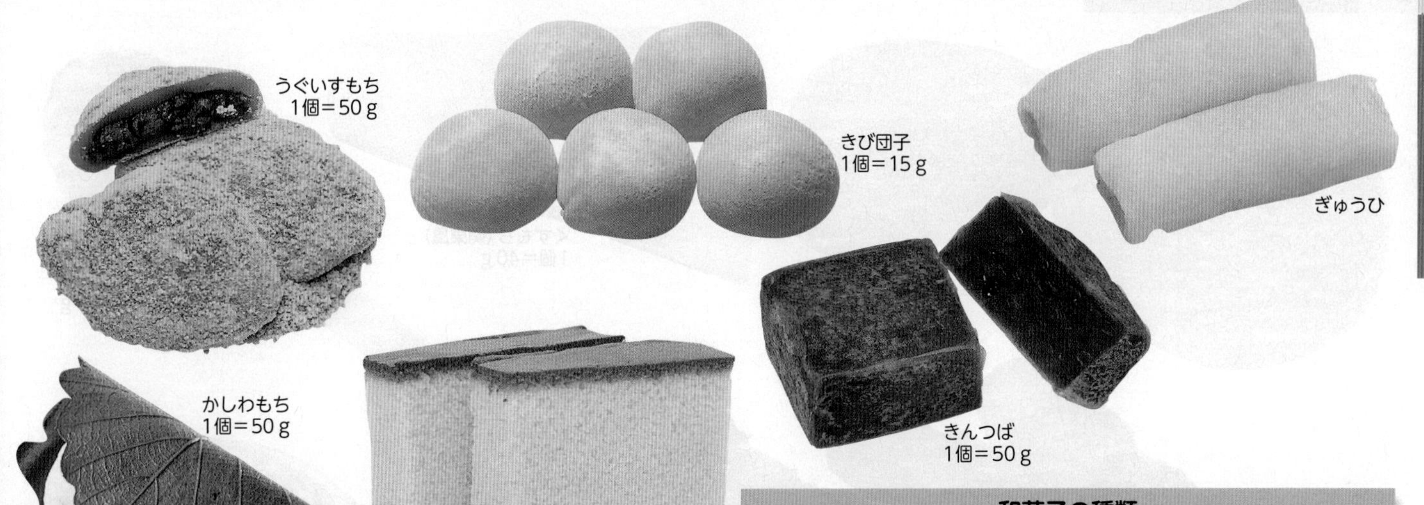

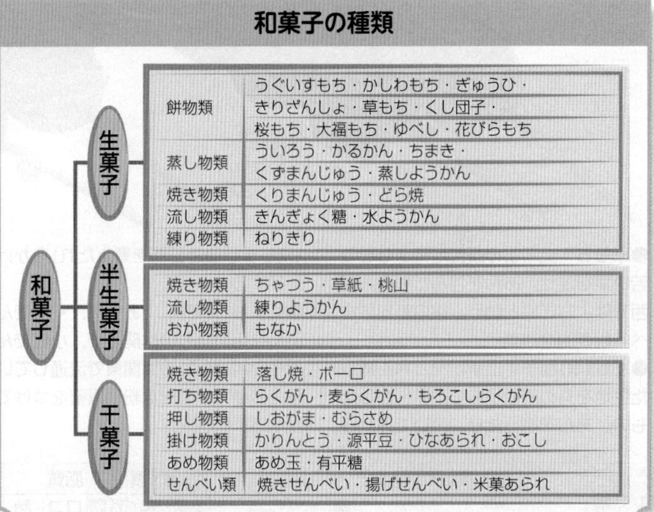

●うぐいすもち(鶯餅)：甘みをつけたやわらかい餅，またはぎゅうひであんを包み，鶯を模して青きな粉をまぶした早春の餅菓子。

●かしわもち(柏餅)：上新粉の餅生地であんを包み，柏の葉で包んだもの。あんには，こしあん，つぶしあん，みそあんなどがある。端午の節句に食べる餅菓子。

●カステラ：小麦粉に，卵，砂糖などを加えた生地でつくるスポンジ状の焼き菓子。ポルトガルから長崎に伝わったとされる。

●きび(吉備)団子：ぎゅうひに吉備の粉で風味を加えてつくった岡山の銘菓。日持ちがよい。

●ぎゅうひ(求肥)：白玉粉と砂糖を練り上げてつくる餅状の生地。砂糖の量が多いので餅のようにかたくならず(β化防止)，日持ちする。餅菓子に広く使われる。

●きんつば(金鍔)：寒天で固めたあずきのつぶしあんに水溶きの小麦粉(皮)を薄くつけ，全面を焼いたもの。江戸時代，当時は楕円形で刀の鍔に似ていたことからこの名がある。

無機質							ビタミン(脂溶性)												ビタミン(水溶性)										食塩相当量	備考
							A							E																
								カロテン						トコフェロール																
亜鉛	銅	マンガン	ヨウ素	セレン	クロム	モリブデン	レチノール	α	β	β-クリプトキサンチン	β-カロテン当量	レチノール活性当量	D	α	β	γ	δ	K	B1	B2	ナイアシン	ナイアシン当量	B6	B12	葉酸	パントテン酸	ビオチン	C		
mg	mg	mg	µg	µg	µg	µg	µg	µg	µg	µg	µg	µg	µg	mg	mg	mg	mg	µg	mg	mg	mg	mg	mg	µg	µg	mg	µg	mg	g	
0.4	0.12	0.18	0	1	5	38	0	0	2	–	2	0	0	–	–	–	–	1	0.06	0.02	0.2	(0.9)	0.04	0	9	0.17	1.5	0	0.1	
0.4	0.13	0.34	0	0	0	11	0	0	1	–	1	0	0	–	–	–	–	1	0.09	0.03	0.2	(1.0)	0.03	0	13	0.06	1.5	0	0.1	
0.6	0.09	–	0	2	1	26	0	0	18	–	18	2	0	–	–	–	–	3	0.11	0.02	0.3	(0.9)	0	0	2	0.16	2.4	0	0.1	
(0.3)	(0.06)	(0.22)	(2)	(3)	(1)	(12)	(14)	(0)	(0)	(1)	(Tr)	(14)	(0.3)	(0.2)	(Tr)	(0.2)	(0.5)	(2)	(0.04)	(0.04)	(0.2)	(1.1)	(0.01)	(0.1)	(6)	(0.23)	(2.3)	(0)	(0.1)	別名：大判焼、小判焼、回転焼、二重焼、太鼓まんじゅう、ともえ焼、たい焼を含む 小豆こしあん入り 部分割合：皮 2，あん 1
(0.3)	(0.08)	(0.22)	(2)	(3)	(1)	(16)	(15)	(0)	(0)	(1)	(Tr)	(15)	(0.3)	(0.2)	(Tr)	(0.3)	(0.5)	(2)	(0.04)	(0.04)	(0.2)	(1.1)	(0.02)	(0.1)	(8)	(0.27)	(2.4)	(0)	(0.2)	小豆つぶしあん入り 部分割合：皮 2，あん 1
(0.4)	(0.04)	(0.15)	(10)	(6)	(1)	(5)	(51)	(Tr)	(1)	(3)	(3)	(51)	(0.8)	(0.4)	(0.1)	(0.1)	(0)	(3)	(0.06)	(0.08)	(0.2)	(1.3)	(0.04)	(0.3)	(14)	(0.50)	(5.2)	(Tr)	(0.1)	カスタードクリーム入り 部分割合：皮 2，あん 1
(0.2)	(0.04)	(0.13)	0	(1)	(1)	(13)	0	–	0	0	0	0	0	–	–	–	–	0	(0.02)	(Tr)	(0.2)	(0.5)	(0.02)	0	(2)	(0.11)	(0.2)	0	0	別名：外郎餅 試料：白ういろう 食塩添加品あり
(0.4)	(0.08)	(0.31)	(Tr)	(2)	(1)	(32)	(0)	(0)	(0)	(0)	(0)	(0)	(0)	(0.1)	(0)	(0)	(0)	(0)	(0.04)	(0.01)	(0.5)	(1.1)	(0.05)	(0)	(5)	(0.28)	(0.5)	(0)	0	
(0.5)	(0.09)	(0.28)	(1)	(1)	(Tr)	(25)	0	0	0	0	0	0	0	0	0	(0.4)	(1.0)	(2)	(0.01)	(0.01)	(0.1)	(0.8)	(Tr)	0	(3)	(0.02)	(0.9)	0	(0.1)	小豆こしあん入り 部分割合：もち 10，あん 8，きな粉 0.05
(0.5)	(0.11)	(0.25)	(1)	(1)	(1)	(29)	(0)	(0)	(Tr)	(0)	(Tr)	(0)	(0)	(Tr)	(0)	(0.3)	(0.7)	(2)	(0.01)	(0.01)	(0.1)	(0.8)	(0.01)	(0)	(6)	(0.06)	(0.8)	(0)	(0.1)	小豆つぶしあん入り 部分割合：もち 10，あん 8，きな粉 0.05
(0.5)	(0.11)	–	(Tr)	(1)	(1)	(36)	0	–	–	–	0	0	0	–	–	–	–	(2)	(0.03)	(0.02)	(0.4)	(1.2)	(0.04)	0	(4)	(0.21)	(0.9)	0	(0.1)	小豆こしあん入り 部分割合：皮 3，あん 2 葉を除いたもの
(0.6)	(0.13)	–	(Tr)	(2)	(1)	(44)	0	–	–	–	0	0	0	–	–	–	–	(2)	(0.04)	(0.02)	(0.5)	(1.2)	(0.06)	0	(7)	(0.31)	(0.9)	0	(0.2)	小豆つぶしあん入り 部分割合：皮 3，あん 2 葉を除いたもの
(0.6)	(0.03)	(0.10)	(8)	(15)	(Tr)	(4)	(90)	–	(1)	(13)	(7)	(91)	(2.3)	(2.3)	(Tr)	(0.3)	0	(6)	(0.05)	(0.18)	(0.2)	(1.9)	(0.05)	(0.4)	(22)	(0.54)	(11.0)	0	(0.2)	試料：長崎カステラ
(0.4)	(0.11)	(0.25)	(0)	(Tr)	(3)	(31)	(0)	(0)	(1)	(0)	(1)	(0)	(0)	(0)	(0)	(0.3)	(0.9)	(2)	(0.03)	(0.02)	(0.1)	(0.8)	(0.02)	(0)	(5)	(0.10)	(1.3)	(0)	(0.1)	
(0.3)	(0.08)	(0.17)	(Tr)	(1)	0	(17)	0	–	–	–	(1)	0	0	(0.1)	0	0	0	0	(0.05)	(0.01)	(0.3)	(0.8)	(0.04)	0	(5)	(0.29)	(0.7)	(1)	0	
(0.3)	(0.05)	(0.14)	(1)	(1)	(Tr)	(14)	0	0	0	0	0	0	0	0	0	0	0	0	(0.01)	(Tr)	(0.1)	(0.5)	(Tr)	0	(3)	0	(0.3)	0	0	
(0.3)	(0.04)	(0.12)	(1)	(1)	0	(12)	0	0	0	0	0	0	0	0	0	0	0	0	(0.01)	(Tr)	(0.1)	(0.4)	(Tr)	0	(3)	0	(0.2)	0	0	
(0.3)	(0.07)	(0.25)	(Tr)	(1)	(Tr)	(26)	0	–	–	–	0	0	0	(0.1)	–	–	–	0	(0.03)	(0.01)	(0.4)	(0.9)	(0.04)	0	(4)	(0.22)	(0.4)	0	(0.2)	
(Tr)	(0.01)	(0.03)	0	0	0	0	0	0	0	0	0	0	0	0	0	0	0	0	0	0	0	0	0	0	0	(Tr)	(Tr)	0	0	
(0.7)	(0.19)	(0.41)	0	(1)	(1)	(47)	0	0	0	0	0	0	0	(0.1)	–	–	–	(6)	(0.03)	(0.03)	(0.2)	(1.2)	(0.03)	0	(8)	(0.22)	(1.7)	0	(0.3)	小豆つぶしあん入り 部分割合：皮 1，あん 9

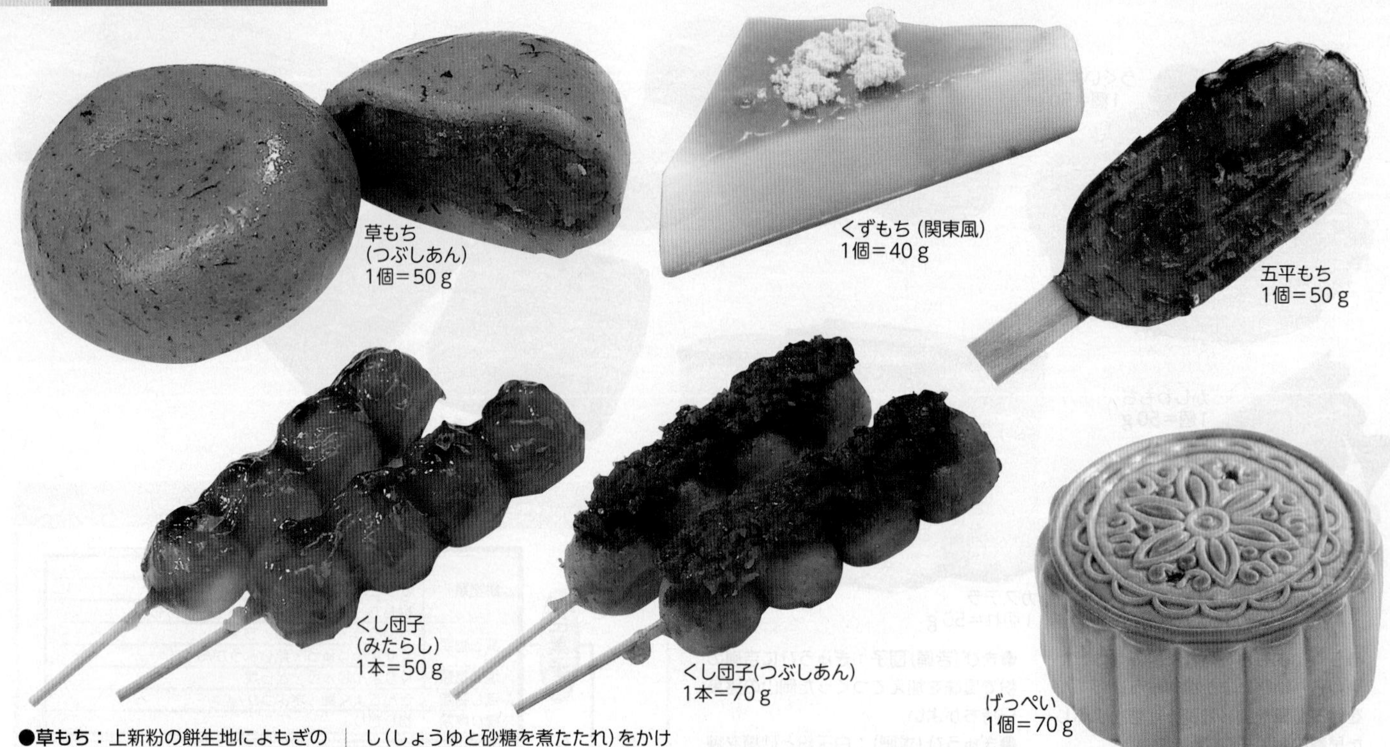

●**草もち**：上新粉の餅生地によもぎの若い葉を混ぜ，あんを包んだもの。関西ではよもぎ餅という。桃の節句に食べる代表的な餅菓子。

●**くし(串)団子**：上新粉をこねて蒸した生地を丸めて団子にし，串にさしたもの。あんを塗ったり，焼いてみたらし(しょうゆと砂糖を煮たたれ)をかけたりする。

●**くずもち(葛餅)**：おもに，くずでんぷんを用いたものは関西で，小麦でんぷんを用いたものは関東で流通している。砂糖入りのきな粉や黒蜜をつけて食べる。

●**げっぺい(月餅)**：代表的な中国菓子の一つ。小麦粉に砂糖などを混ぜた生地で，くるみやごまの入ったあんを包み，表面に模様をつけ焼いたもの。中国では，旧暦8月の中秋節に食べる。

●**五平もち**：愛知，岐阜，長野などの郷土料理。炊きたての飯をつぶし，串を芯にして形づくって砂糖を入れた甘めのみそだれ (くるみ，ごまなどを混ぜたものもある) をつけて焼いたもの。

	食品番号	索引番号	食品名 (可食部100g当たり)	廃棄率 %	エネルギー kJ	エネルギー kcal	水分 g	たんぱく質: アミノ酸組成によるたんぱく質 g	たんぱく質: たんぱく質 g	脂質: 脂肪酸のトリアシルグリセロール当量 g	脂質: コレステロール mg	脂質: 脂質 g	脂肪酸: 飽和 g	脂肪酸: 一価不飽和 g	脂肪酸: 多価不飽和 g	脂肪酸: n-3系多価不飽和 g	脂肪酸: n-6系多価不飽和 g	炭水化物: 利用可能炭水化物 単糖当量 g	炭水化物: 利用可能炭水化物 質量計 g	炭水化物: 差引き法による利用可能炭水化物 g	炭水化物: 食物繊維総量 g	炭水化物: 糖アルコール g	炭水化物: 炭水化物 g	有機酸 g	灰分 g	無機質: ナトリウム mg	無機質: カリウム mg	無機質: カルシウム mg	無機質: マグネシウム mg	無機質: リン mg	無機質: 鉄 mg
	15017	2058	●草もち ●こしあん入り	0	956	224	(43.0)	(3.6)	**(4.2)**	(0.3)	0	**(0.4)**	(0.10)	(0.06)	(0.12)	(0.01)	(0.11)	(54.3)*	(50.4)	(50.9)	(1.9)	0	(52.1)	–	(0.3)	(17)	(46)	**(22)**	(14)	(50)	(1.0)
●	15150	2059	●つぶしあん入り	0	967	227	(43.0)	(4.4)	**(4.8)**	(0.6)	(0)	**(0.7)**						(53.1)*	(49.1)	(49.0)	(2.7)	(0)	(51.1)	–	(0.3)	(30)	(90)	**(13)**	(16)	(60)	(0.9)
	15018	2060	●くし団子 ●あん，こしあん入り	0	845	198	(50.0)	(3.3)	**(3.8)**	(0.4)	0	**(0.4)**	(0.12)	(0.08)	(0.14)	(0.01)	(0.13)	(47.8)*	(43.9)	(44.8)	(1.2)	0	(45.4)	–	(0.3)	(22)	(43)	**(13)**	(13)	(50)	(0.7)
●	15151	2061	●あん，つぶしあん入り	0	847	199	(50.0)	(3.3)	**(3.8)**	(0.4)	0	**(0.5)**						(47.8)*	(43.8)	(44.7)	(1.3)	0	(45.4)	–	(0.3)	(24)	(68)	**(6)**	(15)	(57)	(0.6)
	15019	2062	●みたらし	0	827	194	(50.5)	(2.7)	**(3.2)**	(0.4)	0	**(0.4)**	(0.13)	(0.10)	(0.14)	(0.01)	(0.14)	(47.4)*	(43.5)	(45.1)	(0.3)	0	(44.9)	(Tr)	(0.9)	(250)	(59)	**(4)**	(13)	(52)	(0.4)
	15121	2063	●くずもち ●関西風，くずでん粉製品	0	399	93	(77.4)	–	**(0.1)**	–	0	**(0.1)**						(24.7)*	(22.5)	(22.5)	0	–	(22.5)	–	(Tr)	(1)	(1)	**(5)**	(1)	(3)	(0.5)
	15122	2064	●関東風，小麦でん粉製品	0	400	94	(77.4)	–	**(0.1)**	–	0	**(0.1)**						(24.6)*	(22.4)	(22.4)	0	–	(22.4)	–	(0.1)	(1)	(2)	**(4)**	(1)	(9)	(0.2)
	15020	2065	●げっぺい	0	1471	348	(20.9)	(4.3)	**(4.7)**	(8.3)	(Tr)	**(8.5)**	(2.81)	(2.46)	(2.64)	(0.33)	(2.30)	(67.1)*	(62.6)	(64.0)	(2.1)	0	(65.5)	–	(0.4)	(2)	(64)	**(41)**	(24)	(64)	(1.1)
	15123	2066	●五平もち	0	755	178	(54.7)	(2.5)	**(3.0)**	(0.5)	0	**(0.5)**	(0.13)	(0.11)	(0.27)	(0.03)	(0.23)	(38.3)	(35.2)	(40.2)*	(1.3)	0	(40.9)	–	(0.8)	(240)	(58)	**(10)**	(9)	(41)	(0.4)
	15022	2067	●桜もち ●関西風，こしあん入り	2	836	196	(50.0)	(3.0)	**(3.5)**	(0.1)	0	**(0.3)**	(0.05)	(0.02)	(0.06)	(0.01)	(0.05)	(47.9)*	(44.7)	(45.0)	(1.7)	0	(46.0)	–	(0.2)	(33)	(22)	**(18)**	(8)	(27)	(0.7)
●	15153	2068	●関西風，つぶしあん入り	2	839	197	(50.0)	(2.6)	**(3.0)**	(0.2)	0	**(0.3)**						(48.6)*	(45.2)	(45.7)	(1.3)	0	(46.5)	–	(0.2)	(26)	(43)	**(5)**	(7)	(25)	(0.4)
	15021	2069	●関東風，こしあん入り	2	1000	235	(40.5)	(4.0)	**(4.5)**	(0.3)	0	**(0.4)**	(0.08)	(0.03)	(0.17)	(0.02)	(0.15)	(56.3)*	(52.6)	(52.3)	(2.6)	0	(54.2)	–	(0.3)	(45)	(37)	**(26)**	(11)	(37)	(1.0)
●	15152	2070	●関東風，つぶしあん入り	2	1007	237	(40.5)	(3.8)	**(4.2)**	(0.5)	0	**(0.6)**						(56.6)*	(52.7)	(52.4)	(2.5)	0	(54.4)	–	(0.3)	(44)	(82)	**(12)**	(11)	(41)	(0.7)
	15124	2071	●笹だんご ●こしあん入り	0	965	227	(40.5)	(3.5)	**(4.0)**	(0.4)	0	**(0.5)**	(0.13)	(0.09)	(0.17)	(0.01)	(0.16)	(54.8)	(50.8)	(53.3)*	(1.9)	–	(54.6)	–	(0.4)	(18)	(88)	**(15)**	(15)	(50)	(0.5)
●	15154	2072	●つぶしあん入り	0	970	228	(40.5)	(4.1)	**(4.7)**	(0.5)	0	**(0.6)**						(54.0)*	(49.8)	(52.2)	(2.3)	0	(53.8)	–	(0.4)	(32)	(91)	**(17)**	(17)	(61)	(0.7)
●	15143	2073	●ずんだ	0	805	190	(52.7)	(5.4)	**(6.3)**	(3.2)	0	**(3.4)**						(35.8)*	(34.1)	(35.2)	(2.5)	–	(36.6)	–	(1.0)	(87)	(270)	**(42)**	(40)	(94)	(1.4)
●	15144	2074	●ずんだもち	0	899	212	(47.8)	(4.4)	**(4.9)**	(1.6)	0	**(1.7)**						(44.4)	(40.9)	(44.5)*	(1.3)	–	(45.1)	–	(0.5)	(35)	(130)	**(19)**	(19)	(51)	(0.6)
	15023	2075	●大福もち ●こしあん入り	0	950	223	(41.5)	(4.1)	**(4.6)**	(0.3)	0	**(0.5)**	(0.12)	(0.07)	(0.14)	(0.01)	(0.12)	(53.4)*	(49.3)	(52.0)	(1.8)	0	(53.2)	–	(0.3)	(33)	(33)	**(18)**	(10)	(32)	(0.7)
●	15155	2076	●つぶしあん入り	0	950	223	(41.5)	(4.2)	**(4.7)**	(0.4)	0	**(0.6)**						(52.7)*	(48.6)	(50.9)	(2.7)	0	(52.8)	–	(0.4)	(56)	(86)	**(10)**	(13)	(44)	(0.7)
	15024	2077	●タルト (和菓子)	0	1222	288	(30.0)	(5.4)	**(5.9)**	(2.6)	(91)	**(3.0)**	(0.87)	(1.15)	(0.50)	(0.04)	(0.46)	(63.9)*	(60.1)	(60.1)	(1.5)	0	(60.7)	–	(0.4)	(38)	(64)	**(27)**	(9)	(66)	(0.9)
	15025	2078	●ちまき	0	642	150	(62.0)	(1.1)	**(1.3)**	(0.2)	0	**(0.2)**	(0.06)	(0.04)	(0.06)	(Tr)	(0.06)	(38.5)*	(35.9)	(36.5)	(0.1)	0	(36.5)	–	(0.1)	(1)	(17)	**(1)**	(4)	(18)	(0.2)
	15026	2079	●ちゃつう	0	1359	320	(22.5)	(5.5)	**(6.2)**	(4.1)	0	**(4.3)**	(0.62)	(1.46)	(1.82)	(0.03)	(1.78)	(67.7)*	(63.6)	(63.4)	(3.8)	0	(66.4)	–	(0.6)	(5)	(63)	**(120)**	(41)	(79)	(1.9)
●	15156	2080	●どら焼 ●こしあん入り	0	1197	282	(31.5)	(6.0)	**(6.6)**	(2.8)	(97)	**(3.1)**						(61.2)*	(57.2)	(57.5)	(1.5)	(0)	(58.4)	–	(0.7)	(120)	(61)	**(31)**	(12)	(65)	(1.1)
	15027	2081	●つぶしあん入り	0	1242	292	(31.5)	(6.0)	**(6.6)**	(2.8)	(98)	**(3.2)**	(0.92)	(1.15)	(0.62)	(0.06)	(0.57)	(63.7)*	(59.9)	(57.0)	(1.9)	(0)	(57.9)	–	(0.8)	(140)	(120)	**(22)**	(15)	(78)	(1.1)

 なるほど! おやつは「八つ時 (やつどき)」の間食…江戸時代の八つ時は，現在の午後3時ごろ。八つ時の間食なので，「おやつ」と呼ぶようになりました。

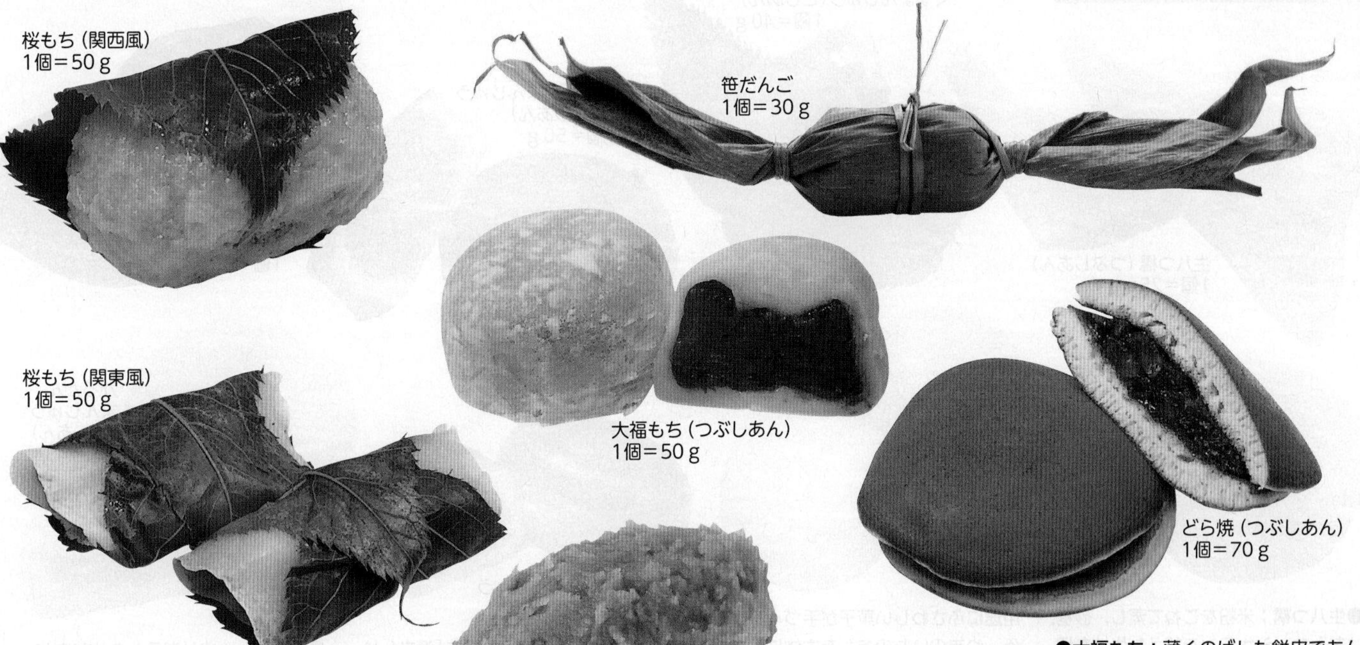

●**桜もち**：餅菓子を桜の葉の塩漬けで巻いたもので，桜の葉の塩加減とあんの甘さが調和した春の代表的な菓子である。関東風は，小麦粉の生地を桜色に着色し，小判型に焼いた皮であんを巻いたもの。
関西風は，桜色に着色して蒸した道明寺粉（どうみょうじこ）の生地であんをすっぽり包んだもの。

●**笹だんご（笹団子）**：上新粉，餅粉によもぎと砂糖を加えた生地であんを包み，団子状にして笹の葉で巻いたもの。笹の葉には殺菌作用があるとされる。新潟の特産。

●**ずんだもち**：ゆでた枝豆の薄皮をとってすりつぶし，砂糖，塩，水でつくったあんをまぶした餅。豆をつぶす意味の「豆打（ずだ）」がなまったもの。宮城県を中心に東北一帯でつくられる。お盆やお彼岸の時期に供されるが，名物として通年販売している地域も多い。

●**大福もち**：薄くのばした餅皮であんを包んだ菓子。つぶしあん，こしあん，白あんなどが用いられる。豆大福，草大福，ごま大福などの伝統的な菓子のほか，あんに生のいちごを丸ごと入れたいちご大福などもある。

●**どら（銅鑼）焼**：小麦粉，砂糖，卵を練って焼いた2枚の皮であんをはさんだもの。形が銅鑼（金属製円盤状の打楽器）に似ていることからの名。

無機質							ビタミン（脂溶性）												ビタミン（水溶性）										食塩相当量	備考
							A							E																
								カロテン						トコフェロール																
亜鉛	銅	マンガン	ヨウ素	セレン	クロム	モリブデン	レチノール	α	β	β-クリプトキサンチン	β-カロテン当量	レチノール活性当量	D	α	β	γ	δ	K	B1	B2	ナイアシン	ナイアシン当量	B6	B12	葉酸	パントテン酸	ビオチン	C		
mg	mg	mg	µg	µg	µg	µg	µg	µg	µg	µg	µg	µg	µg	mg	mg	mg	mg	µg	mg	mg	mg	mg	mg	µg	µg	mg	µg	mg	g	
(0.6)	(0.12)	(0.40)	(Tr)	(1)	(1)	(36)	0	0	(150)	0	(150)	(13)	0	(0.1)	0	(0.3)	(0.9)	(11)	(0.03)	(0.02)	(0.4)	(1.3)	(0.04)	0	(5)	(0.21)	(0.9)	0	0	小豆こしあん入り 部分割合：皮 6，あん 4
(0.6)	(0.14)	(0.42)	(Tr)	(2)	(1)	(43)	(0)	(0)	(210)	(0)	(210)	(18)	(0)	(0.2)	(0)	(0.3)	(0.6)	(15)	(0.04)	(0.02)	(0.5)	(1.4)	(0.05)	(0)	(9)	(0.30)	(0.9)	(0)	(0.1)	小豆つぶしあん入り 部分割合：皮 6，あん 4
(0.5)	(0.11)	(0.40)	(Tr)	(2)	(1)	(39)	0	0	0	0	0	0	0	(0.1)	0	(0.2)	(0.6)	(1)	(0.04)	(0.02)	(0.5)	(1.3)	(0.05)	0	(5)	(0.27)	(0.8)	0	(0.1)	小豆こしあん入り 部分割合：団子 8，あん 3 くしを除いたもの
(0.6)	(0.12)	(0.41)	(1)	(2)	(1)	(44)	0	0	0	0	0	0	0	(0.1)	0	(0.2)	(0.3)	(1)	(0.04)	(0.01)	(0.6)	(1.2)	(0.06)	0	(7)	(0.34)	(0.8)	0	(0.1)	部分割合：団子 8，あん 3 くしを除いたもの
(0.5)	(0.09)	(0.39)	(1)	(2)	(1)	(37)	0	0	0	0	0	0	0	(0.1)	0	0	0	0	(0.04)	(0.02)	(0.7)	(1.3)	(0.06)	0	(7)	(0.33)	(1.1)	0	(0.6)	別名：しょうゆ団子 部分割合：アルコール：(0.1) g 団子 9，たれ 2 くしを除いたもの 食物繊維：AOAC2011.25法
0	(0.01)	(0.01)	–	–	–	–	0	–	–	–	0	0	0	–	–	–	–	0	0	0	0	0	0	0	0	0	–	0	0	
(Tr)	(0.01)	(0.02)	–	–	–	–	0	–	–	–	0	0	0	–	–	–	–	0	0	0	0	0	0	0	0	0	–	0	0	
(0.7)	(0.18)	(0.53)	(Tr)	(1)	(1)	(36)	0	0	0	0	(1)	0	0	(0.6)	(Tr)	(2.1)	(1.2)	(2)	(0.05)	(0.03)	(0.5)	(1.5)	(0.06)	0	(8)	(0.23)	(1.1)	0	0	あん（小豆あん，くるみ，水あめ，ごま等）入り 部分割合：皮 5，あん 4
(0.6)	(0.10)	(0.29)	0	(1)	0	(25)	0	0	0	0	0	0	0	(Tr)	0	(0.3)	(0.2)	(1)	(0.02)	(0.02)	(0.3)	(1.0)	(0.02)	0	(5)	(0.21)	(0.4)	0	(0.6)	みそだれ付き 食物繊維：AOAC2011.25法
(0.5)	(0.09)	(0.32)	0	0	0	(14)	0	0	0	0	0	0	0	0	0	(0.3)	(0.9)	(2)	(0.01)	(0.01)	(0.1)	(0.8)	(0.01)	0	(1)	(0.05)	(0.6)	0	(0.1)	別名：道明寺 小豆こしあん入り 部分割合：道明寺種皮 3，あん 2 廃棄部位：桜葉
(0.6)	(0.10)	(0.33)	0	0	0	(9)	0	0	0	0	0	0	0	(Tr)	0	(0.2)	(0.4)	(1)	(0.01)	(0.01)	(0.1)	(0.6)	(0.02)	0	(3)	(0.10)	(0.3)	0	(0.1)	小豆つぶしあん入り 部分割合：道明寺種皮 3，あん 2 廃棄部位：桜葉
(0.4)	(0.09)	(0.31)	0	(1)	(1)	(22)	0	0	0	0	0	0	0	(Tr)	(Tr)	(0.4)	(1.2)	(2)	(0.02)	(0.02)	(0.1)	(1.0)	(Tr)	0	(2)	(0.10)	(1.0)	0	(0.1)	小豆こしあん入り 部分割合：小麦粉皮 4，あん 5 廃棄部位：桜葉
(0.3)	(0.09)	(0.26)	0	(1)	(1)	(21)	0	0	0	0	0	0	0	(0.1)	(Tr)	(0.3)	(0.6)	(2)	(0.04)	(0.02)	(0.2)	(0.9)	(0.02)	0	(5)	(0.20)	(0.9)	0	(0.1)	小豆つぶしあん入り 部分割合：小麦粉皮 4，あん 5 廃棄部位：桜葉
(0.7)	(0.14)	(0.51)	0	(1)	0	(28)	0	0	(400)	0	(400)	(34)	–	(0.3)	(Tr)	(0.2)	(0.4)	(26)	(0.06)	(0.02)	(0.5)	(1.2)	(0.05)	0	(10)	(0.25)	(0.7)	0	0	小豆こしあん入り
(0.8)	(0.16)	(0.57)	0	(1)	(1)	(33)	0	0	(400)	0	(400)	(33)	–	(0.3)	(Tr)	(0.3)	(0.5)	(27)	(0.05)	(0.02)	(0.5)	(1.3)	(0.04)	0	(10)	(0.26)	(0.8)	0	(0.1)	小豆つぶしあん入り
(0.7)	(0.20)	(0.41)	0	0	0	0	0	(26)	(140)	(4)	(160)	(13)	0	(0.3)	(0.1)	(3.2)	(1.2)	(18)	(0.13)	(0.07)	(0.6)	(1.6)	(0.04)	0	(140)	(0.25)	0	(8)	(0.2)	別名：ずんだ
(0.8)	(0.16)	(0.51)	0	(1)	0	(34)	0	(11)	(57)	(2)	(64)	(5)	0	(0.2)	(Tr)	(1.3)	(0.5)	(7)	(0.07)	(0.03)	(0.3)	(1.2)	(0.03)	0	(60)	(0.31)	(0.4)	(3)	(0.1)	部分割合：ずんだ4，もち6
(0.8)	(0.13)	(0.51)	0	(1)	0	(46)	0	0	0	0	0	0	0	(Tr)	0	(0.3)	(0.9)	(2)	(0.02)	(0.01)	(0.1)	(1.1)	(0.02)	0	(3)	(0.22)	(0.9)	0	(0.1)	小豆こしあん入り 部分割合：もち皮 10，あん 7
(0.8)	(0.16)	(0.51)	0	(1)	(1)	(54)	0	0	0	0	0	0	0	(0.1)	0	(0.4)	(0.8)	(3)	(0.03)	(0.02)	(0.2)	(0.9)	(0.03)	0	(6)	(0.28)	(1.1)	0	(0.1)	小豆つぶしあん入り 部分割合：もち皮 10，あん 7
(0.5)	(0.07)	(0.19)	(9)	(7)	(Tr)	(13)	(54)	(Tr)	(Tr)	(4)	(2)	(54)	(1)	(0.4)	(Tr)	(0.4)	(0.6)	(4)	(0.04)	(0.11)	(0.1)	(1.4)	(0.03)	(0.3)	(14)	(0.39)	(6.7)	(1)	(0.1)	あん入りロールカステラ 柚子風味小豆こしあん入り 部分割合：皮 2，あん 1
(0.2)	(0.04)	(0.15)	0	(1)	0	(15)	0	–	–	–	0	0	0	(Tr)	0	0	0	0	(0.02)	(Tr)	(0.2)	(0.5)	(0.02)	0	(3)	(0.12)	(0.2)	0	0	上新粉製品
(0.9)	(0.23)	(0.50)	0	(1)	(1)	(33)	0	–	(1)	0	(1)	0	0	(Tr)	(Tr)	(2.2)	(1.6)	(4)	(0.08)	(0.05)	(0.4)	(1.8)	(0.05)	0	(8)	(0.10)	(2.1)	0	0	小豆こしあん入り 部分割合：皮 1，あん 9
(0.5)	(0.09)	(0.27)	(6)	(5)	(1)	(18)	(39)	(0)	(Tr)	(2)	(1)	(39)	(0.7)	(0.3)	(Tr)	(0.4)	(1.0)	(4)	(0.04)	(0.09)	(0.1)	(1.5)	(0.02)	(0.2)	(11)	(0.33)	(5.4)	(0)	(0.3)	小豆こしあん入り 部分割合：皮 5，あん 4
(0.6)	(0.12)	(0.27)	(7)	(6)	(1)	(26)	(40)	(0)	(Tr)	(2)	(1)	(40)	(0.7)	(0.4)	(Tr)	(0.5)	(0.9)	(5)	(0.04)	(0.09)	(0.2)	(1.6)	(0.04)	(0.2)	(15)	(0.41)	(5.6)	(0)	(0.4)	小豆つぶしあん入り 部分割合：皮 5，あん 4

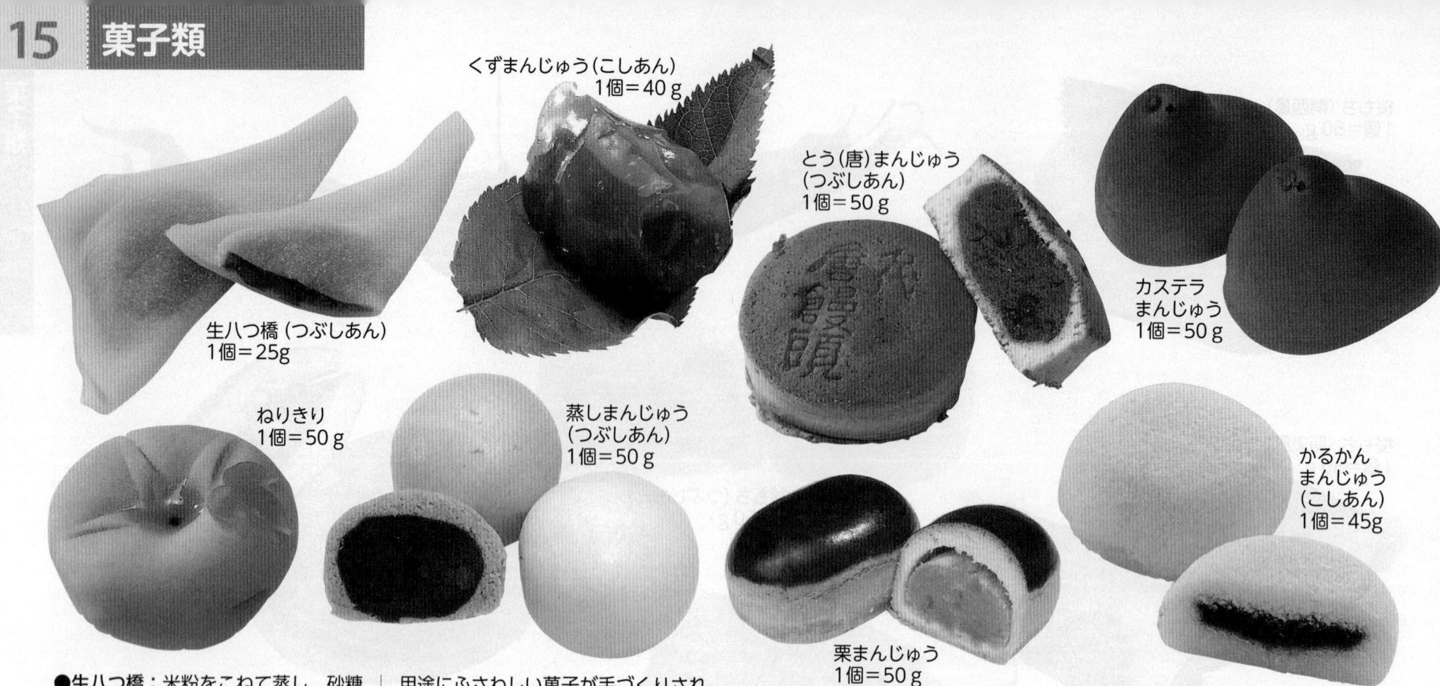

●**生八つ橋**：米粉をこねて蒸し，砂糖，はちみつ，シナモンを加えた生地を切ったもの。京都の銘菓。生地や二つ折りにして包むあんに創意工夫が凝らされたものが多い。

●**ねりきり（練切）**：古くから茶席用，祝儀用の菓子として用いられてきた上生菓子。さまざまな木型を使ったり，美しい細工や着色を施すことで季節や用途にふさわしい菓子が手づくりされる。やまのいものあんを主体にした関西系と，白あんにぎゅうひなどのつなぎを加える関東系がある。

●**まんじゅう（饅頭）**：ふつうまんじゅうといえば，小麦粉，上新粉，そば粉，くずなどを蒸して皮をつくり，あんを包んで蒸す「蒸しまんじゅう」をいう。このうち，膨張剤として重曹（じゅうそう）などの薬を使うものを「薬まんじゅう」，酒だねを用いるものを「酒まんじゅう」として区別している。このほか，小麦粉の皮にあんを入れて形をつくったり，型に入れて焼いた「焼きまんじゅう」，カステラ生地であんを包んで焼いた「カステラまんじゅう」など，皮，あんともに種類は多様化している。

●**かるかん**：すりおろした山いもに，水，砂糖，かるかん粉(米粉)を混ぜた生地を蒸した竿物菓子。近年はあんを包んだまんじゅうが主流になっている。鹿児島をはじめとする九州の銘菓。

●**中華まんじゅう（饅頭）**：中国点心の一つ。中国ではあんや肉の入ったものを包子(パオズ)，何も入っていないも

食品番号	索引番号	食品名（可食部100g当たり）	廃棄率 %	エネルギー kJ	エネルギー kcal	水分 g	たんぱく質: アミノ酸組成によるたんぱく質 g	たんぱく質: たんぱく質 g	脂質: 脂肪酸のトリアシルグリセロール当量 g	脂質: コレステロール mg	脂質: 脂質 g	脂肪酸: 飽和 g	脂肪酸: 一価不飽和 g	脂肪酸: 多価不飽和 g	脂肪酸: n-3系多価不飽和 g	脂肪酸: n-6系多価不飽和 g	炭水化物: 利用可能炭水化物(単糖当量) g	炭水化物: 利用可能炭水化物(質量計) g	炭水化物: 差引き法による利用可能炭水化物 g	炭水化物: 食物繊維総量 g	炭水化物: 糖アルコール g	炭水化物: 炭水化物 g	有機酸 g	灰分 g	無機質: ナトリウム mg	無機質: カリウム mg	無機質: カルシウム mg	無機質: マグネシウム mg	無機質: リン mg	無機質: 鉄 mg
● 15157	2082	●生八つ橋 ●あん入り，こしあん入り	0	1169	274	(30.5)	(3.1)	**(3.6)**	(0.3)	0	**(0.3)**						(68.4)*	(64.0)	(64.3)	(1.6)	0	**(65.4)**	–	(0.2)	(2)	(35)	**(17)**	(12)	(42)	(0.8
15004	2083	●あん入り，こしあん・つぶしあん混合	0	1166	274	(30.5)	(2.9)	**(3.5)**	(0.2)	(0)	**(0.3)**	(0.08)	(0.04)	(0.11)	(0.02)	(0.09)	(68.2)*	(64.1)	(64.0)	(2.1)	(0)	**(65.5)**	–	(0.2)	(17)	(71)	**(18)**	(15)	(52)	(1.0
● 15158	2084	●あん入り，つぶしあん入り	0	1170	275	(30.5)	(3.2)	**(3.7)**	(0.3)	(0)	**(0.5)**						(67.8)*	(63.5)	(63.4)	(2.3)	(0)	**(65.1)**	–	(0.3)	(32)	(110)	**(12)**	(17)	(60)	(1.0
15028	2085	●ねりきり	0	1102	259	(34.0)	(4.6)	**(5.3)**	(0.2)	0	**(0.3)**	(0.04)	(0.01)	(0.09)	(0.02)	(0.06)	(61.9)*	(58.2)	(57.4)	(3.6)	0	**(60.1)**	–	(0.3)	(2)	(33)	**(39)**	(16)	(46)	(1.5
		まんじゅう																												
15029	2086	●カステラまんじゅう ●こしあん入り	0	1241	292	(27.9)	(6.0)	**(6.7)**	(1.8)	(56)	**(2.1)**	(0.56)	(0.64)	(0.48)	(0.05)	(0.44)	(65.9)*	(61.6)	(61.3)	(2.4)	0	**(62.6)**	–	(0.6)	(47)	(77)	**(45)**	(14)	(77)	(1.3
● 15159	2087	●つぶしあん入り	0	1239	292	(27.9)	(6.2)	**(6.9)**	(2.0)	(57)	**(2.3)**						(64.7)*	(60.3)	(59.9)	(3.2)	(0)	**(62.2)**	–	(0.7)	(83)	(160)	**(33)**	(18)	(96)	(1.2
● 15160	2088	●かるかんまんじゅう ●こしあん入り	0	961	226	(42.5)	(2.5)	**(3.0)**	(0.2)	(0)	**(0.3)**						(56.3)*	(53.4)	(53.0)	(1.4)	(0)	**(53.8)**	–	(0.3)	(45)	(65)	**(24)**	(13)	(39)	(1.0
● 15161	2089	●つぶしあん入り	0	962	226	(42.5)	(2.6)	**(3.1)**	(0.2)	(0)	**(0.4)**						(55.8)*	(53.0)	(52.3)	(1.9)	(0)	**(53.6)**	–	(0.4)	(78)	(140)	**(12)**	(16)	(54)	(1.0
15030	2090	●くずまんじゅう ●こしあん入り	0	922	216	(45.0)	(2.7)	**(3.1)**	(0.1)	0	**(0.2)**	(0.02)	(0.01)	(0.05)	(0.01)	(0.03)	(53.5)*	(50.3)	(49.8)	(2.2)	0	**(51.4)**	–	(0.3)	(48)	(22)	**(24)**	(10)	(30)	(0.9
● 15162	2091	●つぶしあん入り	0	930	218	(45.0)	(1.1)	**(1.3)**	(0.1)	(0)	**(0.1)**						(56.2)*	(52.9)	(52.4)	(1.3)	(0)	**(53.4)**	–	(0.2)	(60)	(75)	**(10)**	(11)	(37)	(0.7
15031	2092	●くりまんじゅう ●こしあん入り	0	1261	296	(24.0)	(5.8)	**(6.5)**	(1.1)	(30)	**(1.4)**	(0.35)	(0.39)	(0.32)	(0.03)	(0.29)	(68.4)*	(64.1)	(65.5)	(3.3)	–	**(68.1)**	–	(0.4)	(25)	(62)	**(38)**	(14)	(62)	(1.2
● 15163	2093	●つぶしあん入り	0	1255	295	(24.0)	(6.0)	**(6.7)**	(1.2)	(31)	**(1.6)**						(66.8)*	(62.6)	(63.5)	(4.7)	–	**(67.0)**	–	(0.6)	(66)	(160)	**(26)**	(20)	(87)	(1.3
15032	2094	●とうまんじゅう ●こしあん入り	0	1269	299	(28.0)	(6.1)	**(6.8)**	(2.7)	(97)	**(3.1)**	(0.88)	(1.10)	(0.59)	(0.06)	(0.53)	(65.7)*	(61.8)	(61.0)	(1.7)	0	**(61.6)**	0	(0.4)	(25)	(57)	**(33)**	(13)	(62)	(1.2
● 15164	2095	●つぶしあん入り	0	1249	294	(28.0)	(6.3)	**(6.9)**	(2.9)	(99)	**(3.3)**						(63.6)*	(59.5)	(59.9)	(2.3)	(0)	**(61.3)**	(0)	(0.5)	(60)	(140)	**(23)**	(18)	(84)	(1.3
15033	2096	●蒸しまんじゅう ●こしあん入り	0	1083	254	(35.0)	(4.1)	**(4.6)**	(0.3)	(0)	**(0.5)**	(0.09)	(0.03)	(0.20)	(0.03)	(0.17)	(61.4)*	(57.5)	(57.8)	(2.4)	(0)	**(59.5)**	–	(0.4)	(60)	(48)	**(33)**	(12)	(46)	(1.0
● 15165	2097	●つぶしあん入り	0	1096	257	(35.0)	(4.2)	**(4.7)**	(0.4)	(0)	**(0.7)**						(61.3)*	(57.2)	(56.4)	(3.4)	(0)	**(59.1)**	–	(0.5)	(95)	(130)	**(20)**	(16)	(63)	(1.0
15034	2098	●中華まんじゅう ●あんまん，こしあん入り	0	1158	273	(36.6)	(5.6)	**(6.1)**	(5.3)	(3)	**(5.6)**	(1.63)	(2.01)	(1.41)	(0.05)	(1.37)	(52.9)*	(48.8)	(49.5)	(2.6)	–	**(51.3)**	–	(0.4)	(11)	(65)	**(58)**	(23)	(57)	(1.1
● 15166	2099	●あんまん，つぶしあん入り	0	1180	279	(36.6)	(5.7)	**(6.2)**	(5.7)	(3)	**(6.0)**						(52.9)*	(48.8)	(48.2)	(3.3)	0	**(51.3)**	–	(0.5)	(29)	(110)	**(55)**	(26)	(67)	(1.1
15035	2100	●肉まん	0	1025	242	(39.5)	(8.7)	**(10.0)**	(4.7)	(16)	**(5.1)**	(1.60)	(1.97)	(0.88)	(0.04)	(0.85)	(42.4)*	(39.0)	(41.9)	(3.2)	–	**(43.4)**	–	(1.9)	(460)	(310)	**(28)**	(20)	(87)	(0.8
15036	2101	●もなか ●こしあん入り	0	1180	277	(29.0)	(4.3)	**(4.9)**	(0.2)	0	**(0.3)**	(0.06)	(0.02)	(0.09)	(0.02)	(0.07)	(67.3)*	(63.2)	(63.3)	(3.1)	0	**(65.5)**	–	(0.2)	(2)	(32)	**(33)**	(14)	(41)	(1.2
● 15167	2102	●つぶしあん入り	0	1181	278	(29.0)	(5.6)	**(6.4)**	(0.3)	0	**(0.7)**						(64.0)*	(60.1)	(58.4)	(6.1)	0	**(63.3)**	–	(0.5)	(59)	(170)	**(21)**	(25)	(80)	(1.6
15037	2103	●ゆべし	0	1363	321	(22.0)	(2.1)	**(2.4)**	(3.6)	0	**(3.5)**	(0.40)	(0.54)	(2.51)	(0.44)	(2.07)	(74.1)*	(69.8)	(70.9)	(0.5)	0	**(71.2)**	(Tr)	(0.8)	(230)	(62)	**(6)**	(15)	(41)	(0.4
15038	2104	●ようかん ●練りようかん	0	1232	289	(26.0)	(3.1)	**(3.6)**	(0.1)	0	**(0.2)**	(0.03)	(0.01)	(0.06)	(0.02)	(0.04)	(71.9)*	(68.0)	(67.4)	(3.1)	0	**(69.9)**	–	(0.2)	(3)	(24)	**(33)**	(12)	(32)	(1.1
15039	2105	●水ようかん	0	713	168	(57.0)	(2.3)	**(2.6)**	(0.1)	0	**(0.2)**	(0.02)	(Tr)	(0.04)	(0.01)	(0.03)	(40.9)*	(38.7)	(38.2)	(2.2)	0	**(39.9)**	–	(0.3)	(57)	(17)	**(23)**	(8)	(23)	(0.8
15040	2106	●蒸しようかん	0	1010	237	(39.5)	(3.8)	**(4.4)**	(0.2)	0	**(0.3)**	(0.05)	(0.02)	(0.11)	(0.02)	(0.09)	(57.3)*	(53.8)	(53.2)	(2.8)	0	**(55.4)**	–	(0.4)	(83)	(32)	**(30)**	(13)	(37)	(1.1

 なるほど! 丁稚（でっち）ようかん…寒天の代わりに小麦粉を使い，竹皮包みにして蒸し上げたもの。商家に奉公する少年でも買える手ごろなものだったことから。

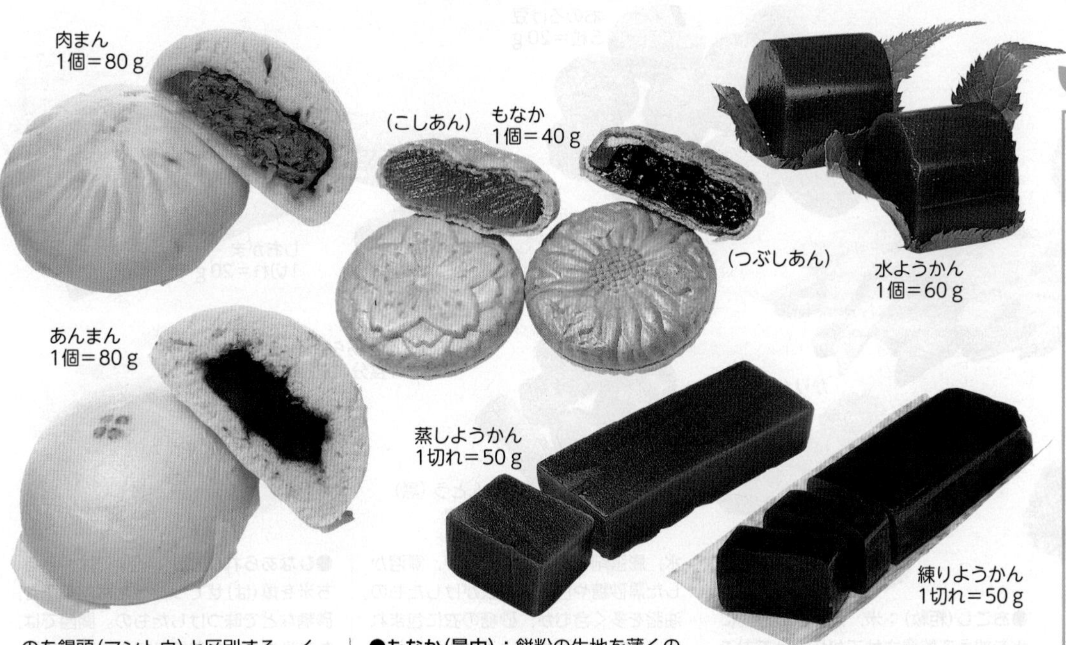

のを饅頭（マントウ）と区別する。イーストで発酵させた小麦粉生地に，あんを包んで蒸したもの。あずきあんにごま油やラードを混ぜたあんまん，炒めた肉や野菜を入れた肉まんがある。現在ではカレーまん，ピザまんなど日本人好みのまったく別のものに変化している。

●もなか（最中）：餅粉の生地を薄くのばし，型に入れて焼いた２枚の皮であんをはさんだもの。あずきあん，白あん，抹茶あんなどのほかに，くりやぎゅうひを入れたものもある。

●ようかん（羊羹）：あんに砂糖と寒天を加えて練り，型に流し固めたものを練りようかんという。糖分が多いので日持ちする。水ようかんは，練りようかんと同様につくるが，水分が多いのが特徴。夏に冷やして食べる。また，あんに砂糖，小麦粉，くず粉などを加えて型に流し，蒸したものを蒸しようかんという。糖分が少ないため，保存には適さない。

豆知識

和菓子と茶の湯

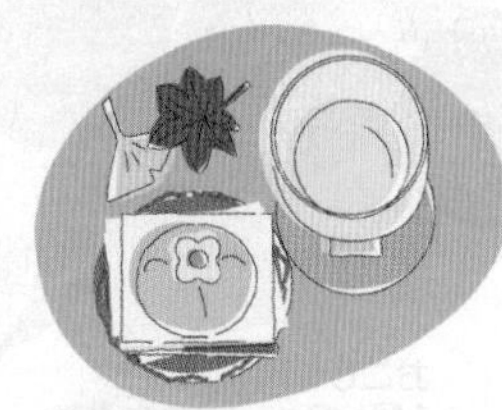

茶の湯は慶長（1596〜1615年）のころから盛んになり，その普及に伴って和菓子も発達してきた。茶の湯に使われる菓子には，餅菓子，ねりきり，ようかん，ぎゅうひなどの主菓子（おもがし＝生菓子）や，らくがん，焼き菓子，有平糖（あるへいとう）などの干菓子がある。

ふつう濃茶（こいちゃ）には主菓子が，薄茶には干菓子が用いられる。いずれも，抹茶のほろ苦さを引き立てるもので，あっさりした甘さの，一口か二口で味わえるものである。

一般的にも，和菓子には濃いめに出した少し苦みのあるお茶が合う。

無機質							ビタミン（脂溶性）												ビタミン（水溶性）										食塩相当量	備考
							A							E																
								カロテン						トコフェロール																
亜鉛	銅	マンガン	ヨウ素	セレン	クロム	モリブデン	レチノール	α	β	β-クリプトキサンチン	β-カロテン当量	レチノール活性当量	D	α	β	γ	δ	K	B_1	B_2	ナイアシン	ナイアシン当量	B_6	B_{12}	葉酸	パントテン酸	ビオチン	C		
mg	mg	mg	µg	µg	µg	µg	µg	µg	µg	µg	µg	µg	µg	mg	mg	mg	mg	µg	mg	mg	mg	mg	mg	µg	µg	mg	µg	mg	g	
(0.5)	(0.10)	(0.34)	(Tr)	(1)	(Tr)	(32)	0	–	–	–	0	0	0	(Tr)	0	(0.3)	(0.8)	(1)	(0.03)	(0.02)	(0.3)	(0.9)	(0.03)	0	(3)	(0.18)	(0.8)	0	0	小豆こしあん入り 部分割合：皮4，あん6
(0.6)	(0.13)	(0.37)	(Tr)	(1)	(1)	(38)	(0)	(0)	(0)	(0)	(0)	(0)	(0)	(0.1)	(0)	(0.5)	(1.1)	(3)	(0.03)	(0.02)	(0.3)	(1.1)	(0.03)	(0)	(5)	(0.19)	(1.1)	(0)	0	あん（小豆こしあん，小豆つぶしあん）入り 部分割合：皮4，あん6
(0.6)	(0.15)	(0.37)	(Tr)	(1)	(1)	(43)	(0)	(0)	(0)	(0)	(0)	(0)	(0)	(0.1)	(0)	(0.5)	(1.1)	(3)	(0.03)	(0.02)	(0.3)	(1.1)	(0.04)	(0)	(7)	(0.23)	(1.2)	(0)	(0.1)	小豆つぶしあん入り 部分割合：皮4，あん6
(0.6)	(0.13)	(0.39)	0	(Tr)	(1)	(33)	0	0	0	0	0	0	0	0	0	(0.7)	(2.0)	(4)	(0.01)	(0.03)	(0.1)	(1.0)	0	0	(1)	(0.04)	(1.3)	0	0	
(0.6)	(0.11)	(0.35)	(4)	(4)	(1)	(24)	(23)	(0)	(0)	(1)	(1)	(23)	(0.4)	(0.2)	(Tr)	(0.5)	(1.3)	(4)	(0.04)	(0.07)	(0.2)	(1.5)	(0.02)	(0.1)	(8)	(0.27)	(3.7)	(0)	(0.1)	小豆こしあん入り 部分割合：皮5，あん7
(0.6)	(0.15)	(0.35)	(4)	(4)	(1)	(35)	(24)	(0)	(0)	(1)	(1)	(24)	(0.4)	(0.3)	(Tr)	(0.6)	(1.2)	(5)	(0.05)	(0.07)	(0.2)	(1.6)	(0.04)	(0.1)	(13)	(0.36)	(4.0)	(0)	(0.2)	小豆つぶしあん入り 部分割合：皮5，あん7
(0.5)	(0.10)	(0.30)	(Tr)	(1)	(Tr)	(25)	(0)	(0)	(0)	(0)	(Tr)	(0)	(0)	(Tr)	(0)	(0.4)	(1.2)	(2)	(0.02)	(0.02)	(0.2)	(0.9)	(0.02)	(0)	(2)	(0.13)	(1.1)	(Tr)	(0.1)	小豆こしあん入り 部分割合：皮1，あん2
(0.5)	(0.15)	(0.30)	(0)	(1)	(1)	(35)	(0)	(0)	(0)	(0)	(Tr)	(0)	(0)	(0.1)	(0)	(0.5)	(1.1)	(3)	(0.03)	(0.02)	(0.2)	(0.9)	(0.03)	(0)	(6)	(0.22)	(1.2)	(Tr)	(0.2)	小豆つぶしあん入り 部分割合：皮1，あん2
(0.3)	(0.08)	(0.23)	0	0	(1)	(19)	0	0	0	0	0	0	0	0	0	(0.4)	(1.2)	(2)	(0.01)	(0.02)	(Tr)	(0.6)	0	0	(1)	(0.02)	(0.8)	0	(0.1)	別名：くずざくら　小豆こしあん入り 部分割合：皮2，あん3
(0.3)	(0.09)	(0.18)	(0)	(0)	(1)	(22)	(0)	(0)	(0)	(0)	(0)	(0)	(0)	(Tr)	(0)	(0.4)	(0.8)	(3)	(0.01)	(0.01)	(Tr)	(0.5)	(0.01)	(0)	(4)	(0.08)	(0.8)	(0)	(0.2)	小豆つぶしあん入り 部分割合：皮2，あん3
(0.5)	(0.11)	(0.37)	(3)	(3)	(1)	(24)	(17)	(1)	(1)	(1)	(2)	(17)	(0.3)	(0.2)	(Tr)	(0.6)	(1.4)	(4)	(0.03)	(0.05)	(0.2)	(1.4)	(0.01)	(0.1)	(6)	(0.22)	(3.0)	(0)	(0.1)	栗入り小豆こしあん入り 部分割合：皮1，あん2
(0.7)	(0.17)	(0.40)	(3)	(3)	(1)	(39)	(18)	(1)	(1)	(1)	(2)	(18)	(0.3)	(0.2)	(Tr)	(0.8)	(1.4)	(5)	(0.04)	(0.06)	(0.2)	(1.3)	(0.04)	(0.1)	(12)	(0.34)	(3.5)	0	(0.2)	栗入り小豆つぶしあん入り 部分割合：皮1，あん2
(0.6)	(0.10)	(0.30)	(6)	(5)	(1)	(21)	(34)	(0)	(Tr)	(2)	(1)	(34)	(0.6)	(0.3)	(Tr)	(0.5)	(1.2)	(4)	(0.03)	(0.08)	(0.1)	(1.4)	(0.02)	(0.2)	(10)	(0.29)	(4.8)	(0)	(0.1)	小豆こしあん入り 部分割合：皮4，あん5　アルコール：(0) g
(0.7)	(0.15)	(0.32)	(6)	(5)	(1)	(33)	(35)	0	(Tr)	(2)	(1)	(36)	(0.6)	(0.3)	(Tr)	(0.6)	(1.2)	(6)	(0.04)	(0.09)	(0.2)	(1.6)	(0.04)	(0.2)	(15)	(0.39)	(5.3)	(0)	(0.2)	小豆つぶしあん入り 部分割合：皮4，あん5　アルコール：(0) g
(0.4)	(0.10)	(0.33)	(0)	(1)	(1)	(22)	(0)	(0)	(0)	(0)	(0)	(0)	(0)	(Tr)	(Tr)	(0.5)	(1.3)	(2)	(0.03)	(0.02)	(0.1)	(1.1)	(0.01)	(0)	(2)	(0.12)	(1.1)	(0)	(0.2)	薬まんじゅう等　小豆こしあん入り 部分割合：皮1，あん2
(0.5)	(0.14)	(0.33)	(0)	(1)	(1)	(32)	(0)	(0)	(0)	(0)	(0)	(0)	(0)	(0.1)	(Tr)	(0.5)	(1.2)	(4)	(0.03)	(0.02)	(0.2)	(1.1)	(0.02)	(0)	(7)	(0.21)	(1.3)	(0)	(0.2)	小豆つぶしあん入り 部分割合：皮1，あん2
(0.6)	(0.14)	(0.36)	0	(7)	(1)	(20)	0	0	0	0	0	0	0	(0.1)	(0.1)	(1.0)	(0.7)	(2)	(0.08)	(0.03)	(0.5)	(1.7)	(0.04)	0	(9)	(0.27)	(1.4)	0	0	小豆こしあん入り 部分割合：皮10，あん7
(0.6)	(0.17)	(0.36)	0	(6)	(1)	(26)	0	0	0	0	(Tr)	0	0	(0.1)	(0.1)	(1.1)	(0.7)	(3)	(0.08)	(0.03)	(0.5)	(1.5)	(0.05)	0	(12)	(0.32)	(1.6)	0	(0.1)	小豆つぶしあん入り 部分割合：皮10，あん7
(1.2)	(0.12)	(0.45)	(Tr)	(12)	(1)	(9)	(2)	–	–	–	(20)	(3)	(0.1)	–	–	–	–	(9)	(0.23)	(0.10)	(2.0)	(3.9)	(0.16)	(0.1)	(38)	(0.80)	(1.9)	(7)	(1.2)	部分割合：皮10，肉あん4.5 アルコール：(Tr) g
(0.6)	(0.12)	(0.41)	0	(Tr)	(Tr)	(34)	0	0	0	0	0	0	0	0	0	(0.6)	(1.7)	(3)	(0.01)	(0.02)	(0.1)	(1.0)	(Tr)	0	(1)	(0.08)	(1.2)	0	0	小豆こしあん入り 部分割合：皮1，あん9
(0.8)	(0.23)	(0.49)	0	(1)	(1)	(59)	0	0	0	0	0	0	0	(0.1)	0	(1.0)	(2.0)	(6)	(0.02)	(0.03)	(0.1)	(1.2)	(0.03)	0	(9)	(0.23)	(1.9)	0	(0.2)	小豆つぶしあん入り 部分割合：皮1，あん9
(0.4)	(0.11)	(0.38)	0	(1)	(Tr)	(18)	0	0	0	0	(1)	0	0	(0.1)	0	(1.1)	(0.1)	(Tr)	(0.03)	(0.02)	(0.4)	(0.9)	(0.06)	0	(8)	(0.19)	(0.7)	0	(0.6)	試料：くるみ入り　アルコール：(0.1) g
(0.4)	(0.09)	(0.30)	0	0	(Tr)	(22)	0	0	0	0	0	0	0	0	0	(0.5)	(1.4)	(3)	(0.01)	(0.02)	(Tr)	(0.7)	0	0	(1)	(0.03)	(0.9)	0	0	
(0.3)	(0.06)	(0.21)	0	0	0	(16)	0	0	0	0	0	0	0	0	0	(0.4)	(1.0)	(2)	(0.01)	(0.01)	(Tr)	(0.5)	0	0	(1)	(0.02)	(0.7)	0	(0.1)	
(0.4)	(0.10)	(0.32)	0	(Tr)	(1)	(24)	0	0	0	0	0	0	0	(Tr)	(Tr)	(0.5)	(1.5)	(3)	(0.02)	(0.02)	(0.1)	(0.9)	(Tr)	0	(1)	(0.06)	(1.1)	0	(0.2)	

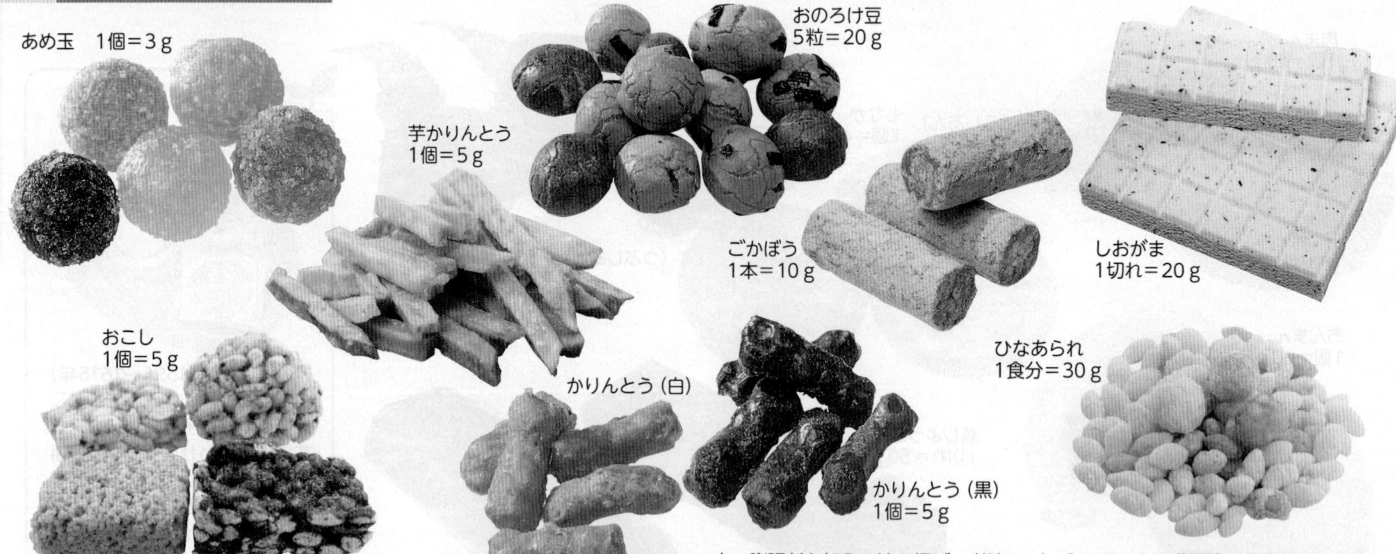

和干菓子類

Traditional dry confectioneries

●あめ玉（飴玉）：砂糖と水あめを煮詰め，固まったところから切って丸めたもの。ポルトガルから伝わった「アルヘイ糖」が起源とされる。地方色豊かな名物が多い。

●芋かりんとう（芋花林糖）：さつまいもを短冊状に切って，油揚げしたあと，蜜がけしたもの。

●おこし（粔籹）：米，粟などの穀物に水を加えて乾燥させてから炒っておこし種をつくり，砂糖や水あめで固めてのばし，切り分けたもの。代表的なものに，関東の米おこし，関西の粟おこしなどがある。

●おのろけ（お惚気）豆：ピーナッツに塩味の寒梅粉（焼いた米粉を細かくしたもの）を衣がけしたもの。

●かりんとう（花林糖）：小麦粉に砂糖，水，膨張剤を加えて油で揚げ，煮溶かした黒砂糖や白砂糖で衣がけしたもの。油脂を多く含むが，砂糖の衣に包まれているため，酸化による劣化は比較的少ない。

●ごかぼう（五家宝）：おこし種を水あめで固め，水あめで練ったきな粉を巻いたあと，さらにきな粉をまぶしたもの。熊谷（埼玉）の銘菓。

●しおがま（塩竈）：もち粉に砂糖，塩，しその葉を混ぜ，わくに入れて押し固めたもの。塩釜（宮城）の銘菓。

●ひなあられ（雛霰）：関東では，うるち米を爆（は）ぜてつくったポン菓子を，砂糖などで味つけしたもの。関西では，もち米を使ったあられにしょうゆや青のりなどで味つけしたものが主流となっている。桃の節句の代表的な干菓子。

●せんべい（煎餅）類：大きくは，小麦粉をおもな原料とした小麦粉せんべい，米粉を原料とした米菓に分けられる。製法が簡単で，保存しやすいことから，昔から多くの人々に親しまれている。しょうゆや塩味，ざらめなどで味つけ

食品番号	索引番号	食品名（可食部100g当たり）	廃棄率 %	エネルギー kJ	エネルギー kcal	水分 g	たんぱく質: アミノ酸組成によるたんぱく質 g	たんぱく質: たんぱく質 g	脂質: 脂肪酸のトリアシルグリセロール当量 g	脂質: コレステロール mg	脂質: 脂質 g	脂肪酸: 飽和 g	脂肪酸: 一価不飽和 g	脂肪酸: 多価不飽和 g	脂肪酸: n-3系多価不飽和 g	脂肪酸: n-6系多価不飽和 g	炭水化物: 利用可能炭水化物 単糖当量 g	炭水化物: 利用可能炭水化物 質量計 g	炭水化物: 差引き法による g	炭水化物: 食物繊維総量 g	炭水化物: 糖アルコール g	炭水化物: 炭水化物 g	有機酸 g	灰分 g	無機質: ナトリウム mg	無機質: カリウム mg	無機質: カルシウム mg	無機質: マグネシウム mg	無機質: リン mg	無機質: 鉄 mg
		<和干菓子類>																												
15041	2107	●あめ玉	0	1643	385	(2.5)	–	0	–	0	0						(102.7)*	(97.5)	(97.5)	0	–	(97.5)	–	0	(1)	(2)	(1)	0	(Tr)	(Tr)
15042	2108	●芋かりんとう	0	1957	465	(5.5)	(1.2)	(1.4)	(19.8)	(Tr)	(20.6)	(2.26)	(8.36)	(8.36)	(1.39)	(6.97)	(73.9)*	(69.5)	(73.9)	(2.6)	0	(71.3)	–	(1.2)	(13)	(550)	(41)	(28)	(54)	(0.7)
15043	2109	●おこし	0	1604	376	(5.0)	(3.2)	(3.8)	(0.6)	0	(0.7)	(0.16)	(0.21)	(0.23)	(0.03)	(0.20)	(95.2)*	(88.5)	(90.4)	(0.4)	0	(90.2)	–	(0.3)	(95)	(25)	(4)	(5)	(22)	(0.2)
15044	2110	●おのろけ豆	0	1849	438	(3.0)	(10.3)	(11.3)	(13.8)	0	(13.6)	(2.56)	(6.53)	(4.09)	(0.03)	(4.05)	(71.6)*	(65.3)	(68.6)	(2.3)	0	(70.2)	(0.1)	(1.9)	(390)	(270)	(17)	(70)	(180)	(1.1)
15045	2111	●かりんとう ●黒	0	1776	420	(3.5)	(6.9)	(7.5)	(11.1)	(Tr)	(11.6)	(1.41)	(4.39)	(4.85)	(0.74)	(4.11)	(77.3)*	(72.0)	(76.1)	(1.2)	–	(76.3)	–	(1.1)	(7)	(300)	(66)	(27)	(57)	(1.6)
15046	2112	●白	0	1789	423	(2.5)	(8.9)	(9.7)	(10.7)	(Tr)	(11.2)	(1.41)	(4.09)	(4.72)	(0.69)	(4.02)	(76.7)*	(70.8)	(75.8)	(1.7)	–	(76.2)	–	(0.4)	(1)	(71)	(17)	(27)	(68)	(0.8)
15047	2113	●ごかぼう	0	1555	367	(10.0)	(9.8)	(10.6)	(6.0)	0	(6.4)	(0.92)	(1.45)	(3.41)	(0.49)	(2.93)	(70.5)*	(65.7)	(68.4)	(4.5)	0	(71.7)	–	(1.3)	(1)	(500)	(48)	(64)	(170)	(2.0)
15048	2114	●小麦粉せんべい ●磯部せんべい	0	1608	377	(4.2)	(3.9)	(4.3)	(0.7)	0	(0.8)	(0.17)	(0.07)	(0.39)	(0.02)	(0.37)	(94.1)*	(87.9)	(88.4)	(1.3)	0	(89.3)	–	(1.5)	(500)	(59)	(11)	(6)	(31)	(0.3)
15049	2115	●かわらせんべい	0	1661	390	(4.3)	(6.5)	(7.0)	(2.9)	(90)	(3.2)	(0.92)	(1.11)	(0.71)	(0.04)	(0.67)	(89.6)*	(83.7)	(84.5)	(1.2)	0	(84.9)	–	(0.6)	(57)	(54)	(10)	(6)	(70)	(0.6)
15050	2116	●巻きせんべい	0	1645	386	(3.5)	(4.0)	(4.3)	(1.3)	(30)	(1.4)	(0.39)	(0.40)	(0.42)	(0.02)	(0.39)	(95.1)*	(89.2)	(89.8)	(1.0)	0	(90.4)	–	(0.4)	(39)	(71)	(22)	(5)	(53)	(0.3)
15051	2117	●南部せんべい，ごま入り	0	1786	423	(3.3)	(10.6)	(11.2)	(10.8)	0	(11.1)	(1.73)	(3.69)	(4.92)	(0.06)	(4.86)	(73.3)*	(66.7)	(68.7)	(4.2)	0	(72.0)	–	(2.4)	(430)	(170)	(240)	(78)	(150)	(2.2)
15052	2118	落花生入り	0	1781	421	(3.3)	(11.0)	(11.7)	(9.2)	0	(9.5)	(1.74)	(4.06)	(3.03)	(0.05)	(2.98)	(76.6)*	(69.9)	(71.4)	(3.5)	0	(73.9)	(0.1)	(1.6)	(340)	(230)	(26)	(40)	(120)	(0.7)
15053	2119	●しおがま	0	1483	348	(10.0)	(2.2)	(2.6)	(0.2)	0	(0.2)	(0.08)	(0.04)	(0.05)	(Tr)	(0.05)	(89.6)*	(84.2)	(85.4)	(0.6)	–	(85.5)	–	(1.6)	(580)	(42)	(14)	(7)	(17)	(0.2)
15056	2120	●ひなあられ ●関西風	0	1634	385	(2.6)	(7.1)	(8.0)	(1.3)	(0)	(1.4)	(0.45)	(0.33)	(0.49)	(0.02)	(0.47)	(84.5)	(76.8)	(85.5)*	(1.3)	–	(85.8)	–	(2.1)	(680)	(100)	(8)	(17)	(56)	(0.3)
15055	2121	●関東風	0	1612	380	(4.7)	(8.7)	(9.6)	(2.6)	(0)	(2.8)	(0.63)	(0.59)	(1.26)	(0.13)	(1.13)	(78.4)	(71.5)	(79.3)*	(2.5)	–	(80.7)	–	(2.2)	(590)	(220)	(18)	(31)	(94)	(0.8)
15057	2122	●米菓 ●揚げせんべい	0	1928	458	(4.0)	(4.9)	(5.6)	(16.9)	(Tr)	(17.4)	(2.08)	(7.02)	(7.09)	(1.14)	(5.95)	(75.9)*	(69.0)	(72.0)	(0.5)	0	(71.3)	–	(1.6)	(490)	(82)	(5)	(21)	(87)	(0.7)
15058	2123	●甘辛せんべい	0	1595	374	(4.5)	(5.8)	(6.7)	(0.8)	0	(0.9)	(0.28)	(0.20)	(0.30)	(0.01)	(0.29)	(91.0)*	(83.1)	(86.5)	(0.6)	0	(86.2)	(0.1)	(1.6)	(460)	(120)	(7)	(28)	(110)	(0.9)
15059	2124	●あられ	0	1603	378	(4.4)	(6.7)	(7.5)	(0.8)	0	(1.0)	(0.28)	(0.18)	(0.29)	(0.01)	(0.29)	(82.9)	(75.4)	(85.0)*	(0.8)	(Tr)	(84.9)	(0.1)	(2.0)	(660)	(99)	(8)	(17)	(55)	(0.3)
15060	2125	●しょうゆせんべい	0	1566	368	(5.9)	(6.3)	(7.3)	(0.9)	0	(1.0)	(0.30)	(0.22)	(0.33)	(0.01)	(0.32)	(88.4)*	(80.4)	(84.3)	(0.6)	0	(83.9)	(0.1)	(1.8)	(500)	(130)	(8)	(30)	(120)	(1.0)
15061	2126	●ボーロ ●小粒	0	1663	391	(4.5)	(2.3)	(2.5)	(1.9)	(74)	(2.1)	(0.62)	(0.86)	(0.29)	(0.02)	(0.26)	(97.3)*	(90.7)	(91.1)	0	–	(90.6)	–	(0.3)	(30)	(44)	(15)	(5)	(54)	(0.6)
15062	2127	●そばボーロ	0	1692	398	(2.0)	(7.0)	(7.7)	(3.0)	(87)	(3.4)	(0.94)	(1.20)	(0.77)	(0.05)	(0.72)	(90.4)*	(84.4)	(85.5)	(1.5)	0	(86.1)	0	(0.8)	(130)	(130)	(21)	(30)	(110)	(0.9)
15063	2128	●松風	0	1612	378	(5.3)	(3.7)	(4.0)	(0.6)	0	(0.7)	(0.17)	(0.06)	(0.37)	(0.02)	(0.35)	(94.7)*	(88.4)	(88.9)	(1.2)	0	(89.7)	–	(0.2)	(27)	(54)	(10)	(6)	(29)	(0.3)
15064	2129	●みしま豆	0	1700	402	(1.6)	(11.5)	(12.3)	(8.2)	0	(8.6)	(1.20)	(1.98)	(4.70)	(0.68)	(4.02)	(72.0)*	(68.6)	(71.0)	(6.0)	0	(75.8)	–	(1.7)	(1)	(680)	(65)	(86)	(220)	(2.7)
15065	2130	●八つ橋	0	1663	390	(1.8)	(2.9)	(3.3)	(0.5)	0	(0.5)	(0.16)	(0.11)	(0.17)	(0.01)	(0.16)	(99.7)*	(93.0)	(94.4)	(0.3)	0	(94.2)	–	(0.2)	(1)	(49)	(3)	(13)	(51)	(0.4)

 なるほど! ボーロはボール…ボーロはポルトガル語でお菓子のこと。江戸時代はボールと呼んでいて，『太閤記』にも「保宇留（ボウル）」が出てきます。

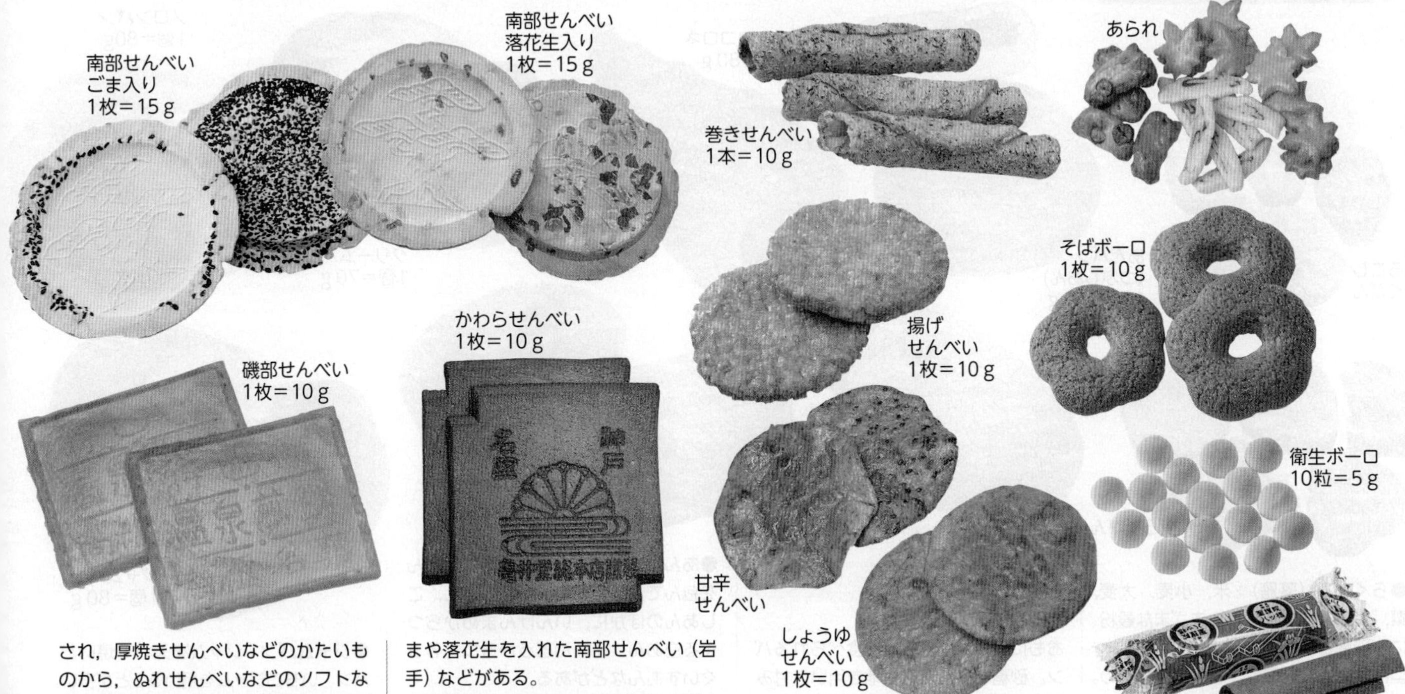

され，厚焼きせんべいなどのかたいものから，ぬれせんべいなどのソフトなものまで，さまざまな食感がある。湿気を嫌うので，保存するときは密閉容器に入れるなど注意が必要である。
<小麦粉せんべい>小麦粉に砂糖，塩，卵などを入れたたねを型焼きしたり，型抜きして焼いたもの。かわらせんべい，磯部せんべい，巻きせんべい，ごまや落花生を入れた南部せんべい（岩手）などがある。
<米菓>餅，あるいは餅粉からつくるものをあられ（関西ではおかき），うるち粉からつくるものをせんべいと呼ぶ。あられは，餅をさまざまな形に切って煎ったり，揚げたりしたものである。せんべいは，たねを薄くのばして型抜きし，乾燥させて焼いたもの。しょうゆ，砂糖じょうゆなどで味つけする。

●ボーロ：小麦粉に卵，砂糖を加えて焼いたもの。ポルトガルから伝えられたとされる。ボーロとは菓子の意。佐賀の丸ボーロ，京都のそばボーロ，幼児向けの衛生ボーロなどがある。

●八つ橋：米粉をこねて蒸し，さらに砂糖，蜂蜜，シナモンを加えた生地を琴の形に成型して焼いたもの。京都聖護院の銘菓。

無機質 亜鉛	無機質 銅	無機質 マンガン	無機質 ヨウ素	無機質 セレン	無機質 クロム	無機質 モリブデン	ビタミン（脂溶性） A レチノール	A カロテン α	A カロテン β	A β-クリプトキサンチン	A β-カロテン当量	A レチノール活性当量	D	E トコフェロール α	E トコフェロール β	E トコフェロール γ	E トコフェロール δ	K	ビタミン（水溶性） B1	B2	ナイアシン	ナイアシン当量	B6	B12	葉酸	パントテン酸	ビオチン	C	食塩相当量	備考
mg	mg	mg	μg	μg	μg	μg	μg	μg	μg	μg	μg	μg	μg	mg	mg	mg	mg	μg	mg	mg	mg	mg	mg	μg	μg	mg	μg	mg	g	
0	(0.01)	(Tr)	0	0	0	0	0	–	–	–	0	0	0	0	0	0	0	0	0	0	0	0	0	0	0	0	(0.1)	0	0	食塩添加品あり
(0.2)	(0.20)	(0.47)	(1)	(1)	(Tr)	(5)	0	0	(33)	(1)	(33)	(3)	0	(4.3)	(0.3)	(12.0)	(2.2)	(35)	(0.13)	(0.05)	(0.9)	(1.2)	(0.30)	0	(57)	(1.03)	(5.7)	(33)	0	別名：芋けんぴ
(0.8)	(0.12)	(0.48)	0	0	0	0	0	0	0	0	0	0	0	(Tr)	0	(0.2)	(Tr)	(1)	(0.02)	(0.01)	(0.2)	(1.1)	(0.02)	0	(3)	(0.12)	0	0	(0.2)	米おこし，あわおこしを含む
(1.6)	(0.33)	(1.14)	(1)	(4)	(1)	(85)	0	0	(1)	(1)	(2)	0	0	(2.9)	(0.1)	(1.8)	(0.1)	0	(0.13)	(0.05)	(7.0)	(9.3)	(0.21)	0	(24)	(1.09)	(28.0)	0	(1.0)	らっかせい製品
(0.7)	(0.16)	(0.53)	(3)	(28)	(4)	(19)	0	0	(3)	0	(3)	0	(Tr)	(1.6)	(0.3)	(6.0)	(1.2)	(18)	(0.10)	(0.05)	(1.0)	(2.4)	(0.21)	0	(25)	(0.84)	(9.7)	0	0	
(0.8)	(0.15)	(0.44)	0	(37)	(1)	(23)	0	0	0	0	0	0	(Tr)	(1.6)	(0.3)	(5.6)	(1.1)	(17)	(0.12)	(0.05)	(1.1)	(3.0)	(0.07)	0	(31)	(0.72)	(2.9)	0	0	
(1.4)	(0.33)	(0.89)	–	–	–	–	0	0	(1)	0	(1)	0	0	(0.4)	(0.3)	(2.8)	(2.1)	(6)	(0.03)	(0.06)	(0.6)	(3.1)	(0.13)	0	(55)	(0.30)	(7.4)	0	0	
(0.1)	(0.05)	(0.22)	0	(2)	(1)	(6)	0	–	–	–	0	0	0	(0.1)	(0.1)	0	0	0	(0.06)	(0.02)	(0.3)	(1.2)	(0.02)	0	(4)	(0.27)	(0.6)	0	(1.3)	
(0.4)	(0.05)	(0.21)	(8)	(8)	(1)	(7)	(51)	0	0	(3)	(1)	(51)	(0.3)	(0.4)	(0.1)	(0.1)	0	(3)	(0.07)	(0.11)	(0.3)	(1.9)	(0.04)	(0.3)	(16)	(0.54)	(6.4)	0	(0.1)	
(0.2)	(0.04)	(0.17)	(3)	(4)	(1)	(5)	(17)	0	0	(1)	(1)	(17)	(0.3)	(0.2)	(0.1)	(Tr)	0	(1)	(0.05)	(0.04)	(0.2)	(1.2)	(0.02)	(0.1)	(7)	(0.31)	(2.4)	0	(0.1)	別名：有平巻き
(1.3)	(0.38)	(0.80)	(Tr)	(6)	(2)	(28)	0	0	(2)	0	(2)	0	0	(0.3)	(0.2)	(4.0)	(0.1)	(1)	(0.27)	(0.08)	(1.5)	(4.2)	(0.14)	0	(25)	(0.59)	(3.2)	0	(1.1)	
(0.7)	(0.18)	(0.65)	(1)	(7)	(2)	(26)	0	0	(1)	(1)	(1)	0	0	(2.2)	(0.2)	(1.2)	(0.1)	0	(0.17)	(0.05)	(3.9)	(6.3)	(0.11)	0	(21)	(0.91)	(17.0)	0	(0.9)	
(0.6)	(0.09)	(0.40)	0	0	0	0	0	0	(510)	0	(510)	(85)	–	(0.2)	0	0	0	(33)	(0.02)	(0.02)	(0.2)	(0.8)	(0.02)	0	(7)	(1.33)	(Tr)	0	(1.5)	
(1.6)	(0.22)	(1.09)	(0)	(4)	(Tr)	(100)	(0)	(0)	(0)	(0)	(0)	(0)	(0)	(0.1)	(0)	(0)	(0)	(0)	(0.06)	(0.03)	(0.5)	(2.2)	(0.06)	(Tr)	(11)	(0.64)	(2.5)	(0)	(1.7)	部分割合：あられ100
(1.7)	(0.28)	(1.16)	(0)	(4)	(1)	(110)	(0)	(0)	(Tr)	(Tr)	(1)	(0)	(0)	(0.2)	(0.1)	(0.9)	(0.6)	(2)	(0.06)	(0.04)	(0.6)	(2.7)	(0.08)	(0)	(26)	(0.61)	(4.0)	(0)	(1.5)	部分割合：あられ88，甘納豆6，いり大豆6
(0.9)	(0.17)	(0.68)	(1)	(4)	(1)	(70)	0	0	0	0	0	0	0	(2.3)	(0.2)	(9.4)	(1.8)	(28)	(0.08)	(0.02)	(1.2)	(2.5)	(0.11)	0	(11)	(0.61)	(1.0)	0	(1.2)	
(1.0)	(0.19)	(0.81)	(1)	(5)	(1)	(79)	0	0	0	0	0	0	0	(0.2)	0	0	0	0	(0.09)	(0.03)	(1.4)	(2.8)	(0.13)	0	(14)	(0.69)	(2.1)	0	(1.2)	別名：ざらめせんべい　アルコール：(0.2) g
(1.6)	(0.21)	(1.07)	0	(4)	(Tr)	(98)	0	0	0	0	0	0	0	(0.1)	0	0	0	0	(0.06)	(0.03)	(0.5)	(2.2)	(0.06)	(Tr)	(11)	(0.63)	(2.5)	0	(1.7)	アルコール：(0.2) g
(1.1)	(0.20)	(0.88)	(1)	(5)	(1)	(86)	0	0	0	0	0	0	0	(0.2)	0	0	0	0	(0.10)	(0.04)	(1.5)	(3.0)	(0.14)	0	(16)	(0.75)	(2.3)	0	(1.3)	アルコール：(0.2) g
(0.2)	(0.03)	(Tr)	(7)	(5)	(3)	(1)	(42)	0	(Tr)	(2)	(1)	(42)	(0.8)	(0.3)	0	(0.1)	0	(2)	(0.01)	(0.07)	(Tr)	(0.6)	(0.02)	(0.2)	(10)	(0.23)	(4.8)	0	(0.1)	別名：たまごボーロ，乳ボーロ，栄養ボーロ，衛生ボーロ　乳児用としてカルシウム，ビタミン等の添加品あり
(0.7)	(0.12)	(0.32)	(8)	(8)	(1)	(11)	(49)	(Tr)	(Tr)	(3)	(2)	(49)	(0.9)	(0.4)	(0.1)	(0.9)	(Tr)	(3)	(0.12)	(0.11)	(0.8)	(2.6)	(0.07)	(0.3)	(21)	(0.68)	(8.1)	0	(0.3)	
(0.1)	(0.05)	(0.21)	0	(2)	(1)	(6)	0	0	0	0	0	0	0	(0.1)	(0.1)	0	0	0	(0.05)	(0.02)	(0.3)	(1.1)	(0.01)	0	(4)	(0.26)	(0.6)	0	(0.1)	
(1.4)	(0.38)	(0.92)	0	(2)	(4)	(130)	0	0	(1)	0	(1)	0	0	(0.6)	(0.4)	(3.8)	(2.9)	(9)	(0.02)	(0.08)	(0.7)	(3.6)	(0.17)	0	(75)	(0.34)	(10.0)	0	0	糖衣のいり大豆
(0.8)	(0.13)	(0.44)	0	(1)	0	(38)	0	0	0	0	0	0	0	(0.1)	0	0	0	0	(0.04)	(0.01)	(0.7)	(1.4)	(0.07)	0	(7)	(0.36)	(0.8)	0	0	

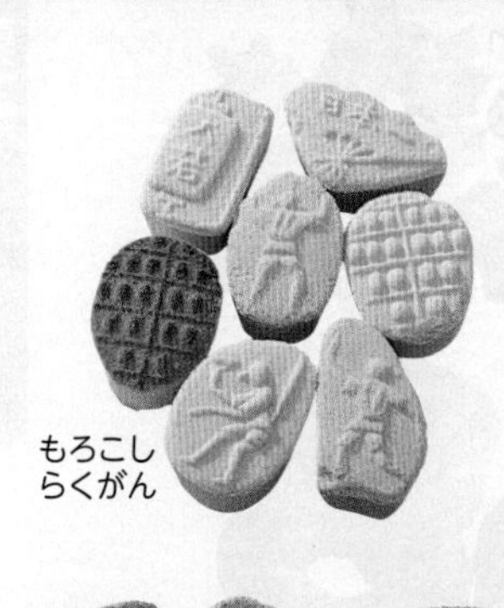

もろこしらくがん

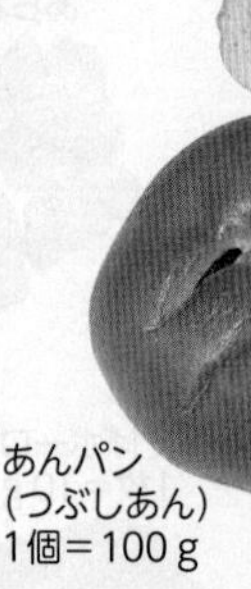

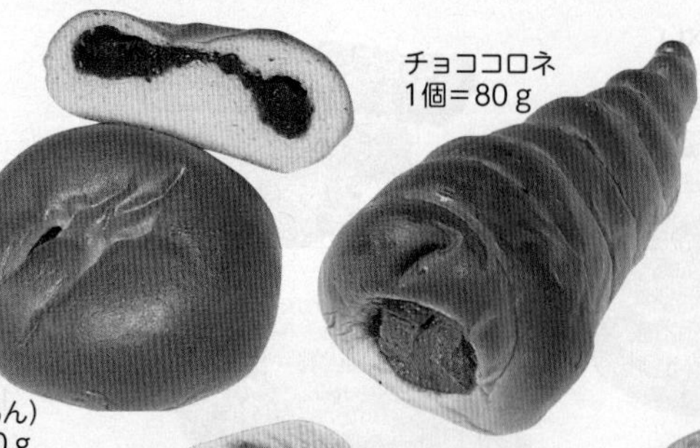

あんパン(つぶしあん)
1個＝100 g

チョココロネ
1個＝80 g

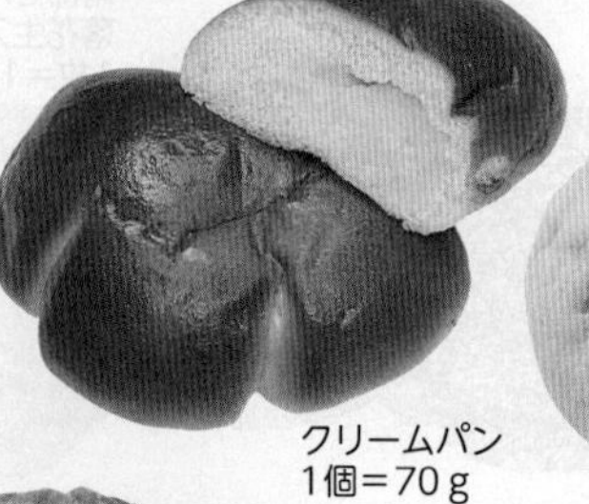

クリームパン
1個＝70 g

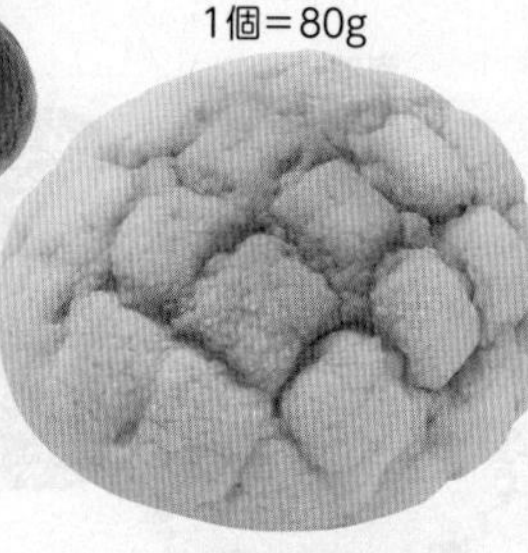

メロンパン
1個＝80g

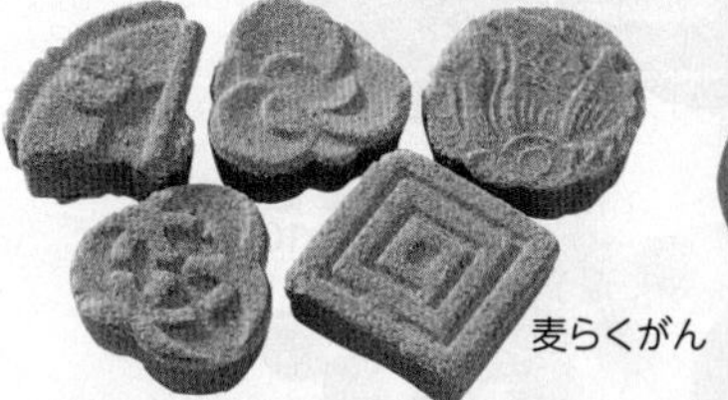

麦らくがん

揚げパン
1個＝80g

カレーパン
1個＝80g

ジャムパン
1個＝80 g

●らくがん（落雁）：米，小麦，大麦，粟，大豆，あずきなどさまざまな穀粉に，砂糖と水を加え練った生地を，木型に詰めて抜き取り，乾燥させたもの。茶の湯の薄茶に用いられる干菓子の一つとして，京都を中心に発達してきた。長期の保存に適していること，木型次第であらゆる形ができ，比較的扱いやすいことなどから全国各地に広まった。館林（群馬）の麦らくがん，秋田のもろこしらくがんなどが有名である。

菓子パン類
Japanese buns

おもに軽食や間食などに食べられるパン。砂糖を多く含む生地を用い，甘みがある。イーストのほか，酒だねを使って生地を発酵させる方法もあり，これは日本独自のものである。

●揚げパン：コッペパンを油で揚げたものに，砂糖などで味つけしたもの。砂糖入りのきな粉・ココア・抹茶をかけて，学校給食で出される場合が多い。

●あんパン：甘めのパン生地に，あんを包んで焼いたもの。つぶしあん，こしあんのほかに，いんげんまめからつくる白あん，青えんどうからつくるうぐいすあんなどがある。

●カレーパン：パン生地にカレーを包んで，揚げたり焼いたりしたもの。あんを包んで具とするそう菜パンの一つ。

●クリームパン：パン生地にカスタードクリームを入れて焼いたパン。グローブの形をしたものが多い。新宿中村屋の考案とされる。

●ジャムパン：ジャムを入れて焼いたパン。いちごジャムを用いることが多い。

●チョココロネ：パン生地を角笛（つのぶえ）の形に焼き，空洞にチョコレートクリームを詰めたもの。

●メロンパン：パン生地にクッキー生地をのせ，メロンの網目のような格子模様をつけて焼き上げたもの。表面にグラニュー糖をまぶすのが一般的。

食品番号	索引番号	食品名（可食部100g当たり）	廃棄率	エネルギー		水分	たんぱく質		脂質			脂肪酸					炭水化物						有機酸	灰分	無機質					
							アミノ酸組成によるたんぱく質	たんぱく質	脂肪酸のトリアシルグリセロール当量	コレステロール	脂質	飽和	一価不飽和	多価不飽和	n-3系多価不飽和	n-6系多価不飽和	利用可能炭水化物（単糖当量）	利用可能炭水化物（質量計）	差引き法による利用可能炭水化物	食物繊維総量	糖アルコール	炭水化物			ナトリウム	カリウム	カルシウム	マグネシウム	リン	鉄
			%	kJ	kcal	g	g	g	g	mg	g	g	g	g	g	g	g	g	g	g	g	g	g	g	mg	mg	mg	mg	mg	mg
15066	2131	●らくがん ●らくがん	0	1636	384	(3.0)	(2.0)	(2.4)	(0.2)	0	(0.2)	(0.07)	(0.04)	(0.05)	(Tr)	(0.05)	(99.6)*	(93.4)	(94.5)	(0.2)	0	(94.3)	–	(0.1)	(2)	(19)	(3)	(3)	(17)	(0.2)
15067	2132	●麦らくがん	0	1685	396	(2.4)	(4.2)	(4.8)	(1.5)	0	(1.8)	(0.49)	(0.17)	(0.76)	(0.04)	(0.72)	(94.6)*	(88.7)	(85.8)	(5.4)	0	(90.4)	–	(0.7)	(2)	(170)	(16)	(46)	(120)	(1.1)
15068	2133	●もろこしらくがん	0	1591	374	(2.5)	(5.7)	(6.6)	(0.2)	0	(0.3)	(0.05)	(0.02)	(0.09)	(0.02)	(0.07)	(89.5)*	(84.4)	(84.1)	(6.9)	0	(89.9)	–	(0.6)	(130)	(51)	(16)	(22)	(58)	(1.8)
		<菓子パン類>																												
15125	2134	●揚げパン	0	1543	369	27.7	7.5	8.7	17.8	3	18.7	3.34	9.03	4.61	0.85	3.76	–	–	43.8*	1.8	–	43.5	–	1.4	450	110	42	19	86	0.6
15069	2135	●あんパン ●こしあん入り	0	1131	267	(35.5)	(5.8)	(6.8)	(3.4)	(18)	(3.6)	(1.57)	(1.11)	(0.51)	(0.05)	(0.46)	(51.6)	(48.0)	(52.2)*	(2.5)	–	(53.5)	–	(0.6)	(110)	(64)	(30)	(15)	(55)	(1.0)
● 15168	2136	●つぶしあん入り	0	1126	266	(35.5)	(6.3)	(7.0)	(3.5)	(18)	(3.8)						(54.1)*	(50.3)	(50.7)	(3.3)	–	(53.0)	(Tr)	(0.7)	(130)	(120)	(23)	(18)	(68)	(1.0)
15126	2137	●あんパン ●薄皮タイプ，こしあん入り	0	1084	256	(37.4)	(5.7)	(6.6)	(3.0)	(17)	(3.5)	(1.35)	(0.91)	(0.58)	(0.09)	(0.48)	(53.6)*	(50.3)	(50.9)	(2.4)	–	(51.9)	(Tr)	(0.4)	(42)	(45)	(36)	(16)	(50)	(1.3)
● 15169	2138	●薄皮タイプ，つぶしあん入り	0	1095	258	(37.4)	(6.1)	(6.8)	(3.4)	(17)	(3.7)						(52.5)*	(48.8)	(49.2)	(3.2)	–	(51.4)	(Tr)	(0.7)	(86)	(150)	(21)	(21)	(72)	(1.3)
15127	2139	●カレーパン ●皮及び具	0	1264	302	(41.3)	(5.7)	(6.6)	(17.3)	(13)	(18.3)	(7.04)	(7.11)	(2.41)	(0.22)	(2.19)	(32.0)*	(29.5)	(32.5)	(1.6)	0	(32.3)	(0.1)	(1.5)	(490)	(130)	(24)	(17)	(91)	(0.7)
15128	2140	●皮のみ	0	1516	363	30.8	6.2	7.2	21.2	14	22.4	8.55	8.61	3.13	0.30	2.83	38.5*	35.3	39.2	1.3	0	38.4	–	1.2	390	100	23	16	100	0.7
15129	2141	●具のみ	0	703	168	64.5	4.5	5.3	8.7	11	9.3	3.69	3.80	0.79	0.04	0.75	17.7*	16.7	17.5	2.4	0	18.8	0.3	2.1	710	200	28	19	69	0.7
15070	2142	●クリームパン	0	1206	286	(35.5)	(6.7)	(7.9)	(6.8)	(98)	(7.4)	(3.16)	(2.39)	(0.95)	(0.09)	(0.87)	(45.7)	(42.3)	(48.8)*	(1.3)	–	(48.3)	(Tr)	(0.9)	(150)	(120)	(57)	(15)	(110)	(0.8)
15130	2143	●クリームパン，薄皮タイプ	0	919	218	(52.2)	(5.2)	(6.0)	(6.3)	(140)	(7.1)	(2.87)	(2.29)	(0.83)	(0.07)	(0.76)	(33.4)	(31.1)	(34.8)*	(0.6)	–	(33.9)	(0.1)	(0.8)	(83)	(110)	(72)	(11)	(120)	(0.7)
15071	2144	●ジャムパン	0	1205	285	(32.0)	(4.5)	(5.3)	(3.7)	(20)	(3.9)	(1.73)	(1.23)	(0.57)	(0.06)	(0.50)	(56.2)	(52.5)	(57.6)*	(1.6)	–	(58.1)	–	(0.6)	(120)	(84)	(20)	(12)	(47)	(0.5)
15072	2145	●チョココロネ	0	1343	320	(33.5)	(4.9)	(5.8)	(14.6)	(21)	(15.3)	(6.06)	(5.93)	(1.97)	(0.18)	(1.79)	(44.3)*	(40.9)	(44.9)	(1.1)	0	(44.4)	(0.1)	(0.9)	(160)	(160)	(78)	(18)	(92)	(0.6)
15131	2146	●チョコパン，薄皮タイプ	0	1423	340	(35.0)	(4.0)	(4.7)	(18.5)	(16)	(19.4)	(7.39)	(7.85)	(2.43)	(0.22)	(2.22)	(41.4)*	(38.2)	(40.6)	(0.8)	0	(40.0)	(0.1)	(0.9)	(150)	(190)	(100)	(19)	(100)	(0.5)
15132	2147	●メロンパン	0	1475	349	20.9	6.7	8.0	10.2	37	10.5	4.93	3.44	1.31	0.13	1.18	60.6*	56.2	59.6	1.7	0	59.9	–	0.8	210	110	26	16	84	0.6
● 15181	2148	●菓子パン，あんなし	0	1246	294	(30.7)	(7.6)	(8.2)	(5.8)	(31)	(6.1)						(55.5)*	(51.1)	(53.3)	(1.7)	0	(54.1)	(Tr)	(0.9)	(190)	(92)	(26)	(16)	(67)	(0.6)
		<ケーキ・ペストリー類>																												
15073	2149	●シュークリーム	0	887	211	(56.3)	(5.5)	(6.0)	(10.4)	(200)	(11.4)	(6.28)	(2.95)	(0.66)	(0.06)	(0.60)	(25.3)*	(23.8)	(26.5)	(0.3)	(0)	(25.5)	(0.1)	(0.9)	(78)	(120)	(91)	(9)	(150)	(0.8)
15074	2150	●スポンジケーキ	0	1197	283	(32.0)	(7.3)	(7.9)	(6.0)	(170)	(7.5)	1.97	2.59	1.18	0.09	1.09	(52.8)*	(49.3)	(53.3)	(0.7)	(0)	(52.1)	–	(0.6)	(65)	(92)	(27)	(8)	(94)	(0.8)
15075	2151	●ショートケーキ ●果実なし	0	1338	318	(35.0)	(6.4)	(6.9)	(13.8)	(140)	(15.2)	(5.80)	(6.34)	(1.03)	(0.11)	(0.92)	(44.6)*	(41.7)	(43.6)	(0.6)	(0)	(42.3)	(Tr)	(0.6)	(80)	(86)	(31)	(7)	(100)	(0.6)
● 15170	2152	●いちご	0	1320	314	(35.0)	(6.3)	(6.9)	(13.4)	(140)	(14.7)						(44.3)*	(41.5)	(43.5)	(0.9)	(0)	(42.7)	(0.2)	(0.7)	(77)	(120)	(34)	(10)	(100)	(0.7)
15133	2153	●タルト（洋菓子）	0	1035	247	(50.3)	(4.1)	(4.7)	(12.3)	(100)	(13.5)	(6.94)	(4.01)	(0.74)	(0.08)	(0.66)	(30.9)*	(28.9)	(30.6)	(1.4)	(0)	(30.5)	(0.3)	(1.0)	(79)	(120)	(82)	(11)	(77)	(0.6)

 なるほど！ ホットケーキをきれいに焼くには，フライパンを熱くする…一度ぬれぶきんの上に乗せ，少しさましてから油を薄く引きます。あとはふつうに焼けばOKです。

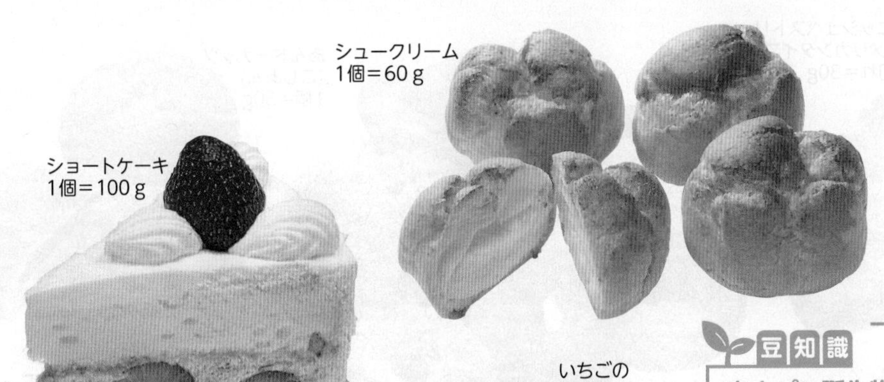

シュークリーム
1個＝60 g

ショートケーキ
1個＝100 g

いちごの
タルト
1個＝120 g

ケーキ・ペストリー類
Cakes,buns and pastries

●シュークリーム：シューはフランス語でキャベツのこと。小麦粉に水，バター，卵，塩を合わせた生地で皮を焼き，中にカスタードクリームなどを詰めたもの。シュー生地はエクレアにも応用できる。
●ショートケーキ：スポンジケーキをホイップクリームと果物で飾ったケーキ。日本独自のケーキで，名前の由来は油脂類のショートニングからきているといわれる。
●タルト：パイ生地やビスケット生地の上に，ホイップクリームやカスタードクリーム，果物やナッツをのせた菓子。パイのように表面をおおわない。

豆知識
あんパン誕生物語

あんパンが最初につくられたのは明治7年。東京銀座・木村屋總本店の初代・木村安兵衛の考案によるものである。
安兵衛は何とか日本人の口に合ったパンをつくりたいと，酒まんじゅうの酵母菌で生地を発酵させることを思いついた。いわゆる酒だねパンである。
当初は，白ごまつきのこしあんとけしの実つきの粒あんの2種類だけ。現在の桜花の塩漬けをのせた桜あんパンが登場したのは，明治8年，天皇に献上するために考案されたのがきっかけである。これが爆発的なヒットとなり，すっかり銀座名物になった。

Q&A
甘いものを食べると空腹が一時的におさまるのはなぜ?

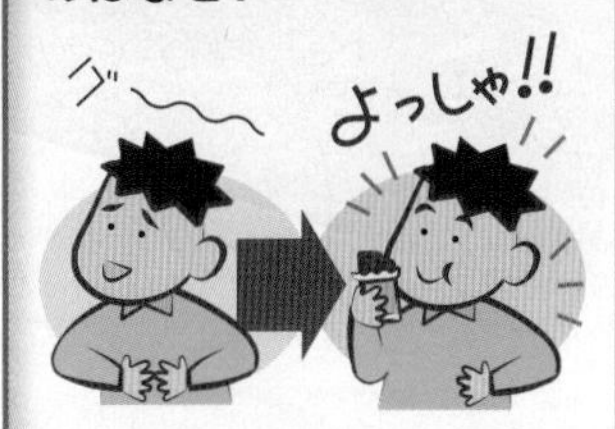

人が空腹，満腹を感じる一つの理由として，血液中の糖分（血糖値）の変化があげられます。すなわち血糖値が高いと満腹を，低いと空腹を感じるというわけです。
空腹時に食事をすると血糖値が上昇しますが，砂糖などの糖類は同じ糖類のでんぷんやたんぱく質，脂質より吸収が速く，すぐに血糖値が上昇するので，一時的に空腹がおさまります。血糖値が低くなると，身体がだるくなることがありますが，このようなときには甘いものを食べると疲れがとれます。
山登りやハイキングにチョコレートなどの甘いものを持っていくことがすすめられるのにはこのような理由もあるのです。

無機質 亜鉛 mg	無機質 銅 mg	無機質 マンガン mg	無機質 ヨウ素 µg	無機質 セレン µg	無機質 クロム µg	無機質 モリブデン µg	ビタミンA レチノール µg	ビタミンA カロテン α µg	ビタミンA カロテン β µg	ビタミンA β-クリプトキサンチン µg	ビタミンA β-カロテン当量 µg	ビタミンA レチノール活性当量 µg	ビタミンD µg	ビタミンE トコフェロール α mg	ビタミンE トコフェロール β mg	ビタミンE トコフェロール γ mg	ビタミンE トコフェロール δ mg	ビタミンK µg	ビタミンB1 mg	ビタミンB2 mg	ナイアシン mg	ナイアシン当量 mg	ビタミンB6 mg	ビタミンB12 µg	葉酸 µg	パントテン酸 mg	ビオチン µg	ビタミンC mg	食塩相当量 g	備考
(0.5)	(0.08)	(0.30)	0	0	(1)	0	0	0	0	0	0	0	0	0	0	0	0	0	(0.01)	(Tr)	(0.1)	(0.7)	(0.01)	0	(2)	(0.07)	(Tr)	0	0	みじん粉製品
(1.4)	(0.16)	(0.68)	0	0	0	0	0	0	0	0	0	0	0	(0.2)	(Tr)	(0.1)	0	0	(0.03)	(0.04)	(2.7)	(3.8)	(0.03)	0	(9)	(0.11)	(Tr)	0	0	麦こがし製品
(0.7)	(0.13)	(0.43)	(Tr)	(1)	(4)	(46)	0	0	0	0	0	0	0	(Tr)	0	(0.9)	(1.0)	(1)	(0.01)	(0.01)	(0.2)	(1.5)	(0.01)	0	(1)	(0.08)	(2.0)	0	(0.3)	さらしあん製品
0.7	0.09	0.29	22	13	1	11	1	0	3	0	3	2	0	4.3	0.2	4.5	0.2	(0)	0.18	0.13	1.2	2.7	0.05	0.1	33	0.32	4.0	0	1.1	揚げパン部分のみ
(0.6)	(0.10)	(0.26)	(2)	(13)	(1)	(21)	(10)	(0)	(0)	(1)	(Tr)	(10)	(0.2)	(0.4)	(0.1)	(0.6)	(1.0)	(2)	(0.06)	(0.07)	(0.5)	(1.8)	(0.03)	(0.1)	(27)	(0.35)	(3.3)	(0)	(0.3)	小豆こしあん入り 部分割合：パン10，あん7
(0.7)	(0.14)	(0.27)	(2)	(14)	(1)	(29)	(10)	(0)	(0)	(1)	(Tr)	(10)	(0.2)	(0.4)	(0.1)	(0.7)	(0.9)	(3)	(0.06)	(0.07)	(0.6)	(1.9)	(0.04)	(0.1)	(32)	(0.43)	(3.6)	(0)	(0.3)	小豆つぶしあん入り 部分割合：パン10、あん7
(0.6)	(0.12)	(0.35)	(1)	(5)	(1)	(28)	(4)	(0)	(0)	(Tr)	(Tr)	(4)	(0.1)	(0.1)	(Tr)	(0.7)	(1.7)	(3)	(0.03)	(0.04)	(0.2)	(1.3)	(0.01)	(Tr)	(11)	(0.16)	(2.1)	(0)	(0.1)	ミニあんパン　小豆こしあん入り 部分割合：パン22，あん78
(0.7)	(0.18)	(0.35)	(1)	(5)	(1)	(42)	(4)	(0)	(0)	(Tr)	(Tr)	(4)	(0.1)	(0.2)	(Tr)	(0.8)	(1.5)	(5)	(0.04)	(0.05)	(0.3)	(1.4)	(0.04)	(Tr)	(17)	(0.28)	(2.4)	(0)	(0.2)	ミニあんパン　小豆つぶしあん入り 部分割合：パン22，あん78
(0.6)	(0.07)	(0.28)	(4)	(14)	(3)	(11)	(7)	(110)	(270)	(2)	(320)	(34)	0	(2.1)	(0.1)	(1.6)	(0.5)	(8)	(0.11)	(0.15)	(1.1)	(2.2)	(0.05)	(0.1)	(17)	(0.26)	(3.3)	0	(1.2)	製品全体 部分割合：パン69，具31
0.6	0.08	0.28	3	18	2	13	9	2	10	1	11	10	0	2.7	0.2	2.0	0.5	9	0.11	0.18	1.1	2.4	0.04	0.1	21	0.26	3.7	0	1.0	
0.7	0.07	0.28	4	6	5	8	2	340	850	5	1000	87	0	0.7	Tr	0.8	0.5	5	0.11	0.07	1.1	2.0	0.07	0.1	9	0.24	2.3	0	1.8	
(0.9)	(0.08)	(0.15)	(14)	(20)	(1)	(13)	(66)	(Tr)	(2)	(3)	(4)	(66)	(1.1)	(0.8)	(0.1)	(0.5)	(0.2)	(4)	(0.10)	(0.14)	(0.7)	(2.4)	(0.07)	(0.4)	(46)	(0.82)	(8.1)	(Tr)	(0.4)	部分割合：パン5，カスタードクリーム3
(0.8)	(0.05)	(0.08)	(19)	(14)	(0)	(8)	(92)	(Tr)	(3)	(4)	(5)	(93)	(1.5)	(0.7)	(Tr)	(0.3)	(0.1)	(5)	(0.07)	(0.15)	(0.3)	(1.7)	(0.06)	(0.5)	(34)	(0.82)	(9.0)	(Tr)	(0.2)	ミニクリームパン 部分割合：パン31，カスタードクリーム69
(0.5)	(0.07)	(0.17)	(3)	(15)	(1)	(10)	(11)	(0)	(0)	(1)	(Tr)	(11)	(0.2)	(0.5)	(0.1)	(0.4)	(0.1)	(2)	(0.07)	(0.07)	(0.6)	(1.7)	(0.04)	(0.1)	(40)	(0.42)	(3.3)	(3)	(0.3)	部分割合：パン5，いちごジャム3
(0.6)	(0.09)	(0.12)	(6)	(12)	(2)	(9)	(26)	(Tr)	(44)	(1)	(47)	(30)	(0.4)	(2.1)	(0.1)	(3.0)	(0.7)	(9)	(0.08)	(0.14)	(0.6)	(1.8)	(0.04)	(0.2)	(25)	(0.60)	(3.2)	(Tr)	(0.4)	部分割合：パン5，チョコクリーム4 テオブロミン：Tr，ポリフェノール：Tr
(0.6)	(0.08)	(0.10)	(6)	(7)	(2)	(6)	(30)	(Tr)	(64)	(Tr)	(68)	(36)	(0.4)	(2.7)	(0.1)	(4.0)	(1.0)	(12)	(0.07)	(0.16)	(0.4)	(1.4)	(0.03)	(0.2)	(14)	(0.60)	(2.3)	(Tr)	(0.4)	ミニチョコパン 部分割合：パン31，チョコクリーム69 テオブロミン：Tr，ポリフェノール：0.1g
0.6	0.09	0.28	4	15	1	12	37	10	24	2	31	40	0.2	1.2	0.1	0.7	0.1	3	0.09	0.10	1.0	2.4	0.05	0.1	29	0.38	3.2	0	0.5	
(0.7)	(0.09)	(0.18)	(4)	(24)	(1)	(15)	(17)	(0)	(Tr)	(1)	(1)	(17)	(0.4)	(0.7)	(0.1)	(0.6)	(0.2)	(1)	(0.10)	(0.11)	(0.9)	(2.6)	(0.05)	(0.1)	(49)	(0.61)	(5.0)	(0)	(0.5)	
(0.8)	(0.04)	(0.06)	(26)	(10)	(0)	(6)	(150)	(Tr)	(10)	(7)	(14)	(150)	(2.1)	(0.8)	(Tr)	(0.2)	(0)	(8)	(0.07)	(0.18)	(0.1)	(1.5)	(0.07)	(0.7)	(28)	(0.96)	(11.7)	(1)	(0.2)	エクレアを含む 部分割合：皮1，カスタードクリーム5
(0.6)	(0.05)	(0.14)	(15)	(12)	(1)	(6)	(120)	(Tr)	(6)	(6)	(9)	(120)	(1.7)	(0.7)	(0.1)	(0.2)	(0)	(6)	(0.06)	(0.18)	(0.2)	(2.1)	(0.05)	(0.5)	(24)	(0.68)	(11.0)	(0)	(0.2)	
(0.5)	(0.04)	(0.1)	(13)	(9)	(1)	(6)	(130)	(Tr)	(28)	(4)	(31)	(130)	(1.4)	(0.6)	(Tr)	(0.2)	(0)	(6)	(0.05)	(0.15)	(0.2)	(1.8)	(0.04)	(0.4)	(19)	(0.53)	(8.5)	(0)	(0.2)	デコレーションケーキを含む（果実などの具材は含まない。）スポンジとクリーム部分のみ 部分割合：スポンジケーキ3，ホイップクリーム1
(0.5)	(0.05)	(0.15)	(13)	(9)	(1)	(8)	(130)	(Tr)	(31)	(4)	(34)	(130)	(1.3)	(0.7)	(Tr)	(0.2)	(0)	(7)	(0.05)	(0.15)	(0.2)	(1.8)	(0.05)	(0.4)	(40)	(0.59)	(8.4)	(15)	(0.2)	部分割合：スポンジケーキ3，ホイップクリーム1，イチゴ1
(0.4)	(0.05)	(0.19)	(9)	(5)	(1)	(7)	(120)	(Tr)	(30)	(3)	(32)	(120)	(0.7)	(0.7)	(0.1)	(0.3)	(0.1)	(6)	(0.05)	(0.11)	(0.4)	(1.2)	(0.04)	(0.2)	(42)	(0.50)	(4.6)	(21)	(0.1)	アルコール：(Tr) g

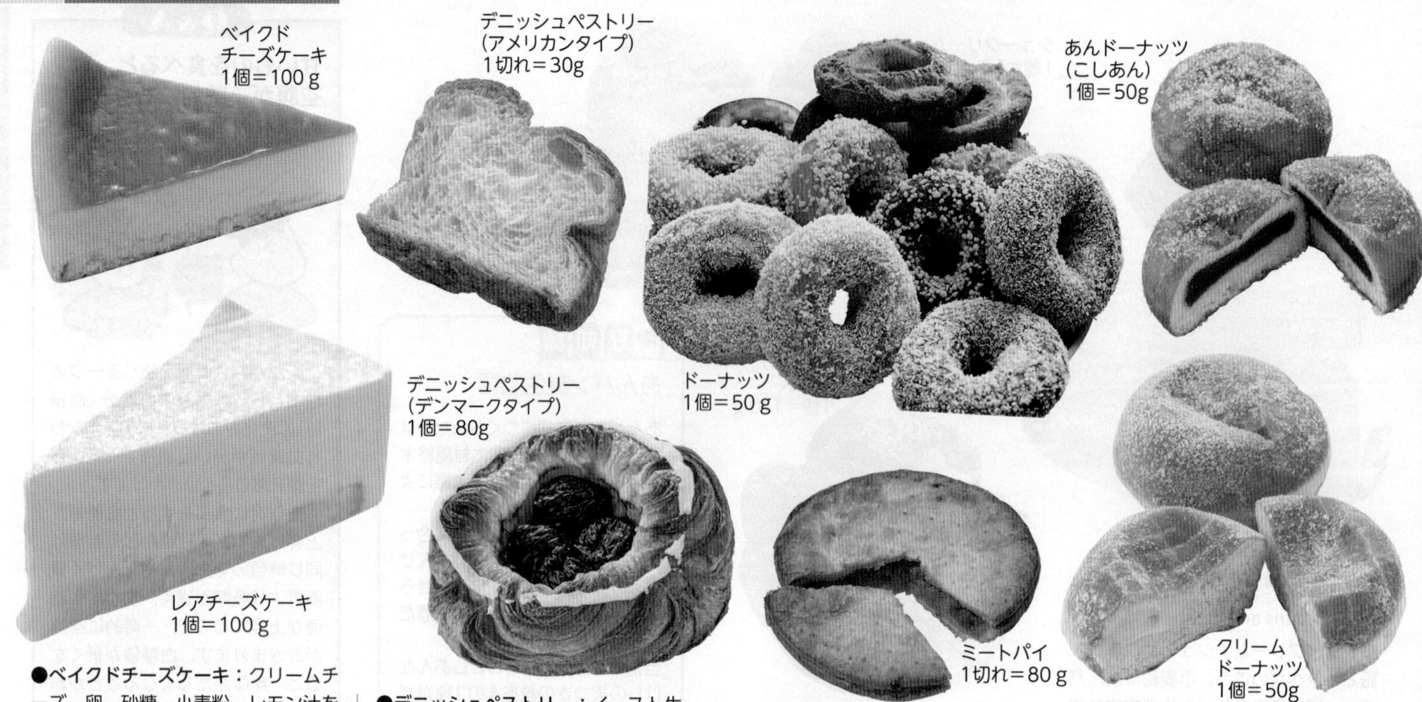

●ベイクドチーズケーキ：クリームチーズ，卵，砂糖，小麦粉，レモン汁を合わせた生地をオーブンで焼いたもの。

●レアチーズケーキ：クリームチーズ，生クリーム，プレーンヨーグルト，ビスケット，砂糖，バター，レモン汁，粉ゼラチンなどを合わせて，冷やし固めたもの。

●デニッシュペストリー：イースト生地にバターと砂糖をたっぷり入れて成形し，焼き上げたパン。クリームや果物の甘煮を詰めたり飾ったりする。デニッシュは「デンマークの」という意味。油脂量が多く，パイのようにサックリした食感が特徴のデンマークタイプ，砂糖が多めで焼き色が濃く仕上がるアメリカンタイプがある。

●ドーナッツ：小麦粉に砂糖，卵，牛乳，膨張剤などを加え，リング状に成型して揚げたもの。膨張剤にイーストを使うものをイーストドーナッツ，ベーキングパウダーを使うものをケーキドーナッツという。生地を揚げる前にあずきあんを詰めたあんドーナッツ，揚げてからクリームなどを注入したジェリードーナッツなどさまざまな種類がある。

食品番号	索引番号	食品名（可食部100g当たり）	廃棄率	エネルギー	エネルギー	水分	たんぱく質：アミノ酸組成によるたんぱく質	たんぱく質：たんぱく質	脂質：脂肪酸のトリアシルグリセロール当量	脂質：コレステロール	脂質：脂質	脂肪酸：飽和	脂肪酸：一価不飽和	脂肪酸：多価不飽和	脂肪酸：n-3系多価不飽和	脂肪酸：n-6系多価不飽和	炭水化物：利用可能炭水化物（単糖当量）	炭水化物：利用可能炭水化物（質量計）	炭水化物：差引き法による利用可能炭水化物	炭水化物：食物繊維総量	炭水化物：糖アルコール	炭水化物：炭水化物	有機酸	灰分	無機質：ナトリウム	無機質：カリウム	無機質：カルシウム	無機質：マグネシウム	無機質：リン	無機質：鉄
			%	kJ	kcal	g	g	g	g	mg	g	g	g	g	g	g	g	g	g	g	g	g	g	g	mg	mg	mg	mg	mg	mg
15134	2154	●チーズケーキ ●ベイクドチーズケーキ	0	1248	299	(46.1)	(7.9)	**(8.5)**	(19.3)	(160)	**(21.2)**	(12.11)	(5.30)	(0.94)	(0.17)	(0.77)	(24.4)*	(23.0)	(25.1)	(0.2)	0	**(23.3)**	(0.5)	(0.9)	(180)	(86)	**(53)**	(8)	(98)	(0.5)
15135	2155	●レアチーズケーキ	0	1450	349	(43.1)	(5.3)	**(5.8)**	(25.2)	(64)	**(27.5)**	(16.59)	(6.36)	(0.90)	(0.16)	(0.74)	(21.9)	(20.5)	(24.6)*	(0.3)	0	**(22.5)**	(0.5)	(1.0)	(210)	(93)	**(98)**	(9)	(75)	(0.2)
● 15182	2156	●デニッシュペストリー ●アメリカンタイプ，プレーン	0	1595	382	(31.3)	(5.7)	**(6.2)**	(25.0)	(41)	**(26.3)**						(34.8)*	(31.9)	(34.8)	(2.1)	–	**(35.1)**	(Tr)	(1.1)	(300)	(92)	**(27)**	(13)	(68)	(0.6)
15076	2157	●デンマークタイプ，プレーン	0	1832	440	(25.5)	(5.8)	**(6.5)**	(32.3)	(62)	**(34.0)**	(16.95)	(10.76)	(3.12)	(0.20)	(2.91)	(32.1)*	(29.3)	(32.3)	(2.7)	–	**(33.2)**	(Tr)	(0.8)	(220)	(80)	**(17)**	(13)	(70)	(0.7)
● 15183	2158	●アメリカンタイプ，あん入り，こしあん	0	1385	330	(32.8)	(5.3)	**(6.0)**	(14.8)	(24)	**(15.6)**						(45.3)*	(42.2)	(43.5)	(2.9)	–	**(44.9)**	(Tr)	(0.7)	(180)	(68)	**(33)**	(15)	(60)	(1.0)
● 15184	2159	●アメリカンタイプ，あん入り，つぶしあん	0	1356	323	(34.6)	(5.3)	**(6.0)**	(14.8)	(24)	**(15.7)**						(43.0)*	(40.0)	(40.8)	(3.6)	–	**(42.9)**	(Tr)	(0.8)	(200)	(120)	**(23)**	(17)	(70)	(1.0)
● 15171	2160	●デンマークタイプ，あん入り，こしあん	0	1609	384	(25.5)	(5.8)	**(6.5)**	(20.1)	(39)	**(21.3)**						(46.2)*	(42.9)	(44.6)	(3.3)	–	**(46.1)**	–	(0.6)	(130)	(65)	**(29)**	(16)	(64)	(1.1)
● 15172	2161	●デンマークタイプ，あん入り，つぶしあん	0	1619	387	(25.5)	(5.9)	**(6.6)**	(20.7)	(40)	**(22.0)**						(44.9)*	(41.7)	(42.9)	(4.2)	–	**(45.2)**	–	(0.7)	(160)	(120)	**(19)**	(19)	(77)	(1.1)
● 15185	2162	●アメリカンタイプ，あん入り，カスタードクリーム	0	1273	304	(42.8)	(5.2)	**(5.8)**	(18.1)	(93)	**(19.3)**						(31.3)*	(29.0)	(31.5)	(1.4)	–	**(31.2)**	(Tr)	(0.9)	(200)	(100)	**(51)**	(11)	(97)	(0.6)
● 15173	2163	●デンマークタイプ，あん入り，カスタードクリーム	0	1740	417	(25.5)	(6.6)	**(7.3)**	(27.8)	(130)	**(29.6)**						(36.3)*	(33.5)	(37.0)	(2.1)	–	**(36.6)**	(Tr)	(0.9)	(180)	(120)	**(56)**	(14)	(120)	(0.9)
15077	2164	●ドーナッツ ●イーストドーナッツ，プレーン	0	1586	379	(27.5)	(6.4)	**(7.2)**	(19.4)	(19)	**(20.2)**	(3.52)	(8.30)	(6.73)	(1.03)	(5.70)	(45.2)	(33.2)	(44.0)*	(1.5)	–	**(43.9)**	–	(1.2)	(310)	(110)	**(43)**	(14)	(73)	(0.5)
● 15174	2165	●イーストドーナッツ，あん入り，こしあん	0	1434	341	(27.5)	(6.1)	**(6.8)**	(12.0)	(12)	**(12.6)**						(53.7)	(44.8)	(50.9)*	(2.6)	0	**(52.2)**	(Tr)	(0.9)	(190)	(85)	**(45)**	(16)	(66)	(1.0)
● 15175	2166	●イーストドーナッツ，あん入り，つぶしあん	0	1431	341	(27.5)	(6.3)	**(7.0)**	(12.4)	(12)	**(13.0)**						(52.6)	(43.7)	(49.4)*	(3.4)	(0)	**(51.5)**	(Tr)	(1.0)	(220)	(140)	**(36)**	(19)	(78)	(1)
● 15176	2167	●イーストドーナッツ，あん入り，カスタードクリーム	0	1554	371	(27.5)	(7.0)	**(7.7)**	(17.7)	(97)	**(18.9)**						(46.1)	(36.3)	(45.3)*	(1.2)	–	**(44.6)**	(0.1)	(1.3)	(250)	(140)	**(75)**	(15)	(120)	(0.7)
15078	2168	●ケーキドーナッツ，プレーン	0	1549	367	(20.0)	(6.6)	**(7.2)**	(11.2)	(90)	**(11.7)**	(3.70)	(4.28)	(2.68)	(0.33)	(2.35)	(63.4)*	(58.7)	(60.1)	(1.2)	(0)	**(60.2)**	(Tr)	(0.9)	(160)	(120)	**(42)**	(9)	(95)	(0.6)
● 15177	2169	●ケーキドーナッツ，あん入り，こしあん	0	1495	353	(20.0)	(7.6)	**(8.3)**	(7.7)	(120)	**(5.4)**						(66.4)*	(62.2)	(61.7)	(2.4)	0	**(63.7)**	–	(0.6)	(110)	(90)	**(46)**	(13)	(83)	(1.1)
● 15178	2170	●ケーキドーナッツ，あん入り，つぶしあん	0	1500	355	(20.0)	(7.8)	**(8.6)**	(8.0)	(120)	**(5.7)**						(65.4)*	(61.3)	(60.2)	(3.4)	(0)	**(63.1)**	–	(0.7)	(130)	(150)	**(36)**	(16)	(96)	(1.1)
● 15179	2171	●ケーキドーナッツ，あん入り，カスタードクリーム	0	1581	375	(20.0)	(8.8)	**(9.6)**	(12.7)	(250)	**(10.5)**						(59.6)*	(55.8)	(56.8)	(0.7)	(0)	**(56.7)**	(0.1)	(0.9)	(140)	(150)	**(76)**	(11)	(140)	(0.8)
15079	2172	●パイ ●パイ皮	0	1559	373	(32.0)	(4.6)	**(5.0)**	(23.3)	(1)	**(25.4)**	5.26	9.97	7.06	0.61	6.46	(38.0)*	(34.5)	(37.6)	(1.3)	0	**(36.4)**	–	(1.2)	(390)	(50)	**(9)**	(9)	(31)	(0.3)
15080	2173	●アップルパイ	0	1230	294	(45.0)	(3.7)	**(4.0)**	(16.0)	(1)	**(17.5)**	(3.61)	(6.84)	(4.85)	(0.42)	(4.43)	(39.5)	(36.9)	(33.1)*	(1.2)	(0.1)	**(32.8)**	(0.1)	(0.8)	(180)	(54)	**(5)**	(5)	(17)	(0.2)
15081	2174	●ミートパイ	0	1583	381	(36.2)	(8.9)	**(9.7)**	(27.4)	(13)	**(29.9)**	(6.67)	(11.85)	(7.72)	(0.66)	(7.06)	(31.8)	(29.0)	(23.7)*	(1.8)	(0)	**(22.2)**	(0.1)	(2.0)	(440)	(110)	**(11)**	(11)	(46)	(0.5)
15082	2175	●バターケーキ	0	1767	422	(20.0)	(5.3)	**(5.8)**	(23.2)	(160)	**(25.3)**	(14.73)	(6.12)	(1.18)	(0.12)	(1.07)	(50.8)*	(47.4)	(49.8)	(0.7)	0	**(48.0)**	–	(0.9)	(240)	(74)	**(22)**	(7)	(67)	(0.6)
15083	2176	●ホットケーキ	0	1070	253	(40.0)	(7.0)	**(7.7)**	(4.9)	(77)	**(5.4)**	(2.33)	(1.61)	(0.76)	(0.05)	(0.71)	(47.4)*	(43.8)	(45.2)	(1.1)	0	**(45.3)**	(0.1)	(1.6)	(260)	(210)	**(110)**	(13)	(160)	(0.5)
15084	2177	●ワッフル ●カスタードクリーム入り	0	1019	241	(45.9)	(6.6)	**(7.3)**	(7.0)	(140)	**(7.9)**	(3.18)	(2.55)	(0.97)	(0.08)	(0.90)	(40.0)*	(37.0)	(38.8)	(0.8)	(0)	**(38.1)**	(0.1)	(0.9)	(63)	(160)	**(99)**	(12)	(150)	(0.8)
15085	2178	●ジャム入り	0	1184	279	(33.0)	(4.5)	**(4.9)**	(3.9)	(53)	**(4.2)**	(1.75)	(1.32)	(0.60)	(0.05)	(0.55)	(59.6)*	(55.9)	(56.6)	(1.3)	0	**(57.3)**	(Tr)	(0.6)	(43)	(120)	**(44)**	(10)	(68)	(0.4)

なるほど! **二つ折りワッフル**…フランスでワッフルといえば，凹凸模様の平たい焼き菓子・ゴーフルのこと。クリームをはさんで二つに折るのは日本の発明です。

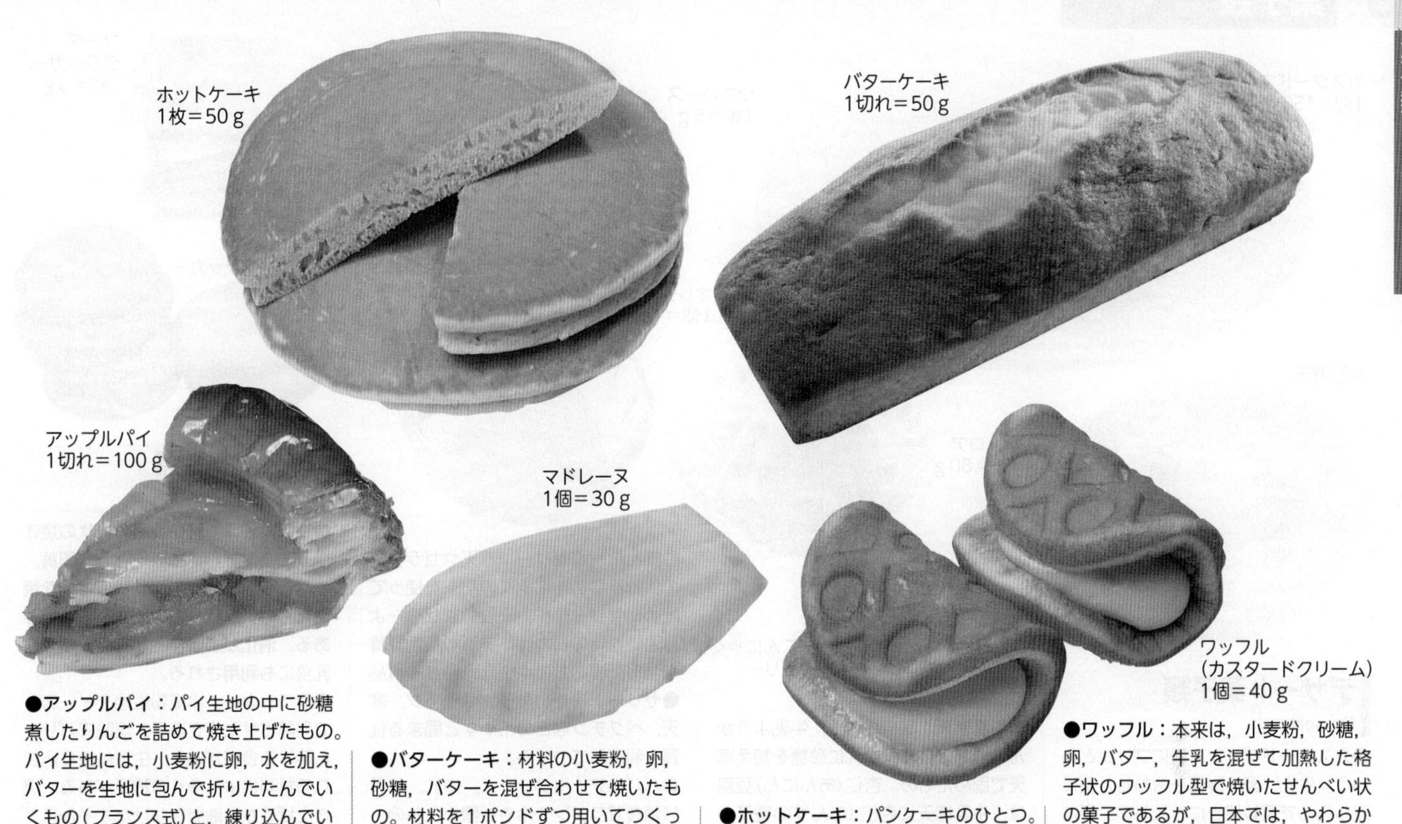

●アップルパイ：パイ生地の中に砂糖煮したりんごを詰めて焼き上げたもの。パイ生地には，小麦粉に卵，水を加え，バターを生地に包んで折りたたんでいくもの(フランス式)と，練り込んでいくもの(アメリカ式)の二つの種類がある。中身にハンバーグのたねを入れたものをミートパイという。

●バターケーキ：材料の小麦粉，卵，砂糖，バターを混ぜ合わせて焼いたもの。材料を1ポンドずつ用いてつくったところからパウンドケーキとも呼ばれる。マドレーヌもバターケーキに含まれる。

●ホットケーキ：パンケーキのひとつ。小麦粉，砂糖，卵，牛乳，バターにベーキングパウダーを合わせた生地をフライパンなどで焼いたもの。

●ワッフル：本来は，小麦粉，砂糖，卵，バター，牛乳を混ぜて加熱した格子状のワッフル型で焼いたせんべい状の菓子であるが，日本では，やわらかいスポンジ生地を二つ折りにして，中にクリームやジャムを包んだものがよく知られている。

無機質							ビタミン(脂溶性)												ビタミン(水溶性)											食塩相当量	備考
							A							E																	
								カロテン						トコフェロール																
亜鉛	銅	マンガン	ヨウ素	セレン	クロム	モリブデン	レチノール	α	β	β-クリプトキサンチン	β-カロテン当量	レチノール活性当量	D	α	β	γ	δ	K	B1	B2	ナイアシン	ナイアシン当量	B6	B12	葉酸	パントテン酸	ビオチン	C		
mg	mg	mg	μg	μg	μg	μg	μg	μg	μg	μg	μg	μg	μg	mg	mg	mg	mg	μg	mg	mg	mg	mg	mg	μg	μg	mg	μg	mg	g	
(0.7)	(0.03)	(0.04)	(17)	(11)	(0)	(7)	(190)	(Tr)	(Tr)	(4)	(96)	(200)	(1.2)	(1.1)	(Tr)	(0.1)	(0)	(10)	(0.04)	(0.23)	(0.1)	(2.2)	(0.05)	(0.4)	(21)	(0.60)	(8.0)	(2)	**(0.5)**	
(0.4)	(0.03)	(0.08)	(10)	(4)	(1)	(8)	(150)	0	(38)	(1)	(93)	(160)	(0.2)	(0.7)	(Tr)	(0.1)	(0.1)	(8)	(0.04)	(0.16)	(0.2)	(1.3)	(0.03)	(0.1)	(8)	(0.34)	(1.9)	(2)	**(0.5)**	アルコール：(0.1) g
(0.7)	(0.07)	(0.11)	(4)	(14)	(Tr)	(9)	(53)	(Tr)	(41)	(1)	(42)	(56)	(1.6)	(3.1)	(0.2)	(5.5)	(1.3)	(9)	(0.11)	(0.12)	(1.0)	(2.3)	(0.05)	(0.1)	(63)	(0.50)	(5.4)	(0)	**(0.8)**	デニッシュ部分のみ
(0.7)	(0.07)	(0.10)	(5)	(14)	(Tr)	(8)	(78)	(Tr)	(52)	(2)	(52)	(82)	(2.1)	(3.9)	(0.2)	(6.8)	(1.6)	(11)	(0.11)	(0.12)	(0.9)	(2.3)	(0.06)	(0.1)	(62)	(0.51)	(6.0)	(0)	**(0.5)**	デニッシュ部分のみ
(0.6)	(0.10)	(0.24)	(3)	(9)	(Tr)	(19)	(31)	(0)	(24)	(1)	(24)	(33)	(0.9)	(1.8)	(0.1)	(3.6)	(1.6)	(7)	(0.07)	(0.08)	(0.6)	(1.7)	(0.03)	(0.1)	(38)	(0.31)	(3.7)	(0)	**(0.5)**	部分割合：デニッシュペストリープレーン10，並練りあん7
(0.7)	(0.12)	(0.23)	(3)	(9)	(1)	(26)	(31)	(0)	(24)	(1)	(24)	(33)	(0.9)	(1.9)	(0.1)	(3.6)	(1.5)	(8)	(0.07)	(0.08)	(0.6)	(1.8)	(0.04)	(0.1)	(41)	(0.37)	(3.9)	(0)	**(0.5)**	部分割合：デニッシュペストリープレーン10，つぶし練りあん7
(0.7)	(0.10)	(0.25)	(3)	(9)	(Tr)	(20)	(48)	(0)	(32)	(1)	(33)	(51)	(1.3)	(2.4)	(0.1)	(4.6)	(1.9)	(9)	(0.07)	(0.09)	(0.6)	(1.9)	(0.03)	(0.1)	(39)	(0.33)	(4.4)	(0)	**(0.3)**	部分割合：デニッシュペストリープレーン10，並練りあん7
(0.7)	(0.14)	(0.24)	(3)	(9)	(1)	(27)	(50)	(0)	(33)	(1)	(33)	(52)	(1.3)	(2.5)	(0.1)	(4.7)	(1.9)	(10)	(0.08)	(0.09)	(0.6)	(1.9)	(0.05)	(0.1)	(43)	(0.41)	(4.6)	0	**(0.4)**	部分割合：デニッシュペストリープレーン10，つぶし練りあん7
(0.7)	(0.06)	(0.08)	(12)	(12)	(Tr)	(8)	(80)	(Tr)	(27)	(3)	(29)	(83)	(1.7)	(2.2)	(0.1)	(3.5)	(0.8)	(8)	(0.09)	(0.14)	(0.6)	(1.9)	(0.06)	(0.3)	(50)	(0.65)	(7.4)	(Tr)	**(0.5)**	部分割合：デニッシュペストリープレーン5，カスタードクリーム3
(0.9)	(0.07)	(0.10)	(15)	(15)	(Tr)	(9)	(120)	(Tr)	(41)	(4)	(43)	(120)	(2.5)	(3.3)	(0.2)	(5.3)	(1.2)	(12)	(0.11)	(0.17)	(0.8)	(2.3)	(0.07)	(0.4)	(60)	(0.81)	(9.5)	(Tr)	**(0.5)**	部分割合：デニッシュペストリープレーン5，カスタードクリーム3
(0.6)	(0.07)	(0.17)	(5)	(17)	(1)	(12)	(10)	(0)	(0)	(1)	(Tr)	(10)	(0.2)	(2.5)	(0.3)	(8.6)	(1.8)	(25)	(0.09)	(0.11)	(0.7)	(2.2)	(0.05)	(0.1)	(37)	(0.56)	(3.9)	(Tr)	**(0.8)**	
(0.6)	(0.10)	(0.29)	(3)	(10)	(1)	(22)	(6)	(0)	(0)	(Tr)	(Tr)	(6)	(0.1)	(1.5)	(0.2)	(5.6)	(2.0)	(17)	(0.06)	(0.08)	(0.5)	(1.8)	(0.03)	(0.1)	(23)	(0.36)	(3.0)	(0)	**(0.5)**	部分割合：イーストドーナッツプレーン10，並練りあん7
(0.7)	(0.14)	(0.29)	(3)	(11)	(1)	(29)	(7)	(0)	(0)	(Tr)	(Tr)	(7)	(0.1)	(1.6)	(0.2)	(5.8)	(2.0)	(18)	(0.06)	(0.08)	(0.5)	(1.9)	(0.04)	(0.1)	(27)	(0.43)	(3.2)	(0)	**(0.5)**	部分割合：イーストドーナッツプレーン10，つぶし練りあん7
(0.8)	(0.07)	(0.15)	(16)	(17)	(1)	(11)	(65)	(Tr)	(2)	(3)	(4)	(66)	(1.1)	(2.2)	(0.2)	(6.6)	(1.4)	(22)	(0.10)	(0.16)	(0.6)	(2.3)	(0.07)	(0.4)	(40)	(0.84)	(7.9)	(Tr)	**(0.6)**	部分割合：イーストドーナッツプレーン5，カスタードクリーム3
(0.4)	(0.06)	(0.21)	(10)	(8)	(1)	(7)	(53)	(Tr)	(1)	(3)	(2)	(54)	(0.9)	(1.3)	(0.1)	(2.7)	(0.6)	(9)	(0.07)	(0.12)	(0.3)	(2.0)	(0.04)	(0.3)	(16)	(0.58)	(6.4)	(0)	**(0.4)**	
(0.6)	(0.10)	(0.32)	(6)	(5)	(1)	(20)	(34)	(0)	(Tr)	(2)	(1)	(34)	(0.6)	(0.9)	(0.1)	(2.1)	(1.4)	(8)	(0.05)	(0.09)	(0.2)	(1.7)	(0.03)	(0.2)	(11)	(0.39)	(4.7)	(0)	**(0.3)**	部分割合：ケーキドーナッツプレーン10，並練りあん7
(0.6)	(0.13)	(0.32)	(6)	(5)	(1)	(27)	(35)	(0)	(Tr)	(2)	(1)	(35)	(0.6)	(0.9)	(0.1)	(2.1)	(1.3)	(9)	(0.06)	(0.09)	(0.2)	(1.8)	(0.04)	(0.2)	(14)	(0.46)	(5.0)	(0)	**(0.3)**	部分割合：ケーキドーナッツプレーン10，つぶし練りあん7
(0.7)	(0.06)	(0.18)	(20)	(10)	(1)	(8)	(100)	(Tr)	(3)	(5)	(5)	(100)	(1.6)	(1.4)	(0.1)	(2.2)	(0.5)	(11)	(0.09)	(0.17)	(0.3)	(2.1)	(0.06)	(0.5)	(25)	(0.88)	(10.0)	(Tr)	**(0.4)**	部分割合：ケーキドーナッツプレーン5，カスタードクリーム3
(0.3)	(0.06)	(0.19)	0	(11)	(1)	(9)	0	−	−	−	0	0	(Tr)	(2.5)	(0.1)	(3.1)	(1.2)	(2)	(0.05)	(0.02)	(0.3)	(1.3)	(0.02)	0	(6)	(0.32)	(0.7)	0	**(1.0)**	
(0.1)	(0.04)	(0.09)	(0)	(5)	(1)	(4)	(0)	(0)	(3)	(2)	(4)	(Tr)	(Tr)	(1.2)	(Tr)	(1.4)	(0.6)	(1)	(0.03)	(0.01)	(0.2)	(0.6)	(0.02)	(0)	(3)	(0.15)	(0.5)	(1)	**(0.4)**	部分割合：パイ皮1，甘煮りんご1
(0.6)	(0.07)	(0.17)	(0)	(12)	(1)	(8)	(1)	(150)	(350)	(0)	(420)	(36)	(0.1)	(2.2)	(0.1)	(2.6)	(1.1)	(3)	(0.14)	(0.05)	(1.1)	(2.5)	(0.07)	(0.1)	(7)	(0.45)	(1.2)	(Tr)	**(1.1)**	
(0.4)	(0.04)	(0.12)	(10)	(8)	(1)	(5)	(190)	(1)	(51)	(5)	(54)	(200)	(1.2)	(0.8)	(Tr)	(0.2)	0	(8)	(0.05)	(0.12)	(0.2)	(1.5)	(0.03)	(0.3)	(16)	(0.48)	(7.0)	0	**(0.6)**	パウンドケーキ，マドレーヌを含む
(0.5)	(0.05)	(Tr)	(12)	(6)	(3)	(9)	(51)	0	(3)	(2)	(5)	(52)	(0.7)	(0.5)	(0.1)	(0.2)	(0.1)	(3)	(0.08)	(0.16)	(0.3)	(2.1)	(0.05)	(0.3)	(15)	(0.68)	(5.1)	(Tr)	**(0.7)**	
(0.8)	(0.05)	(0.13)	(24)	(10)	(Tr)	(7)	(110)	(Tr)	(4)	(5)	(7)	(110)	(1.7)	(0.8)	(0.1)	(0.3)	(0.1)	(6)	(0.08)	(0.19)	(0.2)	(1.9)	(0.07)	(0.6)	(25)	(0.96)	(10.2)	(1)	**(0.2)**	部分割合：皮1，カスタードクリーム1
(0.3)	(0.04)	(0.18)	(7)	(4)	(1)	(5)	(31)	(0)	(1)	(1)	(2)	(32)	(0.5)	(0.4)	(Tr)	(0.2)	(0.1)	(4)	(0.05)	(0.09)	(0.3)	(1.2)	(0.04)	(0.2)	(22)	(0.41)	(3.5)	(6)	**(0.1)**	部分割合：皮1，いちごジャム1

カスタードプリン
1個＝150 g

ウエハース
1枚＝5 g

ソーダ
クラッカー
1枚＝3 g

オイルスプレークラッカー
1枚＝3 g

オレンジゼリー
1個＝100g

牛乳寒天

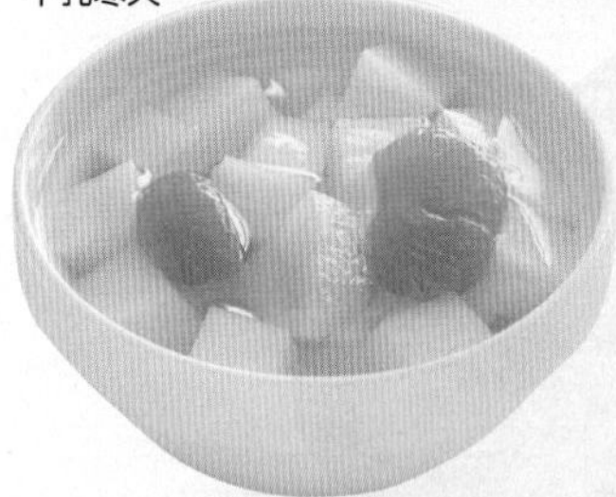

ババロア
1個＝80 g

こんにゃく
ゼリー

デザート菓子類
Desserts

●**カスタードプリン**：単にプリンともいう。牛乳，卵，砂糖を合わせ，型に流し込んで蒸し焼きにしたもの。卵に含まれるたんぱく質が熱凝固する性質を利用してつくる菓子である。

●**牛乳寒天**：ミルク寒天，牛乳ようかんとも呼ばれる。牛乳に砂糖を加え寒天で固めたもの。杏仁(あんにん)豆腐は，牛乳寒天に杏仁（あんずの種子の核の意）の成分を抽出した液を加えたもの。

●**こんにゃくゼリー**：寒天やゼラチンの代わりにこんにゃくの粉末を使って固めたゼリー菓子。一般的なゼリーより強い独特の弾力性がある。食物繊維を含み，腹もちのよい低カロリー食品。

●**ゼリー**：冷たい菓子。ゼラチン，寒天，ペクチンなどの冷やすと固まる性質を利用してつくる。

●**ババロア**：生クリーム，牛乳，卵黄，砂糖をゼラチンで冷やし固めたもの。季節の果物や果汁などを入れてさまざまなバリエーションが楽しめる。

ビスケット類
Biscuits

●**ウエハース**：軽い食感の板状の焼き菓子で，小麦粉，砂糖，粉乳，卵黄，水などを合わせた半流動状の生地を焼いたもの。クリームをはさんだものもある。消化がよいことから病人食や離乳食にも利用される。

●**クラッカー**：小麦粉生地をイーストで発酵させた焼き菓子。塩味でパリッと砕ける食感がある。生地に練り込まれる材料により多くの種類がある。焼き上げてから油脂をかけたオイルスプレークラッカー，イーストと重曹を使ったソーダクラッカーが多く出回る。

食品番号	索引番号	食品名（可食部100g当たり）	廃棄率	エネルギー		水分	たんぱく質: アミノ酸組成によるたんぱく質	たんぱく質: たんぱく質	脂質: 脂肪酸のトリアシルグリセロール当量	脂質: コレステロール	脂質: 脂質	脂肪酸: 飽和	脂肪酸: 一価不飽和	脂肪酸: 多価不飽和	脂肪酸: n-3系多価不飽和	脂肪酸: n-6系多価不飽和	炭水化物: 利用可能炭水化物（単糖当量）	炭水化物: 利用可能炭水化物（質量計）	炭水化物: 差引き法による利用可能炭水化物	炭水化物: 総食物繊維量	炭水化物: 糖アルコール	炭水化物: 炭水化物	有機酸	灰分	無機質: ナトリウム	無機質: カリウム	無機質: カルシウム	無機質: マグネシウム	無機質: リン	無機質: 鉄
			%	kJ	kcal	g	g	g	g	mg	g	g	g	g	g	g	g	g	g	g	g	g	g	g	mg	mg	mg	mg	mg	mg
		<デザート菓子類>																												
15086	2179	●カスタードプリン	0	488	116	(74.1)	(5.3)	(5.7)	(4.5)	(120)	(5.5)	2.10	1.60	0.57	0.05	0.51	(14.5)*	(13.8)	(15.3)	0	0	(14.0)	(0.1)	(0.7)	(69)	(130)	(81)	(9)	(110)	(0.5)
15136	2180	●牛乳寒天	0	259	61	(85.2)	(1.0)	(1.1)	(1.2)	(4)	(1.3)	(0.79)	(0.29)	(0.04)	(0.01)	(0.03)	(12.1)*	(11.6)	(11.9)	(0.5)	0	(12.2)	(0.1)	(0.2)	(15)	(51)	(38)	(4)	(32)	(0.1)
● 15142	2181	●こんにゃくゼリー	0	275	65	(83.2)	–	0	–	0	(0.1)						11.6	11.5	(15.6)*	(0.8)	(Tr)	(16.4)	–	(0.4)	(58)	(110)	(15)	(1)	(37)	(Tr)
15087	2182	●ゼリー ●オレンジ	0	342	80	(77.6)	(1.9)	(2.1)	(0.1)	0	(0.1)	(0.02)	(0.02)	(0.02)	(0.01)	(0.02)	(18.4)*	(17.8)	(18.8)	(0.2)	0	(19.8)	(1.0)	(0.4)	(5)	(180)	(9)	(10)	(17)	(0.1)
15088	2183	●コーヒー	0	185	43	(87.8)	(1.4)	(1.6)	0	0	0						(10.1)*	(9.6)	(10.5)	0	–	(10.3)	–	(0.1)	(5)	(47)	(2)	(5)	(5)	(Tr)
15089	2184	●ミルク	0	432	103	(76.8)	(4.0)	(4.3)	(3.4)	(12)	(3.7)	(2.27)	(0.85)	(0.11)	(0.02)	(0.10)	(14.8)*	(14.1)	(14.9)	0	0	(14.4)	(0.1)	(0.7)	(43)	(150)	(110)	(10)	(91)	(Tr)
15090	2185	●ワイン	0	275	65	(84.1)	(1.7)	(1.7)	–	0	0						(13.7)*	(13.1)	(13.2)	0	–	(13.2)	(Tr)	(Tr)	(5)	(11)	(1)	(1)	(1)	(0.1)
15091	2186	●ババロア	0	854	204	(60.9)	(5.0)	(5.6)	(11.7)	(150)	(12.9)	(5.27)	(5.13)	(0.78)	(0.09)	(0.69)	(20.8)*	(19.9)	(21.6)	0	0	(19.9)	(0.1)	(0.6)	(52)	(90)	(72)	(6)	(130)	(0.6)
		<ビスケット類>																												
15092	2187	●ウエハース	0	1855	439	2.1	(7.0)	7.6	12.0	18	13.6	5.95	4.59	0.89	0.05	0.84	(80.1)*	(74.5)	76.2	1.2	0	75.3	Tr	1.4	480	76	21	9	63	0.6
15141	2188	●ウエハース，クリーム入り	0	2068	492	(2.7)	(7.0)	(7.5)	(20.7)	(1)	(21.8)	(10.88)	(7.17)	(1.71)	(0.07)	(1.64)	(72.9)*	(68.1)	(65.4)	(2.1)	(0)	(65.5)	(Tr)	(2.1)	(370)	(58)	(16)	(7)	(48)	(0.5)
15093	2189	●クラッカー ●オイルスプレークラッカー	0	2016	481	2.7	(7.7)	8.5	21.1	–	22.5	9.03	8.34	2.76	0.18	2.57	–	–	64.1*	2.1	–	63.9	–	2.4	610	110	180	18	190	0.8
15094	2190	●ソーダクラッカー	0	1775	421	3.1	(9.6)	10.4	9.3	–	9.8	3.66	4.26	0.95	0.06	0.89	–	–	73.6*	2.1	–	74.4	–	2.3	730	140	55	21	85	0.7
15095	2191	●サブレ	0	1936	459	(3.1)	(5.7)	(6.1)	(16.1)	(54)	(16.6)	(7.27)	(5.80)	(2.27)	(0.18)	(2.09)	(77.2)*	(71.7)	(73.2)	(1.3)	0	(73.5)	–	(0.7)	(73)	(110)	(36)	(8)	(84)	(0.5)
15054	2192	●中華風クッキー	0	2151	513	(3.0)	(4.5)	(5.1)	(27.6)	(75)	(29.5)	(11.22)	(11.97)	(3.21)	(0.13)	(3.09)	(65.2)*	(60.7)	(63.2)	(1.1)	0	(61.8)	–	(0.6)	(97)	(81)	(25)	(6)	(63)	(0.4)
15097	2193	●ビスケット ●ハードビスケット	0	1780	422	2.6	6.4	7.6	8.9	10	10.0	3.98	3.42	1.12	0.07	1.05	78.0	71.9	77.8*	2.3	–	77.8	–	2.0	320	140	330	22	96	0.9
15098	2194	●ソフトビスケット	0	2149	512	3.2	(5.3)	5.7	23.9	58	27.6	12.42	8.81	1.56	0.18	1.38	(72.6)*	(67.0)	65.3	1.4	0	62.6	Tr	0.9	220	110	20	12	66	0.5
15099	2195	●プレッツェル	0	1956	465	1.0	(8.6)	9.9	16.8	–	18.6	5.05	9.61	1.35	0.06	1.28	–	–	68.8*	2.6	–	68.2	–	2.3	750	160	36	22	140	0.9
15096	2196	●リーフパイ	0	2331	558	2.5	(5.2)	5.8	(34.7)	1	35.5	(16.20)	(12.37)	(4.52)	(0.37)	(4.15)	(59.1)*	(53.9)	55.5	1.7	0	55.8	–	0.4	54	77	14	8	42	0.4
15100	2197	●ロシアケーキ	0	2038	486	(4.0)	(5.4)	(5.8)	(22.9)	(1)	(23.4)	(8.95)	(9.49)	(3.44)	(0.19)	(3.24)	(67.8)*	(63.3)	(64.9)	(1.8)	0	(65.8)	0	(1.0)	(200)	(140)	(41)	(32)	(75)	(0.5)
		<スナック類>																												
15101	2198	●小麦粉あられ	0	1985	472	(2.0)	(7.0)	(7.6)	(18.4)	(1)	(19.5)	(6.43)	(8.58)	(2.56)	(0.22)	(2.34)	(72.9)*	(66.3)	(68.2)	(2.3)	–	(68.8)	–	(2.2)	(710)	(100)	(18)	(11)	(55)	(0.5)
15102	2199	●コーンスナック	0	2159	516	0.9	(4.7)	5.2	25.4	(0)	27.1	9.97	9.68	4.65	0.12	4.53	–	–	66.4*	1.0	–	65.3	–	1.5	470	89	50	13	70	0.4
15103	2200	●ポテトチップス ●ポテトチップス	0	2255	541	2.0	(4.4)	4.7	(34.2)	Tr	35.2	(3.86)	(14.47)	(14.41)	(2.40)	(12.01)	–	–	51.8*	4.2	–	54.7	–	3.4	400	1200	17	70	100	1.7
15104	2201	●成形ポテトチップス	0	2149	515	2.2	(6.3)	5.8	28.8	–	32.0	12.96	12.29	2.25	0.06	2.19	–	–	55.2*	4.8	–	57.3	–	2.7	360	900	49	53	140	1.2

 なるほど! **クラッカーは砕けやすさが命**…語源がクラック（crack＝砕ける）からきているだけに，口に入れたときの適度な砕けやすさがおいしさの決め手です。

ソフトビスケット
1枚＝10ｇ
成形ポテトチップス
ポテトチップス
コーン
スナック
クッキー
1枚＝8ｇ
ハード
ビスケット
1枚＝5ｇ

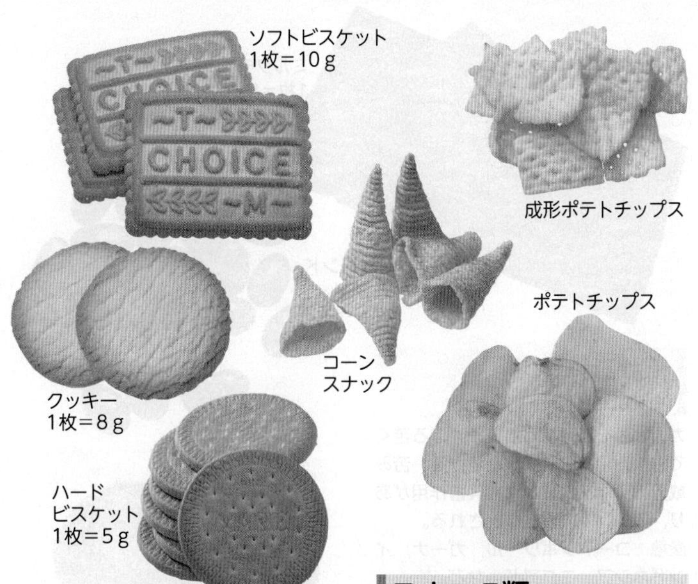

●ビスケット：小麦粉に砂糖，油脂，牛乳，卵，ベーキングパウダーなどを合わせて焼いたもの。油脂の割合が少なく，表面に細かい穴のあいたハードビスケット，さっくりとしたやわらかい食感で油脂，砂糖がやや多く配合されるソフトビスケット，多くの副材料を加え，凝った形で手づくり風に焼き上げるクッキーなどがある。

スナック類
Snacks

とうもろこし，いもなどを手軽に食べられるよう加工した菓子類のこと。ポップコーンなどのコーン系，ポテトチップスなどのポテト系，えびせんなどの小麦粉系がある。

●ポテトチップス：薄切りにしたじゃがいもを油で揚げ，調味したもの。塩味，のり味などが出回る。

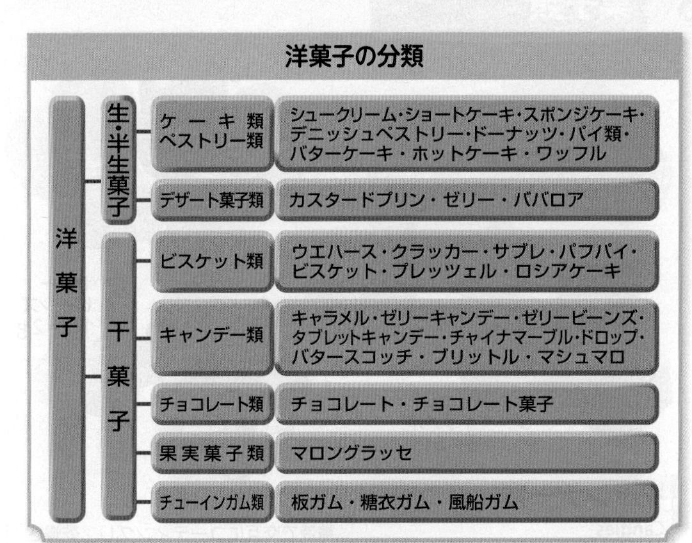

Q＆A

ビスケットの名前の由来は？

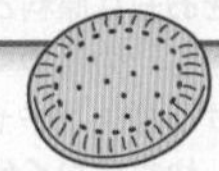

ビスケットは，パンを保存するために，薄く切ってもう一度焼いたのが始まりで，その語源はラテン語の「二度焼き＝bis-coctus」からきています。

今では一般的な菓子になっていますが，保存性がよく軽いことから，もともとは，船乗りや旅行者，軍隊などの携帯食として用いられていたものです。15～17世紀の大航海時代には，乗組員の食事として大量のビスケットが船に積み込まれていたといいます。

日本には，16世紀の中ごろ，ポルトガル人によって「ビスカウト」の名で伝えられ，一般に食べられるようになったのは明治時代になってからです。

無機質 亜鉛 mg	銅 mg	マンガン mg	ヨウ素 µg	セレン µg	クロム µg	モリブデン µg	ビタミン(脂溶性) A レチノール µg	カロテン α µg	カロテン β µg	β-クリプトキサンチン µg	β-カロテン当量 µg	レチノール活性当量 µg	D µg	E トコフェロール α mg	β mg	γ mg	δ mg	K µg	ビタミン(水溶性) B1 mg	B2 mg	ナイアシン mg	ナイアシン当量 mg	B6 mg	B12 µg	葉酸 µg	パントテン酸 mg	ビオチン µg	C mg	食塩相当量 g	備考
(0.6)	(0.02)	(0.01)	(20)	(9)	0	(4)	(87)	(Tr)	(4)	(4)	(6)	(88)	(1.4)	(0.5)	0	(0.1)	0	(5)	(0.04)	(0.20)	(0.1)	(1.5)	(0.05)	(0.5)	(18)	(0.69)	(8.4)	(1)	(0.2)	別名：プリン，カスタードプディング プリン部分のみ
(0.1)	(Tr)	(0.01)	(6)	(1)	0	(1)	(13)	0	(2)	0	(2)	(13)	(0.1)	(Tr)	0	0	0	(1)	(0.01)	(0.05)	(Tr)	(0.3)	(0.01)	(0.1)	(2)	(0.19)	(0.6)	(Tr)	0	杏仁豆腐を含む
(Tr)	(Tr)	(0.01)	0	0	(1)	0	0	0	(1)	(Tr)	(2)	0	0	0	0	0	0	0	(Tr)	0	(Tr)	(Tr)	(Tr)	0	0	0	(Tr)	0	(0.1)	
(0.1)	(0.03)	(0.03)	(1)	0	(1)	(1)	0	(7)	(16)	(50)	(45)	(4)	0	(0.3)	0	0	0	0	(0.07)	(0.02)	(0.3)	(0.3)	(0.06)	0	(26)	(0.22)	(0.3)	(40)	0	別名：オレンジゼリー　ゼラチンゼリー ゼリー部分のみ
0	(Tr)	(0.02)	0	0	0	0	0	–	–	–	0	0	0	0	0	0	0	0	0	(Tr)	(0.6)	(0.6)	0	0	0	(Tr)	(1.1)	0	0	別名：コーヒーゼリー　ゼラチンゼリー　ゼリー部分のみ　カフェイン：0.1g　タンニン：0.2g
(0.4)	(0.01)	0	(16)	(3)	0	(4)	(37)	0	(6)	0	(6)	(37)	(0.3)	(0.1)	0	0	0	(2)	(0.04)	(0.15)	(0.1)	(0.7)	(0.03)	(0.3)	(5)	(0.54)	(1.8)	(1)	(0.1)	別名：ミルクゼリー　ゼラチンゼリー ゼリー部分のみ
0	(Tr)	(0.02)	0	0	(Tr)	0	0	–	–	–	0	0	0	0	0	0	0	0	0	0	0	(Tr)	(Tr)	0	0	(0.01)	(0.2)	0	0	別名：ワインゼリー　ゼラチンゼリー ゼリー部分のみ　アルコール：(0.9) g
(0.6)	(0.02)	(0.01)	(21)	(7)	(Tr)	(5)	(130)	0	(21)	(5)	(24)	(130)	(1.6)	(0.6)	0	(0.2)	0	(7)	(0.04)	(0.13)	(Tr)	(1.0)	(0.05)	(0.6)	(20)	(0.67)	(8.4)	(Tr)	(0.1)	ババロア部分のみ
0.4	0.14	0.23	–	–	–	–	16	0	9	0	9	17	0	1.1	0.1	1.0	0.1	4	0.03	0.08	0.5	(2.2)	0.02	Tr	6	0.24	–	0	1.2	乳幼児用としてカルシウム，ビタミン等添加品あり
(0.3)	(0.11)	(0.18)	(0)	(0)	(0)	(0)	(12)	(0)	(7)	(0)	(7)	(13)	(Tr)	(1.9)	(0.1)	(2.2)	(0.6)	(4)	(0.02)	(0.06)	(0.4)	(1.6)	(0.02)	(0)	(5)	(0.18)	(0)	(0)	(0.9)	乳幼児用としてカルシウム，ビタミン等添加品あり
0.5	0.12	0.49	0	3	2	10	(0)	–	–	–	(0)	(0)	–	12.0	0.4	1.9	0.8	4	0.08	0.04	0.8	(2.5)	0.04	–	12	0.45	1.7	(0)	1.5	別名：スナッククラッカー
0.4	0.14	0.55	–	–	–	–	(0)	–	–	–	(0)	(0)	–	1.5	0.3	0.6	0.2	1	0.05	0.04	0.8	(2.9)	0.04	–	22	0.54	–	(0)	1.9	
(0.3)	(0.06)	(0.23)	(5)	(6)	(1)	(7)	(30)	0	(Tr)	(2)	(1)	(30)	(0.6)	(1.7)	(0.1)	(1.8)	(0.7)	(3)	(0.07)	(0.07)	(0.3)	(1.7)	(0.03)	(0.2)	(12)	(0.45)	(4.1)	0	(0.2)	
(0.3)	(0.05)	(0.19)	(4)	(5)	(1)	(6)	(27)	0	0	(2)	(1)	(27)	(0.5)	(0.4)	(0.1)	(0.1)	0	(4)	(0.06)	(0.06)	(0.3)	(1.4)	(0.02)	(0.1)	(10)	(0.37)	(3.6)	0	(0.2)	ラードを用いたもの
0.5	0.12	0.58	4	4	2	9	18	0	6	0	6	18	Tr	0.9	0.3	0.8	0.4	2	0.13	0.22	1.0	2.4	0.06	–	16	0.63	2.2	(0)	0.8	乳幼児用としてカルシウム，ビタミン等添加品あり
0.4	0.08	0.33	3	4	1	9	130	0	180	0	180	150	Tr	2.2	0.2	1.7	0.6	6	0.06	0.05	0.6	(1.8)	0.04	–	7	0.45	2.3	(0)	0.6	クッキーを含む
0.5	0.12	0.43	–	–	–	–	(0)	3	53	10	59	5	–	2.6	0.3	3.8	0.9	7	0.13	0.11	1.1	(3.1)	0.06	–	27	0.51	–	–	1.9	
0.2	0.06	0.30	Tr	3	1	8	0	–	–	–	0	0	Tr	3.5	0.2	4.3	1.7	2	0.08	0.02	0.4	(1.6)	0.02	0	6	0.37	0.8	0	0.1	パルミエを含む 別名：パフ
(0.4)	(0.14)	(0.37)	(Tr)	(3)	(1)	(4)	(1)	0	(1)	0	(1)	(1)	(Tr)	(4.5)	(0.1)	(2.3)	(0.9)	(1)	(0.06)	(0.14)	(0.6)	(1.8)	(0.02)	(Tr)	(9)	(0.27)	(1.0)	0	(0.5)	部分割合：ビスケット4，マカロン2，クリーム1
(0.3)	(0.08)	(0.39)	(Tr)	(4)	(2)	(11)	0	–	–	–	0	0	(Tr)	(2.0)	(0.2)	(2.3)	(0.9)	(1)	(0.10)	(0.03)	(0.5)	(1.8)	(0.03)	0	(8)	(0.48)	(1.1)	0	(1.8)	別名：小麦粉系スナック
0.3	0.05	0.08	–	–	–	–	(0)	12	84	79	130	11	–	3.7	0.1	3.8	1.8	–	0.02	0.05	0.7	(1.3)	0.06	–	8	0.30	–	(0)	1.2	
0.5	0.21	0.40	260	0	3	10	(0)	–	–	–	(0)	(0)	–	6.2	0.3	0.8	0.1	–	0.26	0.06	4.3	(5.6)	–	–	70	0.94	1.6	15	1.0	別名：ポテトチップ
0.7	0.20	0.30	–	–	–	–	0	0	0	0	0	0	–	2.6	0.1	0.7	0.8	4	0.25	0.05	4.2	(5.2)	0.54	–	36	1.08	–	9	0.9	

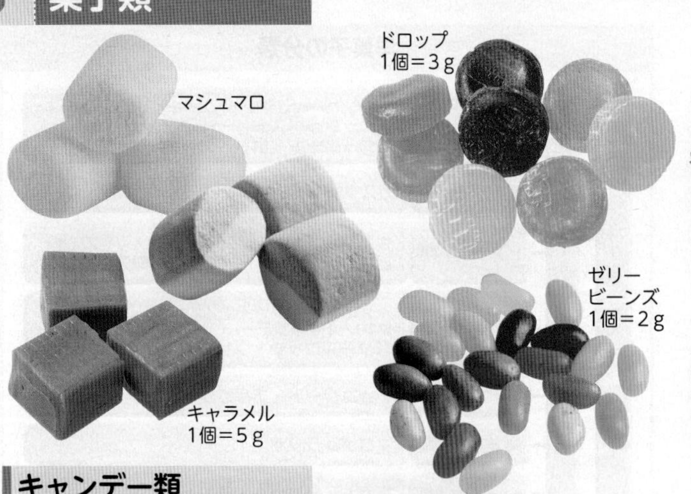

ミルクチョコレート
1枚＝50 g

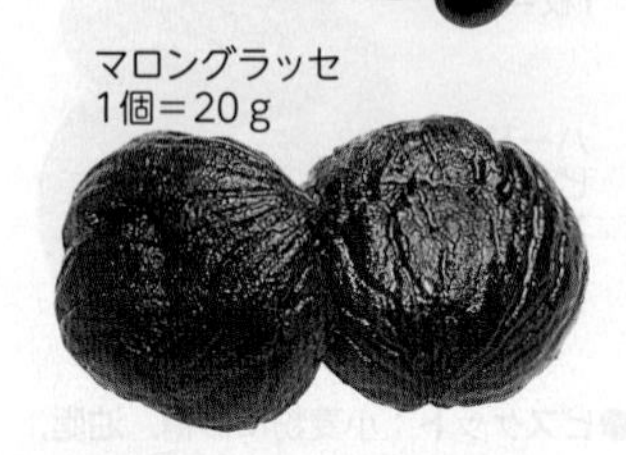

キャンデー類
Candies

砂糖をおもな原料とした砂糖菓子で，砂糖を煮詰めてつくる。高温でかたく仕上げるハードキャンデー，低温で加熱し，やわらかく仕上げるソフトキャンデーがある。

●キャラメル：砂糖，水あめ，練乳などを比較的低温で加熱してつくるソフトキャンデーの一つ。日本では，森永製菓のミルクキャラメルが最初。

●ゼリービーンズ：豆の形をした砂糖菓子。水あめ，砂糖，でんぷんを材料としてゼリーをつくり，これを粉糖と糖液で交互にコーティングし，乾燥させたもの。

●ドロップ：砂糖，水あめを高温で煮詰めるハードキャンデーの一つ。かむと比較的もろい。フルーツやココアなど，さまざまな味や色のものがある。

●マシュマロ：砂糖，水あめを溶かした熱いシロップに，泡立てたメレンゲを加え，ゼラチンなどで固めて粉をまぶしたもの。空気を抱き込んでいるため，ふわふわとし，軽い食感がある。そのまま食べるほか，串などにさして直火で焼き，熱いところを食べる。

チョコレート類
Chocolates

カカオ豆を原料にした菓子。ほろ苦くて甘く，口の中ですっと溶ける。苦み成分のテオブロミンには興奮作用があり，疲労回復に役立つとされる。

産地：コートジボワール，ガーナ，インドネシア，エクアドルなど。

製法：カカオ豆の胚乳をつぶしたカカオマスにカカオバター，香料などを加えて練り上げ，一定の温度でかくはんしてから成形し，冷やしたもの。

種類：アーモンドをチョコレートで包んだアーモンドチョコレート，砂糖を加えて練ったスイートチョコレート，さらに粉乳を加えたものをミルクチョコレートという。このほか形，詰め物の有無など，種類が多い。

マロングラッセ
1個＝20 g

果実菓子類
Candied fruits

●マロングラッセ：栗を砂糖漬けにしたフランス菓子。日本の栗は水分が多く形がくずれやすい。ガーゼで包み木綿の糸を巻いてから徐々に糖度を上げていき，表面を乾燥させて仕上げる。

食品番号	索引番号	食品名（可食部100g当たり）	廃棄率	エネルギー	エネルギー	水分	たんぱく質：アミノ酸組成によるたんぱく質	たんぱく質：たんぱく質	脂質：脂肪酸のトリアシルグリセロール当量	脂質：コレステロール	脂質：脂質	脂肪酸：飽和	脂肪酸：一価不飽和	脂肪酸：多価不飽和	脂肪酸：n-3系多価不飽和	脂肪酸：n-6系多価不飽和	炭水化物：利用可能炭水化物（単糖当量）	炭水化物：利用可能炭水化物（質量計）	炭水化物：差引き法による利用可能炭水化物	炭水化物：総食物繊維量	炭水化物：糖アルコール	炭水化物：炭水化物	有機酸	灰分	無機質：ナトリウム	無機質：カリウム	無機質：カルシウム	無機質：マグネシウム	無機質：リン	無機質：鉄
			%	kJ	kcal	g	g	g	g	mg	g	g	g	g	g	g	g	g	g	g	g	g	g	g	mg	mg	mg	mg	mg	mg
		<キャンデー類>																												
15109	2202	●かわり玉	0	1671	392	(0.5)	–	0	–	0	0						(104.4)*	(99.5)	(99.5)	0	–	(99.5)	–	0	(1)	(2)	(1)	0	0	0
15105	2203	●キャラメル	0	1799	426	5.4	(3.4)	4.0	10.4	14	11.7	7.45	2.06	0.35	0.04	0.31	–	–	(79.8)*	0	–	77.9	–	1.0	110	180	190	13	100	0.3
15107	2204	●ゼリーキャンデー	0	1426	334	(16.0)	(Tr)	(Tr)	0	0	0						(88.7)*	(83.1)	(83.1)	(0.9)	0	(83.9)	–	(0.1)	(2)	(1)	(8)	(1)	(1)	(0.1)
15108	2205	●ゼリービーンズ	0	1527	358	(9.5)	(Tr)	(Tr)	0	0	(Tr)						(95.0)*	(89.5)	(89.5)	(0.9)	0	(90.4)	–	(0.1)	(2)	(6)	(10)	(2)	(6)	(0.2)
15110	2206	●ドロップ	0	1662	389	(2.0)	–	0	–	0	0						(103.8)*	(98.0)	(98.0)	0	–	(98.0)	–	(Tr)	(1)	(1)	(1)	0	(Tr)	(Tr)
15111	2207	●バタースコッチ	0	1758	414	(2.0)	(Tr)	(Tr)	(6.0)	(17)	(6.5)	(4.10)	(1.45)	(0.16)	(0.03)	(0.13)	(95.9)*	(91.1)	(91.5)	0	–	(91.0)	–	(0.4)	(150)	(4)	(2)	(Tr)	(2)	(Tr)
15112	2208	●ブリットル	0	2118	506	(1.5)	(11.8)	(12.6)	(27.0)	0	(26.5)	(5.28)	(12.90)	(7.63)	(0.07)	(7.56)	(55.5)*	(52.5)	(54.6)	(3.6)	0	(58.1)	(0.2)	(1.4)	(72)	(380)	(26)	(100)	(200)	(0.9)
15113	2209	●マシュマロ	0	1382	324	(18.5)	(2.1)	(2.1)	–	0	0						(84.1)*	(79.3)	(79.4)	0	–	(79.3)	–	(Tr)	(7)	(1)	(1)	0	(1)	(0.1)
15106	2210	●ラムネ	0	1586	373	7.0	–	0	–	(0)	0.5						–	–	92.2*	(0)	–	92.2	–	0.3	67	5	110	2	5	0.1
		<チョコレート類>																												
15137	2211	●アーモンドチョコレート	0	2338	562	(2.0)	(10.4)	(11.4)	(39.6)	(12)	(40.4)	(14.19)	(18.68)	(5.02)	(0.06)	(4.96)	(40.1)*	(38.2)	(38.8)	(6.1)	0	(43.3)	(0.2)	(2.2)	(41)	(550)	(240)	(150)	(320)	(2.8)
15114	2212	●カバーリングチョコレート	0	2047	488	(2.0)	(6.0)	(7.1)	(23.1)	(15)	(24.3)	(13.43)	(7.55)	(1.09)	(0.08)	(1.01)	(66.4)*	(62.2)	(63.1)	(3.2)	(0)	(64.2)	(0.2)	(1.9)	(140)	(320)	(160)	(50)	(180)	(1.6)
15115	2213	●ホワイトチョコレート	0	2457	588	0.8	–	7.2	37.8	22	39.5	22.87	11.92	1.32	0.13	1.19	(58.2)*	(55.4)	52.0	0.6	–	50.9	–	1.6	92	340	250	24	210	0.1
15116	2214	●ミルクチョコレート	0	2298	550	0.5	(5.8)	6.9	32.8	19	34.1	19.88	10.38	1.08	0.09	0.99	(59.3)*	(56.5)	53.9	3.9	0	55.8	0.3	1.8	64	440	240	74	240	2.4
		<果実菓子類>																												
15117	2215	●マロングラッセ	0	1291	303	21.0	(0.9)	1.1	(0.2)	(0)	0.3	(0.05)	(0.03)	(0.15)	(0.03)	(0.12)	(79.1)*	(75.0)	77.6	–	0	77.4	–	0.2	28	60	8	–	20	0.6
		<チューインガム類>																												
15118	2216	●板ガム	20	1647	388	(3.1)	–	0	–	0	0						–	–	(96.9)*	0	–	(96.9)	–	(Tr)	(3)	(3)	(3)	–	(Tr)	(0.1)
15119	2217	●糖衣ガム	20	1659	390	(2.4)	–	0	–	0	0						–	–	(97.6)*	0	–	(97.6)	–	(Tr)	(2)	(4)	(1)	–	(Tr)	(0.1)
15120	2218	●風船ガム	25	1644	387	(3.3)	–	0	–	0	0						–	–	(96.7)*	0	–	(96.7)	–	(Tr)	(3)	(4)	(3)	–	(Tr)	(0.1)
		<その他>																												
15138	2219	●カスタードクリーム	0	735	174	(61.8)	(4.4)	(5.1)	(6.5)	(180)	(7.6)	(2.90)	(2.48)	(0.79)	(0.07)	(0.73)	(26.1)*	(24.6)	(26.3)	(0.2)	0	(24.8)	(0.1)	(0.7)	(34)	(120)	(93)	(9)	(140)	(0.7)
15139	2220	●しるこ ●こしあん	0	899	211	(46.1)	(4.0)	(4.7)	(0.1)	0	(0.3)	(0.03)	(0.01)	(0.07)	(0.02)	(0.05)	(50.0)*	(47.1)	(46.3)	(3.2)	0	(48.7)	–	(0.2)	(2)	(29)	(35)	(14)	(40)	(1.3)
15140	2221	●つぶしあん	0	760	179	(54.5)	(3.6)	(4.2)	(0.2)	0	(0.4)	(0.06)	(0.01)	(0.12)	(0.04)	(0.09)	(41.0)*	(38.6)	(37.0)	(4.3)	0	(40.5)	–	(0.4)	(42)	(120)	(14)	(17)	(55)	(1.1)
● 15180	2222	●チョコレートクリーム	0	2007	481	(14.6)	(4.0)	(4.6)	(30.6)	(15)	(32.0)						(50.1)*	(47.0)	(48.8)	(0.6)	0	(47.3)	–	(1.2)	(200)	(310)	(160)	(26)	(150)	(0.6)

 なるほど！ 貯古齢糖…読めますか？ 答えはチョコレート。飲み物として入ってきたチョコレートを初めて固形化した凮月堂が商品につけた名前なんです。

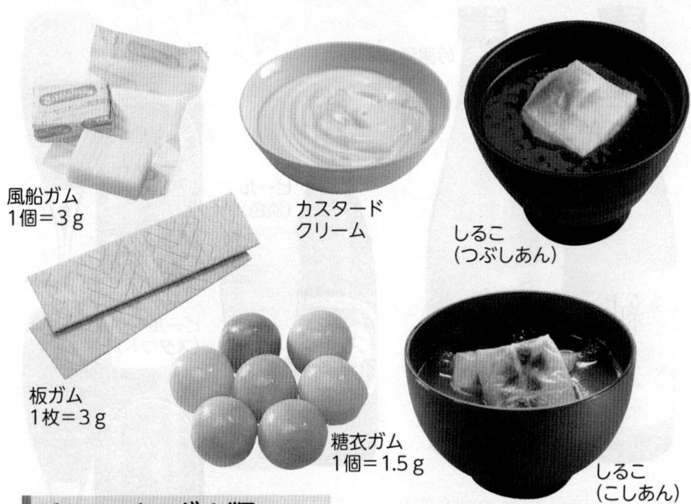

風船ガム
1個＝3ｇ

カスタード
クリーム

しるこ
（つぶしあん）

板ガム
1枚＝3ｇ

糖衣ガム
1個＝1.5ｇ

しるこ
（こしあん）

チューインガム類
Chewing gums

ゴム質（天然樹脂のチクル，合成樹脂の酢酸ビニル樹脂）を主原料にして，味や香りをつけたかむ菓子。かむことによって気分転換を促し，緊張をやわらげる働きがある。甘みに水あめや砂糖，ぶどう糖，人工甘味料などを加え，かみごこちと風味を向上させている。
種類：し好ガム（糖衣ガム，板ガム，風船ガムなど）のほか，特定保健用食品にも認定される虫歯予防のキシリトールガムなどがある。

その他
Others

●**カスタードクリーム**：洋菓子の基本となるクリーム。卵黄，砂糖，牛乳，小麦粉を混ぜ合わせ，バニラの風味をつけたもので，加熱してつくる。
●**しるこ（汁粉）**：あずきに砂糖を加えて煮た汁に，餅，白玉だんご，栗などを入れる。正月の鏡開きには，鏡餅を用いてつくる。関西では，こしあんを用いたものを汁粉，つぶしあんを用いたものを善哉（ぜんざい）と呼ぶ。

豆知識　加工食品の栄養成分表示

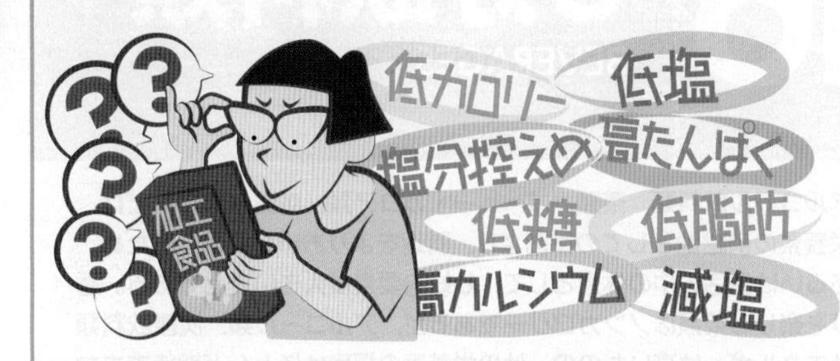

現在の私たちの食生活は，「加工食品」抜きでは語れない。便利でしかもおいしければ，その利用はますます増えると予想される。
このような中で，加工食品を利用する消費者が，自主的かつ合理的に食品を選び，日々の栄養や食生活を管理して健康増進に寄与できることを目指し，2015年4月，食品表示法が施行された。これは健康増進法に基づくこれまでの栄養表示基準をベースに，食品衛生法，JAS法の食品表示に関する規定を一本化したものである。

●**5項目の栄養成分表示を義務化**
これにより，加工食品について，以下にあげる5項目の栄養成分表示が義務づけられた（推奨表示は，飽和脂肪酸，食物繊維の2項目）。なお，この法律には5年間の経過措置期間が設けられ，2020年4月に完全移行された。

1　エネルギー
2　たんぱく質
3　脂質
4　炭水化物
5　食塩相当量

また，特定の成分について強調表示をする場合は，その基準値を満たさなければ表示することはできない。
加工食品を利用する際には，表示をよく見て，どのような食べ物を，どのように食べるのか，自分の健康管理を自身で責任をもって行うことがたいせつである。

無機質							ビタミン（脂溶性）												ビタミン（水溶性）											食塩相当量	備考
亜鉛	銅	マンガン	ヨウ素	セレン	クロム	モリブデン	A レチノール	A カロテン α	A カロテン β	A β-クリプトキサンチン	A β-カロテン当量	A レチノール活性当量	D	E トコフェロール α	E トコフェロール β	E トコフェロール γ	E トコフェロール δ	K	B1	B2	ナイアシン	ナイアシン当量	B6	B12	葉酸	パントテン酸	ビオチン	C		
mg	mg	mg	μg	μg	μg	μg	μg	μg	μg	μg	μg	μg	μg	mg	mg	mg	mg	μg	mg	mg	mg	mg	mg	μg	μg	mg	μg	mg	g	
0	(0.01)	0	0	0	0	0	0	–	–	–	0	0	0	0	0	0	0	0	0	0	0	0	0	0	0	0	(0.1)	(0)	0	別名：チャイナマーブル
0.4	0.03	0.06	14	3	1	6	110	0	15	0	15	110	3.0	0.5	Tr	0.9	0.5	3	0.09	0.18	1.1	2.0	0.02	–	5	0.58	2.7	0	0.3	試料：ハードタイプ
(Tr)	(0.01)	(0.04)	0	0	0	0	0	0	0	0	0	0	0	0	0	0	0	0	0	0	0	0	0	0	0	(0.01)	0	0	0	寒天ゼリー
(Tr)	(0.01)	(0.04)	0	0	(1)	0	0	0	0	0	0	0	0	0	0	0	0	0	0	0	0	0	0	0	0	(0.01)	(Tr)	0	0	部分割合：糖衣5，ゼリー6
0	(0.01)	(Tr)	0	0	0	0	0	0	0	0	0	0	0	0	0	0	0	0	0	0	0	0	0	0	0	0	(Tr)	0	0	
0	(0.01)	(Tr)	0	0	0	(Tr)	(61)	0	(15)	0	(15)	(62)	(0.1)	(0.1)	0	0	0	(2)	0	(Tr)	0	0	0	0	0	(0.01)	(0.1)	0	(0.4)	
(1.5)	(0.35)	(1.08)	(Tr)	(1)	0	(48)	0	0	(2)	(2)	(3)	0	0	(5.4)	(0.2)	(3.7)	(0.2)	0	(0.12)	(0.07)	(12.0)	(14.0)	(0.23)	0	(29)	(1.10)	(53.0)	0	(0.2)	いり落花生入り
0	(0.01)	(Tr)	0	0	0	0	0	0	0	0	0	0	0	0	0	0	0	0	0	0	0	0	0	0	0	(Tr)	(Tr)	0	0	
0	0.05	0	1	0	1	Tr	(0)	(0)	(0)	(0)	(0)	(0)	(0)	(0)	(0)	(0)	(0)	(0)	0	0	0	0	0	0	Tr	0	0	2	0.2	
(2.3)	(0.77)	(1.14)	(12)	(4)	(15)	(7)	(41)	(3)	(26)	(1)	(28)	(43)	(0.6)	(11.0)	(0.1)	(4.5)	(0.3)	(4)	(0.19)	(0.64)	(2.1)	(4.3)	(0.10)	0	(35)	(1.18)	(4.9)	0	(0.1)	部分割合：チョコレート27，アーモンド15　テオブロミン：0.1g，カフェイン：0g，ポリフェノール：0.5g
(1.1)	(0.36)	(0.38)	(12)	(5)	(15)	(10)	(40)	(2)	(21)	(0)	(23)	(42)	(0.6)	(0.9)	(0.1)	(4.5)	(0.5)	(4)	(0.15)	(0.27)	(0.9)	(2.4)	(0.08)	(Tr)	(14)	(1.14)	(5.0)	(0)	(0.3)	別名：エンローバーチョコレート　ビスケット等をチョコレートで被覆したもの　部分割合：チョコレート3，ビスケット2　テオブロミン：0.1g，カフェイン：Tr，ポリフェノール：0.4g
0.8	0.02	0.02	20	5	1	8	47	4	38	0	39	50	Tr	0.8	Tr	5.8	0.5	9	0.08	0.39	0.2	1.4	0.05	–	8	1.05	4.4	–	0.2	ポリフェノール：Tr
1.6	0.55	0.41	19	6	24	11	63	4	35	0	37	66	1.0	0.7	Tr	6.5	0.4	6	0.19	0.41	1.2	(2.8)	0.11	–	18	1.56	7.6	(0)	0.2	テオブロミン：0.2g，カフェイン：Tr，ポリフェノール：0.7g
–	–	–	–	–	–	–	0	–	–	–	10	1	(0)	–	–	–	–	–	–	0.03	0.1	(0.3)	–	–	–	–	–	0	0.1	
–	–	–	–	–	–	–	0	–	–	–	0	0	(0)	–	–	–	–	–	0	0	0	0	–	–	–	–	–	0	0	廃棄部位：ガムベース
–	–	–	–	–	–	–	0	–	–	–	0	0	(0)	–	–	–	–	–	0	0	0	0	–	–	–	–	–	0	0	別名：粒ガム　廃棄部位：ガムベース
–	–	–	–	–	–	–	0	–	–	–	0	0	(0)	–	–	–	–	–	0	0	0	0	–	–	–	–	–	0	0	廃棄部位：ガムベース
(0.9)	(0.02)	(0.04)	(18)	(10)	0	(5)	(120)	0	(5)	(14)	(12)	(120)	(1.9)	(2.5)	(Tr)	(0.3)	0	(7)	(0.07)	(0.16)	(0.1)	(1.3)	(0.07)	(0.6)	(26)	(0.83)	(11.0)	(1)	(0.1)	業務用
(0.5)	(0.11)	(0.35)	0	0	(Tr)	(28)	0	0	0	0	0	0	0	0	0	(0.7)	(1.8)	(3)	(0.01)	(0.02)	(Tr)	(0.9)	0	0	(1)	(0.03)	(1.2)	0	0	別名：御膳しるこ　具材は含まない
(0.5)	(0.15)	(0.30)	0	0	(1)	(37)	0	0	0	0	0	0	0	(0.1)	–	(0.7)	(1.4)	(4)	(0.01)	(0.02)	(0.1)	(0.8)	(0.02)	0	(6)	(0.13)	(1.3)	–	(0.1)	別名：田舎しるこ，ぜんざい　具材は含まない
(0.6)	(0.10)	(0.07)	(10)	(2)	(6)	(4)	(45)	(1)	(89)	0	(95)	(53)	(3.2)	(4.3)	(0.2)	(11.0)	(1.7)	(16)	(0.07)	(0.23)	(0.3)	(1.1)	(0.03)	(0.3)	(3)	(0.77)	(1.8)	(1)	(0.5)	テオブロミン：Tr，ポリフェノール：0.1g

16 し好飲料類
BEVERAGES

アルコール飲料類，茶類，コーヒー・ココア類，炭酸飲料類などは，栄養素の供給源としての役割より，料理をよりおいしく楽しむため，あるいは生活の中の休息として，し好的要素が大きい食品である。香りを楽しむ茶類はノンカロリーであるが，アルコール類，炭酸飲料類はエネルギーは高いものの，他の栄養素の摂取はほとんど期待できない。過剰摂取により生活習慣病の原因の一つともなりうるので注意したい。

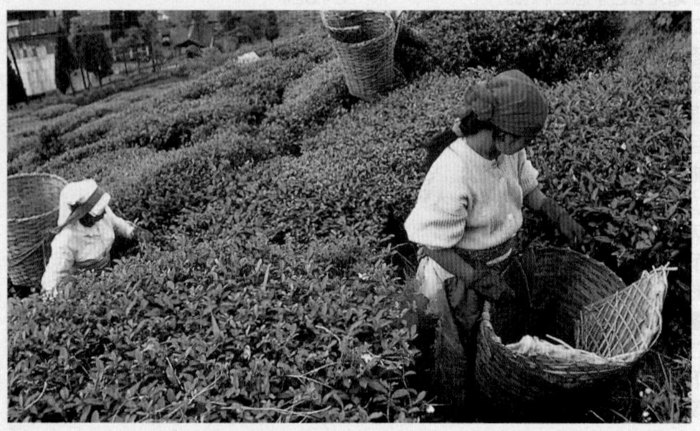

茶つみ（インド・ダージリン）

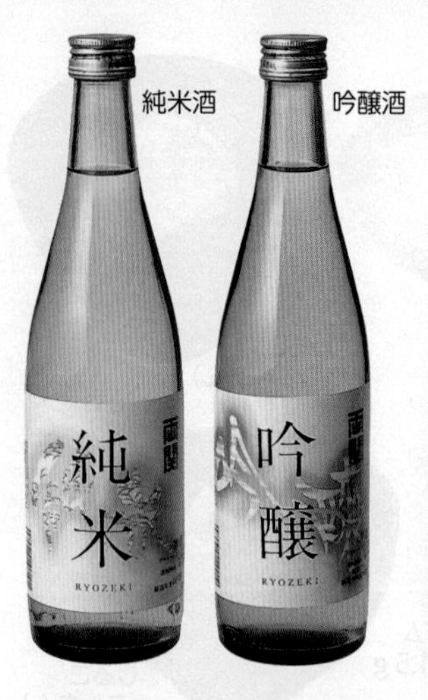

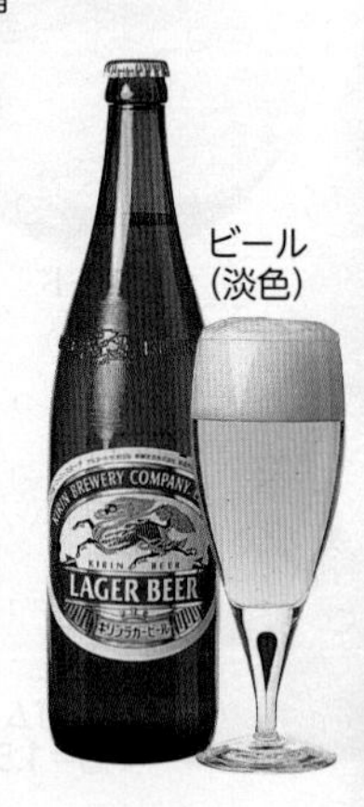

ビール（黒）

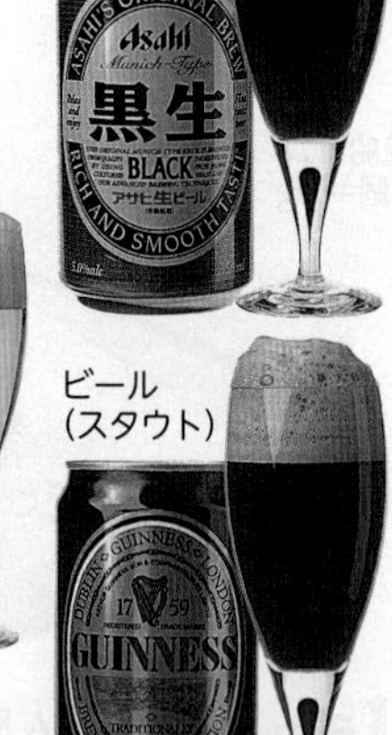

醸造酒類

Fermented alcoholic beverages　ぶどう酒1本＝720mL

原料となる穀類，果実類などを微生物の力でアルコール発酵させた（醸造）ものであり，多くは発酵液をろ過して製品にする。アルコール分は20％前後であり，これは微生物による発酵の限界でもある。

●清酒：日本古来の酒で，米と米こうじ，水を原料とする。日本酒ともいう。米こうじのアミラーゼによって米のでんぷんが分解（糖分解）され，副原料の酵母によって，アルコールに変化する（二段仕込み）。原料，製法の違いにより8種類に分類され，その代表的なものが純米酒と吟醸酒である。全国各地に地酒がある。

<純米酒>醸造アルコールをまったく使用しないで，米と米こうじ，水だけで製造した清酒。味が濃くコクがあり，ふくよかな濃醇タイプの酒。

<吟醸酒>精米度合60％以下の白米，米こうじ，水と，醸造アルコールを一定量以下（原料白米の10％まで）を原

食品番号	索引番号	食品名（可食部100g当たり）	廃棄率	エネルギー		水分	たんぱく質		脂質			脂肪酸					炭水化物						有機酸	灰分	無機質					
							アミノ酸組成によるたんぱく質	たんぱく質	脂肪酸のトリアシルグリセロール当量	コレステロール	脂質	飽和	一価不飽和	多価不飽和	n-3系多価不飽和	n-6系多価不飽和	利用可能炭水化物（単糖当量）	利用可能炭水化物（質量計）	差引き法による利用可能炭水化物	食物繊維総量	糖アルコール	炭水化物			ナトリウム	カリウム	カルシウム	マグネシウム	リン	鉄
			%	kJ	kcal	g	g	g	g	mg	g	g	g	g	g	g	g	g	g	g	g	g	g	g	mg	mg	mg	mg	mg	mg
		<アルコール飲料類>																												
		（醸造酒類）																												
16001	2223	●清酒 ●普通酒	0	447	107	82.4	0.3	0.4	0	0	Tr	0	0	0	0	0	2.5	2.5	5.0*	0	–	4.9	–	Tr	2	5	3	1	7	Tr
16002	2224	●純米酒	0	425	102	83.7	(0.3)	0.4	0	0	Tr	0	0	0	0	0	(2.3)	(2.3)	3.7*	0	–	3.6	–	Tr	4	5	3	1	9	0.1
16003	2225	●本醸造酒	0	440	106	82.8	(0.3)	0.4	0	0	0	0	0	0	0	0	(2.6)	(2.6)	4.6*	0	–	4.5	–	Tr	2	5	3	1	8	Tr
16004	2226	●吟醸酒	0	429	103	83.6	(0.2)	0.3	0	0	0	0	0	0	0	0	(2.4)	(2.4)	3.7*	0	–	3.6	–	Tr	2	7	2	1	7	Tr
16005	2227	●純米吟醸酒	0	425	102	83.5	(0.3)	0.4	0	0	0	0	0	0	0	0	(2.5)	(2.5)	4.2*	0	–	4.1	–	Tr	3	5	2	1	8	Tr
16006	2228	●ビール ●淡色	0	165	39	92.8	0.2	0.3	0	0	0	0	0	0	0	0	Tr	Tr	3.1*	0	–	3.1	0.1	0.1	3	34	3	7	15	Tr
16007	2229	●黒	0	188	45	91.6	(0.3)	0.4	0	0	Tr	0	0	0	0	0	–	–	3.5*	0.2	–	3.6	–	0.2	3	55	3	10	33	0.1
16008	2230	●スタウト	0	260	62	88.4	(0.3)	0.5	0	0	Tr	0	0	0	0	0	–	–	4.8*	0.3	–	4.9	–	0.3	4	65	3	14	43	0.1
16009	2231	●発泡酒	0	185	44	92.0	(0.1)	0.1	0	0	0	0	0	0	0	0	0	0	3.6*	0	–	3.6	–	0.1	1	13	4	4	8	0
16010	2232	●ぶどう酒 ●白	0	313	75	88.6	–	0.1	–	(0)	Tr						(2.5)*	(2.2)	1.4	–	–	2.0	0.6	0.2	3	60	8	7	12	0.3
16011	2233	●赤	0	282	68	88.7	–	0.2	–	(0)	Tr						(0.2)*	(0.2)	1.0	–	–	1.5	0.5	0.3	2	110	7	9	13	0.4
16012	2234	●ロゼ	0	296	71	87.4	–	0.1	0	0	Tr	0	0	0	0	0	(2.5)*	(2.5)	3.4	0	–	4.0	0.6	Tr	4	60	10	7	10	0.4
16013	2235	●紹興酒	0	525	126	78.8	–	1.7	–	(0)	Tr						–	–	5.1*	Tr	–	5.1	–	0.3	15	55	25	19	37	0.3
		（蒸留酒類）																												
16014	2236	●しょうちゅう ●連続式蒸留しょうちゅう	0	841	203	71.0	–	0	–	(0)	0						–	–	0*	(0)	–	0	–	0	–	–	–	–	–	–
16015	2237	●単式蒸留しょうちゅう	0	595	144	79.5	–	0	–	(0)	0						–	–	0*	(0)	–	0	–	0	–	–	–	–	–	–
16060	2238	●泡盛	0	852	206	70.6	–	Tr	–	–	Tr						–	–	0*	–	–	0	–	0	1	1	Tr	0	0	T
16016	2239	●ウイスキー	0	969	234	66.6	–	0	–	(0)	0						–	–	0*	(0)	–	0	–	0	2	1	0	0	Tr	T
16017	2240	●ブランデー	0	969	234	66.6	–	0	–	(0)	0						–	–	0*	(0)	–	0	–	0	4	1	0	0	Tr	(
16018	2241	●ウオッカ	0	980	237	66.2	–	0	–	(0)	0						–	–	0*	(0)	–	Tr	–	0	Tr	Tr	(0)	–	(0)	(0
16019	2242	●ジン	0	1162	280	59.9	–	0	–	(0)	Tr						–	–	0.1*	(0)	–	0.1	–	0	Tr	Tr	(0)	–	(0)	(0
16020	2243	●ラム	0	982	237	66.1	–	0	–	(0)	Tr						–	–	0.1*	(0)	–	0.1	–	0	3	Tr	0	0	Tr	(
16021	2244	●マオタイ酒	0	1314	317	54.7	–	0	–	(0)	0						–	–	0*	(0)	–	0	–	0	Tr	Tr	2	0	Tr	0.

なるほど！ ボジョレー・ヌーボー…フランスのボジョレー地区で収穫されたぶどうでつくられる赤ワインの新酒のこと。毎年11月の第3木曜日に出荷が解禁されます。

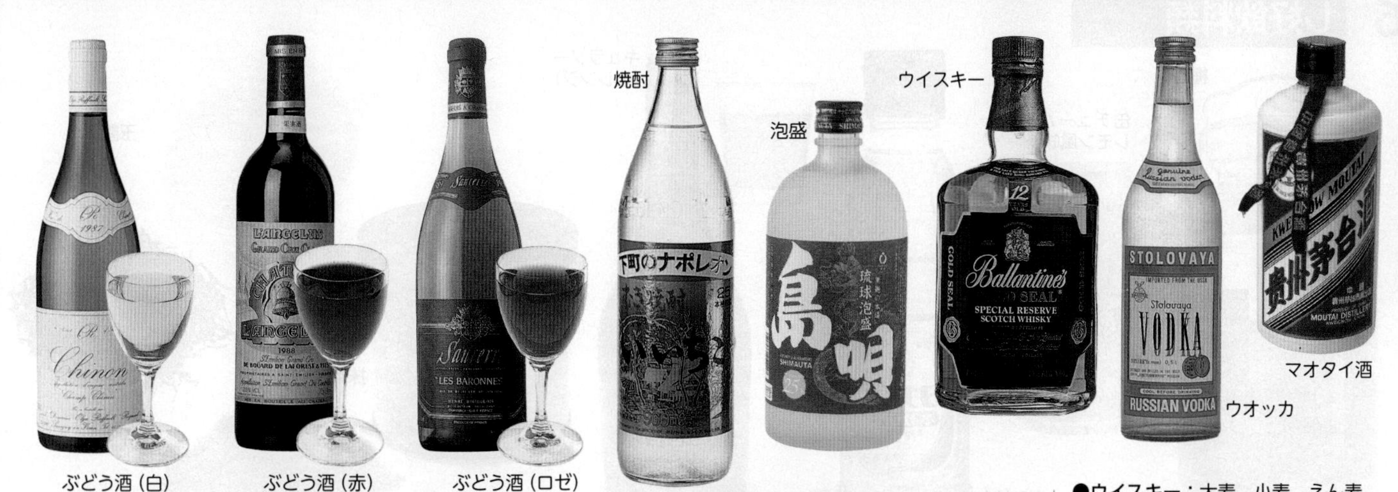

料とし，もろみを低温でゆっくり発酵させて製造した清酒。すっきりした端麗な味わいと特有の芳香が特徴。

●**ビール**：おもに大麦の麦芽，ホップ，水を原料に酵母でアルコール発酵させた発泡性の酒。ホップはクワ科の植物で，ビールに特有の香りと苦みをつけ，泡立ちをよくし，保存性を高める。麦芽の焙燥（焙煎しながら乾燥させる）度合いにより，淡色や黒，中間色などの色になる。生ビールは，発酵後ろ過して製品にしたもので，ふつうのビールはさらに加熱し発酵を止めたもの。

●**発泡酒**：ビールに似た飲み物だが，麦芽含有量が少ないため，酒税法上は別の種類に区分される。

●**ぶどう酒**：ワインともいう。ぶどう果汁に含まれる糖分を発酵させ樽詰して熟成させる。ぶどうの品種や醸造産地によって，さまざまなワインがある。

<白>果皮の色が薄いぶどうの果汁だけを発酵させたものである。

<赤>果皮が濃い赤色系のぶどうの果実全体を用いたもの。ポリフェノールの一つアントシアニンを多く含み，抗酸化作用，目の機能の向上に役立つとされる。

<ロゼ>赤ぶどう酒をつくる過程で，適度な色合いとなった段階で皮と種を取り出し，発酵を継続させたものである。

蒸留酒類

Distilled alcoholic beverages　ウイスキー大びん＝720mL

発酵によってつくった酒をさらに蒸留濃縮した酒。エキス分をほとんど含まず，アルコール度が高い。

種類：原料となる穀物や果実酒，製法によって，次のようなものがある。

●**しょうちゅう（焼酎）**：米，麦，さつまいも，そばなどを原料とする。

●**泡盛**：沖縄県の伝統的な単式蒸留焼酎。米（おもにタイ米）を原料として黒麹菌を用いてつくられる。15世紀にタイより沖縄へ伝わった，日本最古の蒸留酒。

●**ウイスキー**：大麦，小麦，えん麦，ライ麦，とうもろこし（バーボンウイスキー）などを原料としてつくる。

●**ブランデー**：原料の果実酒を蒸留してつくる酒の総称。一般にはワインを原料としたものをさす。

●**ウオッカ**：ロシアの代表的な蒸留酒。大麦，小麦，ライ麦，とうもろこし，じゃがいもなどを原料とするアルコール度40〜60%の強い酒。無色，無臭，無味。

●**マオタイ酒**：中国の代表的な酒。こうりゃん（高粱）を麦こうじで糖化，発酵・蒸留し，また原料を加えて再発酵・蒸留する。この工程を何度も繰り返し，さらに数年熟成させる。

無機質							ビタミン（脂溶性）												ビタミン（水溶性）											食塩相当量	アルコール	備考
亜鉛	銅	マンガン	ヨウ素	セレン	クロム	モリブデン	A レチノール	A カロテン α	A カロテン β	A β-クリプトキサンチン	A β-カロテン当量	A レチノール活性当量	D	E トコフェロール α	E トコフェロール β	E トコフェロール γ	E トコフェロール δ	K	B1	B2	ナイアシン	ナイアシン当量	B6	B12	葉酸	パントテン酸	ビオチン	C			
mg	mg	mg	μg	μg	μg	μg	μg	μg	μg	μg	μg	μg	μg	mg	mg	mg	mg	μg	mg	mg	mg	mg	mg	μg	μg	mg	μg	mg	g	g	
0.1	Tr	0.16	1	0	0	1	0	0	0	0	0	0	0	0	0	0	0	0	Tr	0	0	Tr	0.07	0	0	0	0	0	0	12.3	別名：日本酒　アルコール：15.4容量%（100g：100.1mL，100mL：99.9g）
0.1	Tr	0.18	−	−	−	−	0	0	0	0	0	0	0	0	0	0	0	0	Tr	0	0	(Tr)	0.12	0	0	0.02	−	0	0	12.3	アルコール：15.4容量%（100g：100.2mL，100mL：99.8g）
0.1	Tr	0.19	−	−	−	−	0	0	0	0	0	0	0	0	0	0	0	0	Tr	0	0	(Tr)	0.09	0	0	0	−	0	0	12.3	アルコール：15.4容量%（100g：100.2mL，100mL：99.8g）
0.1	0.01	0.16	−	−	−	−	0	0	0	0	0	0	0	0	0	0	0	0	0	0	0	(Tr)	0.12	0	0	0.06	−	0	0	12.5	アルコール：15.7容量%（100g：100.3mL，100mL：99.7g）
0.1	0.01	0.20	−	−	−	−	0	0	0	0	0	0	0	0	0	0	0	0	0	0	0	(Tr)	0.14	0	0	0.06	−	0	0	12.0	アルコール：15.1容量%（100g：100.2mL，100mL：99.8g）
Tr	Tr	0.01	1	Tr	0	0	0	0	0	0	0	0	0	0	0	0	0	0	0	0.02	0.8	0.9	0.05	0.1	7	0.08	0.9	0	0	3.7	生ビールを含む　アルコール：4.6容量%（100g：99.2mL，100mL：100.8g）
Tr	Tr	0.02	−	−	−	−	0	0	0	0	0	0	0	0	0	0	0	0	0	0.04	1.0	(1.1)	0.07	Tr	9	0.04	−	0	0	4.2	生ビールを含む　アルコール：5.3容量%（100g：99.0mL，100mL：101.0g）
Tr	Tr	0.06	−	−	−	−	0	0	0	0	0	0	0	0	0	0	0	0	0	0.05	1.0	(1.1)	0.06	Tr	10	0.12	−	0	0	5.9	アルコール：7.6容量%（100g：98.1mL，100mL：101.9g）
Tr	Tr	0.01	−	−	−	−	0	0	0	0	0	0	0	0	0	0	0	0	0	0.01	0.3	(0.3)	0.01	0	4	0.10	−	0	0	4.2	アルコール：5.3容量%（100g：99.1mL，100mL：100.9g）
Tr	0.01	0.09	−	−	−	−	(0)	−	−	−	(0)	(0)	(0)	−	−	−	−	(0)	0	0	0.1	0.1	0.02	0	0	0.07	−	0	0	9.1	別名：白ワイン　アルコール：11.4容量%（100g：100.2mL，100mL：99.8g）
Tr	0.02	0.15	Tr	0	2	1	(0)	−	−	−	(0)	(0)	(0)	−	−	−	−	(0)	0	0.01	0.1	0.1	0.03	0	0	0.07	1.9	0	0	9.3	別名：赤ワイン　アルコール：11.6容量%（100g：100.4mL，100mL：99.6g）
Tr	0.02	0.10	−	−	−	−	0	0	0	0	0	0	0	0	0	0	0	0	0	0	0.1	0.1	0.02	0	0	0	−	0	0	8.5	別名：ロゼワイン　アルコール：10.7容量%（100g：99.8mL，100mL：100.2g）
0.4	0.02	0.49	−	−	−	−	(0)	−	−	−	(0)	(0)	(0)	−	−	−	−	(0)	Tr	0.03	0.6	0.9	0.03	Tr	1	0.19	−	0	0	14.1	アルコール：17.8容量%（100g：99.4mL，100mL：100.6g）
−	−	−	−	−	−	−	(0)	−	−	−	(0)	(0)	(0)	−	−	−	−	(0)	(0)	(0)	(0)	0	(0)	(0)	(0)	(0)	−	(0)	(0)	29.0	アルコール：35.0容量%（100g：104.4mL，100mL：95.8g）
−	−	−	−	−	−	−	(0)	−	−	−	(0)	(0)	(0)	−	−	−	−	(0)	(0)	(0)	(0)	0	(0)	(0)	(0)	(0)	−	(0)	−	20.5	アルコール：25.0容量%（100g：103.1mL，100mL：97.0g）
0	Tr	Tr	−	−	−	−	−	−	−	−	−	−	−	−	−	−	−	−	−	−	−	0	−	−	−	−	−	−	0	29.3	アルコール：35.4容量%（100g：104.4mL，100mL：95.8g）
Tr	0.01	0	−	−	−	−	(0)	−	−	−	(0)	(0)	(0)	−	−	−	−	(0)	(0)	(0)	(0)	0	(0)	(0)	(0)	(0)	−	(0)	0	33.4	アルコール：40.0容量%（100g：105.0mL，100mL：95.2g）
Tr	0.03	0	−	−	−	−	(0)	−	−	−	(0)	(0)	(0)	−	−	−	−	(0)	(0)	(0)	(0)	0	(0)	(0)	(0)	(0)	−	(0)	0	33.4	アルコール：40.0容量%（100g：105.0mL，100mL：95.2g）
−	−	−	−	−	−	−	(0)	−	−	−	(0)	(0)	(0)	−	−	−	−	(0)	(0)	(0)	(0)	0	(0)	(0)	(0)	(0)	−	(0)	0	33.8	アルコール：40.4容量%（100g：105.3mL，100mL：95.0g）
−	−	−	−	−	−	−	(0)	−	−	−	(0)	(0)	(0)	−	−	−	−	(0)	(0)	(0)	(0)	0	(0)	(0)	(0)	(0)	−	(0)	0	40.0	アルコール：47.4容量%（100g：106.4mL，100mL：94.0g）
Tr	Tr	0	−	−	−	−	(0)	−	−	−	(0)	(0)	(0)	−	−	−	−	(0)	(0)	(0)	(0)	0	(0)	(0)	(0)	(0)	−	(0)	0	33.8	アルコール：40.5容量%（100g：105.2mL，100mL：95.1g）
Tr	0.02	0.01	−	−	−	−	(0)	−	−	−	(0)	(0)	(0)	−	−	−	−	(0)	(0)	(0)	(0)	0	(0)	(0)	(0)	(0)	−	(0)	0	45.3	アルコール：53.0容量%（100g：107.5mL，100mL：93.0g）

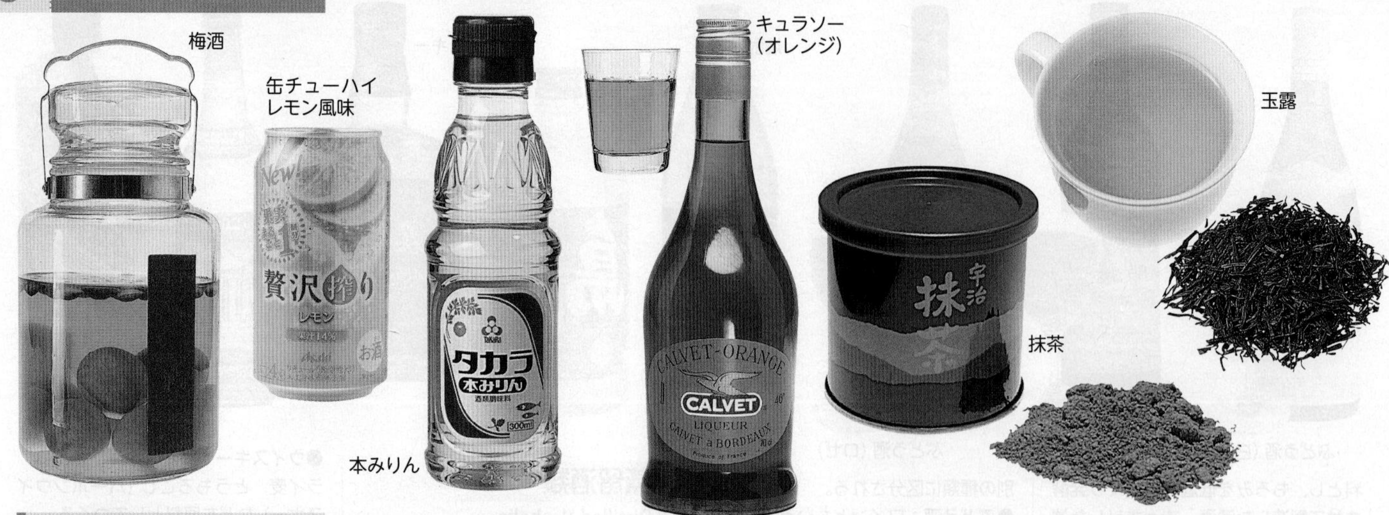

混成酒類

Compound alcoholic beverages　みりん大1＝18g

醸造酒や蒸留酒に糖分，香味料，色素などを加えてつくった酒。果実酒，屠蘇（とそ）などの薬味酒，ベルモット，リキュール（キュラソーやペパーミント）などがある。多くは食前酒や食後酒として飲まれたり，カクテルの調整，菓子などの香りづけに使われる。

●梅酒：青梅に焼酎（しょうちゅう），氷砂糖を入れ，長期間漬け込んで熟成させた酒。健康増進のために飲まれることも多い。

●みりん：蒸した餅米とこうじに焼酎を加え，糖化・熟成させたもろみを精製したもの。おもに調味料として使われる。

●缶チューハイレモン風味：焼酎またはウォッカなどを炭酸水とレモン果汁などで割ったアルコール飲料で，缶に詰めて販売される。

緑茶類

Green teas　煎茶大1＝6g

茶はすべて茶の木（ツバキ科）を原料とし，製造工程中の茶葉の発酵の度合いによって，不発酵茶と発酵茶，その中間の半発酵茶に分けられる。

緑茶は，不発酵茶の代表的なもの。茶葉を蒸したり釜煎りしたりして，加熱することで酸化を抑え，茶葉の緑色を保たせてつくる。日本の茶のほとんどは，茶葉を蒸して，もみながら乾燥させる蒸し製法。中国の緑茶はほとんどが釜煎りである。

●玉露：日本茶の最高級品。一番茶の芽が成長するとき，おおいをして日陰で育てる。これによりうまみ成分（テアニン）が増し，渋みのもとになるカテキンの増加を抑える。

●抹茶：玉露と同じように栽培した茶葉を原料とする。蒸した茶葉をもまずに乾燥させ，茎を除いて粉末にしたも

食品番号	索引番号	食品名 可食部100g当たり▶	廃棄率	エネルギー		水分	たんぱく質		脂質			脂肪酸					炭水化物						有機酸	灰分	無機質					
							アミノ酸組成によるたんぱく質	たんぱく質	脂肪酸のトリアシルグリセロール当量	コレステロール	脂質	飽和	一価不飽和	多価不飽和	n-3系多価不飽和	n-6系多価不飽和	利用可能炭水化物 単糖当量	利用可能炭水化物 質量計	差引き法による利用可能炭水化物	総食物繊維量	糖アルコール	炭水化物			ナトリウム	カリウム	カルシウム	マグネシウム	リン	鉄
			%	kJ	kcal	g	g	g	g	mg	g	g	g	g	g	g	g	g	g	g	g	g	g	g	mg	mg	mg	mg	mg	mg
		（混成酒類）																												
16022	2245	●梅酒	0	649	155	68.9	–	0.1	–	–	Tr						–	–	20.7*	–	–	20.7	–	0.1	4	39	1	2	3	Tr
16023	2246	●合成清酒	0	449	108	82.2	–	0.1	–	–	0						–	–	5.3*	–	–	5.3	–	0.1	11	3	2	Tr	5	0
16024	2247	●白酒	0	999	236	44.7	–	1.9	–	–	Tr						–	–	48.5*	–	–	48.1	–	Tr	5	14	3	4	14	0.1
16025	2248	●みりん ●本みりん	0	1015	241	47.0	0.2	0.3	–	–	Tr						26.8	26.6	43.3*	–	–	43.2	–	Tr	3	7	2	2	7	0
16026	2249	●本直し	0	748	179	68.2	(0.1)	0.1	–	–	Tr						–	–	14.4*	–	–	14.4	–	Tr	3	2	2	2	3	0
16027	2250	●薬味酒	0	763	181	62.6	–	Tr	–	–	Tr						–	–	26.8*	–	–	26.8	–	Tr	1	14	1	1	2	T
16028	2251	●キュラソー	0	1333	319	43.1	–	Tr	–	–	Tr						–	–	26.4*	–	–	26.4	–	Tr	1	Tr	Tr	0	0	0
16029	2252	●スイートワイン	0	523	125	75.2	–	0.1	–	–	0						(12.2)*	(12.2)	13.0	–	–	13.4	0.4	0.2	5	70	5	5	7	0.3
16030	2253	●ペパーミント	0	1260	300	41.0	–	0	–	–	0						–	–	37.6*	–	–	37.6	–	Tr	4	1	Tr	0	0	0
16031	2254	●ベルモット ●甘口タイプ	0	631	151	71.3	–	0.1	–	–	0						–	–	16.4*	–	–	16.4	–	0.1	4	29	6	5	7	0.3
16032	2255	●辛口タイプ	0	468	113	81.7	–	0.1	–	–	0						(3.1)*	(3.0)	3.7	–	–	3.7	–	0.1	4	26	8	6	8	0.3
● 16059	2256	●缶チューハイ ●レモン風味	0	211	51	91.4	–	0	–	(0)	Tr						1.8	1.8	2.6*	0.1	–	2.9	0.3	Tr	10	13	1	Tr	Tr	0
		＜茶類＞（緑茶類）																												
16033	2257	●玉露 ●茶	0	998	241	3.1	(22.7)	29.1	–	(0)	4.1						–	–	6.4*	43.9	–	43.9	–	6.3	11	2800	390	210	410	10.0
16034	2258	●浸出液	0	22	5	97.8	(1.0)	1.3	–	(0)	(0)						–	–	0.3*	–	–	Tr	–	0.5	2	340	4	15	30	0.2
16035	2259	●抹茶 ●茶	0	984	237	5.0	23.1	29.6	3.3	(0)	5.3	0.68	0.34	2.16	1.34	0.81	1.6	1.5	9.5*	38.5	–	39.5	–	7.4	6	2700	420	230	350	17.0
16036	2260	●せん茶 ●茶	0	948	229	2.8	(19.1)	24.5	2.9	(0)	4.7	0.62	0.25	1.94	1.35	0.59	–	–	8.4*	46.5	–	47.7	–	5.0	3	2200	450	200	290	20.0
16037	2261	●浸出液	0	7	2	99.4	(0.2)	0.2	–	(0)	(0)						–	–	0.3*	–	–	0.2	–	0.1	3	27	3	2	2	0.2
16038	2262	●かまいり茶 ●浸出液	0	2	1	99.7	(0.1)	0.1	–	(0)	(0)						–	–	0.1*	–	–	Tr	–	0.1	1	29	4	1	1	T
16039	2263	●番茶 ●浸出液	0	1	0	99.8	–	Tr	–	(0)	(0)						–	–	0.1*	–	–	0.1	–	0.1	2	32	5	1	2	0.2
16040	2264	●ほうじ茶 ●浸出液	0	1	0	99.8	–	Tr	–	(0)	(0)						–	–	Tr*	–	–	0.1	–	0.1	1	24	2	Tr	1	T
16041	2265	●玄米茶 ●浸出液	0	0	0	99.9	–	0	–	(0)	(0)						–	–	0*	0	–	0	–	0.1	2	7	2	1	1	T
		（発酵茶類）																												
16042	2266	●ウーロン茶 ●浸出液	0	1	0	99.8	–	Tr	–	(0)	(0)						–	–	0.1*	–	–	0.1	–	0.1	1	13	2	1	1	T
16043	2267	●紅茶 ●茶	0	974	234	6.2	–	20.3	–	(0)	2.5						–	–	13.6*	38.1	–	51.7	–	5.4	3	2000	470	220	320	17.
16044	2268	●浸出液	0	3	1	99.7	–	0.1	–	(0)	(0)						–	–	0.1*	–	–	0.1	–	Tr	1	8	1	1	2	

 なるほど！ **茶葉のサイズ**…紅茶は葉のよりが細かいほど色や香りが出やすく，細かいほうからD，BOPF，BOP，OPの表示があります。品質の良し悪しとは関係ありません。

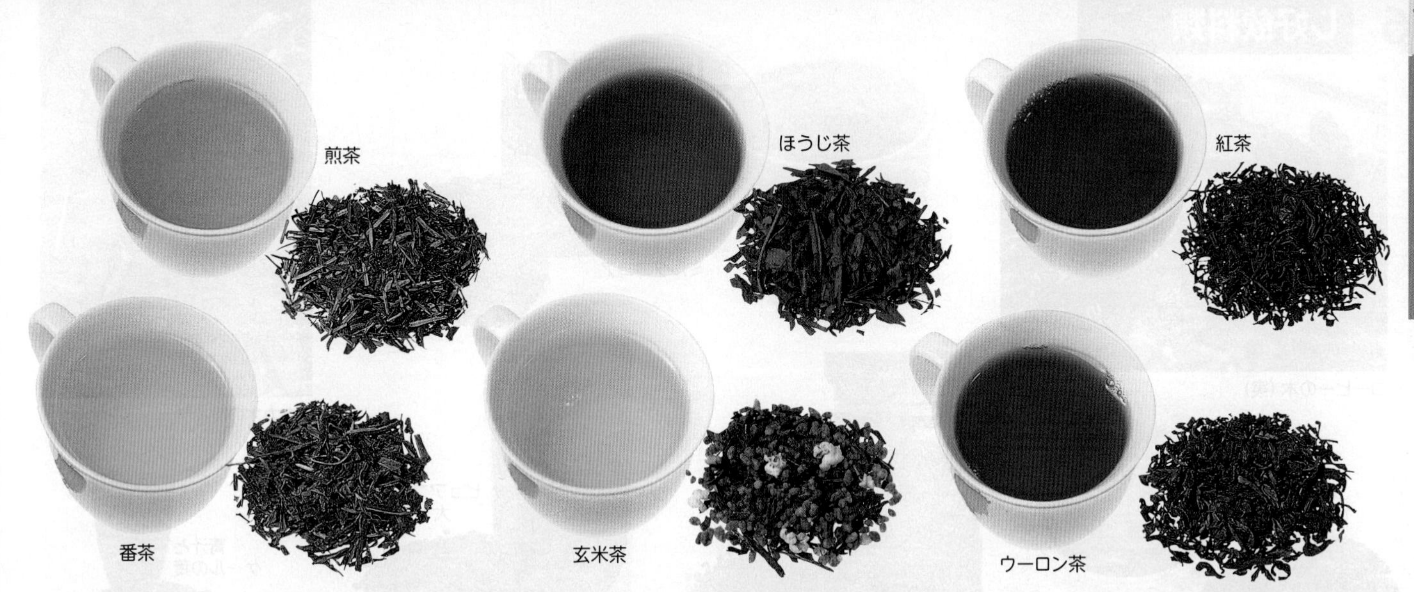

ので，これを茶の湯に使う。茎は茎茶に用いる。

●煎茶：緑茶の代表的なもので，生産量が多い。4月下旬～5月中旬にかけて収穫され，一番茶は新茶と呼ぶ。カテキン含量が多い。

●番茶：二番茶以降のかたくなった茶葉でつくったものをいう。

●ほうじ茶：番茶類を焙煎（ばいせん）し，香りをつけたものをいう。焙煎することで独特の香りがつく。口当たりはあっさりしている。

●玄米茶：炒った玄米を茶葉に混ぜたもの。香ばしい香りが特徴で，茶葉が少ない分，カフェインや渋みも少ない。

発酵茶類

Fermented teas　紅茶大1＝6g

●ウーロン茶（烏龍茶）：中国茶の一種。つみ取った茶葉を室内でしおれさせ，ある程度発酵したら釜で煎り，発酵作用を止める。そのあともみながら乾燥させた半発酵茶。発酵度30～70%。台湾産，中国産がある。

●紅茶：つみとった茶葉をもみ，大気中に放置して発酵させながら乾燥したもの。しおれさせ，もみながら発酵させて乾燥した発酵茶。ダージリン，アールグレイ，アッサムなど多くの種類がある。良質な紅茶を生産する国として知られるのはインド，スリランカ，中国などである。世界で「ティー」といえば紅茶をさし，欧米では葉の色からブラックティーとも呼ぶ。リーフティーのほか，手軽なティーバッグも利用されている。

飲み方：ストレートティー，ミルクティー，レモンティー，アイスティー，ジャムを入れるロシアンティーなどがある。

無機質							ビタミン（脂溶性）												ビタミン（水溶性）										食塩相当量	アルコール	備考
							A							E																	
								カロテン						トコフェロール																	
亜鉛	銅	マンガン	ヨウ素	セレン	クロム	モリブデン	レチノール	α	β	β-クリプトキサンチン	β-カロテン当量	レチノール活性当量	D	α	β	γ	δ	K	B1	B2	ナイアシン	ナイアシン当量	B6	B12	葉酸	パントテン酸	ビオチン	C			
mg	mg	mg	µg	µg	µg	µg	µg	µg	µg	µg	µg	µg	µg	mg	mg	mg	mg	µg	mg	mg	mg	mg	mg	µg	µg	mg	µg	mg	g	g	
Tr	0.01	0.01	0	0	1	Tr	(0)	–	–	–	(0)	(0)	–	–	–	–	–	–	0	0.01	Tr	Tr	0.01	0	0	0	0.1	0	0	10.2	アルコール：13.0容量%（100g：96.2mL，100mL：103.9g）
Tr	Tr	0	–	–	–	–	(0)	–	–	–	(0)	(0)	–	–	–	–	–	–	0	0	0	Tr	0.01	0	0	0	–	0	0	12.3	アルコール：15.5容量%（100g：99.7mL，100mL：100.3g）
0.3	0.08	0.27	–	–	–	–	(0)	–	–	–	(0)	(0)	–	–	–	–	–	–	0.02	0.01	0.1	0.4	0.02	0	1	0.10	–	1	0	4.9	アルコール：7.4容量%（100g：82.6mL，100mL：121.0g）
0	0.05	0.04	–	–	–	–	(0)	–	–	–	(0)	(0)	–	–	–	–	–	–	Tr	0	Tr	Tr	0.01	0	0	0	–	0	0	9.5	アルコール：14.0容量%（100g：85.5mL，100mL：117.0g）
Tr	Tr	0.06	–	–	–	–	(0)	–	–	–	(0)	(0)	–	–	–	–	–	–	0	0	0	0	0	0	0	0	–	0	0	17.3	別名：やなぎかげ　アルコール：22.4容量%　（100g：97.0mL，100mL：103.1g）
Tr	Tr	0.08	–	–	–	–	(0)	–	–	–	(0)	(0)	–	–	–	–	–	–	0	0	0.1	0.1	0.01	0	0	0	–	0	0	10.6	アルコール：14.6容量%（100g：91.5mL，100mL：109.3g）
Tr	0.01	0	–	–	–	–	(0)	–	–	–	(0)	(0)	–	–	–	–	–	–	0	0	0	0	0	0	0	0	–	0	0	30.5	試料：オレンジキュラソー　アルコール：40.4容量%　（100g：95.0mL，100mL：105.3g）
Tr	Tr	0.01	–	–	–	–	(0)	–	–	–	(0)	(0)	–	–	–	–	–	–	0	Tr	Tr	Tr	0.01	0	0	0	–	0	0	11.1	アルコール：14.5容量%，酢酸：0.1g（100 g：96.4 mL，100 mL：103.7g）
Tr	Tr	0	–	–	–	–	(0)	–	–	–	(0)	(0)	–	–	–	–	–	–	0	0	0	0	0	0	0	0	–	0	0	21.4	アルコール：30.2容量%（100g：89.3mL，100mL：112.0g）
Tr	0.01	0.01	–	–	–	–	–	–	–	–	–	–	–	–	–	–	–	–	0	0	0.1	0.1	Tr	0	0	0.06	–	0	0	12.1	アルコール：16.0容量%（100g：95.5mL，100mL：104.7g）
Tr	0.01	0.01	–	–	–	–	–	–	–	–	–	–	–	–	–	–	–	–	0	0	0.1	0.1	Tr	0	0	0	–	0	0	14.4	アルコール：18.0容量%（100g：100.5mL，100mL：99.5g）
0	Tr	0	0	0	0	0	(0)	0	0	0	0	(0)	(0)	0	0	0	0	(0)	0	0	0	0	0	(0)	0	0	0	0	0	5.6	アルコール：7.1容量%（100g：99.9ml，100ml：100.1g）
4.3	0.84	71.00	–	–	–	–	(0)	–	–	–	21000	1800	(0)	16.0	0.1	1.5	0	4000	0.30	1.16	6.0	(14.0)	0.69	(0)	1000	4.10	–	110	0	–	カフェイン：3.5g，タンニン：10.0g
0.3	0.02	4.60	–	–	–	–	(0)	–	–	–	(0)	(0)	(0)	–	–	–	–	Tr	0.02	0.11	0.6	(1.0)	0.07	(0)	150	0.24	–	19	0	–	浸出法：茶10g/60℃ 60mL，2.5分　カフェイン：0.16g，タンニン：0.23g
6.3	0.60	–	–	–	–	–	(0)	–	–	–	29000	2400	(0)	28.0	0	0	0	2900	0.60	1.35	4.0	12.0	0.96	(0)	1200	3.70	–	60	0	–	粉末製品　（100g：182mL，100mL：55g）カフェイン：3.2g，タンニン：10.0g，硝酸イオン：Tr
3.2	1.30	55.00	4	3	8	1	(0)	–	–	–	13000	1100	(0)	65.0	6.2	7.5	0	1400	0.36	1.43	4.1	(11.0)	0.46	(0)	1300	3.10	52.0	260	0	–	カフェイン：2.3g，タンニン：13.0g
Tr	0.01	0.31	0	0	0	0	(0)	–	–	–	(0)	(0)	(0)	–	–	–	–	Tr	0	0.05	0.2	(0.3)	0.01	(0)	16	0.04	0.8	6	0	–	浸出法：茶10g/90℃ 430mL，1分　カフェイン：0.02g，タンニン：0.07g
Tr	Tr	0.37	–	–	–	–	(0)	–	–	–	(0)	(0)	(0)	–	–	–	–	0	0	0.04	0.1	(0.1)	0.01	(0)	18	0	–	4	0	–	浸出法：茶10g/90℃ 430mL，1分　カフェイン：0.01g，タンニン：0.05g
Tr	0.01	0.19	–	–	–	–	(0)	–	–	–	(0)	(0)	(0)	–	–	–	–	Tr	0	0.03	0.2	0.2	0.01	(0)	7	0	–	3	0	–	浸出法：茶15g/90℃ 650mL，0.5分　カフェイン：0.01g，タンニン：0.03g
Tr	0.01	0.26	–	–	–	–	(0)	–	–	–	(0)	(0)	(0)	–	–	–	–	0	0	0.02	0.1	0.1	Tr	(0)	13	0	–	Tr	0	–	浸出法：茶15g/90℃ 650mL，0.5分　カフェイン：0.02g，タンニン：0.04g
Tr	0.01	0.15	–	–	–	–	(0)	(0)	(0)	(0)	(0)	(0)	(0)	(0)	(0)	(0)	(0)	0	0	0.01	0.1	0.1	0.01	(0)	3	0	–	1	0	–	浸出法：茶15g/90℃ 650mL，0.5分　カフェイン：0.01g，タンニン：0.01g
Tr	Tr	0.24	0	0	0	0	(0)	–	–	–	(0)	(0)	(0)	–	–	–	–	0	0	0.03	0.1	0.1	Tr	(0)	2	0	0.2	0	0	–	浸出法：茶15g/90℃ 650mL，0.5分　カフェイン：0.02g，タンニン：0.03g
4.0	2.10	21.00	6	8	18	2	(0)	–	–	–	900	75	(0)	9.8	0	1.6	0	1500	0.10	0.80	10.0	13.0	0.28	(0)	210	2.00	32.0	0	0	–	カフェイン：2.9g，タンニン：11.0g
Tr	0.01	0.22	0	0	0	0	(0)	–	–	–	(0)	(0)	(0)	–	–	–	–	6	0	0.01	0.1	0.1	0.01	(0)	3	0	0.2	0	0	–	浸出法：茶5g/熱湯360mL，1.5分～4分　カフェイン：0.03g，タンニン：0.10g

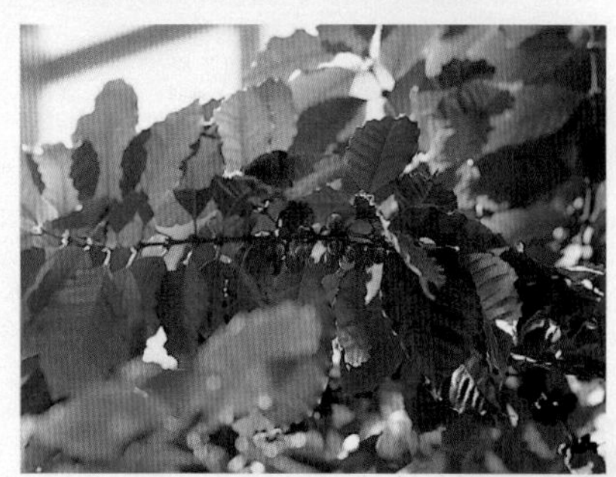

コーヒーの木（実）

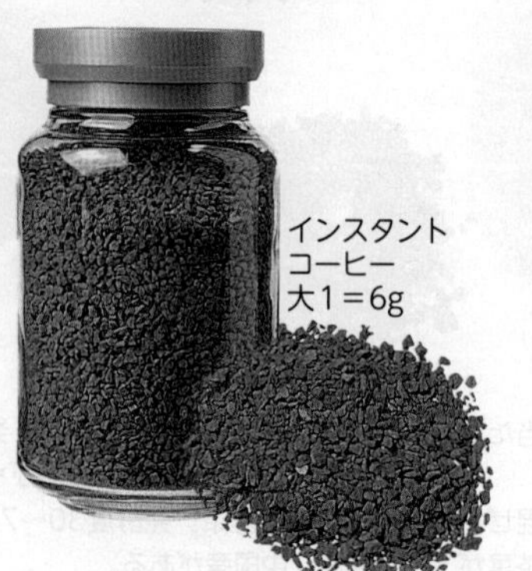

インスタントコーヒー
大1＝6g

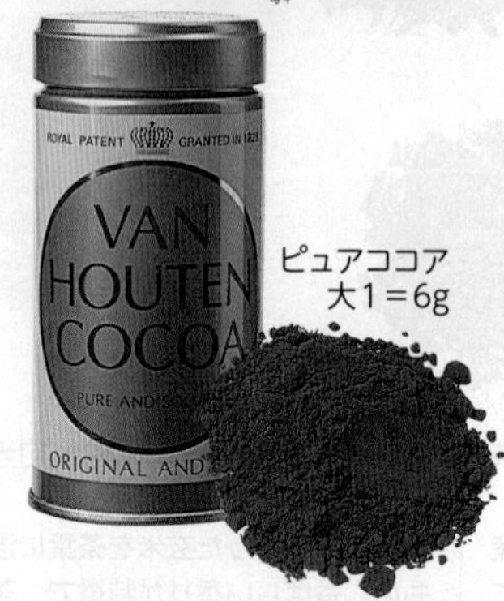

ミルクココア

ピュアココア
大1＝6g

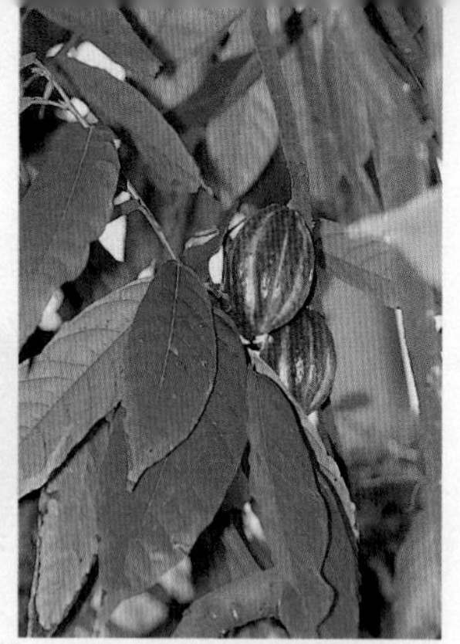

カカオの実

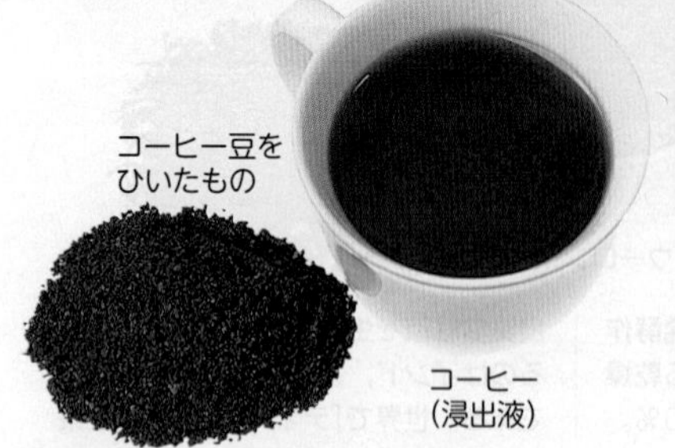

コーヒー豆をひいたもの

コーヒー（浸出液）

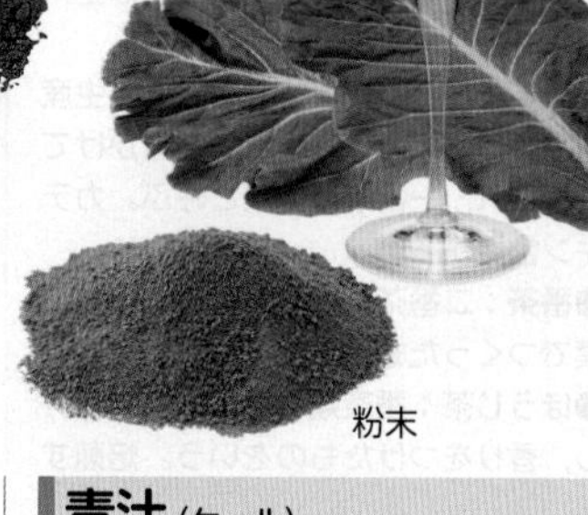

青汁とケールの葉

粉末

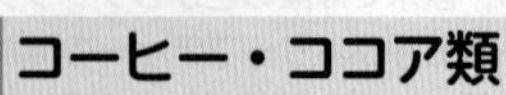

コーヒー・ココア類
Caffees and Cocoas

●コーヒー：コーヒーの木の果実から採取した種子（コーヒー豆）を焙煎（ばいせん）したもの。粉末にして湯で浸出する。原産地はアフリカ。日本へは，17世紀半ばごろにオランダ人によってもたらされた。一般の人が愛飲するようになったのは大正時代になってからである。

特徴：好みの味のコーヒーを飲むためには，豆の種類，ローストの仕方，豆の配合，豆のひき方，いれ方など，さまざまな要素がある。いれ方は，ドリップ，サイフォン，パーコレーター，エスプレッソ，コーヒーメーカーなどがある。

種類：キリマンジャロ，ブルーマウンテン，コロンビア，モカ，ブラジルなど種類が多く，それぞれ味と風味に特徴がある。

●インスタントコーヒー：コーヒー液をフリーズドライ製法などで製品化したもの。手軽に飲め，製品が高級化・多様化したことから，需要が多い。

利用法：湯で溶いてそのまま飲むほか，ゼリーやケーキの風味づけにも使う。

●ココア：カカオの果実から採取したカカオ豆（チョコレートの原料）を脱脂して微粉末にしたものである。牛乳や湯で溶いて飲む。栄養価が高い。ヨーロッパなどでは，ホットチョコレート，ショコラと呼ぶ。

飲み方：ピュアココアは原料がココアパウダーのみであるため，砂糖と牛乳を加えて練り混ぜてからあたためて飲む。ミルクココアは糖類や粉乳が添加されているため，湯や牛乳を加えるだけで飲める。

青汁（ケール）
Kale juice　1回分＝3g

緑葉野菜をしぼった汁。一般的な市販品はそれを乾燥処理してつくられる粉末である。原料がケール主体のものと大麦若葉主体のものとがあり，健康増進のため飲まれることが多い。

食品番号	索引番号	食品名（可食部100g当たり）	廃棄率 %	エネルギー kJ	エネルギー kcal	水分 g	たんぱく質：アミノ酸組成によるたんぱく質 g	たんぱく質 g	脂質：脂肪酸のトリアシルグリセロール当量 g	コレステロール mg	脂質 g	脂肪酸：飽和 g	一価不飽和 g	多価不飽和 g	n-3系多価不飽和 g	n-6系多価不飽和 g	炭水化物：利用可能炭水化物 単糖当量 g	質量計 g	差引き法による g	総食物繊維量 g	糖アルコール g	炭水化物 g	有機酸 g	灰分 g	ナトリウム mg	カリウム mg	カルシウム mg	マグネシウム mg	リン mg	鉄 mg
		<コーヒー・ココア類>																												
		コーヒー																												
16045	2269	●浸出液	0	16	4	98.6	(0.1)	0.2	(Tr)	0	Tr	(0.01)	(Tr)	(0.01)	(0)	(0.01)	(0)	(0)	0.8*	–	–	0.7	–	0.2	1	65	2	6	7	Tr
16046	2270	●インスタントコーヒー	0	1220	287	3.8	(6.0)	14.7	0.2	0	0.3	0.09	0.02	0.10	Tr	0.09	–	–	65.3*	–	–	56.5	–	8.7	32	3600	140	410	350	3.0
16047	2271	●コーヒー飲料，乳成分入り，加糖	0	161	38	90.5	–	0.7	0.2	–	0.3	0.16	0.06	0.01	Tr	0.01	–	–	8.3*	–	–	8.2	–	0.3	30	60	22	6	19	0.1
		ココア																												
16048	2272	●ピュアココア	0	1603	386	4.0	13.5	18.5	20.9	1	21.6	12.40	6.88	0.70	0.04	0.66	10.6	9.6	23.5*	23.9	–	42.4	0.7	7.5	16	2800	140	440	660	14.0
16049	2273	●ミルクココア	0	1690	400	1.6	–	7.4	6.6	–	6.8	3.98	2.05	0.24	0.02	0.22	–	–	75.1*	5.5	–	80.4	–	2.6	270	730	180	130	240	2.9
		<その他>																												
16056	2274	●青汁 ●ケール	0	1307	312	2.3	10.8	13.8	2.8	0	4.4	0.55	0.10	2.08	1.29	0.52	–	–	46.7*	28.0	–	70.2	–	8.6	230	2300	1200	210	270	2.9
16050	2275	●甘酒	0	322	76	79.7	(1.3)	1.7	–	(0)	0.1						(18.3)*	(16.9)	18.3	0.4	–	18.3	–	0.2	60	14	3	5	21	0.1
16051	2276	●昆布茶	0	734	173	1.4	7.5	5.2	–	0	0.2						35.1*	33.4	34.5	2.8	2.3	42.0	–	51.3	20000	580	88	51	14	0.5
16057	2277	●スポーツドリンク	0	88	21	94.7	–	0	–	0	Tr						–	–	5.1*	Tr	–	5.1	–	0.1	31	26	8	3	0	Tr
		（炭酸飲料類）																												
16052	2278	●果実色飲料	0	218	51	87.2	–	Tr	–	(0)	Tr						–	–	12.8*	–	–	12.8	–	Tr	2	1	3	0	Tr	Tr
16053	2279	●コーラ	0	196	46	88.5	–	0.1	–	(0)	Tr						(12.2)*	(12.0)	11.4	–	–	11.4	–	Tr	2	Tr	2	1	11	Tr
16054	2280	●サイダー	0	173	41	89.8	–	Tr	–	(0)	Tr						(9.0)	(9.0)	10.2*	–	–	10.2	–	0	4	Tr	1	Tr	0	Tr
16058	2281	●ビール風味炭酸飲料	0	23	5	98.6	0.1	0.1	–	(0)	Tr						–	–	1.2*	–	–	1.2	–	Tr	3	9	2	1	8	0
● 16061	2282	なぎなたこうじゅ●浸出液	0	1	0	99.9	–	0		–	Tr						–	–	Tr*	–	–	Tr	–	0	Tr	7	1	Tr	1	Tr
16055	2283	麦茶●浸出液	0	5	1	99.7	–	Tr	–	(0)	(0)						–	–	0.3*	–	–	0.3	–	Tr	1	6	2	Tr	1	Tr

 なるほど! **コーヒーの焙煎**…色の浅いほうから，ミディアム（アメリカン），ハイ（家庭用・喫茶店用），イタリアン（最も深煎り）となっています。

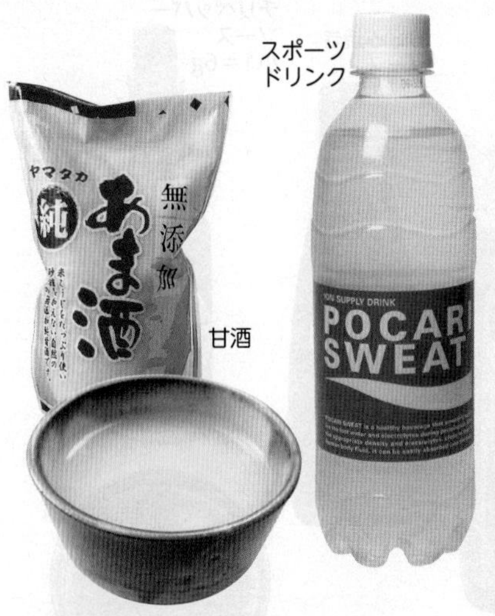

スポーツドリンク

甘酒

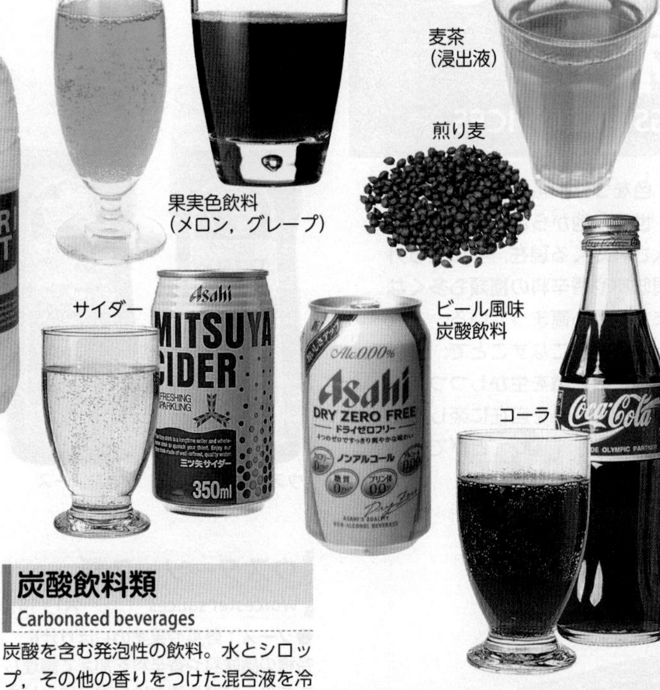

果実色飲料（メロン，グレープ）

サイダー

ビール風味炭酸飲料

麦茶（浸出液）

煎り麦

コーラ

甘酒

Ama-zake　1C＝250g

ご飯やおかゆに米こうじを混ぜて保温し，米のでんぷんを糖化させた，アルコールをほとんど含まない甘い飲み物。昔から，庶民の手づくりの甘味飲料として親しまれ，一夜酒とも呼ばれた。現在でも，寒い時期の飲み物として好まれている。市販品もある。

スポーツドリンク

Sports drink

運動中の発汗によって失われた水分や無機質を効率よく補給することを目的とした飲料。疲労回復のためのエネルギー源として糖分を含むものがほとんどで，そのほかにクエン酸，各種アミノ酸，ビタミンを添加したものが多い。

炭酸飲料類

Carbonated beverages

炭酸を含む発泡性の飲料。水とシロップ，その他の香りをつけた混合液を冷やし，炭酸ガスを吸収させたもので，果実色飲料，コーラ，サイダーがある。一般に糖分が多く，100mL中に10～12ｇ含まれる。1缶で35～42ｇ（約大さじ4）もの砂糖分をとることになる。

●**コーラ**：コーラの種子から抽出したエキスにシロップや酸味料，香料，カラメル，炭酸ガスを加えたもの。

●**サイダー**：炭酸水に砂糖，酸味料，香料等を加えた清涼飲料水。庶民的な飲み物として親しまれるラムネも，サイダーと同じ。イギリス，アメリカでは，りんごを発酵させたりんご酒（シードル）をサイダーと呼ぶ。

●**ビール風味炭酸飲料**：ノンアルコール飲料の一種で，ビール風味をもつ発泡性炭酸飲料。ビールテイスト飲料とも呼ばれる。

麦茶

Mugi-cha　煎り麦大1＝6g

大麦や裸麦を焙煎した煎り麦を煮出してつくる飲料。麦湯ともいう。夏に冷やして飲まれることが多い。水出し用のティーバッグも出回っている（p.9参照）。

豆知識

コーヒーの抽出法

●**ドリップ式**

ネル製のこし袋またはペーパーフィルターをサーバーにセットし，ポットの口にのせ，湯を注ぎながら抽出する。コーヒーは中びきを使い，湯は少量ずつとぎれないように注ぐ。

●**サイフォン式**

サイフォンの原理を応用していれる方法。下のフラスコに水を入れ，上のロートにコーヒーを入れる。フラスコを加熱すると熱湯がロートのパイプを上昇し，コーヒーが抽出される。火を消すと，抽出の終わった液が下のフラスコに落ちる。

●**パーコレーター式**

サイフォン式の応用。ポットの上に組み込まれた濾過（ろか）器に粗びきのコーヒーを入れ，下のポットに水を入れて温める。ポット内で，沸騰した湯を循環させながらコーヒーを抽出させる。

無機質 亜鉛 mg	無機質 銅 mg	無機質 マンガン mg	無機質 ヨウ素 µg	無機質 セレン µg	無機質 クロム µg	無機質 モリブデン µg	ビタミン(脂溶性) A レチノール µg	A カロテン α µg	A カロテン β µg	A β-クリプトキサンチン µg	A β-カロテン当量 µg	A レチノール活性当量 µg	D µg	E トコフェロール α mg	E トコフェロール β mg	E トコフェロール γ mg	E トコフェロール δ mg	K µg	ビタミン(水溶性) B₁ mg	B₂ mg	ナイアシン mg	ナイアシン当量 mg	B₆ mg	B₁₂ µg	葉酸 µg	パントテン酸 mg	ビオチン µg	C mg	食塩相当量 g	アルコール g	備考
Tr	0	0.03	0	0	0	0	0	0	0	0	0	0	0	0	0	0	0	0	0	0.01	0.8	(0.8)	0	0	0	0	1.7	0	0	–	浸出法：コーヒー粉末10g/熱湯150mL カフェイン：0.06g，タンニン：0.25g
0.4	0.03	1.90	8	5	2	7	(0)	–	–	–	0	(0)	(0)	0.1	0.2	0	0	Tr	0.02	0.14	47.0	(48.0)	0.01	0.1	8	0	88.0	(0)	0.1	–	顆粒製品 カフェイン：4.0g，タンニン：12.0g
0.1	0.01	0.02	2	Tr	0	Tr	0	–	–	–	(0)	(0)	–	0	0	0	0	0	0.01	0.04	0.3	0.4	Tr	–	0	0.11	2.5	(0)	0.1	–	別名：缶コーヒー　試料：缶製品 (100 g：98mL, 100 mL：102g)
7.0	3.80	–	–	–	–	–	0	–	–	–	30	3	(0)	0.3	0	4.3	0.1	2	0.16	0.22	2.3	6.6	0.08	0	31	0.85	–	0	0	–	別名：純ココア　粉末製品 (100g：222mL，100 mL：45g) テオブロミン：1.7g，カフェイン：0.2g，ポリフェノール：4.1g
2.1	0.93	0.74	–	–	–	–	8	–	–	–	Tr	8	–	0.4	0	1.2	0.1	0	0.07	0.42	0.3	1.5	0.07	–	12	0.90	–	(0)	0.7	–	別名：インスタントココア，調整ココア　粉末製品　テオブロミン：0.3g，カフェイン：Tr，ポリフェノール：0.9g
1.8	0.17	2.75	5	9	12	130	0	24	10000	110	10000	860	0	9.4	0.1	1.0	0	1500	0.31	0.80	6.0	10.0	0.75	0	820	1.31	20.0	1100	0.6	–	粉末製品 硝酸イオン：0.7g
0.3	0.05	0.17	–	–	–	–	(0)	–	–	–	(0)	(0)	(0)	Tr	0	0	0	0	0.01	0.03	0.2	(0.6)	0.02	–	8	0	–	(0)	0.2	–	(100g：96mL，100mL：104g)
0.3	Tr	0.03	26000	2	13	1	0	0	30	1	31	3	0	Tr	0	0	0	13	0.01	0.02	0.1	0.1	Tr	0	11	0.01	0.5	6	51.3	–	粉末製品 (100g：198mL, 100mL：51g)
0	0	0	–	–	–	–	0	0	0	0	0	0	0	0	0	0	0	0	0	0	0.8	0.8	0.12	0	0	Tr	–	Tr	0.1	–	(100g：99mL，100mL：101g)
0	Tr	0	1	0	0	0	(0)	–	–	–	0	(0)	(0)	–	–	–	–	–	0	0	0	0	–	–	–	–	0	0	0	–	試料：無果汁のもの (100g：98mL, 100mL：102g) ビタミンC：添加品あり
Tr	Tr	0	–	–	–	–	(0)	–	–	–	0	(0)	(0)	–	–	–	–	–	0	0	0	Tr	–	–	–	–	–	0	0	–	(100g：98mL，100mL：103g)
0.1	0.02	0	–	–	–	–	(0)	–	–	–	(0)	(0)	(0)	–	–	–	–	–	0	0	0	0	–	–	–	–	–	0	0	–	(100g：98mL，100mL：103g)
0	Tr	0	–	–	–	–	(0)	(0)	(0)	(0)	(0)	(0)	(0)	(0)	(0)	(0)	(0)	(0)	0	0	0.1	0.1	Tr	0	1	0.02	–	8	0	–	別名：ノンアルコールビール (100g：99.5mL, 100mL：100.5g)
0	Tr	Tr	0	0	0	0	–	–	–	–	–	–	–	–	–	–	–	–	0	0	Tr	Tr	0	–	1	0	Tr	0	0	–	浸出法：焙煎した茎葉及び花6g/水2000mL，加熱・沸騰後10分煮出し，タンニン：0g
0.1	Tr	Tr	0	0	0	0	(0)	–	–	–	(0)	(0)	(0)	0	0	0	0	0	0	0	0	0	0	–	0	0	0.1	(0)	0	–	浸出法：麦茶50g/湯1500mL，沸騰後5分放置

17 調味料及び香辛料類

SEASONINGS AND SPICES

調味料や香辛料は，食材に味や香り，色をつけ，私たちの食生活を豊かにしてくれる大切な脇役である。世界各地からさまざまな食品が輸入されてくる現在，手に入る外国の調味料や香辛料の種類も多くなり，また需要も高まっている。これらを上手に使いこなすことで，食材の風味などの特徴を生かしつつ，多様化した味の好みを自在に楽しむことができる。

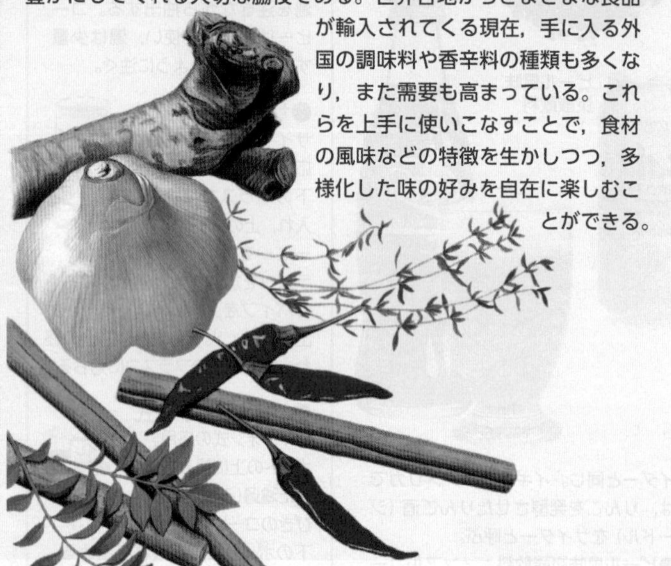

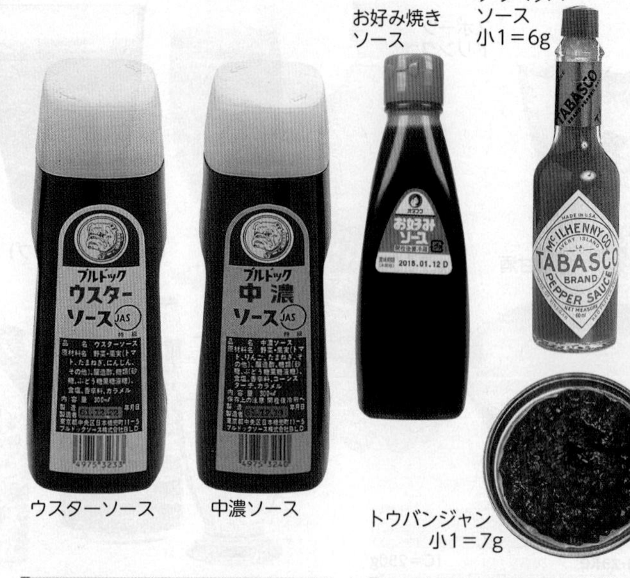

ウスターソース　中濃ソース　お好み焼きソース　チリペッパーソース 小1＝6g　トウバンジャン 小1＝7g

ウスターソース類

Worcester sauces　大1＝18 g

●ソース：野菜や果実のしぼり汁に，各種の調味料や香辛料を加えて調理したもの。粘度や味つけの違いによりウスターソース，中濃ソース，濃厚ソース，お好み焼きソースなどに分けられる。料理にかけたり，味つけに使う。

辛味調味料類

Hot seasonings

●トウバンジャン（豆板醤）：中国特有の含塩発酵調味料。そら豆を原料にしてつくったみそに，唐辛子を入れて発酵・熟成させる。中国の四川省で多くつくられる。ピリッと辛く，日本では麻婆（マーボー）豆腐などの調味料に使う。

食品番号	索引番号	食品名（可食部100g当たり）	廃棄率	エネルギー	エネルギー	水分	たんぱく質: アミノ酸組成によるたんぱく質	たんぱく質: たんぱく質	脂質: 脂肪酸のトリアシルグリセロール当量	脂質: コレステロール	脂質: 脂質	脂肪酸: 飽和	脂肪酸: 一価不飽和	脂肪酸: 多価不飽和	脂肪酸: n-3系多価不飽和	脂肪酸: n-6系多価不飽和	炭水化物: 利用可能炭水化物 単糖当量	炭水化物: 利用可能炭水化物 質量計	炭水化物: 差引き法による	炭水化物: 総食物繊維量	炭水化物: 糖アルコール	炭水化物: 炭水化物	有機酸	灰分	無機質: ナトリウム	無機質: カリウム	無機質: カルシウム	無機質: マグネシウム	無機質: リン	無機質: 鉄
			%	kJ	kcal	g	g	g	g	mg	g	g	g	g	g	g	g	g	g	g	g	g	g	g	mg	mg	mg	mg	mg	mg
		＜調味料類＞																												
		（ウスターソース類）																												
17001	2284	●ウスターソース	0	497	117	61.3	0.7	1.0	Tr	–	0.1	0.01	Tr	Tr	0	Tr	24.1	23.8	27.0*	0.5	0	27.1	1.5	9.0	3300	190	59	24	11	1.6
17002	2285	●中濃ソース	0	546	129	60.9	0.5	0.8	Tr	–	0.1	0.01	Tr	0.01	Tr	0.01	26.9	26.6	30.1*	1.0	0	30.9	1.3	6.3	2300	210	61	23	16	1.7
17003	2286	●濃厚ソース	0	552	130	60.7	–	0.9	–	–	0.1						(27.1)	(26.7)	29.8*	1.0	0	30.9	1.3	6.2	2200	210	61	26	17	1.5
17085	2287	●お好み焼きソース	0	610	144	58.1	1.3	1.6	Tr	Tr	0.1	0.01	0.01	0.01	Tr	0.01	29.6	29.1	33.5*	0.9	0	33.7	0.8	5.5	1900	240	31	20	28	0.9
		（辛味調味料類）																												
17004	2288	●トウバンジャン	0	205	49	69.7	–	2.0	1.8	3	2.3	0.34	0.29	1.12	0.10	1.02	–	–	4.1*	4.3	–	7.9	–	18.1	7000	200	32	42	49	2.3
17005	2289	●チリペッパーソース	0	246	58	84.1	(0.5)	0.7	(0.4)	–	0.5	(0.07)	(0.04)	(0.26)	(Tr)	(0.26)	–	–	13.1*	–	–	12.8	–	1.9	630	130	15	13	24	1.5
17006	2290	●ラー油	0	3648	887	0.1	–	0.1	(97.5)	(0)	99.8	(14.58)	(35.51)	(43.15)	(0.40)	(42.75)	–	–	2.3*	–	–	Tr	–	Tr	Tr	Tr	Tr	Tr	Tr	0.1
		（しょうゆ類）																												
17007	2291	●こいくちしょうゆ	0	323	76	67.1	6.1	7.7	–	(0)	0						1.6	1.6	8.6*	(Tr)	0.1	7.9	0.9	15.1	5700	390	29	65	160	1.7
17086	2292	●こいくちしょうゆ，減塩	0	289	68	74.4	(6.4)	8.1	–	(0)	Tr						(1.3)	(1.3)	10.0*	(0)	0.1	9.0	0.7	8.5	3300	260	31	74	170	2.1
17008	2293	●うすくちしょうゆ	0	252	60	69.7	4.9	5.7	–	(0)	0						2.6	2.6	6.1*	(Tr)	–	5.8	0.5	16.8	6300	320	24	50	130	1.1
● 17139	2294	●うすくちしょうゆ，低塩	0	323	77	70.9	5.5	6.4	–	(0)	Tr						2.5	2.5	7.8*	(Tr)	–	7.6	0.8	12.1	5000	330	19	54	130	1.0
17009	2295	●たまりしょうゆ	0	471	111	57.3	9.2	11.8	–	(0)	0						–	–	18.5*	(0)	–	15.9	–	15.0	5100	810	40	100	260	2.7
17010	2296	●さいしこみしょうゆ	0	430	101	60.7	(7.6)	9.6	–	(0)	0						(2.0)	(1.9)	16.7*	(0)	0.1	15.9	1.1	13.8	4900	530	23	89	220	2.1
17011	2297	●しろしょうゆ	0	365	86	63.0	(2.0)	2.5	–	(0)	0						(1.8)	(1.8)	18.6*	(0)	0.1	19.2	1.0	15.3	5600	95	13	34	76	0.7
17087	2298	●だししょうゆ	0	167	39	(83.2)	(3.1)	(4.0)	–	0	0						(0.8)	(0.8)	(4.5)*	(Tr)	(0.1)	(4.1)	(0.4)	(7.7)	(2800)	(230)	(16)	(35)	(89)	(0.9)
17088	2299	●照りしょうゆ	0	727	172	(55.0)	(1.9)	(2.4)	–	0	0						(20.5)	(20.4)	(36.0)*	(Tr)	(Tr)	(35.7)	(0.1)	(4.2)	(1600)	(110)	(10)	(20)	(51)	(0.5)
		（食塩類）																												
17012	2300	●食塩	0	0	0	0.1	–	0	–	(0)	0						–	–	0*	(0)	–	0	–	99.9	39000	100	22	18	(0)	Tr
17013	2301	●並塩	0	0	0	1.8	–	0	–	(0)	0						–	–	0*	(0)	–	0	–	98.2	38000	160	55	73	(0)	Tr
● 17146	2302	●減塩タイプ食塩，調味料含む	0	217	50	Tr	–	(0)	–	(0)	(0)						–	–	0*	0	–	(16.7)	16.7	(83.2)	19000	19000	2	240	(0)	0.1
● 17147	2303	●減塩タイプ食塩，調味料不使用	0	0	0	2.0	–	(0)	–	(0)	(0)						–	–	0*	0	–	0	–	(98.0)	18000	25000	390	530	(0)	0.1
17014	2304	●精製塩，家庭用	0	0	0	Tr	–	0	–	(0)	0						–	–	0*	(0)	–	0	–	100	39000	2	0	87	(0)	0
17089	2305	●精製塩，業務用	0	0	0	Tr	–	0	–	(0)	0						–	–	0*	(0)	–	0	–	100	39000	2	0	0	(0)	0

なるほど！ 調味料「さしすせそ」…和食の基本調味料。「さ：砂糖，し：塩，す：酢，せ：しょうゆ，そ：みそ」のことで，この順番で味つけをするとよいといわれます。

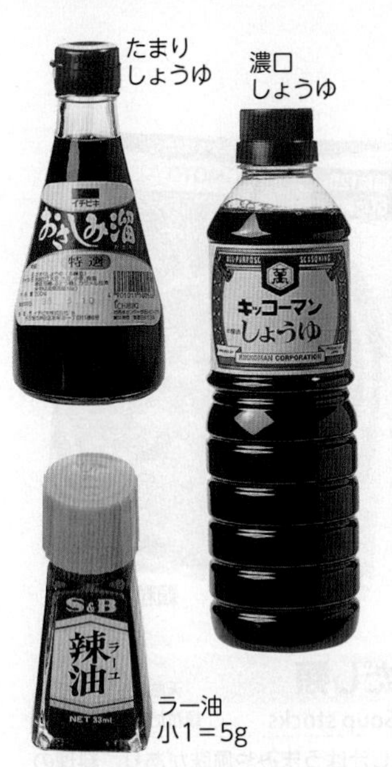

たまりしょうゆ

ラー油 小1＝5g

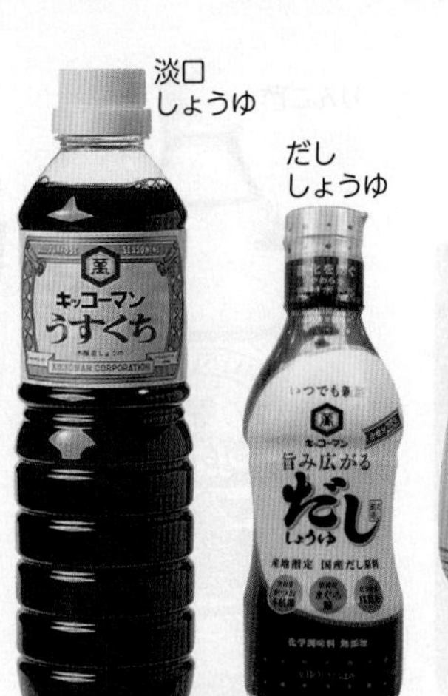

濃口しょうゆ

淡口しょうゆ

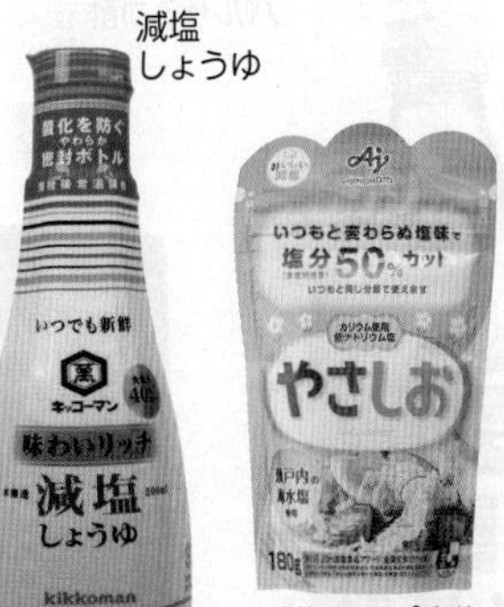

だししょうゆ

減塩しょうゆ

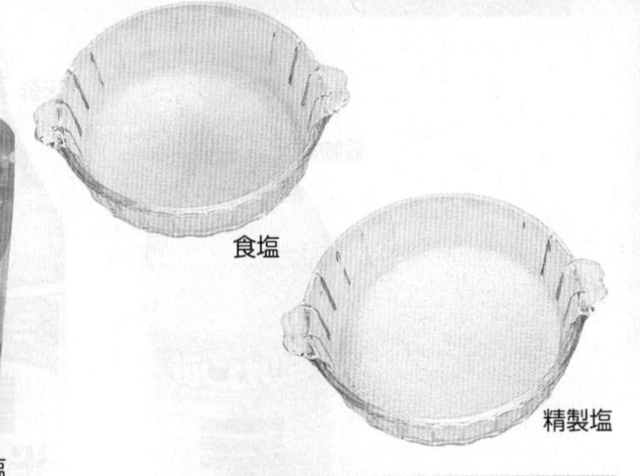

減塩タイプ食塩

食塩

精製塩

●チリペッパーソース：通称タバスコ。唐辛子の辛味種のタバスコに酢などを混ぜたもの。ピザなどにふりかける。

●ラー油（辣油）：ごま油に辛い唐辛子を入れて熱し，唐辛子の辛味，香りや色を移した油。ぎょうざなどのつけじょうゆに入れたり，味のアクセントに辛味調味料として使ったりする。

しょうゆ類（醤油類）

Syoyu:soy sauces 大1＝18 g

●しょうゆ：日本人に最も親しまれ，日常の食事に欠かせない。大豆・小麦・食塩を原料とした発酵食品である。

<濃口（こいくち）しょうゆ>一般にいうしょうゆのこと。煮物，焼き物などの味つけに幅広く使える。

<淡口（うすくち）しょうゆ>色は薄いが，食塩の含有量が濃口しょうゆより高い。おもに関西で，材料の色や風味を生かした料理に用いる。

<たまりしょうゆ>ほとんど大豆だけを原料として長期間熟成させる。しょうゆの元祖といえるもの。おもに東海地方で発達。さしみや寿司のつけじょうゆなどに使う。

<再仕込みしょうゆ>製造の過程で，食塩水につけるところを生揚（きあ）げしょうゆを使って仕込んだ濃厚なもの。さしみや寿司のつけじょうゆに使う。

<減塩しょうゆ>通常のしょうゆを製造後，食塩だけを特殊な方法で取り除き，うまみ，香りなど，他の成分はそのまま残したもの。

<だししょうゆ>しょうゆにだしを加え，調理の簡便性向上やうまみによる減塩を目的とした調味料。

食塩類

Edible salts 小1＝6 g

●塩：調味料の中でも最も基本となるもの。主成分は塩化ナトリウムで，家庭で使われる食塩や精製塩と，業務加工用に使われる並塩とに大別される。近年，減塩タイプとして，塩化ナトリウムを50%以上カットし，塩化カリウム，有機酸の調味料などを添加した商品が販売されている。

製法：イオン交換膜法という工業的な方法で，海水に溶けている塩を集めて濃い塩水をつくり，真空釜で煮詰め，塩にする。精製塩は食塩より精製度が高く，さらさらしている。並塩は粗塩（あらじお）と呼ばれているものである。

無機質 亜鉛 mg	無機質 銅 mg	無機質 マンガン mg	無機質 ヨウ素 µg	無機質 セレン µg	無機質 クロム µg	無機質 モリブデン µg	ビタミン（脂溶性） A レチノール µg	A カロテン α µg	A カロテン β µg	A β-クリプトキサンチン µg	A β-カロテン当量 µg	A レチノール活性当量 µg	D µg	E トコフェロール α mg	E トコフェロール β mg	E トコフェロール γ mg	E トコフェロール δ mg	K µg	ビタミン（水溶性） B1 mg	B2 mg	ナイアシン mg	ナイアシン当量 mg	B6 mg	B12 µg	葉酸 µg	パントテン酸 mg	ビオチン µg	C mg	食塩相当量 g	アルコール g	備考
0.1	0.10	–	3	1	9	4	(0)	10	41	0	47	4	(0)	0.2	0.1	0	0	1	0.01	0.02	0.3	0.3	0.03	Tr	1	0.15	6.5	0	8.5	–	(100g : 83.7mL, 100mL : 119.5g)
0.1	0.18	0.23	3	1	7	3	(0)	5	85	0	87	7	(0)	0.5	0.1	Tr	0	2	0.02	0.04	0.4	0.4	0.04	Tr	1	0.18	5.8	(0)	5.8	–	(100g : 86mL, 100mL : 116g)
0.1	0.23	0.23	–	–	–	–	(0)	14	100	0	110	9	(0)	0.5	0.1	0.1	0	2	0.03	0.04	0.6	0.8	0.06	Tr	1	0.21	–	(0)	5.6	–	
0.2	0.10	0.13	2	2	5	6	–	3	200	0	200	17	0	0.8	Tr	Tr	0	1	0.03	0.03	0.8	0.8	0.06	0.1	6	0.19	4.5	3	4.9	0	(100g : 86mL, 100mL : 117g)
0.3	0.13	0.28	–	–	–	–	(0)	21	1400	–	1400	120	(0)	3.0	0.1	1.1	0.4	12	0.04	0.17	1.0	1.3	0.20	0	8	0.24	–	3	17.8	–	(100g : 88mL, 100mL : 113g)
0.1	0.08	0.10	–	–	–	–	(0)	62	1400	250	1600	130	(0)	–	–	–	–	–	0.03	0.08	0.3	(0.5)	–	–	–	–	–	0	1.6	–	タバスコソース等を含む
Tr	0.01	–	–	–	–	–	(0)	0	570	270	710	59	(0)	3.7	0.1	48.0	1.2	5	0	0	0.1	0.1	–	–	–	–	–	(0)	0	–	使用油配合割合：ごま油8，とうもろこし油2
0.9	0.01	1.00	1	11	3	48	0	0	0	0	0	0	(0)	0	0	0	0	0	0.05	0.17	1.3	1.6	0.17	0.1	33	0.48	12.0	0	14.5	2.1	(100g : 84.7mL, 100mL : 118.1g)
0.9	Tr	1.17	1	10	3	84	0	–	–	–	–	–	(0)	–	–	–	–	(0)	0.07	0.17	1.5	(1.8)	0.17	0	57	0.46	11.0	(0)	8.3	–	(100g : 89.3mL, 100mL : 112.0g)
0.6	0.01	0.66	1	6	2	40	0	0	0	0	0	0	(0)	0	0	0	0	0	0.05	0.11	1.0	1.2	0.13	0.1	31	0.37	8.4	0	16.0	2.0	(100g : 84.7mL, 100mL : 118.1g)
0.5	0	0.70	Tr	4	4	26	(0)	(0)	(0)	(0)	0	0	–	0	0	0	0	0	0.25	0.08	0.8	1.1	0.11	Tr	36	0.34	6.0	4	12.8	2.9	食物繊維：AOAC2011.25法 (100g : 87.8mL, 100mL : 113.9g)
1.0	0.02	–	–	–	–	–	0	–	–	–	0	0	(0)	–	–	–	–	0	0.07	0.17	1.6	2.0	0.22	0.1	37	0.59	–	0	13.0	–	(100g : 82.6mL, 100mL : 121.1g)
1.1	0.01	–	–	–	–	–	0	–	–	–	0	0	(0)	–	–	–	–	0	0.17	0.15	1.3	(1.7)	0.18	0.2	29	0.57	–	0	12.4	–	(100g : 82.6mL, 100mL : 121.1g)
0.3	0.01	–	–	–	–	–	0	–	–	–	0	0	(0)	–	–	–	–	0	0.14	0.06	0.9	(1.0)	0.08	0.2	14	0.28	–	0	14.2	–	(100g : 82.6mL, 100mL : 121.1g)
(0.4)	(Tr)	(0.50)	(750)	(8)	(1)	(24)	0	0	0	0	0	0	0	0	0	0	0	0	(0.03)	(0.09)	(1.1)	(1.2)	(0.09)	(0.2)	(17)	(0.26)	(6.2)	0	(7.3)	(1.0)	こいくちしょうゆ1：かつお昆布だし1
(0.2)	(0.04)	(0.31)	(Tr)	(3)	(1)	(13)	0	0	0	0	0	0	0	0	0	0	0	0	(0.01)	(0.05)	(0.4)	(0.5)	(0.06)	(Tr)	(9)	(0.13)	(3.4)	0	(4.0)	(2.8)	本みりん126，こいくちしょうゆ45
Tr	0.01	Tr	1	1	0	0	(0)	–	–	–	(0)	(0)	(0)	–	–	–	–	(0)	(0)	(0)	(0)	0	(0)	(0)	(0)	(0)	0	(0)	99.5	–	塩事業センター及び日本塩工業会の品質規格では塩化ナトリウム99%以上 (100g : 83mL, 100mL : 120g)
Tr	0.02	Tr	–	–	–	–	(0)	–	–	–	(0)	(0)	(0)	–	–	–	–	(0)	(0)	(0)	(0)	0	(0)	(0)	(0)	(0)	–	(0)	97.3	–	別名：あら塩 塩事業センター及び日本塩工業会の品質規格では塩化ナトリウム95%以上 (100g : 111mL, 100mL : 90g)
Tr	0	0.02	–	–	0	–	(0)	–	–	–	(0)	(0)	(0)	–	–	–	–	(0)	(0)	(0)	(0)	0	(0)	(0)	(0)	(0)	–	(0)	49.4	–	別名：減塩塩 調味料（無機塩，有機酸）を含む
Tr	0	0.02	–	–	0	–	(0)	–	–	–	(0)	(0)	(0)	–	–	–	–	(0)	(0)	(0)	(0)	0	(0)	(0)	(0)	(0)	–	(0)	45.7	–	別名：減塩塩 塩化カリウムを含む
0	Tr	0	–	–	–	–	(0)	–	–	–	(0)	(0)	(0)	–	–	–	–	(0)	(0)	(0)	(0)	0	(0)	(0)	(0)	(0)	–	(0)	99.6	–	塩事業センターの品質規格では塩化ナトリウム99.5%以上 (100g : 83mL, 100mL : 120g)
0	Tr	0	–	–	–	–	(0)	–	–	–	(0)	(0)	(0)	–	–	–	–	(0)	(0)	(0)	(0)	0	(0)	(0)	(0)	(0)	–	(0)	99.6	–	塩事業センターの品質規格では塩化ナトリウム99.5%以上 (100g : 83mL, 100mL : 120g)

穀物酢

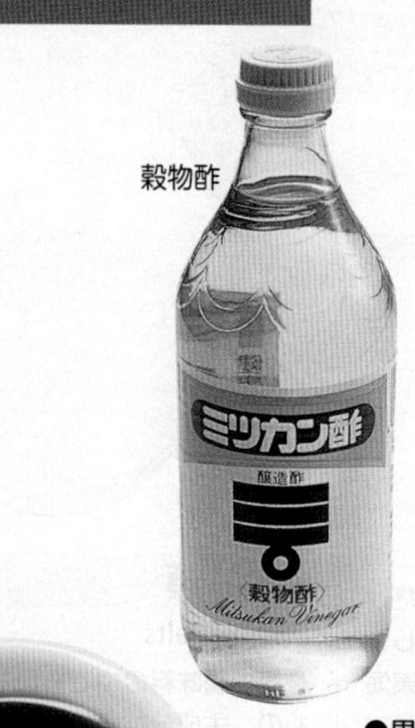

米酢

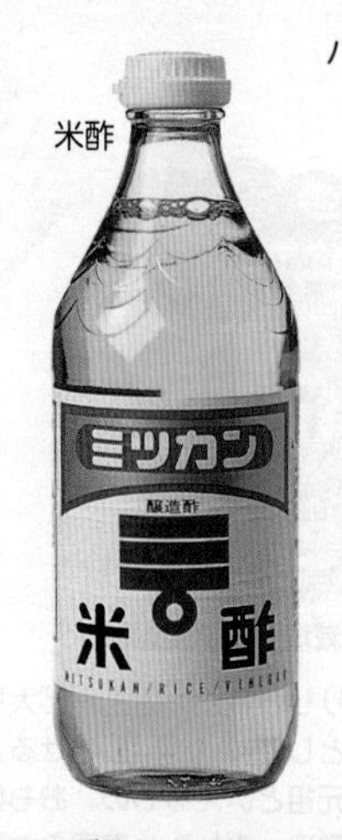

バルサミコ酢

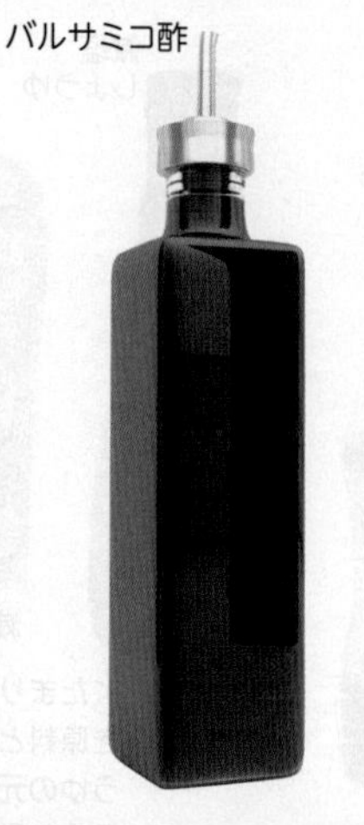

りんご酢

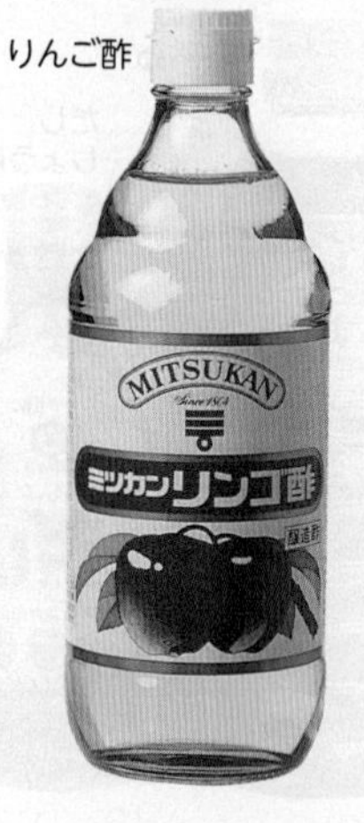

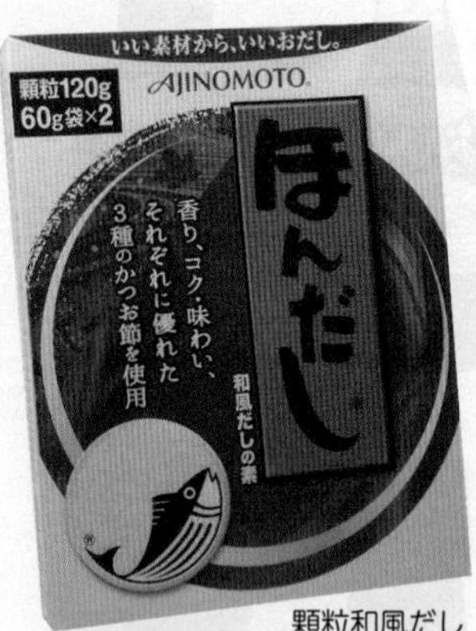

顆粒和風だし

黒酢

食酢類

Vinegars 大1＝15 g

米，とうもろこし，小麦などを使った穀物酢，米を多く使った米酢（よねず，こめず），りんご，ぶどうを使った果実酢がある。これらの食酢は，さわやかな味をもち豊かな香りがあるため，調味料として広く使われる。また，殺菌や防腐などの目的でも用いられる。

●**黒酢**：つぼ酢，米黒酢とも呼ばれる。日本産は，米・米こうじ・水を原材料とする。中国産はこうりゃん（高粱）や大麦等も原材料とする。製造は，野天に並べた陶器の壷（つぼ）に原材料を入れ，糖化，アルコール発酵，酢酸発酵を進め，そのまま熟成させる。

●**穀物酢**：醸造酢のうち，原材料に穀類を使用したもので，使用総量が醸造酢１Lにつき40g以上であるもの。米酢は，穀物酢のうち，米の使用量が穀物酢１Lにつき40g以上のものをいう。

●**果実酢**：醸造酢のうち，原材料に果実を使用したもので，使用総量が醸造酢１Lにつき果実のしぼり汁300g以上であるもの。

ぶどう酢は，ぶどうのしぼり汁またはぶどう酒を原材料とする醸造酢で，ワインビネガー，ワイン酢とも呼ばれる。バルサミコ酢は，ぶどう酢を長期に樽熟成したイタリアの特産品。なお，熟成されていないぶどう酢に着色料，香料，カラメルなどを添加し，大量生産によってつくられた普及品も出回っている。

りんご酢は，りんごのしぼり汁を原材料とした醸造酢。

製法：穀類や果実に酵母を加えて糖分解し，酢酸菌を加えてさらに酢酸発酵させてつくる。

だし類

Soup stocks 天然だし1C＝200g 顆粒だしの素大1＝9g

だし汁はうまみや風味があり，料理の基本となる味で，だしのよしあしは料理のできばえを大きく左右する。だしの材料を使って手づくりにするほか，和洋中の用途別に使えるだし類も数多く市販されている。

下表のうち，「あごだし」「かつおだし」「昆布だし」「かつお・昆布だし」「しいたけだし」「煮干しだし」「鶏がらだし」「中華だし」「洋風だし」は，液状の天然抽出だしをさす。塩やしょうゆ等で調

食品番号	索引番号	食品名（可食部100g当たり）	廃棄率 %	エネルギー kJ	エネルギー kcal	水分 g	たんぱく質：アミノ酸組成によるたんぱく質 g	たんぱく質 g	脂質：脂肪酸のトリアシルグリセロール当量 g	コレステロール mg	脂質 g	脂肪酸：飽和 g	一価不飽和 g	多価不飽和 g	n-3系多価不飽和 g	n-6系多価不飽和 g	炭水化物：利用可能炭水化物（単糖当量） g	利用可能炭水化物（質量計） g	差引き法による利用可能炭水化物 g	食物繊維総量 g	糖アルコール g	炭水化物 g	有機酸 g	灰分 g	無機質：ナトリウム mg	カリウム mg	カルシウム mg	マグネシウム mg	リン mg	鉄 mg
		（食酢類）																												
17090	2306	●黒酢	0	230	54	85.7	–	1.0	–	(0)	0						–	–	9.0*	(0)	–	9.0	4.0	0.2	10	47	5	21	52	0.2
17015	2307	●穀物酢	0	104	25	93.3	–	0.1	–	(0)	0						–	–	2.4*	(0)	–	2.4	4.2	Tr	6	4	2	1	2	Tr
17016	2308	●米酢	0	193	46	87.9	–	0.2	–	(0)	0						–	–	7.4*	(0)	–	7.4	4.4	0.1	12	16	2	6	15	0.1
17091	2309	●果実酢 ●バルサミコ酢	0	419	99	74.2	–	0.5	–	(0)	0						(16.4)	(16.4)	19.4*	(0)	–	19.4	5.6	0.4	29	140	17	11	22	0.7
17017	2310	●ぶどう酢	0	92	22	93.7	–	0.1	–	0	Tr						–	–	1.2*	0	–	1.2	4.8	0.2	4	22	3	2	8	0.2
17018	2311	●りんご酢	0	111	26	92.6	–	0.1	–	(0)	0						(0.5)	(0.5)	2.4*	(0)	–	2.4	4.7	0.2	18	59	4	4	6	0.2
		（だし類）																												
● 17130	2312	●あごだし	0	2	0	99.8	Tr	0.1	–	0	0						–	–	Tr*	Tr	–	0	–	0.1	10	19	Tr	1	8	Tr
17019	2313	●かつおだし ●荒節	0	8	2	99.4	0.2	0.4	–	0	Tr						–	–	0.2*	0	–	0	–	0.1	21	29	2	3	18	Tr
● 17131	2314	●本枯れ節	0	9	2	99.4	0.2	0.5	–	0	0						–	–	0.3*	0	–	Tr	–	0.1	21	32	Tr	3	18	Tr
17020	2315	●昆布だし ●水出し	0	17	4	98.5	(0.1)	0.1	–	–	Tr						–	–	0.9*	–	–	0.9	–	0.5	61	140	3	4	6	Tr
● 17132	2316	●煮出し	0	23	5	98.1	0.2	0.1	–	0	0						–	–	1.1*	0.1	–	1.3	–	0.5	73	160	5	8	4	Tr
17021	2317	●かつお・昆布だし ●荒節・昆布だし	0	10	2	99.2	(0.2)	0.3	–	–	Tr						–	–	0.4*	–	–	0.3	–	0.2	34	63	3	4	13	Tr
● 17148	2318	●本枯れ節・昆布だし	0	10	2	99.2	0.1	0.3	–	–	0						–	–	0.5*	Tr	–	0.4	–	0.2	30	58	1	3	11	Tr
17022	2319	●しいたけだし	0	17	4	98.8	–	0.1	–	–	0						–	–	0.9*	–	–	0.9	–	0.2	3	29	1	3	8	0.1
17023	2320	●煮干しだし	0	5	1	99.7	–	0.1	–	–	0.1						–	–	0*	(0)	–	Tr	–	0.1	38	25	3	2	7	Tr
17024	2321	●鶏がらだし	0	28	7	98.6	0.5	0.9	0.4	1	0.4	0.11	0.19	0.07	0.01	0.06	–	–	0.3*	(0)	–	Tr	–	0.2	40	60	1	1	15	0.1
17025	2322	●中華だし	0	14	3	99.0	(0.7)	0.8	–	–	0						–	–	0.1*	–	–	Tr	–	0.2	20	90	3	5	40	Tr
17026	2323	●洋風だし	0	27	6	97.8	(0.6)	1.3	–	–	0						–	–	1.0*	–	–	0.3	–	0.6	180	110	5	6	37	0.1
17027	2324	●固形ブイヨン	0	987	233	0.8	(8.2)	7.0	4.1	Tr	4.3	2.12	1.73	0.03	Tr	0.03	–	–	40.8*	0.3	–	42.1	–	45.8	17000	200	26	19	76	0.4
17092	2325	●顆粒おでん用	0	705	166	(0.9)	(9.9)	(9.6)	(0.1)	(7)	(0.1)	(0.02)	(0.01)	(0.03)	(0.02)	(Tr)	(21.3)	(20.3)	(31.2)*	(Tr)	(Tr)	(31.7)	(0.3)	(57.6)	(22000)	(210)	(30)	(33)	(130)	(0.8)
17093	2326	●顆粒中華だし	0	892	210	1.2	10.6	12.6	1.5	7	1.6	0.55	0.67	0.17	0.01	0.15	–	–	38.7*	(0)	–	36.6	–	48.1	19000	910	84	33	240	0.6
17028	2327	●顆粒和風だし	0	949	223	1.6	(26.8)	24.2	0.2	23	0.3	0.08	0.04	0.08	0.07	0.01	–	–	28.6*	0	–	31.1	–	42.8	16000	180	42	20	260	1.0
● 17140	2328	●なべつゆ ●ストレート，しょうゆ味	0	87	20	(93.0)	(0.8)	(1.0)	–	–	0						(3.2)	(3.1)	(4.3)*	0	–	(4.1)	–	(1.9)	(700)	(53)	(4)	(8)	(23)	(0.2)

 なるほど！ ビネガーの語源…英語ではvinegarといいますが，フランス語の，ぶどう酒（vin）とすっぱい（aigre）を複合させてできたvinaigreが語源です。

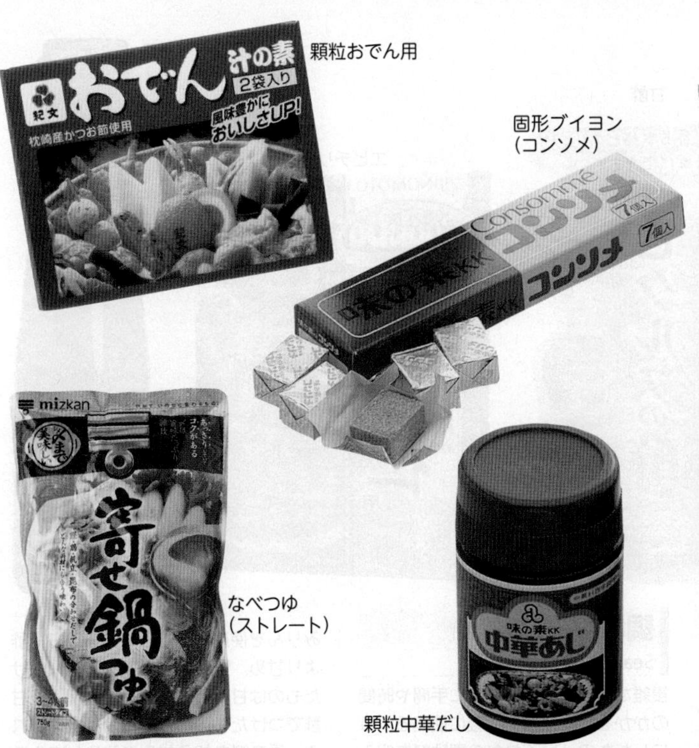

顆粒おでん用

固形ブイヨン
(コンソメ)

なべつゆ
(ストレート)

顆粒中華だし

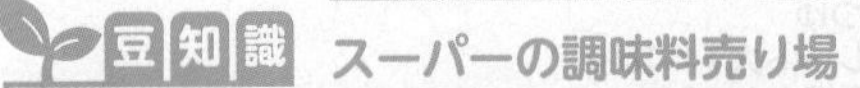

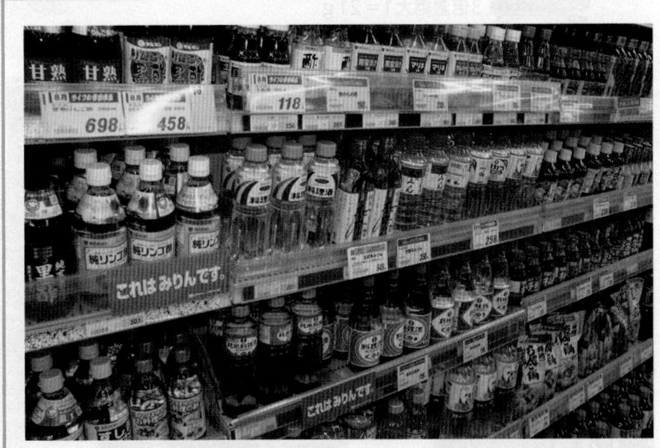

塩味，酸味，甘味などの基本的な味つけを行う調味料に加え，調味料を調合してあらかじめ味がととのえられた合わせ調味料，さらに海外の調味料など，多種多様な調味料が売り場にあふれている。

味すると汁物やスープになる。なお，日本では，一般的に「だし」といえば，かつお節のだしである。

●固形ブイヨン：即席スープの素。水を加えて加熱，または熱湯を加えることで手軽に肉風味の澄んだスープができる。そのままスープとして飲むほか，煮込み料理やソース類のだし汁としても使う。ビーフ味，チキン味のほか，万能に使える混合味がある。

●顆粒(かりゅう)だし：一般にだしの素といわれるもので，かつお節，煮干し，昆布などの和食用だしのほか，中華だし，コンソメまで，さまざまな種類のだし製品が市販されている。中にはおでん用だしのように，料理の目的別のだしもある。手軽にだしがつくれて便利ではあるが，含有食塩量が40～50%と高く，塩分制限をしている人には注意が必要である。

●なべつゆ：鍋料理用の調味液で，さまざまな風味がある。薄めずに使うものや個食用の少量タイプのものも販売されている。

無機質							ビタミン(脂溶性)												ビタミン(水溶性)										食塩相当量	アルコール	備考
							A							E																	
								カロテン						トコフェロール																	
亜鉛	銅	マンガン	ヨウ素	セレン	クロム	モリブデン	レチノール	α	β	β-クリプトキサンチン	β-カロテン当量	レチノール活性当量	D	α	β	γ	δ	K	B_1	B_2	ナイアシン	ナイアシン当量	B_6	B_{12}	葉酸	パントテン酸	ビオチン	C			
mg	mg	mg	µg	µg	µg	µg	µg	µg	µg	µg	µg	µg	µg	mg	mg	mg	mg	µg	mg	mg	mg	mg	mg	µg	µg	mg	µg	mg	g	g	
0.3	0.01	0.55	0	0	2	9	(0)	(0)	(0)	(0)	(0)	(0)	(0)	(0)	(0)	(0)	(0)	(0)	0.02	0.01	0.6	0.8	0.06	0.1	1	0.07	1.0	(0)	0	–	
0.1	Tr	–	0	0	1	1	0	–	–	–	0	0	(0)	–	–	–	–	(0)	0.01	0.01	0.1	0.1	0.01	0.1	0	0	0.1	0	0	–	(100g：100mL, 100mL：100g)
0.2	Tr	–	0	Tr	1	4	0	–	–	–	0	0	(0)	–	–	–	–	(0)	0.01	0.01	0.3	0.3	0.02	0.1	0	0.08	0.4	0	0	–	(100g：100mL, 100mL：100g)
0.1	0.01	0.13	2	0	5	2	(0)	(0)	(0)	(0)	(0)	(0)	(0)	(0)	(0)	(0)	(0)	(0)	0.01	0.01	0.2	0.2	0.05	Tr	Tr	0.03	1.4	(0)	0.1	–	(100g：100mL, 100mL：100g)
Tr	0.01	0.03	Tr	0	1	1	(0)	Tr	Tr	–	Tr	(0)	Tr	Tr	Tr	Tr	Tr	(Tr)	Tr	Tr	Tr	Tr	Tr	0.1	Tr	0.08	0.1	Tr	0	–	別名：ワインビネガー，ワイン酢
0.1	Tr	–	–	–	–	–	0	(0)	0	(0)	(0)	(0)	(Tr)	–	–	–	–	Tr	0	0.01	0.1	0.1	0.01	0.3	0	0.06	–	0	0	–	別名：サイダービネガー
0	0	0	1	Tr	0	0	0	0	0	0	0	0	0	0	0	0	0	0	0	0	0.2	0.2	Tr	0.1	Tr	0	0	0	0	–	液状だし 2%のあごでとっただし
Tr	Tr	0	1	4	0	0	0	0	0	0	0	0	0	0	0	0	0	0	Tr	0.01	1.4	1.4	0.02	0.4	0	0.04	0.1	0	0.1	–	液状だし 3%の荒節でとっただし
Tr	0.01	0	1	3	0	0	0	0	0	0	0	0	0	0	0	0	0	0	0	0.01	1.4	1.4	0.01	0.2	0	Tr	0	0	0.1	–	液状だし 3%の本枯れ節でとっただし
Tr	Tr	0.01	5300	0	0	0	(0)	0	0	0	0	(0)	–	0	0	0	0	0	Tr	Tr	Tr	(0)	0	0	2	0	0.1	Tr	0.2	–	液状だし 3%の真昆布でとっただし
0	0.01	0	11000	0	0	0	0	0	0	0	0	0	0	0	0	0	0	0	Tr	0.01	Tr	Tr	Tr	0	1	0.01	0.1	0	0.2	–	液状だし 3%の真昆布でとっただし
Tr	Tr	Tr	1500	4	0	0	(Tr)	0	0	0	0	(Tr)	–	0	0	0	0	0	0.01	0.01	0.9	(0.9)	0.01	0.3	1	0.04	0.1	Tr	0.1	–	液状だし 2%の荒節と1%の真昆布でとっただし
Tr	Tr	0	2900	2	0	0	0	0	0	0	0	0	0	0	0	0	0	0	0	Tr	0.7	0.8	0.01	0.1	Tr	Tr	0	0	0.1	–	液状だし 2%の本枯れ節と1%の真昆布でとっただし
Tr	0.01	–	–	–	–	–	0	0	0	0	0	0	0	0	0	0	0	0	Tr	0.02	0.6	0.6	0.02	0	2	0.57	–	0	0	–	液状だし 7%のしいたけでとっただし
Tr	Tr	Tr	–	–	–	–	–	0	0	0	0	–	–	0	0	0	0	0	0.01	Tr	0.3	0.3	Tr	0.2	1	0	–	0	0.1	–	液状だし 3%の煮干しでとっただし
Tr	0.01	0	Tr	1	0	1	1	0	0	0	0	1	0	Tr	0	Tr	0	2	0.01	0.04	1.1	1.1	0.02	0.1	2	0.31	0.5	0	0.1	–	別名：鶏ガラスープ 試料：調理した液状だし 鶏がらからとっただし
Tr	Tr	0.01	–	–	–	–	–	0	0	0	0	–	–	0	0	0	0	0	0.15	0.03	1.3	(1.3)	0.05	0	1	0.26	–	0	0.1	–	別名：湯(たん) 液状だし 鶏肉，豚もも肉，ねぎ，しょうがなどでとっただし
0.1	0.01	0.01	–	–	–	–	–	0	0	0	0	–	–	0	0	0	0	0	0.02	0.05	1.1	(1.1)	0.06	0.2	3	0.25	–	0	0.5	–	別名：スープストック，ブイヨン 液状だし 牛もも肉，にんじん，たまねぎ，セロリーなどでとっただし
0.1	0.10	0.10	1	2	2	2	0	0	0	0	0	0	Tr	0.7	Tr	0.3	0	2	0.03	0.08	1.1	(1.1)	0.40	0.1	16	0.28	0.5	0	43.2	–	別名：固形コンソメ 顆粒状の製品を含む 固形だし
(0.4)	(0.05)	(0.33)	(2)	(26)	(3)	(15)	0	0	0	0	0	0	(0.2)	(Tr)	0	0	0	0	(0.02)	(0.11)	(2.0)	(2.5)	(0.07)	(0.4)	(14)	(0.20)	(4.9)	0	(56.4)	0	顆粒だし
0.5	0.05	0.16	31	8	8	6	2	2	7	0	8	3	0	0.9	0.1	5.0	1.4	–	0.06	0.56	8.0	8.5	0.29	0.3	170	1.48	5.1	0	47.5	–	粉末製品を含む 顆粒だし
0.5	0.12	0.09	5	74	8	1	0	0	0	0	0	0	0.8	0.1	0	0	0	0	0.03	0.20	5.5	(6.9)	0.06	1.4	14	0.18	3.8	0	40.6	–	別名：顆粒風味調味料 粉末製品を含む顆粒だし (100g：155mL, 100mL：64g)
(0.1)	(Tr)	(0.12)	0	(2)	(Tr)	(6)	0	0	0	0	0	0	0	0	0	0	0	0	(0.01)	(0.02)	(0.3)	(0.5)	(0.02)	(Tr)	(4)	(0.06)	(1.5)	0	(1.8)	0	液状だし

めんつゆ
ストレート大1＝18 g
3倍濃縮大1＝21 g

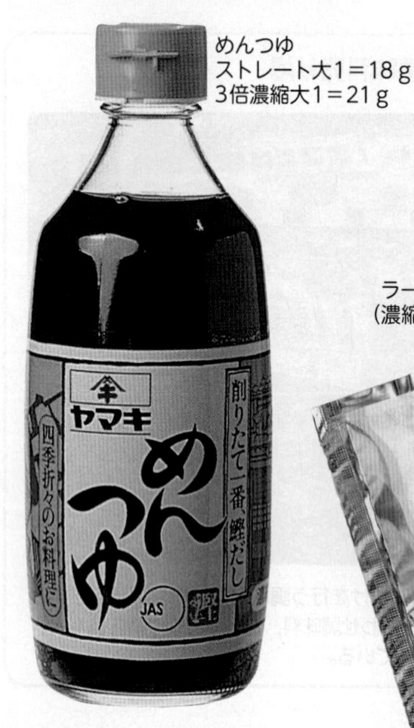

ラーメンスープ
（濃縮・しょうゆ）

甘酢

エビチリの素

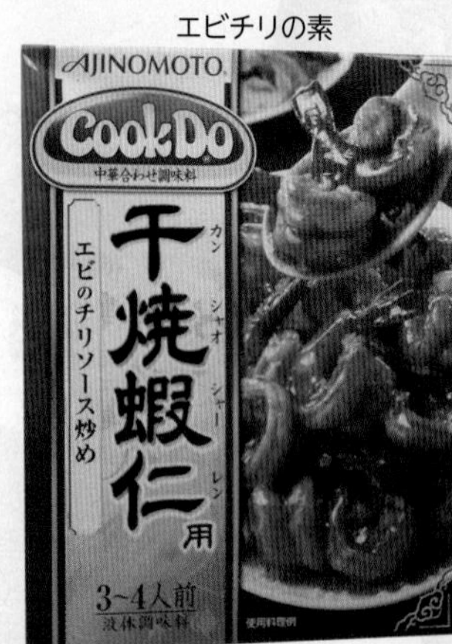

オイスターソース
大1＝18g

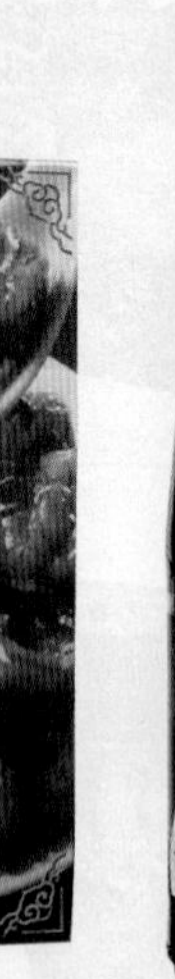

●めんつゆ：だしにしょうゆ，みりん，食塩などを加えたもので，そのまま使えるもの（ストレート）と何倍かに薄めて使う濃縮タイプがある。おもにそば，うどんなどのめん類に合うように調味されているが，めんつゆのほかにも，天つゆ，煮物だし，あえ物だしとしても使える。

また，白だし，八方だしなどの名で，煮物をはじめさまざまな和食料理に幅広く使える濃縮タイプのだしも市販されている。めんつゆより甘みを控えてあり，しょうゆで加減ができるようになっている。

●ラーメンスープ：ラーメン用のスープの素で，濃縮されたもの。お湯で希釈して用いる。

調味ソース類

Seasoning sauces

複雑な味つけやつくるのに手間や時間のかかるソース類を手軽に使えるようにしたもの。いくつかの調味料を組み合わせた複合調味料。素材に混ぜるだけで簡単に味つけができるので，調理時間が短縮できる。

和洋中，エスニックと各料理のソースが市販されている。ほかにコクや風味づけ用のソースもある。

●甘酢：酢に砂糖，塩を混ぜたもので，みりんを使用することもある。三杯酢より甘め。野菜や魚介類を甘酢につけたものは甘酢漬け，唐辛子を加えた甘酢でつけたものは，南蛮漬けと呼ばれる。香辛料を加え甘みの強いピクルスにも用いられる。

●エビチリの素：エビチリ用のソース。

●オイスターソース：かき油とも呼ばれる。生がきを塩漬けにして発酵熟成させたもので，特有の風味とコクをもつ。市販品には砂糖，でんぷん，酸味料などが加えられており，とろりとし

食品番号	索引番号	食品名（可食部100g当たり）	廃棄率 %	エネルギー kJ	エネルギー kcal	水分 g	たんぱく質 アミノ酸組成によるたんぱく質 g	たんぱく質 たんぱく質 g	脂質 脂肪酸のトリアシルグリセロール当量 g	脂質 コレステロール mg	脂質 脂質 g	脂肪酸 飽和 g	脂肪酸 一価不飽和 g	脂肪酸 多価不飽和 g	脂肪酸 n-3系多価不飽和 g	脂肪酸 n-6系多価不飽和 g	炭水化物 利用可能炭水化物 単糖当量 g	炭水化物 利用可能炭水化物 質量計 g	炭水化物 利用可能炭水化物 差引き法による g	炭水化物 総食物繊維量 g	炭水化物 糖アルコール g	炭水化物 炭水化物 g	有機酸 g	灰分 g	無機質 ナトリウム mg	無機質 カリウム mg	無機質 カルシウム mg	無機質 マグネシウム mg	無機質 リン mg	無機質 鉄 mg
17029	2329	●めんつゆ ●ストレート	0	185	44	85.4	(2.0)	2.2	–	–	0						–	–	8.9*	–	–	8.7	–	3.7	1300	100	8	15	48	0.4
● 17141	2330	●二倍濃厚	0	301	71	75.2		3.4	–	–	0						–	–	14.4*	–	–	14.4	–	7.2	2600	160	12	25	67	0.6
17030	2331	●三倍濃厚	0	417	98	64.9	(4.1)	4.5	–	–	0						–	–	20.4*	–	–	20.0	–	10.6	3900	220	16	35	85	0.8
		●ラーメンスープ																												
● 17142	2332	●濃縮，しょうゆ味，ストレートしょうゆ味	0	652	157	(57.5)	(2.7)	(3.3)	(11.4)	(12)	(11.7)						(3.7)	(3.6)	(10.9*)	(Tr)	–	(9.9)	–	(17.5)	(6700)	(200)	(22)	(31)	(69)	(0.6)
● 17143	2333	●濃縮，みそ味，ストレートみそ味	0	782	187	(48.4)	(5.5)	(6.4)	(10.7)	(9)	(11.0)						(5.4)	(5.1)	(16.4*)	(1.6)	–	(16.8)	–	(17.4)	(6500)	(270)	(61)	(43)	(100)	(1.8)
		（調味ソース類）																												
17094	2334	●甘酢	0	494	116	(67.2)	–	(0.1)	–	0	0						(27.9*)	(26.6)	(28.4)	0	–	(28.4)	(3.1)	(1.2)	(470)	(5)	(2)	(1)	(1)	0
17095	2335	●エビチリの素	0	227	54	(85.8)	(0.8)	(1.2)	(1.3)	–	(1.4)	(0.17)	(0.53)	(0.59)	(0.09)	(0.49)	(7.8)	(7.5)	(9.2*)	(0.6)	–	(9.5)	(0.1)	(2.0)	(680)	(150)	(8)	(10)	(45)	(0.3)
17031	2336	●オイスターソース	0	448	105	61.6	(6.1)	7.7	0.1	2	0.3	0.03	0.02	0.06	0.03	0.03	–	–	19.9*	0.2	–	18.3	–	12.1	4500	260	25	63	120	1.2
17096	2337	●黄身酢	0	917	219	(52.6)	(5.6)	(6.3)	(11.2)	(460)	(10.8)	(3.04)	(4.97)	(2.69)	(0.32)	(2.37)	(20.3)	(19.4)	(22.6*)	0	–	(20.0)	(1.6)	(6.4)	(2300)	(47)	(57)	(6)	(210)	(1.8)
● 17133	2338	●魚醤油 ●いかなごしょうゆ	0	272	64	63.0	9.4	13.9	0	0	0	0	0	0	0	0	Tr	Tr	5.8*	Tr	0	2.1	0.9	20.8	8300	480	3	14	180	0.4
● 17134	2339	●いしる（いしり）	0	285	67	61.2	8.4	12.8	0	0	0	0	0	0	0	0	0.1	0.1	7.9*	0.3	0	4.2	0.4	21.8	8600	260	25	53	180	1.5
● 17135	2340	●しょっつる	0	121	29	69.4	4.4	6.1	0	0	0	0	0	0	0	0	Tr	Tr	2.4*	0.1	0	1.1	0.4	23.3	9600	190	6	14	70	0.2
17107	2341	●ナンプラー	0	201	47	65.5	6.3	9.1	0	0	0.1	Tr	Tr	0	0	0	–	–	5.5*	(0)	–	2.7	–	22.7	9000	230	20	90	57	1.2
17097	2342	●ごま酢	0	889	212	(53.2)	(3.6)	(4.0)	(7.6)	–	(8.0)	(1.12)	(2.82)	(3.34)	(0.03)	(3.32)	(25.1)	(24.0)	(28.7*)	(1.9)	(Tr)	(29.9)	(1.9)	(2.6)	(670)	(110)	(180)	(61)	(100)	(1.7)
17098	2343	●ごまだれ	0	1178	282	(40.7)	(6.7)	(7.2)	(14.2)	–	(15.1)	(2.10)	(5.29)	(6.18)	(0.05)	(6.13)	(20.7)	(19.9)	(27.4*)	(3.0)	–	(29.2)	(1.1)	(5.7)	(1700)	(210)	(220)	(100)	(200)	(2.3)
17099	2344	●三杯酢	0	361	85	(76.2)	(0.6)	(0.9)	–	–	0						(12.9)	(12.3)	(18.0*)	0	–	(17.8)	(3.0)	(2.1)	(780)	(56)	(5)	(11)	(27)	(0.2)
17100	2345	●二杯酢	0	251	59	(78.7)	(2.7)	(3.5)	–	0	0						(0.7)	(0.7)	(8.0*)	(Tr)	(Tr)	(7.6)	(2.8)	(6.8)	(2500)	(180)	(14)	(32)	(81)	(0.8)
17101	2346	●すし酢 ●ちらし・稲荷用	0	638	150	(55.5)	–	(0.1)	–	0	0						(31.6)	(30.1)	(34.9*)	0	–	(34.9)	(2.9)	(6.6)	(2500)	(18)	(3)	(5)	(10)	(0.1)
17102	2347	●にぎり用	0	299	70	(72.0)	–	(0.2)	–	0	0						(8.6)	(8.2)	(14.3*)	0	–	(14.3)	(3.6)	(10.0)	(3900)	(23)	(4)	(7)	(12)	(0.1)
17103	2348	●巻き寿司・箱寿司用	0	454	107	(64.1)	–	(0.1)	–	0	0						(19.2)	(18.3)	(23.8*)	0	–	(23.8)	(3.2)	(8.7)	(3400)	(21)	(4)	(6)	(11)	(0.1)
17104	2349	●中華風合わせ酢	0	643	153	(60.5)	(2.3)	(3.0)	(3.3)	0	(3.4)	(0.51)	(1.27)	(1.39)	(0.01)	(1.38)	(20.5)	(19.6)	(25.2*)	(Tr)	(Tr)	(24.8)	(2.0)	(5.8)	(2200)	(160)	(12)	(28)	(69)	(0.7)

なるほど! 大活躍…オイスターソースは，加熱した野菜にかける，焼きそばやゆで麺にあえる，煮物やスープの汁，でんぷんを加えたあんに入れるなど，幅広く使われます。

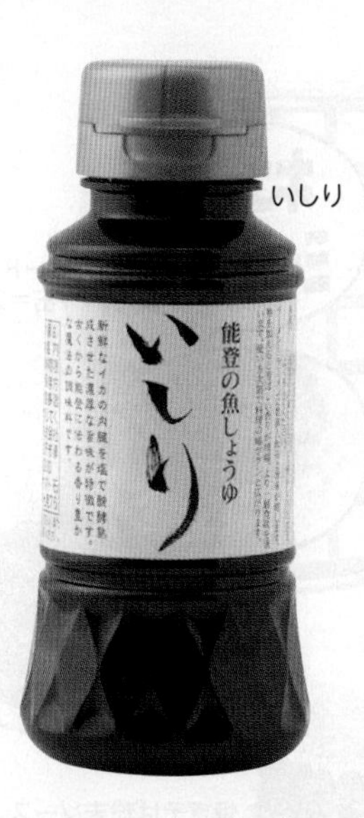

いしり

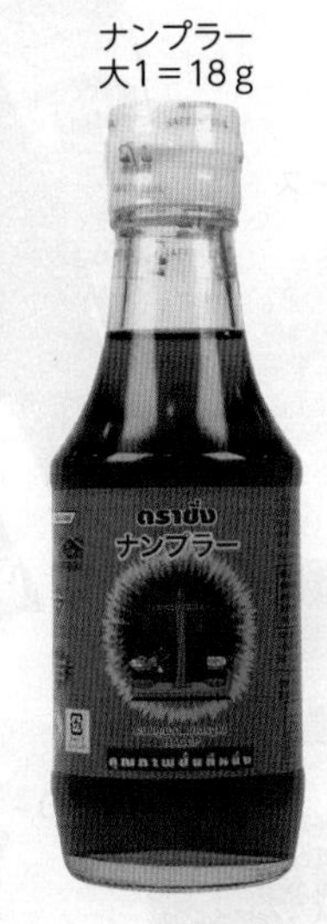

しょっつる

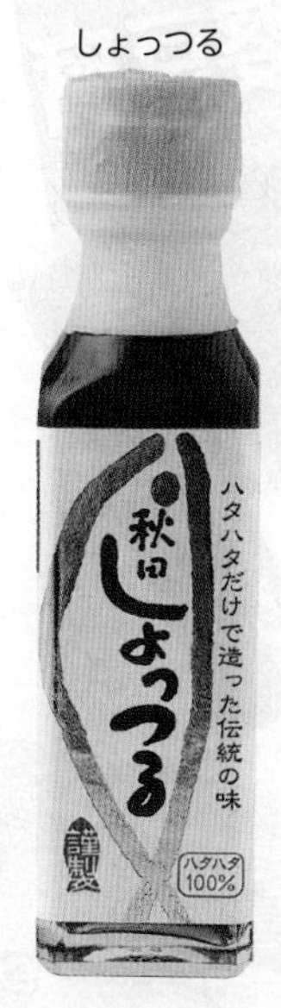

ナンプラー
大1＝18 g

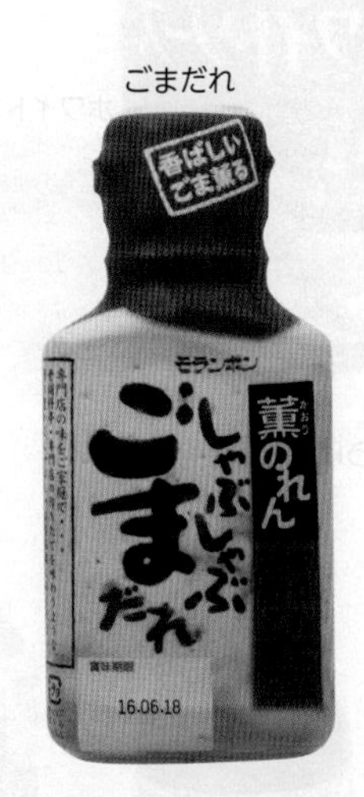

ごまだれ

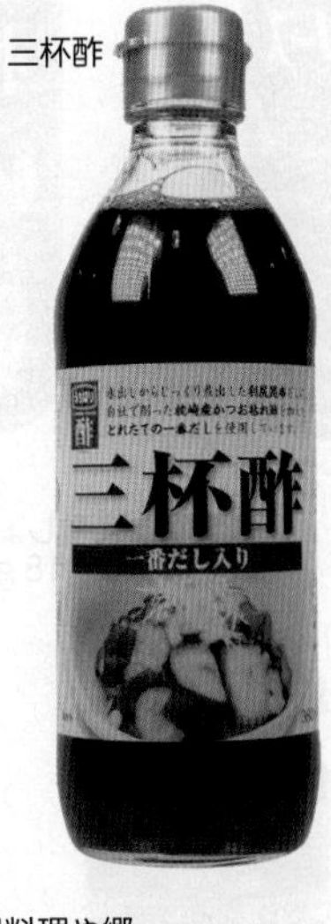

三杯酢

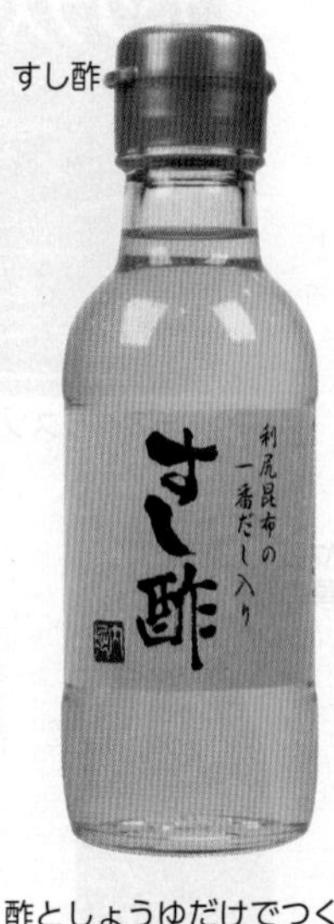

すし酢

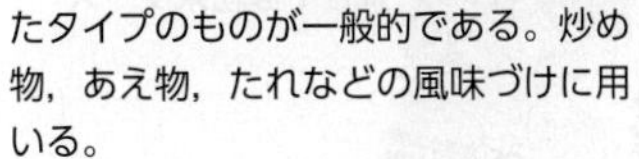

たタイプのものが一般的である。炒め物，あえ物，たれなどの風味づけに用いる。

●**黄身酢**：卵黄，酢，砂糖，塩などでつくるあえ衣で，魚介や野菜とあえたり，かけ酢として使われる。

●**いかなごしょうゆ**：日本三大魚醤（ぎょしょう）の一つ。古くから香川県でつくられてきたが，戦後衰退し，近年製造を復活した。いかなごに塩をまぶして漬け込み，発酵させてつくる。魚醤の中では塩分が少なくまろやかで，豆腐やさしみのつけ醤油などに用いられる。

●**いしる（いしり）**：日本三大魚醤の一つで，石川県能登地方でつくられる。いかなどを塩に漬け込んで発酵させたもの。原材料がいかの内臓の場合はいしり，いわしなどの場合はいしるまたはよしると呼び分けることもある。特有のにおいと深い味わいが特徴で鍋物や煮物に利用される。

●**しょっつる**：日本三大魚醤の一つで，秋田地方でつくられる。はたはたなどを塩漬けしてつくられる浸出液。塩分が強く独特のクセがある。鍋料理や郷土料理の焼きそばなどに用いられる。

●**ナンプラー**：タイの魚醤である。魚特有の香りをもち，アミノ酸を多く含み濃厚なうまみがある。エスニック料理に用いる。

●**ごま酢**：炒りごまをすりつぶし，酢，砂糖，塩などで調味したもの。あえ物に使われる。

●**ごまだれ**：青菜などのあえ物の衣やしゃぶしゃぶのたれに用いられる。

●**二杯酢**：酢としょうゆだけでつくるやや濃い味の調味料酢。配合は酢1，しょうゆ1。

●**三杯酢**：二杯酢に砂糖を加えた調理酢。配合は酢1，砂糖1，しょうゆ1。だしを加えることもある。

●**すし酢**：ちらし・いなり用は最も甘みが強く，にぎり用は最も甘みが少ないすし酢である。

●**中華風合わせ酢**：中国料理用の甘酢。

無機質							ビタミン（脂溶性）												ビタミン（水溶性）										食塩相当量	アルコール	備考
							A						D	E トコフェロール				K													
亜鉛	銅	マンガン	ヨウ素	セレン	クロム	モリブデン	レチノール	カロテン α	カロテン β	β-クリプトキサンチン	β-カロテン当量	レチノール活性当量		α	β	γ	δ		B1	B2	ナイアシン	ナイアシン当量	B6	B12	葉酸	パントテン酸	ビオチン	C			
mg	mg	mg	µg	µg	µg	µg	µg	µg	µg	µg	µg	µg	µg	mg	mg	mg	mg	µg	mg	mg	mg	mg	mg	µg	µg	mg	µg	mg	g	g	
0.2	0.01	–	–	–	–	–	0	0	0	0	0	0	(0)	–	–	–	–	0	0.01	0.04	1.2	(1.2)	0.04	0.3	17	0.18	–	0	3.3	–	液状だし
0.3	0.01	–	–	–	–	–	0	0	0	0	0	0	(0)	–	–	–	–	0	0.03	0.06	1.3	(1.9)	0.06	0.3	13	0.19	–	0	6.6	–	液状だし
0.4	0.01	–	–	–	–	–	0	0	0	0	0	0	(0)	–	–	–	–	0	0.04	0.07	1.4	(1.4)	0.07	0.2	9	0.19	–	0	9.9	–	液状だし（100g：86mL，100mL：116g）
(0.3)	(0.03)	(0.33)	(2)	(4)	(1)	(14)	0	0	(Tr)	0	(Tr)	0	(Tr)	(0.1)	0	(0.3)	(0.1)	(1)	(0.03)	(0.08)	(0.9)	(1.4)	(0.10)	(Tr)	(20)	(0.24)	(3.7)	0	(17.1)	0	ペーストタイプ　濃縮割合：生めん110gに対して濃縮スープ35gを湯250mLで希釈
(0.6)	(0.14)	(0.09)	(2)	(4)	(1)	(31)	0	(Tr)	(18)	(7)	(22)	(2)	(Tr)	(0.3)	(0.1)	(2.2)	(1.3)	(5)	(0.02)	(0.08)	(1.1)	(2.2)	(0.08)	(Tr)	(27)	(0.20)	(6.5)	0	(16.5)	0	ペーストタイプ　濃縮割合：生めん110gに対して濃縮スープ40gを湯250mLで希釈
(0.1)	(Tr)	0	0	0	(1)	(1)	0	–	–	–	0	0	0	0	0	0	0	0	(0.01)	(0.01)	(0.1)	(0.1)	(0.01)	(0.1)	0	0	(0.1)	0	(1.2)	–	
(0.1)	(0.03)	(0.22)	0	(1)	(1)	(2)	–	(1)	(150)	0	(150)	(13)	0	(0.6)	(Tr)	(0.8)	(0.2)	(3)	(0.14)	(0.04)	(1.3)	(1.5)	(0.10)	0	(5)	(0.28)	(0.7)	(1)	(1.8)	0	
1.6	0.17	0.40	–	–	–	–	–	Tr	Tr	(0)	(Tr)	–	–	0.1	Tr	Tr	Tr	1	0.01	0.07	0.8	(0.8)	0.04	2.0	9	0.14	–	Tr	11.4	–	別名：かき油（100g：81mL，100mL：123g）
(1.4)	(0.05)	(0.03)	(41)	(18)	(Tr)	(5)	(260)	(1)	(1)	(16)	(9)	(270)	(4.6)	(1.7)	(0)	(0.6)	(0)	(15)	(0.08)	(0.18)	(Tr)	(1.5)	(0.12)	(1.4)	(59)	(1.38)	(25.0)	0	(5.7)	–	
1.0	0.01	0	150	43	1	Tr	0	0	0	0	0	0	0	0	0	0	0	0	0	0.31	4.6	6.1	0.09	1.0	51	0.65	17.0	0	21.2	–	（100g：82.0mL，100mL：121.9g）
4.5	1.45	0.05	61	140	19	3	0	0	0	0	0	0	0	0	0	0	0	0	0	0.25	2.4	3.1	0.16	3.9	66	0.98	32.0	0	21.9	–	別名：原材料がいかの場合はいしり，いわし等の場合はいしる又はよしる等（100g：81.4mL，100mL：122.9g）
0.2	0.01	0	29	11	11	1	0	0	0	0	0	0	0	0	0	0	0	0	0.03	0.06	1.0	1.2	0.03	1.9	5	0.31	3.0	0	24.3	–	（100g：83.1mL，100mL：120.3g）
0.7	0.03	0.03	27	46	5	1	0	0	0	0	0	0	0	0	0	0	0	–	0.01	0.10	3.3	4.3	0.10	1.6	26	0.56	7.9	0	22.9	–	別名：魚醤（100g：81.9mL，100mL：122.1g）
(1.0)	(0.26)	(0.49)	0	(5)	(1)	(23)	0	0	(1)	0	(1)	0	0	(Tr)	(Tr)	(3.5)	(0.1)	(2)	(0.08)	(0.06)	(1.0)	(1.9)	(0.12)	(0.1)	(26)	(0.13)	(3.7)	0	(1.7)	(0.5)	
(1.6)	(0.42)	(0.75)	(Tr)	(10)	(2)	(46)	0	0	(2)	0	(2)	(4)	(Tr)	(Tr)	(Tr)	(7.0)	(0.1)	(1)	(0.11)	(0.09)	(2.0)	(3.5)	(0.19)	(0.1)	(38)	(0.20)	(6.1)	0	(4.3)	(1.1)	
(0.2)	(Tr)	(0.08)	(150)	(1)	(1)	(8)	0	0	0	0	0	0	0	0	0	0	0	0	(0.01)	(0.02)	(0.4)	(0.6)	(0.03)	(0.1)	(4)	(0.10)	(1.3)	0	(2.0)	0	材料割合：米酢100，上白糖18，うすくちしょうゆ18，かつお・昆布だし15
(0.5)	(Tr)	(0.44)	(1)	(5)	(2)	(24)	0	0	0	0	0	0	0	0	0	0	0	0	(0.03)	(0.08)	(0.7)	(1.3)	(0.09)	(0.1)	(15)	(0.26)	(5.7)	0	(6.4)	(0.9)	材料割合：米酢10，こいくちしょうゆ8
(0.1)	(Tr)	0	0	0	(1)	(3)	0	–	–	–	0	0	0	0	0	0	0	0	(0.01)	(0.01)	(0.2)	(0.2)	(0.01)	(0.1)	0	(0.05)	(0.3)	0	(6.5)	–	材料割合：米酢15，上白糖7，食塩1.5
(0.2)	(Tr)	0	0	0	(1)	(3)	0	–	–	–	0	0	0	0	0	0	0	0	(0.01)	(0.01)	(0.2)	(0.3)	(0.02)	(0.1)	0	(0.07)	(0.3)	0	(9.8)	–	材料割合：米酢10，上白糖1，食塩1.2
(0.1)	(Tr)	0	0	0	(1)	(3)	0	–	–	–	0	0	0	0	0	0	0	0	(0.01)	(0.01)	(0.2)	(0.2)	(0.01)	(0.1)	0	(0.06)	(0.3)	0	(8.6)	–	材料割合：米酢12，上白糖3，食塩1.4
(0.4)	(0.01)	(0.47)	(Tr)	(4)	(1)	(20)	0	0	0	0	0	0	0	(Tr)	0	(1.5)	(Tr)	0	(0.02)	(0.07)	(0.6)	(1.1)	(0.08)	(0.1)	(13)	(0.22)	(4.9)	0	(5.5)	(0.8)	材料割合：こいくちしょうゆ45，米酢45，砂糖22.5，ごま油4，しょうが2

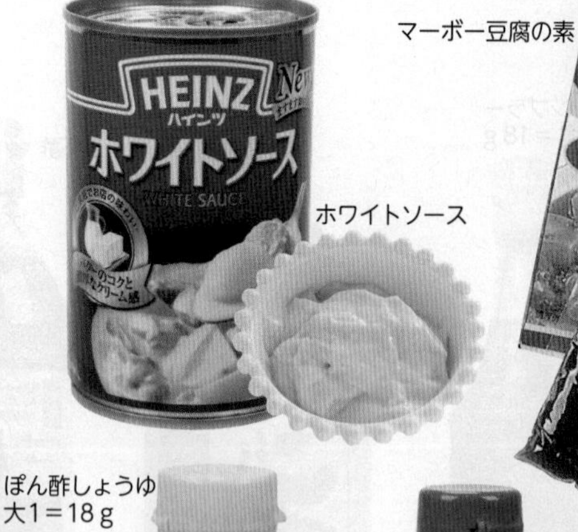

デミグラスソース

ホワイトソース

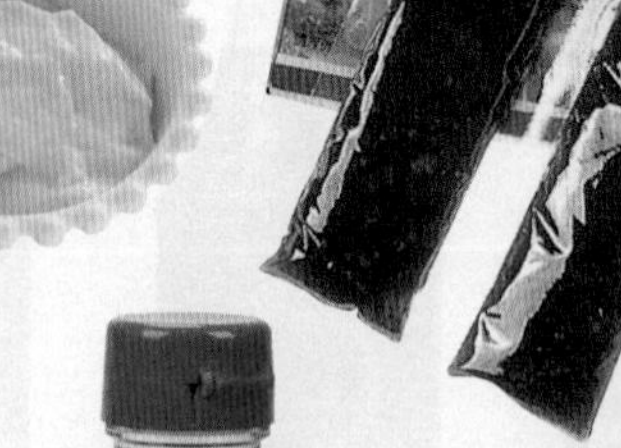

マーボー豆腐の素

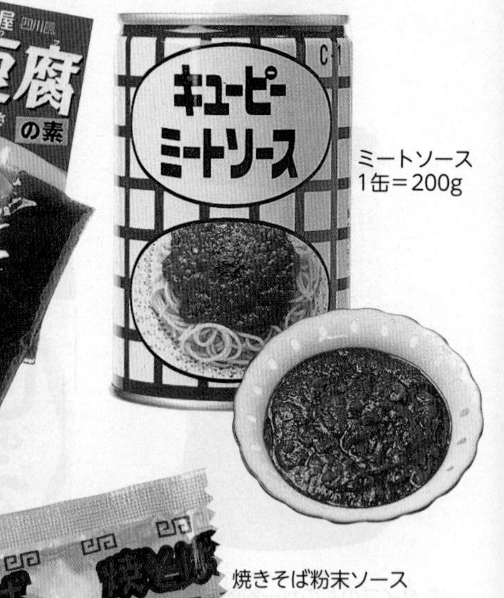

ミートソース
1缶＝200g

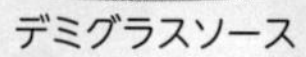

冷やし
中華のたれ

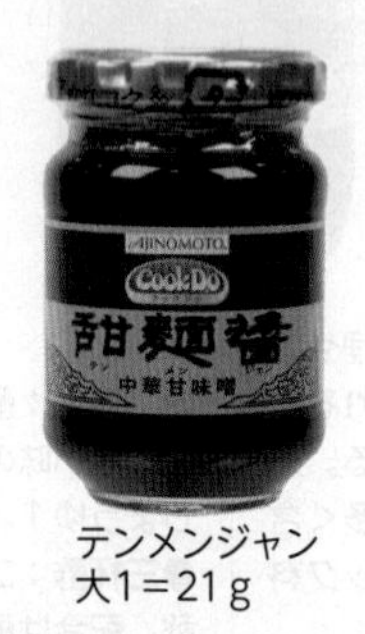

テンメンジャン
大1＝21g

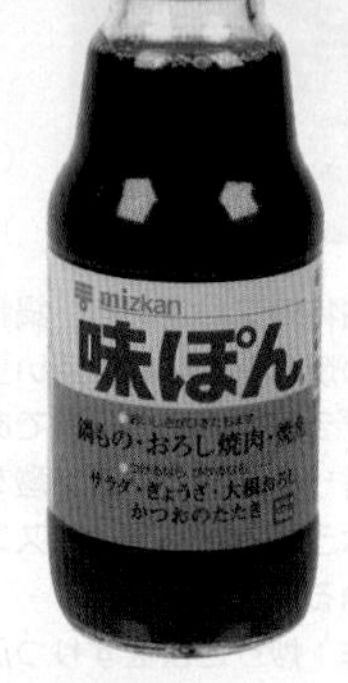

ぽん酢しょうゆ
大1＝18g

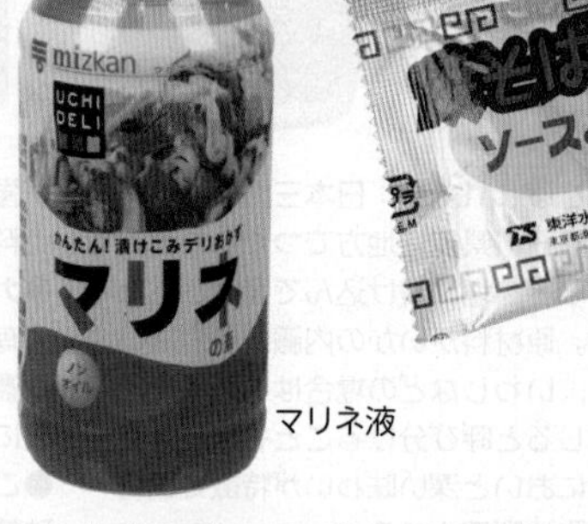

マリネ液

焼きそば粉末ソース

●**デミグラスソース**：フランス料理のソースの一つで，小麦粉を褐色に炒めたルウにフォンを加えて煮詰める。

●**テンメンジャン**：小麦粉と塩を混ぜ特殊なこうじを加えて醸造した黒または赤褐色のみそで甘味がある。

●**冷やし中華のたれ**：夏のめん料理「冷やし中華」に用いる冷たいかけ汁。

●**ホワイトソース**：グラタン，パスタソース，クリームコロッケに用いる。

●**ぽん酢しょうゆ**：あえ物，サラダ，鍋物などに用いられる。

●**マーボー（麻婆）豆腐の素**：マーボー豆腐用の調味ソース。ひき肉も入っているので，豆腐を加えるだけで料理が仕上げられる手軽なソースである。

●**マリネ液**：マリネ（西洋料理の調理方法の一つで，肉，魚，野菜などを汁につけ味をふくませる）のためのつけ汁。生の食品や加熱した食品をつける。

●**ミートソース**：野菜（たまねぎ，にんじんなど）および食肉（牛肉，鶏肉，豚肉）を主体とし，トマトペースト，トマトピューレー，小麦粉などを加え，調理したもの。温めるだけでパスタのソースになる。レトルトパウチや缶詰，びん詰めがある。

●**焼きそば粉末ソース**：加熱しためんにかけて絡ませる，焼きそば用粉末調味料。砂糖，食塩，粉末ソース，香辛料などを原材料にしてつくられる。素材にかけることで簡単に複雑な味つけができるため，調理時間の短縮になる。

●**焼き鳥のたれ**：しょうゆ，酒，砂糖，

食品番号	索引番号	食品名（可食部100g当たり）	廃棄率 %	エネルギー kJ	エネルギー kcal	水分 g	たんぱく質：アミノ酸組成によるたんぱく質 g	たんぱく質 g	脂質：脂肪酸のトリアシルグリセロール当量 g	コレステロール mg	脂質 g	脂肪酸：飽和 g	一価不飽和 g	多価不飽和 g	n-3系多価不飽和 g	n-6系多価不飽和 g	炭水化物：利用可能炭水化物（単糖当量） g	利用可能炭水化物（質量計） g	差引き法による利用可能炭水化物 g	食物繊維総量 g	糖アルコール g	炭水化物 g	有機酸 g	灰分 g	ナトリウム mg	カリウム mg	カルシウム mg	マグネシウム mg	リン mg	鉄 mg
17105	2350	●デミグラスソース	0	347	82	81.5	–	2.9	–	–	3.0						–	–	11.0*	–	–	11.0	–	1.6	520	180	11	11	53	0.3
17106	2351	●テンメンジャン	0	1049	249	37.5	–	8.5	–	0	7.7						–	–	35.0*	3.1	–	38.1	–	8.2	2900	350	45	61	140	1.6
17108	2352	●冷やし中華のたれ	0	484	114	67.1	1.9	2.1	1.1	0	1.2	0.16	0.45	0.47	Tr	0.46	19.5	19.5	23.2*	0	–	23.1	1.1	5.6	2300	89	7	13	29	0.3
17109	2353	●ホワイトソース	0	411	99	81.7	(1.2)	1.8	(6.2)	6	6.2	(1.97)	(2.45)	(1.46)	(0.09)	(1.37)	(5.6)	(5.3)	9.4*	0.4	–	9.2	–	1.1	380	62	34	5	42	0.1
17110	2354	●ぽん酢しょうゆ	0	207	49	(82.1)	(2.7)	(3.4)	–	0	(0.1)						(0.7)	(0.7)	(7.9)*	(0.2)	–	(7.4)	–	(6.3)	(2300)	(280)	(24)	(33)	(72)	(0.7)
● 17137	2355	●ぽん酢しょうゆ，市販品	0	250	59	77.0	3.2	3.7	–	0	0						7.0	6.9	10.0*	(0.3)	–	10.8	1.8	7.6	3100	180	16	25	60	0.7
17032	2356	●マーボー豆腐の素	0	481	115	75.0	–	4.2	–	–	6.3						–	–	10.4*	–	–	10.4	–	4.1	1400	55	12	–	35	0.8
17111	2357	●マリネ液	0	278	66	(83.9)	0	(0.1)	0	0	0						(11.1)*	(10.5)	(10.8)	0	0	(10.9)	(1.4)	(1.1)	(370)	(26)	(4)	(3)	(6)	(0.2)
17033	2358	●ミートソース	0	404	96	78.8	–	3.8	–	–	5.0						(9.6)*	(9.4)	10.1	–	–	10.1	–	2.3	610	250	17	–	47	0.8
● 17144	2359	●焼きそば粉末ソース	0	1055	248	0.1	6.8	5.6	0.6	Tr	0.7	0.10	0.28	0.16	0.03	0.13	54.2*	51.5	57.1	3.3	–	62.4	2.0	30.1	12000	82	110	10	18	0.6
17112	2360	●焼き鳥のたれ	0	558	131	(61.4)	(2.6)	(3.3)	0	–	0						(19.1)	(18.5)	(29.0)*	(Tr)	(Tr)	(28.5)	(0.3)	(6.1)	(2300)	(160)	(13)	(27)	(71)	(0.7)
17113	2361	●焼き肉のたれ	0	696	164	(52.4)	(3.6)	(4.3)	(2.1)	(Tr)	(2.2)	(0.32)	(0.80)	(0.89)	(0.01)	(0.89)	(28.4)	(27.2)	(32.1)*	(0.4)	(Tr)	(32.3)	(0.5)	(8.8)	(3300)	(230)	(23)	(35)	(90)	(0.9)
17114	2362	●みたらしのたれ	0	540	127	(66.3)	(0.8)	(0.9)	0	–	0						(29.8)	(28.2)	(30.9)*	0	(Tr)	(30.8)	(0.1)	(1.9)	(650)	(120)	(6)	(10)	(24)	(0.2)
17115	2363	●ゆずこしょう	0	153	37	64.5	–	1.3	–	(0)	0.8						–	–	3.1*	6.2	–	9.3	–	24.1	9900	280	61	44	24	0.6
		（トマト加工品類）																												
17034	2364	●トマトピューレー	0	187	44	86.9	(1.4)	1.9	(0.1)	(0)	0.1	(0.02)	(0.01)	(0.03)	(Tr)	(0.02)	(5.2)	(5.2)	8.7*	1.8	–	9.9	–	1.2	19	490	19	27	37	0.8
17035	2365	●トマトペースト	0	399	94	71.3	(3.2)	3.8	(0.1)	(0)	0.1	(0.02)	(0.01)	(0.03)	(Tr)	(0.02)	(13.5)	(13.4)	17.9*	4.7	–	22.0	–	2.8	55	1100	46	64	93	1.6
17036	2366	●トマトケチャップ	0	441	104	66.0	1.2	1.6	0.1	0	0.2	0.03	0.01	0.05	0.01	0.04	(24.3)*	(24.0)	25.9	1.7	–	27.6	1.2	3.9	1200	380	16	18	35	0.5
17037	2367	●トマトソース	0	174	41	87.1	(1.9)	2.0	(0.1)	(0)	0.2	(0.03)	(0.02)	(0.06)	(0.01)	(0.05)	(5.3)	(5.3)	7.6*	1.1	–	8.5	–	2.2	240	340	18	20	42	0.9
17038	2368	●チリソース	0	474	112	67.3	(1.7)	1.8	(0.1)	(0)	0.1	(0.02)	(0.01)	(0.03)	(Tr)	(0.02)	–	–	25.2*	1.9	–	26.3	–	3.9	1200	500	27	23	32	0.9

なるほど！ トマトがあるから…アメリカのホットドッグにはケチャップ，イタリアのパスタにはピューレー。トマトがなかったら，これらの人気料理は生まれなかったかも。

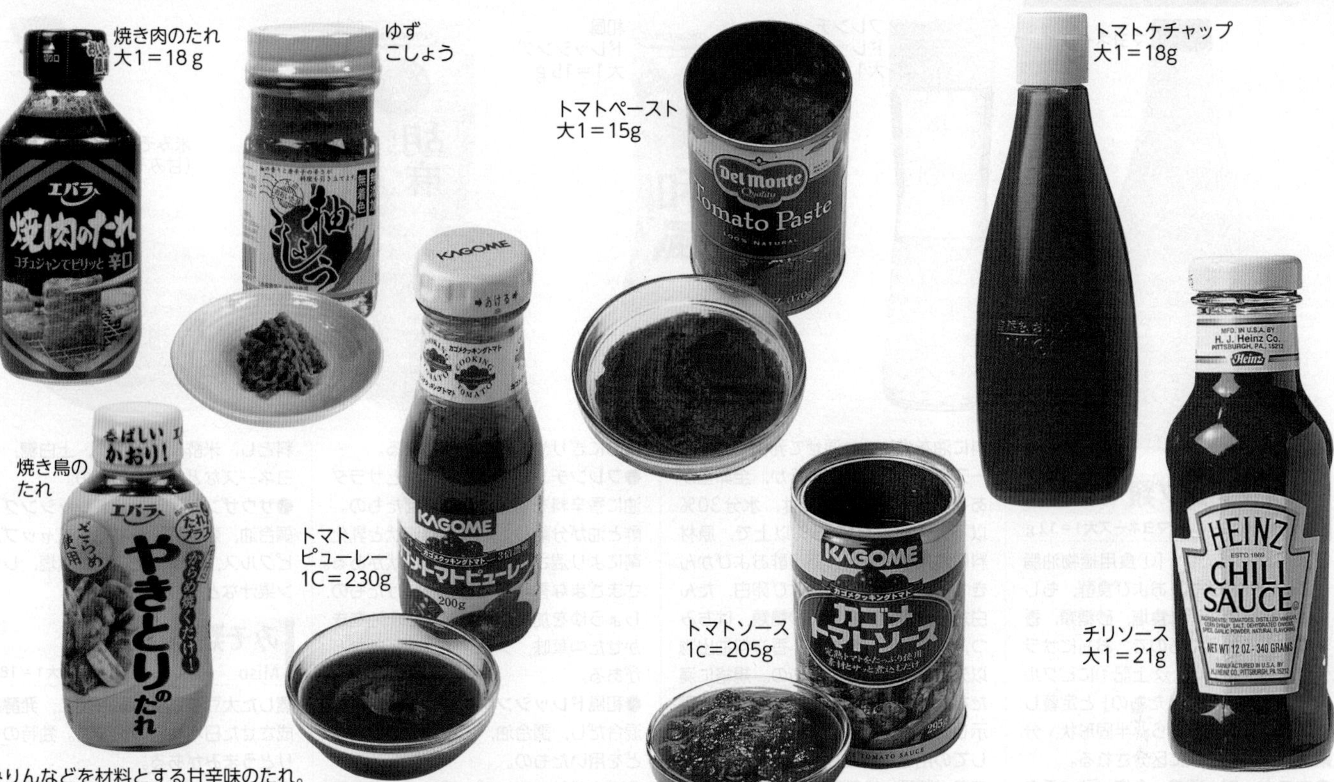

みりんなどを材料とする甘辛味のたれ。

●焼き肉のたれ：韓国風焼き肉用のつけだれ。商品によってさまざまな味つけに工夫が凝らされている。

●みたらしのたれ：和食料理の仕上げに用いるあんや，みたらしだんごのたれとして用いられる。

●ゆずこしょう：唐辛子を粗刻みにし，ゆずの果皮と塩を入れてすりつぶし，熟成させたもの。

トマト加工品類

Tomato products

●トマトピューレー：加工用トマトを裏ごしし，皮と種を除いて汁とともに煮詰めたもの。少量の食塩と香辛料が加えられている。トマトのコクを出したいときや風味づけ，煮込み料理などに使う。

●トマトペースト：ピューレーをさらに煮詰めてトマトの味を凝縮したもの。使い方はピューレーに準じる。

●トマトケチャップ：ピューレーに食塩，香辛料，酢，糖類，玉ねぎなどを加えたもので，コクのあるまろやかな味が特徴。さまざまな料理の仕上げにソースとしても使われる。

●トマトソース：ピューレーに食塩，香辛料を加えて調味したもの。パスタのソースに使うほか，トマト味の煮込み料理にも使う。

●チリソース：つぶしたトマトに香味野菜，香辛料を加えて味つけしたもの。そのままソースとして使うほか風味づけに入れたりする。

無機質							ビタミン（脂溶性）												ビタミン（水溶性）										食塩相当量	アルコール	備考
亜鉛	銅	マンガン	ヨウ素	セレン	クロム	モリブデン	A						D	E				K	B1	B2	ナイアシン	ナイアシン当量	B6	B12	葉酸	パントテン酸	ビオチン	C			
							レチノール	カロテン		β-クリプトキサンチン	β-カロテン当量	レチノール活性当量		トコフェロール																	
								α	β					α	β	γ	δ														
mg	mg	mg	μg	μg	μg	μg	μg	μg	μg	μg	μg	μg	μg	mg	mg	mg	mg	μg	mg	mg	mg	mg	mg	μg	μg	mg	μg	mg	g	g	
0.3	0.03	0.09	2	1	7	3	–	–	–	–	–	–	–	–	–	–	–	–	0.04	0.07	1.7	2.1	0.05	0.2	25	0.18	1.8	–	1.3	–	別名：ドミグラスソース
1.0	0.27	0.54	1	5	7	58	(0)	0	3	Tr	3	0	(0)	0.8	0.1	6.7	2.1	14	0.04	0.11	1.0	2.4	0.11	0	20	0.07	7.7	0	7.3	–	別名：中華甘みそ
0.2	Tr	0.18	1	3	1	11	0	0	1	Tr	1	0	0	Tr	0	0.6	0	0	0.22	0.03	0.3	0.3	0.03	Tr	6	0.07	1.7	0	5.8	–	別名：冷やし中華用スープ (100g：87.6mL，100mL：114.1g)
0.2	0.01	0.03	5	1	1	2	–	–	–	–	–	–	–	0.6	Tr	0.9	0.2	2	0.01	0.05	0.2	(0.5)	0.02	0	3	0.17	0.9	0	1.0	–	別名：ベシャメルソース
(0.4)	(0.02)	(0.46)	(1)	(4)	(1)	(19)	0	0	0	(9)	(4)	(1)	0	(0.1)	0	0	0	0	(0.05)	(0.08)	(0.6)	(1.2)	(0.08)	(Tr)	(20)	(0.37)	(4.9)	(24)	(5.8)	(0.8)	別名：ポン酢
0.3	0.01	0.36	*	3	2	18	0	0	Tr	1	1	0	0	Tr	0	0	0	0	0.02	0.05	0.7	0.7	0.06	Tr	17	0.17	3.1	Tr	7.8	–	ヨウ素：一部製品で原材料として用いられた昆布の量に影響されるため，その標準値を定めることを見送った (100g：89.4mL，100mL：111.8g)
–	–	–	–	–	–	–	4	–	–	–	63	9	–	–	–	–	–	–	0.05	0.03	1.0	1.7	–	–	–	–	–	2	3.6	–	試料：レトルトパウチのストレート製品
0	(0.01)	(0.04)	0	0	0	(Tr)	0	0	0	0	0	0	0	0	0	0	0	0	0	0	(Tr)	(Tr)	(0.01)	(Tr)	0	(0.04)	(Tr)	0	(0.9)	(2.7)	
–	–	–	–	–	–	–	5	–	–	–	530	49	–	–	–	–	–	–	0.14	0.05	1.4	2.0	–	–	–	–	–	6	1.5	–	試料：缶詰及びレトルトパウチ製品 (100g：94mL，100mL：107g)
0.1	0.02	0.47	4	2	7	3	0	3	34	15	43	4	0	0.4	Tr	0.3	0	7	0.01	0.01	0.3	0.3	0.03	0	4	0.08	0.8	0	30.6	–	食物繊維：AOAC2011.25法
(0.4)	(0.02)	(0.46)	(1)	(5)	(1)	(20)	0	0	0	0	0	0	0	0	0	0	0	0	(0.02)	(0.07)	(0.5)	(0.7)	(0.10)	(Tr)	(13)	(0.20)	(5.0)	0	(5.8)	(0.6)	
(0.5)	(0.03)	(0.51)	(1)	(7)	(2)	(24)	0	0	(3)	(2)	(4)	(Tr)	(Tr)	(Tr)	0	(0.9)	(Tr)	0	(0.03)	(0.09)	(0.8)	(1.0)	(0.10)	(0.1)	(18)	(0.25)	(6.2)	(1)	(8.3)	0	
(0.1)	(0.01)	(0.13)	(2700)	(1)	(1)	(5)	0	0	0	0	0	0	0	0	0	0	0	0	(0.01)	(0.02)	(0.1)	(0.2)	(0.03)	0	(5)	(0.05)	(1.4)	0	(1.7)	0	
0.1	0.06	0.10	24	2	5	4	(0)	36	230	47	270	22	(0)	2.0	0	0.4	0	(0)	0.04	0.05	0.9	1.1	0.17	–	13	0.22	3.6	2	25.2	–	
0.3	0.19	0.19	0	1	2	9	0	0	630	0	630	52	(0)	2.7	0.1	0.3	0	10	0.09	0.07	1.5	(1.7)	0.20	–	29	0.47	8.9	10	0	–	別名：トマトピューレ　食塩無添加品 (100g：95mL，100mL：105g)
0.6	0.31	0.38	–	–	–	–	0	0	1000	0	1000	85	(0)	6.2	0.2	0.6	0	18	0.21	0.14	3.7	(4.2)	0.38	–	42	0.95	–	15	0.1	–	食塩無添加品
0.2	0.09	0.11	1	4	4	9	0	1	510	0	510	43	0	2.0	Tr	0.1	0	0	0.06	0.04	1.5	1.7	0.11	Tr	13	0.30	5.2	8	3.1	–	(100g：87mL，100mL：115g)
0.2	0.16	–	–	–	–	–	(0)	0	480	0	480	40	(0)	2.1	0.1	1.0	0.3	8	0.09	0.08	1.3	(1.6)	0.12	Tr	3	0.24	–	(Tr)	0.6	–	(100g：103mL，100mL：97g)
0.2	0.15	0.15	–	–	–	–	(0)	0	500	5	500	42	(0)	2.1	0.3	0.2	0	5	0.07	0.07	1.5	(1.8)	0.15	0	5	0.32	–	(Tr)	3.0	–	

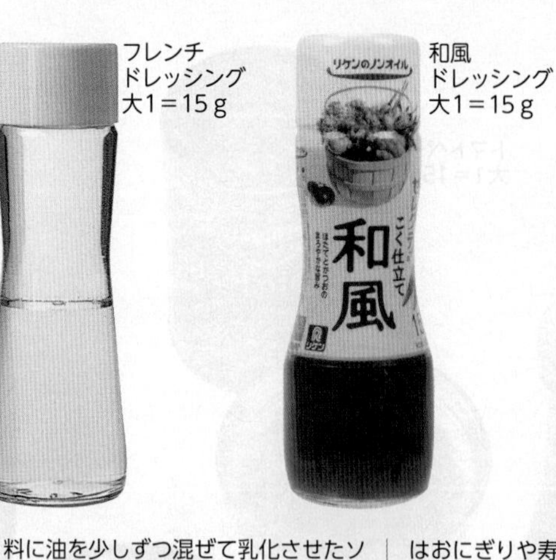

マヨネーズ

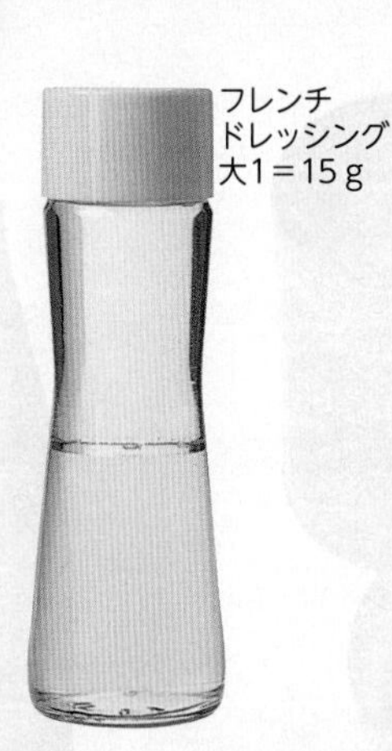

フレンチドレッシング
大1＝15 g

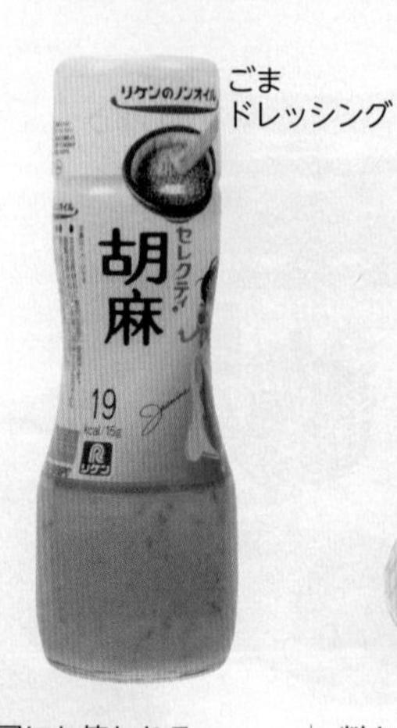

和風ドレッシング
大1＝15 g

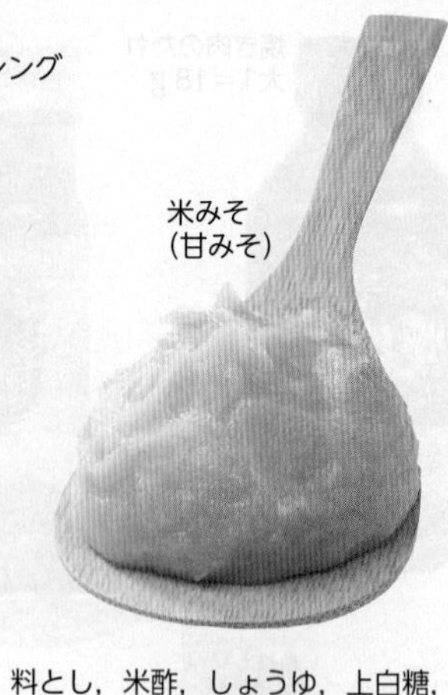

ごまドレッシング

米みそ
(甘みそ)

ドレッシング類

Dressings　マヨネーズ大1＝12 g

日本農林規格では，「①食用植物油脂(香味食用油を除く)および食酢，もしくは柑橘類の果汁に食塩，砂糖類，香辛料などを加えたもので，おもにサラダに使用するもの，②上記①にピクルスの細片などを加えたもの」と定義している。その形態から，半固形状，分離液状，乳化液状に区分される。

●マヨネーズ：卵黄，食塩，酢，香辛料に油を少しずつ混ぜて乳化させたソース。本来の卵黄型のほか，全卵型がある。日本農林規格では，水分30％以下，油脂含有量65％以上で，原材料に食用植物油脂，醸造酢およびかんきつ類の果汁，卵黄および卵白，たん白加水分解物，食塩，砂糖類，はちみつ，香辛料，アミノ酸，香辛料抽出物以外を使用していないもの。規格に満たないものは「マヨネーズタイプ」と表示して販売される。サラダのソースとしての用途だけでなく，サンドイッチ，フライ料理，冷製料理にも使う。最近はおにぎりや寿司にも使われる。

●フレンチドレッシング：酢とサラダ油に香辛料を加えてかき混ぜたもの。酢と油が分離している分離液状と乳化剤により混ざり合った乳化液状がある。さまざまな香辛料で香りをつけたもの，しょうゆを加えた和風味，ごま油をきかせた中華味，ノンオイルタイプなどがある。

●和風ドレッシング：しょうゆ，米酢，混合だし，調合油，おろししょうがなどを用いたもの。

●ごまドレッシング：練りごまを主原料とし，米酢，しょうゆ，上白糖，マヨネーズなどを加えたもの。

●サウザンアイランドドレッシング：調合油，穀物酢，トマトケチャップ，ピクルス，卵黄，上白糖，食塩，レモン果汁などを混ぜたもの。

みそ類 (味噌類)

Miso　大1＝18 g

蒸した大豆にこうじ菌を加え，発酵熟成させた日本独自の調味料。独特の香りとうまみがある。

種類：使うこうじの種類により米みそ，

食品番号	索引番号	食品名 (可食部100g当たり)	廃棄率	エネルギー		水分	たんぱく質		脂質			脂肪酸					炭水化物						有機酸	灰分	無機質					
							アミノ酸組成によるたんぱく質	たんぱく質	脂肪酸のトリアシルグリセロール当量	コレステロール	脂質	飽和	一価不飽和	多価不飽和	n-3系多価不飽和	n-6系多価不飽和	利用可能炭水化物 単糖当量	利用可能炭水化物 質量計	差引き法による利用可能炭水化物	総食物繊維量	糖アルコール	炭水化物			ナトリウム	カリウム	カルシウム	マグネシウム	リン	鉄
			%	kJ	kcal	g	g	g	g	mg	g	g	g	g	g	g	g	g	g	g	g	g	g	g	mg	mg	mg	mg	mg	mg
		(ドレッシング類)																												
		半固形状ドレッシング																												
17042	2369	●マヨネーズ ●全卵型	0	2747	668	16.6	1.3	1.4	72.5	55	76.0	6.07	39.82	23.51	5.49	18.02	(2.1)*	(2.1)	7.2	(0)	–	3.6	0.5	1.9	730	13	8	2	29	0.3
17043	2370	●卵黄型	0	2746	668	19.7	2.2	2.5	72.8	140	74.7	10.37	27.69	31.54	4.92	26.62	(0.5)*	(0.5)	2.8	(0)	–	0.6	0.5	2.0	770	21	20	3	72	0.6
17118	2371	●マヨネーズタイプ調味料 ●低カロリータイプ	0	1081	262	60.9	2.6	2.9	26.4	58	28.3	3.04	12.49	9.77	1.77	8.00	2.7*	2.6	4.7	0.8	0	3.3	0.7	3.9	1500	36	10	3	35	0.3
		分離液状ドレッシング																												
17040	2372	●フレンチドレッシング ●分離液状	0	1344	325	(47.8)	0	(Tr)	(30.6)	(1)	(31.5)	(3.46)	(12.95)	(12.90)	(2.15)	(10.75)	(11.4)*	(11.3)	(13.4)	0	0	(12.4)	(1.9)	(6.3)	(2500)	(2)	(1)	(Tr)	(1)	(Tr)
17116	2373	●和風ドレッシング ●分離液状	0	743	179	(69.4)	(1.6)	(1.9)	(14.0)	(1)	(14.5)	(1.68)	(5.79)	(5.90)	(0.80)	(5.10)	(6.6)	(6.5)	(9.7)*	(0.2)	(Tr)	(9.3)	(0.7)	(3.6)	(1400)	(75)	(7)	(16)	(43)	(0.4)
17039	2374	●和風ドレッシングタイプ調味料 ●ノンオイルタイプ	0	350	83	71.8	–	3.1	–	–	0.1						–	–	17.2*	0.2	–	16.1	–	7.6	2900	130	10	34	54	0.3
		乳化液状ドレッシング																												
17117	2375	●ごまドレッシング	0	1650	399	(38.1)	(2.3)	(2.7)	(37.1)	(7)	(38.3)	(4.34)	(15.52)	(15.65)	(2.36)	(13.29)	(13.1)*	(12.5)	(15.5)	(0.8)	(Tr)	(15.0)	(0.8)	(4.9)	(1800)	(91)	(86)	(34)	(66)	(1.0)
17041	2376	●サウザンアイランドドレッシング	0	1619	392	(44.1)	(0.2)	(0.3)	(38.1)	(9)	(39.2)	(4.34)	(16.10)	(15.99)	(2.66)	(13.33)	(12.1)*	(11.9)	(13.4)	(0.4)	0	(12.8)	(0.6)	(3.1)	(1200)	(32)	(7)	(3)	(9)	(0.1)
● 17149	2377	●フレンチドレッシング，乳化液状	0	1552	376	(44.1)	(0.1)	(0.1)	(37.7)	(7)	(38.8)						(8.5)*	(8.5)	(10.3)	0	0	(9.3)	(1.3)	(6.5)	(2500)	(3)	(1)	(Tr)	(3)	(Tr)
		(みそ類)																												
17044	2378	●米みそ ●甘みそ	0	869	206	42.6	8.7	9.7	3.0	(0)	3.0	0.49	0.52	1.84	0.30	1.55	–	–	33.3*	5.6	–	37.9	–	6.8	2400	340	80	32	130	3.4
17045	2379	●淡色辛みそ	0	762	182	45.4	11.1	12.5	5.9	(0)	6.0	0.97	1.11	3.61	0.58	3.02	11.9	11.8	18.5*	4.9	–	21.9	–	14.2	4900	380	100	75	170	4.0
17046	2380	●赤色辛みそ	0	746	178	45.7	11.3	13.1	5.4	(0)	5.5	0.88	1.07	3.21	0.54	2.66	–	–	18.9*	4.1	–	21.1	–	14.6	5100	440	130	80	200	4.3
17120	2381	●だし入りみそ	0	700	167	49.9	(10.0)	11.0	(5.2)	2	5.6	(0.87)	(0.98)	(3.13)	(0.54)	(2.59)	(9.8)	(9.7)	17.8*	4.1	0	20.6	0.1	12.9	4700	420	67	61	160	1.4
● 17145	2382	●だし入りみそ，減塩	0	689	164	52.5	9.4	10.3	4.7	1	5.1	0.80	1.14	2.59	0.30	2.29	10.5	10.3	18.2*	4.9	–	22.2	0.4	9.8	3800	410	63	55	150	1.4
17047	2383	●麦みそ	0	775	184	44.0	8.1	9.7	4.2	(0)	4.3	0.74	0.73	2.51	0.38	2.13	–	–	25.5*	6.3	–	30.0	–	12.0	4200	340	80	55	120	3.0
17048	2384	●豆みそ	0	864	207	44.9	14.8	17.2	10.2	(0)	10.5	1.62	1.88	6.29	0.99	5.30	–	–	10.7*	6.5	–	14.5	–	12.9	4300	930	150	130	250	6.8
17119	2385	●減塩みそ	0	800	190	46.0	9.1	11.0	(5.8)	(0)	5.9	(0.98)	(1.18)	(3.38)	(0.46)	(2.92)	12.9	12.5	23.2*	4.3	0	25.7	0.2	11.4	4200	480	62	71	170	1.7
17049	2386	●即席みそ ●粉末タイプ	0	1350	321	2.4	(19.4)	21.9	7.4	(0)	9.3	1.23	1.37	4.52	0.73	3.79	(21.3)	(21.0)	40.7*	6.6	–	43.0	–	23.5	8100	600	85	140	300	2.8
17050	2387	●ペーストタイプ	0	513	122	61.5	(7.9)	8.9	3.1	(0)	3.7	0.50	0.68	1.74	0.22	1.53	(8.4)	(8.3)	14.3*	2.8	–	15.4	–	10.4	3800	310	47	54	130	1.2
17121	2388	●辛子酢みそ	0	912	216	(43.6)	(4.2)	(5.0)	(2.1)	0	(2.1)	(0.27)	(0.68)	(1.08)	(0.22)	(0.86)	(25.1)	(23.9)	(42.7)*	(2.7)	–	(44.6)	(1.0)	(3.6)	(1300)	(170)	(42)	(20)	(69)	(1.7)
17122	2389	●ごまみそ	0	1026	245	(42.7)	(8.6)	(9.4)	(9.5)	0	(9.9)	(1.43)	(3.14)	(4.51)	(0.22)	(4.29)	(5.4)	(5.2)	(28.5)*	(5.5)	–	(32.9)	0	(5.2)	(1600)	(280)	(230)	(74)	(170)	(3.7)
17123	2390	●酢みそ	0	892	211	(44.2)	(4.4)	(4.9)	(1.5)	0	(1.5)	(0.25)	(0.26)	(0.93)	(0.15)	(0.78)	(26.3)	(25.1)	(42.5)*	(2.8)	–	(44.8)	(1.1)	(3.4)	(1200)	(170)	(41)	(16)	(66)	(1.7)
17124	2391	●練りみそ	0	1131	267	(29.9)	(4.8)	(5.5)	(1.7)	0	(1.7)	(0.27)	(0.29)	(1.04)	(0.17)	(0.87)	(38.8)	(36.9)	(56.6)*	(3.2)	–	(59.1)	0	(3.8)	(1400)	(190)	(46)	(18)	(74)	(1.9)

なるほど! 手前みそ…昔，みそはほとんどが自家製でしたから，誰もがわが家のみそ自慢をしました。今でも，自分自身を自慢することを「手前みそ」といいます。

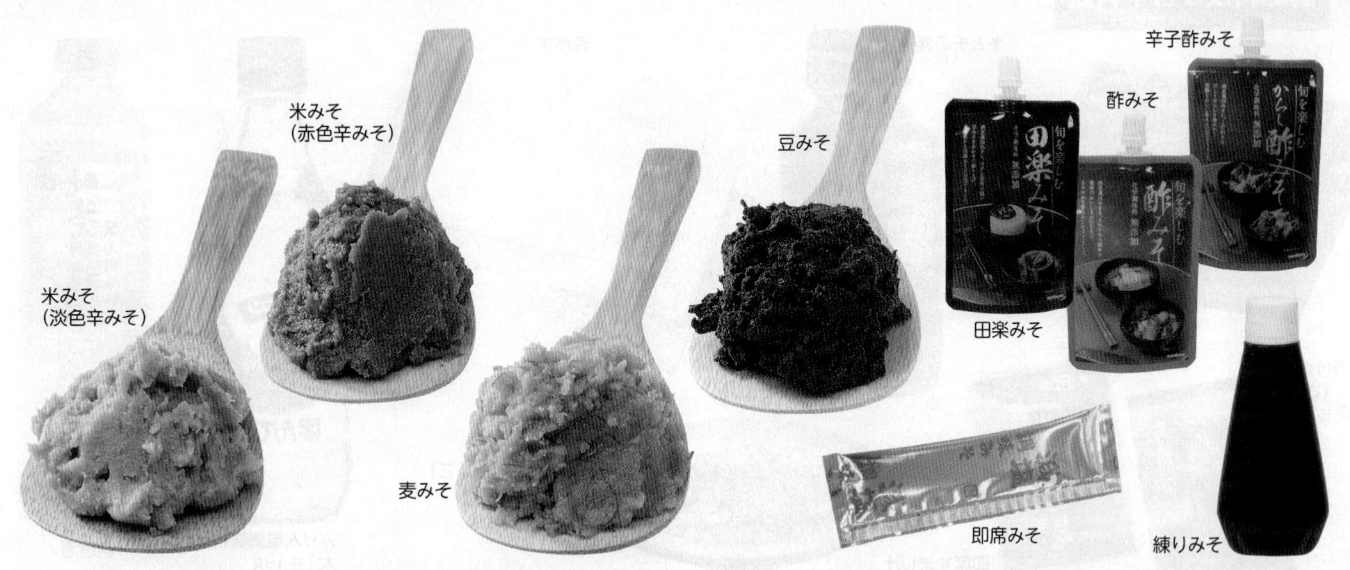

麦みそ，豆みそに，原料大豆の浸水時間・熟成期間の長短などにより白みそ，淡色みそ，赤みそに分類できる。白みそは，大豆の浸水時間を短くし，蒸さずに煮て短期間で熟成させたもの。逆に，赤みそは大豆の浸水時間を長くして蒸し，時間をかけて熟成させたものである。このほか，塩分の含量により辛みそ，甘みそなどに分けられる。

調理法：みそ汁，煮物，あえ物など，幅広い調理に利用できる。香りが飛ばないよう煮立てないことが肝心。加熱時間はできるだけ短くする。

保存法：空気に触れないように，表面をラップなどでぴったりおおい，冷蔵庫で保存する。

●**即席みそ**：粉末タイプ，ペーストタイプともにインスタントみそ汁として使用される。粉末タイプは，米みその淡色辛みそを凍結乾燥し，化学調味料や天然調味料を加えたもの。ペーストタイプは，米みその淡色辛みそに化学調味料や天然調味料，アルコールを加えて加工したものをプラスチック小袋に包装し，加熱殺菌したもの。

●**辛子酢みそ**：甘みそ，砂糖，穀物酢，辛子を材料とした食品。

●**ごまみそ**：甘みそ，酒，ごま，上白糖を材料とした食品。

●**酢みそ**：甘みそ，上白糖，穀物酢を材料とした食品。

●**練りみそ**：甘みそ，上白糖，酒を材料とした食品。

辛子酢みそ，ごまみそ，酢みそ，練りみそは，いずれも和食のあえ衣やつけみそとして用いられる。

無機質							ビタミン（脂溶性）												ビタミン（水溶性）										食塩相当量	アルコール	備考
							A						D	E				K													
								カロテン						トコフェロール																	
亜鉛	銅	マンガン	ヨウ素	セレン	クロム	モリブデン	レチノール	α	β	β-クリプトキサンチン	β-カロテン当量	レチノール活性当量		α	β	γ	δ		B1	B2	ナイアシン	ナイアシン当量	B6	B12	葉酸	パントテン酸	ビオチン	C			
mg	mg	mg	µg	µg	µg	µg	µg	µg	µg	µg	µg	µg	µg	mg	mg	mg	mg	µg	mg	mg	mg	mg	mg	µg	µg	mg	µg	mg	g	g	
0.2	0.01	0.01	3	3	1	1	24	0	0	3	1	24	0.3	13.0	0.2	33.0	2.3	120	0.01	0.03	Tr	0.2	0.02	0.1	1	0.16	3.1	0	1.9	–	使用油：なたね油，とうもろこし油，大豆油（100g：105mL，100mL：95g）
0.5	0.02	0.02	9	8	1	2	53	0	1	6	3	54	0.6	11.0	0.7	41.0	10.0	140	0.03	0.07	Tr	0.5	0.05	0.4	3	0.43	7.2	0	2.0	–	使用油：なたね油，大豆油，とうもろこし油（100g：105mL，100mL：95g）
0.2	0.01	0.01	4	5	Tr	2	20	130	250	4	310	46	0.3	4.8	0.1	12.0	1.6	53	0.02	0.05	Tr	0.4	0.02	0.1	3	0.19	3.1	0	3.9	–	別名：低カロリーマヨネーズ 使用油：なたね油，大豆油，とうもろこし油 カロテン：色素として添加品あり
(Tr)	0	0	0	0	(Tr)	(Tr)	0	0	0	0	0	0	0	(4.0)	(0.4)	(18.0)	(3.4)	(54)	(Tr)	(Tr)	(Tr)	(0.1)	(Tr)	(Tr)	0	0	(Tr)	0	(6.3)	–	
(0.2)	(0.03)	(0.19)	0	(3)	(1)	(10)	0	0	(4)	0	(4)	(Tr)	–	(1.5)	(0.1)	(7.9)	(1.3)	–	(0.03)	(0.03)	(0.4)	(0.5)	(0.04)	(Tr)	(7)	(0.09)	(2.2)	0	(3.5)	(0.7)	オイル入り
0.2	0.01	–	–	–	–	–	(0)	0	3	0	3	Tr	(0)	0	0	0	0	1	0.02	0.03	0.3	0.8	0.04	0	6	0.11	–	(Tr)	7.4	–	別名：和風ノンオイルドレッシング
(0.6)	(0.12)	(0.32)	(1)	(4)	(1)	(15)	(4)	0	(Tr)	0	(1)	(4)	(0.1)	(4.4)	(0.4)	(21.0)	(3.8)	(60)	(0.04)	(0.05)	(0.6)	(1.0)	(0.07)	(Tr)	(16)	(0.14)	(3.3)	0	(4.4)	(0.3)	クリームタイプ
(0.1)	(0.02)	(0.01)	(1)	(1)	(Tr)	(1)	(4)	0	(42)	(1)	(43)	(8)	(0.1)	(5.2)	(0.5)	(22.0)	(4.2)	(72)	(Tr)	(0.01)	(0.1)	(0.2)	(0.02)	(Tr)	(3)	(0.05)	(0.8)	(2)	(3.0)	–	
(Tr)	(Tr)	0	(1)	0	0	(Tr)	(3)	0	0	(Tr)	0	(3)	(0.1)	(5.0)	(0.5)	(22.0)	(4.2)	(66)	(Tr)	(0.01)	(Tr)	(0.1)	(0.01)	(Tr)	(1)	(0.02)	(0.3)	(1)	(6.4)	–	
0.9	0.22	–	Tr	2	2	33	(0)	–	–	–	(0)	(0)	(0)	0.3	0.1	3.0	1.6	8	0.05	0.10	1.5	3.5	0.04	0.1	21	Tr	5.4	(0)	6.1	–	別名：西京みそ，関西白みそ等（100g：87mL，100mL：115g）
1.1	0.39	–	1	9	2	57	(0)	–	–	–	(0)	(0)	(0)	0.6	0.2	5.7	3.1	11	0.03	0.10	1.5	3.9	0.11	0.1	68	Tr	12.0	(0)	12.4	–	別名：信州みそ等（100g：87mL，100mL：115g）
1.2	0.35	–	1	8	1	72	(0)	–	–	–	(0)	(0)	(0)	0.5	0.2	5.2	3.2	11	0.03	0.10	1.5	3.5	0.12	Tr	42	0.23	14.0	(0)	13.0	–	(100g：87mL，100mL：115g)
1.0	0.26	0.65	26	8	2	51	0	0	3	Tr	3	0	0.1	0.7	0.1	5.2	1.9	11	0.10	0.35	0.9	(2.8)	0.13	0.1	37	0.24	9.9	0	11.9	–	(100g：87mL，100mL：115g)
1.0	0.32	0.64	29	8	2	60	0	0	2	0	3	0	0	0.6	0.1	4.8	1.7	14	0.10	0.09	0.9	2.6	0.13	0.1	40	0.27	8.9	0	9.7	–	食物繊維：AOAC2011.25法（100g：87mL，100mL：115g）
0.9	0.31	–	16	2	2	15	(0)	–	–	–	(0)	(0)	(0)	0.4	0.1	3.5	2.0	9	0.04	0.10	1.5	2.9	0.10	Tr	35	0.26	8.4	(0)	10.7	–	別名：田舎みそ（100g：87mL，100mL：115g）
2.0	0.66	–	31	19	9	64	(0)	–	–	–	(0)	(0)	(0)	1.1	0.3	11.0	5.0	19	0.04	0.12	1.2	3.4	0.13	Tr	54	0.36	17.0	(0)	10.9	–	別名：東海豆みそ，名古屋みそ，八丁みそ（100g：87mL，100mL：115g）
1.4	0.29	0.73	1	5	5	150	0	0	3	1	3	0	0	0.6	0.1	5.3	2.3	–	0.10	0.11	1.1	2.7	0.16	0.1	75	0.27	11.0	0	10.7	–	(100g：87mL，100mL：115g)
1.8	0.44	1.19	–	–	–	–	(0)	0	6	0	6	Tr	(0)	0.7	0.2	7.1	3.8	15	0.11	2.58	0.8	(4.9)	0.12	–	65	0.75	–	(0)	20.6	–	別名：インスタントみそ汁
0.9	0.25	0.47	–	–	–	–	(0)	0	1	0	1	0	(0)	0.5	0.1	3.9	0.7	6	0.04	0.27	0.4	(2.1)	0.07	–	29	0.42	–	(0)	9.6	–	
(0.5)	(0.12)	(0.02)	0	(1)	(1)	(16)	0	–	–	–	(1)	0	0	(0.1)	(Tr)	(1.4)	(0.8)	(4)	(0.04)	(0.05)	(0.8)	(1.8)	(0.02)	(0.1)	(10)	0	(2.6)	0	(3.3)	0	
(1.5)	(0.39)	(0.40)	0	(5)	(2)	(38)	0	0	(1)	0	(1)	0	0	(0.2)	(0.1)	(5.4)	(1.1)	(7)	(0.10)	(0.10)	(1.8)	(3.9)	(0.14)	(0.1)	(36)	(0.08)	(5.7)	0	(4.0)	0	
(0.5)	(0.11)	0	0	(1)	(1)	(17)	0	–	–	–	0	0	0	(0.2)	(0.1)	(1.5)	(0.8)	(4)	(0.03)	(0.05)	(0.8)	(1.8)	(0.02)	(0.1)	(11)	0	(2.8)	0	(3.1)	–	
(0.5)	(0.13)	(0.02)	0	(1)	(1)	(19)	0	0	0	0	0	0	0	(0.2)	(0.1)	(1.7)	(0.9)	(5)	(0.03)	(0.06)	(0.8)	(2.0)	(0.03)	(0.1)	(12)	(Tr)	(3.1)	0	(3.4)	0	

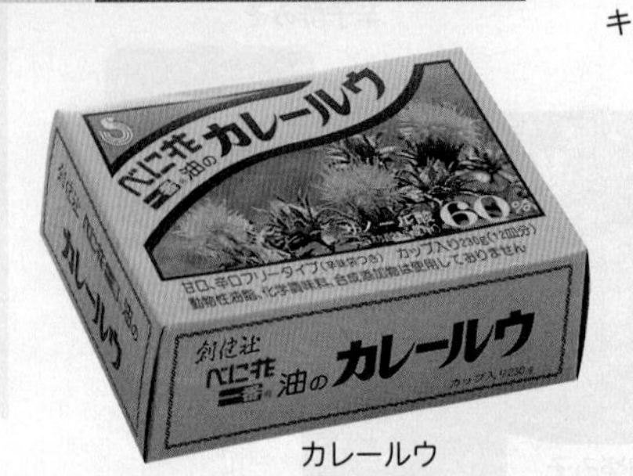

カレールウ

キムチの素
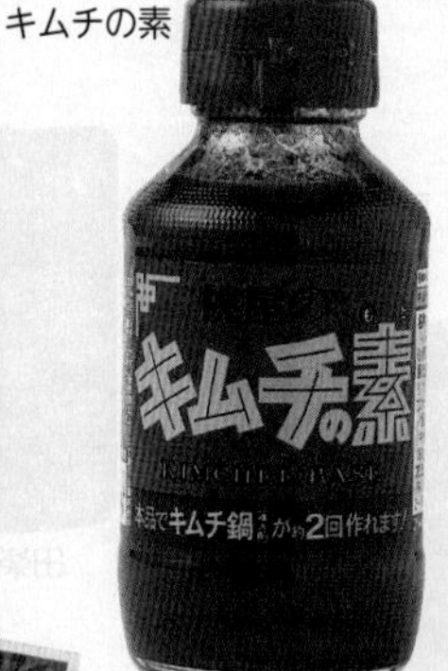

酒かす
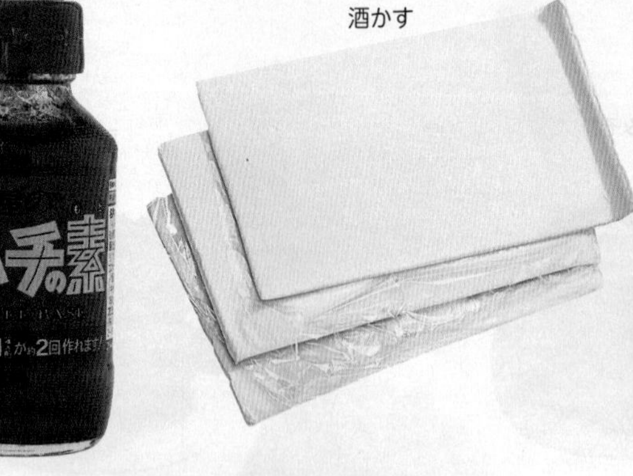

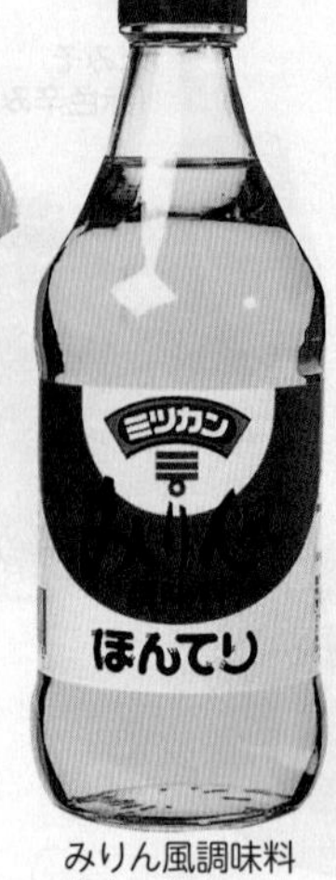

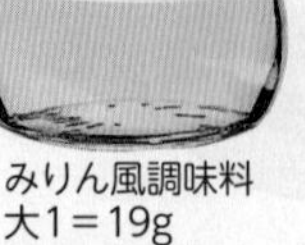
みりん風調味料
大1＝19g

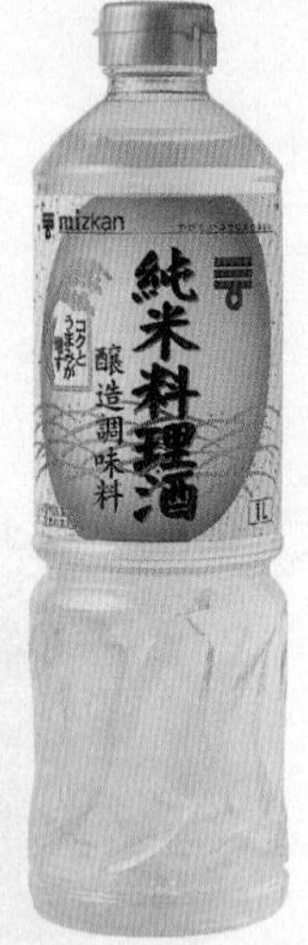

料理酒

お茶漬けの素
（さけ）
1袋＝5.5g
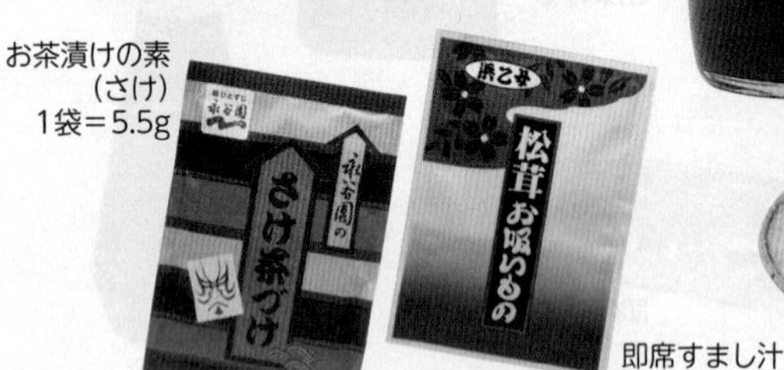

即席すまし汁

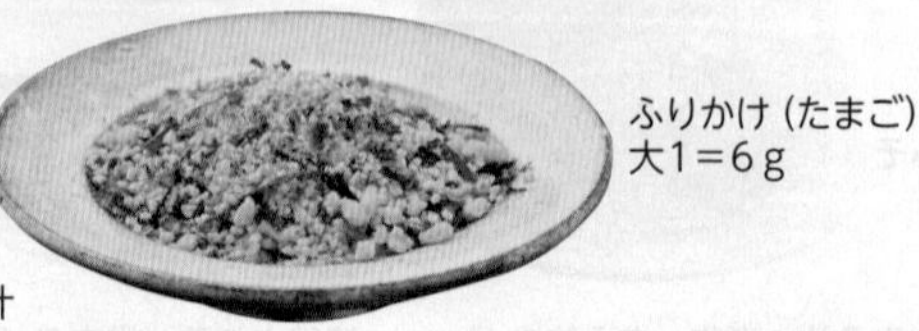
ふりかけ（たまご）
大1＝6g

ルウ類
Roux

●カレールウ：カレー粉，小麦粉，油脂，でんぷん，糖類，食塩などを原料として固形化したもの。スープに加えて溶きのばす。

●ハヤシルウ：小麦粉，油脂，でんぷん，トマト，玉ねぎ，糖類，食塩，ビーフエキスなどを原料として固形化したもの。スープに加えて溶きのばす。

その他
Others

●お茶漬けの素（さけ）：お茶漬けの定番。ご飯にふりかけてお湯を注ぐだけで，お茶漬けができる調味料の一つ。あられ，刻みのり，顆粒だしなどに，フリーズドライ加工のさけがパックされている。

●キムチの素：とうがらし，食塩，にんにく，しょうが，塩辛などを混ぜ合わせた調味料。キムチ漬けのほか，鍋物などにも用いられる。

●酒かす：清酒もろみをしぼった清酒かすと，みりんもろみをしぼったみりんかすがある。清酒かすは甘酒をつくったり，かす汁，漬け物に使われる。みりんかすはお茶菓子代わりや，奈良漬けの甘みをつけるのに用いられる。

●即席すまし汁：乾燥素材製品。お湯を注いでつくる。

●ふりかけ（たまご）：ふりかけの定番。ご飯にふりかけて食べるもの。ごま，乾燥鶏卵，さば節，顆粒だしなどの原料を粉砕して味つけし，乾燥させてフレーク状に仕上げる。

●みりん風調味料：みりんの風味をつけた調味料で，コクはみりんに劣るが，同様の使い方をする。

●料理酒：酒税法に定められた以上の食塩や酢などを添加した，清酒の風味を残した調味料。素材の生臭みを取る，やわらかくする，味のしみ込みをよくするなどの働きがある。

食品番号	索引番号	食品名（可食部100g当たり）	廃棄率	エネルギー	エネルギー	水分	たんぱく質：アミノ酸組成によるたんぱく質	たんぱく質：たんぱく質	脂質：脂肪酸のトリアシルグリセロール当量	脂質：コレステロール	脂質：脂質	脂肪酸：飽和	脂肪酸：一価不飽和	脂肪酸：多価不飽和	脂肪酸：n-3系多価不飽和	脂肪酸：n-6系多価不飽和	炭水化物：利用可能炭水化物 単糖当量	炭水化物：利用可能炭水化物 質量計	炭水化物：差引き法による利用可能炭水化物	炭水化物：総食物繊維量	炭水化物：糖アルコール	炭水化物：炭水化物	有機酸	灰分	無機質：ナトリウム	無機質：カリウム	無機質：カルシウム	無機質：マグネシウム	無機質：リン	無機質：鉄
			%	kJ	kcal	g	g	g	g	mg	g	g	g	g	g	g	g	g	g	g	g	g	g	g	mg	mg	mg	mg	mg	mg
		（ルウ類）																												
17051	2392	●カレールウ	0	1974	474	3.0	5.7	6.5	32.8	20	34.1	14.84	14.85	1.65	0.10	1.55	38.1*	35.1	40.0	6.4	–	44.7	0.4	11.7	4200	320	90	31	110	3.5
17052	2393	●ハヤシルウ	0	2086	501	2.2	–	5.8	31.9	20	33.2	15.62	14.00	0.88	0.06	0.82	–	–	46.3*	2.5	–	47.5	–	11.3	4200	150	30	21	55	1.0
		（その他）																												
17125	2394	●お茶漬けの素，さけ	0	1060	251	(2.9)	(18.0)	(20.2)	(2.7)	(64)	(3.7)	(0.68)	(1.03)	(0.88)	(0.66)	(0.23)	(29.7)	(27.9)	(36.9)*	(3.5)	–	(37.1)	0	(35.6)	(13000)	(560)	(72)	(55)	(230)	(2.1)
● 17136	2395	●キムチの素	0	529	125	58.2	5.3	5.3	0.8	3	1.0	0.18	0.13	0.42	0.08	0.34	13.0	12.6	21.6*	3.6	0.1	26.0	1.1	9.4	3600	350	29	31	52	1.3
17053	2396	●酒かす	0	904	215	51.1	(14.2)	14.9	–	(0)	1.5						–	–	19.3*	5.2	–	23.8	–	0.5	5	28	8	9	8	0.8
17126	2397	●即席すまし汁	0	823	194	(2.8)	(17.0)	(18.3)	(0.5)	(16)	(0.8)	(0.16)	(0.06)	(0.30)	(0.14)	(0.16)	(10.9)	(10.4)	(28.4)*	(3.3)	(Tr)	(30.5)	(0.3)	(47.6)	(18000)	(490)	(76)	(61)	(220)	(2.3)
17127	2398	●ふりかけ，たまご	0	1791	428	(2.5)	(20.9)	(23.4)	(19.7)	(420)	(21.9)	(4.75)	(7.72)	(6.33)	(0.28)	(6.04)	(31.1)	(29.3)	(39.2)*	(5.1)	–	(39.7)	–	(12.3)	(3600)	(490)	(390)	(120)	(490)	(4.5)
17054	2399	●みりん風調味料	0	958	225	43.6	–	0.1	–	(0)	0						39.9	39.2	55.6*	(0)	0	55.7	0.1	0.2	68	3	Tr	1	15	0.1
● 17138	2400	●料理酒	0	368	88	82.4	0.2	0.2	–	0	Tr						3.6*	3.5	4.7	0	0	4.7	–	2.1	870	6	2	2	4	Tr
		<香辛料類>																												
17055	2401	オールスパイス●粉	0	1543	364	9.2	–	5.6	(3.7)	(0)	5.6	(1.64)	(0.43)	(1.52)	(0.05)	(1.48)	–	–	77.1*	–	–	75.2	–	4.4	53	1300	710	130	110	4.7
17056	2402	オニオンパウダー	0	1541	363	5.0	(5.8)	8.8	(0.8)	(0)	1.1	(0.23)	(0.21)	(0.33)	(0.02)	(0.31)	–	–	83.0*	–	–	79.8	–	5.3	52	1300	140	160	290	3.1
		からし																												
17057	2403	●粉	0	1831	435	4.9	–	33.0	(14.2)	(0)	14.3	(0.78)	(8.89)	(3.98)	(1.50)	(2.44)	–	–	43.8*	–	–	43.7	–	4.1	34	890	250	380	1000	11.[illegible]
17058	2404	●練り	0	1316	314	31.7	–	5.9	(14.4)	(0)	14.5	(0.80)	(9.01)	(4.04)	(1.52)	(2.47)	–	–	40.2*	–	–	40.1	–	7.8	2900	190	60	83	120	2.1
17059	2405	●練りマスタード	0	729	175	65.7	(4.3)	4.8	(10.5)	(Tr)	10.6	(0.58)	(6.59)	(2.95)	(1.11)	(1.80)	(9.2)	(8.9)	15.6*	–	–	13.1	–	3.8	1200	170	71	60	140	1.8
17060	2406	●粒入りマスタード	0	955	229	57.2	(6.9)	7.6	(15.9)	(Tr)	16.0	(0.88)	(9.94)	(4.45)	(1.67)	(2.72)	(5.1)	(5.1)	14.7*	–	–	12.7	–	5.3	1600	190	130	110	260	2.[illegible]
17061	2407	カレー粉	0	1405	338	5.7	(10.2)	13.0	11.6	8	12.2	1.28	6.44	3.40	0.24	3.16	–	–	29.8*	36.9	–	63.3	–	5.8	40	1700	540	220	400	29.[illegible]
17062	2408	クローブ●粉	0	1679	398	7.5	(5.1)	7.2	(9.8)	(0)	13.6	(4.13)	(1.46)	(3.77)	(0.81)	(2.87)	–	–	72.2*	–	–	66.4	–	5.3	280	1400	640	250	95	9.9
		こしょう																												
17063	2409	●黒，粉	0	1532	362	12.7	(8.9)	11.0	(5.5)	(0)	6.0	(2.56)	(1.36)	(1.84)	(0.28)	(1.56)	(42.3)	(38.5)	69.2*	–	–	66.6	–	3.7	65	1300	410	150	160	20.[illegible]
17064	2410	●白，粉	0	1590	376	12.3	(7.0)	10.1	(5.9)	(0)	6.4	(2.73)	(1.45)	(1.96)	(0.30)	(1.66)	(42.5)	(38.7)	73.7*	–	–	70.1	–	1.1	4	60	240	80	140	7.[illegible]
17065	2411	●混合，粉	0	1561	369	12.5	(7.4)	10.6	(5.7)	(0)	6.2	(2.65)	(1.41)	(1.90)	(0.29)	(1.61)	(42.4)	(38.6)	72.0*	–	–	68.3	–	2.4	35	680	330	120	150	14.[illegible]

なるほど! スパイスとハーブ…香辛料には，おもに種子や根を使うスパイス（こしょう，しょうがなど）と，葉を使うハーブ（ミント，バジル）などがあります。

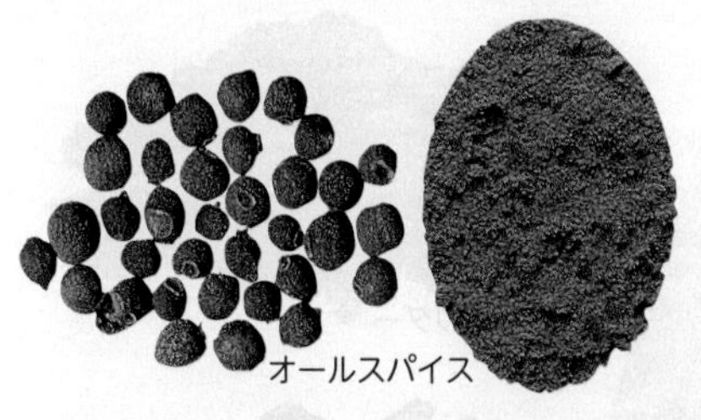
オールスパイス

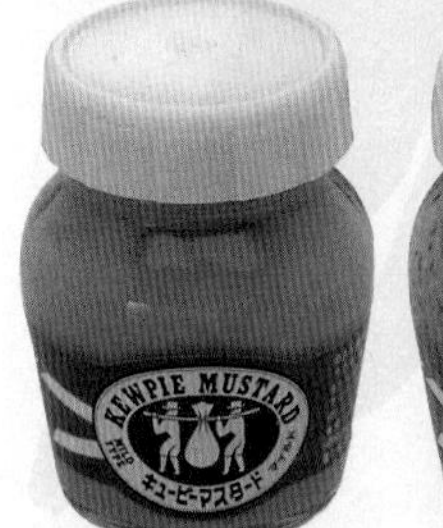

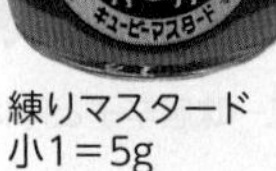
練りマスタード
小1＝5g

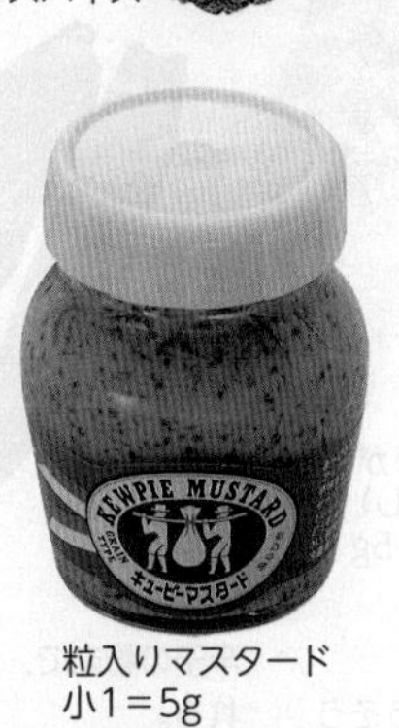

粒入りマスタード
小1＝5g

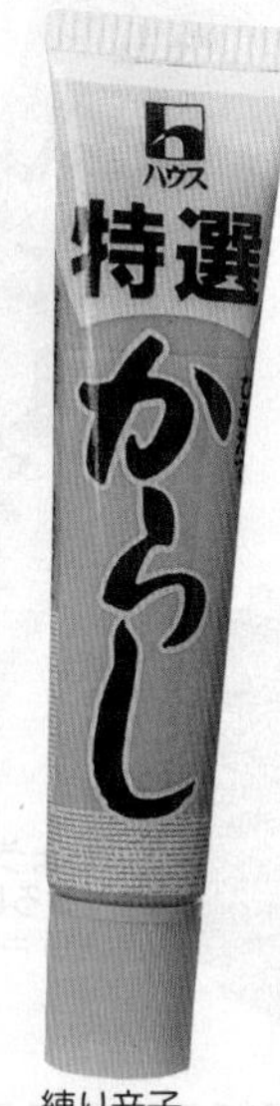

練り辛子
小1＝5g

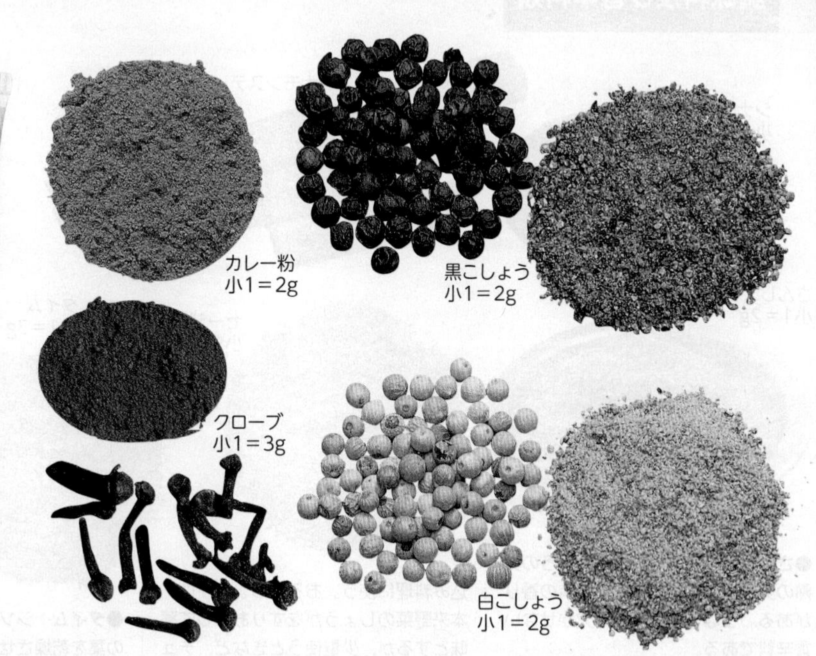
カレー粉
小1＝2g

クローブ
小1＝3g

黒こしょう
小1＝2g

白こしょう
小1＝2g

香辛料類
Spices

植物の実，果実，花，樹皮，根塊などを乾燥させたものの総称で，スパイスともいう。独特の香りをもち，食材に香り，味，色をつけたり，魚肉などの臭み消し，殺菌・保存料としても使う。

●オールスパイス：クローブ，ナツメグ，シナモンの3種類を合わせたような風味があるのでこう呼ぶ。使用範囲が広い。

●からし：からし菜の種子を乾燥させて粉末状にしたもの。粉を溶くタイプよりチューブ入りの練り辛子が多く使われる。辛味の少ない洋辛子を酢で溶いた練りマスタード，粒入りマスタードも人気がある。

●カレー粉：混合香辛料。色・辛味・香りを主体に数十種類もの香辛料を合わせてつくる。カレー以外にも，食欲増進の香辛料として料理やソースに使われる。

●クローブ：丁字（ちょうじ）の花のつぼみを乾燥させたもの。バニラに似た甘い香りが特徴。防腐力が強い。粉末も市販されている。

●こしょう（胡椒）：完熟前の実を乾燥させた黒こしょうと，完熟した実の皮をむいて乾燥させた白こしょう，未熟な緑色の実を水煮または凍結乾燥させた緑こしょうなどがある。辛味成分はおもに皮の部分に含まれるため，黒こしょうのほうが辛味が強い。粒状と粉状があり，粒状のものは，こしょうひきで好みの具合にひいて使う。

無機質							ビタミン（脂溶性）												ビタミン（水溶性）											食塩相当量	アルコール	備考
							A						D	E				K														
								カロテン						トコフェロール																		
亜鉛	銅	マンガン	ヨウ素	セレン	クロム	モリブデン	レチノール	α	β	β-クリプトキサンチン	β-カロテン当量	レチノール活性当量		α	β	γ	δ		B1	B2	ナイアシン	ナイアシン当量	B6	B12	葉酸	パントテン酸	ビオチン	C			
mg	mg	mg	μg	μg	μg	μg	μg	μg	μg	μg	μg	μg	μg	mg	mg	mg	mg	μg	mg	mg	mg	mg	mg	μg	μg	mg	μg	mg	g	g	
0.5	0.13	0.58	0	10	7	14	(0)	0	60	19	69	6	(0)	2.0	0.2	3.2	1.1	0	0.09	0.06	0.1	1.0	0.07	Tr	9	0.38	4.1	0	10.6	–	食物繊維：AOAC2011.25法
0.3	0.12	0.32	–	–	–	–	(0)	0	990	310	1100	95	(0)	2.5	0.1	1.6	1.1	0	0.14	0.06	1.0	2.0	0.08	0	9	0.29	–	0	10.7	–	
(0.9)	(0.14)	(0.27)	(3700)	(27)	(2)	(12)	(10)	(190)	(1200)	(47)	(2100)	(180)	(8.3)	(1.5)	(0.1)	(0.1)	0	(100)	(0.16)	(0.29)	(5.7)	(9.3)	(0.25)	(5.4)	(140)	(0.93)	(4.7)	(12)	(33.8)	0	
0.3	0.12	0.16	1900	11	18	6	17	100	1500	940	2100	190	0	2.9	0.1	0.4	Tr	8	0.04	0.11	1.6	1.9	0.31	0.2	8	0.20	3.7	0	9.3	–	
2.3	0.39	–	–	–	–	–	(0)	–	–	–	(0)	(0)	(0)	0	0	0	0	0	0.03	0.26	2.0	(5.3)	0.94	0	170	0.48	–	(0)	0	8.2	
(1.0)	(0.13)	(0.60)	(140)	(39)	(3)	(29)	0	(260)	(2200)	(65)	(2300)	(200)	(0.5)	(0.8)	(0.1)	(0.3)	(0.2)	(57)	(0.13)	(0.31)	(5.1)	(7.5)	(0.17)	(4.7)	(170)	(0.41)	(8.3)	(25)	(45.7)	0	
(2.9)	(0.47)	(0.71)	(86)	(15)	(2)	(29)	(100)	(540)	(2300)	(130)	(3100)	(360)	(2.2)	(2.5)	(0.1)	(5.1)	(0.1)	(220)	(0.29)	(0.48)	(4.1)	(8.7)	(0.31)	(6.2)	(170)	(0.47)	(6.0)	(11)	(9.2)	0	
Tr	Tr	0	–	–	–	–	(0)	–	–	–	(0)	(0)	(0)	–	–	–	–	(0)	Tr	0.02	0	Tr	0	0	0	0	–	0	0.2	0.3	アルコール：0.5容量%（100g：78.8mL，100mL：126.9g）
Tr	Tr	0.04	Tr	0	2	2	0	0	0	–	0	0	0	0	0	0	0	0	Tr	0	Tr	Tr	0.01	0	0	0	Tr	0	2.2	10.6	アルコール：13.6容量%（100g：98.4mL，100mL：101.6g）
1.2	0.53	0.72	–	–	–	–	0	6	31	0	34	3	(0)	–	–	–	–	–	0	0.05	2.9	3.8	–	(0)	(0)	–	–	0	0.1	–	
3.2	0.55	1.90	–	–	–	–	(0)	–	–	–	Tr	(0)	(0)	–	–	–	–	–	0.30	0.10	0.6	(1.4)	–	(0)	–	–	–	10	0.1	–	食塩添加品あり
6.6	0.60	1.76	0	290	3	79	(0)	–	–	–	38	3	(0)	–	–	–	–	–	0.73	0.26	8.5	14.0	–	(0)	(0)	–	160.0	0	0.1	–	和がらし及び洋がらしを含む（100g：250mL，100mL：40g）
1.0	0.15	0.36	–	–	–	–	(0)	–	–	–	16	1	(0)	–	–	–	–	–	0.22	0.07	1.5	2.5	–	(0)	(0)	–	–	0	7.4	–	和風及び洋風を含む
0.8	0.10	0.41	0	70	4	15	0	0	54	0	54	4	(Tr)	1.2	0	4.9	0.5	6	0.14	0.04	1.1	(1.3)	0.10	0	14	0.27	25.0	Tr	3.0	–	別名：フレンチマスタード
1.4	0.16	0.62	1	87	3	17	(0)	0	32	2	32	3	(Tr)	1.0	0	4.5	0.4	5	0.32	0.05	1.8	(3.0)	0.14	0.1	16	0.28	23.0	Tr	4.1	–	別名：あらびきマスタード
2.9	0.80	4.84	5	18	21	42	0	20	380	0	390	32	(0)	4.4	0.6	2.6	0.1	86	0.41	0.25	7.0	(8.7)	0.59	0.1	60	2.06	28.0	2	0.1	–	
1.1	0.39	93.00	–	–	–	–	(0)	0	120	3	120	10	(0)	–	–	–	–	–	0.04	0.27	0.9	(1.5)	–	(0)	(0)	–	–	(0)	0.7	–	別名：ちょうじ
1.1	1.20	6.34	5	5	30	14	(0)	18	170	4	180	15	(0)	–	–	–	–	–	0.10	0.24	1.2	(2.2)	–	(0)	(0)	–	20.0	(0)	0.2	–	別名：ブラックペッパー
0.9	1.00	4.45	2	2	5	24	(0)	–	–	–	Tr	(0)	(0)	–	–	–	–	–	0.02	0.12	0.2	(1.2)	–	(0)	(0)	–	4.7	(0)	0	–	別名：ホワイトペッパー
1.0	1.10	–	3	2	12	17	(0)	9	84	2	89	7	(0)	–	–	–	–	–	0.06	0.18	0.7	(1.8)	–	0	0	–	15.0	1	0.1	–	

シナモン（粉）
小1＝3g
シナモンスティック
ハウス
おろし
生しょうが
チリパウダー
唐辛子
さんしょう（粉）
小1＝2g
セージ
小1＝2g
タイム
小1＝3g
しょうが
（おろし）
小1＝5g

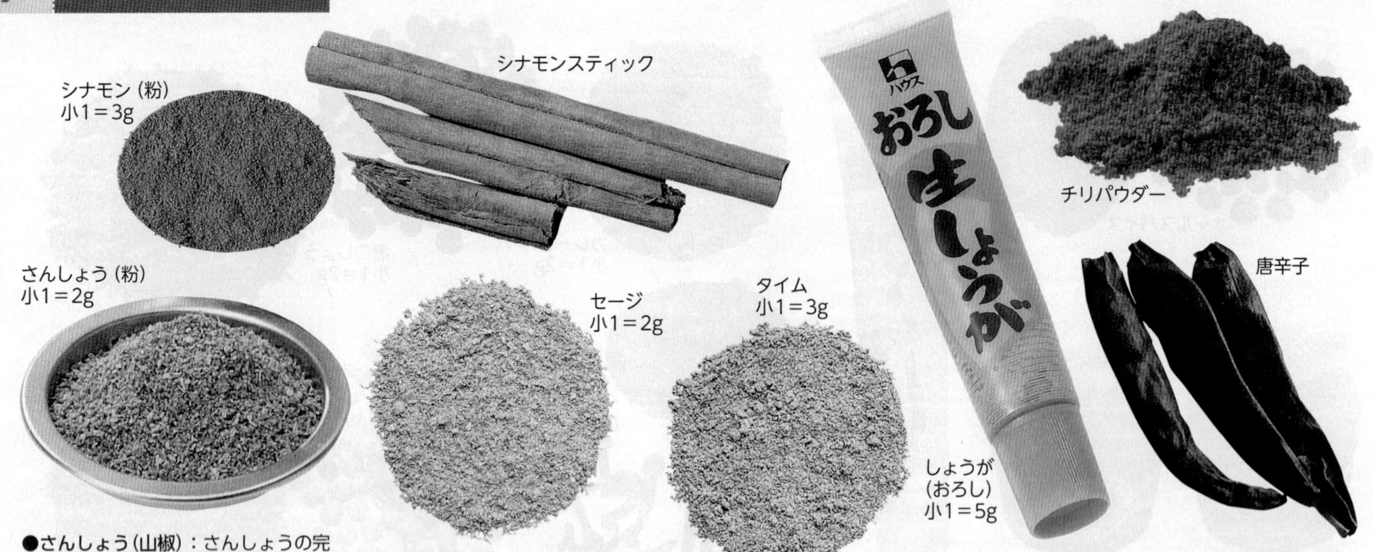

●**さんしょう（山椒）**：さんしょうの完熟の実を粉末にしたもの。特有の香りがある。うなぎの蒲焼きに欠かせない香辛料である。

●**シナモン**：スリランカ原産のクスノキ科のシナモン樹皮を乾燥させたもの。よく似た香りをもつニッキとカシアは，シナモンの近縁種である。ほのかな香りと甘みがある。洋菓子，し好飲料に利用される。

●**しょうが**：粉末とチューブ入りのおろししょうががある。粉末はジンジャーと呼ばれ，香辛料としてソテーや煮込み料理に使う。おろししょうがは，本来野菜のしょうがをすりおろして薬味とするが，少量使うときなど，チューブ入りは重宝である。香りが抜けやすいので，開封後は冷蔵庫で保管する。

●**セージ**：薬用サルビアの葉と茎を乾燥させたもので，よもぎに似た強い香りとほのかな苦み，渋みがある。臭み消しと同時に脂肪分の分解を助けるので，肉や内臓料理によく用いられる。ソーセージづくりには欠かせない香辛料である。

●**タイム**：シソ科のたちじゃこうそうの葉を乾燥させたもの。渋みとさわやかな香りがある。肉や魚介類の臭み消しに使われる。また，防腐力や殺菌力があるので，ハム，ソーセージにも用いられる。

●**チリパウダー**：辛味種の洋風唐辛子にパプリカ，食塩，クミン，赤唐辛子，オレガノ，ガーリックなどのスパイスを混ぜた洋風七味唐辛子。なお，チリペッパーパウダーは，辛味種の洋風唐辛子の粉末で，洋風一味唐辛子と呼ばれる。

●**とうがらし（唐辛子）**：甘味種と辛味種があり，日本の唐辛子は，辛味種を乾燥したもの。粉末にした一味唐辛子，ほかの香辛料と合わせた七味唐辛子がある。

●**ナツメグ**：にくずくの種子を乾燥させたもの。甘くまろやかな香りとほろ苦さがある。ドーナッツやクッキーなどの菓子類やハンバーグなどのひき肉料理に幅広く用いられる。

食品番号	索引番号	食品名（可食部100g当たり▶）	廃棄率	エネルギー	エネルギー	水分	たんぱく質 アミノ酸組成によるたんぱく質	たんぱく質 たんぱく質	脂質 脂肪酸のトリアシルグリセロール当量	脂質 コレステロール	脂質 脂質	脂肪酸 飽和	脂肪酸 一価不飽和	脂肪酸 多価不飽和	脂肪酸 n-3系多価不飽和	脂肪酸 n-6系多価不飽和	炭水化物 利用可能炭水化物 単糖当量	炭水化物 利用可能炭水化物 質量計	炭水化物 利用可能炭水化物 差引き法による	炭水化物 総食物繊維量	炭水化物 糖アルコール	炭水化物 炭水化物	有機酸	灰分	無機質 ナトリウム	無機質 カリウム	無機質 カルシウム	無機質 マグネシウム	無機質 リン	無機質 鉄
			%	kJ	kcal	g	g	g	g	mg	g	g	g	g	g	g	g	g	g	g	g	g	g	g	mg	mg	mg	mg	mg	mg
17066	2412	さんしょう●粉	0	1588	375	8.3	–	10.3	–	(0)	6.2						–	–	69.6*	–	–	69.6	–	5.6	10	1700	750	100	210	10.0
17067	2413	シナモン●粉	0	1512	356	9.4	(2.7)	3.6	(1.9)	(0)	3.5	(0.97)	(0.69)	(0.19)	(0.03)	(0.12)	–	–	82.1*	–	–	79.6	–	3.9	23	550	1200	87	50	7.1
		しょうが																												
17068	2414	●粉	0	1546	365	10.6	(5.3)	7.8	–	(0)	4.9						(59.2)	(55.6)	75.0*	–	–	72.5	–	4.2	31	1400	110	300	150	14.0
17069	2415	●おろし	0	176	41	88.2	(0.3)	0.7	(0.4)	(0)	0.6	(0.16)	(0.12)	(0.12)	(0.03)	(0.10)	(5.1)	(4.7)	9.0*	–	–	8.6	0.2	1.9	580	140	16	17	14	0.3
17070	2416	セージ●粉	0	1593	377	9.2	–	6.4	(8.8)	(0)	10.1	(5.57)	(1.48)	(1.39)	(0.97)	(0.42)	–	–	68.2*	–	–	66.9	–	7.4	120	1600	1500	270	100	50.0
17071	2417	タイム●粉	0	1450	342	9.8	–	6.5	(3.2)	(0)	5.2	(1.91)	(0.33)	(0.83)	(0.48)	(0.35)	–	–	71.8*	–	–	69.8	–	8.7	13	980	1700	300	85	110.0
17072	2418	チリパウダー	0	1580	374	3.8	(9.2)	15.0	(8.2)	(0)	8.2	(1.41)	(1.84)	(4.60)	(0.30)	(4.30)	–	–	65.9*	–	–	60.1	–	12.9	2500	3000	280	210	260	29.0
17073	2419	とうがらし●粉	0	1742	412	1.7	(9.9)	16.2	(8.3)	(0)	9.7	(1.83)	(1.54)	(4.70)	(0.37)	(4.33)	–	–	74.5*	–	–	66.8	–	5.6	4	2700	110	170	340	12.0
17074	2420	ナツメグ●粉	0	2172	520	6.3	–	5.7	(30.6)	(0)	38.5	(11.31)	(13.28)	(5.22)	(0.10)	(5.12)	–	–	55.4*	–	–	47.5	–	2.0	15	430	160	180	210	2.5
		にんにく																												
17075	2421	●ガーリックパウダー ●食塩無添加	0	1614	380	3.5	(17.2)	19.9	0.4	2	0.8	0.10	0.04	0.22	0.02	0.20	20.2	18.4	77.0*	–	–	73.8	–	2.0	18	390	100	90	300	6.6
17128	2422	●食塩添加	0	1623	382	3.5	(17.2)	19.9	–	2	0.8						(18.5)	(16.8)	76.5*	–	–	73.8	–	2.0	3300	390	100	90	300	6.6
17076	2423	●おろし	0	722	170	52.1	(2.9)	4.7	(0.3)	(Tr)	0.5	(0.07)	(0.02)	(0.16)	(0.02)	(0.14)	(1.3)	(1.2)	39.0*	–	–	37.0	–	5.7	1800	440	22	22	100	0.7
17077	2424	バジル●粉	0	1300	307	10.9	(17.3)	21.1	(2.2)	(0)	2.2	(1.17)	(0.67)	(0.27)	(0.16)	(0.11)	–	–	54.4*	–	–	50.6	–	15.2	59	3100	2800	760	330	120.0
17078	2425	パセリ●乾	0	1447	341	5.0	(27.7)	28.7	(2.2)	(0)	2.2	(0.55)	(0.31)	(1.25)	(0.75)	(0.51)	(5.5)	(5.4)	52.6*	–	–	51.6	–	12.5	880	3600	1300	380	460	18.0
17079	2426	パプリカ●粉	0	1624	385	10.0	(14.6)	15.5	(10.9)	(0)	11.6	(1.93)	(1.53)	(6.99)	(0.41)	(6.58)	–	–	57.2*	–	–	55.6	–	7.3	60	2700	170	220	320	21.0
		わさび																												
17080	2427	●粉，からし粉入り	0	1628	384	4.9	(9.4)	16.5	–	(0)	4.4						–	–	76.8*	–	–	69.7	–	4.5	30	1200	320	210	340	9.3
17081	2428	●練り	0	1114	265	39.8	(1.9)	3.3	–	(0)	10.3						–	–	41.2*	–	–	39.8	–	6.8	2400	280	62	39	85	2.6
		<その他>																												
		酵母																												
17082	2429	●パン酵母，圧搾	0	441	105	68.1	13.1	16.5	1.1	0	1.5	0.19	0.84	0.01	Tr	0.01	(2.6)	(2.5)	5.6*	10.3	0	12.1	–	1.8	39	620	16	37	360	2.2
17083	2430	●パン酵母，乾燥	0	1281	307	8.7	30.2	37.1	4.7	0	6.8	0.79	3.71	0.04	0.01	0.03	1.5	1.4	19.5*	32.6	0	43.1	–	4.3	120	1600	19	91	840	13.0
17084	2431	ベーキングパウダー	0	639	150	4.5	–	Tr	(0.6)	(0)	1.2	(0.22)	(0.02)	(0.36)	(0.09)	(0.27)	(38.5)*	(35.0)	53.1	–	–	29.0	–	41.8	6800	3900	2400	1	3700	0.[illegible]

 なるほど！ 粉末香辛料の分量…レシピでは少々となっていますが，めやすは小さじ1/6〜1/4くらい。それ以上の分量のときはたいてい表記されています。

パプリカ
小1＝2g
パセリ（乾）
小1＝2g
S&B
生にんにく
おろし
S&B
本生
生わさび
練りわさび
小1＝5g
生酵母
大1＝8g
YEAST
一味唐がらし
15g
一味唐辛子（粉）
ナツメグ
小1＝2g
にんにく
（おろし）
小1＝5g
乾燥酵母
小1＝3g
ベーキングパウダー
小1＝4g

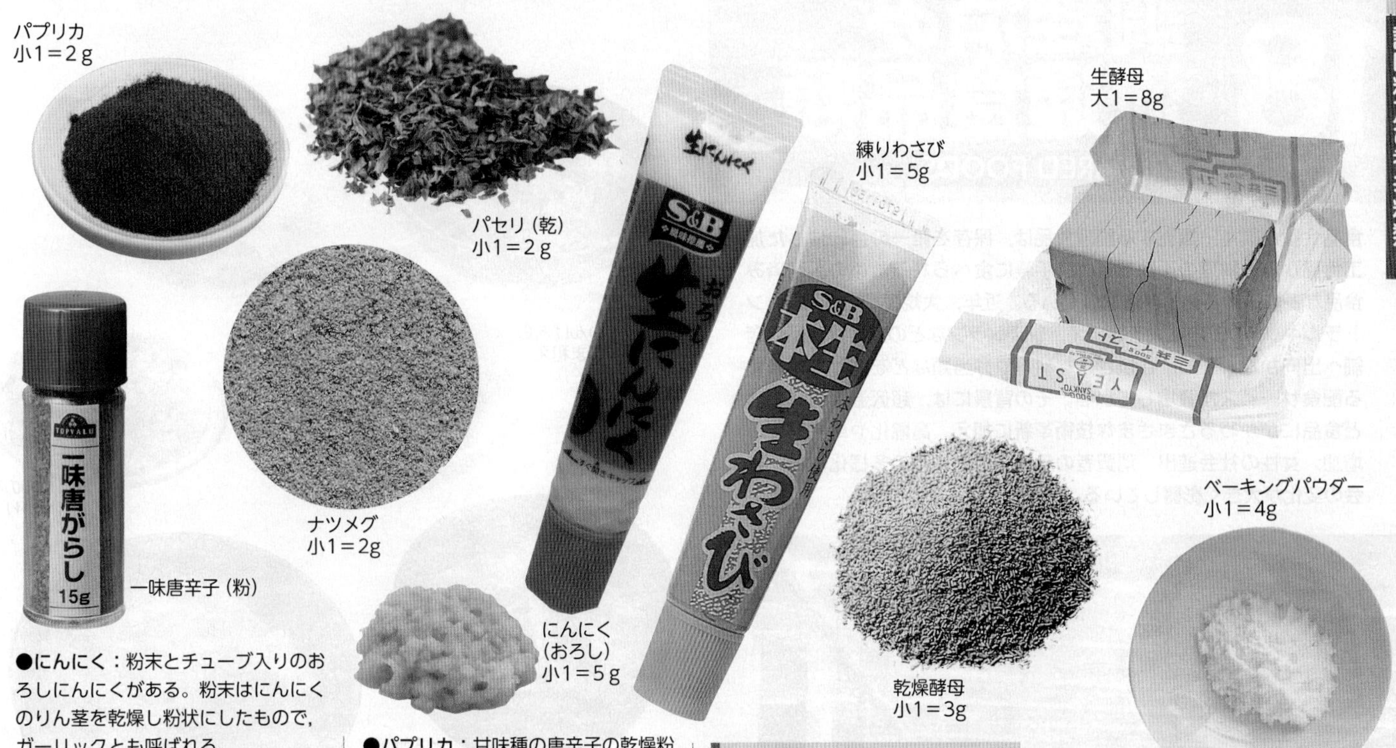

●**にんにく**：粉末とチューブ入りのおろしにんにくがある。粉末はにんにくのりん茎を乾燥し粉状にしたもので，ガーリックとも呼ばれる。

●**バジル**：めぼうき，バジリコともいい，粉は開花直前の全草を乾燥し粉末にしたもの。

●**パセリ（乾）**：パセリを乾燥粉末にしたもの。

●**パプリカ**：甘味種の唐辛子の乾燥粉末。

●**粉わさび，練りわさび**：ホースラディィシュを主原料とするが，最近はすりおろした生わさびを使ったものも多く出回っている。

その他
Others

●**酵母**：製パン用イーストのことで，生と乾燥がある。小麦粉に混ぜて発酵生地をつくる。

●**ベーキングパウダー**：おもに洋菓子やパンの膨張剤として用いられる。小麦粉と一緒にふるいにかけて使う。

無機質							ビタミン（脂溶性）												ビタミン（水溶性）										食塩相当量	アルコール	備考
							A						D	E				K													
								カロテン						トコフェロール																	
亜鉛	銅	マンガン	ヨウ素	セレン	クロム	モリブデン	レチノール	α	β	β-クリプトキサンチン	β-カロテン当量	レチノール活性当量		α	β	γ	δ		B_1	B_2	ナイアシン	ナイアシン当量	B_6	B_{12}	葉酸	パントテン酸	ビオチン	C			
mg	mg	mg	μg	μg	μg	μg	μg	μg	μg	μg	μg	μg	μg	mg	mg	mg	mg	μg	mg	mg	mg	mg	mg	μg	μg	mg	μg	mg	g	g	
0.9	0.33	–	32	6	21	19	(0)	–	–	–	200	17	(0)	–	–	–	–	–	0.10	0.45	2.8	(4.5)	–	–	–	–	27.0	0	0	–	
0.9	0.49	41.00	6	3	14	3	(0)	–	–	–	6	1	(0)	–	–	–	–	–	0.08	0.14	1.3	(2.0)	–	(0)	(0)	–	1.4	Tr	0.1	–	別名：にっけい，にっき
1.7	0.57	28.00	1	3	6	11	(0)	–	–	–	16	1	(0)	–	–	–	–	–	0.04	0.17	4.2	(6.4)	1.03	(0)	(0)	1.29	9.6	0	0.1	–	別名：ジンジャー
0.1	0.04	3.58	0	1	1	1	(0)	2	6	0	7	1	(0)	–	–	–	–	–	0.02	0.03	0.8	(0.9)	–	–	–	–	0.3	120	1.5	–	試料：チューブ入り ビタミンC：添加品を含む
3.3	0.53	2.85	–	–	–	–	(0)	0	1400	0	1400	120	(0)	–	–	–	–	–	0.09	0.55	2.7	3.8	–	(0)	–	–	–	(0)	0.3	–	
2.0	0.57	6.67	–	–	–	–	(0)	0	980	0	980	82	(0)	–	–	–	–	–	0.09	0.69	3.4	4.5	–	0	0	–	–	0	0	–	
2.2	1.00	1.62	–	–	–	–	(0)	300	7600	3100	9300	770	(0)	–	–	–	–	–	0.25	0.84	7.2	(8.5)	–	(0)	(0)	–	–	(0)	6.4	–	
2.0	1.20	–	3	5	17	41	(0)	140	7200	2600	8600	720	(0)	–	–	–	–	–	0.43	1.15	11.0	(13.0)	–	–	–	–	49.0	Tr	0	–	別名：一味唐辛子
1.3	1.20	2.68	–	–	–	–	(0)	–	–	–	12	1	(0)	–	–	–	–	–	0.05	0.10	0.5	1.5	–	(0)	(0)	–	–	(0)	0	–	別名：にくずく
2.5	0.57	1.17	1	10	2	7	(0)	0	0	0	0	(0)	(0)	0.4	0.1	Tr	0	1	0.54	0.15	1.0	(3.4)	2.32	0	30	1.33	3.5	(0)	0	–	
2.5	0.57	1.17	1	10	2	7	(0)	0	0	0	0	(0)	(0)	0.4	0.1	Tr	0	1	0.54	0.15	1.0	(3.4)	2.32	0	30	1.33	3.5	(0)	8.4	–	
0.5	0.09	0.16	3	4	1	6	(0)	–	–	–	3	Tr	(0)	–	–	–	–	–	0.11	0.04	0.2	(1.0)	–	–	–	–	1.0	0	4.6	–	試料：チューブ入り
3.9	1.99	10.00	42	18	47	200	(0)	0	2400	61	2500	210	(0)	4.7	0.2	0.7	0	820	0.26	1.09	7.9	(12.0)	1.75	0	290	2.39	62.0	1	0.1	–	別名：めぼうき，バジリコ
3.6	0.97	6.63	22	7	38	110	(0)	0	28000	0	28000	2300	(0)	7.2	0	1.6	0	1300	0.89	2.02	12.0	(20.0)	1.47	0	1400	1.68	24.0	820	2.2	–	
10.0	1.08	1.00	17	10	33	13	(0)	0	5000	2100	6100	500	(0)	–	–	–	–	(0)	0.52	1.78	13.0	(14.0)	–	(0)	(0)	–	39.0	(0)	0.2	–	
4.4	0.45	1.11	3	4	8	4	(0)	0	20	0	20	2	(0)	–	–	–	–	–	0.55	0.30	2.5	(5.0)	–	–	–	–	24.0	(0)	0.1	–	試料：ホースラディシュ製品
0.8	0.11	0.23	–	–	–	–	(0)	–	–	–	15	1	(0)	–	–	–	–	–	0.11	0.07	0.7	(1.2)	–	–	–	–	–	0	6.1	–	試料：わさび及びホースラディシュ混合製品，チューブ入り
7.8	0.36	0.19	Tr	2	1	Tr	0	0	4	0	4	Tr	1.6	Tr	0	0	0	0	2.21	1.78	23.0	27.0	0.59	0	1900	2.29	99.0	0	0.1	–	別名：イースト
3.4	0.20	0.40	1	2	2	1	0	0	0	0	0	0	2.8	Tr	0	0	0	0	8.81	3.72	22.0	(28.0)	1.28	0	3800	5.73	310.0	1	0.3	–	別名：ドライイースト
Tr	0.01	–	–	–	–	–	0	–	–	–	0	0	0	–	–	–	–	0	0	0	0	0	(0)	(0)	(0)	(0)	–	0	17.3	–	加熱により発生する二酸化炭素等：23.5g （100g：133mL，100mL：75g）

18 調理済み流通食品類

PREPARED FOODS

食品会社が製造・販売する調理食品は，保存を第一の目的にした加工食品から，調理の手間を省き，手軽に食べられるための調理済み食品などの占める割合が増加している。近年，大規模調理施設（セントラルキッチン）の拡大を踏まえ，レストランなどの店や食料品の店舗へ出向かなくても，さまざまな料理や弁当類などを届けてもらえる配食サービスが登場している。その背景には，超低温流通技術など食品にかかわるさまざまな技術革新に加え，高齢化や単独世帯の増加，女性の社会進出，消費者のライフスタイルの多様化など，社会の変化が大きく影響している。

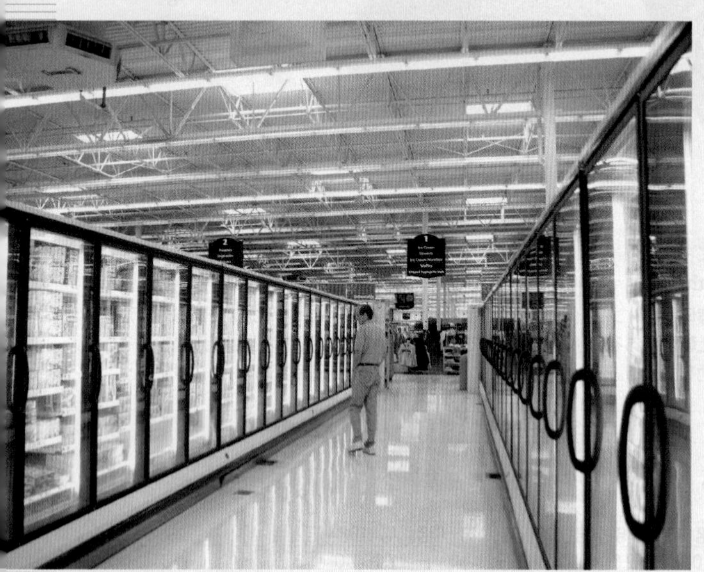

広大な冷凍食品売り場（アメリカ）

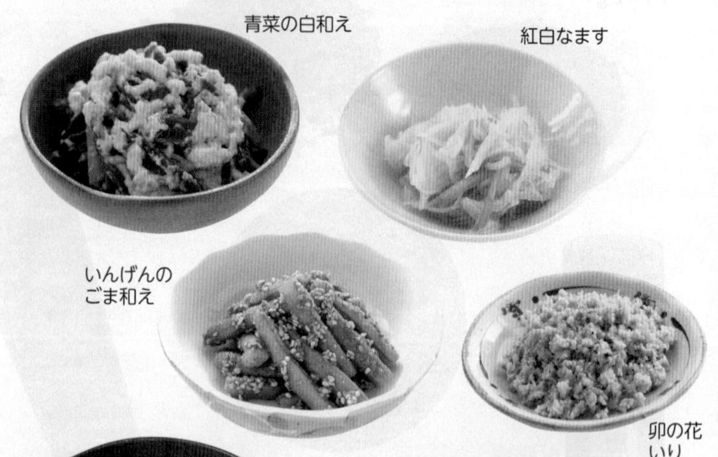

青菜の白和え

紅白なます

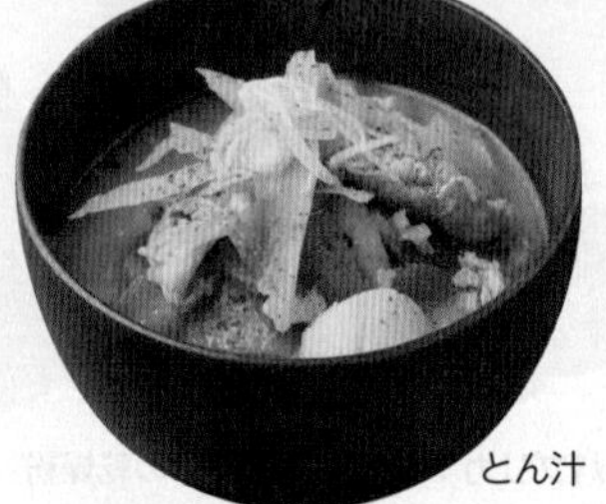

いんげんのごま和え

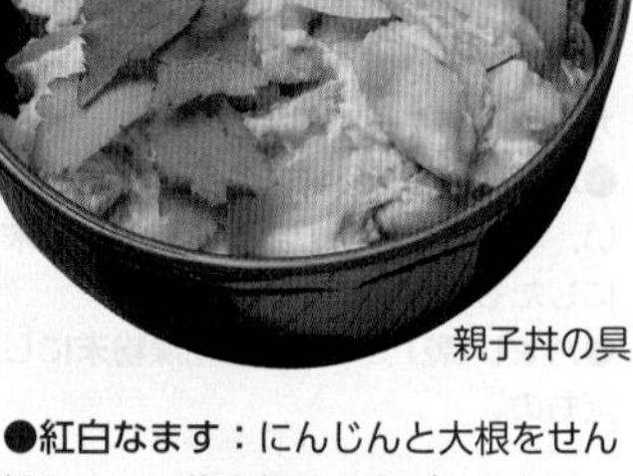

卵の花いり

とん汁

親子丼の具

和風料理

Japanese style food

●**青菜の白和え**：野菜等の植物性食品（精進物）を豆腐と白ごまを主な材料とする和え衣で和える。

●**いんげんのごま和え**：ゆでたいんげんをごまを主な材料とする和え衣で和える。

●**とん汁**：豚肉，大根，にんじん，こんにゃく，ごぼう等を，みそで煮込んだ汁物。仕上げに刻みねぎを添え，七味とうがらしをふる。

●**紅白なます**：にんじんと大根をせん切りにし，塩を振って下ごしらえし，甘酢等の調味酢で調味する。

●**卵の花いり**：おからを炒め，油揚げ，にんじん，ごぼう等を加えて炒め，調味料で仕上げる。

●**親子丼の具**：甘みのあるしょうゆ味で煮たとり肉と玉ねぎを溶き卵でとじる。これを飯にのせた料理。

食品番号	索引番号	食品名（可食部100g当たり）	廃棄率 %	エネルギー kJ	エネルギー kcal	水分 g	たんぱく質 アミノ酸組成によるたんぱく質 g	たんぱく質 g	脂質 脂肪酸のトリアシルグリセロール当量 g	コレステロール mg	脂質 g	脂肪酸 飽和 g	一価不飽和 g	多価不飽和 g	n-3系多価不飽和 g	n-6系多価不飽和 g	利用可能炭水化物 単糖当量 g	利用可能炭水化物 質量計 g	差引き法による g	食物繊維総量 g	糖アルコール g	炭水化物 g	有機酸 g	灰分 g	ナトリウム mg	カリウム mg	カルシウム mg	マグネシウム mg	リン mg	鉄 mg
		和風料理																												
18024	2432	●和え物類 ●青菜の白和え	0	342	81	(79.7)	(3.9)	**(4.2)**	(2.6)	(Tr)	**(3.4)**						(8.7)	(7.2)	(*9.2)	(2.4)	0	**(10.5)**	–	(2.0)	(500)	(180)	**(95)**	(42)	(69)	(1.2)
18025	2433	●いんげんのごま和え	0	320	77	(81.4)	(3.0)	**(3.7)**	(3.2)	(5)	**(3.4)**						(5.3)	(4.9)	(*7.2)	(2.8)	0	**(9.1)**	–	(2.2)	(480)	(270)	**(120)**	(44)	(88)	(1.3)
18026	2434	●わかめとねぎの酢みそ和え	0	358	85	(76.3)	(3.0)	**(3.8)**	(0.8)	(17)	**(0.9)**						(11.6)	(10.5)	(*14.9)	(2.5)	0	**(16.3)**	–	(2.3)	(730)	(140)	**(40)**	(20)	(56)	(0.9)
18028	2435	●汁物類 ●とん汁	0	107	26	(94.4)	(1.3)	**(1.5)**	(1.4)	(3)	**(1.5)**						(1.2)	(0.9)	(*1.6)	(0.5)	0	**(2.0)**	–	(0.7)	(220)	(63)	**(10)**	(6)	(18)	(0.2)
18027	2436	●酢の物類 ●紅白なます	0	143	34	(90.3)	(0.6)	**(0.6)**	(0.7)	0	**(0.6)**						(*6.4)	(6.1)	(6.5)	(0.9)	0	**(7.2)**	–	(0.9)	(230)	(130)	**(22)**	(9)	(16)	(0.2)
18029	2437	●煮物類 ●卵の花いり	0	350	84	(79.1)	(3.1)	**(4.4)**	(3.5)	(7)	**(4.1)**						(4.3)	(3.9)	(*7.4)	(5.1)	0	**(10.7)**	–	(1.7)	(450)	(190)	**(47)**	(24)	(68)	(0.8)
18030	2438	●親子丼の具	0	424	101	(79.4)	(7.9)	**(8.4)**	(5.1)	(130)	**(5.2)**						(3.3)	(3.0)	(*5.8)	(0.4)	0	**(5.6)**	–	(1.4)	(380)	(120)	**(21)**	(12)	(88)	(0.7)
18031	2439	●牛飯の具	0	505	122	(78.8)	(3.5)	**(4.1)**	(8.8)	(18)	**(9.4)**						(4.7)	(4.0)	(*6.6)	(1.0)	0	**(6.4)**	–	(1.3)	(400)	(110)	**(18)**	(10)	(45)	(0.6)
18032	2440	●切り干し大根の煮物	0	199	48	(88.2)	(1.9)	**(2.3)**	(1.9)	0	**(2.5)**						(5.8)	(3.2)	(*4.8)	(2.0)	0	**(5.7)**	–	(1.2)	(370)	(76)	**(46)**	(18)	(39)	(0.5)
18033	2441	●きんぴらごぼう	0	348	84	(81.6)	(3.1)	**(1.4)**	(4.3)	(Tr)	**(4.5)**						(4.4)	(4.2)	(*6.4)	(3.2)	0	**(11.3)**	–	(1.3)	(350)	(150)	**(36)**	(25)	(37)	(0.5)
18034	2442	●ぜんまいのいため煮	0	334	80	(82.3)	(3.0)	**(3.4)**	(3.9)	0	**(4.2)**						(5.4)	(4.9)	(*7.1)	(2.2)	0	**(8.7)**	–	(1.4)	(420)	(67)	**(47)**	(19)	(50)	(0.7)
18035	2443	●筑前煮	0	357	85	(80.4)	(4.1)	**(4.4)**	(3.3)	(19)	**(3.5)**						(6.8)	(5.9)	(*8.8)	(1.8)	0	**(10.2)**	–	(1.5)	(430)	(160)	**(22)**	(15)	(55)	(0.5)
18036	2444	●肉じゃが	0	327	78	(79.6)	(3.8)	**(4.3)**	(1.1)	(9)	**(1.3)**						(11.4)	(10.3)	(*12.5)	(1.3)	0	**(13.0)**	–	(1.7)	(480)	(210)	**(13)**	(14)	(44)	(0.8)
18037	2445	●ひじきのいため煮	0	314	75	(80.8)	(2.8)	**(3.1)**	(3.5)	(Tr)	**(4.0)**						(*6.9)	(6.5)	(7.3)	(3.4)	0	**(9.9)**	–	(2.2)	(560)	(180)	**(100)**	(43)	(45)	(0.6)
18038	2446	●その他 ●アジの南蛮漬け	0	456	109	(78.0)	(6.7)	**(8.1)**	(5.6)	(27)	**(6.1)**						(5.3)	(4.6)	(*7.5)	(0.9)	0	**(6.2)**	–	(1.3)	(290)	(190)	**(37)**	(19)	(110)	(0.4)
18023	2447	●松前漬け，しょうゆ漬	0	701	166	51.2	14.5	**17.0**	0.9	170	**1.4**	0.28	0.11	0.46	0.43	0.03	13.5	12.9	*21.0	1.6	5.1	**24.7**	–	5.7	2000	310	**41**	59	170	0.6

なるほど！ 生鮮食品と組み合わせて…調理済み流通食品だけの食事は，栄養が偏り気味になり，咀しゃく力の低下を招く恐れがあります。何事もバランスが大切です。

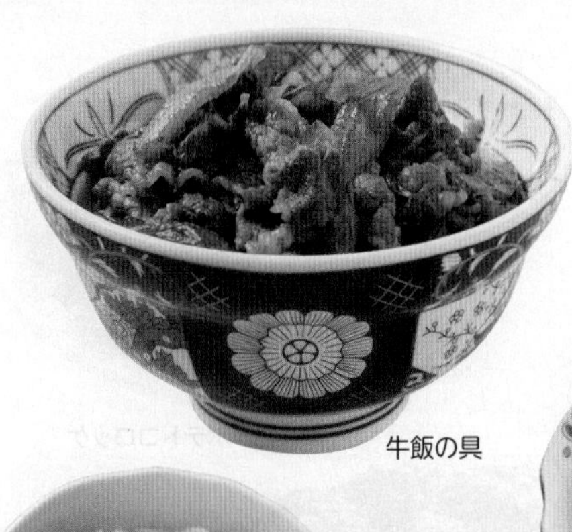
牛飯の具

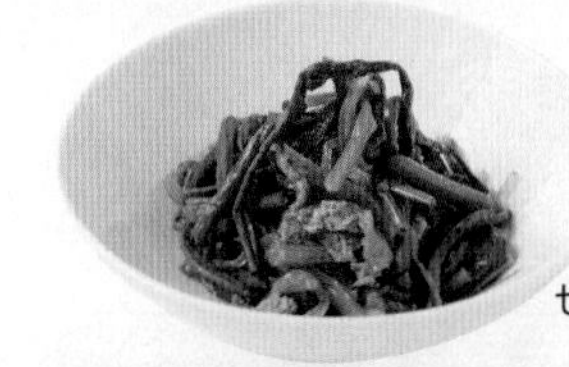
ぜんまいのいため煮

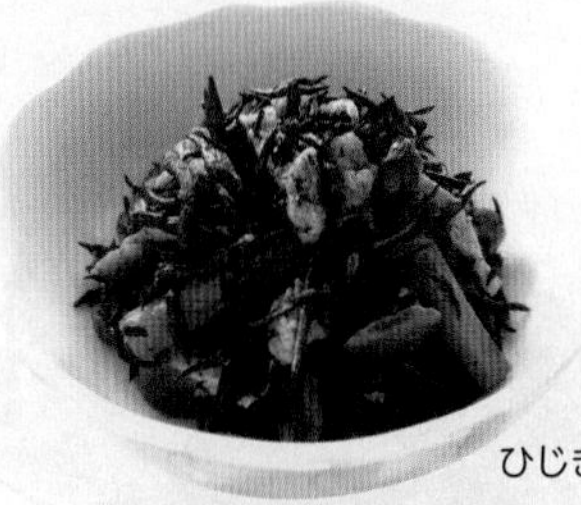
ひじきのいため煮

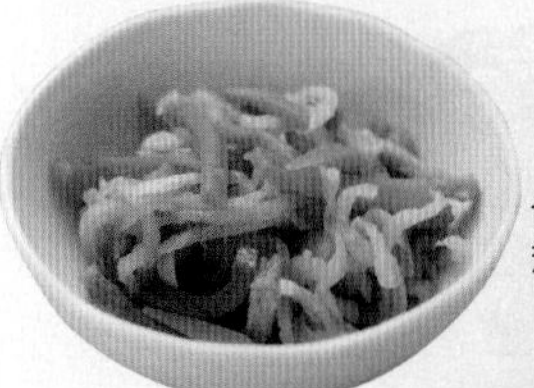
切り干し大根の煮物

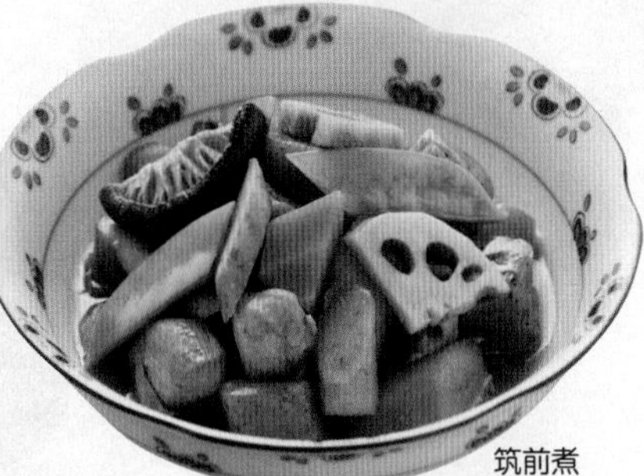
筑前煮

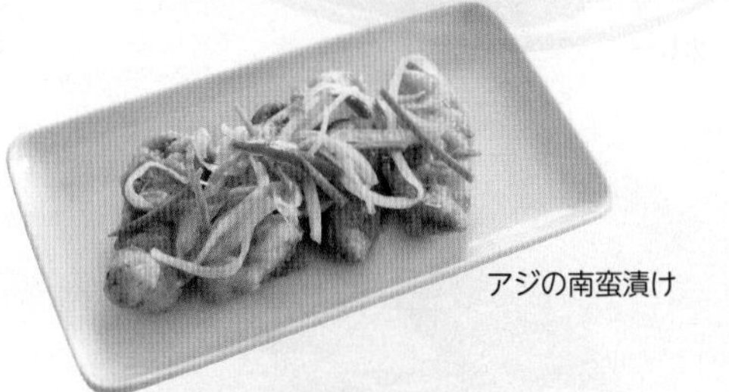
アジの南蛮漬け

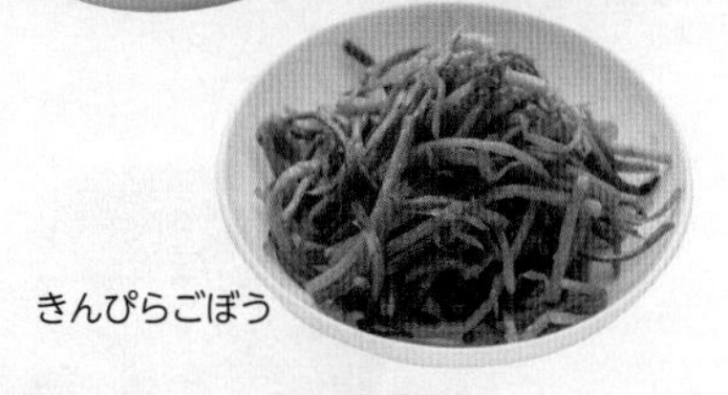
きんぴらごぼう

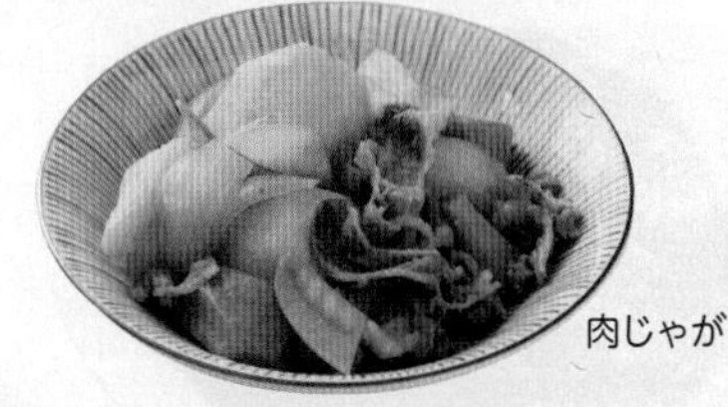
肉じゃが

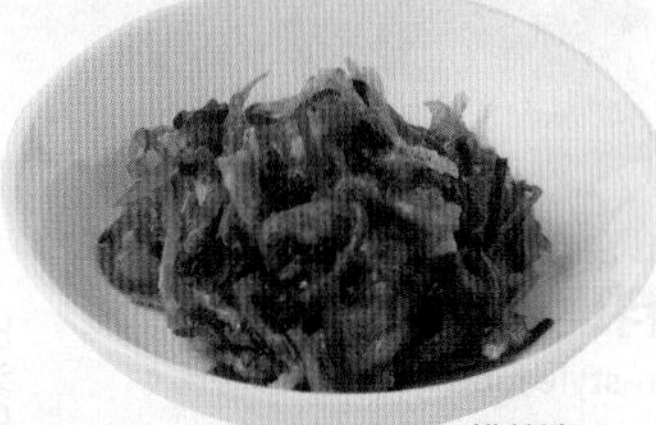
松前漬け

●牛飯の具：甘みのあるしょうゆ味で煮た牛肉とねぎまたは玉ねぎの料理。これを飯にのせた料理が牛飯で，薬味に紅しょうが等を添える。牛飯の上に生卵をかける場合もある。牛飯は牛丼ともいう。

●切り干し大根の煮物：切り干し大根を水戻しした後に切り，にんじん，こんにゃく，油揚げ等と調味料とともに煮る。

●きんぴらごぼう：せん切りまたはささがきのごぼうを油で炒め，砂糖，しょうゆ等で調味して煮詰め，仕上げにとうがらしで辛みをつける。

●ぜんまいのいため煮：ぜんまいの水煮または水戻しした乾燥ぜんまいを，切って炒め調味する。

●筑前煮：福岡県の郷土料理。とり肉と野菜の炒め煮，いり鶏，筑前炊き，がめ煮ともいう。とり肉，にんじん，ごぼう，れんこん，さといも，たけのこ，しいたけ，こんにゃくを一口大に切り，炒め，甘みのあるしょうゆ味で調味し煮詰める。仕上げにゆでたさやえんどうやさやいんげんを散らし，木の芽，針しょうが，振り柚子で香りを添える。

●肉じゃが：牛肉と玉ねぎを炒め，甘めのしょうゆ味の調味料と，だし，じゃがいもを加え煮あげる。にんじん，こんにゃく（しらたき）を加えた料理や，仕上げに未熟豆（グリンピース，さやいんげん，さやえんどう）を散らした料理，豚肉やとり肉を使う料理もある。

●ひじきのいため煮：乾燥ひじきを水戻しした後に，炒め調味した料理。油揚げ，にんじん等を加えるのが一般的である。

●アジの南蛮漬け：南蛮は，主にねぎやとうがらしを使う料理につける名称である。南蛮漬けは，魚介類（主に小魚）をから揚げにし，ねぎや玉ねぎ，とうがらしを合わせた合わせ酢に漬けた料理。

●松前漬け：するめ，昆布，かずのこなどをしょうゆ，砂糖，みりんなどの調味液に漬け込んだもの。昆布の名産地・北海道松前地方の郷土料理。正月料理として出されることも多い。

無機質 亜鉛	銅	マンガン	ヨウ素	セレン	クロム	モリブデン	ビタミン（脂溶性） A レチノール	A カロテン α	A カロテン β	A β-クリプトキサンチン	A β-カロテン当量	A レチノール活性当量	D	E トコフェロール α	E β	E γ	E δ	K	ビタミン（水溶性） B1	B2	ナイアシン	ナイアシン当量	B6	B12	葉酸	パントテン酸	ビオチン	C	食塩相当量	アルコール	備考
mg	mg	mg	µg	µg	µg	µg	µg	µg	µg	µg	µg	µg	µg	mg	mg	mg	mg	µg	mg	mg	mg	mg	mg	µg	µg	mg	µg	mg	g	g	
(0.6)	(0.15)	(0.35)	(2)	(4)	(2)	(21)	0	(270)	(1500)	(6)	(1600)	(130)	(Tr)	(0.6)	(0.1)	(1.7)	(0.4)	(70)	(0.06)	(0.05)	(0.5)	(1.2)	(0.07)	(Tr)	(32)	(0.11)	(2.9)	(3)	**(1.3)**	(0.1)	
(0.7)	(0.15)	(0.48)	(1)	(4)	(1)	(10)	(3)	(190)	(700)	0	(840)	(73)	(0.2)	(0.2)	(Tr)	(1.7)	(Tr)	(39)	(0.08)	(0.10)	(0.9)	(1.5)	(0.11)	(0.1)	(52)	(0.20)	(2.0)	(5)	**(1.2)**	(0.1)	
(0.4)	(0.10)	(0.06)	(120)	(4)	(1)	(8)	(1)	0	(120)	(1)	(120)	(11)	0	(0.3)	(Tr)	(0.7)	(0.4)	(24)	(0.03)	(0.04)	(0.6)	(1.3)	(0.06)	(0.3)	(31)	(0.10)	(2.5)	(4)	**(1.8)**	(0.1)	
(0.2)	(0.03)	(0.02)	0	(1)	0	(3)	0	(68)	(160)	0	(200)	(17)	(Tr)	(0.1)	0	(0.3)	(0.1)	(2)	(0.03)	(0.01)	(0.3)	(0.6)	(0.03)	(0.1)	(7)	(0.05)	(0.8)	(1)	**(0.6)**	0	別名：ぶた汁
(0.1)	(0.02)	(0.05)	(2)	(1)	0	(3)	0	(180)	(370)	(1)	(460)	(38)	0	(Tr)	0	(0.2)	(0.1)	(2)	(0.02)	(0.01)	(0.2)	(0.3)	(0.03)	0	(19)	(0.08)	(0.5)	(6)	**(0.6)**	(Tr)	
(0.4)	(0.07)	(0.25)	(1)	(3)	(1)	(20)	(3)	(130)	(340)	0	(420)	(38)	(0.1)	(0.5)	(0.1)	(2.2)	(0.4)	(10)	(0.06)	(0.04)	(0.5)	(1.2)	(0.05)	(0.1)	(13)	(0.22)	(2.9)	(1)	**(1.1)**	0	
(0.7)	(0.04)	(0.08)	(7)	(8)	(Tr)	(3)	(51)	(3)	(66)	(3)	(69)	(57)	(0.7)	(0.4)	0	(0.1)	0	(14)	(0.04)	(0.13)	(1.0)	(2.4)	(0.09)	(0.4)	(20)	(0.53)	(7.3)	(2)	**(1.0)**	0	
(0.9)	(0.03)	(0.10)	0	(4)	(1)	(3)	(2)	0	(16)	(Tr)	(16)	(4)	0	(0.2)	0	(0.2)	(Tr)	(5)	(0.02)	(0.04)	(1.1)	(1.8)	(0.10)	(0.5)	(9)	(0.20)	(1.3)	(2)	**(1.0)**	0	別名：牛丼の具
(0.3)	(0.02)	(0.18)	0	(2)	(Tr)	(5)	0	(260)	(530)	0	(640)	(54)	0	(0.2)	(Tr)	(1.1)	(0.4)	(6)	(0.01)	(0.02)	(0.5)	(0.9)	(0.02)	(0.1)	(7)	(0.08)	(1.2)	(Tr)	**(0.9)**	0	
(0.4)	(0.09)	(0.16)	0	(1)	0	(3)	0	(480)	(850)	(2)	(1000)	(86)	0	(0.7)	(Tr)	(1.9)	(0.3)	(7)	(0.03)	(0.03)	(0.3)	(0.6)	(0.07)	(Tr)	(32)	(0.14)	(1.0)	(1)	**(0.9)**	0	
(0.4)	(0.08)	(0.29)	0	(2)	(Tr)	(6)	0	(180)	(420)	0	(510)	(42)	0	(0.4)	(Tr)	(2.0)	(0.6)	(17)	(0.01)	(0.02)	(0.2)	(0.8)	(0.03)	(Tr)	(7)	(0.07)	(1.3)	(Tr)	**(1.1)**	0	
(0.5)	(0.05)	(0.21)	0	(1)	0	(2)	(6)	(490)	(720)	0	(880)	(80)	(0.1)	(0.4)	(Tr)	(0.8)	(0.1)	(12)	(0.04)	(0.05)	(1.0)	(1.7)	(0.08)	(0.1)	(16)	(0.31)	(0.9)	(4)	**(1.1)**	(Tr)	別名：とり肉と野菜の炒め煮，炒り鶏，筑前炊き，がめ煮
(0.9)	(0.07)	(0.14)	0	(3)	(1)	(5)	(1)	(430)	(520)	0	(630)	(53)	0	(0.2)	0	(0.1)	(Tr)	(3)	(0.05)	(0.05)	(0.9)	(1.6)	(0.14)	(0.1)	(14)	(0.30)	(1.4)	(9)	**(1.2)**	0	
(0.3)	(0.03)	(0.23)	(750)	(3)	(2)	(7)	0	(240)	(870)	(1)	(1000)	(84)	(Tr)	(0.7)	(Tr)	(1.7)	(0.5)	(40)	(0.02)	(0.02)	(0.4)	(1.0)	(0.03)	(0.1)	(6)	(0.08)	(2.2)	(Tr)	**(1.4)**	0	
(0.5)	(0.04)	(0.10)	(8)	(23)	(1)	(2)	(2)	(230)	(360)	(7)	(440)	(39)	(3.9)	(0.8)	(0.1)	(2.4)	(0.5)	(9)	(0.06)	(0.06)	(2.2)	(3.5)	(0.12)	(2.1)	(7)	(0.22)	(2.3)	(3)	**(0.7)**	0	
1.3	0.18	0.15	10000	33	3	3	2	Tr	98	11	100	11	1.0	1.7	0	0	0	7	0.06	0.04	1.8	4.5	0.08	4.5	15	0.16	5.1	0	**5.2**	–	液汁を除いたもの するめ，昆布，かずのこ等を含む

＊上段写真は，実際に食べるときの料理をイメージしたものが含まれています。

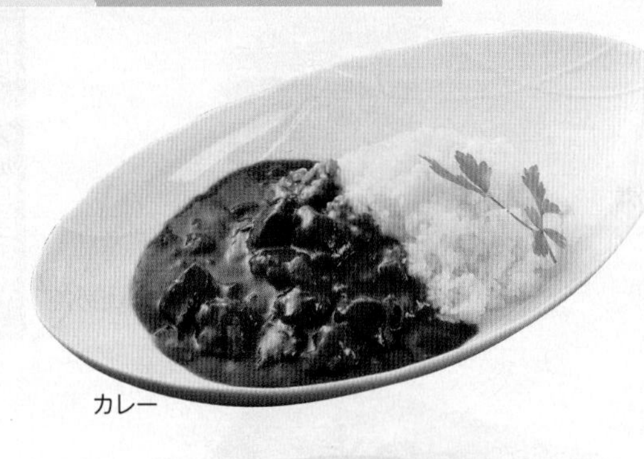
カレー

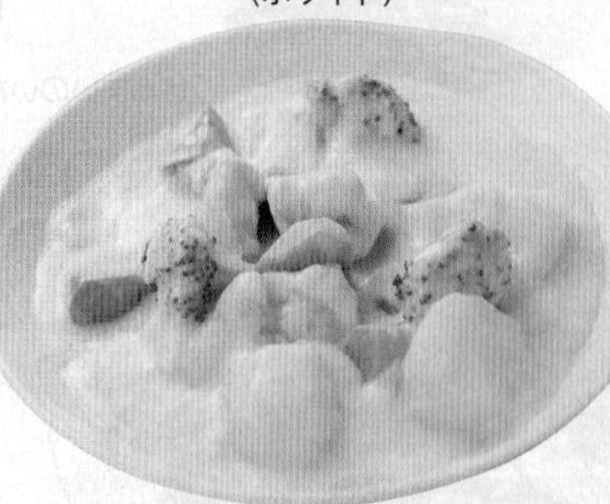
チキンシチュー（ホワイト）

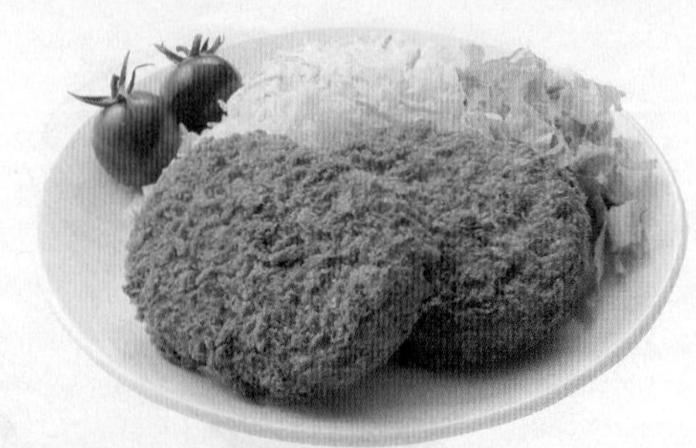
ポテトコロッケ

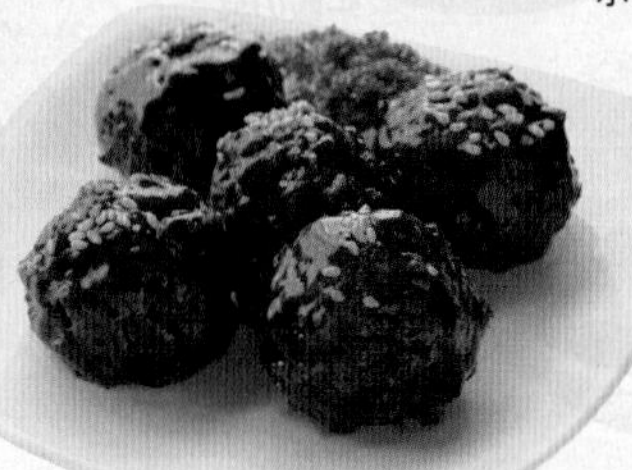
ミートボール

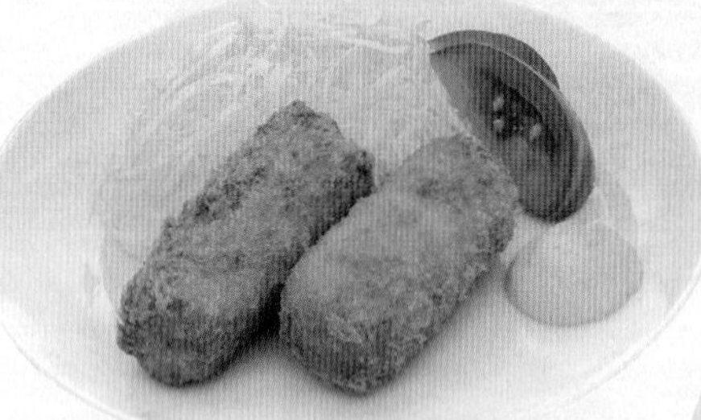
クリームコロッケ

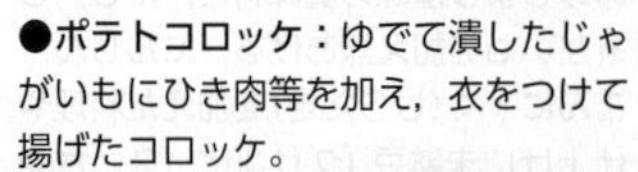
ビーフシチュー（ブラウン）

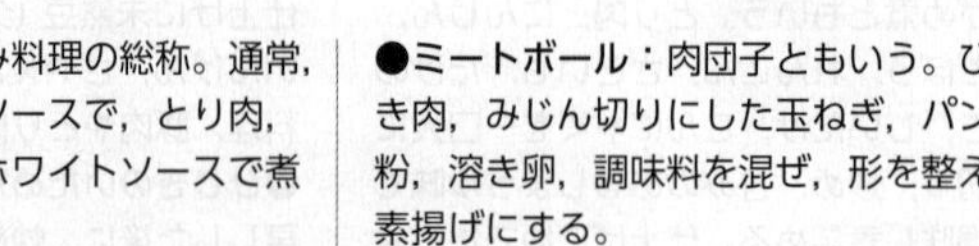
コーンクリームスープ

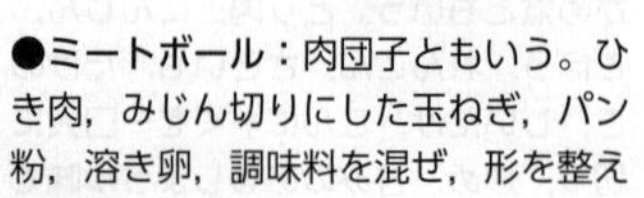
かぼちゃのクリームスープ

洋風料理
Western-style food

●**カレー**：チキンカレーはとり肉，ビーフカレーは牛肉，ポークカレーは豚肉を，それぞれ強火で炒め，野菜とともにカレーソースで煮込んだ料理。
●**クリームコロッケ**：カニクリームコロッケはカニ，コーンクリームコロッケは粒トウモロコシを，それぞれ固めのホワイトソースに混ぜ，衣をつけて揚げたコロッケ。

●**ポテトコロッケ**：ゆでて潰したじゃがいもにひき肉等を加え，衣をつけて揚げたコロッケ。
●**シチュー**：煮込み料理の総称。通常，牛肉等はブラウンソースで，とり肉，子牛肉，魚介等はホワイトソースで煮込む。

●**ミートボール**：肉団子ともいう。ひき肉，みじん切りにした玉ねぎ，パン粉，溶き卵，調味料を混ぜ，形を整え素揚げにする。

●**クリームスープ**：ゆでてやわらかくしたかぼちゃ，トウモロコシを，それぞれ牛乳や生クリームで煮込んだとろみのある濃厚なスープ。

食品番号	索引番号	食品名（可食部100g当たり）	廃棄率	エネルギー	エネルギー	水分	たんぱく質: アミノ酸組成によるたんぱく質	たんぱく質: たんぱく質	脂質: 脂肪酸のトリアシルグリセロール当量	脂質: コレステロール	脂質: 脂質	脂肪酸: 飽和	脂肪酸: 一価不飽和	脂肪酸: 多価不飽和	脂肪酸: n-3系多価不飽和	脂肪酸: n-6系多価不飽和	炭水化物: 利用可能炭水化物（単糖当量）	炭水化物: 利用可能炭水化物（質量計）	炭水化物: 差引き法による利用可能炭水化物	炭水化物: 食物繊維総量	炭水化物: 糖アルコール	炭水化物: 炭水化物	有機酸	灰分	無機質: ナトリウム	無機質: カリウム	無機質: カルシウム	無機質: マグネシウム	無機質: リン	無機質: 鉄
			%	kJ	kcal	g	g	g	g	mg	g	g	g	g	g	g	g	g	g	g	g	g	g	g	mg	mg	mg	mg	mg	mg
		洋風料理																												
● 18040	2448	●カレー類 ●チキンカレー	0	545	131	(75.2)	(5.4)	**(5.6)**	(8.4)	(29)	**(8.8)**						(6.7)	(5.6)	(7.8)*	(1.2)	0	**(8.4)**	–	(1.9)	(540)	(170)	**(20)**	(13)	(58)	(0.7)
18001	2449	●ビーフカレー	0	495	119	(78.5)	(2.1)	**(2.4)**	(8.6)	(10)	**(9.0)**						(6.9)	(5.7)	(7.9)*	(0.9)	–	**(8.1)**	–	(2.0)	(680)	(93)	**(20)**	(8)	(32)	(0.7)
● 18041	2450	●ポークカレー	0	480	116	(79.2)	(2.3)	**(2.8)**	(8.2)	(9)	**(8.6)**						(6.4)	(5.8)	(7.7)*	(0.9)	0	**(7.7)**	–	(1.7)	(550)	(100)	**(14)**	(7)	(32)	(0.5)
● 18043	2451	●コロッケ類 ●カニクリームコロッケ	0	1063	255	(54.6)	(4.4)	**(5.1)**	(16.5)	(8)	**(17.1)**						(23.2)*	(21.1)	(22.4)	(1.0)	0	**(22.0)**	–	(1.2)	(320)	(94)	**(30)**	(14)	(51)	(0.4)
● 18044	2452	●コーンクリームコロッケ	0	1025	245	(54.1)	(4.4)	**(5.1)**	(15.3)	(7)	**(16.0)**						(23.3)*	(21.6)	(23.4)	(1.4)	0	**(23.4)**	–	(1.3)	(330)	(150)	**(47)**	(18)	(76)	(0.4)
18018	2453	●ポテトコロッケ	0	945	226	(55.5)	(4.5)	**(5.3)**	(12.1)	(14)	**(12.6)**						(25.4)*	(23.2)	(24.6)	(2.0)	–	**(25.2)**	–	(1.3)	(280)	(250)	**(15)**	(19)	(60)	(0.8)
● 18045	2454	●シチュー類 ●チキンシチュー	0	517	124	(76.7)	(5.8)	**(6.2)**	(7.6)	(31)	**(8.0)**						(6.0)	(5.5)	(7.5)*	(1.2)	0	**(7.8)**	–	(1.2)	(280)	(160)	**(38)**	(13)	(77)	(0.4)
18011	2455	●ビーフシチュー	0	636	153	(74.9)	(3.5)	**(4.1)**	(11.9)	(18)	**(12.6)**						(6.2)	(4.3)	(7.5)*	(0.7)	–	**(7.1)**	–	(1.3)	(380)	(150)	**(11)**	(9)	(45)	(0.5)
18015	2456	●素揚げ類 ●ミートボール	0	829	199	(62.1)	(9.0)	**(10.2)**	(11.4)	(23)	**(12.5)**	3.23	5.33	2.35	0.29	2.05	(13.4)	(10.8)	(14.3)*	(1.3)	–	**(13.4)**	–	(1.8)	(460)	(240)	**(22)**	(26)	(86)	(0.8)
● 18042	2457	●スープ類 ●かぼちゃのクリームスープ	0	304	73	(83.3)	(1.2)	**(1.5)**	(3.6)	(7)	**(3.9)**						(8.8)*	(8.1)	(9.4)	(1.3)	0	**(10.1)**	–	(1.2)	(300)	(160)	**(32)**	(10)	(38)	(0.2)
18005	2458	●コーンクリームスープ，コーンクリームスープ	0	261	62	(86.0)	(1.6)	**(1.7)**	(2.4)	(7)	**(2.6)**						(8.0)	(4.1)	(8.3)*	(0.6)	–	**(8.5)**	–	(1.2)	(340)	(88)	**(36)**	(7)	(42)	(0.2)
18004	2459	●コーンクリームスープ，粉末タイプ	0	1790	425	2.1	–	**8.1**	–	–	**13.7**						–	–	67.4*	–	–	**67.4**	–	8.7	2800	470	**120**	–	190	1.2
● 18050	2460	●ハンバーグステーキ類 ●合いびきハンバーグ	0	821	197	(62.8)	(11.7)	**(13.4)**	(11.2)	(47)	**(12.2)**						(4.6)	(4.3)	(11.6)*	(1.1)	0	**(10.0)**	–	(1.6)	(340)	(280)	**(29)**	(23)	(110)	(1.3)
● 18051	2461	●チキンハンバーグ	0	712	171	(67.0)	(10.7)	**(12.6)**	(9.6)	(54)	**(10.2)**						(7.5)	(7.0)	(9.9)*	(1.0)	0	**(8.5)**	–	(1.8)	(460)	(240)	**(22)**	(23)	(110)	(0.7)
● 18052	2462	●豆腐ハンバーグ	0	595	142	71.2	8.8	**9.9**	8.5	41	**9.2**						7.5*	6.8	8.8	1.3	0	**8.4**	–	1.4	250	200	**68**	42	120	1.3
18019	2463	●フライ類 ●いかフライ	0	953	227	(54.9)	(10.4)	**(13.3)**	(10.4)	(230)	**(11.3)**						(21.1)	(19.3)	(22.6)*	(0.9)	–	**(19.7)**	–	(0.8)	(200)	(140)	**(16)**	(22)	(150)	(0.4)
18020	2464	●えびフライ	0	992	236	(50.5)	(13.2)	**(15.9)**	(11.0)	(120)	**(11.6)**						(22.1)*	(20.0)	(22.7)	(1.0)	–	**(20.5)**	–	(1.5)	(340)	(200)	**(69)**	(36)	(200)	(0.6)
18021	2465	●白身フライ	0	1242	299	50.7	–	**9.7**	–	–	**21.8**						–	–	15.9*	–	–	**16.2**	–	1.9	340	240	**47**	–	100	0.5
18022	2466	●メンチカツ	0	1138	273	(50.3)	(9.4)	**(10.7)**	(17.7)	(26)	**(18.7)**						(19.3)*	(16.3)	(19.3)	(1.7)	–	**(18.7)**	–	(1.5)	(350)	(240)	**(24)**	(27)	(96)	(1.2)

 なるほど！ **開封したら必ず食べきる**…調理済み流通食品は，開封したら食べきるのが原則。残ったら別の器に移し冷蔵庫へ。翌日までには食べきるようにします。

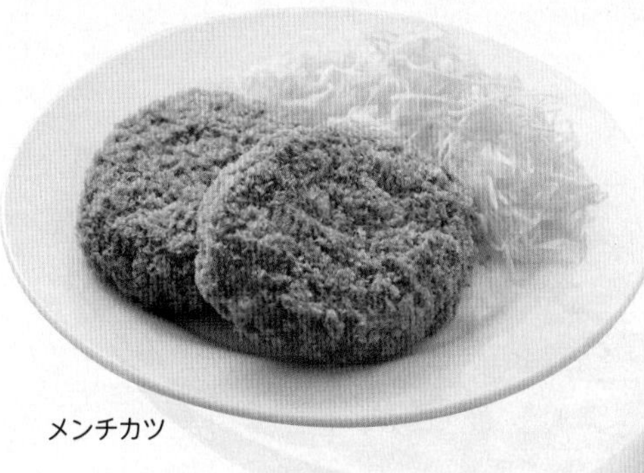

メンチカツ

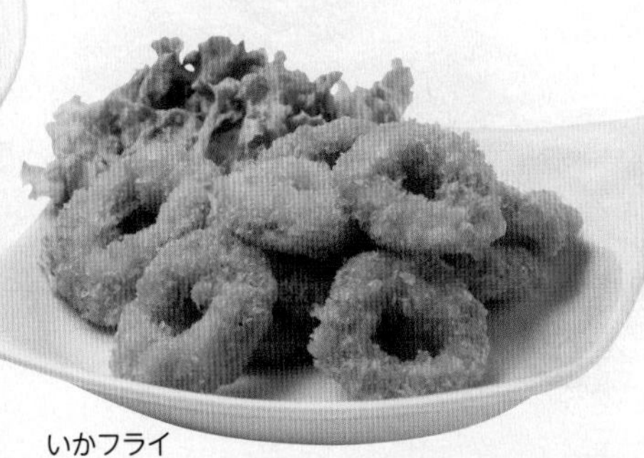

いかフライ

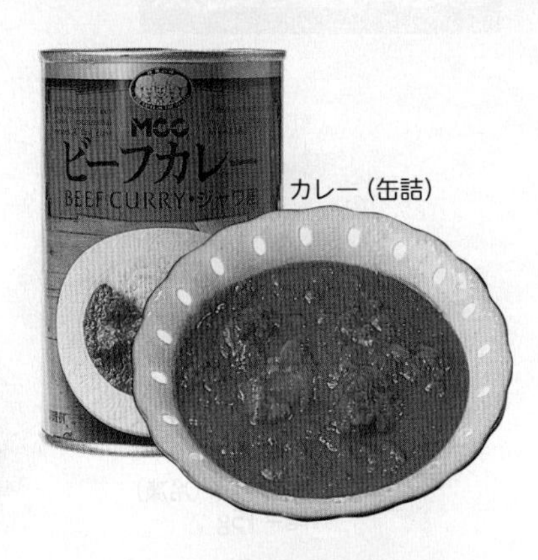

カレー（缶詰）

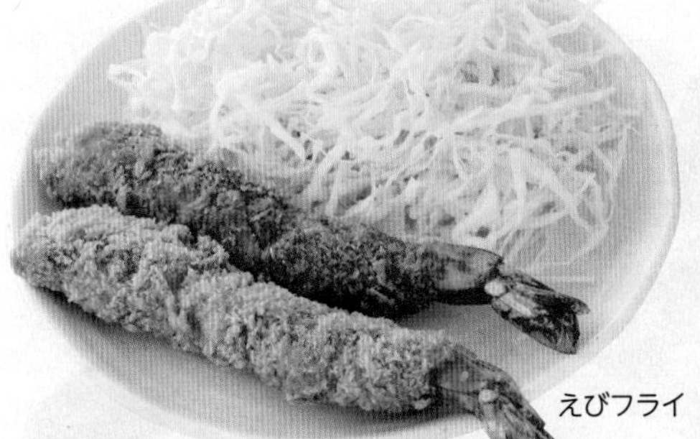

えびフライ

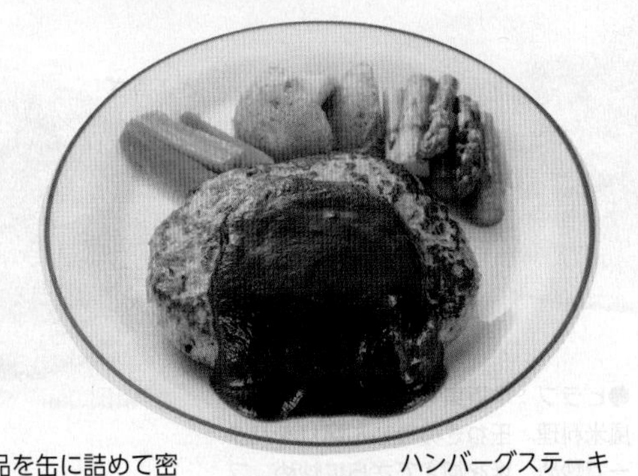

ハンバーグステーキ

コーン
クリームスープ（粉末タイプ）
1食分＝18g

●ハンバーグステーキ：ハンバーグ，ジャーマンステーキともいわれる。ひき肉にみじん切りにした玉ねぎ，パン粉，溶き卵等を加え，楕円形にまとめ，フライパンやオーブンで焼く料理。ひき肉には，牛，豚，または牛と豚の合いびき，とり肉を使う。豆腐を使うハンバーグは，とりひき肉と合わせることが多い。

<調理缶詰食品>食品を缶に詰めて密封したのち，加熱によって殺菌したもの。缶から出してそのまま食べられるほか，簡単に使える料理素材として役立てられている。近年，頻発する災害に備え，長期保存できる食品としての利用価値が見直され，備蓄している家庭も多い。

<粉末状食品>食品を乾燥させて粉状にしたもので，水や湯で溶くと，もとの食品の状態にもどる。汁物，飲み物を中心に多種多様な商品が出回っている。

●フライ：肉類，魚介類の切り身に小麦粉，溶き卵，パン粉をつけて揚げた料理。

●メンチカツ：ひき肉（ミンチ）に玉ねぎを加えて混ぜ，衣をつけて揚げたもの。

無機質							ビタミン（脂溶性）												ビタミン（水溶性）										食塩相当量	アルコール	備考
							A						D	E				K													
								カロテン						トコフェロール																	
亜鉛	銅	マンガン	ヨウ素	セレン	クロム	モリブデン	レチノール	α	β	β-クリプトキサンチン	β-カロテン当量	レチノール活性当量		α	β	γ	δ		B_1	B_2	ナイアシン	ナイアシン当量	B_6	B_{12}	葉酸	パントテン酸	ビオチン	C			
mg	mg	mg	μg	μg	μg	μg	μg	μg	μg	μg	μg	μg	μg	mg	mg	mg	mg	μg	mg	mg	mg	mg	mg	μg	μg	mg	μg	mg	g	g	
(0.5)	(0.06)	(0.15)	(1)	(2)	(1)	(2)	(12)	(120)	(350)	(1)	(410)	(46)	(Tr)	(0.6)	(Tr)	(1.3)	(0.2)	(15)	(0.04)	(0.07)	(1.2)	(2.1)	(0.11)	(0.1)	(10)	(0.34)	(1.7)	(3)	(1.4)	0	
(0.4)	(0.04)	(0.12)	(1)	(2)	(1)	(2)	(1)	(27)	(75)	(2)	(90)	(9)	0	(0.4)	(Tr)	(0.7)	(0.2)	(3)	(0.02)	(0.03)	(0.4)	(0.8)	(0.05)	(0.2)	(4)	(0.14)	(0.9)	(1)	(1.7)	0	缶詰製品を含む
(0.3)	(0.04)	(0.10)	0	(3)	(1)	(2)	(1)	(100)	(250)	(2)	(300)	(26)	(0.1)	(0.4)	(Tr)	(0.8)	(0.2)	(3)	(0.07)	(0.03)	(0.7)	(1.2)	(0.06)	(0.1)	(5)	(0.16)	(1.3)	(2)	(1.4)	0	
(0.4)	(0.08)	(0.15)	(1)	(Tr)	0	(1)	(8)	0	(8)	0	(8)	(9)	(0.1)	(2.2)	(0.2)	(7.7)	(1.6)	(23)	(0.05)	(0.07)	(0.7)	(1.5)	(0.03)	(0.3)	(12)	(0.23)	(0.2)	(Tr)	(0.8)	0	
(0.5)	(0.06)	(0.18)	(1)	(Tr)	0	(1)	(15)	(1)	(10)	(10)	(19)	(16)	(0.1)	(1.8)	(0.2)	(7.1)	(1.4)	(21)	(0.06)	(0.08)	(0.7)	(1.6)	(0.04)	(0.1)	(27)	(0.34)	(0.2)	(2)	(0.8)	0	
(0.5)	(0.11)	(0.20)	(1)	(2)	(1)	(2)	(5)	(22)	(55)	(1)	(67)	(10)	(0.1)	(1.5)	(0.2)	(5.9)	(1.2)	(18)	(0.11)	(0.05)	(1.1)	(2.0)	(0.14)	(0.1)	(23)	(0.46)	(1.4)	(10)	(0.7)	0	フライ済みの食品を冷凍したもの
(0.6)	(0.04)	(0.07)	(4)	(1)	(1)	(2)	(17)	(130)	(370)	(2)	(430)	(53)	(0.1)	(0.7)	(Tr)	(1.5)	(0.3)	(26)	(0.04)	(0.10)	(1.2)	(2.2)	(0.10)	(0.1)	(15)	(0.50)	(1.1)	(7)	(0.7)	0	
(0.8)	(0.04)	(0.06)	(1)	(3)	(1)	(1)	(6)	(180)	(530)	(1)	(620)	(58)	(0.1)	(0.7)	(Tr)	(1.6)	(0.3)	(17)	(0.03)	(0.06)	(1.2)	(1.9)	(0.10)	(0.4)	(13)	(0.26)	(1.3)	(4)	(1.0)	0	缶詰製品を含む
(0.8)	(0.10)	(0.21)	(160)	(7)	(1)	(2)	(6)	(89)	(210)	0	(250)	(27)	(0.1)	(1.2)	(0.1)	(4.3)	(0.9)	(19)	(0.15)	(0.12)	(2.2)	(3.9)	(0.16)	(0.2)	(24)	(0.58)	(3.4)	(1)	(1.2)	0	別名：肉団子
(0.2)	(0.03)	(0.06)	(4)	(1)	0	(1)	(19)	(5)	(1000)	(24)	(1100)	(110)	(0.2)	(1.4)	(Tr)	(0.6)	(0.1)	(7)	(0.03)	(0.06)	(0.4)	(0.7)	(0.07)	(0.1)	(12)	(0.31)	(0.5)	(9)	(0.8)	0	別名：パンプキンクリームスープ
(0.2)	(0.02)	(0.03)	(5)	(1)	0	(2)	(14)	(4)	(12)	(11)	(22)	(16)	(0.2)	(0.2)	0	(0.3)	(Tr)	(2)	(0.02)	(0.06)	(0.3)	(0.6)	(0.02)	(0.1)	(6)	(0.22)	(0.9)	(1)	(0.9)	0	缶詰製品を含む 試料：ストレートタイプ
–	–	–	4	13	3	13	0	–	–	–	90	8	–	–	–	–	–	–	0.15	0.41	3.5	4.9	–	–	–	–	7.5	2	7.1	–	カルシウム：添加品あり
(2.4)	(0.09)	(0.14)	(1)	(9)	(1)	(1)	(11)	(28)	(69)	0	(84)	(18)	(0.2)	(0.6)	(Tr)	(1.0)	(0.2)	(7)	(0.23)	(0.15)	(3.0)	(5.3)	(0.20)	(0.5)	(17)	(0.71)	(2.5)	(2)	(0.9)	0	
(0.8)	(0.07)	(0.13)	(2)	(10)	(1)	(2)	(19)	(43)	(100)	0	(130)	(29)	(0.1)	(0.8)	(Tr)	(1.6)	(0.3)	(18)	(0.09)	(0.11)	(4.1)	(6.2)	(0.26)	(0.2)	(18)	(0.89)	(2.9)	(2)	(1.2)	0	
0.9	0.13	0.31	5	5	2	24	15	140	320	1	380	47	0.2	0.8	0.1	3.9	1.1	13	0.11	0.09	1.9	3.6	0.14	0.2	21	0.46	4.7	2	0.6	0	
(0.9)	(0.11)	(0.15)	(5)	(24)	(1)	(2)	(8)	0	(1)	0	(1)	(8)	(0.1)	(2.1)	(0.2)	(5.0)	(1.0)	(15)	(0.04)	(0.03)	(1.0)	(3.2)	(0.04)	(0.8)	(13)	(0.25)	(4.2)	(1)	(0.5)	0	
(1.3)	(0.38)	(0.18)	(4)	(18)	(1)	(2)	(13)	0	(1)	(1)	(1)	(13)	(0.2)	(2.2)	(0.2)	(5.3)	(1.1)	(16)	(0.08)	(0.05)	(2.0)	(4.6)	(0.05)	(0.6)	(22)	(0.57)	(3.2)	0	(0.9)	0	
–	–	–	–	–	–	–	57	–	–	–	0	57	–	–	–	–	–	–	0.10	0.10	1.2	2.8	–	–	–	–	–	1	0.9	–	
(1.6)	(0.12)	(0.25)	(1)	(5)	(1)	(1)	(5)	(19)	(46)	0	(55)	(10)	(0.1)	(1.4)	(0.1)	(5.3)	(1.1)	(19)	(0.14)	(0.09)	(1.9)	(3.7)	(0.14)	(0.3)	(28)	(0.50)	(1.6)	(1)	(0.9)	0	

＊上段写真は，実際に食べるときの料理をイメージしたものが含まれています。

メンチカツ
（フライ済み冷凍）
1個＝25g

えびフライ（冷凍）
1尾＝15g

グラタン

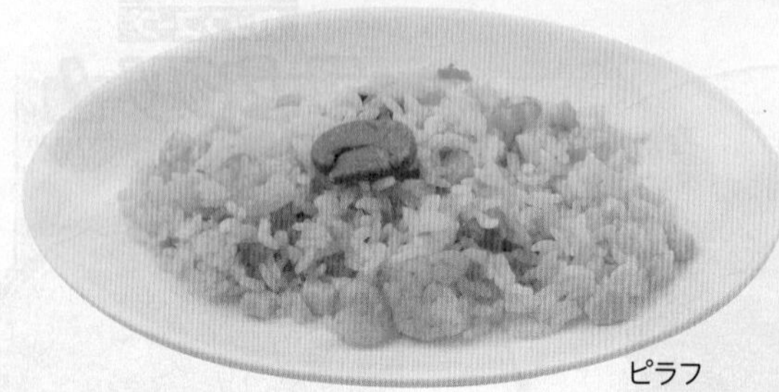

ピラフ

ぎょうざ

しゅうまい

<フライ用冷凍食品>下ごしらえや調理加工をした食品を包装容器に入れて凍結させ，マイナス18℃以下で保存したもの。フライ用冷凍食品には，フライ前の食品を冷凍したものと，フライ済みの食品を冷凍したものがある。解凍せずにそのまま揚げたり焼いたりするもののほか，自然解凍のみで喫食可能な冷凍食品も増えている。

マイナス18℃以下なら，1年間は品質が変わらないようにつくられているが，購入するときは，ショーケースなどがきちんと管理され，商品の回転が良い店で選ぶようにするとよい。

●ピラフ：中近東を起源とするトルコ風米料理。玉ねぎのみじん切りをバターで炒め，米を加えてさらに炒め，ブイヨンを加えて炊く。最後にバターの小片を加える。肉，魚介，野菜を加えてつくる場合もあり，えびを加えたものがえびピラフ。

●グラタン：下ごしらえした材料（肉，魚，野菜等）に，チーズやパン粉を振ってオーブンで焼いた料理。ホワイトソース，デミグラスソース等を用いる。材料にえびを使ったものがえびグラタン。

中国料理

Chinese food

中国料理では，一口で食べられるような軽食にあたるものを点心といい，菓子やおやつなども含まれる。主菜は「菜（ツァイ）」，スープは「湯（タン）」である。

●ぎょうざ：ひき肉とキャベツ等の野菜を加えたあんをぎょうざの皮に包むのが一般的。焼きぎょうざ，水ぎょうざ，蒸しぎょうざがある。

●しゅうまい：ひき肉にねぎとしょうが等を加えたあんを，小麦粉で作った皮で包み蒸す料理。

食品番号	索引番号	食品名（可食部100g当たり）	廃棄率	エネルギー		水分	たんぱく質		脂質			脂肪酸					炭水化物						有機酸	灰分	無機質					
							アミノ酸組成によるたんぱく質	たんぱく質	脂肪酸のトリアシルグリセロール当量	コレステロール	脂質	飽和	一価不飽和	多価不飽和	n-3系多価不飽和	n-6系多価不飽和	利用可能炭水化物（単糖当量）	利用可能炭水化物（質量計）	差引き法による利用可能炭水化物	食物繊維総量	糖アルコール	炭水化物			ナトリウム	カリウム	カルシウム	マグネシウム	リン	鉄
			%	kJ	kcal	g	g	g	g	mg	g	g	g	g	g	g	g	g	g	g	g	g	g	g	mg	mg	mg	mg	mg	mg
18008	2467	●フライ用冷凍食品 ●いかフライ，冷凍	0	618	146	64.5	–	10.6	–	–	2.0						–	–	21.4*	–	–	21.4	–	1.5	300	180	16	–	110	0.4
18009	2468	●えびフライ，冷凍	0	589	139	66.3	–	10.2	–	–	1.9						–	–	20.3*	–	–	20.3	–	1.3	340	95	42	–	90	1.5
18006	2469	●コロッケ，クリームコロッケ，冷凍	0	668	159	67.0	–	4.7	–	–	6.3						–	–	20.9*	–	–	20.9	–	1.1	270	160	43	–	63	0.5
18007	2470	●フライ用冷凍食品 ●コロッケ，ポテトコロッケ，冷凍	0	662	157	63.5	3.9	4.6	3.5	2	4.9	0.94	1.22	1.19	0.17	1.02	–	–	27.4*	–	–	25.3	–	1.7	290	300	20	–	62	0.7
18010	2471	●白身フライ，冷凍	0	625	148	64.5	–	11.6	–	–	2.7						–	–	19.3*	–	–	19.3	–	1.9	340	240	47	–	100	0.5
18016	2472	●メンチカツ，冷凍	0	826	196	58.3	–	9.9	–	–	7.2						–	–	23.0*	–	–	23.0	–	1.6	420	220	31	–	95	1.6
18003	2473	●その他 ●えびグラタン	0	535	128	(74.1)	(4.8)	(5.5)	(6.4)	(23)	(6.9)						(11.2)	(3.0)	(12.3)*	(0.9)	–	(12.1)	–	(1.5)	(380)	(140)	(97)	(17)	(110)	(0.3)
18014	2474	●えびピラフ	0	620	146	(62.9)	(2.8)	(3.3)	(2.2)	(8)	(2.3)						(30.1)*	(27.1)	(29.4)	(1.2)	–	(29.8)	–	(1.6)	(560)	(63)	(11)	(9)	(45)	(0.2)
		中国料理																												
18002	2475	●点心類 ●ぎょうざ	0	874	209	(57.8)	(5.8)	(6.9)	(10.0)	(19)	(11.3)	3.09	4.43	2.00	0.09	1.91	(22.6)	(19.7)	(23.3)*	(1.5)	–	(22.3)	–	(1.6)	(460)	(170)	(22)	(16)	(62)	(0.6)
18012	2476	●しゅうまい	0	801	191	(60.2)	(7.5)	(9.1)	(8.7)	(27)	(9.2)	2.86	4.05	1.39	0.09	1.30	(19.7)	(15.9)	(19.9)*	(1.7)	–	(19.5)	–	(2.0)	(520)	(260)	(26)	(28)	(92)	(0.9)
● 18046	2477	●中華ちまき	0	733	174	(59.5)	(5.0)	(5.9)	(5.2)	(16)	(5.5)						(28.1)*	(25.6)	(28.4)	(0.5)	0	(27.7)	–	(1.3)	(420)	(100)	(6)	(11)	(45)	(0.3)
● 18047	2478	●菜類 ●酢豚	0	321	77	(83.4)	(4.0)	(4.6)	(3.1)	(15)	(3.3)						(6.8)	(6.0)	(7.7)*	(0.8)	0	(7.6)	–	(0.9)	(210)	(130)	(9)	(10)	(52)	(0.3)
● 18048	2479	●八宝菜	0	267	64	(86.0)	(4.9)	(5.8)	(2.9)	(44)	(3.2)						(2.9)	(1.9)	(4.0)*	(0.9)	0	(3.8)	–	(1.2)	(320)	(150)	(26)	(14)	(77)	(0.4)
● 18049	2480	●麻婆豆腐	0	434	104	(80.0)	(7.2)	(7.8)	(6.4)	(10)	(6.8)						(2.9)	(1.9)	(4.1)*	(0.7)	0	(3.8)	–	(1.6)	(380)	(150)	(64)	(43)	(86)	(1.3)
		韓国料理																												
● 18039	2481	●和え物類 ●もやしのナムル	0	291	70	(84.4)	(2.5)	(3.1)	(4.2)	0	(4.5)						(2.8)	(2.5)	(4.0)*	(2.7)	0	(5.7)	–	(2.0)	(510)	(160)	(91)	(29)	(62)	(1.2)

なるほど! 本家中国では…ぎょうざといえば水ぎょうざ。焼きぎょうざが食べたければ，その旨伝えなければ出てきません。しかもぎょうざは点心なので，おかずとして食べる日本とはちょっと違うようです。

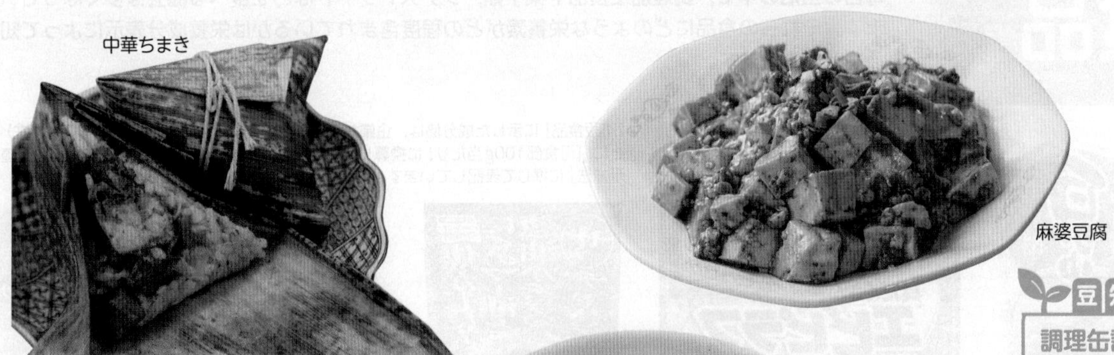
中華ちまき

麻婆豆腐

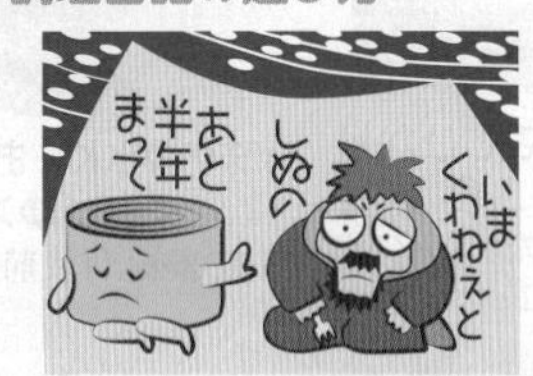

豆知識

調理缶詰の選び方

調理缶詰は，調理した材料を缶に詰めるのではなく，下処理した材料と調味料を内容量に従って缶に詰め，脱気，密封して殺菌加熱したものである。できたての缶詰は，材料に調味液がなじんでおらず，味がついていないのも同然である。だから調理缶詰にも食べごろがある。材料と調味液がなじむのは製造後半年くらいといわれる。商品の賞味期限は製造日から3年という広い幅で設定されている。肉や魚介類の調理缶詰はもちろん，油漬けや果物のシロップ煮なども同様である。
また，缶詰をあけてそのまま放置すると，缶のスズが溶けて缶臭くなり，中身も変質してしまう。残ったら別の容器に移し，冷蔵庫で保存するとよい。

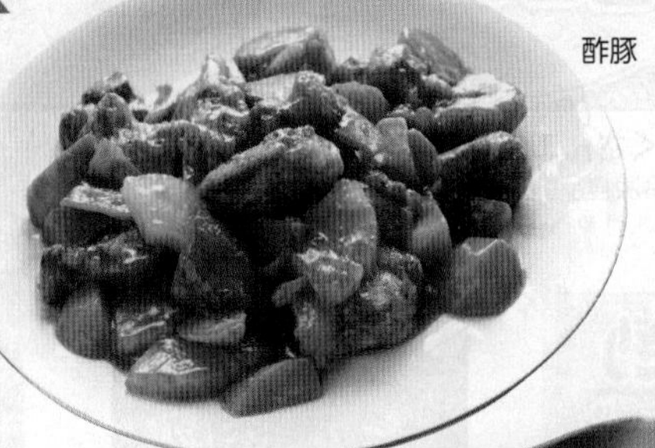
酢豚

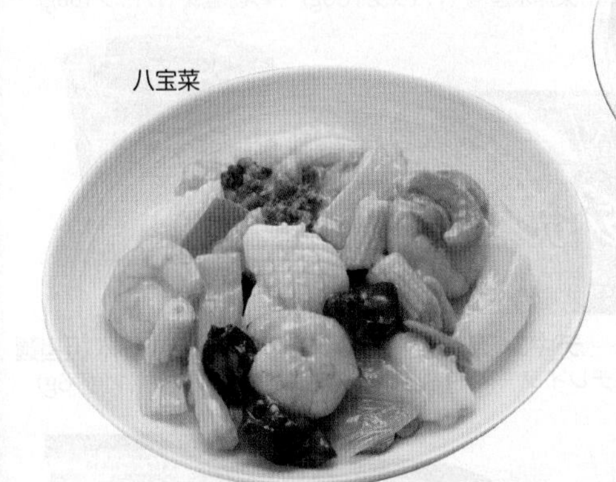
八宝菜

もやしのナムル

●**中華ちまき**：もち米を蘆（あし）の葉または竹の葉に包み，蒸すかゆでたもの。
●**酢豚**：肉を一口大に切り，塩，こしょう等で下味をつけ片栗粉をまぶして揚げる。玉ねぎ，にんじん，ピーマン等の野菜を炒めて，肉とともに甘酢あんを加えて絡める。
●**八宝菜**：五目うま煮ともいい，広東料理の一つ。八宝は多くの食材という意味。豚肉，とり肉，ハム，芝えび，うずら卵，はくさい，しいたけ，たけのこ，にんじん，さやえんどう等を炒め調味し，片栗粉でとろみをつける。
●**麻婆豆腐**：豆腐とひき肉のとうがらしみそ炒め煮。四川料理の一つ。甜麺醤（てんめんじゃん），豆板醤（とうばんじゃん），豆鼓（とうち）等の調味料を使う。

韓国料理
Korean food

●**もやしのナムル**：ナムルは，韓国料理の和え物である。材料を生のまま使うセンチェ（生菜）と，ゆでて使うスッチェ（熟菜）があり，後者が一般的。材料を，ごま油，しょうゆ，おろしにんにく，おろししょうが等で調味する。

無機質 亜鉛	無機質 銅	無機質 マンガン	無機質 ヨウ素	無機質 セレン	無機質 クロム	無機質 モリブデン	ビタミン(脂溶性) A レチノール	A カロテン α	A カロテン β	A β-クリプトキサンチン	A β-カロテン当量	A レチノール活性当量	D	E トコフェロール α	E トコフェロール β	E トコフェロール γ	E トコフェロール δ	K	ビタミン(水溶性) B1	B2	ナイアシン	ナイアシン当量	B6	B12	葉酸	パントテン酸	ビオチン	C	食塩相当量	アルコール	備考
mg	mg	mg	μg	μg	μg	μg	μg	μg	μg	μg	μg	μg	μg	mg	mg	mg	mg	μg	mg	mg	mg	mg	mg	μg	μg	mg	μg	mg	g	g	
–	–	–	4	25	3	6	3	–	–	–	Tr	3	–	–	–	–	–	–	0.10	0	1.9	3.7	–	–	–	–	2.7	Tr	**0.8**	–	フライ前の食品を冷凍したもの
–	–	–	8	27	1	8	Tr	–	–	–	Tr	Tr	–	–	–	–	–	–	0.04	0.07	0.7	2.4	–	–	–	–	3.1	1	**0.9**	–	フライ前の食品を冷凍したもの
–	–	–	–	–	–	–	240	–	–	–	8	240	–	–	–	–	–	–	0.06	0.10	0.6	1.4	–	–	–	–	–	2	**0.7**	–	フライ前の食品を冷凍したもの
–	–	–	–	–	–	–	69	–	–	–	27	71	–	0.2	Tr	0.3	0.1	–	0.09	0.06	1.1	1.9	–	–	–	–	–	7	**0.7**	–	フライ前の食品を冷凍したもの
–	–	–	–	–	–	–	57	–	–	–	0	57	–	–	–	–	–	–	0.10	0.10	1.2	3.1	–	–	–	–	–	1	**0.9**	–	フライ前の食品を冷凍したもの
–	–	–	–	–	–	–	36	–	–	–	Tr	36	–	–	–	–	–	–	0.13	0.14	1.5	3.2	–	–	–	–	–	1	**1.1**	–	フライ前の食品を冷凍したもの
(0.6)	(0.09)	(0.14)	(6)	(9)	(1)	(6)	(32)	(29)	(420)	(2)	(440)	(69)	(0.2)	(0.6)	(Tr)	(0.8)	(0.2)	(23)	(0.04)	(0.11)	(0.5)	(1.4)	(0.04)	(0.3)	(13)	(0.38)	(1.6)	(2)	**(1.0)**	0	
(0.6)	(0.12)	(0.29)	0	(3)	0	(23)	(1)	(88)	(210)	(1)	(260)	(23)	(0.1)	(0.4)	(Tr)	(1.0)	(0.2)	(4)	(0.02)	(0.02)	(0.4)	(1.0)	(0.04)	(0.1)	(5)	(0.26)	(0.9)	(2)	**(1.4)**	0	食物繊維：AOAC2011.25法
(0.6)	(0.07)	(0.20)	(1)	(5)	(1)	(4)	(3)	0	(77)	(1)	(77)	(10)	(0.1)	(0.6)	(0.1)	(1.9)	(0.3)	(28)	(0.14)	(0.07)	(1.4)	(2.6)	(0.11)	(0.1)	(22)	(0.44)	(1.8)	(4)	**(1.2)**	0	
(0.8)	(0.12)	(0.35)	(1)	(6)	(1)	(3)	(6)	0	(1)	0	(1)	(6)	(0.1)	(0.2)	(Tr)	(0.3)	(Tr)	(4)	(0.16)	(0.10)	(1.8)	(3.3)	(0.15)	(0.2)	(26)	(0.55)	(2.5)	(1)	**(1.3)**	0	
(0.7)	(0.07)	(0.33)	(8)	(5)	(Tr)	(28)	(6)	(20)	(46)	0	(56)	(10)	(0.1)	(0.4)	(Tr)	(0.9)	(0.2)	(8)	(0.04)	(0.05)	(1.5)	(2.4)	(0.10)	(0.1)	(6)	(0.48)	(1.6)	0	**(1.1)**	0	
(0.5)	(0.04)	(0.15)	0	(5)	(1)	(2)	(2)	(200)	(470)	(1)	(570)	(50)	(0.1)	(0.5)	(Tr)	(1.3)	(0.2)	(6)	(0.17)	(0.05)	(1.4)	(2.2)	(0.10)	(0.1)	(9)	(0.25)	(1.6)	(4)	**(0.5)**	0	
(0.6)	(0.08)	(0.16)	(3)	(7)	(1)	(1)	(13)	(140)	(370)	(2)	(440)	(49)	(0.3)	(0.6)	(Tr)	(1.2)	(0.2)	(25)	(0.13)	(0.06)	(1.4)	(2.3)	(0.08)	(0.3)	(20)	(0.28)	(1.3)	(5)	**(0.8)**	0	別名：五目うま煮
(0.9)	(0.12)	(0.32)	(4)	(6)	(3)	(31)	(1)	0	(16)	0	(17)	(3)	(0.1)	(0.3)	(Tr)	(2.6)	(0.9)	(6)	(0.16)	(0.07)	(1.1)	(2.4)	(0.10)	(0.1)	(13)	(0.21)	(3.7)	(1)	**(1.0)**	0	食物繊維：AOAC2011.25法
(0.5)	(0.11)	(0.38)	0	(1)	(Tr)	(5)	0	(85)	(1700)	(15)	(1700)	(140)	0	(1.1)	(0.1)	(2.4)	(0.5)	(160)	(0.05)	(0.07)	(0.4)	(0.9)	(0.08)	0	(64)	(0.24)	(1.3)	(9)	**(1.3)**	(0.1)	

＊上段写真は，実際に食べるときの料理をイメージしたものが含まれています。

市販食品

毎日の生活の中で，調理加工食品や菓子類，ファストフードなどを食べる機会は多くなっています。それらの食品にどのような栄養素がどの程度含まれているかは栄養成分表示によって知ることができます。

「市販食品」に示した成分値は，企業からご提供いただいたデータ（2021年2月現在）をもとに，「可食部100g当たり」に換算しています。数値は，一部の例外を除き，p.5「数値の表示方法」に準じて表記しています。詳細は各社のホームページでご覧になれます。

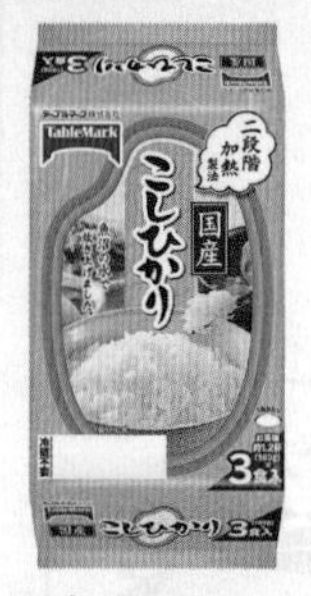

国産こしひかり 3食
テーブルマーク㈱（1食180g）

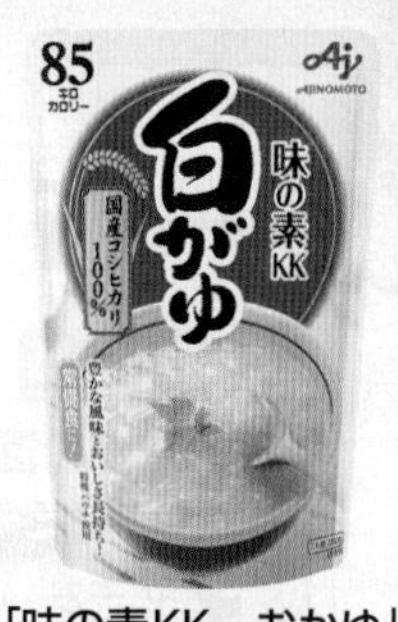

「味の素KK　おかゆ <白がゆ>」
味の素㈱（1人前250g）

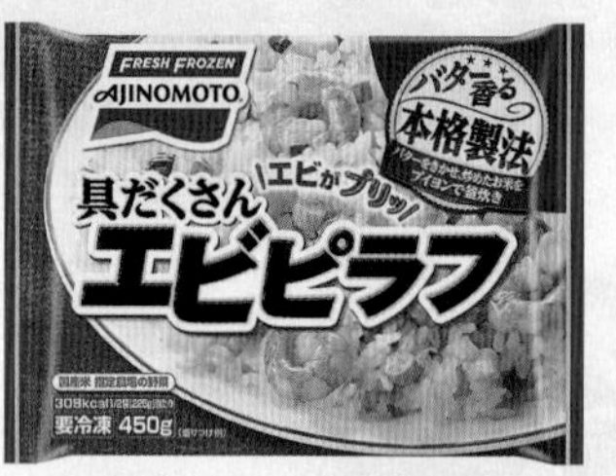

具だくさんエビピラフ
味の素冷凍食品㈱（1袋450g）

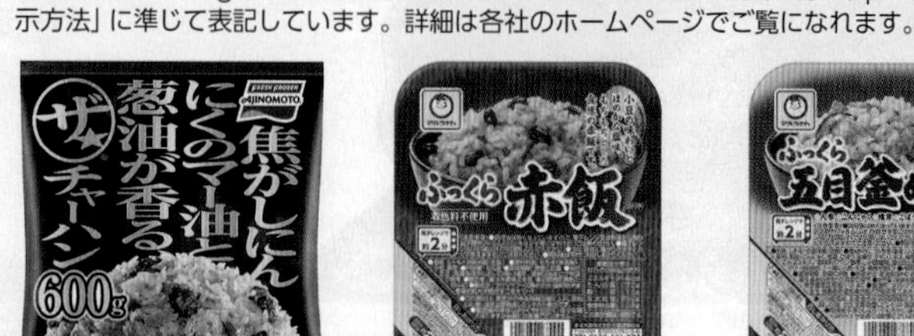

ザ★® チャーハン
味の素冷凍食品㈱（1袋600g）

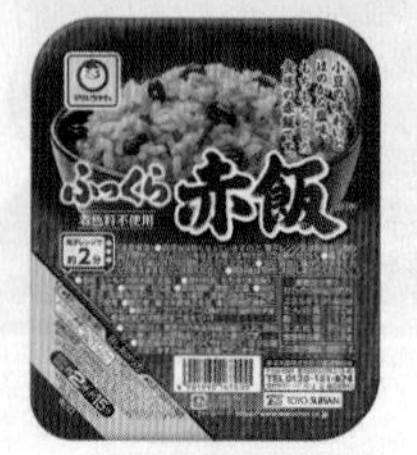

ふっくら赤飯
東洋水産㈱（1パック160g）

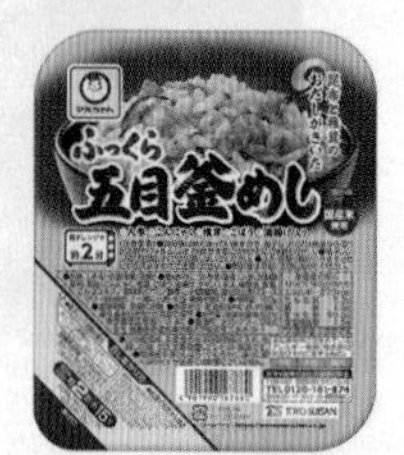

ふっくら五目釜めし
東洋水産㈱（1パック160g）

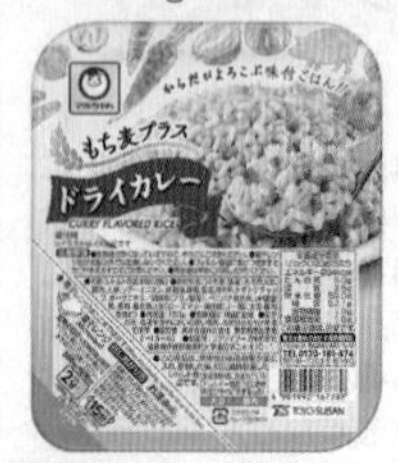

もち麦プラス　ドライカレー
東洋水産㈱（1パック160g）

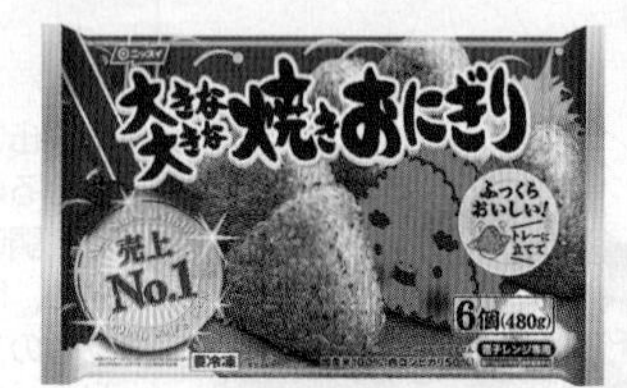

大きな大きな焼きおにぎり
日本水産㈱（1個80g）

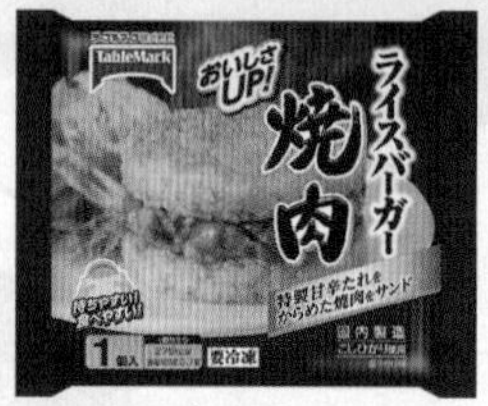

ライスバーガー　焼肉
テーブルマーク㈱（1個135g）

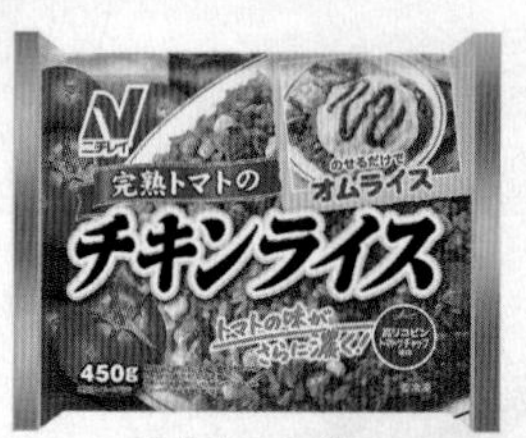

チキンライス
㈱ニチレイフーズ（1袋450g）

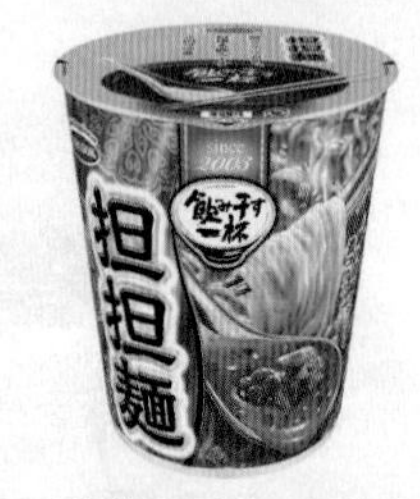

タテ型 飲み干す一杯 担担麺
エースコック㈱（1食76g）

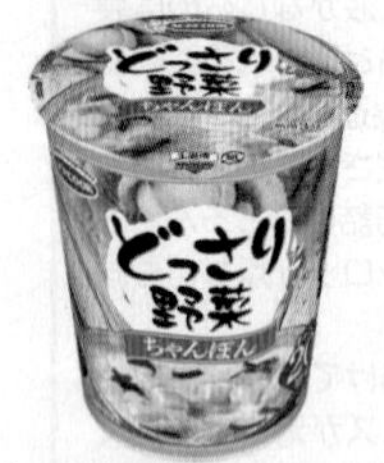

どっさり野菜　ちゃんぽん
エースコック㈱（1食61g）

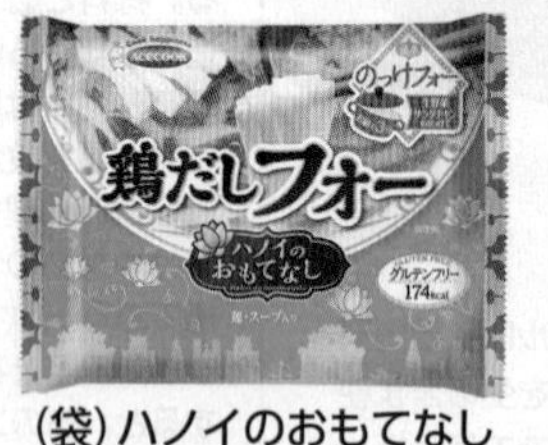

（袋）ハノイのおもてなし
鶏だしフォー
エースコック㈱（1食48g）

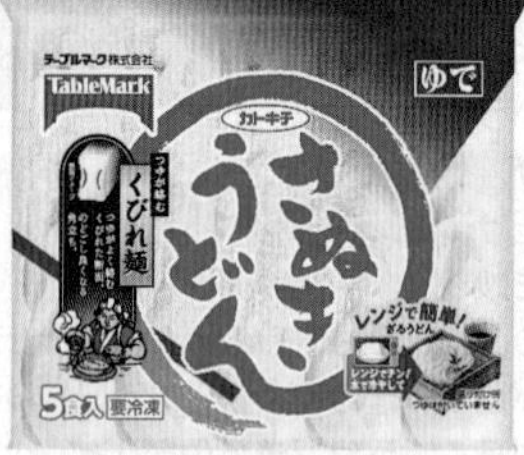

さぬきうどん5食
テーブルマーク㈱（1食180g）

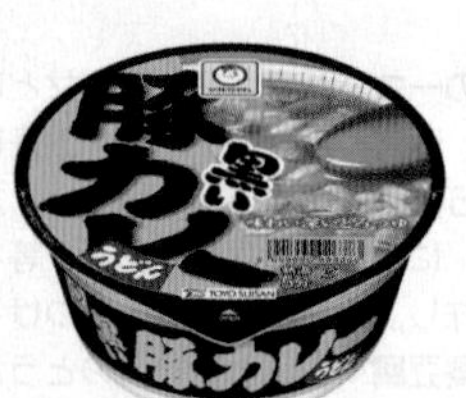

黒い豚カレーうどん
東洋水産㈱（1食87g）

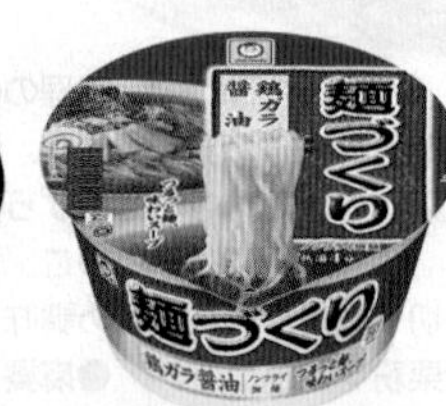

麺づくり 鶏ガラ醤油
東洋水産㈱（1食97g）

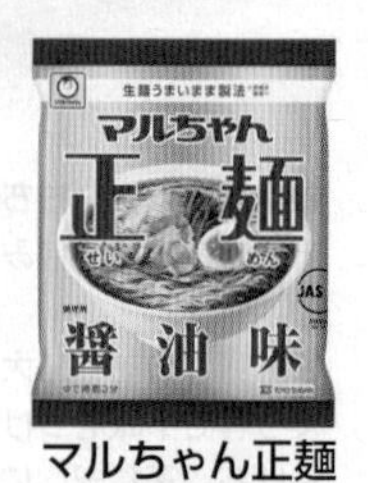

マルちゃん正麺
醤油味
東洋水産㈱（1食105g）

数値は可食部100g当たり▶ 製品名		エネルギー	水分	たんぱく質	脂質	コレステロール	炭水化物	食物繊維総量	灰分	無機質 ナトリウム	カリウム	カルシウム	リン	鉄	ビタミン(脂溶性) A レチノール活性当量	D	E	ビタミン(水溶性) B1	B2	ナイアシン	C	食塩相当量	備考
		kcal	g	g	g	mg	g	g	g	mg	mg	mg	mg	mg	µg	µg	mg	mg	mg	mg	mg	g	
調理加工食品類																							
飯類	国産こしひかり	143	–	2.1	0.4	–	32.8	–	–	–	13	–	18	–	–	–	–	–	–	–	–	0.0	
	味の素KK おかゆ〈白がゆ〉	34	–	0.6	0.1	–	7.6	–	–	–	–	–	–	–	–	–	–	–	–	–	–	0.0	
	具だくさんエビピラフ	137	–	3.0	1.4	–	28.0	–	–	–	43	–	34	–	–	–	–	–	–	–	–	1.0	
	ザ★® チャーハン	181	–	4.7	5.0	–	29.3	–	–	–	69	–	52	–	–	–	–	–	–	–	–	1.4	
	ふっくら赤飯	196	–	4.4	0.6	–	43.3	–	–	–	–	–	–	–	–	–	–	–	–	–	–	0.3	
	ふっくら五目釜めし	169	–	3.3	0.8	–	37.0	–	–	–	–	–	–	–	–	–	–	–	–	–	–	0.9	
	もち麦プラス　ドライカレー	178	–	3.1	2.2	–	36.9	1.2	–	–	–	–	–	–	–	–	–	–	–	–	–	1.0	
	大きな大きな焼きおにぎり	169	–	3.4	0.9	–	36.8	–	–	–	–	–	–	–	–	–	–	–	–	–	–	1.0	
	ライスバーガー 焼肉	204	–	4.4	5.2	–	34.8	–	–	–	98	–	54	–	–	–	–	–	–	–	–	0.5	
	チキンライス	38	–	1.0	0.7	–	7.0	–	–	91	29	–	10	–	–	–	–	–	–	–	–	0.2	
めん類	タテ型 飲み干す一杯 担担麺	443	–	10.8	19.7	–	55.7	–	–	–	–	338	–	–	–	–	–	0.72	0.49	–	–	6.2	(めん・かやく2.1g/スープ4.1g)
	どっさり野菜　ちゃんぽん	416	–	9.7	11.5	–	68.5	–	–	–	–	256	–	–	–	–	–	0.30	0.28	–	–	5.4	(めん・かやく2.0g/スープ3.4g)
	(袋)ハノイのおもてなし　鶏だしフォー	363	–	7.5	5.2	–	71.5	–	–	–	–	–	–	–	–	–	–	–	–	–	–	7.9	(米めん・やくみ1.7/スープ6.3)
	さぬきうどん	136	–	3.2	0.4	–	29.7	–	–	–	17	–	18	–	–	–	–	–	–	–	–	0.7	
	黒い豚カレーうどん	443	–	9.4	18.6	–	59.4	–	–	–	–	170	–	–	–	–	–	2.52	0.34	–	–	6.7	
	麺づくり　鶏ガラ醤油	306	–	9.3	5.6	–	54.7	–	–	–	–	159	–	–	–	–	–	0.56	0.34	–	–	6.4	
	マルちゃん正麺　醤油味	317	–	9.6	4.4	–	59.8	–	–	–	–	170	–	–	–	–	–	–	–	–	–	5.3	

（「市販食品」に示した成分値は，企業からご提供いただいたデータ（2021年2月現在）をもとに，「可食部100g当たり」に換算しています。
数値は，一部の例外を除き，p.5「数値の表示方法」に準じて表記しています。）

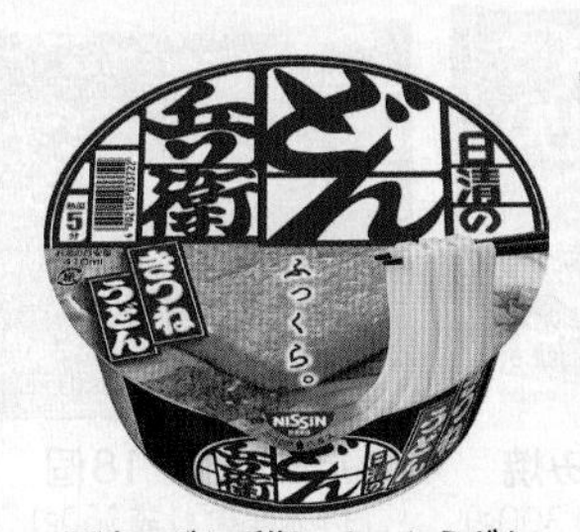

日清のどん兵衛　きつねうどん
(東日本向け)
日清食品㈱ (1食96g)

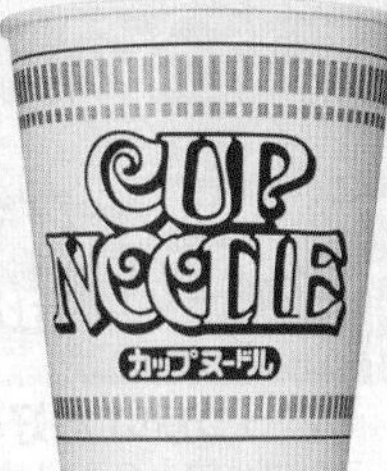

カップヌードル
日清食品㈱
(1食78g)

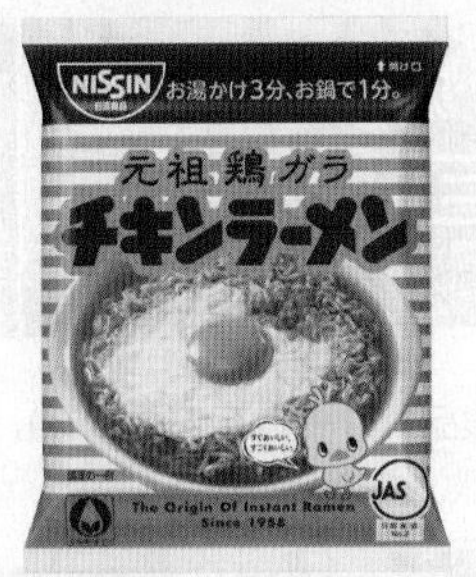

チキンラーメン
日清食品㈱ (1食85g)

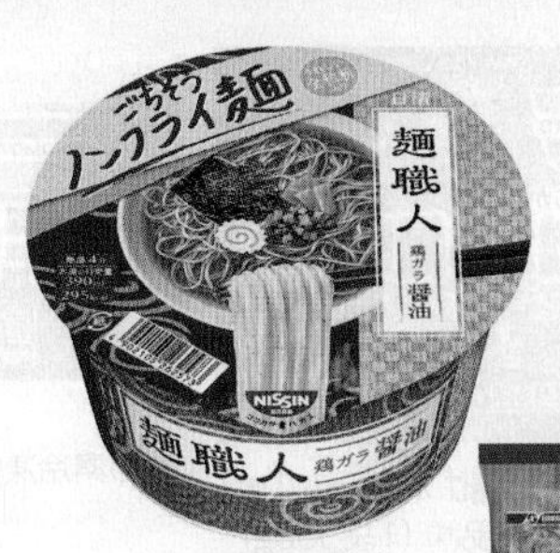

日清麺職人
醤油
日清食品㈱
(1食88g)

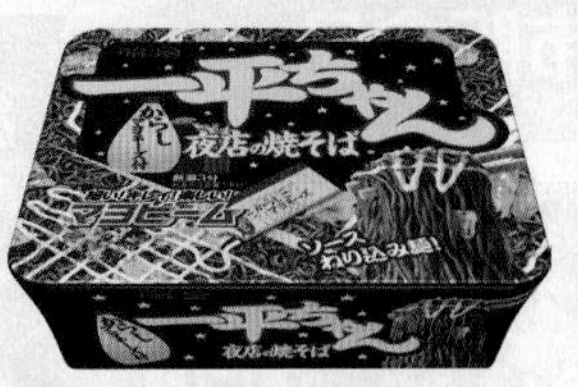

明星 一平ちゃん
夜店の焼そば
明星食品㈱
(1食135g)

マ・マー
THE PASTA
ソテースパゲティ
ナポリタン
日清フーズ㈱
(1人前290g)

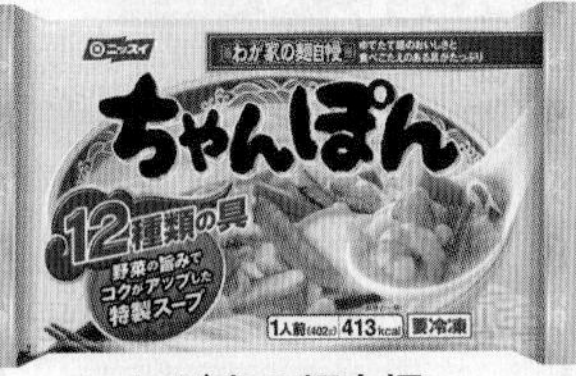

わが家の麺自慢
ちゃんぽん
日本水産㈱ (1食402g)

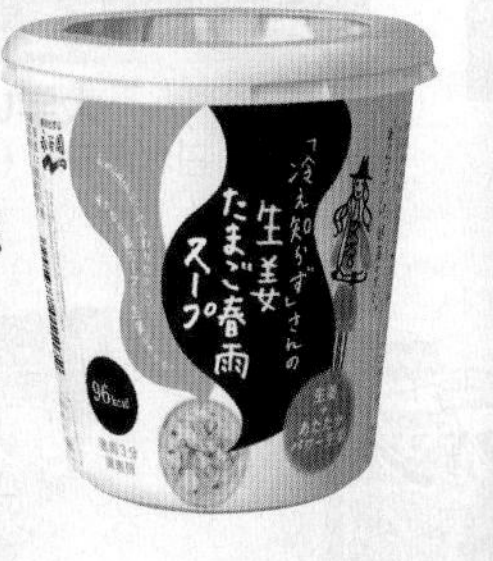

「冷え知らず」さんの
生姜たまご春雨スープ
㈱永谷園
(1食27.2g)

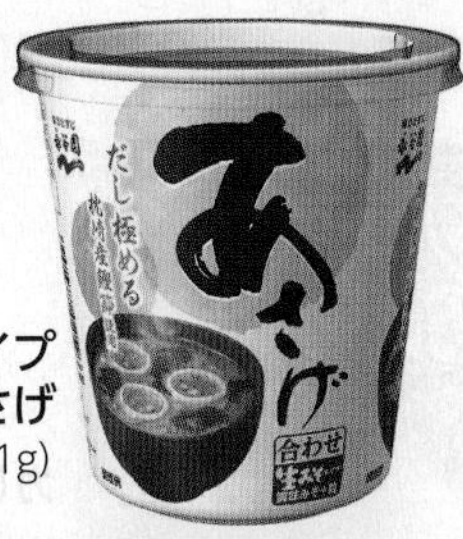

カップ入生みそタイプ
みそ汁 あさげ
㈱永谷園 (1食18.1g)

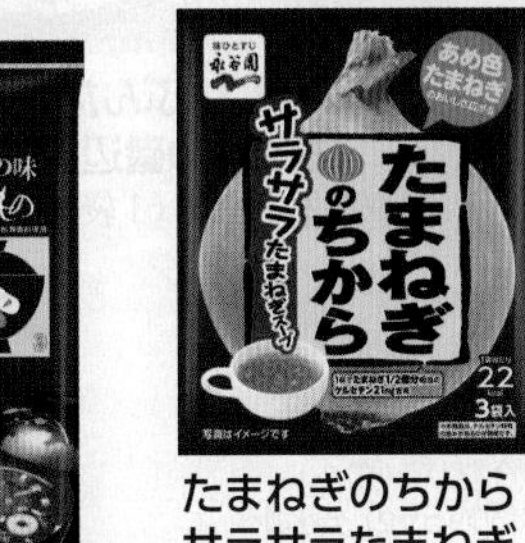

松茸の味
お吸いもの 4袋入
㈱永谷園 (1袋3g)

たまねぎのちから
サラサラたまねぎ
スープ
㈱永谷園 (1袋6.8g)

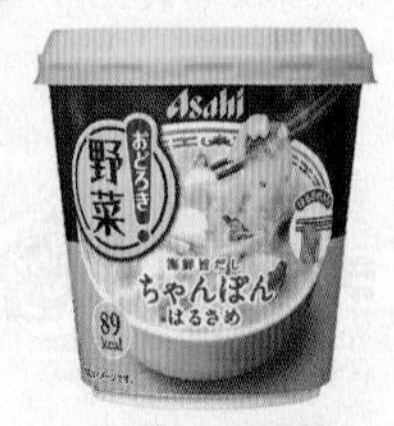

おどろき野菜
ちゃんぽん
アサヒグループ食品㈱
(1製品24.9g)

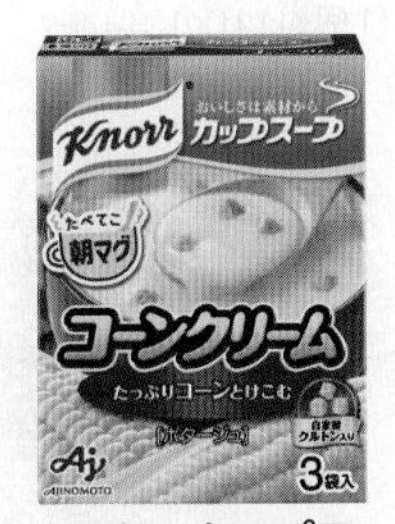

「クノール® カップスープ」
<コーンスープ>
味の素㈱ (1食分18.2g)

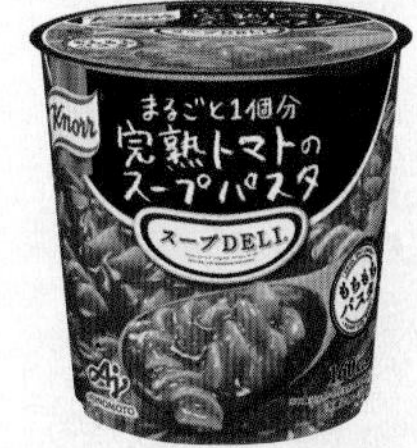

「クノール® スープDELI®」
まるごと1個分完熟トマトのスープパスタ
味の素㈱ (1食分41.6g)

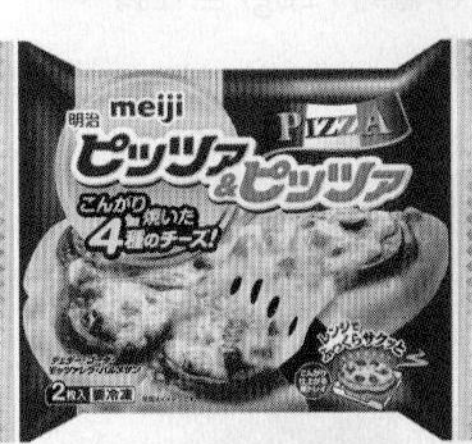

明治レンジピッツァ
&ピッツァ 2枚入
㈱明治 (1枚125g)

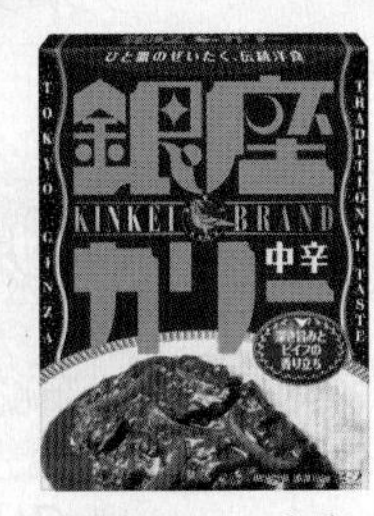

銀座カリー中辛
㈱明治 (1箱180g)

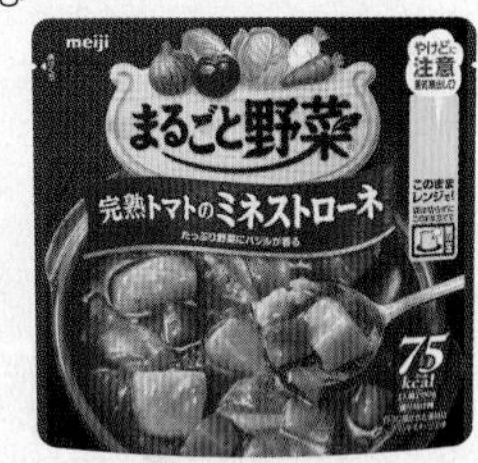

まるごと野菜
完熟トマトのミネストローネ
㈱明治 (1袋200g)

	数値は可食部100g当たり▶ 製品名	エネルギー	水分	たんぱく質	脂質	コレステロール	炭水化物	食物繊維総量	灰分	無機質 ナトリウム	カリウム	カルシウム	リン	鉄	ビタミン(脂溶性) A レチノール活性当量	D	E	ビタミン(水溶性) B1	B2	ナイアシン	C	食塩相当量	備考
		kcal	g	g	g	mg	g	g	g	mg	mg	mg	mg	mg	µg	µg	mg	mg	mg	mg	mg	g	
めん類	日清のどん兵衛 きつねうどん (東日本向け)	439 (めん・かやく415/スープ24)	–	10.3	18.1	–	58.4	–	–	–	–	211	–	–	–	–	–	0.21	0.23	–	–	5.2 (めん・かやく1.8/スープ3.4)	
	カップヌードル	450 (めん・かやく419/スープ31)	–	13.5	18.7	–	57.1	–	–	–	–	135	–	–	–	–	–	0.24	0.41	–	–	6.3 (めん・かやく3.1/スープ3.2)	
	チキンラーメン	444 (めん・かやく394/スープ49)	–	9.6	17.1	–	63.1	–	–	–	–	327	–	–	–	–	–	0.72	0.87	–	–	6.6 (めん2.7/スープ3.9)	
	日清麺職人 醤油	332 (めん・かやく291/スープ41)	–	9.2	6.0	–	60.2	–	–	–	–	136	–	–	–	–	–	0.36	0.42	–	–	6.5 (めん・かやく2.2/スープ4.3)	
	マ・マーTHE PASTAソテースパゲティナポリタン	171	–	4.4	6.9	–	22.9	–	–	–	–	–	–	–	–	–	–	–	–	–	–	1.0	
	明星 一平ちゃん夜店の焼そば	446	–	7.3	19.9	–	59.4	–	–	–	–	119	–	–	–	–	–	0.23	0.26	–	–	3.4	
	わが家の麺自慢 ちゃんぽん	103	–	5.4	2.1	–	15.5	–	–	–	–	–	–	–	–	–	–	–	–	–	–	1.8	
汁・スープ	カップ入生みそタイプみそ汁　あさげ	160	–	13.3	3.9	–	17.1	–	–	–	–	–	–	–	–	–	–	–	–	–	–	11.0	
	「冷え知らず」さんの生姜たまご春雨スープ	353	–	7.7	4.8	–	69.1	–	–	–	–	–	–	–	–	–	–	–	–	–	–	8.8	
	松茸の味　お吸いもの	167	–	13.3	1.0	–	26.7	–	–	–	–	–	–	–	–	–	–	–	–	–	–	53.3	
	たまねぎのちから サラサラたまねぎスープ	324	–	8.8	2.9	–	67.6	–	–	–	–	–	–	–	–	–	–	–	–	–	–	17.6	ケルセチン309mg
	おどろき野菜 ちゃんぽん	357	–	8.0	5.6	–	68.3	–	–	–	–	–	–	–	–	–	–	–	–	–	–	9.6	
	「クノール®カップスープ」<コーンスープ>	434	–	6.0	14.8	–	66.0	–	–	–	–	–	–	–	–	–	–	–	–	–	–	5.5	
	「クノール®スープDELI®」まるごと1個分完熟トマトのスープパスタ	385	–	10.6	3.4	–	74.5	–	–	–	–	–	–	–	–	–	–	–	–	–	–	4.3	
ソース・副食・その他	明治レンジピッツァ&ピッツァ	269	–	9.9	11.0	–	32.4	–	–	–	–	100	–	–	–	–	–	–	–	–	–	1.2	
	銀座カリー中辛	135	–	3.3	8.8	–	10.6	–	–	–	–	–	–	–	–	–	–	–	–	–	–	1.6	
	まるごと野菜 完熟トマトのミネストローネ	38	–	1.1	1.0	–	6.6	1.1	–	–	–	–	–	–	–	–	–	–	–	–	–	0.7	糖質5.5

(「市販食品」に示した成分値は，企業からご提供いただいたデータ (2021年2月現在) をもとに，「可食部100g当たり」に換算しています。
数値は，一部の例外を除き，p.5「数値の表示方法」に準じて表記しています。)

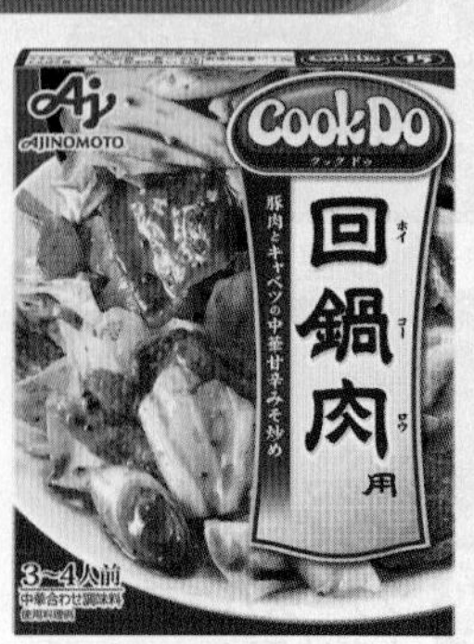

「Cook Do®」
(中華合わせ調味料)<回鍋肉用>
味の素㈱ (1袋90g)

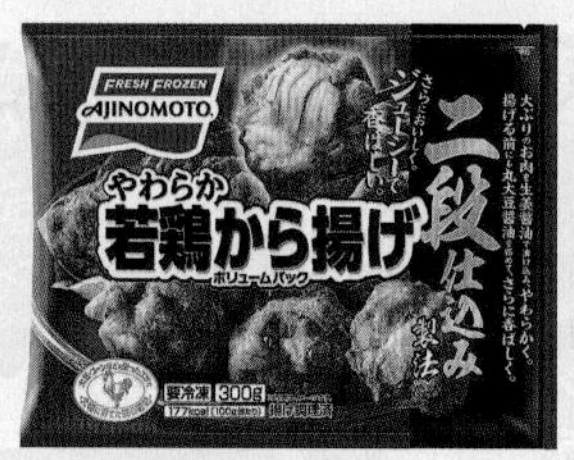

やわらか若鶏から揚げ ボリュームパック
味の素冷凍食品㈱ (1袋300g)

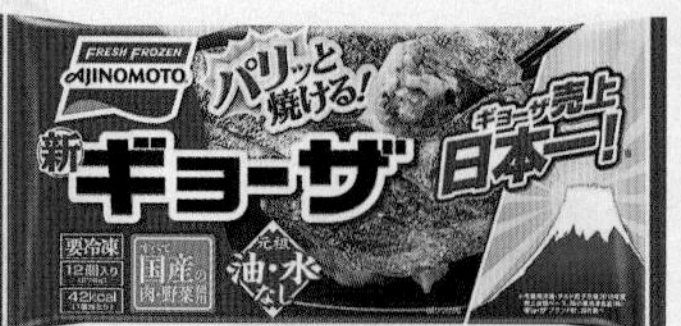

ギョーザ
味の素冷凍食品㈱ (1袋12個入り276g)

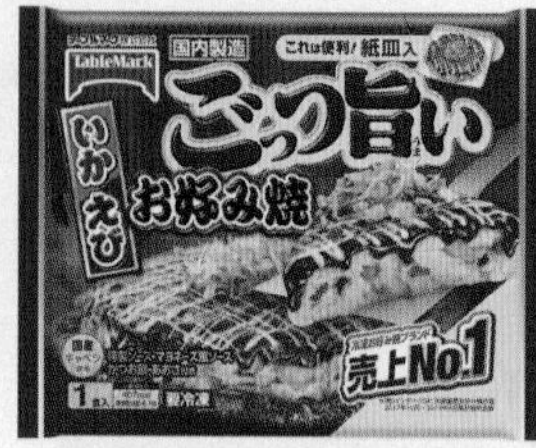

ごっつ旨い お好み焼
テーブルマーク㈱ (1食300g)

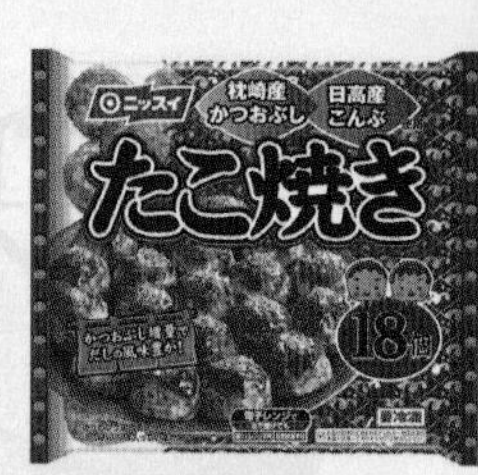

たこ焼き 18個
日本水産㈱ (1袋360g)

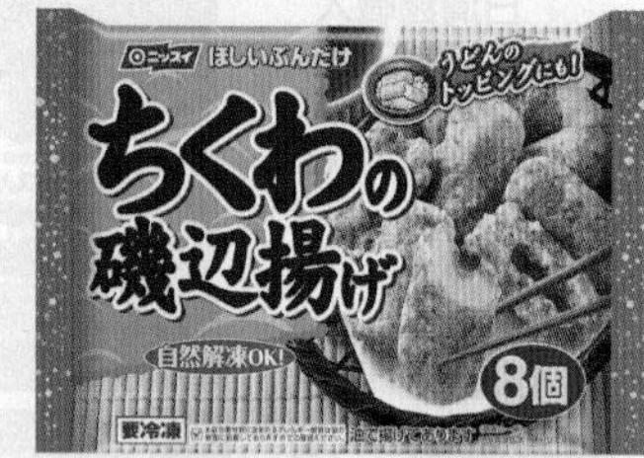

ほしいぶんだけ
ちくわの磯辺揚げ
日本水産㈱ (1袋120g)

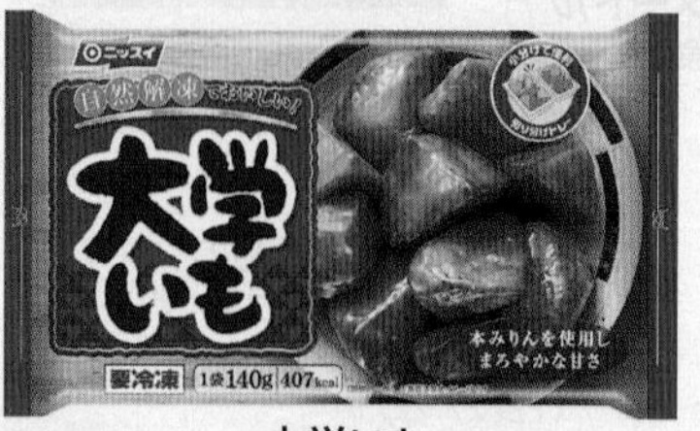

大学いも
日本水産㈱ (1袋140g)

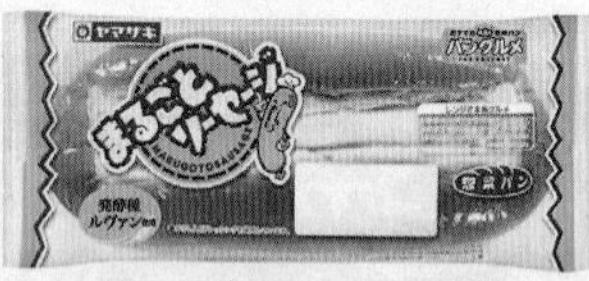

まるごとソーセージ
山崎製パン㈱ (1個約109g) 当社調べ

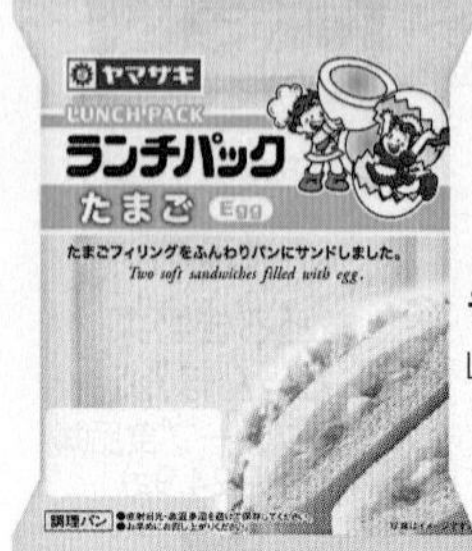

ランチパック たまご
山崎製パン㈱
(1個約55g) 当社調べ

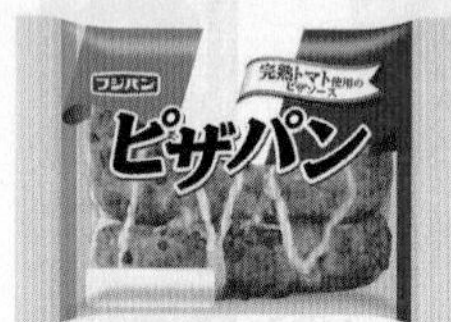

ピザパン
フジパン㈱ (1個約126g) 当社調べ

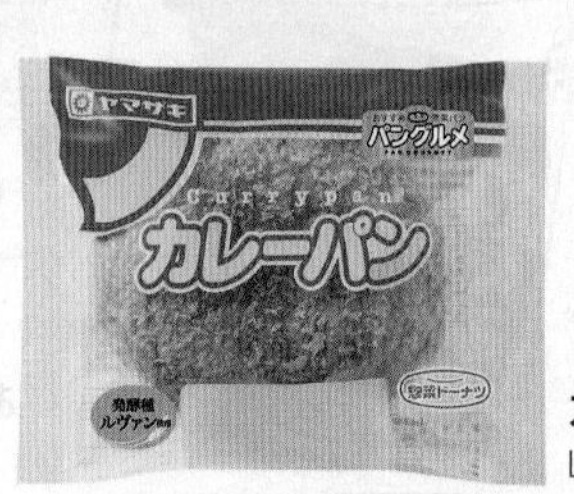

カレーパン
山崎製パン㈱ (1個約110g) 当社調べ

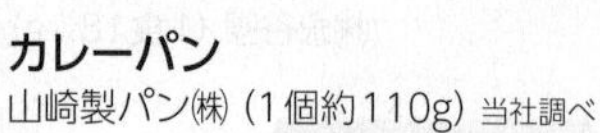

コッペパン (ジャム&マーガリン)
山崎製パン㈱ (1個約128g) 当社調べ

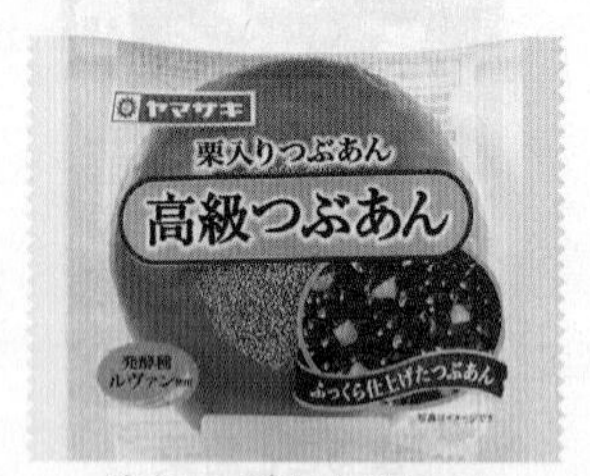

高級つぶあん栗入り
山崎製パン㈱ (1個約142g) 当社調べ

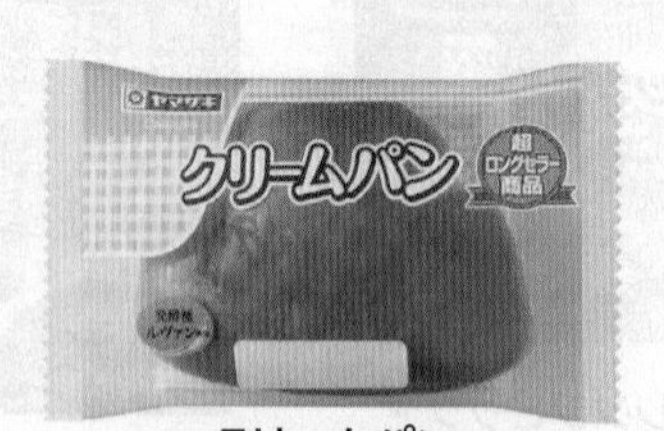

クリームパン
山崎製パン㈱ (1個約108g) 当社調べ

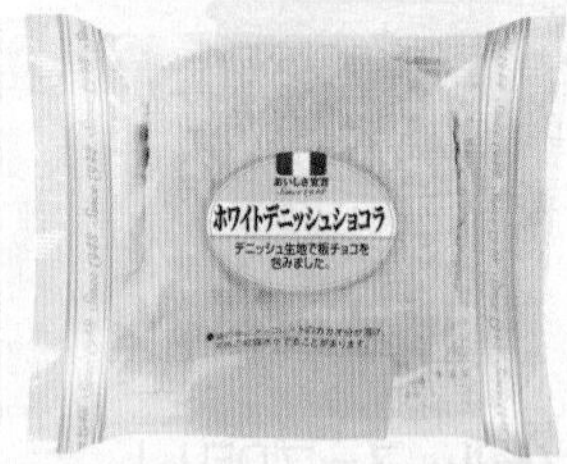

ホワイトデニッシュショコラ
山崎製パン㈱ (1個約90g) 当社調べ

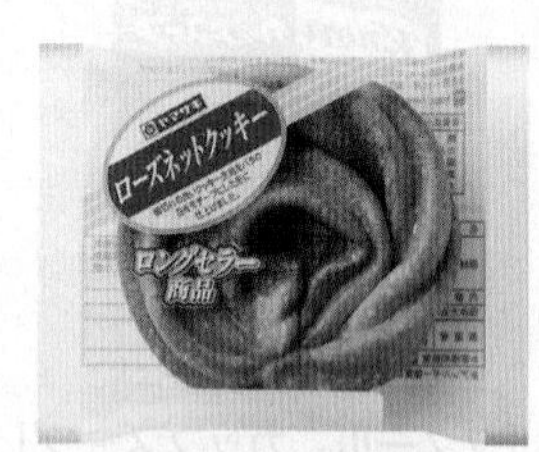

ローズネットクッキー
山崎製パン㈱ (1個88g) 当社調べ

数値は可食部100g当たり▶ 製品名		エネルギー	水分	たんぱく質	脂質	コレステロール	炭水化物	食物繊維総量	灰分	無機質 ナトリウム	カリウム	カルシウム	リン	鉄	ビタミン(脂溶性) A レチノール活性当量	D	E	ビタミン(水溶性) B1	B2	ナイアシン	C	食塩相当量	備考
		kcal	g	g	g	mg	g	g	g	mg	mg	mg	mg	mg	μg	μg	mg	mg	mg	mg	mg	g	
ソース・副食・その他	「Cook Do®」(中華合わせ調味料)<回鍋肉用>	242	–	5.0	15.8	–	20.0	–	–	–	–	–	–	–	–	–	–	–	–	–	–	5.0	
	やわらか若鶏から揚げ ボリュームパック	177	–	14.0	7.8	–	12.6	–	–	–	267	–	147	–	–	–	–	–	–	–	–	1.3	
	ギョーザ	183	–	6.5	10.0	–	16.5	–	–	–	191	–	61	–	–	–	–	–	–	–	–	1.4	
	ごっつ旨い お好み焼	136	–	4.3	6.0	–	16.1	–	–	–	182	–	63	–	–	–	–	–	–	–	–	1.4	
	たこ焼き	150	–	4.5	7.5	–	16.0	–	–	–	–	–	–	–	–	–	–	–	–	–	–	1.0	
	ほしいぶんだけ ちくわの磯辺揚げ	227	–	8.0	9.3	–	28.0	–	–	–	–	–	–	–	–	–	–	–	–	–	–	2.0	
	大学いも	291	–	1.8	9.1	–	50.4	–	–	–	–	–	–	–	–	–	–	–	–	–	–	0.2	
パン類																							
調理パン	まるごとソーセージ	347	–	9.5	20.2	–	31.8	–	–	–	–	–	–	–	–	–	–	–	–	–	–	1.6	
	ランチパック たまご	330	–	8.3	14.3	–	42.0	–	–	–	–	–	–	–	–	–	–	–	–	–	–	0.7	
	ピザパン	267	–	7.5	9.4	25	38.3	–	–	522	–	–	–	–	–	–	–	–	–	–	–	1.3	飽和脂肪酸2.99g, トランス脂肪酸0.13g
	カレーパン	349	–	6.6	21.1	–	33.3	–	–	–	–	–	–	–	–	–	–	–	–	–	–	1.1	
菓子パン	コッペパン ジャム&マーガリン	410	–	7.3	20.1	–	50.0	–	–	–	–	–	–	–	–	–	–	–	–	–	–	0.7	
	高級つぶあん栗入り	249	–	7.0	2.9	–	48.8	–	–	–	–	–	–	–	–	–	–	–	–	–	–	0.4	
	クリームパン	262	–	7.4	7.3	–	41.6	–	–	–	–	–	–	–	–	–	–	–	–	–	–	0.4	
	ホワイトデニッシュショコラ	473	–	7.8	30.9	–	41.0	–	–	–	–	–	–	–	–	–	–	–	–	–	–	0.7	
	ローズネットクッキー	591	–	4.5	39.0	–	55.6	–	–	–	–	–	–	–	–	–	–	–	–	–	–	0.9	

(「市販食品」に示した成分値は，企業からご提供いただいたデータ（2021年2月現在）をもとに，「可食部100g当たり」に換算しています。
数値は，一部の例外を除き，p.5「数値の表示方法」に準じて表記しています。)

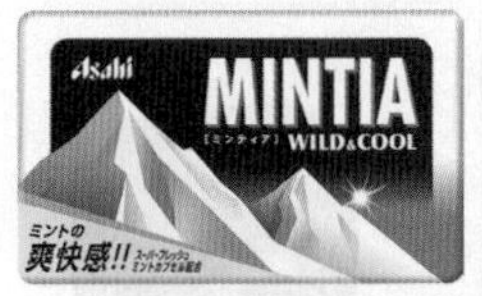

ミンティア
ワイルド＆クール
アサヒグループ食品㈱
（1製品7g）

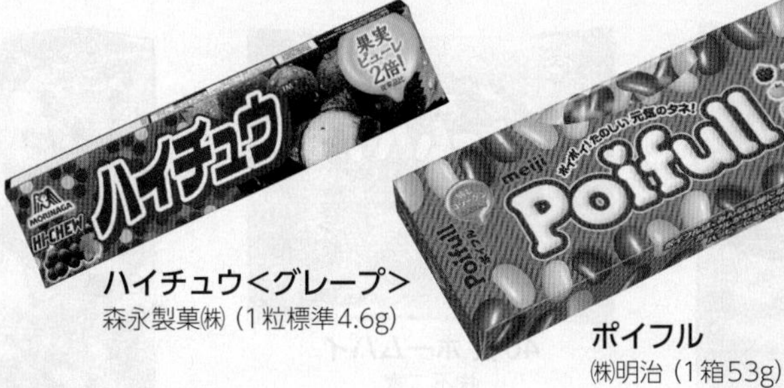

ハイチュウ<グレープ>
森永製菓㈱（1粒標準4.6g）

ポイフル
㈱明治（1箱53g）

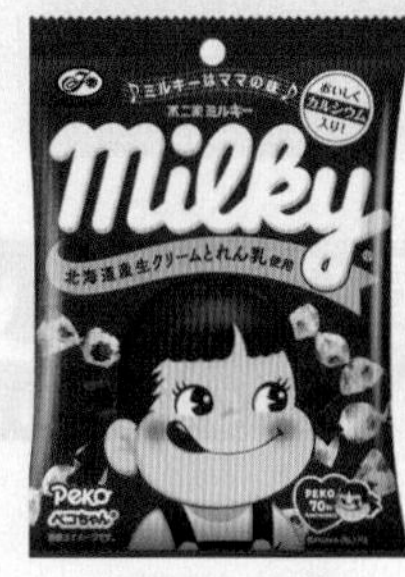

フェットチーネグミ
イタリアングレープ味
㈱ブルボン（1袋50g）

ミルキー袋
㈱不二家（1袋60g）

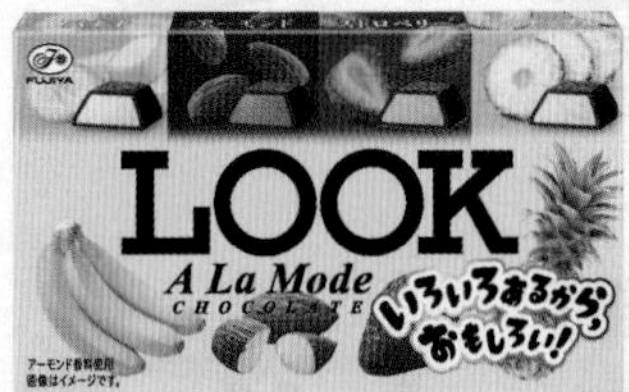

ルック（ア・ラ・モード）
㈱不二家（1箱46g）

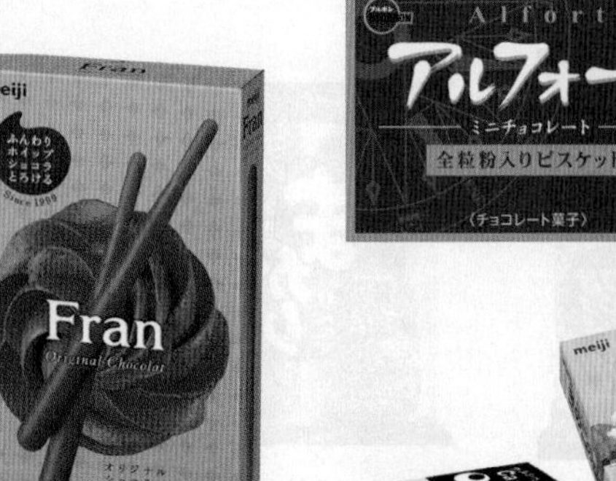

アルフォートミニチョコレート
㈱ブルボン（1箱標準59g）

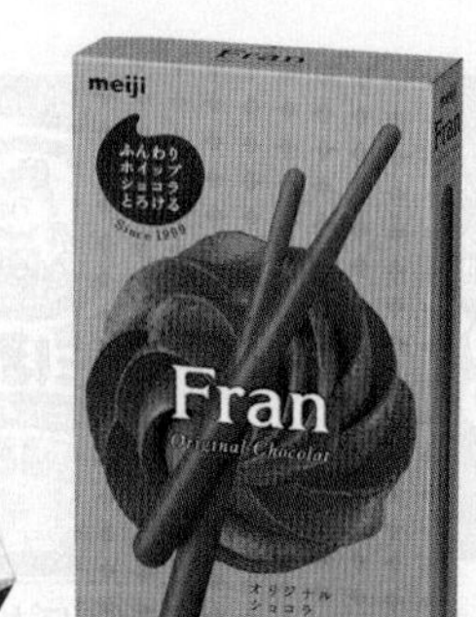

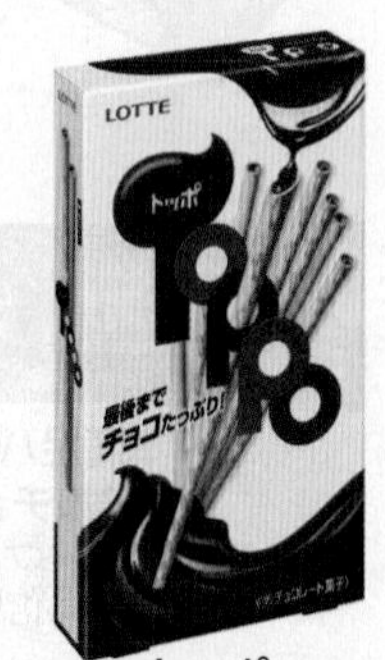

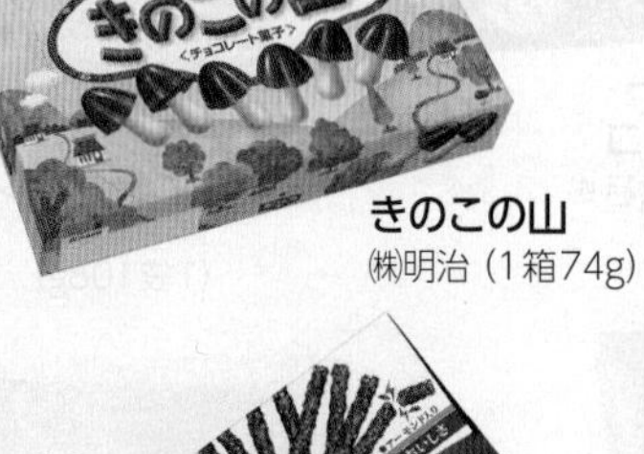

アーモンドチョコ
㈱明治（1箱88g）

フランオリジナルショコラ
㈱明治（1箱42g）

きのこの山
㈱明治（1箱74g）

トッポ
㈱ロッテ（1袋標準36g）

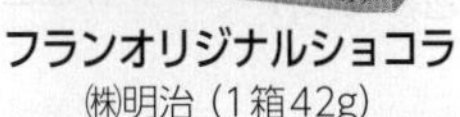

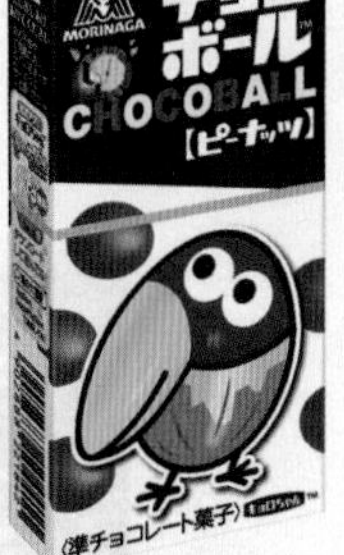

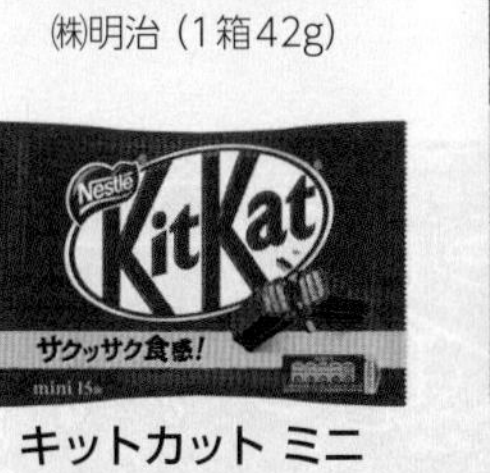

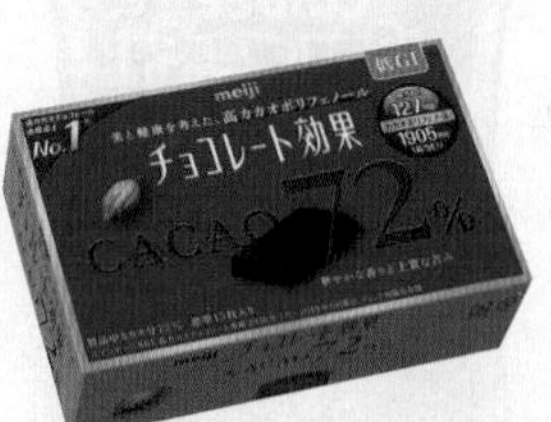

チョコパイ
㈱ロッテ（1個32g）

キットカット ミニ
15枚
ネスレ日本㈱
（1枚標準9.9g）

チョコボール
<ピーナッツ>
森永製菓㈱（1箱28g）

小枝<ミルク>
森永製菓㈱
（1小袋標準5.9g）

チョコレート効果　カカオ72%
㈱明治（1箱75g）

数値は可食部100g当たり▶

	製品名	エネルギー	水分	たんぱく質	脂質	コレステロール	炭水化物	食物繊維総量	灰分	無機質 ナトリウム	無機質 カリウム	無機質 カルシウム	無機質 リン	無機質 鉄	ビタミン(脂溶性) A レチノール活性当量	ビタミン(脂溶性) D	ビタミン(脂溶性) E	ビタミン(水溶性) B1	ビタミン(水溶性) B2	ビタミン(水溶性) ナイアシン	ビタミン(水溶性) C	食塩相当量	備考
		kcal	g	g	g	mg	g	g	g	mg	mg	mg	mg	mg	µg	µg	mg	mg	mg	mg	mg	g	
菓子類																							
キャンデー・キャラメル	ミンティア ワイルド＆クール	314	–	0.1~2.9	0.4~4.3	–	95.7	–	–	–	–	–	–	–	–	–	–	–	–	–	–	0.0	糖類0g
	ハイチュウ<グレープ>	413	–	1.5	7.8	–	82.6	–	–	–	–	–	–	–	–	–	–	–	–	–	–	0.0	
	ポイフル	353	–	5.7	0.0	–	82.5	–	–	–	–	–	–	–	–	–	–	–	–	–	–	0.04	コラーゲン3962mg
	フェットチーネグミ イタリアングレープ味	330	–	6.0	0.2	–	78.6	4.0	–	–	–	–	–	–	–	–	–	–	–	–	80	0.10	糖質74.6g
	ミルキー袋	417	–	2.8	8.3	–	80.6		–	–	–	111	–	–	–	–	–	–	–	–	–	0.4	
チョコレート菓子	ルック（ア・ラ・モード）	583	–	5.9	40.0	–	49.6	–	–	–	–	–	–	–	–	–	–	–	–	–	–	0.1	
	アーモンドチョコ	568	–	11.7	38.2	–	47.0	5.1	–	–	–	–	–	–	–	–	–	–	–	–	–	0.1	糖質41.9g/カカオポリフェノール378.4mg
	フランオリジナルショコラ	543	–	10.1	30.4	–	56.5	–	–	–	–	–	–	–	–	–	–	–	–	–	–	0.3	
	アルフォートミニチョコレート	531	–	7.5	29.8	–	59.8	3.6	–	–	–	–	–	–	–	–	–	–	–	–	–	0.34	糖質56.3g，飽和脂肪酸16.6g
	きのこの山	572	–	8.5	36.1	–	53.2	–	–	–	–	–	–	–	–	–	–	–	–	–	–	0.4	
	トッポ	536	–	7.2	29.2	–	60.8	–	–	–	–	–	–	–	–	–	–	–	–	–	–	0.8	
	チョコパイ	506	–	5.8	30.3	–	52.3	–	–	–	–	–	–	–	–	–	–	–	–	–	–	0.39	
	キットカットミニ	545	–	8.38	33.3	–	55.6	1.62~5.05	–	–	–	–	–	–	–	–	–	–	–	–	–	0.071~0.222	糖質52.5g，糖類39.4g，飽和脂肪酸20.2g
	チョコボール<ピーナッツ>	571	–	12.5	36.8	–	47.9	–	–	–	–	104	–	–	–	–	–	–	–	–	–	0.161	
	小枝<ミルク>	542	–	6.1	30.5	–	59.3	–	–	–	–	–	–	–	–	–	–	–	–	–	–	0.153	
	チョコレート効果カカオ72%	560	–	10.0	40.0	–	44.0	12.0	–	–	–	–	–	–	–	–	–	–	–	–	–	0.0	糖質32g

（「市販食品」に示した成分値は，企業からご提供いただいたデータ（2021年2月現在）をもとに，「可食部100g当たり」に換算しています。
数値は，一部の例外を除き，p.5「数値の表示方法」に準じて表記しています。）

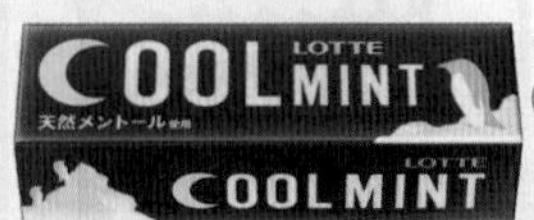

クールミントガム
㈱ロッテ
(1パック27g)

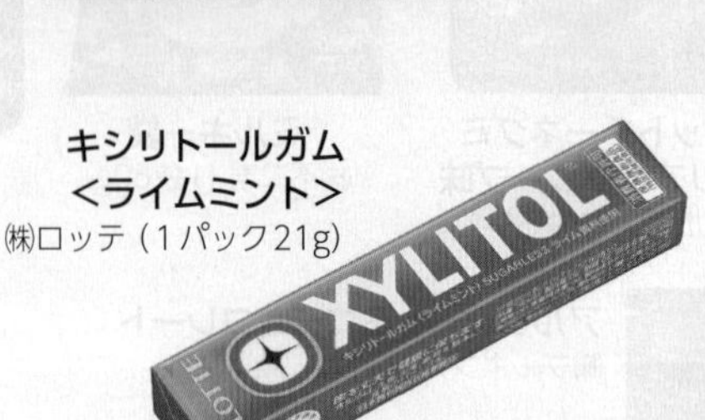

キシリトールガム
<ライムミント>
㈱ロッテ (1パック21g)

16枚 カントリーマアム
(贅沢バニラ)
㈱不二家 (1枚10.6g)

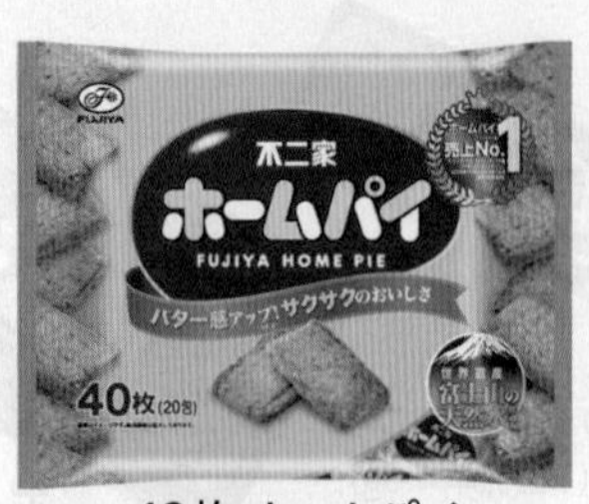

40枚 ホームパイ
㈱不二家
(2枚1包標準10g)

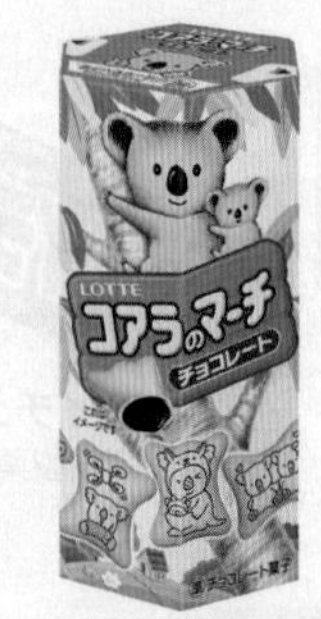

コアラのマーチ
<チョコレート>
㈱ロッテ (1箱50g)

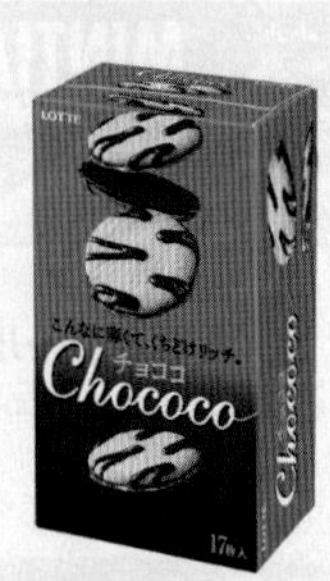

チョココ
㈱ロッテ
(1枚標準5.8g)

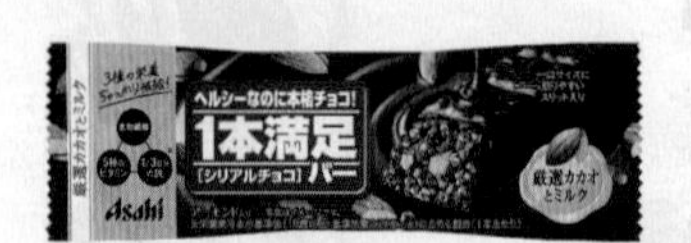

1本満足バー
シリアルチョコ
アサヒグループ食品㈱
(1本37g)

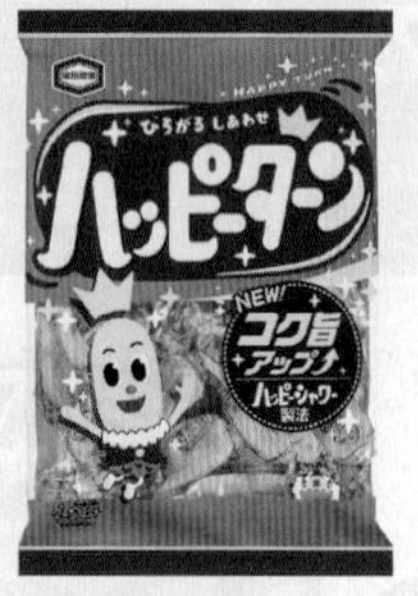

ハッピーターン
亀田製菓㈱
(1袋108g)

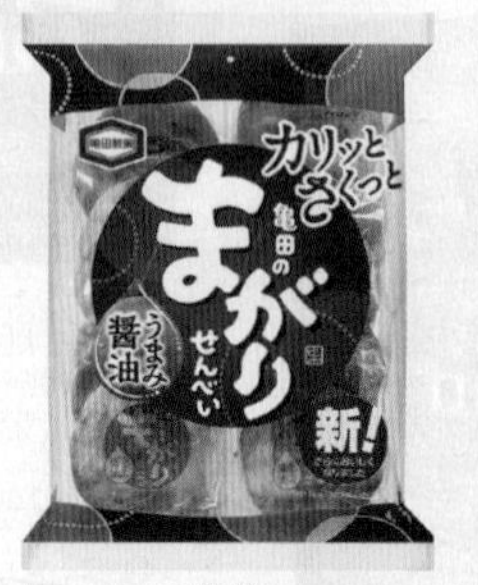

18枚
亀田のまがりせんべい
亀田製菓㈱ (1個包装 (2枚))

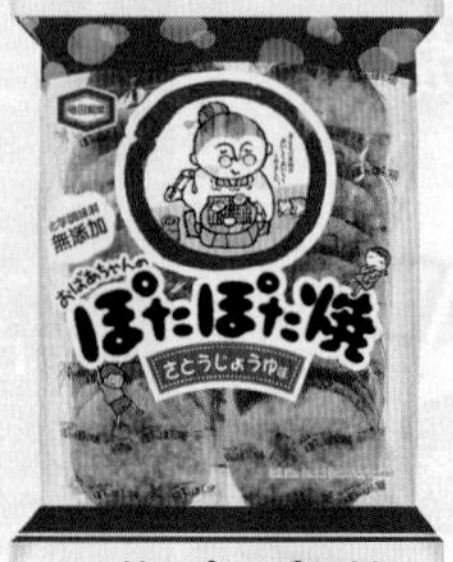

20枚 ぽたぽた焼
亀田製菓㈱
(1個包装 (2枚))

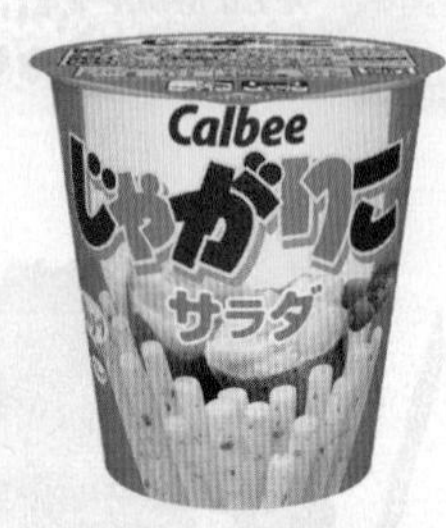

じゃがりこ サラダ
カルビー㈱
(1カップ60g)

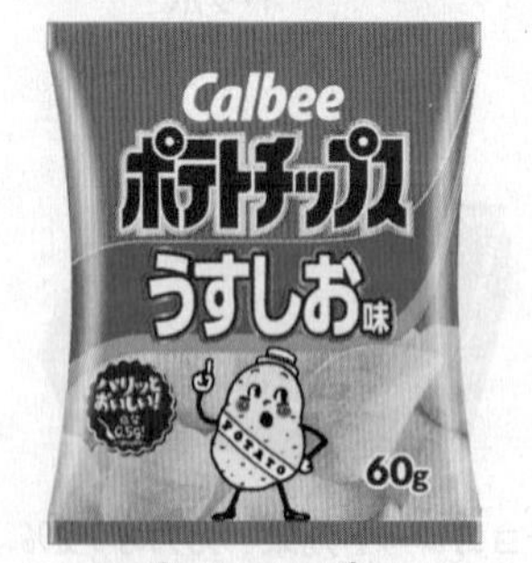

ポテトチップス
うすしお味
カルビー㈱ (1袋60g)

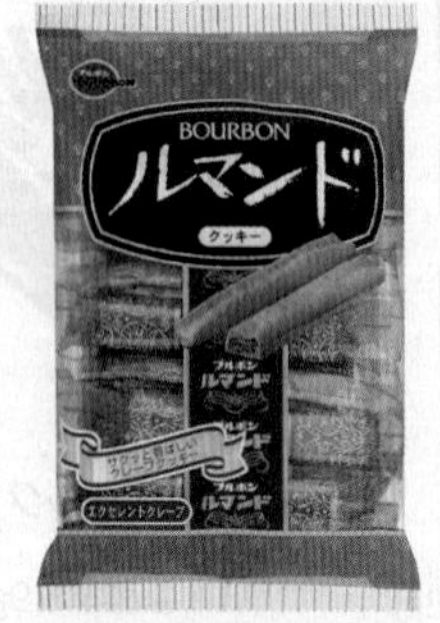

ルマンド
㈱ブルボン (1袋12本)

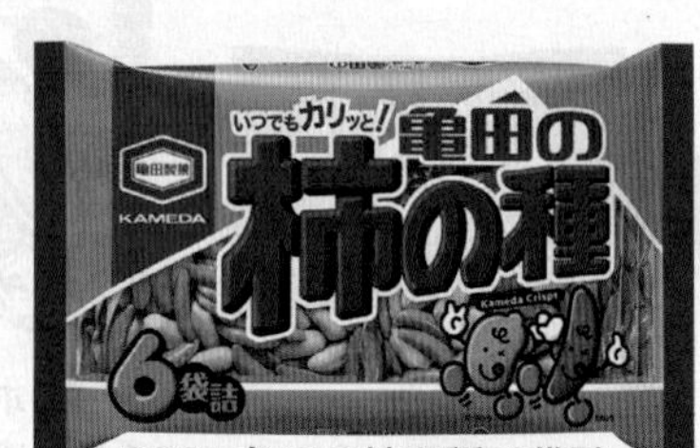

200g 亀田の柿の種 6袋詰
亀田製菓㈱ (1袋100g)

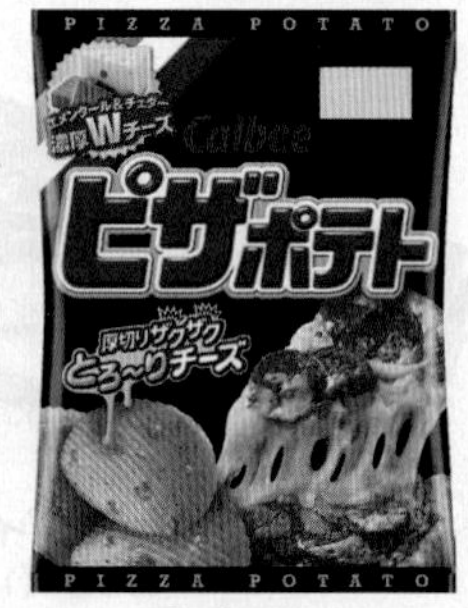

ピザポテト
カルビー㈱ (1袋63g)

数値は可食部100g当たり▶		エネルギー	水分	たんぱく質	脂質	コレステロール	炭水化物	食物繊維総量	灰分	無機質 ナトリウム	無機質 カリウム	無機質 カルシウム	無機質 リン	無機質 鉄	ビタミン(脂溶性) A レチノール活性当量	ビタミン(脂溶性) D	ビタミン(脂溶性) E	ビタミン(水溶性) B1	ビタミン(水溶性) B2	ビタミン(水溶性) ナイアシン	ビタミン(水溶性) C	食塩相当量	備考
	製品名	kcal	g	g	g	mg	g	g	g	mg	mg	mg	mg	mg	µg	µg	mg	mg	mg	mg	mg	g	
チューイングガム	クールミントガム	119	−	0.0	0.0	−	70.7	−	−	−	−	−	−	−	−	−	−	−	−	−	−	0.015	
	キシリトールガム<ライムミント>	186	−	0.0	0.0	−	74.3	−	−	−	−	−	−	−	−	−	−	−	−	−	−	0.0	
クッキー・ビスケット・スナックなど	カントリーマアム(贅沢バニラ)	481	−	4.7	22.6	−	64.2	−	−	−	−	−	−	−	−	−	−	−	−	−	−	0.4	
	ホームパイ	550	−	7.0	31.0	−	61.0	−	−	−	−	−	−	−	−	−	−	−	−	−	−	0.2	
	コアラのマーチ<チョコレート>	532	−	5.4	29.0	−	62.6	−	−	−	−	−	−	−	−	−	−	−	−	−	−	0.6	
	チョココ	552	−	6.9	31.0	−	58.6	−	−	−	−	−	−	−	−	−	−	−	−	−	−	0.483	
	1本満足バー シリアルチョコ	527	−	7.6	29.7	−	60.3	6.2	−	−	−	−	−	6.2~16.8	−	−	10.00	1.35	1.62	−	−	0.4	糖質54.1g, ビタミンB6 1.51mg, ビタミンB12 3.51µg
	ハッピーターン	520	−	4.7	26.1	−	66.6	−	−	−	−	−	−	−	−	−	−	−	−	−	−	1.46	
	亀田のまがりせんべい	389	−	7.0	2.6	−	84.3	−	−	−	−	−	−	−	−	−	−	−	−	−	−	2.34	
	ぽたぽた焼	426	−	4.2	9.3	−	81.3	−	−	−	−	−	−	−	−	−	−	−	−	−	−	1.85	
	じゃがりこ サラダ	498	−	7.2	24.0	−	63.5	−	−	−	1190	−	160	−	−	−	−	−	−	−	−	1.3	
	ポテトチップス うすしお味	560	−	5.2	36.0	−	53.8	−	−	−	1000	−	102	−	−	−	−	−	−	−	−	0.8	
	ルマンド	500	−	6.8	21.6	−	70.3	1.4	−	−	−	−	−	−	−	−	−	−	−	−	−	0.41	糖質68.9g, 飽和脂肪酸14.9g
	亀田の柿の種	453	−	12.0	14.1	−	69.6	−	−	−	−	−	−	−	−	−	−	−	−	−	−	1.28	
	ピザポテト	552	−	5.6	34.4	−	55.1	−	−	−	703	−	140	−	−	−	−	−	−	−	−	1.3	

(「市販食品」に示した成分値は，企業からご提供いただいたデータ(2021年2月現在)をもとに，「可食部100g当たり」に換算しています。
数値は，一部の例外を除き，p.5「数値の表示方法」に準じて表記しています。)

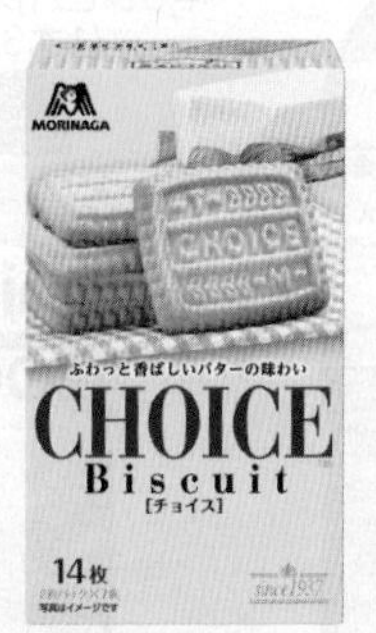

チョイス
森永製菓㈱
(1枚標準8.7g)

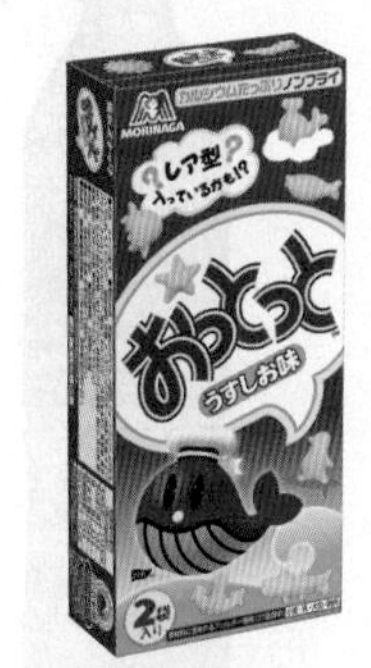

おっとっと うすしお味 (26g×2袋)
森永製菓㈱ (1袋26g)

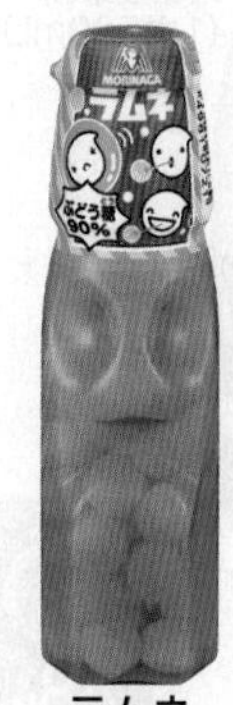

ラムネ
森永製菓㈱
(1本29g)

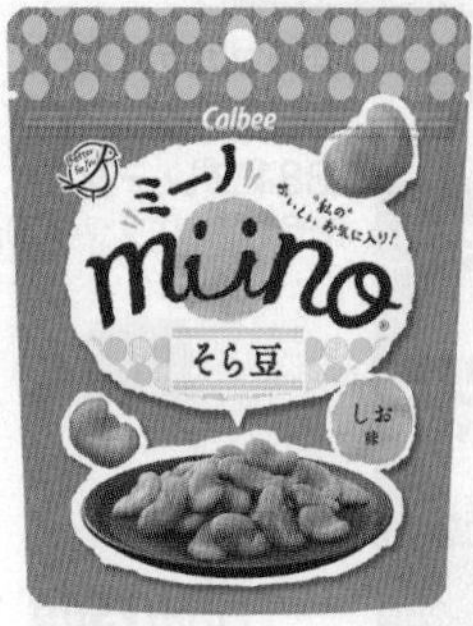

miino (ミーノ) そら豆しお味
カルビー㈱ (1袋28g)

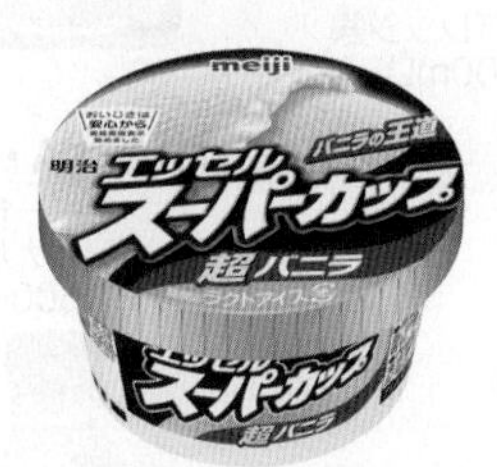

明治 エッセル スーパーカップ 超バニラ
㈱明治 (1個200mL)

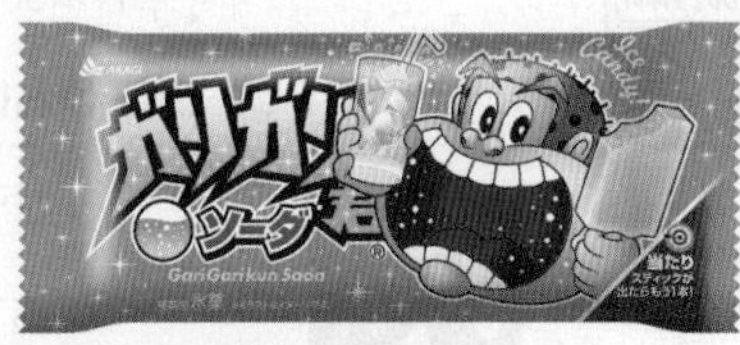

ガリガリ君
赤城乳業㈱
(1本105mL)

雪見だいふく
㈱ロッテ (1個47mL)

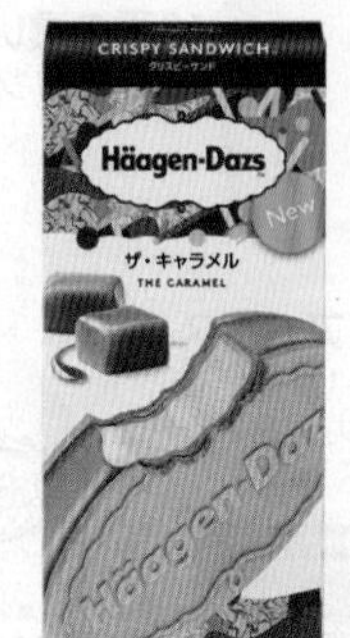

クリスピーサンド ザ・キャラメル
ハーゲンダッツ ジャパン㈱
(1個60mL)

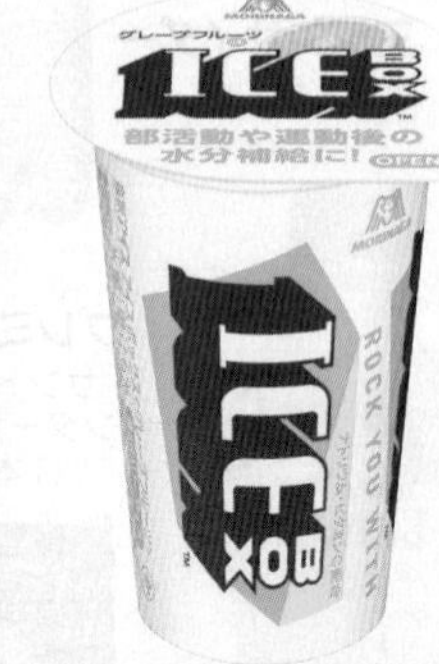

アイスボックス <グレープフルーツ>
森永製菓㈱
(1カップ135mL)

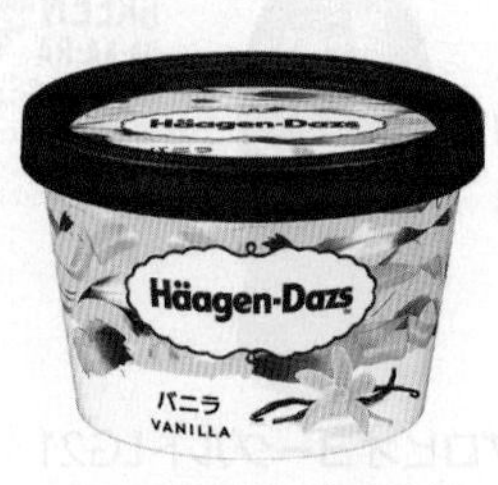

ミニカップ バニラ
ハーゲンダッツ ジャパン㈱
(1個110mL)

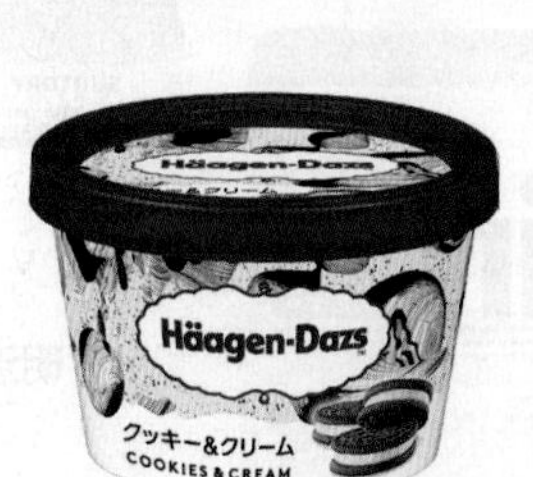

ミニカップ クッキー&クリーム
ハーゲンダッツ ジャパン㈱
(1個110mL)

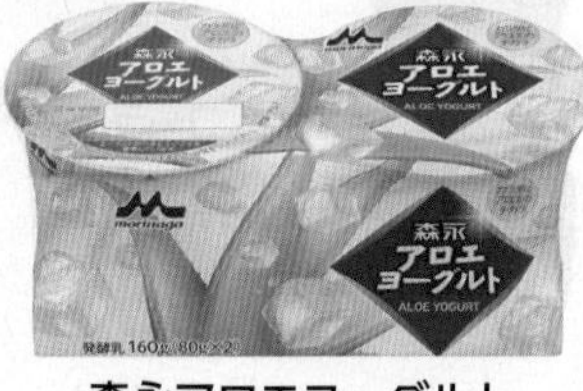

森永アロエヨーグルト
森永乳業㈱ (1個80g)

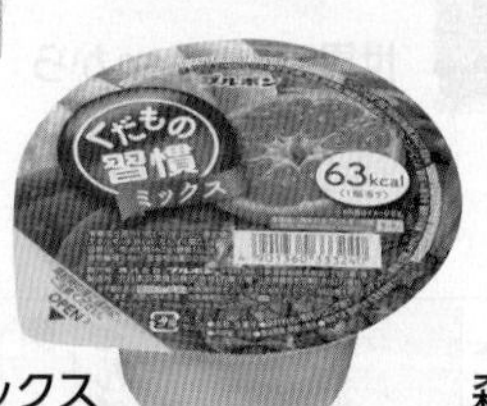

くだもの習慣 ミックス
㈱ブルボン (1個160g)

森永の焼プリン
森永乳業㈱ (1個140g)

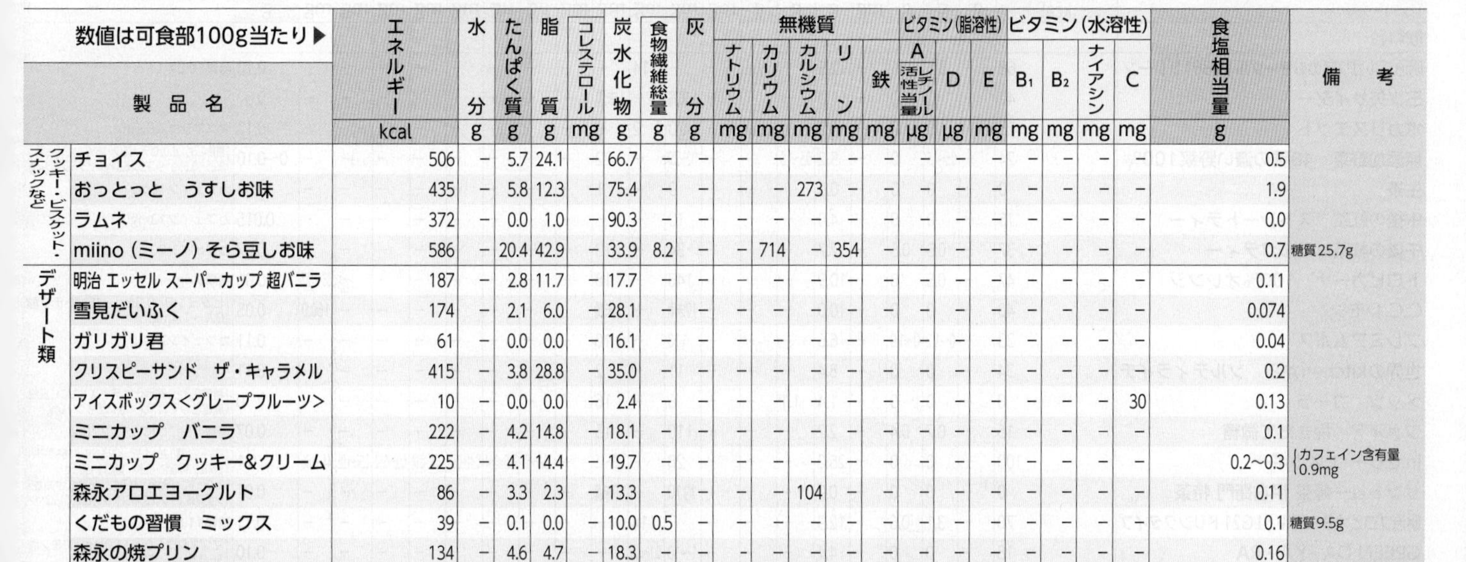

数値は可食部100g当たり▶ 製品名		エネルギー	水分	たんぱく質	脂質	コレステロール	炭水化物	食物繊維総量	灰分	無機質 ナトリウム	カリウム	カルシウム	リン	鉄	ビタミン(脂溶性) A 活性当量	D	E	ビタミン(水溶性) B1	B2	ナイアシン	C	食塩相当量	備考
		kcal	g	g	g	mg	g	g	g	mg	mg	mg	mg	mg	µg	µg	mg	mg	mg	mg	mg	g	
クッキー・ビスケット・スナックなど	チョイス	506	–	5.7	24.1	–	66.7	–	–	–	–	–	–	–	–	–	–	–	–	–	–	0.5	
	おっとっと うすしお味	435	–	5.8	12.3	–	75.4	–	–	–	–	273	–	–	–	–	–	–	–	–	–	1.9	
	ラムネ	372	–	0.0	1.0	–	90.3	–	–	–	–	–	–	–	–	–	–	–	–	–	–	0.0	
	miino (ミーノ) そら豆しお味	586	–	20.4	42.9	–	33.9	8.2	–	–	714	–	354	–	–	–	–	–	–	–	–	0.7	糖質25.7g
デザート類	明治 エッセル スーパーカップ 超バニラ	187	–	2.8	11.7	–	17.7	–	–	–	–	–	–	–	–	–	–	–	–	–	–	0.11	
	雪見だいふく	174	–	2.1	6.0	–	28.1	–	–	–	–	–	–	–	–	–	–	–	–	–	–	0.074	
	ガリガリ君	61	–	0.0	0.0	–	16.1	–	–	–	–	–	–	–	–	–	–	–	–	–	–	0.04	
	クリスピーサンド ザ・キャラメル	415	–	3.8	28.8	–	35.0	–	–	–	–	–	–	–	–	–	–	–	–	–	–	0.2	
	アイスボックス<グレープフルーツ>	10	–	0.0	0.0	–	2.4	–	–	–	–	–	–	–	–	–	–	–	–	–	30	0.13	
	ミニカップ バニラ	222	–	4.2	14.8	–	18.1	–	–	–	–	–	–	–	–	–	–	–	–	–	–	0.1	
	ミニカップ クッキー&クリーム	225	–	4.1	14.4	–	19.7	–	–	–	–	–	–	–	–	–	–	–	–	–	–	0.2~0.3	カフェイン含有量0.9mg
	森永アロエヨーグルト	86	–	3.3	2.3	–	13.3	–	–	–	–	104	–	–	–	–	–	–	–	–	–	0.11	
	くだもの習慣 ミックス	39	–	0.1	0.0	–	10.0	0.5	–	–	–	–	–	–	–	–	–	–	–	–	–	0.1	糖質9.5g
	森永の焼プリン	134	–	4.6	4.7	–	18.3	–	–	–	–	–	–	–	–	–	–	–	–	–	–	0.16	

(「市販食品」に示した成分値は，企業からご提供いただいたデータ(2021年2月現在)をもとに，「可食部100g当たり」に換算しています。
数値は，一部の例外を除き，p.5「数値の表示方法」に準じて表記しています。)

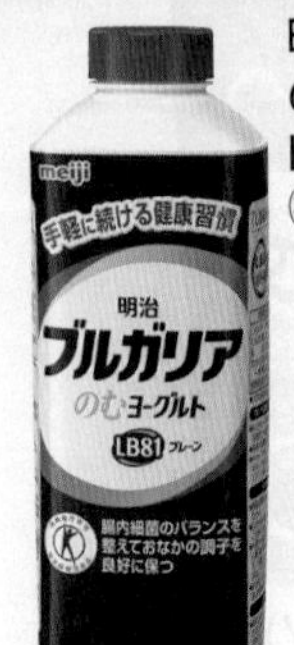

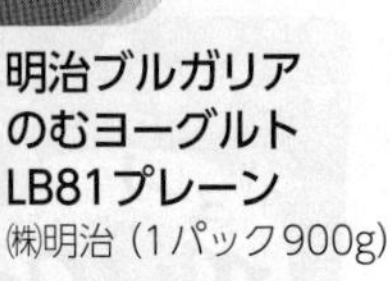

明治ブルガリア
のむヨーグルト
LB81プレーン
(株)明治（1パック900g）

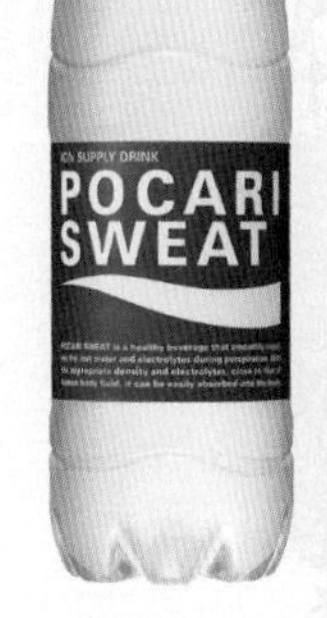

ポカリスエット
大塚製薬(株)
（1本500mL）

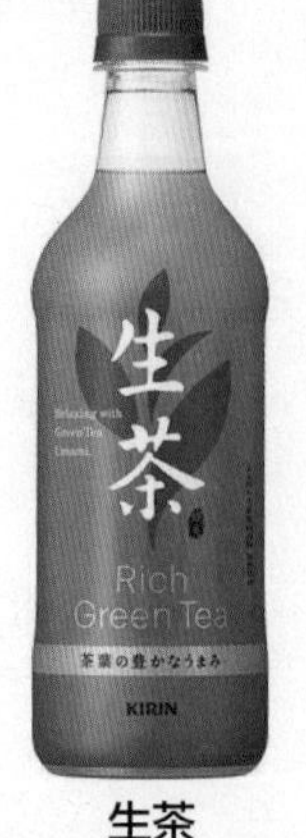

生茶
キリンビバレッジ(株)
（1本525mL）

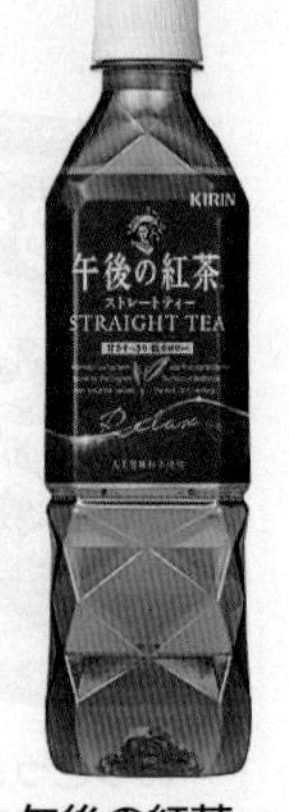

午後の紅茶
ストレートティー
キリンビバレッジ(株)
（1本500mL）

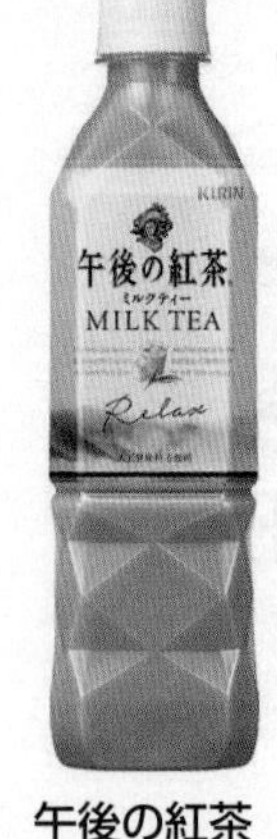

午後の紅茶
ミルクティー
キリンビバレッジ(株)
（1本500mL）

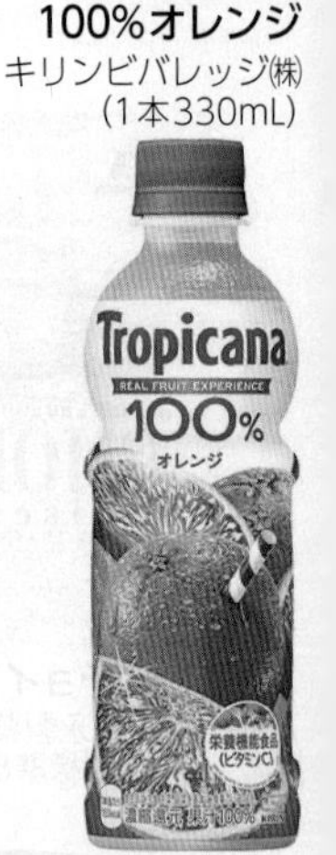

トロピカーナ
100%オレンジ
キリンビバレッジ(株)
（1本330mL）

三ツ矢サイダー
アサヒ飲料(株)

無添加野菜
48種の濃い野菜100%
キリンビバレッジ(株)
（1本200mL）

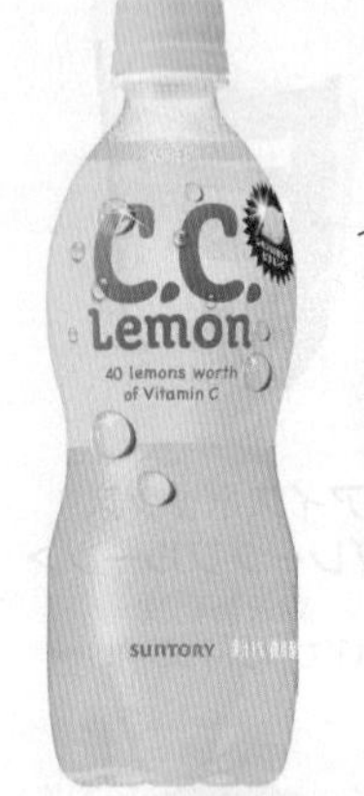

C.C.レモン
サントリー食品
インターナショナル(株)
（1本500mL）

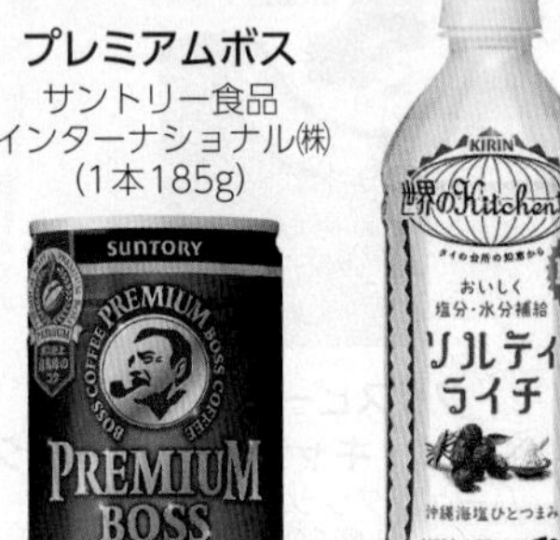

プレミアムボス
サントリー食品
インターナショナル(株)
（1本185g）

世界のKitchenから
ソルティライチ
キリンビバレッジ(株)
（1本500mL）

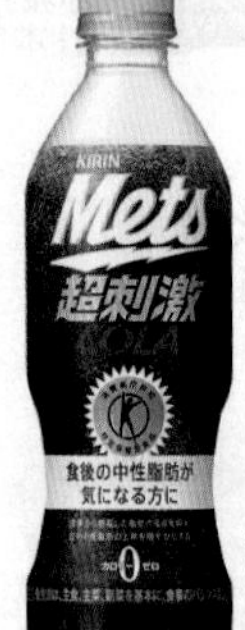

メッツ コーラ
キリンビバレッジ(株)
（1本480mL）

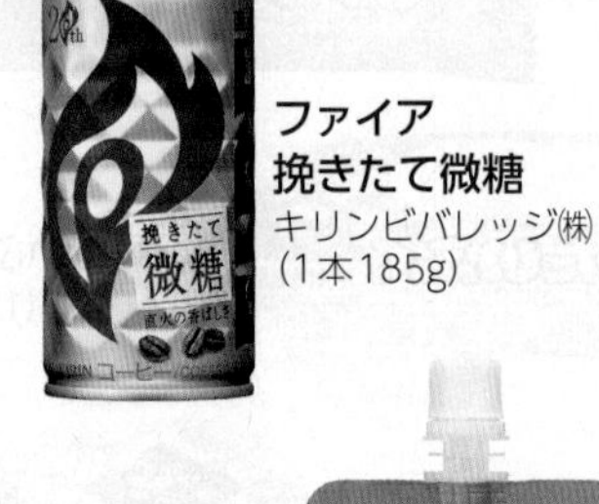

ファイア
挽きたて微糖
キリンビバレッジ(株)
（1本185g）

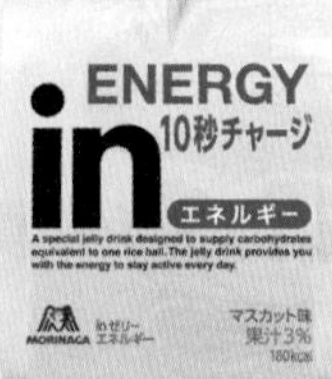

inゼリー
エネルギー
森永製菓(株)（1袋180g）

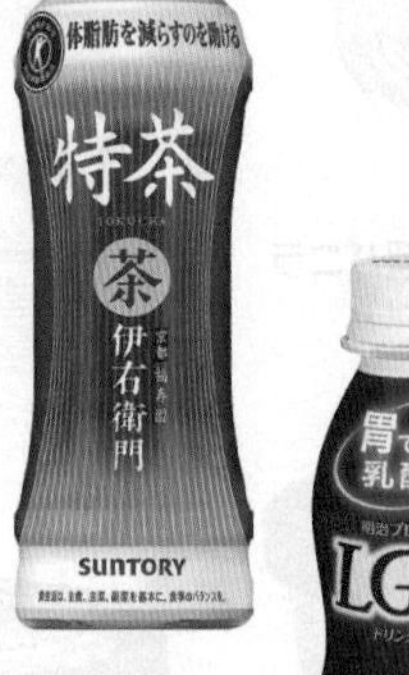

サントリー緑茶 伊右衛門 特茶
サントリー食品インターナショナル(株)
（1本500mL）

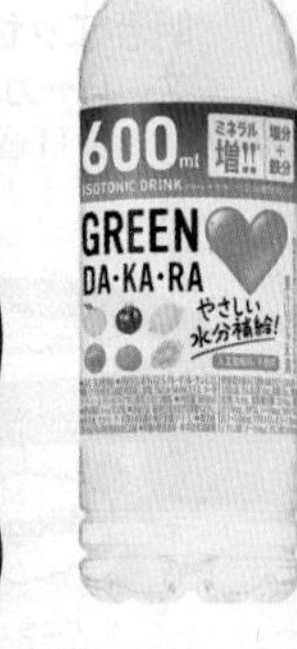

GREEN DA・KA・RA
サントリー食品
インターナショナル(株)
（1本600mL）

明治プロビオヨーグルトLG21
ドリンクタイプ
(株)明治（1本112mL）

数値は可食部100g当たり▶ 製品名	エネルギー	水分	たんぱく質	脂質	コレステロール	炭水化物	食物繊維総量	灰分	無機質 ナトリウム	カリウム	カルシウム	リン	鉄	ビタミン(脂溶性) A レチノール活性当量	D	E	ビタミン(水溶性) B1	B2	ナイアシン	C	食塩相当量	備考
	kcal	g	g	g	mg	g	g	g	mg	mg	mg	mg	mg	µg	µg	mg	mg	mg	mg	mg	g	
飲料類																						
明治ブルガリアのむヨーグルトLB81プレーン	68	–	3.1	0.6	–	12.5	–	–	–	–	114	–	–	–	–	–	–	–	–	–	0.10	糖質10.8g
三ツ矢サイダー	42	–	0	0	–	11.0	–	–	–	1未満	–	1未満	–	–	–	–	–	–	–	–	0.02	
ポカリスエット	25	–	0	0	–	6.2	–	–	–	20	2	–	–	–	–	–	–	–	–	–	0.12	マグネシウム0.6mg
無添加野菜　48種の濃い野菜100%	24	–	0.5~1.5	0	–	5.2	0.5~1.5	–	–	112~520	–	22	–	–	–	–	–	–	–	–	0~0.10	糖質4.2g，β-カロテン850~1850µg，ショ糖0.25~0.65g，リコピン8.5mg，ビタミンK 3µg
生茶	0	–	0	0	–	0.0	–	–	–	9	–	1	–	–	–	–	–	–	–	–	0.03	カフェイン10mg
午後の紅茶　ストレートティー	16	–	0	0	–	4.0	–	–	–	10	–	–	–	–	–	–	–	–	–	–	0.015	カフェイン13mg
午後の紅茶　ミルクティー	37	–	0.5	0.5	–	7.7	–	–	–	34	–	13	–	–	–	–	–	–	–	–	0.07	カフェイン20mg
トロピカーナ　100%オレンジ	47	–	0.5	0	–	10.9	–	–	–	146	–	18	–	–	–	–	–	–	–	38~237	0.06	糖類9.4g
C.C.レモン	40	–	0	0	–	10.0	–	–	–	10未満	–	1未満	–	–	–	–	–	–	–	160.0	0.05	ビタミンB6 0.3mg，パントテン酸0.1~1.4mg
プレミアムボス	33	–	0~1.2	0~1.0	–	6.6	–	–	–	110	–	10	–	–	–	–	–	–	–	–	0.11	カフェイン70mg
世界のkitchenから　ソルティライチ	34	–	0	0	–	8.4	–	–	–	11	–	2	–	–	–	–	–	–	–	–	0.11	
メッツ　コーラ	0	–	0	0	–	1.4	1.1	–	–	6	–	16	–	–	–	–	–	–	–	–	0	糖質0.3g，難消化性デキストリン(食物繊維として)1.0g，カフェイン10mg
ファイア　挽きたて微糖	15	–	0.7	0.4	–	2.2	–	–	–	110	–	15	–	–	–	–	–	–	–	–	0.07	糖類1.5g，カフェイン70mg
inゼリー エネルギー	100	–	0	0	–	25.0	–	–	–	28	–	0.25~1.5	–	25.0~67	0.23~0.94	0.41~0.67	0.05~0.14	0.06~0.12	0.56~1.06	44~106	0.1	パントテン酸0.26~1.17，ビタミンB6 0.06~0.11，ビタミンB12 0.11~0.37，葉酸11~50µg
サントリー緑茶 伊右衛門 特茶	0	–	0	0	–	0.0	–	–	–	約10	–	10未満	–	–	–	–	–	–	–	–	0.01	カフェイン18mg，カテキン46mg，ケルセチン配糖体（イソクエルシトリンとして）22mg
明治プロビオヨーグルトLG21ドリンクタイプ	70	–	3.1	0.6	–	12.9	–	–	–	–	114	–	–	–	–	–	–	–	–	–	0.11	糖類11.8g
GREEN DA・KA・RA	18	–	0	0	–	4.4	–	–	–	1~10	0.1~1.0	–	–	–	–	–	–	–	–	–	0.10	マグネシウム0.1~1.0mg，アミノ酸3~15mg，クエン酸50mg

（「市販食品」に示した成分値は，企業からご提供いただいたデータ（2021年2月現在）をもとに，「可食部100g当たり」に換算しています。
数値は，一部の例外を除き，p.5「数値の表示方法」に準じて表記しています。）

ファストフード・レストランメニュー

「ファストフード・レストランメニュー」に示した成分値は，企業からご提供いただいたデータ（2021年2月現在）を「1食当たり」で掲載しています。詳細は各社のホームページでご覧になれます。

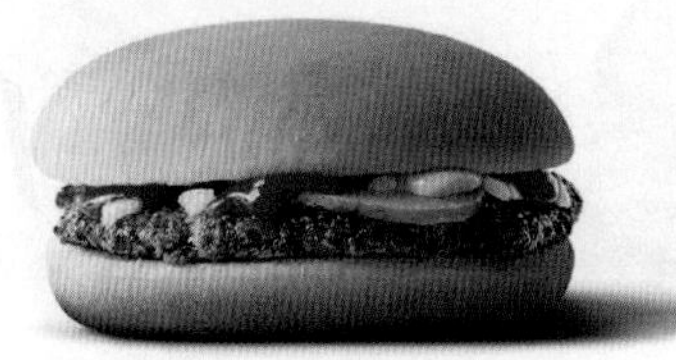

ハンバーガー
日本マクドナルド㈱
（1個104g）

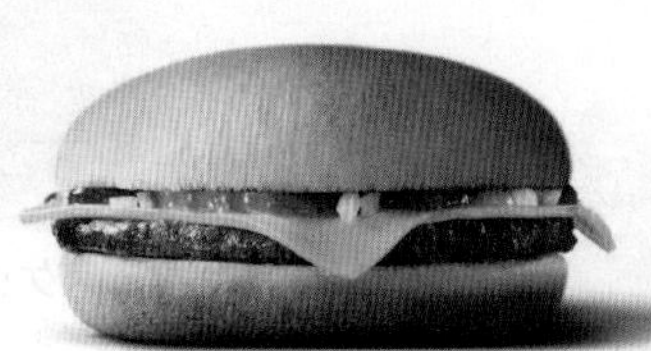

チーズバーガー
日本マクドナルド㈱
（1個118g）

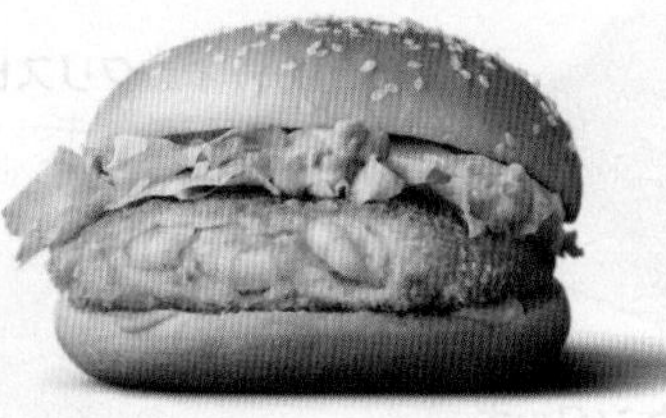

えびフィレオ
日本マクドナルド㈱
（1個174g）

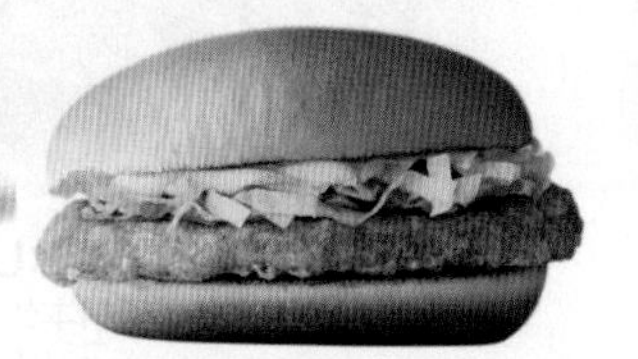

チキンクリスプ
日本マクドナルド㈱
（1個128g）

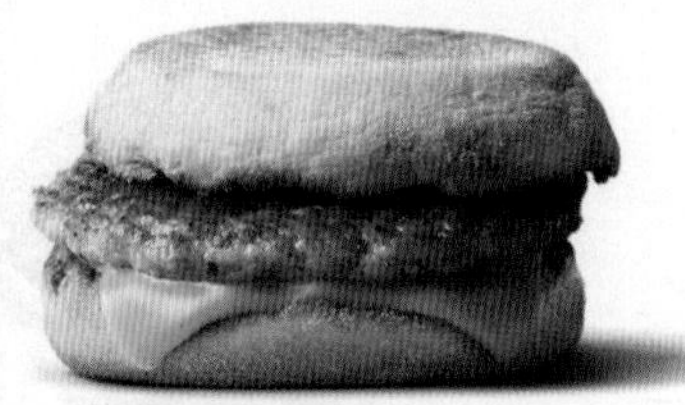

ソーセージマフィン
日本マクドナルド㈱
（1個115g）

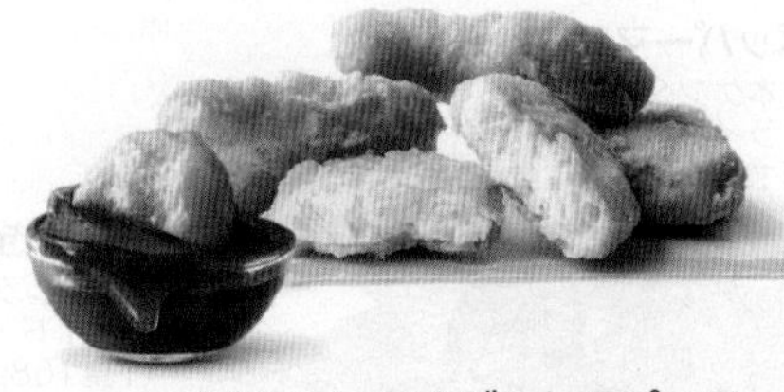

チキンマックナゲット 5ピース（バーベキューソース含む）
日本マクドナルド㈱
（1箱100g，ソース20g）

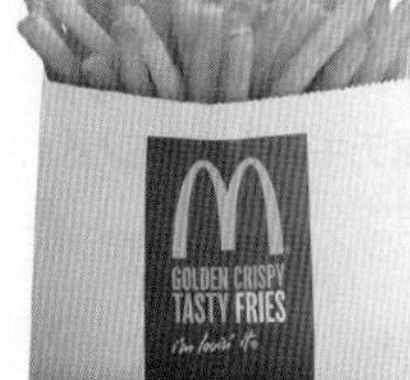

マックフライポテト（S）
日本マクドナルド㈱
（1個74g）

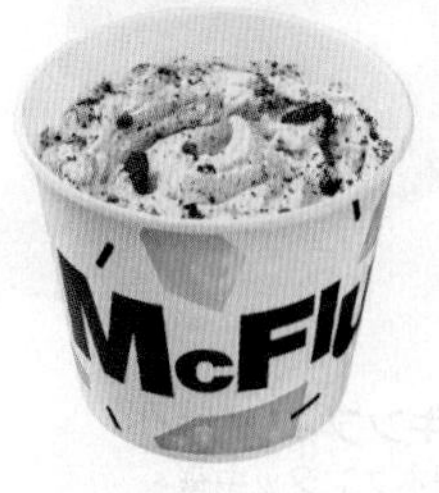

マックフルーリー® オレオ® クッキー
日本マクドナルド㈱（1個141g）

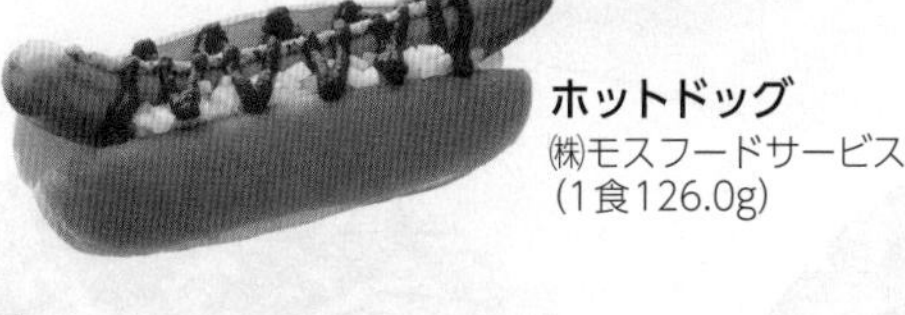

ホットドッグ
㈱モスフードサービス
（1食126.0g）

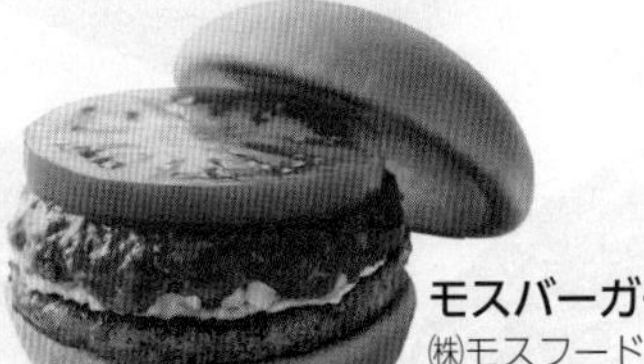

モスバーガー
㈱モスフードサービス
（1食208.8g）

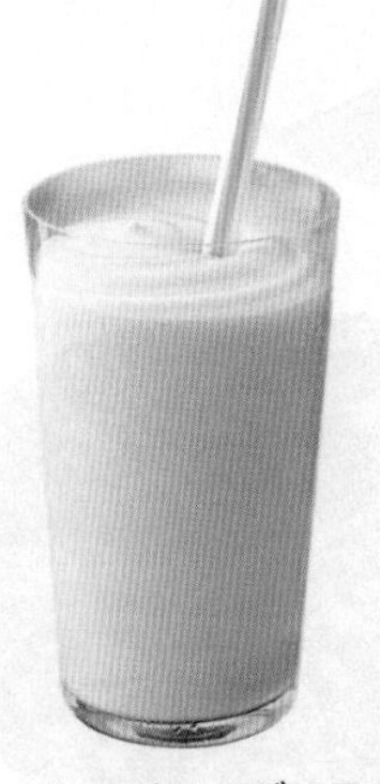

マックシェイク® バニラ（S）
日本マクドナルド㈱
（1個190g）

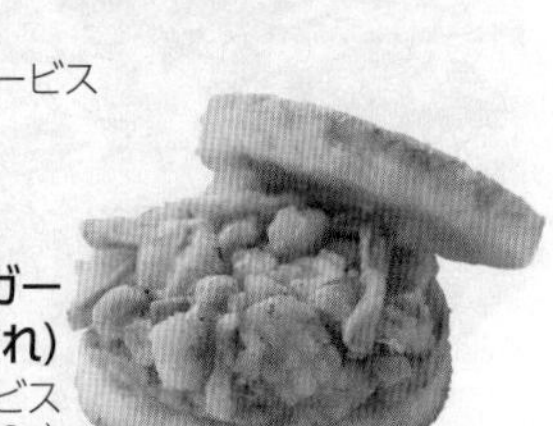

モスライスバーガー 海鮮かきあげ（塩だれ）
㈱モスフードサービス
（1食183.0g）

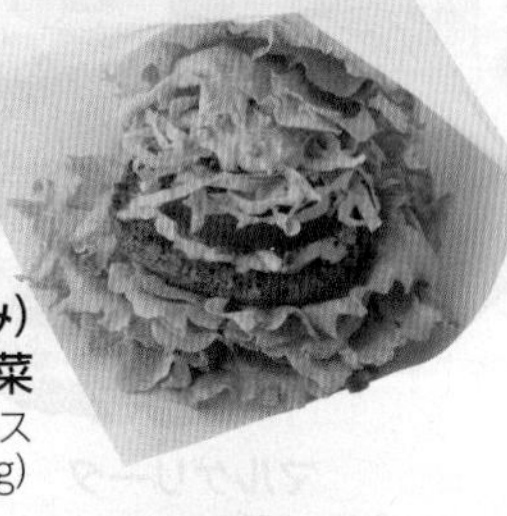

モスの菜摘（なつみ）モス野菜
㈱モスフードサービス
（1食187.8g）

数値は1食当たり▶ 製品名	エネルギー	水分	たんぱく質	脂質	コレステロール	炭水化物	食物繊維総量	灰分	無機質 ナトリウム	カリウム	カルシウム	リン	鉄	ビタミン（脂溶性） A レチノール活性当量	D	E	ビタミン（水溶性） B1	B2	ナイアシン	C	食塩相当量	備考
	kcal	g	g	g	mg	g	g	g	mg	mg	mg	mg	mg	µg	µg	mg	mg	mg	mg	mg	g	
ファストフード																						
ハンバーガー	256	–	12.8	9.4	26	30.3	1.5	–	542	214	30	109	1.2	14	–	–	0.10	0.09	2.5	1	1.4	
チーズバーガー	307	–	15.8	13.4	38	30.8	1.5	–	747	232	121	184	1.2	61	–	–	0.10	0.16	2.5	1	1.9	
えびフィレオ	395	–	12.5	17.4	66	47.7	2.9	–	919	119	64	102	0.8	8	–	–	0.09	0.06	1.0	1	2.3	
チキンクリスプ	345	–	14.0	15.5	35	37.7	1.9	–	850	246	31	222	0.7	13	–	–	0.12	0.09	5.3	0	2.2	
ソーセージマフィン	395	–	15.0	25.1	45	27.2	1.7	–	722	170	158	121	0.8	48	–	–	0.15	0.17	2.9	0	1.8	
チキンマックナゲット5ピース（バーベキューソース含む）	303	–	16.0	17.3	63	20.8	1.2	–	688	307	12	258	0.6	26	–	–	0.10	0.10	7.3	2	1.8	
マックフライポテト（S）	225	–	2.9	11.3	5	28.0	2.6	–	181	492	10	108	0.6	0	–	–	0.13	0.01	2.7	9	0.5	
マックシェイク® バニラ（S）	214	–	4.2	3.4	3	41.7	0.5	–	104	210	149	164	0.0	0	–	–	0.07	0.24	0.2	0	0.3	
マックフルーリー® オレオ® クッキー	235	–	5.9	7.0	17	37.7	0.7	–	155	280	174	187	0.5	61	–	–	0.07	0.29	0.3	0	0.4	
モスバーガー	367	–	15.7	15.5	29	41.3	2.6	–	864	330	32	156	1.2	30	0.2	1.6	0.10	0.10	2.5	10	2.1	
ホットドッグ	355	–	11.5	23.4	41	24.7	1.3	–	830	226	21	184	0.6	11	0.0	0.5	0.35	0.12	2.4	26	2.1	
モスライスバーガー海鮮かきあげ（塩だれ）	373	–	8.5	10.5	41	61.5	2.0	–	786	95	44	51	0.6	56	0.0	2.2	0.09	0.04	0.3	0	1.9	
モスの菜摘（なつみ）モス野菜	207	–	9.4	14.0	31	11.5	1.9	–	483	411	31	125	1.1	46	0.2	1.6	0.11	0.10	2.0	12	1.2	

（「ファストフード・レストランメニュー」に示した成分値は，企業からご提供いただいたデータ（2021年2月現在）を「1食当たり」で掲載しています。）

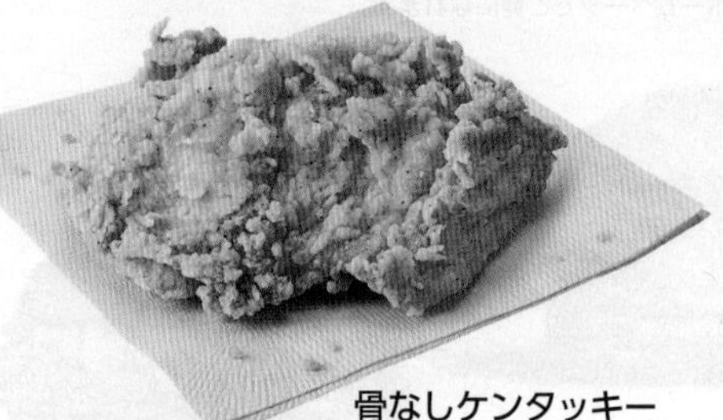

骨なしケンタッキー
日本ケンタッキー・フライド・チキン㈱
(1食86g)

カーネルクリスピー
日本ケンタッキー・フライド・チキン㈱
(1食52g)

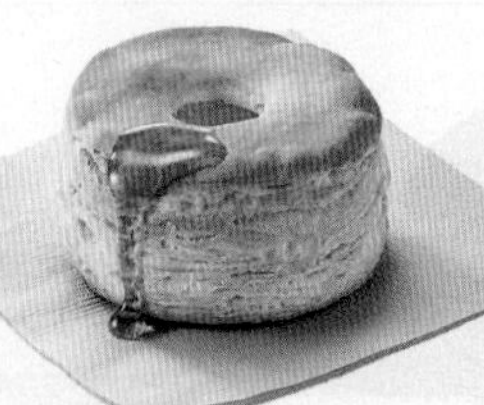

ビスケット
日本ケンタッキー・フライド・チキン㈱
(1食51g)

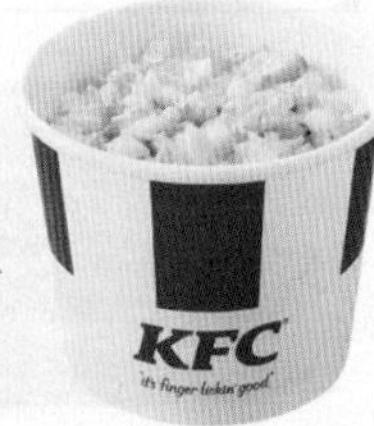

コールスロー (S)
日本ケンタッキー・フライド・チキン㈱
(1食80g)

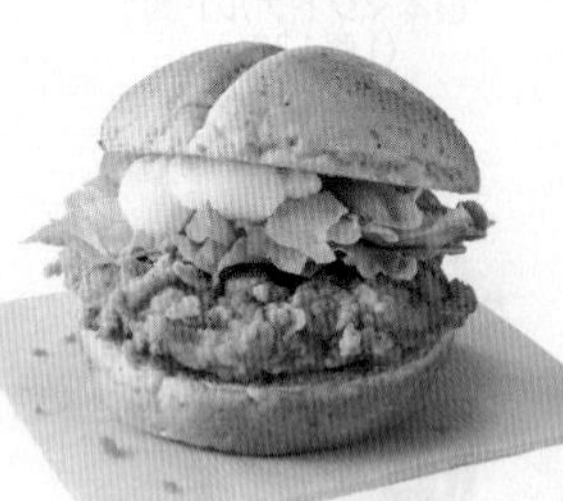

チキンフィレサンド
日本ケンタッキー・フライド・チキン㈱
(1食165g)

和風チキンカツサンド
日本ケンタッキー・フライド・チキン㈱
(1食179g)

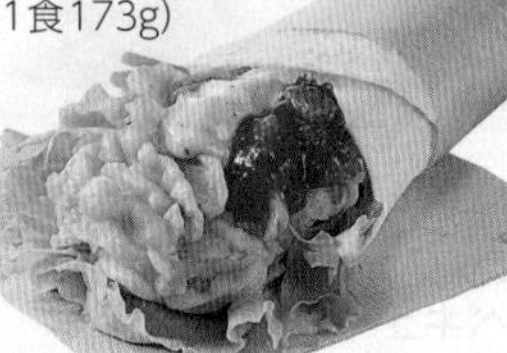

ペッパーマヨツイスター
日本ケンタッキー・フライド・チキン㈱
(1食173g)

てりやきツイスター
日本ケンタッキー・フライド・チキン㈱
(1食168g)

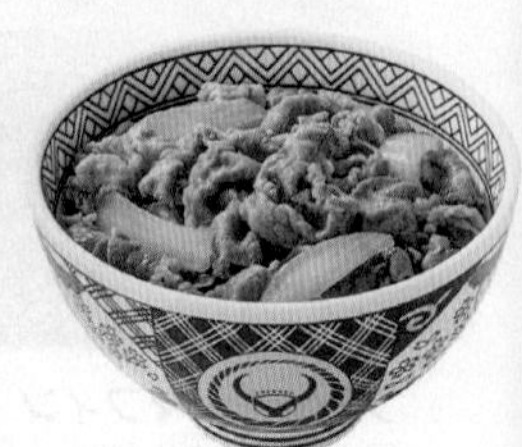

牛丼
㈱吉野家

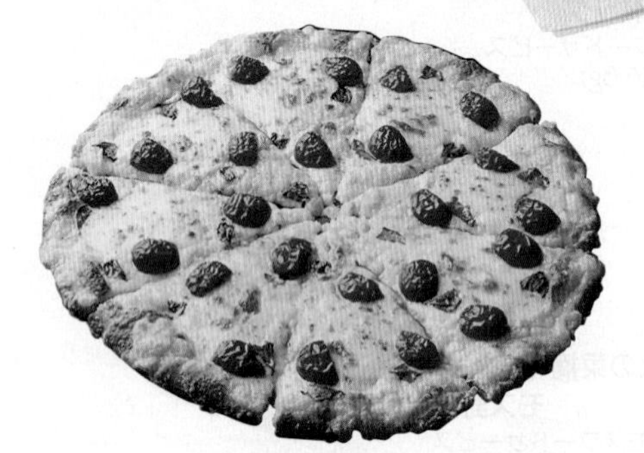

マルゲリータ
ピザーラ (㈱フォーシーズ)

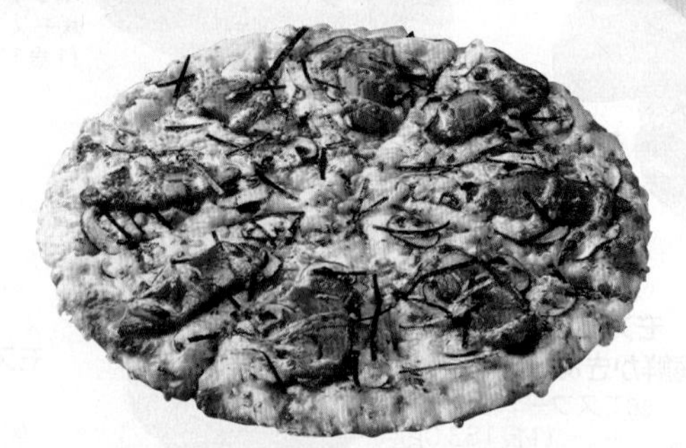

テリヤキチキン
ピザーラ (㈱フォーシーズ)

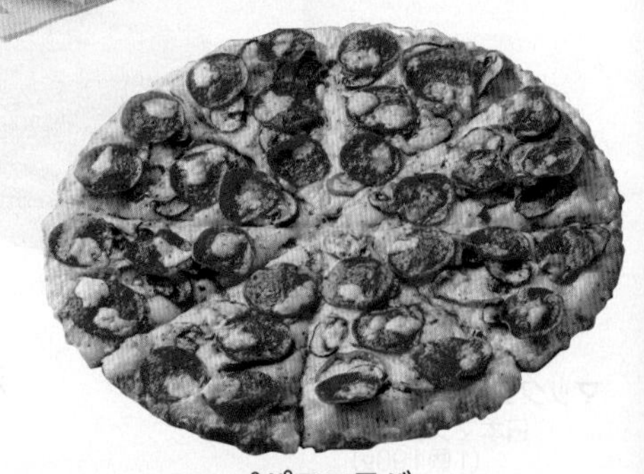

ペパロニラバー
ピザーラ (㈱フォーシーズ)

数値は1食当たり▶

製品名	エネルギー	水分	たんぱく質	脂質	コレステロール	炭水化物	食物繊維総量	灰分	無機質 ナトリウム	カリウム	カルシウム	リン	鉄	ビタミン(脂溶性) A レチノール活性当量	D	E	ビタミン(水溶性) B1	B2	ナイアシン	C	食塩相当量	備考
	kcal	g	g	g	mg	g	g	g	mg	mg	mg	mg	mg	μg	μg	mg	mg	mg	mg	mg	g	
ファストフード																						
骨なしケンタッキー	204	–	15.7	10.8	–	11.0	0.3	2.3	750	227	11	130	0.4	23	–	–	0.07	0.08	7.3	2	1.9	レチノール22μg
カーネルクリスピー	130	–	9.5	7.2	–	6.9	0.3	1.5	406	135	33	125	0.2	0	–	–	0.08	0.05	5.0	1	1.0	
ビスケット	200	–	3.2	11.1	–	21.7	0.8	1.5	347	60	23	50	0.2	3	–	–	0.04	0.03	0.3	0.0	0.9	レチノール3μg, β-カロテン当量1μg
コールスロー (S)	92	–	1.0	7.1	–	6.4	1.1	0.9	211	126	27	21	0.2	26	–	–	0.03	0.02	0.1	24	0.5	レチノール3μg, β-カロテン当量274μg
チキンフィレサンド	415	–	19.5	21.8	–	34.1	1.5	3.4	1054	305	21	164	0.8	31	–	–	0.13	0.13	7.9	3	2.7	レチノール25μg, β-カロテン当量52μg
和風チキンカツサンド	478	–	18.7	26.0	–	40.7	1.7	3.1	881	317	24	173	0.8	10	–	–	0.12	0.12	7.3	10	2.2	レチノール9μg, β-カロテン当量12μg
ペッパーマヨツイスター	371	–	14.2	20.5	–	32.4	3.7	3.6	1047	307	70	231	0.8	107	–	–	0.19	0.16	5.4	98	2.5	レチノール3μg, β-カロテン当量1238μg
てりやきツイスター	392	–	14.5	20.9	–	35.9	3.7	3.8	1124	267	72	231	0.8	112	–	–	0.19	0.16	5.3	95	2.7	レチノール2μg, β-カロテン当量1226μg
牛丼	652	–	20.2	20.4	–	92.8	–	–	–	–	–	–	–	–	–	–	–	–	–	–	2.7	
マルゲリータ	147	–	7.30	5.94	–	15.90	–	–	–	–	–	–	–	–	–	–	–	–	–	–	0.6	・Mサイズを1/8カットした際の1ピースあたり ・生地はハンドトスorイタリアンで算出 ・付属のオイル，スパイスなどすべて含む
テリヤキチキン	194	–	7.91	10.73	–	16.2	–	–	–	–	–	–	–	–	–	–	–	–	–	–	0.78	
ペパロニラバー	146	–	7.69	5.58	–	15.82	–	–	–	–	–	–	–	–	–	–	–	–	–	–	0.78	

(「ファストフード・レストランメニュー」に示した成分値は，企業からご提供いただいたデータ (2021年2月現在) を「1食当たり」で掲載しています。)

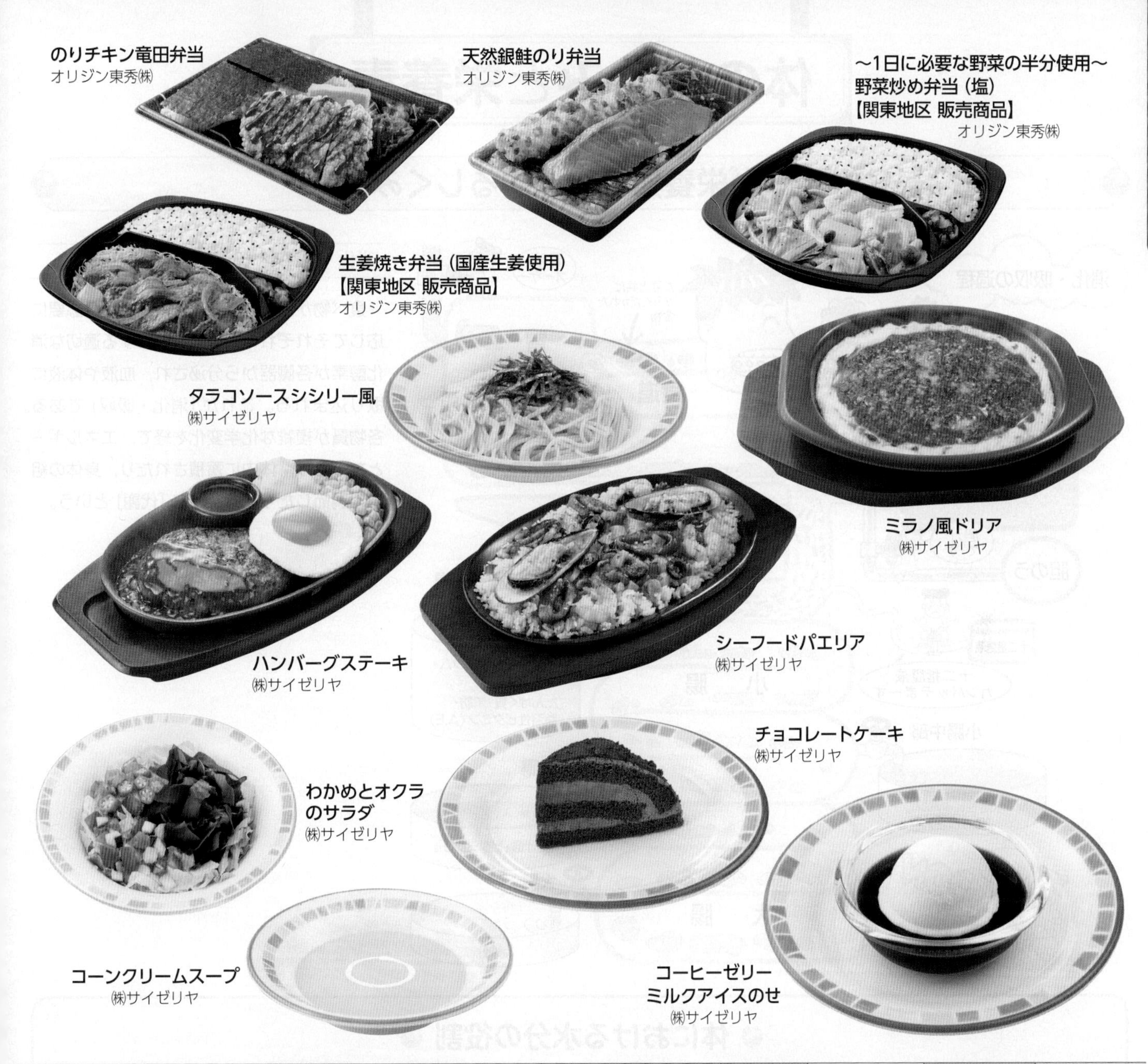

のりチキン竜田弁当
オリジン東秀㈱

天然銀鮭のり弁当
オリジン東秀㈱

～1日に必要な野菜の半分使用～
野菜炒め弁当（塩）
【関東地区 販売商品】
オリジン東秀㈱

生姜焼き弁当（国産生姜使用）
【関東地区 販売商品】
オリジン東秀㈱

タラコソースシシリー風
㈱サイゼリヤ

ミラノ風ドリア
㈱サイゼリヤ

ハンバーグステーキ
㈱サイゼリヤ

シーフードパエリア
㈱サイゼリヤ

チョコレートケーキ
㈱サイゼリヤ

わかめとオクラのサラダ
㈱サイゼリヤ

コーンクリームスープ
㈱サイゼリヤ

コーヒーゼリーミルクアイスのせ
㈱サイゼリヤ

製品名（数値は1食当たり）	エネルギー	水分	たんぱく質	脂質	コレステロール	炭水化物	食物繊維総量	灰分	無機質 ナトリウム	カリウム	カルシウム	リン	鉄	ビタミン（脂溶性） A レチノール活性当量	D	E	ビタミン（水溶性） B_1	B_2	ナイアシン	C	食塩相当量	備考
	kcal	g	g	g	mg	g	g	g	mg	mg	mg	mg	mg	µg	µg	mg	mg	mg	mg	mg	g	
ファストフード・レストランメニュー																						
生姜焼き弁当（マヨネーズつき）	968	–	22.8	49.0	–	100.7	–	–	–	–	–	–	–	–	–	–	–	–	–	–	2.3	・1個あたり ・別添えの調味料含む
のりチキン竜田弁当	775	–	25.0	26.0	–	107.1	–	–	–	–	–	–	–	–	–	–	–	–	–	–	3.6	
天然銀鮭のり弁当	523	–	16.8	9.4	–	89.0	–	–	–	–	–	–	–	–	–	–	–	–	–	–	3.3	
～1日に必要な野菜の半分使用～野菜炒め弁当（塩）	698	–	16.5	25.3	–	97.8	–	–	–	–	–	–	–	–	–	–	–	–	–	–	2.5	
タラコソースシシリー風	551	–	18.0	19.0	–	76.4	–	–	782	–	–	–	–	–	–	–	–	–	–	–	1.99	
ミラノ風ドリア	521	–	12.0	26.4	–	57.4	–	–	1002	–	–	–	–	–	–	–	–	–	–	–	2.55	
ハンバーグステーキ	557	–	29.6	31.2	–	36.7	–	–	1101	–	–	–	–	–	–	–	–	–	–	–	2.8	
シーフードパエリア	597	–	28.6	12.9	–	86.6	–	–	1484	–	–	–	–	–	–	–	–	–	–	–	3.77	
わかめとオクラのサラダ（R）	138	–	2.1	10.3	–	11.6	–	–	1142	–	–	–	–	–	–	–	–	–	–	–	2.9	
コーンクリームスープ	142	–	2.4	9.0	–	13.0	–	–	–	–	–	–	–	–	–	–	–	–	–	–	1.1	
チョコレートケーキ	159	–	2.6	8.6	–	18.3	–	–	–	–	–	–	–	–	–	–	–	–	–	–	0.1	
コーヒーゼリーミルクアイスのせ	164	–	4.2	5.0	–	31.3	–	–	–	–	–	–	–	–	–	–	–	–	–	–	0.2	

（「ファストフード・レストランメニュー」に示した成分値は，企業からご提供いただいたデータ（2021年2月現在）を「1食当たり」で掲載しています。）

体のしくみと栄養素

体が栄養素を吸収するしくみ

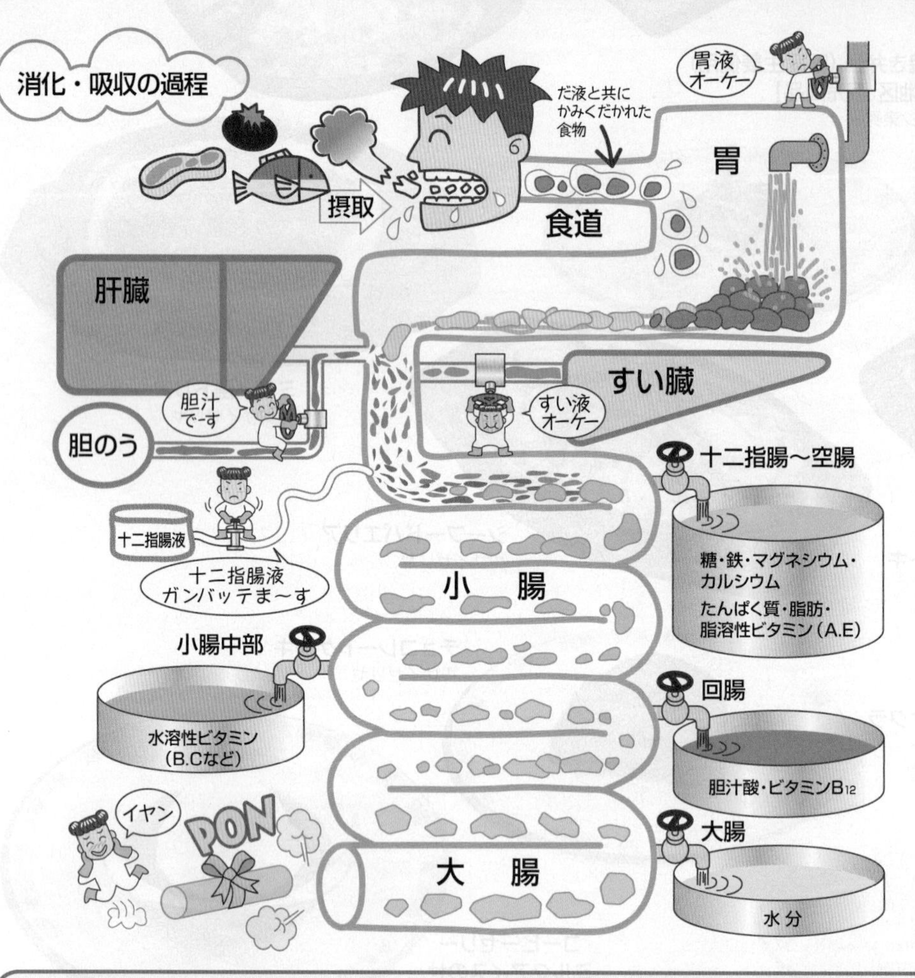

消化・吸収・代謝

食べ物が口に入ると，その時点から必要に応じてそれぞれの栄養素を分解する適切な消化酵素が各臓器から分泌され，血液や体液に取り込まれる。これが「消化・吸収」である。各物質が複雑な化学変化を経て，エネルギーとなったり，体内に蓄積されたり，身体の組織を調節したりすることを「代謝」という。

体における水分の役割

体の中での水のサイクル

水の補給源はほとんどが飲料水や食べ物だが，体内での栄養素の燃焼によって生じる代謝水もある。通常成人の場合で1日に飲料水から800〜1300mL，食品中から1000mLの水を摂取する。

一方，排出は，尿で1000〜1500mL，皮膚からの汗や不感蒸泄する量が900mL，便で100mLくらいである。水分の調節はおもに腎臓で行われ，1日180Lの血しょうがろ過され，不要な物質を尿として排出する。腎臓に支障をきたしてろ過作用が十分に行われなくなると，むくみが生じるのはこうした理由からである。

▶人体の半分以上は水分

人体を構成する物質のうち，水分が占める割合は，年齢，性別によって違い，乳児80%，成人男性60%，成人女性55%である。

▶体温を調節する

体内にある水分が気温の変化に関係なく汗や尿により排泄され，その結果，体温は常に一定に保たれる。

▶代謝の進行役

栄養素の運搬や代謝はすべて水分を介して行われており，遠く離れた各組織間の連絡や老廃物の運搬や誘導の役割を果たす。

▶物が見え，音が聞こえる

水晶体に含まれる水の屈折がレンズの働きをして物を見ることができ，耳の中のリンパ液の振動が音を伝えるため，音が聞こえる。

▶体細胞の浸透圧を一定に保つ

身体を構成する細胞はすべて水溶液に浸っており，水分が内外それぞれの浸透圧を一定に保っている。

栄養素の働き

私たちが生きていくためには，炭水化物，脂質，たんぱく質などのさまざまな栄養素が必要である。これらの栄養素は単独でその役割を果たすだけでなく，お互いに連携しながら，生活活動，成長などに必要なエネルギーを出し，生理機能の調節に当たっている。

体をつくる（構成素）	筋肉，血液，歯，骨，神経などをつくる栄養素で，脂質，たんぱく質，無機質をさす。人体の中でも最も重要な部分をつくっているので，構成素という。
エネルギーになる（熱量素）	生命の維持に必要なエネルギーを供給する栄養素で，炭水化物，脂質，たんぱく質をさす。これらの栄養素は構成素の一部でもあり，その役目に使われたもの以外がエネルギーとして体内で用いられる。
体の調子を整える（調節素）	体内の機能の調節役をする栄養素。無機質，ビタミンなどをさす。その栄養素自体はエネルギーにはならないが，ごく微量でほかの栄養素の働きを円滑にする調節役を果たす。

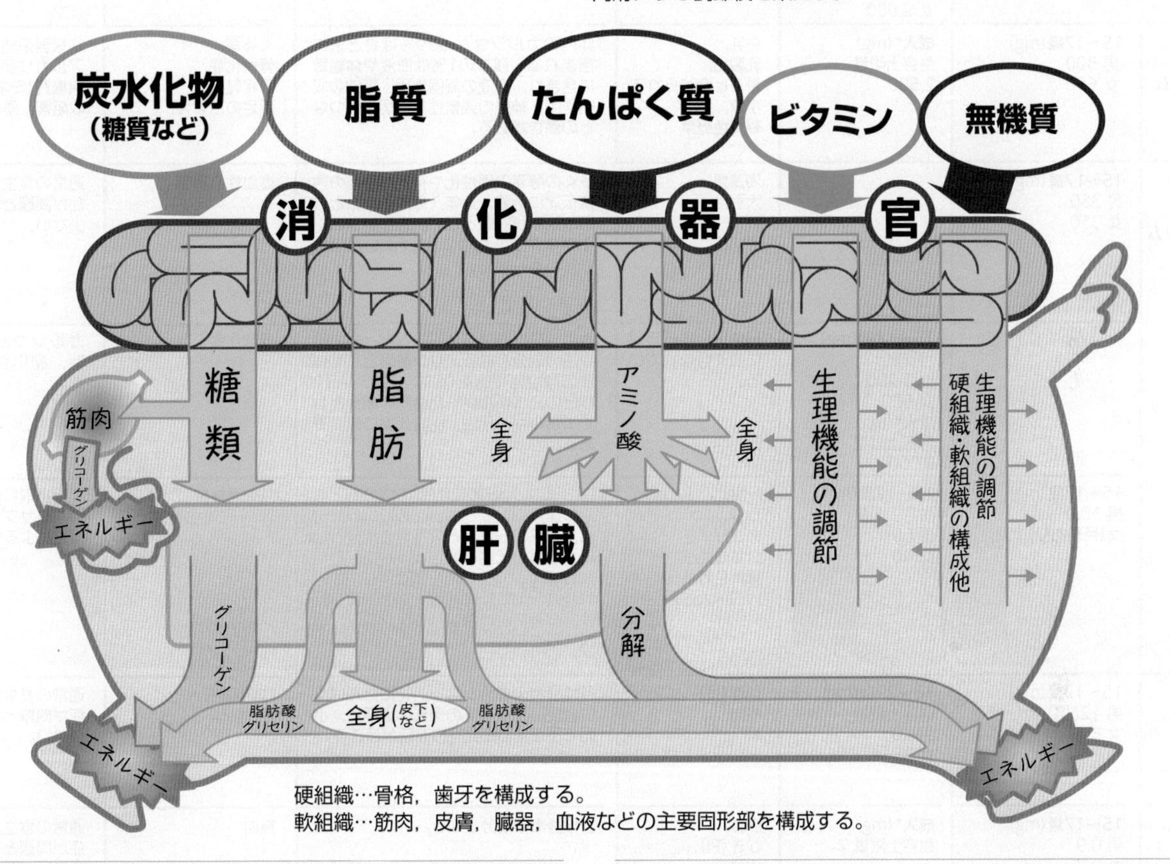

硬組織…骨格，歯牙を構成する。
軟組織…筋肉，皮膚，臓器，血液などの主要固形部を構成する。

炭水化物

糖質と消化されない食物繊維とがある。糖質は穀類や砂糖類の主成分で，エネルギー源として重要である。小腸で単糖類となって吸収され，肝臓や筋肉にグリコーゲンとして蓄積され，必要に応じて消費される。食物繊維はセルロースなどを主成分とし，消化されないためエネルギー源にはなりにくいが，便通をよくするなどの働きがある。

脂質

脂質にはエネルギー源となる中性脂肪，細胞膜を構成するリン脂質，コレステロールなどがあり，脂溶性ビタミンを吸収するためには欠かせない栄養素である。大部分は中性脂肪で，体内では脂肪酸とグリセリンに分解される。脂肪酸の中でもリノール酸などは必須脂肪酸と呼ばれ，体内では合成できないため食べ物から摂取しなければならない。

たんぱく質

たんぱく質は体をつくったり，エネルギーになるほか，酵素やホルモンとして生理機能の調節をする栄養素である。アミノ酸が結合して構成され，その組み合わせと量によって，性質の異なるさまざまなたんぱく質が存在する。そのうち９種類のアミノ酸は必須アミノ酸と呼ばれ，体内では合成できないため食べ物から摂取しなければならない。

食物繊維の働き

①消化吸収されないので，満腹感があり，エネルギーの過剰摂取が防止できる。
②便通をよくする。
③コレステロールを吸着する。
④大腸がんを予防する。

食物繊維はダイエタリーファイバーともいい，人間の消化酵素では消化されない成分をさす。ガム，粘着物，海藻多糖類，ペクチン質，ヘミセルロース，セルロース，リグニン，キチンなどがある。

無機質のまとめ

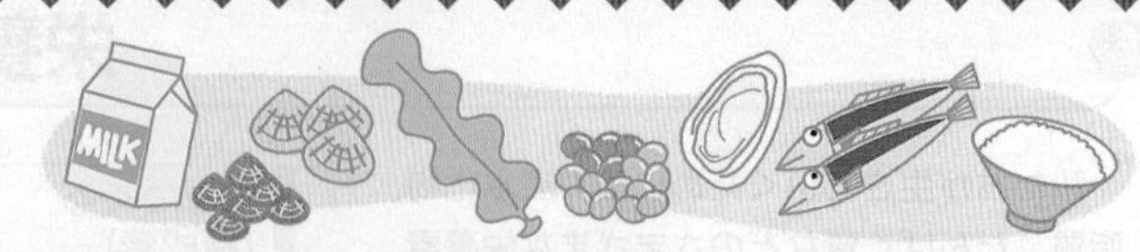

名称	推奨量 （1日当たり）	目安量　耐容上限量 （1日当たり）	おもな供給源	生理作用，その他	欠乏症	過剰症
ナトリウム (Na)	（15歳以上 目標量 （食塩相当量g） 男7.5未満，女6.5未満）		日常摂取する食品に多く含まれている。	おもに細胞外液に存在し，浸透圧の維持，酸塩基平衡に関与している。	通常の食生活では欠乏症が問題となることは少ない。	高食塩摂取は高血圧の発症と関係する。
カリウム (K)		15～17歳（mg） 目安量 男 2,700 女 2,000	日常摂取する食品に多く含まれている。	おもに細胞内液に存在し，浸透圧の維持，酸塩基平衡に関与している。筋肉，特に心筋の収縮に関係する。	筋力の低下	通常の食生活では過剰症が問題となることは少ない。
カルシウム (Ca)	15～17歳（mg） 男 800 女 650	成人＊（mg） 耐容上限量 2,500	牛乳， 乳製品， 骨ごと食べられる小魚， 緑黄色野菜	体内のカルシウムの99％は骨と歯に含まれる。残りの1％は血液や体組織に含まれ，血液の凝固作用，筋肉の収縮作用，神経の興奮性を適切に保つなどの働きがある。	くる病， 骨軟化症， 骨粗鬆症， 手足のふるえ	泌尿器系結石，ミルクアルカリ症候群，他の無機質（ミネラル）の吸収阻害，便秘。
マグネシウム (Mg)	15～17歳（mg） 男 360 女 310		海藻類， 大豆， 穀類， 野菜類	多くの酵素の活性化や神経，筋肉の興奮伝達に必要。近年，カルシウムとの摂取比率が問題とされ，カルシウム：マグネシウム比は2：1がよいといわれている。	虚血性心疾患	通常の食生活では過剰症が問題となることは少ない。
リン (P)		15～17歳（mg） 目安量 男 1,200 女 900 成人＊（mg） 耐容上限量 3,000	日常摂取する食品に多く含まれている。	カルシウム，マグネシウムとともに骨や歯の成分となる。リン酸塩として体液の酸塩基平衡を保つ。また，ATPなどの高エネルギー化合物の成分としてエネルギー代謝，脂質代謝に重要である。	骨軟化症	カルシウム吸収の抑制，副甲状腺機能亢進。
鉄 (Fe)	15～17歳（mg） 男 10.0 女（月経あり）10.5	15～17歳（mg） 耐容上限量 男 50 女 40	肝臓， しじみ， あさり， ひじき， 緑黄色野菜， 大豆・大豆製品	赤血球中のヘモグロビンの成分で，酸素の運搬に重要な働きをしている。また，カタラーゼなどの酵素の成分となり，各種の代謝に関与する。摂取した鉄は吸収されにくい（吸収率は約10％）。ビタミンCは鉄の吸収を促進，お茶などに含まれるタンニンは吸収を阻害する。	鉄欠乏性貧血， スプーン状つめ	長期摂取に伴う鉄沈着症，鉄サプリメントの誤飲による急性中毒。
亜鉛 (Zn)	15～17歳（mg） 男 12 女 8	18～29歳（mg） 耐容上限量 男 40 女 35	かき（貝）， 牛肉， 米	各種酵素の成分となる。特にたんぱく質合成酵素としての働きは重要で，小児で不足すると発育の遅延が起こる。	味覚障害， 成長障害	通常の食生活では過剰症が問題となることは少ない。
銅 (Cu)	15～17歳（mg） 男 0.9 女 0.7	成人＊（mg） 耐容上限量 7	肝臓， かき（貝）， 大豆	各種酵素の成分となる。	貧血	通常の食生活では過剰症が問題となることは少ない。
マンガン (Mn)		15～17歳（mg） 目安量 男 4.5 女 3.5 成人＊（mg） 耐容上限量 11	種実類， 穀類， 豆類	酵素反応の補助因子として働く。	通常の食生活では欠乏症が問題となることは少ない。	過剰は重い中毒をもたらす。中枢神経障害。
ヨウ素 (I)	15～17歳（μg） 140	15～17歳（μg） 耐容上限量 3,000	海藻類， 魚介類	甲状腺ホルモンの構成要素。	甲状腺腫	甲状腺腫
セレン (Se)	15～17歳（μg） 男 35 女 25	15～17歳（μg） 耐容上限量 男 400 女 350	魚介類， 穀類	生体内の抗酸化因子の一つ。	克山病。ただし通常の食生活では欠乏症が問題となることは少ない。	毒性が強く，安易な過剰摂取は危険。
クロム (Cr)		成人＊（μg） 目安量 10	カリウム摂取量と強い相関がある。	糖代謝，脂質代謝に関与。	通常の食生活では欠乏症が問題となることは少ない。	通常の食生活では過剰症が問題となることは少ない。
モリブデン (Mo)	15～17歳（μg） 男 30 女 25	成人＊（μg） 耐容上限量 男 600，女 500	牛乳，乳製品， 豆類，穀類， 臓器肉類	亜硫酸オキシダーゼの補酵素。	通常の食生活では欠乏症が問題となることは少ない。	通常の食生活では過剰症が問題となることは少ない。

＊：成人＝18歳以上。　数値は「日本人の食事摂取基準（2020年版）」による。詳細はp.305～参照。

（作成：石田裕美・上西一弘）

無機質を多く含む食品

は可食部100g中の栄養素量，
は一人1回分の使用量中の栄養素量，
(　)は一人1回当たり使用量のめやす(単位g)。

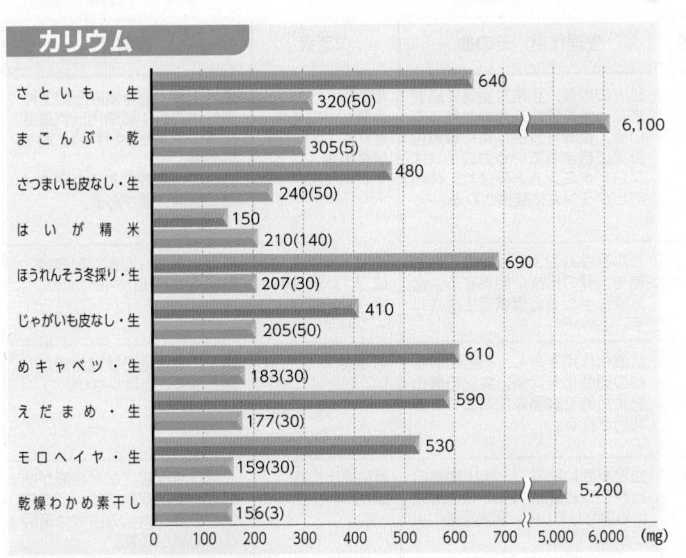

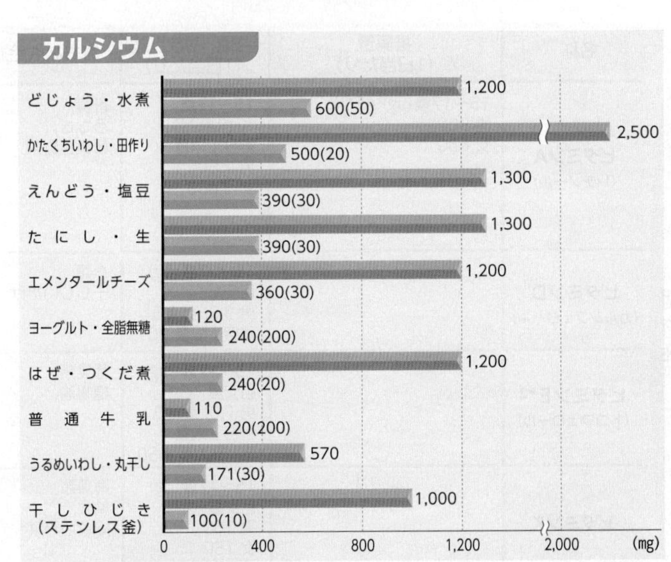

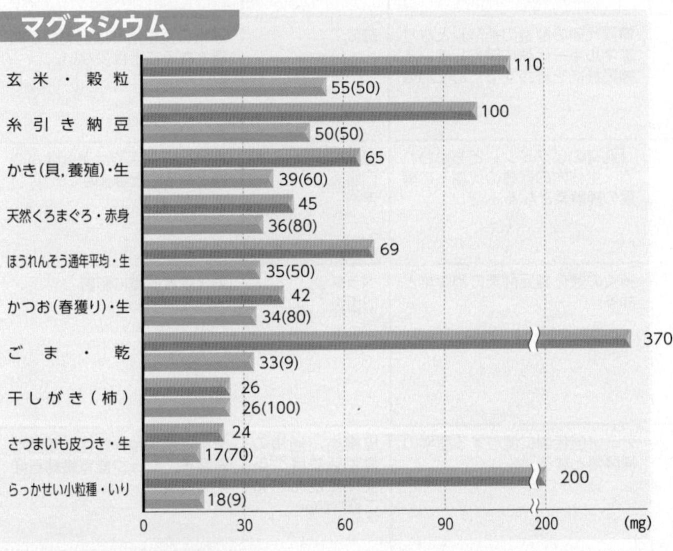

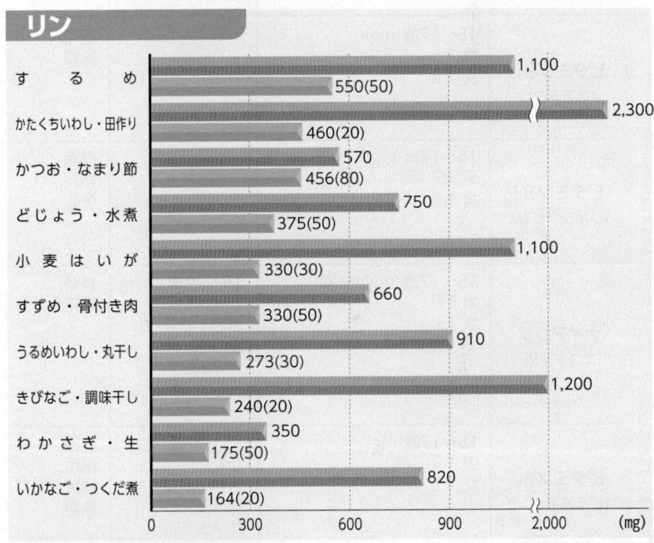

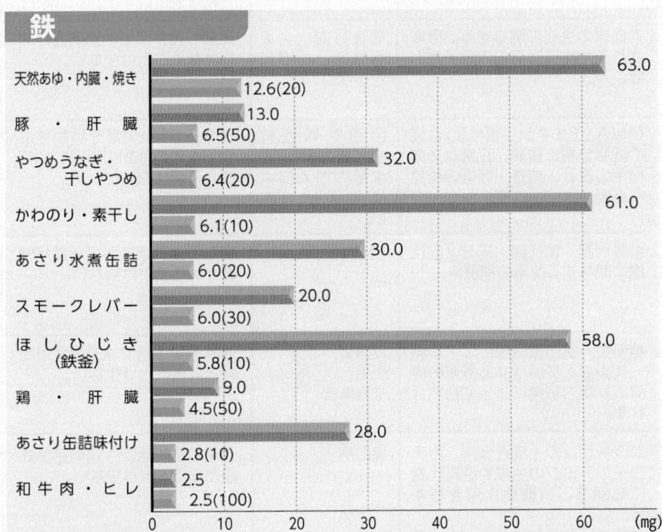

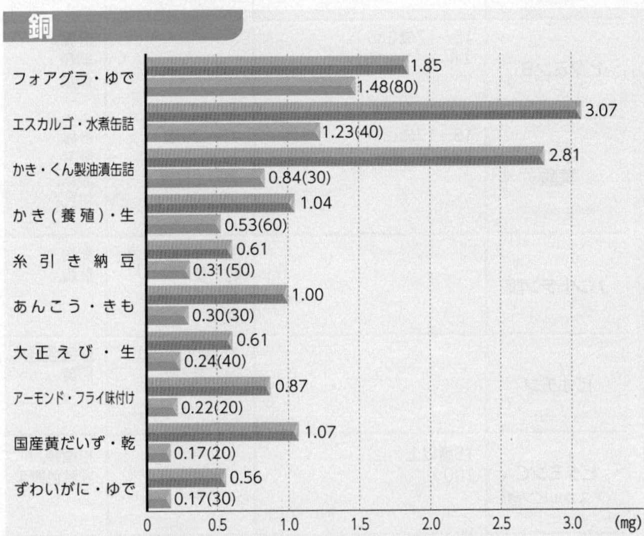

＊食品は，「日本食品標準成分表2020年版（八訂）」全2,478食品の中から，１食の見当量当たりの各栄養素量が比較的多く，摂取頻度が高いと思われるものから取り上げた。

ビタミンのまとめ

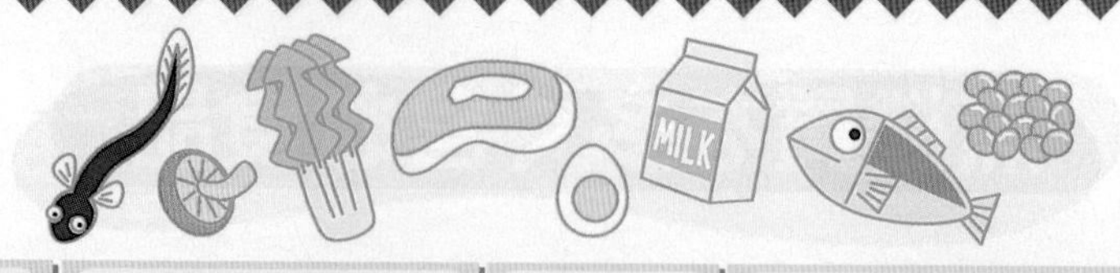

区分	名称	推奨量（1日当たり）	目安量 耐容上限量（1日当たり）	おもな供給源	生理作用，その他	欠乏症	過剰症
脂溶性	ビタミンA（レチノール）	15～17歳（μgRAE*1） 男 900 女 650	15～17歳（μgRAE*1） 耐容上限量 男 2,500 女 2,800	肝臓， うなぎ， 緑黄色野菜	ヒトの成長，正常な視覚に必要。また，免疫機能にもかかわっている。植物性食品，特に緑黄色野菜に含まれているカロテンはプロビタミンAと呼ばれ，体内でビタミンAに変換される。	夜盲症， 角膜（眼球）乾燥症， 成長阻害	**急性中毒**：脳脊髄液圧の上昇 **慢性中毒症**：頭蓋内圧亢進症，皮膚の落屑（らくせつ），脱毛，筋肉痛。 妊娠の可能性のある女子および妊婦は注意が必要。
脂溶性	ビタミンD（カルシフェロール）		15～17歳（μg） 目安量 男 9.0，女 8.5 耐容上限量 90	魚類， 干ししいたけ	カルシウムおよびリンの代謝に関与。骨の形成に関係する。紫外線に当たると皮膚で生成される。	**幼児**：くる病 **成人**：骨軟化症，骨粗鬆症	高カルシウム血症，腎障害，軟組織の石灰化。
脂溶性	ビタミンE*2（トコフェロール）		15～17歳（mg） 目安量 男 7.0，女 5.5 耐容上限量 男 750，女 650	種実類， 植物油	抗酸化作用を有し，不飽和脂肪酸の過酸化を抑制。食品の酸化防止目的で食品添加物としても使用される。	通常はみられない。	通常の食生活では過剰症が問題となることは少ない。
脂溶性	ビタミンK		15～17歳（μg） 目安量 男 160 女 150	海藻類， 納豆， 緑黄色野菜	血液凝固に必要で，抗出血性のビタミンと呼ばれる。骨の形成にも関与している。腸内細菌により合成される。	新生児出血症， 頭がい内出血	血栓症や梗塞症など血液が凝固しやすい症例では，ビタミンKの多い食品の摂取は医師との相談が必要。
水溶性	ビタミンB_1（チアミン）	15～17歳（mg） 男 1.5 女 1.2		豚肉， 豆類	糖質代謝の酵素の補酵素となり，エネルギー代謝に関与している。神経機能を維持するために必要。	脚気	通常の食生活では過剰症が問題となることは少ない。
水溶性	ビタミンB_2（リボフラビン）	15～17歳（mg） 男 1.7 女 1.4		肝臓， 卵類， 牛乳	「発育のビタミン」ともいわれる。生体内の各種の代謝系の酵素の補酵素となる。	口角炎， 口唇炎， 舌炎	通常の食生活では過剰症が問題となることは少ない。
水溶性	ナイアシン（ニコチン酸）	15～17歳（mgNE*3） 男 17 女 13	15～29歳（mgNE*3） 耐容上限量 男 300 女 250	魚類， 落花生	多くの酸化還元酵素の補酵素となる。	ペラグラ， 口舌炎	消化管と肝臓に影響
水溶性	ビタミンB_6（ピリドキシン）	15～17歳（mg） 男 1.5 女 1.3	15～17歳（mg） 耐容上限量 男 50 女 45	肝臓， 卵類， 緑黄色野菜， 魚類	アミノ酸代謝に関与する酵素の補酵素となる。	皮膚炎。通常の食生活では欠乏症はほとんど起こらない。	末梢性感覚性神経症，知覚神経障害，シュウ酸腎臓結石発生の危険。
水溶性	ビタミンB_{12}	15～17歳（μg） 2.4		肝臓， 卵類， 魚類	赤血球の生成に関与する。吸収されるためには胃の内因子が必要。	悪性貧血。欠乏症はほとんど起こらない。	通常の食生活では過剰症が問題となることは少ない。
水溶性	葉酸	15～17歳（μg） 240	15～29歳（μg） 耐容上限量 900	肝臓， 胚芽， 卵類， 牛乳	DNA（デオキシリボ核酸）合成や細胞分裂に重要。正常な造血作用に重要。成長・妊娠の維持に必要。	巨赤芽球性貧血。妊娠時に要求量の増大により欠乏しやすい。	ビタミンB_{12}欠乏をわかりにくくする。亜鉛の吸収を抑制する可能性あり。
水溶性	パントテン酸		15～17歳（mg） 目安量 男 7 女 6	卵類， 肝臓	脂質代謝，糖代謝，アミノ酸代謝に関与する酵素の補酵素。	目まい	通常の食生活では過剰症が問題となることは少ない。
水溶性	ビオチン		15歳以上（μg） 目安量 50	緑黄色野菜， 卵黄	糖新生，脂肪酸合成，エネルギー代謝などに関連する酵素の補酵素。腸内細菌によって合成される。	皮膚炎， 脱毛， 神経障害	通常の食生活では過剰症が問題となることは少ない。
水溶性	ビタミンC（アスコルビン酸）	15歳以上（mg） 100		柑橘類， 緑黄色野菜	コラーゲンの生成と保持。カテコールアミンの生成や脂質代謝にも関与。抗酸化作用を有する。	壊血病	通常の食生活では過剰症が問題となることは少ない。

＊1：μgRAE＝レチノール活性当量。＊2：α-トコフェロール。＊3：NE＝ナイアシン当量。数値は「日本人の食事摂取基準（2020年版）」による。詳細はp.305～参照。 （作成：石田裕美，上西一弘）

ビタミンを多く含む食品

は可食部100ｇ中の栄養素量，
は一人1回分の使用量中の栄養素量，
(　)は一人1回当たり使用量のめやす(単位ｇ)。

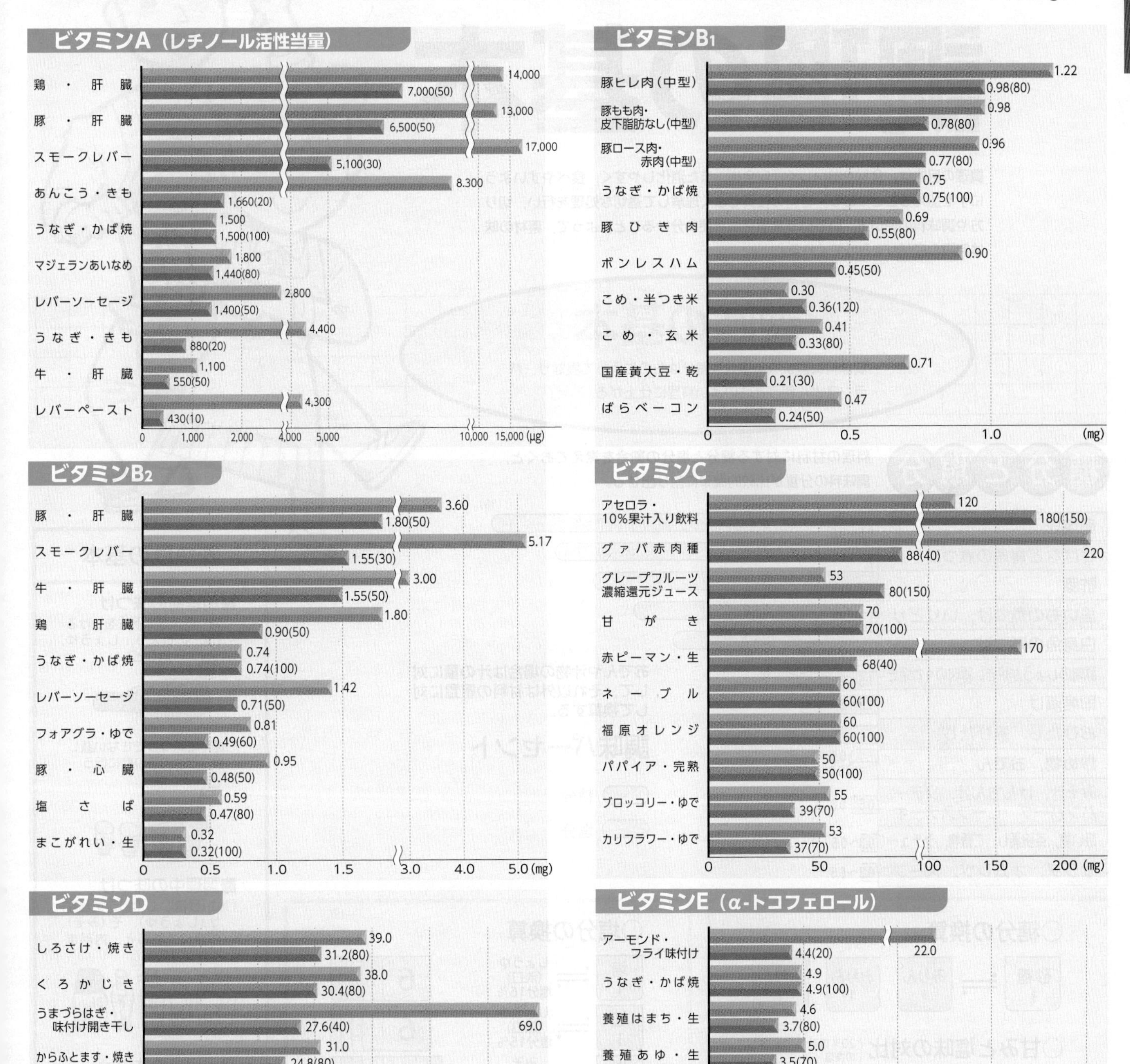

＊食品は，「日本食品標準成分表2020年版（八訂）」全2,478食品の中から，１食の見当量当たりの各栄養素量が比較的多く，摂取頻度が高いと思われるものから取り上げた。

ポイントマスター

調理の基本

調理の目的は，食材をおいしく，安全に，また消化しやすく，食べやすいように手を加えることにある。材料の性質をよく理解して適切な処理を行い，切り方や調味料の使い方，いろいろな調理法を使い分けることによって，素材の味は無限の広がりをみせてくれる。

調味の基本

調味料に含まれる塩分や糖分はものによって異なり，バランスよく使うと味のよい料理に仕上がる。

糖分と塩分

料理の材料に対する糖分と塩分の割合を覚えておくと，調味料の分量が比較的簡単に割り出せる。

料理	糖分(%)	塩分(%)
卵焼き	0～10	0.5～0.6
さばなど青魚の煮つけ	0～8	2
酢豚	5～7	1.2～1.5
里いもの煮つけ，いりどり	5～6	1.2～1.5
白身魚の煮つけ	2～7	1.5～2
豚肉のしょうが焼き，豚肉のくわ焼き	0～3	1.5～2
即席漬け		1.5～2
おひたし，煮びたし		1
炒め物，おでん		0.5～1 0.6～1.2
みそ汁，けんちん汁，ソテー，ハンバーグ，ビーフステーキ		0.6～0.8
吸い物，茶碗蒸し，ご飯物，シチュー		0.3～0.6
サラダ，オムレツ，スープ		0.3～0.5

おでんや汁物の場合は汁の量に対して，それ以外は材料の重量に対して換算する。

調味パーセント

糖分

塩分

○糖分の換算

砂糖 1 ≒ みりん 1 みりん 1 みりん 1

○甘みと塩味の対比（20％の砂糖溶液中の食塩）

甘み → 強

食塩添加量(%)	
0	
0.3	
0.5	最も甘く感じる
0.7	
1.0	
1.2	例 おしるこや すいかに塩

○塩分の換算

塩		調味料	量
塩 1	≒	しょうゆ（淡口）塩分16%	6
塩 1	≒	しょうゆ（濃口）塩分15%	6
塩 1	≒	みそ（辛口）塩分12%	8
塩 1	≒	みそ（減塩）塩分6%	15

単位：g

調味以外の塩のおもな働き

●緑色の野菜をゆでるときに入れると色をよくする

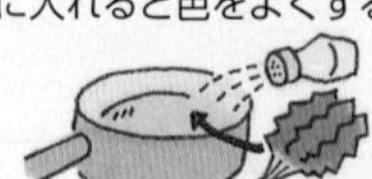

●りんごなどの褐変を防ぐ
●里いものぬめりを取る

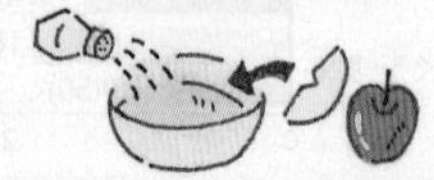

味つけの基本

■調理前の味つけ

○肉や魚介類に下味をつける（塩，こしょう，しょうゆ，酒など）

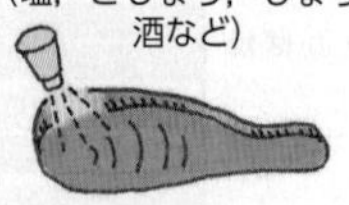

○途中で味つけできない蒸し物などは加熱の前に行う

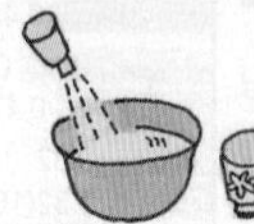

■調理中の味つけ

○さ（砂糖），し（塩），す（酢），せ（しょうゆ），そ（みそ）の順に入れると，内部まで味が浸透する

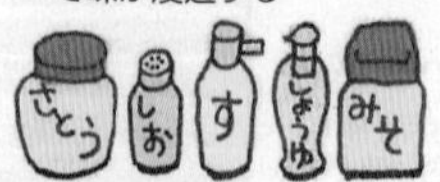

■調理後の味つけ

○風味や香りをつける

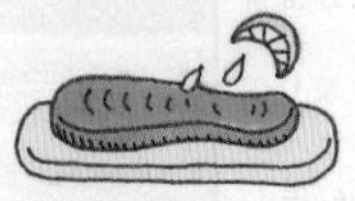

素材の切り方

食べやすい形や大きさにしたり，味がしみ込みやすくする基本切りと，素材の形などを生かした飾り切りがある。

基本切り

輪切り

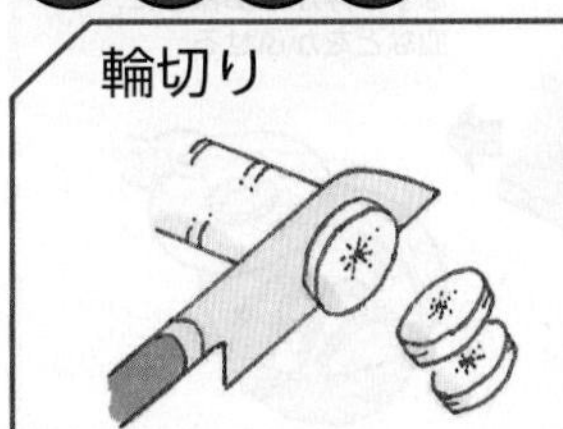

大根，にんじん，いも類など（煮物）

小口切り

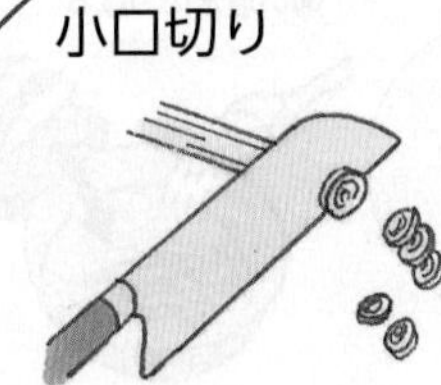

きゅうり，ねぎなど（椀だね）

半月切り

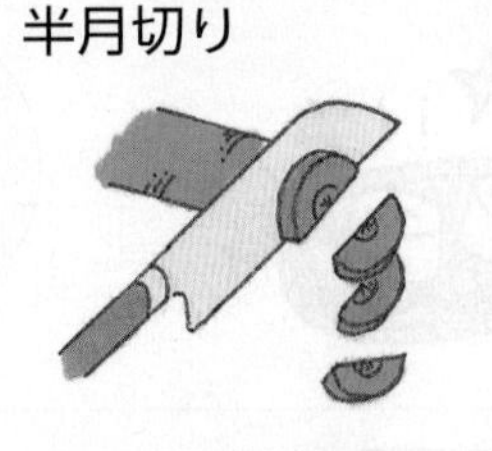

大根，にんじんなど（椀だね）

いちょう切り

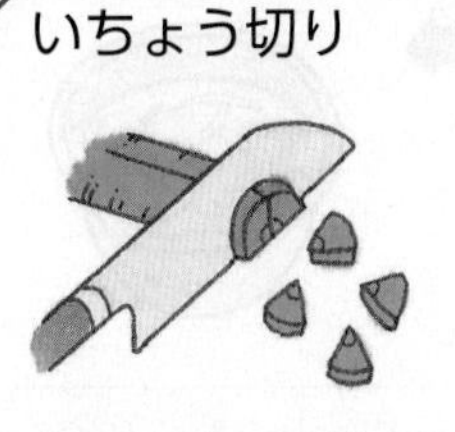

大根，にんじん，かぶなど（煮物，椀だね）

乱切り

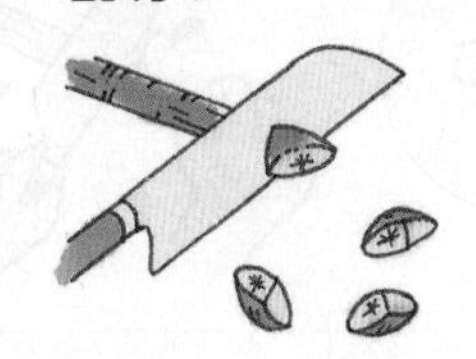

ごぼう，にんじんなど（煮物）

ささがき

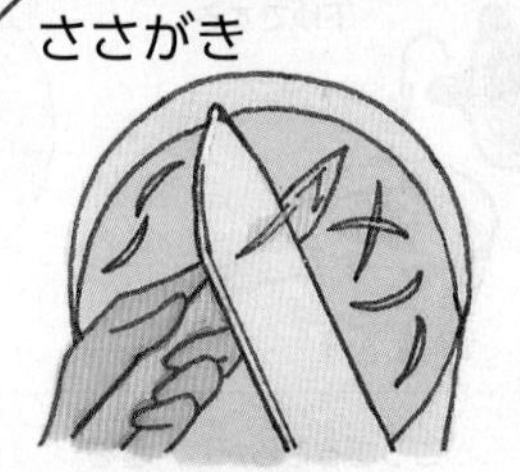

ごぼうなど（煮物，汁物）

色紙切り

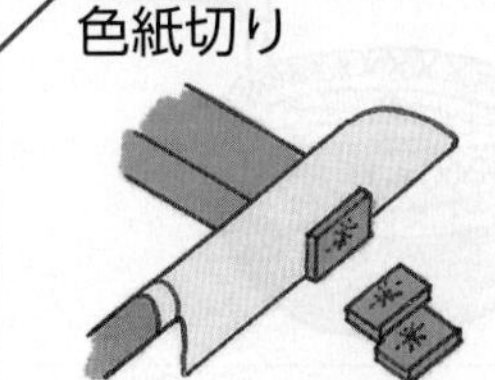

大根，にんじんなど（炒め物，汁物，サラダ）

短冊切り

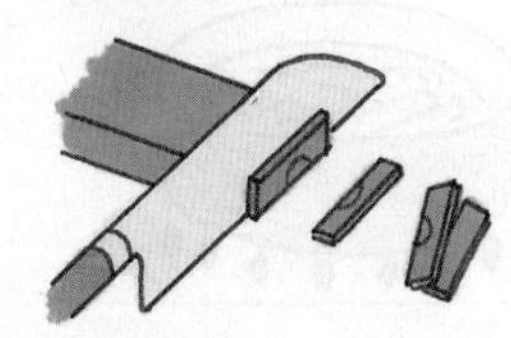

大根，にんじん，うどなど（酢の物，椀だね）

ひょうし木切り

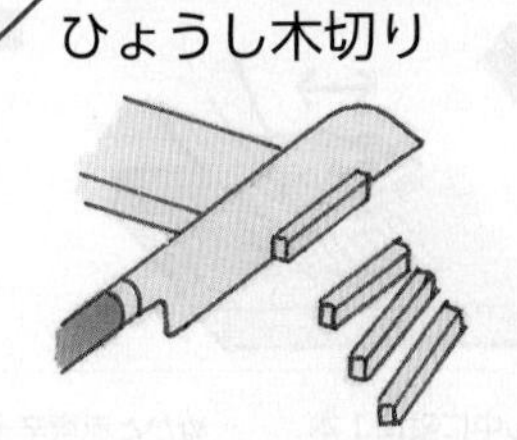

じゃがいも，にんじんなど（煮物）

せん切り

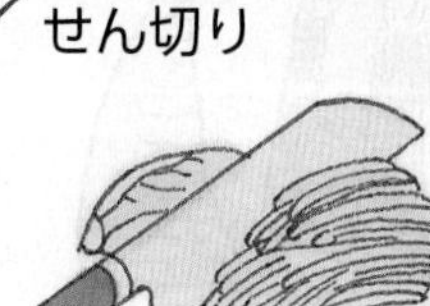

キャベツ，大根，にんじんなど（サラダ，汁物，炒め物）

みじん切り

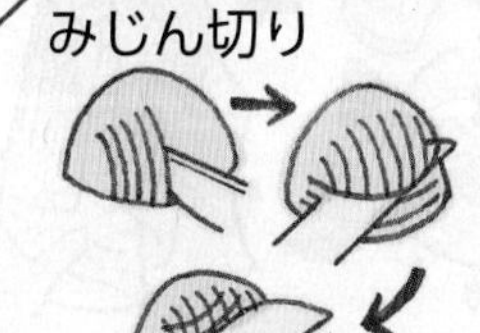

玉ねぎ，パセリ，にんにくなど（薬味）

くし形切り

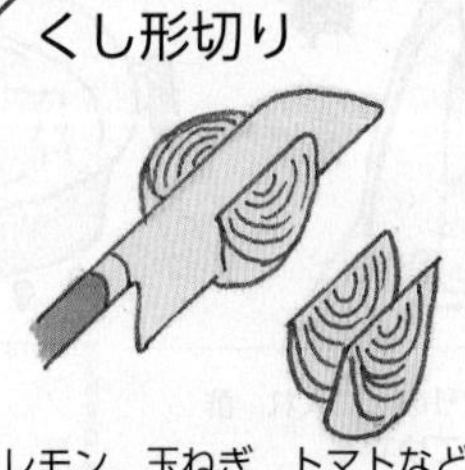

レモン，玉ねぎ，トマトなど（添え物，サラダ，炒め物）

さいの目切り

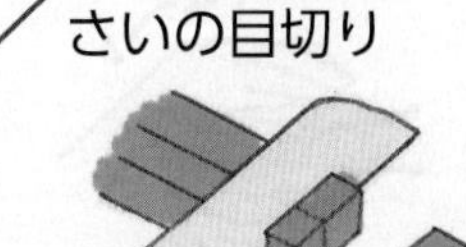

豆腐，じゃがいも，にんじんなど（汁物，サラダ）

そぎ切り

鶏肉，しいたけなど身の厚いもの（炒め物，焼き物）

かつらむき

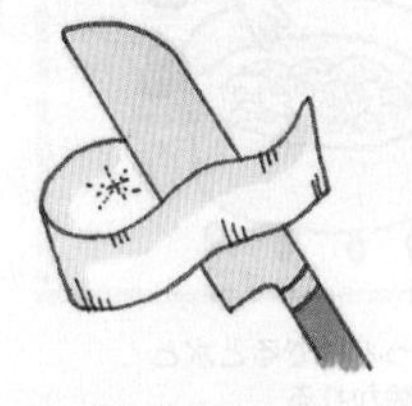

大根など（さしみのけん）

飾り切り

切り違い

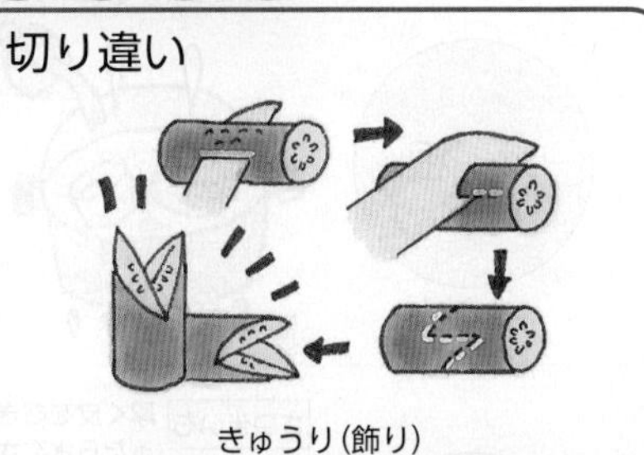

きゅうり（飾り）

たづな切り

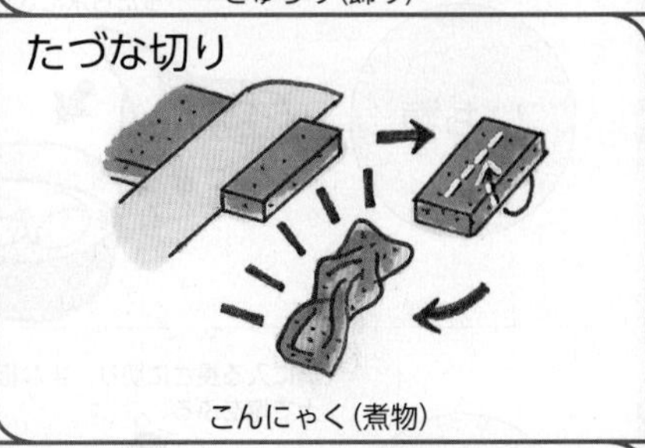

こんにゃく（煮物）

花形切り

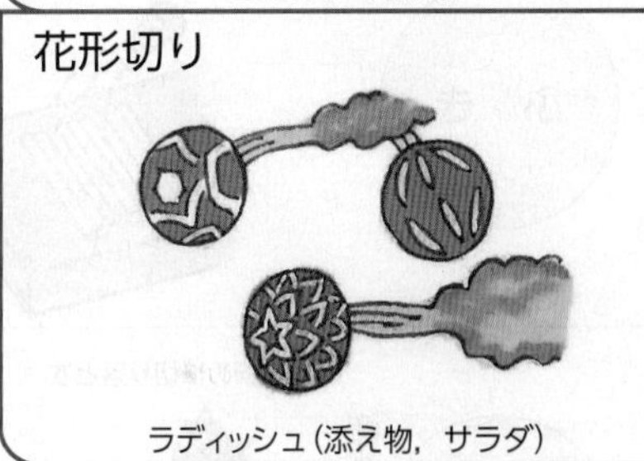

ラディッシュ（添え物，サラダ）

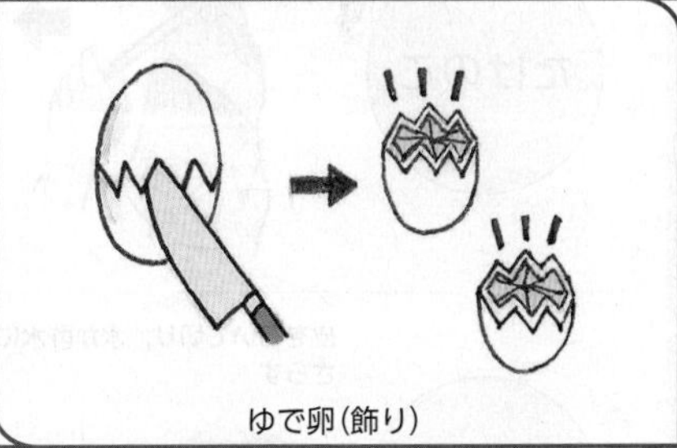

ゆで卵（飾り）

面取り

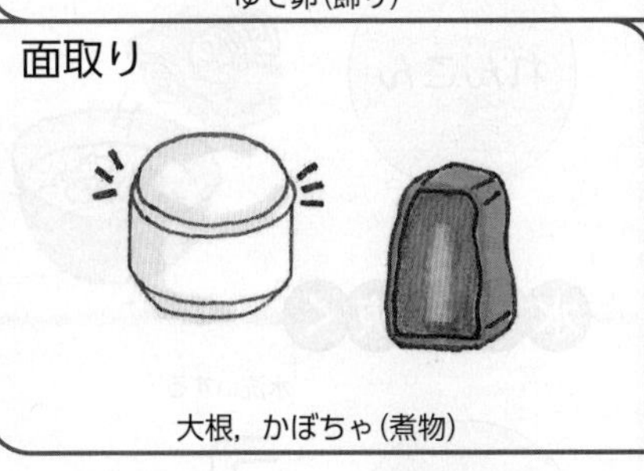

大根，かぼちゃ（煮物）

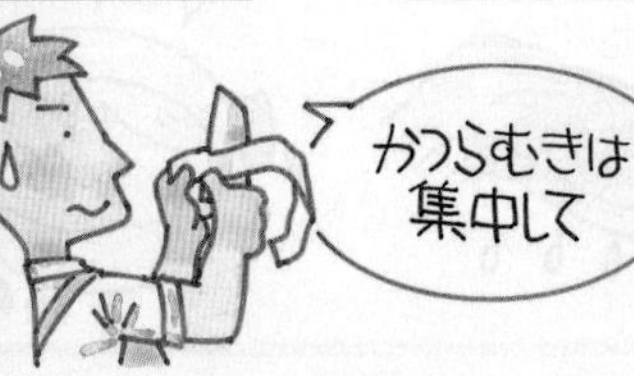

素材の下ごしらえ

素材のあく抜きや脱水，乾物をもどしたりする下ごしらえは，素材の持ち味を引き出すポイントである。

あくを抜く

大根

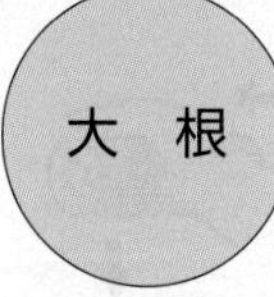

米のとぎ汁や水に米やぬかを入れてゆでる

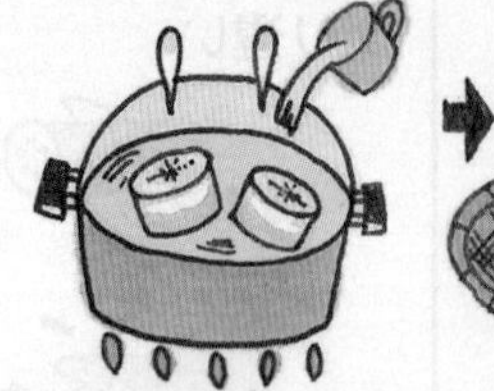

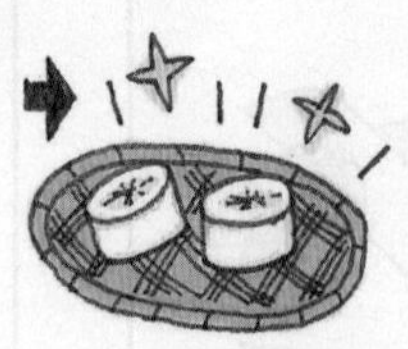

なす

切ったらすぐに水または薄い塩水につける

なすが浮かないように，皿などをかぶせる

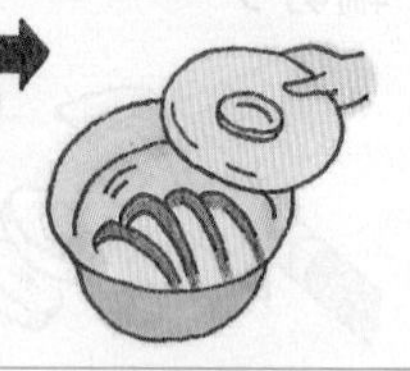

いも類

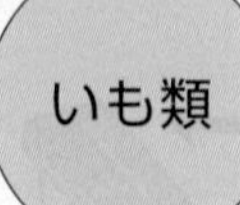

さつまいも　厚く皮をむき，切ったら水にさらす

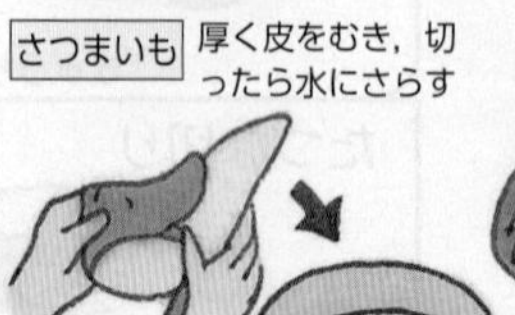

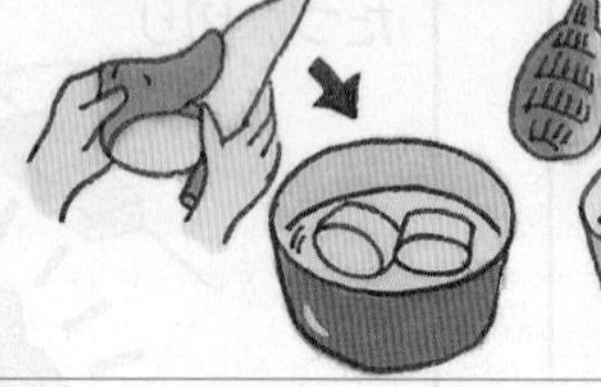

里いも　皮を上から下に向けてむき，下ゆでする

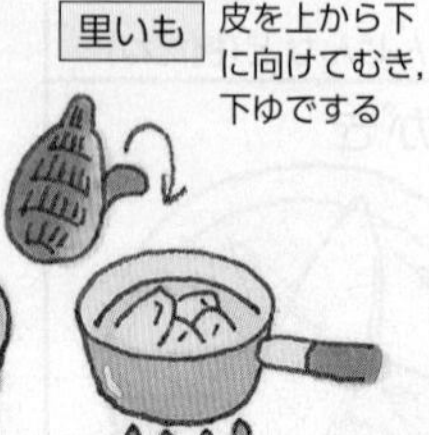

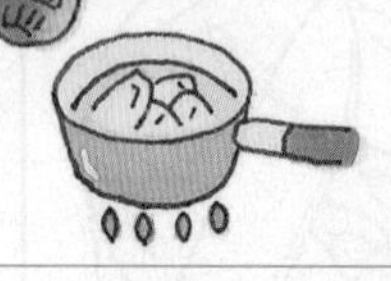

ごぼう

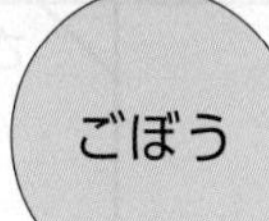

皮は包丁の背でこそげる

切ったらすぐに酢水にさらす

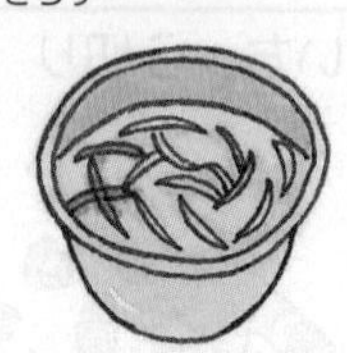

ふき

鍋に入る長さに切り，まな板の上で塩をふる

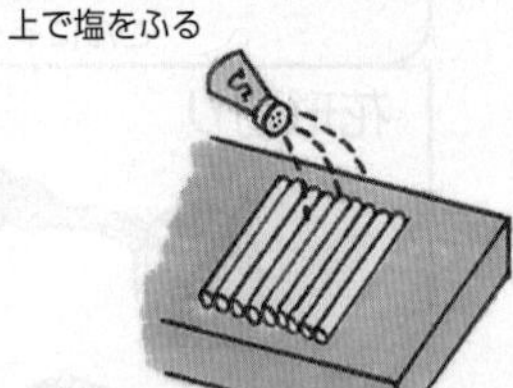

ごろごろころがし，塩をなじませる

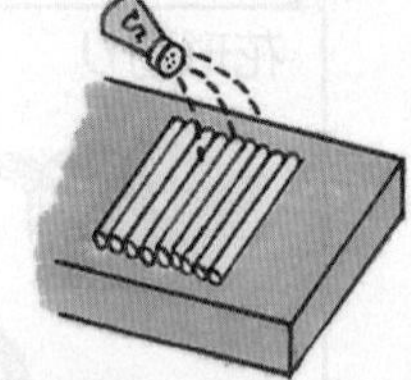

そのままたっぷりの湯でゆでる

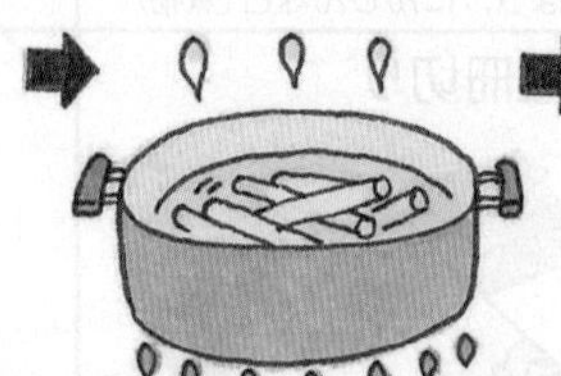

ゆで上がったら水にさらし，皮をむく

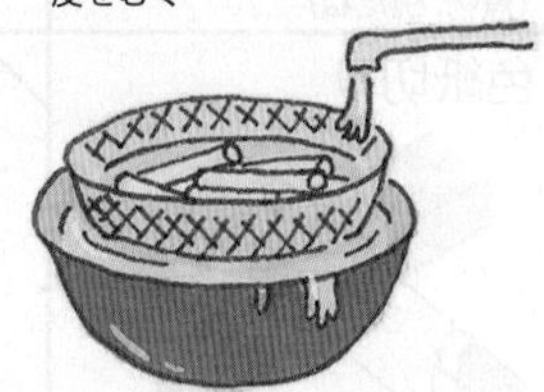

たけのこ

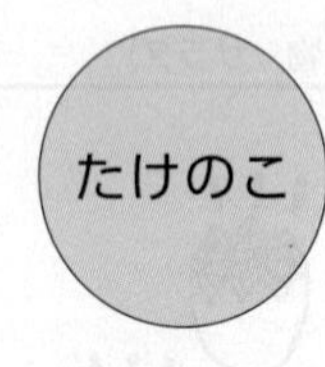

先を斜めに切り落とす

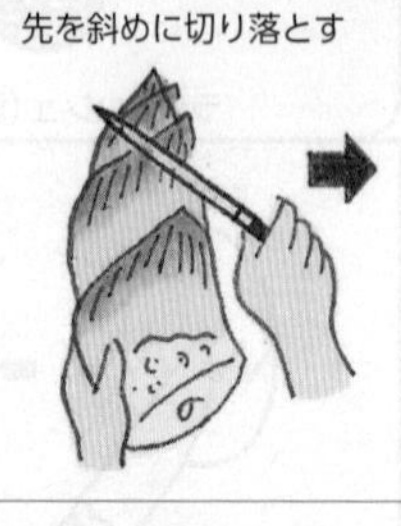

真ん中に縦に１本包丁目を入れる

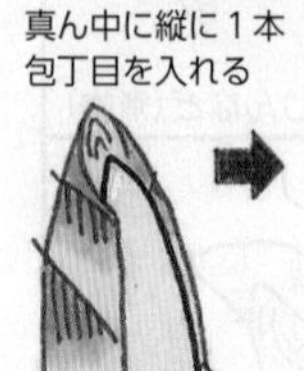

ぬかと赤唐辛子を入れて１時間ほどゆでる

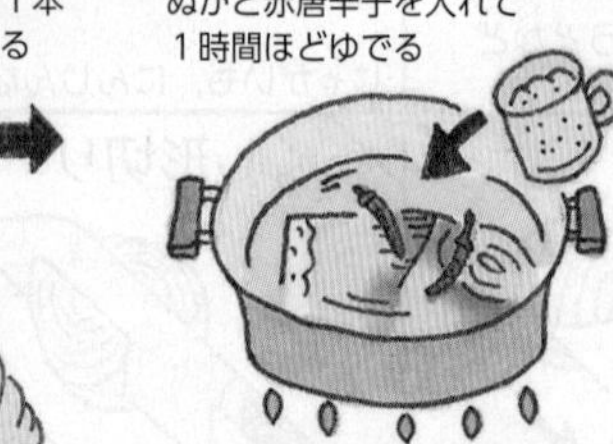

ゆで汁につけたままさまし，使うときに皮をむく

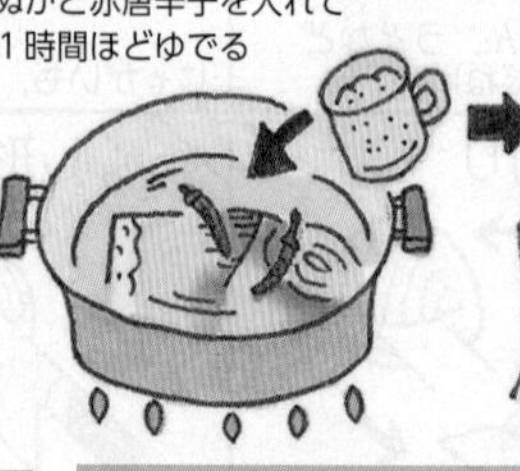

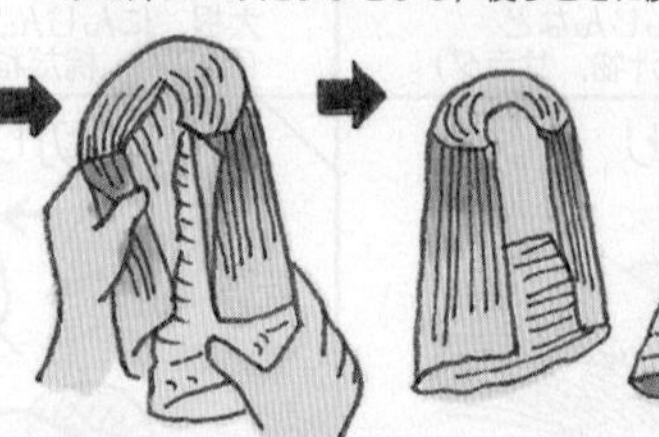

れんこん

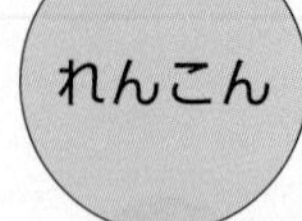

皮をむいて切り，水か酢水にさらす

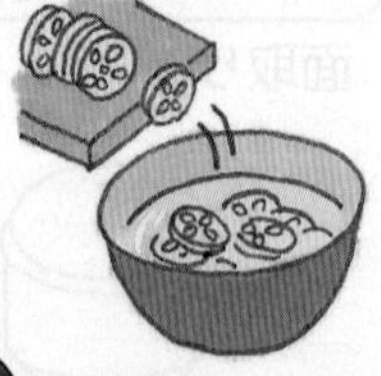

たっぷりの水に入れ，酢を加えてゆでる

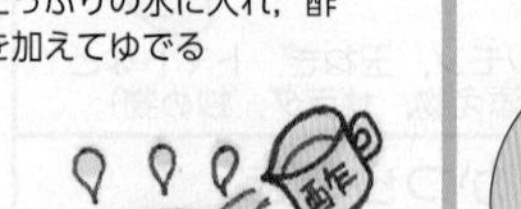

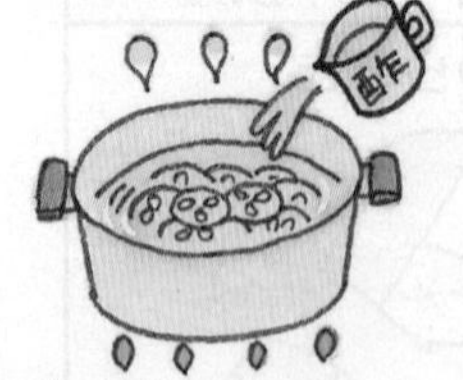

きゅうり

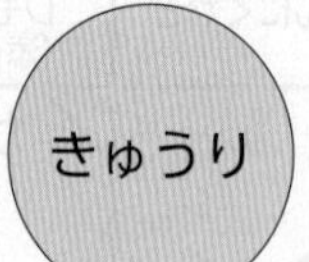

薄切りにしたら1％程度の塩をふり，しばらくおいてしんなりさせ，水けをしぼる

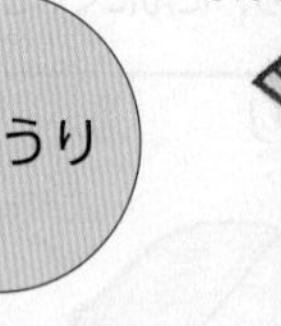

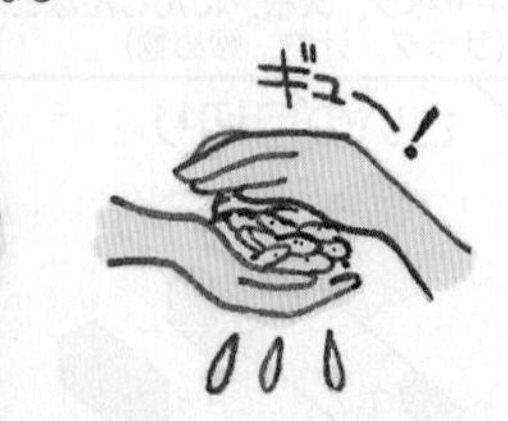

水けを抜く

こんにゃく

水洗いする

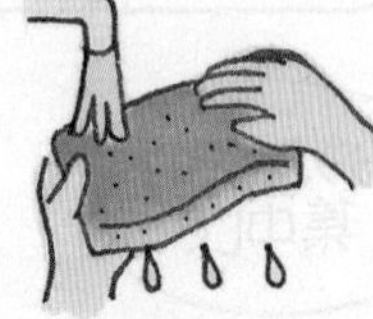

熱湯でさっとゆでると水と石灰分も除かれる

豆腐

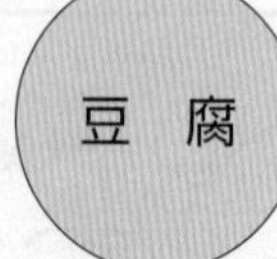

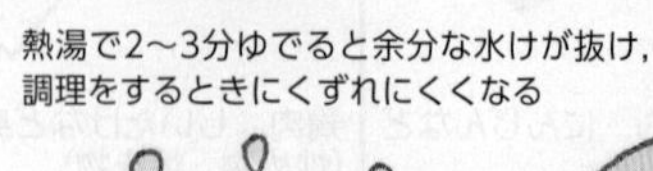

熱湯で2～3分ゆでると余分な水けが抜け，調理をするときにくずれにくくなる

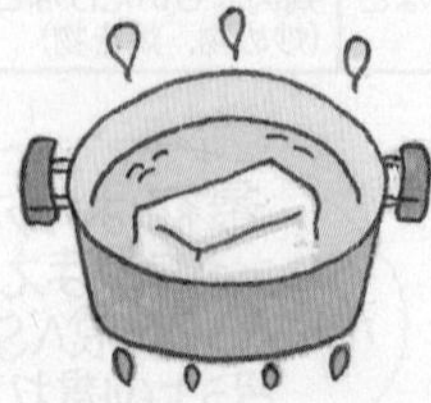

＊重しをのせる，電子レンジを使うなどの方法もある

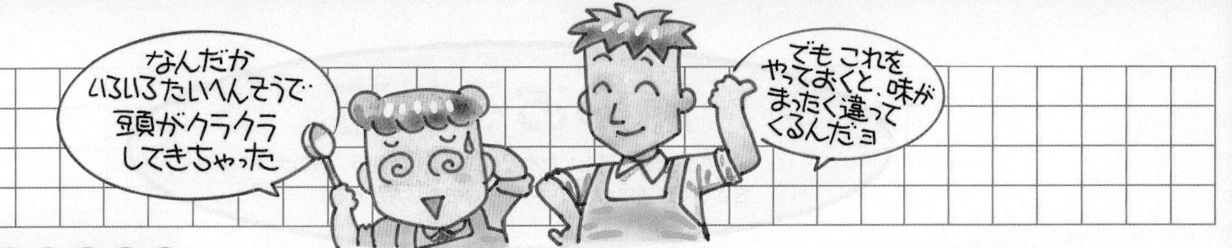

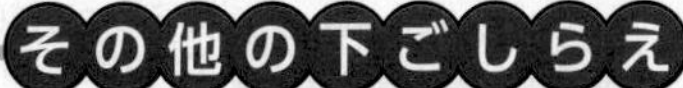

その他の下ごしらえ

じゃがいも

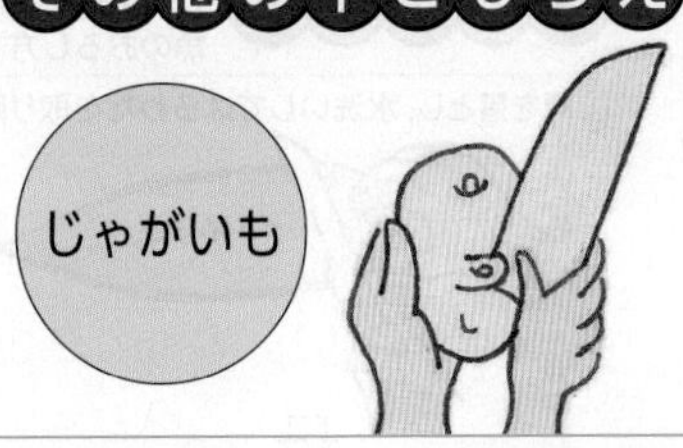
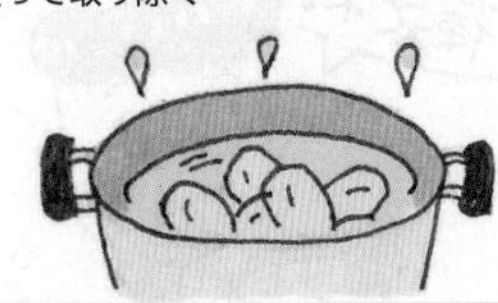

くぼみの芽を包丁の刃元を使って取り除く

きのこ類

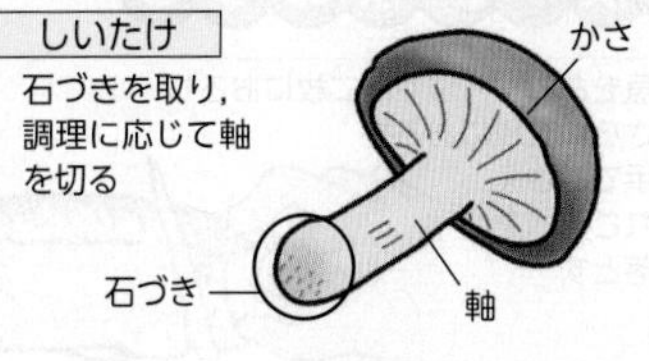

しいたけ 石づきを取り，調理に応じて軸を切る

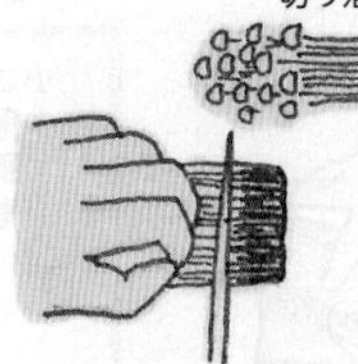

えのきだけ 石づきは長めに切り落とす

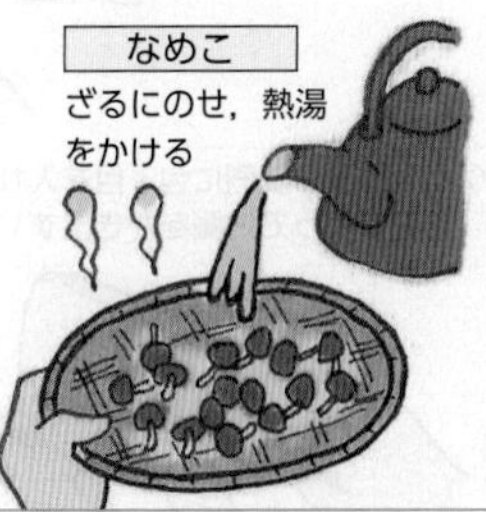

なめこ ざるにのせ，熱湯をかける

ほうれんそう

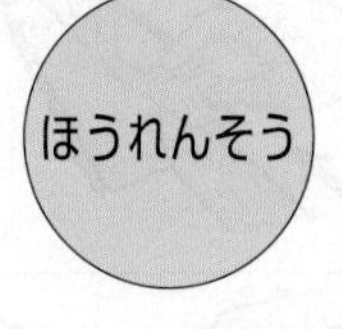
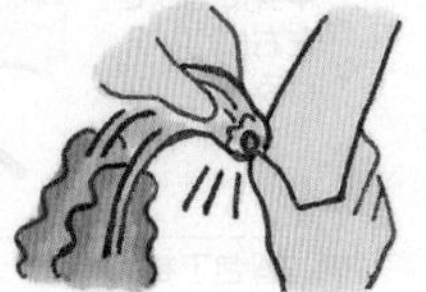
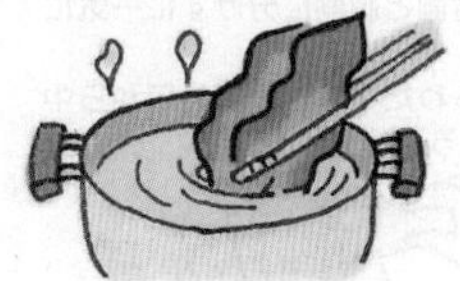
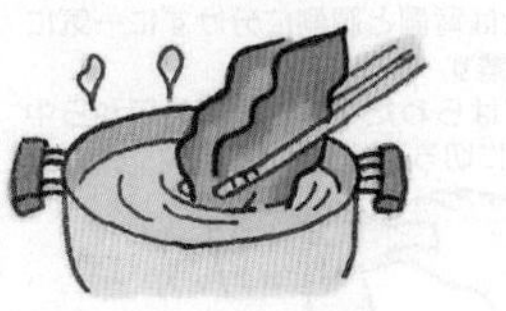
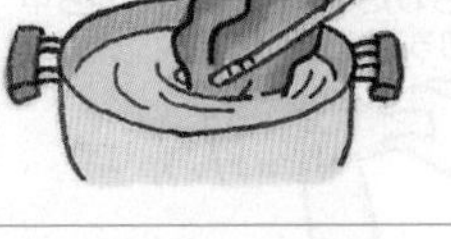

根元の汚れは包丁の刃元で削り取り，根元からゆでる

キャベツ

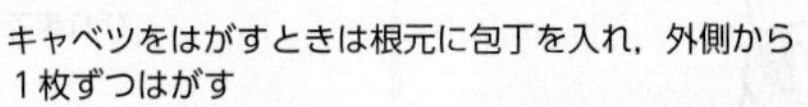

キャベツをはがすときは根元に包丁を入れ，外側から１枚ずつはがす

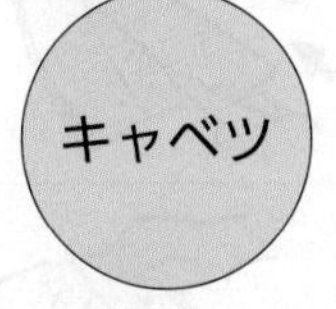
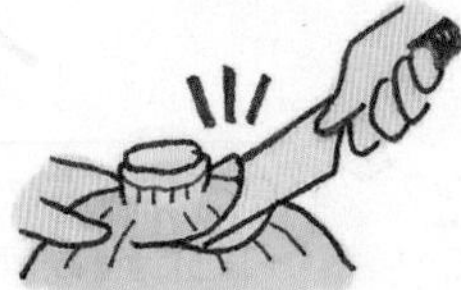
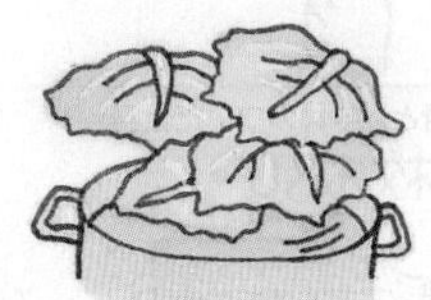
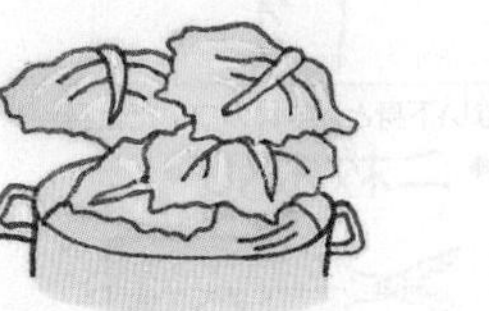

トマト

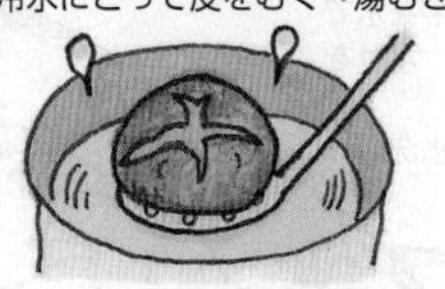

皮に十文字の切り目を入れ，沸騰した湯に5～10秒つけ，皮がめくれてきたら冷水にとって皮をむく→湯むき

さやえんどう さやいんげん

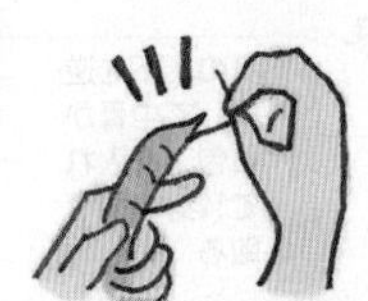
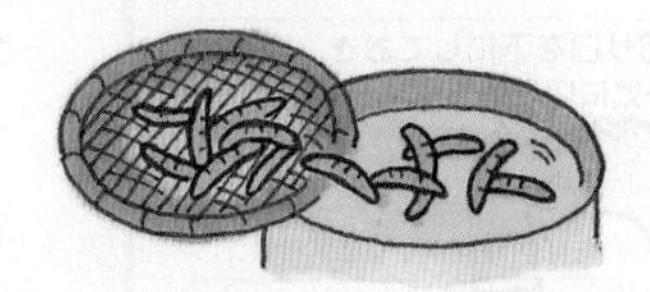

さっと水洗いして筋を取る。塩少々加えた湯でさっとゆで，冷水にとってざるにあげると色よく仕上がる

油揚げ

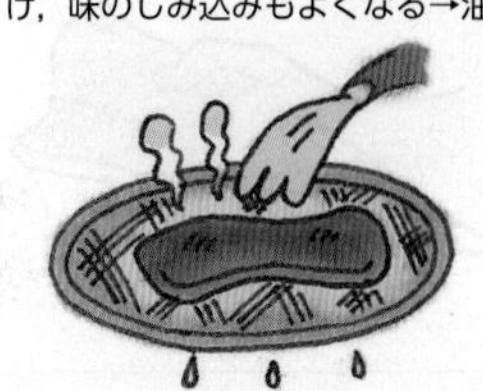

ざるにのせて熱湯をかけるか，熱湯の中へさっとくぐらせると油くささが抜け，味のしみ込みもよくなる→油抜き

グリーンアスパラガス

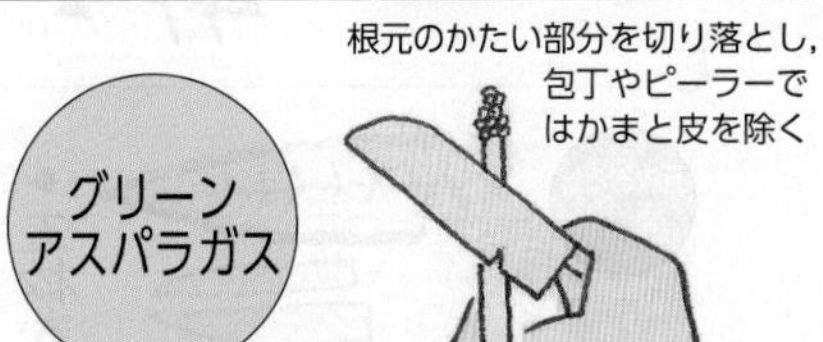

根元のかたい部分を切り落とし，包丁やピーラーではかまと皮を除く

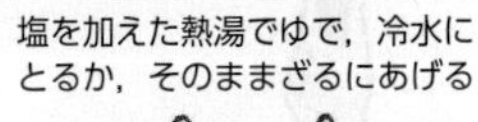
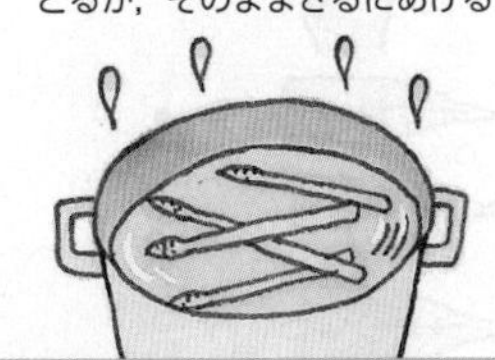

塩を加えた熱湯でゆで，冷水にとるか，そのままざるにあげる

お魚とお肉の下処理の方法は次のページよ。心の準備はいいかしら？

乾物のもどし方と重量の変化

食品	もどし方	重量変化
大豆	大豆の容量の4倍の水に一晩つける	2.5倍
はるさめ	熱湯でゆでて冷水にとり，水切りをする	4.1～4.4倍
干ししいたけ（香信）	ひたひたの水に5～6時間浸す	4倍
凍り豆腐	60℃の湯に25分つける。またはもどさずに，そのまま料理に使うタイプも多い	6倍
切り干し大根	水に約15分つける	4倍
かんぴょう	水洗いしてから爪で切れるくらいまでゆでる	5.3倍
ひじき	水に約20分つける	8.5倍
カットわかめ	水に約5分つける	12倍
糸寒天	たっぷりの水に約30分つける	9倍

魚のおろし方

1尾の魚は頭を落としたあと身をおろして使う。魚の大きさや調理法によっていろいろなおろし方がある。

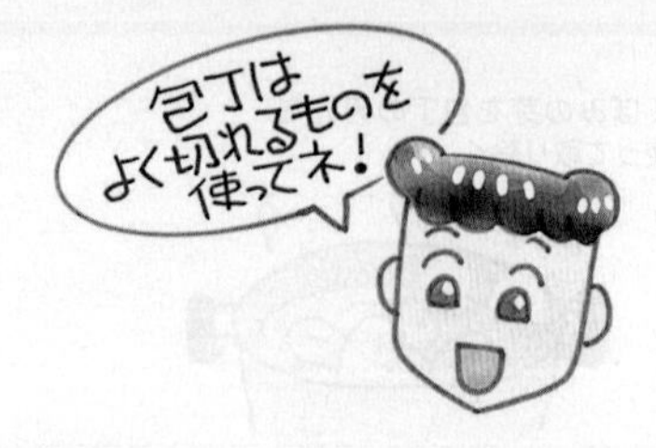

二枚・三枚おろし

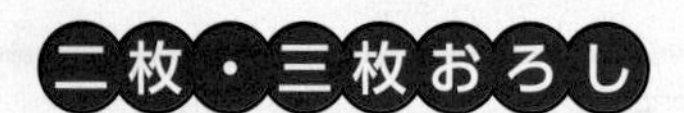

大きな魚をおろす方法で，二枚におろしてからさらに三枚におろす

①頭を手でおさえ，胸びれごと頭を切り落とす

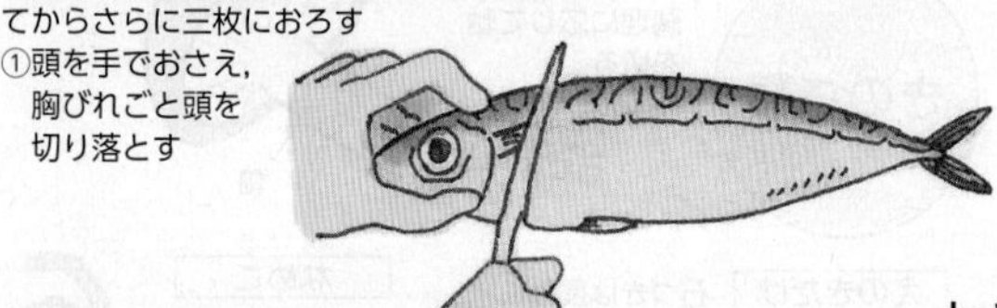

②切り口から腹側に包丁目を入れ，包丁の刃先を使って内臓をかき出す

③内臓を取り出したあと腹の中を水でよく洗い，水けをよくふく
このあと水洗いはしない

④中骨にそって腹から尾まで切り進める

⑤背を手前に置きかえ，背びれにそって切り目を入れる

⑥尾を持ち上げ，尾から包丁を入れ，中骨にそって包丁をずらしながら身と骨を切り離す

⑦上身と骨つきの下身に分かれる

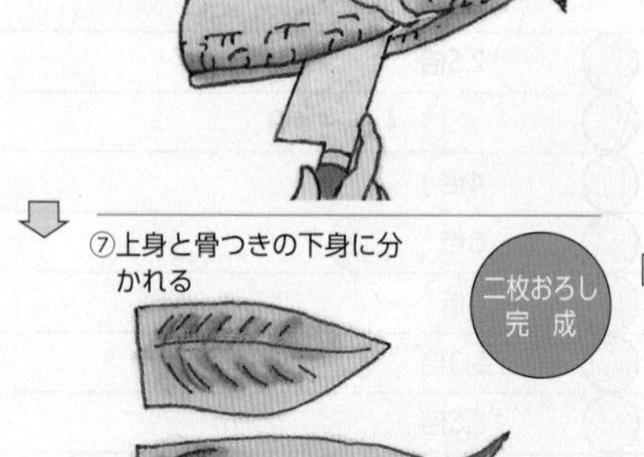

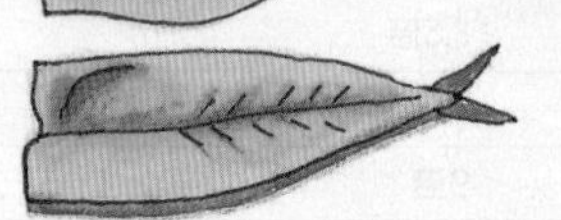

⑧下身の背びれから中骨まで包丁を入れ，尾に向かって切り進む

腹側も同様に頭の側から中骨まで包丁を入れ，尾に向かって切り進む

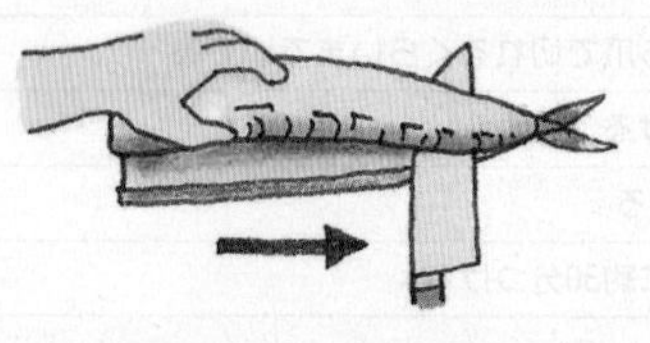

⑨最後に尾から中骨にそって頭の方向に包丁をずらしながら中骨と身を切り離す

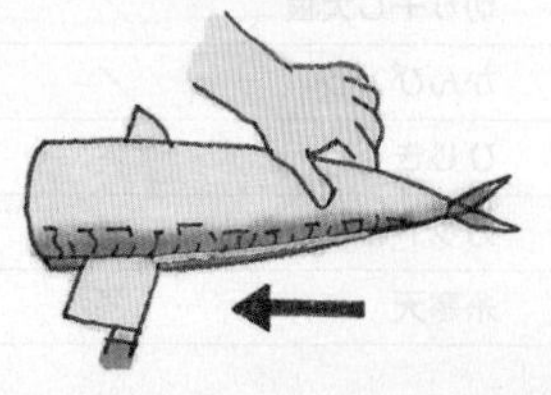

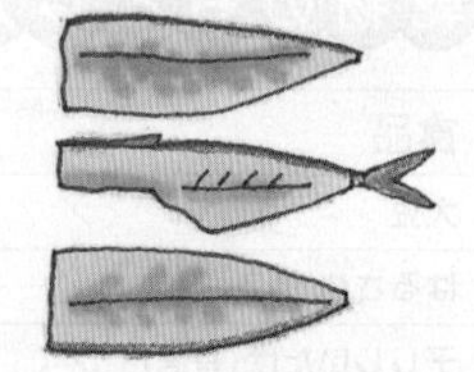

小さい魚の場合（二枚・三枚おろし）

小さい魚の場合は背側と腹側に分けずに一気に中骨と身を切り離す

①頭を落としてはらわたを除き，切り口から中骨の上を一気に切る

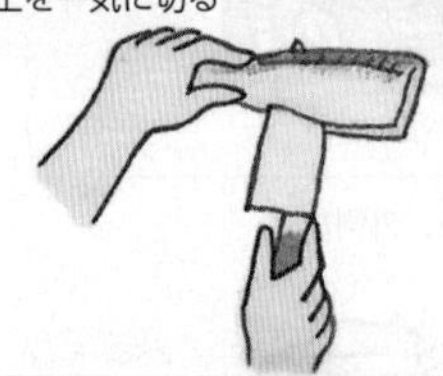

②骨のない下身と，中骨のついた上身

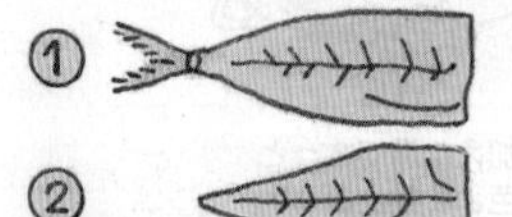

③上身の切り口を下にしておき，中骨にそって一気に切り離す

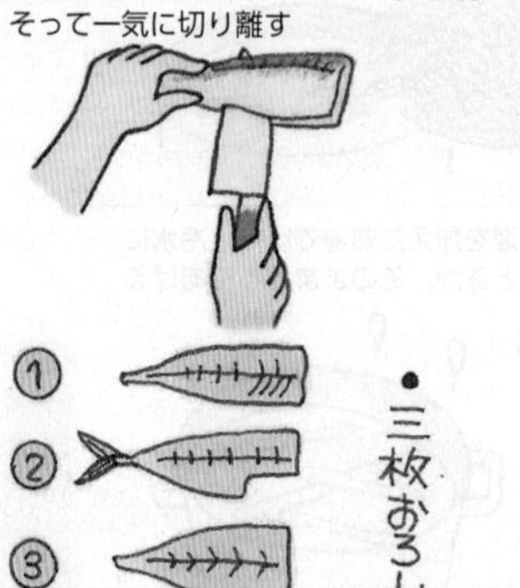

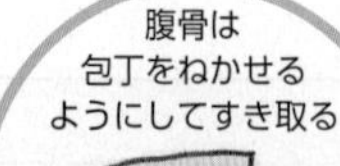

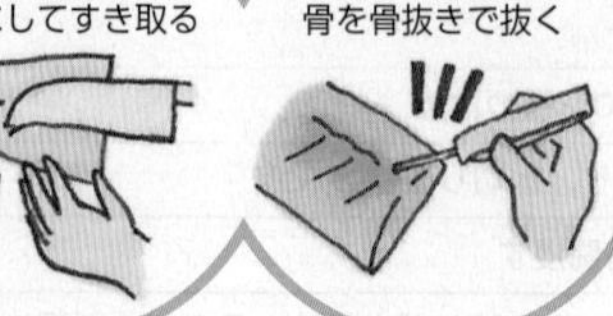

五枚おろし

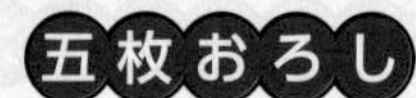

ひらめや舌びらめ，かれいなど平たい魚のおろし方

①頭を落とし，水洗いしてはらわたを取り除く

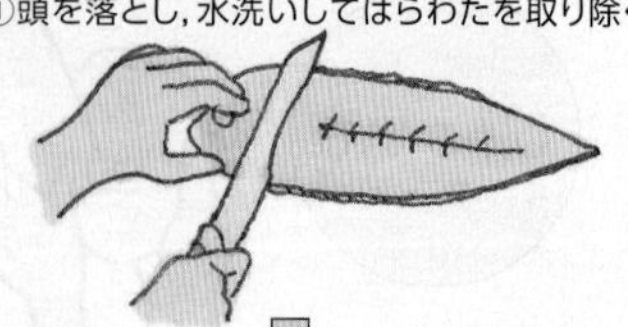

②身の中央を中骨まで切り，中身にそって左右に切り分ける

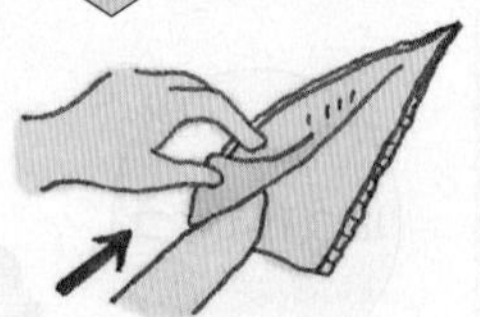

③包丁をねかせて中骨から背びれまで切る

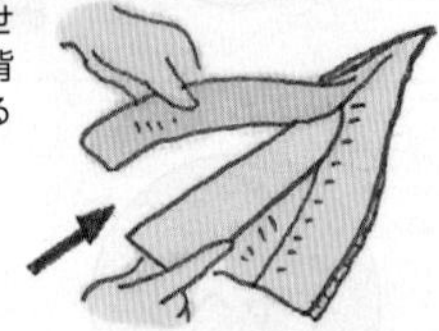

④反対側に包丁を入れ，尾のほうにすすめ，¼身を切り取る

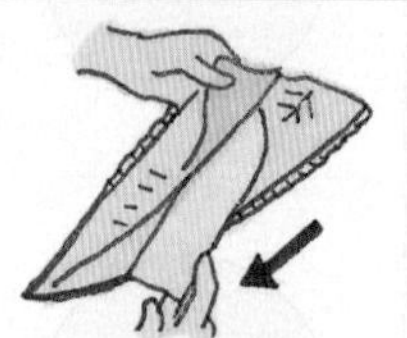

⑤身の上下を逆にして中骨から包丁を入れて¼身を切り取る

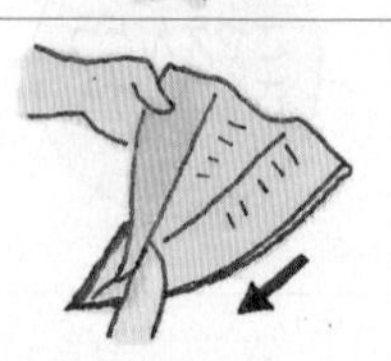

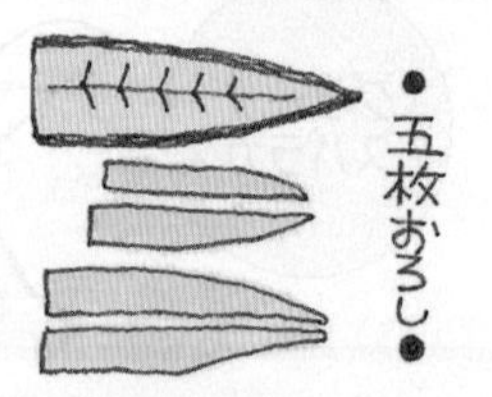

魚と肉の下処理

調理の前に魚は身をおろすほかに，開いたり切り目を入れたりし，肉にもいろいろな処理をしてから火をとおす。

魚

えびの下処理

背わたは背の第二関節のあたりに竹串を入れて引き抜く

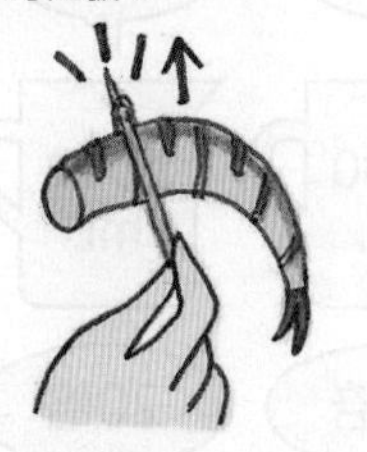

加熱するとまるまるので，腹に切り目を入れる

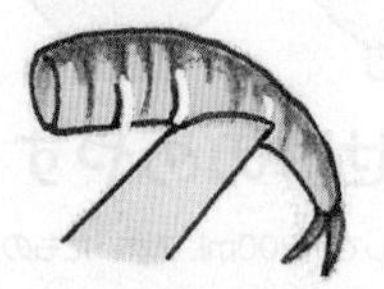

尾先に水がたまっているので，揚げるときは尾先を包丁で切り落とす

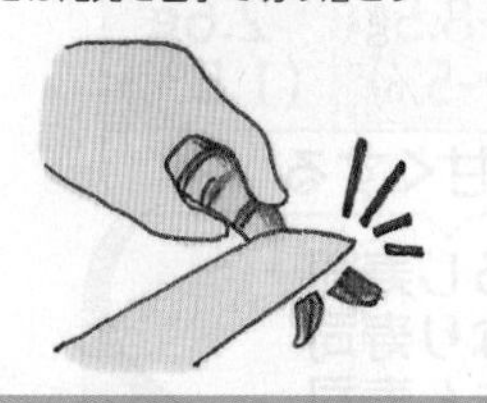

あじの腹開き

①あじは頭を落とし，腹を右，切り口を手前にしておき，腹に横に切り目を入れる

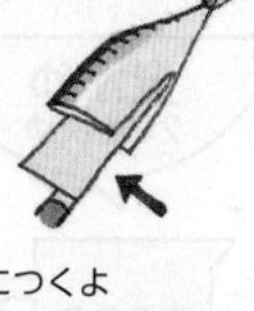

②中骨が下側の身につくように包丁をすべらせ，尾まで開く

③下身と中骨の間に包丁を入れ，尾のほうまでそぎ取る

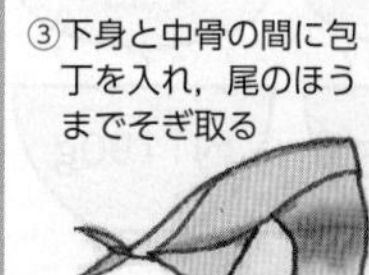

④なるべく尾に近いところで中骨を切り落とす

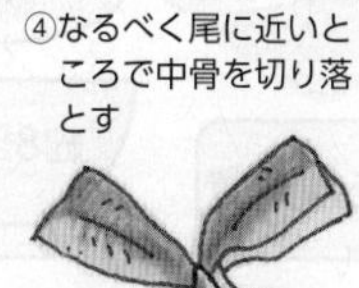

⑤身の両側にある腹骨をそぎ取って腹開きの完成

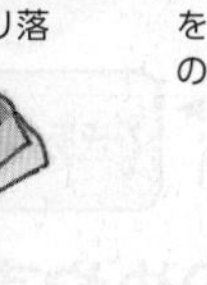

さばの筒切り

みそ煮などにする場合は筒切りにする。頭を落とし，切り口から内臓を抜き，水洗いする。4～5cm幅に骨ごと筒状に切る

はらわたを出す

きすの背開き

天ぷらなどにするとき

①頭を落とし，切り口から内臓を抜き取る

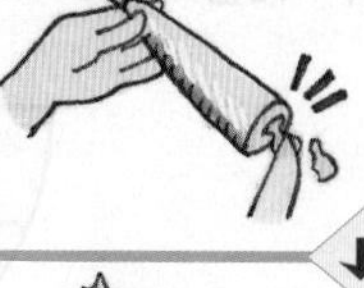

②背を右，切り口を手前にしておき，背びれの上から包丁を入れる

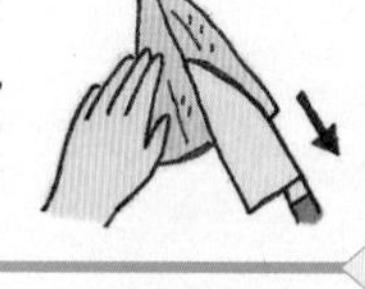

③腹側をつなげたまま頭から尾まで開く

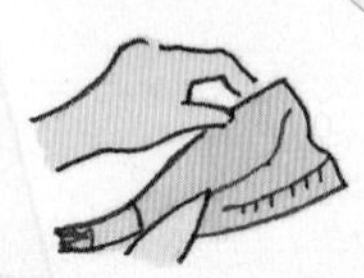

④魚の表を返して身と中骨の間に包丁を入れ，中骨から身を切り離す

⑤背開きの完成

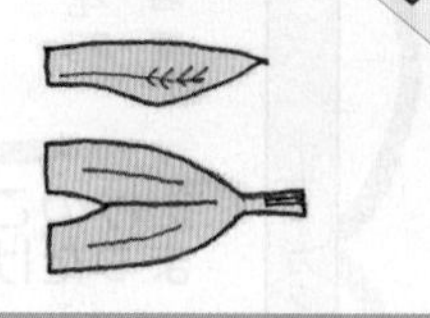

あじの下処理（塩焼き）

①ぜいごをそぎ取る

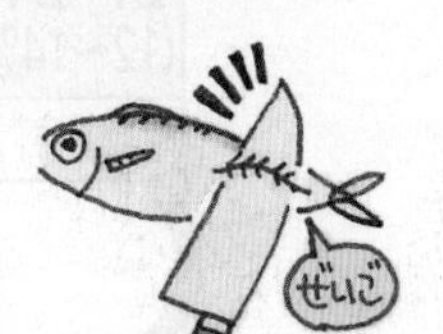

②裏側の腹に切り目を入れてはらわたを出す

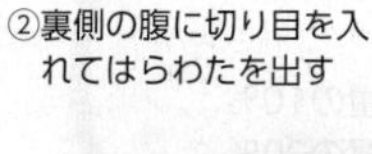

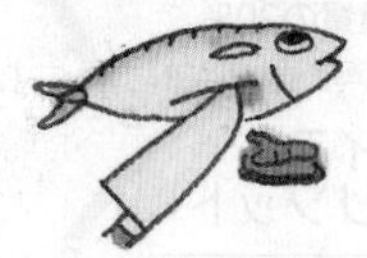

③火のとおりがよいように，表側に切り込みを入れる

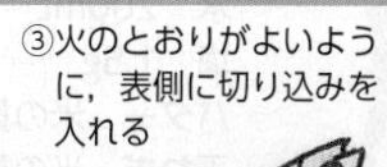

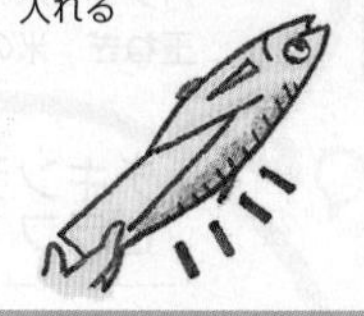

肉

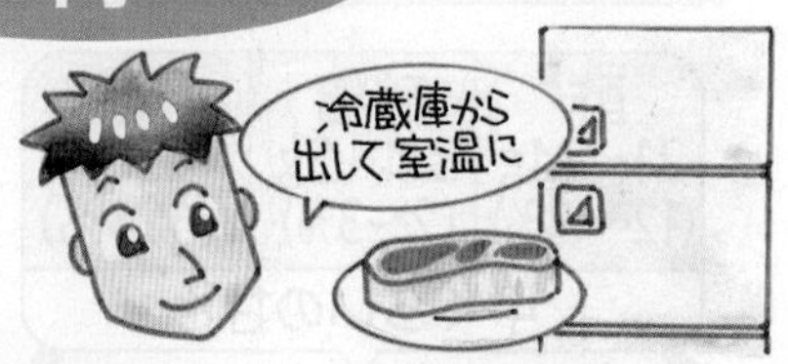

下味をつける

塩，こしょうはまんべんなくふり，すり込むようにしてしっかりと下味をつける

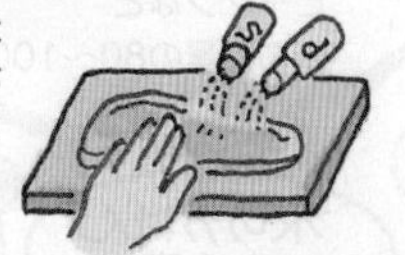

つけ汁につけた場合は途中で上下を返す

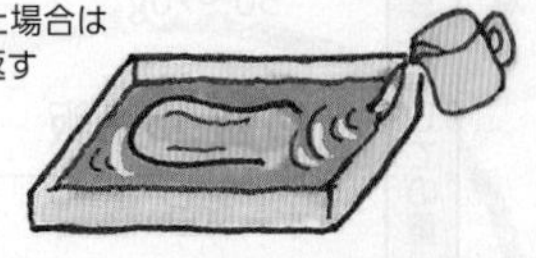

ゆでるとき

形くずれしないようにたこ糸で巻いたり，ネットをかけたりする

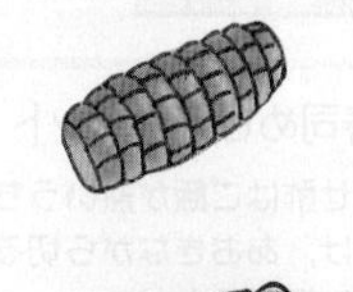

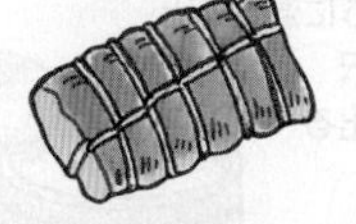

焼くとき

切り身の肉を焼くときは，筋を切ったり，たたいてから形を整えて焼くと，縮まずやわらかく仕上がる

筋切りする

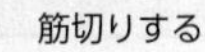

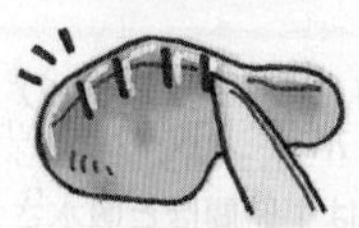

たたく

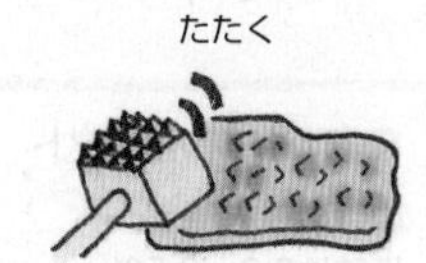

肉を開く（観音開き）

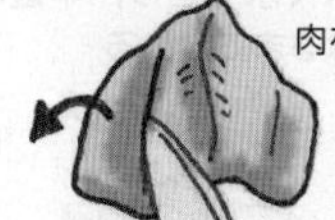

鶏肉は，身の厚いところに包丁を入れて開く。厚さを均一にしたり薄く平らにすることができる

揚げるとき

①塩，こしょうはまんべんなく両面にふる

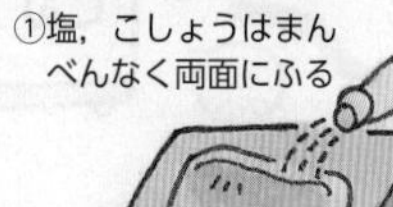

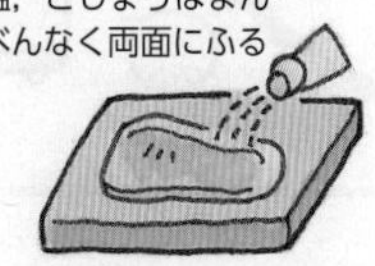

② フライ衣の小麦粉はうすくまんべんなくつけ，余分な粉は払い落とす

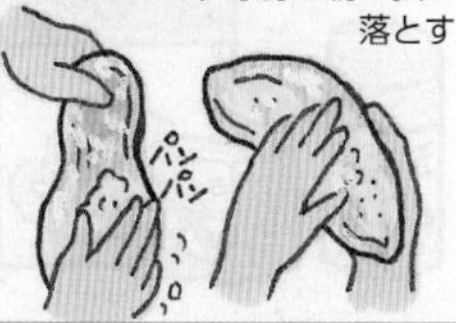

③溶き卵は小麦粉とパン粉をつけるのりの役目をするのでむらなくつける

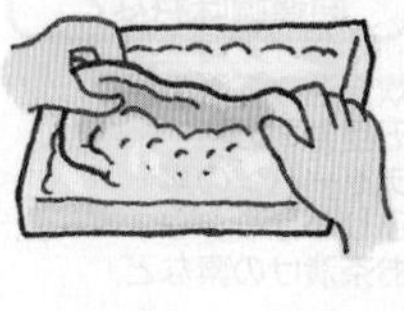

ご飯物

白飯，炊き込みご飯，寿司，おかゆなど，わが国の主食は変化に富んでいる。水かげんや調味料の割合を覚えよう。

(1カップ170gは精白米のめやす)

●水加減

1合＝180mL≒150g
1升＝10合＝1.8L

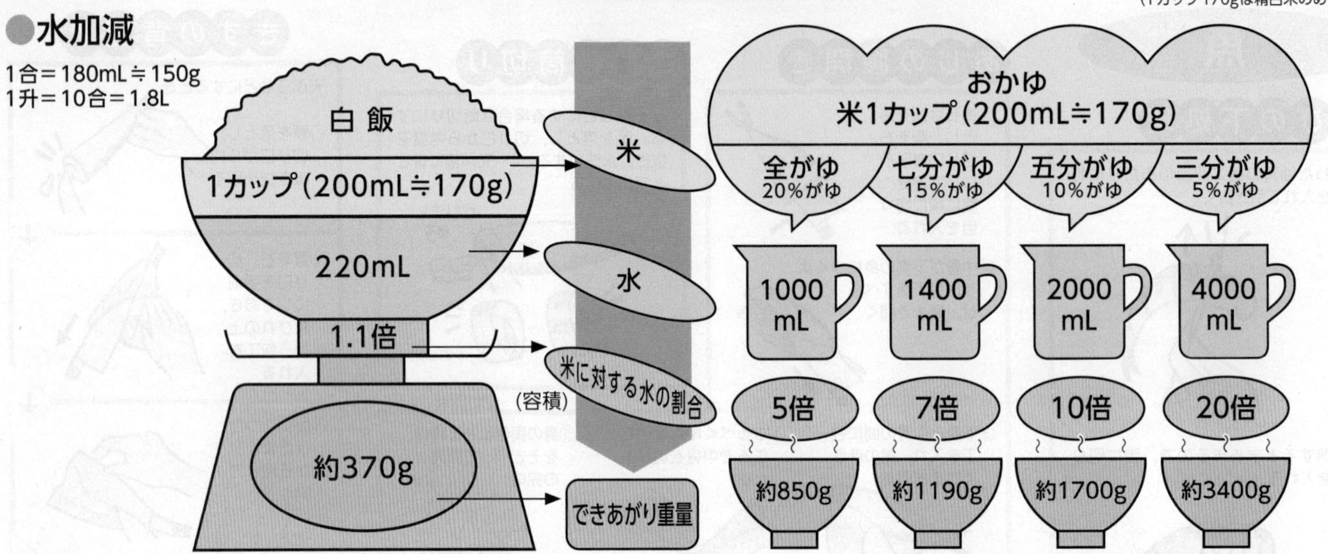

●和風・洋風炊き込みご飯の調味料のめやす

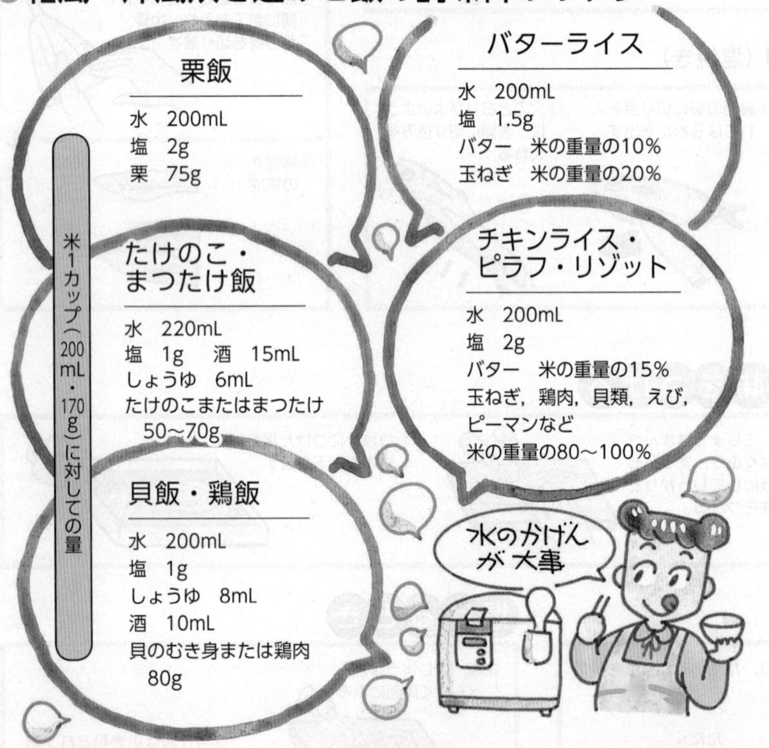

●すし飯の合わせ酢のめやす

(米1カップ【200mL≒170g】に対して水200mLで炊いたもの)

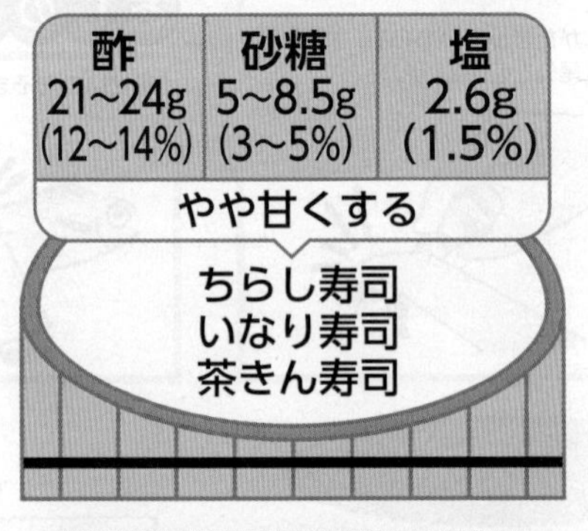

酢	砂糖	塩
21～24g (12～14％)	5～8.5g (3～5％)	2.6g (1.5％)

やや甘くする

ちらし寿司
いなり寿司
茶きん寿司

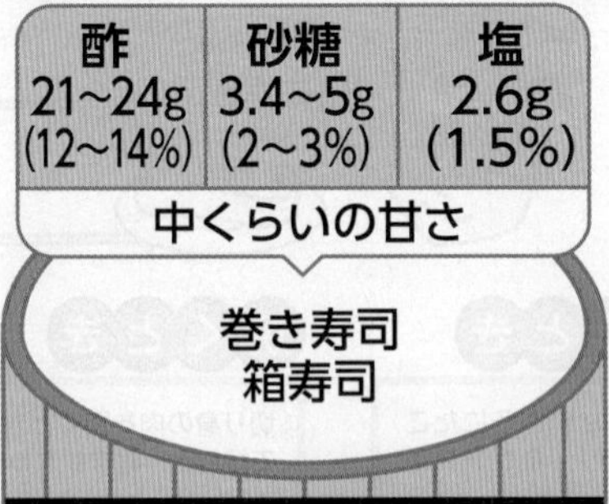

酢	砂糖	塩
21～24g (12～14％)	3.4～5g (2～3％)	2.6g (1.5％)

中くらいの甘さ

巻き寿司
箱寿司

関連調味料など

炊き込みご飯の素
五目寿司の素
チャーハンの素
ふりかけ
お茶漬けの素など

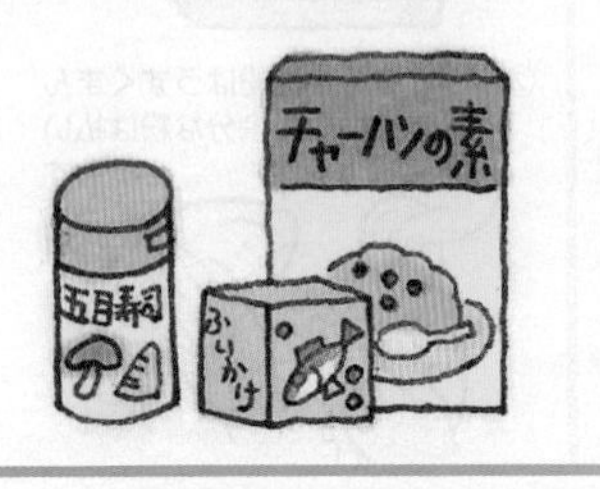

●おかゆのポイント

厚手の鍋を使う
塩味は0.3～0.5％
途中でかき混ぜない

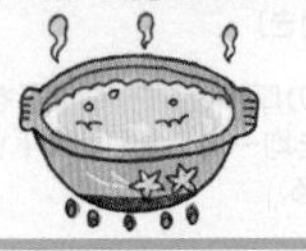

●バターライスのポイント

米は１時間ほど吸水させてよく水をきり，半透明になるまで炒める

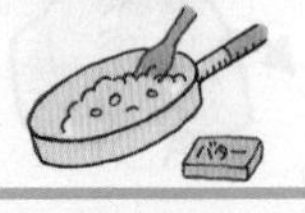
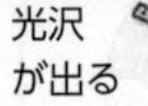

●寿司めしのポイント

合わせ酢はご飯が熱いうちにかけ，あおぎながら切るように混ぜると光沢が出る

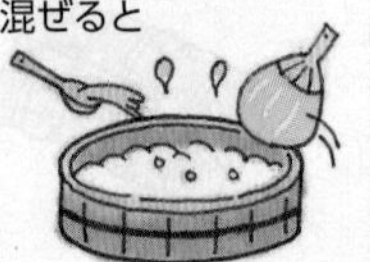

汁物

汁物はだしのうまみ，味つけ，実とのバランスがポイント。
だしはいろいろな料理に使用するのでしっかり覚えておこう。

旬の材料を
盛り込むのが
何よりの
Good
ごちそうでーす!

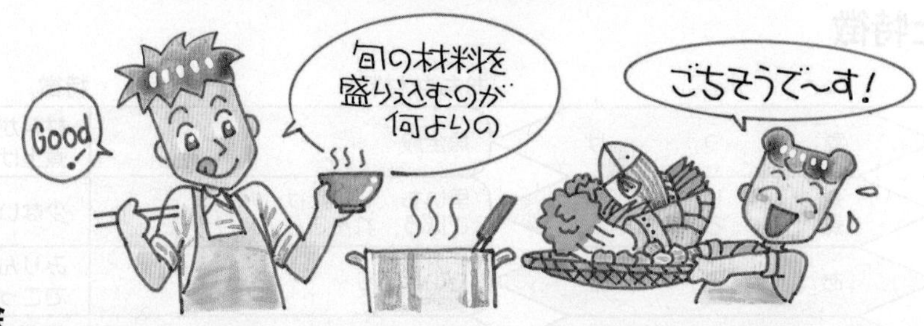

●だし汁のとり方と用途

	だしの種類	おもな材料	だしのとり方	おもな用途
和風	一番だし	昆布 かつお節	切り込みを入れた昆布を水に入れて30分おいて火にかけ，沸騰直前に取り出し，かつお節を入れる。再び沸騰したら火を止めてこす	上等な吸い物 薄味の煮物
和風	二番だし		一番だしをとったあとのかつお節に一番だしの半量の水を加えて煮立たせてこす	煮物 みそ汁
和風	昆布だし	昆布	昆布に切り込みを入れて水に一晩つけて加熱前に取り出す。または水から入れて火にかけ，沸騰直前に取り出す	寿司めし 精進料理
和風	煮干しだし	煮干し	煮干しのはらわたと頭を除き，水から入れて3～4分煮出し，こす	煮物　みそ汁 うどん汁
洋風	スープストック	鶏ガラ，玉ねぎ， にんじん，セロリー	鶏ガラに，玉ねぎ，セロリー，にんじんなどの香味野菜の薄切りと塩を加えて2時間くらい弱火で煮出し，こす	スープ ソース
中国風	湯（タン）	鶏手羽先または鶏ガラ， ねぎ，しょうが	鶏手羽先や鶏ガラに，ねぎ，しょうがの薄切りを加えて1時間ほど弱火で煮出し，こす	汁物　汁めん 煮物

●和風の汁物の材料と調味料のめやす（汁の量に対する％）

汁の種類	塩	しょうゆ	みそ	その他	椀だね
すまし汁	0.6～0.8	0.1～1			白身魚・しんじょ・貝類・豆腐・野菜など
みそ汁			8		野菜・豆腐・油揚げ・海藻など
くず汁（吉野汁）	0.8	0.6～1		くず2	野菜・豆腐・卵など
けんちん汁	0.6～0.8	0.1～1		油2	豆腐・里いも・大根・ごぼう・にんじんなど
かす汁			7～10	酒かす10	塩ざけ・大根・にんじんなど

●和風だしのポイント

かつお節が沈んだらすみやかにこす

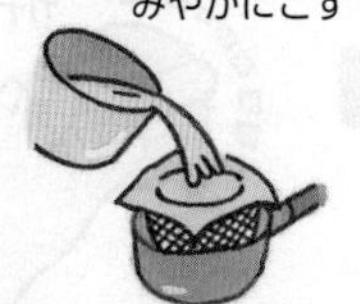

●洋風だし（スープストック）のポイント

あくはこまめに取り，グラグラ煮立たせない

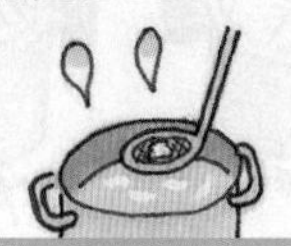

●中国風だし（湯）のポイント

しょうがは包丁でつぶし，だしが半量になったら火からおろす

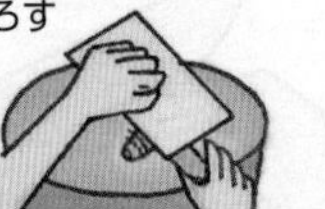

インスタント食品

インスタント吸い物
インスタントみそ汁
インスタントスープなど

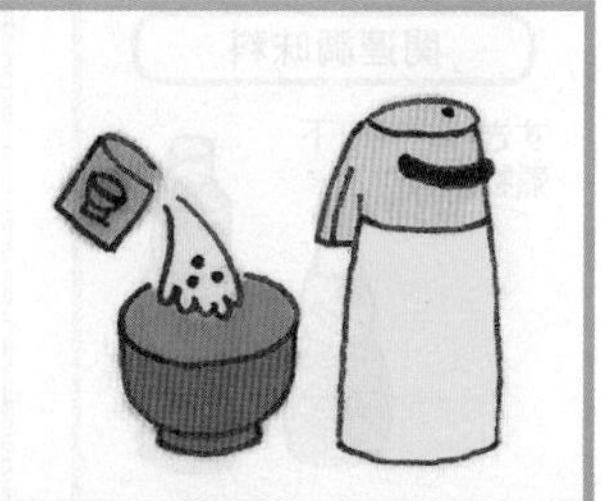

煮物

煮ることで，かたいものがやわらかくなり，材料に風味がつく。味つけがしやすく，保存性を高める効果もある。

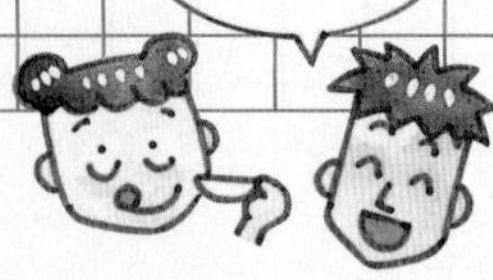

●煮物の種類と特徴

種類			おもな材料	特徴
和風	煮汁の少ない煮物	煮つけ	魚全般	材料がようやく浸るくらいの煮汁でさっと煮上げる
		煮しめ 煮ころがし	里いも，しいたけ，八つ頭，ごぼう，れんこん，たけのこ	少ない煮汁で，味濃く，つやよく煮しめる
		あら煮	たい，ぶり	みりん，しょうゆなどで調味，少ない煮汁でこってりと煮る
		みそ煮	さば，いわし	青背の魚をだしとみそで調味した煮汁で煮る
		いり煮 炒め煮	ごぼう，れんこん，こんにゃく，鶏肉	材料を炒めてから調味したり，少ない煮汁をからませるようにして煮る
	煮汁の多い煮物	含め煮	凍り豆腐，ゆば，麩，かぼちゃ，大根，栗	たっぷりのだしに薄く味をつけ，材料に煮汁を含ませるようにして弱火で煮る
		おでん	大根，水産練り製品，豆腐こんにゃく，牛すじ	たっぷりの煮汁の中で材料を弱火で煮る
洋風	煮汁の少ない煮物	蒸し煮	魚全般	材料がようやく浸るくらいのワインやブイヨンの煮汁で，ふたをして弱火で煮る
	煮汁の多い煮物	煮込み（シチュー）	肉類，タン，テール	ソテーした材料にルーを加え，弱火で煮込む
		煮込み（ポトフ）	肉類，ソーセージ，野菜	たっぷりのブイヨンに薄く味をつけ，大きく切った材料を弱火で煮込む
中国風	煮汁の少ない煮物	煨（ウエイ）（炒め煮・揚げ煮）	魚類	材料を炒めたり揚げたりしてから，材料がようやく浸るくらいの煮汁で煮る
	煮汁の多い煮物	煮（ツー）（ゆで煮）	肉類，野菜類，卵	材料をたっぷりの湯でゆで，やわらかくなってから調味する

●鍋物の材料と調味料のめやす（4人分）

	だしまたは水	主材料	しょうゆ	塩	砂糖	みりん	その他
寄せ鍋	5カップ	魚介類 野菜類	大さじ4	小さじ1	大さじ2	大さじ3	
おでん	8カップ	野菜類 こんにゃく・豆腐	大さじ2	小さじ1	大さじ2	大さじ2	
土手鍋		かき			大さじ6		みそ150g　酒大さじ3～4
すき焼き（割り下）（関東風）		牛肉	½カップ		大さじ2	½カップ	
ちり鍋（たれ）	大さじ4	魚類	大さじ4				ゆずしぼり汁1個分　酢大さじ2
しゃぶしゃぶ（たれ）	大さじ1	牛肉，豚肉	大さじ3		小さじ1	大さじ3	酢大さじ2　おろししょうが小さじ2 おろしにんにく小さじ1

関連調味料

すき焼き割り下
煮物だしなど

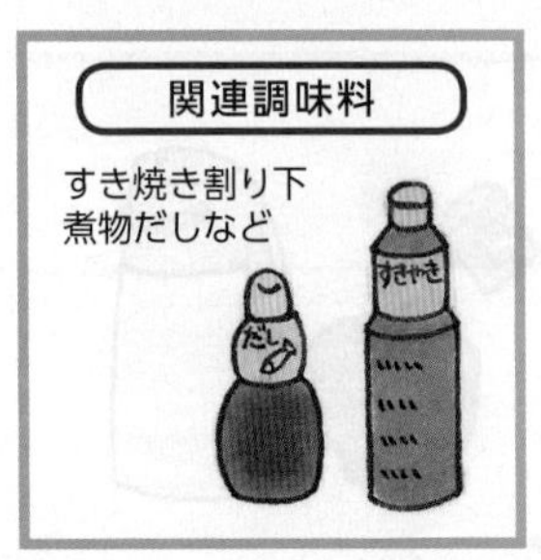

●煮物のポイント

材料は面取りして，煮くずれを防ぐ

味がしみ込みやすいように，大きな材料には切り目を入れる

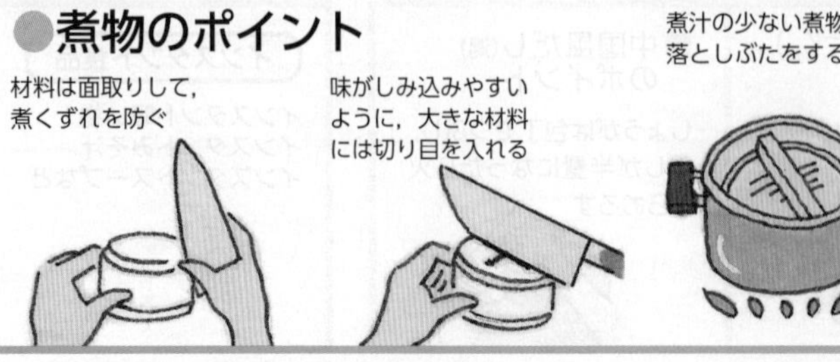

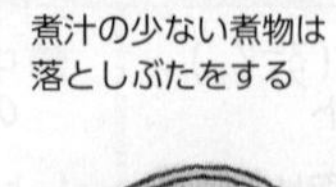

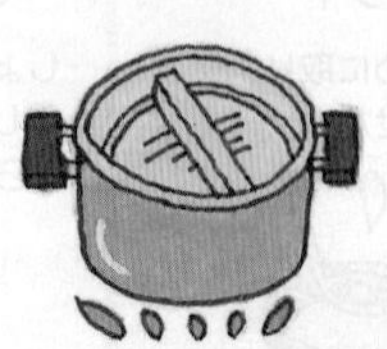

鍋は大きめでゆったりと

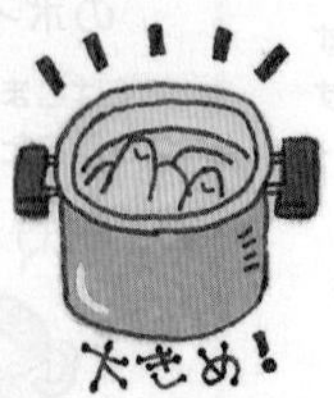

鍋を火にかけたら煮立つまでは強火

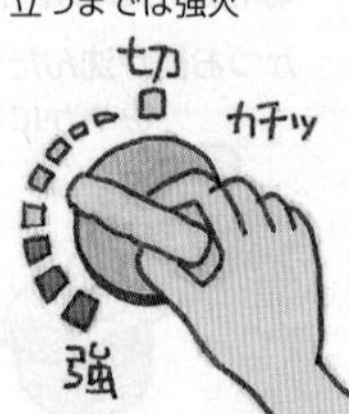

揚げ物・炒め物

揚げ物・炒め物は油を使って短時間に高温で調理をするのが特徴。油のよい香りがつき，口当たりがよくなる。

●おもな揚げ物の種類

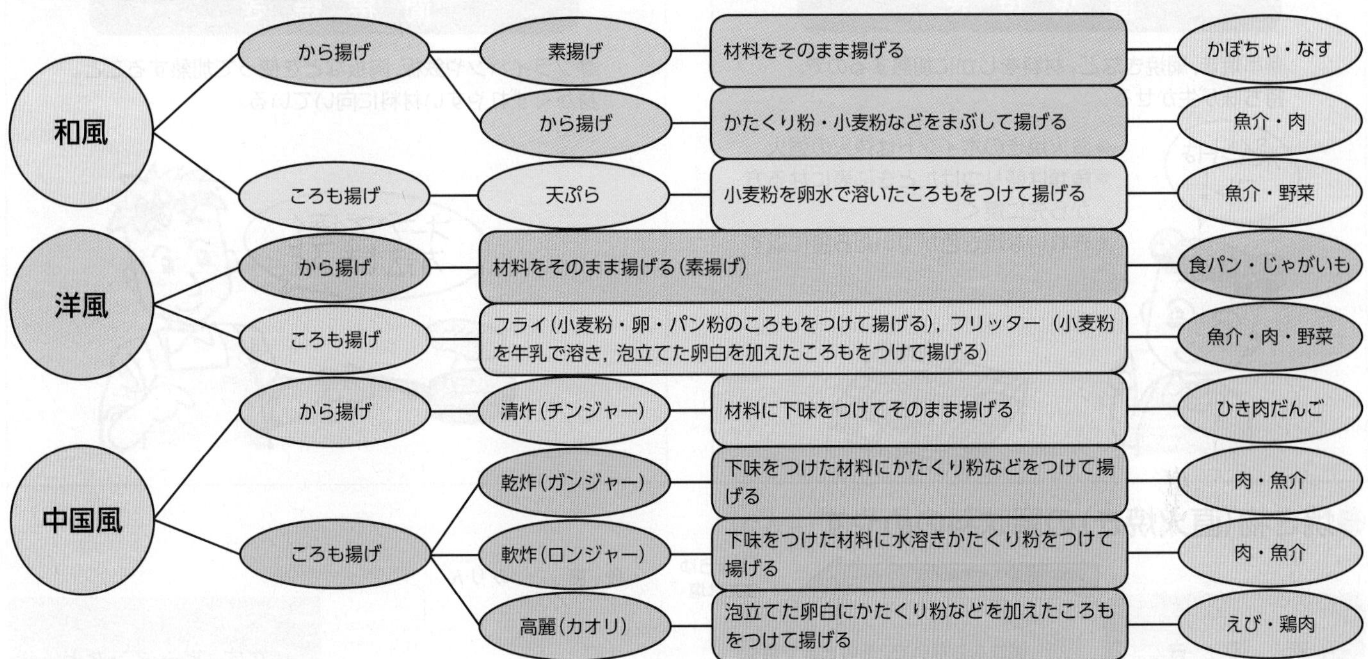

●油の温度の見分け方

（天ぷらのころもを落とした場合）

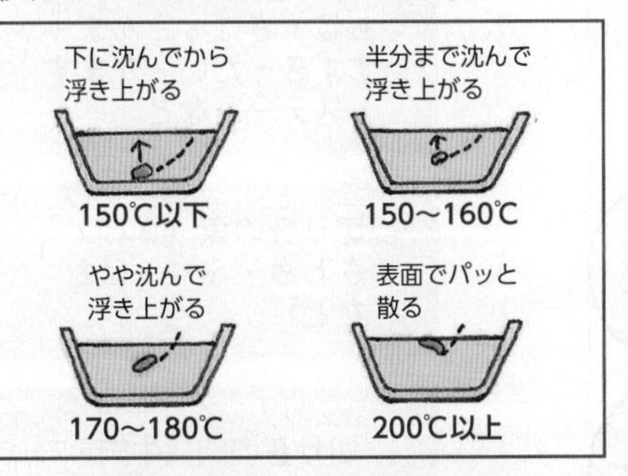

熱した油に、少しでも水を入れると、油がはねて大変なことになるので注意しよう!!

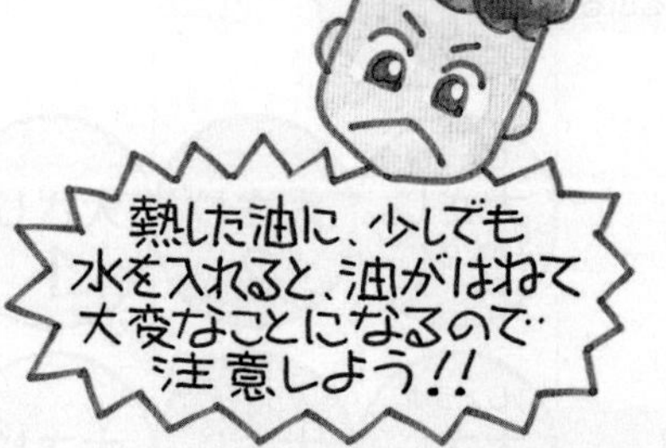

●揚げ物の適温と時間

調理名	温度（℃）	時間（分）
コロッケ（じゃがいも）	180～185	2～3
天ぷら・魚介類	180～185	1～2
ドーナッツ	180	3
カキフライ	170～180	2～3
フリッター	170～180	1～2
とんかつ	175	5～6
かき揚げ（野菜）	170	1～2
天ぷら・いも類	160～170	4～5

油の取り扱いには気をつけよう

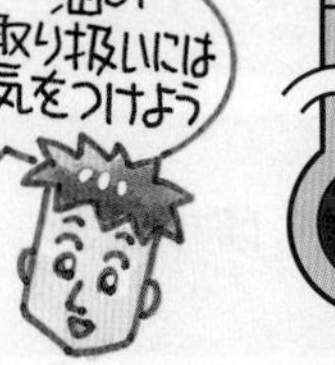

●炒め物のポイント

1. 材料は火の通りが均一になるよう，大きさや厚さをそろえて切る
2. 強火で中華鍋やフライパンを熱し，油を十分中華鍋になじませる
3. 炒めている間も強火を保つ
4. 調味料や器具類はすべて手元にそろえ，一気に炒める

●揚げ物のポイント

1. 揚げ油はできるだけ新しいものを使う
2. 油は揚げ鍋に7分目に入れる
3. 天ぷらのころもは揚げる直前につくる
4. 適温を保ち，材料は鍋の表面積の半分をめやすに入れる

関連調味料

から揚げ粉
中華合わせ調味料の素

麻婆豆腐

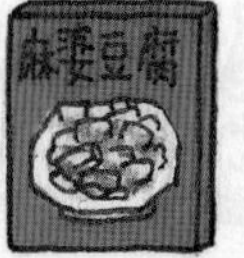

焼き物

焼き物は，材料を直接加熱する調理法である。材料によい香りときれいな焼き色がつき，独特の風味が生じる。

直火焼き

●串焼き，網焼きなど。材料をじかに加熱するので，持ち味が生かせる

ポイントはコレ!

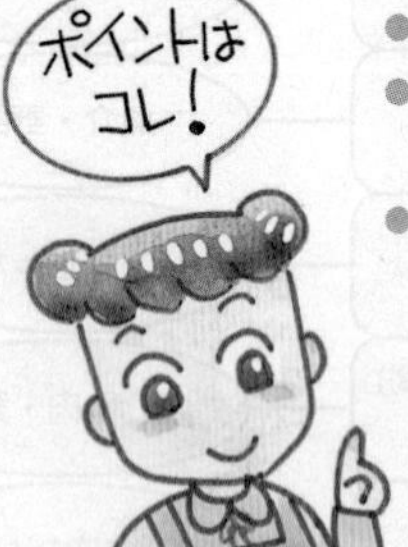

- 直火焼きのポイントは遠火の強火
- 魚類は盛りつけたときに表になる方から先に焼く
- きれいな焼き色がついたら裏に返す

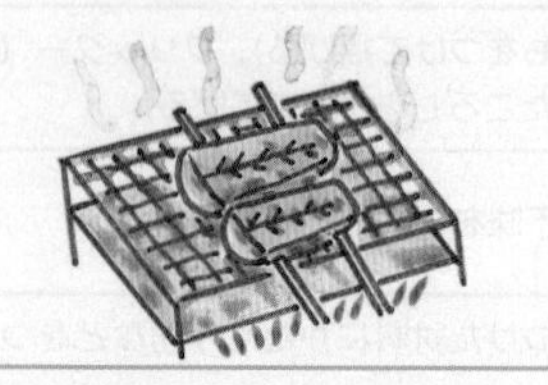

間接焼き

●フライパンや鉄板，陶板などを使って加熱すること。身がくずれやすい材料に向いている

オーブンで焼く方法もあるよ

●焼き物（直火焼き）の調味料のめやす（4人分）

材料の重量に対する分量

		しょうゆまたは塩	砂糖	みりん	
素焼き	調味をしないで，そのままで焼く				なす，ピーマンなど
塩焼き	魚は焼く15～20分前に，ステーキは焼く直前に塩をふる	塩 0.5～1.5%			あじ・さば・さんま・すずき・たい・かます・ステーキなど
照り焼き①（魚用）	素焼きをし，たれを2，3回かけて焼く	しょうゆ 大さじ$2\frac{2}{3}$	大さじ2	大さじ1	切り身の魚（さけ・さわら・ぶり・はもなど）
照り焼き②（肉用）	素焼きをし，たれをかけて照りを出す	しょうゆ 大さじ$1\frac{1}{3}$	大さじ1	大さじ2	切り身の肉（牛肉・豚肉・鶏肉など）
かば焼き	素焼きをし，たれをかけて照りを出す	しょうゆ 大さじ$2\frac{2}{3}$	大さじ2	大さじ1	うなぎ・いわし・あなご・さんまなど

関連調味料

焼肉のたれ

焼肉のたれ
焼肉のたれ〈辛口〉

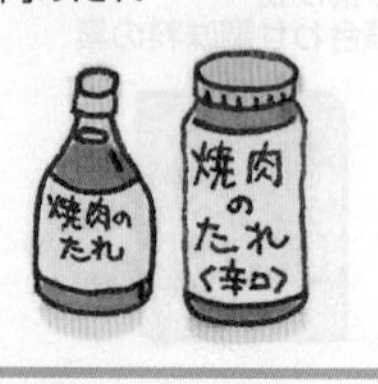

オーブン焼きの特徴

上下から加熱されるので，裏返す必要がない

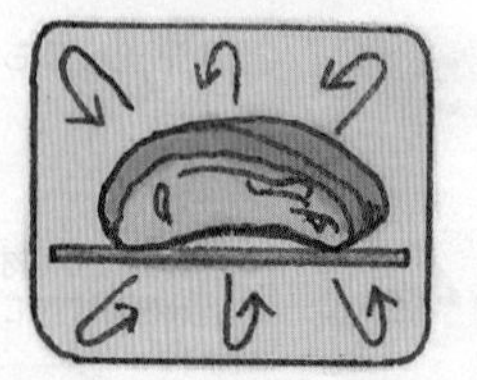

庫内全体が熱くなるので均一に焼き上がる

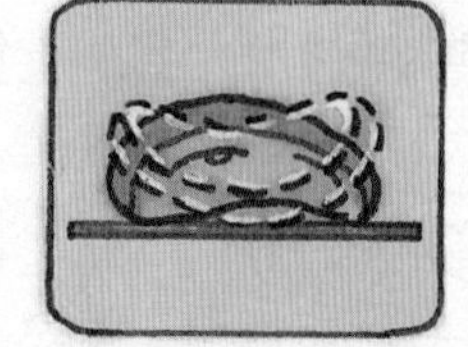

水分が蒸発しやすいので，アルミ箔などでおおいをする

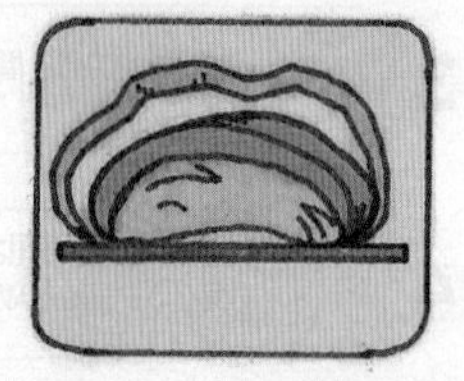

蒸し物・寄せ物・酢の物・和え物

それぞれの調理法は栄養や風味を生かすにはよい調理法。
材料や調味料の配合が味を左右するポイントになる。

ゼリーやババロアは、配合比によって口当りに差が出ます

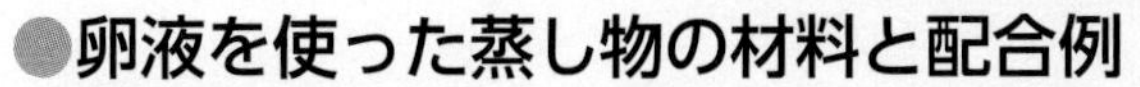

●卵液を使った蒸し物の材料と配合例

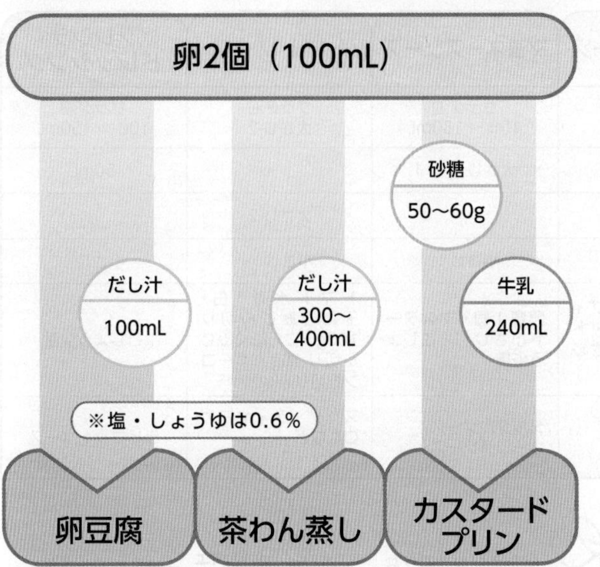

●おもな寄せ物の種類と材料

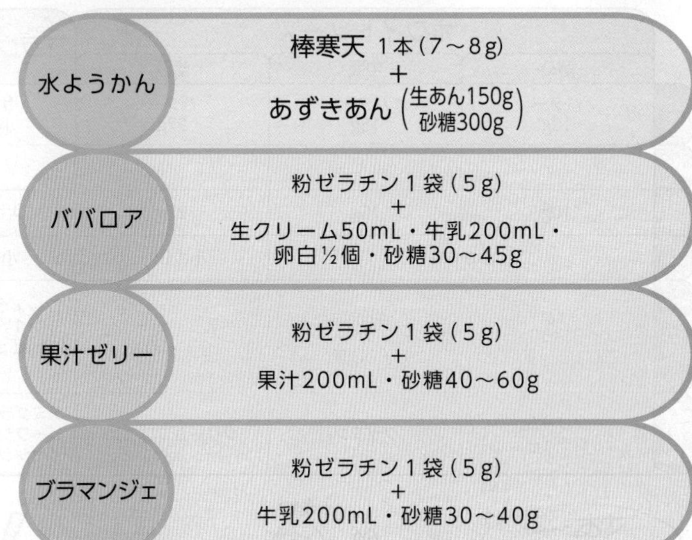

●合わせ酢の材料と配合例（2〜3人分材料200gに対して）

二杯酢	三杯酢	甘酢	酢じょうゆ	ぽん酢しょうゆ	黄味酢
おもに魚介類の酢の物の下味用に使う	野菜，海藻，きのこ類，魚介類，鶏肉の酢の物全般	たこやいか類 野菜の甘酢漬け	きゅうり，うど，トマト，ゆり根，ぶどう，山のいも，海藻，いか，えび，たこ，貝柱，鶏肉		きのこ類，海藻，にんじん，れんこん，貝柱，白身魚
しょうゆ大さじ½ だし適量	だし適量 砂糖小さじ⅔ しょうゆ小さじ1½	塩小さじ¼ 砂糖大さじ1½ しょうゆ2〜3滴	しょうゆ 大さじ2〜3	しょうゆ大さじ½ だし適量	塩小さじ⅙，砂糖小さじ2 だし適量，黄身1個
酢 大さじ1弱	酢 大さじ1	酢 大さじ1⅓	酢 大さじ2〜3	柑橘類のしぼり汁 大さじ1弱	酢 大さじ1強

●和え物の材料と配合例（2〜3人分材料250gに対して）

大まかな配合を知って あとは好みの味つけを

ごま和え	白和え	酢みそ和え	ごま酢和え	梅肉和え
ほうれんそう・さやいんげん	ひじき・柿・こんにゃく	まぐろ・あさり・わけぎ	ごぼう・大根	いか・えび・きゅうり
ごま大さじ2〜3	豆腐1/2丁	赤みそ大さじ1	白ごま大さじ2	梅干し1個
砂糖小さじ2 1/2〜4	白ごま20g	酢大さじ1	砂糖大さじ1	みりん小さじ2/3
	塩小さじ1/3		酢大さじ1〜1 1/2	
しょうゆ小さじ2 1/2	砂糖大さじ1/2	砂糖大さじ1・だし大さじ2	しょうゆ小さじ2，だし適量	しょうゆ小さじ1

●酢の物・和え物のポイント

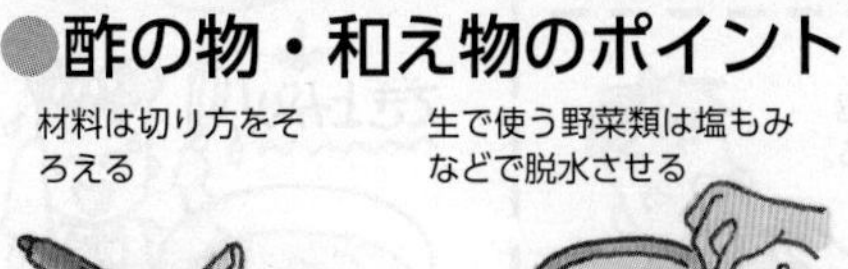

材料は切り方をそろえる

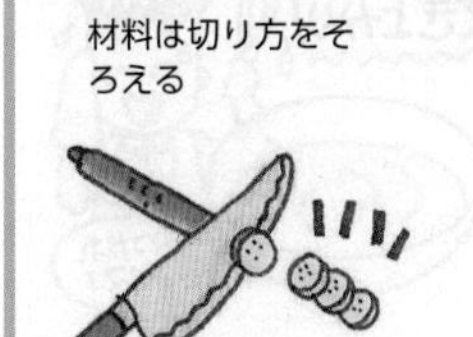

生で使う野菜類は塩もみなどで脱水させる

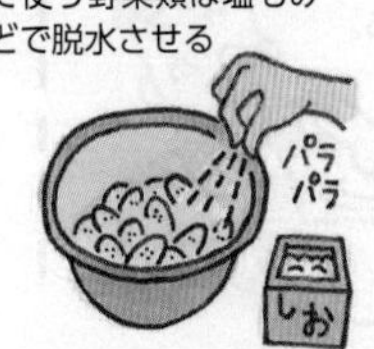

あく抜きが必要なものは下処理する

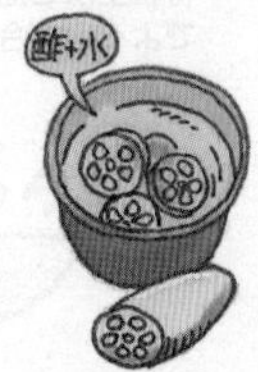

魚介類は塩や酢でしめたり，さっと湯を通しておく

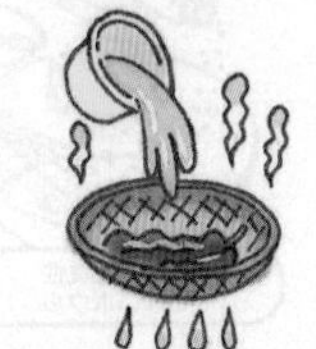

食べる直前に和える

関連調味料

練りごま
合わせ調味料

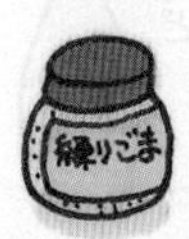

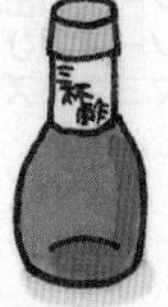

ソースのつくり方

ソースは西洋料理にコクのある味をプラスするうえで欠かせない材料。配合を覚えて手づくりしてみよう。

●ソースの材料のめやす（でき上がり量約200mL）

	ホワイトソース 薄め	ホワイトソース 中間	ホワイトソース 濃厚	ブラウンソース	マヨネーズソース	トマトソース	フレンチドレッシング
油脂	バター 10g	バター 15g	バター 27g	サラダ油 小さじ2	サラダ油 100〜180mL	サラダ油 大さじ2	サラダ油 100〜150mL
酢					大さじ½〜1		50mL
小麦粉	10g	15g	27g	大さじ1½		大さじ2	
塩	小さじ⅙		小さじ⅓	小さじ⅓	小さじ⅓	小さじ¼	小さじ1
その他	牛乳 200g ブイヨン 50g こしょう少量	牛乳 200g ブイヨン 100g こしょう少量	牛乳 250g ブイヨン 50g	こしょう少量・ブイヨン1½カップ・トマトピューレ大さじ3	卵黄1個・マスタード小さじ⅓・こしょう少量	トマト水煮1缶・玉ねぎみじん切り100g・にんにくみじん切り10g・ベーコン細切り40g	こしょう少量
料理応用例	クリームシチュー	グラタン	クリームコロッケ	デミグラスソース ビーフシチュー ハヤシライス	タルタルソース オーロラソース	スパゲッティやマカロニなど ピザソース	ラビゴットソース

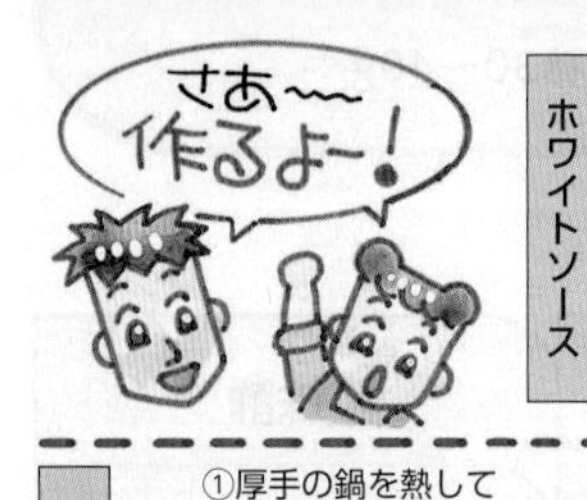

ホワイトソース

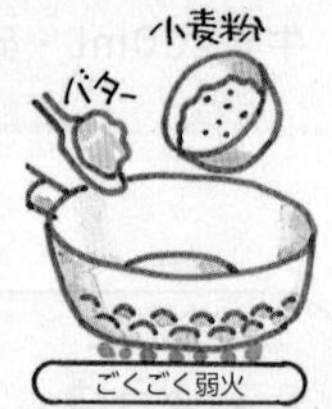

ごくごく弱火

①厚手の鍋を熱してバターを溶かし，小麦粉を入れ，弱火で約5分ほど，こがさないように炒めてルーを作る。

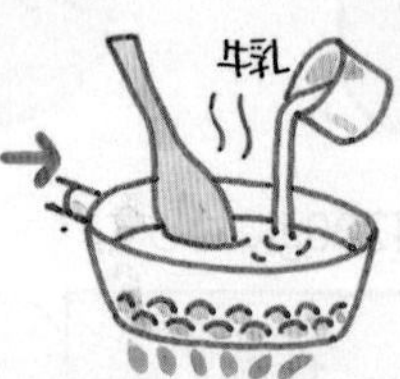

②たえずかき混ぜながら牛乳を少しずつ加え，ダマができないようにルーをのばす。

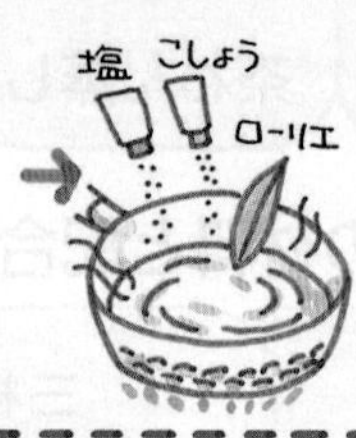

③塩，こしょう，ローリエを加えて5〜6分煮つめる。

ブラウンソース

①厚手の鍋を熱してサラダ油を入れる。

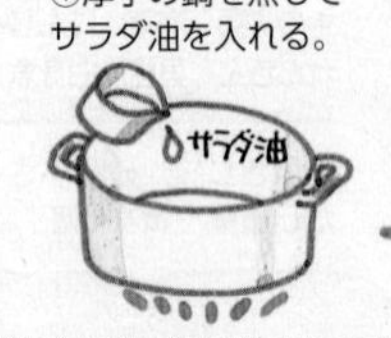

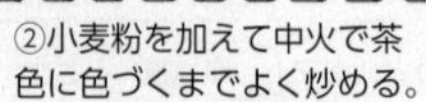

②小麦粉を加えて中火で茶色に色づくまでよく炒める。

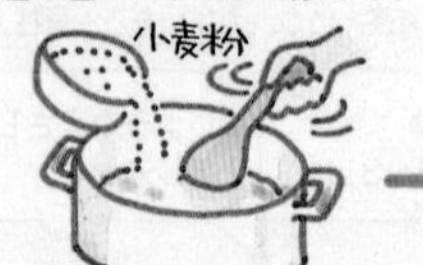

③ブイヨンを少量ずつ加えてのばし，トマトピューレを加えて混ぜ合わせる。

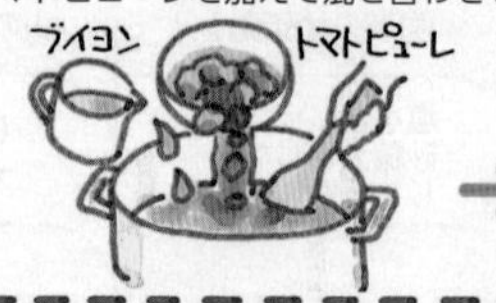

④塩，こしょうを加えて5〜6分煮つめる。

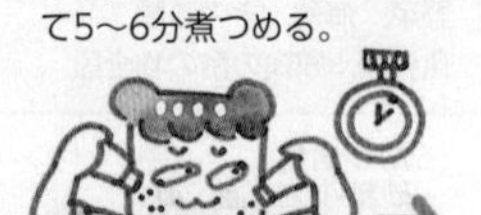

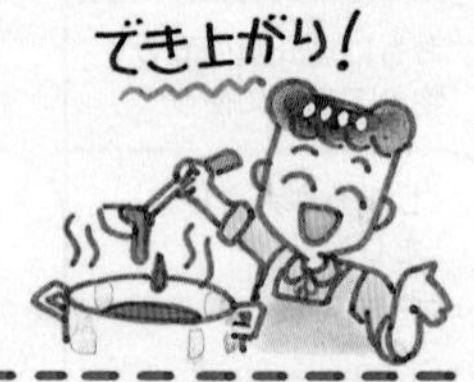

マヨネーズソース

①泡立て器でよく混ぜる。

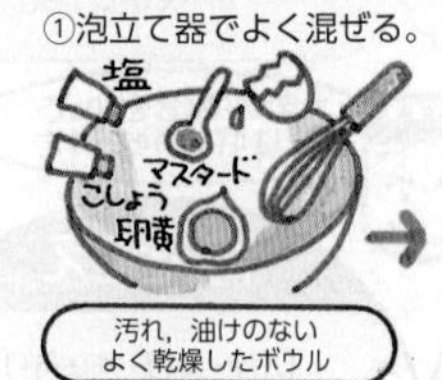

汚れ，油けのないよく乾燥したボウル

②酢を小さじ1ほど加えて全体が白っぽくなるまで混ぜ合わせる。

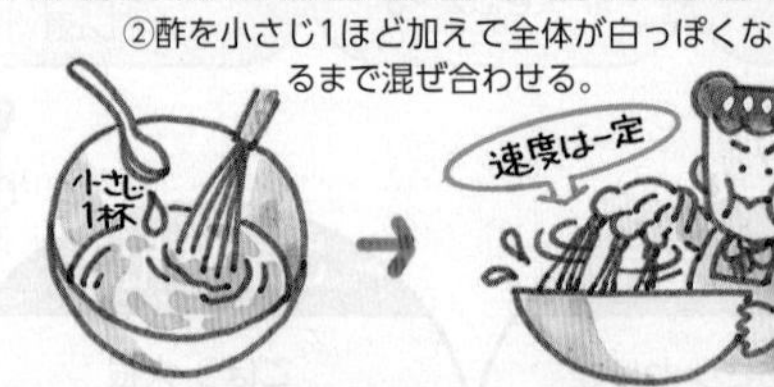

③混ぜながらサラダ油を少量ずつたらしてよく混ぜる。

④サラダ油を⅓量ほど入れてかたくなってきたら酢を小さじ1ほど加えてのばす。

⑤サラダ油をさらに⅓ほど加え，よく混ぜる。

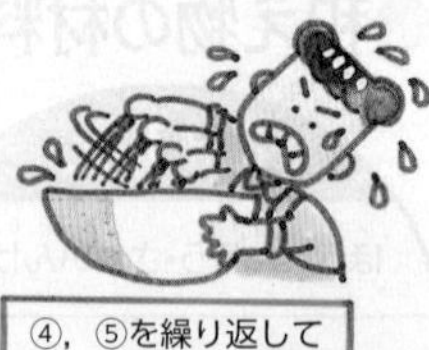

④，⑤を繰り返してサラダ油と酢を全部入れる。

⑥力強く混ぜて仕上げる。

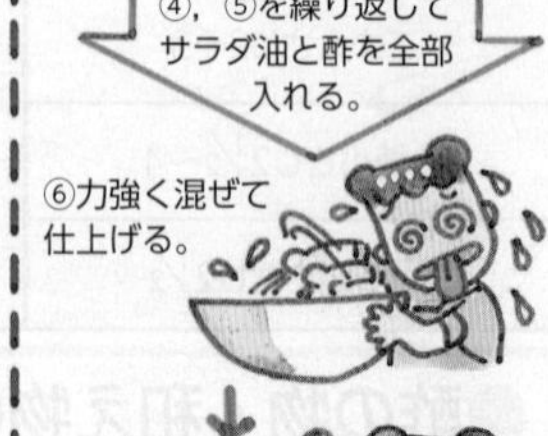

トマトソース

①サラダ油でベーコン，にんにく，玉ねぎを加えて炒める。

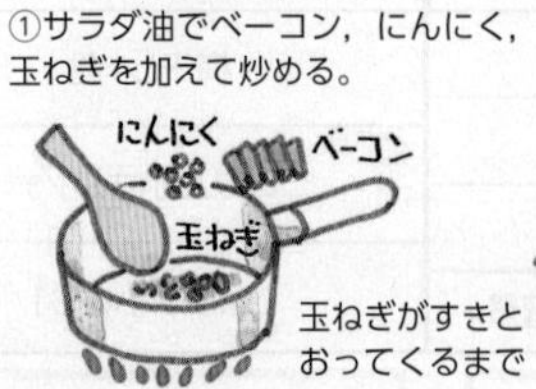

玉ねぎがすきとおってくるまで

②小麦粉をふり入れて全体にからませるように炒め，トマト水煮を缶汁もともに加える。

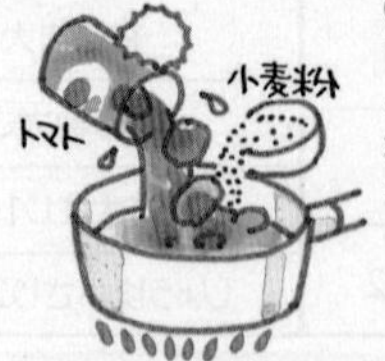

③約15分煮つめてこし，塩，こしょうを加える。

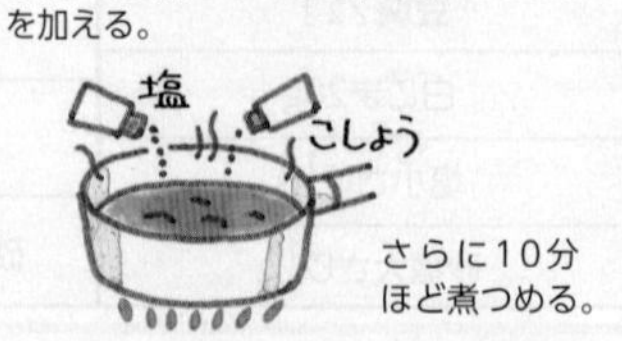

さらに10分ほど煮つめる。

関連調味料

ソースの缶詰
ソースのびん詰
マヨネーズなど

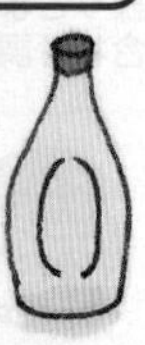

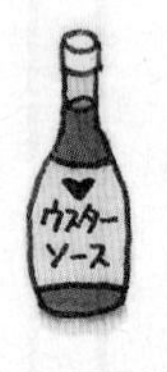

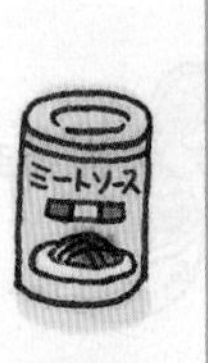

フレンチドレッシング

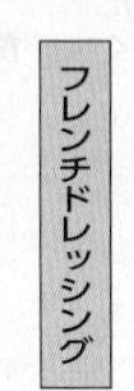

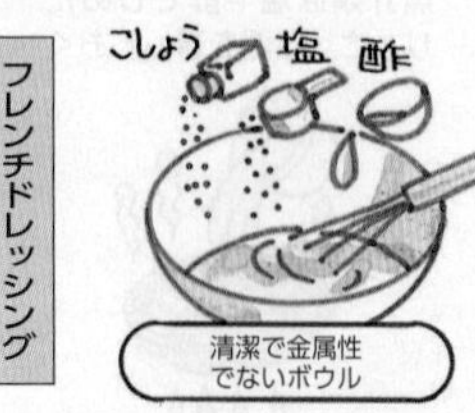

清潔で金属性でないボウル

材料全部を泡立て器でよく混ぜ合わせる。

盛りつけと配膳

盛りつけや配膳は料理の最後の仕上げで，料理をおいしく見せ，食べやすくするためのもの。料理の種類により多少の違いがあるので，基本を覚えよう。

●盛りつけ

鶏肉の焼き物やソテーを1人分用に盛りつける

日本料理

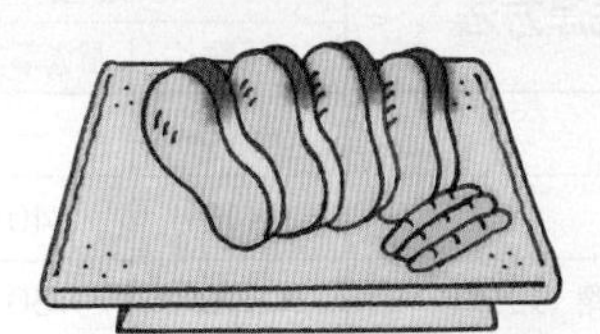

焼き物は一口で食べやすいように切り，皿の向こう側に並べ，手前にはつけ合わせを添える。(前盛り)

西洋料理

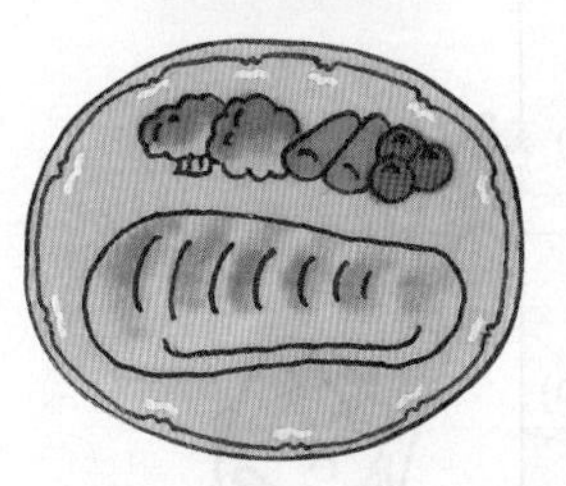

ソテーは大きいまま皿の手前に盛る。つけ合わせはソテーの向こう側に添える。(後ろ盛り)

中国料理

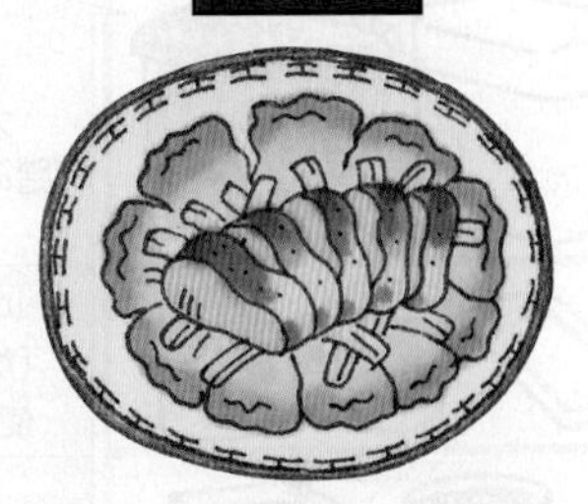

ソテーは一口で食べやすいように切り，大皿の中央に盛り，つけ合わせはまわりに添える。

●配膳

日本料理

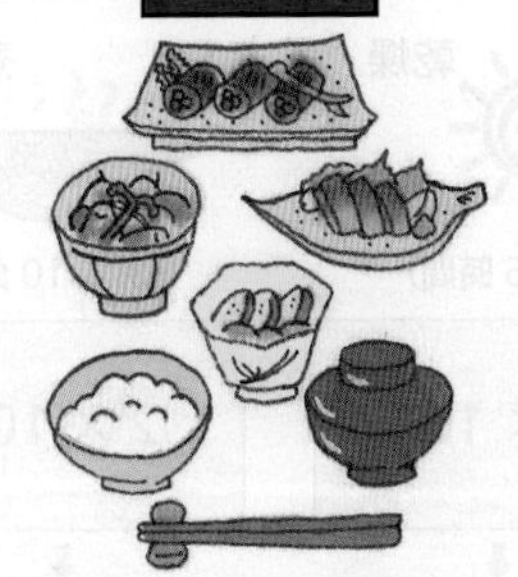

箸は先を左に向けて手前に置く。ご飯は手前左，汁物は手前右，おかずの器は，手前からさしみ，煮物，焼き物，揚げ物などの順に並べる。

西洋料理

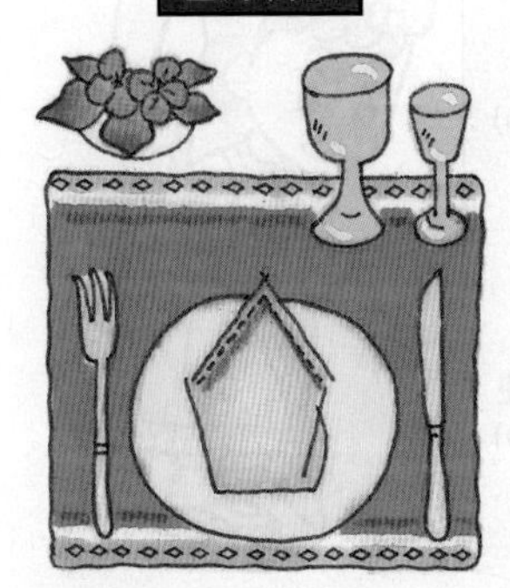

料理がのる皿を中央に置き，フォークは左側，ナイフは右側に置く。グラス類は右奥に並べる。

中国料理

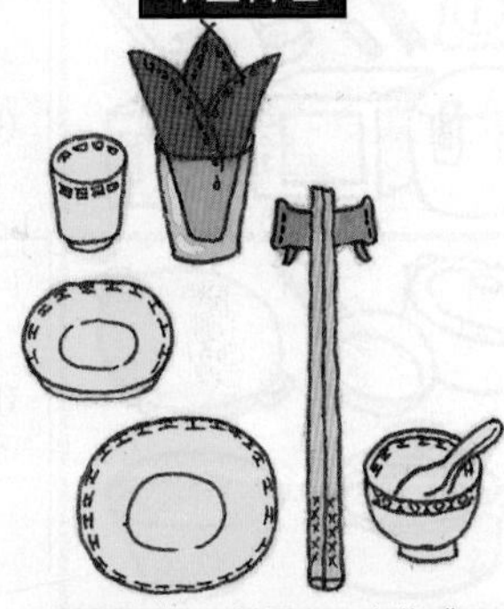

中国料理では，料理を一人分ずつ盛る習慣がないので，取り皿などを手前に置き，箸は箸置きにのせて縦に置く。

●箸の扱い

箸の使い方

箸の右側をつまんで取り上げ，左手を下から添え，右手で持ちかえる。

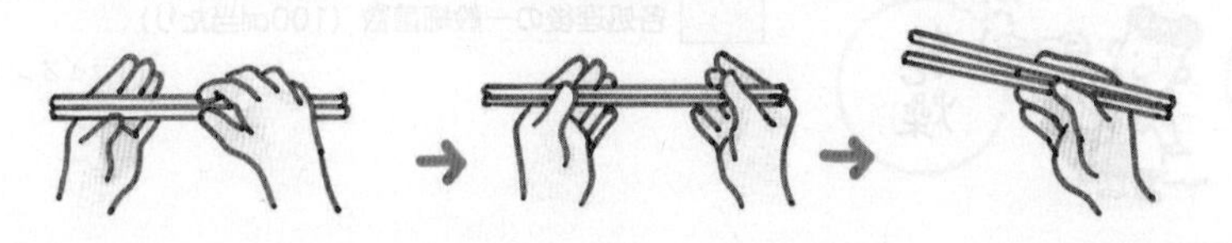

箸のタブー

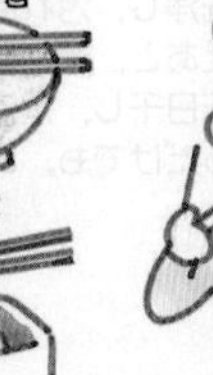

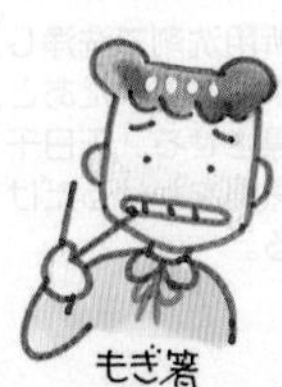

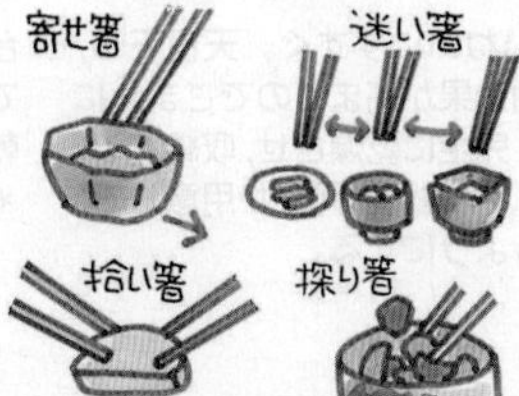

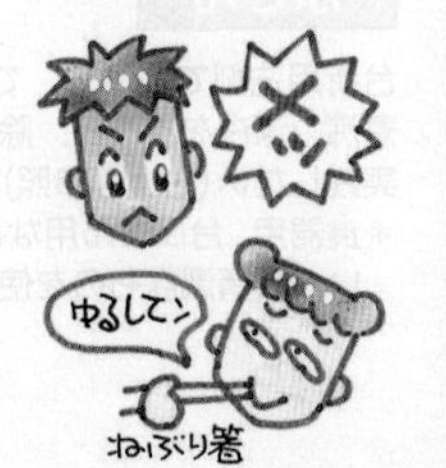

大皿の場合

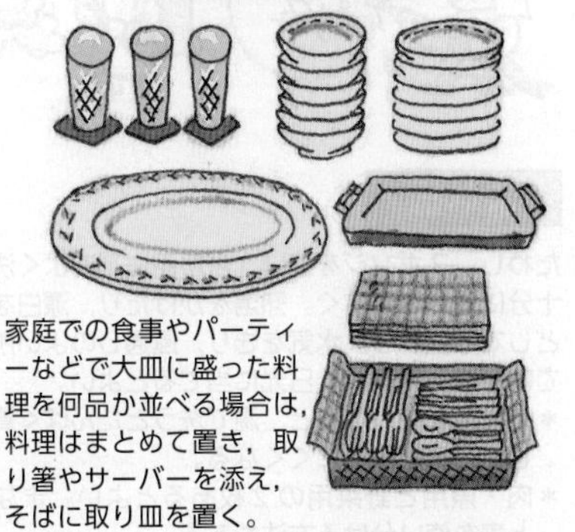

家庭での食事やパーティーなどで大皿に盛った料理を何品か並べる場合は，料理はまとめて置き，取り箸やサーバーを添え，そばに取り皿を置く。

あとかたづけ

あとかたづけは，使用ずみの調理器具や食器を洗い，安全で衛生的に，使いやすいよう機能的に収納することである。環境に配慮した工夫を実践したい。

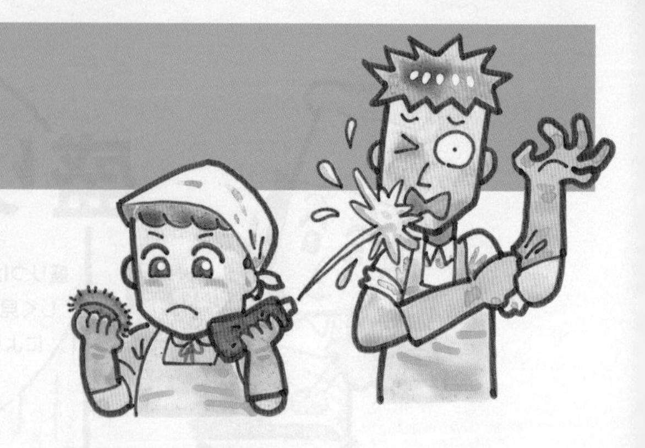

●調理器具の上手な収納の仕方

大型軽量
(踏み台が必要)
中型軽量
(たまにしか使わないもの)
小型軽量
(毎日使うもの)
中型
小型
軽量
(毎日使うもの)
大型重量
(比較的毎日使うが重いもの)

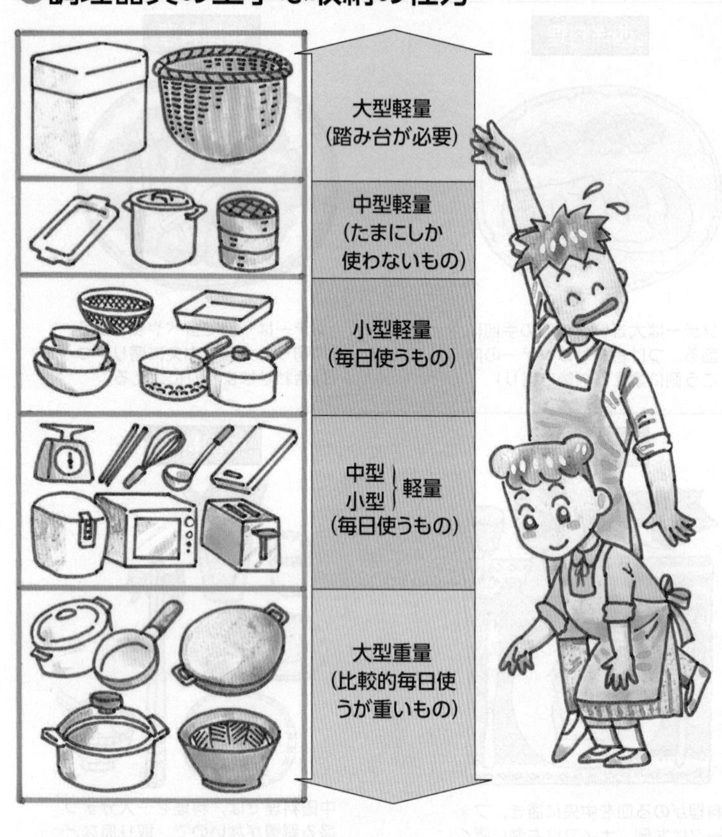

●ふきんの洗浄効果

[各種洗剤によるふきんの細菌除去効果]

洗浄方法	一般細菌		大腸菌群	
	菌数	除菌率 (%)	菌数	除菌率 (%)
未洗浄	5×10^6	−	4×10^6	−
水洗い	3×10^6	40	8×10^5	80
台所用洗剤 (0.175%)	1×10^6	80	2×10^5	95
弱アルカリ性洗剤	1×10^6	80	1.8×10^5	95.5
石けん (0.2%)	1×10^6	80	1.8×10^5	95.5

水洗いよりも，洗剤や石けんでの洗浄が効果的である。

[洗浄したふきんの除菌効果をさらに高める]

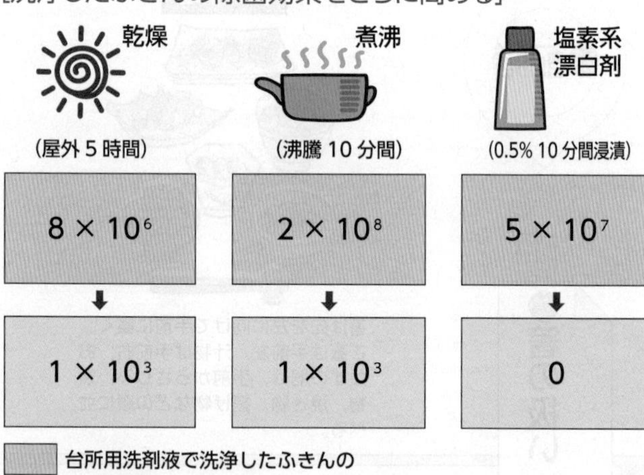

（ライオン（株）提供データより）

●台所用品の衛生

洗浄
消毒
乾燥

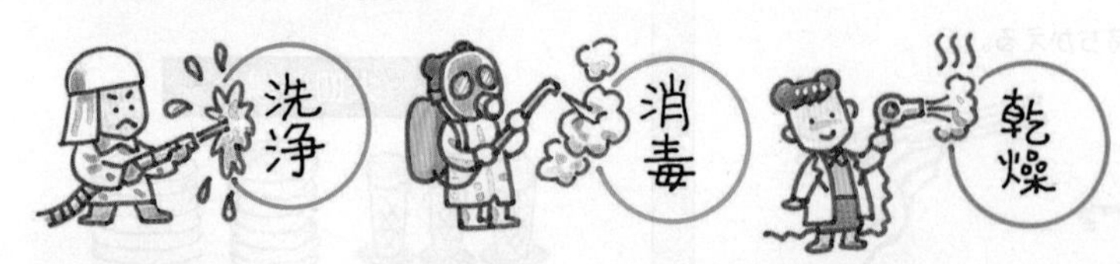

まな板

たわし，スポンジを使い，台所用洗剤でよく洗浄して十分に汚れをすすぐ。熱湯をかけたり，漂白をするなどして除菌する。水気をきり，風通しのよい所に置いて乾かす。なるべく日光に当てるとよい。

＊肉・魚を切ったあと，湯で洗うとたんぱく質が凝固し，汚れが落ちにくくなる。

＊肉・魚用と野菜用の２枚あるとよい。まな板の裏と表を使い分ける方法もある。

ふきん

台所用洗剤で洗浄し，ていねいにすすぐ。天日干し，煮沸，漂白をすると，除菌効果が高まるのでこまめに実践したい(右上図参照)。完全に乾燥させ，収納する。

＊食器用，台ふきん用など，用途別に何枚か用意して，いつも清潔なものを使うようにする。

たわし・スポンジ類

台所用洗剤で洗浄し，汚れをていねいに落とす。流水でよくすすいだあと，漂白剤で除菌し，水気をきって乾燥させる。天日干し，煮沸も効果がある。

＊熱湯をかけるだけでも，ある程度の細菌は除去できる。

ありゃま〜
うっかりじゃ
済まない
ことなのね

えっ！直接
スポンジに
つけちゃ
だめ？

●水を汚さない工夫－台所からできること

川や湖の汚れのおもな原因は，台所などから出た生活雑排水である。
あとかたづけをする際には環境に配慮し，水を汚さない工夫を実践したい。

ごみを水に流さない

目の細かいごみ受けを使って，小さなごみも流さないようにする。廃食用油は絶対に流しに流さない。

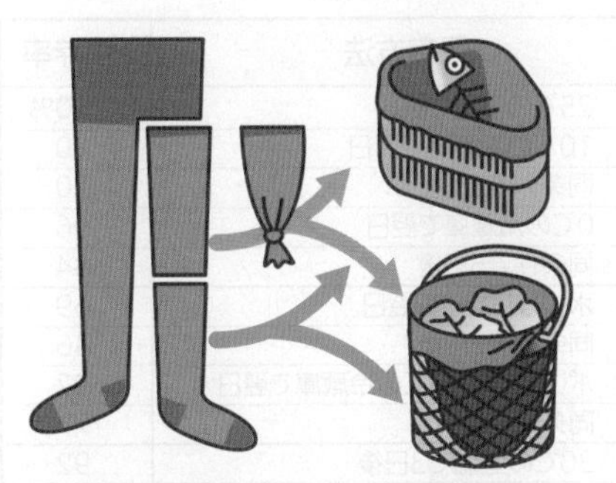

ごみ受けには水きり袋をつけましょう。
古いストッキングでも代用できます。

厳禁

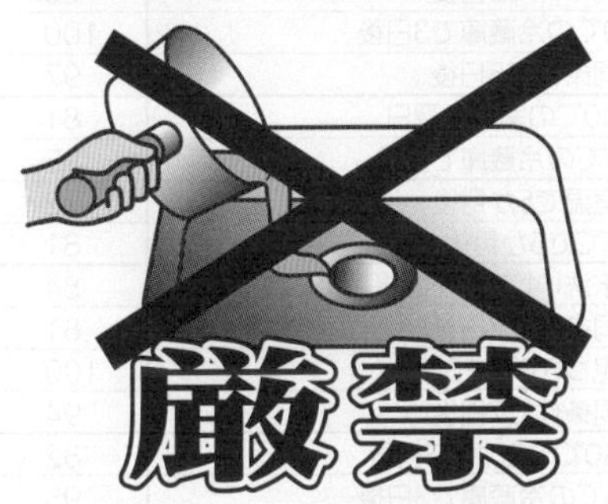

油の残りを流しに捨てるのは厳禁！

食器の汚れを取り除く

食器を洗う前に，あらかじめ油，ソースなど，油気のある汚れを取り除いておく。

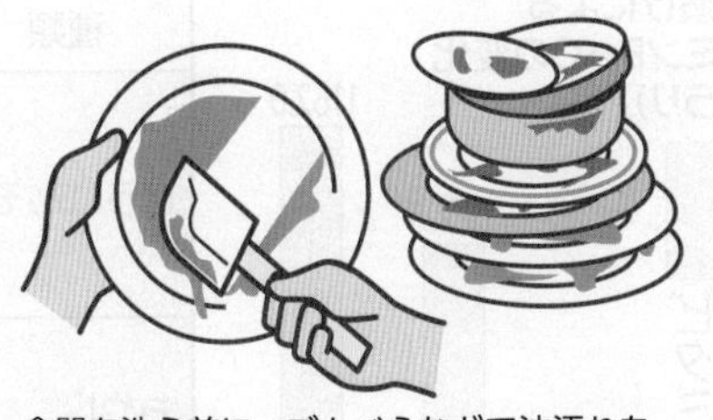

食器を洗う前に、ゴムべらなどで油汚れを取り除きましょう。

洗剤の使用量を考える

必要量以上の洗剤を使っても，それに比例して洗浄力が増すわけではなく，かえって洗剤のむだである。すすぎの水を多く使うことにもなり，資源のむだ使いになってしまう。使用量のめやすに従って，薄めてから使うとよい。

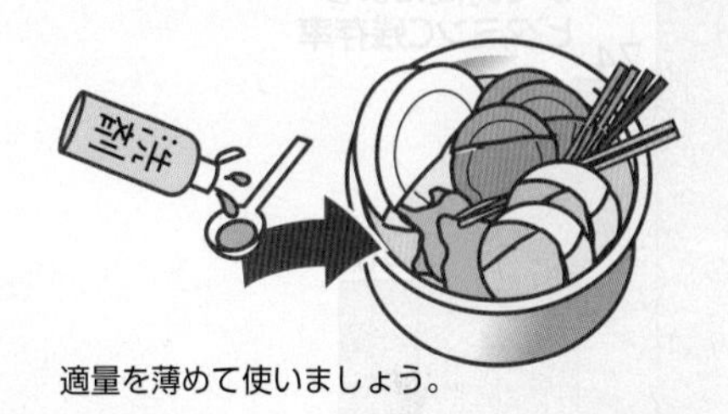

適量を薄めて使いましょう。

洗う順番を考える

汚れの度合いが軽いものから順に洗う。こうすれば，洗剤や水の使用量が少なくてすむ。また，油気のない汚れなら，洗剤を使わなくても水かお湯だけで十分。

グラス類
湯のみ，茶わん，汁わん
汚れの少ない皿から油汚れの皿へ
調理器具

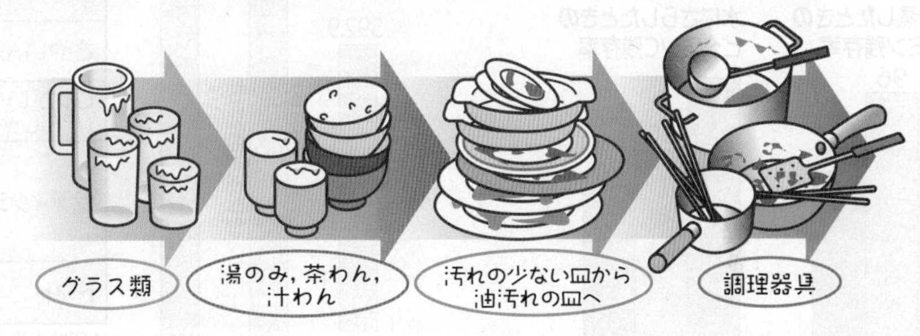

●台所から汚れのもとを流したときの負荷量（BOD）

汚れのもとと流す量	BOD（g）	こい，ふななどが住める水質（BOD：5ppm）にするのにお風呂の水が何杯必要か（1杯＝300L）
しょうゆ（濃口）…大さじ1杯（15mL）	2.6	1.7杯（510L）
みそ汁（具なし）…おわん1杯（200mL）	3.8	2.5杯（750L）
マヨネーズ…大さじ1杯（12g）	20	13杯（3,900L）
缶コーヒー（ミルク+砂糖）…コップ1杯（180mL）	9.5	6.4杯（1,920L）
コーヒー（ブラック）…コップ1杯（180mL）	0.6	0.4杯（120L）
オレンジ100％ジュース…コップ1杯（180mL）	15	10杯（3,000L）
緑茶…コップ1杯（180mL）	0.13	0.09杯（27L）
牛乳…コップ1杯（180mL）	20	13杯（3,900L）
コーラ…コップ1杯（180mL）	14	9.5杯（2,850L）
ビール…コップ1杯（180mL）	13	8.6杯（2,580L）
米のとぎ汁（1回目）…750mL	1.3	0.9杯（270L）
サラダ油（新しい油）…大さじ1杯（15mL）	26	17杯（5,100L）
台所用洗剤…使用量1g	0.75	0.5杯（150L）
洗濯用合成洗剤…使用量30g	10	6.7杯（2,010L）

［参考］BODの目安

区分		BOD（mg/L）	河川の状況	
			住んでいる生物・魚	自浄作用
河川	清水・清流	0〜1	ます，あゆ，かじか，カワゲラ，幼虫，サワガニ，オニヤンマ	（大きい）汚水がほとんど入らない。また流れ込んでも自浄作用でどんどん分解されていく
河川	きれいな川（上流）	1〜3	あゆ，はや，やまべ，ふな，こい，ケイソウ類，ミドリモ，トンボ	（中くらい）家庭排水，工場排水の量が多くなり，部分的に自浄作用が弱まり，汚れが目立つようになる
河川	少々汚れた川（中流）	3〜5		
河川	汚れた川（下流）	5〜10	ふな，こい，なまず，ザリガニ，イトミミズ，ワムシ	（小さい，場所によってはなし）下水，汚水，工場排水が大量に流入され，自浄作用を上回る汚れにより酸素不足で消化不良を起こしている
河川	汚れて悪臭を発する川（下流〜河口）	10〜20	水中に酸素がないため，魚や他の水生生物は棲めない。	（ほとんどなし）硫化水素やメタンガスの発生で川は腐敗，死んでいる

（東京都環境局資料より）

調理の科学

調理することによって，食品の特性を生かしておいしさを引き出したり，貯蔵性を高めたり，消化吸収をよくすることができる。食品や調理の性質を科学としてとらえ，日常の料理に取り入れていくことで，食品や調理に対してよりいっそう理解を深めることができる。

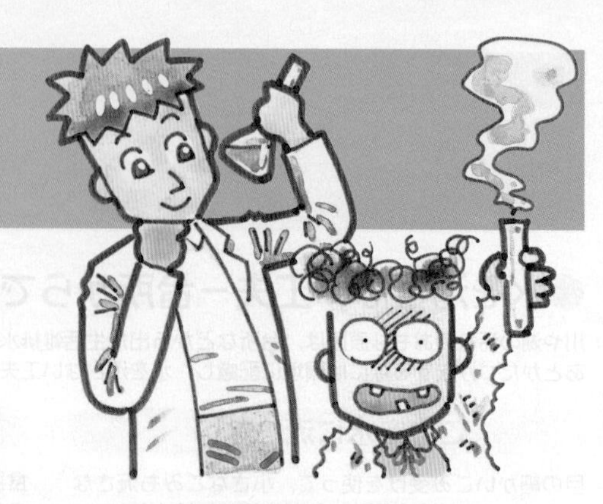

●調理によるビタミンの変化

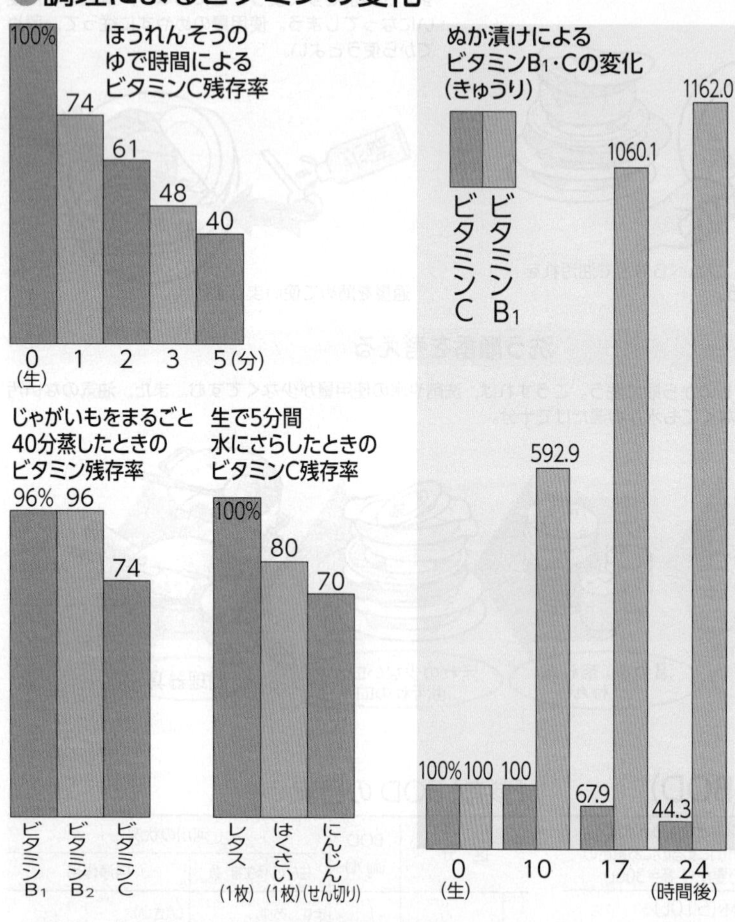

野菜をミキサーにかけたときのビタミンCの消失率

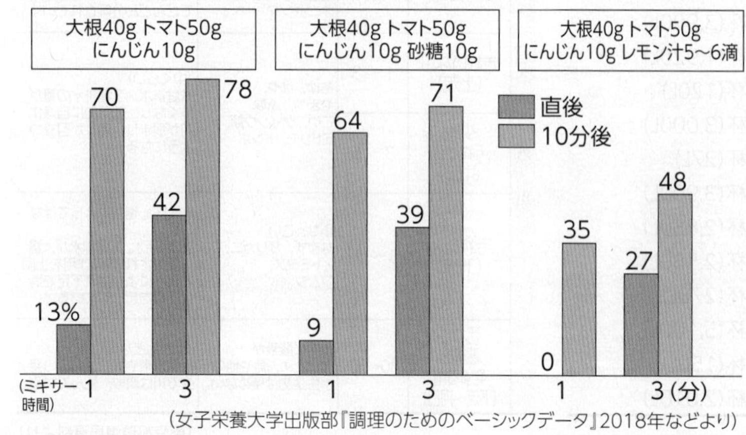

(女子栄養大学出版部『調理のためのベーシックデータ』2018年などより)

●保存中のビタミンCの変化

種類	保存方法	残存率
ほうれんそう	25℃の室温で翌日	80%
	10℃の冷蔵庫で翌日	90
	同条件で5日後	70
	0℃の冷蔵庫で翌日	96
	同条件で5日後	84
もやし	水づけしたもの翌日	69
	同条件で2日後	46
	ポリ袋入りを0℃の冷蔵庫で翌日	92
	同条件で2日後	77
ピーマン	30℃の室温で3日後	92
	10℃の冷蔵庫で3日後	92
	同条件で5日後	80
	0℃の冷蔵庫で3日後	100
	同条件で5日後	97
さやいんげん	30℃の室温で翌日	81
	7℃の冷蔵庫で翌日	95
じゃがいも(だんしゃく)	室温で5か月後	72
	5℃で5か月後	81
ラディッシュ	水洗いして0℃で3日後	84
	同条件で7日後	81
	泥つき0℃で3日後	100
	同条件で7日後	94
トマト	30℃の室温で3日後	82
	5℃の冷蔵庫で3日後	95

★店頭で購入して保存
(女子栄養大学出版部『調理のためのベーシックデータ』2018年)

●油の量と吸油率

炒め物の油の量

種類	油の量(%)
和風炒め煮	3～5
ムニエル	4～8
チャーハン	5～6
野菜ソテー	3～5
中国風炒め物	5～10
カニたま	13～15
中国風いり卵	13～25

揚げ油の吸油率

種類	油の量(%)
素揚げ	2～15
から揚げ	6～13
天ぷら	12～25
フリッター・フライ	6～20
はるさめ揚げ	33～35

(女子栄養大学出版部『七訂食品成分表2020』2020年)

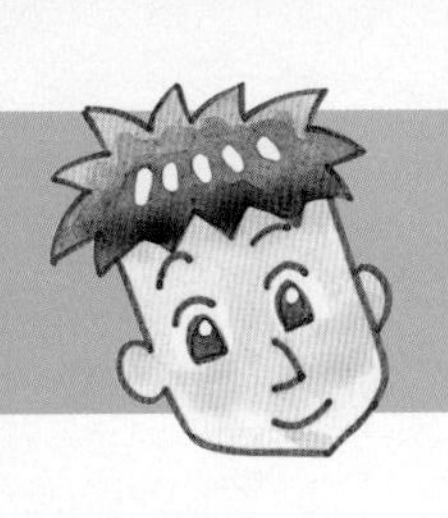

むずかしそうだけど
漠然とでも覚えておくと
アトアト役に立つこと
ばかりだよ

●卵と温度の関係

卵は卵白より卵黄のほうが低い温度で凝固する。68℃でゆでた卵は卵白がほとんど生なのに，卵黄は完熟という温泉卵ができ上がる。

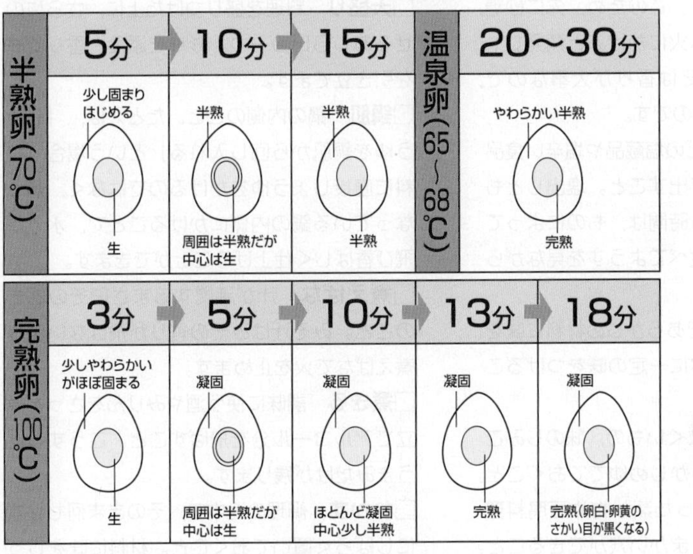

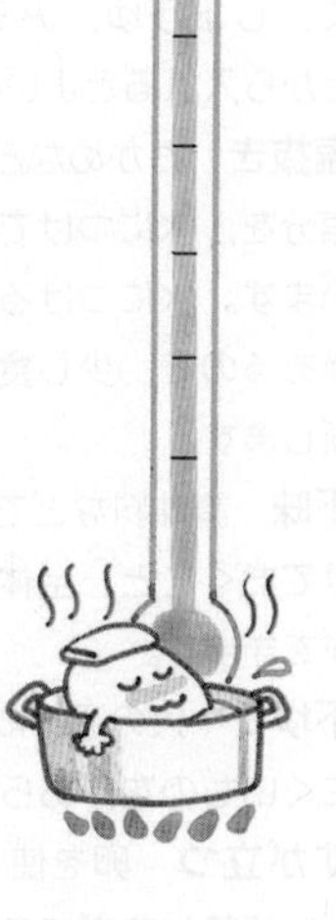

●野菜をゆでるときの塩の効用

青い野菜をゆでるときは湯にひとつまみ（湯の1〜2%）の食塩を入れる。これは野菜の葉緑素（クロロフィル）の分子の一部分が，食塩の成分であるナトリウムイオンと部分的に置き換えられて安定し，酸化酵素をおさえて緑色を保たせるためである。

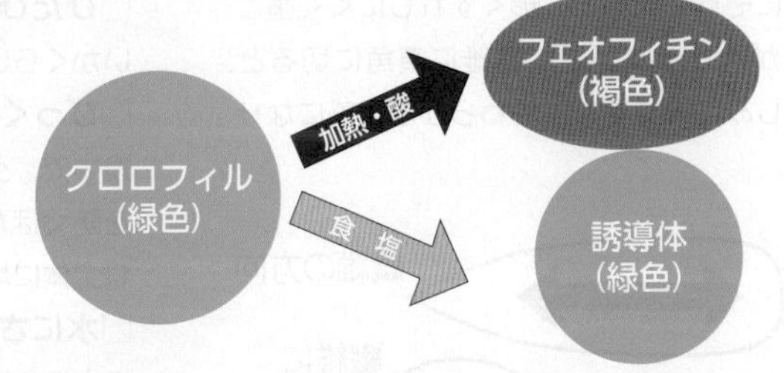

●栄養素を効率よく摂る調理法

栄養素を多く含む食品	調理法	効果	料理例
カロテン にんじん，にら，ほうれんそうなど	揚げる 炒める 和える	カロテンは脂溶性ビタミンなので油脂と一緒に調理すると吸収がよくなる	にんじんの精進揚げ にらレバー炒め，ほうれんそうのごま和え
ビタミンB1 豚肉，ハム，鶏レバーなど	にんにく ねぎなどを 使う	にんにくやねぎの刺激成分アリシンがビタミンB1と結びついて吸収がよくなる	豚肉のにんにくじょうゆかけ 鶏レバーの薬味ソース
ビタミンC ピーマン，じゃがいも，ブロッコリー，キャベツ，大根など	揚げる 炒める 酢やレモンを 使う	短時間調理でビタミンCを守る。酢やレモンでビタミンC破壊酵素を不活性化する	ピーマンの天ぷら，じゃがいものから揚げ，ブロッコリーと牛肉の炒め物，大根ときゅうりのサラダ
脂質 牛・豚ロース肉，ばら肉，皮つき鶏肉	ゆでる 蒸す 網焼きにする	加熱して余分な脂を落とす	しゃぶしゃぶ 蒸しどり 豚ばら肉の網焼き

●野菜，果物の褐変を防ぐ

野菜や果物のなかには，切ったり皮をむいたりしてそのままおくと褐色に変化する（褐変）ものがある。

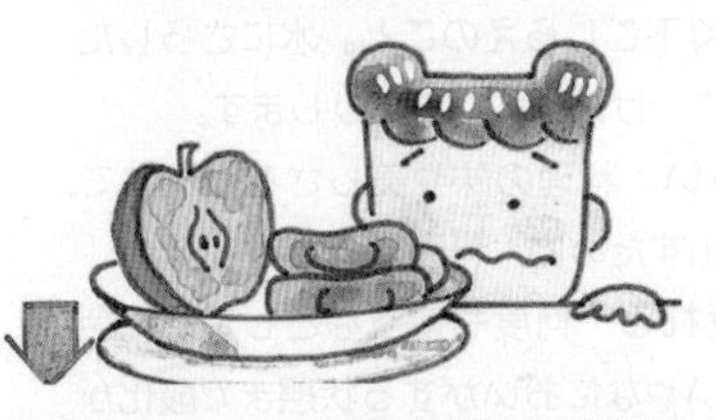

褐変はポリフェノール系物質や酸化酵素をもつ野菜・果物が空気にふれたときに起こる。

褐変を防ぐには，空気を遮断したり，酵素の作用を停止させるなどするのがよい。

①水につける
②食塩水につける
③酢水などにつける
④短時間に加熱する
⑤還元作用をもつ物質を加える

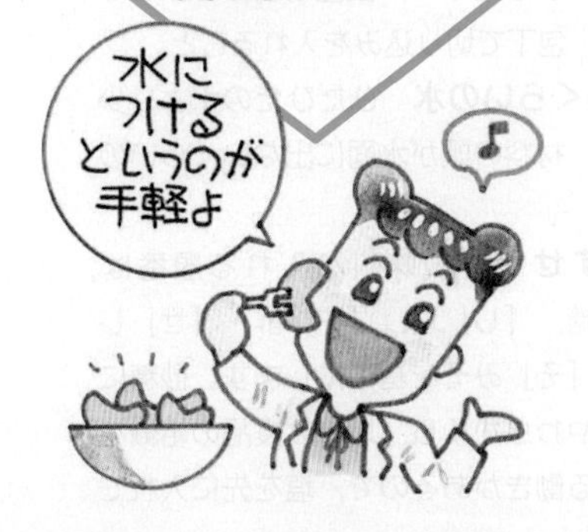

調理の用語

料理の本などには，さまざまな調理の用語が登場する。そこでごく基本的な用語を集めてみた。

□**あく抜き**　野菜のあく（灰汁）を除き，変色を防ぐ下ごしらえのこと。水にさらしたり，酢水につけたり，ゆでたりします。

□**あしらい**　料理の味や美しさを引き立て，季節感を出すために，料理に添えるもの。

□**油が疲れる**　何度も使うなどして茶褐色になり，いやなにおいがする状態まで酸化が進んだ油のこと。

□**油通し**　材料のうまみを閉じ込め，色を鮮やかにするため，下ごしらえの段階で材料を油にくぐらせること。中国料理の手法。

□**油抜き**　油揚げ，がんもどきなど，油を使った加工品を調理するとき，熱湯をかけたり，ゆでたりして表面の油を取り除くこと。こうすると，油っぽさがとれるだけでなく，調味料がしみこみやすくなります。

□**あら熱をとる**　加熱した料理を適当な温度になるまでさますこと。

□**アルデンテ**　パスタを中心の芯がやや残っていて歯ごたえのある状態にゆであげること。アルデンテにゆでたパスタは，必要以上にソースを吸いません。

□**色止め**　料理を色よく仕上げるための手法。水，塩水，酢水などにつけることで，空気中の酸素を遮断し，変色を防ぎます。

□**落としぶた**　少ない煮汁で煮物をするとき，鍋よりも小さめのふたを材料に直接のせること。煮汁が全体にしみこみ，煮くずれを防ぎます。

□**隠し味**　味つけをするとき，ごく少量の調味料を加え，料理全体の味を引き立たせること。おしるこに塩，みそ汁にしょうゆなど。

□**隠し包丁**　火の通りをよくし，味のしみこみをよくするために，表面からはわからないように，包丁で切り込みを入れること。

□**かぶるくらいの水**　ひたひたの水より少し多めで，材料の頭が水面に出ないくらいの量。

□**さしすせそ**　調味料を入れる順番は，「さ」砂糖，「し」塩，「す」酢，「せ」しょうゆ，「そ」みそを基本にします。砂糖には食品をやわらかくし，塩には食品の組織を引きしめる働きがあるので，塩を先に入れてしまうと，食品の組織がしまって，砂糖がしみこみにくくなります。このため，先に砂糖，次に塩の順です。酢は火にかけると蒸発しやすく，しょうゆ，みそは香りが大事なので，あとから入れるとよいのです。

□**塩抜き**　わかめなどの塩蔵品や塩辛い食品の塩分を，水につけて出すこと。塩出しともいいます。水につける時間は，ものによって差があるので，少し食べてようすを見ながら判断します。

□**下味**　調味料などであらかじめ材料に味をつけておくこと。全体に一定の味をつけることができます。

□**下ゆで**　火の通りにくいもの，味のしみこみにくいものを，あらかじめゆでておくこと。

□**すが立つ**　卵を使った蒸し物や豆腐料理などを加熱しすぎてこまかい穴ができること。

□**繊維にそって切る**　だいこん，たまねぎなどの根菜類は，縦に繊維が走っています。繊維にそって切ると，形くずれしにくく歯ごたえが残ります。逆に繊維に直角に切ると，味がしみこみやすく，やわらかな食感になります。

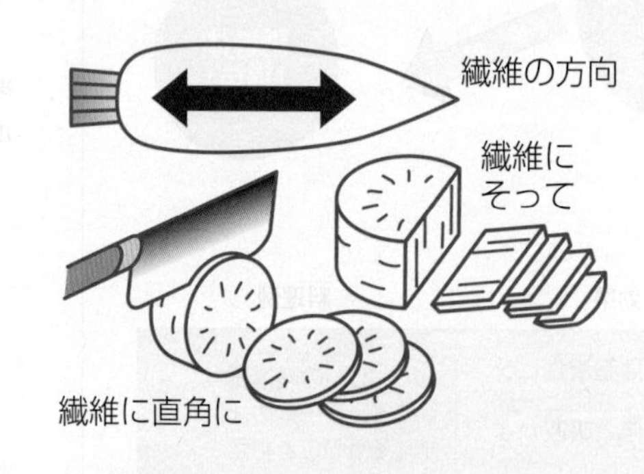

□**血抜き**　レバーなどの内臓や肉をたっぷりの水や牛乳などにつけてもみ洗いし，くさみを取り除くこと。にごらなくなるまで繰り返します。

□**つなぎ**　小麦粉，片栗粉，卵など，材料を一つにまとめ，粘りをつけるために加えるもの。

□**遠火の強火**　強火を遠くから当てる焼き魚の理想的な焼きかた。この焼きかただと，表面がパリッと焼けたころ，魚の中心部まで火が通ります。

□**天盛り**　料理を盛りつけた上に，さらにのせるあしらいの一つ。彩りを添え，香りで味を引き立てます。

□**鍋肌**　鍋の内側のこと。たとえば，「しょうゆを鍋肌から回し入れる」という場合，材料に直接しょうゆをかけるのではなく，熱くなっている鍋の内側にかけることで，水分が飛び香ばしく仕上げることができます。

□**煮えばな**　汁が沸騰するまさにそのときのこと。みそ汁はみその香りが飛ばないよう，煮えばなで火を止めます。

□**煮きる**　調味に使う酒やみりんをさっと煮立てアルコール分を飛ばすこと。こうするとうまみだけが残ります。

□**ねかす**　調理の途中で，そのまま何もせずにしばらく置いておくこと。材料に味をしっかりつけたいとき，発酵・熟成を促すときなどに用います。

□**ひたひたの水**　材料が隠れるか，隠れないかくらいの分量の水。

□**びっくり水・さし水**　材料をゆでている途中で，少量の水を入れること。ふきこぼれを防ぐほか，一時的に水温が下がるため，材料全体に均一に火が通ります。

□**水にさらす**　野菜などのあくを抜くために水につけること。

□**面取り**　煮物などをつくるときに，煮くずれを防ぎ，美しく仕上げるために，角切りや輪切りにした野菜の切り口の角を落とすこと。

□**もどす**　乾物類を水やぬるま湯につけてやわらかくすること。

□**湯せん**　じかに温めず，容器に入れた材料を湯に入れて温める方法。焦げたり，煮詰めすぎる心配がありません。お菓子づくりでよく使う方法です。

□**ゆでこぼす**　材料をゆでたそのゆで汁を捨てること。やわらかくするためではなく，あくや渋み，ぬめりを取る目的で行います。

□**湯むき**　トマトなどを熱湯にさっとくぐらせ，冷水にとること。こうすると皮を簡単にむくことができます。

食品の衛生・安全と選択

毎日食べるものが，衛生的かつ安全であることは絶対の条件である。どんな食品も消費者が安心して食べられるように，品質表示マークが義務づけられたり，添加物の基準が設けられたりしているが，それで安全が保障されているわけではない。とくに食品を取り扱う場所やそれに携わる人たちの衛生管理が食品の安全に大きな影響を与える。また，消費者自身も食品の衛生と安全に対しては十分な配慮をもってのぞむことがたいせつである。

表　示

表示は公衆衛生上，食品が起こす危害を防止するとともに，消費者にとっては食品の取り扱いや選択がしやすいようになされているものである。食品表示については，食品衛生法，JAS法（日本農林規格等に関する法律），健康増進法の三つの法律の食品表示に関する規定を統合した食品表示法が施行されている（2020年）。

●加工食品の表示例

■**名称**　内容をあらわす一般的な名称を表示。

■**原材料**　使用重量の多いものから表示。

■**アレルギー**　特定原材料及び特定原材料に準ずるものを原料として含んでいる場合に，原材料名の直後にカッコを付して表示する。表示義務のある「特定原材料」は7品目（卵，乳，小麦，そば，らっかせい，えび，かに），表示が勧められる「特定原材料に準ずるもの」は21品目（アーモンド，あわび，いか，いくら，オレンジ，カシューナッツ，キウイフルーツ，牛肉，くるみ，ごま，さけ，さば，大豆，鶏肉，豚肉，まつたけ，もも，やまいも，りんご，ゼラチン，バナナ）である（2020年8月現在）。

■**食品添加物**　物質名もしくは別名，または簡略名等で表示。「ビタミンC」は別名，物質名は「L－アスコルビン酸」。保存料や甘味料などは，用途名を合わせて表示。使用重量の多いものから順に表示。食品表示法では，原材料名と明確に区分することが義務化された。記号（／：スラッシュ）で区切る，改行で区切る，「添加物名」という事項をもうけて表示する，などの方法がある。

■**期限表示**　消費期限または賞味期限を表示。外装フィルムなど別のところに表示される場合もある。

■**栄養成分表示**　食品表示法の施行で表示が義務化。ナトリウムの量は「食塩相当量」で表示。

■**その他**　遺伝子組換え食品の使用。

●**生鮮食品**は，名称と原産地の表示，**水産物**にはさらに解凍や養殖を表示する。
[注]2015年に施行された食品表示法は経過期間を経たのち，2020年4月1日にすべての食品に対して新基準での表示が義務付けられた。

名　称	ソフトサラミソーセージ（スライス）
原材料名	食肉（牛肉，豚肉を含む），豚脂肪，食塩，はちみつ，香辛料
添加物名	調味料（アミノ酸），リン酸塩（Na），酸化防止剤（ビタミンC），発色剤（亜硝酸Na）
内容量	200g
賞味期限	20××年○月△日
保存方法	10℃以下で保存してください。
製造者	株式会社■■フーズ 東京都□□区▲▲1-2-3

栄養成分表示（100g当たり）

エネルギー	●kcal
たんぱく質	○g
脂質	▲g
炭水化物	■g
食塩相当量	★g

●食品に関するマークの例

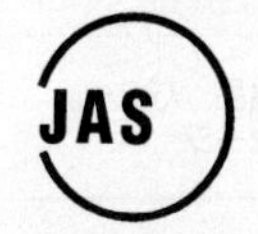

JAS（日本農林規格）マーク（JAS法）検査に合格した各種加工食品，農林水産物

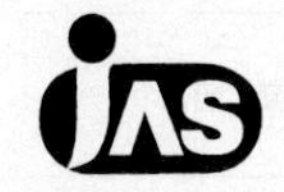

特定JASマーク（JAS法）特別な生産方法でつくられた食品として規格に合格したもの

有機JASマーク（JAS法）化学的に合成された肥料・農薬を原則不使用の農産物等

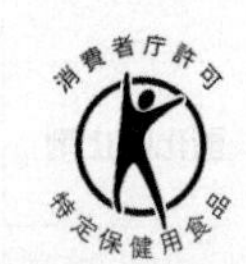

特定保健用食品マーク（健康増進法）特定の保健の用途に適する旨について，消費者庁が認定した食品

特別用途食品マーク（健康増進法）特別の用途に適する旨について，許可基準を満たすと消費者庁が認定した食品

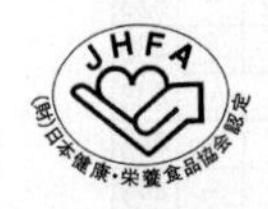

JHFA認定マーク　日本健康・栄養食品協会の審査基準に適合した健康補助食品

食品添加物

●指定添加物の推移

年度	指定数	削除数	合計	おもなでき事
1948	60	-	60	食品添加物の規格基準制定・公布
49	-	-	60	
50	10	3	67	
52	4	1	70	
53	8	-	78	
54	4	-	82	
55	6	-	88	森永ヒ素ミルク事件
56	10	-	98	
57	99	4	193	食品衛生法改正
58	19	-	212	
59	25	6	231	
60	19	-	250	
61	12	-	262	
62	32	-	294	
63	20	-	314	
64	35	3	346	
65	1	4	343	新潟水俣病発生 赤色1号指定削除
66	14	7	350	
67	-	1	349	
68	5	1	353	カネミ油症事件発生
69	5	2	356	過酸化水素新規使用基準規定
70	-	5	351	亜硝酸カリウム指定削除
71	2	13	340	
72	-	3	337	食品衛生法改正 食品添加物の使用を制限する「国会決議」
74	-	1	336	
75	-	3	333	
76	-	-	333	
77	1	-	334	
78	2	2	334	
80	-	-	334	過酸化水素使用基準改定
82	2	-	336	
83	11	-	347	
84	-	-	347	
85	-	-	347	アクションプログラム策定 ジエチレングリコールが不正に添加された輸入ワインが出回る
90	0	0	347	
91	7	5	349	
92	1	-	350	
93	-	2	348	
95	1	1	348	食品衛生法改正
97	1	-	349	
98	2	-	351	
99	1	-	352	
2000	1	15	338	削除数15のうち12は整理統合
02	2	-	340	
03	2	-	342	食品衛生法改正
04	7	-	349	
05	8	-	357	
06	7	-	364	
07	6	-	370	
08	18	-	388	
09	6	1	393	
10	18	-	411	
11	12	-	423	
12	7	-	430	
13	8	-	438	
14	7	-	445	
15	4	-	449	
16	5	-	454	
18	1	-	455	食品衛生法改正
19	8	-	463	
20	2	-	465	
21	7	-	472	
22	2	-	474	(2022年10月末現在)

＊1951, 73, 79, 81, 86～89, 94, 96, 01, 17年度は増減なし

食品添加物は，食品の製造，腐敗防止や保存，品質保持や向上，栄養価の補充・強化などを目的に食品に使用されるものを指し，おもに加工食品に用いられる。
食品添加物は，厚生労働大臣が安全性と有効性を確認して指示した「指定添加物」，天然添加物として使用実績が認められ品目が確定している「既存添加物」，その他「天然香料」「一般飲食添加物」に分類される。食品添加物は，専門家のきびしい安全評価を受け，安全であることが確認された範囲で使用されている。それを確認するためにも，1日の食品添加物の摂取量を正確につかむことは大切である。

●おもな指定添加物例と使用食品例

種類		物質名	目的	食品例
色	着色料	食用赤色102号 (別名ニューコクシン), β-カロテン	着色，色の強化	氷いちごのシロップ， ゼリーなどの冷菓， 清涼飲料水，マーガリン
	発色剤	亜硝酸ナトリウム， 硝酸カリウム	色調，風味の改善	ハム，ソーセージ， ベーコン，コンビーフ， イクラ，たらこ
	漂白剤	次亜硫酸ナトリウム， 亜硫酸ナトリウム	色の漂白	かんぴょう，乾燥果実， こんにゃく粉，天然果汁， びん詰めチェリー
味	甘味料	アスパルテーム， サッカリンナトリウム	甘みを与える	清涼飲料水，冷菓，菓子， 農畜産加工食品など 全般
	酸味料	クエン酸，乳酸， 二酸化炭素	酸味の強化	清涼飲料水，冷菓， ゼリー，キャンデー， 漬け物など
	調味料	L-グルタミン酸ナトリウム	味の強化	一般食品
香り	香料	酢酸エチル，バニリン	香りの強化	菓子類，清涼飲料水など
舌ざわり・歯ざわり	増粘安定剤	アルギン酸ナトリウム	粘性の増強 安定性の向上	アイスクリーム， フルーツゼリー，プリン， かまぼこ
	乳化剤	グリセリン脂肪酸エステル	水と油の乳化	パン，ケーキ， マーガリン， アイスクリーム
	膨脹剤	炭酸水素ナトリウム， 焼ミョウバン	材料の膨脹	パン，ケーキ類
変質・腐敗防止	保存料	ソルビン酸	食品の腐敗防止	ソーセージ，かまぼこ
	殺菌料	次亜塩素酸ナトリウム	食品細胞の殺菌	野菜，果実，飲料水
	酸化防止剤	dl-α-トコフェロール， アスコルビン酸	脂質の酸化防止	油脂含有食品，バター， 魚肉ソーセージ
	防かび剤	オルトフェニルフェノール	防かび	かんきつ類
栄養強化	強化剤	L-リシン塩酸塩， ビタミンA・B， 炭酸カルシウム	栄養素の強化	めん類，強化米，粉ミルク

●食品添加物の年齢別摂取量 (一人1日当たり，mg/日/人)

年齢区分		1～6歳	7～14歳	15～19歳	20～64歳	65歳以上
体重(kg)		15.9	37.1	56.3	58.7	53.2
食品喫食量(g/日/人)		973	1,452	1,453	1,490	1,366
区分名	主な添加物名					
甘味料	アスパルテーム，サッカリンナトリウム	1.66	2.48	2.84	3.31	2.43
着色料	食用赤色3号・102号，食用黄色4号・5号	0.0030403	0.002871	0.0076867	0.0093249	0.007767
保存料	安息香酸，ソルビン酸	13.8522	17.4407	23.99	18.9889	12.984
酸化防止剤	エリソルビン酸	0.144	0.192	0.249	0.167	0.0769
防かび剤	チアベンダゾール	0.000493	0.000603	0.000718	0.00107	0.000895
強化剤	アスコルビン酸	0	0	0	0	0

注) 食品添加物のうち，A群食品添加物 (天然成分として存在しないもの) についての合計量
(厚生労働省「マーケットバスケット方式による年齢層別食品添加物の一日摂取量の調査」2000年12月発表)

●食品添加物の使用基準

食品添加物の使用量は，ラットやマウスなどの動物実験で，国際的な機関が無害と確かめた量 (無毒性量*1) の通常100分の1の量を毎日食べ続けても安全な量 (1日摂取許容量*2) とし，さらにこの量よりずっと少なくなるように法律で使いかたが決められている*3。

*1：ラットやマウスなどの実験動物を使って，毎日一定の量の食品添加物を食べさせ，一生食べ続けても「有害な影響が見られない最大の用量」をいう。

*2：ADI (Acceptable Daily Intake) ともいう。この1日摂取許容量は，無毒性量の通常100分の1として求められる。生涯にわたって毎日摂取し続けても，健康に悪影響がないと判断される量を体重1kg当たり1日に何mgまでとあらわされる。

*3：食品添加物の摂取量が，ADIを超えないように，食品衛生法第11条の規定に基づいて設けられている。添加物の使用基準の定め方には，①使用できる食品の種類の制限，②食品に対する使用量や使用濃度の制限，③使用目的についての制限，④使用方法についての制限，があり，これらが必要に応じて組み合わされて定められている。

●既存添加物の用途別品目数 (2022年10月末現在)

用途	甘味料	着色料	酸味料	苦味料等	調味料	増粘安定剤	乳化剤	保存料	酸化防止剤	強化剤	ガムベース	酵素	光沢剤	製造用剤
品数	12	47	1	12	17	39	12	5	33	32	38	68	12	88
	合計 357*													

＊同一品目に複数の用途があるので，単純合計とは一致しない。
(2020年2月26日より適用，日本食品添加物協会資料より)

●食用に使用されるおもな天然色素

	名称	原料	食用例
赤系色素	エルダベリ類色素	エルダベリーの果実	ジュース，シャーベット，ガム
	ブドウ果皮色素	ぶどう果皮	果汁入り清涼飲料水，あめ
	ビートレッド	レッドビートの根	チューインガム，アイスクリーム，いちごジャム
	ベニコウジ色素	紅こうじ菌	プレスハム，かまぼこ，せんべい，ガム
橙系色素	アナトー色素	べにのきの種子の表皮	クラッカー，マーガリン，みそ
	パプリカ色素	パプリカの果実	ドレッシング，漬け物，練りうめ
	コチニール色素	えんじ虫の雌虫	清涼飲料水，氷菓子，ジャム，魚肉ソーセージ
	ラック色素	かいがら虫	プリン，アイスクリーム，かまぼこ
黄系色素	クチナシ黄色素	くちなしの実，サフランのめしべ	中華めん，アイスクリーム
	ベニバナ黄色素	べにばなの花弁	即席中華めん，ゼリー，キャンディー
	ウコン色素	ショウガ科のうこんの根茎	たくあん，栗のシロップ漬け，和菓子
その他	カラメル	糖類などの食用炭水化物の脱水縮合物	コーラ飲料，ソース，菓子類
	茶 (抹茶)	茶の葉	アイスクリーム，ようかん

食中毒とその予防

食中毒には一般に食品，器具，包装容器などについた細菌によるもの（細菌性），水や食品の摂取からヒトを通して感染するウイルスによるもの（ウイルス性），食品自体に毒性のあるもの（自然毒），さらには水銀，ヒ素，PCBといった有害物質の汚染によって起こるもの（化学性）などがある。環境の衛生管理と清潔を第一に，食品の摂取時期，保存などに十分な注意を払い，食中毒予防に役立てたい。

●食中毒の原因食品(件)

(2021年，総数717件)

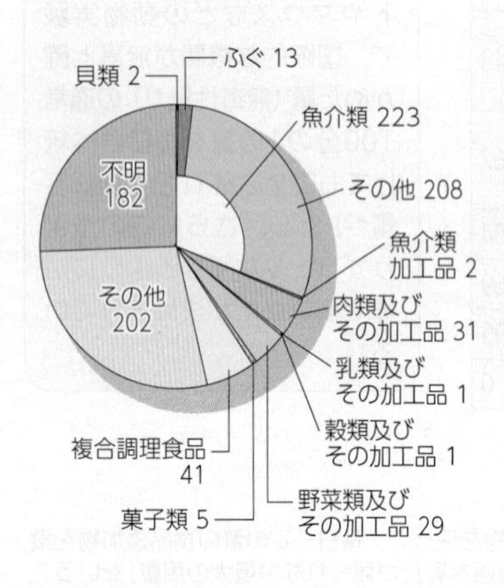

●病因物質別食中毒発生状況

(2021年)

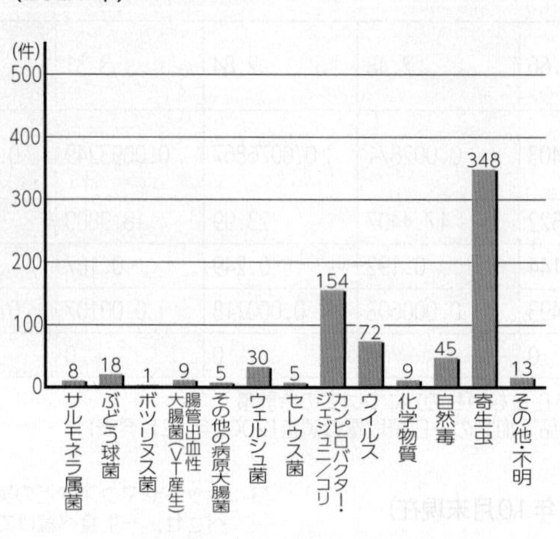

(厚生労働省「食中毒統計」2022年)

●細菌性食中毒予防のポイント

①菌を「つけない」

食品材料はいつも新鮮なものを用い，食品を取り扱う人は健康に注意し，手をよく洗うよう注意する。料理をつくる器具や盛りつける食器類は衛生的なものを使用する。

②菌を「増やさない」

食品は低温で保存し，生鮮食品やそう菜などは，購入後できるだけ早く冷蔵庫に入れる。さらに，つくった食事は時間をおかずにすぐ食べる。

③食べる前に加熱殺菌する

加熱調理する食品は十分に加熱する。特に肉料理は中心部を75℃で1分間以上加熱すること。調理後の包丁やまな板は洗剤で洗った後，煮沸消毒する。

●食中毒の種類

◇細菌性食中毒

	感染型						毒素型	
種類	腸炎ビブリオ	サルモネラ	病原大腸菌	カンピロバクター・ジェジュニ	ウェルシュ菌	エルシニア・エンテロコリチカ	ぶどう球菌	ボツリヌス菌
汚染源	海水（5〜9月に多い）	保菌者および保菌動物（家畜，鶏，ねずみ，犬など）の糞便，下水や河川水	保菌者および保菌動物の糞便	家畜，動物の腸内	人および動物の糞便，土壌，水など	汚染食品	人および動物の化膿巣，自然界（空気，水など）	土壌，まれに海水，湖水
おもな原因	魚介類（さしみ，寿司，魚介加工品）	食肉およびその加工品，卵およびその加工品，うなぎ，すっぽん等。	汚染を受けた食品	鶏肉，汚染した牛乳や飲料水	食品，魚介類の加熱調理食品	保菌動物から飲食物を介して感染。加工乳によることもある	穀類およびその加工品，複合調理食品，菓子類，魚介類	いずし，容器包装詰め食品，保存食品，缶詰など
潜伏期間	8〜24時間	6〜72時間	1〜8日	1〜7日	6〜18時間	半日〜6日間	30分〜6時間（平均3時間）	8〜36時間（毒素により不定）
症状	激しい腹痛，下痢，嘔吐，発熱（38度前後）	発熱（38〜40度），全身倦怠，頭痛，食欲不振，腹痛，下痢，嘔吐	下痢，腹痛，頭痛，発熱	腹痛，下痢，発熱	腹痛，下痢，まれに嘔吐，発熱	腹痛，発熱，下痢	頭痛，下痢，吐き気，嘔吐，腹痛，通常無発熱	視力低下，口渇，腹部膨張感，四肢運動マヒ，呼吸マヒ
備考	2日以内で回復死亡もときにある	2〜3日で回復するが，症状は重い。致死率0.1%	下痢原性因子をもった大腸菌の総称であり，O-157はベロ毒素産性大腸菌に分類される	熱や乾燥に弱いので，調理器具の乾燥，食肉のじゅうぶんな加熱をおこなう。	耐熱性芽胞菌である 1〜2日で症状回復	0〜4℃でも発生する低温細菌で，冷蔵庫内の食品中でも増殖する。	24〜48時間で回復 経過軽い	4〜8日以内に死亡することがある 120℃4分間以上の加熱で死滅する

＊病原大腸菌，ウエルシュ菌を「生体内毒素型（細菌が体内で増えて毒素をつくり食中毒を起こす）」と分類することもある。

●食中毒月別発生状況(2021年)

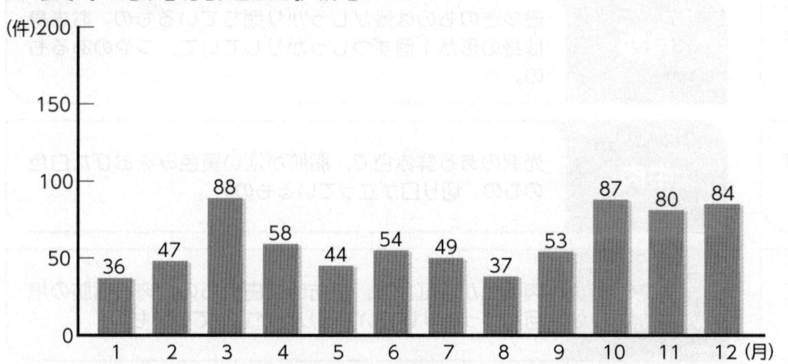

●食中毒年次発生状況の推移

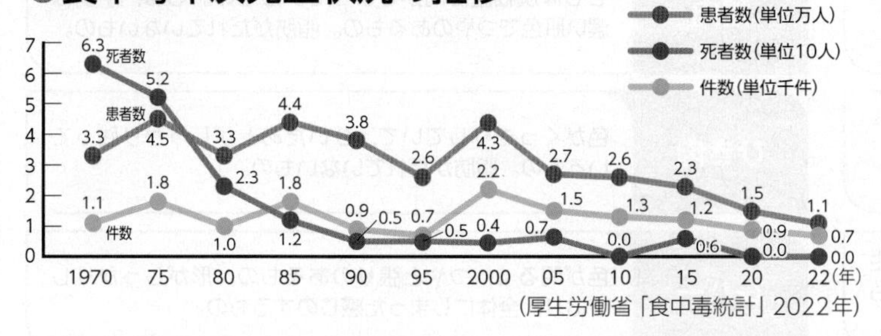

(厚生労働省「食中毒統計」2022年)

●細菌性食中毒のおもな事例

＊駅弁で食中毒(1975年9月)
羽越線酒田駅で販売した駅弁で食中毒が発生。原因は弁当中の卵焼きが腸炎ビブリオ，ぶどう球菌，セレウス菌に汚染されたもの。仕入れた卵焼きを16時間も室温に放置したことによる。患者数130名。うち3名が死亡。

＊からしれんこんによる食中毒(1984年6月)
全国11都県でからしれんこんによる食中毒が発生。原因は製造過程における熱処理が不十分だったために起きたボツリヌス菌中毒。患者数36名。うち11名が死亡。

＊給食の冷やしラーメンで食中毒(1988年7月)
北海道の小・中学生・陸上自衛隊の給食で食中毒が発生。原因は納入業者による冷やしラーメンの錦糸卵がサルモネラに汚染されていたもの。患者数10,476名。

＊病原大腸菌(O-157)による食中毒(1996年5月)
岡山県邑久町において，食中毒菌「病原大腸菌O-157」が検出された。これに続き，1都1道2府41県で有症者が続出し，1997年12月までに，有症者累計10,345名，うち15名が死亡した。

＊雪印乳業食中毒事件(2000年6月)
大阪市で雪印乳業の低脂肪乳，ヨーグルトなどの飲食物から食中毒が発生。原因は同社の大阪工場で製造されたこれらの製品に，エンテロトキシンA型に汚染された脱脂粉乳が使われたことによる。さらに，同工場のずさんな衛生管理も原因と認められた。2000年9月までに有症者数14,780名に達し，近年類をみない大規模食中毒事件となった。

◇ウイルス性食中毒

種類	ノロウイルス	A型肝炎ウイルス
汚染源	ノロウイルスが大量に含まれる糞便・吐物，汚染された食品等	A型肝炎に汚染された水や食品
潜伏期間	24～48時間	2～7週間
症状	吐き気，嘔吐，下痢，腹痛，軽度の発熱	急性肝炎，下痢，発熱，嘔吐，倦怠感，黄疸
備考	特に冬季に流行。食品の中心温度85℃以上・90秒間以上の加熱が感染予防に有効	最近では国内感染事例は少ない

◇自然毒

	動物性			植物性	
原因食品	ふぐ	有毒化した貝	毒かます	毒きのこ	じゃがいも
原因物質	ふぐの内臓(卵巣，肝臓など)，皮に存在するテトロドトキシン	い貝，帆立貝，あかざら貝などに蓄積されたマヒ性貝毒	毒かます(シガテラ毒魚)に存在する各種のシガテラ毒	つきよたけ，いっぽんしめじ，にがくりたけ，かきしめじ，てんぐたけなどに含まれるムスカリン，イルジンSなどの毒成分	じゃがいもの芽などに含まれるソラニン
潜伏期間	20分～3時間	5～30分	30分～3時間	30分～24時間	30分～3時間
症状	知覚マヒ，運動マヒ，発声不能，呼吸困難，チアノーゼ	知覚マヒ，運動マヒ，ときに呼吸困難	口唇マヒ，顔面マヒ，言語障害，歩行困難	胃腸障害，コレラ様症状，神経系障害，脳症状，溶血性障害	腹痛，胃腸障害，虚脱，めまい，ねむけ
備考	致死率は高く，40～60%	赤潮が原因となる致死率は10%	1～2日で回復	毒性の強いものと弱いものとがある	新芽の出ているところや病変部を取り除いて皮をむく

◇化学性食中毒とアレルギーによる中毒

	化学物質による食中毒				アレルギー様食中毒
原因食品	メチルアルコール	農薬	有害金属、化学物質		ヒスタミン
原因物質	不良酒類の飲用・過飲	食品との誤用	不良器具，食器からの溶出		まぐろ，さば，いわし，かつおなどが原因となる
潜伏期間	6時間～3日(平均数時間)	数分～1時間	急性中毒 1時間以内	慢性中毒 長時間	5分～5時間
症状	頭痛，めまい，腹痛，下痢，視神経炎	胃痛，嘔吐，下痢，失神，けいれん，呼吸困難	悪心，嘔吐，腹痛，下痢，けいれん，呼吸困難	肝臓障害，腎臓障害，骨・神経組織の変化	顔面紅潮，じんましん，めいてい感，頭痛，悪寒，発熱
備考	戦後中毒が多かったが，近年はほとんど発生しない	器具，容器ならびに食品関係の包装に注意を払う			抗ヒスタミン剤によって軽快，治療できる

食品の選び方・見分け方

食品は衛生や安全を考えて新鮮なものを選ぶことがたいせつである。旬を考慮し，鮮度のよいものを選ぶことは，それだけ栄養価も高く，味もよい。品物がよく回転している，信頼できる店を選ぶことが重要なポイントである。

●動物性食品

食品	選び方
鮮魚	眼が生き生きとして血液やにごりがなく澄んでいるもの。うろこに光沢があり，身に張りがあるもの。
鮮魚・切り身	切り口がみずみずしく切り口が立っているもの。色が鮮明なもの。パック入りは水がたまっていないもの。
塩魚	全体がしっとりし，青背の魚は腹の皮が銀色に光っているもの。白身の魚はうろこがはっきりしているもの。
開き干し	全体にべたつきがなく，形がしっかりしているもの。茶色になっているものは油やけしているのでさける。
いか	胴が褐色で身がかたくしまっており弾力があるもの。目がきれいで飛び出しているものが新鮮。
えび	頭のつけねがしっかりしていて，足や尾のまわりが生き生きしているもの。冷凍品はしっかり凍っているもの。
貝類	殻つきのものは殻がしっかり閉じているもの。むき身は身の形が１個ずつしっかりしていて，つやのあるもの。
牛肉	光沢のある鮮赤色で，脂肪が淡い黄色みをおびた白色のもの。切り口が立っているもの。
豚肉	肉の色が淡紅色で，脂肪は純白のもの。肉と脂肪の境目がはっきりしていて切り口が立っているもの。
鶏肉	ももは淡紅色で肉がしまっているもの。むね，手羽は濃い肌色でつやのあるもの。脂肪がだれていないもの。
ひき肉	色がくっきりしていて，ひいたあとがしっかり残っているもの。脂肪がだれていないもの。
レバー	色が明るく，つやと張りのあるもの。形がしっかりしており，全体にしまった感じのするもの。

●植物性食品

食品	選び方
豆類	粒が揃って光沢があり，かたい感じのするもの。しわがよったり，欠け，虫食いなどが混じっていないもの。
じゃがいも	皮にきずやしわ，はんてんなどがなく，身に張りがあるもの。外皮が薄く芽のくぼみの浅いもの。
さといも	皮に湿りけがあり，形は丸みがあってかたくしまっているもの。できれば泥つきが望ましい。
カリフラワー	真っ白ですき間なくぎっしり詰まっているもの。葉が生き生きとしていて，食い込むようについているもの。
葉菜類	色が鮮やかでみずみずしいもの。葉に勢いがあり，根元がしっかり張って茎がすっきりのびているもの。
白菜・キャベツ	新キャベツ以外は，巻きがしっかりしていて，葉に勢いがあるみずみずしいもの。
たけのこ	孟宗竹はずんぐりとしていて根元のいぼが少ないもの。皮がしっとりと湿っていて，全体に弾力のあるもの。
れんこん	節の間が長くずんぐりと丸いずん胴型のもの。皮は薄い茶色かこげ茶色でみずみずしく，穴が白いもの。
ごぼう	形がすんなりとしていてひび割れがないもの。全体的にまっすぐのびており、切り口に空洞がないもの。できれば泥つきがよい。
きゅうり	緑色が濃く，夏のものはいぼがよく出ているもの。花つきや成り口がみずみずしく，全体に張りがあるもの。
なす	紫紺色が濃く，皮に張りがあり，つやのよいもの。へたが黒く，とげが痛いくらいのもの。
トマト	つやがあり，形のしっかりしたもの。へたの緑色があざやかでみずみずしく，全体に張りのあるもの。
いちご	光沢があり，粒の形がしっかりしてくずれていないもの。へたが緑色をしていてピンと張っているもの。
もも	やや大玉でうぶ毛が密集しているもの。皮の赤みが強くて濃いほうが甘みは強い。きずやへこみのないものを。

食品の保存

食物の形状や成分などの変化をできるだけ抑え，ある一定期間腐敗しないように保つことが保存である。生鮮食料品の鮮度を保つことはもとより，保存のためにさまざまな加工が施された食品をよりよい方法で保つこともまた重要である。「保存期間のめやす」はおおよそのもので，それぞれの食品に記載された期間・方法に従うようにする。肉，魚，野菜などの生鮮食品については，新鮮なうちに使いきることが望ましい。

●常温（15～20℃）による加工食品の保存期間のめやす

	食品名	種類・包装など	開封前	開封後	備考
穀類	乾めん	うどん・日本そば	1年	1週間	開封後，乾燥剤を入れた空き缶で密封保存する。
		そうめん	2年		
		マカロニ・スパゲッティ	包装日から3年		
	食パン		包装日から4～6日		保存する場合は密封して冷凍する。
	シリアル		9カ月～1年	2週間	湿気を帯びると風味が低下するので注意。
	焼き麩		8カ月		開封後は袋の口を輪ゴム等できちんと留める。
	小麦粉	強力粉	6カ月	なるべく早く	開封後はきちんと密封して保存する。
		薄力粉	1年	なるべく早く	
	天ぷら粉		15カ月	なるべく早く	
水産・豆・野菜加工品	わかめ	乾燥	1年	10カ月	開封後は湿度の高い場所を避け，暗所で保存。
	昆布・ひじき	乾燥		6カ月	開封後は密封容器に入れ，暗所で保存。
	凍り豆腐		6カ月	なるべく早く	開封後は密封し，涼しいところで保存。
	大豆		包装日から1年		開封後は密封し，冷暗所で保存。
	はるさめ		包装日から2年		
	切り干し大根		3カ月	2～3日	変色しても味に問題はないが，カビの発生の原因になる。
	干ししいたけ		10カ月	1カ月	乾燥状態を保つこと。湿気はカビ，害虫の原因になる。
	ごま	洗いごま	1年	2～3カ月	冷蔵保存なら3～5カ月を保存期間のめやすに。
調味料	しょうゆ	濃口・プラスチックボトル入り	1.5年	1カ月	開封後は栓をきちんとして冷暗所で保存。
	みりん	本みりん	1～3年	1年	
	サラダ油・天ぷら油	プラスチックボトル入り	1年	1～2カ月	常温の暗所で保存。
	ごま油	透明ガラスびん入り	2年		
	だしの素	顆粒	1.5年	3カ月	液体タイプは開封後の保存期間は1カ月がめやす。
その他	ウスターソース	プラスチックボトル入り	2年	2カ月	商品によっては冷蔵庫で保存。ラベルの表示に従う。
	はちみつ		2～3年	2年	清潔なスプーンを使用する。
	日本茶	煎茶，ほうじ茶	1年	なるべく早く	香りが第一の新茶は3カ月以内に使いきるのが望ましい。
	紅茶	リーフティー	3年	3カ月	開封したら密封して保存する。

（商品科学研究所「加工食品保存のめやす」より）

●冷凍食品の保存のめやす

冷凍食品で購入したものを－18℃で保存した場合の品質保持期間。
ほとんどの食品は約1年は，最初の品質がそのまま保たれる。

種類	食品	期間
魚類	さば，いわしなどの脂質の多いもの	8カ月
	たい，ひらめなどの脂質の少ないもの	12カ月
えび類	伊勢えび（ロブスター）	10カ月
	車えび・大正えびなど	12カ月
肉類	ローストビーフ	18カ月
	羊肉	16カ月
	ローストポーク	10カ月
	ローストチキン	10カ月
野菜類	アスパラガス	12カ月
	ブロッコリー	16カ月
	にんじん	24カ月
	グリンピース	16カ月
	かぼちゃ	24カ月
	ほうれんそう	16カ月
果実類	あんず	24カ月
	ラズベリー	18カ月
	スライスしたいちご	18カ月

●冷蔵（0～10℃）による加工食品の保存期間のめやす

	食品名	種類・包装など	開封前	開封後	備考
食肉加工品	ハム	スライス・真空包装	7～60日	2～3日	開封後はきちんと封をして保存。
	ベーコン		7～50日		
	ソーセージ	真空包装	5～45日		
	サラミソーセージ	真空包装	1～4カ月	7日～1カ月	開封前なら常温で1～4カ月間，保存できる。
水産加工品	はんぺん・つみれ		8日	2日	開封したらすぐに食べきるか，加熱調理して食べる。
	塩ざけ	甘塩・切り身	包装日から1週間		辛塩のものはさらに保存できる。
	あじの干物		包装日から4日		きちんとラップをして保存。
	しらす干し		包装日から4～6日		水分量，塩分量によって保存期間が異なる。
	みりん干し		包装日から2～3カ月		長期間保存する時は小分けしてビニール袋に入れ，冷凍する。
	たらこ	生食用	包装日から1週間		つや落ち，変色が鮮度のめやす。
	わかめ	塩蔵	6カ月	4カ月	常温なら開封前で2カ月，後で2週間が保存期間のめやす。
豆加工品	豆腐	充てん包装	7日	1日	凝固剤を混ぜた豆乳をパックしてから加熱凝固した豆腐。
	生揚げ・がんもどき		4日	1日	油揚げの保存期間もこれに準ずる。
	納豆		7～10日	その時に食べきる	未開封での冷凍保存もできる。3カ月が保存期間のめやす。
牛乳・乳製品	牛乳	普通タイプ	7～10日	2日	他のにおいを吸収しやすいのできちんと封をして保存。
	ヨーグルト	プレーンタイプ	2週間	なるべく早く	水分（乳清）が分離していたら混ぜ込んで食べる。
	チーズ	プロセスチーズ	4～12カ月	2週間	空気に触れないように切り口はラップで封じ，乾燥を防ぐ。
調味料	みそ	甘みそ	6カ月	2カ月	塩分約6%。西京みそ，江戸みそなど。
		辛口みそ	12カ月	4カ月	塩分約12%。信州みそ，仙台みそなど。
	バター	有塩	6カ月	2週間	冷凍保存もできる。
	マーガリン		6～10カ月	2週間～1カ月	油脂含有率が80%以上のもの。

（商品科学研究所「加工食品保存のめやす」より）

●食品に適した冷凍冷蔵庫内の温度

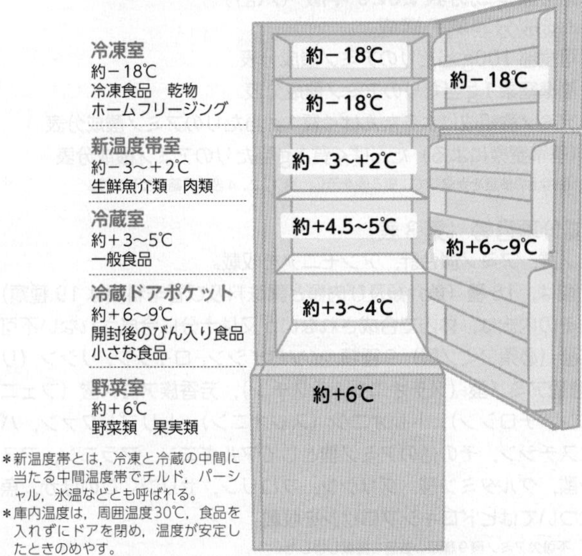

＊新温度帯とは，冷凍と冷蔵の中間に当たる中間温度帯でチルド，パーシャル，氷温などとも呼ばれる。
＊庫内温度は，周囲温度30℃，食品を入れずにドアを閉め，温度が安定したときのめやす。

日本食品標準成分表2020年版（八訂） アミノ酸成分表編
第3表 アミノ酸組成によるたんぱく質1g当たりのアミノ酸成分表 （文部科学省）

◆アミノ酸成分表の目的及び性格

たんぱく質はアミノ酸の重合体であり，体組織や酵素，ホルモン等の材料となるほか，栄養素及びエネルギー源としても不可欠な物質である。たんぱく質の栄養価は主に構成アミノ酸の種類と量（組成）によって決まるため，その摂取に当たっては，アミノ酸の総摂取量（たんぱく質摂取量）のほか，アミノ酸組成のバランスが重要となる。

このため，食品のたんぱく質の質的評価に活用できる基礎資料としてアミノ酸成分表を作成し，国民が日常摂取する食品のたんぱく質含有量とともに，アミノ酸組成を取りまとめた。

このように本成分表は，国民の健康の維持増進はもとより，食料政策の検討や，研究・教育分野等に活用できる基礎資料として，関係方面での幅広い利用に供することを目的としている。

アミノ酸成分表は，我が国において常用される重要な食品についてアミノ酸の標準的な成分値（組成）を収載している。

アミノ酸の成分値は，原材料である動植物や菌類の種類，品種，生育環境，加工方法等の諸種の要因により変動することが知られている。本成分表の収載値は，アミノ酸成分値の変動要因を十分考慮しながら，日常，市場で入手し得る試料の分析値を基に，年間を通して普通に摂取する場合の全国的な平均値と考えられる成分値を決定し，１食品１標準成分値を原則として収載している。

表1 アミノ酸成分表の沿革

名称	公表年	食品数（第1表）
日本食品アミノ酸組成表	1966	157
改訂日本食品アミノ酸組成表	1986	295
日本食品標準成分表準拠アミノ酸成分表2010	2010	337
日本食品標準成分表2015年版（七訂）アミノ酸成分表編	2015	1,558
追補 2016 年アミノ酸成分表編	2016	1,586
追補 2017 年アミノ酸成分表編	2017	1,627
追補 2018 年アミノ酸成分表編	2018	1,678
2019 年におけるデータ更新（アミノ酸成分表編）	2019	1,713
日本食品標準成分表2020年版（八訂）アミノ酸成分表編	2020	1,953

◆日本食品標準成分表 2020 年版（八訂） アミノ酸成分表編の構成

第１表 可食部 100g 当たりのアミノ酸成分表
第２表 基準窒素１g 当たりのアミノ酸成分表
第３表 アミノ酸組成によるたんぱく質１g 当たりのアミノ酸成分表
第４表 （基準窒素による）たんぱく質１g 当たりのアミノ酸成分表

＊本書では，使用上の便宜を考慮して，第３表を示し，第１，２，４表は省略しています。

◆収載成分項目等（第３表）

各アミノ酸，アミノ酸合計，アンモニアを収載。

アミノ酸は，18 種（魚介類及び肉類と調味料及び香辛料類は 19 種類）を収載。その内訳は，体内で合成されないか又は十分に合成されない不可欠アミノ酸（必須アミノ酸）９種類，イソロイシン，ロイシン，リシン（リジン），含硫アミノ酸（メチオニン，シスチン），芳香族アミノ酸（フェニルアラニン，チロシン），トレオニン（スレオニン），トリプトファン，バリン，ヒスチジン，その他のアミノ酸としてアルギニン，アラニン，アスパラギン酸，グルタミン酸，グリシン，プロリン，セリン。このほか，魚介類等についてはヒドロキシプロリンを収載。

＊本書では，不可欠アミノ酸９種類の数値を掲載しました。

◆収載食品数（第３表）

食品群の分類及び配列は，日本食品標準成分表 2020 年版（八訂）に従った。第３表に収載された食品群別の食品数は以下のとおり。

1 穀類	85	10 魚介類	192
2 いも及びでん粉類	37	11 肉類	159
3 砂糖及び甘味類	1	12 卵類	10
4 豆類	57	13 乳類	34
5 種実類	24	14 油脂類	4
6 野菜類	71	15 菓子類	6
7 果実類	28	16 し好飲料類	8
8 きのこ類	21	17 調味料及び香辛料類	35
9 藻類	20	18 調理済み流通食品類	4

（全 796 食品）

＊本書では，使用上の便宜を考慮して「第３表」に示された全 796 食品の不可欠アミノ酸を示しています。

◆たんぱく質の栄養価の評価

FAO/WHO 等は，食事のたんぱく質に含まれるべき不可欠アミノ酸の組成（mg/g たんぱく質）を，標準となるアミノ酸評点パターン（Requirement pattern）として公表している。このアミノ酸評点パターンと食品のたんぱく質中のアミノ酸量を比較することで，たんぱく質の栄養価を評価できる。たんぱく質中のアミノ酸量のうち，アミノ酸評点パターンを下回るものを制限アミノ酸という。アミノ酸スコアは，たんぱく質１g 中の第一制限アミノ酸の量（mg）を評点パターンにおけるそのアミノ酸の量（mg）で除した値に 100 を乗じたものである。

食事摂取基準（厚生労働省「日本人の食事摂取基準（2020 年版）」）の策定に際しては，国民・健康栄養調査の結果における食品群別たんぱく質摂取量とそれぞれのたんぱく質のアミノ酸組成からアミノ酸摂取量を算出して，摂取したたんぱく質（平均値）のアミノ酸スコアを求めている。そして，1973 年 FAO/WHO アミノ酸評点パターン，1985 年 FAO/WHO/UNU アミノ酸評点パターン及び 2007 年 FAO/WHO/UNU アミノ酸評点パターンのいずれを基準にしても，アミノ酸スコアが 100 を超えていたため，食事から良質なたんぱく質を摂取しているとみなしている。

＊本書では，「日本人の食事摂取基準（2015 年版）」の「不可欠アミノ酸の推定平均必要量」に示された「18 歳以上の評点パタン（mg/g たんぱく質）」（2007 年 FAO/WHO/UNU）を用いて各食品の不可欠アミノ酸の比率を算出し，第一制限アミノ酸の数値をアミノ酸スコアとして示しています。

表2 アミノ酸評点パターン（18 歳以上，mg/g たんぱく質）

アミノ酸名								
イソロイシン	ロイシン	リシン（リジン）	含硫アミノ酸（メチオニン＋シスチン）	芳香族アミノ酸（フェニルアラニン＋チロシン）	トレオニン（スレオニン）	トリプトファン	バリン	ヒスチジン
I	L	K	S	A	T	W	V	H
30	59	45	22	38	23	6.0	39	15

＊本書では，表の見やすさを考慮し，１文字記号を用いて示しています。なお，リシン（Lysin）は，ロイシン（Leucine）の L と重複するため，アルファベット順で L の一つ前の K を使用，トリプトファン（Tryptophan）は，トレオニン（Threonine）と T で重複，次の U はバリン（Valine）の V と見間違えやすいのでさらに次の W を使用するという研究分野の状況にならっています。

「アミノ酸スコア」の英字は第一制限アミノ酸を示す　I：イソロイシン　L：ロイシン　K：リシン　S：含硫アミノ酸　A：芳香族アミノ酸　T：トレオニン　W：トリプトファン　V：バリン　H：ヒスチジン

食品番号	索引番号	食品名	アミノ酸スコア	イソロイシン	ロイシン	リシン（リジン）	含硫アミノ酸	芳香族アミノ酸	トレオニン（スレオニン）	トリプトファン	バリン	ヒスチジン
			単位：mg/g たんぱく質									
		アミノ酸評点パターン		30	59	45	22	38	23	6.0	39	15
1.　穀類												
01002	2	●あわ　精白粒	49k	47	150	22	59	97	46	21	58	26
01004	4	●えんばく　オートミール	100	48	88	51	63	100	41	17	66	29
01006	6	●おおむぎ　押麦　乾	89k	43	85	40	51	100	44	16	60	27
01170	7	押麦　めし	89k	43	86	40	47	100	45	16	60	27
01167	12	●キヌア　玄穀	100	50	84	74	49	91	52	17	61	39
01011	13	●きび　精白粒	38k	47	140	17	56	110	38	15	57	26
01012	14	●こむぎ　国産　普通	76k	41	80	34	48	90	38	16	53	30
01015	17	●小麦粉　薄力粉　1等	53k	41	79	24	50	92	34	14	49	26
01016	18	薄力粉　2等	58k	41	78	26	48	92	34	13	49	26
01018	19	中力粉　1等	53k	41	79	24	48	92	33	13	49	26
01019	20	中力粉　2等	53k	40	78	24	47	91	34	13	49	26
01020	21	強力粉　1等	49k	40	78	22	46	92	32	13	47	26
01021	22	強力粉　2等	49k	40	78	22	44	92	33	13	47	26
01146	24	●プレミックス粉　お好み焼き用	58k	40	75	26	39	88	33	12	47	26
01147	26	から揚げ用	73k	37	70	33	32	75	33	9.9	44	21
01025	27	天ぷら用	58k	43	81	26	48	92	34	13	51	27
01026	30	●角形食パン　食パン	51k	42	81	23	42	96	33	12	48	27
01174	31	焼き	47k	42	81	21	41	96	33	12	48	27
01175	32	耳を除いたもの	56k	44	79	25	41	96	34	12	48	26
01028	37	●コッペパン	53k	42	79	24	40	90	35	12	50	26
01031	39	●フランスパン	47k	41	79	21	43	95	34	13	48	26
01032	40	●ライ麦パン	73k	42	77	33	43	92	43	12	56	28
01034	43	●ロールパン	56k	43	81	25	43	95	35	12	50	27
01148	49	●ベーグル	47k	42	79	21	41	94	33	12	49	27
01038	50	●うどん　生	51k	42	79	23	42	92	33	13	49	26
01039	51	ゆで	51k	42	79	23	41	94	32	12	49	25
01041	53	●干しうどん　乾	51k	40	79	23	42	92	34	12	48	25
01043	55	●そうめん・ひやむぎ　乾	49k	41	79	22	42	94	33	13	49	26
01044	56	ゆで	51k	42	80	22	40	96	33	12	49	26
01045	57	●手延そうめん・手延ひやむぎ　乾	51k	41	80	23	41	92	34	13	48	26
01047	59	●中華めん　生	53k	41	79	24	40	98	33	12	50	25
01049	62	●蒸し中華めん　蒸し中華めん	51k	43	80	23	49	91	33	14	48	28
01056	70	●即席中華めん　油揚げ味付け	42k	37	69	19	36	79	30	10	44	24
01144	72	油揚げ　乾（添付調味料を含まないもの）	49k	42	79	22	43	92	32	13	48	26
01189	74	油揚げ　ゆで（添付調味料等を含まないもの）	49k	41	81	22	24	96	33	13	48	26
01145	75	非油揚げ　乾（添付調味料等を含まないもの）	51k	42	80	23	41	93	33	13	48	27
01190	78	非油揚げ　ゆで（添付調味料等を含まないもの）	49k	42	81	22	38	94	33	13	48	27
01193	79	●中華スタイル即席カップめん　油揚げ　塩味　乾　（添付調味料等を含むもの）	71k	38	71	32	36	80	33	11	44	24
01194	81	油揚げ　塩味　調理後のめん（スープを残したもの）	47k	39	75	21	36	88	32	12	45	25
01191	82	油揚げ　しょうゆ味　乾（添付調味料等を含むもの）	64k	38	72	29	37	82	33	11	45	24
01192	84	油揚げ　しょうゆ味　調理後のめん（スープを残したもの）	49k	39	75	22	35	89	31	12	45	25
01060	85	油揚げ　焼きそば　乾（添付調味料等を含むもの）	53k	41	77	24	39	87	33	12	47	26
01061	87	非油揚げ　乾　（添付調味料を含むもの）	73k	38	71	33	34	79	33	10	46	26
01195	89	非油揚げ　調理後のめん（スープを残したもの）	53k	39	76	24	34	90	33	12	47	27
01062	90	●和風スタイル即席カップめん　油揚げ　乾　（添付調味料等を含むもの）	80k	41	76	36	34	86	35	12	47	28
01196	92	油揚げ　調理後のめん（スープを残したもの）	51k	39	76	23	37	90	32	12	46	27
01063	93	●マカロニ・スパゲッティ　乾	47k	43	83	21	44	91	34	13	52	30
01064	94	ゆで	49k	43	85	22	43	92	33	12	51	29
01173	95	●マカロニ・スパゲッティ　ソテー	47k	43	83	21	44	91	34	13	52	30
01149	96	●生パスタ　生	60k	42	83	27	40	95	35	12	50	27
01066	98	●焼きふ　釜焼きふ	42k	44	81	19	51	95	32	12	47	26
01070	102	●小麦はいが	100	43	79	83	40	83	54	13	65	32
01071	103	●小麦たんぱく　粉末状	44k	43	76	20	41	94	31	11	47	25
01150	116	●冷めん　生	58k	41	79	26	41	95	34	13	49	26
01080	117	●こめ　水稲穀粒　玄米	100	46	93	45	54	110	45	17	70	32
01083	120	水稲穀粒　精白米　うるち米	93k	47	96	42	55	110	44	16	69	31
01151	121	水稲穀粒　精白米　もち米	91k	48	95	41	55	120	43	16	70	30
01152	122	水稲穀粒　精白米　インディカ米	93k	47	95	42	62	120	45	17	69	29
01153	124	水稲穀粒　発芽玄米	100	46	93	45	58	110	45	17	69	32
01085	127	水稲めし　玄米	100	46	93	47	52	110	45	17	70	32
01168	130	水稲めし　精白米　インディカ米	93k	48	96	42	64	120	45	18	70	29
01088	131	水稲めし　精白米　うるち米	91k	46	95	41	56	110	45	17	66	30
01154	132	水稲めし　精白米　もち米	87k	48	97	39	55	120	44	17	71	30
01155	134	水稲めし　発芽玄米	100	46	93	45	54	120	46	17	69	33
01110	158	●アルファ化米　一般用	89k	48	95	40	58	120	44	16	71	30
01111	160	●おにぎり	93k	47	94	42	51	120	44	17	70	31
01114	163	●上新粉	89k	48	96	40	57	110	43	16	72	30
01157	164	●玄米粉	58k	50	100	26	40	120	41	18	77	35
01158	165	●米粉	89k	47	95	40	55	120	43	17	70	30
01159	168	●米粉パン　小麦グルテン不使用のもの	93k	49	95	42	52	120	46	17	71	30
01160	169	●米粉めん	89k	47	94	40	56	120	44	17	69	30
01115	170	●ビーフン	98k	48	94	44	63	120	46	18	70	29
01169	171	●ライスペーパー	100	49	93	51	62	110	49	18	70	30
01116	172	●米こうじ	98k	49	93	44	54	120	50	18	69	28
01117	173	●もち	87k	47	94	39	58	120	43	16	69	29
01120	176	●白玉粉	87k	49	97	39	56	120	43	16	71	30
01161	178	●米ぬか	100	43	85	64	54	91	50	17	68	39
01122	179	●そば　そば粉　全層粉	100	44	78	69	53	84	48	19	61	31
01127	184	そば　生	84k	42	79	38	43	89	38	15	51	27
01129	187	干しそば　乾	76k	42	79	34	44	92	37	15	52	27
01133	193	●とうもろこし　コーングリッツ　黄色種	44k	43	170	20	54	100	38	5.8	53	33
01137	199	コーンフレーク	22k	44	170	10	44	110	38	6.0	55	33
01138	200	●はとむぎ　精白粒	40k	44	150	18	47	99	32	5.6	60	24
01139	201	●ひえ　精白粒	36k	55	120	16	46	120	41	14	66	26
01142	204	●ライむぎ　全粒粉	100	41	77	46	50	88	45	14	59	30
01143	205	ライ麦粉	98k	41	74	44	48	83	42	13	57	30
2.　いも及びでん粉類												
02068	206	●アメリカほどいも　塊根　生	100	55	99	68	31	110	67	25	76	43
02069	207	塊根　ゆで	100	58	97	66	31	110	66	25	75	43
02045	217	●さつまいも　塊根　皮つき　生	100	50	75	60	37	110	74	18	71	24
02046	218	塊根　皮つき　蒸し	100	47	72	57	41	110	72	16	67	25
02047	219	塊根　皮つき　天ぷら	100	46	76	45	46	100	58	16	61	25
02006	220	塊根　皮なし　生	100	50	74	59	37	110	76	17	71	24
02007	221	塊根　皮なし　蒸し	100	47	72	58	40	110	72	16	66	25
02008	222	塊根　皮なし　焼き	100	51	77	55	42	120	67	15	72	29
02009	223	蒸し切干	100	48	73	52	38	110	68	18	70	27
02048	224	●むらさきいも　塊根　皮なし　生	100	50	76	58	43	110	69	17	72	23
02049	225	塊根　皮なし　蒸し	100	49	75	58	44	110	67	18	70	25
02010	226	●さといも　球茎　生	100	39	91	57	52	130	54	26	63	24
02011	227	球茎　水煮	100	39	92	56	50	130	55	27	63	24
02012	228	球茎　冷凍	100	38	92	56	50	140	55	28	61	22

食品番号	索引番号	食品名	アミノ酸スコア	イソロイシン	ロイシン	リシン（リジン）	含硫アミノ酸	芳香族アミノ酸	トレオニン（スレオニン）	トリプトファン	バリン	ヒスチジン
			単位：mg/g たんぱく質									
		アミノ酸評点パターン		30	59	45	22	38	23	6.0	39	15
02050	229	●セレベス　球茎　生	100	41	98	55	45	120	52	24	63	27
02051	230	●セレベス　球茎　水煮	100	41	99	56	47	120	53	24	63	29
02052	231	●たけのこいも　球茎　生	100	39	87	54	43	110	51	21	61	25
02053	232	球茎　水煮	100	39	87	54	45	110	51	20	60	28
02013	233	●みずいも　球茎　生	100	41	82	65	48	100	52	21	61	31
02014	234	球茎　水煮	100	41	84	64	48	100	51	21	61	30
02015	235	●やつがしら　球茎　生	100	43	99	57	43	110	56	22	67	27
02016	236	球茎　水煮	100	43	99	57	45	110	56	23	65	26
02063	237	●じゃがいも　塊茎　皮つき　生	100	43	68	69	34	83	49	13	67	22
02064	238	塊茎　皮つき　電子レンジ調理	100	42	64	66	34	83	46	13	64	21
02065	239	塊茎　皮つき　フライドポテト（生を揚げたもの）	100	41	66	63	34	86	47	13	63	22
02017	240	塊茎　皮なし　生	100	42	65	68	36	82	48	14	66	22
02019	241	塊茎　皮なし　水煮	100	42	68	70	36	94	48	15	64	23
02018	242	塊茎　皮なし　蒸し	100	42	64	67	36	90	47	15	64	22
02066	243	塊茎　皮なし　電子レンジ調理	100	41	64	65	33	83	46	13	63	21
02067	244	塊茎　皮なし　フライドポテト（生を揚げたもの）	100	40	64	62	33	85	46	12	63	22
02021	246	乾燥マッシュポテト	100	46	80	74	36	98	52	16	66	26
02022	249	●ながいも　いちょういも　塊根　生	100	45	75	55	32	100	40	20	58	27
02023	250	ながいも　塊根　生	97L	39	57	47	26	79	44	19	51	25
02024	251	ながいも　塊根　水煮	100	40	60	49	28	85	43	19	52	26
02025	252	やまといも　塊根　生	100	47	78	58	33	110	41	22	58	29
02026	253	●じねんじょ　塊根　生	100	49	83	56	34	110	46	23	59	30
02027	254	●だいじょ　塊根　生	100	48	85	55	31	110	49	20	57	31
3.　砂糖類												
03001	276	●黒砂糖	21k	20	29	9.5	23	31	30	6.5	40	6.2
4.　豆類												
04001	306	●あずき　全粒　乾	100	51	93	90	33	100	47	13	63	39
04002	307	全粒　ゆで	100	52	95	90	32	100	46	13	63	40
04003	308	ゆで小豆缶詰	100	51	96	88	30	100	47	13	62	40
04004	309	あん　こし生あん	100	53	100	88	29	110	44	12	63	38
04005	310	あん　さらしあん（乾燥あん）	100	62	100	84	35	110	48	13	69	39
04006	314	あん　つぶし練りあん	100	51	97	87	30	100	47	12	62	40
04007	315	●いんげんまめ　全粒　乾	100	58	98	82	32	110	53	14	67	38
04009	317	うずら豆	100	57	100	81	23	100	57	13	67	39
04012	320	●えんどう　全粒　青えんどう　乾	100	49	85	89	31	94	50	11	58	31
04017	327	●ささげ　全粒　乾	100	54	93	82	38	110	48	14	63	40
04019	329	●そらまめ　全粒　乾	100	50	90	80	24	89	48	11	57	33
04104	334	●だいず　全粒　青大豆　国産　乾	100	38	90	74	35	100	50	16	57	33
04105	335	全粒　青大豆　国産　ゆで	100	41	91	75	32	100	50	16	58	33
04023	336	全粒　黄大豆　国産　乾	100	53	87	72	34	100	50	15	55	31
04024	337	全粒　黄大豆　国産　ゆで	100	54	89	71	31	100	50	15	57	30
04025	338	全粒　黄大豆　米国産　乾	100	53	88	74	35	99	50	16	55	33
04026	339	全粒　黄大豆　中国産　乾	100	52	88	74	34	97	49	15	56	33
04077	341	全粒　黒大豆　国産　乾	100	38	88	75	34	100	50	16	55	32
04106	342	全粒　黒大豆　国産　ゆで	100	40	90	75	32	100	50	15	56	32
04080	343	いり大豆　青大豆	100	55	90	64	35	99	50	15	58	33
04078	344	いり大豆　黄大豆	100	54	90	66	34	99	50	16	57	33
04079	345	いり大豆　黒大豆	100	54	90	64	32	100	51	16	57	34
04028	346	水煮缶詰　黄大豆	100	54	92	70	33	100	50	15	57	31
04082	348	●きな粉　青大豆　全粒大豆	100	54	88	70	35	100	50	15	56	32
04096	349	青大豆　脱皮大豆	100	55	90	72	36	100	49	15	57	32
04029	350	黄大豆　全粒大豆	100	55	91	59	33	100	50	15	58	34
04030	351	黄大豆　脱皮大豆	100	56	92	57	32	100	51	16	59	34
04031	355	●ぶどう豆	100	55	92	70	31	100	51	15	58	32
04032	356	●木綿豆腐	100	52	89	72	30	110	48	16	53	30
04097	357	●木綿豆腐（凝固剤：塩化マグネシウム）	100	52	89	72	30	110	48	16	53	30
04098	358	●木綿豆腐（凝固剤：硫酸カルシウム）	100	52	89	72	30	110	48	16	53	30
04033	359	●絹ごし豆腐	100	53	88	72	32	110	48	15	55	31
04099	360	●絹ごし豆腐（凝固剤：塩化マグネシウム）	100	53	88	72	32	110	48	15	55	31
04100	361	●絹ごし豆腐（凝固剤：硫酸カルシウム）	100	53	88	72	32	110	48	15	55	31
04034	362	●ソフト豆腐	100	52	86	72	33	100	48	16	55	32
04035	363	●充てん豆腐	100	53	88	72	30	100	47	15	55	31
04038	366	●焼き豆腐	100	54	89	71	31	110	47	16	55	30
04039	367	●生揚げ	100	53	89	71	30	110	48	16	56	30
04040	368	●油揚げ　生	100	54	91	69	27	110	47	15	57	30
04084	369	油抜き　生	100	55	92	69	27	110	47	16	57	30
04086	370	油抜き　ゆで	100	55	92	67	27	110	47	16	57	30
04085	371	油抜き　焼き	100	55	92	67	25	110	47	16	57	30
04095	372	甘煮	100	57	94	64	24	100	48	14	60	31
04041	373	●がんもどき	100	54	90	69	27	110	47	15	56	30
04042	374	●凍り豆腐　乾	100	54	91	71	27	110	48	15	57	29
04087	375	水煮	100	55	94	69	25	110	48	15	58	30
04046	380	●糸引き納豆	100	54	89	78	40	110	46	17	59	34
04047	381	●挽きわり納豆	100	53	90	75	35	110	47	16	59	33
04051	384	●おから　生	100	52	91	75	37	99	54	15	60	34
04052	386	●豆乳　豆乳	100	51	86	72	33	100	48	16	53	31
04053	387	調製豆乳	100	52	86	72	31	100	47	15	55	30
04054	388	豆乳飲料・麦芽コーヒー	100	53	87	70	31	100	46	15	56	31
04057	391	●大豆たんぱく　分離大豆たんぱく　塩分無調整タイプ	100	52	90	72	29	100	48	15	54	31
04059	394	●湯葉　生	100	55	90	71	30	110	49	14	57	30
04060	395	干し　乾	100	54	89	71	31	110	49	14	56	30
04091	396	干し　湯戻し	100	54	90	70	29	110	49	14	56	29
04071	410	●りょくとう　全粒　乾	100	51	95	84	25	110	42	12	64	35
5.　種実類												
05001	414	●アーモンド　乾	78k	46	78	35	27	89	35	11	53	30
05002	415	フライ　味付け	62k	43	77	28	23	92	35	10	50	30
05003	417	●あさ　乾	96k	48	81	43	48	92	45	14	61	34
05041	418	●あまに　いり	73k	54	72	33	36	89	49	20	65	29
05004	419	●えごま　乾	100	43	79	48	53	100	45	14	58	34
05005	420	●カシューナッツ　フライ　味付け	100	50	86	55	48	91	43	19	68	28
05008	423	●ぎんなん　生	100	46	80	45	45	75	61	19	64	23
05010	425	●くり　日本ぐり　生	100	41	68	61	33	74	45	15	54	28
05014	429	●くるみ　いり	71k	48	84	32	41	91	41	15	58	29
05017	432	●ごま　乾	71k	44	79	32	61	93	46	19	57	32
05018	433	いり	64k	45	80	29	58	92	46	18	58	32
05019	434	むき	69k	44	80	31	61	95	46	19	57	33
05046	438	●チアシード　乾	100	44	79	56	62	100	46	16	57	34
05047	444	●ひし類　とうびし　生	100	41	85	55	49	88	44	20	60	35
05048	445	とうびし　ゆで	100	40	85	55	49	88	45	20	61	35
05026	446	●ピスタチオ　いり　味付け	100	52	85	60	39	91	40	17	71	29
05038	448	●ひまわり　乾	91k	54	76	41	51	88	45	17	64	32
05039	451	●ヘーゼルナッツ　いり	69k	45	83	31	40	86	38	17	58	30
05031	453	●マカダミアナッツ　いり　味付け	100	38	70	45	55	93	38	13	49	28
05033	455	●まつ　いり	91k	44	80	41	56	86	36	11	56	28
05034	456	●らっかせい　大粒種　乾	93k	40	76	42	28	110	35	11	51	29

食品番号	索引番号	食品名	アミノ酸スコア	イソロイシン	ロイシン	リシン（リジン）	含硫アミノ酸	芳香族アミノ酸	トレオニン（スレオニン）	トリプトファン	バリン	ヒスチジン
				単位：mg/g たんぱく質								
		アミノ酸評点パターン		30	59	45	22	38	23	6.0	39	15
05035	457	大粒種　いり	87k	40	77	39	27	110	36	11	51	30
05036	460	●らっかせい　バターピーナッツ	89k	41	78	40	29	100	35	11	52	30
05037	461	ピーナッツバター	84k	41	78	38	27	100	35	11	52	30
6.　野菜類												
06007	468	●アスパラガス　若茎　生	100	41	70	69	33	74	48	14	59	24
06010	473	●いんげんまめ　さやいんげん　若ざや　生	100	44	70	63	30	86	60	15	63	32
06363	478	●うるい　葉　生	100	51	86	77	38	96	58	19	66	28
06015	479	●えだまめ　生	100	52	87	73	33	99	48	15	55	33
06020	487	●さやえんどう　若ざや　生	100	47	66	72	25	73	59	14	68	24
06023	490	●グリンピース　生	100	51	91	89	25	99	54	11	59	29
06025	492	冷凍	100	52	88	87	25	92	57	12	61	26
06374	493	冷凍　ゆで	100	53	90	88	26	95	55	12	62	28
06375	494	冷凍　油いため	100	52	88	86	26	93	56	11	61	27
06032	501	●オクラ　果実　生	100	41	67	60	32	79	47	17	54	27
06036	505	●かぶ　根　皮つき　生	100	48	80	87	36	90	62	17	71	32
06038	507	根　皮なし　生	100	49	79	85	36	89	62	15	71	31
06046	515	●かぼちゃ類　日本かぼちゃ　果実　生	100	48	75	72	37	93	42	18	63	28
06048	517	西洋かぼちゃ　果実　生	100	46	81	78	41	100	47	18	58	31
06052	522	●からしな　葉　生	100	48	88	78	35	99	63	22	69	28
06054	524	●カリフラワー　花序　生	100	53	85	88	40	95	60	17	76	28
06056	526	●かんぴょう　乾	100	51	71	61	32	86	46	7.2	61	28
06364	528	甘煮	70W	53	79	59	24	64	46	4.2	59	25
06061	532	●キャベツ　結球葉　生	95L	36	56	56	30	62	45	12	52	31
06065	537	●きゅうり　果実　生	100	44	70	59	29	82	41	16	53	24
06084	553	●ごぼう　根　生	78L	38	46	58	20	58	38	12	43	27
06086	555	●こまつな　葉　生	100	51	88	72	24	110	58	25	73	29
06093	563	●ししとう　果実　生	100	46	72	79	41	95	53	17	63	28
06095	565	●しそ　葉　生	100	56	110	70	36	120	61	27	72	29
06099	569	●しゅんぎく　葉　生	100	53	93	69	30	110	59	21	70	26
06103	573	●しょうが　根茎　皮なし　生	64k	40	58	29	28	77	60	18	55	24
06119	593	●セロリ　葉柄　生	82S	43	64	57	18	73	47	15	65	26
06124	598	●そらまめ　未熟豆　生	100	48	87	80	23	95	45	10	55	33
06130	604	●だいこん　葉　生	100	53	95	75	33	110	64	24	73	29
06132	606	根　皮つき　生	97L	45	57	61	30	70	53	12	67	28
06134	608	根　皮なし　生	93L	43	55	58	31	66	51	12	67	26
06149	629	●たけのこ　若茎　生	100	35	62	61	32	110	45	12	54	25
06153	633	●たまねぎ　りん茎　生	64L	21	38	66	26	70	29	17	27	24
06160	645	●チンゲンサイ　葉　生	77S	49	81	69	17	95	58	23	67	27
06175	662	●とうもろこし類　スイートコーン　未熟種子　生	100	41	120	57	52	95	51	11	61	30
06178	666	未熟種子　カーネル　冷凍	91k	41	130	41	51	100	46	9.8	61	33
06378	667	未熟種子　カーネル　冷凍　ゆで	91k	42	130	41	51	100	47	9.5	61	33
06379	668	未熟種子　カーネル　冷凍　油いため	93k	42	130	42	50	100	46	9.8	61	33
06182	672	●トマト類　赤色トマト　果実　生	83L	31	49	51	30	65	37	10	35	24
06370	675	ドライトマト	71L 71K	26	42	32	26	59	34	8.2	30	19
06191	685	●なす　果実　生	100	46	72	76	31	88	50	16	62	33
06205	701	●にがうり　果実　生	100	50	82	90	32	110	57	20	67	39
06207	703	●にら　葉　生	100	50	86	74	34	100	62	25	65	24
06212	709	●にんじん　根　皮つき　生	100	46	68	67	32	77	54	16	64	25
06214	711	根　皮なし　生	100	48	70	65	34	81	53	16	66	25
06216	716	根　冷凍	98L	40	58	55	28	66	45	14	55	23
06380	717	根　冷凍　ゆで	100	46	70	66	33	76	49	15	61	25
06381	718	根　冷凍　油いため	100	42	61	57	28	68	46	13	56	23

食品番号	索引番号	食品名	アミノ酸スコア	イソロイシン	ロイシン	リシン（リジン）	含硫アミノ酸	芳香族アミノ酸	トレオニン（スレオニン）	トリプトファン	バリン	ヒスチジン
				単位：mg/g たんぱく質								
		アミノ酸評点パターン		30	59	45	22	38	23	6.0	39	15
06223	726	●にんにく　りん茎　生	93L	29	55	61	33	73	37	17	48	22
06226	730	●ねぎ類　根深ねぎ　葉　軟白　生	100	38	65	68	34	82	46	14	52	22
06227	733	葉ねぎ　葉　生	100	53	91	82	37	100	58	21	65	27
06233	740	●はくさい　結球葉　生	100	43	71	71	32	78	53	14	61	27
06239	746	●パセリ　葉　生	100	55	100	74	39	120	63	27	72	30
06240	747	●はつかだいこん　根　生	97L	41	57	62	24	73	50	15	71	27
06245	754	●ピーマン類　青ピーマン　果実　生	100	46	76	76	43	90	59	16	63	26
06393	758	オレンジピーマン　果実　生	88L	52	52	55	34	62	61	11	47	22
06263	774	●ブロッコリー　花序　生	100	44	71	75	35	81	51	16	64	34
06267	782	●ほうれんそう　葉　通年平均　生	100	50	86	67	39	110	56	25	66	31
06268	783	葉　通年平均　ゆで	100	51	92	71	41	120	57	25	67	30
06269	789	葉　冷凍	100	51	98	76	41	120	60	23	68	31
06372	790	葉　冷凍　ゆで	100	53	100	80	44	120	63	26	70	31
06373	791	葉　冷凍　油いため	100	51	98	75	44	120	61	25	67	30
06287	813	●もやし類　だいずもやし　生	100	52	74	54	28	97	49	17	62	35
06289	815	ブラックマッペもやし　生	100	61	69	46	22	110	47	17	83	44
06291	818	りょくとうもやし　生	73S	56	62	69	16	110	39	15	75	43
06305	833	●らっきょう　りん茎　生	90L	33	53	83	28	79	34	18	42	29
06312	841	●レタス　土耕栽培　結球葉　生	100	51	79	68	28	87	62	16	62	24
06313	843	●サラダな　葉　生	100	52	89	67	32	96	60	21	64	25
06317	848	●れんこん　根茎　生	64L	25	38	38	32	61	38	13	34	24
06371	850	甘酢れんこん	100	44	82	75	61	120	59	26	60	40
06324	855	●わらび　生わらび　生	100	45	81	63	30	110	53	17	63	26
7.　果実類												
07006	870	●アボカド　生	100	53	91	79	49	95	58	18	69	34
07012	876	●いちご　生	100	38	65	51	42	58	44	13	50	23
07015	880	●いちじく　生	100	42	63	57	35	52	45	13	57	21
07019	883	●うめ　生	83L	33	49	48	19	51	35	10	43	26
07049	893	●かき　甘がき　生	100	61	92	82	56	87	71	24	69	30
07027	899	●うんしゅうみかん　じょうのう　普通　生	100	35	60	65	36	56	40	9.7	47	24
07030	902	果実飲料　ストレートジュース	63L	22	37	40	28	47	29	7.0	31	15
07031	903	果実飲料　濃縮還元ジュース	64L	22	38	42	27	49	29	7.8	31	15
07040	909	●オレンジ　ネーブル　砂じょう　生	90L	32	53	60	31	51	36	9.2	44	22
07042	911	バレンシア　果実飲料　ストレートジュース	56L	20	33	42	18	44	25	6.2	30	16
07062	923	●グレープフルーツ　白肉種　砂じょう　生	63L	22	37	46	27	38	31	7.8	31	20
07093	939	●なつみかん　砂じょう　生	90L	31	53	57	27	49	35	8.6	42	21
07142	948	●ゆず　果皮　生	100	41	67	67	33	86	45	12	53	30
07156	952	●レモン　果汁　生	54L	20	32	33	23	40	24	6.9	30	13
07054	953	●キウイフルーツ　緑肉種　生	100	62	75	67	65	75	61	18	68	30
07077	970	●すいか　赤肉種　生	90L	49	53	49	41	71	35	19	49	34
07182	972	●すぐり　カシス　冷凍	100	59	77	64	51	85	51	16	50	31
07080	975	●すもも　にほんすもも　生	71L	32	42	43	17	39	34	5.3	37	21
07088	981	●なし　日本なし　生	64K	31	40	29	30	32	38	6.4	53	14
07097	988	●パインアップル　生	100	44	59	59	74	69	43	17	55	28
07107	998	●バナナ　生	100	49	97	71	41	63	49	14	68	110
07116	1004	●ぶどう　皮なし　生	81L	29	48	49	35	44	48	10	42	36
07178	1005	皮つき　生	73L	24	43	44	24	54	40	11	36	32
07179	1021	●マンゴー　ドライマンゴー	100	53	88	72	42	94	55	14	69	37
07135	1024	●メロン　露地メロン　緑肉種　生	63L	26	37	35	29	44	37	12	44	23
07136	1026	●もも　白肉種　生	68L	25	40	40	21	36	36	5.8	34	19
07184	1027	黄肉種　生	83L	45	49	49	26	51	37	8.7	39	23
07148	1037	●りんご　皮なし　生	100	39	59	52	41	45	40	9.2	45	22
8.　きのこ類												
08001	1046	●えのきたけ　生	100	51	81	76	32	120	67	22	66	44

食品番号	索引番号	食品名	アミノ酸スコア	イソロイシン	ロイシン	リシン（リジン）	含硫アミノ酸	芳香族アミノ酸	トレオニン（スレオニン）	トリプトファン	バリン	ヒスチジン
			単位：mg/g たんぱく質									
アミノ酸評点パターン				30	59	45	22	38	23	6.0	39	15
08003	1049	味付け瓶詰	100	53	82	65	23	87	56	11	64	32
08054	1050	●きくらげ類　あらげきくらげ　生	100	52	93	58	29	93	79	22	78	32
08004	1051	あらげきくらげ　乾	100	49	97	51	33	100	83	29	74	30
08006	1054	きくらげ　乾	100	49	96	64	34	100	81	26	70	37
08008	1056	しろきくらげ　乾	100	48	80	61	49	100	73	26	66	26
08039	1059	●しいたけ　生しいたけ　菌床栽培　生	100	53	82	75	24	89	66	20	65	29
08042	1063	生しいたけ　原木栽培　生	100	52	84	75	32	89	67	19	65	28
08013	1066	乾しいたけ　乾	100	48	80	71	36	81	64	19	59	28
08053	1068	乾しいたけ　甘煮	100	53	84	58	24	78	55	13	61	25
08016	1071	●しめじ類　ぶなしめじ　生	100	52	81	74	26	90	65	12	64	32
08055	1074	ぶなしめじ　素揚げ	100	50	83	73	28	89	65	19	63	31
08056	1075	ぶなしめじ　天ぷら	87K	44	82	39	40	94	43	15	54	27
08020	1079	●なめこ　株採り　生	100	61	96	64	33	57	78	11	75	35
08058	1081	カットなめこ　生	100	51	97	71	25	92	73	16	71	34
08025	1085	●ひらたけ類　エリンギ　生	100	56	87	82	32	98	69	22	70	28
08026	1089	ひらたけ　生	100	53	82	70	26	100	65	19	68	32
08028	1091	●まいたけ　生	97L	49	57	72	28	100	73	22	73	35
08051	1093	油いため	100	54	84	69	34	100	71	22	70	33
08031	1095	●マッシュルーム　生	100	58	88	68	27	77	66	21	70	30
08034	1099	●まつたけ　生	100	48	83	67	32	92	69	15	60	33
9.　藻類												
09001	1101	●あおさ　素干し	100	48	83	57	44	100	66	20	75	24
09002	1102	●あおのり　素干し	100	46	86	57	48	95	64	20	69	22
09003	1103	●あまのり　ほしのり	100	52	91	63	49	89	65	16	81	18
09004	1104	焼きのり	100	48	89	61	46	89	65	16	76	20
09005	1105	味付けのり	100	44	82	58	40	80	62	14	71	19
09017	1117	●こんぶ類　まこんぶ　素干し　乾	100	38	68	47	41	65	51	12	53	18
09056	1118	まこんぶ　素干し　水煮	100	53	97	59	53	88	62	17	72	26
09023	1124	つくだ煮	100	47	74	49	29	66	44	6.4	58	22
09049	1130	●てんぐさ　粉寒天	43H	100	170	41	32	120	42	4.7	120	6.5
09050	1133	●ひじき　ほしひじき　ステンレス釜　乾	93K	60	100	42	47	100	67	21	74	22
09051	1134	ほしひじき　ステンレス釜　ゆで	100	60	100	45	47	110	68	21	75	22
09052	1135	ほしひじき　ステンレス釜　油いため	98K	60	100	44	50	110	67	22	75	23
09033	1140	●ひとえぐさ　つくだ煮	78W	50	78	54	25	62	46	4.7	60	24
09037	1144	●もずく類　おきなわもずく　塩蔵　塩抜き	100	54	99	58	57	110	64	22	69	22
09038	1145	もずく　塩蔵　塩抜き	100	53	100	63	53	110	65	23	70	23
09044	1151	●わかめ　カットわかめ　乾	100	58	110	73	46	98	64	23	75	26
09045	1154	湯通し塩蔵わかめ　塩抜き　生	100	57	100	71	49	110	62	23	73	25
09057	1155	湯通し塩蔵わかめ　塩抜き　ゆで	100	56	100	69	52	110	62	24	72	25
09048	1156	湯通し塩蔵わかめ　塩蔵	100	65	110	74	45	98	61	18	81	25
09047	1158	めかぶわかめ　生	100	46	86	69	48	87	60	17	69	25
10.　魚介類												
10002	1160	●あこうだい　生	100	57	95	120	50	90	57	12	60	27
10003	1161	●あじ類　まあじ　皮つき　生	100	52	91	110	47	88	57	13	59	47
10389	1162	まあじ　皮なし　生	100	54	93	110	49	91	58	14	61	49
10390	1165	まあじ　皮つき　フライ	100	53	91	98	48	87	56	13	59	39
10391	1168	まあじ　小型　骨付き　生	100	52	88	100	47	88	56	13	59	41
10392	1169	まあじ　小型　骨付き　から揚げ	100	52	88	100	48	87	55	13	59	41
10393	1170	まるあじ　生	100	52	91	110	50	88	57	14	60	56
10394	1171	まるあじ　焼き	100	52	90	110	49	89	57	14	60	54
10008	1172	にしまあじ　生	100	53	92	110	46	89	57	13	59	35
10009	1173	にしまあじ　水煮	100	54	93	110	50	92	58	14	60	34
10010	1174	にしまあじ　焼き	100	54	93	110	51	91	58	14	60	35
10015	1179	●あなご　生	100	58	95	110	50	87	54	13	61	36

食品番号	索引番号	食品名	アミノ酸スコア	イソロイシン	ロイシン	リシン（リジン）	含硫アミノ酸	芳香族アミノ酸	トレオニン（スレオニン）	トリプトファン	バリン	ヒスチジン
			単位：mg/g たんぱく質									
アミノ酸評点パターン				30	59	45	22	38	23	6.0	39	15
10018	1182	●あまだい　生	100	59	96	110	53	89	56	13	63	26
10021	1185	●あゆ　天然　生	100	49	90	100	49	87	55	13	57	36
10025	1189	養殖　生	100	50	91	110	49	89	56	14	59	33
10032	1196	●あんこう　きも　生	100	57	96	91	50	110	63	17	72	32
10033	1197	●いかなご　生	100	56	96	100	53	90	60	14	64	32
10039	1203	●いとよりだい　生	100	54	95	110	46	89	59	13	60	29
10042	1206	●いわし類　うるめいわし　生	100	56	93	110	47	91	56	14	65	61
10044	1208	かたくちいわし　生	100	54	91	110	49	89	57	13	63	60
10047	1211	まいわし　生	100	56	93	110	46	90	58	13	64	61
10395	1214	まいわし　フライ	100	52	92	97	48	90	55	15	62	46
10396	1220	しらす　生	100	53	95	100	47	93	59	14	64	34
10055	1222	しらす干し　微乾燥品	100	53	94	110	46	94	60	15	63	31
10056	1223	しらす干し　半乾燥品	100	53	94	110	48	95	60	14	63	32
10397	1232	缶詰　アンチョビ	100	63	97	99	51	100	60	19	70	40
10067	1235	●うなぎ　養殖　生	100	44	77	90	43	76	51	9.4	50	42
10071	1239	●うまづらはぎ　生	100	60	97	110	51	89	54	14	68	29
10074	1242	●えそ　生	100	54	95	110	47	89	59	13	61	38
10079	1247	●かさご　生	100	50	90	110	48	87	58	12	54	26
10083	1251	●かじき類　くろかじき　生	100	59	90	100	50	83	53	14	65	98
10085	1253	めかじき　生	100	54	93	110	48	88	58	14	60	69
10398	1254	めかじき　焼き	100	56	93	100	48	89	58	14	61	67
10086	1255	●かつお　春獲り　生	100	51	88	100	47	85	56	15	59	120
10087	1256	秋獲り　生	100	53	89	100	47	86	56	15	61	120
10091	1261	加工品　かつお節	100	56	92	100	46	89	59	15	63	88
10092	1262	加工品　削り節	100	55	93	100	47	92	60	16	64	75
10098	1268	●かます　生	100	58	97	110	57	92	55	13	64	34
10100	1270	●かれい類　まがれい　生	100	54	95	110	49	88	58	13	60	29
10103	1273	まこがれい　生	100	48	85	98	46	82	53	12	55	25
10399	1274	まこがれい　焼き	100	48	86	96	47	83	54	12	54	26
10107	1278	●かわはぎ　生	100	52	92	110	48	87	58	13	59	28
10424	1280	●かんぱち　背側　生	100	56	94	110	49	89	59	14	62	49
10109	1281	●きす　生	100	53	93	110	49	88	57	13	59	28
10400	1282	天ぷら	100	54	94	110	49	86	56	13	59	29
10110	1283	●きちじ　生	100	50	92	110	49	89	57	11	55	25
10115	1288	●ぎんだら　生	100	52	89	100	48	86	57	12	56	27
10401	1289	水煮	100	52	90	110	51	88	58	12	58	27
10116	1290	●きんめだい　生	100	51	90	110	49	90	55	13	59	37
10117	1291	●ぐち　生	100	60	96	110	53	92	55	13	66	27
10119	1293	●こい　養殖　生	100	50	88	100	46	87	55	12	57	40
10123	1297	●こち　めごち　生	100	50	89	100	45	86	57	12	56	27
10124	1298	●このしろ　生	100	59	97	110	54	90	54	14	66	45
10130	1304	●さけ・ます類　ぎんざけ　養殖　生	100	51	87	100	47	87	57	13	61	53
10131	1305	ぎんざけ　養殖　焼き	100	52	88	100	47	88	58	13	62	52
10134	1308	しろさけ　生	100	54	90	100	49	89	60	13	63	53
10135	1309	しろさけ　水煮	100	56	92	110	48	90	60	14	66	53
10136	1310	しろさけ　焼き	100	55	91	110	48	89	60	14	65	51
10139	1313	しろさけ　塩ざけ	100	51	88	100	47	87	58	14	61	30
10141	1315	しろさけ　すじこ	100	72	110	90	50	100	56	12	85	31
10144	1319	たいせいようさけ　養殖　皮つき　生	100	52	89	100	47	88	59	13	61	31
10433	1320	たいせいようさけ　養殖　皮つき　水煮	100	55	92	110	49	91	59	14	64	31
10434	1321	たいせいようさけ　養殖　皮つき　蒸し	100	55	92	110	47	91	60	14	65	32
10435	1322	たいせいようさけ　養殖　皮つき　電子レンジ調理	100	56	91	110	48	90	58	14	65	32

食品番号	索引番号	食品名	アミノ酸スコア	イソロイシン	ロイシン	リシン（リジン）	含硫アミノ酸	芳香族アミノ酸	トレオニン（スレオニン）	トリプトファン	バリン	ヒスチジン
			単位：mg/g たんぱく質									
		アミノ酸評点パターン		30	59	45	22	38	23	6.0	39	15
10145	1323	たいせいようさけ 養殖 皮つき 焼き	100	55	91	110	50	90	58	14	65	32
10436	1324	たいせいようさけ 養殖 皮つき ソテー	100	55	92	110	49	91	59	14	65	32
10437	1325	たいせいようさけ 養殖 皮つき 天ぷら	100	54	91	100	49	88	58	14	63	31
10438	1326	たいせいようさけ 養殖 皮なし 生	100	54	94	110	49	93	61	15	63	32
10439	1327	たいせいようさけ 養殖 皮なし 水煮	100	56	95	110	50	94	61	15	66	32
10440	1328	たいせいようさけ 養殖 皮なし 蒸し	100	57	95	110	49	94	61	15	67	33
10441	1329	たいせいようさけ 養殖 皮なし 電子レンジ調理	100	56	94	110	50	93	60	15	66	33
10442	1330	たいせいようさけ 養殖 皮なし 焼き	100	58	94	110	50	93	60	15	67	33
10443	1331	たいせいようさけ 養殖 皮なし ソテー	100	57	94	110	50	93	60	15	66	33
10444	1332	たいせいようさけ 養殖 皮なし 天ぷら	100	55	94	110	49	90	60	14	64	32
10146	1333	にじます 海面養殖 皮つき 生	100	50	85	100	47	85	57	13	60	47
10402	1334	にじます 海面養殖 皮なし 生	100	55	92	110	50	92	59	14	65	51
10148	1336	にじます 淡水養殖 皮つき 生	100	48	85	100	49	84	56	12	56	41
10154	1342	●さば類 まさば 生	100	54	89	100	51	87	58	13	64	73
10403	1345	まさば フライ	100	53	91	97	47	88	56	14	61	63
10404	1347	ごまさば 生	100	52	90	100	46	88	57	15	60	78
10405	1348	ごまさば 水煮	100	54	92	100	47	89	58	15	63	70
10406	1349	ごまさば 焼き	100	54	91	100	47	87	57	14	62	77
10158	1350	たいせいようさば 生	100	54	92	100	46	90	58	14	65	56
10159	1351	たいせいようさば 水煮	100	54	94	110	47	91	59	14	64	47
10160	1352	たいせいようさば 焼き	100	54	93	100	46	90	58	13	64	54
10161	1353	加工品 塩さば	100	53	90	100	44	88	57	14	62	69
10162	1354	加工品 開き干し	100	53	90	100	43	88	57	14	62	67
10163	1355	加工品 しめさば	100	57	94	110	42	89	58	15	65	47
10168	1360	●さめ よしきりざめ 生	100	62	96	110	50	90	58	15	60	30
10171	1363	●さわら 生	100	56	91	110	49	87	57	13	62	40
10173	1365	●さんま 皮つき 生	100	53	89	99	47	87	56	14	60	73
10407	1366	皮なし 生	100	55	92	100	48	89	58	13	61	76
10174	1367	皮つき 焼き	100	55	92	100	49	88	58	14	62	77
10182	1375	●ししゃも からふとししゃも 生干し 生	100	58	96	93	51	91	58	16	72	30
10191	1384	●たい類 ちだい 生	100	54	92	110	49	89	57	14	61	29
10192	1385	まだい 天然 生	100	58	95	110	49	89	58	13	64	31
10193	1386	まだい 養殖 皮つき 生	100	54	92	110	47	89	57	13	61	32
10408	1389	まだい 養殖 皮なし 生	100	57	94	110	50	91	58	15	63	34
10198	1392	●たちうお 生	100	56	92	110	53	89	59	12	62	30
10199	1393	●たら類 すけとうだら 生	100	48	88	100	52	85	55	13	55	30
10409	1394	すけとうだら フライ	100	50	90	97	48	87	53	13	58	30
10202	1397	すけとうだら たらこ 生	100	63	110	87	39	99	58	13	69	25
10205	1400	まだら 生	100	50	90	110	51	88	56	12	56	31
10448	1406	加工品 桜でんぶ	100	43	100	110	47	88	59	13	64	27
10213	1408	●どじょう 生	100	55	92	100	46	86	55	12	62	27
10215	1410	●とびうお 生	100	59	95	110	52	88	54	14	64	59
10421	1411	煮干し	100	55	95	110	46	90	58	14	62	44
10422	1412	焼き干し	100	52	91	100	45	87	57	13	58	42
10212	1413	●ナイルティラピア 生	100	58	95	110	50	88	55	13	61	29
10218	1416	●にしん 生	100	59	98	110	53	90	55	13	68	31
10225	1423	●はぜ 生	100	58	97	110	52	94	55	13	61	29
10228	1426	●はたはた 生	100	52	90	100	48	83	56	12	57	26
10229	1427	生干し	100	49	89	100	45	84	58	11	56	26
10231	1429	●はも 生	100	58	94	120	50	86	52	13	61	33
10235	1432	●ひらめ 養殖 皮つき 生	100	53	91	110	47	88	58	12	61	31
10410	1433	養殖 皮なし 生	100	55	96	110	50	92	60	14	62	32
10237	1435	●ふぐ まふぐ 生	100	59	95	110	50	85	55	14	65	29

食品番号	索引番号	食品名	アミノ酸スコア	イソロイシン	ロイシン	リシン（リジン）	含硫アミノ酸	芳香族アミノ酸	トレオニン（スレオニン）	トリプトファン	バリン	ヒスチジン
			単位：mg/g たんぱく質									
		アミノ酸評点パターン		30	59	45	22	38	23	6.0	39	15
10238	1436	●ふな 生	100	58	96	110	49	92	54	12	63	34
10449	1439	●ふな ふなずし	100	43	87	76	43	84	55	12	60	24
10241	1440	●ぶり 成魚 生	100	56	90	110	49	87	56	14	63	91
10243	1442	はまち 養殖 皮つき 生	100	52	86	99	44	83	56	13	58	75
10411	1443	はまち 養殖 皮なし 生	100	56	91	110	47	87	56	14	62	83
10246	1446	●ほっけ 生	100	57	96	120	47	90	58	12	63	34
10248	1448	開き干し 生	100	53	92	110	48	88	58	12	61	30
10412	1449	開き干し 焼き	100	52	92	110	47	89	58	12	61	30
10249	1450	●ぼら 生	100	59	95	110	51	85	55	14	65	39
10252	1453	●まぐろ類 きはだ 生	100	54	89	100	46	84	57	13	60	100
10253	1454	くろまぐろ 天然 赤身 生	100	54	90	100	46	84	55	13	61	110
10254	1455	くろまぐろ 天然 脂身 生	100	54	88	110	47	86	55	14	63	100
10450	1456	くろまぐろ 養殖 赤身 生	100	49	89	110	46	85	56	14	62	110
10451	1457	くろまぐろ 養殖 赤身 水煮	100	42	91	110	47	87	57	14	63	100
10452	1458	くろまぐろ 養殖 赤身 蒸し	100	51	91	110	47	86	57	15	62	100
10453	1459	くろまぐろ 養殖 赤身 電子レンジ調理	100	49	90	110	46	86	57	15	62	110
10454	1460	くろまぐろ 養殖 赤身 焼き	100	48	89	110	47	86	57	14	61	110
10455	1461	くろまぐろ 養殖 赤身 ソテー	100	47	90	110	46	86	57	14	62	110
10456	1462	くろまぐろ 養殖 赤身 天ぷら	100	44	90	110	46	85	56	14	61	110
10255	1463	びんなが 生	100	55	92	110	48	89	59	15	65	75
10256	1464	みなみまぐろ 赤身 生	100	57	93	110	48	90	58	15	66	70
10257	1465	みなみまぐろ 脂身 生	100	56	91	110	47	89	58	14	67	72
10425	1467	めばち 赤身 生	100	54	92	110	47	88	58	15	62	78
10426	1468	めばち 脂身 生	100	52	89	100	46	87	58	14	62	76
10268	1478	●むつ 生	100	53	94	110	49	90	59	13	58	35
10271	1481	●めばる 生	100	58	96	120	53	91	55	13	62	27
10272	1482	●メルルーサ 生	100	58	96	110	53	90	54	13	64	25
10276	1486	●わかさぎ 生	100	54	93	100	54	89	53	12	64	30
10279	1489	●あかがい 生	100	50	84	83	49	82	57	12	53	26
10281	1491	●あさり 生	100	48	81	84	45	86	58	12	54	25
10427	1495	●あわび くろあわび 生	100	39	72	60	36	68	52	10	44	16
10429	1497	めがいあわび 生	100	41	72	56	38	64	46	9.5	45	120
10289	1501	●いがい 生	100	46	72	91	49	100	66	18	53	28
10292	1504	●かき 養殖 生	100	49	78	85	46	88	59	13	55	28
10293	1505	養殖 水煮	100	50	81	86	48	92	59	14	56	27
10430	1506	養殖 フライ	100	47	80	68	46	90	53	13	54	27
10295	1508	●さざえ 生	100	45	82	69	46	72	50	10	49	18
10297	1511	●しじみ 生	100	51	80	91	47	97	76	17	64	30
10413	1512	水煮	100	51	82	95	49	99	77	17	63	28
10300	1515	●つぶ 生	100	45	91	76	49	77	53	11	55	25
10303	1517	●とりがい 斧足 生	100	55	89	92	52	82	55	12	57	23
10305	1519	●ばかがい 生	100	53	84	87	46	82	53	12	51	21
10306	1520	●はまぐり類 はまぐり 生	100	52	84	89	50	84	53	14	56	29
10310	1524	ちょうせんはまぐり 生	100	49	83	87	41	87	57	14	53	31
10311	1525	●ほたてがい 生	100	46	79	81	47	75	55	10	49	26
10313	1527	貝柱 生	100	47	87	91	52	77	51	11	46	23
10414	1528	貝柱 焼き	100	47	85	90	50	76	51	11	46	22
10319	1533	●えび類 あまえび 生	100	53	86	95	43	88	45	13	52	24
10320	1534	いせえび 生	100	49	84	94	43	87	45	11	51	25
10321	1535	くるまえび 養殖 生	100	43	78	88	41	80	43	10	46	22
10431	1538	さくらえび 生	100	53	89	92	46	100	57	14	59	28
10328	1543	しばえび 生	100	53	91	93	51	88	46	13	53	23
10415	1544	バナメイえび 養殖 生	100	48	86	96	45	88	46	12	50	24

「アミノ酸スコア」の英字は第一制限アミノ酸を示す　I：イソロイシン　L：ロイシン　K：リシン　S：含硫アミノ酸　A：芳香族アミノ酸　T：トレオニン　W：トリプトファン　V：バリン　H：ヒスチジン

食品番号	索引番号	食品名	アミノ酸スコア	イソロイシン	ロイシン	リシン（リジン）	含硫アミノ酸	芳香族アミノ酸	トレオニン（スレオニン）	トリプトファン	バリン	ヒスチジン
			単位：mg/g たんぱく質									
		アミノ酸評点パターン		30	59	45	22	38	23	6.0	39	15
10416	1545	バナメイえび　養殖　天ぷら	100	49	88	95	46	87	46	12	51	25
10333	1550	●かに類　毛がに　生	100	49	82	85	44	86	53	11	52	26
10335	1552	ずわいがに　生	100	52	83	89	41	90	53	13	55	28
10338	1555	たらばがに　生	100	47	79	82	43	88	50	13	50	26
10339	1556	たらばがに　ゆで	100	50	83	85	46	91	55	14	54	28
10342	1559	●いか類　あかいか　生	100	50	91	96	47	84	54	12	49	32
10344	1561	こういか　生	100	52	95	97	46	84	55	11	48	25
10417	1565	するめいか　胴　皮つき　生	100	53	90	91	47	83	54	12	51	33
10418	1566	するめいか　胴　皮なし　生	100	53	92	94	48	85	55	12	51	34
10419	1567	するめいか　胴　皮なし　天ぷら	100	55	93	90	50	84	54	12	53	33
10420	1568	するめいか　耳・足　生	100	53	89	87	48	81	55	11	50	26
10348	1569	ほたるいか　生	100	61	91	90	69	100	56	15	64	30
10352	1573	やりいか　生	100	49	86	91	46	81	54	11	48	24
10361	1582	●たこ類　まだこ　皮つき　生	100	53	88	85	39	81	59	11	52	27
10432	1584	みずだこ　生	100	52	88	84	44	83	59	11	51	26
10365	1587	●うに　生うに	100	53	79	81	53	95	58	17	65	26
10368	1590	●おきあみ　生	100	61	92	99	48	94	57	14	66	29
10371	1593	●しゃこ　ゆで	100	57	93	100	45	92	52	14	62	31
10372	1594	●なまこ　生	91K	41	55	41	31	65	64	9.6	50	14
10423	1599	●黒はんぺん	100	54	93	100	45	84	57	14	61	42
10379	1602	●蒸しかまぼこ	100	58	94	110	49	82	53	12	61	24
10388	1611	●魚肉ソーセージ	100	55	90	93	46	80	48	12	59	25
11.		肉類										
11003	1614	●うさぎ　肉　赤肉　生	100	58	94	110	46	90	58	13	62	55
11011	1622	●うし［和牛肉］リブロース　脂身つき　生	100	51	91	98	41	86	53	12	59	40
11249	1623	リブロース　脂身つき　ゆで	100	50	91	98	43	86	54	13	57	35
11248	1624	リブロース　脂身つき　焼き	100	49	90	97	39	84	53	11	56	39
11012	1625	リブロース　皮下脂肪なし　生	100	52	92	99	42	87	54	13	59	40
11013	1626	リブロース　赤肉　生	100	55	97	110	44	91	57	14	59	43
11014	1627	リブロース　脂身　生	100	37	73	71	31	69	40	6.7	58	32
11016	1629	サーロイン　皮下脂肪なし　生	100	56	98	110	47	88	60	13	59	47
11020	1633	もも　皮下脂肪なし　生	100	55	96	110	45	91	57	15	59	48
11251	1634	もも　皮下脂肪なし　ゆで	100	54	97	110	45	92	58	15	58	37
11250	1635	もも　皮下脂肪なし　焼き	100	54	96	110	44	91	57	14	58	43
11032	1649	●うし［乳用肥育牛肉］かた　赤肉　生	100	46	98	110	45	91	57	15	60	40
11301	1650	かた　赤肉　ゆで	100	48	99	110	45	92	57	15	60	37
11302	1651	かた　赤肉　焼き	100	48	98	110	45	92	58	15	60	41
11037	1656	リブロース　脂身つき　生	100	50	90	98	41	85	53	13	58	40
11039	1657	リブロース　脂身つき　ゆで	100	52	92	99	40	86	54	13	59	33
11038	1658	リブロース　脂身つき　焼き	100	50	90	99	41	85	54	13	57	40
11041	1660	リブロース　赤肉　生	100	54	95	110	44	89	57	14	58	47
11042	1661	リブロース　脂身　生	95W	32	66	63	25	62	38	5.7	49	35
11044	1663	サーロイン　皮下脂肪なし　生	100	52	91	100	46	86	55	13	57	46
11046	1665	ばら　脂身つき　生	100	48	87	95	43	83	52	12	55	42
11252	1666	ばら　脂身つき　焼き	100	50	89	97	40	84	53	13	56	41
11048	1668	もも　皮下脂肪なし　生	100	54	96	110	44	91	57	15	59	48
11050	1669	もも　皮下脂肪なし　ゆで	100	54	96	110	46	90	58	14	58	37
11049	1670	もも　皮下脂肪なし　焼き	100	53	94	100	45	90	57	15	57	42
11059	1679	ヒレ　赤肉　生	100	55	98	110	45	92	59	15	60	43
11253	1680	ヒレ　赤肉　焼き	100	54	96	100	43	89	57	14	58	40
11254	1681	●うし［交雑牛肉］リブロース　脂身つき　生	100	51	91	98	42	86	54	13	59	42
11256	1682	リブロース　脂身つき　ゆで	100	52	93	97	41	88	54	13	65	34
11255	1683	リブロース　脂身つき　焼き	100	50	92	97	40	87	54	12	61	40
11257	1684	リブロース　皮下脂肪なし　生	100	52	92	100	42	87	55	13	59	43
11258	1685	リブロース　赤肉　生	100	53	93	100	43	89	56	14	59	43
11259	1686	リブロース　脂身　生	100	33	70	59	31	67	37	6.4	65	29
11260	1687	ばら　脂身つき　生	100	51	91	100	41	86	54	13	58	42
11261	1688	もも　脂身つき　生	100	51	92	100	42	87	55	14	57	43
11262	1689	もも　皮下脂肪なし　生	100	52	93	100	43	89	56	14	58	44
11264	1690	もも　皮下脂肪なし　ゆで	100	56	97	110	45	90	58	14	60	38
11263	1691	もも　皮下脂肪なし　焼き	100	55	97	110	44	90	57	15	60	45
11265	1692	もも　赤肉　生	100	53	94	100	43	89	56	14	58	44
11266	1693	もも　脂身　生	100	30	62	61	26	60	37	6.0	46	30
11267	1694	ヒレ　赤肉　生	100	55	98	110	45	91	58	15	59	42
11067	1702	●うし［輸入牛肉］リブロース　脂身つき　生	100	53	93	100	43	88	55	14	57	45
11269	1703	リブロース　脂身つき　ゆで	100	55	97	110	45	92	58	14	59	38
11268	1704	リブロース　脂身つき　焼き	100	54	96	110	45	90	57	14	57	43
11076	1713	もも　皮下脂肪なし　生	100	53	94	100	43	89	56	14	59	46
11271	1714	もも　皮下脂肪なし　ゆで	100	54	95	100	44	90	57	14	58	36
11270	1715	もも　皮下脂肪なし　焼き	100	52	94	100	44	89	57	15	57	43
11089	1728	●うし　ひき肉　生	100	50	91	100	41	85	54	13	55	42
11272	1729	ひき肉　焼き	100	50	92	99	41	86	54	13	55	42
11090	1730	副生物　舌　生	100	51	95	100	42	88	55	13	58	34
11273	1731	副生物　舌　焼き	100	51	93	100	42	88	55	13	57	33
11091	1732	副生物　心臓　生	100	55	100	94	46	92	54	16	64	32
11092	1733	副生物　肝臓　生	100	53	110	92	47	100	55	17	71	35
11093	1734	副生物　じん臓　生	100	53	110	84	49	99	55	19	72	32
11274	1745	副生物　横隔膜　生	100	51	98	100	42	91	55	14	57	39
11296	1746	副生物　横隔膜　ゆで	100	51	99	100	44	92	56	14	57	34
11297	1747	副生物　横隔膜　焼き	100	51	99	100	44	91	55	14	57	37
11104	1748	加工品　ローストビーフ	100	54	96	100	41	90	58	15	59	46
11105	1749	加工品　コンビーフ缶詰	100	53	91	95	37	88	53	13	59	36
11106	1750	加工品　味付け缶詰	100	52	93	97	34	84	56	13	57	35
11107	1751	加工品　ビーフジャーキー	100	55	94	98	42	87	57	15	58	46
11108	1752	加工品　スモークタン	100	50	92	97	39	86	55	13	55	30
11109	1753	●うま　肉　赤肉　生	100	58	96	110	44	89	57	14	60	59
11110	1754	●くじら　肉　赤肉　生	100	56	100	120	42	87	56	14	55	45
11275	1759	●しか　にほんじか　赤肉　生	100	52	88	100	47	88	58	14	62	53
11294	1760	にほんじか　えぞしか　赤肉　生	100	52	88	100	48	88	58	14	62	54
11295	1761	にほんじか　ほんしゅうじか・きゅうしゅうじか　赤肉　生	100	54	98	110	45	92	59	16	59	56
11123	1770	●ぶた［大型種肉］ロース　脂身つき　生	100	53	91	100	44	86	56	14	58	48
11125	1771	ロース　脂身つき　ゆで	100	55	94	100	44	89	57	14	60	40
11124	1772	ロース　脂身つき　焼き	100	54	93	100	44	88	56	14	59	49
11276	1773	ロース　脂身つき　とんかつ	100	54	92	94	43	84	55	14	60	47
11127	1775	ロース　赤肉　生	100	54	94	100	45	89	58	14	58	52
11128	1776	ロース　脂身　生	98W	32	65	65	27	65	39	5.9	50	40
11129	1777	ばら　脂身つき　生	100	49	88	95	39	85	53	12	57	41
11277	1778	ばら　脂身つき　焼き	100	52	90	98	42	87	54	13	59	41
11131	1780	もも　皮下脂肪なし　生	100	54	94	100	47	90	57	15	60	50
11133	1781	もも　皮下脂肪なし　ゆで	100	55	96	110	46	92	59	16	60	39
11132	1782	もも　皮下脂肪なし　焼き	100	55	96	110	45	91	58	15	59	44
11140	1789	ヒレ　赤肉　生	100	56	96	110	46	92	59	16	61	48

「アミノ酸スコア」の英字は第一制限アミノ酸を示す

I：イソロイシン　L：ロイシン　K：リシン　S：含硫アミノ酸　A：芳香族アミノ酸　T：トレオニン　W：トリプトファン　V：バリン　H：ヒスチジン

食品番号	索引番号	食品名	アミノ酸スコア	イソロイシン	ロイシン	リシン（リジン）	含硫アミノ酸	芳香族アミノ酸	トレオニン（スレオニン）	トリプトファン	バリン	ヒスチジン
				単位：mg/g たんぱく質								
		アミノ酸評点パターン		30	59	45	22	38	23	6.0	39	15
11278	1790	ヒレ　赤肉　焼き	100	57	96	110	46	92	59	15	61	47
11279	1791	ヒレ　赤肉　とんかつ	100	56	96	95	44	87	57	15	60	45
11150	1801	●ぶた［中型種肉］ロース　皮下脂肪なし　生	100	57	94	100	47	86	57	14	62	59
11163	1814	●ぶた　ひき肉　生	100	49	88	96	42	84	54	13	55	44
11280	1815	ひき肉　焼き	100	52	91	99	43	87	55	14	58	46
11164	1816	副生物　舌　生	100	55	97	99	48	88	53	16	62	35
11165	1817	副生物　心臓　生	100	55	100	94	50	92	55	16	64	31
11166	1818	副生物　肝臓　生	100	54	110	89	50	100	57	17	71	33
11167	1819	副生物　じん臓　生	100	53	110	83	48	100	54	19	70	33
11174	1826	●ハム　骨付きハム	100	54	93	100	42	88	57	14	59	41
11175	1827	ボンレスハム	100	56	94	100	41	90	58	15	61	48
11176	1828	ロースハム　ロースハム	100	47	94	100	43	88	57	14	60	46
11303	1829	ロースハム　ゆで	100	39	96	100	44	90	58	15	60	45
11304	1830	ロースハム　焼き	100	39	95	100	43	89	58	15	59	48
11305	1831	ロースハム　フライ	100	44	93	89	42	85	53	14	59	44
11177	1832	ショルダーハム	100	54	94	100	40	89	57	14	59	38
11181	1833	生ハム　促成	100	53	91	97	41	86	55	14	58	44
11182	1834	生ハム　長期熟成	100	56	94	100	43	88	57	14	61	48
11178	1835	●プレスハム　プレスハム	100	55	94	100	42	87	57	15	59	47
11180	1836	チョップドハム	100	53	90	89	38	88	52	14	59	39
11183	1837	●ベーコン　ばらベーコン　ばらベーコン	100	52	90	98	41	85	54	13	58	43
11184	1838	ロースベーコン	100	54	92	100	39	88	56	14	60	47
11185	1839	ショルダーベーコン	100	52	91	97	41	88	55	14	58	39
11186	1840	●ソーセージ　ウインナーソーセージ　ウインナーソーセージ	100	45	86	90	39	80	52	12	55	40
11306	1841	ウインナーソーセージ　ゆで	100	41	89	93	38	82	53	13	57	40
11307	1842	ウインナーソーセージ　焼き	100	45	89	92	38	82	53	12	56	40
11308	1843	ウインナーソーセージ　フライ	100	55	88	88	38	81	52	12	55	39
11187	1844	セミドライソーセージ	100	52	91	96	36	84	54	14	57	42
11188	1845	ドライソーセージ	100	52	91	96	40	84	54	13	57	43
11189	1846	フランクフルトソーセージ	100	51	90	92	37	85	53	14	56	40
11190	1847	ボロニアソーセージ	100	51	90	91	37	85	53	13	58	41
11191	1848	リオナソーセージ	100	51	90	89	35	89	52	13	59	38
11192	1849	レバーソーセージ	100	54	100	93	40	96	57	16	64	34
11193	1850	混合ソーセージ	100	48	85	90	37	75	52	12	53	47
11194	1851	生ソーセージ	100	50	88	95	38	84	54	13	57	42
11195	1852	●焼き豚	100	55	95	97	40	88	56	14	60	41
11196	1853	●レバーペースト	100	51	98	89	40	96	55	15	64	33
11197	1854	●スモークレバー	100	55	110	88	43	110	58	20	70	32
11198	1855	●ゼラチン	2W	14	34	42	9.8	26	23	0.1	31	7.8
11199	1856	●めんよう　マトン　ロース　脂身つき　生	100	52	93	100	40	88	57	14	57	48
11281	1857	マトン　ロース　脂身つき　焼き	100	52	94	100	43	87	56	14	57	43
11245	1858	マトン　ロース　皮下脂肪なし　生	100	50	96	110	47	91	60	15	57	43
11200	1859	マトン　もも　脂身つき　生	100	52	93	100	40	88	57	14	57	48
11201	1860	ラム　かた　脂身つき　生	100	50	91	98	43	87	56	13	58	43
11202	1861	ラム　ロース　脂身つき　生	100	50	91	98	43	87	56	13	58	43
11282	1862	ラム　ロース　脂身つき　焼き	100	51	92	99	42	88	57	14	58	41
11246	1863	ラム　ロース　皮下脂肪なし　生	100	47	97	110	47	91	59	15	59	53
11203	1864	ラム　もも　脂身つき　生	100	53	95	100	44	89	57	15	58	46
11283	1865	ラム　もも　脂身つき　焼き	100	54	96	100	46	91	57	15	59	39
11204	1867	●やぎ　肉　赤肉　生	100	56	96	110	47	90	57	13	59	49
11247	1873	●かも　あひる　肉　皮なし　生	100	56	97	100	45	92	58	15	59	40
11284	1874	あひる　皮　生	93W	33	64	64	30	63	39	5.6	45	23

食品番号	索引番号	食品名	アミノ酸スコア	イソロイシン	ロイシン	リシン（リジン）	含硫アミノ酸	芳香族アミノ酸	トレオニン（スレオニン）	トリプトファン	バリン	ヒスチジン
				単位：mg/g たんぱく質								
		アミノ酸評点パターン		30	59	45	22	38	23	6.0	39	15
11210	1876	●しちめんちょう　肉　皮なし　生	100	59	94	110	46	87	56	14	61	62
11285	1885	●にわとり［若どり・主品目］手羽さき　皮つき　生	100	44	78	84	38	75	48	10	51	39
11286	1886	手羽もと　皮つき　生	100	50	86	95	42	82	53	13	56	46
11219	1887	むね　皮つき　生	100	54	92	100	45	87	56	15	58	62
11287	1888	むね　皮つき　焼き	100	55	93	100	46	87	56	14	58	58
11220	1889	むね　皮なし　生	100	56	93	100	46	88	57	15	59	61
11288	1890	むね　皮なし　焼き	100	56	94	100	47	89	57	15	59	58
11221	1891	もも　皮つき　生	100	51	88	98	43	84	54	13	55	41
11289	1894	もも　皮つき　から揚げ	100	52	88	91	40	79	53	13	56	40
11224	1895	もも　皮なし　生	100	55	93	100	45	88	56	15	58	43
11290	1898	もも　皮なし　から揚げ	100	54	92	96	41	83	55	14	57	42
11227	1899	●にわとり［若どり・副品目］ささみ　生	100	59	97	110	47	90	58	15	61	39
11229	1900	ささみ　ゆで	100	58	98	110	49	90	58	15	60	36
11228	1901	ささみ　焼き	100	59	98	110	47	90	58	15	61	38
11298	1902	ささみ　ソテー	100	59	98	110	47	90	58	15	61	38
11300	1903	ささみ　フライ	100	58	97	110	47	88	57	15	60	37
11299	1904	ささみ　天ぷら	100	59	98	110	47	87	57	15	61	38
11230	1905	●にわとり　二次品目　ひき肉　生	100	52	89	99	44	86	55	14	57	49
11291	1906	二次品目　ひき肉　焼き	100	53	91	100	44	87	55	14	57	50
11231	1907	副品目　心臓　生	100	56	100	95	50	94	55	16	67	31
11232	1908	副品目　肝臓　生	100	55	100	90	48	100	59	17	69	34
11233	1909	副品目　すなぎも　生	100	51	89	81	47	82	52	11	56	26
11234	1910	副品目　皮　むね　生	100	40	71	75	40	66	41	8.6	55	50
11235	1911	副品目　皮　もも　生	95W	32	62	62	29	60	39	5.7	43	32
11237	1913	●焼き鳥缶詰	100	55	91	95	38	83	53	13	59	49
11292	1914	●チキンナゲット	100	54	92	95	42	84	54	14	58	55
11293	1915	●つくね	100	53	89	90	38	82	53	13	58	41
11240	1917	●ほろほろちょう　肉　皮なし　生	100	59	96	110	45	88	55	15	62	61
		12.　卵類										
12002	1924	●うずら卵　全卵　生	100	60	100	85	71	110	66	16	76	34
12004	1926	●鶏卵　全卵　生	100	58	98	84	63	110	56	17	73	30
12005	1927	全卵　ゆで	100	59	97	82	63	110	57	17	75	31
12021	1929	全卵　目玉焼き	100	41	100	82	62	110	59	17	76	31
12022	1930	全卵　いり	100	43	100	84	63	110	58	17	77	30
12023	1931	全卵　素揚げ	100	39	100	78	61	120	59	17	78	32
12010	1935	卵黄　生	100	60	100	89	50	100	61	17	69	31
12011	1936	卵黄　ゆで	100	60	100	89	50	100	61	17	69	32
12014	1939	卵白　生	100	59	96	77	71	120	54	18	78	30
12015	1940	卵白　ゆで	100	59	96	77	71	120	54	18	78	30
		13.　乳類										
13001	1945	●生乳　ジャージー種	100	57	110	90	36	110	52	15	70	31
13002	1946	ホルスタイン種	100	62	110	94	40	98	50	15	76	32
13003	1947	●普通牛乳	100	58	110	91	36	110	51	16	71	31
13006	1948	●脱脂乳	100	58	110	89	35	110	51	15	71	31
13004	1949	●加工乳　濃厚	100	58	110	90	36	110	53	16	71	31
13005	1950	低脂肪	100	56	110	91	36	110	51	15	69	31
13007	1952	●乳飲料　コーヒー	100	57	110	88	35	110	51	15	71	32
13010	1955	●脱脂粉乳	100	59	110	87	36	110	51	15	72	33
13011	1956	●乳児用調製粉乳	100	68	110	91	48	84	65	15	74	28
13013	1958	●加糖練乳	100	58	110	90	35	98	52	14	72	33
13014	1959	●クリーム　乳脂肪	100	56	110	89	41	110	57	14	68	32
13016	1961	植物性脂肪	100	48	110	92	37	110	54	13	72	32

食品番号	索引番号	食品名	アミノ酸スコア	イソロイシン	ロイシン	リシン（リジン）	含硫アミノ酸	芳香族アミノ酸	トレオニン（スレオニン）	トリプトファン	バリン	ヒスチジン
			単位：mg/gたんぱく質									
		アミノ酸評点パターン		30	59	45	22	38	23	6.0	39	15
13020	1965	●コーヒーホワイトナー　液状　乳脂肪	100	56	100	87	36	110	51	14	71	32
13025	1970	●ヨーグルト　全脂無糖	100	62	110	90	39	100	50	15	74	31
13053	1971	低脂肪無糖	100	56	110	89	35	110	52	15	70	32
13054	1972	無脂肪無糖	100	60	110	92	36	100	56	16	71	31
13026	1973	脱脂加糖	100	55	100	88	34	100	50	14	69	31
13027	1974	ドリンクタイプ　加糖	100	57	110	91	35	110	52	15	71	32
13028	1975	●乳酸菌飲料　乳製品	100	62	110	84	41	98	50	13	75	32
13029	1976	殺菌乳製品	100	57	110	89	37	99	53	12	71	33
13030	1977	非乳製品	100	55	98	80	37	100	50	13	65	31
13033	1980	●ナチュラルチーズ　カテージ	100	56	110	89	33	120	49	14	71	33
13034	1981	カマンベール	100	55	100	85	33	120	46	14	72	34
13035	1982	クリーム	100	57	110	90	35	110	51	16	70	33
13037	1984	チェダー	100	59	110	89	38	120	41	14	75	33
13055	1987	マスカルポーネ	100	57	110	90	37	110	52	15	71	32
13057	1989	やぎ	100	55	110	90	35	110	59	16	76	30
13040	1991	●プロセスチーズ	100	59	110	90	33	120	41	14	75	34
13042	1993	●アイスクリーム　高脂肪	100	58	110	90	39	100	53	14	71	33
13043	1994	普通脂肪	100	58	110	89	39	100	53	15	71	32
13045	1996	●ラクトアイス　普通脂肪	100	64	110	92	40	90	53	13	77	32
13048	1999	●カゼイン	100	60	100	86	37	120	48	14	74	33
13050	2001	●チーズホエーパウダー	100	70	120	100	49	66	84	20	67	20
13051	2002	●人乳	100	63	120	79	47	100	55	18	69	31
14.		油脂類										
14032	2026	●動物油脂　たらのあぶら	0W	190	90	68	26	59	62	0	70	37
14017	2027	●無発酵バター　有塩バター	100	56	110	88	40	100	56	13	72	34
14020	2030	●マーガリン　家庭用　有塩	100	58	110	88	37	110	53	9.8	71	33
14021	2034	●ファットスプレッド	100	65	110	94	34	97	71	12	71	32
15.		菓子類										
15125	2134	●菓子パン類　揚げパン	60K	44	81	27	42	95	35	12	52	27
15127	2139	カレーパン　皮及び具	76K	45	80	34	37	91	38	12	52	29
15128	2140	カレーパン　皮のみ	56K	45	82	25	39	96	36	12	52	27
15129	2141	カレーパン　具のみ	100	44	77	64	31	77	44	12	52	32
15132	2147	メロンパン	67K	45	82	30	47	95	37	13	53	27
15097	2193	●ビスケット　ハードビスケット	42K	49	88	19	46	89	35	13	56	27
16.		し好飲料類										
16001	2223	●醸造酒　清酒　普通酒	67W	43	69	39	27	95	45	4.0	66	34
16006	2228	ビール　淡色	71L	30	42	38	41	84	38	17	53	36
16025	2248	●混成酒　みりん　本みりん	55S	49	89	41	12	110	47	6.4	74	30
16035	2259	●緑茶　抹茶　茶	100	49	91	76	40	98	52	21	63	31
16048	2272	●ココア　ピュアココア	100	45	78	46	45	110	55	19	71	25
16056	2274	●青汁　ケール	100	51	96	65	39	100	61	22	70	32
16051	2276	●昆布茶	3K 3H	1.3	2.2	1.5	1.6	2.4	1.7	0.4	1.9	0.5
16058	2281	●炭酸飲料　ビール風味炭酸飲料	71L	30	42	38	41	84	38	17	53	36
17.		調味料及び香辛料類										
17001	2284	●ウスターソース　ウスターソース	7W	28	36	43	10	44	31	0.4	40	18
17002	2285	中濃ソース	52W	34	48	46	18	60	40	3.1	48	26
17085	2287	お好み焼きソース	23W	27	36	42	11	43	32	1.4	38	20
17007	2291	●しょうゆ　こいくちしょうゆ	48W	62	91	69	26	70	53	2.9	67	27
17008	2293	うすくちしょうゆ	45W	60	88	66	30	66	51	2.7	66	29
17139	2294	うすくちしょうゆ　低塩	48W	53	77	69	26	53	51	2.9	63	26
17009	2295	たまりしょうゆ	42W	50	66	72	23	59	54	2.5	62	27
17130	2312	●だし　あごだし	0W	21	44	74	14	48	34	0	31	290
17019	2313	かつおだし　荒節	70W	22	45	73	20	38	28	4.2	31	470
17131	2314	かつおだし　本枯れ節	70I 70W	21	45	73	17	37	27	4.2	31	470
17132	2316	昆布だし　煮出し	0W	3.2	4.7	4.0	12	7.6	9.3	0	6.0	1.6
17024	2321	鶏がらだし	62W	27	58	75	29	48	38	3.7	37	26
17093	2326	顆粒中華だし	42W	16	30	33	13	28	21	2.5	24	22
17133	2338	●魚醤油　いかなごしょうゆ	100	48	61	120	43	56	66	9.2	77	32
17134	2339	いしる（いしり）	77W	47	54	120	38	58	77	4.6	74	31
17135	2340	しょっつる	47W	46	68	110	41	51	60	2.8	65	22
17107	2341	ナンプラー	100	45	59	120	38	52	69	9.1	74	44
17108	2352	●冷やし中華のたれ	7W	39	58	42	18	44	33	0.4	44	20
17137	2355	●ぽん酢しょうゆ　市販品	17W	43	63	47	19	49	36	1.0	47	23
17144	2359	●焼きそば粉末ソース	12W	4.9	8.7	7.2	4.1	8.6	5.9	0.7	7.8	3.2
17036	2366	●トマトケチャップ	56L	22	33	32	16	52	32	6.1	24	19
17042	2369	●半固形状ドレッシング　マヨネーズ　全卵型	100	46	76	65	43	81	47	9.5	57	25
17043	2370	マヨネーズ　卵黄型	100	53	89	76	46	92	55	12	63	28
17118	2371	マヨネーズタイプ調味料　低カロリータイプ	88L	32	52	45	30	57	31	8.4	40	16
17044	2378	●みそ　米みそ　甘みそ	100	54	95	58	31	110	49	14	62	33
17045	2379	米みそ　淡色辛みそ	100	58	93	68	30	110	49	13	64	33
17046	2380	米みそ　赤色辛みそ	100	60	96	62	34	110	50	10	66	31
17145	2382	米みそ　だし入りみそ　減塩	100	52	85	61	26	98	45	11	57	30
17047	2383	麦みそ	100	55	91	51	38	100	48	10	62	29
17048	2384	豆みそ	100	56	90	56	28	100	49	9.1	61	33
17119	2385	減塩みそ	100	56	90	67	33	100	51	11	64	31
17051	2392	●カレールウ	51K	34	61	23	26	66	29	9.5	40	21
17136	2395	●キムチの素	39L	14	23	23	12	26	18	3.5	20	12
17138	2400	●料理酒	50W	33	64	39	25	59	43	3.0	56	28
17082	2429	●酵母　パン酵母　圧搾	100	61	89	96	37	100	65	16	72	28
18.		調理済み流通食品類										
18023	2447	●和風料理　松前漬け　しょうゆ漬	100	51	86	80	35	70	52	11	50	25
18007	2459	●洋風料理　フライ用冷凍食品　ポテトコロッケ　冷凍	100	47	76	57	40	81	39	13	59	24
18002	2475	●中国料理　点心類　ぎょうざ	100	47	79	57	39	79	40	12	54	27
18012	2476	点心類　しゅうまい	100	50	84	74	39	80	44	12	56	33

日本人の食事摂取基準(2020年版)

(厚生労働省)

食事摂取基準とは

日本人の食事摂取基準は，健康増進法（2002年法律第103号）第16条の２に基づき厚生労働大臣が定めるものとされ，国民の健康の保持・増進を図る上で摂取することが望ましいエネルギー及び栄養素の量の基準を示すものである。2020年（令和2）年度から2024（令和6）年度の５年間使用する，「日本人の食事摂取基準（2020年版）」が，「日本人の食事摂取基準」策定検討会においてまとめられた（以下，報告書より概要を抜粋）。

＊詳細は，厚生労働省Webページ(http://www.mhlw.go.jp/stf/newpage_08517.html)等をご参照ください。

2020年版のおもなポイント

○活力ある健康長寿社会の実現に向けて

●50歳以上について，より細かな年齢区分による摂取基準を設定。

●たんぱく質由来エネルギー量の割合（%エネルギー）について，65歳以上の目標量の下限を13%から15%に引き上げ。

●若いうちからの生活習慣病予防を推進するため，以下の対応を実施。

・飽和脂肪酸，カリウムについて，小児の目標量を新たに設定。

・ナトリウム（食塩相当量）の目標量を0.5g/日引き下げ，高血圧及び慢性腎臓病（CKD）の重症化予防として，新たに6g/日未満と設定。

・コレステロールについて，脂質異常症の重症化予防を目的とした量として，新たに200mg/日未満に留めることが望ましいことを記載。

○EBPM（Evidence Based Policy Making：根拠に基づく政策立案）の更なる推進に向けて

●目標量のエビデンスレベルを対象栄養素ごとに新たに設定。

栄養素の指標（図1）

摂取不足の回避を目的として，**「推定平均必要量」**(estimated average requirement：**EAR**）を設定する。推定平均必要量は，半数の者が必要量を満たす量である。推定平均必要量を補助する目的で**「推奨量」**(recommended dietary allowance：**RDA**）を設定する。推奨量はほとんどの者が充足している量である。

十分な科学的根拠が得られず，推定平均必要量と推奨量が設定できない場合は，**「目安量」**(adequate intake：**AI**）を設定する。一定の栄養状態を維持するのに十分な量であり，目安量以上を摂取している場合は不足のリスクはほとんどない。

過剰摂取による健康障害の回避を目的として，**「耐容上限量」**(tolerable upper intake level：**UL**）を設定する。

生活習慣病の発症予防を目的に，「生活習慣病の発症予防のために現在の日本人が当面の目標とすべき摂取量」として**「目標量」**（tentative dietary goal for preventing life-style related diseases：**DG**）を設定する。

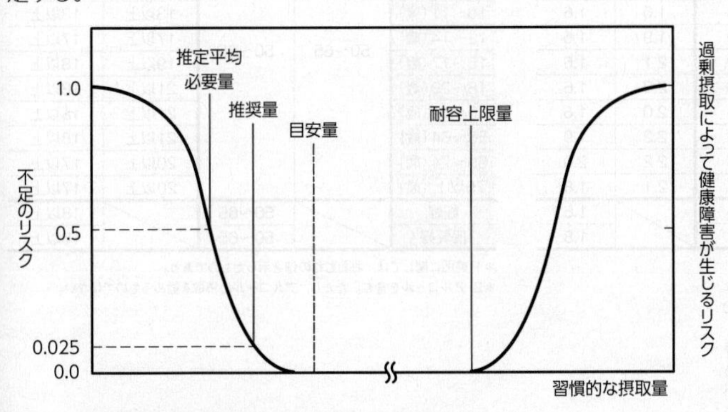

図1　食事摂取基準の各指標を理解するための概念図

エネルギーの指標

●エネルギーの摂取量及び消費量のバランス（エネルギー収支バランス）の維持を示す指標として，BMIを用いた。このため，成人における観察疫学研究において報告された総死亡率が最も低かったBMIの範囲，日本人のBMIの実態などを総合的に検証し，目標とするBMIの範囲を提示した。なお，BMIは，健康の保持・増進，生活習慣病の発症予防，さらには，加齢によるフレイルを回避するための要素の一つとして扱うことに留めるべきである（**表1**）。

●今回，**参考表**として示される推定エネルギー必要量（p.304）は，体重が一定の条件下で，エネルギー消費量から接近する方法の一つとして算出された値である。これに対してエネルギー収支の結果は，体重の変化やBMIとして現れることを考えると，体重の変化やBMIを把握することで，エネルギー収支の概要を知ることができる。なお，体重の変化もBMIもエネルギー収支の結果を示すものの一つであり，エネルギー必要量を示すものではないことに留意すべきである。

エネルギー必要量

エネルギー必要量は，WHOの定義に従い，「ある身長・体重と体組成の個人が，長期間に良好な健康状態を維持する身体活動レベルのとき，エネルギー消費量との均衡が取れるエネルギー摂取量」と定義する。

●成人（18歳以上）の推定エネルギー必要量の算出方法

推定エネルギー必要量（kcal/日）

＝基礎代謝量（kcal/日）×身体活動レベル

表1　目標とするBMIの範囲(18歳以上)*1,*2

年齢(歳)	目標とするBMI（kg/m²）
18～49	18.5～24.9
50～64	20.0～24.9
65～74*3	21.5～24.9
75以上*3	21.5～24.9

＊1　男女共通。あくまでも参考として使用すべきである。

＊2　観察疫学研究において報告された総死亡率が最も低かったBMIを基に，疾患別の発症率とBMIの関連，死因とBMIとの関連，喫煙や疾患の合併によるBMIや死亡リスクへの影響，日本人のBMIの実態に配慮し，総合的に判断し目標とする範囲を設定。

＊3　高齢者では，フレイルの予防及び生活習慣病の発症予防の両者に配慮する必要があることも踏まえ，当面目標とするBMIの範囲を21.5～24.9kg/m²とした。

表2　参照体位(参照身長，参照体重)*1

年齢等	参照身長(cm)		参照体重(kg)	
	男性	女性*2	男性	女性*2
0～5（月）	61.5	60.1	6.3	5.9
6～11（月）	71.6	70.2	8.8	8.1
6～8（月）	69.8	68.3	8.4	7.8
9～11（月）	73.2	71.9	9.1	8.4
1～2（歳）	85.8	84.6	11.5	11.0
3～5（歳）	103.6	103.2	16.5	16.1
6～7（歳）	119.5	118.3	22.2	21.9
8～9（歳）	130.4	130.4	28.0	27.4
10～11（歳）	142.0	144.0	35.6	36.3
12～14（歳）	160.5	155.1	49.0	47.5
15～17（歳）	170.1	157.7	59.7	51.9
18～29（歳）	171.0	158.0	64.5	50.3
30～49（歳）	171.0	158.0	68.1	53.0
50～64（歳）	169.0	155.8	68.0	53.8
65～74（歳）	165.2	152.0	65.0	52.1
75以上（歳）	160.8	148.0	59.6	48.8

＊1　0～17歳は，日本小児内分泌学会・日本成長学会合同標準値委員会による小児の体格評価に用いる身長，体重の標準値を基に，年齢区分に応じて，当該月齢及び年齢区分の中央時点における中央値を引用した。ただし，公表数値が年齢区分と合致しない場合は，同様の方法で算出した値を用いた。18歳以上は，平成28年国民健康・栄養調査における当該の性及び年齢区分における身長・体重の中央値を用いた。

＊2　妊婦，授乳婦を除く。

表3　参照体重における基礎代謝量

性　別	男　性			女　性		
年齢	基礎代謝基準値(kcal/kg体重/日)	参照体重(kg)	基礎代謝量(kcal/日)	基礎代謝基準値(kcal/kg体重/日)	参照体重(kg)	基礎代謝量(kcal/日)
1～2（歳）	61.0	11.5	700	59.7	11.0	660
3～5（歳）	54.8	16.5	900	52.2	16.1	840
6～7（歳）	44.3	22.2	980	41.9	21.9	920
8～9（歳）	40.8	28.0	1,140	38.3	27.4	1,050
10～11（歳）	37.4	35.6	1,330	34.8	36.3	1,260
12～14（歳）	31.0	49.0	1,520	29.6	47.5	1,410
15～17（歳）	27.0	59.7	1,610	25.3	51.9	1,310
18～29（歳）	23.7	64.5	1,530	22.1	50.3	1,110
30～49（歳）	22.5	68.1	1,530	21.9	53.0	1,160
50～64（歳）	21.8	68.0	1,480	20.7	53.8	1,110
65～74（歳）	21.6	65.0	1,400	20.7	52.1	1,080
75以上（歳）	21.5	59.6	1,280	20.7	48.8	1,010

表4　身体活動レベル別に見た活動内容と活動時間の代表例

身体活動レベル*1	低い（Ⅰ）	ふつう（Ⅱ）	高い（Ⅲ）
	1.50(1.40～1.60)	1.75(1.60～1.90)	2.00(1.90～2.20)
日常生活の内容*2	生活の大部分が座位で，静的な活動が中心の場合	座位中心の仕事だが，職場内での移動や立位での作業・接客等，通勤・買い物での歩行，家事，軽いスポーツ，のいずれかを含む場合	移動や立位の多い仕事への従事者，あるいは，スポーツ等余暇における活発な運動習慣を持っている場合
中程度の強度(3.0～5.9メッツ)の身体活動の1日当たりの合計時間（時間/日）*3	1.65	2.06	2.53
仕事での1日当たりの合計歩行時間（時間/日）*3	0.25	0.54	1.00

＊1 代表値。（ ）内はおよその範囲。
＊2 Black, *et al.*, Ishikawa-Takata, *et al.*を参考に，身体活動レベル(PAL)に及ぼす仕事時間中の労作の影響が大きいことを考慮して作成。
＊3 Ishikawa-Takata, *et al.*による。

参考表　推定エネルギー必要量(kcal/日)

年齢等 ＼ 身体活動レベル*1		Ⅰ 男性	Ⅰ 女性	Ⅱ 男性	Ⅱ 女性	Ⅲ 男性	Ⅲ 女性
0～5（月）		−	−	550	500	−	−
6～8（月）		−	−	650	600	−	−
9～11（月）		−	−	700	650	−	−
1～2（歳）		−	−	950	900	−	−
3～5（歳）		−	−	1,300	1,250	−	−
6～7（歳）		1,350	1,250	1,550	1,450	1,750	1,650
8～9（歳）		1,600	1,500	1,850	1,700	2,100	1,900
10～11（歳）		1,950	1,850	2,250	2,100	2,500	2,350
12～14（歳）		2,300	2,150	2,600	2,400	2,900	2,700
15～17（歳）		2,500	2,050	2,800	2,300	3,150	2,550
18～29（歳）		2,300	1,700	2,650	2,000	3,050	2,300
30～49（歳）		2,300	1,750	2,700	2,050	3,050	2,350
50～64（歳）		2,200	1,650	2,600	1,950	2,950	2,250
65～74（歳）		2,050	1,550	2,400	1,850	2,750	2,100
75以上（歳）*2		1,800	1,400	2,100	1,650	−	−
妊婦（付加量）*3	初期		+50		+50		+50
	中期		+250		+250		+250
	後期		+450		+450		+450
授乳婦（付加量）			+350		+350		+350

＊1 身体活動レベルは，低い，ふつう，高いの三つのレベルとして，それぞれⅠ，Ⅱ，Ⅲで示した。
＊2 レベルⅡは自立している者，レベルⅠは自宅にいてほとんど外出しない者に相当する。レベルⅠは高齢者施設で自立に近い状態で過ごしている者にも適用できる値である。
＊3 妊婦個々の体格や妊娠中の体重増加量及び胎児の発育状況の評価を行うことが必要である。
注1：活用に当たっては，食事摂取状況のアセスメント，体重及びBMIの把握を行い，エネルギーの過不足は，体重の変化又はBMIを用いて評価すること。
注2：身体活動レベルⅠの場合，少ないエネルギー消費量に見合った少ないエネルギー摂取量を維持することになるため，健康の保持・増進の観点からは，身体活動量を増加させる必要がある。

各栄養素の食事摂取基準

年齢等		たんぱく質(g/日，目標量：%エネルギー)							
		推定平均必要量		推奨量		目安量		目標量*1	
		男性	女性	男性	女性	男性	女性	男性	女性
0～5（月）		−	−	−	−	10	10	−	−
6～8（月）		−	−	−	−	15	15	−	−
9～11（月）		−	−	−	−	25	25	−	−
1～2（歳）		15	15	20	20	−	−	13～20	13～20
3～5（歳）		20	20	25	25	−	−		
6～7（歳）		25	25	30	30	−	−		
8～9（歳）		30	30	40	40	−	−		
10～11（歳）		40	40	45	50	−	−		
12～14（歳）		50	45	60	55	−	−		
15～17（歳）		50	45	65	55	−	−		
18～29（歳）		50	40	65	50	−	−		
30～49（歳）		50	40	65	50	−	−		
50～64（歳）		50	40	65	50	−	−	14～20	14～20
65～74（歳）*2		50	40	60	50	−	−	15～20	15～20
75以上（歳）*2		50	40	60	50	−	−	15～20	15～20
妊婦（付加量）	初期		+0		+0		−		−*3
	中期		+5		+5				
	後期		+20		+25				−*4
授乳婦（付加量）			+15		+20		−		

＊1 範囲に関しては，おおむねの値を示したものであり，弾力的に運用すること。
＊2 65歳以上の高齢者について，フレイル予防を目的とした量を定めることは難しいが，身長・体重が参照体位に比べて小さい者や，特に75歳以上であって加齢に伴い身体活動量が大きく低下した者など，必要エネルギー摂取量が低い者では，下限が推奨量を下回る場合があり得る。この場合でも，下限は推奨量以上とすることが望ましい。
＊3 妊婦（初期・中期）の目標量は，13～20%エネルギーとした。
＊4 妊婦（後期）及び授乳婦の目標量は，15～20%エネルギーとした。

年齢等	脂質(%エネルギー)				飽和脂肪酸(%エネルギー)*2,3	
	目安量		目標量*1		目標量	
	男性	女性	男性	女性	男性	女性
0～5（月）	50	50	−	−	−	−
6～11（月）	40	40	−	−	−	−
1～2（歳）	−	−	20～30	20～30	−	−
3～5（歳）	−	−			10以下	10以下
6～7（歳）	−	−				
8～9（歳）	−	−				
10～11（歳）	−	−				
12～14（歳）	−	−				
15～17（歳）	−	−			8以下	8以下
18～29（歳）	−	−			7以下	7以下
30～49（歳）	−	−				
50～64（歳）	−	−				
65～74（歳）	−	−				
75以上（歳）	−	−				
妊婦		−		20～30		7以下
授乳婦		−		20～30		

＊1 範囲に関しては，おおむねの値を示したものである。
＊2 飽和脂肪酸と同じく，脂質異常症及び循環器疾患に関与する栄養素としてコレステロールがある。コレステロールに目標量は設定しないが，これは許容される摂取量に上限が存在しないことを保証するものではない。また，脂質異常症の重症化予防の目的からは，200 mg /日未満に留めることが望ましい。
＊3 飽和脂肪酸と同じく，冠動脈疾患に関与する栄養素としてトランス脂肪酸がある。日本人の大多数は，トランス脂肪酸に関する世界保健機関(WHO)の目標(1%エネルギー未満)を下回っており，トランス脂肪酸の摂取による健康への影響は，飽和脂肪酸の摂取によるものと比べて小さいと考えられる。ただし，脂質に偏った食事をしている者では，留意する必要がある。トランス脂肪酸は人体にとって不可欠な栄養素ではなく，健康の保持・増進を図る上で積極的な摂取は勧められないことから，その摂取量は1%エネルギー未満に留めることが望ましく，1%エネルギー未満でもできるだけ低く留めることが望ましい。

年齢等	n-6系脂肪酸(g/日)		n-3系脂肪酸(g/日)	
	目安量		目安量	
	男性	女性	男性	女性
0～5（月）	4	4	0.9	0.9
6～11（月）	4	4	0.8	0.8
1～2（歳）	4	4	0.7	0.8
3～5（歳）	6	6	1.1	1.0
6～7（歳）	8	7	1.5	1.3
8～9（歳）	8	7	1.5	1.3
10～11（歳）	10	8	1.6	1.6
12～14（歳）	11	9	1.9	1.6
15～17（歳）	13	9	2.1	1.6
18～29（歳）	11	8	2.0	1.6
30～49（歳）	10	8	2.0	1.6
50～64（歳）	10	8	2.2	1.9
65～74（歳）	9	8	2.2	2.0
75以上（歳）	8	7	2.1	1.8
妊婦		9		1.6
授乳婦		10		1.8

年齢等	炭水化物(%エネルギー)		食物繊維(g/日)	
	目標量*1,2		目標量	
	男性	女性	男性	女性
0～5（月）	−	−	−	−
6～11（月）	−	−	−	−
1～2（歳）	50～65	50～65	−	−
3～5（歳）			8以上	8以上
6～7（歳）			10以上	10以上
8～9（歳）			11以上	11以上
10～11（歳）			13以上	13以上
12～14（歳）			17以上	17以上
15～17（歳）			19以上	18以上
18～29（歳）			21以上	18以上
30～49（歳）			21以上	18以上
50～64（歳）			21以上	18以上
65～74（歳）			20以上	17以上
75以上（歳）			20以上	17以上
妊婦		50～65		18以上
授乳婦		50～65		18以上

＊1 範囲に関しては，おおむねの値を示したものである。
＊2 アルコールを含む。ただし，アルコールの摂取を勧めるものではない。

年齢等	エネルギー産生栄養素バランス(%エネルギー) 目標量*1,2							
	たんぱく質*3		脂質*4 脂質		脂質*4 飽和脂肪酸		炭水化物*5,6	
	男性	女性	男性	女性	男性	女性	男性	女性
0~11(月)	–	–	–	–	–	–	–	–
1~2(歳)	13~20	13~20	20~30	20~30	–	–	50~65	50~65
3~5(歳)	13~20	13~20	20~30	20~30	10以下	10以下	50~65	50~65
6~7(歳)	13~20	13~20	20~30	20~30	10以下	10以下	50~65	50~65
8~9(歳)	13~20	13~20	20~30	20~30	10以下	10以下	50~65	50~65
10~11(歳)	13~20	13~20	20~30	20~30	10以下	10以下	50~65	50~65
12~14(歳)	13~20	13~20	20~30	20~30	10以下	10以下	50~65	50~65
15~17(歳)	13~20	13~20	20~30	20~30	8以下	8以下	50~65	50~65
18~29(歳)	13~20	13~20	20~30	20~30	7以下	7以下	50~65	50~65
30~49(歳)	13~20	13~20	20~30	20~30	7以下	7以下	50~65	50~65
50~64(歳)	14~20	14~20	20~30	20~30	7以下	7以下	50~65	50~65
65~74(歳)	15~20	15~20	20~30	20~30	7以下	7以下	50~65	50~65
75以上(歳)	15~20	15~20	20~30	20~30	7以下	7以下	50~65	50~65
妊婦 初期		13~20		20~30		7以下		50~65
妊婦 中期		13~20						
妊婦 後期		15~20						
授乳婦		15~20						

＊1 必要なエネルギー量を確保した上でのバランスとすること。
＊2 範囲に関しては，おおむねの値を示したものであり，弾力的に運用すること。
＊3 65歳以上の高齢者について，フレイル予防を目的とした量を定めることは難しいが，身長・体重が参照体位に比べて小さい者や，特に75歳以上であって加齢に伴い身体活動量が大きく低下した者など，必要エネルギー摂取量が低い者では，下限が推奨量を下回る場合があり得る。この場合でも，下限は推奨量以上とすることが望ましい。
＊4 脂質については，その構成成分である飽和脂肪酸など，質への配慮を十分に行う必要がある。
＊5 アルコールを含む。ただし，アルコールの摂取を勧めるものではない。
＊6 食物繊維の目標量を十分に注意すること。

(脂溶性ビタミン)

年齢等	ビタミンA(μgRAE/日)*1							
	推定平均必要量*2		推奨量*2		目安量*3		耐容上限量*3	
	男性	女性	男性	女性	男性	女性	男性	女性
0~5(月)	–	–	–	–	300	300	600	600
6~11(月)	–	–	–	–	400	400	600	600
1~2(歳)	300	250	400	350	–	–	600	600
3~5(歳)	350	350	450	500	–	–	700	850
6~7(歳)	300	300	400	400	–	–	950	1,200
8~9(歳)	350	350	500	500	–	–	1,200	1,500
10~11(歳)	450	400	600	600	–	–	1,500	1,900
12~14(歳)	550	500	800	700	–	–	2,100	2,500
15~17(歳)	650	500	900	650	–	–	2,500	2,800
18~29(歳)	600	450	850	650	–	–	2,700	2,700
30~49(歳)	650	500	900	700	–	–	2,700	2,700
50~64(歳)	650	500	900	700	–	–	2,700	2,700
65~74(歳)	600	500	850	700	–	–	2,700	2,700
75以上(歳)	550	450	800	650	–	–	2,700	2,700
妊婦(付加量) 初期		+0		+0		–		–
妊婦(付加量) 中期		+0		+0		–		–
妊婦(付加量) 後期		+60		+80		–		–
授乳婦(付加量)		+300		+450		–		–

＊1 レチノール活性当量(μgRAE)＝レチノール(μg)＋β-カロテン(μg)×1/12＋α-カロテン(μg)×1/24＋β-クリプトキサンチン(μg)×1/24＋その他のプロビタミンAカロテノイド(μg)×1/24
＊2 プロビタミンAカロテノイドを含む。
＊3 プロビタミンAカロテノイドを含まない。

(脂溶性ビタミン)

年齢等	ビタミンD(μg/日)*1				ビタミンE(mg/日)*2				ビタミンK(μg/日)	
	目安量		耐容上限量		目安量		耐容上限量		目安量	
	男性	女性	男性	女性	男性	女性	男性	女性	男性	女性
0~5(月)	5.0	5.0	25	25	3.0	3.0	–	–	4	4
6~11(月)	5.0	5.0	25	25	4.0	4.0	–	–	7	7
1~2(歳)	3.0	3.5	20	20	3.0	3.0	150	150	50	60
3~5(歳)	3.5	4.0	30	30	4.0	4.0	200	200	60	70
6~7(歳)	4.5	5.0	30	30	5.0	5.0	300	300	80	90
8~9(歳)	5.0	6.0	40	40	5.0	5.0	350	350	90	110
10~11(歳)	6.5	8.0	60	60	5.5	5.5	450	450	110	140
12~14(歳)	8.0	9.5	80	80	6.5	6.0	650	600	140	170
15~17(歳)	9.0	8.5	90	90	7.0	5.5	750	650	160	150
18~29(歳)	8.5	8.5	100	100	6.0	5.0	850	650	150	150
30~49(歳)	8.5	8.5	100	100	6.0	5.5	900	700	150	150
50~64(歳)	8.5	8.5	100	100	7.0	6.0	850	700	150	150
65~74(歳)	8.5	8.5	100	100	7.0	6.5	850	650	150	150
75以上(歳)	8.5	8.5	100	100	6.5	6.5	750	650	150	150
妊婦		8.5		–		6.5		–		150
授乳婦		8.5		–		7.0		–		150

＊1 日照により皮膚でビタミンDが産生されることを踏まえ，フレイル予防を図る者はもとより，全年齢区分を通じて，日常生活において可能な範囲内での適度な日光浴を心掛けるとともに，ビタミンDの摂取については，日照時間を考慮に入れることが重要である。
＊2 α-トコフェロールについて算定した。α-トコフェロール以外のビタミンEは含んでいない。

(水溶性ビタミン)

年齢等	ビタミンB1(mg/日)*1,2						ビタミンB2(mg/日)*3					
	推定平均必要量		推奨量		目安量		推定平均必要量		推奨量		目安量	
	男性	女性	男性	女性	男性	女性	男性	女性	男性	女性	男性	女性
0~5(月)	–	–	–	–	0.1	0.1	–	–	–	–	0.3	0.3
6~11(月)	–	–	–	–	0.2	0.2	–	–	–	–	0.4	0.4
1~2(歳)	0.4	0.4	0.5	0.5	–	–	0.5	0.5	0.6	0.5	–	–
3~5(歳)	0.6	0.6	0.7	0.7	–	–	0.7	0.6	0.8	0.8	–	–
6~7(歳)	0.7	0.7	0.8	0.8	–	–	0.8	0.7	0.9	0.9	–	–
8~9(歳)	0.8	0.8	1.0	0.9	–	–	0.9	0.9	1.1	1.0	–	–
10~11(歳)	1.0	0.9	1.2	1.1	–	–	1.1	1.0	1.4	1.3	–	–
12~14(歳)	1.2	1.1	1.4	1.3	–	–	1.3	1.2	1.6	1.4	–	–
15~17(歳)	1.3	1.0	1.5	1.2	–	–	1.4	1.2	1.7	1.4	–	–
18~29(歳)	1.2	0.9	1.4	1.1	–	–	1.3	1.0	1.6	1.2	–	–
30~49(歳)	1.2	0.9	1.4	1.1	–	–	1.3	1.0	1.6	1.2	–	–
50~64(歳)	1.1	0.9	1.3	1.1	–	–	1.2	1.0	1.5	1.2	–	–
65~74(歳)	1.1	0.9	1.3	1.1	–	–	1.2	1.0	1.5	1.2	–	–
75以上(歳)	1.0	0.8	1.2	0.9	–	–	1.1	0.9	1.3	1.0	–	–
妊婦(付加量)		+0.2		+0.2		–		+0.2		+0.3		–
授乳婦(付加量)		+0.2		+0.2		–		+0.5		+0.6		–

＊1 チアミン塩化物塩酸塩(分子量＝337.3)の重量として示した。
＊2,3 身体活動レベルⅡの推定エネルギー必要量を用いて算定した。
ビタミンB_1特記事項：推定平均必要量は，ビタミンB_1の欠乏症である脚気を予防するに足る最小必要量からではなく，尿中にビタミンB_1の排泄量が増大し始める摂取量(体内飽和量)から算定。
ビタミンB_2特記事項：推定平均必要量は，ビタミンB_2の欠乏症である口唇炎，口角炎，舌炎などの皮膚炎を予防するに足る最小量からではなく，尿中にビタミンB_2の排泄量が増大し始める摂取量(体内飽和量)から算定。

(水溶性ビタミン)

年齢等	ナイアシン(mgNE/日)*1,2							
	推定平均必要量		推奨量		目安量		耐容上限量*3	
	男性	女性	男性	女性	男性	女性	男性	女性
0~5(月)*4	–	–	–	–	2	2	–	–
6~11(月)	–	–	–	–	3	3	–	–
1~2(歳)	5	4	6	5	–	–	60(15)	60(15)
3~5(歳)	6	6	8	7	–	–	80(20)	80(20)
6~7(歳)	7	7	9	8	–	–	100(30)	100(30)
8~9(歳)	9	8	11	10	–	–	150(35)	150(35)
10~11(歳)	11	10	13	10	–	–	200(45)	150(45)
12~14(歳)	12	12	15	14	–	–	250(60)	250(60)
15~17(歳)	14	11	17	13	–	–	300(70)	250(65)
18~29(歳)	13	9	15	11	–	–	300(80)	250(65)
30~49(歳)	13	10	15	12	–	–	350(85)	250(65)
50~64(歳)	12	9	14	11	–	–	350(85)	250(65)
65~74(歳)	12	9	14	11	–	–	300(80)	250(65)
75以上(歳)	11	9	13	10	–	–	300(75)	250(60)
妊婦(付加量)		+0		+0		–		–
授乳婦(付加量)		+3		+3		–		–

＊1 ナイアシン当量(NE)＝ナイアシン＋1/60トリプトファンで示した。
＊2 身体活動レベルⅡの推定エネルギー必要量を用いて算定した。
＊3 ニコチンアミドの重量(mg/日)，( )内はニコチン酸の重量(mg/日)。
＊4 単位はmg/日。

(水溶性ビタミン)

年齢等	ビタミンB6(mg/日)*1							
	推定平均必要量		推奨量		目安量		耐容上限量*2	
	男性	女性	男性	女性	男性	女性	男性	女性
0~5(月)	–	–	–	–	0.2	0.2	–	–
6~11(月)	–	–	–	–	0.3	0.3	–	–
1~2(歳)	0.4	0.4	0.5	0.5	–	–	10	10
3~5(歳)	0.5	0.5	0.6	0.6	–	–	15	15
6~7(歳)	0.7	0.6	0.8	0.7	–	–	20	20
8~9(歳)	0.8	0.8	0.9	0.9	–	–	25	25
10~11(歳)	1.0	1.0	1.1	1.1	–	–	30	30
12~14(歳)	1.2	1.0	1.4	1.3	–	–	40	40
15~17(歳)	1.2	1.0	1.5	1.3	–	–	50	45
18~29(歳)	1.1	1.0	1.4	1.1	–	–	55	45
30~49(歳)	1.1	1.0	1.4	1.1	–	–	60	45
50~64(歳)	1.1	1.0	1.4	1.1	–	–	55	45
65~74(歳)	1.1	1.0	1.4	1.1	–	–	50	40
75以上(歳)	1.1	1.0	1.4	1.1	–	–	50	40
妊婦(付加量)	–	+0.2	–	+0.2	–	–	–	–
授乳婦(付加量)	–	+0.3	–	+0.3	–	–	–	–

＊1 たんぱく質の推奨量を用いて算定した(妊婦・授乳婦の付加量は除く)。
＊2 ピリドキシン(分子量=169.2)の重量として示した。

（水溶性ビタミン）

年齢等	ビタミンB12（μg/日）*1						葉酸（μg/日）*2							
	推定平均必要量		推奨量		目安量		推定平均必要量		推奨量		目安量		耐容上限量*3	
	男性	女性	男性	女性	男性	女性	男性	女性	男性	女性	男性	女性	男性	女性
0～5（月）	—	—	—	—	0.4	0.4	—	—	—	—	40	40	—	—
6～11（月）	—	—	—	—	0.5	0.5	—	—	—	—	60	60	—	—
1～2（歳）	0.8	0.8	0.9	0.9	—	—	80	90	90	90	—	—	200	200
3～5（歳）	0.9	0.9	1.1	1.1	—	—	90	90	110	110	—	—	300	300
6～7（歳）	1.1	1.1	1.3	1.3	—	—	110	110	140	140	—	—	400	400
8～9（歳）	1.3	1.3	1.6	1.6	—	—	130	130	160	160	—	—	500	500
10～11（歳）	1.6	1.6	1.9	1.9	—	—	160	160	190	190	—	—	700	700
12～14（歳）	2.0	2.0	2.4	2.4	—	—	200	200	240	240	—	—	900	900
15～17（歳）	2.0	2.0	2.4	2.4	—	—	220	200	240	240	—	—	900	900
18～29（歳）	2.0	2.0	2.4	2.4	—	—	200	200	240	240	—	—	900	900
30～49（歳）	2.0	2.0	2.4	2.4	—	—	200	200	240	240	—	—	1,000	1,000
50～64（歳）	2.0	2.0	2.4	2.4	—	—	200	200	240	240	—	—	1,000	1,000
65～74（歳）	2.0	2.0	2.4	2.4	—	—	200	200	240	240	—	—	900	900
75以上（歳）	2.0	2.0	2.4	2.4	—	—	200	200	240	240	—	—	900	900
妊婦（付加量）		+0.3		+0.4		—		+200*4,5		+240*4,5		—		—
授乳婦（付加量）		+0.7		+0.8		—		+80		+100		—		—

＊1 シアノコバラミン（分子量＝1,355.37）の重量として示した。
＊2 プテロイルモノグルタミン酸（分子量＝441.40）の重量として示した。
＊3 通常の食品以外の食品に含まれる葉酸（狭義の葉酸）に適用する。
＊4 妊娠を計画している女性，妊娠の可能性がある女性及び妊娠初期の妊婦は，胎児の神経管閉鎖障害のリスク低減のために，通常の食品以外の食品に含まれる葉酸（狭義の葉酸）を400 μg/日摂取することが望まれる。
＊5 付加量は，中期及び後期にのみ設定した。

（水溶性ビタミン）

年齢等	パントテン酸（mg/日）		ビオチン（μg/日）		ビタミンC（mg/日）*1					
	目安量		目安量		推定平均必要量		推奨量		目安量	
	男性	女性	男性	女性	男性	女性	男性	女性	男性	女性
0～5（月）	4	4	4	4	—	—	—	—	40	40
6～11（月）	5	5	5	5	—	—	—	—	40	40
1～2（歳）	3	4	20	20	35	35	40	40	—	—
3～5（歳）	4	4	20	20	40	40	50	50	—	—
6～7（歳）	5	5	30	30	50	50	60	60	—	—
8～9（歳）	6	5	30	30	60	60	70	70	—	—
10～11（歳）	6	6	40	40	70	70	85	85	—	—
12～14（歳）	7	6	50	50	85	85	100	100	—	—
15～17（歳）	7	6	50	50	85	85	100	100	—	—
18～29（歳）	5	5	50	50	85	85	100	100	—	—
30～49（歳）	5	5	50	50	85	85	100	100	—	—
50～64（歳）	6	5	50	50	85	85	100	100	—	—
65～74（歳）	6	5	50	50	80	80	100	100	—	—
75以上（歳）	6	5	50	50	80	80	100	100	—	—
妊婦		5		50		+10*2		+10*2		—
授乳婦		6		50		+40*2		+45*2		—

＊1 L-アスコルビン酸（分子量＝176.12）の重量で示した。
＊2 付加量。
ビタミンC特記事項：推定平均必要量は，ビタミンCの欠乏症である壊血病を予防するに足る最小量からではなく，心臓血管系の疾病予防効果及び抗酸化作用の観点から算定。

（多量ミネラル）

年齢等	ナトリウム（mg/日，（ ）は食塩相当量[g/日]）*1						カリウム（mg/日）			
	推定平均必要量		目安量		目標量		目安量		目標量	
	男性	女性	男性	女性	男性	女性	男性	女性	男性	女性
0～5（月）	—	—	100（0.3）	100（0.3）	—	—	400	400	—	—
6～11（月）	—	—	600（1.5）	600（1.5）	—	—	700	700	—	—
1～2（歳）	—	—	—	—	（3.0未満）	（3.0未満）	900	900	—	—
3～5（歳）	—	—	—	—	（3.5未満）	（3.5未満）	1,000	1,000	1,400以上	1,400以上
6～7（歳）	—	—	—	—	（4.5未満）	（4.5未満）	1,300	1,200	1,800以上	1,800以上
8～9（歳）	—	—	—	—	（5.0未満）	（5.0未満）	1,500	1,500	2,000以上	2,000以上
10～11（歳）	—	—	—	—	（6.0未満）	（6.0未満）	1,800	1,800	2,200以上	2,000以上
12～14（歳）	—	—	—	—	（7.0未満）	（6.5未満）	2,300	1,900	2,400以上	2,400以上
15～17（歳）	—	—	—	—	（7.5未満）	（6.5未満）	2,700	2,000	3,000以上	2,600以上
18～29（歳）	600（1.5）	600（1.5）	—	—	（7.5未満）	（6.5未満）	2,500	2,000	3,000以上	2,600以上
30～49（歳）	600（1.5）	600（1.5）	—	—	（7.5未満）	（6.5未満）	2,500	2,000	3,000以上	2,600以上
50～64（歳）	600（1.5）	600（1.5）	—	—	（7.5未満）	（6.5未満）	2,500	2,000	3,000以上	2,600以上
65～74（歳）	600（1.5）	600（1.5）	—	—	（7.5未満）	（6.5未満）	2,500	2,000	3,000以上	2,600以上
75以上（歳）	600（1.5）	600（1.5）	—	—	（7.5未満）	（6.5未満）	2,500	2,000	3,000以上	2,600以上
妊婦		600（1.5）		—		（6.5未満）		2,000		2,600以上
授乳婦		600（1.5）		—		（6.5未満）		2,200		2,600以上

＊1 高血圧及び慢性腎臓病（CKD）の重症化予防のための食塩相当量の量は，男女とも6.0 g/日未満とした。

（多量ミネラル）

年齢等	カルシウム（mg/日）							
	推定平均必要量		推奨量		目安量		耐容上限量	
	男性	女性	男性	女性	男性	女性	男性	女性
0～5（月）	—	—	—	—	200	200	—	—
6～11（月）	—	—	—	—	250	250	—	—
1～2（歳）	350	350	450	400	—	—	—	—
3～5（歳）	500	450	600	550	—	—	—	—
6～7（歳）	500	450	600	550	—	—	—	—
8～9（歳）	550	600	650	750	—	—	—	—
10～11（歳）	600	600	700	750	—	—	—	—
12～14（歳）	850	700	1,000	800	—	—	—	—
15～17（歳）	650	550	800	650	—	—	—	—
18～29（歳）	650	550	800	650	—	—	2,500	2,500
30～49（歳）	600	550	750	650	—	—	2,500	2,500
50～64（歳）	600	550	750	650	—	—	2,500	2,500
65～74（歳）	600	550	750	650	—	—	2,500	2,500
75以上（歳）	600	500	700	600	—	—	2,500	2,500
妊婦（付加量）		+0		+0		—		—
授乳婦（付加量）		+0		+0		—		—

（多量ミネラル）

年齢等	マグネシウム（mg/日）							
	推定平均必要量		推奨量		目安量		耐容上限量*1	
	男性	女性	男性	女性	男性	女性	男性	女性
0～5（月）	—	—	—	—	20	20	—	—
6～11（月）	—	—	—	—	60	60	—	—
1～2（歳）	60	60	70	70	—	—	—	—
3～5（歳）	80	80	100	100	—	—	—	—
6～7（歳）	110	110	130	130	—	—	—	—
8～9（歳）	140	140	170	160	—	—	—	—
10～11（歳）	180	180	210	220	—	—	—	—
12～14（歳）	250	240	290	290	—	—	—	—
15～17（歳）	300	260	360	310	—	—	—	—
18～29（歳）	280	230	340	270	—	—	—	—
30～49（歳）	310	240	370	290	—	—	—	—
50～64（歳）	310	240	370	290	—	—	—	—
65～74（歳）	290	230	350	280	—	—	—	—
75以上（歳）	270	220	320	260	—	—	—	—
妊婦（付加量）		+30		+40		—		—
授乳婦（付加量）		+0		+0		—		—

＊1 通常の食品以外からの摂取量の耐容上限量は，成人の場合350mg/日，小児では5mg/kg体重/日とした。それ以外の通常の食品からの摂取の場合，耐容上限量は設定しない。

（多量ミネラル）

年齢等	リン(mg/日)			
	目安量		耐容上限量	
	男性	女性	男性	女性
0～5（月）	120	120	―	―
6～11（月）	260	260	―	―
1～2（歳）	500	500	―	―
3～5（歳）	700	700	―	―
6～7（歳）	900	800	―	―
8～9（歳）	1,000	1,000	―	―
10～11（歳）	1,100	1,000	―	―
12～14（歳）	1,200	1,000	―	―
15～17（歳）	1,200	900	―	―
18～29（歳）	1,000	800	3,000	3,000
30～49（歳）	1,000	800	3,000	3,000
50～64（歳）	1,000	800	3,000	3,000
65～74（歳）	1,000	800	3,000	3,000
75以上（歳）	1,000	800	3,000	3,000
妊婦		800		―
授乳婦		800		―

（微量ミネラル）

年齢等		鉄(mg/日)									
		推定平均必要量			推奨量			目安量		耐容上限量	
		男性	女性		男性	女性		男性	女性	男性	女性
			月経なし	月経あり		月経なし	月経あり				
0～5（月）		―	―	―	―	―	―	0.5	0.5	―	―
6～11（月）		3.5	3.5	―	5.0	4.5	―	―	―	―	―
1～2（歳）		3.0	3.0	―	4.5	4.5	―	―	―	25	20
3～5（歳）		4.0	4.0	―	5.5	5.5	―	―	―	25	25
6～7（歳）		5.0	4.5	―	5.5	5.5	―	―	―	30	30
8～9（歳）		6.0	6.0	―	7.0	7.5	―	―	―	35	35
10～11（歳）		7.0	7.0	10.0	8.5	8.5	12.0	―	―	35	35
12～14（歳）		8.0	7.0	10.0	10.0	8.5	12.0	―	―	40	40
15～17（歳）		8.0	5.5	8.5	10.0	7.0	10.5	―	―	50	40
18～29（歳）		6.5	5.5	8.5	7.5	6.5	10.5	―	―	50	40
30～49（歳）		6.5	5.5	9.0	7.5	6.5	10.5	―	―	50	40
50～64（歳）		6.5	5.5	9.0	7.5	6.5	11.0	―	―	50	40
65～74（歳）		6.0	5.0	―	7.5	6.0	―	―	―	50	40
75以上（歳）		6.0	5.0	―	7.0	6.0	―	―	―	50	40
妊婦（付加量）	初期		+2.0	―		+2.5	―		―		―
	中期・後期		+8.0	―		+9.5	―		―		―
授乳婦（付加量）			+2.0	―		+2.5	―		―		―

（微量ミネラル）

年齢等	亜鉛(mg/日)								銅(mg/日)								セレン(μg/日)							
	推定平均必要量		推奨量		目安量		耐容上限量		推定平均必要量		推奨量		目安量		耐容上限量		推定平均必要量		推奨量		目安量		耐容上限量	
	男性	女性	男性	女性	男性	女性	男性	女性	男性	女性	男性	女性	男性	女性	男性	女性	男性	女性	男性	女性	男性	女性	男性	女性
0～5（月）	―	―	―	―	2	2	―	―	―	―	―	―	0.3	0.3	―	―	―	―	―	―	15	15	―	―
6～11（月）	―	―	―	―	3	3	―	―	―	―	―	―	0.3	0.3	―	―	―	―	―	―	15	15	―	―
1～2（歳）	3	2	3	3	―	―	―	―	0.3	0.2	0.3	0.3	―	―	―	―	10	10	10	10	―	―	100	100
3～5（歳）	3	3	4	3	―	―	―	―	0.3	0.3	0.4	0.3	―	―	―	―	10	10	15	10	―	―	100	100
6～7（歳）	4	3	5	4	―	―	―	―	0.4	0.4	0.4	0.4	―	―	―	―	15	15	15	15	―	―	150	150
8～9（歳）	5	4	6	5	―	―	―	―	0.4	0.4	0.5	0.5	―	―	―	―	15	15	20	20	―	―	200	200
10～11（歳）	6	5	7	6	―	―	―	―	0.5	0.5	0.6	0.6	―	―	―	―	20	20	25	25	―	―	250	250
12～14（歳）	9	7	10	8	―	―	―	―	0.7	0.6	0.8	0.8	―	―	―	―	25	25	30	30	―	―	350	300
15～17（歳）	10	7	12	8	―	―	―	―	0.8	0.6	0.9	0.7	―	―	―	―	30	20	35	25	―	―	400	350
18～29（歳）	9	7	11	8	―	―	40	35	0.7	0.6	0.9	0.7	―	―	7	7	25	20	30	25	―	―	450	350
30～49（歳）	9	7	11	8	―	―	45	35	0.7	0.6	0.9	0.7	―	―	7	7	25	20	30	25	―	―	450	350
50～64（歳）	9	7	11	8	―	―	45	35	0.7	0.6	0.9	0.7	―	―	7	7	25	20	30	25	―	―	450	350
65～74（歳）	9	7	11	8	―	―	40	35	0.7	0.6	0.9	0.7	―	―	7	7	25	20	30	25	―	―	450	350
75以上（歳）	9	6	10	8	―	―	40	30	0.7	0.6	0.8	0.7	―	―	7	7	25	20	30	25	―	―	400	350
妊婦（付加量）		+1		+2		―		―		+0.1		+0.1		―		―		+5		+5		―		―
授乳婦（付加量）		+3		+4		―		―		+0.5		+0.6		―		―		+15		+20		―		―

（微量ミネラル）

年齢等	マンガン(mg/日)				ヨウ素(μg/日)								クロム(μg/日)				モリブデン(μg/日)							
	目安量		耐容上限量		推定平均必要量		推奨量		目安量		耐容上限量		目安量		耐容上限量		推定平均必要量		推奨量		目安量		耐容上限量	
	男性	女性	男性	女性	男性	女性	男性	女性	男性	女性	男性	女性	男性	女性	男性	女性	男性	女性	男性	女性	男性	女性	男性	女性
0～5（月）	0.01	0.01	―	―	―	―	―	―	100	100	250	250	0.8	0.8	―	―	―	―	―	―	2	2	―	―
6～11（月）	0.5	0.5	―	―	―	―	―	―	130	130	250	250	1.0	1.0	―	―	―	―	―	―	5	5	―	―
1～2（歳）	1.5	1.5	―	―	35	35	50	50	―	―	300	300	―	―	―	―	10	10	10	10	―	―	―	―
3～5（歳）	1.5	1.5	―	―	45	45	60	60	―	―	400	400	―	―	―	―	10	10	10	10	―	―	―	―
6～7（歳）	2.0	2.0	―	―	55	55	75	75	―	―	550	550	―	―	―	―	10	10	15	15	―	―	―	―
8～9（歳）	2.5	2.5	―	―	65	65	90	90	―	―	700	700	―	―	―	―	15	15	20	15	―	―	―	―
10～11（歳）	3.0	3.0	―	―	80	80	110	110	―	―	900	900	―	―	―	―	15	15	20	20	―	―	―	―
12～14（歳）	4.0	4.0	―	―	95	95	140	140	―	―	2,000	2,000	―	―	―	―	20	20	25	25	―	―	―	―
15～17（歳）	4.5	3.5	―	―	100	100	140	140	―	―	3,000	3,000	―	―	―	―	25	20	30	25	―	―	―	―
18～29（歳）	4.0	3.5	11	11	95	95	130	130	―	―	3,000	3,000	10	10	500	500	20	20	30	25	―	―	600	500
30～49（歳）	4.0	3.5	11	11	95	95	130	130	―	―	3,000	3,000	10	10	500	500	25	20	30	25	―	―	600	500
50～64（歳）	4.0	3.5	11	11	95	95	130	130	―	―	3,000	3,000	10	10	500	500	25	20	30	25	―	―	600	500
65～74（歳）	4.0	3.5	11	11	95	95	130	130	―	―	3,000	3,000	10	10	500	500	20	20	30	25	―	―	600	500
75以上（歳）	4.0	3.5	11	11	95	95	130	130	―	―	3,000	3,000	10	10	500	500	20	20	25	25	―	―	600	500
妊婦		3.5		―		+75[*2]		+110[*2]		―		―[*1]		10		―		+0[*2]		+0[*2]		―		―
授乳婦		3.5		―		+100[*2]		+140[*2]		―		―		10		―		+3[*2]		+3[*2]		―		―

＊1 妊婦及び授乳婦の耐容上限量は，2,000μg/日とした。
＊2 付加量。

健康づくりのための指針

◎1　21世紀における第二次国民健康づくり運動（健康日本21＜第二次＞）（一部抜粋）

（厚生労働省告示第430号，2012年7月10日）

国民の健康の増進の総合的な推進を図るための基本的な方針

この方針は，21世紀の我が国において少子高齢化や疾病構造の変化が進む中で，生活習慣及び社会環境の改善を通じて，子どもから高齢者まで全ての国民が共に支え合いながら希望や生きがいを持ち，ライフステージ（乳幼児期，青壮年期，高齢期等の人の生涯における各段階をいう。以下同じ。）に応じて，健やかで心豊かに生活できる活力ある社会を実現し，その結果，社会保障制度が持続可能なものとなるよう，国民の健康の増進の総合的な推進を図るための基本的な事項を示し，平成25年度から平成34年度までの「二十一世紀における第二次国民健康づくり運動（健康日本21（第二次））」（以下「国民運動」という。）を推進するものである。

第一　国民の健康の増進に関する基本的な方向

1　健康寿命の延伸と健康格差の縮小

我が国における高齢化の進展及び疾病構造の変化を踏まえ，生活習慣病の予防，社会生活を営むために必要な機能の維持及び向上等により，健康寿命（健康上の問題で日常生活が制限されることなく生活できる期間をいう。以下同じ。）の延伸を実現する。

また，あらゆる世代の健やかな暮らしを支える良好な社会環境を構築することにより，健康格差（地域や社会経済状況の違いによる集団間の健康状態の差をいう。以下同じ。）の縮小を実現する。

2　生活習慣病の発症予防と重症化予防の徹底（NCDの予防）

3　社会生活を営むために必要な機能の維持及び向上

4　健康を支え，守るための社会環境の整備

5　栄養・食生活，身体活動・運動，休養，飲酒，喫煙及び歯・口腔の健康に関する生活習慣及び社会環境の改善

●別表第五 栄養・食生活，身体活動・運動，休養，飲酒，喫煙及び歯・口腔の健康に関する生活習慣及び社会環境の改善に関する目標

分野	項目			現状（2010年）	目標（2022年度）
(1) 栄養・食生活	① 適正体重を維持している者の増加（肥満（BMI25以上），やせ（BMI18.5未満）の減少）	20～60歳代男性の肥満者の割合		31.2%	28%
		40～60歳代女性の肥満者の割合		22.2%	19%
		20歳代女性のやせの者の割合		29.0%	20%
	② 適切な量と質の食事をとる者の増加				
	ア 主食・主菜・副菜を組み合わせた食事が１日２回以上の日がほぼ毎日の者の割合の増加			68.1%（2011年）	80%
	イ 食塩摂取量の減少			10.6g	8g
	ウ 野菜と果物の摂取量の増加	野菜摂取量の平均値		282g	350g
		果物摂取量100g未満の者の割合		61.4%	30%
	③ 共食の増加（食事を１人で食べる子どもの割合の減少）	朝食	小学生	15.3%	減少傾向へ
			中学生	33.7%	
		夕食	小学生	2.2%	
			中学生	6.0%	
	④ 食品中の食塩や脂肪の低減に取り組む食品企業及び飲食店の登録数の増加	食品企業登録数		14社（2012年）	100社
		飲食店登録数		17,284店舗（2012年）	30,000店舗
	⑤ 利用者に応じた食事の計画，調理及び栄養の評価，改善を実施している特定給食施設の割合の増加	（参考値）管理栄養士・栄養士を配置している施設の割合		70.5%	80%
(2) 身体活動・運動	① 日常生活における歩数の増加	20～64歳	男性	7,841歩	9,000歩
			女性	6,883歩	8,500歩
		65歳以上	男性	5,628歩	7,000歩
			女性	4,584歩	6,000歩
	② 運動習慣者の割合の増加	20～64歳	男性	26.3%	36%
			女性	22.9%	33%
		65歳以上	男性	47.6%	58%
			女性	37.6%	48%
	③ 住民が運動しやすいまちづくり・環境整備に取り組む自治体数の増加			17都道府県（2012年）	47都道府県
(3) 休養	① 睡眠による休養を十分とれていない者の割合の減少			18.4%（2009年）	15%
	② 週労働時間60時間以上の雇用者の割合の減少			9.3%（2011年）	5%（2020年）
(4) 飲酒	① 生活習慣病のリスクを高める量を飲酒している者（１日当たりの純アルコール摂取量が男性40g以上，女性20g以上の者）の割合の減少		男性	15.3%	13%
			女性	7.5%	6.4%
	② 未成年者の飲酒をなくす	中学３年生	男子	10.5%	0%
			女子	11.7%	
		高校３年生	男子	21.7%	
			女子	19.9%	
	③ 妊娠中の飲酒をなくす			8.7%	0%（2014年）
(5) 喫煙	① 成人の喫煙率の減少（喫煙をやめたい者がやめる）			19.5%	12%
	② 未成年者の喫煙をなくす	中学３年生	男子	1.6%	0%
			女子	0.9%	
		高校３年生	男子	8.6%	
			女子	3.8%	
	③ 妊娠中の喫煙をなくす			5.0%	0%（2014年）

（以下略）

◎2　健康づくりのための身体活動基準2013（概要）

（厚生労働省，2013年3月）

ライフステージに応じた健康づくりのための身体活動（生活活動・運動）を推進することで健康日本21（第二次）の推進に資するよう，「健康づくりのための運動基準2006」を改定し，「健康づくりのための身体活動基準2013」が策定された。身体活動（生活活動及び運動）*1全体に着目することの重要性から，「運動基準」から「身体活動基準」に名称を改めた。

血糖・血圧・脂質に関する状況		身体活動（＝生活活動＋運動）*1		運動		体力（うち全身持久力）
健診結果が基準範囲内	65歳以上	強度を問わず，身体活動を**毎日40分**（＝10メッツ・時／週）	【世代共通の方向性】今より少しでも増やす（例えば10分多く歩く）*2	—	【世代共通の方向性】運動習慣をもつようにする（30分以上の運動を週2日以上）*2	—
	18〜64歳	**3メッツ以上**の強度の身体活動（歩行又はそれと同等以上）を**毎日60分**（＝23メッツ・時／週）		**3メッツ以上**の強度の運動（息が弾み汗をかく程度）を**毎週60分**（＝4メッツ・時／週）		性・年代別に示した強度での運動（*3）を約3分間継続可能
	18歳未満	— 【参考】幼児期運動指針：「**毎日60分以上，**楽しく体を動かすことが望ましい」		—		—
血糖・血圧・脂質のいずれかが保健指導レベルの者		医療機関にかかっておらず，「身体活動のリスクに関するスクリーニングシート」でリスクがないことを確認できれば，対象者が運動開始前・実施中に自ら体調確認ができるよう支援した上で，保健指導の一環としての運動指導を積極的に行う。				
リスク重複者又はすぐ受診を要する者		生活習慣病患者が積極的に運動をする際には，安全面での配慮が特に重要になるので，かかりつけの医師に相談する。				

＊1：「身体活動」は，「生活活動」と「運動」に分けられる。このうち，生活活動とは，日常生活における労働，家事，通勤・通学などの身体活動を指す。また，運動とは，スポーツ等の，特に体力の維持・向上を目的として計画的・意図的に実施し，継続性のある身体活動を指す。

＊2：年齢別の基準とは別に，世代共通の方向性として示したもの。

＊3：右表に示す強度での運動を約3分以上継続できた場合，基準を満たすと評価できる。

●性・年代別の全身持久力の基準

年齢	18〜39歳	40〜59歳	60〜69歳
男性	11.0メッツ（39ml/kg/分）	10.0メッツ（35ml/kg/分）	9.0メッツ（32ml/kg/分）
女性	9.5メッツ（33ml/kg/分）	8.5メッツ（30ml/kg/分）	7.5メッツ（26ml/kg/分）

［注］表中の（ ）内は最大酸素摂取量を示す。

●生活活動のメッツ表

メッツ	生活活動の例
1.8	立位（会話，電話，読書），皿洗い
2.0	ゆっくりした歩行（平地，非常に遅い＝53m/分未満，散歩または家の中），料理や食材の準備（立位，座位），洗濯，子どもを抱えながら立つ，洗車・ワックスがけ
2.2	子どもと遊ぶ（座位，軽度）
2.3	ガーデニング（コンテナを使用する），動物の世話，ピアノの演奏
2.5	植物への水やり，子どもの世話，仕立て作業
2.8	ゆっくりした歩行（平地，遅い＝53m/分），子ども・動物と遊ぶ（立位，軽度）
3.0	普通歩行（平地，67m/分，犬を連れて），電動アシスト付き自転車に乗る，家財道具の片付け，子どもの世話（立位），台所の手伝い，大工仕事，梱包，ギター演奏（立位）
3.3	カーペット掃き，フロア掃き，掃除機，電気関係の仕事：配線工事，身体の動きを伴うスポーツ観戦
3.5	歩行（平地，75〜85m/分，ほどほどの速さ，散歩など），楽に自転車に乗る（8.9km/時），階段を下りる，軽い荷物運び，車の荷物の積み下ろし，荷づくり，モップがけ，床磨き，風呂掃除，庭の草むしり，子どもと遊ぶ（歩く/走る，中強度），車椅子を押す，釣り（全般），スクーター（原付）・オートバイの運転
4.0	自転車に乗る（≒16km/時未満，通勤），階段を上る（ゆっくり），動物と遊ぶ（歩く/走る，中強度），高齢者や障がい者の介護（身支度，風呂，ベッドの乗り降り），屋根の雪下ろし
4.3	やや速歩（平地，やや速めに＝93m/分），苗木の植栽，農作業（家畜に餌を与える）
4.5	耕作，家の修繕
5.0	かなり速歩（平地，速く＝107m/分），動物と遊ぶ（歩く/走る，活発に）
5.5	シャベルで土や泥をすくう
5.8	子どもと遊ぶ（歩く/走る，活発に），家具・家財道具の移動・運搬
6.0	スコップで雪かきをする
7.8	農作業（干し草をまとめる，納屋の掃除）
8.0	運搬（重い荷物）
8.3	荷物を上の階へ運ぶ
8.8	階段を上る（速く）

●運動のメッツ表

メッツ	運動の例
2.3	ストレッチング，全身を使ったテレビゲーム（バランス運動，ヨガ）
2.5	ヨガ，ビリヤード
2.8	座って行うラジオ体操
3.0	ボウリング，バレーボール，社交ダンス（ワルツ，サンバ，タンゴ），ピラティス，太極拳
3.5	自転車エルゴメーター（30〜50ワット），自体重を使った軽い筋力トレーニング（軽・中等度），体操（家で，軽・中等度），ゴルフ（手引きカートを使って），カヌー
3.8	全身を使ったテレビゲーム（スポーツ・ダンス）
4.0	卓球，パワーヨガ，ラジオ体操第1
4.3	やや速歩（平地，やや速めに＝93m/分），ゴルフ（クラブを担いで運ぶ）
4.5	テニス（ダブルス，試合），水中歩行（中等度），ラジオ体操第2
4.8	水泳（ゆっくりとした背泳）
5.0	かなり速歩（平地，速く＝107m/分），野球，ソフトボール，サーフィン，バレエ（モダン，ジャズ）
5.3	水泳（ゆっくりとした平泳ぎ），スキー，アクアビクス
5.5	バドミントン
6.0	ゆっくりとしたジョギング，ウェイトトレーニング（高強度，パワーリフティング，ボディビル），バスケットボール，水泳（のんびり泳ぐ）
6.5	山を登る（0〜4.1kgの荷物を持って）
6.8	自転車エルゴメーター（90〜100ワット）
7.0	ジョギング，サッカー，スキー，スケート，ハンドボール（試合）
7.3	エアロビクス，テニス（シングルス，試合），山を登る（約4.5〜9.0kgの荷物を持って）
8.0	サイクリング（約20km/時）
8.3	ランニング（134m/分），水泳（クロール，ふつうの速さ，46m/分未満），ラグビー（試合）
9.0	ランニング（139m/分）
9.8	ランニング（161m/分）
10.0	水泳（クロール，速い，69m/分）
10.3	武道・武術（柔道，柔術，空手，キックボクシング，テコンドー）
11.0	ランニング（188m/分），自転車エルゴメーター（161〜200ワット）

【出典】厚生労働科学研究費補助金（循環器疾患・糖尿病等生活習慣病対策総合研究事業）「健康づくりのための運動基準2006改定のためのシステマティックレビュー」（研究代表者：宮地元彦）

食品群の種類・特徴と摂取量のめやす

食品群とは，日常使用する食品について，主として食品中に含まれる栄養素の似ているものを集めていくつかのグループに分けたものである。日常の献立や食品選択の際に，この食品群をじょうずに組み合わせることによって，栄養バランスのよい食事をととのえることができる。

◎三色食品群

赤群	血や肉をつくるもの	たんぱく質，脂質 ビタミンB群，カルシウム	魚・肉・豆類 乳・卵，海藻
黄群	力や体温となるもの	炭水化物，ビタミンA･D ビタミンB_1，脂質	穀類・砂糖 油脂・いも類
緑群	からだの調子をよくするもの	カロテン，ビタミンC カルシウム，ヨード	緑黄色野菜，淡色野菜 きのこ

三色食品群

1952年広島県庁の岡田正美技師が提唱し，栄養改善普及会の近藤とし子氏が普及に努めた食品群である。栄養素の働きの特徴から，食品を色別(赤，黄，緑)の三つの群に分け，食知識の少ない人に対しても，わかりやすいのが特徴である。現在でも小学校で広く使用されている。

◎六つの基礎食品群

第1群	骨や筋肉等をつくる エネルギー源となる	たんぱく質	魚・肉 卵・大豆・大豆製品
第2群	骨・歯をつくる 体の各機能を調節	無機質	牛乳・乳製品・海藻 小魚類
第3群	皮膚や粘膜を保護 体の各機能を調節	カロテン	緑黄色野菜
第4群	体の各機能を調節	ビタミンC	淡色野菜・果物
第5群	エネルギー源となる 体の各機能を調節	炭水化物	穀類・いも類 砂糖
第6群	エネルギー源となる	脂肪	油脂

六つの基礎食品群

栄養教育の教材として，厚生省保健医療局(現厚生労働省)から示された食品群。栄養成分の類似している食品を六つに分類し，それらを組み合わせて食べることで，栄養バランスがとれるように工夫されている。

◎4つの食品群

第1群	栄養を完全にする	良質たんぱく質，脂質，ビタミンA ビタミンB_1，ビタミンB_2，カルシウム	乳・乳製品 卵
第2群	血や肉を作る	良質たんぱく質，脂質，カルシウム ビタミンA，ビタミンB_2	魚介・肉 豆・豆製品
第3群	体の調子をよくする	ビタミンA，カロテン，ビタミンC ミネラル，食物繊維	野菜*・芋 果物
第4群	力や体温となる	炭水化物，たんぱく質，脂質	穀類・油脂 砂糖

＊緑黄色野菜・淡色野菜・きのこ類・海藻類を含む。

4つの食品群

女子栄養大学の創立者・香川綾により考案された食品群である。この食品群では日本人の食生活に普遍的に不足している栄養素を補充して完全な食品とするために，牛乳と卵を第1群においている。さらに，含まれる栄養素が似たもの同士の食品を四つのグループにまとめ，「何を，どれだけ食べるか」がわかるように1日に必要な食品の分量が示されている。

(女子栄養大学出版部「七訂食品成分表2020」2020年)

●PFCバランス

供給エネルギーに対するたんぱく質(P)，脂質(F)，炭水化物(C)の比率をPFCバランスまたは栄養供給比という。P＝約15%，F＝約25%，C＝約60%が適正な比率とされている。

下図のように，三角形の角が適正値の範囲にあるときが，PFCバランスの良好な状態である。

わが国は以前，炭水化物依存，低脂質のパターンに属していたが，現在ではほぼ理想値に近い三角形を経て，高脂質の欧米諸国に近づきつつある。

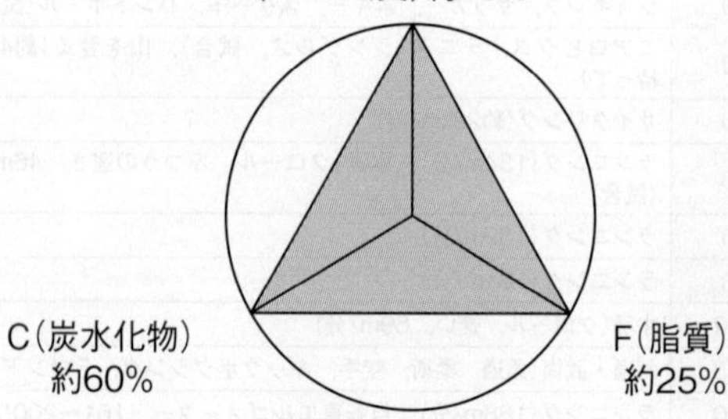

適正比率目標

PFCバランス国際比較(%，2013年，試算)

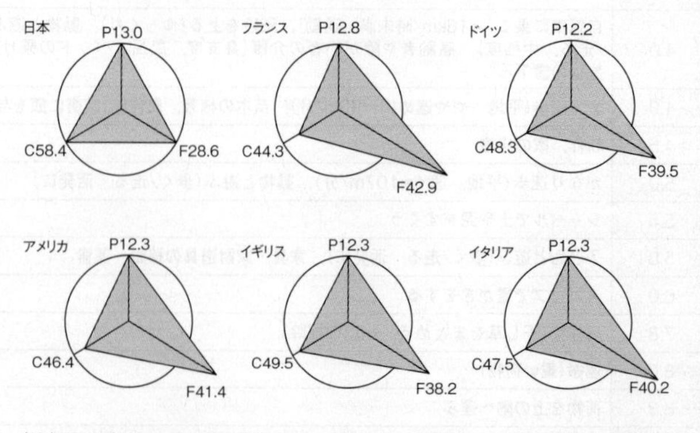

(注)円の半径は適正比率を示す。数字は，国民一人1日当たり供給栄養量のPFC供給熱量比率(%)をあらわしたもの。

(農林水産省「食料需給表」2018年)

◎４つの食品群の年齢別・性別・身体活動レベル別食品構成（参考表）

（一人１日当たりの重量＝g）

身体活動レベル	食品群	第１群				第２群				第３群						第４群					
		乳・乳製品		卵		魚介・肉		豆・豆製品		野菜		芋		果物		穀類		油脂		砂糖	
	年齢＼性	男	女	男	女	男	女	男	女	男	女	男	女	男	女	男	女	男	女	男	女
身体活動レベルⅠ（低い）	6～7歳	250	250	30	30	80	80	60	60	270	270	50	50	120	120	200	170	10	10	5	5
	8～9	300	300	55	55	100	80	70	70	300	300	60	60	150	150	230	200	10	10	10	10
	10～11	320	320	55	55	100	100	80	80	300	300	100	100	150	150	300	270	15	15	10	10
	12～14	380	380	55	55	150	120	80	80	350	350	100	100	150	150	360	310	20	20	10	10
	15～17	320	320	55	55	150	120	80	80	350	350	100	100	150	150	420	300	25	20	10	10
	18～29	300	250	55	55	180	100	80	80	350	350	100	100	150	150	370	240	20	15	10	10
	30～49	250	250	55	55	150	100	80	80	350	350	100	100	150	150	370	250	20	15	10	10
	50～64	250	250	55	55	150	100	80	80	350	350	100	100	150	150	360	230	20	15	10	10
	65～74	250	250	55	55	120	100	80	80	350	350	100	100	150	150	340	200	15	10	10	10
	75以上	250	200	55	55	120	80	80	80	350	350	100	100	150	150	270	190	15	10	10	5
	妊婦 初期		250		55		100		80		350		100		150		260		15		10
	妊婦 中期		250		55		120		80		350		100		150		310		15		10
	妊婦 後期		250		55		150		80		350		100		150		360		20		10
	授乳婦		250		55		120		80		350		100		150		330		20		10
身体活動レベルⅡ（ふつう）	1～2歳	250	250	30	30	50	50	40	40	180	180	50	50	100	100	120	110	5	5	3	3
	3～5	250	250	30	30	60	60	60	60	240	240	50	50	120	120	190	170	10	10	5	5
	6～7	250	250	55	55	80	80	60	60	270	270	60	60	120	120	230	200	10	10	10	10
	8～9	300	300	55	55	120	80	80	80	300	300	60	60	150	150	270	240	15	15	10	10
	10～11	320	320	55	55	150	100	80	80	350	350	100	100	150	150	350	320	20	20	10	10
	12～14	380	380	55	55	170	120	80	80	350	350	100	100	150	150	430	390	25	20	10	10
	15～17	320	320	55	55	200	120	80	80	350	350	100	100	150	150	480	380	30	20	10	10
	18～29	300	250	55	55	180	120	80	80	350	350	100	100	150	150	440	320	30	15	10	10
	30～49	250	250	55	55	180	120	80	80	350	350	100	100	150	150	450	330	30	15	10	10
	50～64	250	250	55	55	180	120	80	80	350	350	100	100	150	150	440	300	25	15	10	10
	65～74	250	250	55	55	170	120	80	80	350	350	100	100	150	150	400	280	20	15	10	10
	75以上	250	250	55	55	150	100	80	80	350	350	100	100	150	150	340	230	15	15	10	10
	妊婦 初期		250		55		120		80		350		100		150		340		15		10
	妊婦 中期		250		55		150		80		350		100		150		360		20		10
	妊婦 後期		250		55		180		80		350		100		150		420		25		10
	授乳婦		320		55		180		80		350		100		150		380		20		10
身体活動レベルⅢ（高い）	6～7歳	250	250	55	55	100	100	60	60	270	270	60	60	120	120	290	260	10	10	10	10
	8～9	300	300	55	55	140	100	80	80	300	300	60	60	150	150	320	290	20	15	10	10
	10～11	320	320	55	55	160	130	80	80	350	350	100	100	150	150	420	380	20	20	10	10
	12～14	380	380	55	55	200	170	80	80	350	350	100	100	150	150	510	450	25	25	10	10
	15～17	380	320	55	55	200	170	120	80	350	350	100	100	150	150	550	430	30	20	10	10
	18～29	380	300	55	55	200	150	120	80	350	350	100	100	150	150	530	390	30	20	10	10
	30～49	380	250	55	55	200	150	120	80	350	350	100	100	150	150	530	390	30	20	10	10
	50～64	320	250	55	55	200	150	120	80	350	350	100	100	150	150	530	360	25	20	10	10
	65～74	320	250	55	55	200	130	80	80	350	350	100	100	150	150	480	340	25	15	10	10
	授乳婦		320		55		170		80		350		100		150		470		25		10

（香川明夫監修）

（注）１）野菜はきのこ，海藻を含む。また，野菜の1/3以上は緑黄色野菜でとることとする。

２）エネルギー量は，「日本人の食事摂取基準（2020年版）」の参考表・推定エネルギー必要量の93～97％の割合で構成してある。各人の必要に応じて適宜調整すること。

３）食品構成は「日本食品標準成分表2020年版（八訂）」で計算。

（女子栄養大学出版部「八訂食品成分表2021」2021年）

◎六つの食品群別摂取量のめやす(2002年)

(一人1日当たり　単位g)

年齢区分	性別	1群 卵・肉・魚・大豆製品	2群 牛乳・乳製品	3群 緑黄色野菜	4群 その他の野菜・くだもの	5群 穀類・いも類・砂糖	6群 油脂
6～8歳	男	230	400	90	320	360	15
	女	220	400	90	320	310	15
9～11歳	男	280	400	100	400	430	20
	女	280	400	100	400	370	20
12～14歳	男	330	400	100	400	500	25
	女	300	400	100	400	420	20
15～17歳	男	330	400	100	400	520	30
	女	300	400	100	400	400	20
18～29歳	男	330	400	100	400	520	20
	女	300	400	100	400	380	15
30～49歳	男	300	300	100	400	520	20
	女	300	300	100	400	380	15
50～69歳	男	250	300	100	400	480	15
	女	250	300	100	400	360	15
70歳以上	男	250	300	100	400	410	15
	女	210	300	100	400	330	15

注)1．1群は，卵1個(50g)をとり，残りを肉：魚：大豆製品＝1：1：1に分ける。
2．2群は，牛乳の一部代替品として乳製品，小魚，海草をとるようにする。
牛乳50g(カルシウム約50㎎)に相当する食品は，チーズ10g，ヨーグルト50g，スキムミルク5g，しらすぼし10g，ひじき(干)5g，わかめ(干)5gなど。
また，中高年者の場合は，牛乳のかわりにスキムミルクをとるようにする。
3．4群は，400gの場合，その他の野菜250g，くだもの150gとする。
4．5群は，いも(生重量)50g，砂糖30gを含む。穀類については，飯は米の重量で，パン，めんはそのまま(生重量)で計算する。たとえば，米飯1杯(米)60g，食パン6枚切り1枚60g，ゆでめん1杯200gなど。
5．6群は，おもに植物性油脂をとる。
6．1日に摂取する食品の種類は25～30種類とする。

(『五訂日本食品標準成分表』および『日本人の栄養所要量』第六次改定に伴う『六つの食品群別摂取量のめやす』の改訂，渋川他，日本家庭科教育学会誌Vol.45-1，2002年)

表1　揚げ物等における衣の割合及び脂質量の増減

生の材料100gから出来上がった揚げ物についての材料，衣量及び吸油量を示す。

調理の種類	食品番号	食品名	調理後の食品の重量(g)	調理前の食品の重量(g) 主材料の食品	主材料の食品と衣	衣に含まれる食品 粉(種類)	パン粉	卵液	調理後の脂質量の増減(g)*1 主材料(100g)から A	衣付きの主材料から(100g+衣重量) B	調理後100gに対する脂質量の増減(g)*2 衣付きの主材料から(100g+衣重量) C
素揚げ	01172	天ぷら用　バッター	85	100	—	—	—	—	39.9	—	—
素揚げ	01180	春巻きの皮　揚げ	115	100	—	—	—	—	33.8	—	—
素揚げ	02067	フライドポテト　皮なし(生を揚げたもの)	71	100	—	—	—	—	4.0	—	—
素揚げ	02065	フライドポテト　皮つき(生を揚げたもの)	71	100	—	—	—	—	3.9	—	—
素揚げ	08055	ぶなしめじ	63	100	—	—	—	—	8.4	—	—
素揚げ	10474	まだこ　蒸しだこ	59	100	—	—	—	—	1.2	—	—
素揚げ	12023	鶏卵　全卵　揚げ	88	100	—	—	—	—	17.0	—	—
天ぷら	02047	さつまいも　皮つき	98	100	118.6	6.1 (天ぷら粉)	—	—	6.2	6.2	6.3
天ぷら	06343	なす	109	100	138.5	11.1 (天ぷら粉)	—	—	15.2	15.1	13.8
天ぷら	08057	生しいたけ　菌床栽培　天ぷら	150	100	167.7	26.4 (天ぷら粉)	—	—	20.8	20.4	13.6
天ぷら	08056	ぶなしめじ	191	100	229.1	50.4 (天ぷら粉)	—	—	32.3	31.6	16.5
天ぷら	10400	きす	105	100	133.7	13.3 (天ぷら粉)	—	—	15.8	15.6	14.8
天ぷら	10437	たいせいようさけ　養殖　皮つき	102	100	120.6	8 (天ぷら粉)	—	—	4.0	3.9	3.8
天ぷら	10444	たいせいようさけ　養殖　皮なし	96	100	122.7	8.9 (天ぷら粉)	—	—	0.7	0.6	0.7
天ぷら	10456	くろまぐろ　養殖　赤身　天ぷら	97	100	117.4	7.7 (天ぷら粉)	—	—	4.7	4.6	4.7
天ぷら	10465	くろまぐろ　養殖　脂身	94	100	116.7	6.5 (天ぷら粉)	—	—	-5.2	-5.3	-5.7
天ぷら	10416	バナメイエビ　養殖	102	100	131.6	12.7 (天ぷら粉)	—	—	9.9	9.7	9.5
天ぷら	10419	するめいか　胴　皮なし	119	100	127.4	10.8 (天ぷら粉)	—	—	12.2	12.0	10.1
天ぷら	11299	にわとり[若鶏肉]ささみ	92	100	123.6	9.2 (天ぷら粉)	—	—	6.0	5.9	6.4
フライ	10390	まあじ　皮つき	116	100	122.8	4 (小麦粉)	9.5	7.5	16.6	15.1	13.0
フライ	10395	まいわし	118	100	127.8	4.6 (小麦粉)	12.0	8.7	26.5	24.7	21.0
フライ	10403	まさば	112	100	116.9	3.5 (小麦粉)	6.7	5.7	11.3	10.2	9.1
フライ	10409	すけとうだら	124	100	117.9	3.2 (小麦粉)	7.2	7.8	13.8	12.4	10.0

フライ	10430	かき　養殖	119	100	141.2	11.9（天ぷら粉）	10.7	—	10.9	10.1	8.5
フライ	10470	するめいか　胴　皮なし	95	100	124.7	3.6（天ぷら粉）	12.7	—	21.7	20.8	21.8
フライ	11305	ロースハム	132	100	152.1	9.6（天ぷら粉）	20.1	—	28.3	26.8	20.3
フライ	11308	ウインナーソーセージ	102	100	107.7	1.7（天ぷら粉）	2.1	—	5.1	4.9	4.8
フライ	11300	にわとり[若鶏肉]ささみ	91	100	115.0	3.1（天ぷら粉）	4.5	—	10.9	10.6	11.6
とんかつ	11276	ぶた　大型種肉　ロース　脂身つき	91	100	121.6	3.7（天ぷら粉）	9.3	—	13.4	12.8	14.0
とんかつ	11279	ぶた　大型　種肉　ヒレ　赤肉	97	100	130.0	5.7（天ぷら粉）	10.9	—	20.9	20.1	20.7
から揚げ	10392	まあじ　小型　骨付き	79	100	103.9	3.5　（小麦粉）	—	—	9.7	9.6	12.2
から揚げ	11289	にわとり　若鶏肉　もも　皮つき	75	100	114.2	14.3（から揚げ粉）	—	—	-0.7	-0.9	-1.2
から揚げ	11290	にわとり　若鶏肉　もも　皮なし	81	100	115.4	15.6（から揚げ粉）	—	—	4.3	4.1	5.1

＊1：揚げ物料理などの脂質量の増減は，調理前の主材料食品100 gに対する揚げ油の吸油量（g）である。
・栄養価計算では、下記のように揚げ物の吸油量を計算できる（計算結果を加算する）。
①生の材料からの計算：材料（生の重量）×A／100＝吸油量(g)　②衣つきからの計算：材料（生，衣中の粉の重量）×B／100＝吸油量(g)
・食事調査では、右記のように揚げ物の吸油量を計算できる。揚げ物（重量）×調理後100g中の植物油量（給油量）／100
＊2：衣からの脂質量は考慮していない

表2　炒め物における脂質量の増減

生の材料100 gから出来上がった炒め物についての材料及び吸油量を示す。

調理	食品番号	食品名	調理後の重量（g）	調理前の重量(g)			脂質量の増減*		調理後100 gに対する脂質量の増減（g）
				主材料の食品	使用した油	材料と使用した油	生（100 g）から A	油込み調理前から B	生（100 g）から C
油いため	06327	アスパラガス　若茎	90	100	5.0	105	3.3	-1.7	3.6
油いため	06331	（えんどう類）トウミョウ　芽ばえ	72	100	5.0	105	3.9	-1.1	5.4
油いため	06375	グリーンピース　冷凍	94	100	5.0	105	3.7	-1.3	3.9
油いため	06333	（キャベツ類）キャベツ　結球　葉	80	100	5.0	105	4.6	-0.4	5.8
油いため	06335	（だいこん類）切干しだいこん	345	100	5.0	105	20.0	15.0	5.8
油いため	06336	（たまねぎ類）たまねぎ　りん茎	70	100	5.0	105	4.0	-1.0	5.8
油いため	06389	たまねぎ　りん茎（飴色）	31	100	5.0	105	2.0	-3.0	6.4
油いため	06338	チンゲンサイ　葉	87	100	5.0	105	2.7	-2.3	3.1
油いため	06170	とうがらし　葉･果実	91	100	5.0	105	4.4	-0.6	4.8
油いため	06379	スイートコーン 未熟種子 カーネル 冷凍	98	100	5.0	105	4.3	-0.7	4.5
油いため	06342	（なす類）なす　果実	76	100	5.0	105	4.3	-0.7	5.6
油いため	06206	にがうり　果実	91	100	5.0	105	2.9	-2.1	3.2
油いため	06344	（にら類）にら　葉	83	100	5.0	105	4.5	-0.5	5.4
油いため	06345	（にんじん類）にんじん　根　皮なし	69	100	5.0	105	4.3	-0.7	6.2
油いため	06381	にんじん　根　冷凍	87	100	5.0	105	3.3	-1.7	3.8
油いため	06349	（にんにく類）にんにく　りん茎	83	100	5.0	105	4.0	-1.0	4.8
油いため	06351	（ねぎ類）根深ねぎ　葉　軟白	94	100	5.0	105	4.0	-1.0	4.3
油いため	06352	（ねぎ類）葉ねぎ　葉	84	100	5.0	105	4.1	-0.9	4.9
油いため	06246	（ピーマン類）青ピーマン　果実	96	100	5.0	105	3.9	-1.1	4.1
油いため	06248	（ピーマン類）赤ピーマン　果実	96	100	5.0	105	3.9	-1.1	4.1
油いため	06394	オレンジピーマン　果実	85	100	5.0	105	4.1	-0.9	4.8
油いため	06250	（ピーマン類）黄ピーマン　果実	96	100	5.0	105	3.9	-1.1	4.1
油いため	06397	ブロッコリー　花序	76	100	5.0	105	4.2	-0.8	5.5
油いため	06359	（ほうれんそう類）ほうれんそう 葉 通年平均	58	100	5.0	105	4.3	-0.7	7.4
油いため	06373	（ほうれんそう類）ほうれんそう　葉　冷凍	80	100	5.0	105	3.3	-1.7	4.1
油いため	06412	だいずもやし	92	100	5.0	105	2.7	-2.3	2.9
油いため	06398	ブラックマッペもやし	93	100	5.0	105	0.8	-4.2	0.9
油いため	06413	りょくとうもやし	89	100	5.0	105	2.4	-2.6	2.7
油いため	06384	ミックスベジタブル　冷凍	93	100	5.0	105	3.8	-1.2	4.1
油いため	08037	えのきたけ	90	100	5.0	105	3.3	-1.7	3.7
油いため	08038	（きくらげ類）あらげきくらげ	285	100	5.0	105	14.1	9.1	5.0
油いため	08041	しいたけ　生しいたけ　菌床栽培	92	100	5.0	105	3.4	-1.6	3.7
油いため	08044	しいたけ　生しいたけ　原木栽培	84	100	5.0	105	4.2	-0.8	5.0
油いため	08046	ぶなしめじ	90	100	5.0	105	4.4	-0.6	4.9
油いため	08050	（ひらたけ類）エリンギ	89	100	5.0	105	2.9	-2.1	3.3
油いため	08051	まいたけ	73	100	5.0	105	2.8	-2.2	3.8
油いため	08052	マッシュルーム	79	100	5.0	105	3.3	-1.7	4.1
油いため	09052	ひじき　ほしひじき　ステンレス釜	870	100	5.0	105	37.3	32.3	4.3
油いため	09055	ひじき　ほしひじき　鉄釜	870	100	5.0	105	37.3	32.3	4.3
油いため	10473	まだこ　蒸しだこ	67	100	5.0	105	0.8	-4.2	1.2
油いため	12021	鶏卵　全卵　目玉焼き	86	100	5.0	105	4.5	-0.5	5.2
油いため	12022	鶏卵　全卵　炒り	95	100	5.0	105	4.9	-0.1	5.2
ソテー	10436	たいせいようさけ　養殖　皮つき	79	100	5.0	105	-0.4	-5.4	-0.4
ソテー	10443	たいせいようさけ　養殖　皮なし	68	100	5.0	105	-2.8	-7.8	-4.0
ソテー	10455	くろまぐろ　養殖　赤身	86	100	5.0	105	1.2	-3.8	1.4
ソテー	10464	くろまぐろ　養殖　脂身	75	100	5.0	105	-8.0	-13.0	-10.6
ソテー	11298	にわとり　若鶏肉 ささみ	64	100	5.0	105	2.7	-2.3	4.2

＊：油いためやソテーの脂質量の増減は，調理前の主材料食品100 gに対する炒め油の吸油量（付着量を含む）（g）である。
・栄養価計算では、下記のように吸油量を計算できる（計算結果を加算する）。
①生の材料からの計算：材料（生の重量）×A／100＝吸油量(g)　②材料と油からの計算：材料（生の材料と炒め油の重量）×B／100＝吸油量(g)
・食事調査では、右記のように揚げ物の吸油量を計算できる。炒め料理（重量）×調理後100g中の植物油量（給油量）／100

食品名別さくいん
(五十音順)

成分表食品名のあるページを掲載。
[ ] 内は食品番号。
別名などは，( ) 内に成分表食品名とその食品番号を示した。

あ

い

う

え

お

き

く

け

こ

さ

し

す

ふ

へ

ほ

め

も

や

ゆ

よ

ら

り

日本食品標準成分表（八訂）増補2023年
新規収載食品

【概要】

日本食品標準成分表は，2020（令和２）年に日本食品標準成分表2020年版（八訂）を公表したが，このたび利用者の便宜を図るため，公表後の食品成分の検討結果について，食品成分の追加・更新を行った（2023年4月28日）。これにより，あらたに60食品が追加され，日本食品標準成分表に収載される食品数は2,538となる。

なお，「日本食品標準成分表（八訂）増補2023年」は，ウェブサイトのみでの公表とし，併せて食品成分データベースのデータも更新していく。

【おもなポイント】

●新規食品等をあらたに分析・収載

・本表の収載食品を60食品追加

あらたな食品の追加：バンズ，絹生揚げ，アイスプラント，堀川ごぼう，赤すぐり，にしまあじ開き干し（生，焼き），缶コーヒー，春巻きなど。

あらたな調理形態の追加：あずき（つぶし生あん），だいずもやし（油いため），ばらベーコン（ゆで，焼き，油いため）など。

生産・流通実態に合わせ再分析・細分化した食品：コッペパン，キャベツカット（次亜塩素酸洗浄），シャインマスカット，マッシュルームブラウン種など。

・アミノ酸成分表の収載食品を45食品追加

＊本書では，使用上の便宜を考慮して，『日本食品標準成分表（八訂）増補2023年』のうち，新規収載食品の成分表本表，脂肪酸成分表，アミノ酸成分表，調理による重量変化率を示した。脂肪酸成分表に収載されていない食品については，空欄となっている。

＊『2020年版（八訂）』既収載食品についての追加・改訂情報は，すべて本書本体に反映している。

■日本食品標準成分表（八訂）増補2023年　本表

食品番号	索引番号	食品名（可食部100g当たり▶）	廃棄率 %	エネルギー kJ	エネルギー kcal	水分 g	たんぱく質：アミノ酸組成によるたんぱく質 g	たんぱく質 g	脂質：脂肪酸のトリアシルグリセロール当量 g	脂質：コレステロール mg	脂質 g	脂肪酸：飽和 g	脂肪酸：一価不飽和 g	脂肪酸：多価不飽和 g	脂肪酸：n-3系多価不飽和 g	脂肪酸：n-6系多価不飽和 g	炭水化物：利用可能炭水化物（単糖当量） g	利用可能炭水化物（質量計） g	差引き法による利用可能炭水化物 g	食物繊維総量 g	糖アルコール g	炭水化物 g	有機酸 g	灰分 g	無機質：ナトリウム mg	カリウム mg	カルシウム mg	マグネシウム mg	リン mg	鉄 mg
1. 穀類																														
01213	0037-1	●バンズ	0	1159	274	32.9	8.9	10.4	4.4	–	4.8	1.81	1.53	0.88	0.05	0.83	51.2*	47.1	48.2	4.2	–	50.6	–	1.4	470	97	29	21	85	0.6
01214	0159-1	●水稲全かゆ●レトルト，玄米	0	190	45	88.0	0.7	0.9	0.3	–	0.4	0.09	0.12	0.11	Tr	0.11	10.0*	9.1	9.9	0.9	0	10.6	–	0.2	1	30	3	15	37	0.1
01215	0159-2	●レトルト，精白米	0	157	37	90.7	0.5	0.6	0.1	–	0.1	0.04	0.02	0.03	0	0.03	9.0*	8.2	8.3	0.5	0	8.6	–	Tr	1	6	2	2	7	0.1
3. 砂糖及び甘味類																														
03033	0304-1	●はちみつ●国産品	0	1392	328	18.1	0	0.1	–	–	Tr						69.3	69.2	81.4*	–	–	81.7	0.3	Tr	1	23	2	1	3	0.1
4. 豆類																														
04111	0313-1	あずき●あん●つぶし生あん	0	484	115	65.8	7.3	8.6	0.3	–	0.5	0.10	0.02	0.17	0.05	0.12	19.2*	17.5	17.9	7.9	–	24.5	0.1	0.6	14	200	27	29	100	1.9
04112	0326-1	えんどう●うぐいすあん	0	936	221	38.5	4.6	5.4	0.5	–	0.8	0.10	0.16	0.23	0.03	0.20	47.9*	45.0	43.8	8.2	3.9	54.8	Tr	0.5	54	110	20	24	90	1.0
04113	0367-1	●絹生揚げ	0	429	103	80.5	7.6	7.9	7.2	–	7.7	0.98	2.36	3.50	0.52	2.98	1.2*	1.2	1.9	1.5	–	2.9	0.3	1.1	17	260	34	120	130	1.2
04114	0382-1	●塩納豆	0	575	137	64.0	7.8	8.3	3.6	–	4.4	0.57	0.78	2.07	0.29	1.78	12.9	12.6	15.3*	6.0	–	20.2	0.2	3.2	860	410	48	61	150	1.3
04115	0383-1	●干し納豆	0	1491	357	12.0	30.2	33.0	15.3	–	16.8	2.34	3.35	8.91	1.30	7.61	2.3	2.2	15.3*	17.2	–	29.3	1.2	8.9	2000	1600	190	200	570	5.8
6. 野菜類																														
06402	0463-1	●アイスプラント●生	0	22	5	96.2	0.5	0.5	Tr	–	0.3	0.02	Tr	Tr	0	0	0.1*	0.1	0.2	0.8	–	1.2	0.5	1.4	380	260	18	11	24	0.2
06403	0534-1	●キャベツ●結球葉，カット，常法洗浄	0	63	15	94.8	0.8	1.1	Tr	–	0.1	0.02	0.01	0.02	0.01	0.01	3.1	3.1	1.9*	1.9	–	3.6	0.1	0.4	10	150	35	12	22	0.3
06404	0534-2	●結球葉，カット，次亜塩素酸洗浄	0	58	14	95.1	0.7	1.0	0.1	–	0.2	0.03	0.01	0.02	0.01	0.01	3.8	3.8	1.5*	2.0	–	3.2	0.1	0.4	8	140	38	13	21	0.3
06405	0554-1	●堀川ごぼう●根，生	10	223	55	75.7	–	3.2	–	–	0.2						–	–	0.8*	18.3	–	19.1	–	1.4	6	540	70	62	130	2.2
06406	0564-1	●万願寺とうがらし●果実，生	6	110	26	91.6	–	1.3	–	–	0.3						–	–	3.1*	3.2	–	6.2	–	0.5	Tr	220	11	13	31	0.3
06407	0714-1	●にんじん●根，皮なし，カット，常法洗浄	0	115	27	91.5	0.4	0.5	0.1	–	0.2	0.03	Tr	0.04	Tr	0.03	5.1*	5.0	4.6	2.7	–	7.3	0.2	0.5	18	210	26	11	21	0.2
06408	0714-2	●根，皮なし，カット，次亜塩素酸洗浄	0	112	27	91.5	0.5	0.6	0.1	–	0.2	0.03	Tr	0.04	Tr	0.04	5.8	5.7	4.6*	2.6	–	7.2	0.2	0.5	19	200	27	11	21	0.2
06409	0724-1	●島にんじん●根，皮なし，生	20	146	35	88.9	–	1.1	–	–	0.4						–	–	4.9*	3.9	–	8.8	–	0.9	22	420	34	7	44	0.5
06410	0734-1	●九条ねぎ●葉，生	8	135	32	90.0	–	1.7	–	–	0.3						–	–	3.9*	3.3	–	7.3	–	0.7	Tr	240	69	13	40	0.5
06411	0735-1	●めねぎ●葉，生	0	62	15	94.9	–	1.5	–	–	0.3						–	–	0.6*	1.8	–	2.4	–	0.7	13	240	67	37	45	1.2
06412	0814-1	●だいずもやし●油いため	1	259	62	86.9	(3.0)	3.8	(2.3)	–	4.5	(0.41)	(0.25)	(1.58)	(0.36)	(1.22)	–	–	(7.2)*	–	–	4.1	–	0.5	4	170	25	23	55	0.4
06413	0819-1	●りょくとうもやし●油いため	1	169	40	91.0	(1.4)	2.0	(1.0)	–	2.8	(0.19)	(0.05)	(0.73)	(0.21)	(0.52)	–	–	(6.3)*	–	–	4.0	–	0.3	3	89	10	9	29	0.2
7. 果実類																														
07186	0971-1	●赤すぐり●冷凍	20	182	43	86.0	0.4	0.8	0.1	–	0.3	0.02	0.01	0.02	0.01	0.01	–	–	7.2*	2.8	–	12.2	2.8	0.4	1	200	21	6	17	0.4
07187	1005-1	ぶどう●皮つき，シャインマスカット，生	0	260	61	82.5	0.4	0.7	Tr	–	0.2	0.01	Tr	0.02	Tr	0.01	14.9*	14.9	15.1	0.9	–	16.1	0.6	0.4	0	210	7	6	23	0.2
8. きのこ類																														
08059	1097-1	マッシュルーム●ブラウン種，生	15	73	18	92.7	1.9	3.2	0.2	–	0.4	0.05	Tr	0.17	0	0.17	0.3*	0.3	0.7	2.5	1.2	2.9	–	0.9	6	390	4	10	100	0.2
9. 藻類																														
09060	1148-1	●乾燥わかめ●素干し，水戻し，水煮	0	43	10	95.3	(0.8)	1.0	(0.1)	–	0.3	(0.02)	(0.01)	(0.08)	(0.06)	(0.03)	–	–	(0.1)*	2.9	–	2.6	–	0.8	150	240	69	66	21	0.2
10. 魚介類																														
10457	1174-1	●にしまあじ●開き干し，生	35	681	163	68.0	17.7	20.0	8.8	83	10.2	2.87	3.54	2.05	1.83	0.18	(Tr)	(Tr)	3.1*	–	–	Tr	–	2.3	560	360	68	40	210	0.7
10458	1174-2	●開き干し，焼き	30	849	203	60.1	22.2	25.2	11.1	110	12.3	3.45	4.15	3.03	2.73	0.23	(0.1)	(Tr)	3.6*	–	–	0.1	–	3.1	760	450	75	47	250	0.9
10459	1462-1	●くろまぐろ●養殖，脂身，生	0	1330	321	52.6	16.0	18.6	27.0	73	28.9	6.80	9.55	9.53	8.14	1.19	(0.3)	(0.2)	3.4*	–	–	0.3	–	0.9	41	330	4	26	190	0.6
10460	1462-2	●養殖，脂身，水煮	0	1370	330	47.8	18.2	21.4	24.9	110	27.1	6.44	8.92	8.47	7.22	1.07	(0.3)	(0.2)	8.3*	–	–	0.3	–	0.9	33	290	3	26	190	0.7
10461	1462-3	●養殖，脂身，蒸し	0	1299	313	50.2	17.4	21.8	25.3	81	27.3	6.40	8.99	8.80	7.50	1.10	(0.1)	(Tr)	4.1*	–	–	0.1	–	3.1	760	450	75	47	250	0.9
10462	1462-4	●養殖，脂身，電子レンジ調理	0	1278	307	48.1	19.6	23.1	20.7	78	22.7	5.25	7.46	7.09	6.04	0.90	(0.2)	(0.2)	10.6*	–	–	0.2	–	1.1	40	350	4	31	220	0.8
10463	1462-5	●養殖，脂身，焼き	0	1422	342	46.4	18.8	23.0	26.5	83	28.4	6.70	9.45	9.23	7.86	1.16	(0.2)	(0.2)	7.2*	–	–	0.2	–	1.1	39	360	4	31	230	0.7
10464	1462-6	●養殖，脂身，ソテー	0	1410	339	45.7	20.3	24.3	25.4	83	27.8	6.24	9.47	8.60	7.18	1.24	(0.2)	(0.2)	7.4*	–	–	0.2	–	1.2	43	380	4	33	240	0.7
10465	1462-7	●養殖，脂身，天ぷら	0	1438	345	42.0	17.8	22.0	23.5	74	25.4	4.99	9.76	7.76	5.85	1.77	(2.4)	(2.2)	15.6*	–	–	2.4	–	1.1	53	350	17	30	220	0.7
10466	1491-1	●あさり●蒸し	60	137	32	89.5	(3.8)	4.9	0.3	25	0.8	0.08	0.05	0.13	0.10	0.03	(0.6)	(0.5)	(3.7)*	–	–	0.4	–	2.8	790	130	64	94	79	2.1
10467	1533-1	●アルゼンチンあかえび●生	60	312	73	80.1	13.9	19.1	0.4	160	0.7	0.09	0.09	0.16	0.14	0.02	(Tr)	(Tr)	3.7*	–	–	Tr	–	2.0	330	390	41	47	300	0.3
10468	1533-2	●ゆで	60	403	95	75.4	17.1	22.5	0.9	210	1.8	0.21	0.24	0.40	0.34	0.05	(Tr)	(Tr)	4.7*	–	–	Tr	–	1.9	310	350	56	55	300	0.7
10469	1533-3	●焼き	60	346	82	78.3	15.7	21.0	0.6	170	1.4	0.15	0.17	0.29	0.25	0.04	(0.1)	(0.1)	3.3*	–	–	0.1	–	2.1	360	400	47	49	300	0.7
10470	1567-1	●するめいか●胴，皮なし，フライ	0	1466	352	37.5	–	24.8	22.0	210	23.4	1.73	13.14	6.16	2.17	3.97	(1.1)	(1.0)	13.6*	–	–	1.1	–	2.1	350	480	22	62	350	0.4

＊脂肪酸成分表に収載されていない食品については，空欄となっている

無機質							ビタミン（脂溶性）												ビタミン（水溶性）										アルコール	食塩相当量	備考
							A						D	E				K													
								カロテン						トコフェロール																	
亜鉛	銅	マンガン	ヨウ素	セレン	クロム	モリブデン	レチノール	α	β	β-クリプトキサンチン	β-カロテン当量	レチノール活性当量		α	β	γ	δ		B1	B2	ナイアシン	ナイアシン当量	B6	B12	葉酸	パントテン酸	ビオチン	C			
mg	mg	mg	μg	μg	μg	μg	μg	μg	μg	μg	μg	μg	μg	mg	mg	mg	mg	μg	mg	mg	mg	mg	mg	μg	μg	mg	μg	mg	g	g	
0.7	0.11	0.34	1	30	2	18	–	Tr	4	Tr	4	Tr	–	0.7	0.1	0.5	0.2	–	**0.11**	0.06	1.6	3.4	0.05	–	27	0.43	3.2	–	–	1.2	食物繊維：AOAC2011.25法
0.3	0.03	0.36	Tr	Tr	0	10	–	0	Tr	0	Tr	0	–	0.2	0	0	0	Tr	**0.03**	Tr	0.7	1.0	0.05	0	2	0.12	0.8	0	–	0	食塩無添加品 食物繊維：AOAC2011.25法
0.1	0.01	0.06	0	0	0	6	–	0	0	0	0	0	–	Tr	0	0	0	0	**Tr**	0	Tr	0.2	Tr	0	Tr	0.03	0.1	0	–	0	食塩無添加品 食物繊維：AOAC2011.25法
Tr	0.01	0.09	0	0	0	0	–	0	Tr	0	Tr	0	–	–	–	–	–	–	Tr	**Tr**	0.1	0.1	0.03	–	Tr	0.04	0.2	–	–	0	
0.8	0.18	0.46	Tr	Tr	2	60	–	Tr	3	Tr	3	Tr	–	0.1	0.1	1.3	3.8	9	**0.04**	0.02	0.3	1.8	0.04	0	15	0.18	2.7	0	–	0	食物繊維：AOAC2011.25法
0.8	0.15	0.22	0	2	1	39	–	–	19	Tr	19	2	–	Tr	0	2.4	0.1	4	**0.05**	0.02	0.3	1.2	0.02	–	1	0.09	2.3	0	–	0.1	加糖あん 食物繊維：AOAC2011.25法
0.8	0.23	0.48	1	4	2	69	–	0	1	Tr	1	0	–	0.7	0.1	3.6	1.7	11	**0.12**	0.04	0.5	2.4	0.09	–	16	0.13	6.2	0	–	0	別名：絹厚揚げ 食物繊維：AOAC2011.25法
1.0	0.25	0.72	1800	1	1	73	–	0	2	Tr	2	Tr	–	0.5	0.1	4.6	1.6	220	**0.06**	0.11	0.5	2.6	0.13	Tr	36	1.30	8.7	0	–	2.2	ビタミンK：メナキノン-7を含む 食物繊維：AOAC2011.25法
3.4	1.03	2.31	5	5	2	300	–	Tr	6	1	7	1	–	2.6	0.7	18.5	8.9	300	**0.11**	0.22	1.5	9.4	0.32	Tr	150	2.64	31.2	0	–	5.1	ビタミンK：メナキノン-7を含む 食物繊維：AOAC2011.25法
0.2	0.03	0.83	4	Tr	0	28	–	5	1200	5	1200	**100**	–	0.5	Tr	Tr	0	73	0.02	0.05	0.2	0.5	0.05	–	24	0.10	0.7	**9**	–	1.0	硝酸イオン：0.4 g 食物繊維：AOAC2011.25法
0.1	0.02	0.09	0	0	0	3	0	0	12	0	12	**1**	–	0.1	0	0	0	67	0.04	0.03	0.2	0.3	0.08	–	52	0.20	1.2	**29**	–	0	別名：かんらん，たまな　硝酸イオン：Tr　食物繊維：AOAC2011.25法
0.1	0.02	0.09	0	0	0	2	0	0	11	0	11	**1**	–	0.1	0	0	0	62	0.04	0.03	0.2	0.3	0.08	–	58	0.18	1.1	**28**	–	0	別名：かんらん，たまな　硝酸イオン：Tr　食物繊維：AOAC2011.25法
0.9	0.22	0.55	2	1	3	6	–	0	3	0	3	**Tr**	–	0.4	0	0	0	Tr	0.08	0.06	0.7	1.3	0.09	0.1	49	0.08	2.6	**4**	–	0	廃棄部位：葉，葉柄基部，ひげ根（細い根）　硝酸イオン：0.4g　食物繊維：AOAC2011.25法
0.2	0.04	0.08	0	0	Tr	3	–	4	270	3	280	**23**	–	0.9	0	Tr	0	18	0.04	0.03	1.0	1.2	0.20	Tr	16	0.12	2.4	**83**	–	0	廃棄部位：へた　硝酸イオン：0g 食物繊維：AOAC2011.25法
0.1	0.03	0.10	Tr	0	0	Tr	0	3000	6600	0	8100	**680**	–	0.4	0	0	0	3	0.04	0.03	0.4	0.5	0.08	–	22	0.22	2.2	**3**	–	0	硝酸イオン：Tr 食物繊維：AOAC2011.25法
0.1	0.03	0.10	Tr	0	0	Tr	0	2900	6400	0	7800	**650**	–	0.4	0	0	0	3	0.04	0.03	0.4	0.6	0.07	–	20	0.22	1.6	**3**	–	0	硝酸イオン：Tr 食物繊維：AOAC2011.25法
0.3	0.07	0.09	Tr	1	1	3	–	23	250	4	270	**22**	–	1.2	0	Tr	0	15	0.07	0.05	0.8	1.0	0.09	0	29	0.16	3.6	**14**	–	0.1	廃棄部位：根端，葉柄基部及び皮　硝酸イオン：Tr　食物繊維：AOAC2011.25法
0.4	0.03	0.63	1	Tr	Tr	6	–	2	1400	10	1400	**110**	–	0.6	0	0	0	100	0.06	0.10	0.6	0.9	0.11	Tr	130	0.14	1.5	**27**	–	0	廃棄部位：株元　硝酸イオン：0.1g 食物繊維：AOAC2011.25法
0.3	0.05	1.39	2	Tr	1	6	–	10	2900	11	2900	**240**	–	0.8	Tr	0	0	180	0.08	0.10	0.6	0.8	0.10	0.1	72	0.17	1.6	**12**	–	0	硝酸イオン：0.2g 食物繊維：AOAC2011.25法
0.3	0.12	0.28	1	4	–	56	–	1	31	1	32	**3**	–	0.5	0.1	23.2	0.8	79	0.09	0.07	0.5	(1.3)	0.08	Tr	37	0.22	5.0	**2**	–	0	種皮及び損傷部を除いたもの　植物油（なたね油）　調理による脂質の増減：本書p.315表2参照　硝酸イオン：0g
0.2	0.08	0.07	–	Tr	–	47	–	Tr	5	Tr	5	**Tr**	–	1.0	–	–	–	8	0.05	0.05	0.3	(0.7)	0.04	Tr	57	0.17	1.8	**6**	–	0	種皮及び損傷部を除いたもの　植物油（なたね油）　調理による脂質の増減：本書p.315表2参照　硝酸イオン：0g
0.1	0.08	0.11	2	0	5	1	–	1	10	Tr	10	1	–	1.0	0.3	0.1	0.2	13	0.03	0.01	0.4	0.5	–	–	–	–	4.3	**33**	–	0	別名：レッドカーランツ　廃棄部位：果柄及び種子　タンニン：0.2g，ポリフェノール：0.2g　食物繊維：AOAC2011.25法
Tr	0.06	0.05	1	0	0	1	–	Tr	37	Tr	38	3	–	0.5	0	Tr	0	31	0.05	0.01	0.1	0.3	0.06	–	19	0.04	0.8	**2**	–	0	ポリフェノール：Tr 食物繊維：AOAC2011.25法
0.5	0.33	0.05	0	16	Tr	2	–	–	–	–	–	0	**0**	–	–	–	–	–	0.12	**0.47**	4.2	4.8	0.15	–	38	1.17	12.0	–	–	0	試料：栽培品　廃棄部位：柄の基部（いしづき）　食物繊維：AOAC2011.25法
0.1	0.05	0.03	730	Tr	–	1	–	–	590	3	590	49	–	0.1	–	–	–	73	0.02	0.03	0.2	(0.5)	0.01	0.1	9	0.02	1.8	Tr	–	0.4	沸騰水で短時間加熱したもの 食物繊維：AOAC2011.25法
0.7	0.06	0.01	33	47	Tr	0	8	0	Tr	0	Tr	8	**49.8**	**1.1**	0	0	0	1	0.08	0.13	5.4	9.3	0.21	5.0	7	0.37	3.0	7	–	1.4	廃棄部位：頭部，骨，ひれ等
0.8	0.08	0.01	47	62	Tr	Tr	15	–	1	–	1	15	**51.6**	**0.9**	–	0	–	1	0.11	0.18	6.5	11.5	0.16	7.1	7	0.45	4.3	3	–	1.9	廃棄部位：頭部，骨，ひれ等
0.6	0.01	0.01	73	73	0	0	580	0	0	0	0	580	**20.8**	**7.2**	0	0	0	5	0.14	0.05	11.4	14.8	0.43	1.9	9	0.47	1.0	3	–	0.1	別名：まぐろ，ほんまぐろ，しび　蓄養を含む　切り身
0.6	0.02	0.01	93	78	Tr	–	15	–	1	–	1	15	**51.6**	**0.9**	–	0	–	1	0.11	0.18	6.5	10.6	0.16	7.1	7	0.45	4.3	3	–	0.1	別名：まぐろ，ほんまぐろ，しび　蓄養を含む　切り身
0.8	0.08	0.01	47	62	Tr	Tr	15	–	1	–	1	15	**18.9**	**7.1**	–	–	–	4	0.16	0.05	11.6	15.4	0.27	2.1	5	0.46	1.4	2	–	1.9	別名：まぐろ，ほんまぐろ，しび　蓄養を含む　切り身
0.6	0.02	0.01	87	89	Tr	–	750	–	–	–	–	750	**21.2**	**5.6**	–	–	–	4	0.15	0.05	12.9	17.2	0.30	2.0	4	0.62	1.3	2	–	0.1	別名：まぐろ，ほんまぐろ，しび　蓄養を含む　切り身
0.7	0.02	0.01	100	83	–	–	800	–	–	–	–	800	**20.7**	**7.0**	–	–	–	6	0.16	0.05	12.9	17.1	0.32	2.2	5	0.48	1.5	3	–	0.1	別名：まぐろ，ほんまぐろ，しび　蓄養を含む　切り身
0.8	0.02	0.01	89	89	–	–	710	–	–	–	–	710	**20.4**	**6.6**	–	0.3	–	6	0.15	0.05	13.0	17.5	0.31	2.2	6	0.45	1.3	3	–	0.1	別名：まぐろ，ほんまぐろ，しび　蓄養を含む　切り身　植物油（なたね油）　調理による脂質の増減：本書p.315表2参照
0.6	0.02	0.04	76	70	Tr	1	670	0	0	0	0	670	**19.5**	**7.0**	Tr	2.9	0.1	15	0.14	0.06	11.4	15.3	0.25	2.0	6	0.58	1.3	2	–	0.1	別名：まぐろ，ほんまぐろ，しび　蓄養を含む　切り身　植物油（なたね油）　調理による脂質の増減：本書p.314～315表1参照
0.9	0.05	0.10	59	35	3	8	3	2	20	1	21	5	0.1	0.4	–	–	–	1	0.01	**0.15**	1.2	(2.0)	0.02	45.2	8	0.21	20.9	Tr	–	2.0	廃棄部位：貝殻
1.3	0.37	0.03	26	66	1	2	0	Tr	4	0	5	Tr	–	1.4	0	0	0	–	0.04	**0.04**	2.0	4.6	0.05	3.3	61	0.76	3.4	1	–	0.8	廃棄部位：頭部，殻，内臓，尾部等
1.8	0.58	0.05	44	79	1	4	0	1	9	–	10	1	–	2.1	–	0	–	–	0.04	**0.06**	1.8	5.4	0.05	5.4	39	0.55	4.7	Tr	–	0.8	廃棄部位：頭部，殻，内臓，尾部等
1.5	0.63	0.03	49	79	1	4	0	1	7	–	7	1	–	1.6	–	–	–	–	0.03	**0.06**	2.0	5.1	0.06	5.0	35	0.62	3.9	1	–	0.9	廃棄部位：頭部，殻，内臓，尾部等
1.9	0.30	0.11	5	46	1	4	7	0	2	0	2	7	0.1	5.8	0.1	10.1	0.4	24	0.07	**0.06**	5.9	10.0	0.24	4.0	6	0.39	7.1	1	–	0.9	植物油（なたね油）　調理による脂質の増減：本書p.314～315表1参照

■日本食品標準成分表（八訂）増補2023年　本表（続き）

食品番号	索引番号	食品名（可食部100g当たり）	廃棄率 %	エネルギー kJ	エネルギー kcal	水分 g	たんぱく質：アミノ酸組成によるたんぱく質 g	たんぱく質：たんぱく質 g	脂質：脂肪酸のトリアシルグリセロール当量 g	脂質：コレステロール mg	脂質：脂質 g	脂肪酸：飽和 g	脂肪酸：一価不飽和 g	脂肪酸：多価不飽和 g	脂肪酸：n-3系多価不飽和 g	脂肪酸：n-6系多価不飽和 g	炭水化物：利用可能炭水化物（単糖当量） g	炭水化物：利用可能炭水化物（質量計） g	炭水化物：差引き法による利用可能炭水化物 g	炭水化物：総食物繊維量 g	炭水化物：糖アルコール g	炭水化物：炭水化物 g	有機酸 g	灰分 g	無機質：ナトリウム mg	無機質：カリウム mg	無機質：カルシウム mg	無機質：マグネシウム mg	無機質：リン mg	無機質：鉄 mg
10471	1582-1	●まだこ●皮なし，生	40	372	88	76.1	13.7	**19.0**	0.4	100	**1.0**	0.12	0.04	0.26	0.21	0.05	(0.4)	(0.3)	7.2*	–	–	0.4	–	2.5	700	340	**15**	54	210	**0.1**
10472	1583-1	●蒸しだこ	20	317	75	80.3	12.1	**16.8**	0.5	130	**1.2**	0.13	0.04	0.29	0.23	0.05	(0.2)	(0.1)	5.5*	–	–	0.2	–	1.6	460	160	**15**	42	160	**0.1**
10473	1583-2	●蒸しだこ，油いため	0	473	112	72.7	16.6	**22.4**	1.9	190	**3.0**	0.28	0.82	0.75	0.45	0.30	(0.2)	(0.1)	7.0*	–	–	0.2	–	1.8	480	170	**18**	47	180	**0.1**
10474	1583-3	●蒸しだこ，素揚げ	0	553	131	68.6	19.3	**26.0**	2.7	220	**4.0**	0.30	1.35	0.94	0.48	0.45	(0.2)	(0.1)	7.4*	–	–	0.2	–	2.1	560	200	**22**	58	210	**0.1**
11．肉類																														
11311	1761-1	●にほんじか●ほんしゅうじか，赤肉，生	0	382	90	77.1	17.6	**21.4**	**0.6**	60	**1.0**	**0.24**	**0.15**	**0.19**	**0.05**	**0.14**	(0.1)	(0.1)	3.0*	–	–	0.1	0.6	1.1	60	370	4	25	210	3.3
11312	1815-1	ぶた●副生物●頭部，ジョウルミート，生	0	1060	256	59.8	15.1	**17.4**	**21.5**	61	**22.3**	**8.26**	**10.67**	**1.58**	**0.09**	**1.49**	(0.1)*	(0.1)	2.2	–	–	0.1	0.5	0.9	64	290	3	17	150	0.5
11313	1815-2	●頭部，ジョウルミート，焼き	0	1459	351	45.1	21.9	**25.0**	**27.3**	85	**28.6**	**10.52**	**13.75**	**1.86**	**0.10**	**1.76**	(0.1)	(0.1)	3.8*	–	–	0.1	0.7	1.2	85	410	5	25	210	0.7
11314	1837-1	●ばらベーコン●ゆで	0	966	232	57.9	20.0	**21.6**	**14.6**	82	**15.7**	**5.44**	**6.89**	**1.63**	**0.15**	**1.48**	(1.3)*	(1.2)	4.1	–	–	1.3	0.2	0.8	280	45	4	17	120	0.6
11315	1837-2	●焼き	0	1203	288	45.9	20.9	**24.3**	**16.9**	87	**24.9**	**3.04**	**10.48**	**2.62**	**0.24**	**2.38**	(4.4)	(4.0)	8.6*	–	–	4.4	0.7	4.5	1500	340	6	22	300	0.6
11316	1837-3	●油いため	0	1128	271	52.3	18.7	**21.6**	**18.1**	71	**18.9**	**7.01**	**8.29**	**1.97**	**0.17**	**1.80**	(3.7)*	(3.4)	3.7	–	–	3.7	0.6	4.0	1300	320	5	18	270	0.5
11317	1851-1	●ランチョンミート	0	1159	279	55.5	11.6	**14.0**	**22.6**	63	**23.8**	**8.42**	**10.11**	**3.03**	**0.21**	**2.82**	4.9	4.5	7.1*	–	0.2	0.7	0.4	2.7	920	200	16	15	200	0.7
15．菓子類																														
15186	2212-1	●スイートチョコレート	0	2207	530	0.6	4.2	**5.8**	34.6	4	**37.7**	20.98	10.90	1.17	0.07	1.07	48.0*	45.6	46.7	7.7	–	**52.6**	2.8	1.5	9	430	**60**	130	210	4.0
15187	2212-2	●スイートチョコレート●カカオ増量	0	2237	539	0.9	6.3	**8.9**	38.4	2	**41.3**	23.30	12.14	1.25	0.07	1.14	30.7	29.1	35.2*	13.1	–	**43.3**	0.6	2.6	3	900	**71**	220	320	9.3
16．し好飲料類																														
16062	2262-1	●番茶●茶	0	1105	266	2.8	–	21.8	–	–	5.3						–	–	13.5*	38.5	–	52.0	–	4.9	6	1500	510	190	310	12.5
16063	2263-1	●ほうじ茶●茶	0	1063	257	1.8	–	18.4	–	–	5.0						–	–	10.1*	49.3	–	59.4	–	4.7	3	1500	500	180	280	8.7
16064	2270-1	●缶コーヒー，無糖	0	12	3	99.0	–	0.1	–	–	Tr						–	–	0.5*	–	–	0.5	–	0.2	21	68	1	5	4	Tr
18．調理済み流通食品類																														
18053	2446-1	和風料理●その他●お好み焼き	0	570	136	71.8	–	**5.2**	–	–	**6.5**						14.0*	12.9	12.4	2.6	–	**15.2**	0.1	1.3	310	190	**39**	13	68	0.5
18054	2446-2	●その他●とりから揚げ	0	853	204	55.8	12.8	**15.6**	9.5	–	**10.1**	2.29	3.41	3.34	0.33	3.01	16.8*	15.3	17.6	1.7	–	**16.1**	0.3	2.4	700	250	**12**	21	180	0.7
18055	2464-1	洋風料理●フライ類●かきフライ	0	1205	289	46.3	6.5	**8.9**	16.7	–	**18.0**	1.55	9.52	4.95	1.88	3.05	23.4	21.3	26.8*	2.3	–	**25.5**	0.1	1.3	340	170	**18**	27	120	1.6
18056	2477-1	中国料理●点心類●春巻き	0	913	221	42.8	–	**6.0**	–	–	**19.3**						4.1*	24.9	26.5	3.5	–	**30.2**	0.2	1.6	450	170	**57**	26	73	0.7
18057	2478-1	●菜類●チャーハン	0	868	206	55.1	–	**5.0**	–	–	**5.2**						36.2*	32.9	31.4	1.9	–	**33.3**	0.1	1.4	510	69	**10**	8	56	0.3

＊脂肪酸成分表に収載されていない食品については，空欄となっている。

無機質 亜鉛	無機質 銅	無機質 マンガン	無機質 ヨウ素	無機質 セレン	無機質 クロム	無機質 モリブデン	ビタミン(脂溶性) A レチノール	A カロテン α	A カロテン β	A β-クリプトキサンチン	A β-カロテン当量	A レチノール活性当量	D	E トコフェロール α	E トコフェロール β	E トコフェロール γ	E トコフェロール δ	K	ビタミン(水溶性) B1	B2	ナイアシン	ナイアシン当量	B6	B12	葉酸	パントテン酸	ビオチン	C	アルコール	食塩相当量	備考
mg	mg	mg	µg	µg	µg	µg	µg	µg	µg	µg	µg	µg	µg	mg	mg	mg	mg	µg	mg	mg	mg	mg	mg	µg	µg	mg	µg	mg	g	g	
1.8	0.17	0.02	6	24	0	Tr	1	0	0	0	0	1	0	0.9	0	0	0	Tr	0.04	**0.04**	2.9	6.0	0.12	1.4	4	0.15	6.1	2	–	1.8	廃棄部位：頭部，内臓等
1.8	0.28	0.03	8	26	1	1	2	0	0	0	0	2	0	1.2	0	0	0	1	0.03	**0.04**	1.5	4.2	0.07	1.5	2	0.11	6.9	1	–	1.2	廃棄部位：頭部等
2.6	0.40	0.04	10	32	1	1	4	–	–	–	–	4	–	2.1	–	0.5	0	2	0.03	**0.04**	1.6	5.3	0.08	1.8	1	0.12	7.7	1	–	1.2	廃棄部位：頭部等　植物油（なたね油）調理による脂質の増減：本書p.315表2参照
2.9	0.41	0.04	10	35	1	1	4	–	–	–	–	4	–	2.5	–	1.0	Tr	4	0.04	**0.05**	1.9	6.2	0.08	1.9	1	0.16	9.1	1	–	1.4	廃棄部位：頭部等　植物油（なたね油）調理による脂質の増減：本書p.314~315表1参照
2.3	0.17	0.01	1	4	0	Tr	2	–	–	–	–	**2**	0	0.8	0	Tr	0	1	**0.17**	0.30	5.5	10.2	0.48	1.7	3	0.58	1.5	1	–	0.2	試料：ほんしゅうじか
1.8	0.04	Tr	0	23	2	1	12	0	0	0	0	**12**	0.5	0.3	0	Tr	0	5	**0.64**	0.13	6.6	9.8	0.32	0.3	2	0.72	4.0	1	–	0.2	別名：カシラニク，豚トロ
2.6	0.06	Tr	–	33	1	1	8	–	–	–	–	**8**	0.5	0.4	–	Tr	–	9	**0.80**	0.18	8.9	13.5	0.39	0.5	2	0.89	5.9	1	–	0.2	別名：カシラニク，豚トロ
2.2	0.05	0.01	5	15	1	1	1	–	–	–	–	**1**	0.1	0.6	0	0	0	11	**0.25**	0.07	2.1	6.7	0.13	0.3	Tr	0.27	5.9	24	–	0.7	別名：ベーコン　ビタミンC：酸化防止用として添加された食品を含む　ヨウ素：一部の製品が原材料としていた昆布エキスの影響によるものと推測される。
2.1	0.06	0.01	32	16	2	1	Tr	–	–	–	–	**Tr**	0.1	0.7	0	0	0	13	**0.79**	0.16	8.4	13.0	0.29	0.5	1	0.76	6.9	87	–	3.7	別名：ベーコン　ビタミンC：酸化防止用として添加された食品を含む　ヨウ素：一部の製品が原材料としていた昆布エキスの影響によるものと推測される。
2.1	0.05	0.01	33	17	1	1	1	–	–	–	–	**1**	0.1	0.6	0	0	0	15	**0.74**	0.15	7.6	11.8	0.25	0.4	1	0.75	6.4	75	–	3.3	別名：ベーコンbビタミンC：酸化防止用として添加された食品を含む　ヨウ素：一部の製品が原材料としていた昆布エキスの影響によるものと推測される。
1.3	0.05	0.02	2	19	1	2	11	–	–	–	–	**11**	0.3	0.5	0	0.1	0	13	**0.06**	0.11	4.1	6.7	0.11	0.4	4	0.56	4.1	18	–	2.3	ビタミンC：酸化防止用として添加された食品を含む
1.8	0.91	0.94	2	4	45	9	6	7	20	2	24	8	1.5	0.8	Tr	8.4	0.3	6	**0.12**	0.11	0.8	2.0	0.05	0.1	10	0.20	6.6	0	–	**0**	テオブロミン：0.5 g，カフェイン：0.1g，ポリフェノール：1.4 g　食物繊維：AOAC2011.25法
3.2	1.74	1.85	1	7	94	18	1	8	24	2	29	3	1.7	0.5	Tr	9.5	0.2	7	**0.15**	0.11	1.3	3.1	0.06	0.1	17	0.19	10.7	0	–	**0**	テオブロミン：0.8 g，カフェイン：0.1g，ポリフェノール：2.2 g　食物繊維：AOAC2011.25法
2.2	1.09	90.12	14	2	13	2	–	–	–	–	–	–	–	40.8	0.2	1.5	Tr	2200	0.36	1.21	7.9	11.6	1.07	–	670	1.08	48.8	310	–	0	カフェイン：1.9 g，タンニン：11.3g　食物繊維：AOAC2011.25法
2.0	1.31	78.79	10	3	8	3	–	–	–	–	–	–	–	32.2	0.1	1.2	0	2000	0.10	0.86	4.2	7.3	0.30	–	370	0.48	50.5	46	–	0	カフェイン：1.5g，タンニン：9.3g　食物繊維：AOAC2011.25法
0	Tr	0.02	Tr	0	0	0	–	–	–	–	–	–	–	0	0	–	–	0	0	0	0.8	0.8	0	0	0	0	1.2	–	–	0.1	別名：缶コーヒー　試料：缶製品　カフェイン：0.1g，タンニン：0.1g
0.4	0.04	0.20	6	6	2	6	23	Tr	11	2	12	24	0.3	0.7	0.1	1.0	0.3	33	0.06	0.08	0.7	1.5	0.09	0.2	23	0.41	4.9	12	–	**0.8**	冷凍食品を調理したもの　食物繊維：AOAC2011.25法
1.2	0.06	0.16	2	11	2	6	21	Tr	7	8	11	22	0.3	1.3	0.1	2.8	0.7	49	0.10	0.14	4.2	7.2	0.16	0.3	10	0.93	3.9	1	–	**1.8**	冷凍食品を調理したもの　食物繊維：AOAC2011.25法
7.3	0.73	0.47	46	38	3	10	33	3	24	Tr	26	35	0	3.7	0.1	6.3	0.2	28	0.11	0.16	1.9	3.4	0.06	17.6	24	0.41	5.8	2	–	**0.9**	冷凍食品を調理したもの　植物油（なたね油）　食物繊維：AOAC2011.25法
0.4	0.08	0.31	6	4	3	21	1	24	78	Tr	90	8	0.1	2.3	0.1	4.2	0.4	22	0.07	0.03	0.7	1.8	0.07	Tr	18	0.30	3.6	1	–	**1.1**	冷凍食品を調理したもの　食物繊維：AOAC2011.25法
0.7	0.09	0.30	9	4	1	26	8	67	35	2	69	14	0.2	0.8	Tr	1.1	0.1	8	0.04	0.04	0.4	1.2	0.04	0.1	8	0.27	2.8	1	–	**1.3**	冷凍食品を調理したもの　食物繊維：AOAC2011.25法

■日本食品標準成分表（八訂）増補2023年　アミノ酸成分表（第3表 アミノ酸組成によるたんぱく質1g当たりのアミノ酸成分表）

「アミノ酸スコア」の英字は第一制限アミノ酸を示す　｜ I：イソロイシン　L：ロイシン　K：リシン　S：含硫アミノ酸　A：芳香族アミノ酸　T：トレオニン　W：トリプトファン　V：バリン　H：ヒスチジン

食品番号	索引番号	食品名	アミノ酸スコア	イソロイシン	ロイシン	リシン（リジン）	含硫アミノ酸	芳香族アミノ酸	トレオニン（スレオニン）	トリプトファン	バリン	ヒスチジン
				単位：mg/g たんぱく質								
		アミノ酸評点パターン		30	59	45	22	38	23	6.0	39	15
1．穀類												
01213	0037-1	●バンズ	47k	42	79	21	24	94	34	12	48	26
01214	0159-1	●水稲全かゆ　レトルト　玄米	98k	46	92	44	50	120	45	17	69	35
01215	0159-2	レトルト　精白米	91k	47	94	41	53	120	43	15	69	31
4．豆類												
04111	0313-1	●あずき　あん　つぶし生あん	100	52	98	91	31	110	45	12	62	39
04112	0326-1	●えんどう　うぐいすあん	100	54	94	88	26	98	51	12	62	32
04113	0367-1	●絹生揚げ	100	53	89	72	29	100	47	15	55	31
04114	0382-1	●塩納豆	100	53	91	70	30	110	48	16	58	33
04115	0383-1	●干し納豆	100	54	91	67	31	100	49	16	58	34
5．種実類												
05027	0447	●ひまわり　フライ　味付け	93k	52	78	42	42	89	47	16	62	33
6．野菜類												
06402	0463-1	●アイスプラント　生	100	60	110	78	29	110	48	29	77	27
06403	0534-1	●キャベツ　結球葉　カット　常法洗浄	100	37	59	58	29	64	47	11	53	34
06404	0534-2	結球葉　カット　次亜塩素酸洗浄	98L	37	58	57	30	64	46	11	53	31
06407	0714-1	●にんじん　根　皮なし　カット　常法洗浄	100	49	75	71	35	82	56	17	66	26
06408	0714-2	根　皮なし　カット　次亜塩素酸洗浄	100	50	74	69	35	80	56	15	66	25
7．果実類												
07186	0971-1	●すぐり類　赤すぐり　冷凍	90L	37	53	46	36	69	48	13	43	39
07187	1005-1	●ぶどう　皮つき　シャインマスカット　生	81L	28	48	49	28	61	38	17	38	38
8．きのこ類												
08059	1097-1	●マッシュルーム　ブラウン種　生	100	54	83	64	27	81	62	21	64	29
9．藻類												
09006	1106	●あらめ　蒸し干し	100	45	81	46	57	82	60	16	64	22
09007	1107	●いわのり　素干し	100	48	92	63	47	93	69	17	78	21
10．魚介類												
10457	1174-1	●あじ類　にしまあじ　開き干し　生	100	54	92	110	49	90	57	13	59	40
10458	1174-2	にしまあじ　開き干し　焼き	100	53	93	110	49	91	58	14	58	40
10459	1462-1	●まぐろ類　くろまぐろ　養殖　脂身　生	55S	50	85	100	12	83	55	13	58	100
10460	1462-2	くろまぐろ　養殖　脂身　水煮	100	53	88	110	45	85	57	13	61	91
10461	1462-3	くろまぐろ　養殖　脂身　蒸し	100	53	87	100	46	84	56	13	61	94
10462	1462-4	くろまぐろ　養殖　脂身　電子レンジ調理	100	53	87	110	47	85	56	13	60	97
10463	1462-5	くろまぐろ　養殖　脂身　焼き	100	53	87	100	45	85	56	14	60	100
10464	1462-6	くろまぐろ　養殖　脂身　ソテー	100	53	87	100	46	84	55	13	61	99
10465	1462-7	くろまぐろ　養殖　脂身　天ぷら	100	52	88	100	45	83	55	13	60	100
10467	1533-1	●えび類　アルゼンチンあかえび　生	100	46	83	93	45	86	47	11	48	25
10468	1533-2	アルゼンチンあかえび　ゆで	100	49	86	97	48	92	49	13	50	26
10469	1533-3	アルゼンチンあかえび　焼き	100	48	84	95	45	88	48	12	50	26
10381	1604	●焼き竹輪	50S	54	94	110	11	84	56	13	58	28
10386	1609	●さつま揚げ	50S	54	93	110	11	83	55	13	58	28
11．肉類												
11101	1742	●うし　副生物　腱　ゆで	13S	20	42	37	2.8	40	26	1.3	33	11
11311	1761-1	●にほんじか　ほんしゅうじか　赤肉　生	59S	54	97	110	13	91	58	16	57	54
11312	1815-1	●ぶた　副生物　頭部　ジョウルミート　生	59S	51	89	99	13	86	54	13	56	43
11313	1815-2	副生物　頭部　ジョウルミート　焼き	100	52	90	99	42	86	55	12	57	42
11314	1837-1	●ベーコン類　ばらベーコン　ゆで	100	56	95	100	43	90	57	14	60	33
11315	1837-2	ばらベーコン　焼き	100	52	90	98	41	85	55	13	58	41
11316	1837-3	ばらベーコン　油いため	100	54	92	99	40	86	55	14	60	42
11317	1851-1	●ソーセージ類　ランチョンミート	100	52	92	94	39	86	53	13	59	43
15．菓子類												
15186	2212-1	●チョコレート　スイートチョコレート	100	47	83	63	48	110	50	17	70	29
15187	2212-2	スイートチョコレート　カカオ増量	100	45	78	57	47	110	51	17	70	28
18．調理済み流通食品類												
18054	2446-2	●和風料理　その他　とりから揚げ	100	52	89	95	40	80	53	14	55	40
18055	2464-1	●洋風料理　フライ類　かきフライ	100	46	80	57	40	89	49	13	52	28

■日本食品標準成分表（八訂）増補2023年　調理による重量変化率

●本成分表における，調理による水さらしや加熱による食品中の成分の溶出や変化および調理に用いる水や油の吸着による各食品の重量の増減割合を示したものである。天ぷら，フライなど油と衣を使った調理の重量変化率については，（　）で示した。

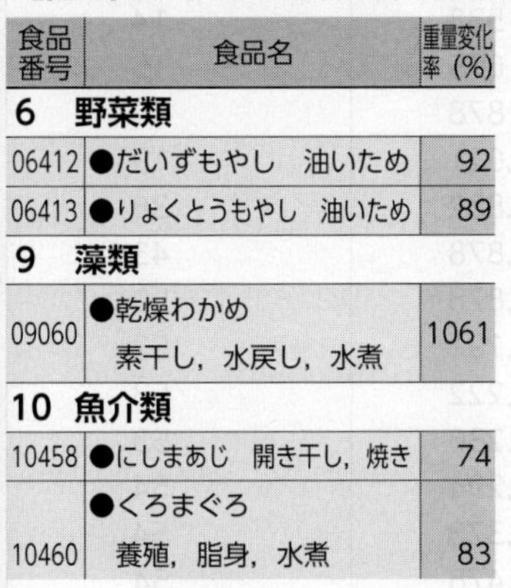

食品番号	食品名	重量変化率（%）
6	**野菜類**	
06412	●だいずもやし　油いため	92
06413	●りょくとうもやし　油いため	89
9	**藻類**	
09060	●乾燥わかめ　素干し，水戻し，水煮	1061
10	**魚介類**	
10458	●にしまあじ　開き干し，焼き	74
	●くろまぐろ	
10460	養殖，脂身，水煮	83

食品番号	食品名	重量変化率（%）
10461	養殖，脂身，蒸し	85
10462	養殖，脂身，電子レンジ調理	78
10463	養殖，脂身，焼き	81
10464	養殖，脂身，ソテー	75
10465	養殖，脂身，天ぷら	94(80)
10466	●あさり　蒸し	98
10468	●アルゼンチンあかえび　ゆで	79
10469	焼き	84
	●するめいか	
10470	胴，皮なし，フライ	95(76)

食品番号	食品名	重量変化率（%）
	●まだこ	
10473	蒸しだこ，油いため	67
10474	蒸しだこ，素揚げ	69
11	**肉類**	
	[副生物]	
11313	●ジョウルミート　焼き	70
	[ベーコン類]	
11314	●ばらベーコン　ゆで	65
11315	焼き	65
11316	油いため	77

食品番号	食品名	重量変化率（%）
18	**調理済み流通食品類**	
	和風料理	
18053	●お好み焼き	92
18054	●とりから揚げ	93
	洋風料理	
18055	●かきフライ	88
	中国料理	
18056	●春巻き	98
18057	●チャーハン	95

(参考) 食品成分表の沿革

名称	公表年	食品数 (累計)	成分項目数
日本食品標準成分表	昭和25年 (1950年)	538	14
改訂日本食品標準成分表	昭和29年 (1954年)	695	15
三訂日本食品標準成分表	昭和38年 (1963年)	878	19
四訂日本食品標準成分表	昭和57年 (1982年)	1,621	19
五訂日本食品標準成分表	平成12年 (2000年)	1,882	36
五訂増補日本食品標準成分表	平成17年 (2005年)	1,878	43
日本食品標準成分表2010	平成22年 (2010年)	1,878	50
日本食品標準成分表2015年版 (七訂)	平成27年 (2015年)	2,191	52
同　追補2016年	平成28年 (2016年)	2,222	53
同　追補2017年	平成29年 (2017年)	2,236	53
同　追補2018年	平成30年 (2018年)	2,294	54
同　データ更新2019年	令和 元年 (2019年)	2,375	54
日本食品標準成分表2020年版 (八訂)	令和 2年 (2020年)	2,478	54
日本食品標準成分表 (八訂) 増補2023年	令和 5年 (2023年)	2,538	54

[注1] 追補2017年作成過程において，2食品が欠番となり，合計2,236食品
[注2] 追補2018年作成過程において，1食品が欠番となり，合計2,294食品

(参考) 食品群別収載食品数

(文部科学省「日本食品標準成分表2015年版（七訂）」「追補2016年」「追補2017年」「追補2018年」「データ更新2019年」「日本食品標準成分表2020年版（八訂）」「日本食品標準成分表（八訂）増補2023年より作成）

食品群	七訂食品数	七訂追補2016～データ更新2019までの合計食品数	2020年版八訂食品数	八訂増補2023年食品数
1 穀類	159	178	205	208
2 いも及びでん粉類	62	70	70	70
3 砂糖及び甘味類	27	30	30	31
4 豆類	93	107	108	113
5 種実類	43	46	46	46
6 野菜類	362	400	401	413
7 果実類	174	183	183	185
8 きのこ類	49	55	55	56
9 藻類	53	57	57	58
10 魚介類	419	453	453	471
11 肉類	291	310	310	317
12 卵類	20	23	23	23
13 乳類	58	59	59	59
14 油脂類	31	32	34	34
15 菓子類	141	144	185	187
16 し好飲料類	58	61	61	64
17 調味料及び香辛料類	129	144	148	148
18 調理済み流通食品類	22	23	50	55
合計	2,191	2,375	2,478	2,538

[注] 18群の食品群名は，2020年版 (八訂) より「調理加工食品類」から「調理済み流通食品類」に変更された。

●本書に掲載した食品成分値は,『日本食品標準成分表(八訂) 増補2023年』(文部科学省科学技術・学術審議会資源調査分科会報告)より,エネルギー,水分,たんぱく質,アミノ酸組成によるたんぱく質,脂質,脂肪酸のトリアシルグリセロール当量,コレステロール,炭水化物,利用可能炭水化物(単糖当量)(質量計)(差引き法による),食物繊維総量,糖アルコール,有機酸,灰分,ナトリウム,カリウム,カルシウム,マグネシウム,リン,鉄,亜鉛,銅,マンガン,ヨウ素,セレン,クロム,モリブデン,ビタミンA,ビタミンD,ビタミンE,ビタミンK,ビタミンB_1,ビタミンB_2,ナイアシン,ナイアシン当量,ビタミンB_6,ビタミンB_{12},葉酸,パントテン酸,ビオチン,ビタミンC,食塩相当量,アルコール(「し好飲料類」「調味料及び香辛料類」「調理済み流通食品類」),廃棄率,重量変化率を,『日本食品標準成分表(八訂) 増補2023年 脂肪酸成分表編』(文部科学省科学技術・学術審議会資源調査分科会報告)より,飽和脂肪酸,一価及び多価不飽和脂肪酸,n-3系及びn-6系多価不飽和脂肪酸を,『日本食品標準成分表(八訂) 増補2023年 アミノ酸成分表編』(文部科学省科学技術・学術審議会資源調査分科会報告)より,「第3表 アミノ酸組成によるたんぱく質1g当たりのアミノ酸成分表」を抜粋したものです。本書は2023年4月28日,ウェブサイトで公表された情報に準じております。最新情報については文部科学省ウェブサイトをご参照ください。

これらの食品成分値を複製または転載する場合には文部科学省にご相談ください。

[連絡先:文部科学省 科学技術・学術政策局政策課資源室 E-mail:kagseis@mext.go.jp]

●**表紙デザイン** 井之上聖子 ●**各食品群とびらイラスト** 落合恒夫
●**本文デザイン** 株式会社アズワン ●**口絵デザイン** りばいぶクリエイツ(東山和好)
●**イラスト・図版** りばいぶクリエイツ(東山和好)/あらいしづか/榊学
●**編集協力** 上田伸男(東京家政大学大学院非常勤講師)/中島克美/福島裕子/原朋子
●**編集製作協力** 食のスタジオ/坂本一男(一般社団法人水産物市場改善協会,おさかな普及センター資料館館長)/山本謙治(グッドテーブルズ)
●**写真撮影** 前田一樹
●**写真・資料提供** 愛知県林業センター/岩手県農業研究センター県北農業研究所/OPO/オリオンプレス/株式会社ユズ編集工房/株式会社徳家/キユーピー株式会社/財団法人日本食肉消費総合センター/社団法人日本食鳥協会/社団法人日本冷凍食品協会/精糖工業会/タキイ種苗株式会社/畜産振興事業団/苗村茂明/長野県林業総合センター/日清製油株式会社/日本SPF豚協会/日本乳業協議会/PIXTA/ボーソー油脂株式会社/北海道立林産試験場/宮城県林業試験場/ユニフォトプレス(名称は提供時)

食品解説つき ビジュアル食品成分表 1997年6月 初版発行
食品解説つき 新ビジュアル食品成分表 2001年3月 初版発行
食品解説つき 新ビジュアル食品成分表増補版 2005年9月 初版発行
食品解説つき 新ビジュアル食品成分表新訂版 2011年3月 初版発行
食品解説つき 新ビジュアル食品成分表新訂第二版 2016年6月 初版発行
食品解説つき 八訂準拠 ビジュアル食品成分表 2021年3月 初版発行

食品解説つき 八訂準拠 ビジュアル食品成分表 2023

NDC498/ii,328p/26cm

初版第1刷——2023年11月1日

○編著者——「新しい食生活を考える会」
○発行者—— 鈴木一行
○発行所—— 株式会社大修館書店
〒113-8541 東京都文京区湯島2-1-1
電話03-3868-2651(販売部) 03-3868-2266(編集部)
振替00190-7-40504
〔出版情報〕https://www.taishukan.co.jp
○印刷・製本—共同印刷株式会社

ISBN978-4-469-27016-7 Printed in Japan

食品の見当量

（廃棄部分を含む）

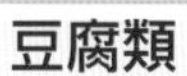

穀類

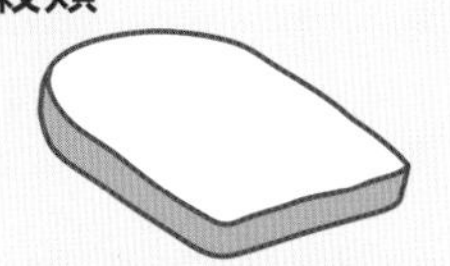

食パン1きん6枚切り1枚60g

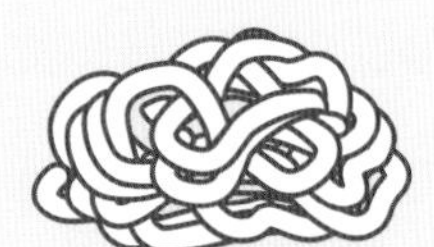

ゆでうどん1玉250g

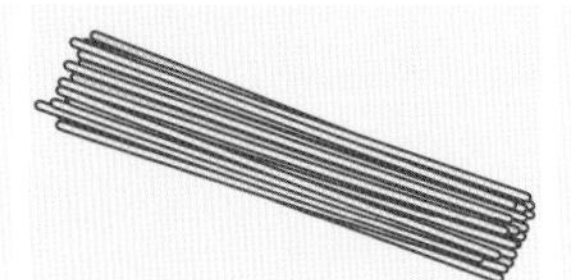

スパゲッティ（乾）1食分80g

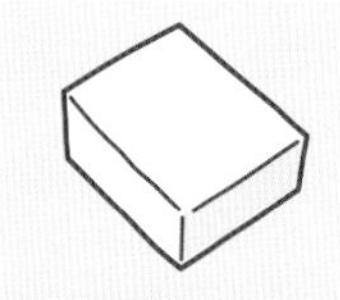

餅1個50g

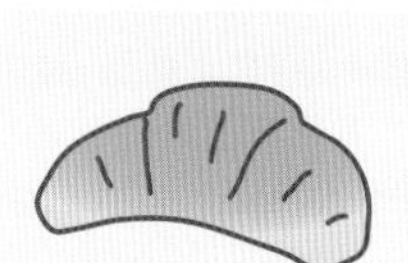

クロワッサン1個40g

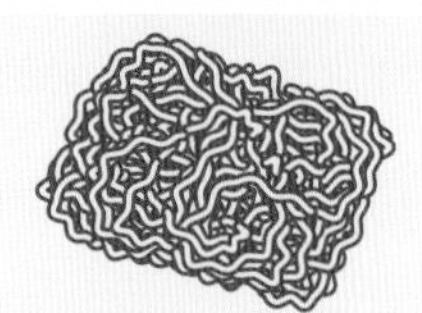

即席中華めん1袋90g

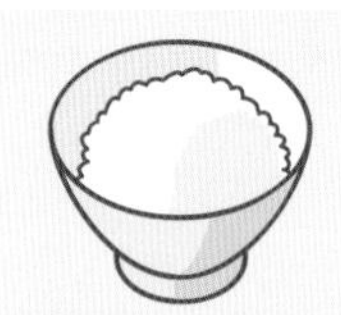

ご飯茶わん1杯150g

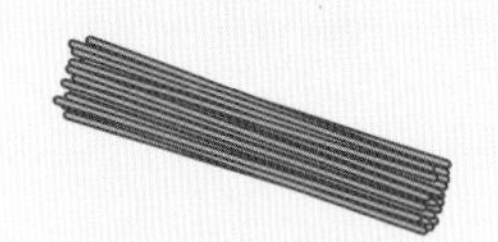

干しそば1食分80g

豆腐類

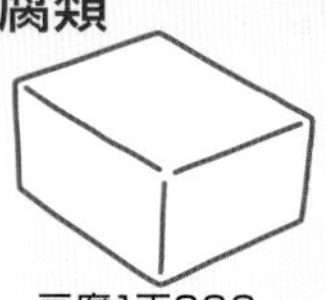

豆腐1丁300g

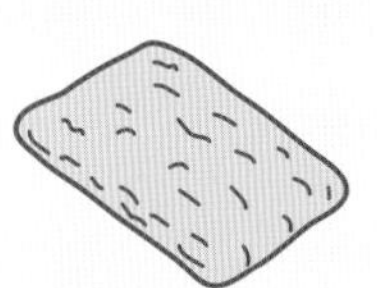

油揚げ1枚30g

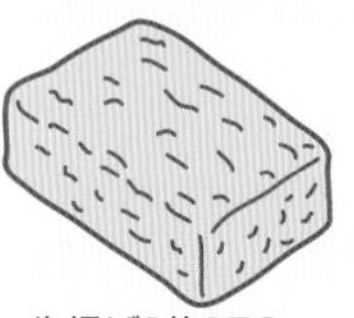

生揚げ1枚150g

卵

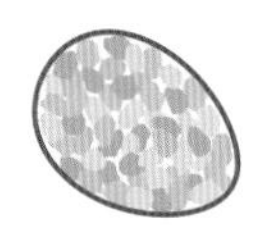

うずら卵1個10g

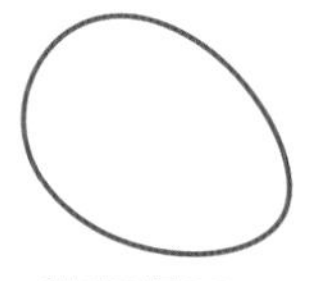

鶏卵1個60g

魚介類

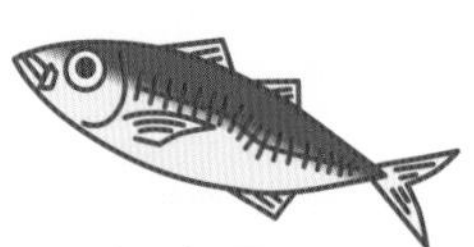

あじ中1尾180g

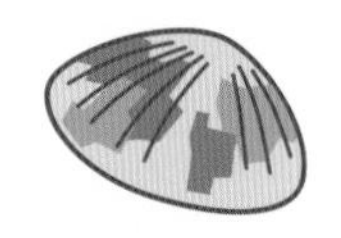

あさり（殻つき）1個10g

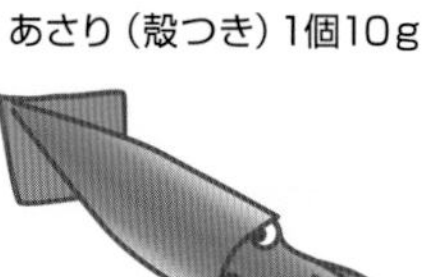

さんま中1尾150g

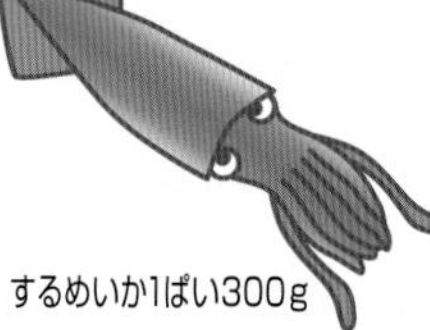

するめいか1ぱい300g

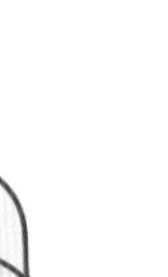

魚の切り身1切れ70～100g

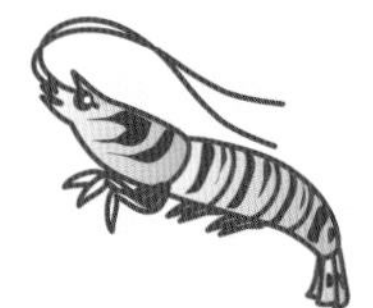

くるまえび中1尾40g

肉類

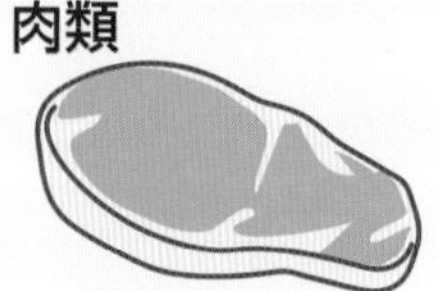

豚肉切り身1枚100g

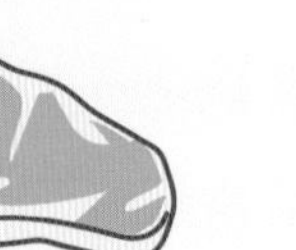

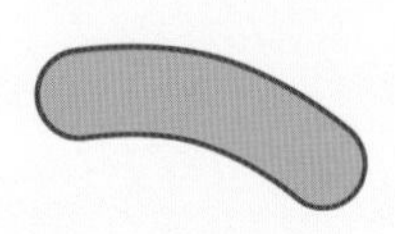

ウィンナーソーセージ1本15g

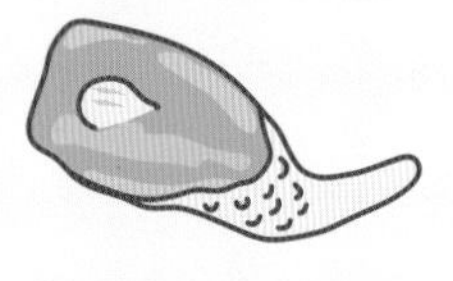

鶏もも肉骨つき1本300g

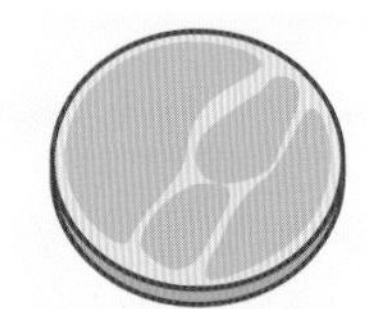

ロースハム1枚20g

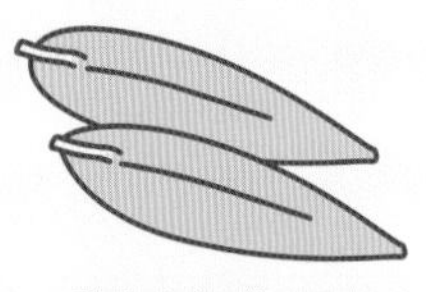

鶏ささ身1枚40g

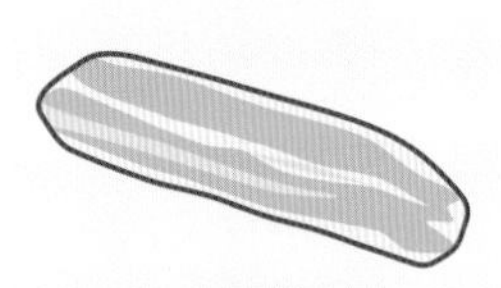

ベーコン1枚20g

きのこ・野菜・いも・くだもの類

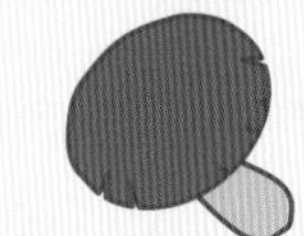

生しいたけ1個10g

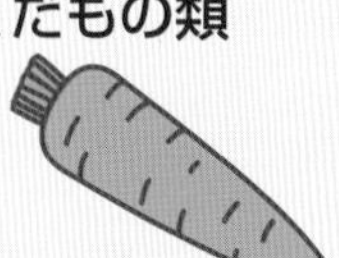

にんじん中1本150g

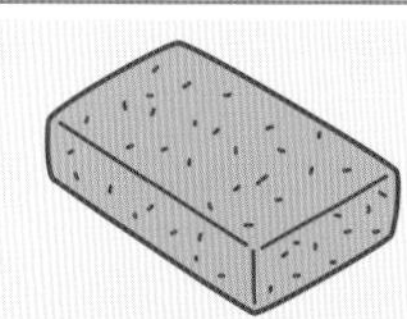

板こんにゃく1枚200g

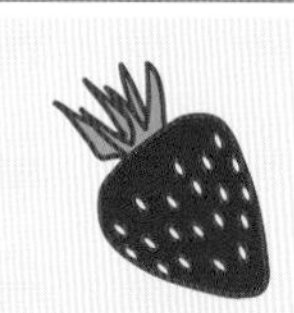

いちご1個15g

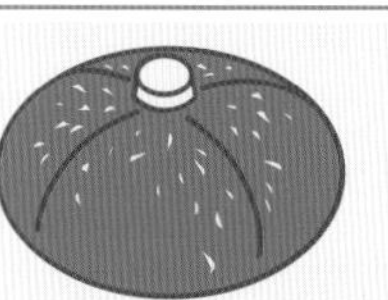

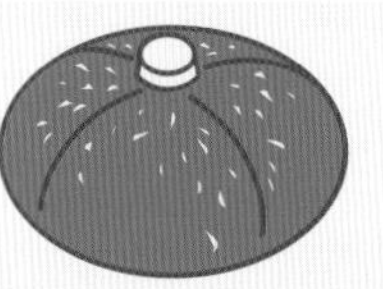

かぼちゃ1個1000g

だいこん中1本1000g

ピーマン1個40g

さつまいも中1本200g

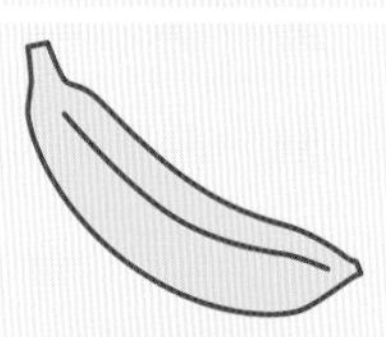

バナナ1本150g

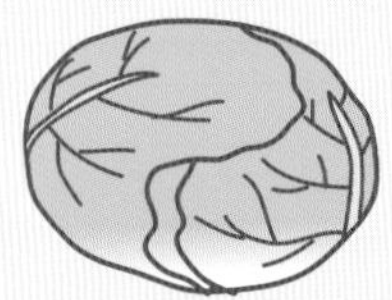

キャベツ葉1枚50g

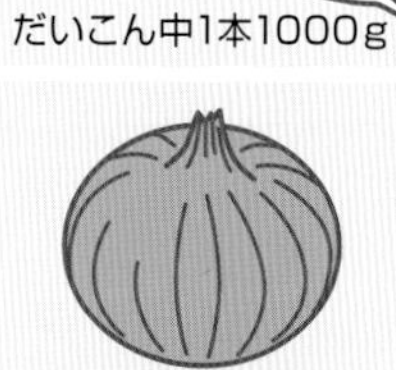

たまねぎ中1個200g

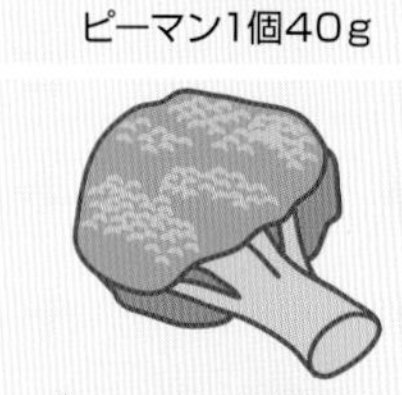

ブロッコリー1個300g

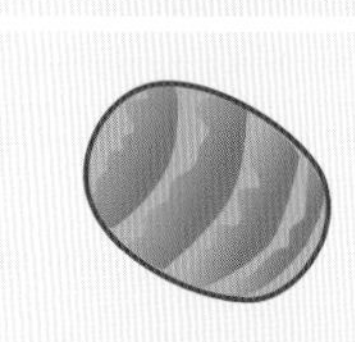

さといも中1個50g

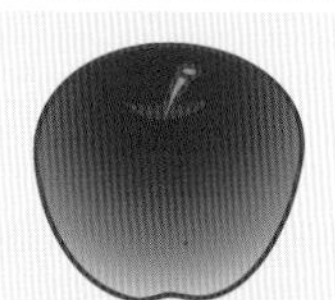

りんご1個300g

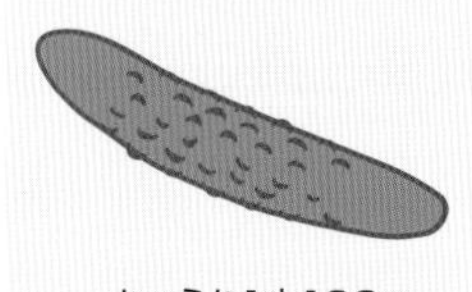

きゅうり1本100g

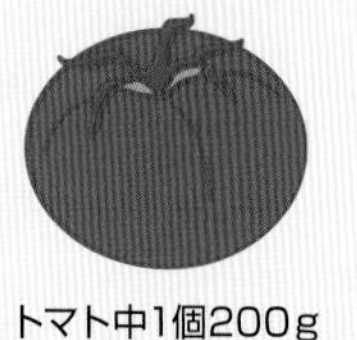

トマト中1個200g

ほうれんそう1束300g

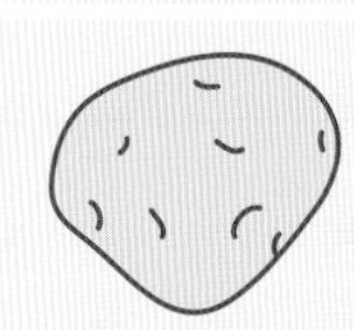

じゃがいも中1個150g

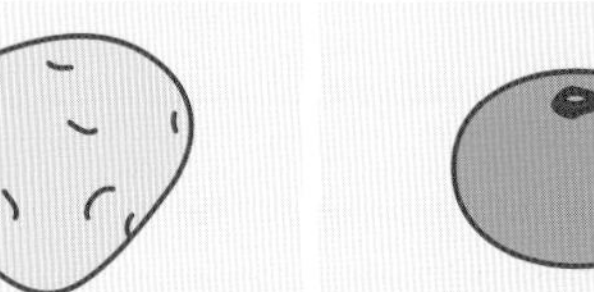

みかん1個100g

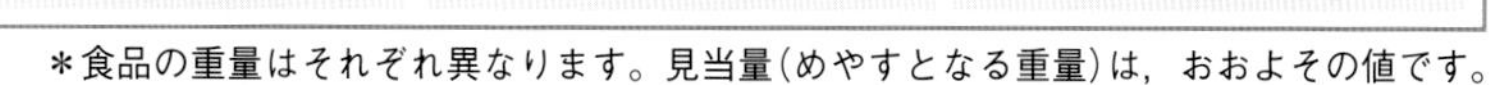

＊食品の重量はそれぞれ異なります。見当量（めやすとなる重量）は，おおよその値です。